Anesthesia & Perioperative Medicine

麻醉与围术期医学

（上）

主 编 俞卫锋 缪长虹 董海龙 袁红斌

审 阅 杭燕南 熊利泽 黄宇光

U0215807

世界图书出版公司

上海·西安·北京·广州

图书在版编目(CIP)数据

麻醉与围术期医学 / 俞卫锋等主编. —上海：上海世界图书出版公司，2018.11
ISBN 978-7-5192-5125-3

Ⅰ. ①麻… Ⅱ. ①俞… Ⅲ. ①麻醉学－围手术期－研究 Ⅳ. ①R614

中国版本图书馆CIP数据核字（2018）第212361号

书　　名	麻醉与围术期医学	
	Mazui yu Weishuqi Yixue	
主　　编	俞卫锋　缪长虹　董海龙　袁红斌	
责任编辑	胡冬冬	
装帧设计	南京展望文化发展有限公司	
出版发行	上海世界图书出版公司	
地　　址	上海市广中路 88 号 9-10 楼	
邮　　编	200083	
网　　址	http://www.wpcsh.com	
经　　销	新华书店	
印　　刷	杭州恒力通印务有限公司	
开　　本	889 mm × 1194 mm　1/16	
印　　张	144	
字　　数	3000 千字	
版　　次	2018 年 11 月第 1 版　　2018 年 11 月第 1 次印刷	
书　　号	ISBN 978-7-5192-5125-3/R·456	
定　　价	680.00 元（共二册）	

内 容 提 要

　　《麻醉与围术期医学》是国内第一部按照"麻醉与围术期医学"的新理念进行编写的专著,参考最新国内外麻醉学、循证医学、危重病医学及外科学文献、指南及专家共识,编写成理念新颖、临床实用,既有更新的基础理论,又有最新的临床进展的参考书。

　　本书由全国著名麻醉、重症医学、疼痛医学、心胸内外科、放射和超声等专家和教授撰写,全书共分7篇111章,分述麻醉与围术期医学发展、麻醉与围术期医学基础、术前评估与准备、麻醉与围术期医学技术、临床麻醉与术中处理、麻醉与围术期相关并发症、围术期疼痛治疗和管理。这是一部用于指导围术期医学和麻醉医师知识更新的高级参考书。

主 编 简 介

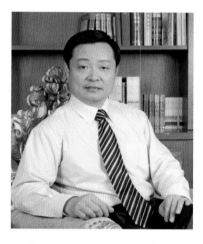

俞卫锋，上海交通大学医学院附属仁济医院麻醉科主任、教授、主任医师、博士生导师，上海交通大学医学院麻醉与危重病学系主任，中华医学会麻醉学分会副主任委员。《麻醉·眼界》、*Anesthesiology*中文版主编，《中华麻醉学杂志》、《临床麻醉学杂志》*JAPM*副总编辑。

主持国家自然科学基金6项，以第一负责人承担20项省部级以上课题，主编专著10部，以第一作者或通讯作者发表SCI论文60篇。获国家、军队科技进步二等奖各一项，另获原中国人民解放军总后勤部"科技新星"、上海市卫生系统"银蛇奖"、军队院校"育才奖"银奖、"上海市优秀学科带头人"、"上海市科技精英提名"、中国医师协会麻醉学医师分会（CAA）"中国杰出麻醉医师"、中华医学会麻醉学分会（CSA）"杰出研究奖"并入选国际华人麻醉学院（ICAA）"华人麻醉名人堂"等各种奖励。

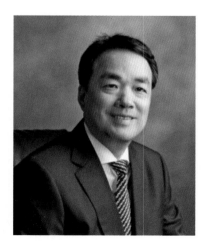

缪长虹，复旦大学附属肿瘤医院麻醉科兼ICU主任、教授、主任医师、博士生导师。兼任中国医师协会麻醉学医师分会副会长、中国心胸血管麻醉学会副会长、中国农工民主党上海市委委员及复旦大学副主任委员、中国心胸血管麻醉学会胸科分会主任委员、上海市医学会麻醉学分会候任主任委员、中华医学会麻醉学分会委员、上海市医学会理事、中国抗癌协会麻醉与镇痛专业委员会副主任委员、中国研究型医院学会麻醉学专业委员会副主任委员、中国高等教育学会医学教育委员会麻醉学教育研究会常务理事、上海市医师协会麻醉学医师分会副会长，*Anesthesiology*中文版副主编。先后承担国家级课题4项（国家自然科学基金3项、国家教委博士点基金1项）、上海市卫健委重点学科建设项目1项、上海市优秀学科带头人项目、973子课题1项、上海市科委课题3项。主编《老年麻醉与围术期处理》，近3年发表SCI论文20余篇。

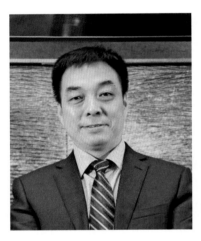

　　董海龙，空军军医大学西京医院麻醉与围术期医学科主任、教授、主任医师、博士生导师。英国帝国理工大学客座教授，教育部长江学者特聘教授，入选国家"万人计划"科技创新领军人才，科技部中青年科技创新领军人才，原中国人民解放军总后勤部"科技新星"。中华医学会麻醉学分会副秘书长，中国麻醉药理学会副主任委员，中国医师协会麻醉学医师分会常委。《中华麻醉学杂志》等4部国内核心期刊常务编委或编委。

　　研究成果已在包括 *J Clin Invest*（IF 13.76）、*Cereb Cortex*（IF 8.305）、*Anesthesiology*（IF 6.168）等国际权威杂志发表SCI收录论文100篇。作为负责人主持包括6项国家自然科学基金和2项国家科技重大专项新药创制项目在内的国家级及国际课题共12项。研究成果获得2005年美国麻醉学年会青年学者旅行奖及2009年亚太麻醉创新大奖。2011年获国家自然科技进步一等奖1项。

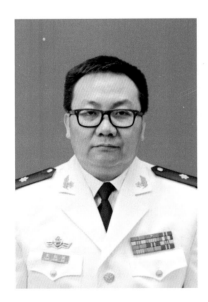

　　袁红斌，海军军医大学附属长征医院麻醉科主任、教授、主任医师、博士生导师。中国心胸血管麻醉学会疼痛学分会主任委员、中国医师协会麻醉学医师分会常委、中国研究型医院学会麻醉专业委员会常委、中国中西医结合学会围术期专业委员会常委、中华医学会麻醉学分会骨科麻醉学组副组长、上海市医师协会麻醉科医师分会副会长等学术任职；*Anesthesiology*中文版副主编，*Anesthesia & Analgesia*中文版、《国际麻醉与复苏杂志》、《麻醉大查房》编委；获上海市优秀技术带头人、军队优秀科技干部岗位津贴和全军院校育才银奖。主要从事急慢性疼痛机制及围术期器官保护的基础和临床研究。近年，获国家自然科学基金3项，省部级科研基金8项，以第一作者或通讯作者发表SCI论文35篇。获上海市科技进步二等奖2项、教育部高校科技进步二等奖1项。

审 阅 简 介

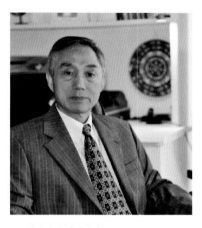

杭燕南，上海交通大学医学院附属仁济医院麻醉科和SICU教授、主任医师、博士生导师和学科带头人。曾任中华医学会麻醉学分会全国委员，中华医学会上海分会理事，中华医学会上海分会麻醉学会秘书和副主任委员。《中华麻醉学杂志》《临床麻醉学杂》和《国际麻醉与复苏杂志》编委和常务编委。*Anesthesiology*中文版和*Anesthesia & Analgesia*（海外中文版）编委，已主编麻醉与重症医学专著16部及发表论文472篇。上海市麻醉和疼痛专业委员会顾问、全国麻醉药理专业委员会顾问和《中华麻醉学杂志》顾问。2016年获中国医师学会麻醉医师分会终身成就麻醉学家。

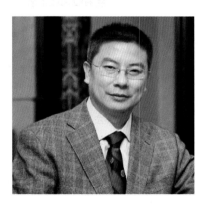

熊利泽，空军军医大学（第四军医大学）全军麻醉学研究所所长，空军军医大学西京医院麻醉科教授、主任医师、博士生导师。国家自然科学基金杰出青年基金获得者，长江学者计划特聘教授，973项目首席科学家，现任亚澳麻醉学会主席，中华医学会麻醉学分会主任委员，原总后勤部科技金星，教育部创新团队和科技部重点领域创新团队学术带头人。担任《中华麻醉学杂志》总编辑，*Anesthesia & Analgesia*中文版副主编，*Chinese Medical Journal, Medical Gas Research*杂志编委。

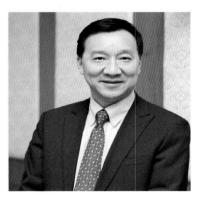

黄宇光，中国医学科学院北京协和医院麻醉科主任医师、教授、博士生导师。中华医学会麻醉学分会候任主任委员，世界麻醉医师学会联盟（WFSA）常务理事（Council），国家卫健委麻醉质量控制中心主任，第七届国家卫生标准委员会血液标准专业委员会副主任委员，中华医学会理事、北京医学会常务理事。*Anesthesia & Analgesia*中文版、《麻醉安全和质量控制》主编，《中华麻醉学杂志》《临床麻醉学杂志》《协和医学杂志》副主编，北京市政协委员、全国政协委员。

编 写 人 员

主　　编	俞卫锋　缪长虹　董海龙　袁红斌

副 主 编	闻大翔　皋　源　刘志强　张马忠　张晓庆

审　　阅	杭燕南　熊利泽　黄宇光

秘　　书	郑蓓洁　许平波　聂　煌　严晓娣

参编人员（按姓氏汉语拼音排序）

蔡林林	仓　静	车薛华	陈成雯	陈家伟	陈　杰	陈万坤	陈湧鸣
陈　宇	邓羽霄	董海龙	窦梦云	范颖晖	冯　艺	傅海龙	皋　源
葛圣金	顾希垚	郭　巧	韩如泉	杭燕南	何明枫	何星颖	何　颖
何振洲	何征宇	洪　涛	侯海军	侯立朝	华　通	华玉思	华　震
怀晓蓉	黄　萍	黄文起	黄　悦	黄贞玲	季　节	江志伟	姜　虹
姜　静	蒋琦亮	蒋旭亮	孔二亮	劳　宁	雷　蕾	李方舟	李海冰
李　军	李佩盈	李琼珍	李　泉	李　锐	李玮伟	李文献	李修良
凌晓敏	刘　进	刘克玄	刘美云	刘　星	刘　杨	刘志强	陆丽萍
陆治杏	吕　欣	罗天元	马艳辉	闵　苏	缪长虹	聂　煌	欧阳文
钱燕宁	邱郁薇	任　瑜	邵刘佳子		沈　立	史惠静	苏斌虓
苏殿三	苏　凯	孙　瑛	孙莹杰	孙　宇	孙玉明	孙志荣	谭　放
唐佳佳	唐永忠	田　鸣	万燕萍	汪　剑	王爱忠	王　彬	王海霞
王洁敏	王珊娟	王　晟	王　腾	王天龙	王维俊	王　昕	王英伟

魏　威　　闻大翔　　吴飞翔　　吴镜湘　　肖　洁　　邢顺鹏　　徐海涛　　徐　辉
徐文韵　　徐亚军　　许平波　　薛富善　　薛庆生　　杨建军　　杨　礼　　杨立群
杨文超　　杨文鹤　　杨瑜汀　　殷苏晴　　殷文渊　　于祥胜　　余跃天　　於章杰
俞卫锋　　喻　田　　袁红斌　　袁　杰　　袁开明　　岳红丽　　张　洁　　张灵羿
张马忠　　张鹏程　　张铁铮　　张　卫　　张西京　　张晓庆　　张　旭　　张　野
张　宇　　赵秉诚　　赵　健　　赵　晶　　赵曦宁　　赵贤元　　赵　欣　　赵延华
郑蓓洁　　郑吉建　　周焕平　　周　洁　　周仁龙　　周姝婧　　朱　彪　　朱　波
朱　浩　　朱　辉　　朱文忠　　朱颖霞　　朱紫瑜　　邹　最　　左明章　　左云霞

序　一

现代麻醉学经过170余年的发展,已步入一个全新的时代。一方面,随着药物、设备及技术的进展,实施安全有效的麻醉管理已成为可能,在过去的50年间麻醉相关死亡率已大幅下降;另一方面,微创外科、新型手术系统(如机器人手术系统)及杂交手术等技术体系的出现,改变了传统外科治疗的理念。在麻醉安全提高的同时,一个必须面对的现实是手术患者术后死亡并未得到根本改善,远期转归尚不理想,这就使我们需要重新思考麻醉学科发展定位,以应对未来医疗的需求与挑战。麻醉学向围术期医学理念的转变,正是在这一时代背景下发展的历史必然。如何实现学科理念的转变,培养出更多兼具麻醉学与围术期医学知识技能的学科卓越人才,并以卓越人才队伍引领我国乃至世界麻醉医学发展潮流,将是未来10年甚至更长时间里,决定中国医疗质量与医学发展的关键所在。

麻醉医师转型成为麻醉与围术期医学医师,再到围术期医学医师,其中最亟待解决的问题是,知识结构变化所带来的培训及学习的问题。第一,如何让麻醉医师在手术麻醉之外,更好地关注患者预后,这需要更加全面及系统的知识结构体系来指导其临床工作的开展;第二,理念认同是身份认同的基础,如何实现身份认同也是麻醉医师向围术期医学医师转型的关键问题。这就需要从具备麻醉与围术期医学的知识和技能开始,并通过临床实践工作来印证能力,从而实现身份认同;第三,麻醉与围术期医学涉及的工作内涵、学科外沿、工作场所等均比传统范围有所增加,直接导致工作压力增加。如不具备相应能力就投入这些多种类、多路径的临床工作中,将很难胜任相关工作,这对于个人及团队都将是沉重的责任与负担。由此可见,培养与造就合格的人才迫在眉睫,同时也需要一本能够指导培训工作开展的教材。

《麻醉与围术期医学》一书从四个方面为麻醉医师系统学习麻醉与围术期医学的知识提供了便利。第一,本书提供了从学习与教学两个切入点都能应用的系统知识体系;第二,本书具有良好的普适性与选择性;第三,本书具有新时代鲜明的现实意义;第四,本书强调了内容的操作性与实践性。

可以说,《麻醉与围术期医学》一书恰逢其时地填补了目前国内麻醉与围术期医学领域学习教材的空白。作为目前第一部针对麻醉与围术期医学编著的核心教学材料。本书的意义深远,当下,这部专著可以帮助麻醉医师系统地掌握麻醉与围术期医学的相关知识,从而转变新的围术期医学理念，实现个人与学科转型。未来，随着社会和医学的发展，这部专著所提出的创新理念、所建立的知识体系、具有启发性的医学思考必将成为如旭日东升般涌出在医学发展天际线上的围术期医学的发展基石。

  在此，感谢俞卫锋教授领衔的编撰团队和世界图书出版上海有限公司为中国麻醉学向围术期医学转变所做的辛勤工作及巨大努力。

中华医学会麻醉学分会主任委员
空军军医大学西京医院教授

序　二

应邀提笔作序，却一时难以落笔，此时，更多的是对围术期医学本身内涵的思考，以及对麻醉与围术期医学之间内在关系的联想。

围术期的定义从传统的"患者进入手术室至回到病房"更新为"从手术医师与患者及其家属确定做手术的这一天开始，到手术患者出院后30天为止"。如果将麻醉与围术期联系起来，更多的是倡导麻醉医师以患者为中心走出手术室，在术前、术中和术后发挥麻醉医师更大的作用。

麻醉与围术期医学的使命是运用麻醉学的专业优势，优化患者在手术治疗期间生命体征和内环境的调控，最大限度地实现围术期以患者为中心、无缝隙衔接的医疗服务。

随着医疗水平的提升，麻醉相关的并发症和死亡率明显下降，在确保患者安全的同时，麻醉品质和患者围术期的生活质量的提升则成为人们的期待。为此，麻醉应在安全的基础上，更多的是关注人民群众对美好生活的急切期待，从细节做起，积极投身围术期，发挥自身"外科领域里内科医师"的作用。因此，麻醉与围术期医学已经成为现代医学的必然趋势。

目前，麻醉医师正从传统的手术麻醉快速成为整个围术期的积极践行者，然而，麻醉医师要想实现向围术期医师的角色转化，从内涵和沉淀都尚需时日。

麻醉学科的业务范围尚不足以覆盖围术期医学内涵的应有要求，随着麻醉成为临床多科协作中的刚性需求，麻醉内涵的拓展已经势不可挡。

麻醉医师要走向围术期，其中的工作量和品质都对麻醉专业队伍提出了新的要求，面对麻醉专业人员短缺的严峻挑战，除了自身努力，政策导向和倾斜政策都显得至关重要。

机遇和挑战已经摆在我们的面前，改变思维，提升实力，主动作为，迎难而上则是对麻醉同行整体的要求。因此，中华医学会麻醉学分会推进"从麻醉学走向围术期医学"和出版《麻醉与围术期医学》的初衷已经清晰可见。

我们依然清醒地预见，麻醉与围术期医学的道路一定坎坷不平，从理念到现实必然会遇到种种挑战和不解，但是，只要我们始终着眼患者的利益和期盼，追求各项临床工作就是围绕患者做好本职工作的宗旨，时间将会证明，麻醉学成为围术期医学的重要内涵和核心价值观，或将成为时代的要求和学科发展的方向。

　　感谢为此作做出贡献的人们，与其作序，更似感悟，谨此共勉。

中华医学会麻醉学分会候任主任委员
中国医学科学院北京协和医院教授

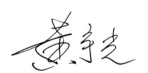

前　言

　　追溯医学的本源，在文明出现的初期，许多医疗活动都是由神职人员兼任的，对疾病的解释和治疗往往带有宗教迷信的色彩。随着文明的进展，哲学思想逐渐替代神学的解释。古希腊以希波克拉底为代表的学派抛弃神学解释，力求在自然界和人体中寻求疾病的原因。这个学派重视临床观察、推崇预防。这些思想是现代临床医学的重要历史根源。

　　而我认为，信仰之于医者，依然无法分割。《麻醉与围术期医学》这本300万字巨著的横空问世，正是向世界展示着中国麻醉医师们对医学科学的崇高信仰。《麻醉与围术期医学》与传统的麻醉学书籍有许多不同，首先在强调麻醉学的基础理论与技能的同时，又关注疾病本身的病理生理及相关学科的诊治理念；其次在强调术中麻醉与管理的同时，又关注了术前与术后治疗与处理，甚至还关注疾病的远期预后。本书承载了参编麻醉医师们几十年的工作经验，并以手术室为中心辐射至整个围术期，从为外科学服务转向为全临床学科服务。使"围术期医学"从一个麻醉医学理念，落地成为麻醉医师们必备的知识武器。麻醉学科理念从麻醉学向围术期医学的拓展必将引领麻醉学科走向一个更为广阔和辉煌的未来。

　　《麻醉与围术期医学》一书，记录的正是麻醉与围术期及相关学科医师们日常工作经验的总结和我们对麻醉学未来的思考与畅想。这些年来，麻醉医师一方面与各临床学科进行深入的学术交流，另一方面又在临床合作中梳理旧知识、总结新经验，使围术期医学走上了新的台阶。那么，我们来追溯麻醉与围术期医学的本源，我认为其本源是患者的需求。作为麻醉医师，多年前我们认为患者害怕的、无法承受的是手术的过程。然而，随着大众生活品质以及对麻醉技术认知的不断提升，患者对整个诊疗过程，都有着舒适化的需求。于是，麻醉技术不断深入到诊疗的方方面面，出现在医院所有会给患者带来疼痛的地方。让患者安心地走进医院，接受无痛的诊疗过程，从容地与病魔战斗，与医师一起面对我们共同的敌人——病魔。在整个无痛诊疗的大方针下，患者除了关注术中的安全和无痛，更加关注围术期的快速康复和远期的预后，这就是我们中国麻醉医师们正在不断研究和升级的——麻醉与围术期医学。那么患者对麻醉的需求度不断提高的本源又来自哪里呢？是人体观、健康观和疾病观。在医院诊疗过程中的感受，手术给予患者的感受，正在不断刷新患者的"三观"。从害怕到不怕，从讳疾忌医到正视自己身体的变化，从关注近期疗效到更关注长期结果。就像互联网评分那样，如何让患者的就医感受度从一颗星到五颗星，完全来自麻醉与围术期的管理水平，来自麻醉医师对患者感同身受的情怀！

麻醉医师作为临床医学中重要的一员，当然也离不开医学的本源即给予患者悲天悯人的信仰和提供舒适治愈或缓解的可能，所以麻醉医师需要不断提高自己的本源，我们从关注术中到关注围术期，因为我们想要关注患者更多，给予患者更多的安全和安全感。才不近仙者不为医，德不近佛者不为医。医者需要有精湛高超的医学水平和授教渡人的医学信仰，参与本书的编纂者，你们做到了！作为《麻醉与围术期医学》的主编，我感谢所有参与编写的近170位同行们的无私奉献，你们辛勤笔耕的这些充满睿智和新知的7篇111章造就了首部以麻醉与围术期为概念的巨著，各位的医学经验必将通过本书传播给更多医者，感谢熊利泽和黄宇光教授为本专著写序，感谢杭燕南、熊利泽和黄宇光教授付出的辛勤劳动。感谢世界图书出版上海有限公司的大力支持。

作为一名麻醉医师，我深感麻醉工作者不同于常人的艰辛，若不是秉承着对医学科学的崇高信仰和对患者的医者仁心，中国麻醉与围术期医学怎能有如此神速的进步？正如本文开篇提到的希波克拉底学派的誓言所说：凡授我艺者，敬之如父母，作为终身同业伴侣，彼有急需，我接济之。视彼儿女，犹我兄弟，如欲受业，当免费并无条件传授之。

由于出版时间仓促，且本书篇幅较大，书中难免会有不足之处，请给予批评指正，以便再版时修订。

"有志者事竟成，苦心人天不负"。让我们共同努力，为实现麻醉与围术期医学的宏伟目标而奋斗。

2018年3月16日于上海

目　　录

第三篇
术前评估与准备

第四篇
麻醉与围术期医学技术

第五篇
临床麻醉与术中处理

第六篇
麻醉与围术期相关并发症

第七篇
围术期疼痛治疗和管理

第一篇

麻醉与围术期医学发展

第1章
麻醉学向围术期医学发展

在现代医学构建的历程中,现代麻醉学与无菌术、输血等技术一起成为现代外科发展与医学进步的基石。在人类历史上,从第一次通过应用科学技术手段实现了手术无痛,并正在进一步打造一个"无痛诊疗"的新时代。应该说,现代麻醉学经历了170余年的发展,相关药物及技术的研发均取得了巨大的成就。然而,随着医学模式和医疗体系发生的深刻变革,在麻醉安全性和可控性提高的同时,麻醉学也面临着学科未来发展何去何从与学术内涵怎样界定的现实难题。如果仅仅关注于麻醉技术本身,就可能出现一些欧美国家已经面临的麻醉护士与麻醉医师权利与分工不清,管理困难的局面,从而无法实现学科持续发展,对于麻醉学的人才培养也产生了一定的阻力。

因此,站在21世纪的历史关口,我们不得不思考一个问题:麻醉学的未来在何方?

学科发展的根本问题,在于学科发展理念和思想的变革。面对现状,麻醉医师与麻醉学科领导者一道,亟须改变传统思路,把眼光从手术室中转移出来,将视野放得更远。目前困扰外科发展的主要问题,仍然是围术期患者居高不下的死亡率和并发症发生率,麻醉学科如何作为,以降低患者的围术期死亡率和高危并发症的发生,积极参与并逐渐主导整个围术期的医学工作,才是学科需要努力的方向,也必将为麻醉领域的进步打开新天地。

2014年,美国麻醉学年会(ASA)的主题为"围术期患者之家",提出麻醉学科为手术患者打造围术期医疗管理。2016年新年伊始,中华医学会麻醉学分会主任委员熊利泽教授就在《中华麻醉学杂志》第1期卷首撰写题为"围术期医学是麻醉学的发展方向"的述评,呼吁中国麻醉学界应以麻醉学向围术期医学内涵的转变为目标,改革学科定位。之后在2016年及2017年全国麻醉学术年会上,持续确立"从麻醉学到围术期医学"的学术主旨,进一步将麻醉学向围术期医学的转变推向深入。综上可见,麻醉学向围术期医学发展,是国内外学者的共识,也是麻醉学人在时代的要求下,必须承担的新使命。

第一节　麻醉学向围术期医学发展的必要性

1842年,美国乡村医师Long应用乙醚麻醉取得成功,但由于当时产生的影响较小,未能广泛传播。1846年,Morton医师在美国波士顿麻省总医院公开演示了乙醚麻醉并取得成功,从而揭开现代麻醉学发展的新时代。自那之后的100多年里,麻醉学作为外科学革命的重要基石之一,极大地推动了外科学和医学的进步。为了能够取得更好的麻醉效果,无数新药物和新技术相继诞生。从最初单纯应用难以定量、风险极高的吸入性气体,到新型镇痛药、肌松药的研发,再到各种气道管理、术中监测等仪器的发明和使用,麻醉医师始终致力于提高患者术中的安全性和舒适度,并更高效地配合外科医师完成手术。

2000年,单纯由麻醉引起的病死率已降至1/20万～1/30万,可以说麻醉学的发展已经取得巨大的进步。这也使得麻醉医师越来越习惯于流程化的操作,将工作焦点放在手术室内患者接受麻醉的几个小时当中,而对于患者的术前、术后等围术期状态关心较少。这直接导致多数手术患者对麻醉医师的印象停留在"打了一针就走",甚至有人开始提出麻醉可由护士完成的观念。麻醉学科在很长一段时间未能走出医院的辅助学科的定位,学术地位迟滞不前。特别是一些新技术、新药物应用后,麻醉操作流程进一步简化,安全性进一步提升,学科传统核心技术逐渐边缘化,麻醉学如果想要取得更广阔的进步空间,其发展方向是否需要进行调整甚至转变?

据报道,国内外患者的围术期死亡率及高危并发症的发生率居高不下。美国的研究资料显示,住院患者的围术期病死率约为1.4%,欧洲的一项多国参与的大样本临床研究结果显示(EuSOS研究)这一指标则接近4%。围术期脑卒中在需控制性降压的主动脉手术中的发生率为19.2%。非心脏手术患者,可由磁共振确诊的围术期脑卒中发生率可达10%左右。外科患者的整体就医体验,并非只有手术这一个部分。成功地进行了手术,却患上围术期并发症甚至死亡,这显然不能被患者及其家属接受。

现实问题为麻醉学的发展方向提出了建议:在以患者为中心的医疗工作中,仅仅关注术中的麻醉是远远不够的。麻醉学要向着围术期医学发展,以降低患者的围术期死亡率和高危并发症的发生率为目标,着力改善患者的远期预后。这既是麻醉学理念变革的重要方向,也是满足现代医学要求所必须付出的努力。

第二节　麻醉学与围术期医学的异同

从麻醉学发展为围术期医学,就不得不关注二者之间的关联与差异。围术期医学的理念是以患者为中心,从术前到术后的多个环节入手,以提高患者在整个围术期的体验、提升患者围术期相关医疗安全,关注患者术后远期转归与生活质量为目标。这一理念的落实,离不开对重要脏器的功能维护、对生命体征的密切关注和对术后镇痛的长期管理,这些内涵与麻醉学现有的工作内容与工作重点有相通之处,但又是在现有内涵基础上更进一步的拓展与延伸。正因为如此,麻醉学与围术期医学具有最天然的相关性,最适合成为围术期医学的主导。

麻醉学与围术期医学的内涵差异体现在以下几个方面(表1-1)。

表1-1　麻醉学和麻醉与围术期医学的对比

对比项目	麻 醉 学	围术期医学
时间窗	术前访视到术后访视,通常为3天左右	整个围术期,可能为30天甚至更长时间
工作环节	术前评估,消除术中疼痛,减少术中的不良反应和应激反应,麻醉后监护	术前制订个体化的医疗方案,更注重术中生命体征的平稳和重要脏器的功能维护,术后长期跟进康复治疗

（续表）

对比项目	麻 醉 学	围术期医学
达成目标	减轻患者因手术产生的不适感,为手术提供良好条件	减少围术期高危并发症的发生率和死亡率,提高患者的医疗效果和满意度
决策考量	以手术的平稳实施为主要关注点	以患者的长期预后为主要关注点
合作模式	外科医师主导下的麻醉工作	麻醉医师主导下的围术期医疗

一、传统麻醉学科的关注重点

首先,医学管理时间窗延长,环节复杂度增加。以往传统麻醉学科的关注重点,在于:① 术前短期对患者基础状况和疾病进行了解,从而评估患者是否对手术及麻醉耐受;② 术中采用合理的麻醉药物与适宜的麻醉技术进行患者麻醉实施与术中管理,在保证患者生命体征平稳的基础上,调控内环境稳态,并为不同类型手术提供理想的手术条件;③ 在手术结束后,随着近年来理念的发展,提出关注术后早期手术患者的手术并发症及疼痛管理,促进患者康复。

二、麻醉学科的工作时间窗与内容拓展

然而,在新的围术期医学理念下,除了传统的术前、术后访视和术中工作外,麻醉学科的工作时间窗与内容将极大拓展。具体表现为以下几个方面。

（一）负责调整患者的术前状态

从患者入院开始,甚至于患者就诊确定手术治疗指征开始,便参与到病情的评估和个体化医疗方案的制订,并主导负责调整患者的术前状态。这就要求麻醉学科具备麻醉门诊、术前评估中心、远程医疗指导系统等健全的术前评估干预体系,能够利用现有医疗检查及技术手段对患者整体状况、手术相关的特殊情况等进行系统评估,制订术前调整方案,进行手术及麻醉耐受能力提升管理。同时,对长期慢性疾患的治疗结合手术特殊性及麻醉影响与内科医师一起提出个性化干预方案,进行术前准备。此外建立专门的术前宣教中心,进行系统的术前宣教和风险教育,并结合患者情况进行心理干预,以达到较好的告知。

（二）维护重要脏器功能

在手术过程中,麻醉医师的职责不再局限于提供良好手术条件,配合手术的顺利完成,而是要把维护患者的整体状况作为重心,进行更为精准、更为平稳的麻醉操作。一些新的技术、监测指标、麻醉管理方案将被广泛应用于术中,以往依托于血压、心电图、血氧饱和度、血气监测等传统术中麻醉监测指标的方法将逐渐被更进一步关注脑功能状态、动态血流动力学衍生指标（SVV, PPV 等）、内环境稳态指标（氧供需平衡等）的监测体系所替代。同时,对麻醉药物与管理的目标,将从简单维持麻醉平稳,向如何通过术中麻醉管理促进患者术后早期康复及远期转归转变。这其中,如何采用有效的干预

措施及药物,预防围术期严重的器官并发症,如心、脑、肺、肾等损伤的发生,将是围术期医学的重要关注点。

(三)促进患者康复和改善长期预后

围术期医学不同于传统麻醉学的最大部分在于术后的长期管理和术后康复都需要麻醉医师的全程参与,关注各类药物和医疗操作对患者的康复产生的影响并进行相应处理,直到远期预后。在这一理念指引下,术后早期疼痛控制,以预防慢性疼痛的发生发展,以及对各类术后并发症的防治措施及药物的研发应用,都将成为麻醉学科未来奋斗的目标。在这一思路指引下,疼痛评估体系建立、促进康复策略(血栓防范、早期活动、胃肠道功能恢复等)都应受到麻醉学科的关注,并进而形成系统化围术期医学模式。

其次,工作所要达成的目标和在医疗决策过程中的主要考量均发生了变化。麻醉学的工作目标是减轻手术对患者造成的疼痛和不适感,为手术提供良好条件。而围术期医学的目标则是要减少围术期高危并发症的发生率和死亡率,提高患者的医疗效果和满意度。相应的,在进行医疗决策时,麻醉医师的主要考量也会从手术的平稳实施上发生变化,以患者的长期预后作为主要关注点。在这一目标指引下,由于麻醉学科的关注重点从被动从属角色,即满足手术操作需求,向主动引领角色转变,即积极承担减少术后并发症发生与降低死亡率的责任,这将从根本上改变学科定位,为学科发展与人才队伍建设奠定基础。

最后,医疗管理的合作模式也将发生改变。从目前医学发展模式的转变可以看出,医疗治疗后患者的转归将成为衡量医疗质量和效益的主要指标,美国医改已经提出"no outcome, no income"的口号。中国作为人口大国,医疗技术水平和投入相较发达国家,尚有一定差距。建立高效、性价比高、覆盖面广的国家多层级医疗体系将是解决医疗卫生需求的根本手段。因此,大力发展日间手术、加速康复外科相关的技术,能够极大提升床位周转,并提升医疗质量。在这一医疗管理模式下,打造能够集术前评估与准备、术中管理与维持、术后康复为一体的外科平台变得尤为重要,而麻醉学科向围术期医学学科的转变正是适应这一医疗模式的需求,进行的深度医疗模式创新。麻醉科作为辅助科室的角色会成为过去,成为名副其实的临床学科,作为个体化医疗方案的制订者和重要实施者,麻醉与围术期医学科会成为整个医疗过程中的主导。

第三节　围术期医学的发展现状与前景

当前,麻醉与围术期医学的发展已经得到了麻醉学界的广泛认同,国内多家医院的麻醉科已经重新命名为麻醉与围术期医学科,并逐渐改变工作模式,向围术期医学进行过渡。而在国内外也有诸多新型的围术期医疗模式在试行或实验当中,例如"加速康复外科"(enhanced recovery after surgery, ERAS)、"快通道手术"(fast track surgery, FTS)和"围术期患者之家"(perioperative surgical home, PSH)等。这些模式针对患者的个体化特点进行围术期的整体强化治疗,如术后有效镇痛、尽早下床活动、尽早恢复饮食等,最终达到了保障安全和提高医疗质量的目的。在具体的实践当中,麻醉科也从幕后走向台前,扮演着不可或缺的重要角色。在我国的一些医院,也都积极地对这些模式进行了实践,并取得了缩短住院时间和促进术后恢复等效果。

麻醉与围术期医学科是顺应时代的要求而诞生的。在强调以人为本的现代社会,麻醉学科的发展变化必定会在改善患者的医疗结局和围术期体验中取得益处,并成为医疗安全的关键学科,舒适医疗的主导学科,未来医院的支柱学科,医学创新的重要学科和社会熟知的品牌学科。麻醉学科发展方向的变革,麻醉学向围术期医学的发展对麻醉医师提出了新的要求。麻醉学向围术期医学的转变,不仅要在学科层面形成共识,还要让大家意识到不进行这一思想变革,麻醉学科将面临学科发展的瓶颈。特别是今天人工智能、计算机模拟技术的发展背景下,如果仍然停留在简单的监护操作基础上,必然面临被技术淘汰的风险。因此,新的形势下,麻醉医师需要在思想上做出改变,围术期医学的前景必将十分广阔。为了适应麻醉学科发展方向的变革,必须提出以下新的要求。

一、思维理念的新要求

任何改变首先都应该从思想开始,传统理念不变,工作方式也不会产生本质的变化。学科发展前景广阔和患者医疗结局改善无疑是每一名医务工作者的毕生追求,认识到这一点,也就认识到了麻醉学科发展变化的必要性和重要性。麻醉医师必须突破自身思维模式的禁锢,全身心地融入学科变革中去,才能承担好时代赋予的新使命。

二、医疗模式的新要求

要改善患者的长期预后,实现麻醉与围术期医学的目标,麻醉医师的行为模式将发生巨大的改变。这种变化不仅是指走出手术室,或者是工作范畴的简单延伸,而是要求麻醉医师以高屋建瓴的姿态看待医疗工作的全局,看到以患者为中心的所有医疗细节。体现在具体工作中最有代表性的就是精准麻醉的实施。为了达到精准麻醉,麻醉医师必须对每一名患者的整体状况进行通盘考量。麻醉前、麻醉后的用药和处理,直到患者在整个围术期的状态变化,都是麻醉医师的责任范围。很显然,当麻醉医师站在围术期的高度考虑问题时,手术中的麻醉行为也会是截然不同的。

三、人才培养的新要求

学科发展离不开人才队伍的建设,麻醉与围术期医学要建立起一支有能力在围术期主导医疗管理,也有实力在国际医学舞台上发出声音的人才队伍。在培养人才的过程中,不仅要注重知识的灌输和技能的练习,更重要的是临床思维的锻炼和以患者为中心的意识强化。既要培养出未来能够引领世界麻醉学发展的学术领袖,也要通过学术交流不断开阔基层麻醉医师的眼界和见识,形成布局合理的医师层次,共同发展进步。

麻醉与围术期医学的发展任重道远,我们坚信,美好的学科发展不是等待而来的,而是奋斗而来的。意识到学科变革的机遇,并努力将这一目标付诸实践,才能一道迎来麻醉学科发展的光明未来。

(刘　杨　董海龙)

参 考 文 献

［ 1 ］熊利泽,董海龙,方宗平,等.2016年麻醉学领域年度进展回顾.中华医学信息导报,2017, 32（5）: 12-13.

［ 2 ］Eichhorn J H. Prevention of intraoperative anesthesia accidents and related severe injury through safety monitoring. Anesthesiology, 1989, 70(4): 572-577.

［ 3 ］Pearse R M, Moreno R P, Bauer P, et al. Mortality after surgery in Europe: a 7 day cohort study. Lancet, 2012, 380(9847): 1059-1065.

［ 4 ］熊利泽,陈宇.从麻醉学到围术期医学.医学与哲学,2016,37（10）: 8-12.

［ 5 ］Cannesson M, Ani F, Mythen M M. Anaesthesiology and perioperative medicine around the world: diferent names, same goals. Br J Anaesth, 2015, 114(1): 8-9.

［ 6 ］Kehelt H, Slim K. The future of fast-track surgery. Br J Surg, 2012, 99(8): 1025.

第2章
麻醉与转化医学研究

转化医学（translational medicine），又名"转化医学研究"（translational medical research）、"转化研究"（translational research）和"转化科学"（translational science），或者"从实验室到临床"（bench to bedside，B2B）。其基本含义是打破基础生物医学研究和临床医学之间固有的屏障，把基础研究获得的生物学知识快速转化为临床治疗和卫生预防的新技术、新方法、新策略。转化医学的主要目的是在基础医学与药物研发、临床医学之间建立起直接的双向联系，从实验室到临床，把基础研究获得的知识和成果快速转化为临床治疗的新方法，在临床上对疾病的进程和特性进行观察并提供反馈意见以促进基础研究，从而提高在全社会的最佳医疗和卫生管理实践能力。这是一种全新的医学模式。转化研究是转化医学的重要组成部分，是利用实验室获得的基础研究和前临床研究的发现知识开发在人类进行的临床试验和研究活动的过程，临床转化研究则是循证医学的高级阶段和最新科学知识转化为临床诊治手段的实践方法，也是全方位生物医学研究的核心部分。

第一节　转化医学的发展历程及现状

一、转化医学的产生背景

最早关于转化医学相关概念的文献要追溯到20世纪60年代，但用完整、清晰的语言将转化医学概念描述出来并对整个医学进展产生巨大推动作用总共经历了不到20年时间，究其产生的背景以及原因主要来自下面三个方面。

（一）基础医学研究与临床医学应用相互分离

从医学研究者的角度看，人类的历史就是人类与疾病不断抗争的漫长的历史过程。自人类进入20世纪以来，伴随着科学技术的迅猛发展，无论从认知的广度还是深度以及对技术工具的应用都达到了前所未有的高度：很多疾病被一一征服，决定人类生长发育的基因密码被逐渐破解，那些对于发现生命的本质、运作的规律和原理，以及疾病的发生等一直萦绕人类健康的根本性问题的答案似乎即将揭晓。然而，尽管投入了更多的研究经费，聚集了更多的科学精英，随着研究的深入，人们惊奇地发现这些研究在最终解决疾病方面似乎并没有发挥与之相称的作用。

肿瘤作为严重威胁人类健康的疾病之一，受到各国的重视。针对肿瘤开展的研究几乎是目前医学研究投入最大，基础研究进展最快的领域。美国国家肿瘤研究院在过去40年间共耗资2 000亿美元用于肿瘤的基础研究。发现其中80%的经费用于涉及小鼠、果蝇与蠕虫在内的基础性研究，总共发表了约156万篇学术研究论文，但适用于实验动物的药物、技术却鲜有适用于人的。2004年的一项统计显示，1979—1983年在6种权威学术刊物上共有101篇明确声称其发现具有广阔临床应用前景的研究报道，但20年后被获准应用于临床的只有5项，仅1项真正在临床实践中显示了重要价值，约有3/4的基础研究甚至没有进入临床前实验就被弃之一旁。与此相应，在过去的20年中，全世界实体瘤患者长期生存状况并未得到有效的改善，肿瘤的早诊、早治依旧是提高生存率的主要途径。据统计，从1976—2000年的25年间，肺癌的5年生存率仅仅从12%提高到15%，结肠癌的5年生存率仅从50%提高到64%。1986年诺贝尔生理学或医学奖得主Renato Dulbecco在 *Science* 上撰文，认为对肿瘤等重大疾病通过零打碎敲的研究方式解决不了根本问题，要在治愈人类重大疾病方面取得突破就必须通过破译基因组后才能实现。在经过4年多的反复争论，美国终于在1990年10月启动人类基因组计划（HGP），并于2003年4月完成人类基因组测序的全部工作。当全世界的科学家面对这些核苷酸分子组成的序列时才发现要把这些研究成果运用于临床诊疗显然还有更长的路要走。

（二）疾病谱变化

进入21世纪，社会生产方式的巨大转变和财富迅速积累深刻影响了人们的生活方式，随之疾病谱也发生了显著的变化，以心脑血管疾病、糖尿病、慢性呼吸系统疾病等为代表的慢性非传染性疾病逐渐占据了疾病谱的主要位置。在我国，据《中国慢性病防治工作规划（2012—2015年）》中指出，我国现有慢性病患者约2.6亿，医药支出占疾病总支出的70%。目前我国60岁以上老年人口已达1.43亿，预计到2050年，60岁以上的人口将占我国总人口的1/3，随着人口老龄化，慢性病患病人数还将不断增加，将给居民健康带来严重威胁。虽然各国政府通过制订一系列卫生政策加强了慢性病的管理，并取得了一定的效果，但相比巨额资金投入的医学基础研究，慢性病在预防、诊断和治疗方面并未从医学领域的最新科研成果中明显受益。

目前有效控制慢性病患病率的手段就是普遍提倡的"4P"医学模式，即：预防性（Preemptive）、预测性（Predictive）、个体化（Personalized）和参与性（Participatory）。传统的单因素研究方法已无法满足慢性病的防治需要。慢性病的防治需要包括基础和临床等多学科的合作研究，采用多因素研究模型的思路。由于遗传背景的差异以及疾病的特异性，对同样疾病用同样方法治疗所取得的疗效和产生的毒副作用完全不一样，因此基于分子分型的个体化治疗的需求被明确地提了出来。基因组学、蛋白质组学等各种组学的发展积累了大量的数据。如何将大量的数据转化为解决医疗问题的有用信息是迫在眉睫需要解决的难题。这个难题的破解需要生命科学、数学、计算机科学和医学领域专家的有效合作与交叉研究。而转化医学被公认为是一个克服基础研究与临床和公共卫生三者间发展不平衡的医学新模式，使生物医学的研究成果可以尽快转化为对疾病真正有效的防控手段。因此，许多医学研究者不断呼吁加强转化医学研究，在临床实践和基础科研中搭建一个生物、医学、信息科学等各学科有效合作的平台，为解决慢性病等困扰人类健康的难题携手共进。

（三）现代医学发展的迫切需要

纵观现代医学发展的历史,很多重大突破都体现了转化医学的研究理念。20世纪之前,糖尿病患者等于被判死刑。1869年,德国病理学家Langerhans发现狗切除胰腺后可发生糖尿病,同时胰腺内存在团块样的胰岛细胞。1920年,加拿大Banting医师受到一份临床病例报告的启发,胰管堵塞后胰腺萎缩了,但胰岛细胞存活良好;将萎缩胰腺提取物注入糖尿病狗,狗从抬不起头到坐起来,再到站起来,血糖从10.5 mmol/L降到6.7 mmol/L,由此发现了"胰岛素"。在此基础上,人们相继发现了胰岛素的氨基酸序列、晶体结构,合成了胰岛素,为糖尿病治疗找到了方法。从胰岛素的发现可以明显看出,往往重大的医学突破都需要多个学科间的紧密合作。最早期的医师往往从事多种工作,除了做临床工作,还有从事医学基础研究,甚至是物理或化学实验研究,因此具备了多种学科方面的知识。同时从整个社会范围看,从事相关学术研究的人群数量并不大,为相互之间交流与合作提供了便利。因此,在那个阶段,虽然没有明确提出转化医学的概念,但确实是遵循着转化医学的理念进行实践,推动了整个医学的发展。

但是,进入20世纪以后,学科之间的合作却变得越来越困难,分析其中原因主要包括学科分化越来越细,专业化程度越来越高,传统的教育和培养模式把各类专业人员牢牢地限制在了专业划分的条块之中;巨大的知识积累产生的围墙效应;知识产权的保护以及激烈的商业竞争。学科间的分离浪费了大量的资源,而且解决问题的效率大大降低。如何以患者的需求为导向(patient driven research process),开展多学科联合协作进行医学科学实践,提高解决医学重大问题的效率,是转化医学的根本目的,也是解决医学根本性问题的有效途径。在此背景下,前美国国立卫生研究院(NIH)主管Zerhouni E A提出转化医学的三个层面:一是研究生命复杂过程的新技术,二是促进不同科学分支的合作交流,三是加强患者为中心的临床学术研究。目的是把基础研究知识转化成治疗手段,把临床研究知识变成临床标准和医疗政策。核心是把基础研究的基因组、蛋白组、影像技术等新进展和人类疾病的特征包括生物标记更好地联系起来。需要指出的是,转化医学并不是一门单一学问或技术,其源头是NIH在促进知识流通和转化的理念下的一个资助模式,即利用科研基金的杠杆,培训科研人员、引导科研走向、促进知识沟通,使与人类疾病有关的新知识在整个系统中能双向通畅流动,不同学科之间的知识、技术可交流、合作,避免出现知识转化短板,以便有用的发现能得到快速开发。

二、转化医学的发展历程

文献追溯的研究表明:最早出现有关转化医学相关概念的文章是于1966年发表在《生物科学》(*Bioscience*)的一篇文章,首次出现了BENCH TO BEDSIDE一词。但确切提出实验室和临床之间的知识相互传递和转化能够为研究活动提供新的思维和工具这一重要见解是于1968年在《新英格兰医学杂志》发表的一篇文章。1974年,美国科学家 Woolf S在《新英格兰医学杂志》发表文章阐明"实验室到临床"(bench to bedside)就是强调在基础研究和临床应用之间进行快速的生物医学信息交换以促进新的知识从实验室转化到临床。1993年和1994年,Mulshine J L和Morrow G R先后在 *Cancer* 撰文指出了转化研究对促进癌症相关研究的重要性。1996年,Geraghty J在 *Lancet* 上首次正式提出

"转化医学"的概念。2003年，美国国立卫生研究院（NIH）的Zerhouni E A在 *Science* 杂志上首次全面阐述了转化医学的科学概念，其定义是"将基础研究的成果转化为有效的临床治疗手段，强调从实验室到病床旁的连接"，通常称为"从实验室到临床"（bench to bedside）。同年，首个国际转化医学期刊 *Journal of Translational Medicine* 创刊。至此，转化医学为医学界所普遍认可和接受，并在全世界迅速流行。

转化医学的概念一经推出，全世界立刻掀起了转化医学研究的热潮。美国是转化医学研究的主要推动者。NIH于1999年正式推出"实验室到临床"（B2B）计划，鼓励基础和临床研究人员开展密切的合作研究，充分利用已积累的基础研究成果加速进入临床，以期在疾病的预防、诊断、早期干预以及治疗等方面取得突破。在此基础上，NIH于2002年又制订出21世纪工作路线图，重点在于寻找全新的科学研究路径，培养具有多学科背景、能够进行转化医学研究的复合型研究人才以及对既有的临床研究进行重新设计。为了促进不同学科的交叉融合，在更大的范围内进行转化医学研究，提升转化速率，NIH又设立了临床和转化医学基金（clinical and translational science award, CTSA），每年投入2亿至5亿美元用于建立区域性的医学转化研究中心。目前已经建立了超过60个的医学转化研究中心，遍布全美各州。2011年，美国专门成立了国家转化科学促进中心（NCATS），主要负责资助和管理转化医学项目，仅2012年的项目资助经费预算就高达4.88亿美元。NCATS还创建了快速介入发展计划（RAID），采取申请方与政府合同签订的方式对医学转化研究进行长期稳定的资助。

英国从2007年成立了转化医学委员会（TMB），于5年内提供4.5亿英镑资金用于资助转化医学研究。在TMB的组织下，启动了药物早期研发、医学诊断学、实验医学、大规模临床试验等领域的新规划，并资助治疗路径创新研究。国家健康研究所（NIHR）还建立了5个大型综合生物医学研究中心（BRCs）和7个专业性的BRCs支持转化医学研究课题。法国卫生部从1993年起就开始资助临床研究项目，成立了临床研究中心（CICs），同时为大学的临床和基础研究的团队提供服务，研究经费分别由政府、基金会以及企业提供。目前已建立了23个CICs。2008年德国由教育科研部资助医学院校和医院设立了综合研究与治疗中心，旨在促进基础医学、以患者为导向的研究及临床应用间的转化。与此同时，世界著名的医药企业也纷纷成立转化医学研究中心，大力发展转化医学研究。如苏格兰与惠氏制药公司投资近5 000万英镑成立了世界上第一个转化医学合作研究中心，主要用于开展诊断和监测的生物标志物研究。随之，世界一些著名的制药企业如阿斯利康、礼来、默沙东、强生等也纷纷成立了与转化研究相关的医学研究中心。

NIH于1999年正式推出"实验室到临床"（B2B）计划，目的是鼓励创新项目，包括实验室和临床研究人员之间的更紧密合作，加速以患者为中心的对疾病的诊断和治疗干预措施的转化。计划明确指出："从实验室到临床的研究被称为一期转化研究（T1）。二期转化研究或T2研究，是指提高临床和社区实践的循证策略的获得和应用能力。T2转化的主要目的是使有效程序、产品和服务得以实现，改善健康。"但是，在整个20世纪90年代，学术界对转化医学理念的接受和反映都较为迟缓，截至1999年底，Pubmed生物医学数据库仅仅发表了57篇有关转化研究的文章。进入21世纪后，科技界对转化研究的概念开始了一系列有趣的学术和应用探讨。而转化研究的内涵和外延也开始形成、发展和整合。标志性事件是NIH的Zerhouni EA 2003年在 *Science* 杂志上首次全面阐述了转化医学的科学概念。与此同时，这一概念的内涵也在不断集聚和变化。Fontanarosa PB等2002年提出，转化研究是一种"能把产生于基础研究的新知识、新机制和新技术，转化为对改善人类卫生有重要意义的预防、诊断和治疗的新药物、新设备和新方法。"McGlynn E A 等 2003 年则指出，"对医学界尤其医务人员和公共卫生研究人员而言，转化研究是把基础研究结果转化为实践能力的过程。也即确保新的治疗和研究知识真正实施于临床或公共卫生服务。而药业界作为实验室-临床转化研究最终目的即开发一种新药，只是医学界研究的起点。"Sung N S 2003 年提出其过程为"基础生物医学研究-从基础科学向人类试验转化-临床科学知识-新的知识转化为临床实践和卫生决策"，是一种单通道的过程。

而美国科学家 Marincola F M 等 2003 年则指出，"转化医学研究是快速有效地将生物医学基础研究的最新成果转化为临床医学技术和产品并把临床医疗的实际情况反馈给实验室并开展研究的一种双向过程，即'从实验室到临床'和'从临床到实验室'的双向通道新型研究"。这一科学定义，改变了原来认为转化研究仅仅为"从实验室到临床"的单一通道的看法，为转化医学概念的完善奠定了重要基础。2008 年，意大利帕多瓦大学 Plebani M 教授对转化医学的概念进行了初步整合，提出："由于分子生物的组学（Omics）的快速发展导致知识转化、转化研究和转化医学等可以互相替代的医学新概念的产生，预示着由私人和公立机构投资巨大的生物医学研究迫切需要得到实际的效益。"不久，美国学者 Rubio D M 等 2010 年提出，"转化研究的内涵应从临床扩大到公关卫生防御工作。"2011 年，我国学者蔡红兵等也认为，根据我国医疗保障水平、医疗政策、科研政策、医药市场营销状况，转化医学的内涵还应推广到将基础医学研究结果应用到社区医疗保健和公共卫生防御工作中去。2012 年，中国工程院副院长、中国工程院院士樊代明在《中美临床和转化医学国际论坛》会上指出，转化医学研究是从临床和预防出发，缩短基础研究到临床和公共卫生应用的时间，使新技术尽快转化为低成本、高科技含量的适宜技术。2010 年，我国协和转化医学中心成立，各学科级转化医学研究平台相继建立并发展。国内转化医学模式虽起步较晚，但规模成长迅速，发展空间极为可观。

目前，全世界多个国家已经普遍接受了转化医学的概念。无论是学术界还是产业界对转化医学基本达成一致，即"以有效和符合成本-效益的方式，快速把基础研究和临床研究中的发现转化为产品和社会实践，为患者和人群提高预防和治疗的策略和能力。"虽然不同的国家和机构对其强调的研究领域和手段不尽相同，但基本内容都是通过转化医学的国际共识和持续努力去发展分享知识和实践的不断增长的能力。

三、转化医学概念的迁延

美国国立医学图书馆（NLM）对转化医学这一科学术语进行了规范化整合，2010 年，美国国立医学图书馆正式推出"转化研究"的主题词［translational research（Mesh）］。该医学主题词（Mesh）的正式定义是"转化研究把实验室研究和临床前研究的科学转化为开展临床试验和人类研究的应用，以提高最佳临床实践的水平。"仅仅过了 2 年，2012 年，NLM 又把这一词更改为"转化医学研究"的主题词［translational medical research（Mesh）］，同时把"转化医学研究""转化医学""转化医学科学""转化研究"和"知识转化"等概念都列入该主题词的入口词（同义词），转化医学研究的入口词增至 20 个。反映了该术语的概念的快速变化。NLM 对"转化医学研究"的定义仍然是"把实验室研究和临床前研究的科学转化为开展临床试验和人类的研究的应用，以提高最佳临床实践的水平"。在国际医学界统一了对这一术语的科学定义。不过，这一定义虽然在国际医学界比较权威和规范，但是并没有把转化医学研究的基础与临床双向通道反馈（"B2B"）的含义及应用范围从患者扩大到整个人群的预防决策的内涵包括进来。

"转化医学研究"的概念一直在争论中发展，至今尚未定论。在德国柏林召开的"Translate 2014"国际会议，与会者达成共识，重新定义转化医学的概念，找到了制约转化医学进展的因素，认为提高基础研究向临床受益的转化率只能通过改变整体的思维观念才行。与会者达成共识："转化医学并非是换汤不换药的概念炒作，不是长久以来，人们想要将基础生物医学研究结果应用于潜在的临床治疗的简单转变，也不是简单地让临床研究人员和基础研究者搭档就能够解决的问题。转化医学是一种具有确定和具体的临床可行性的创新行为，具有积极主动地达成最终实践目标的特点。转化医学已经强调了超越科学及医学的传统概念，只有树立以临床应用为本的观念，才是该领域成功的关键所在。"

转化医学的核心内涵至少应该包括以下部分：① 跨学科的科学团队合作；② 从实验室到临床的知识和理念的转化；③ 创造为人类社会提供有益于健康有形产品（包括药物、生物制剂、仪器设备、干预措施、预防措施、诊断方法和检测手段等）；④ 从科学发现到临床实践的实现；⑤ 形成循证指南提供临床应用；⑥ 研究新发现在社区或公共卫生界的实施结果；⑦ 对科学发现、临床应用和公众知识进行流动的无缝整合过程。对概念内容的涉及正是其发展需要克服的障碍，包括基础设施、管理方法、体制文化、培训、教育、知识管理、相关数据管理、多学科协作、转化研究相关政策的传播和全社会的传播与实施等。

第二节　麻醉与转化医学

在麻醉学不断进步和发展的今天，我们已经将麻醉相关死亡率降到1/250 000。然而，存活的那部分患者预后如何？当关注到术后30天死亡率的时候，我们就不再乐观了。在美国，约有2%的住院患者手术后30天内死亡，假如将术后30天患者状态作为一种疾病，它是仅次于心脏疾病、恶性肿瘤，死亡率居于第三位的疾病。所以，术后30天死亡率是一个值得关注和待解决的重要问题。麻醉科医师也需要重新思考自己的角色定位，我们的围术期管理是否也在一定程度上促进了患者的术后死亡，我们能否做些什么改善患者的预后，这也正是作为围术期医师需要思考和解决的。解决这一问题的根本是分析导致死亡的原因有哪些。比如术后心肌梗死的发生率远比想象的高，年龄大于45岁的住院患者手术后心肌梗死的发生率竟高达8%。术后心肌梗死的病例有80%是没有临床症状的，仅有肌钙蛋白的升高，可怕的是无论有无临床症状，死亡率都接近10%。所以围绕心肌梗死的有效防治无疑能降低术后相关死亡率。

如果将目光从术后30天看向更远的术后1年，死亡的原因就发生了改变。约有一半以上患者死于肿瘤的进展。围术期管理的哪些因素可能减少肿瘤复发？或者应当避免哪些促进肿瘤复发的因素？搞清楚这些问题，无疑将明显降低术后死亡率，改善患者预后。解决上述问题需要基础科学家、转化医学研究者和临床麻醉科医师共同努力。下面将从三个方面探讨基础研究、临床研究以及我国的传统医学如何向临床转化，改善患者预后。

一、麻醉相关的基础研究向临床的转化

（一）麻醉药理学的转化研究

纵观麻醉药理学的发展史，就是一部转化医学研究的发展史。中国古代名医华佗用"麻沸散"与酒同服麻醉，西欧古代也曾用罂粟、曼陀罗、曼德拉草和酒精等进行麻醉。但这些麻醉效果均不确实且不安全，直到1846年乙醚麻醉的成功，才揭开近代麻醉学的序幕。1956年氟烷应用于临床，因麻醉作用强，诱导迅速平稳、苏醒迅速及不易燃烧爆炸等优点迅速取代乙醚而风靡数十年。随后，甲氧氟烷、恩氟烷、异氟烷、七氟烷、地氟烷等现代氟化麻醉药相继问世，经过临床多年的实践，以及适应现代外科手术微创化、周转快等特点，七氟烷和地氟烷逐渐成为吸入麻醉的主流。吸入麻醉剂的麻醉机制研究持续了100多年仍未清楚，从"脂质学说""热力学活性学说"到"突触学说"和"蛋白质学说"，再到现在普遍接受的"网络调控学说"，现多数学者认为，"麻醉"是多效应、多机制、多部位和多靶点的，全麻药作用于从脑到脊髓整个中枢神经系统、周围神经及肌肉等多个部位；涉及细胞膜脂质、受体、离子通道、载体、转运体等多个靶点。最近数十年，关于吸入麻醉剂的研究还扩展到器官保护机制、老年患者术后认知障碍以及儿童术后学习记忆能力缺陷等。伴随神经科学领域的进步，全麻机制的研究将不断深入，上述临床问题也将逐步揭晓答案。

静脉麻醉药目前应用最广泛的是丙泊酚，其次是依托咪酯。硫喷妥钠、羟丁酸钠等已被淘汰。氯胺酮则更多是作为多模式镇痛的一种药物而非静脉麻醉药应用于临床。静脉麻醉药的机制亦未阐明，仅知氯胺酮为N-甲基-D-天冬氨酸（NMDA）受体的非竞争性阻断药。难溶于水的丙泊酚是乳剂，有诸多缺点，其水溶性"前药"磷丙泊酚（fospropofol）已在美国注册上市。依托咪酯抑制11-β羟化酶（肾上腺皮质激素合成途径中的一种酶），可能抑制肾上腺皮质功能。目前正在研究替代依托咪酯的类似物（如甲氧基依托咪酯），它具有依托咪酯血流动力学稳定的优点，但不像母体药物那样产生抑制肾上腺皮质的作用。四川大学华西医院刘进教授多年来一直致力于吸入麻醉剂的剂型转化研究，以便于静脉给药，如乳化异氟烷等已进入临床试验阶段。

阿片类镇痛药中临床应用最广的是芬太尼及其衍生物——舒芬太尼、阿芬太尼和瑞芬太尼。它们均为μ受体激动剂。阿芬太尼的镇痛强度为芬太尼的1/4，持续时间为其1/3。舒芬太尼与阿片受体亲和力强，故其镇痛作用最强，为芬太尼的5～10倍，持续时间为芬太尼的2倍。瑞芬太尼的效价与芬太尼相似，注射后起效迅速，药效消失快，是真正的超短效阿片类药。其结构中有酯键，可被非特异性胆碱酯酶迅速水解，不论静脉输注时间多长，其血药浓度减半的时间（即时量相关半衰期，context-sensitive half-time）始终在4 min以内，故更适合于术中静脉输注。阿片类药物镇痛效果确切，然而不良反应也很常见，如何减少不良反应一直是研究的热点。爱维莫潘的出现正是基于这一目的，作为一种高选择性外周型μ受体拮抗剂，在拮抗外周μ受体作用的同时保留了中枢镇痛机制，因此2008年经FDA批准其用于治疗手术后肠梗阻。另一个例子来自斯坦福大学Kobilka教授团队的研究。他们发现吗啡引起的呼吸抑制是由μ受体介导的下游通路β-arrestin调控的，而镇痛是通过G蛋白偶联的μ受体通路发挥作用。通过对μ受体改造，他们研发了一种与现有阿片类药物不同的药物PZM 21，它通过Gi受体选择性作用于μ受体而对β-arrestin通路作用轻微，因此保留镇痛的同时可避免呼吸抑制的不良反应，这对于研发新型镇痛药物开辟了新的思路。

肌松药转化研究中一个很好的例子就是非去极化肌松药拮抗剂舒更葡糖钠（sugammadex）的研发。舒更葡糖是一个经修饰的γ-环糊精，与甾类非去极化肌松药如罗库溴铵4个带正电荷氮间依靠范德华力及氢键形成1∶1相对牢固的复合物，从而拮抗甾类非去极化肌松药的作用。它快速和完全的拮抗特点明显提升了临床肌松剂的应用安全。

右美托咪定（dexmedetomidine, DEX）是美托咪定的右旋异构体，为α_2受体激动剂，受体选择性（$\alpha_2∶\alpha_1$）为1 620∶1，受体亲和力是可乐定的7～8倍，且内在活性也强于可乐定。由于"可唤醒镇静药"的特性，使DEX逐渐成为神经外科麻醉和危重监护病房的辅助药和镇静药。越来越多的临床研究还揭示了右美托咪定抗炎和神经保护的益处，使其日渐成为复合麻醉的组成部分。

（二）遗传学研究成果的转化

恶性高热是一种临床罕见但后果严重的具有遗传性的高代谢肌肉疾病，通常发生于暴露于吸入麻醉剂或琥珀酰胆碱（诱发药物）时。目前已知与1型罗纳丹受体（位于肌浆网的钙通道）或位于17号染色体的调控钠通道等基因突变有关。人类遗传学显示至少5条染色体上超过180个个体突变与恶性高热有关。欧洲恶性高热小组指南建议，对于临床怀疑的人群进行DNA筛查和/或肌肉活检（咖啡因-氟烷骨骼肌收缩试验）来评估其易感性。

基因多态性还表现在患者对阿片类药物的敏感性不同。相关基因涉及编码代谢酶（细胞色素P450、儿茶酚-O-甲基转移酶等）、转运蛋白和受体的基因。Baber等研究发现，*CYP2D6*、*OPRM1 A118G*、*UGT2B7 C802T*及*ABCB1 G2677AT*与产后镇痛不全和不良事件相关。*CYP2D6*活性降低引起的代谢降低往往需要更多的阿片类药物，而代谢增强则表现为少量的阿片类药物可引起母婴的中枢抑制；*OPRM1 A118G*等位基因与产后疼痛评分、阿片类药物需求量相关；*UGT2B7 C802T*则与哺乳阶段婴儿的中枢抑制相关。然而，有效应用基因多态性实现阿片类药物个体应用还有很长的路要走，包括基因多态性检测技术的推广及成本的降低、针对临床大样本多种族的临床试验的开展、阿片类药物相关的多基因联合作用的探讨及基因多态性与个体化给药量-效关系模型的建立等都是尚待解决的问题。

（三）围术期因素与肿瘤免疫的转化研究

如上所述，住院患者手术后1年内死亡的原因一半以上是因为肿瘤的进展，因此明确围术期因素与肿瘤的关系非常重要。肿瘤被认为是循环肿瘤细胞和初始诊断时存在微转移的全身性疾病。手术和麻醉可激活下丘脑-垂体-肾上腺轴（HPA）和交感神经系统（SNS）反应，通过释放如儿茶酚胺和前列腺素E_2（PGE_2），抑制细胞免疫（CMI）。这些因素反过来又释放免疫抑制性细胞因子，如可溶性因子（如IL-4、IL-10、转化生长因子β和血管内皮生长因子）和促炎性细胞因子（如IL-6和IL-8），促进肿瘤血管生成和转移。免疫抑制在手术几小时内出现并持续数日，与手术创伤的程度成比例。围术期麻醉方式的选择对免疫功能产生正面或负面的影响，这种免疫平衡可能在肿瘤扩散和复发中起关键作用。

局部麻醉药中临床浓度利多卡因已被证明可抑制血清诱导和EGF诱导的人类舌癌细胞与EGFR的酪氨酸激酶活性相关的增殖；利多卡因和丁卡因都抑制驱动蛋白运动蛋白，减少微管蛋白微触角的形成和功能；因此，这些药物可能具有降低乳腺癌细胞转移扩散的能力。与接受丙泊酚全凭静脉麻醉的患者相比,接受七氟烷麻醉的患者可增加头颈部鳞状细胞癌中的促存活蛋白,如细胞质HIF-2α和核p38MAPK。相反,丙泊酚可阻止异氟烷诱导的HIF-1α活化,这与肿瘤细胞恶性活动的部分减少有关。此外,接种在小鼠体内的肿瘤生长受到丙泊酚的抑制,推测丙泊酚可能具有免疫介导的抗肿瘤效应。阿片类药物诱导的肿瘤细胞增殖和细胞死亡可能取决于阿片类药物的暴露浓度或时间。低浓度或单剂量的阿片类药物促进肿瘤生长,而慢性使用阿片类药物或相对较高的药物浓度抑制肿瘤的生长。甲基纳曲酮(MNTX)是一种外周阿片拮抗剂,可抑制Lewis肺癌侵袭和锚定非依赖性生长,而连续性MNTX输注可降低原发肿瘤生长和肺转移。此外,MNTX通过其对VEGF受体的磷酸化和反式激活,以及抑制Rho A激活的作用抑制阿片样物质诱导的肺微血管内皮细胞的增殖和迁移。临床上,MNTX治疗与晚期肿瘤患者的总体存活增加有关。尽管麻醉药、免疫功能、生存期和微小转移灶之间的因果关系仍有待阐明,但一些正在进行的前瞻性随机对照试验可能为将来有关麻醉对术后肿瘤复发的影响提供更多的证据。

二、基础研究结果可能与临床实践不符的矛盾

在基础研究向临床转化的过程中,我们时常面临两难的境地,往往是动物试验取得的结果与临床实践并不相符。比如动物试验中氧化亚氮被证明影响维生素B_{12}和叶酸的代谢,增加血浆同型半胱氨酸水平,破坏内皮细胞功能。然而两项大型的随机临床研究结果表明氧化亚氮所造成的危害并不比恶心呕吐更严重,比吸入麻醉药的影响还要小。这一案例提示我们在解读来自基础研究的结果时应考虑分子水平的改变究竟有多大的临床意义,是否值得像上述研究一样纳入9 000例患者进行大规模的临床验证?

另一个经典的案例是低温的器官保护效应。自20世纪70年代以来,大量不同种系的动物试验都证明一定程度低温可以减轻重要脏器的缺血损伤。然而,几项大型的临床研究结果并不理想,无论是脑损伤、动脉瘤手术还是急性心肌梗死,低温都没有使患者获益。甚至在院内心搏骤停的患者试验中,低温还进一步使预后恶化。目前临床上低温的确切效应只体现在新生儿窒息和移植器官保存时。在理解这一矛盾时,应考虑临床试验的条件可能造成的影响,比如损伤至低温开始实施的时间等,而不是全盘否定这一理论。

三、麻醉相关临床研究的转化

(一)防治围术期心脑血管并发症的临床转化研究

有数据显示,围术期心脑血管并发症发生率高达11.4%～19.6%,如何防治给外科医师和麻醉科医师带来了严峻的挑战。诚然,每次更新的AHA或ESC指南都会对心脏疾病患者围术期评估和用药给出建议,但仍有许多问题没有解决,比如降压降脂治疗明显降低高风险患者心血管事件发生率,但对于中度风险患者是否获益仍不明确;冠状动脉手术前是否应服用阿司匹林以降低血栓性事件发生,研究结果也不一致。确定的一点是早期识别心肌梗死(多数为隐匿性)尤为重要,所以强调在术后早期监测肌钙蛋白(cTn)的水平,及早发现及干预。与隐匿性心肌梗死相似,隐匿性卒中也存在难以诊断的问题。研究显示,每10例65岁以上手术患者就有1例在围术期发生隐匿性卒中,而经皮主动脉

瓣置换术是围术期隐匿性卒中最大的危险因素,平均术后隐匿性卒中发生率75%,最高可达93%。对高危手术和高危患者可采取特殊的术中脑功能监测,比如脑血管二氧化碳反应性曲线（$CVR-CO_2$）可反映脑血管的储备能力;利用反射性红外光谱技术检测人脑组织血氧饱和度的方法在围术期领域得到迅速发展,无创、方便的特性为围术期脑功能与结构保护提供了又一种实用技术,以利于麻醉科医师实施全方位的围术期脑功能监测和保护。

美国宾夕法尼亚大学刘仁玉教授和复旦大学附属闵行医院赵静教授以美国FAST（面Face,臂Arm,语言Speech,时间Time）卒中宣教为基础,结合汉语特点,提出了适合中国人群进行卒中快速识别的宣传口号——"卒中120"（看脸、查胳膊、听语言）,有任何一项异常即拨打120,这一简便易行的方法利于普通人群早期识别卒中,赢得抢救时机。

（二）融入加速康复外科理念的围术期管理策略

1997年丹麦Kehlet教授提出"加速康复外科（ERAS）"的理念,强调围术期的每一阶段都应该采取一系列措施,减轻患者的手术应激,减少术后并发症,促进术后康复。这一理念在全球的应用已拓展至各个外科领域。2018年1月,中华医学会外科学分会和麻醉学分会联合发布了"加速康复外科中国专家共识暨路径管理指南"。这是我国首次两大学会权威发布的跨学科ERAS管理指南,势必促进ERAS在我国临床实践中更为规范和健康开展。与此同时,包括空军军医大学西京医院在内的多家医院已经建立了ERAS相关数据库,在不久的将来,更多来自我国的循证医学证据将对于临床路径的制订和修正具有重要意义。

（三）我国传统医学用于围术期医学的转化研究——穴位刺激的围术期应用

穴位刺激是我国传统医学的瑰宝,通过调理经络系统,激发和强化机体固有的良性调节功能进而使机体达到阴阳平衡的状态。主要方法包括针灸、穴位注射、耳穴压豆、针刺、电针、经皮神经电刺激和经皮穴位电刺激等。穴位刺激应用于术前可以起到镇静抗焦虑的作用,考虑到苯二氮䓬类用于老年患者可能导致术后谵妄的风险时,穴位刺激无疑是一个良好的选择;持续用于术中可以产生辅助镇痛、器官保护以及稳定血流动力学的作用;而在术后应用则可降低术后恶心呕吐发生率、促进胃肠功能恢复。根据多中心的临床试验和基础机制研究结果,空军军医大学西京医院熊利泽教授团队通过与哈尔滨工业大学和西安电子科技大学等合作研制出了针刺平衡麻醉仪,目前该仪器及软件处于临床应用推广阶段。

四、整合医学

在人体整体论指导下,将医学各领域最先进的知识理论和临床各专科最有效的实践经验及科学技术分别加以有机整理与整合,并根据社会、环境、心理的现实进行调整,使之成为更加符合人体健康和疾病防治的新的医学体系;使之更加符合人体健康和疾病治疗的需要,并将更加适合为人们的健康管理、疾病的诊断、治疗和功能康复提供更好的服务。近些年的医疗实践表明,将学科性质相似的专科融合在一起(如麻醉学科向麻醉与围术期医学转化),或针对同一器官的不同手段的整合,一方面有利于在临床医疗、科学研究和学术思想方面开阔视野;另一方面也使医师对疾病的理解更透彻。

转化医学作为基因组学和生物信息学革命的产物和指导医学研究的最新理念和重要方法,无论从哪个层面来说,都对医学科技创新具有重要作用。在我国现阶段转化医学已成为国家在生物医学领域里一个重大的政策,《中共中央关于制定国民经济和社会发展第十二个五年规划的建议》中明确指出:"以转化医学为核心,大力提升医学科技水平,强化医药卫生重点学科建设。"相信我国临床医学科技工作者能在国家方针的指导下,克服转化医学发展中诸多困难,迎头赶上飞速发展的世界医学潮流,创建出符合中国特色的转化医学模式,不断提高我国的临床医疗水平和预防卫生水平。

(劳　宁　聂　煌)

参 考 文 献

[1] Cata J P, Guerra C E, Chang G J, et al. Non-steroidal anti-inflammatory drugs in the oncological surgical population: beneficial or harmful? A systematic review of the literature. Br J Anaesth. 2017; 119(4): 750-764.

[2] 姚伟清, 黑子清. 基于基因多态性的阿片类药物个体化应用提高围术期麻醉质量与安全, 麻醉安全与质量控制. 2017, 1(4): 208-211.

[3] 戴体俊. 麻醉药理学的研究进展及发展前景. 中国药理学与毒理学杂志, 2015: (29)5: 716-718.

[4] Daniel I. Sessler. Lost in translation. Anesthesiology 2017; 126: 995-1004.

[5] Brown JC1, Samaha E, Rao S, et al. High-Sensitivity Cardiac Troponin T Improves the Diagnosis of Perioperative MI.Anesthesia and Analgesia. 2017; 125(5): 1455-1462.

第3章
精准医学与精准麻醉

精准医学（precision medicine）基于基因测序、分子靶向技术。虽然麻醉药物的个体差异性较大且存在个性化用药的问题，精准麻醉（precision anesthesia）与精准医学还是有所区别，其核心理念为精准、准时和个体化。精准麻醉对麻醉医师提出了更高的要求，需要麻醉医师掌握更多技术如麻醉监测和可视化技术等，根据麻醉镇静深度和生命体征的监测增减麻醉镇痛药物，判断呼吸和循环波动原因、精准补液和呼吸循环管理等。精准麻醉要求选择作用位点不同的药物进行联合配伍、优势互补、避免不良反应叠加；依据药代动力学和药效动力学原则决定联合用药的初始顺序和追加、停药顺序，使麻醉更为安全，改善转归和加速患者康复。

第一节　精准麻醉的概念

2011年美国国家科学院（NAS）、美国国家工程院（NAE）、美国国立卫生研究院（NIH）及美国国家科学委员会（NSB）首次共同发出迈向精准医学的倡议，并于2015年由奥巴马再次提出后引发世界广泛关注。精准医学是指根据每个患者的个体特征"量身定制"治疗方法（方案）。这并不是如字面上所显示的为每个患者单独创制药物或医疗设备，而是根据患者对某种特异性疾病的易感性的差异、患者可能发生疾病的生物学和（或）预后的差异、对某种特异性治疗的反应性的差异，进行亚群分类的能力。所以精准医学是基于基因测序、蛋白质组学，分子靶向治疗肿瘤的概念。强调精准、准时、个体化。

那么在麻醉学中能不能应用精准医学理念呢，麻醉所涉及的麻醉相关基因和肿瘤一样也具有多态性，受体、代谢酶、转运蛋白的基因的差异造成了麻醉药物在人体作用的效应强度不同，安全范围不同，严重者甚至有造成死亡的危险。氯胺酮和丙泊酚与基因多态性：由于细胞色素 P450 CYP2C9 个体基因多态性的存在，有些特殊患者对这两个药物代谢率可分别下降50%和80%；苯二氮䓬类药与基因多态性：咪达唑仑由CYP3A代谢，不同个体对咪达唑仑的清除率可有5倍的差异。地西泮是由CYP2C19和CYP2D6代谢，基因的差异在临床上可表现为用药后镇静时间的延长；吸入麻醉药与基因多态性：RYR1基因变异与MH密切相关，现在已知至少有23种不同的RYR1基因多态性与MH有关。氟烷性肝炎可能源于机体对在CYP2E1作用下产生的氟烷代谢产物的一种免疫反应；神经肌肉阻滞药与基因多态性：丁酰胆碱酯酶是水解琥珀酰胆碱和美维库铵的酶，已发现该酶超过40种的基因多态性,其中最常见的是被称为非典型的(A)变异体,与用药后长时间窒息有关;镇痛药物与基因多态性:μ-阿片受体是阿片类药的主要作用部位,常见的基因多态性是A118G和G2172T。可待因和曲马多通过CYP2D6代谢。此外,美沙酮的代谢还受CYP3A4的作用。儿茶酚-O-甲基转移酶(COMT)基因与痛觉的产生有关;局部麻醉药与基因多态性:罗哌卡因主要由CYP1A2和CYP3A4代谢。CYP1A2的基因多态性主要是C734T和G2964A,可能影响药物代谢速度;目前可对芬太尼相关基因耐药位点OPRM1(118A>G)、CYP3A4* 1G(25 343C>T)和罗库溴铵的耐药位点ABCB1(1 236T>C)、SLCO1B1(388A>G)进行检测及分析,评估不同患者麻醉药物的使用剂量。

虽然,基于以上原因针对不同个体设计不同的麻醉方案显得很有必要,但这还不是精准麻醉的主要概念。因为麻醉学科所涉及的基因组学内容从理论到实践还有很大的鸿沟,代谢酶、转运蛋白、受体基因的相关研究并不成熟,而且与临床实践相距甚远。因此,对精准麻醉的概念应进行更准确的定义并确定更为确切的外延。麻醉学科正在逐步转型成为围术期医学科。因此,麻醉学科不应只局限于"中间科室",而应从手术中的安全无痛转而关注围术期的安全舒适和手术患者的远期预后。

大量研究提示,麻醉药特别是吸入麻醉药可能通过免疫或神经内分泌作用影响肿瘤蛋白的表达,从而影响患者的远期预后。正如2013年刘进教授所提出的"4S"目标,精准麻醉的目标也应当围绕"4S"展开,即提高手术患者的生存率(save life)、提高生存质量(save quality)、提高满意度(satisfaction)、减少医疗资源(save resource)。

基于精准医学的精准、准时、个体化的核心理念,精准麻醉是以提高麻醉后生活质量或转归,保证麻醉平稳、循环稳定、内环境稳定,监测和用药个体化、量化精细管理,通过精准的麻醉实施、麻醉管理、麻醉用药,充分考虑患者的个体化因素,从而降低手术患者的死亡率、并发症发生率、继发损害发生和医疗成本,实现精准麻醉从而达到最有效、最安全、最经济的目标。未来,临床医学面临着精准化、舒适化、远程化、延伸化的需求,这也是麻醉学领域未来的发展趋势。

精准麻醉狭义的定义可以认为是麻醉深度的控制,相信随着闭环控制麻醉研究的深入,我们可以在这一领域实现精准麻醉。首先,精准麻醉有两个层次的含义。精准医学是以基因诊断为基础的个体化治疗。就第一层次含义而言,精准麻醉是指麻醉药物和个体基因关系的探讨和研究,这也可以说是精准麻醉未来的发展方向;就第二层次含义而言,精准麻醉可以指麻醉深度的控制。其次,就麻醉深度而言,目前临床操作尚存在以下问题。第一,麻醉深度监测的技术和方法尚未完善。随着平衡麻醉的出现,麻醉深度被分解为很多成分,其主要包括镇静、镇痛、抗伤害性刺激和肌肉松弛。近年来随着技术手段的进步,麻醉科医师对镇静程度的监测和控制日益重视,多项研究结果表明,将手术患者的镇静深度控制在一定范围内,对减少麻醉药物用量、避免术中知晓甚至减少术后长期死亡率均有一定作用。麻醉学科发展迅速,我们几乎可以对全身各个系统进行监测,但我们唯独对麻醉作用的靶器官——大脑,没有进行常规的监测。从控制麻醉深度的角度而言,加强对大脑麻醉深度的监测是精准麻醉的重要环节。第二,闭环控制麻醉是精准麻醉实现的途径。基于脑电双频指数(BIS)进行的麻醉深度监测可以提供一个较好的镇静深度范围,有助于手术患者的快速苏醒以及减少麻醉后恢复期的各种并发症。在此领域一个比较重要的发展方向便是闭环控制麻醉,其依靠BIS对镇静深度给予反馈,以便将镇静深度控制在合适的范围内。当然闭环控制麻醉目前尚局限于镇静深度监测,在镇痛和抗伤害性刺激方面,还缺乏适用于临床的反馈指标。相信随着相关领域研究的深入,未来在镇静、镇痛领域会有更好的进展,真正实现精准麻醉。

精准的医疗方法,若将其转化为精准麻醉,即根据基因来选择不同的麻醉药物和麻醉药物剂量,从而避免麻醉药物相关的不良反应。从这一角度而言,精准麻醉还很难在临床实现,但是现有情况并不妨碍精准医学向麻醉学领域的扩展。虽然麻醉科医师暂时做不到精确至基因水平的麻醉管理,但我们可以通过一些精准的监测来更好地评价每位患者对麻醉药物的反应差异。由此可见,现阶段的精准麻醉应该更多地理解为个体化麻醉,即根据患者个体差异和监测设备的反馈,来实施个体化的麻醉管理。目前对镇静深度、肌肉松弛水平、容量等已经有了监测方法,麻醉科医师可以通过这些方式实现个体化麻醉。相信随着基于基因诊断对麻醉药物需求和代谢方面差异的了解,可以进一步帮助麻醉科医师选择合适的药物种类,并最终实现精准麻醉。

第二节　精准麻醉的实施

麻醉学科转型成为麻醉与围术期医学科,并不意味着麻醉科替代外科实施诊疗,而是需要更新固有的理念。在临床麻醉中,精准麻醉的实施,不仅影响手术和麻醉经过,还可能影响到手术患者的术后康复和远期预后,以这种理念来指导麻醉学科今后的临床实践和科学研究,这就是将单纯的术中麻醉管理扩展到围术期医学领域,这对整个麻醉学科的发展也有很大的促进作用。麻醉实施与操作不能停留在只凭经验与技能,应借助于现代科学技术如可视技术与智能设备等完成精准的麻醉过程。

一、可视化技术在人工气道建立中的应用

可视化技术是近几年发展起来的一种辅助气管插管,提高插管成功率的一项革命性的技术。它利用微型摄像头、光纤或超声技术,使操作者间接地"看到"声门以及导管通过声门时的影像,大大提高了插管的成功率和安全性。目前临床上使用的视频技术大致可以分为:可视喉镜技术和光纤技术。

(一)可视喉镜技术

可视喉镜技术是一种类似于传统直接喉镜的技术。因此,熟悉直接喉镜使用的操作者不需要特殊的训练就可以熟练地运用。操作者不仅可以看到声门,而且可以直观地看到导管通过声门的情况,根据镜片结构的不同又可以分为以下三种。

1. 标准的 Macintosh 镜片

这类可视喉镜的镜片形状和标准的直接喉镜的镜片相同,不同之处在于可视喉镜的镜片中内置了摄像头。Storz 是此类镜片的典型代表。

2. 大角度镜片

这类可视喉镜和传统的直接喉镜类似,但是可视喉镜镜片前部的角度要比传统的直接喉镜镜片大得多,因此如果没有前部摄像头的帮助,操作者不可能看到镜片前部的解剖结构。由于镜片结构的改变,该类可视喉镜操作时不需要将舌体推向一边以提高暴露的范围。但因镜片的成角大,插管前操作者需要将气管导管与镜片的弯曲度匹配,塑形成60°以提高插管的成功率。该类的典型代表是 Glidescope 以及 McGrath 喉镜。

3. 带有气管插管导引槽的镜片

这类可视喉镜镜片不仅形状上更符合解剖学的特点,而且具有气管插管导引槽。免去了插管前将导管塑形的步骤,取而代之的是将气管导管安放在插管导引槽中。该类喉镜操作时同样也不需要将舌体推向一边。典型代表是pentax airway scope(AWS)以及Airtraq。

(二)光纤技术

与可视喉镜技术不同的是,目前运用在临床上的光纤技术都只能帮助操作者看到声门,而无法看到导管通过声门时的情况,因此对于气管导管的置入仍然是一种盲探,存在无法置入以及由此会带来损伤等缺点。根据光导纤维的柔韧度以及尖端是否活动,可以分为纤维支气管镜和可视管芯两大类。前者具有镜体柔软、细小,前段可前后弯曲等特点,虽然其插管的成功率会因为操作者的受训程度、肿物、血肿以及分泌物的影响而下降,但到目前为止仍然是处理困难气道的终极手段。后者又可称为硬质纤维支气管镜,典型代表为Shikani,可以部分地克服上述普通纤维支气管镜的弱点,插管无须特殊的培训,尖端的无损伤设计不仅可视而且有弹性,可移动软组织,同时价格远低于纤维支气管镜。

二、神经刺激器定位外周神经阻滞

外周神经刺激器的问世,改变了传统异感法盲探式操作,对于不合作的患者或小儿也可在镇静或基础麻醉下进行操作,精确定位所要阻滞的神经,对神经阻滞麻醉是一突破性的进展。大大提高了麻醉的成功率,最大限度地减少了神经损伤。神经定位仪的脉冲信号发生器将产生具有一定频率的直流脉冲信号施加到患者的神经干上,就可以引起该神经所支配区域的肌肉产生一次兴奋,引起一次抽动。逐渐改变电流调节电路中电位器的阻值,减小输电流的强度,当以最小电流,找出引起抽动的最小范围时,也就找到了神经干的准确位置,确定了穿刺点。此神经定位仪采用简单的电路结构,实现了对神经干的准确定位,避免了多次穿刺寻找神经干给患者带来的痛苦,对解剖变异或无法准确叙述异感的患者,有了较为客观的指标,基本避免神经损伤,大大提高了实施麻醉的成功率。肥胖患者或对部位较深的神经,超声引导与神经刺激器结合,可能取得更好效果。

三、超声引导下的神经阻滞

超声引导下的神经阻滞技术在过去的20年里不断地发展成熟。其不同于传统的通过体表解剖定位,寻找异感或者通过神经刺激器诱发神经肌肉的收缩来进行目标神经的定位,而是通过超声成像,直接"看到"需要阻滞的目标神经。与此同时,通过高频超声显像技术,我们不仅可以看到需要阻滞的神经,同时还可以清楚地看到神经周围伴行的重要血管以及周围重要的组织结构。通过对神经以及神经周围重要结构的"直视",可以在保证进行神经阻滞时局麻药物能够准确地在目标神经周围的扩散,同时避免对血管以及周围重要组织结构的损伤,降低传统神经阻滞方法可能出现的鞘内注射,血管内注射等发生率。随着超声技术的发展,超声引导下的神经阻滞也从对外周神经的阻滞发展到了椎管内麻醉的实施。文献系统回顾提示:通过使用超声引导技术进行神经阻滞相较传统的神经阻滞方法可以大大缩短阻滞后起效时间,提高了阻滞效果,延长了神经阻滞持续时间,减少了局麻药物使用剂量。虽然超声引导下的神经阻滞优点很多，但是需要指出并强调的是：超声引导下神经阻滞技术的安全性必须建立在正规培训的基础上。总之，超声引导下神经阻滞具有：① 可实时观察目标神经的局部结构，穿刺针的行进路线。② 可实时观察局麻药的扩散。③ 提高神经阻滞成功率，减少并发症。④ 超声引导可在神经任何部位进行阻滞。⑤ 超声引导下的神经阻滞是图像定位，无须患者配合。

第三节　精准麻醉的管理

精准麻醉的管理包括术中监测、呼吸支持、循环管理、气道管理、应激管理等各方面，其中术中监测是精准麻醉的基础，麻醉医师应当通过心电图、脉搏氧饱和度等仪器监测患者的基本生命体征，通过脑电双频指数（BIS）、听觉诱发电位（AEP）等监测其镇静深度，通过四个成串刺激（TOF）监测肌松程度，从而间接监测患者对于手术创伤、伤害性刺激的反应。

加速康复外科（ERAS）是一个崭新的理念，由丹麦哥本哈根大学亨里克·凯勒教授于1997年首次提出。ERAS指采用一系列有循证医学证据证实的围术期优化措施，以减少手术患者的生理及心理创伤应激，达到快速康复的目的，其也是精准麻醉管理的一个典范。ERAS的核心理念在于减少创伤及应激，因此麻醉医师对于精准麻醉的管理也应当围绕以最小的生理干扰完成外科手术治疗，从而加速手术患者的术后康复而展开。

一、围术期应激调控

应激或应激反应指机体在各种内外环境因素（即应激原）刺激下出现的非特异性全身反应，应激以交感神经兴奋和下丘脑-垂体-肾上腺素皮质功能增强为特点。围术期过度应激事件包括气管插管、机械通气、外科创伤、缺血/再灌注损伤等，应激调控的价值在于器官保护功能和术后转归。

围术期应激调控可能的机制有如下几个方面：外科炎症免疫调控从而预防器官炎性损伤；缺血/再灌注损伤调控使其释放的炎症因子对器官/远隔器官的损伤消减；循环系统反应调控从而优化血流动力学参数，使各个脏器获得良好的血流。

（一）外科炎症免疫调控

应激对免疫炎症起调控作用，但是围术期过度应激通过大量的炎症因子释放加重机体炎症损害，加重术后认知功能障碍（POCD）/术后谵妄、慢性疼痛、血栓形成风险增加等的风险。Chen等人进行的研究共纳入148例接受全身麻醉的老年患者，研究者将所有患者随机分为右美托咪定组和对照组，分别给予右美托咪定和生理盐水治疗，研究结果表明，右美托咪定组患者术后简易精神状态评价（MMSE）量表、POCD发生率和炎性因子水平均显著低于对照组，进一步的炎症程度分层分析提示，炎症水平高的患者POCD发生率亦较高，且右美托咪定减少POCD的发生率与其炎症调控相关；一项纳入14项随机对照研究、3 029例患者的荟萃分析提示，与对照组相比较，右美托咪定显著降低危重患者术后谵妄和躁动的发生（$P < 0.000\ 1$）。

（二）缺血/再灌注损伤调控

Tan等人进行的基础研究证实，右美托咪定可以通过抗炎机制发挥肾脏保护作用。急性肾损伤是冠状动脉旁路移植术（CABG）后的炎症并发症，而中性粒细胞明胶酶相关载脂蛋白（NGAL）是早期且敏感的肾损伤生物标志物，其多在肾损伤发生后 2 h 内升高。一项由土耳其学者进行的研究共纳入90例接受CABG的患者，研究者将所有患者随机分为三组，安慰剂组、右美托咪定低剂量组和右美托咪定高剂量组，研究结果表明，与对照组相比，右美托咪定低剂量和高剂量组NGAL下降更快，且效果与剂量相关，研究提示，右美托咪定具有肾脏保护作用。

（三）循环系统反应调控

多度应激对各脏器血流灌注造成影响，其中肾脏、胃肠道黏膜最先受累，容易发生缺血缺氧性损害。Xu等人证实，右美托咪定可降低非心脏手术患者心肌缺血和相关心肌酶显著改善，提示右美托咪定具有心脏保护作用。

围术期应激精准调控的目标在于降低围术期并发症发生率、降低死亡率、改善患者远期转归。麻醉医师需要依据手术患者情况、手术类型、手术创伤等个体化因素选择有效的应激调控措施；根据麻醉药物、麻醉方法、外科炎症、疼痛、容量、内分泌等特征，准确调控围术期应激造成的环境紊乱。

二、围术期呼吸支持

麻醉与围术期呼吸支持是确保患者安全的重要举措，尤其是麻醉诱导和恢复期，自始至终维持充分氧合和良好通气，避免缺氧和二氧化碳潴留，加强呼吸功能监测，防止麻醉镇静镇痛药所致的呼吸抑制，以及肌松药的残余神经肌肉阻滞作用。降低术后呼吸功能不全的发生率。机械通气患者应用肺保护通气（小潮气量）和肺复张策略，支持呼吸功能，促进早期拔管和加速康复。

随着对机械通气的深入研究，一些治疗观念也在发生转变，通气模式不断更新，肺保护性通气策略也越来越受到重视，除了要保证基本的氧合和通气需求，还应尽量避免机械通气性肺损伤（VILI）的发生。针对VILI的发生机制，相应的肺保护性通气策略应达到以下三点：① 应使更多肺泡维持在开放状态（维持一定呼气末肺容积水平），以减少肺萎陷伤，其实质是呼气末正压（PEEP）的调节。② 在PEEP确定后，为了避免吸气末肺容积过高，就必须对潮气量进行限制，使吸气末肺容积和压力不超过某一水平，以减少容积伤和气压伤。③ 肺复张手法（RM）是指在机械通气过程中，间断地给予高于常规平均气道压的压力并维持一定的时间（一般不超过 2 min），一方面可使更多的萎陷肺泡复张，改善氧合和肺顺应性，另一方面还可以防止小潮气量通气所带来的继发性肺不张和肺损伤。

到目前为止，全世界进行了五项较有影响的有关肺保护性通气策略的前瞻性随机对照研究，只有巴西的Amato和美国国立卫生研究院（NIH）的研究结果证明了高PEEP和小潮气量的肺保护性通气策略对改善ALI预后的重要意义。与其他三项研究相比，Amato和NIH的研究有三项特点：① 采用了较高水平的PEEP（小潮气量组患者PEEP水平明显高于大潮气量组）；② 潮气量更小；③ NIH样本量大，更有可能发现小样本研究所无法证实的差异。Amato在研究中采用了肺复张手法（RM）。

三、围术期循环管理

循环管理是精准麻醉的重要组成部分，循环系统有四大因素，即心肌收缩力、血管阻力、血容量和神经体液调节因素，四大因素决定了患者的血压和心排血量。Lonjaret等人证实，血压平稳是精准麻醉的核心目标；一项由Monk等人进行的回顾性队列研究证实，术中血压降低到一定程度并维持一段时间与术后30天死亡率增加有关，术中高血压与术后30天死亡率无关。Walsh等人的研究结果表明，随着手术患者平均动脉压＜55 mmHg时间的延长，其急性肾损伤（AKI）发生风险也相应延长，持续1～5 min时AKI发生风险增加18%，持续＞20 min时AKI发生风险增加51%；随着手术患者平均动脉压＜55 mmHg时间的延长，其心肌损伤风险也升高，持续1～5 min时，其心肌损伤风险增加30%，持续＞20 min时，其心肌损伤风险＞82%，由此可见，围术期低血压的处理成为循环管理的重要内容。

围术期低血压常见处理措施为补液、降低麻醉深度和使用血管活性药物，但是这些处理措施同样会带来液体负荷过量、术中知晓、围术期并发症增加等问题。补液是目前临床最常用的低血压治疗方法，但是如果患者属于非绝对容量不足导致的低血压，补液治疗容易导致患者的液体负荷过重。多项研究证实，液体负荷过量是围术期致死、致残的最主要原因，液体负荷过量增加心脏手术、非心脏手术术后并发症发生风险和死亡风险。因此，限制液体容量负荷过量成为ERAS的核心理念之一，限制液体过量输入可改善患者术后肺功能、预防低氧血症、并使患者心血管活性激素浓度得到明显减缩。对于绝对容量不足的患者才需要接受补液治疗，大量研究证实，以功能血流动力学指标、混合静脉血氧饱和度（SvO_2）和乳酸为目标的目标导向性液体治疗（GDFT）降低术中及术后并发症发生率、缩短住院时间，符合精准麻醉的液体管理原则。

麻醉深度过深是造成非循环量绝对不足和引发低血压的重要原因之一，如何选择对循环影响小的麻醉药物、精准把握麻醉药物用量对于精准麻醉的实施非常重要。依托咪酯对于平均动脉压、心率、体循环阻力、动脉扩张、心排血量、心肌收缩、压力感受器敏感性等均无影响，研究证实，与丙泊酚相比，依托咪酯靶控输注全麻诱导对血流动力学的影响更小。

四、术中知晓的管理

术中知晓指全麻手术期间患者对周围环境或声音存在着一定程度的感知与记忆，其是全身麻醉的一项严重并发症。国内研究得出的术中知晓发生率在0.25%～5.20%，2013年英国第五届全身麻醉知晓国家审计项目研究得出的结果则为1：16 900。尽管术中知晓发生率较低，但是其可能对患者造成严重的心理障碍，而且，随着对患者心理健康的逐渐重视，术中知晓已成为临床麻醉中日益突出的问题，越来越受到麻醉科医师的关注。

术中知晓的神经生物学机制尚未明确，目前预防术中知晓的措施主要集中在麻醉深度监测和药物干预上，而且，由于受到技术和经济条件的限制，麻醉深度监测并未在临床广泛应用，因此，精准用药预防术中知晓就显得尤为重要。目前常用的镇静药物都具有顺行性遗忘的作用，例如咪达唑仑就具有较好的抗焦虑和顺行性遗忘作用。赵晓冰等人进行的研究结果表明，术前使用咪达唑仑的患者术中知晓发生率为0.04%,未给予咪达唑仑的患者则为0.30%。由此可见,使用咪达唑仑或在咪达唑仑基础上联合应用其他镇静药物可以成为术中知晓的药物干预措施。

五、闭环靶控麻醉的管理

"精准医学"理念下如何实现"精准麻醉"已成为未来麻醉学临床实践的重要内容。精准麻醉药物供给是"精准麻醉控制"的重要构成,基于个体化麻醉参数设定、精确药物供给、实时精准麻醉深度监测与闭环药物供给自动控制于一体的自动导航精准麻醉管理系统——闭环靶控镇静/肌松系统,为精准麻醉控制的实现提供了可能性(图3-1)。

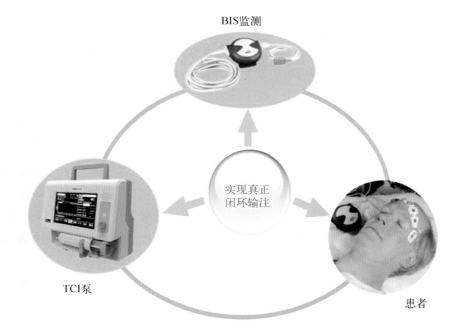

图3-1 BIS反馈闭环TCI-效应靶控(BTCI)

(一)闭环靶控系统的历史与现状

自动麻醉系统目前多认为最早是由约65年前美国人Bickford所运用的由额肌电所指导的闭环靶控或自动麻醉系统。随后由于麻醉药物的药代动力学和药效动力学理解的深入,逐渐出现了基于两种原理对于药物输注的控制系统。其中,药效学反馈控制系统在实践中被证明优于药代学控制系统,因为前者能够与患者个体差异相适应。随着临床实践的深入,前者被称为"闭环系统",后者被称为"开环系统"。目前,随着医疗科技的进步,闭环系统正在越来越多地用于临床麻醉手术,其中不乏如儿童心脏手术、肺移植手术等疑难危重手术,以及ICU病房中的镇静管理。

(二)闭环靶控系统的组成

临床麻醉中闭环靶控输注(closed-loop feedback control of infusion)包括一整套麻醉系统,其组成包括一个"中枢"(一个合并有内置算法的中央处理装置),一个"目标效应"(能够被靶控的变量),一个

"执行装置"（药物输注系统，如输液泵），这些基础元素被一个反馈系统所连接，该系统可自动调节药物输注以维持预先为变量所设定的目标值而无须人为调控，从而整合各个元素组成一个完整系统。在目前的临床实践中，已经成功用于临床的闭环靶控系统包括：基于脑电双频指数（BIS）反馈的镇静闭环靶控系统以及基于四个成串刺激（train of four, TOF）反馈的肌松闭环靶控系统。镇静闭环靶控系统在临床实践中较为常见，最为常见的是使用BIS反馈并导航的靶控丙泊酚输注（美国Covidien公司），也有少数学者研究使用熵指数进行闭环靶控输注（美国GE公司）。前者通过将BIS监测装置与药物输注泵相连，通过设定BIS靶控范围（40～60的某个具体数值），反馈调节输注泵药物输注速度，使BIS值始终稳定在设定范围内，如若高于该范围则加快输注速度，低于该范围则减慢输注速度。后者通过将entropy监护仪与输液泵相连接，设定状态熵以50为目标值（波动范围40～60），控制输注泵输注速度，使熵指数始终维持在许可范围内，如若高于该范围则加快输注速度，低于该范围则减慢输注速度，从而实现镇静的自动导航过程。使用TOF进行靶控监测，将TOF刺激仪与药物输注泵相连接，每隔一段时间给出一次TOF刺激后监测TOF值，并与目标数值进行比较，当TOF值高于设定TOF值则加快输注肌松药物，低于设定TOF值则减慢或停止输注肌松药物，从而达到对于肌松药物的闭环靶控输注。

（三）临床实践中闭环靶控系统的优势

1. 镇静药闭环靶控输注

相比于普通人工输注或开环系统，有学者研究镇静闭环靶控系统发现：① 麻醉维持期间丙泊酚用量基本类似；② 平均丙泊酚靶浓度闭环靶控组更低；③ 丙泊酚注射调节频率更高；④ 罗库溴铵和瑞芬太尼用量类似；⑤ 闭环靶控组整体评分、工作误差、中位绝对工作误差、中位工作误差均低于人工控制组，但两组之间个体间工作误差变异度（Wobble评分）类似；⑥ 闭环靶控组拔管时间（自停止瑞芬太尼和丙泊酚给药到气管插管拔除时间）明显缩短。对于以上优点有分析认为，在血流动力学超出接受范围时暂停以及微量调整剂量，使得血流动力学更加稳定；对于药物使用调控更为精确和频繁，导致BIS波动趋势更少；闭环靶控通过BIS的实时变化进行调控，从而帮助克服人群之间的差异，更好维持镇静水平。同时由于有实验观察到，闭环靶控镇静药物可以减少患者处于镇静状态的时间，从而间接解释了人工操作导致拔管时间延长的原因。

2. 肌松药闭环靶控输注

虽然关于肌松药闭环靶控方面的研究相对较少，然而仍然可以发现闭环靶控输注相比于人工输注具有更明显的安全性以及对于肌松深度维持的稳定性。有学者发现，对于神经肌肉阻滞的闭环靶控原则上应该分为两期：第一期应当尽快达到90%神经肌肉阻滞的同时判断患者个体对于给药后的反应；第二期应当致力于维持一个比较窄，但稳定的神经肌肉阻滞状态，输注系统必须持续适应由于患者个体差异而导致的患者状态变化，从而达到适当的持续神经肌肉阻滞效果。使用闭环靶控系统相较人工开环系统具有远期优势，能够防止神经肌肉阻滞药物给予不足或过量。同时，近年来不乏新的肌松靶控系统出现。闭环反馈控制输注使肌肉松弛药给药过程自动达到指令要求，肌肉松弛药阻滞过程更加稳定。但肌肉松弛药达到深阻滞状态（PTC＜2）的闭环反馈控制输注系统尚有待进一步研发。

（四）现有闭环靶控系统存在的缺陷

虽然闭环靶控或自动麻醉的理念提出已超过50年，然而现有的闭环靶控同样存在缺陷。回顾以往文献不难发现：① 在镇静药方面，目前没有被认为是"金标准"的药物模型，如有国内学者报道在老年患者警觉-镇静评分（observever's asessment of alertness/sedation sclae, OAA/S）为3分时，丙泊酚的Schinder模型比Marsh模型的效应室浓度高。② 在肌松药物方面，对于肌松药物在不同人群之间的代谢水平不一，且代谢速度会受到具体手术方式的影响，相关麻醉药物之间的使用对肌松药起效及代谢存在潜在影响，高龄患者临床试验较少，以及既往试验的分组差异，导致闭环靶控系统的设计存在实际应用问题。③ 对于镇痛缺乏客观的衡量指标，对于全身麻醉"麻醉深度"没有一个金指标，而使用镇静指标（如BIS）衡量镇痛并不适当。④ 根据血流动力学指标进行镇痛药物调节并不是一个特异性的指标，同时血流动力学也并不仅受麻醉药物的影响。对于疼痛的闭环靶控方面，由于疼痛目前并没有任何客观指标：如将镇静、镇痛、肌松整合在一起，由于闭环靶控丙泊酚输注在调控BIS间期需要考虑血流动力学的稳定性，自然会干扰瑞芬太尼供给的调控；血压高低与疼痛缺乏特异性的关联。

目前国外已出现某些用于衡量"镇痛"或"外科刺激"的指标，如手术体积描计指数（surgical pleth index, SPI，或 surgical stress index, SSITM），镇痛伤害指数（analgesia nociception index, ANITM），伤害刺激反应指数（noxious stimulation response index）等。但所有这些指标均缺少相关临床研究证实其确实可靠。如能深入研究并证实其可靠性，则可进一步实现"全身麻醉"的精准麻醉控制。

（五）未来的发展方向

1. 对于麻醉导航时代的展望

近年来随着科学技术的发展，不乏新的闭环靶控系统在医学实践中出现。在液体治疗方面，有研究表明脉压变异度或每搏量变异度对于液体治疗的反应程度有较好的提示水平，故目前液体治疗的闭环靶控多使用这2个变量作为反馈指标。有学者研究使用由EV-1 000监护仪（美国 Edwards Lifeseiences 公司）所提供的以心排血量等作为反馈指标的闭环靶控输注系统。此外，也有学者研究闭环靶控输注去氧肾上腺素等血管活性药物，并证实在临床实践中有效。

综合以往研究，为了今后更为精确的麻醉导航，作为其载体的闭环靶控系统应当更加致力于以下几个方面：① 完善现有的镇静药输注模型（特别是不同人种、老年和儿童的丙泊酚输注模型），以便对于患者个体有更为精准的麻醉，优化对于个体的麻醉管理。② 寻找更好的镇痛药靶控指标，从而实现全身麻醉药物的"大靶控"。③ 寻找常用的血管活性药物靶控方式，并且寻找到理论上能够判断术中异常状况的迅速可靠的自动鉴别程序，使闭环靶控系统可以更加精准地判断异常状况的原因，快速调控相关药物输注，从而完善全身麻醉的闭环靶控。④ 完善肌松药输注与其他药物输注的整合，完善肌松药药理作用的研究。⑤ 深入研究常用全身麻醉药之间的相互作用。⑥ 帮助闭环靶控机器找到适当的"报警"时点，以便在出现剧烈循环波动时能及时提醒麻醉医师进行关注，手动处理。

2. 麻醉医师的责任

有国外专家指出，闭环靶控作为一种新技术，其在临床中的广泛应用只是时间问题。综合既往研究不难发现，今后由充分研究药理模型及反馈信息为基础的闭环靶控介导的精确麻醉是未来麻醉的趋势。然而，即使闭环靶控系统再优越，也不能替代麻醉医师的技能和经验。因为患者个体条件千变万化，对于不同病情状态的患者忽视自身条件而盲目套用某种固定的药物模型或者靶控模式，有时是极为危险的，并且随着靶控药物的增多，麻醉中异常状况的病因可能更为复杂，远非机器能够自动处理。所以，为了患者最大限度地从医疗行为中获益，规范且安全地进行麻醉管理和药物使用是医师的责任。国外研究表明,闭环靶控系统可以辅助麻醉医师工作,所得数据必须在临床环境中经由专门训练的医护人员进行处理分析,以判断所得结果是否与患者所处实际状态相一致,如不一致则此时给药剂量及方式必须由麻醉医师做出决定。

综上所述,虽然理论上闭环靶控系统所提供的临床麻醉"导航时代"已指日可待,整个麻醉过程理论上可以通过使用一个大型闭环靶控算法而实现精准麻醉控制,但在紧急时刻仍然需要麻醉医师人工手动调控干预,这也是麻醉医师存在的价值。

第四节　精准麻醉的用药

理想的平衡麻醉就是在麻醉过程中达到适度的镇静、镇痛、肌松和控制适当的应激。不同部位和位点的生理功能不同,在麻醉期间应对不同位点分别抑制,这是平衡麻醉的理论基础。一般通过配伍应用以下四大类麻醉用药达到,即镇静药、镇痛药、肌肉松弛药、调控循环应激的血管活性药。因为除右美托咪定兼有镇静镇痛作用,吸入麻醉药兼有镇静镇痛和肌松作用外,其他麻醉药物分别作用于不同的位点而分别具有镇静、镇痛和肌松作用。所以我们需要通过药物的有效组合,发挥协同作用、相加作用和药代动力学相容性,使得单个药物的使用剂量和不良反应减少。即使作用于同一部位的镇静药物,因为受体亚型不同,其临床效果也不同。如很多麻醉药均作用于GABA受体,由于作用于不同的亚单位而产生不同的药理作用,即使都作用于α亚单位由于亚型不同而作用不同(表3-1)。丙泊酚、依托咪酯作用于GABA受体的β亚单位,咪达唑仑作用于苯二氮䓬受体再进一步作用于α_1和α_2受体。因此麻醉药物的精准配伍应从位点加以考虑(表3-2)。ERAS理念倡导的多模式镇痛理念也便是联合不同作用部位、不同作用位点的镇痛药物和不同作用机制的镇痛方法,从而减少单一药物的应用剂量。

表3-1　GABA受体的α亚单位的效应

GABA受体的α亚单位	效　　应
α_1	镇静/催眠、遗忘和抗抽搐
α_2	抗焦虑
α_3和α_5	松弛肌肉、强化酒精效应
α_4	撤药症状
α_6	眼球震颤

表3-2　麻醉药的精准配伍应从位点考虑

麻醉药物	作　用　位　点	作　用　部　位
咪达唑仑	苯二氮䓬受体→GABA 主要作用于α_1,α_2	皮质最多,其次大脑边缘系统,中脑,再次脑干脊髓
丙泊酚	GABA的β亚单位,主要是β_1,β_2,β_3	遍布脑组织,黑质最多
依托咪酯	GABA的β_2,β_3	同丙泊酚

（续表）

麻醉药物	作用位点	作用部位
阿片类	μ受体	中枢神经系统各个区域均有表达，包括杏仁核、中脑网状结构、导水管周围灰质（PAG）、延脑头端腹内侧
肌松药	N_2受体	遍布全身神经肌肉接头
右美托咪定	α_2受体	作用于蓝斑和脊髓（α_2B，α_2C）产生镇静镇痛，外周为α_2A对血压心率影响，利尿

　　精准的药物组合可以减少麻醉手术对生理的干扰，选择短效、快速起效、易于控制、对生理影响小的药物如瑞芬太尼、依托咪酯、右美托咪定、罗库溴铵等。Weng等人证实，依托咪酯持续输注联合瑞芬太尼具有循环稳定、快速苏醒、不良反应小的特点，尤其适用于老年和接受心脏手术的患者。Charles等人证实，瑞芬太尼是对循环影响最小的药物。

　　1951年King等首先报道放置喉镜和气管插管反射性引起血压升高、心率增快等循环反应，其可能与喉镜刺激会厌感受器，引起血内儿茶酚胺增多有关。正常人插管时交感活性可导致血压升高20～30 mmHg，心率增加15～20次/min，多表现为心动过速和血压升高，偶尔出现迷走传出性心动过缓，甚至心搏骤停。如何预防气管插管反应？麻醉医师应当按照各种药物的达峰时间确定诱导时的给药顺序和节奏进行精准给药（表3-3），使各种药物作用在插管时（伤害性刺激最强）能够同时达峰。所以应根据药物达峰时间按顺序给药以确保同时达峰。例如右美托咪定达峰时间为25～30 min，应先给予；瑞芬太尼达峰时间为1.5 min，最后给药，这样才能保证同一时间起效。

表3-3　按照药物达峰时间的快慢确定诱导给药顺序

	药　　物	起效时间（min）	达峰时间（min）
镇静药	咪达唑仑	2	3～5
	丙泊酚	2/3（40）	2
	依托咪酯	0.5	2
	右美托咪定	10～15	25～30
镇痛药	芬太尼	1～2	3.6
	舒芬太尼	1～3	5.6
	瑞芬太尼	0.5～1	1.5
肌松药	罗库溴铵	1.5～3	3～4
	维库溴铵	3～4	4～6
	米库氯铵	3～5	-
	顺阿曲库铵	4～6	-

　　依据药效动力学参数决定不同药物的给药方式，依托咪酯、丙泊酚、瑞芬太尼等代谢快、时量相关半衰期短的药物可选择靶控输注；芬太尼、维库溴铵等容易蓄积、时量相关半衰期较大的药物应选择

单次静脉注射、按需给药。停药时同样需要按照药物作用的持续时间的长短,依据合理的顺序对麻醉药物进行结束前的管理(表3-4),可以保证患者在术后及时苏醒、及时拔管。

表3-4 按照药物作用时间的长短依次停药

	药　物	作用持续时间(min)
镇静药	咪达唑仑	20～40
	丙泊酚	4～6
	依托咪酯	3～5
	右美托咪定	30
镇痛药	芬太尼	30～60
	舒芬太尼	20
	瑞芬太尼	2～5
肌松药	罗库溴铵	30～40
	维库溴铵	35～45
	米库氯铵	15～25
	顺阿曲库铵	40～50

精准用药除了遵循药效动力学的原则外,还必须遵循药代动力学原则,如要充分考虑药物的亲脂性、代谢分解部位、蛋白结合率、首过效应、血脑屏障通过率等合理用药,达到最佳药效和最小不良反应的目标。如芬太尼、舒芬太尼在肺脏具有明显的首过效应,一过性摄取约75%,而瑞芬太尼在肺脏无明显的代谢或扣押。如芬太尼、舒芬太尼、右美托咪定、维库氯铵、咪达唑仑等药物经肝脏代谢,依托咪酯、丙泊酚、瑞芬太尼、米库氯铵等经酯酶代谢,顺阿曲库铵经Hoffmann清除。

第五节　人工智能与精准医学和精准麻醉

人工智能(artificial intelligence, AI)是研究、开发用于模拟、延伸和扩展人的智能的理论、方法、技术及应用系统的一门新的技术科学。近年来,人工智能医疗已迅速进入人们视野并在智能影像、智能病理、智能决策等方面得到应用,在外科领域也已逐步成为一项可普及、可推广的技术。转变工作理念、接受智能技术、加强转型学习、规范医疗行为、鼓励跨域合作以实现职业生涯的可持续发展,是人工智能医疗带给各科医师最大的挑战和机遇。

一、大数据时代人工智能在医疗领域的应用

近年来,人工智能医疗已逐步成为一项可推广、可普及的应用技术。在国外,大量科研机构和高科技公司早已布局AI医疗,并收获丰厚成果。在智能辅助医疗领域,2015年,北卡罗来纳大学研究

认为，深度学习分割脑MR图像优于传统方法；2016年，Google研究表明，AI诊断糖尿病视网膜病变精度已可应用于临床；2017年，斯坦福大学研究显示，AI皮肤癌诊断精度可达专家级水平。在智能决策领域，2014年，Microsoft利用可穿戴设备采集分析健康数据，为使用者提供饮食、锻炼和就诊建议；2015年，IBM开始分析医学文献和病患诊疗记录，为患者提供高质量、循证型个体化的诊疗方案；2016年，Google建立健康风险警告系统，借助移动终端推送健康风险警告，并及时通知医师。在国民健康管理领域，2015年，荷兰政府开始使用AI技术为特定患者群体寻找最有效的治疗方案，并通过分析数字化的医疗档案来减少医疗失误；2016年，美国拉斯维加斯卫生部门利用AI技术进行公共卫生监测，通过社交媒体的追踪来确定疾病暴发的源头。在药物研发领域，大型医药厂商也将AI技术应用于新药开发与更新换代中。

在国内，AI医疗领域的发展和投资同样如火如荼，据《2017医疗大数据与人工智能产业报告》统计显示，中国目前已有83家企业投身AI医疗领域。2016年，IBM沃森医师被引入中国，引发关注；2017年，中国台湾HTC将增强现实（augmented reality, AR）与AI结合，简化心、脑、脊椎等极精密手术的流程；2017年，上海交通大学医学院附属瑞金医院联合英国约克大学启动全球最大规模单中心临床，以验证可穿戴设备有助于诊断、监测帕金森病；2017年，在杭州云栖大会上，阿里巴巴宣布进军人工智能医疗领域，目标指向医师、患者、医院管理这三个重点：开发AI医师，主要作为专业医师助手发挥作用，力争10年内减轻医师一半工作量；研制AI"虚拟患者"，方便医护人员提高医术；利用大数据、云平台、全流程移动支付等，打造"智慧医院"。此外，有专家提议，将AI技术应用在实时监控医保基金的使用情况上，以杜绝不合理的医疗费用支出，缓解我国医保基金支出近几年迅猛增长带来的压力。

由此可见，当前AI医疗的成熟应用主要集中在智能影像学、智能病理学和智能决策三个方面。现代医学中，医师的诊疗结论建立在相应的诊断数据中，做出既正确且快速的判断对临床医师来说是一项挑战，这依靠的不仅是不懈的训练，而且是经验和数量的积累。智能影像是计算机深度学习MRI、CT、X线等影像数据进而协助医师完成诊断、治疗工作的一种辅助工具，可以在3天内学完人类10年才能阅读的片子；智能病理学协助病理科医师做到更好的数据分析，既弥补了年轻医师经验上的不足，帮助他们在业务方面迅速成长，也可以提高资深医师的工作效率，节省了诸如术中冰冻病理学检查的等待时间；当外科医师面对需要进行复杂手术的患者时，需要阅读几百种文献和资料才能制订出放疗、化疗、靶向等综合治疗方案，智能决策可以在1 min内从所有相关的研究文献中推荐出患者所需要的治疗方案，所以从智能影像学、智能病理学、智能决策这三点上来看，人工智能医疗一定能成为外科医师的好助手。那么AI在外科领域的发展现状如何？ AI的发展目标究竟是帮助还是替代外科医师？我们能否在这次技术变革中全身而退？这些是全体外科医师共同关注的话题。

二、人工智能医疗在外科领域的应用与实践

人工智能技术是由认知、预测、决策和集成解决方案四部分共同组成。认知是指通过收集及解释信息来感知并描述世界，如最近兴起的影像组学，就是利用数据挖掘技术，自动从影像学、病理学、基因等海量数据中萃取、提炼并量化肿瘤海量特征进行解析的新方法，其超强的学习能力弥补了医师时

间和经验上的不足。

预测是指通过推理来预测行为和结果。2014年，AI通过阅读美国外科协会国家手术质量改进计划的数据来预测手术并发症，准确性远远优于其他单项指标或量化评分；2015年，中国科学院自动化研究所和广东省人民医院放射科通过回顾500例结直肠癌患者数据，将影像特征、血清肿瘤标记物和临床指标相结合，构建并验证了基于影像组学标签的术前预测模型，将结直肠癌淋巴结清扫的假阳性率从70%降低到<30%；2016年，浙江大学医学院附属邵逸夫医院通过提取48例新辅助放化疗后直肠癌患者多模态磁共振成像数据中的影像特征，利用人工神经网络方法建立模型，实现了直肠癌新辅助放化疗效果的定量化精准评估。

决策则是关心如何做才能实现目标。沃森医师（Watson for Oncology）是一款IBM公司打造的医疗认知计算系统，被称为肿瘤学界的AlphaGo，目前已用于乳腺癌、胃癌、结直肠癌等8种肿瘤的治疗决策。医师只需输入患者的一般情况、基础疾病、手术、病理学、治疗过程、复发转移等信息，沃森医师就能通过300种以上医学期刊、250本以上医学书籍、1 500万页的论文的筛选，列出最符合当前条件的数个治疗方案，并按照优先级推荐给临床医师，同时注明各方案的循证支持和指南来源。此外，沃森医师还能接收患者的肿瘤活检基因学检测报告，通过强大的认知与计算能力，发现与病情发展情况相关的基因突变，并提供针对这些突变的可选治疗方案列表，以供主治医师参考。同时，它还能为患者推荐符合入组条件的临床试验，给予患者更多选择的机会。目前上海交通大学医学院附属仁济医院、瑞金医院和同济大学附属第十人民医院等已将沃森医师应用于乳腺癌和结直肠癌的MDT多学科讨论，数据显示沃森医师和人类专家方案的一致率高达85%以上。

最后，当人工智能与其他互补性技术结合时，可生成集成解决方案，如全自动机器人手术。经过30多年的快速发展，手术机器人已在神经外科、腹外科、胸外科、骨科、血管外科、整形外科等多个领域得到了广泛的应用，美国的da Vinci是唯一商用的手术机器人系统，目前已发展到第五代产品，全球装机量截至2017年9月30日已达4 271台；英国Cambridge Medical Robotics研制中的Verslus不仅适用于微创手术，还可应用于传统开腹手术；美国Auris Surgical的ARES专注于肺肿瘤的精准化微创治疗；天津大学和威高联合研发的"妙手S"于2017年3月进入注册检验阶段；哈尔滨工业大学产业转化的苏州康多机器人公司也在2017年5月宣布即将进入临床阶段。是否搭载人工智能是新一代机器人区别于上一代机器人的重要特征：日本已开始使用机器人作为助手参与外科手术；美敦力旗下Mazor Robotics的手术机器人已经可以提示骨科医师最佳的脊柱植钉部位；中国台湾HTC公司的AI结合增强现实技术（augmented reality, AR），配合示踪剂，可在屏幕上标示关键的解剖结构以及建议的手术步骤，并提示可能存在的手术风险；STAR（the Smart Tissue Autonomous Robot）成为全球首台全自动手术机器人，2016年其在无人工协助下完成了小肠端端缝合的动物实验。

由上可见，AI技术的认知、预测、决策在外科领域的许多应用已经成型甚至商业化，然而最关键的集成解决方案技术尚处于并且将在未来相当长的一段时间内仍处于研发阶段。相比于看不见摸不着、运行在各种仪器设备中的AI程序，人们对人工智能更具体的印象其实是"机器人"，理论上，只要给予足够多的数据量，AI将能够胜任人类所有的工作，而机器人便是AI最完美的搭档和载体，首例全自动机器人手术将成为人工智能医疗应用在外科领域标志性的事件和突破，但目前看来仍然需要10年以上的技术积累和临床试验。这决定了AI短期内将更多地以助手而非竞争对手的身份出现在手术室,这同时也给了外科医师难得的喘息时机和间歇时期,能否利用这段缓冲期适应人工智能时代的新要求,避免被科技进步所淘汰,成为一名具有可持续发展潜力的外科医师,将是所有外科医师——尤其是青年医师不得不共同面对的挑战和机遇。

三、麻醉机器人的研发与应用前景

近年来,麻醉医师由于具有一定的风险性,而且发展空间受限,因此成了许多从医人员不愿选择的行当。但是,麻醉在医院中却又不可或缺,因此在大多数医院中,麻醉医师人手紧缺,无奈的麻醉医师不得不处于超负荷状态。正是在这样的情况下,美国强生公司的自动麻醉机 Sedasys 获得 FDA 批准正式上岗。Sedasys 被投入临床应用,可以在结肠镜等检查中实施低层次的麻醉术,临床效果良好。相对于麻醉医师每次 600 ～ 2 000 美元的要价,Sedasys 的使用价格每次在 150 美元左右。一直到下岗之前,Sedasys 已在 4 家美国医院投入使用,其中包括 RroMedica Toledo 医院。强生公司在推出 Sedasys 时也有意识地采取了审慎态度,因为 Sedasys 承担了一些原先被认为不可能的功能,某种意义上代表着医疗保健的未来发展方向。同时,Sedasys 的使用也很简便。按下 Sedasys 的开关按钮,计量好的镇静药物就开始缓缓注入患者体内。Sedasys 实时监测患者的呼吸、血氧水平及心率。患者头戴听筒接受指令,目的是保持一段时间的中等镇静状态,无意识但是能做反应。Sedasys 的参数设置比较保守,一旦探测到最微小的问题,则镇静药注入放缓或者被切断。如果出现患者血氧水平下降,则 Sedasys 也会发出警报。与人工麻醉术相比,Sedasys 留出的患者体征变化的回旋余地较小。而且,用 Sedasys 实施麻醉术能有效减少人为失误发生。但最后 Sedasys 还是未能顺利推广。因为麻醉是许多手术中风险较高的一个步骤,所以美国麻醉医师协会始终对 Sedasys 表示反对。不过事实上,在保证安全可行的前提下,Sedasys 能够分担单调乏味的任务,让医师把精力更多地集中在更重要的任务上。所以在某些层面上,技术和人类并不矛盾。在应对困境的情况下,人类总应该想到办法,而不应该用偏执来遏制技术的发展,用逃避来阻止挑战。

法国一支研究团队宣布,法国基于美国技术研发出的一款机器人麻醉医师已在 200 余名患者中取得临床试验成功。这款机器人麻醉医师能承担起管理麻醉和镇痛药、查看患者状况、控制麻醉进程等任务,从而"使麻醉医师能全心投入另一项极其重要的工作:监控患者的状况"。据介绍,这款机器人系统的重要组成部分之一是美国数年前发明的一种光谱监测仪。它能记录患者大脑活动情况,从而测知麻醉深度,相关数据被输入一台计算机,计算机控制着麻醉药剂的供应量。但上述过程需在医师监控之下才能完成。

又有人提出将现有的麻醉深度监测设施整合到麻醉机内,提出了一种以麻醉深度监测(BIS、TOF、Entropy Index、Narcotrend、AEP)为载体,基于脑电双频指数监测下的闭环控制系统,构建自动一体化智能麻醉机器人的设计思路,实现麻醉机与各种监护仪器数据兼容,反馈信息与控制系统形成闭合环路,通过反馈策略实现自动化药物输注和调整,利用最少的麻醉药物达到最佳的麻醉效果,并缩短术后苏醒时间,提高术后康复水平,最大限度保护患者围术期的安全,同时通过机械臂实现麻醉基础操作,减轻麻醉医师工作压力。

虽然麻醉机器人的开发与应用还存在许多技术壁垒,但随着手术机器人的不断进步,麻醉机器人临床应用的脚步无疑已日益临近。如真到麻醉机器人临床广泛应用的时候,人们是否担心麻醉这一专业完全被机器所替代而使麻醉医师无事可干？也有人担心麻醉机器人到底会使麻醉更精准到什么程度？相信随着科技的不断进步，麻醉机器人会使麻醉更自动、更智能、更标准化并逐步走向精准。

（俞卫锋）

参 考 文 献

［1］ Xie Z C. Cancer Prognosis: Can Anesthesia Play a Role? Anesthesiology, 2013, 119(3): 501−503.

［2］ Kehlet H. Multimodal approach to control postoperative pathophysiology and rehabilitation. Br J Anaesth, 1997, 78: 606−617.

［3］ Elenkov I J, Wilder R L, Chrousos G P, et al. The sympathetic nerve—an integrative interface between two supersystems: the brain and the immune system. Pharmacol, 2000, 52(4): 595−638.

［4］ Chen W, Liu B, Zhang F, et al. The effects of dexmedetomidine on post-operative cognitive dysfunction and inflammatory factors in senile patients. Int J Clin Exp Med, 2015, 8(3): 4601−4605.

［5］ Pasin L, Landoni G, Nardelli P, et al. Dexmedetomidine reduces the risk of delirium, agitation and confusion in critically Ill patients: A meta-analysis of randomized controlled trials. J CardiothoracVasc Anesth, 2014, 28(6): 1459−1466.

［6］ Tan F, Chen Y, Yuan D, et al. Dexmedetomidine protects against acute kidney injury through downregulating inflammatory reactions in endotoxemia rats. Biomed Rep, 2015, 3(3): 365−370.

［7］ Balkanary O O, Goksedef D, Omeroglu S N, et al. The dose-related effects of dexmedetomidine on renal functions and serum neutrophil gelatinase-associated lipocalin values after coronary artery bypass grafting: a randomized, triple-blind, placebo-controlled study. Interact Cardiovasc Thorac Surg, 2015, 20(2): 209−214.

［8］ Xu L, Hu Z, Shen J, et al. Does dexmedetomidine have a cardiac protective effect during non-cardiac surgery? A randomised controlled trial. Clin Exp Pharmacol Physiol, 2014, 41(11): 879−883.

［9］ Lonjaret L, Lairez O, Minville V, et al. Optimal perioperative management of arterial blood pressure. Integr Blood Press Control, 2014, 7: 49−59.

［10］ Monk T G, Bronsert M R, Henderson W G, et al. Association between Intraoperative Hypotension and Hypertension and 30−day Postoperative Mortality in Noncardiac Surgery. Anesthesiology, 2015, 123(2): 307−319.

［11］ Walsh M, Devereaux P J, Garg A X, et al. Relationship between intraoperative mean arterial pressure and clinical outcomes after noncardiac surgery: toward an empirical definition of hypotension. Anesthesiology, 2013, 119(3): 507−515.

［12］ Hilton A K, Pellegrino V A, Scheinkestel C D. Avoiding common problems associated with intravenous fluid therapy. Med J Aust, 2008, 189(9): 509−513.

［13］ Lassen K, Soop M, Nygren J, et al. Consensus review of optimal perioperative care in colorectal surgery: Enhanced Recovery After Surgery(ERAS) Group recommendations. Arch Surg, 2009, 144(10): 961−969.

［14］ Gustafsson U O, Hausel J, Thorell A, et al. Adherence to the enhanced recovery after surgery protocol and outcomes after colorectal cancer surgery. Arch Surg, 2011, 146(5): 571−577.

［15］ Aditianingsih D, George Y W. Guiding principles of fluid and volume therapy. Best Pract Res Clin Anaesthesiol, 2014, 28(3): 249−260.

［16］ 张文斌,谭永星,林高翔.丙泊酚、依托咪酯靶控输注全麻诱导对血流动力学的影响.海南医学,2009,1: 155−156.

［17］ 时昕,王东信.患者发生术中知晓的危险因素及预防措施.中华医学杂志,2013,9(41):3272−3275.

［18］ 王德军,王剑,张红梅.全身麻醉患者术中知晓的临床研究.临床麻醉学杂志,2010,26(4):318−319.

［19］ Pandit J J, Andrade J, Bogod D G, et al. 5th National Audit Project(NAP5) on accidental awareness during general anesthesia: summary of main findings and risk factors. Br J Anaesth, 2014, 113(4): 549−559.

［20］ 赵冰晓,艾艳秋,金峰,等.择期全麻手术患者术中知晓影响因素分析.临床麻醉学杂志,2016,32(6):547−549.

［21］Gritsenko K, Khelemsky Y, Kaye A D, et al. Multimodal therapy in perioperative analgesia. Best Pract Res Clin Anaesthesiol, 2014, 28(1): 59-79.

［22］Weng D, Huang M, Jiang R, et al. Clinical study of etomidate emulsion combined with remifentanil in general anesthesia. Drug Des Devel Ther, 2013, 7: 771-776.

［23］Minto C F, Schnider T W, Shafer S L. Pharmacokinetics and pharmacodynamics of remifentanil. II. Model application. Anesthesiology, 1997, 6(1): 24-33.

［24］王学东.可视化技术在麻醉学、疼痛医学和危急重医学中的应用.新青年麻醉论坛.

［25］岳云.闭环麻醉管理临床研究.五星文库.

［26］刘扬,刘清海,王天龙.闭环靶控系统启动精准麻醉控制的导航时代.北京医学,2016,38(6):583-585.

［27］杭燕南,王祥瑞,薛张纲.当代麻醉学:2版,上海:科学技术出版社,2013.

［28］闻大翔,欧阳葆怡,俞卫锋.肌肉松弛药:2版,上海:世界图书出版公司,2016.

［29］曹晖.人工智能医疗给外科医师带来的挑战、机遇与思考.中国实用外科杂志,2018,38(1):28-33.

第4章
循证临床麻醉学

循证医学是20世纪90年代在临床医学领域内迅速发展起来的一门新兴学科。1992年,作为主要创始人、国际著名临床流行病学家David Sackett教授首次提出循证医学(evidence-based medicine)概念。循证医学的实质是一门方法学,是临床实践的新思维模式。它将可获得的最好的基础及临床证据,与医师的经验、患者的价值相结合,应用于临床实践,为患者制订、实施最佳的治疗方案。自提出至今,循证医学迅猛发展,已经成为当今世界医学的主流。

循证临床麻醉学(evidence-based practice anesthesiology)是遵循科学证据的临床麻醉医学,应用最新和最有意义的科学信息,包括系统综述(systematic review)、荟萃分析(meta-analysis)及临床实践指南(clinical practice guideline)。循证临床麻醉学与传统麻醉学的主要区别是在于应用经验医学的同时,麻醉医师针对患者的实际病情进行详细的术前评估,正确选择麻醉方法,根据循证文献证据,解决有关问题,最大限度地预防或降低围术期并发症发病率,确保患者麻醉和围术期舒适、安全。

第一节　循证医学简介

一、循证医学的基本概念

David Sackett教授曾将循证医学定义为"慎重、准确和明智地应用目前可获取的最佳研究证据,同时结合临床医师个人的专业技能和长期临床经验,考虑患者的价值观和意愿,完美地将三者结合在一起,制订出具体的治疗方案"。循证医学来自传统医学,但又有别于传统医学,二者的主要区别见表4-1。

表4-1　传统医学与循证医学的区别

比较项目	传　统　医　学	循　证　医　学
证据来源	强调动物实验、实验室研究、零散的临床研究和教科书	强调临床的人体试验结果
证据搜集	限于时间和条件,不够系统全面	强调系统全面
证据评价	不重视	很强调
医疗模式	强调以疾病和医师为中心	强调以患者为中心

（续表）

比较项目	传　统　医　学	循　证　医　学
疗效判定	关注实验室指标的改变、仪器或影像学结果（中间指标）	强调患者的最终结局（终点指标）
治疗方法选择	注重基础研究/动物实验的推论和个人临床经验	强调当前能够得到的最好的临床证据
临床决策	依据零散的研究报告,患者不参与选择	很强调考虑患者选择

　　首先,证据是循证医学的基石,遵循证据是循证医学的本质所在,循证医学的证据是一系列以临床转归为参照标准检验包括治疗和检测在内的各项临床措施的临床研究。循证医学的核心是高质量的临床研究证据。

　　其次,循证医学同样重视临床医师的个人专业技能和临床经验,临床医师的专业技能与经验是实践循证医学的必备条件。临床专业知识技能是指医师应用临床技能和经验迅速判断患者的健康状况和建立诊断的能力,以及判断患者对干预措施可能获得的效益和风险比的能力。缺乏专业技能和临床实践经验的医师不可能很好的应用证据,临床医师从临床实践的角度和患者具体情况对证据进行客观的评价和取舍,在临床实践中将个人经验与当前最佳科学依据结合起来进行医疗决策。

　　最后,循证医学亦强调充分考虑患者的期望或选择,患者的选择与期望是指在临床决策中,患者对自身疾病状况的关心程度、期望和对诊断、治疗措施的选择。充分考虑患者的期望或选择是实践循证医学的关键因素,进而提高患者依从性,最终使临床医师与患者形成诊治联盟,患者获得最好的临床疗效和生存质量。

　　循证医学是遵循最佳科学依据的医学实践过程,核心思想是:医疗决策应尽量以客观研究结果为依据,在个人临床经验的基础上,从日新月异的医学科学发展中获取最新、论证强度最高的证据,以不断地提高临床诊疗水平。

二、循证医学临床证据来源及质量分级

　　临床中可从多种途径获得研究证据:① 临床具体实践;② 医学杂志（如循证医学杂志）;③ 医学继续教育;④ 学术会议;⑤ 医疗卫生政策与研究机构网站;⑥ 循证医学数据库等。当前最有效的方法是通过互联网（如进入Cochrane图书馆等）搜集文献,它不仅快速、方便,而且可获得最新、最全、最具有权威性的证据。

　　循证医学问世近30年来,其证据质量分级方法先后经历了"老五级""新五级""新九级"和"GRADE"4个阶段。"老五级""新五级""新九级"分级方法分别见表4-2、表4-3、图4-1。

表4-2　"老五级"证据质量分级

级别	内　　容
Ⅰ级	收集所有质量可靠的RCT后做出的系统评价或荟萃分析结果;大样本多中心随机对照试验
Ⅱ级	单个大样本的RCT结果
Ⅲ级	设有对照但未用随机方法分组的研究;病例对照研究和队列研究

（续表）

级别	内　　　　容
Ⅳ级	无对照的系列病例观察
Ⅴ级	专家意见、描述性研究、病例报告

表4-3　"新五级"证据质量分级

级别	临床研究结论	可　靠　性
Ⅰ级	随机对照试验（RCT）的系统评价或荟萃分析	最可靠
Ⅱ级	单个样本量足够的RCT	可靠性较高，建议使用
Ⅲ级	设有对照组但未用随机方法分组（非RCT）	有一定可靠性，可以采用
Ⅳ级	无对照的病例观察	可靠性较差，可供参考
Ⅴ级	个人经验和观点	可靠性最差，仅供参考

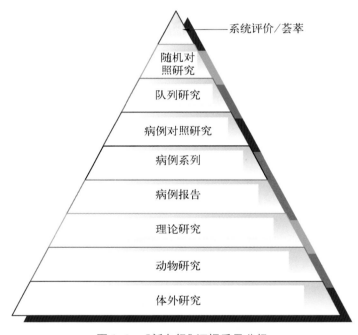

图4-1　"新九级"证据质量分级

前三种分级方法更多关注设计质量，对过程质量监控和转化的需求重视不够，而GRADE分级即"推荐意见的评定、发展和估价分级"（the grading of recommendations assessment, development and evaluation, GRADE）关注转化质量，从证据分级出发，整合了分类、分级和转化标准，代表了当前对研究证据进行分类分级的国际最高水平。

GRADE分级系统是当前证据质量和推荐强度分级的国际标准之一，由GRADE工作组于2004年正式推出，适用于临床实践指南、系统评价和卫生技术评估，最主要应用领域是临床实践指南。GRADE为系统评价和指南提供了一个证据质量评价的体系，同时为指南中的推荐强度评级提供了一种系统方法。为达到透明和简化的目标,GRADE 系统将证据质量分为"高、中、低和极低"四个等级(表4-4),但要注意可能降低或增加证据质量的因素(表4-5)。GRADE 系统将推荐强度分为"强推荐和弱推荐"两个等级,并提供了用以描述的符号、字母或数字。当明确显示干预措施利大于弊或弊大于利时,指南小组将其列为强推荐。当利弊不确定或无论质量高低的证据均显示利弊相当时,则视为弱推荐。除证据质量外,其他一些因素也会影响推荐意见的强弱,见表4-6。

表4-4　GRADE 系统证据质量分级及定义

证据质量	定　义
高质量	进一步研究也不可能改变该疗效就评估结果的可信度
中等质量	进一步研究很可能影响该疗效就评估结果的可信度,且可能改变该评估结果
低质量	进一步研究有可能影响该疗效就评估结果的可信度,且该评估结果很可能改变
极低质量	任何疗效评估结果很不确定

表4-5　影响证据质量的因素

可能降低证据质量的因素	可能增加证据质量的因素
研究的局限性	效应值很大
结果不一致	可能的混杂因素会降低疗效
间接证据	剂量-效应关系
精确度不够	
发表偏倚	

表4-6　影响推荐强度的因素

因　素	强推荐的例子	弱推荐的例子
证据质量	许多高质量随机试验证明吸入类固醇治疗哮喘的疗效确切	只有个别案例验证了胸膜剥脱术在气胸治疗中的实用性
利弊关系不确切	阿司匹林用于降低心肌梗死病死率,且毒性低、使用方便、成本低	华法林治疗心房颤动低危患者同时轻度降低卒中概率,但增加出血风险,带来巨大不便
价值观和意愿不确定性或可变性	年轻的淋巴瘤患者更重视化疗延寿的作用,而非其毒副作用	淋巴瘤老年患者可能更重视化疗的毒副作用而非其延寿作用
不能确定为合理利用资源的干预措施	预防短暂缺血性脑卒中患者卒中复发,阿司匹林成本低	预防短暂缺血性脑卒中患者卒中复发,氯吡格雷或双嘧达莫联合阿司匹林成本高

　　GRADE 系统较之其他证据分级系统具有如下优势:① 由一个具有广泛代表性的国际指南制订小组制订;② 明确界定了证据质量和推荐强度;③ 清楚评价了不同治疗方案的重要转归;④ 对不同级别证据的升级与降级有明确、综合的标准;⑤ 从证据到推荐全过程透明;⑥ 明确承认价值观和意愿;⑦ 就推荐意见的强弱,分别从临床医师、患者、政策制订者角度做了明确实用的诠释;⑧ 适用于

制作系统评价、卫生技术评估及指南。

第二节　临床循证麻醉学实践

一、临床循证麻醉实践的必要性

　　传统的临床麻醉学模式以经验和推理为基础，评价药物或非药物治疗手段所用的指标是临床替代终点（clinical surrogate）或替代终点（surrogate end-point），如血压、血流动力学、血液生化指标等。在当今医学高速发展的时代，麻醉医师仅仅凭借从传统的医学教育模式中获得医学知识及从长期临床工作中获得的个人经验来从事麻醉学工作远远不够，如何给患者提供最佳的治疗决策是每个麻醉医师所面临的富有挑战性的问题。加之，麻醉学正在逐步走向围术期医学，麻醉学科拓展为麻醉与围术期医学学科，对于麻醉医师来说提出了更高的要求，未来的麻醉医师需要具备更为全面的素质。麻醉医师应该从围术期医学的视角去不断优化麻醉管理方案，麻醉管理的方案设计应以围术期医学的总体目标，即降低围术期严重并发症与死亡率作为每个麻醉医师管理的核心。

　　在西方发达国家，循证医学已成为医院、会议、专题研讨主题，循证医学的概念正频繁地见诸各类医学文献（包括麻醉学杂志）。麻醉学科的发展必须跟上世界潮流，让循证医学为临床麻醉实践更好的服务。随着麻醉学科的发展，各种麻醉药物的应用和麻醉新技术的出现，均需要在可靠的临床试验基础上建立循证麻醉。麻醉医师学习循证医学，参与循证医学，作为研究者去提供证据，作为实践者去使用证据，作为教育者去推广证据，这些都推动了麻醉学科向更加科学化的方向发展。循证医学改变了麻醉医师思考问题的方式，更新了麻醉与手术前评估的方法，利用循证医学的方法进行决策分析，正确做出麻醉前后的各种决策，优化麻醉管理方案，降低围术期严重并发症发生率与患者死亡率，使麻醉医师在围术期医疗尤其是促进患者术后康复的过程中，能够发挥至关重要的作用。从麻醉学科发展历史来看，未来麻醉学发展应当从经验医学向科学医学发展，并在不断创新中前进，循证理念和实践势必会在此过程中发挥重要的作用。

　　循证医学以令人信服的临床证据，带来了麻醉学实践的改变。循证医学从多个方面科学的校正了诸多麻醉学理念，使麻醉学更加有利于患者，患者能够得到最有效的治疗。从麻醉学的角度看，循证医学改变了麻醉医师思考问题的方式，对指导麻醉医师的临床实践和临床科研都具有十分重要的意义。

二、临床循证麻醉实践遵循的原则及过程

　　循证医学"四原则"，即基于问题（临床关注的问题或重大的科学问题）的研究，参考当前最好的证据决策，关注实践的效果，后效评价、止于至善，同样适用于临床循证麻醉学。

　　遵循以上"四原则"，临床循证麻醉实践过程包括以下5个步骤：① 确定临床实践中的问题，即提出问题；② 检索有关麻醉文献，即收集相关的最好的研究证据，根据第一步提出的临床问题，确定有关"关键词"，可以查询教科书，医学期刊及其相关的电子版出版物如Medline，Cochrane library等，检

索相关文献,从这些文献中找出和了解与回答的临床问题关系密切的资料,作为分析评价之用;③ 根据流行病学和循证医学评价文献的原则严格评价研究证据,从证据的真实性、重要性以及实用性做出具体评价,并得出确切结论;④ 应用最佳证据指导临床决策,即结合临床专业知识,将证据与患者的具体情况相结合做出麻醉决策;⑤ 评价实践后效果,进一步提高医疗质量。借以显著提高医疗决策的标准化和合理性。

实施临床循证麻醉学实践,要坚持将最佳的循证医学证据、医师个人经验及患者意愿三者良好地结合。麻醉医师运用循证医学理念先搜集所有可能的相关证据,分析其临床价值以及能否用于解决当前患者的实际问题,再评估自己的麻醉技能能否驾驭手术,并充分尊重患者的自身价值与愿望,做出最佳的临床决策。与传统麻醉相比,循证麻醉学在证据来源上更强调临床人体试验结果,强调系统、全面证据收集,重视证据评价,强调以患者为中心的医疗模式,强调将患者的最终转归作为评价指标,根据当前能够得到的最好临床证据选择治疗方法,临床决策强调考虑患者的选择。

三、基于术前评估与循证医学进行围术期麻醉方案设计

对于一个即将面临手术的患者,麻醉医师运用循证医学理念,先搜集所有可能的相关证据,分析其临床价值以及能否用于解决当前患者的实际问题,再评估自己的麻醉技能能否驾驭这种手术,并充分尊重患者的自身价值与愿望,做出最优的临床决策。

(一)术前评估

麻醉术前评估是对患者手术麻醉做出决策的开始,也是麻醉医师选择和利用最佳证据,明确自我临床技能和整合患者价值观来解决临床麻醉实际问题的开始,是关系到整个麻醉质量的重要开端。坚持以循证医学的思想和方法学为指导,实现临床麻醉的决策与评估由经验医学向循证医学的不断转变,可使现有的医疗技术和医学水平得以提高和完善。对于特殊患者如老年患者等因为并存的营养、精神及多系统疾病、多重用药史等特征,进行术前全面健康评估需要多学科医师共同合作,从专业水平给出更客观的评估,并根据评估结果,结合现有的优化患者术前疾病和功能状态的循证证据,进行术前的疾病优化治疗和功能增强训练,以降低围术期并发症的发生率。循证医学理念在麻醉手术前评估中的另一体现是麻醉医师的自我临床技能评估。

(二)基于术前评估以及患者术后转归的循证麻醉方案设计

以患者术后转归为导向,重新审视当前麻醉学的临床实践并加以改变,理想的麻醉决策需要明了每个可选的策略,正确预测麻醉相关事件的可能性,权衡可能的风险与获益,同时尊重患者的价值观和选择,其标准就是符合具体患者的最大利益,患者的选择是建立在自身的文化背景、心理状态、个人偏爱、社会经济状况和对风险的态度等因素基础之上的。在实施麻醉之前,麻醉医师要充分了解患者的病情,理解患者疾病的痛苦,通过安慰和表达出对患者健康的关心来缓解患者的焦虑;并判断患者能否耐受手术及采用何种麻醉方法,预测术中可能会出现的不良事件及预防和治疗措施,做出最优的临床决策。采用循证医学证据,根据患者的术前评估结果,有针对性地进行术前干预,制订个体化的术中优化管理和术后并发症防治方案。

（三）加速康复外科的麻醉循证

加速康复外科（ERAS）是指依据一系列循证医学证据而采取围术期处理的优化措施，强调临床多学科合作，倡导在术前、术中及术后采用一系列有循证医学证据的围术期优化措施，最大限度地减少患者围术期应激反应，促进器官功能早期恢复，使患者尽快恢复到术前状态，从而降低术后并发症发生率和死亡率，缩短术后住院时间，减少住院费用。整合麻醉、镇痛、微创手术等各方面，麻醉在ERAS的多个环节中，都发挥着重要作用，包括患者术前宣教、术前准备与优化、麻醉方式及用药、液体治疗、脏器保护、循环管理、抗应激管理、体温监控、术后镇痛等方面。通过循证医学证据，优化围术期麻醉管理策略，例如在麻醉门诊为患者进行全面的评估与宣教，减少不必要的干预和检查项目，优化患者术前器官功能状态，缩短术前禁食时间，术前进行个体化宣教，采用联合麻醉即全身麻醉联合局部麻醉或区域阻滞有效降低患者的伤害性应激反应，采用目标导向液体治疗方案优化术中液体管理，重视维持患者术中正常体温，根据患者的全身情况及手术创伤，实施个体化、低阿片类多模式镇痛。

（四）术后严重并发症与围术期循证管理的相关性

麻醉医师应当在围术期合理调节应激反应（内分泌、代谢和免疫），使用各种已证实有效的方法（优化术前、术中、术后患者管理等），降低手术伤害性刺激反应，维持重要器官功能，减少并发症，促进患者康复。

例如：老年患者术前并存的脆弱心肾功能以及脏器血流自主调节功能下降，在遭遇外科与麻醉应激后，更易发生术后急性心肌损伤和急性肾损伤，临床证据显示，二者均是导致老年患者围术期及术后长期生存率降低的主要因素，其损伤程度越重，其远期生存率越低。因此，应制订相应的围术期心肾功能保护策略，对改善老年患者围术期及远期生存具有重要价值。

再比如：术后肺部并发症是围术期最常见的致死原因之一。高龄，术前脆弱肺功能基础、慢性肺部疾病术前未能很好优化，手术应激的严重程度均是术后肺部并发症的独立危险因素，临床证据显示，围术期采取有效的肺保护性通气策略包括：① 满足机体氧合情况下的低吸入氧浓度；② 理想公斤体重下的低潮气量，以达到降低肺驱动压的目的；③ 充分压力与充分时长的间断肺复张手法；④ 个体化滴定式设定PEEP，以期维护最佳的肺顺应性和最少的肺泡萎陷，以及科学的液体管理和血液制品应用，对于减轻机械通气所致的肺部生物学损伤，降低手术患者肺部并发症，改善围术期预后，具有重要意义。

此外，术后出院前的系统性健康状态评估，有利于反思围术期管理策略，改进临床实践管理；对高危患者进行长期健康状况和生活质量跟踪，对围术期管理的持续改进也将具有重要意义。

四、循证医学对麻醉学研究的影响

循证医学理念深刻影响到麻醉学临床课题的研究方向，既往麻醉学的许多临床研究都是以血压、心率、疼痛评分或一些实验室结果等中间结果作为终点指标。循证医学提倡以患者为中心而不是以疾病为中心，要求对患者疾病的防治干预建立在充分的科学证据基础之上，不但评价药物或非药物手段对替代终点的作用，而且强调评价它们对预后终点（如总死亡率、生存率、并发症、成本-效益比等）

的影响。因此,在进行麻醉学的临床研究中,应按循证医学的要求,不但选用中间指标,而且应该尽量使用临床相关的终点指标,如并发症、死亡率、不良事件发生率和生命质量等。近年来麻醉医师越来越重视与临床相关的终点指标。随着循证医学在医学领域的迅速发展,与麻醉相关的系统评价呈递增趋势。此外,不断有研究(包括大型的、超量样本的、回顾性的、双盲的、流行病学研究)提出对某些陈旧的麻醉理念的修正,以及对理论上、动物实验研究中、经验上提示有效的麻醉方法的否定,而这些研究结论,其依据的正是关系患者根本利益的死亡率、并发症、不良事件发生率、生命质量等相关指标,也是麻醉医师和患者最关心的指标。

此外,随着麻醉学逐步向围术期医学转变,在今后的研究课题中就需要麻醉医师对研究提供的结果包括麻醉前、麻醉中、麻醉后一段时期进行全面、完善的考证,以得出令人信服的证据。

第三节　循证医学与个体化围术期麻醉管理的冲突

一、循证医学的局限性

随着时间的推移,人们逐渐发现,循证医学所推崇的最佳研究证据存在一定的弊端和局限性。由于原始研究存在各种缺陷以及发表文章的偏倚,目前循证医学所提供的证据都有一定的偏倚。

(一)循证医学强调对可获得证据的依赖

循证医学强调对可获得证据的依赖,因此,研究证据的正确性显得尤为重要。目前,临床研究证据的可靠程度,按试验设计的种类被分为几个等级:依次以系统评价、随机对照试验(randomized controlled trial, RCT)、队列研究、病例对照研究、个案报道、动物研究及体外实验降序排列。

(二)临床试验的结论并不具有代表性

循证医学将RCT尊为金标准模式,但有多项因素导致RCT研究变得脱离真实世界:患者入组标准苛刻、研究时间极其有限、研究方案过于僵硬等。导致临床试验的结论并不具有代表性。

(三)结论的真实性有局限性

由于很多重要的临床终点指标如疼痛程度、生活质量等无法进行较好的客观衡量及评价,医师的行为也可能受到利益的驱动或其他因素的影响,其所得结论的真实性有局限性。

(四)结论可能存在偏倚

原始文献研究背景和研究质量不一,即使经过严格的证据评价,循证医学实践得到的结论仍有可能存在各种偏倚。

(五)循证医学对有并发症的患者应用有限

慢性病患者通常合并有一些其他疾病,特别是老年患者,当多种药物一起使用时可能对治疗有混杂影响。于是,患有其他疾病或同时服用多种药物的患者一般都被临床试验排除了,因此,对于大多数临床试验所得出的数据能否安全的应用于这样的患者群体并不清楚。

当今的循证医学过分强调了研究方法学的可靠性,而忽略了证据本身的可靠性及准确性。因此,在关注方法学的同时,更要科学判断证据本身的价值。

二、循证医学与个体化围术期麻醉管理的冲突

20世纪临床医学最大的进步,是从以个人经验及直觉为基础的传统个体化治疗,进化到基于基础及临床研究数据支撑的循证医学,如同一场革命,短时间内,改变了临床医师的思维方法与实践模式。

但人的体质包括疾病存在个体差异。个体差异是绝对的,在临床上有多样性表现。如不同的人患同一疾病,有不同的临床表现;对完全相同的治疗方案,可出现不同的反应;相同的疗效指标(如将高血压患者的血压降至某个值),对于部分患者达到了理想的疗效,而对于另一部分患者则并不适合。循证医学将满意的终点指标作为主要的疗效观察指标,包括临床事件的发生率、病死率、平均生存时间等。这些结果通过大样本的统计而获得,是对观察对象总体的评估。而医学追求的最高目标不仅是上述理想的率或平均值,而是使每位患者各自得到最佳的疗效包括终点指标。因此,循证医学追求总体满意的疗效(包括终点指标)与个体化治疗追求各自最佳的疗效(包括终点指标)之间存在矛盾。

但另一方面,循证医学和个体化治疗又是相统一的。医师在制订个体化治疗方案前必须对该病最新的循证医学研究结果有充分认识,在循证医学基础上进行个体化治疗,可在不同程度上减少制订个体化治疗方案时或多或少存在的盲目性,所以个体化治疗也需要一个针对性的指导原则来纠正经验因素引起的偏差。这个指导原则须用循证研究方法,通过对上述大量个体化治疗病例的分类、观察而获得。显然,所获得的指导原则是个体化治疗对循证医学的反馈,它既是新的循证医学证据,又具有个体化治疗方案的特征。循证医学的结论可通过对大量个体化治疗病例的循证观察而不断刷新,从而更好地指导个体化治疗。

基于循证医学与个体化治疗既存矛盾又存统一的复杂情况,对于患者围术期麻醉管理,正确的做法是带着自己的判断去看文献,通过自己的努力去总结,去研究,得出适用于特定类型患者的确实可靠的临床证据,综合判断每一位患者的特殊情况,制订真正安全、个体化的围术期麻醉管理方案。

(王天龙　马艳辉)

参 考 文 献

[1] 李幼平.循证医学.北京:高等教育出版社,2003.

[2] Guyatt G H, Oxman A D, Vist G E, et al. GRADE: an emerging consensus on rating quality of evidence and strength of recommendations. BMJ, 2008, 336(7650): 924−926.

[3] 熊利泽.从羟乙基淀粉的应用之争论谈如何借鉴循证医学证据.中华麻醉学杂志,2014,34(8):909−911.

[4] 苏帆,张平,刘新.循证医学对麻醉决策及临床研究的影响.中国循证医学杂志,2004,4(8):585−588.

[5] 苏帆.循证医学与麻醉手术实践.济南:山东科学技术出版社,2011.

[6] Lee AF.循证临床麻醉学:2版.杭燕南,周大春,胡灵群,等.主译.北京:人民卫生出版社,2010.

[7] 王天龙.推动麻醉学向围术期医学的转变.北京医学,2017,39(6):549−550.

〔 8 〕 Schulman S R, Schardt C, Erb T O. Evidence-based medicine in anesthesiology. Curr Opin Anaesthesiol, 2002, 15(6): 661–668.

〔 9 〕 Duval Neto G F. Anesthesiology in the Evidence-Based Medicine era. Rev Bras Anestesiol, 2004, 54(2): 141–144.

〔10〕 Grobe H R, Kunanth F, Tramèr M R, et al. Evidence-based anesthesiology: knowledge transfer from research into clinical practice. Anaesthesist, 2011, 60(5): 407–410, 412–413.

〔11〕 Bekkering G E, Nagels W, Verbeke H. Evidence-based medicine in anesthesiology. Acta Anaesthesiol Belg, 2012, 63(2): 91–96.

〔12〕 Angelis R M, Avezum Júnior A, Cavalcanti A B, et al. Evidence-Based Anesthesiology: What is It and How to Practice It. Rev Bras Anestesiol, 2004, 54(4): 582–594.

〔13〕 中国医师协会麻醉学医师分会.促进术后康复的麻醉管理专家共识.中华麻醉学杂志,2015,35(2):141–148.

〔14〕 Salmasi V, Maheshwari K, Yang D, et al. Relationship between Intraoperative Hypotension, Defined by Either Reduction from Baseline or Absolute Thresholds, and Acute Kidney and Myocardial Injury after Noncardiac Surgery: A Retrospective Cohort Analysis. Anesthesiology, 2017, 126(1): 47–65.

〔15〕 Futier E, Constantin J M, Paugam-Burtz C, et al. A trial of intraoperative low-tidal-volume ventilation in abdominal surgery. N Engl J Med, 2013, 369(5): 428–437.

〔16〕 吴泰湘,刘关键.关于循证医学的问题与思考.中国循证医学杂志,2005,5(8):636–640.

〔17〕 肖飞.从循证医学到精准医学的思考.中华肾病研究电子杂志,2014,3(3):123–128.

〔18〕 施红光.循证医学与个体化治疗的共存和矛盾.医学与哲学(临床决策论坛版),2007,28(1):3–4.

第5章
麻醉对患者的远期影响

在现代医学中,作为临床二级学科的麻醉科,不仅为临床医疗安全保驾护航,在发展舒适化医疗与加速康复外科(enhanced recovery after surgery, ERAS)的征程中,麻醉科更是发挥了举足轻重的作用。但无论麻醉学领域的研究热点怎样变换,其最终目标无疑都是提高麻醉质量、保障患者安全,确保没有患者由于麻醉而受到伤害。虽然麻醉本身被认为不能够治愈疾病,但越来越多的证据表明,麻醉不仅对患者围术期的转归产生重要的影响,其与患者的远期预后亦可能存在着密切关联。例如,患者术后长期的认知功能受损、恶性肿瘤患者术后肿瘤的复发与转移、患者术后慢性疼痛的发生等都可能通过调整麻醉策略、改善麻醉管理而得到一定的减轻或是预防。因此,对患者进行个体化的麻醉评估,通过制订最佳的麻醉策略(如选择适宜的麻醉方式、适宜的麻醉药物、改善围术期管理与术后疼痛管理等)来改善患者的远期预后,已成为当代麻醉医师不容推卸的重任。目前,在改善手术患者远期预后的征程中,还有许多值得麻醉医师思索、探求的关键问题。

第一节　麻醉与脑功能

前美国总统奥巴马在其执政时曾说过"我们可以探索数光年外的宇宙,但对我们两耳之间3磅重的大脑却知之甚少"。自2013年4月以来,美国开展了为期10年的"脑计划"以求揭开大脑神秘的面纱。而在麻醉学领域,探索麻醉对脑功能的影响也成为一代代麻醉学者孜孜不倦的追求。关于全麻药物是否具有神经毒性、是否会引起术后长期的认知功能损害成为近20年来麻醉学领域研究的热点。麻醉对脑功能的影响不仅是社会关注的焦点,更成为广大患者及其家属"谈麻色变"的主要原因之一。在这其中,有两类人群最受关注:一是大脑处于发育期的婴幼儿,二是脑功能发生退行性变的老年患者。

一、麻醉对婴幼儿脑功能的影响

无论基础研究领域还是临床研究领域,关于麻醉药物是否对发育期大脑存在神经毒性这一问题都广受争议。

在基础研究领域,大量的研究证据表明,无论啮齿类还是灵长类动物,在其大脑神经突触形成的关键期(如胚胎期、婴幼期)若给予其NMDA受体拮抗剂或是GABAA受体激动剂(如麻醉药物氯胺酮、氧化亚氮、咪达唑仑、巴比妥、吸入麻醉药等),均会导致发育期大脑广泛的神经细胞凋亡与神经系统的退行性变。但需要注意的是,在这些证实麻醉药物具有神经毒性的研究中,绝大多数的研究动物都接受高剂量、长时间、反复多次的麻醉药物处理。与之相反的是,也有大量研究证实在特定条件下给予动物全麻药物反而具有神经保护作用。例如,脑局部缺血再灌注损伤模型的新生大鼠若接受全麻药物预处理,反而能够减轻其因脑缺血引发的神经损伤,并改善其神经运动功能。目前,越来越多的学者认为麻醉药物对脑功能的作用更像是一把"双刃剑"。

同样,在临床研究领域,关于麻醉对脑功能是否产生毒性作用也存在争议。目前,较为权威的大规模临床研究主要有PANDA、GAS、MASK。*JAMA*杂志于2016年公布的PANDA研究结果显示:健康儿童在3岁以前接受单次麻醉,其后期(8~15岁)的神经认知功能预后与其未接受麻醉暴露的同胞兄弟姐妹相比没有显著差异。*The Lancet*杂志于2016年发布的GAS部分研究成果同样显示:在婴儿期接受1 h以内的七氟烷麻醉与清醒的区域麻醉相比,其2岁时的神经系统发育并未出现明显的不良表现。MASK已公布的主要研究结果则显示:4岁前接收2次及以上,且时间>120 min的全身麻醉是患儿成长过程中出现学习障碍的显著危险因素;2岁前接收3次及以上的全身麻醉是患儿成长过程中出现学习障碍的显著独立危险因素;3次及更多次数的全麻暴露会增加患儿成长过程中出现注意力不集中/多动症的危险因素,而接受单次全麻则不存在该风险。

正是基于目前这些已有的基础与临床的研究证据,美国FDA在2016年12月发布了一项有关麻醉药物的安全警告:3岁以下婴幼儿或第三孕期(妊娠8~10个月)的孕妇接受手术或医疗操作期间重复或长时间(超过3 h)使用全身麻醉药或镇静药,可能对小儿将来的大脑发育产生不利影响。

二、麻醉对老年患者脑功能的影响

目前,随着社会的发展,医学的进步,人口老龄化已成为越来越显著的问题。人口寿命每10年会递增2~3岁,据推测,现阶段西方发达国家出生的婴儿活到100岁的概率已高达50%。拥有百岁人生固然是好事,但毫无疑问拥有健康的脑功能、健全的认知与思维能力是老年人享受幸福生活的重要保障之一。

老人随着年龄的增加,本身即伴有生理性的神经功能退行性改变。首先,老年脑的神经突触与神经递质含量大量减少,生成新神经元的能力也急剧下降。其次,老年脑的神经胶质含量增加且伴有功能的改变。当手术等刺激引起免疫应答的时候,老年脑的胶质细胞会产生持久、剧烈的神经炎症反应。此外,老年脑的不同脑区之间在执行任务时发生功能联系的精准度与速度均降低。上述的改变最终将导致老年人的认知功能逐渐减退。据报道,30%~50%的老年患者发生短期记忆功能受损;社区居住的70岁以上老人中约20%发生非痴呆的认知功能受损。

除了生理性的退行性变之外,老年人还可能出现病理性的脑功能减退。其中,阿尔茨海默病(Alzheimer's disease, AD)是导致老年患者发生痴呆的主要因素之一。据报道,有10%~15%的65岁以上的老人、50%的85岁以上的老人患有AD。

老年人不仅是慢性病的高危群体,同样也占据了最大的外科手术比例。据报道,在美国接受手术的患者中,老年患者的比例高达30%~35%。麻醉医师在临床上接诊老年患者的概率越来越大。有研究显示,高达40%的接受择期全髋、全膝关节置换术的老年人在术前就已存在一定程度的认知功能缺陷,20%的患者甚至达到了轻度认知功能损害(mild cognitive impairment, MCI)的标准。因此,认识老年患者脑功能的生理、病理特点,探究手术与麻醉对老年患者的脑功能影响,明确手术与麻醉是否会加重、加快老年患者神经功能退行性变、促进痴呆的发生与发展,显然是目前亟待探索与解答的问题。目前的研究证据表明,手术与麻醉可导致老年患者发生术后谵妄(postoperative delirium, POD)与早期术后认知功能障碍(postoperative cognitive dysfunction, POCD)。而POD与POCD的发生与患者长期认知功能受损甚至一年后的死亡率都可能存在一定的关联。

(一)术后谵妄

POD是一种急性精神错乱状态,由继发于全身性系统紊乱的基础神经元活动调节障碍引起,以意识波动、注意力不集中、思维混乱以及意识水平改变为典型特征,是谵妄的一种亚型,是手术后常见的中枢神经系统并发症,多见于术后1~3天。依据手术类型的不同,老年人POD的发生率为15%~55%。若老年患者术后进入ICU,其POD的发生率甚至可以达到100%。POD虽是急性发作,却可引起严重的危害,还可能影响患者的远期认知功能,引起痴呆,甚至增加患者一年后的死亡率,给患者的远期预后带来严重的影响。

关于POD的易感因素与诱因目前已较为明确。许多生理因素(诸如缺氧、贫血、代谢紊乱、低蛋白血症、感染),情绪与精神紊乱(如抑郁、痴呆),药物之间的相互作用(尤其是抗胆碱能活性药物的使用)等都是POD的诱发因素。Sheinberg等人研究发现脑氧饱和度基础水平低的患者心脏术后发生谵妄的风险更高。遗憾的是,目前关于POD的神经病理机制还不太清楚。

关于麻醉药物、麻醉方式对POD的影响已有大量的研究。目前观点认为,全麻与镇静药物中的氯胺酮、丙泊酚、苯二氮䓬类药物与POD的发生相关,而右美托咪定则能够减少POD的发生。虽然一些全麻药物被证实与POD相关,但与之相矛盾的是,目前大量的临床证据又表明全身麻醉与清醒的椎管内麻醉相比,POD的发生率并无统计学差异。基于此,有学者提出麻醉/镇静深度可能是诱发POD的关键因素,遗憾的是目前关于麻醉深度与POD相关性的研究结论还存在争议,仍需要大样本前瞻性研究的证据来支持。

基于POD可能与老年患者远期认知功能损害和痴呆存在关联,完善麻醉管理,预防POD势在必行。中华医学会老年医学分会也于2016年组织国内专家就老年患者术后谵妄的临床特点、风险评估及处理原则制订了《老年患者术后谵妄防治中国专家共识》。麻醉医师应对老年患者行术前POD风险评估、术后谵妄筛查,以求针对POD行及时的干预、治疗(表5-1)。

表5-1 术前谵妄风险评估项目及干预

项　目	评　估　量　表	干　预　措　施
认知功能	Mini-Cog认知评分或SPMSQ	认知功能和定向干预
抑郁	GDS-15	抗抑郁药物或请精神心理科会诊
功能/体力状态	ADLs或IADLs	鼓励下床活动或康复科会诊
视力	视力筛查工具卡	配眼镜,请眼科会诊

（续表）

项　目	评　估　量　表	干　预　措　施
听力	耳语检测	配助听器,请耳鼻喉科会诊
营养状态	MNA-SF 或 NRS 2002	加强营养干预,请营养科会诊
慢性疼痛	VAS 量表	疼痛干预方案
睡眠	睡眠状况自评量表(SRSS)	非药物睡眠干预方案
用药情况	使用药物种类；是否使用围术期特别关注的药物(如抗胆碱能药物、H_2阻滞剂、抗组胺药等)	精简药物种类,停用或更换抗胆碱能药物、H_2阻滞剂、抗组胺药

注: Mini-Cog,简易认知评分; SPMSQ,简明便携式智力状态问卷; GDS-15,简版老年抑郁量表; ADLs,日常生活活动能力; IADLs、工具性日常生活能力量表; MNA-SF,简版微型营养评定法; NRS 2002,营养风险筛查; VAS,视觉模拟评分法。

针对POD高风险的老年患者可预防性使用褪黑素,围术期避免使用抗胆碱能活性药物、苯二氮䓬类药物、氯胺酮等,选择使用合适的镇静药物(如右美托咪定)、采用脑氧饱和度监测、脑电双频指数监测(BIS)维持合适的麻醉/镇静深度、完善镇痛管理、鼓励患者早期下床活动、术后早期提供助听器和眼镜等一系列措施,以期降低POD的发生率,改善患者的脑功能。

（二）术后认知功能障碍

患者在术后数天至数周会出现记忆功能受损、执行能力下降,被称为POCD。与POD不同的是,POCD不是一个临床诊断,而是通过一些神经心理学检测量表测试来进行识别。据报道,老年患者即便全麻下行微小手术,术后次日POCD的发生率也高达47%。目前认为,POCD会随着时间的延长而逐渐缓解,通常在术后6～12个月即可消失。但不容忽视的是,POCD可使患者丧失劳动能力;若患者在出院之时与术后3个月均存在POCD,其一年后的死亡率将会显著增加。

导致POCD的原因非常复杂。老龄、并存疾病(如脑血管疾病)、基因易感性(如ApoE4基因携带者)、外科疾病本身、手术与麻醉等因素都可能对POCD的发生起到一定的作用。炎症假说认为,手术引发的炎症反应可损害认知功能。接受大手术的患者POCD的发生率显著高于接受微小手术的患者,可能原因就是大手术会对机体带来更大的炎症反应。动物研究也表明手术会导致动物发生短暂的神经炎症反应与学习能力受损,给予缓解中枢神经系统炎症反应的药物能够预防和逆转手术对动物术后学习能力的损害。

关于全麻药物对POCD的影响,目前尚无统一的结论。在动物研究中发现,不实施手术操作的状态下给予动物全麻药物不仅引起动物持续的学习功能受损,还将引起动物基因与蛋白表达的长久改变,例如增加Aβ蛋白与磷酸化tau蛋白的含量,而Aβ蛋白与磷酸化tau蛋白的表达增加是AD主要的神经病理学改变。但关于全麻与POCD是否存在关联的临床研究结果目前还存在诸多争议,且其中绝大多数的研究为回顾性研究。有研究表明全身麻醉与区域麻醉相比,POCD的发生率没有显著差异,但也有研究得出了相反的结论。此外,POCD与轻度认知功能损害(mild cognitive impairment, MCI)、与AD是否存在关联也备受争议。根据目前临床证据能得到的相对肯定的结论是:炎症反应会加剧认知功能的下降,需要重症监护的严重的疾病与长期的认知功能下降相关。因此,围术期预防性使用减轻炎症反应的药物可能具有预防、减轻POCD的作用。

此外，维持适宜的麻醉深度可对改善术后脑功能提供一定的帮助。例如，通过BIS监测对老年患者进行全麻药物用量管理对于改善老年患者术后脑功能有着积极的作用。Chan等人研究比较"传统经验麻醉管理"与"BIS监测下麻醉管理"时发现，麻醉医师在依据传统经验管理接受大型、非心脏手术的老年患者时，其麻醉用药往往过量（相较BIS监测下麻醉管理组，传统方法管理组的患者丙泊酚用量增加21%；吸入麻醉药用量增加30%），麻醉深度维持过深（BIS平均值36）。而深麻醉带来的后果就是老年患者谵妄与术后3个月POCD的发生率增加。因此，Chan等人提倡对接受大手术的老年人实施BIS监测下麻醉药物用量管理（维持BIS值40～60），并通过其研究推断，在1 000名接受大型、非心脏手术的老年患者中，术中使用BIS监测能够阻止23个患者发生POCD、阻止83名患者发生POD。

综上，目前仍然缺乏高敏感性、高特异性的生物标志物与临床脑功能评估方法，亦缺乏足够的循证医学证据来客观、准确地评估麻醉因素对认知功能的影响。此外，在临床中影响患者认知功能及转归的因素非常复杂。外科疾病本身、患者伴有的其他并发症、手术应激、麻醉等因素均可能通过单独或协同作用后对患者术后的认知功能产生不同程度的影响。研究者很难从这些复杂的影响因素中将麻醉单独抽离出来进行客观的评价。虽然面临着巨大的困难，阐明麻醉对脑功能的影响，寻求最佳的麻醉策略，保护患者的脑功能显然具有重要的意义。

第二节　麻醉与恶性肿瘤患者的预后

尽管医学的发展日新月异，在疾病的预防、诊断及治疗方面都已取得长足的进展，恶性肿瘤仍然是危害人类健康的"夺命杀手"。手术切除是治疗实体肿瘤的主要措施，但术后肿瘤的转移、复发成为导致患者死亡的主要因素。导致肿瘤转移、复发的机制复杂。首先，肿瘤患者由于营养不良、精神压力、术前接受新辅助放、化疗和疾病本身的原因，术前就可能处于免疫抑制状态，而手术带来的应激反应会进一步加剧患者的免疫抑制，导致患者抗肿瘤免疫功能下降。再者，在手术过程中，肿瘤细胞有可能通过手术损伤的脉管系统进入患者的血循环，还可能存在一些微小的残余病灶未能清除，这都为肿瘤的转移、复发埋下隐患。目前大量的证据表明，围术期正是肿瘤转移、复发的易感窗口期，而围术期的麻醉管理，如麻醉方式的选择、麻醉药物的选择、疼痛管理、输血策略等处理不当，都可能对肿瘤患者的抗肿瘤免疫功能带来不同程度的抑制，进而对肿瘤的转移、复发和患者的长期预后产生不利影响。

一、免疫与肿瘤

早在1909年，Paul就提出了免疫系统控制肿瘤发生的假说。Dunn等人在2002年提出了"肿瘤免疫编辑学说"（cancer immunoediting），该学说认为在肿瘤发生、发展的过程中，免疫系统具有双重作用，既可以清除肿瘤细胞、抑制肿瘤生长，又可以通过对肿瘤细胞的塑形作用，选择适应宿主免疫活性的肿瘤细胞。肿瘤细胞在体内的发生发展取决于其与免疫系统间的相互作用。

免疫系统能够帮助机体清除衰老、死亡及损伤的细胞，监控和消灭异常的细胞，并能预防各种微生物、抗原异物的侵入。免疫功能受损会对机体带来很大的危害。研究证实,非肿瘤患者长期接受免疫抑制剂治疗后,其患肿瘤的概率将显著高于正常人。免疫系统功能障碍将直接影响肿瘤患者的预后和转归。如今,通过免疫疗法来治疗肿瘤更是成为研究的热点。

一方面,抗肿瘤免疫机制复杂。识别和消除癌细胞的关键免疫细胞为NK细胞、1型$CD4^+$辅助性T细胞(Th1细胞)、$CD8^+$细胞毒性T细胞(CTL)以及一些细胞因子,包括白细胞介素-12、干扰素-α/β、干扰素-γ及肿瘤坏死因子-α。其中,NK细胞不需预先致敏就可以杀死肿瘤细胞,NK细胞还可以产生多种细胞因子来调节免疫应答。研究表明NK细胞数量和活性降低的患者更易受到肿瘤的侵犯,也更易发生肿瘤的转移。而T细胞是目前认为唯一能够特异性杀伤肿瘤细胞的免疫细胞,利用肿瘤抗原特异性T细胞治疗肿瘤被认为是很有前景的癌症治疗方式。

另一方面,2型$CD4^+$辅助性T细胞(Th2细胞)、肿瘤相关巨噬细胞(TAM)、髓源抑制细胞(MDSC)、$CD4^+$调节性T细胞(Treg细胞)则通过对细胞免疫的抑制作用,促进肿瘤的发生和发展。此外,肿瘤部位的促炎因子如白细胞介素-6、TNF-α、白细胞介素-1β,可通过激活肿瘤细胞内的信号转导和转录因子3(STAT3)而减少肿瘤细胞凋亡,促进肿瘤细胞增殖。环氧合酶(COX)通路的产物前列腺素E_2(PGE_2)能加速肿瘤生长,使肿瘤细胞分泌血管内皮生长因子(VEGF)增加;同时抑制巨噬细胞、中性粒细胞、Th1细胞和NK细胞功能,加强Treg细胞功能,而不利于抗肿瘤免疫。

二、麻醉对肿瘤免疫的影响

麻醉对恶性肿瘤患者免疫功能及远期预后的影响是近年来研究的热点。麻醉医师在保护肿瘤患者围术期生命安全的同时,也不能忽视对患者免疫功能的保护,这可能对其长期预后产生巨大的影响。

(一)麻醉方式

近年来,关于脊麻、硬膜外麻醉和外周神经阻滞等区域麻醉相较单纯全麻是否可以改善肿瘤手术患者的预后问题,成为麻醉领域的又一研究热点,得到了临床麻醉医师的重视。理论上,区域麻醉的应用能够更好地保护肿瘤患者围术期的抗肿瘤免疫功能,减少术后肿瘤转移复发的风险。首先,手术应激本身会损害抗肿瘤免疫,其机制包括刺激交感神经系统和HPA轴,引起儿茶酚胺、前列腺素和皮质醇等的释放增加,使得NK细胞、Th1细胞和CTL细胞的数量减少并抑制其活性,还可抑制IL-12、IFN-γ等Th1型细胞因子的分泌等。而研究显示单纯全麻不能完全抑制手术应激反应,不能有效阻断手术区域伤害性刺激向中枢的传导。此外,疼痛、炎症、阿片类药物及吸入麻醉药物的使用都一定程度抑制患者的抗肿瘤免疫功能。而单纯区域麻醉(或全麻复合区域麻醉)相较单纯全麻可以发挥更好的镇痛、抗炎作用,并减少甚至避免阿片类药物与吸入麻醉药物使用,从而对肿瘤患者围术期的抗肿瘤免疫功能发挥积极的保护作用。更重要的是,临床相关浓度的局麻药物(如利多卡因、布比卡因)本身被证实能够增强肿瘤细胞凋亡,抑制肿瘤的增殖与生长。

遗憾的是,上述麻醉方式对术后肿瘤转移、复发影响的理论机制并未能在临床研究中得到充分的肯定和证实。临床上一些关于比较单纯区域麻醉(或全麻复合区域麻醉)与单纯全麻在减少术后肿瘤的转移、复发方面的回溯性研究和荟萃分析的结果还存有争议。有研究发现与全麻相比,椎管内麻醉在大肠癌、乳腺癌患者的免疫保护方面并没有明显的优势。区域麻醉是否对肿瘤患者的长期生存带来确凿的益处也尚未明确。目前,正在进行一些前瞻性、多中心临床研究,有望进一步揭示麻醉方式对肿瘤患者预后的影响。

(二)围术期药物

1. 镇静、催眠类麻醉药

(1)吸入麻醉药 目前普遍认为吸入麻醉药可以抑制NK细胞和T细胞免疫功能,其效应呈剂量和时间依赖性。体外实验表明,吸入麻醉药不仅可以破坏人外周血淋巴细胞的DNA,还可以上调低氧诱导因子(HIFs)的表达。HIFs的表达上调会刺激Treg细胞的分化和增殖,通过增加IL-10表达,抑制NK细胞和CTL细胞的作用,与肿瘤的恶性进程有关。氙气与异氟烷、七氟烷、地氟烷都被证实能够增强HIFs的表达,促进肿瘤细胞的迁移。

(2)丙泊酚 临床剂量的丙泊酚对NK细胞和淋巴细胞的影响较小。已有的研究表明,全凭静脉麻醉不会造成患者白细胞DNA的损伤。丙泊酚还可通过对COX-2活性的抑制而减少PGE_2的分泌,进一步减轻免疫抑制。此外,丙泊酚可以抑制肿瘤细胞增殖,促进其凋亡,并能抑制基质金属蛋白酶(matrix metalloproteinases, MMPs)减少肿瘤转移,还可降低缺氧诱导因子-1α(HIF-1α)的还原。因此,就现有证据而言,与挥发性麻醉药物相比,丙泊酚可能是肿瘤患者手术的理想药物。

(3)苯二氮䓬类药 苯二氮䓬类药能激动中枢GABA受体,产生抗焦虑和镇静作用,其对肿瘤患者的影响存在争议。一方面,咪达唑仑可通过抑制STAT3的活化抑制IL-6的释放,影响中性粒细胞的黏附及迁移,抑制免疫系统功能;另一方面,可以通过抑制活性氧生成,激活细胞凋亡的线粒体途径,抑制肿瘤细胞生长。肿瘤患者在围术期的焦虑心理也会导致应激反应,循环内儿茶酚胺及皮质醇水平增加使得Th2细胞功能激活,导致细胞免疫抑制。而苯二氮䓬类药物的抗焦虑作用针对缓解这种心理应激也起到一定的保护作用。

(4)氯胺酮 氯胺酮是目前已知的具有明显镇痛效应的诱导药物,有关其对免疫系统的作用,研究证据的指向性并不一致。目前认为,氯胺酮可以抑制炎性细胞因子产生和炎症细胞内iNOS活性,增加细胞内cAMP水平,抑制中性粒细胞(PMN)表面黏附分子表达及PMN效应作用。

2. 镇痛类药

(1)阿片类药 阿片类药具有强而有效的镇痛作用,不仅是围术期使用的主要镇痛药物,也是治疗癌症相关疼痛的有效止痛药物。阿片受体既存在于中枢神经系统,又存在于免疫细胞上,阿片类药物可以通过与免疫细胞上的μ阿片受体结合,来发挥免疫抑制作用。阿片类药物还能激动中枢的μ阿片受体,激活HPA轴,引起儿茶酚胺释放增加,间接抑制免疫功能。大量证据显示,阿片类药物能够促进肿瘤的生长与转移。与羟考酮、氢吗啡酮、丁丙诺啡相比,吗啡与芬太尼免疫抑制作用更为强烈。研究表明吗啡能抑制CTL细胞和NK细胞活性,促进T细胞凋亡,减少T细胞分泌IL-2和IFN-γ,增加IL-4,促进Th2型细胞分化,抑制机体免疫,其作用呈剂量依赖性。虽然吗啡被证实具有多种促进肿瘤发生发展的不良作用,但目前没有临床确凿证据表明吗啡镇痛会导致癌症的发生。

(2)曲马多 曲马多既是一种μ阿片受体激动剂,也是5-羟色胺和去甲肾上腺素再摄取抑制剂。与吗啡相反,动物实验结果显示,曲马多能增强NK细胞活性,促进淋巴细胞增殖。即便随着应用剂量的增加,曲马多也不会造成外周多形核细胞和单核细胞的吞噬作用变化。

（3）非甾体抗炎药（NSAIDs）　NSAIDs类药物包括阿司匹林、吲哚美辛、布洛芬、乐松、美洛昔康以及对胃肠道刺激较小的选择性环氧合酶亚型（COX-2）抑制剂塞来昔布、依托考昔等。这些药物可以抑制PGE_2的合成达到重新唤醒免疫系统的效果，其抑制COX的作用也有利于抗肿瘤免疫的增强。相当多的证据也已证实，阿司匹林及其他NSAIDs的应用可以降低结直肠癌、胰腺癌和乳腺癌的进展和术后复发风险，然而这一联系背后的机制还未完全阐明。

3. 围术期其他药物

（1）α受体激动剂　右美托咪定是一种新型高选择性$α_2$受体激动剂，主要作用于中枢和周围神经系统，其可以抑制交感神经活性，降低血中肾上腺素、去甲肾上腺素浓度，减少炎症介质的产生。可减轻术中机体应激反应及炎症反应，保持Th1/Th2比值平衡，从而发挥免疫调节作用，改善患者免疫功能。

（2）β受体阻滞剂　β受体阻滞剂可减轻交感神经系统的激活程度，对抗应激反应时交感神经过度兴奋，拮抗肾上腺素的作用，还可以一定程度上下调炎症介质表达，并减少人体肿瘤细胞VEGF的分泌，改善肿瘤患者术后生存率。

（三）疼痛管理

手术或肿瘤本身引发的疼痛会触发交感神经系统与HPA轴的激活，还会增加外周免疫系统中免疫抑制性β-内啡肽的浓度，从而抑制抗肿瘤免疫、促进肿瘤的进展。因此，围术期完善镇痛管理对于改善肿瘤患者的长期预后具有重要的作用。针对创伤较大的外科手术，如开胸的肺癌、食管癌手术，上腹部的胰腺癌、肝癌手术等采用区域麻醉镇痛可能具有较好的优势。

（四）血液输注策略

目前已有超过200项研究表明接受围术期同种异体输血（allogeneic blood transfusion, ABT）的患者术后感染以及肿瘤转移复发比例较高。ABT具有独特的免疫调节作用，称为输血相关性免疫调节（transfusion-related immunomodulation, TRIM）。引起TRIM的主要成分存在于白细胞及白细胞的分解产物和血浆中。围术期异体输血引起的TRIM可能是术后肿瘤复发的重要原因。异体输血可以降低树突状细胞成熟和抗原递呈能力、抑制NK细胞和CTL细胞活性、诱导Treg细胞形成、抑制IL-2的产生、促进前列腺素释放，多项研究表明，围术期红细胞输注可使术后感染率升高，并增加肿瘤术后转移和复发的发生率，这一作用在大量输血时会更加显著。

相对同种异体输血来说，自体血回输是否对肿瘤的复发有影响，目前尚不清楚。肿瘤手术血液回收技术是否会造成肿瘤细胞的再输入一直是人们担心的问题，虽然一项研究提示肿瘤患者的自体血经过过滤后并未检测到肿瘤细胞的标志物，但目前尚缺乏围术期自体血回输能改善肿瘤患者术后复发的明确结论。

（五）体温管理

在接受外科手术的患者中有47%～73%会出现低体温（中心体温低于36℃）。手术患者在麻醉状态下，由于血管扩张和正常自主体温调节反应钝化，导致身体热量由外周部位至核心部位的再分布，此外手术室内温度较低、患者身体在术前准备和手术操作期间大面积暴露、输注冷的液体或手术野冲洗液体等因素也会增加术后低体温的发生。术中低体温可导致一系列不良后果，如术后伤口感染率增加，机体凝血功能下降，术中失血量增加，术中、术后心血管并发症发生率增加，术后寒战增加机体氧耗、术后镇痛效果降低等，延缓患者的术后恢复。同时围术期低体温对免疫系统的影响较大，可以影响淋巴细胞迁移、中性粒细胞的吞噬作用、抑制NK细胞的活性以及减少细胞因子和抗体的生成，并导致机体强烈的应激反应。因此，在手术期间应给予患者体温监测。针对复杂、耗时较长的手术（如食管癌、胰腺癌等手术）应给予输液加温、采用加温毯等保护措施，避免患者围术期发生低体温。

综上，针对肿瘤患者的麻醉管理，还有许多值得深究与探索的关键。在临床工作中如何通过提高麻醉质量来改善肿瘤患者的远期预后，任重而道远！

第三节　麻醉与术后慢性疼痛

尽管目前对急性疼痛的认识与术后疼痛管理策略的发展有了长足的进步，术后疼痛依然是最常见的术后并发症之一。美国与欧洲的研究显示，41%～69%的患者会在术后经历中、重度疼痛。而严重的术后疼痛并不只局限于接受大型手术的患者，即便是接受微小创伤的手术，如腔镜手术、疝修补术、痔疮切除术，也可发生严重的术后疼痛。麻醉医师不仅要处理好手术患者的术后急性痛，更不能忽视对患者术后慢性疼痛的预防和治疗。

一、术后慢性疼痛及其危害

Macrae 与Davies最早提出术后慢性疼痛（chronic postsurgical pain, CPSP）的概念，将其定义为发生在术后，持续两个月以上的疼痛，且排除术前已有的、非手术原因导致的疼痛。近年来，国际疼痛研究协会（international association for the study of pain, IASP）对CPSP提出许多修改的建议。例如，近期许多的研究都将CPSP的持续时间界定为术后持续3个月以上；将疼痛程度界定为NRS评分四分及以上。在不同类型的手术中术后慢性疼痛的发生率也不同，总的来说，介于15%～60%，而其中又有18%的患者遭受中、重度的慢性疼痛，12%的患者发生致残性慢性痛。以全膝关节置换术为例，术后一年患者疼痛的发生率仍可高达20%～50%。CPSP对患者的情绪、睡眠及生理功能都可带来长期、严重的损害，甚至导致患者丧失工作能力。CPSP还会增加患者的医疗支出、加重经济负担，为缓解疼痛而长期或不当的使用阿片类药物还可能导致CPSP患者出现阿片类药物的滥用和成瘾，给患者带来极大的痛苦。因此，临床麻醉医师有责任预测、预防以及有效治疗CPSP，以改善患者术后的远期生活质量。

二、针对CPSP的麻醉管理策略

从麻醉管理入手，麻醉医师有以下策略可以降低CPSP的发生率。

（一）早期识别CPSP的危险因素

首先，根据ASA指南，麻醉医师在术前评估之时即应开始启动CPSP的管理，评估患者发生CPSP的风险。麻醉医师应当重点评估以下因素：手术的类型和部位；术前存在的疾病性质和类型；术前存在的慢性疼痛；灾难化或其他潜在的心理问题；人口因素（性别、年龄等因素，其中年轻女性更容易发生CPSP）。表5-2列举了CPSP的高危因素。Althaus等人提出了一个简化的CPSP危险度评分系统（表5-3）。

表5-2　CPSP的危险因素

危 险 因 素	内　容
年轻	
女性	
术前慢性疼痛	
精神因素	心理脆弱、焦虑/抑郁、疼痛灾难化心理
疾病类型	恶性肿瘤 ± 放疗、化疗 感染/炎症
遗传基因	对疼痛感知、止痛药物反应的遗传易感性；术后损伤神经的再生能力
手术类型和部位	如截肢、乳腺癌手术、开胸手术、髂嵴骨取骨、子宫切除术、腹股沟疝修补术、剖宫产
手术方式	开放性手术>腔镜手术 使用补片>传统疝修补 肋骨周围>肋间缝合广泛的组织损伤>保守性解剖 大量使用电凝止血 手术时间长 切口感染 神经损伤
术后急性期疼痛	剧烈疼痛 神经病理性疼痛 阿片类药物需求高

表5-3　CPSP危险因素评分系统

危险因素（每个因素1分）	分数（CPSP危险度%）
过去的6个月负担过重或心理过度紧张	0（12%）
术前手术区域疼痛	1（30%）
术前手术外区域疼痛	2（37%）
过去的6个月负担过重，可由以下2种及以上情况证明： 睡眠障碍，疲劳，可怕的想法，眩晕，心动过速，感觉被误解， 手抖，服用镇静剂或安眠药	3（68%） 4（82%） 5（71%）
术后第1～5天平均术后疼痛评分为5/10以上	

（二）帮助患者做好应对CPSP的准备

针对评估为CPSP高危的患者，应当帮助患者做好心理准备。还可以针对其中一些高危因素，例如术前疼痛、阿片类药物耐受、成瘾、术前焦虑和灾难化心理等，进行术前治疗。必要时可向心理医师及治疗慢性疼痛的专家寻求帮助。充分告知患者及其家属CPSP的顽固性及可能引起的一些严重后果,针对术后疼痛管理可以采取的策略及其可能的并发症等,以取得患者及家属积极的配合。

(三)麻醉技术

ASA指南提出围术期疼痛管理应该始于术前,而术前用药亦是多模式镇痛的组成部分。在麻醉方式的选择中,若情况许可时,建议使用周围神经阻滞、椎旁神经阻滞等区域麻醉镇痛技术。已有研究证实,区域镇痛可显著降低开胸、大型腹腔镜手术后CPSP的发生率。椎旁阻滞可以将乳腺癌术后6个月及12个月的CPSP发生率降低20%。当患者不宜接受区域麻醉时,选择多模式药物镇痛是较好的选择。静脉输注利多卡因能够有效减少术后疼痛,可降低乳腺癌术后CPSP的发生率。据报道围术期注射亚麻醉剂量的氯胺酮,无论是切皮前使用还是缝合切口前使用,无论单次还是持续给药,都可以有效地降低术后3个月及术后6个月的CPSP发生率。氯胺酮还可以有效治疗神经病理性疼痛,而神经病理性疼痛也是导致CPSP的因素之一。此外,近期的研究表明右美托咪定也可用于防治CPSP。

(四)采用多模式镇痛有效管理术后急性疼痛

基于研究发现术后发生严重急性痛的患者更容易发展为CPSP,所以麻醉医师不能忽视对患者术后急性痛的管理。ASA指南对术后急性疼痛的管理提出3点建议。在没有反指征的情况下应遵从这3点建议以达到平衡镇痛的目标:① 充分发挥区域麻醉的优势;② 保证全天候的基础镇痛(可使用对乙酰氨基酚和非甾体抗炎药);③ 优化止痛药的剂量,以达到最大疗效、最小的不良反应。术后急性痛转为CPSP的机制非常复杂,其中术后剧烈的炎症反应、严重的手术创伤损害及直接的神经损伤均参与其中。据报道,在开胸术与乳腺切除术中因神经损伤而诱导的神经病理性疼痛的发生率高达67%。而术后发生神经病理性疼痛的患者中,约78%的患者在术后6个月依然存在疼痛,更有56%的患者在术后1年仍遭受疼痛折磨。所以术后早期诊断和治疗神经病理性疼痛对防治CPSP至关重要。针对神经病理性疼痛可以使用的药物有以下5种:NMDA受体拮抗剂(如氯胺酮)、抗痉挛药(如加巴喷丁)、抗抑郁药、中枢α受体激动剂(如可乐定、右美托咪定)、静脉注射利多卡因。

(五)随访

针对术前和(或)术后评估为CPSP高风险的患者应进行密切的术后随访。术后的前3个月是CPSP防治的关键时期,麻醉医师通过密切的随访在该时间段内对CPSP进行早期诊断和干预,就能有效地防止和减弱CPSP的发展。遗憾的是,目前有80%的CPSP患者在术后前3个月都因为没有接受疼痛随访而错失最佳治疗时期。

综上,CPSP给患者的生活带来巨大的痛苦,而通过改善麻醉管理、提高麻醉质量可以有效地降低CPSP的发生。

第四节　围术期患者血液管理对患者安全和预后的影响

贫血可显著增加围术期其他并发症的发病率和死亡率。传统观点认为通过输注异体血纠正患者的贫血能够改善患者的预后,但大量的循证医学证据表明,同种异体血液输注(allogeneic blood transfusion, ABT)本身就是导致患者临床预后不良的独立危险因素。此外,同种异体血液输注还将显著增加医疗支出,临床也经常存在血制品匮乏、供不应求的情况。因此,如何做好围术期患者血液管理(patient blood management, PBM),改善患者的预后是麻醉医师肩上扛起的又一重任。

一、贫血对患者安全和预后的影响

贫血非常普遍,全世界有超过30%的人口存在贫血。据报道,美国有30.4%的外科患者存在贫血;而术后贫血则更为普遍,接受大手术的患者术后贫血的发生率高达90%。

贫血本身就是一种疾病,轻度的贫血就可导致患者功能能力和执行能力受损,降低患者的生活质量。无论是心脏手术还是非心脏手术,贫血均会增加围术期的发病率与死亡率。一项大型回顾性研究显示,接受大型非心脏手术的患者术前贫血会使其术后并发症发病率的比值比增加35%、术后30天死亡率的比值比增加42%。另有研究报道,轻度的术前贫血也是影响患者预后的危险因素,可增加心肌缺血、脑卒中、进行性肾功能不全及术后30天内的死亡率,并显著延长住院时间。

二、输血对患者安全和预后的影响

传统医学常采用输血的方式来纠正贫血,有时会忽略对导致贫血病因的纠正以及输血伴随风险的评估。若贫血原因得不到纠正,输血对贫血的纠正也只是短暂的,贫血很快会卷土重来。在急性大出血的紧急情况下,输血无疑成为治疗的手段之一。但临床对于输血指征的把控存在很大的差异。以全髋关节置换术为例,在不同的医疗机构其输血率存在着巨大差异,低的输血率为1.5%,高的输血率甚至达到78%。总的来说,输血指征需要综合考虑患者自身的生理及病理状况、目前贫血的严重性及继续失血的可能性等。

输血相关的并发症主要包括急性溶血性输血反应、循环超负荷、呼吸困难、输血传递的感染,以及输血相关急性肺损伤。与贫血类似,ABT亦是引起围术期发病率与死亡率的独立危险因素之一。大量证据显示,输血与一系列术后并发症都存在剂量依赖性的关系,这些并发症包括:心肌缺血、脑卒中、肺部并发症、肾脏损害、脓毒症、血栓栓塞以及伤口愈合不良等。ABT还可影响免疫调节,增加术后感染与肿瘤的转移与复发率。在胃肠道、胰腺肿瘤手术,髋关节置换术,以及脊柱融合术的研究中都发现ABT与术后感染相关。围术期输血还可增加结肠癌的复发率。一项荟萃分析显示,ABT以剂量相关的方式使肿瘤复发率的比值比提高42%。综上,针对围术期贫血的患者,麻醉医师不能够再盲目地通过输血来纠正,而应为其制订最佳的围术期血液管理策略。

三、患者血液管理

血液管理促进协会(society for the advancement of blood management, SABM)依据循证医学与外科手术观念,将患者血液管理(patient-centered blood management, PBM)定义为"维持血红蛋白浓度、优化止血、减少血液的丢失以改善患者的预后"。PBM策略主要有三部分组成:优化红细胞质量、减少血液丢失及出血、优化患者对贫血的生理耐受力。PBM应于术前尽早展开，并持续至术后，以减少贫血、失血、输血对患者预后的不良影响。

（一）优化红细胞质量

应于术前尽早诊断、评估与治疗患者的贫血。针对缺铁性贫血，可对患者进行口服与静脉输注补铁。近期的荟萃分析证实口服补铁能够有效增加血红蛋白、减少ABT的比例。但二价铁的生物利用度低（为10%～15%），口服补铁时需要较长的时间才能纠正贫血，且可带来一些消化道不良反应，如腹痛、便秘与腹泻等。若患者在口服补铁后血红蛋白并未升高、患者不能耐受口服铁剂的不良反应或距离手术时间不足6周，则可实施静脉补铁。大量的研究显示，静脉补铁能降低ABT的需求，降低急性肾损伤与感染的发生率，并缩短住院时间。重组促红细胞生成素（rEPO）也被用于纠正贫血。目前的证据显示，对于结肠癌手术患者使用rEPO并不能有效增加血红蛋白水平及减少血制品的输注；针对接受心脏与骨科手术的患者，输注rEPO则能够显著增加血红蛋白的水平并降低ABT的风险。NATA指南推荐，针对接受骨科手术的贫血患者，若营养缺陷已得到纠正或排除是营养缺陷导致的贫血，应给予患者rEPO。需要注意的是，rEPO可能带来高血压、缺血性及血栓性不良事件的发生。

（二）减少血液丢失及出血

首先，麻醉医师在术前应了解患者是否有手术与外伤后的出血史、女性患者是否有月经经量过多史、是否有服用抗凝与抗血小板药物的病史以及家族性出血倾向的病史。其中，麻醉医师应当针对中断抗凝/抗血小板药物使用导致血栓的风险与继续使用这些药物导致围术期出血的风险仔细评估与权衡，制订最有益于患者的决策。

在外科方面，手术医师应熟悉解剖操作，细致止血。有研究提示，与开放性有创手术相比，腔镜与最小微创手术（如机器人胃切除术）与减少手术相关出血相关。患者的体位摆放也应注意，避免阻断静脉回流而导致静脉压力增高与手术部位的出血增加。

在麻醉管理方面，亦有许多有效策略减少出血。有研究表明实施区域神经阻滞麻醉相较实施全麻能够减少外科术中的出血量。这可能是由于神经阻滞麻醉阻滞了交感神经，继而降低了血压与静脉血管张力，从而减少出血。此外，围术期维持患者正常的体温、避免酸中毒与低钙血症的发生，都是优化止血的关键点。在围术期还可以使用一些有效的止血药物来减少血液丢失，例如氨基己酸与氨甲环酸的应用，其中氨甲环酸可能更为有效。一项荟萃分析显示氨甲环酸能将ABT的使用率降低39%，而氨基己酸仅将ABT的使用率降低25%。其他止血药物，如纤维蛋白封闭剂、凝血酶等也能有效止血。此外，采用血细胞回收技术、急性等容血液稀释法均可降低ABT的使用率。最后，还应该避免与减少医院性的失血，如对成年患者进行采血化验时，可通过使用儿童采血管来减少采血量。

（三）优化患者对贫血的生理耐受力

氧的摄取、运输、交递与利用是一个复杂的生物过程，该过程中某一环节的缺陷可通过其他环节的增强来代偿。当贫血导致携氧运输能力不足时，可以通过增加每分通气量、增加心排血量、改善肺的通气/血流比、将氧优先提供于重要的器官、增加组织氧的摄取等方式来弥补。因此，患者对贫血的生理耐受力也可通过多种方式加强，如增加吸入氧浓度，增加血压等方式。此外，有效的镇痛与避免感染也能有效降低氧耗,增加患者的贫血耐受力。有趣的是,研究显示输注红细胞却不能在早期的24 h内改善组织的氧合,反倒是可能降低组织的氧合。针对贫血患者,英国国家卫生与服务优化研究院(national institute for health and care excellence, NICE)进行如下推荐:对于没有合并急性冠脉综合征或遭受大出血的患者,血红蛋白低于70 g/L是输注红细胞的指征,并同时建议将血红蛋白的目标靶浓度控制在70～90 g/L;针对急性冠脉综合征患者,血红蛋白低于80 g/L是输注红细胞的指征,并同时建议将血红蛋白的目标靶浓度控制在80～100 g/L。

第五节 麻醉方案和术中知晓对患者预后的影响

在面对手术患者的时候,麻醉医师所做的一些关键决策,其麻醉管理的质量,都可能对患者的长期预后与生活质量带来深远的影响。

一、麻醉方案的选择

在临床工作中,麻醉医师需要给患者制订麻醉方案,选择何种麻醉方式,使用何种麻醉药物不能仅仅依据麻醉医师的经验与习惯而随意确定,而是要结合患者的手术类型与患者自身的病理、生理特点进行仔细的思考。选择正确的麻醉方式与麻醉药物不仅能够保障患者临床的安全,减少术后并发症的发生,也可以改善患者的远期预后。例如,接受下腹部或下肢手术的患者,椎管内麻醉与全身麻醉均可以满足手术的需求,那么麻醉医师应当如何选择? 近期一项针对全髋和全膝关节置换术的临床研究就显示,与全身麻醉相比较,椎管内麻醉虽能显著缩短患者的住院时间,但对患者的死亡率、手术持续时间、手术切口感染、肺部感染、神经麻痹、术后恶心呕吐等事件的发生率没有显著的影响。但进一步的研究证明,若接受全髋和全膝关节置换术的患者术前患有其他疾病(如心肌梗死、原发恶性肿瘤等),则蛛网膜下隙麻醉相较全麻能够降低患者术后30天的死亡率。

同样,麻醉药物的正确选择也对改善患者预后发挥重要的作用。例如,上文提到,目前的证据提示在改善恶性肿瘤患者远期预后方面,静脉麻醉药丙泊酚相较吸入麻醉药而言可能具有一定的优势。但对于心脏手术患者而言,吸入麻醉药则更具优势,其相较静脉麻醉可以显著降低患者的死亡率、减少肺部并发症的发生率。

二、全身麻醉与术中知晓

术中知晓是指全身麻醉下的患者在手术过程中出现了有意识的状态,并且术后能够回忆起术中发生的与手术相关联的事件。基于大部分术中知晓的病例在全麻监测中并没有麻醉偏浅的征象,所以其发生机制尚未阐明。据研究报道,术中知晓的发生率为0.1%～0.2%,在高危手术(如心脏手术、产科手术、急诊手术、休克患者手术等)中,其发生率高达1%以上。术中知晓可引起严重的情感和精神障碍,甚至导致30%～50%的患者发生创伤后应激障碍(post-traumatic stress disorder, PTSD)。PTSD可持续数月甚至数年,导致患者心理及行为异常、睡眠障碍、焦虑多梦以及精神失常,对患者的生活质量带来长期、严重的影响。因此,麻醉医师对每一例拟接受全麻的患者都应高度重视及防范术中知晓的发生,尤其要杜绝因为麻醉过失导致了麻醉偏浅而引起的术中知晓。麻醉医师可采取以下策略来减少术中知晓的发生。

首先,对患者进行术中知晓风险的评估(表5-4),若患者评估下来为高危患者则应告知患者该风险的存在,让其有一定的心理准备,并预防性使用苯二氮䓬类药物,并采用麻醉深度监测(如BIS监测)以求减少知晓的发生。

表5-4　导致术中知晓的危险因素

患　者　方　面		手术方面	麻醉管理方面
既往有术中知晓发生史		心脏手术	麻醉维持期使用肌松药
大量服用或滥用药物(阿片类药物、苯二氮䓬类药、可卡因)		剖宫产手术	肌松期间减少麻醉药剂量
慢性疼痛患者大剂量使用阿片类药物的病史		创伤手术	全凭静脉麻醉
认定或已知存在困难气道		急诊手术	氧化亚氮-阿片麻醉
ASA 4～5级			
血流动力学储备受限			

其次,在术中麻醉管理时要注意以下几点。首先,麻醉医师可预防性使用苯二氮䓬类药物,包括术前和浅麻醉时应用;当存在术中知晓危险时,如发生气管插管困难时,应追加镇静催眠药。其次,麻醉医师应该牢记单纯的血流动力学参数并不是麻醉深度是否满意的标准,肌松药可掩盖对麻醉深度的判定。最后,可通过使用脑功能监测设备监测麻醉(镇静)深度,如脑电双频指数(BIS)监测仪以确保麻醉中BIS值< 60。

值得注意的是,不能为了防止麻醉过浅导致术中知晓的发生而一味地加深麻醉,过深的麻醉亦会影响患者脑功能,可能引起术后认知功能障碍,并导致术后一年的死亡率增加。而一旦发现患者发生了术中知晓,应当为患者提供积极的随访,并让精神科医师早日介入治疗。

综上,麻醉与患者的远期预后存在多方面的关联,而其中亦有许多的未解之谜有待麻醉学者们持之以恒的探索与孜孜不倦的钻研。多学科协作诊疗(multiple disciplinary team, MDT)是目前国际上流行的诊疗模式,也是未来医学发展的必由之路。它以患者为中心,召集多个相关科室共同制订个性化治疗方案,以求达到更好的治疗效果。目前,越来越多的手术患者合并有复杂的内科并发症,外科的危重病患者与老年患者也越来越多。基于麻醉与患者的术后转归、远期预后都密切关联,为保障手术患者的围术期安全、改善患者的远期预后,当代麻醉医师势必要成为MDT中不可或缺的一员,在整个围术期管理中发挥着重要的作用。

(缪长虹　任　瑜)

参　考　文　献

[1] Davidson A J, Disma N, de Graaff J C, et al. Neurodevelopmental outcome at 2 years of age after general anaesthesia

and awake-regional anaesthesia in infancy (GAS): an international multicentre, randomised controlled trial. Lancet. 2016; 387(10015): 239－250.

[2] Sun L S, Li G, Miller T L, et al. Association Between a Single General Anesthesia Exposure Before Age 36 Months and Neurocognitive Outcomes in Later Childhood. JAMA. 2016; 315: 2312－2320.

[3] Gleich S J, Flick R, Hu D, et al. Neurodevelopment of children exposed to anesthesia: design of the Mayo Anesthesia Safety in Kids (MASK) study. Contemp Clin Trials. 2015; 41: 45－54.

[4] Refresher Course Lectures Anesthesiology 2016.

[5] Buggy D J, Borgeat A, Cata J, et al. Consensus statement from the BJA Workshop on Cancer and Anaesthesia. Br J Anaesth. 2015; 114(1): 2－3.

[6] Weng M, Chen W, Hou W, et al. The effect of neuraxial anesthesia on cancer recurrence and survival after cancer surgery: an updated meta-analysis. Oncotarget. 2016 22; 7(12): 15262－15273.

[7] Tawfic Q, Kumar K, Pirani Z, et al. Prevention of chronic post-surgical pain: the importance of early identification of risk factors. J Anesth. 2017; 31(3): 424－431.

[8] Desai N, Schofield N, Richards T. Perioperative Patient Blood Management to Improve Outcomes. Anesth Analg. 2017 Oct 19.［Epub ahead of print］.

第6章
加速康复外科的发展历史、内容和意义

加速康复外科（enhanced recovery after surgery, ERAS）的定义是：以循证医学证据为基础，外科、麻醉、护理、营养等多学科协作，通过优化围术期处理的临床路径，以减少手术患者的生理及心理的创伤应激，降低术后并发症，缩短住院时间，患者得以加速康复。这一优化的临床路径包含了住院前（家）、手术前、手术中、手术后、出院后（回家），这一完整的治疗过程。ERAS是现代医学一项新的理念和治疗康复模式，其核心是强调以服务患者为中心，以循证医学的证据为基础，多学科的合作与参与，以实现临床路径及流程的全面优化。实现了社会、医院、患者及医疗人员多赢的局面，产生了重要的社会及经济效益。

第一节　加速康复外科的发展历史

1997年Kehlet教授首次提出快通道手术（fast track surgery, FTS）的概念。2001年在欧洲成立了加速康复外科研究小组（ERAS study group），并且将FTS更名为ERAS，发起人是Fearon教授及Olle教授等，Olle教授担任主席。大多数的专家都有临床营养的研究背景，其中Fearon教授是国际著名的肿瘤营养专家，Olle教授是欧洲肠外与肠内营养学会的前主席，这也表明ERAS与外科代谢及营养有着密切的关系，在实施与研究ERAS的过程，需要高度关注营养及代谢的研究及临床应用。2005年ERAS研究小组发表了第一个ERAS的临床共识，即《结肠切除手术应用加速康复外科的专家共识》。2010年，欧洲专家委员将ERAS小组更名为ERAS学会（ERAS society），目的是提升围术期处理的质量，促进患者的快速康复。2014年欧洲ERAS学会发布《胃切除应用加速康复外科的专家共识与指南》，ERAS的概念逐渐在国际上引起了广泛的重视与推广，在外科的诸多领域获得了成功的应用。目前，欧洲ERAS已发布了有关胃切除、结直肠切除手术、减重手术、食管切除手术、妇科肿瘤切除等15个专家共识及指南。2010年召开了欧洲第一届ERAS学术大会，2018年将召开第四届ERAS的大会。英国政府发布了《促进术后康复的伙伴计划》。2013年美国成立加速康复外科学会，2015年召开了美国第一届的ERAS学术年会。

2007年黎介寿院士首次将加速康复外科的概念引进中国；同年，江志伟教授于《中华外科杂志》在国际上首次报道了胃癌患者应用加速康复外科的临床研究的论文，并且开始在结直肠癌及胃癌领域开始进行ERAS的临床应用研究。江志伟教授2007年发表在《中国实用外科杂志》的论文《快速康复外科的概念与临床意义》，目前谷歌学术引用已超过800多次；2010年国家信息研究所发表的年度报告中,此文是5年间外科领域中引用率最高的中文论文。2012年,江志伟教授等将加速康复外科的概念及临床意义写入了赵玉沛院士主编的研究生教材《普通外科学》。2015年在南京召开了中国第一届的加速康复外科全国大会,成立了中国第一个加速康复外科的专家委员会,发表了中国第一个加速康复外科领域的专家共识——《结直肠切除应用加速康复外科中国专家共识》,以此为标志表明中国ERAS开始获得外科领域的广泛关注。2015年,全国政协委员冯丹龙女士到南京总医院进行调研,向全国政协大会提交了《提升医疗服务质量,实施加速康复外科》的提案,此提案获得了国家卫健委的重视与批复。2016年1月,国家卫健委到南京总医院调研ERAS项目,确定在全国规范化开展ERAS,2016年12月在杭州成立了国家卫健委医管中心的加速康复外科专家委员会,标志着ERAS项目成为国家推动的项目;其中有7位外科领域的院士担任顾问,王伟林教授担任主任委员。后陆续在全国范围内成立以下一些ERAS的专业委员会:中国研究型医院学会加速康复外科专业委员会(梁廷波教授担任主任委员);中国医师协会加速康复外科专业委员会(王伟林教授担任主任委员);中国医疗促进协会加速康复外科专业委员会(李宁教授担任主任委员);中国医药教育协会加速康复外科专业委员会(江志伟教授担任主任委员)。各专业委员会及学术组织陆续发表各个外科领域的ERAS中国专家共识,进一步推动了中国ERAS事业的蓬勃发展。2017年,赵玉沛院士代表中华医学会外科学分会与欧洲加速康复外科学会签订了战略合作计划,此举表明中国ERAS项目从此走向国际舞台。2018年1月,在中华医学会外科学分会主任委员赵玉沛院士、中华医学会麻醉学分会主任委员熊利泽教授的领导下,2个权威的专业学会首次合作发表了《加速康复外科中国专家共识与临床路径管理指南2018版》,首次提出ERAS实施的中国指南,此举标志中国ERAS的推广到达了一个崭新的高度。

第二节　加速康复外科的主要内容和临床意义

一、加速康复外科的主要内容

诸多的国内外的加速康复外科共识及指南中,ERAS的主要内容包括了十多项甚至二十多项的内容,Kehlet教授强调过多的条目及措施可能会影响执行的依从性,进而影响ERAS实施的临床效果,因此,我们根据Kehlet教授及黎介寿院士的建议,提出了ERAS的六大核心措施。

(一)多模式的止痛方案

手术后疼痛来源主要来自切口、内脏及炎性反应。其传递路径包括外周神经、脊髓神经、大脑中枢神经。围术期止痛的传统方法是使用哌替啶、吗啡、曲马多等阿片类止痛剂。其缺点是会引起呼吸抑制、恶心呕吐、头晕、肠麻痹、尿潴留等,这些不良反应均会导致患者术后早期不能下床、不能进食、留置导尿管及留置胃管等。因此,Kehlet教授提出了多模式的止痛方法,2014年获得了美国麻醉学会的杰出研究贡献奖。其重点是:切口罗哌卡因浸润控制外周神经痛;静脉或口服对乙酰氨基酚控制炎性痛;静脉使用NSAIDs控制炎性痛;静脉使用羟考酮控制内脏痛;使用中胸段硬膜外镇痛及术后24~48 h的神经阻滞止痛。通过2~3个药物及2~3个靶点的联合应用,达到尽量不用或减少使用阿片类止痛药,促进术后胃肠蠕动功能、排尿功能及下床站立功能的早期恢复。

（二）术后早期下床活动

早期下床活动可以促进呼吸系统、肌肉骨骼系统等多系统功能恢复，可促进胃肠功能恢复，预防肺部感染、压疮和下肢深静脉血栓形成。实现早期下床活动应加强术前宣传教育、施行多模式镇痛以及早期拔除鼻胃管、尿管和腹腔引流管等各种导管。推荐术后清醒即可半卧位或适量在床活动，无须去枕平卧6 h；术后第1天即可开始下床活动，建立每日活动目标，逐日增加活动量。

（三）术后早期进食进水

严重营养不良的患者，术前7～10天即可给予营养支持（口服和/或肠外），可减少感染并发症及吻合口瘘的发生。研究发现联合使用术前口服碳水化合物、硬膜外镇痛及术后肠道营养，获得了术后更好的氮平衡、更好的血糖正常水平而不需要使用外源性胰岛素。如果患者体重严重下降应口服辅助营养，并持续至患者回家。对于老年人特殊营养素的缺乏，应根据情况给予补充维生素及微量元素。有研究显示早期口服或肠内营养与完全禁食相比，可以促进术后肠功能的早期康复，减少术后感染并发症及缩短住院时间。然而，如果不使用多模式镇痛的方案，术后早期进食有可能增加呕吐的风险。

有研究显示择期腹部手术清醒后应尽早恢复经口进食、饮水，早期口服辅助营养可促进肠道运动功能恢复，维护肠黏膜功能，防止菌群失调和移位，还可以降低术后感染发生率及缩短术后住院时间。一旦患者恢复通气可由流质饮食转为半流质饮食，进食量根据胃肠耐受量逐渐增加。当口服饮食能量摄入少于正常量的60%时，应鼓励添加口服肠内营养辅助，在出院回家后继续口服辅助营养物。

（四）围术期液体管理

液体输注过量或不足，均可以导致脏器的血流灌注不足，引起术后器官功能障碍及并发症的发生，从而延迟患者康复出院的速度。血容量是决定心脏输出量及组织氧输送的一个重要参数。正常情况下术中非显性的失水量一般不超过1 ml/(kg·h)，并没有原来想象的那么多。由于手术引起的神经内分泌反应，术中尿量也可能减少，但无须为了追求尿量的正常，而过多输液；需要进行合理监测指导下的补液。在正常血容量时，由于神经阻滞引起的血管扩张产生低血压，无须输注晶体或胶体来纠正，以免导致液体过负荷，仅需使用小剂量的血管活性药物进行收缩血管即可。

推荐使用平衡的限氯离子的晶体液，使用生理盐水将增加发生肾功能不全及高氯代谢性酸中毒等并发症的风险。一般情况下，使用晶体维持在1.5～2 ml/(kg·h)输液即可维护腹部大手术的液体内稳态。应尽可能地减少液体的转移，预防措施有尽可能避免肠道准备、术前口服碳水化合物饮品，减少肠道操作、微创手术及减少血液丢失等。针对高风险手术患者推荐进行目标导向性液体治疗（goal-directed fluid therapy, GDFT）的策略，有证据显示，在GDFT的过程中，使用人工胶体溶液对于维持循环容量，减少总入液量，实现围术期液体零平衡，减少术后并发症有潜在优势。术后静脉输液也应尽量减少，避免液体过多；优先使用肠道途径补充液体。

（五）去除鼻胃管等管道及引流管

择期腹部手术不推荐常规放置鼻胃管减压，这样可以降低术后肺不张及肺炎的发生率。如果在气管插管时有气体进入胃中,可以插入胃管排出气体,但应在患者麻醉清醒前予以拔除。

使用导尿管24 h后就应考虑拔除。而行经腹低位直肠前切除术时,应考虑放置导尿管2天左右或行耻骨上膀胱穿刺引流。

腹部择期手术患者术后使用腹腔引流并不会降低吻合口瘘及其他并发症的发生率及减轻其严重程度。因此,在腹部择期手术时,不推荐常规放置腹腔引流管。可以根据情况,选择性地放置腹腔引流管,尽量早期拔除引流管。

(六)微创及精准手术治疗

手术相关应激因素包括:外科医师的手术熟练度、手术切口大小、手术操作时间、范围、出血量、麻醉医师的技术高低、各种药物、液体等。手术创伤是外科患者主要的应激来源,因此,精准的外科操作,使用腹腔镜、内镜、支架、机器人等微创外科的器械,可以帮助实现外科的微创化,从而减少创伤应激。外科路径的优化也可以帮助实现外科的微创化,如经自然腔道标本取出术。单孔、减孔腹腔镜技术等。

二、加速康复外科的临床意义

影响术后患者康复的主要原因包括:疼痛、应激反应、器官功能不全、腹胀、肠麻痹、低氧、睡眠不足、体弱、饥饿、不能活动及各种导管的限制等因素。为了减少术后并发症,促进手术患者的快速康复,丹麦学者Kehlet教授于1997年首次提出了加速康复外科的概念。有研究显示,ERAS方案优势表现在:减少疼痛、并发症、创伤应激,减少治疗费用,促进器官功能的康复,至少减少30%的术后住院时间,并且不增加术后并发症的发生率及再返院率。有研究显示,应用ERAS方案还可提高结直肠癌患者的术后5年生存率。

加速康复的治疗是以患者为中心、强调高质量的医疗与护理,对患者而言,整个治疗流程满意度提高,痛苦经历减少;对于社会而言,ERAS减少医疗费用,提高床位流转,提升了社会经济效益;对于医院而言,增进多学科的互动,在提升服务质量的同时降低医疗费用,与医疗改革政策相吻合;对于医护工作者而言,增加工作成就感。

(江志伟)

参 考 文 献

[1] Wilmore D W, Kehlet H. Management of patients in fast track surgery.BMJ, 2001, 322(7284): 473-476.

[2] Kehlet H. Multimodal approach to control postoperative pathophysiology and rehabilitation. Br J Anaesth, 1997, 78(5): 606-617.

[3] Fearon K C, Ljungqvist O, Von Meyenfeldt M, et al. Enhanced recovery after surgery: a consensus review of clinical care for patients undergoing colonic resection . Clin Nutr, 2005, 24(3): 466-477.

[4] Mortensen K, Nilsson M, Slim K, et al. Consensus guidelines for enhanced recovery after gastrectomy: Enhanced Recovery After Surgery (ERAS(R)) Society recommendations. Br J Surg, 2014, 101(10): 1209-1229.

[5] Liu X X, Jiang Z W, Wang Z M, et al. Multimodal optimization of surgical care shows beneficial outcome in

gastrectomy surgery. JPEN J Parenter Enteral Nutr, 2010, 34(3): 313－321.

[6] Wang G, Jiang Z, Zhao K, et al. Immunologic response after laparoscopic colon cancer operation within an enhanced recovery program. J Gastrointest Surg, 2012, 16(7): 1379－1388.

[7] Cashman J N, Dolin S J. Respiratory and haemodynamic effects of acute postoperative pain management: evidence from published data. Br J Anaesth, 2004, 93(2): 212－223.

[8] Pyati S, Gan T J. Perioperative pain management. CNS Drugs, 2007, 21(3): 185－211.

[9] White P F, Kehlet H, Liu S. Perioperative analgesia: what do we still know?. Anesth Analg, 2009, 108(5): 1364－1367.

[10] American Society of Anesthesiologists Task Force on Acute Pain M. Practice guidelines for acute pain management in the perioperative setting: an updated report by the American Society of Anesthesiologists Task Force on Acute Pain Management. Anesthesiology, 2012, 116(2): 248－273.

[11] Zhong J X, Kang K, Shu X L. Effect of nutritional support on clinical outcomes in perioperative malnourished patients: a meta-analysis. Asia Pac J Clin Nutr, 2015, 24(3): 367－378.

[12] Nelson R, Edwards S, Tse B. Prophylactic nasogastric decompression after abdominal surgery. Cochrane Database Syst Rev, 2007, 18(3): CD004929.

[13] Gustafsson U O, Oppelstrup H, Thorell A, et al. Adherence to the ERAS protocol is Associated with 5－Year Survival After Colorectal Cancer Surgery: A Retrospective Cohort Study. World J Surg, 2016, 40(7): 1741－1747.

第7章
临床研究与课题设计

麻醉医师在临床实践中每日面对患者和疾病,需要不断回答患者有关麻醉方式、手术风险、术后恢复等方面的问题。通过请教同事或阅读文献来学习借鉴他人的经验是成长过程的一个方面,总结自己的临床实践、探索解决问题的新方法是成长过程的另一个方面。医学的不断进步就是从实践到理论、再从理论到实践的探索与应用的过程。开展临床医学研究是临床医师不断提高自我、促进医学进步的重要途径。

第一节　临床研究的意义

临床研究是医药卫生科学研究的一个分支,是以患者为主要研究对象,以疾病的诊断、治疗、预后、病因为主要研究内容,以医疗服务机构为主要研究基地,由多学科人员共同参与组织实施的研究工作。其目的在于探索疾病发生、发展及转归规律,研究和创造新的疾病诊疗方法,提高临床治疗水平。在过去的几十年中,相比于基础研究所取得的进展,麻醉与围术期临床研究的开展明显落后。例如,麻醉与外科医师研究临床问题时采用的研究类型大多仍是单中心回顾性病例分析。这种产生于50多年前的研究设计存在诸多缺陷,已不足以解决今天的麻醉与外科医师面临的复杂临床问题。而目前经常需要使用的复杂、精细的临床研究方法是大多数麻醉与外科医师所不熟悉的。临床研究能为基础医学研究提供信息和需求,促进基础医学的可持续发展。高质量临床研究为临床决策提供循证医学的最佳证据。因此,开展临床研究是促进麻醉与围术期医学进步的必要条件。

国家对临床研究的重视与投入为未来我们开展临床研究提供了机遇。国家临床医学研究中心建设工作正在进行,为有效解决中国医学科技整体投入水平相对较低,尤其是临床研究方面薄弱这一问题提供了条件。国家临床医学研究中心将承担起提出攻关方向、搭建公共平台、培育专业人才、优化管理机制、搭建协同网络、组织开展研究、推动转化应用、强化基层能力等任务,并通过不断优化探索临床研究的组织模式,打造更加高效的临床转化平台,构建一个适合中国国情的医学技术研究普及平台。

第二节　麻醉与围术期临床研究的热点

麻醉与围术期医学的内涵十分丰富,所涉及的医疗活动日趋广泛。现代麻醉学已从传统的手术麻醉逐步拓展到临床麻醉、危重病监测和治疗、疼痛诊疗、急救复苏、物质滥用与戒断等,并正在向更加关注术后转归的围术期医学方向转变。

　　2017年11月24日在石家庄市召开的《中华麻醉学杂志》第十一届编委会总编辑－副总编辑第二次扩大工作会议中,《中国麻醉学科未来十大科学问题》编著组根据以下标准:① 对麻醉学发展具有重大影响的理论问题;② 与麻醉学相关的人类生命和健康具有重要影响的临床问题和技术问题;③ 具有跨学科研究的特性,归纳出麻醉学亟待解决的十大科学问题,包括:① 全麻药物作用机制;② 全麻药物和围术期应激对发育脑功能的影响及其远期效应;③ 全麻药物和围术期应激对衰老脑功能的影响及其远期效应;④ 痛与镇痛的基础和临床研究;⑤ 围术期重要脏器保护与患者术后长期转归;⑥ 全麻及相关药物及围术期应激对免疫功能的影响及其远期效应;⑦ 精准麻醉与镇痛方案的可行性及其理论基础;⑧ 基于大数据和人工智能的围术期医学信息技术平台和智能化决策系统构建;⑨ 麻醉药物与技术的新用途;⑩ 中医药应用于围术期的价值及理论基础。这是对麻醉和围术期医学所涉及的基础和临床科学问题的全面、系统的梳理,对攻克麻醉学领域危害人类生命和健康的重大疾病和技术难题,提高我国麻醉学科整体科学研究水平,缩小与国际前沿学科差距,促进麻醉学诊疗技术的提高,具有重要的战略意义。

第三节　临床研究的基本要素与原理

　　不同专业、不同学科的临床研究不尽相同、各有千秋,但是从基本框架上来看,所有的临床研究却又遵循一定的规律。总的来说,其基本框架都包含三大基本要素:研究因素、研究对象和研究效应(图7-1)。这三大基本要素缺一不可。比如在研究右美托咪定对老年危重患者非心脏手术后谵妄发生率的影响的多中心临床研究中,研究因素是右美托咪定的使用,研究对象是进行非心脏手术的老年危重患者,研究效应是患者的术后谵妄发生率,去除其中任何一个要素都无法构成一个完整的临床研究,研究也就无从谈起了。

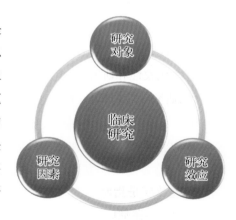

图7-1　临床研究的三大基本要素

一、研究因素

　　研究因素通常是指出于某种研究目的,由研究者或外界施加于研究对象的处理因素(也称干预措施)。相对于研究因素,与研究目的无关的因素称为非研究因素。在实际研究中,既要明确研究因素,保证研究因素的施加方法的一致性,也要尽量控制非研究因素对研究的干扰,避免其影响研究结果,产生混杂效应。根据研究目的,一个临床研究一般至少要验证一种研究因素的有效性,可以是用于预防、诊断或治疗的药物、设备、术前干预手段、麻醉方式或术后处理措施等。在明确研究因素之后,一般还要设计研究因素的结构,决定该研究因素是单因素或多因素,每个因素是单水平或多水平研究。较常用的是单因素、单水平设计。比如在研究右美托咪定对老年危重患者非心脏手术后谵妄发生率的影响的多中心临床研究中,研究因素只有一个(应用右美托咪定),研究水平也只有一个(只设计了一种剂量水平的右美托咪定),因此,这便是单因素单水平研究设计。这种类型的设计目的明确,操作方便,能较好地探讨研究因素对研究对象的研究效应,在临床实践中应用较广,但效率相对较低。为克服此缺点,又可根据实际情况和需求将研究设计为单因素多水平设计,甚至是多因素多水平设计。然后根据分组情况,应用相应的统计学方法,比如正交设计、析因设计等,分析出各个因素、各个水平对研究对象产生的研究效应。但相对于单因素单水平设计,这些类型的研究设计又有费时、费力等缺点。

二、研究对象

研究对象是指在研究中,研究因素所作用的客体。在临床研究中,研究对象一般是指人(包括健康人和患者)及其生理指标或人体的各种标本。在方法学上,临床研究通常通过探讨研究因素对纳入的研究对象(样本)的研究效应,以此外推到整个人群(总体),代表研究因素对整个人群的研究效应。因此,出于科学性、实用性和伦理性的原则,在研究设计时,通常要从总体代表性和均衡性、临床研究的伦理学要求和研究对象参与试验的安全性、实际操作性等方面考虑制订纳入标准和排除标准。正确地制订纳入标准和排除标准,才能更好地提高研究结果的精确性、准确性和真实性,减少误差。当然,研究所制订的标准规定越严格,则纳入的研究对象就越难以满足,招募的时长、研究耗费的人力、物力、财力也会越多。具体的严格度需根据该研究对研究对象性质的需求以及研究对象来源的难易度等考虑。但必须注意的是,标准一经确定,整个研究过程就必须自始至终严格执行。

在临床研究的前期探索阶段,一般为了尽可能多地观察到期望的临床疗效,研究对象往往会被研究者人为地局限于最易显示疗效的一小部分人群中,其纳入标准和排除标准会更加严格些。此时研究对象的总体代表性和研究结论的外推性也相应地受到限制。而在确证性阶段,研究对象就必须更加具有代表性,研究者应根据实际情况,在保证研究对象的同质性的前提下,适当放宽纳入标准和排除标准。

三、研究效应

研究效应是指研究因素作用于研究对象所产生的各种反应或结果的总和。为客观地评价临床效应,通常需要在临床研究设计时定义各种观察指标或观察项目。观察指标可分为定量指标和定性指标两大类,比如术中血管活性药物的使用量、术中平均血压值、术后谵妄的发生率等可测量的指标,即为定量指标;而术中是否发生低血压、术后是否出现谵妄等可定性分类指标,则为定性指标。一般来说,在临床研究中,定量指标优于定性指标,故能用定量指标的,则尽量使用定量指标作为观察指标。

一个临床研究一般只有一个主要的研究目的,因此在设计临床研究时需明确定义一个与试验目的直接相关,并且能确切反应研究因素在研究对象中产生的研究效应的观察指标作为主要指标。其他与研究目的相关的辅助性指标可作为次要指标一并观察研究。但是,在计算研究的样本含量时,通常只考虑主要指标。一个临床研究的主要指标可以有一个或者多个,一般单一主要指标较常见。多个主要指标在进行相关的统计分析时需注意调整第一类错误。某些情况下,单一主要指标难以较好地反映临床研究的研究效应,此时可考虑采用复合指标。比如应用综合量表,复合多个结局事件等。

第四节　确定课题与研究计划

一、选择研究课题

临床问题是研究者通过开展研究想要解决的问题。选择课题就是要明确研究的目的、对象、范围和中心,它关系到研究的方向和效果。

(一)课题的来源

临床研究的课题是人们在实践活动中提出的。由于研究客体的广泛性与复杂性,决定了研究课题的多样性。如理论性课题、应用性课题、理论兼应用性课题等。但无论哪类课题都是在实践的基础上,根据需要确定的。当然,课题并不是有了实践和社会的需要就能确定,还受到研究主体的素质、研究方法、手段和技术的影响。在实际工作中,我们可以从以下几个方面去发现课题(图7-2)。

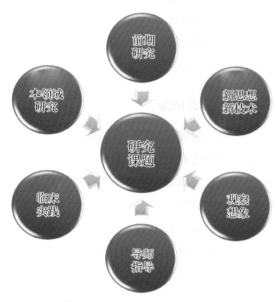

图7-2　临床研究课题的来源

1. 前期研究中发现的问题

对于有经验的研究者来说,最好的研究问题通常来源于自己熟知的前期研究以及同行研究的发现和问题,如临床或实验室工作中遇到的特殊情况或现象。新的研究者则往往没有这样的工作基础。

2. 阅读本领域的文献

熟悉某一个研究领域已发表的文献是非常重要的。一个新研究者应该全面检索研究问题相关领域内已发表的文献,并且精读重要的原创论文。开展系统综述是建立和扩展研究领域内专业知识的重要步骤,并且可以作为基金标书和研究报告的引言。某领域内活跃的研究者的最新研究进展往往需要一段时间才能发表,因此参加学术交流并与该领域专家建立联系对于了解学术前沿至关重要。

3. 关注新思想和新技术

除了医学文献可以作为研究问题的来源之外,参加展示新研究成果的学术会议也很有帮助。在会议期间与其他研究者有交流的机会,与聆听正式报告同等重要,可以充分提升经验,还可能结识新的合作者。新技术的应用往往会使人们针对熟悉的临床问题产生新的想法和问题。例如,影像学、分子和遗传技术的进展推动了一系列转化研究,从而产生改变临床医学的新治疗和检测技术。同样地,将某一领域的新概念、技术或发现应用于其他领域,可以产生好的研究课题。

4. 临床实践中的问题

课题来自临床医师的实践活动,而实践活动的多样性决定了问题的多样性和特殊性。因此,要注意选择那些重大的、关键性的、急需解决的和具有共同性、普遍性的问题作为课题。来自实践的课题一般都是应用性和理论性兼备的课题。

5. 研究者的观察与想象

研究者在实际工作、查阅文献中,往往会发现或预见一些应该开展的研究课题。这些课题,他人往往受实践广度和深度的影响还没有认识到或者还没有看到其重要意义。因此,通常具有较大的价值。当然,个人发现的课题,有时也较易受个人实践、兴趣、学识水平等因素的制约,难免有片面性。此时,多与相关领域内的专家沟通交流,可减少研究者"走弯路"的情况,碰撞出新的思路、火花,有时会有意想不到的收获。

6. 导师的指导

在构思研究课题和完善研究计划时,经验是不可替代的,经验可以引领你做出判断。因此,对于一个新研究者,追随有经验、有时间、有兴趣一起定期工作的导师是有必要的。一个好的导师应该定期参加会议和非正式讨论,鼓励富有创造性的想法,基于经验给出一些建议,帮助研究者把握研究进度,提供申请基金和团队协作的机会,鼓励其独立开展工作。同导师建立良好关系有助于获得研究者需要的资源,如办公场地、临床病例、数据库和标本库、专业实验室、资金支持以及研究团队等。

(二)选题的原则

在选择研究课题时,需要注意课题的重要性、价值性、针对性和实效性、可行性以及伦理性等原则,此外,研究者对待研究课题的兴趣是十分重要的。

1. 要考虑课题的重要性

所谓重要性,一是指该课题是当前重要的临床问题;二是指该课题是学科领域亟待攻关的项目。

2. 选择具有科学价值的课题

从狭义上讲,有科学价值就是有利于对科学研究的发现,有所创新,有所发展。有科学价值的课题还包括对科学空白的填补和对通说的纠正。有时,由于科学发展的不平衡性,重视了某一学科的研究而忽视了另一些学科的研究,以致出现了学科上的短缺和空白。从科学发展全面之需要来看,这些课题也是选择的重点对象。对于错误观点的纠正,使人们获得正确的认识,也具有科学价值。

3. 选题要有针对性和时效性

研究选题必须注意其针对性和时效性,否则,课题就失去意义。若将人们普遍关注或普遍忽略的问题作为选题,往往都具有很强的针对性。针对性和时效性是紧密关联的,有些课题虽然很有意义,但并不需要尽快解决或暂时还不具备调研及解决的条件,就不是一个好的选题。

4. 注意课题的可行性

要根据研究对象、范围、目的以及可供利用的人、财、物等资源来选择课题。再好的课题,不论其科学性多强,先进性多高,若不可行,也就失去了研究的意义。最好尽早了解研究实施的限制以及可能存在的问题,以免浪费不必要的时间和精力。

(1)样本量 很多研究因为不能纳入足够的研究对象而无法达到预期目标。初步计算研究所需要的样本量是十分有帮助的,同时估计可获得的研究对象数量,被排除或拒绝参加的人数,以及可能失访的人数。即使认真计划,也常常做出过于乐观的估计,研究者应该确保有足够的合格且愿意参加研究的对象。有时需要开展预调查或者核查病历来确保这一点。如果研究对象数量不足,研究者可以考虑以下几个应对措施:放宽入选标准、去掉不必要的排除标准、延长招募研究对象的时间、获取其他来源的研究对象、开发更准确的测量方法、邀请同事参加多中心研究，以及采用不同的研究设计。

（2）技术能力　研究者必须具备设计研究、招募研究对象、测量变量、管理和分析数据的技能、设备和经验。对研究者不熟悉的技术，顾问可以帮助提供支持；但在研究的主要部分，最好邀请有经验的同事作为共同研究者加入。例如，在研究设计开始就邀请统计师加入研究组，最好使用熟悉和已建立的方法，因为开发新的方法和技术需要投入大量时间，且具有不确定性。如果需要新方法（如检测一项新的生物标志物），应该去寻找能完成这项检测的专业技术。

（3）时间和金钱成本　估计项目每一部分的成本十分重要，如果项目成本超出可获得的基金，应考虑使用低成本的设计或找到其他资金来源。尽早意识到研究的时间和金钱成本太高，可以帮助研究者在投入大量研究精力之前，修订或放弃研究计划。

（4）研究范围　在一项研究中试图回答过多的科学问题往往不可行。研究者应确定合适的研究范围，让研究聚焦于最重要的研究目标，更好地回答主要问题。

5. 选题要符合伦理要求

临床研究必须符合伦理要求。如果研究会对参与者造成不可接受的身体伤害或侵犯个人隐私，研究者必须寻找回答问题的其他方法。如果不确定研究是否符合伦理，在研究的设计阶段应同伦理审查委员会进行讨论。

6. 选择有浓厚兴趣的课题

兴趣是指对研究的问题有一种好奇的积极追求。"兴趣是最好的老师"，指出了兴趣的重要性。对一个感兴趣的课题，研究工作者一定会专心致志去努力探索。

在确定课题之后，研究目的和研究方法也就随之确定。表7-1列举了临床研究中常用的研究方法的适用范围，供研究者在选择研究方法时参考。

表7-1　根据不同的研究目的选择不同的研究方法

研 究 目 的	研 究 方 法	论 证 强 度	可 行 性
病因或危险因素研究	随机化对照试验	++++	---
	队列研究	+++	+++
	病例对照研究	+	+++
	描述性研究	±	++++
防治性研究	随机化对照试验	++++	++
	交叉试验	++	++
	前后对照试验	+	++
	病例对照研究	+	+++
	描述性研究	±	++++
预后研究	队列研究	+++	++
	病例对照研究	+	+++
	描述性研究	±	+++

注："+"表示推荐，"-"表示不推荐。

二、制订研究计划

确定研究课题之后应着手制订研究计划。研究计划的基本构成要素已在本章第一节讲述,这里主要阐述制订研究计划的一般原则和过程。

（一）研究计划的制订原则

课题确定以后,紧接着就面临如何解决课题及研究工作如何进行的问题。这就要求研究者必须进一步明确所要解决的问题,明确解决课题的指导思想和研究纲领,明确研究工作的内在逻辑和发展过程,以形成切实可行的研究计划。在制订计划时,一般要遵循以下原则。

1. 使课题具体化

课题虽然是研究者的周密研究过程的起点,但毕竟还是初步的,还必须具体化。要进一步明确课题研究包含的问题的范围和界限,把模糊、不确切的问题变成清晰、确切的问题,随着课题的具体化,就可以更加明确地规定研究的任务和目的。一个研究课题往往包含好几个层次的问题、任务和目标,有比较直接和间接的,也有比较深远和浅近的研究计划,要对此做出分析,对它们所处的层次和相互关系形成明确的概念,并且按由浅入深、由近及远的原则规定各研究阶段的目标和任务。一般来说,课题中包含的科学见解和思想只是对问题的某种认识,这种认识应该在课题的具体化和精确化过程中得以展开,并且能在研究计划中得到体现。

2. 确定解决课题的方式、途径和方法

研究计划还应该确定解决课题的具体方式和途径等。方向性的学术思想和研究纲领必须在研究计划中转化为具体的途径和方法。要明确研究工作是通过抽样调查、个体调查或以观察法或实验法来完成。如果采用抽样调查,又准备进行什么样的实验和观察等。由此还要进一步明确方法和工具的选择。研究方式、途径和方法在很大程度上决定着研究的价值。正确的研究方式、途径和方法会提高研究的效率;反之亦然。

3. 拟定实施方案

研究计划中还应该具体地提出研究的组织和实施方案,明确研究过程要经历的阶段以及各阶段需要开展的工作等。研究工作的每个阶段活动不同,其目的也有所不同。在准备阶段,应了解课题的理论基础、历史和现状,以及查找资料的方法、途径和地点;在实施阶段应如何体现实验、观察、理论概括等工作;在总结阶段,要确定研究的结果以及由此得出的结论及其适用范围等。在实施方案中,对研究人员的分工和协作、时间安排、经费预算等都应有明确的规定。

4. 具有相对的稳定性和灵活性

研究计划实际上包括基本设想和实施方案两个部分。基本设想在研究过程中起着纲领性的作用,是研究计划的核心;实施方案是对研究的组织安排,是基本设想的具体体现。显然,研究计划的核心部分应该具有相对的稳定性,要尽可能不变或少变;研究方案应该具有相对灵活可变的特点,以便能更好地适应研究过程的动态性质。研究计划毕竟是在研究开始时制订的,难免带有设想的性质。研究工作开展以后,总会碰到原先没有预料到的新情况,新问题,因而研究计划的实施方案、基本设想和实际进程之间也会出现有不全符合的情况。这就要求研究者除了有执行计划的坚定性外,还应有执行计划的灵活性,可根据实际情况来修订研究计划。

（二）研究计划的制订过程

我们推荐依次撰写三个版本的研究计划,每一个版本比前一个篇幅更长、内容更具体: ① 研究纲要(research outline),是一份一页左右的包含临床研究所需要素的清单,其作用是帮助研究者考虑到研究所需的每个要素、并理顺研究思路; ② 研究方案(research protocol),将研究纲要扩展至5～15页,用于更详细地设计研究、申请伦理委员会批准研究和申请科研经费; ③ 工作手册(operation manual),集合了具体的操作流程、调查问卷以及其他资料,保证研究者在研究实施中执行统一和标准的方法,从而更好地对研究进行质量控制。

在制订研究计划时,有两点值得强调。一是要征求好的建议。我们推荐研究团队中包括研究所涉及的主要学科的资深科学家。此外,咨询相关领域的专家可以了解到本领域的前期研究,或可获得相关的技术指导。二是要对研究计划进行反复修订,如对设计类型进行修改、对关键要素进行预先测试、重新估计样本量等。同行的评议常常会使研究计划得到重要的完善。

第五节　选择研究对象

研究对象是临床研究的要素之一。研究对象选择得好,可以最大限度地保证研究的发现能适用于所关注的总体(population)。观察性和实验性临床研究的研究对象都是选择一组样本(sample)来研究。从理论上讲,研究某种疾病的全部病例最为理想,可以取得完整的结果,这样似乎避免了抽样误差,然而这样却因研究者和研究对象众多反而增大了产生系统误差的风险。如果选择一个小的时间和空间,例如收集某医院范围内一个时期所有某病的病例,不可避免地存在着集中性或入院率偏倚,将影响所研究的疾病的代表性,或许影响研究的科学性。所以临床研究在选择研究对象的时候,必须讨论研究对象的来源和选择研究对象的方法,确保样本对总体具有代表性。

一、研究对象的来源

（一）医院等卫生服务机构

医院是临床研究对象来源的主要场所,可涉及门诊及住院患者。医院的技术力量强、设备齐全,短时间内可以得到足够数量、依从性好的病例和对照,又便于质量控制,历来不少病因学研究的突破和药物疗效的评价均来自医院内研究,医院及其所积累的病例成为临床医师从事科学研究不可多得的有利条件,但是容易发生选择偏倚,应知道它对总体代表性的不足。例如,三级医院的专科门诊病例多为疑难危重患者,他们的特征和预后都不同于普通门诊,从初级卫生服务机构抽样会是更好的选择。

（二）社区健康人群

选择样本时另一个通常的选项是从社区选择代表健康人群的研究对象。通常采用信件、电子邮件、互联网广告、广播或是平面媒体招募研究对象。但他们并不能完全代表一般人群,因为有一些人比其他人更愿意参加研究或更经常使用互联网和电子邮件。招募真正的基于人群的样本是困难且昂贵的,但对指导公共卫生和社区临床实践是有用的。最大也是最好的例子之一是"国家健康与营养调查(national health and nutrition examination survey, NHANES)",它是一个美国居民的代表性样本。

(三)已有数据库

其他研究者已开展的临床研究也是研究数据的丰富来源之一。很多研究收集的数据会多于研究者拟分析的数据,而且这些数据可以用于说明从未被关注的课题。此类数据的使用权通常由项目负责人或指导委员会掌握。因此,新研究者应关注既往研究中是否有可用于拟开展的研究的相关数据,并寻求获得相关数据集的信息以及使用权限。大多数美国国立卫生研究院资助的研究都被要求公开原始数据。

另一种数据的丰富来源是大范围的地区或全国数据库。这些数据是公开的,它们收集的数据类别各异。几个值得关注的例子如"监测、流行病学及预后计划(surveillance, epidemiology, and end results, SEER)""全国死亡索引(national death index)""国家健康与营养调查(national health and nutrition examination survey, NHANES)""国家外科质量改进计划(national surgical quality improvement program, NSQIP)"等。

二、研究对象的选择标准

符合统一诊断标准是选择研究对象的首要条件,然而,符合诊断标准的对象却不一定都符合研究设计的要求,因为临床研究对象的病情轻重不一病程可能不同、并发症存在差异时他们的心理状态、文化和社会背景也有不同,使得临床科学研究探讨某一种因素时还可能伴有诸多影响研究结果的非处理或非研究因素。因此,在选定研究对象时还应制订纳入和排除标准,以选择符合研究设计要求的合格对象,从而使研究因素相对单一,排除某些非研究因素的混杂,确保研究的质量,并为重复试验或进一步研究提供基础。

入选标准(inclusion criteria)根据研究课题的需要来定义目标总体的主要特征。除符合统一的诊断标准外,人口学特征,如年龄和种族,常常是需要考虑的重要因素。考虑将地理和时间范围作为入选标准时,常常需要在研究的科学性和可行性之间进行权衡。研究者所在医院的患者是易获得且经济的研究对象来源,但必考虑当地转诊模式的特点是否会影响研究结果向其他人群的外推。关于入选标准的决定无所谓对错,最重要的是做出合理的决定。这个标准需要贯彻于研究始终。同时,入选标准需清楚地告知他人,便于他们决定是否将研究结论应用到相应的人群中。

确定研究对象应具有怎样的临床特征往往很困难,因为不仅要判断哪些临床因素对于研究课题可能有影响,而且要考虑如何定义这些因素。例如,研究者如何将"身体状况良好"的标准转化为可操作的标准?若不入选任何自我报告有任何疾病的人,这样实际上排除了一大批适合研究课题的研究对象。更合理的做法是只排除那些患有某种特定疾病、可能影响随访的患者,如交流困难、有心理问题、酗酒和严重疾病都是排除标准(exclusion criteria)的例子。考虑到临床试验的干预措施对于某些特定患者的安全性存疑,有时有必要排除孕妇等人群。一般的原则是尽可能少地设计排除标准,这样能使研究简单化并且保证有足够数量的潜在研究对象。

三、研究对象的抽样方法

通常满足选择标准的个体数量太多,因此需要选择总体的一个样本进行研究。从总体中选择一个合适的样本的过程或方法称为抽样(sampling)。目前主要有两大类抽样方法,包括概率抽样和非概率抽样。概率抽样就是使总体中的每一个研究个体都有一个已知的、大于零的概率进入样本的抽样方法,而非概率抽样不遵循随机原则,是按照研究人员的主观经验或其他条件来抽取样本的一种抽样方法,抽样时总体中的每一个个体入样概率不等且未知,入样与否与研究人员的经验和主观意志有很大关系。

在临床研究中,最好采用概率抽样方法。但有时条件不许可,亦可考虑使用非概率抽样,此时要十分警惕偏差的影响。不同的研究,由于研究的目的类型等不同,采用的抽样方法亦有区别。

在实际应用中,概率抽样主要包括简单随机抽样(simple random sampling)、系统抽样(systemic sampling)、整群抽样(cluster sampling)和分层抽样(stratified sampling)。

(一)概率抽样

在某些研究,尤其是在描述性研究,需要保证其研究结果具有很好的外推性,以此来保证研究的价值和意义。概率抽样是保证外推性的金标准。概率抽样是指在特定的时间和范围内的人群总体中,按照一定的方法抽取一部分具有代表性的个体组成样本,进行科学性研究,得出相应的结论后,以此推论该人群总体具有某些性质特征的一种方法。概率抽样必须遵循的随机化原则和样本量大小合适的原则,才能获得具有代表性的样本,科学地推断出总体的特征。随机化原则要求总体中的每一个个体有同等的机会被选入作为研究对象并组成样本。样本量大小合适的原则要求研究设计所需要的样本量大小能有效地代表总体,不能过大或过小。以下介绍概率抽样的几种常见类型。

1. 简单随机抽样

也称单纯随机抽样,是最简单、最基本的抽样方法。先将研究总体 N 个对象编号,利用抽签或随机数字法抽取 n 个对象,构成一个样本,总体中每个对象被抽到的概率相等(n/N)。

2. 系统抽样

又称机械抽样。先将研究总体 N 个对象进行编号,根据研究需要按某一顺序号将总体分为 k 个部分,再从第一部分开始采用简单随机抽样的方法抽取 i 个研究对象,其编号为 $j_1, j_2, \cdots, j_i$,以后对这 i 个研究对象用相等间隔(N/k),机械地从每一部分抽取 i 个研究对象,组成研究样本。

3. 整群抽样

整群抽样是针对总体中由个体自然形成的群体的简单随机抽样。抽样时直接抽取若干个群体组成样本。用此方法抽样时,抽到的不是个体,而是由个体所组成的群体,被抽到的单位中的全部个体均作为研究样本。

4. 分层抽样

先按影响研究的某种特征,将总体分为若干次级总体(层),然后再从每一层内进行简单随机抽样,抽取一定数量(可按比例或最优分配确定)的研究对象,组成一个样本,这种抽样方法称为分层抽样。用来分层的特征通常是研究的主要变量。分层抽样可以提高总体指标估计值的精确度,分层可以将一个内部变异很大的总体分成一些内部变异较小的层,保证总体中每一层都有个体被抽到,在样本相同时比简单随机抽样、系统抽样和整群抽样的抽样误差都要小。

采用上述罗列的4种概率抽样方法抽取的样本与总体相比,仍具有一定的抽样误差。根据其抽样的过程,抽样误差大小依次为:整群抽样>简单随机抽样>系统抽样>分层抽样。选用抽样方法并非抽样误差越小越好,而需要根据实际研究的需求及可操作性选择合适的抽样方法。

(二)非概率抽样

在临床研究中,部分研究可不采用概率抽样来获得研究样本。比如初步探索感兴趣的研究问题,以获得研究的线索和提出假设。此时并不需要严格得出可以由样本推论总体的结论,若采用概率抽样方法较费时、费力时,可以考虑采用非概率抽样方法。非概率抽样是指进行抽样时不遵循随机原则,而是按照研究人员的主观经验或其他条件来抽取样本的一种抽样方法,又称为不等概率抽样或非随机抽样。抽样时,研究对象个体的入样概率事先未知,入样与否与研究人员的经验和主观意志有很大关系。因此,非概率抽样在应用时更需研究人员具备深厚的背景知识与相关经验。虽然根据样本调查的结果也可在一定程度上说明总体的性质、特征,但不能从数量上推断总体。以下介绍方便抽样(convenience sampling)、定额抽样(quota sampling)和立意抽样(purposive sampling)三种常见的非概率抽样方法。

1. 方便抽样

方便抽样,顾名思义,就是研究者根据现实情况,以自己方便的形式在总体中抽取一部分样本的抽样方法。最常见的方便抽样是偶遇抽样,即研究者在特定时间、特定场合下把偶然遇到的每一总体单位均作为样本成员。方便抽样是非概率抽样中最简单的方法,省时省力,常用于干预试验或预调查,也可用于调查收尾时补缺。但因偶然性太大,样本代表性比较差。

2. 定额抽样

定额抽样是指根据某种标准对总体进行分层,并考虑各种属性的个体在总体中所占的比例,以此分配各个层的样本数,并在各个层中主观抽取样本。定额抽样与分层抽样很相似,但定额抽样的各层样本是主观抽取的,分层抽样的各层样本是等概率随机抽取的。定额抽样是常使用的非概率抽样方法,由于抽样前已进行了分层处理,其样本代表性比单纯的方便抽样要好。

3. 立意抽样

立意抽样是指根据研究者的主观判断及研究目的,从总体中抽取被认为最能代表总体的个体组成样本的抽样方法。其样本代表性与研究者对总体的了解程度和判断能力成正比。因此立意抽样适用于研究者对总体的相关特征十分熟悉的情况下进行的研究,这也同时要求总体的构成单位样本数不能太大。

四、研究对象的招募

在选择可获得总体和抽样方法时都需要考虑招募研究对象的可行性。其主要目的是:① 招募到具有带代表性的样本,减少由于系统误差导致错误结论的可能性;② 招募到足够数量的研究对象,减少由于随机误差导致错误结论的可能性。

在研究设计的开始阶段,随着目标总体、可获得总体以及抽样方法的确定,如何获得有代表性的样本的招募方法也就被确定了。在招募时要特别关注研究对象的无应答问题,尤其是在描述性研究中。研究对象的应答率影响着根据入选样本推断总体的真实性。无应答偏倚对描述性研究结论的影响程度，可以通过获得无应答样本的额外信息对其进行估计。但是，处理无应答偏倚最好的方法是减少无应答的人数。设计一系列不同方法（信件、电子邮件、电话、家访）尝试反复联系，可以减少联系不到纳入研究对象的可能性。对于已经取得联系的研究对象，以下措施可以减少拒绝参加研究的可能性，提高效率并增加项目本身吸引力：避免有创和不适的检查的设计，采用奖励机制，如报销交通费用和提供检查结果等。

招募率不足是临床研究中最常见问题之一。计划研究时，最好假设满足入选标准并同意参加的研究对象比预期的人数少，有时仅仅是预期人数的几分之一。解决这个问题的方法是根据预实验结果对招募难度进行经验性估计，计划一个远大于实际必需人群数量的可获得总体，同时制订应变计划以解决出现需要额外研究对象时带来的问题。在招募进行过程中，密切监控招募过程是否达到招募目标，并列出没有完成目标的原因。了解在各个阶段研究对象丢失的原因可以帮助我们制订减少丢失的策略。

此外，在以人体为对象的比较两种或多种治疗方法或预防性干预的前瞻性对照试验（主要是指随机对照试验）中，在招募研究对象前需要注册该临床试验，将研究设计信息，包括计划研究对象的样本量和特征、将研究对象分为研究组或对照组的方法、研究组和对照组接受的具体治疗方法、评估结果的方法和时间以及项目基金来源等，登记在被批准的开放性网站上。此举是为了提高医学研究的有用性，以尽早发现研究设计中可能存在的一些伦理或方法学问题、避免无意义的重复性研究以及避免选择性、有偏倚地报告阳性结果。

第六节　设计结局指标与测量

临床研究中的结局指标作为研究效应的直接体现，在研究中具有很重要的意义。测量则是对结局指标的量化过程，与实际操作的实施息息相关。

一、结局指标的设计

同样的研究效应可通过不同敏感性的指标，最终可能分析得出不同的研究结论。比如研究某种术后镇痛方案对腹部开放性手术术后镇痛的效果时，采用目测类比评分法（VAS）、口述分级评分法（VRS）或数字评分法（NRS）进行评价时可能会得到不一致的结果。临床研究的结局指标可分为生物学指标、生活质量评价指标、安全性指标和卫生经济学指标等。而采用哪些结局指标进行研究将直接影响研究设计，比如主要结局指标的确定与样本量的计算密切相关。评价结局指标通常为比较治疗前后变化的绝对量或者百分比。

（一）生物学指标

生物学指标指可以客观地测量和评价与正常或异常的生物学功能或过程、疾病的发展转归过程，或对治疗干预措施有反应的指标，它能反映患者病理变化过程的临床结局或者结局替代指标。最合适的生物学指标应该与患者健康状况直接相关，通常包括临床疗效和安全性。比如患者术中心率、血压的变化、术后血白细胞计数等。采用生物学指标作为结局指标时，其测量需要选择合适的方法，制订测量标准，避免主观与人为因素带来的测量偏倚。要求测量手段可靠，具有足够的敏感性，能测量出患者健康状态的变化，测量标准统一，尽可能采用盲法判断，同时考虑各种因素（包括测量的时间、地点、人员、方法、条件及记录方法等）对测量的影响。

（二）生活质量评价指标

临床研究中患者对自身生活质量的评价越来越受重视，其中部分原因由世界卫生组织（WHO）的最新健康定义所导致。WHO认为，健康不仅是无病和不虚弱，而且应当是身体、心理、社会功能三方面的完满状态。生活质量（quality of life，QoL）可以用患者报告结局（patient-reported outcome，PRO）来估计，常用量表包括EuroQoL、Nottingham Health Profile（NHP）、36-Item Short Form Survey（SF-36）等。

（三）安全性指标

在临床研究中，疗效相关指标是大多数研究者所关注的，而且一般会将其设计为主要结局指标。但安全性指标也不容忽视。比如，新药在获准上市后，仍然需要进行"Ⅳ期临床试验"，在广泛使用条件下评估其疗效和安全性。研究的安全性通常通过不良事件发生率、死亡率、致畸率等指标来评估。

（四）卫生经济学指标

治疗过程中的经济因素越来越受重视。患者消耗的医疗资源可以与诊疗过程中的花费结合起来进行经济学分析，用以更好地评价耗用资源后得到的"三效"，即效果（effectiveness）、效用（utility）和效益（benefit）。对于两项措施的比较，在关注新措施疗效的同时，也要注意成本变化。但目前基于卫生经济学考虑的结局指标尚未达成共识，但随着越来越多的临床研究开始将卫生经济学因素纳入其中，这一方法也在实践中逐渐得到发展。

二、设计指标的注意事项

在设计研究指标时，应注意以下几个问题。

（一）研究指标的关联性（relevance）

关联性是指所选择的效应指标与本研究的研究目的有本质上的联系，并能确切地反映出研究因素作用于研究对象后的效应。为保证研究指标的关联性，研究者可参考既往类似的高质量研究所选取的指标，并根据开展研究时的实际情况，选择合适的观察指标。

（二）研究指标的准确性（accuracy）和精确性（precision）

准确性是指研究效应的观察值与真实值的接近程度，所以又称真实性（validity）。准确性反映系统误差的大小，所以可以通过减少系统误差来提高准确性。增加样本含量有助于提高准确性。精确性是指反复测量或观察某种相对稳定的指标时，观察值与其平均值之间的接近程度，或者说多次测量其结果可以相互接近甚至重复的程度,所以又称重复性(repeatability)。精确性反映随机误差机遇的大小,可通过改进资料的搜集和管理技术来减少或控制随机误差以提高测量的精确性,它与样本量大小无关。实际工作中选择效应观察指标时,应尽量选择准确性和精确性都比较高的指标。

(三)指标的灵敏度(sensitivity)与特异度(specificity)

灵敏度是指总体间确实存在差异,并且该指标同时也能发现此差异的能力。而特异度则是指总体间实际上并不存在差异,而该指标同时也认为无差异的能力。

(四)指标的稳定性

指标的稳定性是指观察指标测量结果的变异程度小,重复性好。这与仪器的质量、操作人员的技术水平有关。在临床研究中,临床医务人员对观察指标进行评价前应得到系统的培训,减小系统误差。

(五)选择指标的量要适中

观察指标选择的量是根据研究的目的和效应来决定的,有些只用一个指标,有些可能要用多个指标才能比较准确、全面地反映研究因素的效应。如诊断急性弥散性毛细血管内凝血就要用包括血小板计数、纤维蛋白原时间、凝血酶原时间等多项指标才能诊断。但指标过多,会分散研究目的,并增加工作量;指标过少,则研究失败的风险较大。

三、结局指标的测量

测量(measurement)是指对研究中观察到的现象或者指标做出量化描述并进行统计分析的过程。测量的目的是对所要研究的事物的特征有一个数量的反映,以便更清晰地认识它。一项研究的真实性与该研究所设计选用的指标息息相关。根据测量类型,临床研究中的各观察指标可分别归属于分类资料和定量资料,这些归属涉及了相关指标的测量尺度(measure scales)问题。在选择测量尺度时,一个好的通用原则是,连续变量优于分类变量。这是因为连续变量包含更多信息,从而能提高统计效率,还能方便研究者灵活地利用数据拟合变量的性质或关联情况。总的来说,在选择测量尺度时要注意:第一,要分析拟测量的事物性质是否是可以测量的。若不可测量,就不能用这种方法。第二,所采用的测量尺度应有理论根据。第三,测量之后得出的数值应有价值。第四,具体测量中可能会出现误差,应有减少或控制误差的办法。

第七节　估计样本量与检验效能

样本量的估计(sample size estimation)是指在保证研究结论具有一定科学性、真实性和可靠性的条件下,应用合适的统计学方法确定研究所需要纳入的研究对象的最少例数的过程。在临床研究中,样本含量的大小对研究结论的可靠性和外推性具有相当大的重要性。样本含量太小,观察指标值不稳定,抽样误差大,推论总体的精确性与准确性都比较差,不能排除偶然因素的影响,可能会使本应出现的差别不能显示出来,难以获得正确的研究结果,研究结论也缺乏充分的依据;相反地,样本含量太大,研究在实际开展过程中可能遇到的困难就会相应的增加,对混杂因素的控制也难以做到,耗费人力、物力和时间,虽然能减少抽样误差,增加研究的精度和样本的代表性,但成本也会相应增加,非抽样误差也会增加。而合适大小的样本含量则有助于我们用最合理的资源科学地去探讨临床问题的结论,无论是否存在差异。因此,一个合适的样本含量,对于临床研究来说,其重要性是不言而喻的。

样本量估计的影响因素,又称样本量的已知条件或先决条件,应在样本量估计前确定。一般来说,样本量估计的影响因素可分为非统计学因素和统计学因素。非统计学因素包括研究设计类型、观察指标数据类型等,统计学因素包括研究总体的性质、统计检验的水准(α)和效能($1-\beta$)、容许误差(δ)、界值(Δ)等。

一、非统计学因素

(一)研究设计类型

研究设计方案不同,样本量的估计方法也会不同,样本量估计时所需提供的参数也会不同。比如在进行等效性临床试验的样本量估计时需要设定等效上下界值,而在进行非劣效性试验则需要设定非劣效界值;此外,平行对照设计、交叉对照设计、序贯设计、连续测量设计等不同的研究设计都有不同的样本量估计方法。

(二)观察指标数据类型

对临床研究中的主要指标和次要指标,一般仅估计主要指标所需的样本量(较为常见);或者估计每个结局指标所需的样本量,然后取所需最大的样本量作为最终估计的样本量。此外对于不同类别的观察指标,如连续变量、二分类变量、等级变量等,其对应的样本量估计也会有区别。例如,当临床研究的结局指标为连续变量时,总体标准差(σ)为估计样本量所必须的条件,而当结局指标为分类变量时,有时总体率(π)也是估计样本量的条件。

二、统计学因素

(一)研究总体的性质

研究总体的性质包括平均数(μ)、标准差(σ)或总体率(π)等。但因为一般来说,平均数(μ)、标准差(σ)或总体率(π)未知,尤其在总体单位数较大时。此时,通常以样本的平均值($\bar{x}$)、标准差(S)或总体率(P)作为估计值,这些可以从预试验、查阅文献或者咨询相关专家的经验估计而获得。但一般来说,这些指标最好的来源是预实验的结果,其次是文献报告的结果,最后才是咨询专家的结果。

(二)统计检验的水准(α)和效能($1-\beta$,其中β为第二类错误的概率)

统计检验的水准(α)又称第一类错误,统计推断拒绝了实际上成立的无效假设(H_0),即组间差异实际上不存在,但统计推断的结果,却错误地承认了组间差异的存在,因此又称为假阳性。统计检验的水准效能$(1-\beta)$是指在特定的检验水准(α)下,若总体间确实存在差异,并且该研究也同时能发现此差异的概率。其中,β为第二类错误的概率。显然,β表示总体间实际上存在差异,但统计推断的结果却错误地否认了总体间差异的存在,因此其又称为假阴性。第一类错误和第二类错误可以用表7-2形象地表示出来。

表7-2　临床研究的可能结果以及第一类错误、第二类错误

		实 际 情 况	
		无 差 异	有 差 异
研究结论	无差异	结论正确	第二类错误(可能性$=\beta$)
	有差异	第一类错误(可能性$=\alpha$)	结论正确(可能性$=1-\beta$)

基于总体样本的研究结论,在进行统计推断时,研究者需要对容许犯第一类错误的大小预先做出明确的规定,通常是$\alpha \leqslant 0.05$。但也可以根据研究的性质和研究的目的来决定更大或更小的第一类错误的概率值,比如$\alpha \leqslant 0.10$或者$\alpha \leqslant 0.01$。检验水平α值越小,所需样本含量越大。此外,还应当根据专业知识确定用单侧检验或双侧检验。一般来说,肯定试验组的效果要高于对照组(即非劣效性检验和优效性检验),则使用单侧检验;但若存在试验组效果更差的可能(即劣效性检验)或者不确定的研究,则使用双侧检验。同一研究,若既可用单侧检验又可用双侧检验,则按照正态分布的观点来看,单侧检验要比双侧检验所需的样本量少一些。而且,单侧检验比双侧检验较易获得有统计学意义的结果。

统计检验效能$(1-\beta)$又称为把握度。其数值越大,所需的样本例数就越多,通常取$\beta=0.10$或$\beta=0.20$,此时对应的检验效能分别为0.90或0.80。一般临床试验的检验效能不能低于0.75,否则可能出现非真实的阴性结果。

(三)容许误差(δ)

由于抽样误差的影响,用样本指标估计总体指标常有一定的误差,因而要确定一个样本指标与总体指标相差所容许的限度,即容许误差(δ)。容许误差(δ)越小,所需样本量就越大,也就是说从统计意义上要发现较小的差别需要较大的样本量。

(四)界值(Δ)

界值(Δ)指的是所比较的两个总体参数间的差别,比如$\Delta=\mu_1-\mu_2$或$\Delta=\mu_2-\mu_1$。一般来说,由于研究者无法得到总体参数的信息,界值(Δ)可以通过预试验来估计或用临床上认为有意义的界值(Δ)来代替,也可咨询相关的临床专家的意见。显然,界值(Δ)越小,所需要的样本量越大。

(五)其他统计学因素

其他统计学因素还包括抽样方法以及预计的失访率等。根据抽样方法和预计的失访率的不同,样本量的计算也会不同。通常,前瞻性临床试验的要求失访率不能超过10%,否则,其结论的可靠性

会受到质疑。

在完善上述基本条件和要求后，可通过一些统计分析软件，快速、高效地估计所需要的样本量，比如 PASS（power analysis and sample size）、SAS（statistics analysis system）、Sample Power 等。

（赵秉诚　刘克玄）

参 考 文 献

[1] Glasser S P. Essentials of Clinical Research.2nd ed. Switzerland: Springer International Publishing, 2014.

[2] 加林.生物统计学与流行病学: 3 版.时占祥,王吉耀,主译.北京: 科学出版社,2013.

[3] 加林.临床研究基础建设: 3 版.时占祥,刘晓清,主译.北京: 科学出版社,2013.

[4] 曹君利,董海龙,方向明.麻醉学亟待解决的十大科学问题.中华麻醉学杂志,2018,38: 4-7.

[5] Stephen B. Hulley. Designing Clinical Research. 4th ed. Philadelphia: Linppincott Willianms & Wilkins, 2013.

[6] 沈洪兵,齐秀英,刘民.流行病学: 8 版.北京: 人民卫生出版社,2013.

[7] 孙凤,曾宪涛,杨智荣.医学研究报告规范解读.北京: 北京大学医学出版社,2015.

[8] Su X, Meng Z T, Wu X H, et al. Dexmedetomidine for prevention of delirium in elderly patients after non-cardiac surgery: a randomised, double-blind, placebo-controlled trial. Lancet 2016; 388(10054): 1893-1902.

[9] Kenneth F. Schulz, David A. Grimes. The Lancet Handbook of Essential Concepts in Clinical Research. Philadelphia: Elsevier, 2006.

[10] 梁万年.医学科研方法学.北京: 人民卫生出版社,2002.

[11] 王家良.临床流行病学: 临床科研设计、测量与评价: 3 版.上海: 上海科学技术出版社,2009.

第8章

信息系统、医学物联网与人工智能在围术期的应用

关于数据库和临床、管理及服务信息系统是现代化医院的特征，围术期信息系统是医、教、研发展和医院管理的重要组成部分，必须确保其正常运转，持续革新和完善，以满足快速发展的需要。医学物联网与人工智能在围术期的应用，是新时代医学进步的特征，围术期医师一定要积极地参与和引领这场医学人工智能的革命，推动智能医学的快速发展。

第一节　围术期数据库

一、发展现状和建设目标

医院信息化建设在保障与支持医药卫生体制改革顺利进行和保证医院可持续发展等方面的作用日益显著。由于大型公立医院信息化建设时期较长，各业务信息子系统分散，各数据库模块信息耦合困难。围术期诊疗过程中产生了大量的、多样的、复杂的临床数据，其中既有客观、定量的实验室检验及影像学检查信息，又有主观、定性的症状、体征及结论信息；既有长期随访、动态更新的数据，又有短期观察、静止不变的数据。在临床、科研、教学活动中，医务人员已不可能通过手工对这些数据进行及时的整理分析和有效利用，这极大地制约了工作效率和可信度。因此，通过数据库建设，能够有效采集数据，高度集成数据，实时分析数据，提高数据信息的准确性和有效性，实现医院内部各信息系统之间的数据整合、信息共享和流程协同，提高围术期精细化管理水平。围术期临床数据库就是源于临床决策支持的需求，从业务数据库中提取数据，经过数据转换及数据清理，形成的一个面向围术期主题的、集成的、相对稳定的、反映历史变化的数据集合，它具有高效率、高质量、可扩展性和面向主题的特征。

（一）发展现状

在世界范围内的医学数据库建设领域，美国起步较早。美国最大的临床数据库建于1977年，与之相对应的器官移植供体的登记、器官分配、移植手术实施、随访等相关数据都可提供在线查询，有力地推动了移植学科的发展。1990年，美国心胸外科协会为提高医疗质量及控制医疗费用，启动了国家

心脏病数据库系统,目前已发展为全球最大的医疗信息数据库,其数据研究结果为冠心病手术治疗方法的规范做出了巨大贡献。

在我国,医学数据库建设起步较晚,但发展较快。目前几乎所有的医院都开始采用了医院信息系统、影像系统以及实验室信息系统医学数据库,但这些数据库仅针对业务管理。从2002年起,国内陆续开发出多种电子病历系统在一定程度上推动了医疗质量管理。但是,上述医学数据库仍存在一些不足之处。

1. 数据存储及管理不够集中

医院各业务系统的数据采用的是按照部门(科室)分散存储和管理的方式;而疾病管理的研究却需要从患者的整体出发,分病种建立相应的涵盖医院各部门数据的疾病数据仓库,这就需要集中存储各部门数据,方便统一管理及分析。

2. 数据标准化欠佳

目前不同系统之间的信息数据标准很难统一,这主要是由于设备生产厂商、软件供应商之间技术标准不统一和科研机构的研究方法各异造成的。例如,不同的医院之间,信息管理系统的电子病历数据格式和标准不同,信息中心的数据存储设备的架构也有可能不同,这造成医院间的数据信息无法流通和共享,这就为同一患者在不同医院进行治疗制造了障碍。因此,疾病管理要在医疗信息领域得到应用,就必须打破技术壁垒,解决信息标准化的问题。

3. 数据利用度差

医院的信息化建设过程中,系统更新不可避免,而临床的疾病管理关注的是一个患者的全方面数据,这样就要求更新后的系统必须可利用及调阅原有系统的数据,从而实现与原有系统的数据整合。然而,国内的现状却是,这些数据都"沉睡"在医院里,无法得到有效利用,这样就大大阻碍了临床研究的发展。而且,医院现有的电子病历非结构化与结构化的数据并存,临床研究想要提取这些数据,更是耗时耗力。

4. 数据共享程度低

医院所积累的海量科研和临床数据目前多数仍然处于孤立使用的状态,机构之间的数据共享应用非常有限。这种"数据孤岛"现象阻碍了医学研究效率的提高,迟滞了社会医疗健康保障体系的建立,加重了患者重复检查的经济负担。因此需要有相应的措施,让医疗机构的数据相互共享,真正形成医学研究、健康档案和医药信息大数据平台。

5. 医学知识库缺失临床医学知识库的建立与应用

例如药品知识库、各类疾病的临床指南、临床路径等,是实现临床信息系统目标的必不可少的条件。临床信息系统功能不够深入,其中一个重要原因就是这些知识库的缺失。这些知识库的建立是一项专业性极强的工作,需要多学科专家共同努力,投入大量的人力和雄厚的资金才能完成。美国的**First Data Bank**专门收集整理药品相关信息,而各类疾病的临床指南则由专门的医学委员会负责整理发布。我国目前仍然缺乏经过认证或授权的医学知识库整理开发专业机构,虽然个别公司通过引进和整理国外的医学知识库推出了合理用药知识库,但是这些知识库并未得到广泛应用。医学知识库应用需求不足与知识库质量不高(准确性、完整性、权威性不足),是导致这一现状的重要原因。

近年来,随着计算机技术的发展和大样本临床研究的广泛开展,面向医疗与科研的数据库系统开发项目也逐渐增多,例如全国多中心的"老年患者围术期管理与远期预后数据库(EPO数据库)"。

（二）建设目标

1. 疾病数据集中存储

参考国际HL7通信协议（Health Level Seven, HL7）、《电子病历数据组与数据元》、《中国医院信息基本数据集标准1.0版》等规范，建立科研数据中心，通过数据仓库技术（ETL技术）对原始数据进行抽取、转换、清洗并转存到标准化的数据模型中，形成集中存储的临床数据集。此数据集与临床业务数据实时同步，为临床诊疗、科研、质量控制提供数据服务支撑。

2. 患者全临床数据共享视图

在临床数据中心基础上，依靠患者主索引（EMPI），把患者当前和既往的全部门急诊就诊记录、住院病史、影像检查、检验结果、心电图及扫描文档等信息整合在一个界面里面，建立患者全方位诊疗信息的完整视图为临床医师提供数据游览服务，将医师从各个不同系统中查看数据的时间与精力中解放出来，迅速提升医师工作效果与医疗质量。

3. 基于临床数据中心及科研数据中心的临床科研系统

以临床数据中心为核心，建立学科单病种库系统、科研数据元管理系统、研究对象管理系统，为临床科研医师提供数据和工具支持。

4. 临床知识库

医学知识库及临床决策支持项目的建设目标是通过汇聚临床案例知识库、检查检验知识库、治疗指南知识库、医学文献知识，形成为医学科服务的知识库，并在知识库的基础上，与临床业务系统对接，形成临床决策支持系统，以此提升医院诊治水平、提高医院的医疗质量和管理效率，最终达到降低患者的死亡率、降低患者的医疗费用、提高患者满意度的目的。

5. 多中心疾病科研数据交换

多中心疾病科研数据交换是指在医院信息系统通过医院临床数据中心与多中心研究平台的对接，完成与其他医疗机构之间的疾病数据上传、采集，与共同研究的卫生机构之间实现数据交换与共享。

最终建设完毕的临床数据库具备如下的特征：集中化，即采用集中式数据存储和管理；临床化，即重点关注各类临床数据；终身化，即各类数据具备历史性和长期性；患者中心化，即以患者为中心，组织所有数据。

二、围术期数据库的基本架构及关键技术

（一）基本架构

围术期数据库采用分层架构来对医院的信息系统进行整合，通过架构分层，在原有基础业务信息系统之上架设一层集成平台，形成"第二层数据"，在此之上构建集成业务类应用。这样以集成平台为基础建立起来的架构具有开放的接口服务体系，这些接口服务体系将原有紧耦合的信息系统分层解耦合为相对独立的信息子系统。具体架构参见图8-1。

（二）数据标准制订

为了优化数据库的设计，提高数据库设计的合理性和数据访问高效性，同时便于阅读和理解数

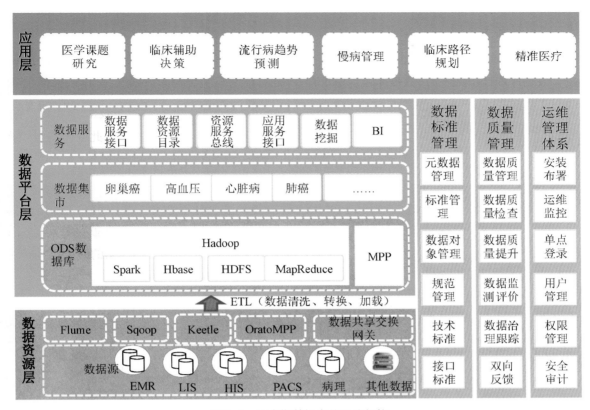

图 8-1　围术期数据库的系统架构

据库的结构，提高数据共享的质量和效率，促进数据库编码的标准化，数据库建设需要参考标准规范。建立标准的数据交换模式，一定程度上实现了医院内部各子系统的互联互通，消除信息孤岛，实现了医院信息数据的共享，为数据实时采集和分析提供了有力支撑。围术期数据库参考的标准规范包括：

（1）《电子病历基本架构与数据标准（试行）》。

（2）《基于电子病历的医院信息平台建设技术解决方案（1.0 版）》。

（3）符合《中国医院信息系统数据集》规范。

（4）HL7 通信协议　为了达到让不同医疗机构或同一医疗机构中的不同单位的数据得以相互无碍的传输所提出的医疗相关数据的传输标准。

（5）IHE 规范（Integrating the Healthcare Enterprise）　RSNA 和 HIMSS 定期发布、修订和更新的一套技术文档，在文档中定义了一整套基于现行的医学标准集，实现医院信息化环境中工作流及功能集成目标的机制和规范。

（6）DICOM 标准　DICOM 是由 ACR 和 NEMA 联合推出的医学数字图像存储与通信标准，已发展成为医学影像信息学领域的国际通用标准。DICOM 标准的推出与实现，大大简化了医学影像信息交换的实现，推动了远程放射学系统、图像管理与通信系统的研究与发展，并且由于 DICOM 的开放性与互联性，使得与其他医学应用系统的集成成为可能。

（7）ICD-10　国际疾病分类编码。

（8）数据字典　编制及使用的各种信息分类编码字典 219 个。选用国际标准、国家标准和卫生部有关标准共 55 个、系统编制并被卫生部采用为标准的数据字典共 45 个。

（三）数据安全管理

数据库安全面临的威胁主要来自两方面：一是数据库自身脆弱性，主要体现在数据库自身的安全漏洞，数据库审计措施不力，数据库通信协议存在漏洞，没有自主可控的数据库，操作系统存在缺陷等方面；二是网络攻击，包括网络传输威胁等方面。在开放的网络环境下，数据库系统面临的安全威胁和风险迅速增大。数据安全的关键技术参见表8-1。

表8-1　围术期数据库安全的基本要求及技术方案

安全项	基本要求	现状描述	安全方案
数据完整性	应能够检测到系统管理数据、鉴别信息和重要业务数据在传输过程中完整性受到破坏，并在检测到完整性错误时采取必要的恢复措施	应用系统未在传输过程中对业务数据采取完整性保护措施	采用数字证书、电子签名等密码技术保证数据传输完整性
数据保密性	应采用加密或其他有效措施实现系统管理数据、鉴别信息和重要业务数据传输保密性	应用系统口令经MD5算法加密后进行传输，业务数据字段在局域网内上明文传输，通过VPN通信方式确保数据在网络传输过程中的保密性；在远程管理上，Windows系统采用3389远程桌面登录；交换机开启有telnet服务	采用具有传输加密功能的工具实施远程管理
	应采用加密或其他保护措施实现系统管理数据、鉴别信息和重要业务数据存储保密性	数据库对应用系统用户口令实行加密存储	残留风险，暂不具备整改条件

注：MD5: Message Digest Algorithm 5，消息摘要算法第五版；VPN: Virtual Private Network，虚拟专用网络。

（四）数据质量管理

数据质量管理，即对数据资源的质量管理，针对的是数据全生命周期所涉及应用过程数据的管理，即对数据变化的管理。数据管理所管理的数据对象，主要是那些描述构成应用系统构件属性的元数据，这些应用系统构件包括流程、文件、档案、数据元（项）、代码、算法（规则、脚本）、模型、指标、物理表、ETL过程，以及运行状态记录等。构建设计整个数据管理过程要考虑到如下的几个方面：①数据的量大，多样，实时性。②数据仓库硬件、软件、模型要保障对数据的快速访问。③保障数据实时性。④数据质量管理保障数据的准确一致，让数据可信。⑤数据仓库架构、权限管理保障数据访问安全。

三、围术期数据库系统的主要功能

（一）数据一览表

实现特定疾病所有诊疗数据的查询和任意字段的筛选和排序，包括患者基本信息、就诊记录、诊断记录、手术记录、检验结果、检查结果、用药记录、病理结果，以及病历文书等。用户可以自定义数据视图的显示列，对所有的列可以进行快速的筛选和组合筛选，并且可以根据诊疗过程的时间进行快速筛选；对于所有的列可以进行简单的统计，如果是数字型的列可以显示平均值、中值、最大值及最小值等统计信息，便于用户快速了解单一因素的统计信息，例如快速展示手麻患者地域分布、科室手术分布量、术中出血量及术中用药量等指标。

（二）患者信息查询

在临床数据中心基础上，依靠患者主索引（EMPI），把患者当前和既往的全部门急诊就诊记录、住院病史、影像检查、检验结果、心电图及扫描文档等信息整合在一个界面里面，建立患者全方位诊疗信息的完整视图，为临床医师提供数据游览服务，将医师从各个不同系统中查看数据的时间与精力中解放出来，迅速提升医师工作效果与医疗质量。

依靠患者ID就能实现全院范围内全部门急诊就诊记录、住院病史、影像检查、检验结果、心电图及扫描文档等信息的连通共享，用户只需访问单一来源，即可调取所要的全部信息，并且以历次诊疗事件时间轴为主线，集中展示患者历次诊疗过程中的医疗事件；可进一步深入展示历次具体医疗事件内容，实现多学科协作与集中展示；支持查看一个患者某个检验指标的曲线图、患者输血记录、患者手术记录、患者医嘱信息、患者电子病历、患者护理记录及患者费用信息等；支持关键指标时间轴展示，时间轴中内容可依据需要配置。

查询结果包含以下类别信息：患者基本信息、检验结果、医学影像（含放射、超声、内镜、病理等）、影像报告、心电图检查、药物医嘱、药物治疗过敏史、诊断和手术、病理报告、既往史、病程记录、护理记录、门诊处方信息、医疗费用记录等。

通过全院临床信息共享系统的客户终端，可以将相关数据放在一个窗口视图呈现，而无须调用多个视图窗口。用户视图内所展现的信息可以根据不同的用户角色如医院临床医师、社区卫生员或医疗卫生管理人员，加以配置和修改，以便跟角色的专业职务相符合。

（三）人群查找

根据特定疾病的多维度诊疗数据自定义查询条件，再通过入选和排斥等集合运算实现研究人群的精确筛选，进行回顾性队列研究；并且可以把多维度查询条件保存，以便满足条件的新患者自动入组，进行前瞻性队列研究。

（四）监测随访

对临床研究进行流程和数据管理，包括支持回顾性队列研究、前瞻性队列研究、随访、临床试验等临床研究活动；对临床研究的方案进行建模和管理，包括入选标准定义、基于数据仓库的候选者入组、事件定义、预警规则定义等；通过事件调度实现临床研究的日常执行，包括日常工作列表、事件的动作触发等。

（五）探索分析

可以让用户对研究方向进行试探性分析，支持单向频数分析、卡方检验分析、一般线性分析、序变量相关分析、T检验（双样本）、T检验（单样本）、T检验（配对）等；用户可以通过探索分析验证科研思路，确定研究方向。

（六）相似病例查找

随着医院信息系统的应用和健全，电子病历数据越来越多，如何把这些病历数据检索出来应用于医疗、教学、科研变得愈发重要。相似病历查找即通过相似病历检索方法和相似度计算方法,从病历库中检索出相似病历集。

随着医疗信息技术的迅猛发展及快速更新,需要处理的信息量与日俱增,单纯依靠系统的各个医疗信息系统的归口信息管理模式已经远远不能满足现代化医院发展的步伐,医疗信息系统的交互与集成研究已经成为建设全面、专业、集成和智能的数字化医院的迫切需求。

构建以临床数据仓库为核心的全院数据中心平台,不仅可以实现医院内不同部门的、异构信息系统间的临床交换、共享、互操作和统一管理,而且能够将临床业务和临床用户的需求与临床数据的智能化应用相结合,为医院提供智能化临床数据浏览的临床医师门户、临床管理数据分析门户、临床科研门户以及患者健康门户,实现各类集成业务应用。全面集成的智能化信息系统必将实现"医、教、研"统一平台的系统管理,有效提高围术期精细化管理水平。

第二节　临床信息系统

一、发展现状和建设目标

临床信息系统(clinical information system, CIS)的主要目标是支持医院医护人员的临床活动,搜集和处理患者的临床医疗信息,丰富和积累临床医学知识,并提供临床咨询、辅助诊疗、辅助临床决策,提高医护人员的工作效率,为患者提供更多、更快、更好的服务。例如,住院患者医嘱处理子系统、监护信息系统(nursing information system, NIS)、门诊医师工作站系统、临床实验室检查报告子系统、医学影像诊断报告处理系统、放射科信息管理系统、手术室管理子系统、功能检查科信息管理子系统、病理卡片管理及病理科信息系统、血库管理子系统、营养与膳食计划管理子系统、临床用药咨询与控制子系统等均属于临床信息系统的范畴。

随着信息化技术在医院管理中的广泛应用,围术期信息化管理取得了医院管理者和业务科室的高度重视。麻醉的概念已从单纯的止痛发展成对手术患者整个围术期的准备、监测、治疗;麻醉过程中对患者生命体征的监测和生理机能的调控;手术结束后对患者并发症的预防、处理和术后镇痛效果的随访等一系列安全保障工作。围术期临床信息系统以服务围术期临床业务工作的开展为核心,覆盖了术前、术中、麻醉复苏、术后的手术过程。通过与床边监护设备的集成,与医院信息系统的信息整合,实现了围术期患者信息的自动采集与共享,降低了医护人员的工作负担,提高了整个工作流程的效率,为临床科研、为提高医疗水平、建立围术期质量控制体系奠定了坚实的基础。

(一)发展现状

麻醉学是最早引入数字化的学科之一,随着麻醉学的快速发展和越来越多手术室诊疗设备的引入,麻醉学科所涉及的信息量急剧增加,而记录与处理信息的手段却几乎没有变化。在现代临床工作中,手术室每日都要面对大量的、烦琐的信息流,传统的手工纸笔记录处理方式具有显而易见的缺点,且越来越不能适应现代学科快速发展的需要,如记忆的偏差、精确性差、数据分析需要手工进行、字迹模糊或记录确实、记录单规范性以及手工记录的证据强度、记录的保存控件和条件、记录利用的便利性等。这一切都迫使麻醉学记录向数字化转变。

电子计算机的出现,改变了传统的手工劳作方式,促进了人类社会的进步,随着现代计算机技术和网络通信技术的飞速发展,全球各个行业都在经历翻天覆地的变化,各种管理软件层出不穷,给人们的生活带来了极大的帮助。医疗行业也不例外。20世纪80年代初,欧美等发达国家开始发展和应用一些以编辑功能为主的易用软件,美国首先将自动麻醉记录装置应用于临床麻醉,持续发展并处于领先地位,但是自动麻醉记录远未达到普及程度。日本是亚洲研究自动麻醉记录较早的国家。国内由于计算机网络技术起步较晚,自20世纪90年代末期才开始自主研发和应用围术期信息管理系统。2009年国家发布的《关于深化医药卫生体制改革的意见》(以下简称《医改》)指出:建立实用共享的医药卫生信息系统,针对于此,医院方面需要在现有的医院信息系统(HIS)基础上,建立统一的围术期数据平台,在统一的规范体系下,实现手术部、监护病房信息化,达到数据共享和多业务系统数据交换的目标。以《医改》"建立实用共享的医药卫生信息系统"为指导,规范建设标准,满足业务需求,强化监督管理,有效支撑《医改》和医疗卫生业务的纵横整合。

通过各地省级质量控制平台建设,实现各级医院质量控制数据的直报。分析全省医疗结构现状,为卫健委/质量控制中心的督查工作提供参考数据,从而可建立符合全省医疗现状的质量管理评估规范及合理的安全监测指标。医院内通过对医疗质量控制的管理,实现手术流程过程管理,建立手术质量评估体系,不断优化医疗过程,提高医疗质量。同时通过直报系统的建设,让省级质量控制单位实时掌握医疗数据动态,为质量控制快速决策提供数据支撑。

(二)建设目标

采用计算机和通信技术,实现监护仪、麻醉机、输液泵等设备输出数据的自动采集,采集的数据能够如实准确地反映患者生命体征参数的变化,并实现信息高度共享,根据采集结果,综合患者其他数据,自动生成相关医疗文书,以达到提高麻醉医师工作效率的目的,在一定程度上减轻了医护人员书写医疗文书的压力。通过该系统的实施,能够规范麻醉科和手术室的工作流程、实现麻醉、手术过程中的信息数字化和网络化、自动生成手术麻醉中的各种医疗文书等,实现医疗过程电子化管理,从而提高整个医疗管理工作的水平。

系统要能够全面支持麻醉科和手术室的工作流管理,并满足各环节特定的功能要求。同时,完善电子病历系统及手术麻醉相关管理系统。系统还能实现融入医院的管理理念,真正体现管理的科学化、程式化、信息化,相关职能科室及院领导能随时调看科室的全部信息,从而实现现代医疗技术的安全及建立科室管理的安全保障体系。

围绕减少医疗差错、优化工作流程、详尽采集患者基础体征数据的基本应用需求,临床信息系统的建设目标是:

(1)立足于"数字化医院"建设目标,实现信息互通互联,数据高度共享。

(2)设备采集技术的多样性,结构灵活配置,满足不同医疗应用需求。

(3)辅助医师、护士更规范、更标准完成医疗操作,提高医疗质量。

(4)切实提高医院管理水平,加强过程质量控制,减少医疗差错,防范医疗风险。

(5)临床基础数据的详尽收集,完整记录患者诊疗过程。

(6)量化评估患者病情,制订科学的诊断治疗方案。支持系统评分。

(7)强大便捷的统计分析,支持科研教学,支持科室管理。

(8)建设围术期数据标准,提高围术期医疗水平。

（9）建设与省级质量控制平台的数据直报系统。

二、围术期临床信息系统的主要功能

（一）术前管理

1. 手术排班功能

（1）手术申请接收　通过自定义天数来同步手术申请的数据，通过设定时间段来显示所需要的手术申请数据，能够通过住院号和患者ID号来提取指定手术申请。

（2）手术信息查看　能够及时对申请手术患者基本信息、手术医师、手术名称等信息进行查看，并对手术室申请信息及时进行补充或修改。

（3）手术间安排　通过不同颜色来识别不同的手术，然后进行手术安排；可以通过点击不同的数据列来进行手术排序；确保在手术安排手术后，能够及时对手术进行麻醉医师和护士的安排。此外，非在院人员可通过登记方式来进行手术安排。

（4）护理人员排班　能够及时为手术申请安排洗手护士、巡回护士，若安排不合理，则可以及时对已经安排的护士进行微调。人员排班采用护理人员分组原则和特定手术可指定护理人员原则。

（5）麻醉人员排班　能够及时为手术申请安排麻醉医师，若安排不合理，则可以及时对安排好的手术进行人员进行微调。人员排班采用麻醉医师分组原则和特定手术可指定麻醉人员原则。

（6）手术安排撤销　能够对已排班手术进行撤销处理，并对撤销原因进行记录。

（7）手术申请取消　能够对未经排班的手术进行取消处理，并及时记录取消原因。

（8）手术通知单　能够打印指定日期的手术通知单，手术通知单的配置，自动生成排好的手术信息。

（9）接送单　能够打印指定日期的手术患者接送单，自动生成接送单内容，可以选择打印内容。

2. 术前访视

（1）自动生成术前访视单　系统提供术前访视单格式，能够记录患者术前基本信息、综合评价信息、麻醉方法与麻醉计划信息、术中困难及防范措施等，生成患者术前访视单。

（2）自动提取检查结果　系统可通过系统集成接口从医院检查系统中自动提取患者术前访视所需的检查结果，包括心电图、胸片、肺功能等。根据接口方式不同可提取文字结论或者报告单供用户参考（非结构化电子病历无法提取诊断结论）。

（3）自动提取化验结果　系统可通过系统集成接口从医院检验系统中自动提取患者术前访视所需的检验结果，包括血常规、凝血、电解质等。并能够显示指定项目的变化趋势图。

3. 围术期风险综合评估及围术期计划

能够与多系统进行数据交换，配合麻醉术前访视结果，快速完成麻醉术前评估及评分功能。可根据访视过程中记录的患者病史及体检情况，评估病情并进行分级拟订患者麻醉计划，包括选择麻醉方法，填写术中困难估计及防范措施等。

（二）术中管理

1. 入室路径管理

（1）安全管理　①患者身份核查：系统可通过患者腕带扫描核对入室患者的信息，保障入室患者和手术患者的一致性，减少错入室的概率，保障患者的安全。核对信息包含患者身份信息、手术相关信息。

② 设备信息确认：系统可以对当前手术间的监护设备，展示设备型号、名称、使用状态等进行提取。由用户来选择是否采集监护设备数据。系统可根据用户实际情况对设备采集频率和采集次数进行调整。

③ 入室信息确认：系统提供通过腕带扫描后，记录患者入室的精准时间，并可根据实际情况允许修改。

（2）质量控制　① 手术过程安全核查：系统能够对手术过程提供严格的三方控制，实现麻醉医师、手术医师、护士的核查。能够自动生成三方核查单，便于医护人员把控手术过程。② 手术标准流程控制：系统支持对入室到出室的全程控制，实现手术过程中标准的控制流程。③ 手术安全核查记录单：系统支持提供符合国家标准的区域性的标准样式的三方核查单，汇总手术过程中的三方核查记录，自动填写患者基本信息和手术信息，记录三方核查内容。④ 质量控制指标登记：系统可以协助医护人员对手术过程中质量控制指标进行提取和填写，并进行自动登记，完成指标的上传。

2. 术中记录

（1）设备集成　能够对各类床旁监护设备进行信息采集，如实时获取监护仪上的血压、脉搏、心率、SpO$_2$等患者生命体征信息；实时获取麻醉机上的呼吸频率、潮气量、呼吸比、ETCO$_2$等患者生命体征信息；实时记录断网情况下的当台患者体征数据；以确保离线情况下也能保存采集到的体征数据。

（2）术中用药管理功能　① 麻醉药品使用记录：能够快速记录患者术中的麻醉药品使用情况，通过为每种麻醉药品设定标准的用量、速度、浓度等，方便医师快速选择；能够对所有麻醉药品智能排序，按照用户的使用频率进行智能排序，方便用户快速选择；医护人员可通过药品名称的拼音快速检索，方便快速查找药品。② 用药使用记录：能够快速记录患者术中的用药情况，通过为每种用药设定标准的用量、速度、浓度等，方便医师快速选择。能够对所有麻醉药品智能排序，按照用户的使用频率进行智能排序，方便用户快速选择。医护人员可通过药品名称的拼音快速检索，方便快速查找药品。③ 输液使用记录：能够快速记录患者术中的输液情况，通过为每种液体设定标准的用量、速度、浓度等，方便医师快速选择；能够对所有麻醉药品智能排序，按照用户的使用频率进行智能排序，方便用户快速选择；医护人员可通过药品名称的拼音快速检索，方便快速查找相应液体。支持对输入液按照晶体、胶体进行分类统计。④ 输血使用记录：能够快速记录患者术中的输血情况，可设定多个标准的用血量，方便医师快速选择。⑤ 吸氧使用记录：能够及时快速地记录患者术中的吸氧情况，通过设定多个标准吸氧剂量、速度、时长，方便医师快速选择。

3. 术中协同管理

（1）手术排班显示　能够通过大屏液晶电视动态显示当天手术安排，内容包括时间、手术状态、手术间、患者姓名、手术名称、手术等级、手术医师、麻醉医师；能够灵活配置手术大屏公告显示的信息内容与显示风格。

（2）排班信息查询　能够通过网页的形式来查询手术排班通知单。

（3）家属公告显示　通过大屏液晶电视动态显示患者手术安排及手术状态，信息自动刷新，并可以在公告屏上分屏显示围术期注意事项、宣传片等，实现患者家属宣教功能。通过大屏液晶电视发布家属谈话通知到家属公告区，能够以语音呼叫家属到谈话间进行谈话。系统支持配置大屏公告的信息种类，并能够调节字体大小、颜色等显示风格。通过配置隐藏患者名字、床号、术前诊断、手术名称等敏感信息，只保留姓氏和手术摘要，以保护患者隐私。

（4）麻醉中央预警系统　能够对麻醉过程数据进行监控，实时分析患者病情变化，对异常情况进行预警。

4. 术中抢救管理

（1）专家自动选择　在抢救模式下，系统可通过科室等信息快速匹配专家组，以便快速的呼叫。

（2）抢救消息快速发布　系统支持根据患者的手术信息以及手术进程，智能组合，生成抢救信息。为麻醉医师节省手工输入的时间，为抢救患者争取宝贵的时间。系统支持根据患者的手术信息以及手术进程，智能组合，生成抢救信息。并且允许麻醉医师对该信息进行编辑补充。此外，系统能够对之前智能生成的抢救信息支持一键快速的发送，减少麻醉医师操作的步骤。

（3）患者体征密集采集　系统支持在抢救情况下，展示患者的密集生命体征，方便医师根据患者实时的密集生命体征，进行更有效的抢救。

5. 麻醉路径支持

（1）路径导入　系统提供手术过程模板应用功能，能够通过一键导入模板的方式，实现麻醉过程快速记录。系统根据手术名称不同，对模板进行分类，提供多个个性化麻醉过程模板。同时通过提供私有和公有模板，私有模板仅供个人使用，公有模板可供所有人使用。

（2）路径始点自动计算　系统可根据手术时间和模板时间，自动计算模板中每个事件的发生时间和时长，方便用户使用。

6. 手术过程质量控制

（1）流程路径化管理　① 入室流程管理：通过对当前患者身份进行确认，来判断患者身份信息是否正确，身份确认后则可以进入手术室。患者入室后需进行评估，并将评估信息进行保存。可通过对采集设备与床位绑定配置，患者进入对应床位，设备自动绑定。根据当前恢复室床位使用情况，自动安排床位。当患者手术结束转入恢复室时，能够记录入室时间并保存。② 出室流程管理：能够在患者转出恢复室的时候进行评分质量控制，在患者转出恢复室的时候进行身份核对，在患者转出恢复室时对患者在恢复室情况进行总结。③ 手术标准流程管理：系统提供标准手术流程控制，严格按照入室、麻醉开始、手术开始、手术结束、麻醉结束、出室的顺序进行手术，保障手术过程安全。

（2）不良事件的控制　① 不良事件信息上报功能：系统能够确保不良事件发生时，通过不良事件模版快速完成上报。② 不良事件书面报告功能：系统能够确保在发生不良事件后24 h内，用户可以通过系统打印不良事件报告向上级进行书面呈报。③ 不良事件统计：系统能够统计指定日期范围内术中不良事件情况，包括住院科室、患者信息、年龄、麻醉方法、麻醉医师、手术医师、不良事件原因。

（三）术后管理

1. 随访

能够自动提取患者的基本信息、手术相关信息、并自动填写访视的相关内容，实现术后随访记录单内容的填写和打印。

2. 镇痛

自动同步患者信息，访视数据记录，并将访视数据上传至数据库中。同时采用在线和离线两种运行模式，一方面能够确保在断网的情况下，支持访视数据本地保存，网络链接后一键上传；另一方面能确保在离线模式下支持数据实时存储。

此外，采用路径化的管理模式对访视过程进行管理，能够自动对手术过程数据进行提取，自动填写镇痛用药等相关数据。术后镇痛还可通过信息系统进行实时监护,反馈患者生命体征和镇痛效果,以便及时调控和处理。

3. 质量控制管理

(1)院内质量控制 实现对麻醉过程中质量控制数据和不良事件的查询统计。对不良事件明细进行分析和总结。支持不良事件的登记和补录功能。

(2)麻醉质量控制上报 根据升级质量控制平台标准,能够实现麻醉质量控制指标和省级特定指标的直接上报;实现与质量控制平台无缝对接,并按照质量控制平台标准自动生成质量控制上报数据文件。

围术期临床信息系统结合现有业务、流程等多个方面,建设相应的统计分析平台,拓展手工方式难以实现的管理功能,为管理决策和运营监控提供及时有效地数据支撑和技术支持。主要体现在以下几个方面:① 围术期临床信息进行保存和处理:利用现有计算机技术,实现临床科室数字化科学管理。采用网络信息技术提高医疗质量管理,实现业务环节的高效运作和管理流程;同时遵循国际、国内、行业内的相关标准,与医院相关系统高度集成,保证了医院电子病历平台的数据采集和上报电子病历的完整性和准确性。② 为医、教、研及科室管理服务:服务临床教学,为科室管理、绩效考核、统计分析及科研提供支持,通过再现术中事件或用于统计分析,特殊病例共享以及共性病例,结合知识库,辅助麻醉医师进行研究。③ 加强麻醉科与手术室的日常管理:拓展手工方式难以实现的管理功能。建立围术期质量数据库,自动数据分析,加强手术麻醉过程中突发事件的预警与处理,并提供及时的麻醉指导,降低围术期死亡率。④ 建立围术期质量控制体系:通过信息化建立围术期过程及结果质量控制体系,建立日常麻醉动态监测指标,定期分析监测指标的变化,并根据分析结果制订提高麻醉质量的各项措施,围术期质量控制数据上报无缝对接质量控制平台。

第三节 管理及服务信息系统

医疗质量管理是通过使用各类系统资源,改善为患者提供的医疗服务水平。对于医疗质量目前并没有统一的定义,美国科研所曾以在为个人或群体提供的医疗服务来提高健康水平的可能性方面,医疗服务和现有专业知识水平的一致程度来反映医疗质量。美国医疗保健研究所与质量局认为,在正确的时间,通过正确的手段,为正确的患者做正确的事情,以达到可能实现的最理想结局,这样才是高质量的医疗。而世界卫生组织则提出更高要求,认为高质量的医疗不仅要为患者提供最佳诊疗结局,而且能够使利益和资源利用最大化、风险最小化,达到较高的患者满意度和健康状况,从而实现最佳卫生保健服务。在医疗领域的质量管理主要是对医疗行为进行系统的分析和评价,从而改善医疗质量,提高医疗水平。医疗质量管理的水平直接关系到患者的诊疗安全,有效地监管医疗质量可以提前预警,减少各种危险因素,最终使患者受益。管理及服务信息系统的构建一方面服务于患者围术期医疗质量管理控制,对其关键环节质量严格监督,全面掌握和监督医疗质量;另一方面,通过信息系统监理的数据中心,信息化手段有效的分析数据的特征、来源和可能存在的数据质量问题,可以进一步加强医疗质量控制力度,提高医院运营管理的统一性及规范性,有利于提高医院核心竞争力。

一、发展现状和建设目标

（一）发展现状

管理及服务信息系统覆盖关键环节质量检查、医疗资源管理、院内感染控制、医护人员管理、不良事件监督、质量指标统计分析等。由于以往医院信息化建设不全面，利用传统的人工手段对大量医疗信息获取、汇总、评估，此类医疗质量监管方式往往是采用事后统计、抽检、被动上报等方法，存在覆盖不全、准确度不高、效率低下、不及时以及被动应对的局限等问题，影响了医疗质量监管的有效性。这些局限的根本原因在于监管部门难以实时、全面、智能地掌控医疗各环节的信息。

目前，不少医学工作人员常常认为自身熟练掌握临床理论和操作技能就能确保患者安全，这是对医疗质量管理认识的误区。随着科技的发展，在医院信息化快速崛起的现代社会，脱离科学和技术的主观决策是存在安全隐患的，现代医学是数字化医学，智能化和图形化的医疗数据与分析是医护人员精准医疗决策的依据。基于目前的医疗现状，高效的医疗质量管理需要医护人员熟练专业的临床经验以及信息化管理系统的支撑。

医疗质量管理也是卫健委、医务工作的一项极其重要内容，但由于其所涉及的范围非常广泛，要做到全方位的管理十分困难。近年来，随着电子计算机信息技术在医疗管理领域的广泛应用，临床医疗信息系统已成为临床医疗质量管理中的一项不可或缺的质量控制新模式，与以往传统的人工病案质量控制方法相比，有着突出的功能优势和应用价值。但是，目前卫健委质量控制中心关于收集医疗质量控制数据的工作尚处于起始阶段。尽管临床医疗信息系统日益得到重视，越来越多的医院也开始使用信息系统，但还仅限于院内质量控制，以卫健委质量控制中心为单位的区域质量控制信息化建设还处于起始阶段。其次，目前我国医疗环境的特殊影响，使得我们积极倡导和推动的医疗不良事件报告制度的实施举步维艰。在医疗相关死亡率和不良事件的调查与信息收集中，"漏报""不报"情况严重，严重影响管理人员对患者信息和医疗质量掌握的实时性和准确性。

医疗质量直接关系到人民群众的健康权益和对医疗服务的切身感受。持续改进质量，保障医疗安全，是卫生事业改革和发展的重要内容和基础，对当前构建分级诊疗体系等改革措施的落实和医改目标的实现具有重要意义。为进一步规范医疗服务行为，更好地维护人民群众健康权益，保障医疗质量和医疗安全，严格控制患者诊疗过程中的医疗及护理质量，管理及服务信息系统应运而生，积极推进医院信息化建设，使管理部门能够全方位、实时、智能化管理临床业务。

（二）建设目标

1. 全方位管控

医疗质量管理及服务系统监控范围全方位覆盖医院各项活动，包括临床医师、护理人员、各类物资等各个方面。

2. 全程化管控

医疗质量管理及服务系统监控是对患者就诊全过程医疗和护理质量的全面在线监测与管控。

3. 实时化管控

医疗质量管理及服务系统的管理人员可随时通过网络实时监管各科室患者的用药和医疗记录

等情况,实时调阅患者的各类检查数据和影像资料,并通过网络及时与医师进行沟通。

4. 标准化管控

医疗质量管理及服务系统将管理和服务的相关规章、制度、标准等内容维护后,形成计算机可以识别和管理的知识库,以此作为质量监控的统一标准,规范化管理医疗质量。

5. 智能化管控

根据医疗质量管理及服务系统积累的相关知识库,管理人员可主动、实时持续地对所有管理对象进行预警和管理,自动列出存在风险和问题的对象以及存在的具体问题,在介入管理后还将持续跟踪,直到最终质量监管指标通过为止。

二、围术期管理及服务信息系统的基本架构

(一)区域质量控制体系建立

建设"省卫健委(质量控制中心)—市卫健委(质量控制中心)—医疗机构"三级质量控制体系,实现全区各医疗机构麻醉、重症等专业质量控制指标数据的即时采集、上报、汇总和分析,并构建出层次分明、责任明确、全员参与的质量控制网络体系,以实现高效、准确监管和数据管理。

(二)区域质量控制范围和标准

1. 科室建设规范

通过质量控制平台的建设,可以实现全市各级医院科室建设信息的网络调查,了解全市各医疗机构的建设结构现状,包括人员配置、设备配置、临床技术、制度规范、科研、教学建设程度等内容,为卫健委/质量控制中心的督查工作提供参考数据,从而可建立符合全区医疗现状的质量管理评估规范及合理的安全监测指标。

2. 质量控制报告

实现质量控制指标的及时采集,内容包括麻醉科医患比、各ASA分级麻醉患者比例、急诊非择期麻醉比例、各类麻醉方式比例、麻醉开始后手术取消率、PACU转出延迟率、PACU入室低体温率、非计划转入ICU率、非计划二次气管插管率、麻醉开始后24 h内死亡率、麻醉开始后24 h内心搏骤停率、术中自体血输注率、麻醉期间严重过敏反应发生率、椎管内麻醉后严重神经并发症发生率、中心静脉穿刺严重并发症发生率、全麻气管插管拔管后声音嘶哑发生率、麻醉后新发昏迷发生率等17项指标。

3. 不良及非预期事件的管理

为各医疗机构建立独立的不良事件数据库,并通过鼓励不良事件的上报和共享机制,让更多有价值的不良事件被共享,供广大医护工作者的学习和借鉴,也为区域卫健委(质量控制中心)的科学决策提供有效、真实的数据支撑。

(三)区域质量控制管理

1. 质量控制监管

通过质量控制平台的建设,可实时了解各医疗机构的质量控制建设现状,包括各类质量控制数据

的上报情况（未报、已报、驳回）。如数据有误，可驳回相对应的数据，让医院及时整改。不仅能实现质量控制数据的实时监管，而且也能保证数据来源的唯一性（只有医疗机构可以修改和上报数据）。

2. 质量评估（评分）

通过质量控制平台的建设，以及各项质量控制指标的设计确保质量控制范围的完整性。基于数据上报状况以及各项指标的权重，可以给各个医疗机构做出准确、客观、及时的质量评估报告。

3. 统计分析

通过质量控制平台的建设，提供专项数据分析，以及必要的历史分析、区域分析，以及季报、年报的统计，为质量控制决策提供必要的数据支撑。

三、围术期管理及服务信息系统的主要功能

（一）科室日常管理

通过对日常科室数据统计分析，并图形化展示，实现各类数据的横向纵向的对比，可以及时发现问题，提高管理决策分析准确性、有效性。内容可包括ASA分级、麻醉方式、手术类型、手术量、科室工作量报表、医师工作量、护士工作量等。

（二）病案管理

1. 患者病案首页

以患者历次手术为核心，展示患者手术过程关键环节数据。按照手术申请、手术安排、术中记录、复苏记录、访视的关键流程，展示各个关键环节的患者数据，以进程树的形式展示患者手术数据，可浏览手术过程中形成的所有医疗文书。展示患者历次手术查询。

2. 访视单

自动提取患者基本信息，自动调取患者检查检验结果完成术前访视单中数据填写。自动提取手术相关信息，实现术前访视单内容填写和打印。根据医院的需求支持术前访视单格式调整和内容修改。文书模板的编辑，在操作文书界面可以选择套用模板。

3. 同意书

自动提取患者基本信息，自动提取手术相关信息，实现同意书内容填写和打印，根据院方要求定制知情同意书。

4. 记录单

自动提取患者信息，自动提取手术相关信息，实现手术过程中用药、生命体征数据的填写和麻醉记录单打印。

5. 术后随访

自动提取患者基本信息，自动提取手术相关信息，实现术后随访记录单内容填写和打印。

6. 病案打印

所提供文书的自动打印支持病案单独打印和集中打印，超过规定时间内的病案，自动归档，快速检索查找对应患者病案信息。提供管理员权限能够修改病案信息，并记录操作。各个病案文书的独立权限开放。

7. 病案归档

所有文书打印后自动归档，显示病案归档时间和归档状态，自动上传归档病案信息，管理者界面可调阅、查询、编辑。

（三）质量控制管理

1. 质量控制数据维护

对质量控制数据和不良事件进行统计和维护，对质量控制数据明细进行调整，对不良事件记录进行维护。

2. 质量控制上报

实现质量控制指标上报，包括麻醉科医患比、各 ASA（美国麻醉医师协会）分级麻醉患者比例、急诊非择期麻醉比例、各类麻醉方式比例、麻醉开始后手术取消率、麻醉后监测治疗室转出延迟率、麻醉复苏时入室低体温率、非计划转入重症监护室率、非计划二次气管插管率、麻醉开始后 24 h 内死亡率、麻醉开始后 24 h 内心搏骤停率、术中自体血输注率、麻醉期间严重过敏反应发生率、椎管内麻醉后严重神经并发症发生率、中心静脉穿刺严重并发症发生率、全麻气管插管拔管后声音嘶哑发生率、麻醉后新发昏迷发生率等 17 项指标。与质量控制平台对接，按照质量控制平台标准自动生成质量控制上报数据文件。

（四）处方单管理

处方单管理的功能主要包括处方单自动生成、处方单登记、处方单审核、处方单批量打印等。

（五）毒麻药管理

毒麻药管理主要包括药品使用登记数据一览、药品入库数据一览、药品领用查看及药品归还统计等。

（六）收费管理

收费管理包括麻醉计费模板、自动计费、收费项目编辑管理、收费模板编辑管理及收费审核等。

（七）上级医师管理工作站

上级医师管理工作站的功能包括手术安排一览、手术间使用情况一览、手术麻醉信息概览、接台手术一览、手术患者信息查询、术中信息监测及预警、手术及复苏进程一览和远程指导等。

（八）协同平台管理

1. 手术排班大屏公告

通过大屏液晶电视动态显示当天手术安排，内容包括时间、手术状态、手术间、患者姓名、手术名称、手术等级、手术医师、麻醉医师；能够灵活配置手术大屏公告显示的信息内容与显示风格。

2. 家属公告及谈话

通过大屏液晶电视动态显示患者手术安排及手术状态，信息自动刷新，并可以在公告屏上分屏显示围术期注意事项、宣传片等,实现患者家属宣教功能。通过大屏液晶电视发布家属谈话通知到家属公告区,能够以语音呼叫家属到谈话间进行谈话。系统支持配置大屏公告的信息种类,并能够调节字体大小、颜色等显示风格。通过配置隐藏患者名字、床号、术前诊断、手术名称等敏感信息,只保留姓氏和手术摘要,以保护患者隐私。

3. 音视频协同

通过一机双屏同步将谈话医师调取的手术室直播视频以及患者检查报告、医嘱信息屏幕扩展至家属屏幕上显示,方便家属了解患者病情,帮助谈话医师无障碍与家属沟通病情。在谈话过程中一键录像,上传至统一的存储服务器,可在手术档案管理中进行统一维护管理。

(九)统计分析功能

该系统可以对手术室利用率、准点开台率、划刀时间、手术均时、麻醉方法、ASA 分级、自体输血、麻醉医师工作量、手术护士工作量、患者信息、手术时间、接台时长、接台均时、手术类型、急诊手术等进行统计分析并以图表形式进行可视化。

(十)智能用药

根据患者用药提醒时间及用药量配置实际情况,结合药品知识库或决策体系,对患者用药情况自动生成用药记录,便于管理者实时调阅查看,分析患者病情做出精确决策,或对异常情况进行智能预警,及早发现患者异常情况并干涉处理。

(十一)多媒体电子病历管理

1. 患者病案追溯

基于围术期全过程,以患者为中心,将患者在手术前、手术中、手术后相关的手术治疗全过程以时间轴方式展现,定位在任一时间点,可查看患者对应的治疗记录。

2. 患者病案分析

同步手术麻醉系统中的手术麻醉事件、诊疗影像和患者生命体征数值情况等多媒体资料,按照时间先后顺序进行展现,定位到某一时间点,可结合手术麻醉事件了解此时患者的生命体征情况,辅助回顾分析。

近年我国医疗质量和医疗安全水平呈现逐年稳步提升的态势,但医疗质量管理工作作为一项长期工作任务,需要从制度层面进一步加强保障和约束,实现全行业的统一管理和战线全覆盖。通过管理及服务信息系统的运行,有效加强临床质量控制的力度,提高医疗质量及规范性。通过信息化手段有效的分析数据的特征、来源和可能存在的数据质量问题。此外,通过高质量的数据分析,逐步建立全面、灵敏、标准化的指标和客观的权重,从而保障医疗质量评价过程的客观性。同时,也真正建立起质量管理体系,实现医疗质量的持续提高。另外,高效智能的质量管理体系,不断优化麻醉临床路径,灵活运用大数据分析,基于管理及服务信息系统积累的相应数据及资源,利用云计算及人工智能等高新技术进行深入的临床科研分析、运营监管、质量控制和综合管理应用。进一步建立完善医疗质量管理长效工作机制,创新医疗质量持续改进方法,充分发挥信息化管理的积极作用,不断提升医疗质量管理的科学化、精细化水平,提高不同地区、不同层级、不同类别医疗机构间医疗服务同质化程度,更好地保障广大人民群众的身体健康和生命安全。

第四节　临床决策支持系统

近几十年来随着信息技术的迅猛发展,爆炸式增长的医疗数据量与临床医师有限的学习精力和知识更新速度成为临床诊疗过程的主要矛盾。医师在面对大量信息时无法获取对自己真正有用的信息,对信息的利用效率反而低下,造成了信息超载(information overload)问题。如何从海量数据中提取知识并精准地展现给真正需要它的用户以提高临床决策的质量变得尤为突出和迫切。随着大数据时代的到来,数据的增长速度和数据分析能力大大提高了决策能力,促进了决策支持系统(decision support system, DSS)的形成和发展。

一、临床决策支持系统

(一)相关概念

1. 决策

为实现目标而制订行动方案并从中选择一个最优方案的过程。

2. 决策支持系统

以管理科学、运筹学和行为科学为基础,以计算机技术、仿真技术和信息技术为手段,辅助决策者以人机交互方式进行半结构化或非结构化决策,具有一定智能行为的人机交互的计算机应用系统。

3. 临床决策支持系统 (clinical decision support system, CDSS)

是一个重要的健康信息技术,主要作用是协助医疗决策,其功能包括为医患发出警告、诊断支持、临床指南、病历文书模板等,它有助于提高医疗和护理质量,避免错误和不良事件,降低成本,并提高医患满意度。

(二)分类

1. 按建议方式

可分为主动式和被动式。主动式为系统主动地给医师提出决策建议,其优点在于可以强制性地阻止严重事件的发生,例如用药配伍禁忌等;被动式是指只有医师主动询问系统时系统才给出决策建议的方式。

2. 按交流方式

可分为提醒式、评判式和建议式。提醒式系统通过监测相关信息,自动生成警告,并同时向医师发送,例如疾病感染监测系统、抗生素治疗监测系统、药物不良反应事件监测系统、危急值报警系统等;评判式系统则是根据相关信息生成一个决策建议,该系统适用于医师愿意决策而需要系统再次确认的情况,或者用于辅助医师修正诊疗行为;建议式系统针对患者状况进行推理,给出建议供医师参考,它在医疗工作流程中不断与用户进行交互,最终确定建议信息;建议式系统不同于提醒式系统的是前者需要调用或录入相关数据并等待CDSS给出的建议,不同于评判式系统的是前者不需要先提交一个医嘱或诊疗操作再进行决策。

3. 按人机交互方式

可分为与医师工作流程独立式和与医师工作流程集成式。人机交互方式也是划分临床决策支持系统的一个比较重要的维度。早期的CDSS多是独立于医师工作流程之外,当医师要获得帮助时不得不在系统中手动输入信息,例如Mycin临床决策系统,造成时间和人力上的浪费。现代的CDSS大多与医师的工作流程相融合。

4. 按决策支持程度

可分为直接式和间接式。间接式系统不直接给出建议而只提供给决策者必要的信息,由医师做最后决定,它主要是一些与临床信息系统集成的在线知识库,如Up To Date等。另外,间接式系统还包括一些数据图表分析功能。

5. 按内部决策机制

可分为基于规则/知识库的推理(rule-based reasoning, RBR)、基于数据挖掘/实例的推理(case-based reasoning, CBR)。传统的CDSS一般均基于RBR,而CBR是一种类比的推理方法,它是通过对数据库中同类事物的求解以获得当前问题解决方法的一种技术。

(三)发展现状

国外的临床决策支持系统起步较早。1959年,Ledley和Lusted提出利用计算机程序辅助临床诊断的原理,为临床决策支持系统的创建奠定了理论基础。1967年,盐湖城的一个医院设计和开发了第一个临床决策支持系统——HELP(health evaluation through logical processing)系统,它主要用于患者护理方面的实时医疗决策。此外,国外广泛使用临床决策支持系统还有很多,比如内科医师辅助支持系统、作为咨询工具或模拟训练工具而用于内科临床决策支持和教学的Iliad系统、用于诊断和治疗细菌感染性疾病的MYCIN系统,以及哈佛医学院研发的DXplain系统。

我国的临床决策支持系统起步亦较早,1975—1979年期间,中国科学院自动化研究所、北京中医医院和北京第二医学院合作开发了基于中医关幼波教授的多年诊治经验的肝炎诊断和治疗电子计算机程序,它是基于中医理论的最早的临床决策支持系统。目前国内的临床决策支持系统在中医、护理、基层医疗得到应用,在临床医疗领域尚未全面发展。

总的来说,临床决策支持系统的发展经历了4个阶段:① 单机版临床决策支持系统(stand-alone systems):它未与临床实际使用整合,所需数据需要手动输入,只能被动的被操作者使用,因此使用效率低。② 集成临床信息系统的临床决策支持系统(integrated systems):为避免上述CDSS的缺点,这类系统可以主动触发,对医师和患者进行主动警报、提醒。但其系统共享性差,难以重复利用。③ 支持知识标准化表达的临床决策支持系统(standards-based systems):为解决CDSS知识共享问题,这类系统采用标准化方法对知识进行表达和编码。但目前尚无统一公认的标准及术语体系,因此共享也存在困难。④ 基于服务模型的临床决策支持系统(service models):这类系统再次从临床信息系统中独立出来,成为独立的系统,以服务的方式为临床信息系统提供标准接口,供不同信息系统使用。

尽管近年涌现了很多临床决策支持系统,但其广泛的临床应用仍受到限制。可能原因如下:① 现有的临床研究对决策支持系统是否能改善医疗质量存在很多争议。有研究评估CDSS对临床结局、医疗过程、工作量和工作效率、患者满意度、成本开销以及提供者使用和实施的影响,做了一项系统评价，结果显示临床决策支持系统能有效改善不同环境下的健康干预过程，但对于改善临床结局、卫生经济指标、医师工作量和效率的证据不足。随后2016年的一项包括237项独特的随机对照试验和176项非随机对照试验的20项系统综述的研究结果显示：75%的临床决策支持可显著影响医疗诊疗过程，但却只有20%的临床决策支持系统报道对患者的结局有积极影响，且这些临床决策支持的评估研究质量参差不齐。综上，目前的研究无充足证据证明CDSS能影响临床结局和经济效益。② CDSS缺乏统一的标准。目前尚无能涵盖所有的统一表达的医学规则的结构化模型，并要求此模型能同时被人和计算机理解；亦无统一标准表述并能被广泛接受的临床决策支持系统。目前CDSS的知识库主要来源于电子健康档案，而电子健康档案远未达到标准化的程度，各医疗机构实现临床决策支持的方法各异，CDSS的广泛推广几乎不可能。③ 医务人员对CDSS的接受度和认可度较低。一项研究报道显示，临床医护人员对药物相互作用提醒系统的接受率只有8.5%，在接受率相对较高的家庭医生以及中医妇产科医师中，也只有约20%对基层医院的医护人员对临床决策表示满意。医师对CDSS推荐意见的遵从率不足33%。因为大多数系统独立于临床工作流程，它未与医院信息系统集成，需要医师在电脑上输入临床症状及化验结果，操作复杂，录入相应资料增加了医师的工作量；一些医院创新技术实施只停留在政策的一纸空文，缺乏对员工的培训；医疗工作人员工作强度大，无时间、无动力去在日常临床实践中保持创新性；一些CDSS人机互动界面设计不合理，医师需要大量手动输入过程；CDSS经常产生大量警告信息，容易导致医护人员疲劳应付等。并且，CDSS使用效果需要经历很长年限才能显现出来。此外，系统推荐的准确性、特异性也影响对其的信任度。目前的临床决策支持系统通常通过总结以往专家的诊断经验，把知识表达和规则推理作为关键，从而开发出不同功能的临床决策支持系统。这种纯粹依靠规则和知识推理的研究思路使得人的认知过程过于简单，不能真实反映医院诊疗决策过程，不能个体化，无法实现医师需针对不同情况、不同年龄段的患者进行个性化的治疗和护理的需求。

二、基本架构

临床决策支持系统一般由3个基本部分组成：推理引擎、数据中心及人机交互。通用框架如图8-2所示。

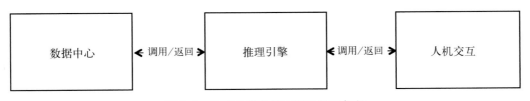

图8-2 临床决策支持系统的通用框架

（一）推理引擎

推理引擎是CDSS的核心，是问题求解的载体，它采用数据挖掘分析工具，对数据中心的数据进行清洗、分析并转化为决策信息。传统的CDSS一般均基于RBR，其核心包括知识库和推理机两部分，知识库存有已收集的专家知识，推理机利用其中的知识给出推理结果。但RBR的主要缺点是专家知识获取困难，有些经验与信息并不能够准确的转化为知识库中的知识。而且需要人工定时评估和修改，不断更新医疗成果。CBR是一种类比的推理方法,它通过对数据库中同类事物的求解以获得当前问题解决方法的一种技术。相较于RBR,CBR更加符合人们对于新事物的认知过程,即人们在认识一个新事物时,往往会在自己的记忆里搜索类似的经历,利用旧的事例或经验来理解、解决和评价新事物。

(二)数据中心

数据中心是CDSS的重要组成部分,其来源可以是临床数据、文献数据、医疗保险数据、网络社交数据等,这些数据是针对特定问题求解的需要以知识表示方式链接、存储、管理。

(三)人机交互界面

能够使系统与用户对话,推理引擎通过人机交互界面调取用户信息,并通过该界面给出决策建议,并进行必要的解释。

(四)解释器

负责向用户解释根据其信息进行推理的过程及结论。所有CDSS都具有推理引擎、数据中心、人机交互界面,但并不一定具有解释器。

三、围术期临床决策支持系统的主要功能

临床决策支持系统在围术期管理方面有其特别的用处。围术期CDSS的主要功能包括警报(实验值危急值的提醒)、提醒(提醒麻醉医师应及时进行动脉血气分析)、评论(拒绝某项电子医嘱)、判读(判读术中心电图)、预测(预测手术风险)、诊断(列出低血压的鉴别诊断)、协助(为手术高危患者选择合适的麻醉方案),以及建议(生成麻醉药物剂量的调整建立)。若要使CDSS真正投入临床使用,就必须考虑其功能是否符合临床需求、方式是否符合医护人员行为以及技术上如何与电子病历集成。工作流就是指在一个工作群组中,为达成某个共同目的需要多人协力以循序或平行工作的形式来共同完成任务。CDSS若要与工作流恰当结合,首先要分析麻醉医师临床工作流中涉及哪些具体活动内容。从表8-2可见,围术期临床工作的各个阶段均离不开决策行为。

表8-2　围术期决策支持系统在临床工作流中的应用

临床工作流	围术期临床决策支持系统可参与的工作流内容
术前工作流	术前访视,回顾病史
	麻醉医师回顾相关疾病知识
	手术风险评估
	帮助指导患者完成相关信息和决策
术中工作流	麻醉方式及药物决策(安全性、成本、适用性)的制订
	术中监测及风险评估
	诊断及鉴别诊断

（续表）

临 床 工 作 流	围术期临床决策支持系统可参与的工作流内容
术后工作流	麻醉恢复早期的监测及风险评估
	术后镇痛方案决策
	术后镇痛的有效性及不良反应的评估、调整
	术后不良事件的风险评估
	患者教育的决策建议

四、临床评估

由于现有的临床研究对决策支持系统是否能改善医疗质量存在很多争议，其广泛应用也受到了限制。目前国内更注重医学信息系统的实现技术，缺乏对系统的临床效果进行科学评价。随机对照试验（randomized controlled trial, RCT）是一种评价医疗卫生服务中某种疗法或药物效果的手段，是国际公认的效果评价的金标准。实效性随机对照试验（pragmatic RCT, pRCT）是在真实临床医疗环境下，采用随机、对照的方式，比较不同干预措施的治疗结果（包括实际效果、安全性、成本等）的研究。pRCT的典型特征在于：在临床医疗实际环境条件下，将相关医疗干预措施用于具有代表性的患者群体，采用对利益相关者（如临床医师、患者、医疗决策者、医疗保险机构等）有重要意义的结局指标（如心肌梗死、生存质量、死亡、成本等）进行评估。研究结果紧密贴近临床医疗实际，可更好地为医疗决策提供科学依据，帮助利益相关者在现有不同的干预措施中做出最佳选择。

临床决策的评估要基于pRCT。首先选取一定的样本量并随机分到临床决策组和常规处理组，临床决策组对医师或患者进行辅助决策，对照组由医师采用常规方法处理，干预一段时间后比较结局变量（如血压、血糖、疾病并发症、远期预后，以及卫生经济学指标等）。

临床决策支持系统具有预警、提醒、医疗决策等功能。建立CDSS是结构化电子病历发展的高级阶段，是电子病历智能化和知识化发展的必然趋势。但目前国内临床决策支持系统还未达到成熟的阶段，仍不能得到广泛推广应用，需要进一步研究论证CDSS对临床结局及经济效益等方面的影响。临床决策支持要在临床诊疗过程中得到真正应用，提出的意见需有特异性、针对性，帮助医师获得所需要的知识与经验，启发医师思维而非替代医师，同时贴合医师在诊疗过程中的需求，实现全程支持。理想的临床决策支持系统能提供高质量且合理的决策建议，具有良好的用户满意度、实用性高，需满足3R（right time, right person, right decision support）条件：即在正确时间提供决策支持、为正确的对象提供决策支持、提供准确的决策支持结论，其成功很大程度取决于如何与医师诊疗过程整合。

调查显示，74%的患者希望与医师共同参与决策。基于临床最佳证据及患者的认知、需求等，医患双方才能共同制订一个最佳的临床决策。英国国家卫生服务机构也提出："医患共享决策将会成为一个准则。"现有证据表明，CDSS对不同机构的医疗决策过程有正面影响，但对临床和经济结果影响的数据却很少，因此，还需要进行高质量的研究以促进广泛使用CDSS并提高其临床效用。未来的研究应该调查如何扩充CDSS的内容，以同时适应不同条件，并确定医疗团队的哪些成员应该接受临床决策支持,CDSS对临床和经济结果的影响是什么以及CDSS如何最有效地整合到医师工作流程中。另一方面,还需要更多的研究来了解CDSS如何能够帮助医疗服务模式的转型,以及如何将CDSS与面向工作流的质量改进程序相结合。

第五节　医学物联网与人工智能在围术期的应用

一、物联网技术

物联网(internet of things)即"物物相连的互联网",是通过射频识别(radio frequency identification, RFID)、红外感应器、全球定位系统、激光扫描器等信息传感设备,按约定的协议,把任何物体与互联网连接,进行信息交换和通信,以实现对物体的智能化识别、定位、跟踪、监控和管理的一种网络。物联网的概念首先于1999年提出,2014年全世界发生了一次物联网技术运用的高潮,医疗界也不例外,例如:可穿戴设备的流行、移动医疗的兴起等,传统的医疗模式开始发生变革。对围术期医师来说,一些患者生命体征的管理例如围术期患者院外管理、疼痛患者的围术期管理、慢性疼痛的管理等都可以通过物联网技术在家庭或社区完成。围术期医师远程监护患者的能力大大增强,今后可以完成从医院内至医院外所有生命体征的监测与救护。

(一)医学物联网的基石之一是传感器技术

物联网的体系结构可以粗略地分为感知层、网络层和应用层。其中射频识别、传感器、传感器网络属于感知层,主要解决信息的感知与采集,是物联网的核心基础设施。

射频识别技术是用来验证医疗仪器的身份,对仪器进行区分与识别,识别过程一般不需要人工干预。

医学物联网中的传感器按用途可分为压力传感器、位置传感器、能耗传感器、速度传感器、热敏传感器、震动传感器、气敏传感器、视频传感器等,这些传感器都可以在围术期管理中得到应用。比如,压力传感器可以用于持续监测血压、热敏传感器可以用于持续监测体温等。有了这些传感器,包括可穿戴设备,围术期医师就可以对患者进行远程的实时监控,提高围术期患者的安全性,减少术后并发症和死亡率。

医学传感器网络是由一组传感器按照一定方式构成的有线或无线网络,目的是采集和处理网络覆盖区域中感知对象的医学信息,对其进行处理后传输给医师或观察者。围术期传感器网络可以是局域的在医院内的,也可以是广域的覆盖医院外的。围术期医师通过内网、专网或外网三种网络处理患者相关的信息。

(二)数据传送

移动通讯在中国近年来发展迅猛,随着3G、4G在全球范围内的普及,5G也在国内进入推广使用阶段。移动网络的实用化、大面积、大流量、大规模的无线传输能力给医学物联网的发展提供了坚实的物质基础,围术期医师和患者可以通过手机或移动终端完成许多医疗资源的交互与共享,更好地实现对围术期疾病的高水平、全时空的诊、治、防管理,实现围术期医疗水平的革命性提升。

（三）服务平台与后台网络管理

医学物联网的应用层主要是各种应用软件与平台。例如：物联网医学中心的服务平台主要为患者提供物联网医学服务，包括预约、门诊、开药等；物联网医学中心的管理平台主要为管理员提供人员管理、角色权限、设备管理等功能；物联网医学中心的医师端平台主要为医师提供排班计划、预约审核等功能支持；物联网医学中心的患者平台为患者提供个人信息、重要提醒、医嘱建议、跟踪监测、医患互动、医学科普等功能。随着医疗信息化的飞速发展，今后会有各种与围术期管理相关的应用软件诞生，为患者提供经济高效的整合医疗服务。

二、智慧医疗、大数据与云平台

21世纪的城市是智慧城市，智慧医疗是智慧城市巨大系统中的一个组成部分，是以"医疗云、卫生云"等数据中心为核心，综合应用医疗物联网、数据融合传输交换、移动计算等技术，跨越原有医疗系统的时空限制，实现云医疗服务的医疗体系。通俗地讲，智慧医疗就是指广泛使用了物联网技术的医疗体系。

医疗大数据顾名思义就是数量极其庞大的医疗数据资料。随着强大的数据存储，计算平台及移动互联网的发展，近年医疗数据发生了大量爆发及快速的电子数字化。许多信息的获取和分析的速度已经从原来的按"天"计算，发展到了按"小时"，按"秒"计算。围术期患者的许多医疗决策也有赖于大数据的分析，如预测特定患者的住院时间，哪些患者会选择非急需性手术，哪些患者不会从手术治疗中受益，哪些患者会更容易出现并发症等。医疗大数据将对提高医疗质量，强化患者安全，降低风险，降低医疗成本等方面发挥无与伦比的巨大作用。

卫生云平台是保证卫生医疗数据安全采集、安全传输、安全存储、海量数据与分析、快速检索与分析等的数据平台，可以实现卫生医疗资源信息的共享与实时管理。以卫生云为基础可以建立统一的管理平台，全面共享数据挖掘，向居民、医疗机构、政府机构等不同服务对象提供各类卫生医疗信息服务。例如围术期患者的各种电子记录就是卫生云的一部分，而围术期医师的工作站，也是建立在卫生云平台上的一种管理软件。

（一）围术期电子记录（电子健康档案，electronic health record, EHR）

电子记录EHR被称为计算机化患者记录、电子医疗记录和电子健康记录。是记录医疗过程中生成的文字、符号、图表、图形、数据、影像等多种信息，并不同情况下需要不同的电子记录，例如麻醉医师需要患者的术前资料、实验室资料、过去的住院史或麻醉史等。这些不同的电子记录最终需要准确无误的进行交互。美国于2003年实施的医疗保险改革的法律条文（HIPAA）承认了电子病历的法律地位，但也详细规定了实现电子病历所必须遵循的法律准则与违法罚则，主要集中在信息的安全保密性，患者隐私权的保护和电子信息交换的标准化。生命体征的监护与管理是HER的主要组成部分之一，所以围术期医师既是HER的使用者又是HER的记录者及管理者。

随着移动医疗与智慧医疗的普及，原有的医院内部的电子病历系统会逐渐迁移到政府的"卫生云"平台系统。今后围术期电子病例的获取、围术期生命体征的管理、围术期疼痛的管理，甚至医师们的绩效管理等,皆可以在云平台支持下的终端完成。

(二)围术期医师工作站与APP

围术期医师工作站是方便医师学习、工作、科研和管理的信息系统,它可以是围术期信息管理系统的一部分,也可以是围术期医师的个人信息系统。有些网站上可以下载这些专业管理软件和APP,围术期医师通过这些软件管理患者。

目前围术期医师工作站信息系统的功能包括:① 查看及录入患者的基本情况,制订患者的探视访问提纲,确定手术与麻醉方案。② 系统自动采集患者生命体征数据生成图表,实时刷新用药记录、输血及检验结果,记录围术期发生的事件,如麻醉、手术开始时间,结束时间,术中用药、事件等,手术结束后能够生成标准的麻醉记录单。③ 手术过程中保存下来的生命体征数据可以进行实时回放,同时结合患者术中记录的事件资料进行总结,制订随访计划,还可以方便的生成围术期记价单。④ 安排围术期医师工作、学习、科研的具体日程,包括会诊与远程医疗。⑤ 参与智慧医疗中的快速救护系统或院内外生命体征管理系统等。

(三)云医疗平台

云医疗(cloud medical treatment, CMT)是指在云计算、物联网、通信以及多媒体等新技术基础上,结合医疗技术,旨在提高医疗水平和效率、降低医疗开支,实现医疗资源共享,扩大医疗范围,以满足广大人民群众日益提升的健康需求的一项全新的医疗服务。云医疗是一个跨地区甚至跨省市的医疗服务系统,一般由政府协调和主导。

云医疗包括云医疗健康信息平台、云医疗远程诊断及会诊系统、云医疗远程监护系统以及云医疗教育系统等。围术期云医疗平台主要是一个以视频语音为基础的"多对多"的医疗信息沟通平台,方便患者更多更快地与医师进行沟通。围术期云医疗远程诊断及会诊系统使患者在原地、原医院即可接受远地专家的会诊并在其指导下进行治疗和护理,可以节约医师和患者大量时间和金钱。围术期云医疗远程监护系统利用通信、物联网等设备将监测到的数据发送到远程监护系统,如出现异常数据系统将会发出警告通知给相关人员,甚至能通过GPS定位仪迅速找到患者进行救治,以免错过最佳救治时间。另外,围术期医师可以利用云医疗教育系统的基础平台进行远程、异地、实时、动态电视直播会诊以及进行大型国际会议全程转播,并组织国内外专题讲座、学术交流和手术观摩等手段,极大地促进我国围术期云医疗事业的发展。

目前,由于一些壁垒的存在,智慧医疗、数字医疗、远程医疗等在临床应用中还有许多阻碍因素,包括执照、证书、渎职、赔偿等问题,因此需要政府大力协调出台相关政策、标准与法规,以推进智能化医疗的发展。

三、围术期人工智能的应用

(一)人工智能与智能机器人

人工智能(artificial intelligence, AI)是研究、开发用于模拟、延伸和扩展人的智能的理论、方法、技术及应用系统的一门新的技术科学。人工智能涉及的学科很多,属于自然科学和社会科学的交叉。

人工智能分弱人工智能和强人工智能。弱人工智能指制造出的智能机器虽然能推理和解决问题,但是并不真正拥有智能,也没有自主意识。弱人工智能如今不断地迅猛发展,很多必须用人来做的工作如今已经能用机器人实现。强人工智能指制造出真正能推理和解决问题的智能机器,并且这样的机器被认为是有知觉的,有自我意识的。目前强人工智能暂时处于瓶颈,还需要科学家们和大众的共同努力。

人工智能在医疗领域分为感知智能、计算智能和认知智能,依托于大数据与深度学习的发展。人工智能在医疗领域的应用研究有:基因测序、药物发现、医疗智能语音、医疗智能视觉、医疗机器人、可穿戴设备、远程医疗、智能决策和智能诊断等。当前的医疗人工智能皆是弱人工智能,已经能帮助医师解决许多诊断和治疗上的问题。围术期医师在工作中遇到的最多的人工智能就是医疗机器人,比如做外科手术的"达·芬奇机器人"、帮助医师诊断的"沃森机器人"、自动气管插管机器人等,都是医师的好帮手。已有报道,机器人医师甚至考出了执业医师执照。

值得一提的是,2016年国产自动麻醉机器人研制成功。它是以TCI靶控算法为背景控制,以镇静指数、镇痛指数、血压作为患者的反馈指标,利用专家系统作为控制规则,自动控制输注泵输注镇静药、镇痛药和血管活性药物,会在患者麻醉过深或过浅时,用语音播报告诉医师,在患者意识恢复时,也会进行语音播报。这种机器人会在2020年以后得到广泛的应用。

伴随着人工智能和智能机器人在医疗领域的发展,有些研究与技术很可能触及伦理底线。对于科学研究可能涉及的敏感问题,需要政府针对可能产生的冲突进行及早预防和化解。

(二)围术期3D打印技术的应用

3D打印是快速成型技术的一种,它是一种以数字模型文件为基础,运用粉末状金属或塑料等可黏合材料,通过逐层打印的方式来构造物体的技术。3D打印通常是采用技术材料打印机来实现的。

3D打印技术在医疗领域涵盖了纳米医学、制药、器官打印等,应用十分广泛,尤其是在整形科、骨科、神经外科与口腔科。围术期是3D打印技术扩张最为迅猛的医学领域,常见的有手术预规划模型、手术导板、3D打印植入物等。在再生医学领域,研究人员已经利用生物3D打印技术培养人造器官。

传统上,通过CT、磁共振成像(MRI)等影像设备获取患者的数据,是医师做手术预规划的基础,但得到的医学影像是二维的,3D打印则可以将三维模型直接打印出来,既可辅助医师进行精准的手术规划、提升手术的成功率,又方便医师与患者就手术方案进行直观的沟通。另外,术中的一些植入物和假体也是个性化3D打印的。南方医科大学第三附属医院2017年成功为一名脊索瘤患者切除了脊椎,并植入3D打印人工椎体,这种个性化的3D打印人工脊柱更有利于保护神经,利于术后骨愈合。一般认为金属、塑料等非活体组织材料的3D打印属于"初级阶梯";而打印血管、软骨组织这类单一的活体组织属于"中级阶梯";3D打印的人工肝脏、心脏等人工器官则属于"顶级阶梯",它的发展更大程度上取决于生物技术的发展。

由于3D打印具有快速成型和个性化定制的优势,麻醉医师将其应用到麻醉器械的快速打印上,比如喉罩的3D打印。通过3D打印技术得到的喉罩,与患者的喉部结构十分吻合,减少了漏气与变形的危险,大大提高了围术期安全性。

由于每一个患者都是独一无二的个体,所以医疗行业存在着大量的个性化定制化需求,围术期3D打印技术的前景十分广阔。

（三）未来的围术期医师

随着物联网、大数据、人工智能的应用，传统医学模式将发生巨大转变，开始形成新的医学生态链，麻醉医师将逐渐向围术期医师转变。虽然许多简单而重复的工作交由医疗机器人完成，但是围术期医师还是有很多更复杂的工作需要参与。除了一部分医师在医院内从事医疗工作外，另一部分医师将做包括围术期在内的院外生命体征与疾病的管理；还有一些医师会参与快速救护，当有人需要医疗紧急救助时，随身定位系统会迅速定位和通知患者附近1～2 km内的急救医师，以最快的速度处理病情以挽救患者生命。另外，在控制疼痛治疗、生物恐怖危机的应对以及太空生命的维持与监护方面，围术期医师也将成为主要力量。

21世纪的围术期医学将由通信、传感器、分子生物和结果分析学来推动。围术期医师将接触到前所未有的人工智能研发大潮。比如将来的麻醉机可以是完全自动的，能自行施行麻醉，就像无人驾驶飞机一样。它有声音识别系统，可以告诉它要做什么，它将记录下所做的每一件事。再如，对于麻醉诱导过程，将可能有一个持续的感受器和离子通道应用于临床，每个患者将有其基因图谱，以至于让你了解患者对麻醉药物的变易性、反应大小和疼痛敏感程度及更多方面。只需在皮肤上放个传感器就可以知道氧供和代谢水平，让我们决定是否要输血。围术期医师一定要积极地参与和引领这场医学人工智能的革命，推动智能医学的快速发展。

（唐永忠　刘　星　欧阳文　洪　涛）

参 考 文 献

［1］ 陈金雄,王海林.迈向智能医疗:重构数字化医院理论体系.北京:电子工业出版社,2014.

［2］ 米勒.米勒麻醉学:7版.邓小明,曾因明,主译.北京:北京大学医学出版社,2011.

［3］ Institute of Medicine (US) Committee on Quality of Health Care in America. To Err is Human: Building a Safer Health System. National Academies Press(US), 2000.

［4］ Jen M Y, Gossman W G. Informatics, StatPearls. Treasure Island (FL). 2017.

［5］ Li X, Lu J, Hu S. The primary health-care system in China. Lancet, 2017, 390(10112): 2584-2594.

［6］ Freundlich R E, Ehrenfeld J M. Perioperative Information Systems: Opportunities to Improve Delivery of Care and Clinical Outcomes in Cardiac and Vascular Surgery. Jcardiothorac Vasc Anesth, 2017.

［7］ 李刚,唐锦辉,廖家智.基于系统论、控制论、信息论的医疗质量管理应用.中华医院管理杂志,2016,32（2）: 126-129.

［8］ 朱士俊.医疗质量管理发展现状及展望.解放军医院管理杂志,2003,10（3）: 204-206.

［9］ 刘心报.决策分析与决策支持系统.北京:清华大学出版社,2009.

［10］ 陈文伟.决策支持系统及其开发: 2版,北京:清华大学出版社,2000.

［11］ Berner E S. Clinical Decision Support Systems: Theory and Practice (Health Informatics). Springer-Verlag New York, Inc. 2006.

［12］ Centers for Medicare & Medicaid Services. Clinical decision support: more than just "alerts" tipsheet. 2014.

［13］ 赵妍,王颖,闫国涛.基于数据仓库的临床决策支持系统在我院的应用.中国医疗设备,2016,31（7）: 95-97.

［14］ 邵伟,王颖,闫国涛.临床决策支持系统建设研究.中国医疗设备,2016,31（8）: 87-88.

［15］ 唐立,康德英,喻佳洁.实效性随机对照试验:真实世界研究的重要设计.中国循证医学杂志,2017,（9）: 999-1004.

［16］ Ledley R S, Lusted L B. Reasoning foundations of medical diagnosis; symbolic logic, probability, and value theory aid our understanding of how physicians reason. Science, 1959, 130(3366): 9-21.

［17］ Gardner R M, Pryor T A, Warner H R. The HELP hospital information system: update 1998. Int J Med Inform, 1999, 54(3): 169-182.

[18] Miller R A, Masarie F E Jr. Use of the Quick Medical Reference (QMR) program as a tool for medical education. Methods Inf Med, 1989, 28(4): 340-345.

[19] Warner H R, Haug P, Bouhaddou O. ILIAD as an Expert Consultant to Teach Differential Diagnosis. Proc Annu Symp Comput Appl Med Care, 1988, 371-376.

[20] Mary M, Kimberly A L. An Introduction to Clinical Decision Support Systems. Journal of Electronic Resources in Medical Libraries, 2011, 8(4): 348-366.

[21] Lincoln M J. Applying Commonly Available Expert Systems in Physician Assistant Education. Perspective on Physician Assistant Education, 1998.

[22] 赵鸿宇.原发性肝癌智能专家系统的设计与开发.北京:首都医科大学,2016.

[23] 李晓辉,刘妍秀.基于实例推理机制(CBR)综述.长春大学学报,2006,16(8):68-70.

[24] Jia P, Zhang L, Chen J, et al. The Effects of Clinical Decision Support Systems on Medication Safety: An Overview. Plos One, 2016, 11(12): e0167683.

[25] Jacob V, Thota A B, Chattopadhyay S K, et al. Cost and economic benefit of clinical decision support systems for cardiovascular disease prevention: a community guide systematic review. J Am Med Inform Assoc, 2017, 24(3): 669-676.

[26] Berner E S. Diagnostic Decision Support Systems: How to Determine the Gold Standard? J Am Med Inform Assoc, 2003, 10(6): 608-610.

[27] Eslami S, Abu-Hanna A. Acceptance of drug-drug interaction alerts and alert system design. Br JClin Pharmacol, 2010, 70(4): 619-620.

[28] Tamblyn R, Ernst P, Winslade N, et al. Evaluating the impact of an integrated computer-based decision support with person-centered analytics for the management of asthma in primary care: a randomized controlled trial. J Am Med Inform Assoc, 2015, 22(4): 773-783.

[29] Shortliffe E H. Knowledge-Based Systems in Medicine. Informatics Europe 1991. Springer Berlin Heidelberg, 1991: 5-9.

[30] Coulter A, Jenkinson C. European patients' views on the responsiveness of health systems and healthcare providers. European Journal of Public Health, 2005, 15(4): 355-360.

[31] Charles C, Gafni A, Whelan T. Shared decision-making in the medical encounter: what does it mean? (or it takes at least two to tango). Soc Sci Med, 1997, 44(5): 681-692.

[32] Asthana S. Liberating the NHS? A commentary on the Lansley White Paper, "Equity and Excellence". Soc Sci Med, 2011, 72(6): 815-820.

[33] 张晓峰,徐美英.麻醉信息管理系统的临床应用与拓展.中华医院管理杂志,2007,23:558-559.

[34] 米勒.米勒麻醉学:7版(医学信息学).邓小明,曾因明,主译.北京:北京大学医学出版社,2011,71.

[35] 刘海涛.互联网技术应用(高枕无忧的智慧医疗),北京:机械工业出版社,2011,149.

[36] 吴越,裘加林,程韧,等.智慧医疗(智慧医疗的基石).北京:清华大学出版社,2011,38.

[37] 医院信息化工作领导小组办公室.医院信息系统基本功能规范.2002,11-13.

[38] 徐曼,沈江,余海燕.大数据医疗.北京:机械工业出版社.2017,9.

[39] 张德干.物联网支撑技术.北京:科学出版社,2011,1.

[40] 白春学.实用物网医学.北京:人民卫生出版社,2014,9.

[41] 唐雄燕,李建功,贾雪琴.基于物联网的智慧医疗技术及其应用.北京:电子工业出版社.2013,21.

[42] Miller R D. Miller's Anesthesia. 7th ed. New York: Churchill Livingstone, 2009, 69-79.

第9章
麻醉与围术期模拟教学

模拟技术用于教学渊源已久，最早起源于航空航天等高风险的职业培训。随着现代技术的发展，其实用性和安全性促进了在其他领域的应用和推广。医学教育从知识的教授，延伸到知识的应用，着重临床的胜任力培养，鉴于医学人才的培养过程存在资源不足，对患者造成损害的风险较高以及面临严峻的医患关系等问题，近年来模拟技术逐渐被医学教育机构重视并采纳，成为医学人才培养过程中的重要手段之一。医学模拟教学是指用各种技术手段再现临床工作场景，为学员提供一个无风险的学习临床技能和构建临床思维的环境，帮助学员提升各种临床能力。它有诸多优点，安全、灵活、可重复，为受训者提供标准化培训及反馈，解决教学资源不足问题和考核标准化难题；更关键的是模拟教学使学员缩短了临床实践学习曲线，提高了医疗安全性。

现代模拟技术用于医学教育教学是近年来医学教育领域的重大进展。它作为理论教学与临床实践教学的桥梁，在各类医学人才培养中，不但可以起到缓解教学资源不足问题，更关键的是可以起到提高医疗质量和医疗安全性的作用。目前我国的医学模拟教学得到国家管理部门的支持，近年得到快速发展，已经广泛开展起来，但在模拟中心运行管理、教学课程内容建设、师资队伍培养、教学质量评价上尚有待进一步提高。

第一节 中国医学模拟教学的发展与未来

一、模拟教学在毕业后教育中的应用

（一）我国医学模拟教学现状

围绕着以"患者安全为中心"的医学教学理念，医学模拟教学迅速发展，并逐渐成为临床实践教学的主流模式。在国家卫生健康委员会主导的毕业后教育中，住院医师规范化培训和全科医师培训的发展非常迅速，全国有超过800家大型三级甲等医院建立了现代化的临床技能中心，积极响应"5+3+2"的医师培养模式。模拟中心的建设和使用情况纳入到基地评审内容中。模拟技术广泛地应用于住院医师规范化培训结业考核、国家医学考试中心组织的临床执业医师资格考试等。

近10年医学模拟教学在我国得到快速发展，2003—2004年，复旦大学、四川大学等院校举办全国范围的以"现代科技在医学模拟教学中应用"为主题的系列研讨会，兴起了推广模拟教学模式的热

潮。不同等级和规模的大学附属医院或住培专培基地的模拟教学中心如同雨后春笋般相继成立；各种形式的模拟技术广泛用于各级各类人员的培训、考核中，包括简单模型到计算机驱动高仿真模型、虚拟仿真训练器、计算机模拟、动物实验、标准化患者等逐渐得到推广使用；全国规模的、省级规模的模拟教学会议、师资培训班频繁举办；国内陆续成立了若干以模拟教学为主体的学术组织。

经过10年发展，我国建设了一批在教学、考核、管理等方面均达到国际先进水平的模拟教学中心。有的中心通过了国际权威机构认证，如北京大学人民医院临床能力中心2014年通过国际医学模拟协会（society for simulation in healthcare, SSH）认证；很多中心开设了国际权威行业协会认证的课程，如腹腔镜外科学基础（fundamentals of laparoscopic surgery, FLS）、高级创伤生命支持（advanced trauma life support, ATLS）和高级心血管生命支持（advanced cardiovascular life support, ACLS）等。但各个模拟中心发展不均衡，包括设备的配置管理，师资的分配安排以及经费的支持补给。

然而目前我国的模拟教学水平与国际仍然存在较大差距。主要体现在硬件建设、教学目的的一致性以及教学内容的协调性的不统一，很多昂贵的设备得不到充分利用，变成了提供参观、展示的摆件。因此提高模拟设备的应用水平和利用率，也是临床模拟教学面临的问题。

（二）模拟教学的核心理念和基本模式

1. 模拟教学的核心理念

医师作为救死扶伤的特殊职业，肩负的使命重大，关乎患者的生命安危。因此如何尽量避免犯错，将医疗行业的风险最大化规避，则是医学发展中的重点和难点。模拟教学的核心理念是"以患者为中心，保障患者安全"，不以患者的生命为代价积累临床经验。临床模拟教学是在临床仿真环境下，进行教学和医疗活动实践，力图借助模拟方式提高医疗安全性。

2. 模拟教学的基本模式

模拟教学旨在临床能力的培养，强调实际动手能力、临床思维能力、应急处理能力和团结协作、沟通能力。

标准化患者（standardized patients, SP），亦即模拟患者（stimulate patients），是经过标准化、系统化培训后准确表现患者实际临床症状和部分体征，并可以在模拟培训中对学习者的学习情况做出相应反馈的健康人——"仿真患者"。

动物实验教学，采用动物进行临床模拟教学，包括兔耳再植、鼠尾动脉吻合、羊的胃大部切除术、用猪做内镜、腔镜等培训。

模具教学，利用模型进行技能培训，如腰穿、骨穿、动静脉穿刺、导尿；计算机交互式训练模型，如腹腔镜模拟操作；高级智能模拟人进行麻醉、分娩、模拟ICU等综合技能培训。

数字化虚拟教学，临床模拟教学也包括通过模拟临床病例的真实环境和案例训练临床思维的教学。

授人以鱼不如授人以渔，无论以什么样的模式，模拟教学的核心目的皆在于冲破传统的灌输式教育方式，真正培养学习者的学习和实践操作能力。

二、我国医学模拟教学未来的发展

对比国内外医学模拟教学现状，我国未来医学模拟教学应该从以下方面加强。

（一）加强对模拟教学的重视与引导

国家管理部门及行业协会应该由过去强调对教学基地硬件环境考评，转化为对师资力量的提高以及教学质量的评估。加大模拟技术在各类考试操作的应用和推广。

（二）正确认识模拟教学的作用

模拟教学最终的目的与宗旨是提高医疗安全性。然而任何夸大模拟教学作用的做法皆不可取，它只是临床实践教学的补充，但绝不是替代。模拟教学应当成为医学教育中的重要环节，成为医疗安全和质量保障的关键步骤之一。

（三）提高模拟中心使用率

近年来，国家投入兴建了大批高规模的临床技能中心，花费高昂然而中心使用率很低，大部分仍然仅限于开展一些简单的操作技能培训，昂贵的设备被束之高阁，造成资源浪费的同时也不能有效提高教学质量。因此如何提高模拟中心使用率，发挥其应有的作用是目前模拟教学领域的关键问题之一。

（四）强调临床综合能力的培养

医师的培养不仅在于知识，而且更加重要的是思维和能力。因此，真正的医疗技术不单单指医疗操作，还包括分析问题和解决问题的能力。与上下级医师的配合有度，与患者沟通充分，这些都是医学教学中需要加强的环节。因此模拟教学的作用远远不止心肺复苏、气管插管、伤口缝合包扎这些简单操作的训练，基于情景教学的课程可以针对沟通交流、团队合作、情景意识、临床思维、职业素养等多种能力进行培训，比如加拿大皇家学院麻醉专业委员会要求所有麻醉科医师要接受5个情景教学课程培训。很多国外培训机构建立了多学科合作训练（interprofessional education, IPE）、危机资源管理（crisis resource management, CRM）、ACLS 等情景教学课程，用于临床能力的培训与考核。这些强调临床综合能力的培养课程将是未来模拟教学开发的重点。

（五）注重教学质量评价

教学质量评价是整个模拟教学的最终环节，只有通过合格的受训者才能真正体现教学的效果。模拟教学工作的开展不仅要包括前期培训中心的硬件设施建立，师资力量的培养，而且还应该有教学效果的质量监控与反馈。这是目前国际医学模拟教学研究的重点和热点，也是我们欠缺的，未来只有完善评价体系，才能让模拟教学更为完整，并更好地为医学人才培养服务。

第二节　模拟教学在临床麻醉工作中的应用及意义

一、模拟培训在麻醉学领域的发展

麻醉学作为一门重要的临床医学，目前世界上公认其在关于患者安全问题上处于领导地位，一名优秀的麻醉医师堪称手术室的"全能医师"，不仅需要掌握包括内科、外科、急救重症等多学科知识，而且同时要具备扎实的临床实践技能。除了要为手术和诊疗提供良好条件，还要保障患者生命安全和术后顺利恢复。麻醉的医学教育除了理论授课、临床实践外，在衔接纯理论和完全临床实际工作之间，需要在临床技术能力方面进行对应训练。

大多数麻醉学训练方式还是采用传统的学徒式，然而这种方法缺乏对交流能力和领导才能的训练，也导致理论学习与在患者身上的实践操作之间往往没有一个良好的衔接，造成了受训者无法有效熟练临床技能并学以致用。这种传统的临床培训模式已经不能满足当前新形势麻醉学训练需要，麻醉医师认识到可以制作医学模型来加强专业训练，加速受训者的成长，培养他们的信心，同时也可以减少患者风险。因此，所谓时势造英雄，麻醉界引领并推动了整个世界的医学模拟发展。1950年美国匹兹堡大学麻醉系主任Peter Safar教授和Bjorn Lind教授与挪威玩具制造商Laerdal合作研制了最早的心肺复苏模型Anne。1960年Stephen Abrahamson教授发明第一个全屏电脑控制模拟患者并用于训练麻醉医师，可惜由于时间太长和花费太大的缘故，这个模拟患者并没有引起广大临床医师的关注。此后麻醉模拟培训局限在局部麻醉操作训练模型等，直到1980年斯坦福大学的麻醉系David Gaba团队以及佛罗里达大学的Michael Good和John Gravenstein团队联合开发了交互式仿真模拟患者。这是一种可以比较精确识别氧气、一氧化碳、氮气及各种麻醉气体的基于数学建模的模拟人。他可以取代人体模拟不同的生理和药理变化，成为第一个真正意义的生理驱动模拟人。到现在SimMan、SimBaby、METIman等高仿真模拟人已经被研制出来，并广泛地应用于现代意义的麻醉模拟培训上。现代意义的麻醉模拟训练指的是利用各种模拟手段，再现临床医学的情景，为受训者提供一个无风险的训练临床知识和技能的条件与环境。它的核心含义是借助各种仿真模型和现代化、智能型的模拟技术，参照各项麻醉指南，模仿医院的空间布局，创设出模拟ICU、模拟手术室、术后恢复室等场景。医学模型一开始只在麻醉师专业中广泛应用，麻醉模拟培训的内容目前已经涉猎多个方面和层次。

1994—1995年美国匹兹堡大学和斯坦福大学率先建立了医学模拟中心，将模拟设备用于医学教育，并以麻醉相关培训为主。随着模拟技术的不断进步，此后美国绝大部分医学院和教学医院都先后建立了医学模拟中心。全球至今为止大概有约1 900多所麻醉模拟训练中心。美国匹兹堡大学、哈佛大学、佛罗里达大学、达特茅斯学院和斯坦福大学等许多著名教学医疗机构均采用医学模拟进行教学、研究和训练，并建立了比较完善的麻醉模拟培训中心，并且将培训项目用于麻醉医师的临床技能培训。这些中心被美国心脏协会（American heart association, AHA）授权进行基础生命支持（basic life support, BLS）、高级生命支持（advanced cardiovascular life support, ACLS）、高级创伤生命支持（advanced trauma life support, ATLS）和小儿高级生命支持（pediatric advanced life support, PALS）的培训和证书颁发。它们也位列于美国麻醉医师协会（ASA）授权的二十家模拟中心之中。

麻醉专业已成立了提高患者安全相应的组织，如美国麻醉医师协会患者安全和危机处理委员会，以及麻醉患者安全基金会。美国的麻醉技术学会（STA）已经连续成功申办7届国际医学模拟会议（international meeting on medical stimulation, IMMS），每年都有大量学术文章发表见刊。另外，还发起成立了美国医学模拟协会（the American society for medical stimulation, ASMS）。美国国家执照考试也已采用"电脑模拟"进行。

国内麻醉模拟教学相对而言起步较晚，近年来各大医学院校和教学医院已经逐步意识到模拟教学的重要性，先后建立临床技能中心。麻醉模拟教学在麻醉训练中的应用具有重大的现实意义：是缓解麻醉训练压力、培养优秀麻醉学学专科医师的良好途径,同时也是提高患者安全及和谐医患关系的有效保障。

二、常用的模型以及模拟系统

（一）实物模型

这种教学工具有悠久的历史,一度在麻醉专业教学中占据主流地位,其能较为简单直观地体现人体局部解剖结构,实用性强,主要的实物模型包括人体脊柱模型、深静脉模型以及口腔－声门－气管模型等。用于教师演示椎管内麻醉、深静脉穿刺、气管插管及气道管理等操作,而就学习者而言。这也是简便良好的练习设施。实物模型对于初学者而言更为适用。

（二）视频模拟系统

视频模拟系统是用计算机来模拟人体的病理生理改变和药物在机体内的药理学变化,经过计算机屏幕演示,教师和学生通过确定屏幕中的选项来实现人机互动,达到教学的目的。这种模拟系统主要应用于麻醉药物学习、危重症抢救培训的教学中。

（三）仿真人模拟系统

包括模拟患者、模拟环境和模拟诊疗设备等几个部分。操作者通过中央控制站对模拟系统进行控制,设计特定的模拟患者,例如,设定患者的呼吸、呼吸音、心音、脉搏、神经肌肉功能以及其他临床体征,选择和模拟心血管意外、药物中毒、麻醉意外发生等情况,并能够监控和记录模拟过程的进展情况。这种系统模拟逼真,它不仅有效锻炼了学习者的实践操作技能,而且也强调了治疗团队的协作理念。

（四）虚拟现实模拟系统

虚拟现实模拟系统是人类与计算机中设定的虚拟环境相互作用的一系列技术。参与者通过角色扮演方式在计算机虚拟的界面中进行训练和交流。这就如同网络游戏中的角色扮演,场景仿真且趣味性高,目前主要应用于重症监护室、急诊室等紧急救治场景的模拟中。然而,大部分虚拟现实模拟系统不仅价格昂贵,而且性能还不够完善,与人的互动也有限。

（五）麻醉学教学中常用的模拟场所

1. 专业模拟中心

专业模拟中心是专门供模拟教学而设置的场所,提供固定的模拟设备和培训教员,能够模仿手术室、重症监护室、急诊室等环境。由于它并非真正的医疗机构,所以不会干扰实际的临床工作,也能够更全面、更合理地实施多种类型的模拟教学。

2. 现场模拟

现场模拟是以实际工作地点为场所的模拟教学,多数是流动性的、临时安排的,需要将模拟的仪器进行组装和拆卸,但是也有的设置为“驻地式模拟”,即模拟设备常年放置在临床工作的某个地方。这种形式更贴近于实际工作环境,但是可能会干扰临床工作。

3. 可视化教学在麻醉学教学中的应用

作为一项全新的教学及医疗技术,可视化技术在目前的麻醉教学中应用相对较少,然而却是最为直观和有效便捷的技术。对提高临床操作的安全有效性和准确率大有裨益。可视化教学包括视频气管插管技术：可视喉镜、光棒、纤维气管镜；超声技术：外周神经阻滞、动静脉置管、显示器官形态、功能、疾病诊断、食管超声TEE等。

三、模拟教学在麻醉围术期教学中的应用

（一）标准视频结合可视喉镜模拟教学在建立人工气道上的应用

气管插管术是抢救呼吸心搏骤停、保持呼吸道通畅的最有效的抢救技术之一，是心肺复苏高级生命支持培训的重点和难点。实际操作中要求医师具备敏捷的反应能力和娴熟的插管技术，过程不可等待、不可重复，没有规范的模拟训练难以达到上述要求。标准视频观看后结合视频喉镜模拟演示，可以让受训者对基本知识有一定了解后再通过直观的气管插管解剖结构观察，进一步加强记忆练习，并且能保证多人同时培训，提高教学效率。

1. 标准视频

在建立人工气道教学上的优势　传统的培训模式主要为培训者理论讲解后进行直接喉镜示范操作，然而该方法可重复性差且标准不统一，标准视频的应用有效解决了师资授课水平及技能操作的差异，保障了培训的规范化和一致性。此外，视频教学可以随时自主地复习，能更好地反复强化训练。

2. 可视喉镜

在建立人工气道教学中的应用　可视喉镜的最大特点是直观明了，具有百闻不如一见的效果，在演示气管插管的过程中，视频传输系统可将图像实时传送到外置的显示屏上，能清楚动态地显示患者口腔内的结构和喉镜叶片的位置，将喉镜叶片缓慢由口角进入，送入到会厌根部，上提喉镜叶片，充分暴露声门，在视频的引导下，将气管导管从右侧口角置入，直至导管的尖端穿过声门，到达合适的深度，将喉镜叶片退出，固定气管导管。整个过程中解剖结构清晰可辨。教师在操作过程中辅以讲解，让受训者对整个操作流程有了更为深刻的印象。该方式可以由一人操作，多人同时观摩，提高教学效果（图9-1）。

3. 目前常用的可视喉镜以及纤维支气管镜（图9-2，图9-3）

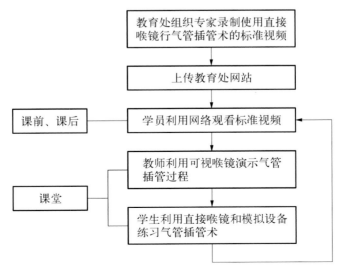

图9-1　标准视频结合可视喉镜演示的教学流程

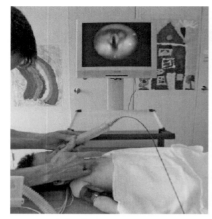
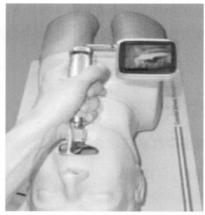

图9-2　Macintosh视频喉镜和X-lite视频喉镜

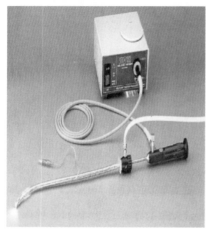
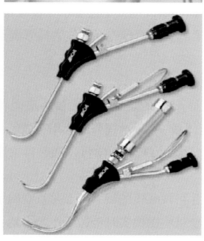

图9-3　纤维光导硬喉镜

（二）多媒体复合医学模拟教学在超声引导下神经阻滞中的应用

神经阻滞麻醉是麻醉教学中的重点和难点，其包括神经解剖、穿刺操作、适应证和并发症等。要掌握这些技能，需要较长的课时和操作练习。但随着超声引导下的外周神经阻滞在临床上广泛应用，其可以清晰地显示神经及其附近的解剖结构，在临床教学中显示出巨大优势。借助于超声显像技术，可以直观地指导住院医师辨别目标神经及其周围组织的解剖结构，并可观察到指导教师的穿刺方式和手法，准确定位穿刺针置入神经靶点的位置、局麻药的扩散方式和部位等。因此，超声可视化技术已经成为临床麻醉教学一个非常重要和有效的工具。超声引导下的神经阻滞教学是实践性要求很强的临床操作性课程。大量地使用图像、文本、声音、视频等多媒体素材给初学者形象、直观、生动的视觉体验，化被动学习为主动学习，同时可以省略授课时教师烦琐的语言文字描述，从而可加速教学进度。但是多媒体授课也有其缺点，住院医师始终接受的都只是屏幕的信息，到了临床实习阶段，在临床操作时常出现手眼协同能力欠缺，整体临床操作能力不足。医学模拟教学是利用模拟技术创造出模拟患者和临床环境，代替真实的患者进行临床操作的教学方法，用以训练学生的实践技能，提高临床综合处理能力。具有真实感、安全和可重复操作的等诸多优点。

（三）医学模拟教学在动静脉穿刺置管中的应用

中心静脉穿刺置管术在围术期广泛应用于危重症患者抢救、手术输液、胃肠外营养支持及需长

长轴法：全程可见穿刺针(平面内技术)

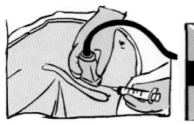 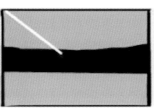 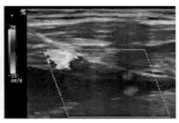

短轴法：操作空间大，但不易看到针头(平面外技术)

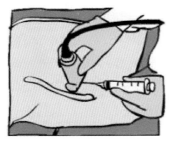 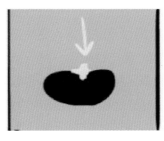

动静脉区分：

◆ 动脉壁厚、搏动明显、压之不塌陷

◆ 静脉相对较粗、搏动不明显、压迫后易塌陷

图9-4　B超引导下锁骨下静脉穿刺示意图

时间输入高渗或有刺激性液体、需监测中心静脉压及建立外周静脉输液困难的患者,是麻醉科医师必须熟练掌握的一项基本技能。目前比较常用的入路选择有颈内静脉入路、锁骨下静脉入路、腋静脉入路、股静脉入路等。此项操作方便快捷、创伤少,要求穿刺快速而准确,技术要求较高,并且由于传统盲探穿刺容易引起较多并发症,如出血、血肿、误入动脉气胸等。因此超声引导下的穿刺被临床上广泛应用(图9-4)。而动脉穿刺多用于血气监测以及动脉直接测血压,盲探下置管多需要操作者技术熟练,初学者置管成功率较低,而且对于初学者而言,单纯的理论讲解以及示范,内容枯燥且不易掌握。目前,很多医院尝试在动静脉置管的教学中引入医学模拟教学并取得一定的效果。

中心静脉以及动脉穿刺置管术教学是实践性很强的操作性课程。传统的语言文字抽象,难以让学习者有较为直观、立体的感受,单一语言文字式的讲授只能让学习者停留在准确描述动静脉穿刺置管术,而让初学者实际操作则对患者而言风险较高。多媒体结合超声的模拟教学则能很好地解决这些棘手的问题。多媒体技术是将图像、声音、文字、视频等信息有机整合,增强学习者对授课内容直观、立体的理解,对血管的解剖有深刻的印象,也节省了口头讲授时间。并采用B超,通过标准化患者、临床操作模型、典型病例诊治情景模仿的有机结合,模拟临床场景,代替真实患者进行实际操作。对学习者更好掌握基本操作规范、提高实际操作能力和临床综合处理能力等方面具有其独特优势。

（四）椎管内麻醉模拟教学的应用

椎管内麻醉是临床麻醉中最基本、最重要的一项操作技术,它是将局部麻醉药注入椎管内的不同腔隙,从而对脊神经所支配的相应区域产生麻醉作用。椎管内麻醉包括硬脊膜外麻醉、蛛网膜下隙麻醉(腰麻)、骶管麻醉、腰麻-硬膜外麻醉联合麻醉等。椎管内麻醉既可以单独使用,也可以与全身麻醉合并使用,还可用于术后镇痛和急慢性疼痛的治疗。目前在我国应用极其广泛,在临床麻醉中占有相当大的比例。但是，椎管内麻醉是一项实践性极强的麻醉操作技术，需要通过反复实践才能熟练掌握。随着患者自我保护意识的提高和相关法律制度的实施，传统临床见习教学面临着许多困难，临床实践教学风险上升、成本加大等。对于初学者而言实践机会也大大减少，如何使他们掌握这项技术、同时不断提高其椎管内麻醉的操作水平和对术中异常情况的识别处理能力，是麻醉学教学面临的难题之一。开展椎管内麻醉模拟教学则为解决这一难题提供了途径。

椎管内麻醉模拟教学主要采用多媒体系统讲解、模拟人基础操作以及高级模拟人进行并发症等紧急情况模拟处理分析，教学效果综合评价等多步流程，使学习者掌握椎管内麻醉的基本理论、基本操作技能和麻醉意外的防治，培养其操作能力和临床思维能力。培训中保证每2～3名学生拥有一整套操作模型。开始操作前，经过正规培训的带教教师通过多媒体系统讲解正确的操作规程和模型的使用方法。正确的操作规程包括：向患者解释操作目的以及必要的人文关怀，摆穿刺体位，戴无菌手套，穿刺前的用具及药物准备，穿刺部位消毒，铺无菌单，确定穿刺点，穿刺点局部浸润麻醉，判定硬膜外腔的试验方法，放置导管，注射局麻药，退针固定导管等。在整个过程中，带教教师始终在模拟实验室对受训者进行指导，纠正不正确操作手法。对于椎管内麻醉过程中可能出现的意外情况和并发症，以及其他一些紧急情况的处理，如全脊髓麻醉、过敏性休克、局麻药物中毒反应、低血压、呼吸抑制、心搏骤停等，可以通过高级综合模拟人进行教学，该产品是挪威Laerdal公司的SimMan综合模拟人，该项目主要目的在于培养受训者的判断及分析解决问题的能力，真正从临床情境中进行思维方式模拟训练。受训者不仅要对病情分析判断、正确处理，直到完全掌握该意外情况或并发症的处理；还要结合模拟人的实际情况，认真分析发生意外情况和并发症的原因，从而提高受训者的临床应变能力和分析处理问题能力；在教学中带教教师可以鼓励学生提出问题或自己的意见和想法，加强学习与带教之间的沟通和互动。

教学效果的评价和考核包括椎管内穿刺（硬脊膜外穿刺、腰椎穿刺、骶管穿刺、蛛网膜下隙－硬膜外联合穿刺）基础操作的规范化以及对椎管内麻醉过程中意外情况的判断处理。各项穿刺成功的标准为：操作正确、手法熟练、步骤流畅，硬脊膜外和骶管穿刺具有落空感但无人造脑脊液流出，腰麻和蛛网膜下隙－硬膜外联合穿刺具有落空感和人造脑脊液流出。结合对椎管内麻醉过程中意外情况的判断处理进行综合考核。

（五）危机资源管理模拟教学在麻醉学科教学的应用

临床麻醉作为医疗安全的平台和枢纽科室，医疗风险相对较高，而围术期患者病情瞬息万变，麻醉科医师所面临的责任不仅重大而且紧急。所谓危机，就是指患者在生命受到威胁，在时间压力和不确定性极高的情形下，必须做出决定性的判断和处理决策。因而，如何很好地判断、应对并管理危机是麻醉科医师临床能力的体现。

在模拟教室通过高仿真、计算机控制的模拟人，运用声音、图像和触觉等多种教学手段进行麻醉危机模拟，比如困难气道、过敏性休克、心搏骤停等。研究证明高仿真模拟人更能提高受训者的团队合作意识。培训流程主要分为培训之前的讲解、熟悉模拟场景的设置、分角色进行专题讨论、报告讨论环节、综合效果评价。在培训开始，指导教师酌情讲解此次基本知识，如诊断、治疗原则及非技术性技能要点。以困难气道的紧急处理为例，结合气道管理的最新国际指南与规范，分解设计为可用于教学实操的案例，使教学效果最大化。分角色进行专题讨论则是保证每一位培训人员分别作为团队领导或辅助队员参与整个案例，团队领导主持抢救，而团队辅助队员则需要服从领导者的安排。模拟过程中指导教师可以作为场外观察,亦可参与实时指导。模拟结束后通常会预留一定的时间进行总结报告当次模拟学习经历,并对本次模拟教学进行效果评估。

危机资源管理模拟教学通过模拟创造学习环境,综合运用多媒体、角色扮演等多种方式锻炼并调动麻醉医师的解决危机问题的主观能动性,最终加强危急时刻患者的安全性。

四、麻醉与围术期模拟教学的展望

模拟教学作为近年来兴起的新型的教学模式,顺应时代的要求,补足了传统的床旁实践的短板。麻醉学作为实践性与安全性并举的学科,模拟教学模式显得尤为重要。在传授知识的同时,更加注重培养学习者解决问题的能力、寻求和使用信息的能力以及终身学习的能力。在新技术日益发达的今天,模拟教学才刚刚起步,今后必然得到长足的发展,使临床教学踏上新的台阶。

(杨立群 杨瑜汀)

参 考 文 献

[1] 薄禄龙,胡宝吉,孟岩,等.危机资源管理模拟教学在麻醉住院医师培养中的应用.现代医药卫生,2017,23(33):3663-3665.

[2] 姜冠潮.中国医学模拟教学现状与未来发展思考.高校医学教学研究.2017,7(1):18-22.

[3] 马丽萍.临床模拟教学的真谛.医学教育研究与实践,2017,2(25).

[4] 葛洪霞,马青变,李姝,等.标准视频结合可视喉镜模拟教学在气管插管教学中的应用.中华医学教育探索杂志,2017,12(16).

[5] 马宇,李金宝,邹文漪,等.医学模拟教学在麻醉学教育中的应用.医学教育探索,2008,6(7).

[6] 田婧,于泳浩,张素品.模拟教学在麻醉学教学中的应用.中华医学教育杂志,2011,2(31).

[7] Thomas E J, Williams A L, Reichman E F, et al. Team training in theneonatal resuscitation program for interns : teamwork and quality of resuscitations. Pediatrics, 2010, 125(3): 539-546.

[8] Fung L, Boet S, Bould M D, et al. Impact of crisis resource management simulation-based training for interprofessional and interdisciplinary teams : a systematic review. J Interprof Care , 2015, 29(5): 433-444.

第10章
麻醉与舒适化医疗

随着社会进步、经济发展和人民生活水平提高，人们关注个体的健康问题，不仅重视医院的整体医疗水平，而且对服务品质的要求也越来越高，舒适化医疗是患者新的需求，也是发展的必然趋势，这给麻醉学科提出新的挑战。麻醉学由早期的手术镇痛，确保患者的安全，开始进一步关注患者的舒适。许多大中型医院纷纷转变服务理念，改进服务措施，优化医疗环境，力求为患者提供"以患者为中心"的舒适化医疗服务，以增强医院竞争力。

从麻醉走向围术期医学，麻醉科将成为舒适化医疗的主导学科，通过有效缓解患者在就医过程中的恐惧和痛苦，为患者提供医疗全过程的无痛化服务，开设麻醉门诊，全面和积极推广无痛分娩、无痛人流、无痛内镜和术后镇痛等，以满足患者对无痛治疗的需求。

第一节　舒适化医疗理论的内涵

舒适化医疗服务的定义，是让患者在安全及舒适的状态下进行医学检查和治疗，是在保障医疗安全的基础上追求医疗的舒适化与人性化。舒适化医疗的最终目标是使患者在整个就医过程中感受到心理和生理上的愉悦感、无痛苦感和无恐惧感。因此"舒适化医疗"的内涵不仅仅是建立无痛医院、解除生理上的病痛、医疗服务全过程的无痛苦和舒适，还需要人文关怀，让患者感受到尊严和受尊重，从而建立心理和生理的双重舒适化。

1992年由美国阿克伦大学的Katharine Kolcaba教授首次提出舒适化医疗理论，指患者在就诊过程中享受生理和心理的双重舒适，医师不仅帮助患者消除不适和病痛、减少并发症，而且更需要给予患者安慰、缓解患者焦虑、为患者传授知识及传播希望。其主要包括四个方面的内容：① 生理需求：包括维持体内平衡、医师诊断的相关问题、消除疼痛/舒适治疗和消除不适感觉等；② 精神心理需求：包括宗教需求、减轻焦虑恐惧、熟知疾病的意义、生命回顾和精神力量来源等；③ 社会文化需求：包括出院计划、习俗、教学/信息需求、与痊愈相悖的重要社会关系、来访偏好和持续护理等；④ 环境需求：包括单人病房、家人休息的躺椅、饮食偏好、气味、噪声、光线、整洁、家具和周边辅助设施等。所以，舒适医疗在患者/家属的层面上，是以消除疾病本身的不适到减少诊疗过程中的次生不适再到人文/心理的安慰和舒适的三个层次。

同时，舒适化医疗也强调医护人员的舒适，只有提高医护人员舒适度并使医护人员对工作越满意,才能对工作热情越高、工作越有效和对患者越有利。医护人员的舒适也包括四个方面:① 生理舒适:干净、安全的环境、弹性排班、人员充足、资源持续公平分配、待遇好等。② 精神心理舒适:与个人价值观相符、有晋升机会、科室间合作、服从管理、认同组织文化、正能量典范等。③ 环境舒适(组织文化):独立、优秀的科室、扁平的组织结构、专业化的学术平台和提升空间。④ 社会文化舒适:社会环境良好、有可能成为主要决策者中的一部分、信息分享、沟通能力强、患者/家属/同事的文化、种族多样化等。总之,舒适化医疗的理论内涵就是在医疗活动的诊疗全程中,保证医患双方在生理、心理、文化和环境四个层次上全面享受舒适诊疗的完整理论体系。

由此可见,过去的几年中,在新的形势和条件下,临床诊疗的模式和理念都在发生巨大的变化,如循证医学、转化医学、精准医疗以及最新提出的整合医学、舒适化医疗等。所有新概念的提出,其宗旨只有一个,即"以患者为中心,为患者提供更加优质、人性化的服务"。随着医疗的发展,临床医师所提供的服务,不单单停留在技术层面,将更加关注患者精神、心理以及社会因素。

因此,舒适化医疗诊疗模式的提出,是符合未来医疗服务发展需求的,其实际上是运用先进的技术、优质的药物和特殊的医学装备,最大限度地缓解患者的疼痛与不适。在舒适化医疗逐渐推广的过程当中,麻醉科医师不仅是推动者,而且是重要的引领者。随着麻醉学的发展,麻醉科医师已经走出了手术室,诊疗范围在不断扩展,包括内镜检查和治疗、无痛介入、无痛人流等,这就对麻醉科医师在新形势下提供诊疗服务提出更高的要求。

第二节　舒适化医疗的现状与存在的问题

一、舒适化医疗的现状

目前,我国面临医疗资源不足、利用率低,只关注基本医疗目标,多元化需求得不到满足等一系列问题,国内舒适化医疗亟待发展。虽然,正如前述舒适化医疗内涵极其丰富,其远远大于无痛的概念,但是,无痛依然是舒适化医疗的起步或基础的工作。所以目前我们应当关注的重点仍然是无痛诊疗,其定义是医务人员通过使用一定的药物和技术方法,使患者在安全、无痛和无恐惧的状态下接受医疗检查和治疗的一种新的医疗服务模式。舒适化医疗之所以重点关注无痛诊疗,其原因包括:无痛是患者生理、心理的基本需求;无痛诊疗遍及医院各方面,患者需求量大;无痛诊疗可操作性和可实现性较强;已有成熟的无痛技术,麻醉科可作为一个可靠的平台;社会效益好。无痛诊疗需要开展的项目很多,如无痛内镜、无痛人流、无痛分娩、无痛牙科、晚期癌症止痛、术后镇痛等,该从何做起,是个值得思考的问题。

根据2016年的一个全国性调查,2015年全国恶性肿瘤新发病例429.2万,男性251.2万,女性178.0万,平均每日新发病例1.2万。全国恶性肿瘤死亡病例约281.4万,男性181.0万,女性100.4万,平均每日死亡病例逾0.75万。除肺癌位居榜首外,消化道肿瘤如胃癌、肝癌、食管癌、结直肠癌和胰腺癌位居第2到第6位。根据中国肿瘤登记年报和国际癌症研究中心(IARC)的统计结果,全球胃癌的每年新发病例为98.9万,中国占比为46.8%(46.3万);因胃癌死亡病例73.7万,中国占比为47.8%(35.2万)。上海每日新发恶性肿瘤129人,其中15人为胃癌,占11.6%,每日死于恶性肿瘤82人,其中

11人是胃癌,占13.4%。由此可见,消化道肿瘤是人类健康的主要杀手。所以,提高内镜检查的检诊率对消化道肿瘤的早期发现早期治疗极为重要。传统内镜诊疗的困惑在于部分检查者为了缩短患者痛苦时间,来不及仔细观察就匆匆退镜,达不到满意诊断所需的最低时间,许多隐蔽的角落无法仔细观察,导致疾病的漏诊和误诊;在无痛内镜下,检查者可以更加从容细致地观察胃肠道的细小病变、最大限度地消除检查盲区,从而达到更高的诊断率。一项对1 527例消化内镜检查患者的调研显示:因内镜的疼痛和不适感,55.1%(841例)的患者对再次接受内镜检查有不同程度的顾虑;在不考虑经济因素的情况下,74.6%(1 139例)的患者愿意接受麻醉辅助下无痛苦内镜检查。首都医科大学附属北京友谊医院田鸣教授主持的一项50家三甲医院的调查:共计完成4 296例调研问卷,胃镜3 089例,肠镜1 207例;麻醉2 161例,非麻醉2 135例;初次检查2 336例,非初次检查1 960例。结果显示:患者性别对是否选择麻醉有显著影响,女性选择麻醉的可能性更大;患者年龄对是否选择麻醉无显著影响;麻醉患者按期复查意愿显著高于非麻醉患者;本次麻醉的患者,下次复查预期更愿意选择麻醉方式;本次麻醉的患者中,有66.6%来自上次麻醉的患者;近一半非麻醉胃镜患者复查间隔在2年以上;麻醉肠镜患者的复查间隔时间更短;麻醉患者疼痛程度更轻,且疼痛水平稳定;麻醉与否不影响取活检的操作,取活检点数更多取决于疾病本身;是否麻醉并不影响内镜的操作;麻醉患者的术后不适症状发生率更低,患者更舒适;丙泊酚组患者的心率下降较快,术中波动更大;胃镜检查时,两组患者SBP变化没有显著差异;丙泊酚的DBP下降更快,变化更剧烈;丙泊酚组的心率下降较快,波动更大;肠镜检查时,两组患者SBP变化没有显著差异;肠镜DBP波动两组总体差异不明显,丙泊酚组DBP下降更多;肠镜中SpO_2的变化两组总体差异不明显;丙泊酚+依托咪酯组的恢复更快。这个调研揭示了:麻醉能够显著提高内镜患者复查的依从性;医师和患者对麻醉胃肠镜的满意度更高;麻醉胃肠镜的不良事件发生率低于非麻醉组;麻醉下行胃肠镜检查能使患者的复查依从性得到显著提高,可能有利于早期肿瘤的诊断发现。同时提高了患者、医师满意度,且安全性高。

近年来,随着麻醉学科的发展,麻醉药物及技术已广泛应用于消化内镜诊疗中,无痛胃肠镜诊疗技术极大程度地减轻了患者在检查过程中的不适,降低了操作过程中的损伤风险,提高了患者的舒适度以及定期复查的依从性。诚如首都医科大学附属北京友谊医院张澍田院长所呼吁的"发现一个早癌,拯救一个家庭",推进舒适化内镜检查,提高消化道早期癌检出率迫在眉睫。据统计,我国2011年早期胃癌诊断率<10%,而日本2005年早期胃癌诊断率已>60%。造成这一差距的根本原因就是中国内镜普查率远低于日本。无痛内镜因能使患者更易接受从而可以更好地普及内镜检查,可以有助于提高消化道肿瘤的早期检出率。所以,无痛内镜可以是无痛医院的一个开端。

有研究证实,中国无痛胃镜的使用比例远低于其他国家(图10-1,图10-2)。2014年中国医师协会麻醉学医师分会调查了600家三级和部分二级医院,其中442家开展了无痛内镜,442家中的388家为内镜中心模式运行,388家中的216家中心由麻醉科负责管理,另外172家由其他学科管理。442家中的54家内镜分散在临床各科属单一模式运行。115家由于场地欠缺、人手不够;与其他科室难以协调;打包收费导致利润不高;工作量大无意愿或无意识开展等原因未开展这项工作。还有43家医院正在筹备或计划开展无痛内镜工作。随着内镜技术的发展,无痛内镜快速发展。且从2008—2012年,我国胃肠镜检查人数增长率(27.78%)远高于胃肠疾病患者数增长率(13.65%),说明越来越多的人群更加重视体格检查;无痛胃肠镜增长率(54.15%)远远高于胃肠镜检查增长率(27.78%),说明越来越多的人群关注在疾病诊疗过程中的感受和舒适度。来自国家卫健委的数据显示中国约有8 000万胃肠

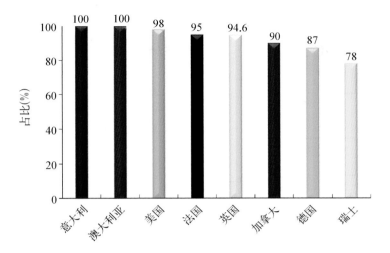

图10-1　西方发达国家无痛内镜的比例

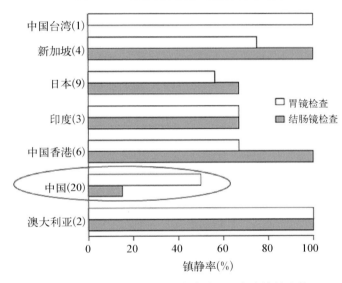

图10-2　中国与亚太国家或地区无痛内镜的比较

病患者,大约4 000万患者去医院就医,其中约35%即1 400万患者需要做胃肠镜检查,但大约只有10%即140万患者做了无痛胃肠镜(图10-3)。同样来自国家卫健委的数据,中国18～35岁的育龄妇女约2 540万,每年发生各种原因流产的妇女约有1 524万例次,其中约40%需要人工流产约609万例次,其中60%做了无痛人流约370万例次(图10-4)。从这两项调查来看中国无痛医疗工作还大有发展的空间,需要麻醉工作者不断地努力。

二、舒适化医疗的实现

真正意义上的舒适化医疗,需重视患者因疾病本身以及医疗操作过程中出现的所有疼痛现象,全方位开展镇痛治疗。而每个项目的开展,离不开麻醉科医师的介入。舒适化医疗的开展及无痛医院的建设,需要麻醉学科来领导。在舒适化医疗逐渐推广的过程当中,麻醉科医师不仅是推动者,而且是重要的引领者。

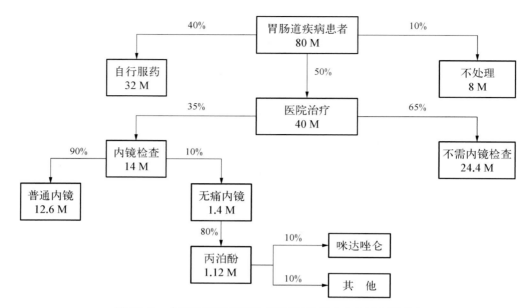

图 10-3 中国胃肠道疾病治疗现状（数据来自国家卫健委）

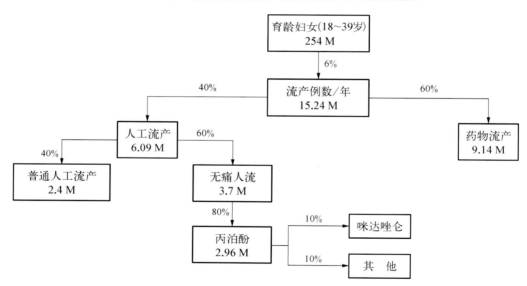

图 10-4 中国育龄妇女流产的数据（数据来自国家卫健委）

通过各方面的协调和不断的努力，我国的无痛诊疗已初有成效，华中科技大学同济医学院附属同济医院响应卫生部的号召，创建了"癌痛规范化治疗示范病房"；上海交通大学医学院附属仁济医院大力发展日间手术，以增加患者的舒适体验。2017年日间手术占比42.15%，位列全国第一，其中三四级手术占比为56.6%。手术种类覆盖15个科室，315种手术；佛山市第一人民医院自2005年以来全面展开无痛项目，致力于建立无痛医院。我国的内镜诊疗临床应用技术呈飞速发展趋势，无痛内镜已有成功的实践和经验，尽管相比国外仍显滞后，但应以此为榜样，大力发展无痛诊疗技术和舒适化医疗。中华医学会麻醉学分会与中华医学会消化内镜分会共同制订了《中国消化内镜诊疗镇静/麻醉专家共识》，此专家共识同时参考了两个学科的诊疗意见，体现了麻醉学科与消化内镜学科之间的合作，未来舒适化医疗的规范化和合理化需要形成这样的良性合作模式。

无痛是患者生理、心理的基本需求，无痛诊疗遍及医院各方面，具有患者需求量大、可操作性强、技术成熟、社会效益巨大的特点,因此,无痛诊疗是国内舒适医疗的关注重点。而无痛内镜具有安全性高、病源广泛等优点,适合作为实施无痛诊疗的第一步。舒适化医疗的实现离不开下述两方面:① 虽然麻醉技术已经发展得十分成熟,但是许多患者对于无痛操作仍然心存顾虑,所以舒适化医疗的实现离不开患者观念的转变;② 随着国民素质和经济基础提高,同时患者对舒适化医疗的认识提升后,才能实现舒适化医疗的普及。

随着麻醉学科的发展,单就麻醉技术而言已经相当成熟,舒适化医疗实现的重要条件之一便是麻醉医师如何合理运用麻醉技术,在保障患者安全的同时实现舒适化;就麻醉药物而言,不是所有的麻醉药物都适用于手术室外麻醉,那些所谓"短而快"的麻醉药物如丙泊酚、瑞芬太尼等奠定了舒适化医疗的基础,也助力了舒适化医疗的实现;就树立全新服务理念而言,医务人员亟须转变自身观念,通过各种干预手段,将诊疗操作对患者造成的创伤降低到最低程度、将患者在诊疗过程中的生理波动降低到最低程度,因此广大医务人员需要认识、接受并主动宣传和实施舒适化医疗。

舒适化医疗是适应现代医学模式变革的产物。解决患者手术时的疼痛是麻醉医师最基本的职责,所以在学科发展之初,麻醉医师的主战场位于手术室内,但是,随着麻醉技术的发展及患者对无痛舒适需要的增加,以及一系列的新理念如围术期患者之家(PSH)、加速康复外科(ERAS)和无痛医院的提出,麻醉医师的工作范畴正在延伸,麻醉学科理当是实施舒适化医疗的主导学科。PSH是舒适化医疗其中一项重要的内容,而ERAS则是PSH的重要内容,这三个全新的理念紧密联系,共同满足提升舒适度、加速康复、降低围术期患者并发症率、死亡率、提高生存质量等的目的。每个麻醉医师都需要树立舒适化医疗的理念,以理念指导医疗行为,并选择合适的麻醉技术和麻醉药物来实现。

为实现舒适化医疗,成熟的麻醉技术和新型麻醉药物的使用显得尤为重要,理想的麻醉药及麻醉技术是让患者快速、舒适入睡及苏醒,且患者生理不受影响。目前,靶控输注(TCI)静脉麻醉、超声引导下的神经阻滞麻醉、脑电或最低肺泡有效浓度(MAC)监测下的精准麻醉、多模式镇痛技术等都是理想的麻醉及镇痛方式;术中目标导向液体治疗等也是当前精准麻醉的重要内容。适用于舒适化医疗的麻醉药物有很多,包括超短效的静脉麻醉药物丙泊酚和瑞芬太尼、镇静药物右美托咪定、吸入麻醉药物七氟烷、COX-2抑制剂等。合理地将这些药物及技术运用到舒适化医疗中,可以实现麻醉个体化和患者术后的快速舒适苏醒及理想的术后镇痛。任何麻醉药物都可能危及患者生命,所以只有麻醉医师参与并主导舒适化医疗,才能保证舒适化医疗的安全实施。手术室外麻醉中阿片类药物的选择和使用应由诊疗给患者带来的刺激强度所决定,如测试起搏器功能的操作持续仅十几秒,适当使用镇静药物即可完成操作;如消化内镜下治疗,刺激强度较大,需使用小剂量阿片类药物减轻患者的疼痛。阿片类药物在改善自主神经紊乱方面,可以起到一定的作用。单纯胃镜检查操作损伤较小、时间较快,使用小剂量阿片类药物既可减少由于自主神经紊乱造成的恶心、呕吐的发生率,又减少其他镇静药物的用量,从而降低镇静药物相关并发症的发生。无痛分娩的实施离不开阿片类药物,阿片类药物通过与椎管内神经根部的μ受体结合从而发挥作用,由于神经根部μ受体十分丰富,所以阿片类药物应用于无痛分娩取得了十分好的效果。目前开展无痛分娩最大的阻力在于产科医师,其担心无痛分娩会延长产程,增加分娩时的风险。麻醉医师十分熟悉阿片类药物,阿片类药物也拥有独特的拮抗剂——纳洛酮,阿片类药物应当成为无痛分娩首选的镇痛药物,通过麻醉医师合理运用阿片类药物、观察疗效,从而确保无痛分娩的顺利实施。

缘何ASA 2012年版《围术期急性疼痛管理指南》只推荐在爆发痛和重度疼痛患者中使用阿片类

药物，这一推荐基于一个前提，美国手术患者多在手术当天或术后第二天便回到家中或社区医院继续康复，这与中国国情并不相符，中国患者术后2～3天住在院内，由麻醉医师管理术后疼痛的诊疗，所以这一推荐应根据中国患者术后疼痛的管理的具体情况来实施。

上消化道内镜的操作过程实际上是内镜医师与麻醉科医师共享呼吸道的过程，其是麻醉过程中第一个危险的挑战。阻塞性睡眠呼吸暂停这一常见现象，使呼吸道管理更加困难。患者各种体位的改变，导致内镜医师对呼吸道常规管理以及诊断的敏锐性降低；操作的黑暗环境使内镜医师对于能够预见的问题警惕性下降。因此，内镜医师和麻醉科医师需随时随地为潜在的并发症或危机做好准备。

10年前，为了保护呼吸道，几乎所有的ERCP都采用气管插管，患者多采取俯卧位，如今，上消化道内镜检查的气管插管率＜2%，原因主要有两点：一是麻醉科医师自身对呼吸道管理认知的提高，美国麻醉医师协会（ASA）和美国消化内镜学会（ASGE）规定，即使是静脉镇静，也必须监控呼吸末二氧化碳分压（$ETCO_2$），而不是经皮二氧化碳分压；二是新型气道工具的研发和使用，如用于上消化道内镜的Panomask和用于结肠镜检查的鼻腔气道。减少插管的意义在于减少有创检查对患者造成的损伤。尽量不插管、减少阿片类药物的用量，可大大减少患者的术后并发症。

三、舒适化医疗存在的问题

麻醉学科发展至今，安全已经不是麻醉学科面临的主要问题，然而在术后镇痛方面，由于各个医院选择的镇痛药物和镇痛技术不同，缺乏规范化和统一性，所以对于舒适化医疗的推广而言，尚存在大量亟须解决的问题。

目前阻碍舒适化医疗的发展有三大原因：① 麻醉医师人员紧张；② 无痛检查费用并未纳入医保范畴；③ 医院和社会对于舒适化医疗的宣传力度不够。麻醉医师亟须转变自身观念，突破科室之间的条条框框，提高外科医师和内科医师对舒适化医疗的接受度，通过多学科合作，进一步发展舒适化医疗。

舒适化医疗目前存在的几个主要问题，包括管理模式混乱、人员素质高低不齐、药物随意使用、流程欠缺规范、各科室协调度差、医疗风险高等，其核心问题是缺乏安全管理意识和规范管理方法。以无痛内镜中心为例，其规划缺少前瞻意识，如场地规划、人员配置、项目设定方面；缺少规范管理，如管理模式、药物使用、人员素质方面；缺少协调配合，如各科室的配合、与院方的配合、医护人员协调配合等诸多问题，从而导致麻醉科医师工作积极性不高，且医疗风险高，安全隐患大。场地设备问题包括场地不符合指南标准以及设备不全，缺乏可靠供氧源、监护设备、急救设备、麻醉设备；流程管理问题包括缺乏合理的患者预约、合理的工作安排、必要的患者跟踪、必要的麻醉前评估、规范的麻醉操作、安全的麻醉后处理；人员资质方面存在非麻醉专业医师和麻醉护士行使麻醉的现象；药物使用问题包括多种药物混合使用、药品浪费现象严重、非合格药物使用和药物使用过量等。

第三节　舒适化医疗的管理思路

舒适化医疗目前存在管理模式混乱、人员素质高低不齐、药物随意使用、流程欠规范、各科室协调度差等问题,导致麻醉科医师工作积极性低下、医疗风险事故高发以及安全隐患加剧。为了解决上述问题,首先需要建立前瞻意识,管理者需要看清并预测舒适化医疗的趋势和进展,在此基础上对医院的硬件设施进行合理规划;其次,对应到医院的相关从业人员,应当规范人员素质和操作流程,从而规范医院整体的管理模式;最后,在规范管理和规划医院整体布局时,还要密切注意协调各相关科室间的关系,具体来讲需要协调麻醉科在手术室和门诊人员的配置。舒适化医疗的实现需要通过场地设定、管理模式、人员配置、流程设置及麻醉方案五个方面来实现。

一、无痛内镜中心的建设与管理

以内镜中心为例,在场地设定上,内镜中心规模应根据每年诊治人数的多少而定。大约面积与诊治人次的通常国际比例为1:10,即每平方米面积每年诊治10位患者。管理模式包括单一项目模式、内镜中心模式以及集中管理模式。

(一)单一项目模式

指内镜中心由各科室自行负责,麻醉医师临时到各科室实行无痛技术。其优点在于节约场地,但存在较大弊端:① 各检查间无统一规划,不同科室人员难以协调,人力资源严重浪费;② 检查空间狭小,仪器设备利用率低;③ 内镜清洗难以彻底、规范,交叉感染概率大;④ 监测及抢救设备不完善,难以应对突发状况,安全隐患大;⑤ 难以开展规模化的教学活动,不利于科室建设和提高。

(二)内镜中心模式

指内镜中心由麻醉科统一规划管理,管理形式类似手术室:麻醉医师负责无痛技术、监测生命体征;各科医师负责内镜操作检查;护士负责检查前准备、检查中配合、检查后内镜清洗保管。该模式的优点在于:① 共享设备资源,减少医疗成本、降低资金投入;② 有计划地实施无痛技术,节约人力资源;③ 清洗、消毒更彻底,降低院内感染发生率;④ 监测设备齐全,人员集中,便于应对抢救等突发状况,提高医疗质量;⑤ 有利于专业队伍的建立与提高。该模式的缺点是由于需要一定规格的场地因此前期投入较大,而且在财务核算、人员配置等政策的制订上没有成文的经验可循。

(三)集中管理模式

指内镜中心由麻醉科统一规划管理,管理形式类似其他普通科室,麻醉医师实施无痛技术、监测生命体征。其与内镜中心模式的区别在于,自己聘用消化内镜医师在内镜中心进行内镜操作检查,属于内镜中心编制。该模式的缺点是需要重新进行人员招聘,其优点在于:① 有计划地实施无痛技术,便于科室管理;② 清洗、消毒更彻底,降低院内感染发生率;③ 监测设备齐全,人员集中,便于应对抢救等突发状况,提高医疗质量;④ 利于专业队伍的建立及麻醉医师和非麻醉医师的配合;⑤ 奖金核算容易方便。

对以上三种模式的优缺点进行比对分析,集中管理模式的优点同内镜中心模式,更利于科室管理,并且规避了科室间配合以及奖金分配不合理等矛盾因素。因此最优方案确定为以麻醉科主导管理的集中管理模式。人员配置上,无痛内镜中心由麻醉科统一管理,麻醉科主任负责全面事务,协调并处理内镜中心与各镜检室的关系。内镜中心由麻醉医师、内镜中心护士长、麻醉护士、内镜护士组成，内镜医师从各个科室来内镜中心为患者进行内镜检查或治疗，不属于内镜中心人员编制。在流程设置中，制订了无痛内镜中心标准工作流程。为保证医疗质量及患者的舒适程度，整个流程都离不开麻醉科与其他科室、麻醉医师与麻醉护士、镜检护士的全力配合，以保证流程规范执行。在麻醉方案的选取上，全凭静脉麻醉无疑是在无痛内镜诊疗中最常使用的技术，静脉麻醉药物也是无痛门诊中使用最为广泛的药物。

二、无痛病房的建设与管理

无痛病房建设，通过开展疼痛规范化管理，医师、护士和患者的共同努力，将疼痛控制在微痛，甚至无痛的范围内。具体内容包括以下方面：开展医护人员培训、重视疼痛的健康宣教、选择合理的疼痛评估策略、围术期超前镇痛和多模式镇痛联合使用以及重视个体化镇痛。注重无痛病房管理模式符合精准外科的基本要求，可以有效减轻患者围术期疼痛，提高患者对疼痛控制的满意度，提高患者围术期生命质量，促进患者快速康复。

（一）建立无痛病房的意义

1. 可促进患者早日康复

加速康复外科是指在术前、术中及术后应用各种证实有效的方法以减少手术应激及并发症，加速患者术后康复的学科。充分止痛是加速康复外科的重要环节，现代疼痛诊疗强调多学科结合，作为接触患者时间最长、最能了解患者疼痛状况的群体，护士在患者疼痛管理中是不可缺少的。近来众多学者指出，控制疼痛除了研究各种新的止痛技术外，还必须提供更合理的服务以提高患者对疼痛护理的满意度，从而促进患者康复。给予充分的术前指导，让患者了解有关疼痛的知识和缓解的方法；鼓励患者早期翻身活动，取右侧卧位，使气体上升至降结肠，改善胀气痛；及时正确应用疼痛评估工具评估疼痛并记录结果，多模式、个体化镇痛，按时给药；建立良好的护患关系；分散或转移患者注意力；创造整洁安静的环境等，这些对缓解患者的围术期疼痛、促进患者康复均有积极的作用。实施无痛病房管理模式，对患者围术期进行规范化疼痛管理，顺应了加速康复外科理念，可以有效促进患者早日康复。

2. 可以有效延长患者的睡眠时长

睡眠是机体消除疲劳所需要的一种完全休息状态，是中枢神经系统主动产生的神经调节过程。有研究结果显示：外科住院患者常入睡时间长，多梦易醒，睡眠质量差，主要影响因素为住院患者对病房环境陌生、同一病室患者及家属的影响、恐惧手术、担心预后及术后的疼痛不适、环境噪声等。因此，医务人员应采取措施提高外科住院患者的睡眠质量。已有研究证实，疼痛是影响患者术后睡眠质量的重要因素，75%的患者在术后存在不同程度的疼痛。由于手术的创伤，组织细胞创伤后释放大量炎性致痛物质，患者术后疼痛明显。倘若疼痛未得到有效控制，易发生应激反应，从而加速组织代谢和分解，导致患者出现焦虑、抑郁等不良情绪，继而影响睡眠。疼痛和睡眠两方面是相互影响的，不仅疼痛可以影响睡眠，反过来睡眠也可以影响疼痛，失眠可以使疼痛的敏感度升高。疼痛感知是一个有意识的过程，国外有试验研究表明，睡眠状态下机体对疼痛的反应存在一种逃逸机制，机体处于清醒状态时,能够通过一定的生理机制感知疼痛,如情绪或感官系统;但在睡眠时,这些感官系统就变得不敏感了。由于睡眠与疼痛存在着密切的联系,不管是睡眠减少还是睡眠剥夺,都会影响患者对疼痛的感知程度。通过实施无痛病房管理模式,患者术后夜间睡眠时长延长,提高了患者的围术期生活质量。

3. 对患者术后并发症的影响

剧烈疼痛不仅影响患者的睡眠质量,而且还容易诱发不良情绪,导致患者血压升高,心肌缺血、梗死,伤口出血等。疼痛刺激通过脊髓递质,交感神经反射,引起肌肉、血管收缩,导致切口呈缺血状态,影响伤口愈合。术后的疼痛不适还可引起患者恶心、呕吐、肠蠕动减慢、肌肉痉挛甚至血栓栓塞、心肺并发症等一系列生理改变,延长住院时间,增加患者的经济负担。目前关于术后疼痛管理对术后并发症影响的研究尚不多,左双燕等对胸外科120例择期手术患者实施规范化疼痛管理的研究结果显示,实施规范化疼痛管理的患者术后并发症发生率为5.0%,明显低于常规管理患者的21.7%。雷菊对骨科无痛管理前的200例住院患者进行的研究表明,对骨伤科患者实施全程系统的、动态的疼痛评估及疼痛管理,能有效缓解患者的疼痛,尽早开展康复训练,降低了术后并发症发生率,提高了患者的生活质量。

4. 提高患者对疼痛控制满意度

国外有学者对住院患者进行了为期3年的调查研究,发现59%的患者存在从轻到重不同程度的疼痛,其中20%的患者认为未得到充分镇痛,对疼痛控制的满意度较差。利用护理工作程序,从疼痛的评估到疼痛措施的落实,再到疼痛效果的评价,对患者实施规范化的疼痛管理,准确地评估患者的疼痛,采取多模式、个体化的镇痛方案,并及时评价镇痛效果,责任护士与患者及家属的沟通和交流,使护患关系更加融洽,随着疼痛管理研究工作的积累,临床医务人员对患者的疼痛更加重视。

(二)无痛病房的开展

1. 开展医护人员培训

在无痛病房创建之前,首要工作是对医护人员进行培训,转变传统的疼痛治疗观念。培训内容包括镇痛药物和疼痛治疗进展、疼痛相关理论知识以及疼痛评估与管理等。在无痛病房创建过程中,通过镇痛治疗和护理个案点评和查房、疑难疼痛控制病例讨论以及阶段性的小结提高疼痛管理质量,促进疼痛管理的循证实践并持续改进。无痛病房团队由科主任、护士长、医师以及护士组成,主管医师和主管护士是无痛治疗和护理的直接责任人。主管医师负责制订治疗方案,下达医嘱;主管护士负责疼痛评估、患者教育、镇痛实施以及治疗效果的评估。主管护士负责8～12名患者,其职责是与医师共同完成,评估患者疼痛状态,具体落实镇痛措施,与其他专业人员协作以及教育和指导患者与家属。责任组长负责本组患者的无痛治疗护理工作,并对本组护士进行指导、协调、督促、评价和疼痛质量控制。

2. 重视疼痛的健康宣教

无痛病房建设需要医护人员和患者以及家属同心协力、众志成城,重视患者疼痛的健康宣教无疑是无痛病房成功创建的关键环节。改变患者疼痛观念,让不愿意报告疼痛、害怕成瘾、担心出现难以治疗的不良反应的患者解除疑虑和担忧。同时对患者进行疼痛评估标准的运用以及药物不良反应等相关内容的宣教,指导患者和家属全程参与疼痛管理。疼痛的健康宣教是从患者入院开始直到出院,贯穿住院的全程。入院 8 h 内完成首次疼痛教育,内容包括疼痛教育的目的和意义、术后疼痛对机体可能产生的危害以及如何配合医护人员进行疼痛评估和治疗等。术前疼痛教育是在术前 1 天进行,解释疼痛的病因、如何配合医护人员进行疼痛评估、指导患者非药物治疗的方法以及认识各种镇痛药物及方法等,从而消除患者术后疼痛的担忧、提高手术顺应性。术后教育主要是强化术后镇痛管理理念及意义,并动态指导患者对自身疼痛进行评估。出院前疼痛教育主要是强化相关知识教育,侧重于功能锻炼和疼痛控制。制作走廊疼痛宣传栏和疼痛宣教手册,以书面教育的方法提高疼痛健康宣教的效果。

3. 选择合理的疼痛评估策略

疼痛是一种主观上的感受,如何将主观感受准确客观地评估出来是一项复杂的工作。具体有如下工作要做。

(1)将数字评定量表、疼痛脸谱评分以及词语描述量表进行科学的结合、及时获取患者疼痛信息。

(2)根据各个科室患者术后疼痛特点及无痛病房管理要求,制订适合各自外科病房需求的疼痛评估制度、疼痛评估流程与规范评估方法。

(3)建立以疼痛评估记录表为主的完整的疼痛管理病案。在患者入院 24 h 内建立疼痛评分表,内容涵盖患者的一般信息,疼痛评分,疼痛性质、部位和原因,镇痛药物和方法,疼痛护理措施以及不良反应等。患者术后 3 h 执行首次疼痛评估,疼痛评分 < 5 分,责任护士负责进行健康教育心理疏导,配合医师给予适当处理,并填写记录表;疼痛评分 ≥ 5 分时,及时通知医师给予必要处理,医师处理后需及时复查评估,静脉给药 0.5 h 内复查评估,口服给药 1 h 内复查评估,并将复查评估结果准确及时记录在评估表中。术后疼痛评分 1 ~ 3 分时,每日评估 1 次;疼痛评分 4 ~ 6 分,每 4 小时评估 1 次;疼痛评分 ≥ 7 分时,每小时评估 1 次。所有患者疼痛评估与生命体征测量同步,并记录在体温单中。疼痛评分 > 5 分时,需每一班交接。规范化评估有助于全面把握患者术后疼痛情况,为患者提供适宜的镇痛方案,以达到最佳镇痛效果。

4. 围术期多模式镇痛

所谓的多模式镇痛是指联合使用作用机制不同的镇痛药物或镇痛方法。由于作用机制不同而互补,镇痛作用相加或协同,同时每种药物的剂量减小。不良反应相应降低,从而达到最大的效应/不良反应比。镇痛的模式、方法和药物选择是无痛病房建设的核心,围术期超前镇痛、多模式镇痛联合使用以及注重个体化镇痛是目前疼痛治疗发展的必然趋势。传统的镇痛模式是按需镇痛,缺点是镇痛效果不确定、镇痛方法不规范、药物配伍不科学以及药量控制难度较大,这种镇痛方式目前逐渐被淘汰。现代疼痛管理倡导定时镇痛,优点是镇痛效果确定、降低给药剂量以及降低不良反应。根据外科患者术后疼痛特点,镇痛方法主要是选择区域阻滞,包括硬膜外自控镇痛(patient controlled epidural analgesia, PCEA)和术后切口持续镇痛等,也可以选择 PCIA。根据 2016 年 ASA 术后镇痛指南多模式镇痛一般遵循下述原则:① 在任何可能的情况下,麻醉医师都应采用多模式的疼痛管理治疗。② 除非存在禁忌,患者都应接受连续的 NSAIDs、COXIBs 或对乙酰氨基酚方案。③ 局麻药进行区域阻滞也应被考虑。④ 采用的剂量方案应该使疗效得到优化,并减少不良反应的风险。药物的种类、剂量、途径和疗程应该个体化。现在 NSAIDs 和 COXIBs 应用越来越普遍,因受各药品公司宣传的误导,这类药物的临床使用的理念比较混乱。针对这一问题特作如下建议供参考:① 虽然 COX1 偏重于生理性,COX2 偏重于病理性,但不完全如此。② 如术后短期使用不必太考虑其选择性。③ 因半衰期很长不必太强调其是否可入泵持续应用。④ NSAIDs 长期使用应注意凝血、肾脏和胃肠黏膜不良反应，COXIBs 长期使用应注意其心血管及胃肠吻合口漏等。⑤ 二者均为蛋白结合率高的药物故不合用，与蛋白结合率高药物伍用也应谨慎。

第四节　舒适化医疗的前景

2010年两会时温家宝总理在政府工作报告中指出，我们所做的一切都是要让人民生活得更加幸福、更有尊严。2013年李克强总理在国务院深化医药卫生体制改革领导小组全体会议上也强调，转变服务理念，适应人民群众看病就医多样化的需求，强调以人为本。因此，推动舒适化医疗的发展乃大势所趋，为了让患者享受有尊严的舒适化医疗服务，麻醉科将成为推动舒适化医疗的主导学科。

近期有调查显示，68%的患者认为普通消化内镜比无痛消化内镜更安全，这也是大部分患者选择普通消化内镜检查的主要原因，患者有这样的顾虑，可能与老百姓固有的观念和以前一些医师的宣传、社会的宣传有关。将近70%的患者都有这样的想法，说明我们的宣教工作还需努力。舒适化内镜可提高患者的耐受性和满意度，减少检查中的生理损伤，为内镜医师提供理想的检查条件。麻醉可以说是提高诊疗准确性的关键。

全国范围内对于舒适化医疗的需求很大，在经济许可的条件下，患者一般都会选择舒适化医疗。舒适化医疗是整个社会的发展趋势，也是未来医疗发展的模式。目前我国医院管理者已十分注重舒适化医疗，并将其列入医院医疗业务规划以及医疗服务管理的重要内容，而且麻醉学科无疑是舒适化医疗发展过程中的主导学科。

国内有许多医院在尝试开展舒适化医疗。由于舒适化医疗涉及多学科合作，所以开展初期并不顺畅。完善舒适化医疗与临床工作的衔接，应当提出：① 转变舒适化医疗的理念，树立舒适化医疗的意识；② 积极出台可供舒适化医疗参考的指南或专家共识，指导舒适化医疗工作的规范化开展。

希望随着医务工作者对舒适化医疗认识的提高，以及医院顶层设计中相关措施的制订和出台，未来舒适化医疗工作可以开展得越来越好。

（俞卫锋）

参 考 文 献

［1］Kolcaba K, Tilton C, Drouin C. Comfort Theory: a unifying framework to enhance the practice environment. J Nurs Adm. 2006, 36(11): 538-544.

［2］杜元太，梁春琦，林嘉滨．门诊患者就医需求调查．中华医院管理杂志．2005, 21(10): 693-695.

［3］秦舒能，陈海平．关注患者安全，强化医院管理．中医药管理杂志．2010, 18(6): 494-495.

［4］温弗乐，王枫，姚屹瑾．住院患者需求初探．解放军护理杂志．2004, 21(5): 77-78.

［5］杨承祥．麻醉与舒适治疗．北京：北京大学医学出版社，2011: 17.

［6］Kolcaba K 1, Wilson L. Comfort care: a framework for perianesthesia nursing. J PerianesthNurs. 2002, 17(2): 102-111.

［7］Kolcaba K Y. The art of comfort care. Image: Journal of Nursing Scholarship, 1995, 27(4): 287-289.

［ 8 ］ Vendlinski S, Kolcaba K Y. Comfort care: a framework for hospice nursing. American Journal of Hospice & Palliative Care, 1997, 14(6): 271−276.

［ 9 ］ Kolcaba K, Wilson L. Comfort care: a framework for perianesthesia nursing. Journal of PeriAnesthesia Nursing, 2002, 17(2): 102−114.

［ 10 ］ Wilson L, Kolcaba K. Practical application of comfort theory in the perianesthesia setting. Journal of PeriAnesthesia Nursing, 2004, 19(3): 164−173.

［ 11 ］ Wagner D, Byrne M, Kolcaba K. Effects of comfort warming on preoperative patients. AORN Journal, 2006, 84(3): 427.

［ 12 ］ Panno J M, Kolcaba K, Holder C. Acute Care for Elders (ACE): a holistic model for geriatric orthopaedic nursing care. Orthopaedic Nursing, 2000, 19(6): 53−60.

［ 13 ］ Kolcaba K, DiMarco M A. Comfort theory and its application to pediatric nursing. Pediatric Nursing, 2005, 31(3): 187−194.

［ 14 ］ Thomson A, Andrew G, Jones D B. Optimal sedation for gastrointestinal endoscopy: review and recommendations. J Gastroenterol Hepatol. 2010, 25(3): 469−478.

［ 15 ］ Rutter M D, Senore C, Bisschops R, et al. The European Society of Gastrointestinal Endoscopy Quality Improvement Initiative: developing performance measures. United European Gastroenterol J. 2016, 4(1): 30−41.

［ 16 ］ 李兆申, 张俊华. 中国消化内镜诊疗技术调查报告.2013.

［ 17 ］ Triantafillidis J K, Merikas E, Nikolakis D, et al. Sedation in gastrointestinal endoscopy: current issues. World J Gastroenterol. 2013, 19(4): 463−481.

［ 18 ］ Ladas S D, Satake Y, Mostafa I, et al. Sedation practices for gastrointestinal endoscopy in Europe, North America, Asia, Africa and Australia. Digestion. 2010, 82(2): 74−76.

［ 19 ］ Luginbuhl M, Vuilleumier P, Schumacher P, et al. Anesthesia or sedation for gastroenterologic endoscopies. Curr Opin Anesthesiol. 2009, 22(4): 524−531.

［ 20 ］ Goodwin H, Lewin J J, Mirski M A. Cooperative sedation: optimizing comfort while maximizing systemic and neurological function. Critical Care. 2012, 16: 217.

［ 21 ］ Pinto S, Caldeira S, Martins J C. A Systematic literature review toward the characterization of comfort. Holist Nurs Pract. 2016, 30(1): 14−24.

［ 22 ］ Rachelefsky G, Farrar J R. Are you comfortable with over-the-counter intranasal steroids for children? A call to action. J Allergy Clin Immunol Pract, 2014, 2(3): 271−274.

［ 23 ］ Pearson E J. Comfort and its measurement-A literature review. Disabil Rehabil Assist Technol. 2009, 4(5): 301−310.

［ 24 ］ Vincent J L, Shehabi Y, Walsh T S, et al. Comfort and patient-centred carewithout excessive sedation: the eCASH concept. Intensive Care Med. 2016, 42(6): 962−971.

［ 25 ］ Schechter N L. From the ouchless place to comfort central: The evolution of a concept. Pediatrics 2008, 122: S154−S160.

［ 26 ］ Vogt K N, Frankel H. Maintaining comfort, cognitive function, and mobility in surgical intensive care unit patients. J Trauma Acute Care Surg. 2014, 72(2): 364−374.

［ 27 ］ Maaskant J, Paymakers-Janssen P, Veldhoen E, et al. The clinimetric properties of the COMFORT scale: A systematic review. Eur J Pain, 2016, 20(10): 1587−1611.

［ 28 ］ Morton N S. The pain-free ward: myth or reality. Pediatric Anesthesia. 2012, 22: 527−529.

［ 29 ］ 莫卫东, 乔晓斐. 精准肝脏外科时代无痛病房建设. 中华消化外科杂志.2014, 13: 415−418.

［ 30 ］ 王伟娜, 莫卫东, 宋瑰琦, 等. 无痛病房管理模式在肝癌患者围术期的应用. 中国全科医学.2014, (27): 3256−3260.

第二篇

麻醉与围术期医学基础

第11章
全身麻醉原理的研究

目前已知的具有全身麻醉作用的化合物多达百种之多,分属于脂肪类、脂环族、芳香族、醇、醛、酮、酯、醚及卤化烃类。对于这些种类繁多的全身麻醉药物作用原理的研讨至今也已逾百年,曾提出的推论和假说多达百种以上。早期的研究主要是根据全身麻醉药物的理化特性与麻醉效能间的关系而提出各种全身麻醉假说,如脂质学说、自由容积学说、水相学说等,属于全身麻醉原理研究的初级阶段。其中的许多学说和观点已逐渐被否定或摒弃,但也有一些发现至今仍有重要价值。20世纪后期,神经生理学、神经生物学、分子生物学等相关科学技术的迅猛发展,极大地促进并拓展了全身麻醉原理研究的广度与深度,期间相继提出了"突触学说""蛋白质学说""离子通道学说"等全身麻醉理论,使全身麻醉原理的研究进入了快速发展阶段。

第一节　全身麻醉原理研究的回顾

一、早期的全身麻醉原理研究

早期有关全身麻醉原理的假说中最经得起时间考验的是脂质学说。关于全身麻醉药物麻醉效能与脂溶性之间相关性的观点最早萌芽于1847年,当时 Bibra 和 Harless 发现组织的脂肪含量与麻醉敏感性之间存在着关联性,但最终由 Meyerhh 和 Overton C E 分别在1899年几乎同时提出"脂溶性学说"(lipid-solubility theory)。Meyer HH 带领其学生在数年时间内研究了不同全身麻醉药物的麻醉效能,并得出了三条规律。① 所有脂溶性化合物吸收后均可作为麻醉药物;② 全身麻醉药物在高脂肪含量细胞和组织中的麻醉效能最强;③ 与化合物作用于底物一样,全身麻醉药物的麻醉效能与其脂肪亲和性相关。同时 Overton 在植物学研究中,也发现一些有机化合物可产生麻醉作用,并且其麻醉效能与脂溶性相关。这种相关性,可能是通过和神经组织中的脂质成分发生松散的物理化学结合,致使神经细胞发生了部分改变,从而产生麻醉效应。

20世纪初期发展起来的细胞生理和神经生理研究为进一步探索全身麻醉药物的作用机制奠定了基础。从理化特性分析推定,细胞膜结构成了全身麻醉作用研究的靶位。脂质学说也强调膜结构在全身麻醉作用中的重要性,认为全身麻醉药物的作用可能是通过作用于神经膜而实现。20世纪20年代,Lillie 指出药物可通过改变膜的性能(如降低通透性)而消除神经兴奋性,并提出全身麻醉药物的

"膜通透性降低学说"。虽然之后的研究结果并不支持这一学说，但全身麻醉药物确实可通过改变细胞膜的性能而消除神经膜兴奋或干扰突触传递，并发挥全身麻醉效应。

应该指出的是，早期根据全身麻醉药物的理化特性与麻醉效能间的关系而提出的各种全身麻醉理论，由于实验技术和实验模型等的限制，尚不能确切说明全身麻醉药物在神经组织中的具体作用部位以及作用过程，但其研究结果和发现至今仍具有重要的价值，并为以后的全身麻醉原理研究奠定了基础。

二、近代的全身麻醉原理研究

20世纪中期以后，细胞生物学、神经生理学、药理学等相关学科的迅速发展，为全身麻醉原理研究的发展提供了极为有利的条件，使其开始进入比较系统的研究阶段，并分别在整体、组织、细胞和分子水平取得了一些重要进展。

（一）整体水平的研究

早期的临床工作者依据乙醚全身麻醉的体征和分期曾提出"进化层学说"，他们认为全身麻醉过程以大脑皮质的抑制出现最早，其次分别为丘脑（间脑）、中脑、脑桥和脊髓，而延髓的抑制并不明显。20世纪60年代后神经生理学的发展，特别是脑立体定位和脑毁损等技术的出现和应用，为全身麻醉作用的中枢定位研究奠定了基础。之后的在体研究表明，脑干的网状结构在维持意识及改变情绪方面有重要作用，尤其是该区的上行网状激活系统是保持机体清醒的重要部位，该部位的刺激可导致觉醒，而毁损后则引起昏迷，推测全身麻醉药物可能是通过作用于网状激活系统而引起意识消失和全身麻醉状态，由此提出了"网状激活系统抑制学说"。但进一步的研究表明，不同全身麻醉药物对网状激活系统的影响并不一致，并且脑皮质、海马、丘脑等其他中枢结构也参与了全身麻醉意识的控制。

全身麻醉状态下，机体神经中枢的许多功能丧失，但神经系统的某些区域仍处于功能活跃状态。利用放射性标记的脱氧葡萄糖摄取情况来监测大脑各区域的功能变化，结果显示吸入麻醉药全身麻醉状态下鼠脑结构呈现出部分抑制、部分增加且程度不等的区域性差异。如异氟烷麻醉下，听皮质和中膝核的葡萄糖摄取率明显降低，而黑质、曲状核的摄取率显著增加，提示全身麻醉药物对中枢的抑制作用具有选择性，可能是在特定的中枢区域发挥其麻醉效能。并且不同的全身麻醉成分，如学习和记忆的丧失、意识的可逆性消失、制动作用等，可能各有其相应的中枢作用区域或靶位。多数研究认为，全身麻醉药物引起意识消失的主要部位在于前脑结构，而其发挥制动作用的主要靶位则位于低位脑干和脊髓。但全身麻醉作用的特异性中枢区域及精确的结构定位目前还在探讨中。

（二）细胞水平研究

20世纪50年代的动物实验表明，全身麻醉药物在组织和细胞水平的中枢作用，在于暂时性抑制突触功能，即全身麻醉的突触学说。但这不能解释现有的全部全身麻醉药物，如氯胺酮，氯胺酮可使丘脑向大脑新皮质的投射处于抑制，同时与疼痛有关的部分边缘系统也有程度不等的抑制，但其余部位的边缘系统和锥体外系等呈现程度不等的兴奋。同时研究还显示，全身麻醉药物还作用于许多胞内结构，如神经递质释放系统、钙的平衡系统、线粒体结构等，但其中以对突触传递的影响作用最为明显。1965年Eccles J C等发现了巴比妥盐可增强GABA介导的突触抑制作用，之后的许多研究发现，部分全身麻醉药物对GABA介导的抑制性突触传递均有明显的增强作用，而对谷氨酸等介导的兴奋性突触传递有明显的抑制作用。此外，1983年Richards C D等明确提出，全身麻醉作用的产生是全身麻醉药物对突触前和突触后综合作用的结果，包括药物影响突触前递质的释放以及突触后通道受体的功能研究。

目前就细胞水平而言，全身麻醉作用的产生主要是通过影响中枢系统的神经传导和神经元的兴奋性而实现，突触传递的抑制是全身麻醉药物敏感作用关键，其中突触后膜的递质门控离子通道受体是全身麻醉药物特别敏感的分子作用靶位。也就是对抑制性突触传递的增强，和（或）对兴奋性突触传递的抑制。在仅含30～50个神经元的软体动物神经节中也存在一些对全身麻醉药物敏感的神经元，当氟烷浓度为0.8%时，核团中就有神经元的冲动发放被抑制，提示存在对全身麻醉药物高敏感性的神经元。

（三）研究的现状

限于中枢神经系统的复杂性，我们至今可能只是窥见了全身麻醉原理的冰山一角。近20年来，各种新技术、新方法和新策略不断涌现，如借助功能性磁共振、X射线衍射，以及分子遗传学技术等，使全身麻醉原理的研究得到了快速发展，对于全身麻醉作用的特异性中枢区域和神经环路提出了一些假说和理论，但至今仍不能准确地阐明全身麻醉现象和全身麻醉作用机制。相信随着对脑功能认识的不断深入，神经生理、分子生物学及相关科学的发展与进步，通过各相关学科的共同努力，全身麻醉作用原理这一世纪之谜终将被人们揭示，并将推动更为安全的全身麻醉药物的研发与更好地在临床应用。

第二节　全身麻醉的现象与实质

如何定义全身麻醉（general anesthesia）？长期以来，人们力求通过全身麻醉现象的观察和描述，来揭示全身麻醉的实质。在乙醚麻醉时代，描述全身麻醉为一种由麻醉药物引起的一种无意识，且患者对外科手术创伤无感知的状态。在这个过程中，机体可表现出一系列有规律的临床征象。随着科学技术的发展与进步，以及新型全身麻醉药的发现，逐渐理解了全身麻醉是一种由药物诱导的可逆性意识消失状态，伴有对伤害性刺激反应的抑制作用，其中包含了多种成分，如制动、遗忘、意识消失等要素，而镇痛、肌松和自主反应抑制等则只是其辅助成分。

典型的全身麻醉临床现象，应该以Guedel在1937年发表的经典乙醚麻醉四个分期最具历史意义。乙醚麻醉分期客观地反映了中枢神经系统的抑制过程，从皮质抑制（意识消失），到兴奋躁动（皮质下释放），之后进入稳定状态（外科手术期）直至延髓抑制。它不仅在较长的一个时期对临床麻醉具有确切的指导意义，同时对于讨论全身麻醉的特征和本质也有着非常重要的现实意义。静脉全身麻醉药物诱导的全身麻醉状态与吸入麻醉药的作用有所不同，除与药物的化学结构等不同外，可能还与给药方式及其药代动力学差异有关。其中，有些药物产生的全身麻醉状态有其特殊性。如氯胺酮麻醉时可出现特征性的"分离麻醉"，患者在意识消失的同时表现为木僵状态，其神志消失的程度与其深度的镇痛作用不相一致。

早期关于全身麻醉作用深度的判断,曾经结合临床体征变化的观察(如意识、呼吸、血流动力学、镇痛等)。随着新药的出现,发现通过判断药物对交感神经系统的影响,即凭借血流动力学变化来判断麻醉深度的传统做法已经变得不可靠,如麻醉剂量的硫喷妥钠、丙泊酚可使血压下降,与之相比,应用依托咪酯之后血压仅有轻微下降,而地氟烷吸入浓度的迅速增加却可诱发交感肾上腺活性增加而致血压上升、心率加快。因此,全身麻醉作用深度的判断有赖于更为可靠的监测设备。当然,这也需要对全身麻醉作用现象与机制有更为深刻的认识。

从临床实施的角度看,全身麻醉应该是一种药理学干预措施,以防止手术创伤引起的精神及躯体方面的不良反应,并为手术创造舒适的条件。所以全身麻醉也可看作是由一种或多种药物产生的综合药理效应或组成成分,其中包括了遗忘、意识消失、镇痛、抑制伤害性刺激反应、制动肌松等临床需要达到的药理作用,同时也涉及尽量避免其药理学不良反应如循环紊乱、兴奋、惊厥等的发生。而作为全身麻醉必要成分的意识消失、遗忘和制动作用,本身就是三种复杂的药理学效应。临床观察已明确显示,全身麻醉的这些成分或指标对全身麻醉药物的敏感性存在明显的差异。吸入麻醉药随着浓度的增大,可依次出现镇静增强、遗忘、意识消失、制动和自主反应抑制,其敏感性依次为记忆>意识>制动>心血管反应。但全身麻醉药物的敏感性差异排列的次序并非是固定不变的,这可能与其药理学效应及作用机制有关。

全身麻醉最为典型的特征是意识消失。而至今对于意识产生的生理过程和解剖位点仍不清楚,研究发现,中枢的许多部位,特别是包括大脑皮质、下丘脑和网状中脑结构在内的前脑结构参与了意识的形成。全身麻醉药物可直接作用于皮质的特殊功能系统(如脑电活动同步系统、特殊的神经元网络等)以及下丘脑和中脑网状结构,这些部位可能是全身麻醉药物诱导意识消失的关键部位。近年来的研究表明,全身麻醉药物可以通过神经组织的不同水平抑制神经系统的联系,破坏信息整合的过程而产生意识消失的作用。全身麻醉药物调控了神经系统,影响了皮质下与丘脑-皮质,以及皮质与皮质-皮质的联系,在正电子断层发射扫描术(PET)对异氟烷,以及丙泊酚都已得到了证实。由于药物作用丘脑-皮质的神经元产生超极化阻滞,同时中断了从细胞到大脑的信息整合,从而抑制了意识的产生。但不同的全身麻醉药物对这些中枢结构部位的影响作用和机制可能存在着一定的差异。

全身麻醉的遗忘作用。记忆的形成涉及脑内的多个区域,包括海马、杏仁体、前额叶皮质以及其他皮质的感觉和运动等区域。记忆具有多种形式和分类,如按信息保持的时间长短分类,将记忆分为瞬时记忆、短时记忆、长时记忆和永久记忆。按记忆信息的回忆特点分类,则可分为外显记忆(explicit memory)和内隐记忆(implicit memory)。全身麻醉药物的遗忘效应存在着多个位点,其机制复杂。全身麻醉的遗忘作用有益于患者对围术期伤害性刺激的遗忘,是否还与麻醉后学习记忆障碍的发生有关?

全身麻醉的制动效应。研究表明,在临床全身麻醉药物抑制伤害性刺激引起的体动反应中,脊髓起了主导的作用。研究显示,吸入麻醉药、巴比妥类、氧化亚氮、丙泊酚等都是通过影响脊髓运动神经元的兴奋性和脊髓伤害感受神经元的反应而抑制反射活动,其中全身麻醉药物对运动神经元的直接影响,被认为在制动作用过程中可能起了主要作用。其中在运动神经元上,静脉麻醉药制动作用的影响主要在GABAA和甘氨酸受体,而吸入麻醉药,运动神经元上的谷氨酸受体可能发挥的作用较大。

　　在麻醉学的发展历史上,麻醉理论,特别是全身麻醉原理的研究滞后于临床麻醉。随着脑科学研究的深入,以及全身麻醉原理的阐明,必将对全身麻醉药物的研发、全身麻醉的实施和管理带来更为有益的改变。

第三节　全身麻醉意识消失与睡眠

　　全身麻醉药物的作用原理仍知之较少,然而中枢神经系统中调控睡眠-觉醒的脑区和神经递质系统,以及神经功能连接的相互作用也正在被逐渐阐明。中枢神经系统内促睡眠系统主要包括VLPO的GABA能神经元以及基底前脑等核团。促觉醒系统主要包括去甲肾上腺能通路、多巴胺能通路、胆碱能通路、促食欲素能通路以及组胺能通路。全身麻醉药物导致的意识消失与生物生理睡眠的相似性,使得睡眠觉醒相关核团及通路成为全身麻醉药物作用原理研究备受关注的热点。

一、基于睡眠核团的全身麻醉机制研究

　　全身麻醉是全身麻醉药物诱导产生的特定状态,睡眠是动物正常的生理状态,但二者都是以意识消失为基本特征。不论人类还是动物接受全身麻醉后,所表现出来的无意识状态与睡眠十分相似,但与睡眠状态相比,全身麻醉诱导的意识消失主要有以下区别:非自然发生、外界刺激无法逆转、有特定的脑电波活动模式。此外,睡眠受到动物体内内分泌系统和昼夜节律系统调控,并能被环境因素影响,而全身麻醉的持续时间和深度只与全身麻醉药物的用药剂量以及给药时间相关。

　　然而,全身麻醉导致的意识消失状态和自然睡眠之间行为上的相似性一直提示着两种状态之间存在共同神经生理机制的可能性。关于全身麻醉与睡眠相关性的研究早期主要基于动物睡眠剥夺模型:研究发现睡眠剥夺可增强动物对丙泊酚和异氟烷的敏感性。睡眠剥夺大鼠在经过丙泊酚麻醉6小时后,可消除睡眠剥夺所引起的脑电慢波和快动眼睡眠增加。Pick J 等的研究使用催眠剂量(低浓度吸入全身麻醉药产生镇静催眠效应)的七氟烷、异氟烷和氟烷麻醉大鼠6小时,然后观察大鼠睡眠行为的改变,发现长时间吸入全身麻醉药麻醉的大鼠的快动眼睡眠时间延长并伴随潜伏期缩短,而非快动眼睡眠时间基本不受影响。

　　临床观察研究发现,异氟烷全身麻醉的患者脑电模式并不会出现快动眼睡眠(REM sleep)和非快动眼睡眠(NREM sleep)的交替,而是完全处于NREM状态。而异氟烷麻醉手术后2～3天,患者会出现REM睡眠反跳式增加。如今已有研究证明了全身麻醉药右美托咪定正是通过激活内源性的睡眠通路而产生催眠作用的。在视前区中部注射丙泊酚和苯巴比妥都可增加慢波睡眠的持续时间,提示视前区中部很有可能是全身麻醉药物镇静效应的作用位点。丙泊酚和苯巴比妥麻醉可增加腹外侧视前核(ventrolateral preoptic nucleus, VLPO)神经元的c-Fos表达,而氯胺酮则无此作用。此外,调控睡眠的关键核团——结节乳头体核(tuberomammillary nucleus , TMN)也被研究证明是GABA能全身麻醉药丙泊酚和苯巴比妥产生全身麻醉效应的作用靶点。另有报道显示,双侧VLPO毁损可增加异氟烷麻醉的维持时间和麻醉期内脑电爆发性抑制的出现率。例如Moore J T 等的研究就证明在毁损视前区腹外侧核团后,大鼠对异氟烷诱导产生明显的抵抗,诱导意识消失需要量增多,诱导时间也明

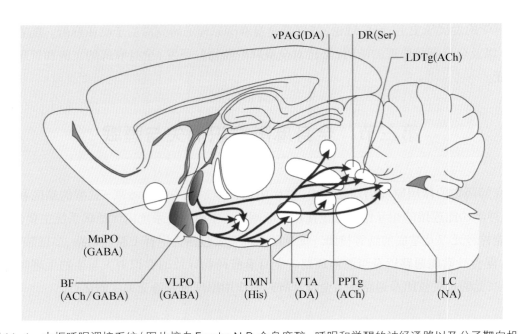

图 11-1　中枢睡眠调控系统（图片摘自 Franks N P. 全身麻醉：睡眠和觉醒的神经通路以及分子靶向机制）

促睡眠中枢主要位于下丘脑前部和基底前脑，主要包括腹外侧视前区（VLPO）、中央视前区（MnPO）以及基底前脑的GABA能神经元。其中腹外侧视前区（VLPO）向结节乳头核（TMN）和其他绝大多数促清醒核团投射致密的抑制性神经纤维；中央视前区（MnPO）的投射通路尚未完全阐明，但其对穹隆周区（Pef）食欲素能神经元的抑制性投射已被证明，同时对蓝斑（LC）和中缝背核（DR）亦有此类投射；基底前脑的抑制性GABA能神经元（促睡眠作用）也投射到穹隆周区（Pef）的食欲素能神经元以及中脑和脑干的促觉醒系统。DA，多巴胺；Glu，谷氨酸；His，组胺；NA，去甲肾上腺素；Ser，5-羟色胺。

显延长。同时该研究还利用电生理技术发现异氟烷能够使视前区腹外侧核内睡眠激活性神经元去极化，从而更易兴奋，说明异氟烷对睡眠激活性神经元有直接的激活作用。离体研究显示，丙泊酚可加强视前区腹外侧核神经元的兴奋性谷氨酸递质传递，使核团内神经元去极化。这些发现也说明了中枢睡眠-觉醒调控系统可能是全身麻醉药物的重要靶点（图11-1）。

二、基于觉醒核团的全身麻醉机制研究

蓝斑核团（locus coeruleus, LC）是脑桥内促进大脑皮质兴奋和维持觉醒状态的关键核团，并且是中枢神经系统去甲肾上腺素合成与释放的主要核团。LC核团内的去甲肾上腺素神经元不但参与调控睡眠，还与环境应激、维持肌紧张等生理过程有关。LC神经元在清醒时处于快速电发放模式，并且在受到外界刺激后发放频率还会进一步上升。上行激活系统中的多个关键核团都接受LC核团发出的去甲肾上腺素能神经支配，如丘脑的中间换元神经元，中缝背核的5-羟色胺神经元和基底前脑的乙酰胆碱能神经元等。LC核团接受来自阿立新神经元和组胺能神经元的投射调控，以及来自视交叉上核、下丘脑背侧核的昼夜节律性调控。

脑电研究显示中枢神经系统去甲肾上腺素能递质系统参与调控皮质兴奋性和意识清醒的水平。通过长时间记录活体动物LC神经元生物放电情况，早期的研究已经证实发出投射到皮质的LC神经元放电活性在动物从清醒到慢波睡眠的过程中是逐渐下降的，并且在觉醒前很短一段时间内，LC神经元放电会突然增加，说明LC核团是使大脑从睡眠状态向清醒状态转换的关键核团。此外，LC去甲肾上腺素系统还是调控不同感觉信息上传通路的关键物质。例如，电刺激LC可使背外侧膝状体

核的传导活性增加；在听觉传导通路关键核团耳蜗核内注射去甲肾上腺素可使分辨噪声的能力增加；还有研究证明LC去甲肾上腺素系统参与调控三叉神经脊束核上传体感信息和痛觉信息的传递，并且影响阿片类药物的镇痛效果，提示LC去甲肾上腺素系统也能通过调控中枢神经系统影响感觉信息的传入。

如上所述，神经解剖研究已经明确位于脑干的LC去甲肾上腺素能神经元是VLPO核团GABA能神经元的主要投射的对象。同时药理学和电生理学研究也证明GABA是抑制LC神经元的主要神经递质，而去甲肾上腺素则是抑制VLPO神经元的主要神经递质。VLPO核团与LC核团之间的这种依靠释放神经递质相互抑制的模式正是睡眠-觉醒翻转（flip-flop switch）学说的理论基础。睡眠-觉醒翻转学说认为睡眠和觉醒是两个相互完全对立状态，即觉醒时睡眠系统被完全抑制，而睡眠时觉醒系统被完全抑制，且两个状态转换的速度十分短暂。这一学说描述的快速转换现象也很适用于解释全身麻醉药物在短时间内导致意识消失的发生（图11-2）。

值得注意的是，全身麻醉后苏醒过程是一个被动而缓慢的，是全身麻醉药物停用后血药浓度下降到一定程度后，患者在生理和行为上逐渐恢复意识的过程。这与睡眠-觉醒的过程不同，因为在正常状态下，当受到外界刺激而苏醒的过程是短暂的。因此提示，全身麻醉药物对睡眠-觉醒系统的作用可能还有其他觉醒核团的影响，如在觉醒系统中，组胺能、乙酰胆碱能、多巴胺能和阿立新能通路都被证明参与了全身麻醉苏醒过程，而Vazey等使用药物遗传学技术，在大鼠异氟烷持续麻醉下，刺激LC内的去甲肾上腺素神经元可兴奋大脑新皮质脑电活动，同时加快异氟烷麻醉的苏醒时间。因此LC去甲肾上腺素系统在全身麻醉苏醒的作用机制还有待进一步研究。

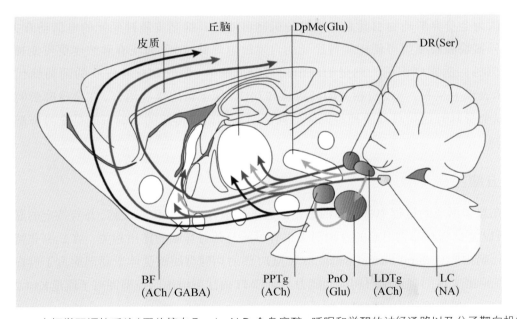

图11-2　中枢觉醒调控系统（图片摘自Franks N P. 全身麻醉：睡眠和觉醒的神经通路以及分子靶向机制）

位于脑干的促觉醒系统主要包括胆碱能的脑桥被盖核（PPTg）/外侧被盖核（LDTg）、去甲肾上腺素能的蓝斑核（LC）和5-羟色胺能的中缝背核。其中胆碱能的脑桥被盖核（PPTg）和外侧被盖核（LDTg）投射至丘脑非特异性投射系统（丘脑板内核、丘脑中线核以及丘脑网状核）。另外，脑干胆碱能神经元还投射至其他促觉醒核团，包括深部中脑网状结构（DpMe）、脑桥核嘴侧端（PnO）、前额叶皮质以及基底前脑的大细胞胆碱能核团。而去甲肾上腺素能神经元的蓝斑核（LC）通过α₁和β₁肾上腺素能受体激活诱导兴奋，同时它也可以激活α₂肾上腺素能受体从而抑制基底前脑和视前区的促睡眠神经元而进一步促进觉醒。另外，蓝斑核还通过背侧丘脑途径激活皮质，但除了支配非特异性投射的丘脑板内核和丘脑中线核外，还存在去甲肾上腺素神经支配特异和非特异性丘脑核团的复杂模式。中缝背核（DR）除大部分神经纤维投射至皮质外，也向基底前脑和其他促觉醒核团投射。另外，丘脑中线核和板内核也是投射靶点。

有研究表明，异氟烷、丙泊酚和依托咪酯等GABA能全身麻醉药，其低剂量时产生的镇静催眠作用是"初级意识消失"，这时给予体感刺激还能诱出体动反应，因此这种"初级意识消失"可能与中枢睡眠系统存在一定的相关性；而达到手术条件的临床麻醉剂量所产生的"高级意识消失"则应该与皮质信息整合功能受到抑制相关。这可能会使我们对于全身麻醉药物作用机制的认知增加了困难。即"初级意识消失"需要依托睡眠-觉醒系统，而"高级意识消失"作用则可能有更为复杂的因素参与。

第四节　全身麻醉意识消失的机制

一、全身麻醉药作用的部位

意识是生物对外在和内在事件的感知和体验。正常意识存在的状态，保证了大脑实现如行为、认知和情绪等高级功能。意识的产生需要中枢神经系统整体统一活动，研究提示，维持大脑皮质这种高级而复杂的状态，需要包含从中脑延伸到前脑的大片网状区域的上行网状激活系统参与，包括皮质、丘脑、基底前脑、下丘脑后部等（图11-3），并通过彼此间神经递质组胺、谷氨酸、乙酰胆碱和去甲肾上腺素等的相互作用与整合维持意识的存在。

（一）皮质

目前认为全身麻醉药物引起意识消失的机制可能与其抑制皮质神经元的电活动有关，例如镇静浓度的异氟烷和恩氟烷可使皮质神经元的自发放电降低50%，而浅麻醉浓度更可使神经元自发放电下降70%。诱导意识消失剂量的丙泊酚可降低额叶、颞叶和枕叶皮质的葡萄糖代谢率。此外，从临床表现上来看，与皮质相关的高级认知功能，如逻辑思维和语言，在全身麻醉时也最先被抑制，所以全身麻醉药物对皮质神经元间的同步活动和信号传递的影响可能是全身麻醉意识消失的重要机制。

（二）丘脑

丘脑在意识形成的过程中将外界的感觉信息进行整合加工后传入大脑，并与特定的联络皮质相互联系，所以全身麻醉药物引起的意识消失很有可能与其对丘脑的作用相关。在丘脑非特异性投射通路中央丘脑内侧（central medial thalamus, CMT）注射烟碱型胆碱受体激动剂尼古丁可在短时间内恢复七氟烷麻醉大鼠的翻正反射和活动能力。而CMT内注射电压门控型钾离子通道Kv1.2阻滞剂也能使地氟烷和七氟烷麻醉中的大鼠苏醒。

（三）脑干

脑干包括中脑、脑桥和延髓，是机体重要的生命中枢，也是中枢神经系统信号上行传导通路的关键中转站。脑干参与调控的生理功能涉及觉醒、睡眠、感觉、运动和内脏的神经活动，其中位于上位脑干的网状结构具有促进和维持皮质兴奋和觉醒行为的功能。脑干中的许多结构内的特定神经元已被

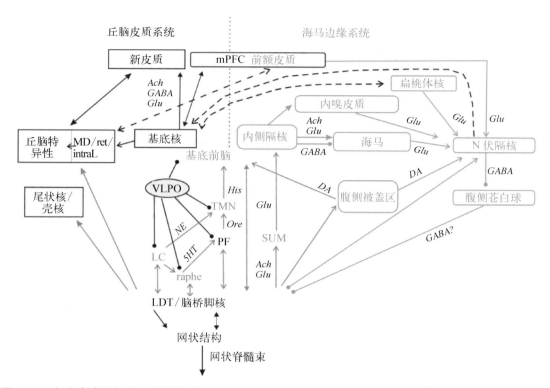

图11-3　与全身麻醉相关的神经通路（图片来自 Leung L S, Luo T, Ma J, et al. 调控全身麻醉的相关脑区）

相关脑区和全身麻醉的主要联系。左侧，黑色矩形框标记，丘脑皮质系统；右侧，蓝色框标记，海马边缘系统；下部，无框标记，脑干结构。促觉醒的脑区用红色标记：脑桥被盖核（PPTg）/外侧被盖核（LDT/PPN）、蓝斑核（LC）、中缝核向上投射至下丘脑、基底前脑和丘脑。在下丘脑，穿隆区（PF）的食欲素能神经元（Ore）兴奋结节乳头核（TMN）的组胺能（His）神经元进而向上兴奋基底前脑和皮质。由基底核（N basalis）和内侧隔核组成的基底前脑直接接受 LDT/PPN 和下丘脑乳头体上区（SUM）的投射。在慢波睡眠中，VLPO 抑制基底核、TMN、PF、LC、中缝核以及其他一些促觉醒的神经元。在边缘系统中，内侧隔核投射到海马体，海马体再投射到伏隔核。内侧前额叶皮质（mPFC）是新皮质中的边缘结构，其与伏隔核和杏仁核一起投射到基底核；腹侧苍白球/伏隔核传入到 PPN 可能参与睡眠-觉醒调控。Glu，谷氨酸；Ach，乙酰胆碱；DA，多巴胺；NE，去甲肾上腺素；5HT，5-羟色胺；GABA，γ-氨基丁酸。推定的兴奋性连接以箭头标记，推定的抑制性连接以实心圆点标记。虚线连接表示丘脑皮质和边缘系统之间可能存在的相互作用。

证明对全身麻醉药敏感：

　　腹侧被盖区（ventral tegmental area, VTA）内以多巴胺能神经元为主，其发出投射至基底前脑、伏隔核以及前额叶皮质参与调控皮质和行为觉醒。抑制 VTA 内神经元活性可延长氟烷和苯巴比妥麻醉动物的 LORR 时间。VTA 内注射多巴胺 D_1 受体激动剂可使处于持续低浓度（0.9%）异氟烷麻醉下的大鼠直接苏醒，并加快高浓度（1.5%）异氟烷麻醉下的大鼠的苏醒过程。

　　中缝背核（dorsal raphe, DR）是中枢神经系统 5-羟色胺神经元聚集的场所，参与调控清醒状态下全身的肌肉张力。全身麻醉药物能抑制 5-羟色胺能递质引起的大脑皮质兴奋，并且加强 5-羟色胺能受体拮抗剂的作用。在 DR 注射钙离子通道阻滞剂或钙离子螯合剂能增加苯巴比妥麻醉动物的麻醉维持时间。当动物大脑 5-羟色胺摄取功能被干扰后，异氟烷诱导动物翻正反射消失的浓度将明显升高。这些研究结果都支持 DR 内的 5-羟色胺神经元参与了全身麻醉的致意识消失作用。

　　Vanini G 等的研究发现吸入全身麻醉药异氟烷可使网状结构内 GABA 递质水平下降，并且在网状结构内给予降低 GABA 水平的药物可缩短大鼠异氟烷麻醉诱导的翻正反射消失时间，而给予升高 GABA 水平的药物则起到相反的作用。此外，Flint R R 等的研究也发现在网状结构内注射 GABAA 受体拮抗剂bicuculline能延长异氟烷麻醉大鼠的维持时间,所以异氟烷使网状结构内GABA递质水平下降可能是其麻醉意识消失作用的机制之一。

（四）下丘脑

位于下丘脑穹窿周围和旁侧的阿立新神经元（Orexinergic neurons）在清醒活动时处于兴奋状态,其放电频率与活动强度呈正相关关系,而在睡眠时几乎不放电。包括异氟烷、七氟烷、苯巴比妥和丙泊酚在内的全身麻醉药都被证明可以抑制下丘脑内的阿立新神经元的c-Fos表达。研究认为阿立新神经元可能参与调控丙泊酚麻醉的敏感性,脑室内注射阿立新可减少丙泊酚麻醉的LORR维持时间,但不影响氯胺酮麻醉的LORR维持时间。

（五）边缘系统

边缘系统主要包括海马结构、海马旁回及内嗅区、齿状回、扣带回、乳头体以及杏仁核,是中脑、间脑和新皮质神经元之间信息交换的场所。吸入全身麻醉药和静脉全身麻醉药都曾被发现具有增加海马γ脑电波和诱发体动反应的作用。药物抑制或者电流毁损边缘系统的中枢部能够减少氟烷、异氟烷和丙泊酚麻醉引起的体动反应。大脑边缘系统被认为是与麻醉兴奋期表现相关的中枢区域,或许还参与部分全麻药的顺行性遗忘作用。

（六）中脑导水管周围灰质

中脑导水管周围灰质（periaqueductal gray, PAG）是中枢神经系统内控制疼痛的主要区域,并且是中枢性阿片类镇痛药的作用部位。有研究报道,损毁vPAG核团多巴胺能神经元,使异氟烷麻醉的大鼠翻正反射消失时间缩短,翻正反射恢复时间延长,异氟烷深麻醉状态的脑电δ波和α波增多,全身麻醉的苏醒过程延迟。提示vPAG核团多巴胺能神经元在大鼠全身麻醉诱导和觉醒中发挥作用。

二、全身麻醉药的突触传递与分子机制

突触传递是中枢神经系统内神经元间信号传递的基本方式,也是全身麻醉药物作用最明显的神经功能之一,全身麻醉药物对突触传递的影响包括增强抑制性突触传递和抑制兴奋性突触传递。突触后膜上的配体门控离子通道受体是突触传递的主要参与者,因此全身麻醉药物对突触传递的影响也可以理解为全身麻醉药物对突触前后膜上的递质门控通道受体理化性质和功能状态的影响。在全身麻醉药物的蛋白靶点研究中,GABAA和NMDA受体是最受关注的两类对全身麻醉药物敏感的配体门控离子通道受体。GABAA受体广泛分布于中枢神经系统,其开放后使阴性氯离子进入神经元,使神经元超极化,从而介导抑制性突触传递。临床常用吸入全身麻醉药异氟烷和七氟烷,静脉全身麻醉药丙泊酚和依托咪酯等都具有增强GABAA受体活性的作用,这类全身麻醉药被称为GABA能全身麻醉药,并且一些GABA能全身麻醉药物在高浓度时还可以直接激活GABAA受体。

NMDA受体是中枢神经系统内主要的兴奋性递质谷氨酸的受体,该受体与谷氨酸结合后通道开放,使钠、钾和钙等阳性离子进入神经元,使神经元去极化,从而介导兴奋性突触传递。在全身麻醉药

物中，与 NMDA 受体关系最密切的是氯胺酮，该药本身就是 NMDA 受体的拮抗剂。此外，异氟烷、氧化亚氮和氙气等吸入性全身麻醉药对 NMDA 受体都具有一定程度的抑制作用。当然，除了 GABAA 和 NMDA 受体，现在已经发现还有一些通道受体蛋白可能是全身麻醉药物的作用位点，例如甘氨酸受体和环核苷酸门控通道等。随着全身麻醉药物对突触传递作用研究的不断深入，相信将会发现更多的通道受体蛋白与全身麻醉药物的相互作用。

三、全身麻醉药的离子通道与信号转导通路

全身麻醉药物作用原理的相关研究在蛋白分子层面已经获得了一些成就。现关于全身麻醉机制的多数研究认为全身麻醉药物的作用靶点是离子通道蛋白。现已发现全身麻醉药物能直接影响包括电压门控钠、钾和钙离子通道在内的许多离子通道蛋白的通道活性和功能状态。

（一）全身麻醉药物对脑内电压门控钠离子通道的影响

钠离子通道能选择性地容许 Na^+ 通过，是主要的电压门控阳离子通道，是生物体电信号产生和传播的基础，对神经细胞的兴奋性和传导性有着至关重要的作用。哺乳动物上一共有9种钠通道的亚型被鉴定并成功克隆，在跨膜区以及胞外域它们有超过 50% 的氨基酸序列是一致的。其中 $Na_v1.1$、$Na_v1.2$ 和 $Na_v1.6$ 主要在中枢神经系统上进行表达，是全身麻醉药物可能的作用靶点。

丙泊酚诱导的全身麻醉效应与抑制电压门控钠离子通道，阻滞了神经元兴奋的产生与传导有关，且其作用呈浓度依赖性和可逆性。丙泊酚还可以通过电化学信号的变化引起神经递质释放的改变，减少中枢神经系统主要的兴奋性神经递质谷氨酸的释放而产生麻醉效能。因此中枢电压门控钠通道可能是丙泊酚的作用靶位之一。

（二）全身麻醉药物对钾离子通道的作用

双孔钾离子通道（K2P）也被称为背景钾离子通道。其分型 TASK-1 和 TREK-1 在中枢神经系统中广泛分布，并被推测为全身麻醉机制的重要作用靶点。对 K2P 通道的全身麻醉机制研究以往主要集中于吸入麻醉药如七氟烷和异氟烷等，激动了 TASK-1 和 TREK-1 两型 K2P 通道并增加了通过它们的离子流。最近关于全身麻醉药对 K2P 通道作用的研究也延伸到了静脉麻醉药物，其中依托咪酯被发现能阻滞非洲爪蛙卵母细胞上的 TASK-1，TASK-3 通道和豚鼠卵母细胞上的 2.1 型内向整流钾离子通道（Kir2.1）。

总的看来，现在已经发现了许多全身麻醉药物敏感的特异蛋白靶点，在分子层面的研究有了一些积累，但揭示全身麻醉药物导致意识消失的机制还有一定的距离。关于全身麻醉药物导致意识消失机制主要存在两类不同的理论观点：一是认为意识的产生是中枢神经系统中某些特定的神经通路和解剖结构活动的结果，而全身麻醉药物正是影响或干扰了这些部位的神经生理功能才导致了意识消失。例如有研究认为全身麻醉药物对丘脑和中脑功能的抑制是全身麻醉意识消失的主要原因。不同皮质区域间的功能连接和信息整合，特别是前额叶和顶叶皮质之间的连接，被认为是意识构成的基础，自然也是全身麻醉导致意识消失的关键部位。第二种观点则突破了解剖结构的局限，认为意识产生自整个中枢神经信号传导网络的整合活动，对这种整合活动，特别是不同脑区神经元同步活动的干

扰才是全身麻醉药物导致意识消失的原因。

第五节　全身麻醉原理研究的新策略与新方法

　　全身麻醉在医学中的应用推动了医疗卫生事业的发展,尤其是极大的加速了外科学的进步。同时,对全身麻醉本质的认识也取得了一定的进步,提出了以丘脑-皮质环路、经典睡眠-觉醒环路、皮质网络碎片化等全身麻醉药作用机制的研究进展。但受限于脑功能的复杂性和研究技术的不足,使得在特定类型的神经元调控、在体即时的神经元事件相关活性、麻醉复杂神经环路的构建等方面认识仍有欠缺,致使现有的理论体系还不能完全解释全身麻醉药的作用机制。随着神经科学研究技术的发展,包括转基因小鼠、改良工具病毒、光遗传学、新型钙信号监测技术等方法的出现,麻醉原理的探讨将有望取得更大的突破,现将可应用于全身麻醉原理研究的新策略与方法做一介绍。

一、基因编辑小鼠的选择

　　小鼠和人类基因组都包含约22 400个基因,约99%的小鼠基因可以在人类基因组中找到同源基因,利用小鼠进行生物医学科研开展对人类疾病治疗具有重大借鉴意义。而特异性、精准性的研究更有赖于基因编辑小鼠的构建。近年来,CRISPR/Case9基因编辑技术的发展和成熟使得构建针对特定靶点的工具小鼠备受关注。在神经科学领域,包括全身麻醉原理的研究,都将发挥重要的作用。

　　基因编辑小鼠的构建技术流程:① 确定需要研究的目的基因,可以是神经元的特异性标记物,比如对不同神经元进行特异性CRE酶的标记,如VGAT-cre的小鼠就是针对GABA能神经元上的GABA递质囊泡转运体进行的特异性标记,该类小鼠可用于GABA能神经的相关研究。另外,目的基因也可以是受体的靶点基因,如Franks在观察下丘脑内源性睡眠通路参与丙泊酚麻醉的机制研究中利用基因编辑技术,以GABAA受体β_3亚基的基因型进行针对性调控,发现内源性睡眠通路也是丙泊酚发挥麻醉效能的通路;② 确定基因编辑的方式,基因编辑方式包括基因敲除(knockout, KO)、条件性基因敲除(conditional knockout, CKO)、基因敲入(knock-in, KI)、基因敲减(knockdown, KD)等。基因敲除是指通过基因编辑技术或基因打靶技术将小鼠体内的基因从基因组上删除,或者造成移码突变。可用于研究某个基因的功能以及该基因对小鼠全身生理病理的影响。但由于影响涉及全身,范围过广,比较适用于遗传性基因缺陷疾病的研究,而在麻醉机制的研究中应用较少。而条件性基因敲除技术,可人为控制基因敲除的时间和位置,能在时间上保证小鼠发育,能在空间上控制基因敲除范围,成为转基因小鼠编辑的热门系统。其原理是利用Cre/LoxP重组的基因编辑系统,Cre基因可被具有组织特异性的启动子启动,或在合适的时机人为诱导表达。将目标基因的两端用LoxP位点进行定位,当带有LoxP片段的小鼠获得Cre酶后,CRE酶可以识别LoxP结构,进而敲除LoxP位点,同时就敲除了两个LoxP片段之间的目的基因。在高碳酸血症的苏醒机制研究中,Kaur教授团队利用条件性基因敲除技术敲除了位于臂旁核的谷氨酸能神经元,而不影响其他区域的谷氨酸能神经,发现进行条件性基因敲除的小鼠在高碳酸血症时苏醒时间明显延长,从而证明了臂旁核谷氨酸能神经元调控高碳酸血症的苏醒作用。基因敲入技术是指把外源基因序列敲入到小鼠特定的基因位点,利用小鼠的表达调控元件指导目的基因表达。现广泛应用的各种神经元的CRE小鼠就是基于该技术构建，将CRE序列敲入特定的目的基因，目的基因就可以特异性的带上CRE酶，从而可进一步进行条件性敲除或针对该基因进行标记、调控等操作。利用该技术进行的全身麻醉原理研究很多，如张遥教授团队在研究内源性大麻素系统参与下丘脑神经环路调控麻醉苏醒机制的研究中就利用Vglut1-cre，Vglut2-cre等基因敲入小鼠进行谷氨酸能神经元的条件性基因敲除或化学遗传学操控，证明了内源性大麻素系统参与麻醉苏醒调控。基因敲减技术不同于前面三种技术，它是在RNA水平实现，指通过降解具有同源序列靶基因的mRNA，达到阻止基因表达的作用。一般用于细胞水平的基因敲减，包括siRNA、shRNA介导的敲减。Fort教授团队利用该技术敲减了大鼠SLD（sublaterodorsal tegmental nucleus）核团的谷氨酸能神经元引起了快动眼睡眠行为的紊乱，证实了SLD区谷氨酸能神经元在快动眼睡眠中的重要作用。

基因编辑小鼠的应用是神经科学发展的重要推动力量，根据实验设计选择特定的转基因小鼠进行研究将有助于研究定位的精准性，特别是在全身麻醉机制的研究中，追踪麻醉机制的神经环路或针对不同的神经元进行调控，都可以利用特定神经元标记的CRE系列工具小鼠而达到定位特异神经元的目的。这也是后续神经环路示踪、钙信号监测、光遗传学、化学遗传学等最新研究方法的基础。

二、工具病毒的应用介绍

除基因编辑小鼠外，神经环路示踪、神经标记、光遗传学、化学遗传学等新研究技术的开展也有赖于病毒工具的发展。病毒已经进化出特定的分子机制，从而能有效地将它们的遗传物质导入到被感染的细胞内，因此能进行改造利用，目前病毒载体已成为最常用的体内外转染的工具。在神经系统的研究中，比较常用的病毒有腺病毒、慢病毒、反转录病毒和腺相关病毒（adenovirus-associated virus，AAV），其中AAV类病毒，是一类细小病毒，基因组为单链DNA，对分裂细胞和非分裂细胞均具有感染能力，由于其宿主范围广、血清型丰富、安全性高、免疫原性低、扩散性强等特点，现已成为神经科学领域最常用的病毒载体。不同血清型的AAV具有不同的组织亲和性，在神经系统的研究中要选择中枢神经系统亲和性高的血清型作为载体，比如AAV2、AAV9等血清型，将其和启动子结合，启动子能决定病毒表达的位点，其种类非常丰富：有神经元启动子如hSyn，广谱启动子如CMV、Ef1α、CAG，星形胶质细胞特异性启动子如GFAP等。随着技术的发展和进步，也逐渐开发出了针对特定神经元的启动子，比如TH启动子是多巴胺能神经元的特异性启动子，C-fos启动子能特定性地启动兴奋性神经元。在蓝斑核调控异氟烷麻醉机制的研究中，Vazey教授团队在普通大鼠身上利用去甲肾上腺能神经元的特异性启动子PRSx8将化学遗传学的hM3Dq受体特异性地表达在蓝斑的去甲肾上腺素能神经元上，发现了蓝斑去甲肾上腺素能神经调控异氟烷麻醉的机制。除了启动子外，病毒构建中还要带上最为重要的标记或者调控蛋白，包括标记所用的荧光蛋白（绿色荧光EGFP、红色荧光mCherry），钙信号敏感的荧光蛋白（GCaMPs）以及调控所用的光遗传通道蛋白（激动蛋白ChR2、抑制蛋白NPhr2）、化学遗传学蛋白（激动蛋白hM3Dq、抑制蛋白hM4Di）等。如AAV10-Ef1α-hM3Dq-mCherry，即表示由AAV10携带的化学遗传学激动受体hM3Dq，由广谱启动子Ef1α介导表达并携带了红色荧光进行标记。除了以上的携带策略外，在联合转基因CRE小鼠使用时，可以在病毒载体上构建DIO控制元件，该元件可使得病毒载体所携带的信息选择性表达在由CRE酶标记的神经元上，可做到针对性调控。另外具有逆传导的PRV（伪狂犬病毒）也在神经环路的解析中发挥重要作用，将其和CRE酶等结合，再联合光遗传学或化学遗传学，可以做到特定神经环路的调控。总之，病毒为我们提供了丰富的研究手段，掌握其使用方法及原则将在全身麻醉原理的解析中发挥更多重要的作用。

三、新型神经环路示踪技术

神经环路结构是神经功能的基础，绘制神经元的解剖及联络图谱，是解析大脑功能的前提条件。全身麻醉原理的研究发展到今天，寻找到了一些麻醉作用的核团或靶点，但仍不能完全解释麻醉药发挥作用的机制。由此现有的关于全身麻醉机制的认识更倾向于特定的神经网络调控学说，而要追踪麻醉效应发挥的源头，则神经环路示踪技术的应用将提供很好的帮助。示踪技术经历了早期的高尔基染色、蛋白类标记的发展，现进入到了病毒标记示踪的鼎盛年代，利用嗜神经病毒感染神经细胞并沿神经环路增殖传播的特性，将其减毒改造并联合特定的荧光蛋白而发挥标记作用，与传统的示踪剂相比具有以下优点：① 方向可控，可以顺行或逆行传导；② 沿神经传导可以跨单极或多级突触；③ 病毒跨突触后仍可复制，保证信号传递稳定、不衰减；④ 可携带多种不同颜色的标记物；⑤ 结合CRE-LoxP系统，可以用于针对指定神经元的示踪。按照功能划分主要包括顺行标记和逆行标记两类病毒。顺行示踪的病毒如水疱性口炎病毒、单纯疱疹病毒，逆行示踪的如伪狂犬病毒，这其中又根据是否跨突触传递而进行细分，通常跨突触的嗜神经病毒毒性强，出于安全考虑，病毒注射必须在BSL-2实验室操作，而且跨突触级数具有一定的不确定性，限制了它的应用。而腺相关病毒这种不跨突触、安全性高的病毒也在示踪领域发挥重要作用，当其感染神经元胞体原位表达后，可沿着神经纤维顺向投射到下游脑区，进而可在下游脑区观察到表达的荧光信号。加州大学伯克利分校丹扬教授团队利用腺相关病毒的顺行追踪、狂犬病毒的逆行追踪结合经CRE酶特异性标记的胆碱能神经（ChAT+）、谷氨酸能神经（VGLUT2+）、小清蛋白阳性的GABA能神经（PV+）、生长抑素阳性的GABA能神经（SOM+）小鼠，追踪了这四种神经元在基底前脑的长距离传入与传出通路，为揭示基底前脑在睡眠、注意力、学习记忆方面的作用奠定了基础。基底前脑在睡眠-觉醒调控中发挥重要作用，同时也是全身麻醉药物作用的靶点，借鉴该研究所描绘的基底前脑联络图谱，可进一步帮助我们探究以基底前脑为联络点的环路在麻醉意识消失或恢复中的作用。同时也提示我们在既往研究明确的麻醉药物作用核团，利用示踪病毒追踪，继而利用后续将要介绍的光遗传学和化学遗传学进行操控验证，可为探明全身麻醉作用机制的神经网络图谱构建提供技术支持。

除了示踪病毒的应用外，先进的染色技术及影像技术的发展也是神经环路追踪的关键。CLARITY技术是一种组织透明化技术，它能在不影响内部结构的基础上让组织、大脑甚至整个机体变得透明。基本原理是利用一种水凝胶来替换大脑中的脂类，脂类在大脑中帮助形成细胞膜，并赋予大脑多种结构，但也令化学物质和光线难以深入大脑，而将其去除将使组织透明化，便于观察。当水凝胶单体进入组织后，适当加热，温度接近体温时，便凝聚为长分子链，在大脑中形成高分子网络，这一网络能够支持大脑中的所有结构，但不会结合脂类。随后将脂类抽出便可获得完整透明的3D大脑，大脑中的神经元、轴突、树突、突触、蛋白、核酸等都能完好地维持在原位，因此能够更精细和完整的观看示踪标记。另外先进显微成像系统的应用也很重要，包括显微光学切片断层成像系统（micro-optical sectioning tomography, MOST）和荧光显微光学切片断层成像系统（fluorescence micro-optical sectioning tomography, fMOST），结合病毒示踪、透明化技术，可以做到全脑自动化标记、切片、成像，分辨率达到亚微米级别，并可进行小鼠全脑内长距离轴突投射通路的连续追踪，极大地促进了对大脑结构立体维度的再认识。可以相信在不久的未来，这些技术的应用将让麻醉相关神经环路机制更加透彻明了。

四、神经元活动钙信号检测技术

机体的正常运转依赖于神经系统不同类型神经元的有序调控，而行为范式对应的深层神经机制主要体现为相应核团或特异性神经元的激活或抑制，因此研究神经元在特定行为范式下的活性变化一直是神经科学的重点，全身麻醉机制的研究也主要是探寻麻醉药作用下关键核团或神经元的激活或抑制。既往要明确某一类型的神经元在某种行为范式内是否激活需要借助于免疫染色或电生理检测，而前者无法实现活体即时记录，后者在细胞类型特异性的活性检测上存在缺陷。现在，新发展的脑神经活动钙信号光学检测技术有助于解决以上不足。该技术利用光学方法实现对神经环路中特定类型神经元的活动情况检测。神经元的动作电位可刺激细胞膜上的钙离子通道打开，细胞内钙离子浓度瞬间增加，因此通过监测胞内钙离子影像可以真实反映神经网络的活动信息。基于光纤的神经活动钙信号光学检测方法如基于多模光纤的群体钙信号记录（光纤记录）和基于渐变折射率光纤（GRIN lens）的行为小鼠深脑钙成像等，克服了传统光学成像的仅能观测 1 mm 以内的皮质区域和不能对自由活动的小鼠进行钙信号记录等缺点，因而越来越受到神经科学研究者的青睐。将钙离子浓度敏感蛋白（genetically encoded fluorescent calcium indicator, GCaMP）表达到神经元中，通过光纤激发 GCaMP 的荧光并实时监测记录荧光信号强度的方法即光纤记录。通过荧光信号强度变化可以很好地表征神经元的活性，其中 GCaMP6 具有很高的时间灵敏度和荧光信号信噪比。而利用渐变折射率光纤将深部脑区的图像信息传递到浅表，再利用已有的成像技术（双光子，共聚焦等方式）进行二次成像则是目前实现行为小鼠深脑钙成像较为有效的方法。通过与光遗传学、动物行为学等结合，对于神经环路的探究、动物行为控制的精确解析及疾病发病机制的研究具有重要作用。Cox 等利用钙信号的光纤记录和 GRIN lens 钙成像技术研究了小鼠背侧脑桥区（dorsal pons）不同类型神经元在睡眠-觉醒周期中的活性变化，发现背侧脑桥区的谷氨酸能神经元在快动眼睡眠时期被大量激活，而 GABA 能神经元则在清醒时期活性最强。这也启发我们将钙信号监测技术用于麻醉机制研究的探索中，它的应用将使我们可以了解特定区域或特定类型神经元在全身麻醉或者其他生理状态中是否参与并发挥作用，是一个极佳的初步探索手段。但这种光学测量方法也有一定的不足，它通过钙信号来表示，其时间分辨率较直接的神经元电活动低，因此，神经科学界目前正高度期望能开发出新一代对细胞膜电位变化敏感、有高信噪比、能分辨单个动作电位（毫秒级）的荧光分子或纳米粒子探针，并可以特异性地标记各种类型的神经元，从而实现高时空分辨率、大范围神经元集群电活动的同时检测。

五、神经元及神经环路特异性调控技术

在通过钙信号、C-fos 染色、电生理等初筛发现麻醉或苏醒中的关键核团或靶点后，再利用特异性调控技术，主要包括化学遗传学和光遗传学技术，人为地激动或抑制相关神经元，观察它对行为等的

影响,是神经科学领域切实可行的研究策略。

(一)光遗传学

光遗传学技术(optogenetics),也称光刺激基因工程(optical stimulateplus genetic engineering),是一种将光控技术与遗传学相结合以进行细胞生物学研究的新技术,它利用遗传学方法在细胞膜上表达特定的视蛋白,这些视蛋白会在特定波长光照下开放,将质子泵出胞外,或者将阴离子(如Cl^-)/阳离子(如Na^+、K^+)泵入胞内,使细胞超极化或去极化,从而可以抑制或兴奋神经元。该技术具有以下优点:① 神经元特异性,即通过光遗传技术可选择性地调控某一类型神经元,而不影响其他神经元;② 高时间精度,表达视蛋白的神经元能响应光照刺激的频率迅速进行发放,这也克服了起效缓慢的药理学方法的缺陷;③ 双向调节,传统的微电流刺激通常只能兴奋,而注射药物通常是抑制性;④ 在光照刺激的同时记录神经元的反馈。在基底前脑参与睡眠-觉醒领域的研究中,Xu 等将光遗传学技术与CRE酶标记的四种不同类型的神经元小鼠相结合,得出基底前脑控制睡眠-觉醒环路的基本神经元组成:谷氨酸能、乙酰胆碱能和小清蛋白阳性的γ-氨基丁酸能神经元参与觉醒形成及维持,而生长抑素阳性的γ-氨基丁酸能神经元则主要抑制以上三类神经元进而促进睡眠的作用,该研究结果使睡眠-觉醒机制的研究拓展到特异性神经元水平,并能将行为学表型和神经元作用机制有机结合,解密了基底前脑参与睡眠-觉醒的神经环路机制。而在全身麻醉机制的研究中也有重大突破,Ken Solt 团队利用光遗传学技术,选择性激活小鼠位于中脑腹侧被盖区的多巴胺能神经元,能够促使持续异氟烷麻醉中且翻正反射消失的小鼠行为觉醒和翻正反射恢复。这一结果证明了中脑腹侧被盖区多巴胺能神经元在麻醉苏醒中的重要作用,同时,也为全身麻醉机制的研究提供了新的技术导向。另外将光遗传技术和病毒传递特性相结合,可以做到不同核团间投射通路的调控。Herrera 等人利用光遗传学技术激活外侧下丘脑投射到丘脑网状核的GABA能神经通路(LHGABA-TRNGABA),从而抑制丘脑网状核的神经元作用,使小鼠从非快速动眼睡眠期迅速觉醒,并且在异氟烷的深麻醉状态时,激活该通路也可诱发皮质觉醒;相反,抑制LHGABA-TRNGABA之间的传递会增加非快速动眼睡眠持续时间并且增加皮质脑电δ波。最终得出结论,外侧下丘脑投射到丘脑网状核的GABA能神经元调控TRN所介导的非快动眼睡眠时期的皮质下觉醒并且可能参与睡眠深度的调节。光遗传技术的应用使得对于神经核团及神经环路的调控能够更加符合研究者的设想和要求,为进一步的研究提供更精准的实验条件和可靠的依据。

(二)化学遗传学

利用生物活性小分子与特定蛋白质相互作用,并且能够条件性的改变靶标蛋白的功能和活性从而达到研究条件的新的遗传学研究方法被称为化学遗传学(chemical genetics)。化学遗传学是利用可透过细胞膜的生物活性小分子来快速、可逆、条件性地干扰靶标蛋白的功能,并通过G蛋白偶联受体(GPCRs)实现对生物学系统功能的细胞分子水平的调控。由于生物活性小分子可以随时加入或移除,这使得化学遗传学除了克服基因冗余和基因致死等难题外,还有与生俱来的优势——时空可控性。正因为化学遗传学的这些优势,使得它在现代药物靶点的发现和神经环路的研究方面扮演着越来越重要的角色。DREADDs技术(designer receptors exclusively activated by designer drugs),即基于特定药物特异性激活特定受体的化学遗传学技术,是在神经元调控领域最常用的化学遗传学方法,它利用N-氧化氯氮平（clozapine N-oxide, CNO），一种体内不存在的外源性激动剂，激活转染在目标神经元上的受体，进而实现对目标神经元的调控。该技术现被广泛应用于研究从果蝇到非人灵长类动物的神经环路和各种行为情感表现时的细胞内信号特点。Vazey等通过化学遗传学特异性激活蓝斑-去甲肾上腺素能神经元以观察其在异氟烷麻醉中的作用。在异氟烷持续麻醉中的大鼠，当用CNO特异性激活由hM3Dq标记的蓝斑-去甲肾上腺素能神经元后，EEG的δ波频带能量减少，θ波频带能量增加，而α波和β波则没有变化，即表现为皮质脑电的觉醒。结合其他的实验和数据对比分析得出，蓝斑-去甲肾上腺素能神经系统调控全身麻醉从无意识状态到有意识状态的苏醒，并且可以影响诱导阶段机体对麻醉药的敏感性。另外，化学遗传学也可用于神经环路的调控，Qiu等在探究臂旁核参与睡眠-觉醒机制的调控中，利用化学遗传学结合逆传导病毒的方式，提出了臂旁核—基底前脑—大脑皮质、臂旁核—外侧下丘脑—大脑皮质的促觉醒通路，为全身麻醉机制的研究提供了很好可借鉴的方法。近来DREADDs中的CNO激活作用被证明是通过其代谢物氯氮平而发挥作用的，这也要求设置严格的对照试验来避免假阳性的出现。

六、神经递质微透析技术

微透析（microdialysis, MD）技术是一种较为新型的生物取样技术。其中脑内微透析技术的发展为脑部药理学和生理学研究提供了强有力的技术支持，是目前研究药物在活体脑内分布、监测脑内药物浓度及神经递质变化的有效方法。它可在同一受体上进行多部位或同一部位多个位点连续取样，且取样过程中，由于半透膜的特性将与蛋白结合的药物拦截在膜外，所以微透析技术检测的是靶组织中游离药物浓度，样品可直接进行测定，无须复杂的分离净化等处理。在麻醉或活动状态动物体内靶组织或部位埋入具有半透膜的探针，将透出的物质通过高效液相色谱法（HPLC）、液相色谱联-质谱联用（HPLC-MS）、荧光检测及试剂盒分析等测定其中的物质浓度来达到研究目的。微透析技术在神经科学研究领域的应用已有40余年，但是在全身麻醉机制研究中的应用仍比较少，其具有的"在线、实时、活体、微量、高效"的特点，可快捷有效地对脑内细胞外液中游离神经递质或药物及其代谢产物进行实时监测，将其应用于全身麻醉机制的探索中，将有助于在递质和药物代谢层面解析麻醉药的作用机制。另外，由于物质跨膜扩散的双向性，脑微透析不仅可对脑部细胞外分子进行采样，还可向脑内传递药物，同时不会引起脑脊液或细胞外液的增加或丢失。本实验室前期工作利用该技术探究了大鼠前额叶皮质多巴胺及其代谢产物3,4-二羟基苯乙酸（DOPAC）、高香草酸（HVA）在静脉注入丙泊酚麻醉前后的变化，同时也利用逆透析技术将Gabazine泵入前额叶皮质区，证明了丙泊酚所导致的意识消失作用部分是通过直接抑制前额叶皮质的多巴胺释放引起，而这一作用并非由该区域的GABAA受体所介导。随着神经调控技术的成熟，微透析技术也有了新的变化，Janneke教授团队将光遗传学和微透析技术相结合，发明了光纤和透析膜整合一体的光纤-微透析探针，将其用于基底前脑参与睡眠-觉醒机制的研究发现：① 光遗传学激活基底前脑的胆碱能神经能够促进清醒；② 利用联合的微透析技术证明了基底前脑胆碱能神经的促清醒作用并不是单纯的自身激活后向皮质投射而实现，而是通过基底前脑局部释放乙酰胆碱作用于周围的非胆碱能神经而实现。该项技术的应用使得对神经科学机制的解释更为透彻和准确，也为麻醉机制的研究提供新的依托方法。

七、神经影像学新技术

除了以上的新技术以外，在神经影像学领域也有很多新的方法出现，其中功能磁共振成像（functional MRI, fMRI），即基于血氧水平依赖（blood oxygen level dependent, BOLD）的信号变化来间接反映神经元功能活动的磁共振成像技术，能够灵敏地测量由脑活动激发而引起的血氧浓度变化，因此可以用于探究大脑的事件相关活性。凭借低辐射、高穿透、高分辨、高通量等优势，功能磁共振已迅速发展为生物影像学中的重要研究手段之一，可实现大脑皮质功能定位、不同脑区功能图谱绘制、研究感觉、感知等基本脑功能机制和学习记忆等高级脑功能机制。本实验室前期利用fMRI技术探究发现丙泊酚能够改变大鼠丘脑与皮质之间的功能连接，指出了丘脑-皮质网络连接的可逆性阻断可能是丙泊酚麻醉作用的主要机制。功能磁共振的另一个重要优势是能够以人为直接研究对象，更直观地展示人类在各种状态下的大脑活性以及神经网络变化。Xiaolin等让8位志愿者分别在清醒状态、轻度镇静、深度镇静和苏醒阶段听并且尝试拼出40个英文单词，用即时的BOLD信号来判断特异性和非特异性丘脑核团的功能性连接，最终发现丙泊酚可以引起特异性和非特异性丘脑-皮质系统的功能性连接改变，尤其是在与语言类刺激和任务相关的左侧大脑半球，并推测非特异性丘脑-皮质的连接性的改变与意识的消失和恢复相关。另外，在功能磁共振技术上发展的分子磁共振成像技术也值得我们关注，它将功能磁共振和对神经信号敏感的分子探针技术相结合，不仅克服了传统fMRI不能观察脑内神经信号通路变化的缺陷，而且还能做到全脑甚至整个机体的神经信号追踪，是一项很有前景的新技术。近来，Jasanoff教授团队利用该项技术成功解析了5-羟色胺的转运机制，为该技术的应用做了很好的典范。相信随着其技术的发展和完善，在全身麻醉机制的探索中也会打开新的方向。

全身麻醉机制的研究有赖于先进研究技术的发展与应用，掌握和应用新技术将从不同层面更精准地解析全身麻醉药物作用的机制。现有的研究通常遵循从宏观到微观、从单一点到网络连接的统筹思路，联合多种研究方法充分论证，包括以上的新方法和传统的在体电生理、离体膜片钳、免疫染色、脑区微注射等。方法众多，但只有在合理假设的基础上，选择合适的研究技术才能获得可靠的数据来论证假设的正确性。期待麻醉机制的解析能在神经科学研究技术的蓬勃发展下更加透彻、更加接近本质。

（罗天元 张 宇 袁 杰 喻 田）

参 考 文 献

[1] Bartelle B B, Barandov A, Jasanoff A. Molecular Fmri. J Neurosci 36, 2016, no. 15: 4139-4148.

[2] Brown E N, Lydic R, Schiff N D. General anesthesia, sleep, and coma. *N Engl J Med* Massachusetts Medical Society; 2010; 363: 2638-2650.

[3] Brown R E, Basheer R, McKenna J T, et al. Control of sleep and wakefulness. Physiological reviews, 2012, 92(3): 1087-1187.

[4] Chung K, Wallace J, Kim S Y, et al. Structural and Molecular Interrogation of Intact Biological Systems. Nature 497, 2013, no. 7449: 332-337.

[5] Franks N P. General anaesthesia: from molecular targets to neuronal pathways of sleep and arousal. Nat Rev Neurosci, 2008, 9(5): 370-386.

［ 6 ］ Fu B, Yu T, Yuan J, et al. Noradrenergic transmission in the central medial thalamic nucleus modulates the electroencephalographic activity and emergence from propofol anesthesia in rats. J Neurochem, 2017, 140(6): 862－873.

［ 7 ］ Gelegen C, Miracca G, Ran M Z, et al. Excitatory Pathways from the Lateral Habenula Enable Propofol-Induced Sedation. Curr Biol, 2018, 28(4): 580－587 e5.

［ 8 ］ Germann A L, Shin D J, Manion B D, et al. Activation and modulation of recombinant glycine and GABAA receptors by 4－halogenated analogues of propofol. Br J Pharmacol, 2016, 173(21): 3110－3120.

［ 9 ］ Gomez J L, Bonaventura J, Lesniak W, et al. Chemogenetics Revealed: Dreadd Occupancy and Activation Via Converted Clozapine. Science 357, 2017, no. 6350: 503－507.

［ 10 ］ Gunaydin L A, Grosenick L, Finkelstein, J C, et al. Natural neural projection dynamics underlying social behavior. Cell, 157, 2014, 1535－1551.

［ 11 ］ Herrera C G, Cadavieco M C, Jego S, et al. Hypothalamic Feedforward Inhibition of Thalamocortical Network Controls Arousal and Consciousness. Nat Neurosci 19, 2016, no. 2: 290－298.

［ 12 ］ Hai A, Cai Lx, Lee T, et al. Molecular Fmri of Serotonin Transport. Neuron 92, 2016, no. 4: 754－765.

［ 13 ］ Kim C K, Adhikari A, Deisseroth K. Integration of optogenetics with complementary methodologies in systems neuroscience. Nat Rev Neurosci, 2017, 18, 222－235.

［ 14 ］ Kuo M C, Leung L S. Disruption of Hippocampal Multisynaptic Networks by General Anesthetics. Anesthesiology, 2017, 127(5): 838－851.

［ 15 ］ Lee U, Ku S, Noh G, et al. Disruption of frontal-parietal communication by ketamine, propofol, and sevoflurane. Anesthesiology, 2013, 118(6): 1264－1275.

［ 16 ］ Leung L S, Luo T, Ma J, et al. Brain areas that influence general anesthesia. Prog Neurobiol, 2014, 122, 24－44.

［ 17 ］ Leung L S. Dopamine in the ventral tegmental area facilitates emergence from general anesthesia. Ann Transl Med, 2017, 5(4): 86.

［ 18 ］ Li J, Yu T, Shi F, et al. Involvement of Ventral Periaqueductal Gray Dopaminergic Neurons in Propofol Anesthesia. Neurochem Res, 2018, 43(4): 838－847.

［ 19 ］ Luo T, Leung L S. Basal forebrain histaminergictransmission modulates electroencephalographic activity and emergence from isoflurane anesthesia. Anesthesiology, 2009, 111(4): 725－733.

［ 20 ］ Ronald D. Miller. (2010) Miller's Anesthesia. Churchill Livingston, an imprint of Elsevier. 7th Edition.

［ 21 ］ Roth B L. Dreadds for Neuroscientists. Neuron 89, 2016, no. 4: 683－694.

［ 22 ］ Taylor N E, Van Dort C J, Kenny J D, et al. Optogenetic Activation of Dopamine Neurons in the Ventral Tegmental Area Induces Reanimation from General Anesthesia. Proceedings of the National Academy of Sciences: 2016, 143: 40.

［ 23 ］ Tu Y, Yu T, Fu X Y, et al. Altered Thalamocortical Functional Connectivity by Propofol Anesthesia in Rats.［In Eng］. Pharmacology 88, 2011, no. 5－6: 322－326.

［ 24 ］ Vazey E M, Aston-Jones G. Designer receptor manipulations reveal a role of the locus coeruleus noradrenergic system in isoflurane general anesthesia. *Proceedings of the National Academy of Sciences* 2014; 111: 3859－3864.

［ 25 ］ Wang Y, Yu T, Yuan C, et al. Effects of Propofol on the Dopamine, Metabolites and Gabaa Receptors in Media Prefrontal Cortex in Freely Moving Rats.［In Eng］. Am J Transl Res 8, 2016, no. 5: 2301－2308.

［ 26 ］ Wisden W, Yu X, Franks N P. GABA Receptors and the Pharmacology of Sleep. Handb Exp Pharmacol, 2017.

［ 27 ］ Xu M, Chung S, Zhang S, et al. Basal Forebrain Circuit for Sleep-Wake Control. Nat Neurosci 18, 2015, no. 11: 1641－1647.

［ 28 ］ Yu X, Franks N P, Wisden W. Sleep and Sedative States Induced by Targeting the Histamine and Noradrenergic Systems. Front Neural Circuits, 2018, 12: 4.

［ 29 ］ Zhang Y, Yu T. Yuan J, *et al.* The Ventrolateral Preoptic Nucleus Is Required for Propofol-Induced Inhibition of Locus Coeruleus Neuronal Activity.［In Eng］. Neurol Sci 36, 2015, no. 12: 2177－2184.

［ 30 ］ Zhang Z, Ferretti V, ntan ILGU, et al. Neuronal ensembles sufficient for recovery sleep and the sedative actions of α 2 adrenergic agonists. *Nat Neurosci* Nature Publishing Group; 2015; : 1－12.

［ 31 ］ Zhong H, Tong L, Gu N, *et al.* Endocannabinoid Signaling in Hypothalamic Circuits Regulates Arousal from General Anesthesia in Mice. J Clin Invest 127, 2017, no. 6: 2295－2309.

［ 32 ］ 曹云飞, 俞卫锋, 王士雷. 全麻原理及研究新进展. 北京: 人民军医出版社, 2005.

第12章
疼痛发生机制的研究

疼痛是机体受到伤害性刺激后所引起的一种不愉快的感觉和情绪体验，也是临床实践中患者前往医院就诊的首要原因之一。疼痛的意义在于对于机体的保护以及相应可能疾病的诊断。虽然很少有患者死于疼痛，但很多人在死亡时伴随着疼痛，并且有更多的人生活在病痛中。流行病学的研究表明，有慢性疼痛病史的人数占总人口数的25%～35%，严重影响了患者的工作能力和生活质量，给个人、家庭和社会造成了巨大的负担。世界疼痛大会在2000年将疼痛确定为继血压、呼吸、脉搏、体温之后的"第五大生命体征"，足以见得疼痛对于机体的重要性。

目前被广为接受的对于疼痛的定义是由国际疼痛协会（international association of the study of pain, IASP）在1994年提出并于2001年进行了更新，疼痛的定义是与实际或潜在的组织损伤相关联的不愉快的感觉和情绪体验，或用组织损伤这类词汇所描述的主诉症状，并且决不能否认一个没有交流能力的人正在经历疼痛的可能。从定义上可以清楚地发现，疼痛包含了痛感觉和痛情绪两种成分。其中痛感觉成分主要是用于感知和鉴别疼痛的刺激强度以及刺激的性质，并且会同其他感觉混杂在一起，形成复杂的复合感觉；而痛情绪成分包括疼痛所导致的厌恶情绪、抑郁等，与逃避行为有很强的相关性，疼痛的情绪成分容易受到过去经验的影响，相同的损伤对于不同人甚至是同一个人，在不同时间都会产生不同的效果。由上可知，在进行疼痛治疗时，既要阻断疼痛感觉的产生，又要对疼痛的心理方面进行治疗，而想要获得更理想的治疗效果，就需要对疼痛发生的机制有更深入的了解。

第一节　疼痛的解剖通路

伤害性刺激作用于机体后，导致组织细胞破裂，从而释放出化学物质，激活了伤害性感受器，通过传入神经纤维传导到神经中枢，进而引起了痛觉。痛觉的传递系统包括三个主要部分：外周感受系统、脊髓到脑干和丘脑的神经元网络，以及丘脑的大脑皮质的相互联系。

一、疼痛通路相关的神经系统组成

疼痛通路上主要的神经系统包括外周神经、脊髓、脑干以及大脑皮质，每一部分都在疼痛发生的过程中扮演不同的角色（图12-1）。

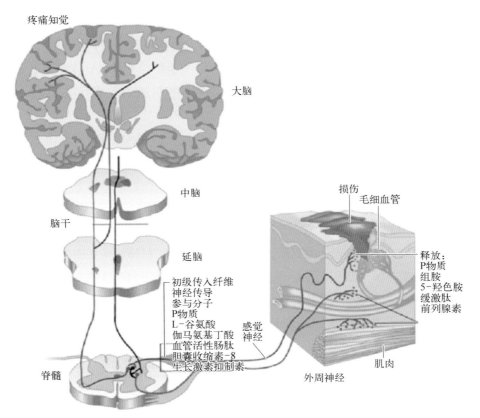

图12-1 疼痛信息传递相关的神经系统组成

（一）外周神经和伤害性感受器

外周神经元主要是指背根神经节神经元（dorsal root ganglion, DRG），其外周端为传入和传出神经，其中枢端是背根。外周神经系统中主要存在三种感觉神经纤维类型：A-β，A-δ 和 C 纤维（图12-2）。不同的神经纤维具有各自的特性，使得其对不同类型的感觉信息做出各自的反应和传导。

A-β 纤维是一类大直径、高度有髓鞘的神经纤维，外周的动作电位信息能通过 A-β 纤维，以最快的速度传导到中枢末端。A-β 纤维激活阈值低，主要响应轻触摸等刺激，并且主要负责传递外周触觉信息。在正常生理条件下，快速传导的 A-β 纤维以大于 30 m/s 的传导速度传导，主要介导来自特殊机

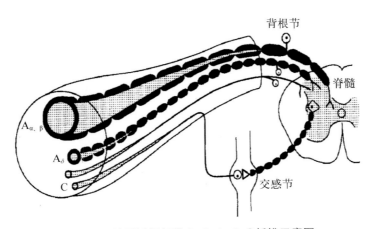

图12-2 外周神经纤维 A-β、A-δ、C 纤维示意图

械感受器受体的非伤害性刺激。大直径、低阈值的A-β纤维被激活后，可以在脊髓水平关闭闸门，从而可以激活脊髓抑制性的中间神经元，抑制来自小直径神经纤维的信息，抑制痛觉信息的上行传导。

A-δ纤维的直径较小，在2～5 μm，部分有髓鞘。与A-β纤维相比，A-δ纤维电导性较差，并且有相对较高的激活阈值。大量研究表明A-δ纤维对热刺激和机械刺激都有反应。A-δ纤维传导速度为5～30 m/s，其主要介导快痛、锐痛和刺痛等的痛觉信息的传导。

C纤维是直径最小的初级传入神经纤维，直径小于2 μm。C纤维无髓鞘，传导速度为0.5～2.5 m/s，是上述三类神经纤维中传导速度最慢的神经纤维。C纤维激活阈值非常高，选择性的检测伤害性刺激。大多数C纤维具有多态反应，对多种伤害性刺激敏感，部分C纤维在正常条件下只对纯化学刺激和伤害性热刺激（大于45℃）敏感，对机械刺激和普通热刺激不敏感。目前普遍公认存在有两类C纤维，一类为肽类C纤维，主要投射到脊髓背角Ⅰ层，可分泌P物质（substance P, SP）、钙降素基因相关肽（calcitonin gene related peptide, CGRP），同时表达酪氨酸激酶A（TrkA）受体，对神经生长因子（Nerve growth factor, NGF）敏感，可能主要参与了炎症引起的痛觉信息的传递；另一类C纤维为非肽类C纤维，主要投射到脊髓背角Ⅱ层，可以被植物凝集素IB4特异性的标记，表达嘌呤能P2X3受体以及c-ret受体，对胶质源性神经营养因子（glialcellline-derived neurotrophic factor, GDNF）敏感，可能主要参与了神经病理性疼痛信息的传递。

通常认为A-δ神经纤维和C神经纤维是外周伤害性感受器，其胞体在背根神经节（DRG）或三叉神经节中。目前张旭院士的研究组通过对背根神经节神经元电生理记录特性、单细胞测序和聚类后发现，有部分A-β纤维可能也存在伤害性感受特征，参与了部分伤害性信息的传递，该发现目前正在进一步证实和研究中。伤害性感受器可以对多种类型的刺激产生响应，包括化学刺激、机械刺激和热刺激等。

在皮肤和内脏器官中还存在一小类"沉默"的伤害性感受器，它们是无髓鞘的初级传入神经元。这些神经元对于机械刺激和热刺激不敏感，但是在炎症介质和化学刺激存在的情况下，这些神经元变得活跃，产生自发放电并导致感受野的变化，在外周敏化中发挥重要作用。

（二）脊髓

脊髓是痛觉信息处理和调节的关键部位，外周初级传入神经纤维终止于脊髓背角，大多数有髓鞘的伤害性感受A-δ神经纤维终止于脊髓背角的板层Ⅰ层和Ⅴ层，而无髓鞘的伤害性感受C纤维终止于脊髓背角浅层的板层Ⅰ层和Ⅱ层，有一小部分C纤维可以达到更深的板层Ⅴ层，大直径的A-β神经纤维终止于脊髓更深的板层，主要支配区域为板层Ⅲ到Ⅵ层。

1965年，Melzack和Wall两位科学家提出了目前仍然非常经典的"疼痛的闸门控制学说"，用于描述外周神经纤维对于疼痛传递的作用。闸门控制学说认为在脊髓背角的胶状质中存在着一类神经细胞，对于痛觉信息的传递具有闸门作用，控制着痛觉信息向中枢的传递，同时其本身受到传入神经纤维活动的影响以及高级中枢下行调控作用的影响。当机体在外周受到损伤后，A-δ和C神经纤维（细直径纤维）被激活，它们发出冲动信号可以兴奋这一类细胞，使得"闸门"开放，将痛觉信息上传。同时这一类细胞也可以接收A-β机械感受神经纤维（粗直径纤维）的传入，使由伤害性刺激导致的A-δ和C纤维打开的疼痛"闸门"关闭，从而抑制伤害性感受信息的上行通路。另一方面脑部的高级中枢也可通过下行控制系统控制"闸门"的活动。"闸门控制学说"目前仍是疼痛发生机制的经典理论之一，在临床实践过程中，目前使用的脊髓电刺激技术（spinal cord stimulation, SCS）以及背根神经节电刺激（dorsal root ganglion stimulation）正是利用了"闸门控制学说"的概念，利用电刺激掩盖了外周痛觉信息的上行，然而其具体的机制还有待进一步研究。

（三）脑干和皮质

所有的疼痛体验都是由大脑所产生的，伤害性刺激通过编码传递信息至大脑，使得疼痛得以被感知。目前还没有特异的皮质区域可被认为是疼痛皮质。最近的功能脑成像的研究结果提示，某些皮质区域在疼痛刺激被感知时候发生了活化，并且这些区域和疼痛的不同功能组成有密切相关，例如躯体感觉皮质主要感受伤害刺激的部位以及伤害程度，边缘区的扣带皮质或者脑岛与痛的情绪回避相关，也有部分前额叶皮质运动区参与了对疼痛认知评价的过程。

目前的研究普遍接受的观点认为，慢性疼痛的发生很大的原因来自感觉传导通路的可塑性变化，这种可塑性变化可以发生于外周伤害性感受器和脊髓，同样存在于皮质区以及皮质下层。研究发现，伤害性刺激激活的大脑区域包括初级/次级躯体感觉皮质、岛叶皮质、额叶前皮质（prefrontal cortex, PFC）、前扣带回皮质（anterior cingulate cortex, ACC）、丘脑、边缘系统、基底节以及脑干构成。神经影像学研究发现当病理性疼痛发生时，上述区域的神经元均出现电活动。对皮质的干预可以调节疼痛行为以及与疼痛相关的记忆，皮质对疼痛的感知和调制为非药物的治疗和处理复杂疼痛的手段提供了理论依据。目前的治疗手段包括经皮电神经刺激、电针、行为学矫正和激励策略。更高级皮质控制痛觉信息处理感知以及体感感觉和情感部分：边缘系统控制运动和行为反应，而额叶皮质具有很强的知觉控制。疼痛知觉、疼痛表现和疼痛行为都依赖于皮质整合。

二、痛觉信息的上行传导通路

痛觉信息的上行传导通路由下而上包括外周感受器、脊髓、脑干、丘脑，最终到达大脑皮质。痛觉信息的上行传导通路中包含八条传导束，分别为脊髓丘脑束、脊髓网状束、脊髓中脑束、脊髓颈核束、背柱突触后纤维束、脊髓下丘脑束、脊髓旁臂杏仁束以及脊髓旁臂下丘脑束。不同的传导束分别投射到大脑皮质的不同区域，分别可以产生对痛觉的鉴别、痛情绪反应、自主神经系统的反应和相关的运动调节等。

脊髓丘脑束（spinothalamic tract, STT）是机体中处理痛觉信息传导过程中最重要的通路之一。脊髓丘脑束起源于脊髓板层Ⅰ层和Ⅴ层的神经元，脊髓丘脑束的神经纤维在脊髓水平上大部分交叉于板层Ⅰ和Ⅴ层附近。脊髓丘脑束主要分为两部分，新脊髓丘脑束以及网状（旧）脊髓丘脑束。新脊髓丘脑束也被称为脊髓丘脑侧束，主要介导传导伤害性刺激的位置、强度以及持续时间等信息，并且主要投射至丘脑核后部。网状脊髓丘脑束主要构成了脊髓丘脑束通路的中间组成部分，并且主要投射到丘脑核中部，网状脊髓丘脑束主要被认为参与疼痛的自主感觉成分以及不愉快的情绪成分。脊髓网状束与疼痛的感知密切相关，并且介导了疼痛的稳态、情绪成分以及自主反应的发生。脊髓中脑束投射至中脑的网状结构，可以引起没有差别的疼痛感觉。脊髓颈核束位于背外侧索，其神经纤维上行无交叉传递至外侧颈核，外侧颈核纤维可以传递到对侧丘脑。脊柱主要和非疼痛感觉相关，但其中也有部分神经纤维对伤害性刺激有反应，A-β神经纤维主要存在于这个通路。上述的传导方式也提示了快痛、锐痛和慢性痛是通过不同的途径到达大脑的不同区域，从而产生了疼痛的感知。

三、痛觉的下行传导通路

痛觉的下行传导通路是指皮质将信息传导至丘脑、脑干，最后作用于脊髓。痛觉的下行调控系统分为下行抑制系统和下行易化系统。其中下行抑制系统包括下丘脑、中脑导水管周围灰质区（PAG）和中缝大核区（NRM）；下行易化系统包括前扣带回皮质（anterior cingulate cortex, ACC）、延脑头端腹内侧区（rostral ventromedial medulla, RVM）以及中缝背核区（DRN）。下行抑制系统负责在脊髓压抑痛觉信息，而下行易化系统在脊髓放大痛觉信息。

由上述信息可知，脊髓是一系列非常复杂的相互作用的发源地。小直径的有髓鞘神经纤维和无髓鞘的神经纤维在向更高级的中枢传递伤害性信息前，主要在脊髓背角进行伤害性信息的处理和整合。外周高阈值的感觉神经纤维、脊髓背角固有的中间神经元和大脑发出的下行调控（抑制或者易化）信息在脊髓背角发生相互作用。外周神经纤维主要激活伤害性特殊感受神经元以及多感受性的广动力范围（wide dynamic range, WDR）神经元这两种神经元。伤害性特殊感受神经元主要分布于脊髓背角的浅层（板层Ⅰ～Ⅱ层）以及A-δ和C纤维的突触末梢。伤害性特殊感受神经元以及高阈值激活的神经元特异性地被伤害性刺激所激活，并且能够持续发放动作电位进行痛觉信息的传递。多感受性的广动力范围神经元则位于脊髓背角的更深的板层，这些神经元对于伤害性刺激的传入以及非伤害性刺激的传入都能产生反应，并且随着刺激强度的增加，发放更多动作电位。广动力范围神经元的活动是由伤害性输入产生的，这种活动在脊髓背角处进行信息的处理和换能，直接传递或者通过脑干传递至丘脑核和皮质上。与此同时，脊髓背角的传出纤维达到脊髓腹角，激活屈肌运动神经元，产生回避弯曲反射，从而使得机体可以对生理性的疼痛感觉以及对于痛觉的回避反射在同一时间点发生。

广动力范围神经元接收所有三种感觉神经纤维的传入，因此可以对轻微的触摸刺激，以及伤害性的机械刺激、伤害性的热刺激、化学物质刺激进行全面的响应。广动力范围神经元发放动作电位的方式主要取决于刺激的强度，并呈现出梯度变化，同时广动力范围神经元会表现出特殊的wind-up现象，这种现象是短时程的突触可塑性变化的表现。

第二节　痛觉信息的调制

痛觉包括痛感觉和痛情绪，疼痛的产生包括外周神经、脊髓、脑干和皮质之间的复杂作用，而不同层面上对于痛觉信息的调制也不尽相同。

一、外周机制

（一）痛觉过敏和触诱发痛

痛觉过敏（hyperalgesia）和触诱发痛（allodynia）在炎症存在或者神经病理性痛的病理条件下出

现。痛觉过敏表现为对伤害性刺激的敏感性明显增加,而触诱发痛指的是在正常生理状态下不会导致痛觉的刺激(例如触摸)所引起诱发的疼痛。炎症所导致的痛觉过敏则又可以分为原发性的痛觉过敏以及继发性的痛觉过敏,原发性痛觉过敏发生在损伤部位的皮肤,是由伤害性感受器的敏感性增强所导致的,继发性的痛觉过敏则出现在损伤区的周围皮肤。

(二)伤害性感受器

1. 伤害性感受器的分布和类型

伤害性感受器在大部分机体组织中均有分布,主要分布在皮肤、关节面、血管壁及内脏器官,肺和大脑(除去脑膜)没有伤害性感受器的分布。通常认为中小直径的A-δ纤维和小直径的C纤维是伤害性感受器,其中有髓鞘的A-δ纤维主要传导刺痛,无髓鞘的C纤维传导热痛、烧灼痛。伤害性感受器对不同的伤害性刺激产生反应,温度伤害性感受器可以被热刺激(大于45℃)或者冷刺激(小于5℃)激活,机械性伤害性感受器则被机械损伤激活,化学伤害性感受器被氢离子、钾离子、组胺等化学物质激活,而多觉的伤害性感受器可以被伤害性的机械、温度和化学刺激激活。A-δ纤维伤害性感受器又分为对高阈值机械刺激产生反应的机械感受器和对伤害性机械和热刺激均产生反应的多觉感受器。C纤维伤害性感受器多数为多觉性的伤害性感受器,可以被伤害性机械、温度和化学刺激激活,同时C纤维也存在一类寂静伤害性感受器,其对常规的伤害性刺激不产生反应,当组织存在有炎症时,才会对伤害性刺激产生强烈而持续性的反应。

传导皮肤痛觉的神经纤维包括A-δ纤维和C纤维,由于两种神经纤维的传导速度不同,在伤害性刺激导致皮肤痛觉时会先后出现两种不同性质的感觉,在起初是由A-δ纤维介导的快速、定位清晰明确且比较尖锐的刺痛,随之则是由C纤维介导的弥漫性的剧烈灼痛,且灼痛的持续时间较长,同时经常会伴有烦躁不安、精神不振等负面的情绪反应。皮肤痛觉往往是浅表痛,定位明确,常见于皮肤上患有某种疾病或者受到损伤。深部痛常源于肌肉、肌腱、关节和内脏等,定位模糊。

2. 激活伤害性感受器的致痛物质

任何形式的刺激在到达了一定的强度后,可以损伤组织并使其释放出氢离子、钾离子、组胺、5-羟色胺(5-HT)和缓激肽类等化学物质,刺激体内的化学感受器引起痛觉,这些化学性物质中缓激肽的致痛作用最强(表12-1)。

表12-1　外周损伤部位释放的致痛物质及作用

致 痛 物 质	释放来源/合成酶	对初级传入末梢的作用
组胺	肥大细胞	激活
钾离子(K^+)	损伤细胞	激活
乙酰胆碱(Ach)	损伤细胞	激活
三磷酸腺苷(ATP)	损伤细胞	激活
5-羟色胺(5-HT)	血小板/色氨酸羟化酶	激活
缓激肽(BK)	血浆激肽原	激活
前列腺素(PG)	花生四烯酸代谢物	降低阈值

（续表）

致 痛 物 质	释放来源/合成酶	对初级传入末梢的作用
白细胞素	花生四烯酸代谢物	降低阈值
P物质（SP）	初级传入末梢	降低阈值
神经生长因子（NGF）	神经膜细胞	降低阈值
白介素-1（IL-1）	免疫细胞	降低阈值
白介素-8（IL-8）	免疫细胞	降低阈值
肿瘤坏死因子α（TNFα）	免疫细胞	降低阈值

3. 致痛物质的来源

致痛物质来源包括由损伤细胞直接溢出的钾离子、氢离子、组胺、乙酰胆碱、5-羟色胺和ATP等。实验表明外源性的施加这些物质能导致伤害性感受器的发放频率增加。致痛物质可能是在局部由损伤细胞酶促合成，也可以是由损伤部位释放的酶降解血浆蛋白后形成缓激肽，以及白细胞游走带入至损伤区的物质。速激肽类的致痛物质则是伤害性感受器被伤害性刺激激活后，由感觉神经末梢释放，例如P物质。

4. 致痛物质作用途径

致痛物质的作用途径包括直接作用、继发作用和持续作用。直接作用是指伤害性刺激引起细胞损伤，导致钾离子释放、缓激肽和前列腺素的合成。钾离子和缓激肽可以直接兴奋伤害性感受器的末梢，而前列腺素可以增加末梢对于钾离子和缓激肽的敏感性。继发作用是指伤害性的传入冲动在向中枢传递的同时，通过神经纤维的分叉处传向另一末梢的分支，在外周末梢释放P物质等神经递质或者调质。释放出的P物质可以直接引起血管舒张和组织水肿，从而增加缓激肽的积累，P物质还可以刺激肥大细胞和血小板释放组胺和5-羟色胺。持续作用则是指当组胺和5-羟色胺在胞外浓度升高，继发的激活邻近的伤害性感受器，从而引起在伤害性刺激停止后持续疼痛和痛觉过敏的继续发展。

5. 伤害性感受器的激活和致敏机制

伤害性感受器可以被炎症介质、神经递质等激活，从而引起炎症产生和痛觉过敏。

（1）P物质是导致疼痛的重要炎症介质之一，是参与外周伤害性初级传入信息向脊髓背角神经元传递的神经递质。在外周组织有炎症反应时，许多在正常状态下的包含P物质的寂静伤害性感受器被激活，从而导致有更多的P物质阳性C纤维参与了初级伤害性信息的传入。与此同时，伤害性刺激激活含P物质的神经纤维将伤害性信息传入中枢的同时，还可通过分叉引起另一末梢释放P物质，从而通过自分泌或者旁分泌方式作用于在初级感觉神经末梢上P物质的自身受体NK-1受体，兴奋自身以及相邻的神经元末梢。在病理情况下，炎症刺激也可引起周围A-β神经元发生解剖学的改变，原本不传导伤害性信息、不含P物质的A-β神经元合成了P物质，且出现了P物质受体NK-1R的表达，这也是导致触诱发痛产生的原因之一。这部分P物质自身受体的激活，可能正反馈的加强A-β神经元的活动，增加伤害性信息向脊髓背角的冲动发放，参与了触诱发痛的产生，同时外周感受野区域明显扩大，原本只对高阈值刺激才有反应的神经元对于低阈值刺激也产生了反应，使得外周大量信息的传入,与此同时,其末梢和脊髓背角的痛敏神经元形成了新的突触,增加了神经元的敏感性,大大降低了反应阈值。

（2）缓激肽（BK）是组织损伤后在局部产生的最强内源性致痛物质,其代谢产物可以启动强烈的正反馈环路,导致伤害性感受器兴奋性的持续增强。缓激肽直接作用于初级感觉神经元末梢上的受体,通过 Gq-PLC-IP3 的信号通路,激活胞内的钙库释放钙离子,或者通过 DAG-PKC 信号通路激活电压门控的钙通道,促使胞外钙内流的方式升高胞内钙离子的水平,而钙离子可以通过刺激一氧化氮的合成,进一步升高细胞内 cGMP 的水平,参与介导了缓激肽引起的其 β_2 受体的脱敏。缓激肽还可以激活神经纤维周围非神经细胞上的 β_2 受体,增大伤害性信息的传入。

（3）前列腺素（Prostaglandin, PG）是在炎症发生、发热以及疼痛产生中发挥重要作用的介质。前列腺素主要起到增强伤害性感受、促进伤害性感受器敏化的作用,其可以通过缓激肽以及其他前炎症介质敏化初级传入神经元。同时,前列腺素也能直接激活伤害性感受器,降低激活伤害性感受器的阈值,并且增强伤害性感受器对于其他刺激,尤其是非伤害性刺激的反应。前列腺素在伤害感受性神经元上存在 PGI_2 和 PGE_2 两种受体亚型。

（4）5-羟色胺肥大细胞以及血小板释放的 5-羟色胺则可以在受损伤过程中和持续疼痛刺激的过程中,直接引起感觉传入神经元的兴奋性增加。而肥大细胞还可以通过脱颗粒过程释放组胺,作用于感觉神经元上,低浓度的组胺可以导致痒觉的产生,而高浓度的组胺可以导致痛觉的产生。

（5）神经营养因子（nerve growth factor, NGF）主要作用是促进神经元存活、生长和分化,近年来的研究发现 NGF 是联系炎症和痛觉过敏的主要纽带,临床实践中发现类风湿关节痛患者的关节囊滑液中 NGF 的水平明显升高,此外健康的人群静脉注射 NGF 会引起轻度或者中度的肌肉痛,皮下注射NGF 则可以导致 7 周的注射部位痛觉过敏。在组织炎症和神经损伤时,外周神经纤维周围的成纤维细胞和胶质细胞释放 NGF 刺激肥大细胞产生组胺,组胺作用于外周感觉神经末梢,增加其兴奋性引起痛觉过敏。NGF 也可以促进 DRG 神经元 P 物质和 CGRP 的合成,或是直接与神经元膜上高亲和力TrkA 受体结合,交叉连接相邻的两个 TrkA 受体,内移并经轴浆运输至背根神经节胞体,在胞质中通过 Ras 磷酸化在核内与启动子结合,调节基因的转录,从而增强钠通道、氢离子通道和辣椒素受体的表达,延长伤害性感受器的长时程效应。在炎性痛和神经病理性痛时,NGF 也可诱导 A-β 纤维向脊髓背角第二层长芽。综上所述,NGF 是通过促进 P 物质、缓激肽和 5-羟色胺的释放,维持伤害性感受器的刺激,损伤和炎症的 IL-1β 对 NGF 合成的刺激会进一步加强致痛性的刺激,从而在 NGF、细胞因子、神经肽和其他致炎介质之间形成一个正反馈调节环路,参与了慢性痛的形成和维持。

6. 外周敏化

外周敏化是创伤和炎症反应的直接结果。伤害性刺激作用于受损组织相较于非敏化状态时候会引起更为剧烈的疼痛（痛觉过敏）,并且无害性刺激也会导致疼痛（触诱发痛）。外周敏化同时还表现出静息疼痛或者自发性疼痛。

伤害性感受器的敏化是由组织周围的肥大细胞、角化细胞、巨噬细胞以及免疫细胞由于组织损伤而释放出的多种炎症介质所启动的。主要的炎症介质已经在上文提及。这些物质调控了伤害性感受器对于机械刺激、热刺激或者化学刺激的敏感性。初级传入神经元表达所有炎症介质或者细胞因子的受体,这些受体和特异性的配体结合,通过第二信使级联放大直接或者间接激活伤害性感受器,反过来可以影响细胞膜上受体的功能状态和离子通道的表达。这个过程导致初级传入神经元由于阈值的降低从而兴奋性增强,动作电位频率提高,神经元细胞处于高度兴奋状态。

7.伤害性感受器的抗痛调制

外周炎症组织中的T淋巴细胞、B淋巴细胞、单核细胞以及巨噬细胞内含有大量的内源性阿片肽例如β-内啡肽、脑啡肽和少量强啡肽。伴随着炎症的发展,阿片受体的轴浆运输也会加快,从而使得神经末梢上的阿片受体密度增加。大量的淋巴细胞、单核细胞和巨噬细胞向损伤局部迁移,释放阿片肽,使得神经末梢上的阿片受体激活,抑制了P物质的释放,从而减轻伤害性感受器的刺激,减少伤害性冲动信息向中枢的传入。

二、中枢机制

(一)躯体痛觉信息在脊髓背角的初级整合

1.脊髓的分层

脊髓板层共分为10层,其中Ⅰ~Ⅶ层以及Ⅹ层与感觉的传入有关。伤害性感受器的传入末梢与脊髓背角的浅层细胞有突触联系。其中A-δ纤维主要终止于脊髓的Ⅰ层、Ⅴ层和Ⅹ层,C纤维主要终止于Ⅱ层,A-β纤维主要终止于Ⅲ~Ⅴ层。

脊髓板层Ⅰ层位于脊髓的最背侧,是由薄的一层大细胞所组成,接受A-δ纤维的伤害性信息传入。脊髓板层Ⅱ层又称为胶状层,接受C纤维的伤害性传入,Ⅱ层的大多数细胞是抑制性的中间神经元,少数细胞是兴奋性的中间神经元,Ⅱ层也是控制脊髓背角其他层之间联系的纽带。脊髓板层Ⅲ~Ⅳ层主要接受A-β纤维的非伤害性传入,而脊髓板层Ⅴ层的一些细胞既接受A-β纤维的非伤害性传入,同时也接受A-δ纤维的伤害性信息传入。

2.脊髓背角投射神经元的类型

脊髓背角投射神经元主要有三种类型,分别为特异伤害性感受神经元(nociceptive specific neurons, NS)、非特异伤害性感受神经元/广动力范围神经元(wide dynamic range neurons, WDR)以及低阈值神经元(low threshold neurons, LT)。

特异伤害性感受神经元主要分布在脊髓背角板层Ⅰ层、Ⅱ层,少量分布在Ⅴ层,只对伤害性刺激产生反应。根据对刺激的反应特点,可以把这些神经元分为仅对伤害性机械刺激产生反应以及对伤害性机械刺激和热刺激都有反应两种类型,这两类神经元的特点是没有或者很少有自发发电,外周感受野较小。此外这类神经元在经过重复刺激神经或者伤害性热照射皮肤后,其反应阈值明显降低,出现敏感化。特异伤害性感受神经元在痛觉的空间定位以及分辨感觉的性质中起到主导作用。

非特异伤害性感受神经元又称为广动力范围神经元(WDR神经元),广泛分布在脊髓背角的板层Ⅳ~Ⅵ层,在第Ⅴ层最为集中,同时在Ⅰ层、Ⅱ层、Ⅶ层、Ⅷ层和Ⅹ层也有少量的分布,能对伤害性刺激和非伤害性刺激产生反应。WDR神经元可以被多种刺激所激活,其反应形式取决于刺激强度的大小。WDR神经元的外周感受野变异很大,且感受野呈现同心圆样式。刺激外周的传入神经可以由A类神经纤维兴奋引起短潜伏期短时程的早期反应,以及随后而来的由C纤维兴奋引起的长潜伏期长时程的迟反应。重复刺激C纤维可以引起wind-up现象,表明这类神经元的发放有时间总和作用,wind-up现象也是一种短时程的突触可塑性变化。WDR神经元也会产生会聚现象,相邻的神经元向

WDR 神经元发放兴奋性冲动和抑制性冲动,通过 WDR 神经元的整合后将冲动传入上位中枢,由皮肤和内脏传入信息在 WDR 神经元的会聚可能就是牵涉性痛(referred pain)产生的原因。非特异性伤害性感受神经元在痛觉强度分辨中起到重要的作用。

低阈值神经元分布在脊髓背角板层Ⅲ～Ⅳ层,只对非伤害性刺激产生反应。

中枢神经系统如何判断外周刺激是否为疼痛?目前可能的理论是疼痛可能是由脊髓Ⅰ层和Ⅴ层的细胞共同传递信号的结果,板层Ⅴ层的细胞提供刺激的定位,而Ⅰ层的细胞区别该刺激是否为疼痛性的刺激。如果脊髓Ⅰ层细胞未被激活,那么脊髓Ⅴ层的细胞提供的刺激类型和定位信息则被中枢判断为非伤害性的,如果Ⅰ层的细胞被激活,刺激就被中枢判断为疼痛性刺激。

3. 神经递质

神经元之间的信息传递主要是通过突触传递,突触前主要释放神经递质使得突触后的受体激活。突触前释放的常见递质包括谷氨酸、γ-氨基丁酸(GABA)、P 物质以及脑源性神经营养因子(brain derived neurotrophic factor, BDNF)等。

P 物质是速激肽家族成员之一,由 11 肽组成,介导伤害性初级传入向脊髓背角传递的主要神经递质。P 物质的神经纤维主要在脊髓板层Ⅱ层,P 物质的受体 NK-1 主要分布在脊髓板层Ⅰ层和Ⅹ层。实验研究表明,将选择性兴奋 C 纤维的辣椒素作用于外周神经,可以在 C 纤维终止的脊髓背角板层Ⅱ层诱发 P 物质的释放。

谷氨酸可以作用于 NMDA 受体,在皮肤等地方引发浅表痛,同时也能与 P 物质受体共同介导长时程的反应。谷氨酸也可以作用于非 NMDA 受体,在关节和肌肉等部位引起深部痛,这种往往是短时程反应。在生理条件下,非伤害性刺激激活 A 类纤维,引起了谷氨酸的释放,通过非 NMDA 受体,诱导脊髓背角神经元产生由非 NMDA 受体介导的兴奋性突触后电位,而当用兴奋 C 类纤维的强度重复刺激外周初级感觉神经,引起谷氨酸和 P 物质在脊髓同时释放,激活突触后神经元的配体门控离子通道,尤其是 NMDA 受体,触发钙离子的内流。

(二)伤害性信息在脊髓背角的编码和调控

初级传入信息的空间和时间转换主要发生在初级感觉神经元和脊髓背角投射神经元之间,受到多种因素的影响。电生理的记录表明,不同类型的初级传入信息可以会聚在同一后角神经元上,同时单一的初级传入信息可以同时激活不同类型的投射神经元。大脑所感受到的不同时间,在很大程度上取决于同时激活的不同类型脊髓背角投射神经元的比例和各类神经元的联合活动,例如快痛和慢痛分别由 A-δ 纤维和 C 纤维介导,在脊髓背角可以会聚于不同的神经元,其中大部分为 WDR 神经元,很少数是分别单纯接受 A-δ 纤维和 C 纤维传入的特异伤害性神经元。被不同类型的刺激激活的 WDR 神经元、低阈值神经元以及特异伤害性神经元的不同比例或者它们之间的联合活动,是区分不同感觉性质的必要条件,而 WDR 神经元的数量和激活则用于疼痛强度的分辨。上文也提及过 WDR 神经元的发放有时间总和的作用,其最明显的时间因素为冲动频率翻译为刺激强度,而刺激强度和 WDR 神经元的发放频率呈现正相关的特性。

伤害性刺激也可引起即早基因在痛觉通路中的表达,存在于神经细胞内的一些即早基因 c-fos 和 c-jun 等参与神经细胞内痛觉信息的传递。伤害性刺激引起的 fos 免疫阳性反应的细胞主要集中在脊髓背角的板层Ⅰ层、Ⅱ层和Ⅴ层,而非伤害性传入终末的Ⅲ层和Ⅳ层很少有 fos 标记的细胞。

（三）伤害性信息传递在脊髓的节段性调节

1. 闸门学说

1965年Melzack和Wall提出了至今为止仍然非常经典的闸门控制学说理论，来解释外周神经纤维对于疼痛信息的传递作用。闸门控制学说主要涉及节段性的调制神经网络，包括无髓鞘的初级传入细纤维、有髓鞘的初级传入粗纤维、脊髓背角的投射神经元（T cells）以及胶质区（SG区）的抑制性中间神经元。闸门控制学说认为A纤维和C纤维的传入都可以激活投射神经元的活动，但对于胶质区的抑制性神经元的作用相反，A纤维的传入兴奋SG细胞，而C纤维的传入抑制SG细胞的活动。轻触摸皮肤等刺激兴奋A纤维的传入，使得SG细胞兴奋，从而关闭闸门，而组织损伤等引起的C纤维的紧张性活动使得闸门打开。其核心意义在于胶质区的抑制性中间神经元起到了关键的闸门作用。目前新的闸门学说认为闸门也受到脑干下行冲动的调制（图12-3）。

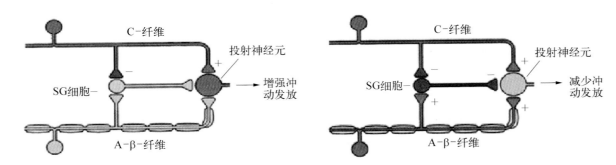

图12-3　Melzack & Wall 闸门学说示意图

2. 阿片肽能神经元

阿片肽能神经元在脊髓节段性痛调制过程中起到重要作用，1973年证明吗啡是通过与神经细胞的特异性膜受体结合而发挥生理作用的。1975年发现了脑内存在内源性的阿片肽。阿片受体主要包括μ受体、δ受体和κ受体，其中μ阿片受体存在于C传入纤维的突触前末梢和脊髓背角神经元的突触后膜上。在脊髓椎管内微量注射吗啡或者阿片肽可以通过突触前和突触后抑制机制产生镇痛作用。阿片肽通过减少钙离子内流使得背根神经节神经元的动作电位时程变短，对初级传入末梢也产生类似作用，使得神经递质的释放减少，从而产生突触前抑制。同时阿片肽也可以增加脊髓背角神经元钾离子的电导，引起细胞膜的超级化，产生突触后抑制，从而降低伤害性感觉传入导致的脊髓背角神经元的兴奋性突触后电位的幅度。

（四）伤害性信息的上行传导通路

上文提到脊髓中共有八条上行传导束，包括脊髓丘脑束、脊髓网状束、脊髓中脑束、脊髓颈核束、背柱突触后纤维束、脊髓下丘脑束、脊髓旁臂杏仁束以及脊髓旁臂下丘脑束。其中脊髓丘脑束（STT）是其中非常重要的一条通路，通路中包括脊髓背角非伤害性感受神经元、特异伤害性感受神经元以及非特异伤害性感受神经元的轴突，其中包含的神经递质有P物质、CGRP、5-羟色胺、CCK、强啡肽和甘丙肽。脊髓丘脑束的主要投射有丘脑腹后外侧核（VPL）、丘脑腹后复合体（PO）、内髓板核群（CL）、中线下核（submedian）。脊髓网状束（SRT）由脊髓板层Ⅴ层、Ⅶ层、Ⅷ层、Ⅹ层和部分Ⅰ层的神经元轴突组成,外周皮肤、肌肉、关节、骨膜和内脏广泛的传入会聚于脊髓网状束的神经元。脊髓网状束的主要投射在延脑和脑桥网状结构。

触觉或者本体感觉通路和痛觉传导通路有着很大的区别,包括不同的神经末梢、不同的传入纤维和传导速度,在脊髓背角的联系部位也不尽相同。触觉通路的神经末梢有着特殊的结构,包括环层小体(Pacinian corpuscle)、Meissner触觉小体(Meissner corpuscle)、Merkel感受器(Merkel cells)以及Ruffini小体(Ruffini endings)。环层小体属于快适应感受器,感受野范围大,主要编码触动、吹动,尤其是皮肤的振动刺激。环层小体是一个直径约1 mm的洋葱样多层囊样结构,位于真皮深处,插入囊内的A-β纤维是真正的感受器结构。Meissner触觉小体属于快适应感受器,感受野小,主要对刺激强度的变化率进行编码。Meissner小体位于皮肤的表皮下,也有一个小囊,伸入小囊的A-β纤维是真正的感受器结构,当Meissner小体上方皮肤的小区域变形时就可以感受到刺激,因此其感受野小并且边界清楚。Merkel感受器属于慢适应感受器,感受野小,主要对于刺激部位进行编码。Merkel感受器位于表皮内,是皮肤中唯一的、不以神经末梢为感受器的机械感受器。Merkel感受器是由一群含有囊泡的感受器细胞组成,与一根A-β感觉神经纤维的末梢分支构成突触联系。一个Merkel球的直径约为0.25 mm,只有当刺激作用到其上面的皮肤表面时才能被察觉到,因此感受野区域很小,可以对刺激的皮肤位置进行编码。Ruffini小体属于慢适应感受器,感受野范围大,主要对于刺激的强度进行编码。Ruffini小体位于真皮底部,是一个充满胶质丝状物的小囊,伸入其中并且与胶质丝状物相接触的A-β纤维末梢是真正的感受器结构,皮肤受到的任何变形或者牵拉均可引起神经末梢去极化,从而产生动作电位。当两个最终强度相同但是强度增加速度不同的刺激作用于Ruffini小体时,速度增加快的所引起的动作电位频率高,速度增加慢的引起的动作电位频率低,因此其是对刺激强度的变化速度进行编码。当手被物体扎到或者手指抚摸粗糙的物体时,皮肤发生很快的变形,发挥感受器的作用,Meissner小体也可以感受波动性刺激,引起颤动的感觉。而痛觉通路的神经末梢是游离的神经末梢,传入纤维是有髓鞘的A-δ纤维和无髓鞘的C纤维,因此传导速度也相对慢。触觉通路联系的脊髓背角部位为背角深层,传入信息通过背柱-内侧丘系先上行后交叉,痛觉通路主要联系部位在胶质层(SG),传入信息先交叉,后上行。

(五)痛觉信息在丘脑的整合

丘脑是重要的痛整合中枢,丘脑外侧核群神经元起到痛觉分辨的功能。后腹核(ventroposterior nucleus, VP)对于刺激进行编码后传递到体感皮质,从而确认疼痛的强度和定位。丘脑髓板内核群神经元主要行使痛觉情绪反应的功能,丘脑髓板内核群神经元对外周刺激缺乏明确的躯体投射关系,其轴突广泛投射到大脑皮质,包括投射到与情感有关的额皮质。这群神经元也接受与边缘系统、下丘脑有密切联系的网状结构的传入,行使痛觉情绪反应的功能。

(六)脑高级中枢对脊髓背角伤害性信息传递的下行调制

1. 内源性痛觉调制系统

在中枢神经系统内存在一个以脑干中线结构为中心组成的调制痛觉的神经网络系统,例如脑干对脊髓背角神经元的下行抑制系统(图12-4)。脑干下行抑制系统主要由中脑导水管周围灰质(PAG)、延脑头端腹内侧核群(RVM)、中缝大核(NRM)和邻近的网状结构以及部分脑桥背外侧网状结构的神经元组成,它们的轴突经过脊髓背外侧束下行,对脊髓背角痛觉信息传递产生抑制性的调制。PAG接受来自

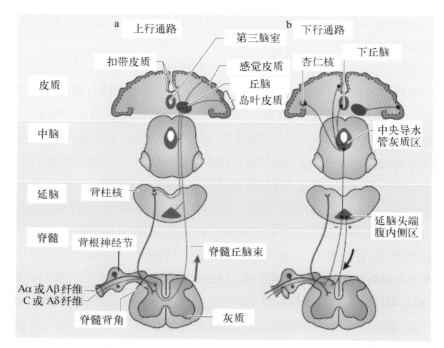

图12-4　疼痛的传导通路和调制

额叶皮质、岛叶、杏仁核、下丘脑、楔状核、脑干网状核和蓝斑核的传入，也接受直接来自脊髓的伤害性神经元传入。PAG通过两条通路对脊髓背角神经元产生下行调制，一条是经过PAG到延脑头端腹内侧区至脊髓背角，另一条通路是从PAG到外侧网状核（LRN）至脊髓背角。PAG内有大量的μ阿片受体，小剂量的吗啡注射至PAG区即可产生镇痛作用，且这种作用能够被竞争性拮抗各类阿片受体的纳洛酮翻转。

2. 下行调制系统的递质

在下行调制系统的主要结构中含有多种经典的神经递质和神经肽。在PAG中含有5-羟色胺、P物质、血管活性肠肽（VIP）、脑啡肽（ENK）、强啡肽（DYN）、神经降压素（NT）以及γ-氨基丁酸（GABA）等。在延脑头端腹内侧区（RVM）中有脑啡肽、P物质、生长抑素（SOM）和促甲状腺激素释放激素（TRH）等。而在蓝斑中存在神经肽Y（NPY）、去甲肾上腺素（NA）和甘丙肽（Galanin）等。

5-羟色胺和去甲肾上腺素可以激活投射神经元的G蛋白偶联受体，打开钾通道，使得投射神经元超极化，产生突触后抑制。同时5-羟色胺和去甲肾上腺素可以激活传入纤维的G蛋白偶联受体，关闭钙通道，从而减少递质的释放，产生突触前抑制。

3. 高级中枢对伤害性信息的下行调制

PAG的腹外侧区是完全的镇痛区，而其背部区除了有镇痛作用外，还可以在情绪和逃避反应中发挥作用。除了下行抑制系统外，下行调制系统还存在下行易化系统，包括前扣带回皮质（anterior cingulate cortex, ACC）、延脑头端腹内侧区（RVM）以及中缝背核区（DRN）。激活脑干的一些核团，例如网状巨细胞核（NGC）可使脊髓背角神经元兴奋性增强。

三、神经胶质细胞和免疫机制

胶质细胞是目前疼痛研究的热点之一，中枢神经系统的70%是胶质细胞，包括小胶质细胞

（microglia）、星形胶质细胞（astrocyte）、少突胶质细胞（oligodendrocyte）以及NG$_2$胶质细胞。胶质细胞以往被认为主要发挥被动功能，起到营养以及支持神经元的作用，而近年来多个研究均发现，胶质细胞具有主动功能，包括神经调节、神经免疫以及维持离子稳态等，在突触传递、学习和记忆以及慢性痛的维持中都发挥着重要的作用。目前已公认疼痛的发生，尤其是神经病理性痛的发生是神经元、胶质细胞、免疫细胞等共同作用的结果。

在正常生理状态下，小胶质细胞和星形胶质细胞处于静止状态，但是小胶质细胞的分支状突起无时无刻在感受周围环境的变化，星形胶质细胞则对神经元起到支持、保护和营养的作用。在慢性疼痛发生的情况下，小胶质细胞和星形胶质细胞会被激活，参与多种神经病理变化。胶质细胞的激活包括胶质活化（例如小胶质细胞的标记物Iba-1或者星形胶质细胞的标记物GFAP表达含量的上升）、胶质细胞里信号通路的变化（例如蛋白激酶MAPK的磷酸化水平发生了变化）、通道和受体的表达变化（例如缝隙链接蛋白的表达上升，谷氨酸转运体表达下降）以及合成和释放胶质源性介质（例如细胞因子、趋化因子、生长因子等）。胶质细胞的活化多见于脊髓背角，部分研究证实在延髓背角，外周神经损伤、组织损伤和炎症、肿瘤、慢性吗啡暴露、化疗药物、蝎毒等均能引起小胶质细胞或者星形胶质细胞的活化。一般情况下，星形胶质细胞的活化晚于小胶质细胞的活化，但活化时程长于小胶质细胞，因此通常认为小胶质细胞参与了疼痛的发生，而星形胶质细胞参与了疼痛的维持。

星形胶质细胞和小胶质细胞已经被证实在慢性疼痛的易化中起着重要作用，有越来越多的信号分子和介质参与了胶质细胞对于慢性痛的调控，从而证实了胶质细胞不仅仅只是起到支持和营养功能，慢性疼痛除了神经元的可塑性变化以外，胶质细胞的异常功能也起到了重要作用。上述研究结果也提示我们以胶质细胞为靶点可能是治疗慢性疼痛的理想途径之一，但由于胶质细胞具有重要的支持和保护作用，抑制胶质细胞虽然能有镇痛作用，但也会导致其他不良反应的发生，因此研究特定的胶质细胞的信号通路，在不影响正常生理功能的情况下发挥镇痛作用是接下来研究工作需要进一步挖掘的。此外，目前多数的研究结果均为动物，尤其是啮齿类动物的研究结果，人类的胶质细胞直径比啮齿类动物大得多，胶质细胞的突起数量也多好几倍，因此可以预见人体的胶质细胞相比于啮齿类动物，在慢性疼痛过程中的作用更为复杂，利用新型的体外研究技术、成像技术、移植人类胶质细胞至动物技术观察和比较人和啮齿类动物的区别，可以让我们更好地了解胶质细胞在慢性痛中的作用，实现基础实验到临床的转化。

第三节　痛觉发生机制的研究进展

一、针刺镇痛

20世纪60年代中期我国著名的神经生理学家张香桐教授提出"针刺镇痛是来自针刺穴位和痛源部位的传入信号在中枢神经系统相互作用、加工和整合的结果"的假说。参与针刺镇痛的结构有脊髓背角、脑干网状结构（中缝核群、中央灰质等）、下丘脑（弓状核、室旁核、视前区等）、边缘系统（扣带回、杏仁核、伏隔核、隔区等）、尾核头部、丘脑（中央中核、室旁核等）和大脑皮质（前额叶皮质和体感区）等。

既往对针刺治疗疼痛的机制研究大多集中在调节痛觉相关神经递质或调质的释放（如阿片类物

质、5-羟色胺、去甲肾上腺素、腺苷、γ-氨基丁酸等）。近年研究证明针刺不仅能调节神经元功能，还能改善引起并维持慢性神经病理痛的炎性环境。神经损伤引起的炎性反应，尤其是脊髓小胶质细胞过度活化造成的局部炎症进而引起中枢敏化被认为是产生神经病理痛的关键机制。Chen等的研究发现针刺治疗能够有效地抑制神经损伤后大鼠脊髓P2X4和P2X7阳性的小胶质细胞的活化和炎症反应，并缓解痛觉过敏。同时，电针也能通过调节辅助性T细胞（Th）的分化，使得Th细胞向着Th2细胞方向极化，从而缓解神经病理性痛。电针治疗神经病理性痛模型大鼠缓解机械痛敏的同时，能减少脊髓及外周血炎症因子，尤其是减少脊髓IFN-γ的表达。而电针治疗对外源性IFN-γ鞘内注射引起的异常疼痛没有明显效果，可见抑制脊髓IFN-γ表达，是电针治疗缓解病理性疼痛的重要机制之一。同时电针也可能通过调节组蛋白甲基化酶或者组蛋白去甲基化酶，通过表观遗传学的作用调节了T细胞转录因子相关蛋白的表达。

二、疼痛的表观遗传学调控

表观遗传学是指不涉及DNA序列改变的基因表达和调控的可遗传性修饰，表观遗传修饰可以改变基因活性，调控基因的表达。表观遗传调控主要包括DNA甲基化、组蛋白修饰（甲基化、去甲基化、乙酰化）、染色质重组和非编码RNA等。近年来大量的研究表明，表观遗传学调控可以在分子水平解释炎症痛、神经病理性痛以及精神性疼痛的发生机制，为疼痛的治疗提供了全新的靶点。

DNA甲基化主要依赖DNA甲基化转移酶DNMT3a、DNMT3b以及DNMT1，DNMTs是DNA甲基化的关键调节酶。Tao实验室的研究发现在神经病理性痛模型中，背根神经节的DNMT3a和DNMT1表达显著升高，通过对钾通道1.2的甲基化修饰抑制了钾通道的表达，使得神经元异常放电导致了神经病理性痛的发生。Abzianidze研究发现DNMT3a和DNMT3b参与了急性炎性痛的发生和发展。而甲基化CpG结合蛋白2（MeCP2）是一个结合甲基化DNA的转录因子，是甲基化结合蛋白家族中的主要成员，通过与甲基化DNA的特异性结合，抑制其下游靶基因的转录，起到转录调节的作用，因此是重要的转录抑制因子。MeCP2广泛表达于背根神经节神经元中，可以影响神经元的大小、形态、突触递质释放和突触可塑性等。

组蛋白修饰也是表观遗传学的重要修饰之一，目前主要研究集中于组蛋白乙酰化修饰和组蛋白甲基化/去甲基化修饰。组蛋白的乙酰化修饰发生在组蛋白的赖氨酸残基上，组蛋白的乙酰化过程是由组蛋白乙酰转移酶（histone acetyhransferase, HAT）和组蛋白去乙酰化酶（histone deacetylase, HDAC）的动态调节过程。HAT的功能是在组蛋白H3、H4的N端赖氨酸加上乙酰基，HDAC的功能则相反，可将赖氨酸残基上的乙酰基去除。HAT的主要功能是对核心组蛋白分子N端25～40个氨基酸残基范围内的赖氨酸残基进行乙酰化修饰。当一个基因的转录不再需要时，HDAC作为基因沉默过程的一部分随即发挥作用，通过降低核小体的乙酰化水平，使染色质恢复转录非活性状态。HDAC已经被证实在神经病理性痛的发生过程中起到重要作用。组蛋白的甲基化通常被认为是染色质活跃的标志，组蛋白甲基化修饰主要在组蛋白H3和H4的赖氨酸和精氨酸两类残基上。研究表明纳洛酮可能通过调控组蛋白甲基化程度从而增强吗啡的镇痛效果，组蛋白甲基化修饰也可能通过调控炎症介质表达参与疼痛的发生发展过程。在背根神经节中组蛋白甲基化酶G9a可以通过调控钾通道1.2和阿片受体参与神经病理性痛的发生发展。

非编码RNA也是目前研究的热点之一。Tao实验室发现了在神经病理性痛模型中,存在有一类长链非编码RNA可以调节钾通道1.2的表达,从而引起了外周神经元的异常放电。而利用小片段RNA干扰蛋白的表达导致疼痛的发生或者产生镇痛作用的研究也数不胜数。

综上所述,表观遗传学在疼痛发生发展过程中起到的作用已经被逐步证实,但表观遗传药物治疗疼痛以及其机制目前仍鲜有报道,不同的表观遗传调控之间是否存在互相联系和交互也缺乏证实,因此还需要大量的研究来从表观遗传学的角度研发镇痛药物,了解其作用机制。

(顾希垚)

参 考 文 献

[1] Zhi-Qi Zhao. Neural mechanism underlying acupuncture analgesia. Progress in Neurobiology, 2008, 85(4): 355−375.

[2] J. Fleckenstein, D. Irnich. Adenosine A1 receptors mediate local anti-nociceptive effects of acupuncture. Deutsche Zeitschrift fuer Akupunktur, 2010, 53(3): 883−888.

[3] Sun Kwang Kim, Hyunsu Bae. Acupuncture and immune modulation. Autonomic Neuroscience: Basic and Clinical, 2010, 157(1): 38−41.

[4] Norrbrink C. Acupuncture and massage therapy for neuropathic pain following spinal cord injury: an exploratory study. Acupuncture in medicine: journal of the British Medical Acupuncture Society, 2011, 29(2): 108−115.

[5] Vorobeychik Y, Gordin V, Mao J, et al. Combination therapy for neuropathic pain: A review of current evidence. CNS drugs, 2011, (12): 1023−1034.

[6] Arrowsmith C H, Bountra C, Fish P V, et al. Epigenetic protein families: A new frontier for drug discovery. Nature reviews Drug discovery, 2012, (5): 384−400.

[7] Margarita Calvo, John M Dawes, David LH Bennett. The role of the immune system in the generation of neuropathic pain. The Lancet Neurology, 2012, 11(7): 629−642.

[8] Choi D C, Lee J Y, Lim E J, et al. Inhibition of ROS-induced p38MAPK and ERK activation in microglia by acupuncture relieves neuropathic pain after spinal cord injury in rats. Experimental Neurology, 2012, 236(2): 268−282.

[9] Nickel F T, Seifert F, Lanz S, et al. Mechanisms of neuropathic pain. Eur Neuropsychopharmacol, 2012, 22(2): 81−91.

[10] Abdulla A, Adams N, Bone M, et al. Guidance on the management of pain in older people. Age and ageing, 2013, 42(Suppl 1): i1−57.

[11] Clark A K, Old E A, Malcangio M, Neuropathic pain and cytokines: current perspectives. J Pain Res, 2013, 6: 803−814.

[12] Kim W, Kim S K, Min B I. Mechanisms of Electroacupuncture-Induced Analgesia on Neuropathic Pain in Animal Model. Evid Based complement Alternat Med, 2013, 2013: 436913−436923.

[13] Zhao X, Tang Z, Zhang H, et al. A long noncoding RNA contributes to neuropathic pain by silencing Kcna2 in primary afferent neurons. Nature neuroscience, 2013, 16(8): 1024−1031.

[14] Duan B, Cheng L, Bourane S, et al. Identification of Spinal Circuits Transmitting and Gating Mechanical Pain. Cell, 2014, 159(6): 1417−1432.

[15] Lutz B M, Bekker A. Noncoding RNAs: new players in chronic pain. Anesthesiology, 2014, 121(2): 409−417.

[16] Zhang R, Lao L, Ren K, et al. Mechanisms of acupuncture-electroacupuncture on persistent pain. Anesthesiology, 2014, 120(2): 482−503.

[17] Chen X M, Xu J, Song J G, et al. Electroacupuncture inhibits excessive interferon-γ evoked up-regulation of P2X4 receptor in spinal microglia in a CCI rat model for neuropathic pain. Br J Anaesth, 2015, 114(1): 150−157.

[18] Laumet G, Garriga J, Chen S R, et al. G9a is essential for epigenetic silencing of K(+) channel genes in acute-to-chronic pain transition. Nature neuroscience, 2015, 18(12): 1746−1755.

［19］ Li Z, Gu X, Sun L, et al. Dorsal root ganglion myeloid zinc finger protein 1 contributes to neuropathic pain after peripheral nerve trauma. Pain, 2015, 156(4): 711−721.

［20］ Liang L, Lutz B M, Bekker A. Epigenetic regulation of chronic pain.Epigenomics, 2015, 7(2): 235−245.

［21］ Nugent B M, Wright C L, Shetty A C, et al. Brain feminization requires active repression of masculinization via DNA methylation. Nat Neurosci, 2015, 18(5): 690−697.

［22］ Hombach D, Schwarz J M, Robinson P N, et al. A systematic, large-scale comparison of transcription factor binding site models. BMC genomics, 2016, 17: 388.

［23］ Liang L, Gu X, Zhao J Y, et al. G9a participates in nerve injury-induced Kcna2 downregulation in primary sensory neurons. Scientific reports, 2016, 6: 37704.

［24］ Liang L, Zhao J Y, Gu X, et al. G9a inhibits CREB-triggered expression of mu opioid receptor in primary sensory neurons following peripheral nerve injury. Molecular pain, 2016, 12: pii: 1744806916682242.

［25］ Wu S, Marie Lutz B, Miao X, et al. Dorsal root ganglion transcriptome analysis following peripheral nerve injury in mice. Molecular pain, 2016, 12: pii: 1744806916629048.

［26］ Cheng L, Duan B, Huang T , et al. Identification of spinal circuits involved in touch-evoked dynamic mechanical pain. Nat Neurosci, 2017, 20(6): 804−814.

［27］ Duan B, Cheng L. Spinal Circuits Transmitting Mechanical Pain and Itch. Neuroscience Bull, 2018, 34(1): 186−193.

［28］ Imai F, Yoshida F, Molecular mechanisms underlying monosynaptic sensory-motor circuit development in the spinal cord. Dev Dyn, 2018, 274(4): 581−587.

［29］ Zhao J Y, Liang L, Gu X, et al. DNA methyltransferase DNMT3a contributes to neuropathic pain by repressing Kcna2 in primary afferent neurons. Nature communications, 2017, 8: 14712.

第13章
创伤与应激

创伤是指机械因素作用于人体所造成的组织结构完整性的破坏或功能障碍。20世纪30年代加拿大生理学家Hans Selye首次将物理学术语应激（stress）引入医学领域，用以描述机体在受到各种有害刺激时所表现的紧张状态。

第一节　创　伤

根据诊治依据，创伤有多种分类方法。创伤常用的分类方法有以下几种。

一、分类

（一）依据创伤原因

可分为烧伤、冻伤、挤压伤、刃器伤、火器伤、冲击伤、毒剂伤、核放射伤及复合伤等种类。

（二）依据受伤部位

可以分为颅脑伤、颌面部伤、颈部伤、胸（背）部伤、腹（腰）部伤、骨盆伤、脊柱脊髓伤、四肢伤和多发伤等。诊治时需进一步明确受伤的组织和器官，如软组织损伤、骨折、脱位或内脏破裂等。

（三）依据伤后皮肤完整性

分为闭合伤和开放伤。皮肤完整无伤口者称闭合伤，有皮肤破损者称开放伤。在开放伤中，又可根据伤道类型再分为贯通伤（既有入口又有出口者）和非贯通伤（只有入口没有出口者）。一般而言，开放伤易发伤口感染，但某些闭合性伤如肠破裂等也可造成严重的感染。

（四）依据伤情严重程度

分为轻度、中度和重度创伤。轻度创伤是指无生命危险，且仍可坚持工作，或只需小手术者。主要是局部软组织伤；中度创伤即为创伤导致丧失工作或生活能力，需手术，但一般无生命危险。主要是广泛软组织伤、上下肢开放骨折、肢体挤压伤、机械性呼吸道阻塞、创伤性截肢及一般的腹腔脏器伤等；重度创伤则指创伤危及生命或治愈后有严重残疾者。

二、创伤的病理生理

为了维持机体自身内环境的稳定，机体受到创伤后迅速产生各种局部和全身性防御性反应。局部反应和全身反应往往同时存在，但程度不同。局部软组织轻微损伤，主要表现为局部反应，全身反应则轻微；而腹腔脏器的损伤，不仅局部反应重，对全身各个器官系统都会产生影响。全身反应还可能延迟局部损伤的修复，形成恶性循环。

（一）局部反应

局部反应是由于组织结构破坏、细胞变性坏死、微循环障碍，或病原微生物入侵及异物存留等所致。主要表现为局部炎症反应，其基本病理过程与一般炎症相同。创伤性炎症反应是非特异性的防御反应，有利于清除坏死组织、杀灭细菌及组织修复。

（二）全身反应

全身反应是致伤因素作用于人体后引起的一系列神经内分泌活动增强，并由此引发的各种功能和代谢改变的过程，是一种非特异性应激反应。表现为综合性的复杂过程，不仅包括神经内分泌系统和物质能量代谢，还涉及凝血系统、免疫系统、重要的生命器官和一些炎症介质及细胞因子等。

（三）组织修复和创伤愈合

组织修复的基本方式是由伤后增生的细胞和细胞间质再生增殖、充填、连接或替代损伤后的缺损组织。理想的修复是组织缺损完全由原来性质的细胞来修复，恢复原有的结构和功能，称为完全修复。但由于人体各种组织细胞固有的再生增殖能力不同，使各种组织创伤后修复情况差别较大。因此，创伤后多见的组织修复方式是不完全修复，即组织损伤不能由原来性质的细胞修复，而是由其他性质细胞（常是成纤维细胞）增生替代。

  1.组织修复的基本过程

组织修复的基本过程大致可分为三个既相互区分又相互联系的阶段。

（1）局部炎症反应阶段　在创伤后立即发生，常可持续3～5天。主要是血管和细胞反应、免疫应答、血液凝固和纤维蛋白的溶解，目的在于清除损伤或坏死的组织，为组织再生和修复奠定基础。

（2）细胞增殖分化和肉芽组织生成阶段　局部炎症开始不久，即可有新生细胞出现。成纤维细胞、内皮细胞等增殖、分化、迁移，分别合成、分泌组织基质（主要为胶原）和形成新生毛细血管，共同构成肉芽组织。浅表的损伤一般通过上皮细胞的增殖、迁移，覆盖创面而修复。但大多数软组织损伤需要通过生成肉芽组织来完成。

（3）组织塑形阶段　经过细胞增殖和基质沉积，伤处组织可达到初步修复，但新生组织如纤维组织，在数量和质量方面并不一定能达到结构和功能的要求，故需进一步改构和重建。主要包括胶原纤维交联增加、强度增加；多余的胶原纤维被胶原酶降解；过度丰富的毛细血管网消退和伤口的黏蛋白及水分减少等。

2. 创伤愈合的类型

（1）一期愈合 组织修复以原来的细胞为主，仅含少量纤维组织，局部无感染、血肿或坏死组织，再生修复过程迅速，结构和功能修复良好。多见于损伤程度轻、范围小、无感染的伤口或创面。

（2）二期愈合 以纤维组织修复为主，不同程度地影响结构和功能恢复，多见于损伤程度重、范围大、坏死组织多，且常伴有感染而未经合理的早期外科处理的伤口。因此，在创伤治疗时，应采取合理的措施，创造条件，争取达到一期愈合。

3. 影响创伤愈合的因素

（1）局部因素 伤口感染是最常见的原因。细菌感染可损害细胞和基质，导致局部炎症持久不易消退，甚至形成化脓性病灶等，均不利于组织修复及创伤愈合。局部血液循环障碍使得组织缺血缺氧，或由于采取的措施不当（如局部制动不足，包扎或缝合过紧等）造成组织继发性损伤也不利于愈合。

（2）全身因素 全身因素主要有营养不良（蛋白质、维生素、铁、铜、锌等微量元素缺乏或代谢异常）、大量使用细胞增生抑制剂（如皮质激素等）、免疫功能低下及全身性严重并发症（如多器官功能不全）等。

（四）创伤并发症

严重创伤后，由于组织或器官损伤，局部及全身器官功能和代谢紊乱，易发生较多的并发症，可影响伤员的伤情及病程的发展和预后。常见的并发症有以下几种。

1. 感染

开放性创伤一般都有污染，如果污染严重，处理不及时或不当，加之免疫功能降低，很容易发生感染。闭合性创伤如累及消化道或呼吸道，也容易发生感染。

2. 休克

早期常为失血性休克，晚期由于感染发生可导致脓毒血症甚至感染性休克。

3. 脂肪栓塞综合征

常见于多发性骨折，主要损害部位是肺、脑和血液，从而造成相关器官损害和功能不全。

4. 应激性溃疡

发生率较高，好发于上消化道，如胃、十二指肠，小肠和食管等。溃疡可为多发性，面积大小都有，可深至浆膜层，可发生大出血或穿孔。

5. 凝血功能障碍

主要是由于凝血物质消耗、缺乏，抗凝系统活跃，低体温和酸中毒等，常表现为出血倾向。凝血功能障碍、低体温和酸中毒被称为"死亡三联征"，是重症创伤死亡的重要原因之一。

6. 器官功能障碍

创伤多伴有组织的严重损伤、坏死组织和炎症反应，由于休克、应激、免疫功能紊乱、缺血缺氧、毒性产物、炎症介质和细胞因子的作用，容易并发肺、肾、心、肝及脑等脏器的严重并发症。尤以急性呼吸窘迫综合征、急性肾衰竭最为常见。

三、创伤的诊断

诊断创伤应通过了解受伤史，全身查体，结合辅助检查，明确损伤的部位、性质、程度、全身性变化及并发症,特别要重视原发损伤部位相邻或远隔脏器是否损伤及其程度。

(一)受伤史

询问受伤史对于诊断非常关键。有助于对损伤机制和伤情发展的预测评估。若伤员昏迷不能自述,应在救治的同时向现场目击者、护送人员和(或)家属了解并记录。

1. 受伤情况

首先要了解致伤原因,明确创伤类型、性质和程度。

2. 伤后表现及其伤情过程

不同部位创伤,伤后表现不尽相同。如神经系统损伤,应了解是否有意识丧失、持续时间及肢体瘫痪等;胸部损伤是否有呼吸困难、咳嗽及咯血等;腹部创伤应了解最先疼痛的部位,疼痛的程度与性质,疼痛范围与变化等情况。开放性损伤失血较多者,应了解失血量、失血速度及口渴情况。此外,还应了解伤后的处理,包括现场急救,所用药物及采取的措施等,如使用止血带者,应计算使用的时间。

3. 伤前情况

伤员有无伤前饮酒和饱胃对于判断意识和预防呕吐误吸有重要意义,而了解有无其他疾病,如高血压、糖尿病、肝硬化、慢性尿毒症、血液病等,或长期使用糖皮质激素、细胞毒性类药物等,对于伤后是否容易并发感染或延迟愈合有重要影响。因此,对伤前使用的药物和药物过敏史也应详细了解。

(二)体格检查

实施原则是重视整体观察伤员状态,判断伤员的一般情况,区分伤情轻重。对生命体征平稳者,可做进一步仔细检查;伤情较重者,应急救在先,在抢救中逐步检查。

1. 初步检查

应注意伤员的精神(心理)状态,适当劝慰以缓解其紧张情绪。注意呼吸、脉搏、血压、体温等生命体征以及意识状态、面容、体位姿势等。如发现下列任意一项或多项情况,必须进一步检查:体温过低、意识失常、呼吸急促或困难、脉搏微弱、脉率过快或心律不齐、收缩压或脉压过低、面色苍白或口唇、肢端发绀等。

2. 详细检查

检诊程序按心脏、呼吸、腹部、脊柱、头部、骨盆、肢体、动脉和神经进行。如头部伤需进行头皮、颅骨、瞳孔、耳道、鼻腔、神经反射、肢体运动和肌张力等检查;胸部伤需检查双侧胸廓、呼吸动度、肋骨叩痛、双侧呼吸音等情况;腹部伤则需检查触痛、腹肌紧张、反跳痛、移动性浊音、肝区浊音和肠鸣音等;四肢伤应检查肢体肿胀、畸形或活动度、骨擦音或骨导音、肢端脉搏、感觉及运动有无异常等。

3. 伤口检查

对于开放性损伤,观察创面,注意其形状、大小、边缘、深度及污染情况、出血的性状、外露组织、异物存留及伤道位置等。但对伤情较重者,伤口的详细检查应在手术室进行,以保障伤员安全。对投射物(如枪弹、弹片)所致的损伤,应注意寻找入口和出口,遇伤道复杂者,出口和入口不在一条线上,甚至偏离入口甚远,或无出口者,应警惕有多发性内脏损伤的可能。

（三）辅助检查

1. 实验室检查

血常规和血细胞比容可判断失血或感染情况；尿常规可提示泌尿系统损伤和糖尿病。血气分析和电解质检查可了解水、电解质和酸碱平衡情况。根据情况可检查肾功能、血或尿淀粉酶等。

2. 穿刺和导管检查

诊断性穿刺可在急诊室内进行。阳性时能迅速确诊，但阴性时不能完全排除组织或器官损伤的可能性，还应注意区分假阳性和假阴性。如腹腔穿刺穿入腹膜后血肿，则为假阳性，可改变穿刺点，或多次穿刺。一般胸腔穿刺可明确血胸或气胸；腹腔穿刺或灌洗，可证实内脏破裂、出血。放置导尿管或灌洗可诊断尿道或膀胱的损伤，留置导尿管可观察每小时尿量，以作补充液体、观察休克变化的参考；监测中心静脉压可辅助判断血容量和心功能；心包穿刺可证实心包积液和积血。

3. 影像学检查

X线平片检查对骨折伤员可明确骨折类型和损伤情况，以便制订治疗措施；怀疑胸部和腹腔脏器损伤者，可明确是否有气胸、血气胸、肺病变或腹腔积气等；还可确定伤处某些异物的大小、形状和位置等。对重症伤员可进行床旁X线平片检查。CT可以诊断颅脑损伤和某些腹部实质器官及腹膜后的损伤。超声检查可用于胸、腹腔的积血和肝、脾的包膜内破裂等。选择性血管造影可帮助确定血管损伤和某些隐蔽的器官损伤。

对严重伤员，根据需要监测心（如心排血量）、肺（如血气）、脑（如颅内压）、肾等重要器官的功能，以利于观察病情变化，及时采取治疗措施和药物调控。

手术探查仍是诊断闭合性创伤的重要手段之一，掌握好手术探查指征和时机，不仅可明确诊断，更重要的是为了抢救和进一步治疗。

四、创伤的处理

根据情况分为院前急救和院内救治，及时和正确地实施，直接关系到伤员的生命安全和功能恢复。

（一）创伤的院前急救

1. 实施救治的基本原则

（1）对个体伤者　检查并识别严重损伤和脏器功能快速失代偿的可能性。

（2）对多名伤者　自然灾害（如地震、滑坡、泥石流等）和重大交通事故发生成批伤员，需分诊轻、重伤，启动生命救治。对轻伤者就地医疗处理，即可归队或转有关部门照料。对重伤员确定急需优先救治者，给予必要的紧急处理后，按轻重缓急顺序，及时组织转送。在转送前或转送途中，向有关救治机构报告伤情、初步诊断和已做的处理，密切注意伤情变化和应急处理。救治机构在接收成批伤员后，应迅速检伤分类，组织救治力量进行抢救。

（3）稳定患者　稳定患者并将其快速转运到能更有处理能力的医院。院前急救人员必须竭尽所能缩短在现场花费的时间。

2. 分诊

（1）快速准确评估 快速而准确地评估患者，以确定其损伤程度和所需医疗的恰当水平。其目标是将严重创伤患者全部转运至可提供恰当治疗的医疗机构，同时避免将没有严重创伤的患者转运到创伤中心。

创伤患者的正确院前分诊受多因素影响，包括事件性质、伤者数量、可用资源、转运时间和院前看护人的判断。对于当地医疗资源无法应对的大规模伤亡事件，需改变救治的优先顺序。在这种情况下，优先救治那些最有可能生存的患者；对于不太可能生存的严重损伤患者，则需降低优先级，否则会影响整体救治结局。

（2）分诊评分系统 为区分重伤和轻伤，分诊评分系统包括生理性标准（如血压、意识水平）、解剖标准（如长骨骨折、烧伤面积）、机制标准（如坠落高度、行人被汽车撞击）、年龄和共存疾病；还有CRAMS评分（涵盖循环、呼吸、腹部/胸部、运动、言语等）。

3. 初级评估

初级评估必须遵循ABCDE模式，A（airway）即气道评估和保护（必要时保持颈椎稳定）；B（breath）即呼吸和通气评估（保持充足的氧合）；C（circulation）即循环评估（控制出血和保持足够的终末器官灌注）；D（disability）即伤残评估（进行基本的神经系统评估）；E（exposure）即暴露、环境控制（脱掉患者的衣服，寻找所有可能存在损伤的部位，同时防止低体温）。初级评估全程必须始终维持脊柱固定。

（1）气道 院前急救人员的首要任务是保护患者的气道通畅。对于有意识的患者，初步气道评估可以按照下述方法进行：① 通过询问患者一个简单的问题开始（例如，"你叫什么名字？"）。清晰准确的应答证明患者至少暂时具有思考、发声和保护其气道的能力；② 观察面部、颈部、胸部和腹部是否出现呼吸困难的征象，包括呼吸过速、需要辅助呼吸肌或不对称肌肉的帮助、呼吸模式异常以及喘鸣；③ 检查口咽腔是否有破裂，查看牙齿和舌头是否有损伤，查看是否有血液、呕吐物或蓄积的分泌物，注意在放置喉镜和气管内插管时是否存在阻碍；④ 视诊和触诊前颈部是否存在撕裂伤、出血、骨擦音、肿胀或其他损伤的征象。颈部触诊也能帮助确定环甲膜切开的体表标志。

在意识丧失的患者中，一旦去除了障碍物（如异物、呕吐物、移位的舌头），就应立刻保护气道。

常用的保持气道通畅的方法包括手指掏出致阻塞异物、抬起下颌、环甲膜穿刺和气管切开。

（2）通气和呼吸 一旦确认气道开放，就可以评估氧合和通气是否充分。视诊胸廓，包括不对称性或反常运动（如连枷胸）；在肺尖和腋窝听诊呼吸音；以及触诊，寻找是否有骨擦音和变形。病情不稳定者应进行便携式胸部X线检查。由于张力性气胸、大量血胸和心包压塞可直接威胁患者生命，应在这一阶段快速确诊。

（3）循环 通过触诊大动脉搏动对伤员的循环状况进行快速评估。如果确认有颈动脉或股动脉搏动，又未发现致命性失血，可暂时认为循环尚无严重问题。检验伤情时，要判断动脉出血、静脉出血以及毛细血管损伤的渗血。

与此同时，建立两条大孔径静脉通道，主要是便于快速补充血容量以及血型鉴定和交叉配血。如果建立外周静脉通路困难，还可以进行骨内插管或中心静脉置管。如果发生失血性休克，须根据出血情况，采用手法按压、止血带或在近端压迫和抬高伤处，以控制浅部动脉出血。

（4）残疾和神经系统评估 为快速处理应采用简单的评估方案，即AVPU：警觉（A）、对语音有反应（V）、对疼痛有反应（P）、无反应（U）。神经系统检查应采用格拉斯哥昏迷评分（Glasgow coma scale, GCS）来描述伤者的意识水平,包括对其瞳孔大小和反射、肢体运动及感觉功能的评估。如果怀疑脊髓损伤,应注意偏侧性体征和感觉平面。根据情况和不同受伤时间有必要进行影像学检查。

（5）暴露和环境控制 在初步评估中,要确保患者处于完全裸露状态,并确保其整个身体都进行了损伤征象的检查。避免漏诊对生命构成的重大威胁。经常被忽视的区域包括头皮和枕后部头皮、腋窝皱襞、会阴、臀部皱襞和肥胖伤者的腹部皱褶。任何地方都可能出现穿入伤。对于采取颈椎固定措施的伤者应注意检查其背部。

4.二次评估

初步评估和稳定患者后,院前急救人员应对患者整个身体进行一次快速但彻底的检查,称为二次评估。其目的是发现和酌情处理初次评估期间遗漏的任何损伤。二次评估后,应准备患者进行转运。

（1）包扎 包扎的目的是保护伤口、减少污染、压迫止血、固定骨折、关节和敷料并止痛。最常用的材料是绷带、三角巾和四头带。无上述物品时,可就地取材用干净毛巾、包袱布、手绢、衣服等替代。

（2）固定 骨关节损伤时必须固定制动,以减轻疼痛,避免骨折端损伤血管和神经,并有利于防治休克和搬运后送。较重的软组织损伤,也应局部固定制动。固定前应尽可能牵引伤肢和矫正畸形,然后将伤肢放在适当位置,固定于夹板或其他支撑物上（可就地取材如用木板、竹竿、树枝等）。固定范围一般应包括骨折处远和近端的两个关节,既要牢靠不移,又不可过紧。急救中如缺乏材料,可行自体固定法,如将上肢固定于胸廓上,受伤的下肢固定于健肢上。对于出血者,应先止血、包扎,再固定。开放性骨折固定时,外露的骨折端暂时不还纳伤口内,以免加重污染。夹板固定不可与皮肤直接接触,须垫以衬物,尤其是夹板两端、骨凸出部和悬空部位,以防止组织受压损伤。另外,急救时的固定多为临时固定,在到达救治机构经处理后,应及时行治疗性固定。

（3）搬运 伤员经过初步处理后,需从现场送到医院进一步检查和治疗。正确的搬运可减少伤员痛苦,避免继发损伤。多采用担架或徒手搬运。对骨折伤员,特别是脊柱损伤的伤员,搬运时必须保持伤处稳定,切勿弯曲或扭动,以免加重损伤。搬运昏迷伤员时,应将头偏向一侧,或采用半卧位或侧卧位以保持呼吸道通畅。

（二）院内救治

伤员经现场急救被送到一定的救治机构后,即应对其伤情进行进一步的判断、分类和采取更有效的救治措施。

1.判断伤情

可根据前述创伤分类方法及指标进行伤情判断和分类,以便把需作紧急手术和心肺监测的伤员与一般伤员区分开来。常常可简单地分为三类。

（1）第一类 致命性创伤,如危及生命的大出血、窒息、开放性或张力性气胸。对这类伤员,只能做短时的紧急复苏,就应手术治疗。

（2）第二类 生命体征尚属平稳的伤员,如不会立即威胁生命的刺伤、火器伤或胸腹部伤,可观察或复苏1～2 h,争取时间做好交叉配血及必要的检查,并同时做好手术准备。

（3）第三类 潜在性创伤,性质尚未明确,有可能需要手术治疗,应继续密切观察,并做进一步检查。

2.生命支持

（1）呼吸支持 维持呼吸道通畅,必要时行气管插管或气管切开。张力性气胸穿刺排气或闭式引流；开放性气胸封闭伤口后行闭式引流。如有多根肋骨骨折引起反常呼吸时，先用加垫包扎或肋骨牵引限制部分胸廓浮动，再行肋骨固定。发生外伤性膈疝时，可先插入气管导管行人工呼吸，再行手术整复。另外，应保持足够有效的氧供。

（2）循环支持　　主要是积极抗休克。对循环不稳定或休克伤员应建立一条以上静脉输液通道，必要时可做中心静脉穿刺，或周围静脉切开插管。应尽快恢复有效循环血容量，维持循环稳定。在扩充血容量的基础上，可酌情使用血管活性药物。髂静脉或下腔静脉损伤以及腹膜后血肿者，禁止经下肢静脉输血或输液，以免伤处出血增加。对心搏骤停者，应立即胸外心脏按压，药物或电除颤起搏。心脏压塞者应立即行心包穿刺抽血。

3. 全面病史采集

严重创伤患性损伤者在被送入急诊科时往往不能提供详细的既往病史，最初也可能无法从其他渠道（如家属或朋友）获得相关信息。因此，必须依靠收治入院的医师来尽可能获取一些必要的信息，包括既往病史、门诊用药、过敏史以及任何酒精和药物使用史。

4. 复核诊断性检查

入院后，应对之前的每一项诊断性检查进行复核，包括平片和计算机断层扫描（computed tomography, CT），并获得最终的放射影像学报告。当有指征时，应制订相应计划来获取已识别损伤的后续检查。

5. 诊断遗漏伤

据报道，即使按照诊断指南进行创伤初期评估，遗漏伤发生率为1.3%～39%。遗漏伤和延迟诊断的区别很难断定。然而已经证明遗漏伤会增加并发症发生率、延长住院时间和增加死亡率。

（1）腹腔内损伤　　遗漏和延迟诊断腹腔内损伤是创伤患者发生可预防性死亡的重要原因，尤其是钝性闭合性损伤。为此，根据情况还应进行诊断性腹腔灌洗、CT、超声、磁共振胆胰管成像和内镜下逆行胰胆管造影等检查。然而，对于任何怀疑需进行手术的严重损伤，但又无法通过腹部检查（如有插管、脊髓损伤）和可用的诊断性检查确定的患者，剖腹探查仍然是诊断的金标准。

（2）膈损伤　　穿入伤所致膈损伤，往往难以发现。因此，要警惕与损伤机制与膈肌破裂相关的膈上和膈下损伤、肝和脾的损伤等。

（3）动脉损伤　　动脉的钝性损伤不一定会立即表现明显，这取决于损伤的部位和级别。高级别的损伤（假性动脉瘤、横断伤）通常有症状，导致疼痛、搏动性肿块、低血压、肢体缺血；而动脉内膜撕裂通常无症状，可以保持静止，也可以进展为内膜下夹层，甚至动脉管腔狭窄或急性动脉闭塞，减少远端灌注。而低级别（轻微）的血管损伤需要明确诊断，以便立即开始采取恰当的治疗。

6. 实验室检查

无论经急诊室或直接到手术室抢救，都应该对实验室指标进行复查，观察实验室检查结果变化，以利于判断伤情进展和疗效。

（1）全血细胞计数检查　　血红蛋白连续检测有助于观察判断缓慢的内出血趋势，积极寻找出血来源和止血。对于接受保守处理的实质性脏器（肝、脾、肾）损伤的患者和骨盆骨折的患者，连续全血细胞计数结果通常每6 h进行1次。根据伤情和出血情况，可增减全血细胞计数的频率。

（2）凝血指标　　创伤所致的凝血病可能是生理性紊乱（如酸中毒、低体温、血液稀释和组织破坏）的结果。急性凝血病也可发生于不存在这些因素的严重创伤患者。凝血病在严重创伤性脑损伤后尤为严重，原因是脑凝血活酶释放进入血液。早期诊断并采用恰当的输血策略，对于减少并发症发病率和死亡率很重要。

（3）肌酸激酶和肌红蛋白 严重肌肉损伤,包括挤压伤、长期制动、间隔室综合征、广泛栓塞止血（如腹下动脉）血管损伤修复后引起的缺血-再灌注,都可致横纹肌溶解和肌红蛋白尿。横纹肌溶解症表现为血清肌酶（包括肌酸激酶）升高、肌红蛋白尿呈红色至棕色（有尿者）,以及电解质异常。肌酸激酶的峰值水平取决于肌肉分解的量和患者的肌肉量。如果怀疑横纹肌溶解,应该检测肌酸激酶值,采用静脉输液治疗以保持足够尿液排出,同时观察肌酸激酶的水平降低。此外,还应监测血钾水平,由于大量尿液排出而下降,也可以因为肾功能严重损害或持续性肌细胞坏死而上升。目前,对创伤患者伴有严重肾损害和严重酸中毒时,静脉输注碳酸氢钠碱化尿液有利于肾保护。

（4）乳酸盐 所有严重创伤患者都应监测血清乳酸盐水平。其清除是终末器官灌注良好和代谢正常的标志,可作为持续复苏的指导。创伤后24 h内乳酸盐未能恢复正常水平者死亡率增加。

7. 镇静镇痛和心理治疗

剧烈疼痛可诱发或加重休克,在不影响病情观察的情况下选用药物镇静止痛。无昏迷或瘫痪的伤员可皮下或肌内注射哌替啶75～100 mg或盐酸吗啡5～10 mg止痛。由于伤员可有恐惧、焦虑等,甚至个别发生创伤精神障碍综合征,严重影响治疗效果,故也应重视心理评估与治疗。

8. 预防和预防性治疗

（1）抗生素 大多数创伤患者都不需要常规使用抗生素。当穿入性损伤（如枪击伤、刺伤）没有局部感染征象时,也不需要常规使用抗生素。但对需要行剖腹探查的伤者,可预防性使用抗生素,应在切皮前1 h内给予单次剂量。对于空腔脏器损伤者,可以持续使用抗生素;如果损伤的识别和外科处理没有延迟,抗生素的使用不应超过24 h。

（2）血栓预防 肺栓塞（pulmonary embolus, PE）是住院创伤患者可预防性死亡的主要病因。创伤患者发生血栓栓塞的危险因素包括脊髓损伤、下肢和骨盆骨折、需要手术治疗、老年、股静脉导管插入、外科手术修复静脉损伤、长期制动、长期住院。

预防血栓栓塞性并发症的策略很多,包括抗栓塞长筒袜、序贯加压装置、抗血栓治疗和预防性下腔静脉滤器的置入。

（3）应激性溃疡的预防 严重创伤患者（有气管插管、凝血病）和既往有溃疡病史的患者发生应激性溃疡的风险增加。应激性溃疡是发生于胃底和胃体部的黏膜糜烂,有时也可以发生于胃窦部、十二指肠或食管远端。这种溃疡一般比较表浅,可以引起浅表毛细血管床渗血;但较深的溃疡会侵蚀黏膜下层引起大出血,甚至穿孔。

（4）压疮的预防 创伤患者有发生压疮的风险,例如需要长期机械通气的患者,脑、脊柱、盆腔或四肢创伤的患者,以及因创伤需要制动的患者。对这些患者应根据创伤部位、严重程度以及固定方式采取适宜的预防措施。

（5）心理学支持 需要进入重症监护室的患者,尤其容易出现急性应激障碍和创伤后应激障碍（post-traumatic stress disorder, PTSD）。其特点是侵入性思维、既往创伤事件的噩梦和闪回、避免可能提醒想起创伤的事物、警觉过度以及睡眠障碍。如果患者的症状持续＞2周,就应进行心理学专科评估和可能的治疗。必要时需要使用抗焦虑药。对于更为严重的病例,尽早请心理医师协同诊疗。

9. 液体治疗和营养支持治疗

（1）液体治疗 在入院时,应获得患者在复苏和麻醉过程中液体入量和出量的记录,并确定净液体平衡。

对血流动力学稳定、血容量正常的患者,应根据其饮食状况进行液体和电解质的补充与维持治疗。同时还要充分评估伤口引流(如胸、腹腔引流、筋膜切开术等),及时调整液体治疗量和补充成分。

对于持续低血压或少尿的患者,在维持液体的基础上快速晶体液输注,对于有液体负平衡的血流动力学稳定患者也可能需要这种方法治疗。对于肾功能正常者,可根据尿液排出量来指导治疗。进行输血治疗应根据需要补充红细胞、新鲜冷冻血浆(fresh frozen plasma, FFP)或血小板。

严重创伤患者可能为液体正平衡,尤其是接受大量输血的患者(如急性创伤性凝血病)。应该尽量减少晶体液的用量。也可使用血栓弹力图监测来指导输血。

(2)肠内营养和肠外营养 在创伤患者的治疗中,早期使用高蛋白营养支持是必要的。创伤患者易发生代谢亢进,蛋白分解和合成受抑制,呈现负氮平衡。此外,开放腹腔引流也会导致大量的蛋白丢失,估计每丢失1 L腹腔液体就相当于丢失2 g氮。在计算每日肠内或肠外营养需求时,需要计算这部分丢失量。营养支持的目的是维持机体的去脂体重,以预防蛋白质营养不良以及相关继发疾病。

对于不能进食的创伤患者,包括开放性腹腔患者,应尽所有努力为其提供肠内营养。而不能耐受肠内营养者,宜选择肠外营养。完全肠外营养的适应证包括:持续进展性(非机械性)肠梗阻、大范围的肠段切除、吸收不良、肠系膜缺血、肠坏死、肠瘘、肠内营养不耐受和不足者。

(三)急救程序

在创伤急救过程中,为提高救治的效率和水平,制订了一系列诊治程序。其基本原则是先救命,后治伤。分为五个步骤进行:① 把握呼吸、血压、心率、意识和瞳孔等生命体征,观察伤部,迅速评估伤情;② 对生命体征的重要改变迅速做出反应,如心肺复苏、抗休克以及紧急止血等;③ 重点询问受伤史,分析受伤情况,仔细体格检查;④ 实施各种诊断性穿刺或必要的辅助检查;⑤ 进行确定性治疗,如各种手术等。

第二节 应 激

目前认为,应激是机体在受到躯体和心理因素刺激时所出现的全身性非特异性适应反应,称为应激反应(stress response)。这些刺激因素称为应激原(stressor)。

一、分类

根据应激原的种类,将应激分为躯体性应激和心理性应激;根据应激原的作用时间长短,将应激分为急性应激和慢性应激;根据应激原对机体的影响程度,将应激分为生理性应激和病理性应激。

(一)躯体性应激和心理性应激

导致躯体性应激(physical stress)的应激原可以是体外理化和生物学因素,如高温、寒冷、感染、噪声、电击等;也可以是导致机体内环境紊乱的因素,如高血压、心功能衰竭、心律失常、器官功能紊乱以及性压抑等。导致心理性应激（psychological stress）的应激原主要是心理和社会因素，是机体在遭遇不良事件或者主观感觉到压力和威胁时产生的一种伴有生理、行为和情绪改变的心理紧张状态。同时，一些躯体性应激原如严重创伤使患者产生对残疾等后果的焦虑，引发心理改变，导致心理性应激。

（二）急性应激和慢性应激

急性应激（acute stress）指机体受到突然刺激，如突发的天灾人祸、意外受伤等所致的应激。过强的急性应激原可诱发心源性猝死、急性心肌梗死（如在原有冠心病的基础上）以及精神障碍等。慢性应激（chronic stress）则是由应激原长时间作用所致。慢性应激可导致消瘦、影响生长发育、产生抑郁、甚至诱发高血压等疾病。

（三）生理性应激和病理性应激

应激反应是机体对外界刺激的一种非特异性防御反应，属于生理现象。适当的应激能增强机体对外界有害因素的免疫和抗御能力，对机体不会产生有害的影响，称为生理性应激；但应激负荷过强或应激时间过长，对机体则会造成一定程度的损害，转化为病理现象，导致机体生理功能紊乱，称为病理性应激。

二、应激的躯体反应

（一）神经内分泌反应

1. 交感–肾上腺髓质系统

应激时交感–肾上腺髓质系统兴奋，使血浆去甲肾上腺素（norepinephrine, NE）和肾上腺素（epinephrine）浓度迅速升高。在强烈应激时，血浆去甲肾上腺素可升高 $10 \sim 45$ 倍，肾上腺素升高 $4 \sim 6$ 倍。这主要是机体对应激的急性调控反应。引起一系列的代谢和心血管代偿，克服应激原对机体的威胁或对内环境的干扰。其防御意义主要表现在以下四方面。

（1）使心率增快、心肌的收缩力增强和外周阻力增加，从而提高心排血量和血压。

（2）使皮肤、腹腔内脏及肾等的血管收缩，而对脑血管无明显影响、冠状血管和骨骼肌血管扩张。

（3）有利于改善肺泡通气，以向血液提供更多的氧。

（4）促进糖原、脂肪分解，以满足应激时机体组织对能源需要的增加。

强烈的交感–肾上腺髓质系统的兴奋也会引起明显的能量消耗和组织分解，导致血管痉挛和促进血小板凝聚，引发某些部位组织缺血和致死性心律失常等。

2. 下丘脑–垂体–肾上腺皮质系统（HPA）

应激时无论是从躯体直接来的应激传入信号；或是经边缘系统整合的下行应激信号，皆可使下丘脑的促肾上腺皮质激素释放激素（corticotropin-releasing hormone, CRH）分泌增多。CRH 是 HPA 轴激活的关键环节，通过促进垂体分泌促肾上腺皮质激素（adrenocorticotropin, ACTH），使肾上腺皮质分泌糖皮质激素（glucocorticoid, GC）增多。

GC 分泌增多是应激最重要的反应之一。正常成人每日分泌皮质醇 $25 \sim 37$ mg。应激时其分泌量迅速增加。外科手术导致的应激可使每日皮质醇的分泌量超过 100 mg。手术后如无并发症，皮质醇通常于 24 h 内恢复至正常水平。若应激原没有去除，例如大面积烧伤患者的血浆皮质醇增多可维持 $2 \sim 3$ 个月。

GC 分泌增多对机体抵抗有害刺激起着重要的作用,其机制与以下因素有关。

(1)促进蛋白质分解和糖异生,使应激时肝糖原得到补充,从而将血糖维持在高水平。

(2)有些激素只有在 GC 存在时才能发挥其效应,这被称为 GC 的允许作用(permissive action)。GC 对儿茶酚胺的允许作用表现为去肾上腺后,循环系统对儿茶酚胺的反应性减弱甚至不反应。因此,去肾上腺动物应激时容易发生低血压和循环衰竭。儿茶酚胺、胰高血糖素和生长素引起脂肪动员增加、糖原分解增加等代谢效应,但 GC 是作用的基础。

(3)稳定溶酶体膜,防止或减轻溶酶体酶对组织细胞的损害。

(4)抑制中性粒细胞的活化,抑制炎症介质和细胞因子的生成,具有抗炎、抗免疫的自稳作用。

GC 的持续增加也会对机体产生一系列不利影响,表现如下。

(1)明显抑制免疫系统,易伴发感染。

(2)诱发一系列代谢改变,升高血糖、血脂,并参与形成胰岛素抵抗等。

(3)能通过抑制甲状腺轴和性腺轴,使得内分泌紊乱和性功能减退,对儿童可导致其生长发育的迟缓。

3. 中枢神经系统

中枢神经系统(central nervous system, CNS)与应激密切相关的部位包括:大脑皮质、边缘系统、杏仁体、海马、下丘脑、脑桥的蓝斑等结构。这些部位在应激时可出现活跃的神经传导、神经递质和神经内分泌的变化,并出现相应的功能改变。

脑桥的蓝斑及其相关的去甲肾上腺素神经元(NE)是交感–肾上腺髓质系统的中枢位点。上行主要与大脑边缘系统有密切的往返联系,成为应激时情绪/认知/行为变化的结构基础;下行则主要至脊髓侧角,行使调节交感–肾上腺髓质系统的功能。应激时蓝斑区 NE 神经元激活和反应性增高,持续应激还使该脑区的酪氨酸羟化酶活性升高,蓝斑投射区(下丘脑、海马、杏仁体)的 NE 水平升高,机体出现紧张,兴奋和专注程度的升高;过度兴奋时,则会产生焦虑、紧张或愤怒等情绪反应。此外,脑干的去甲肾上腺素能神经元还与室旁核分泌促肾上腺皮质激素释放激素(corticotropin releasing hormone, CRH)的神经元有直接的纤维联系,该通路可能是应激启动 HPA 轴的关键结构之一。

下丘脑的室旁核(paraventricular nucleus, PVN)是 HPA 轴的中枢位点,其上行主要与杏仁复合体(amygdala complex)、海马(hippocampus)和边缘皮质(limbic cortex)有广泛的往返联系,与蓝斑亦有丰富的交互联络,CRH 是应激反应的核心神经内分泌因素之一,能调控应激时的情绪行为反应。目前认为,适量增加的 CRH 有利于适应,使机体兴奋或有愉快感;但是 CRH 过度释放和慢性应激时 CRH 的持续增加,则能造成适应障碍,出现焦虑、抑郁、食欲、性欲减退等。

4. 其他神经内分泌变化

(1)胰高血糖素和胰岛素　应激时交感神经兴奋,可以促进胰岛的 α 细胞分泌胰高血糖素增加,抑制胰岛的 β 细胞分泌胰岛素,导致血糖水平明显增加,满足机体在应激时对能量的需求。应激时外周组织还可表现对胰岛素的反应性降低,出现胰岛素抵抗。胰岛素抵抗的生理意义在于减少胰岛素依赖组织(如骨骼肌)对糖的利用,保证创伤组织和胰岛素非依赖组织(如脑、外周神经等)能获得充分的葡萄糖。

(2)调节水盐平衡的激素　应激时,抗利尿激素(antidiuretic hormone, ADH)分泌增加;肾素–血管紧张素–醛固酮系统激活,血浆中醛固酮增多。ADH 和醛固酮可促进肾小管上皮细胞对水和钠的重吸收,减少尿量,有利于维持血容量。

（3）β-内啡肽　具有很强的镇痛作用,应激时其分泌增多,可减轻创伤患者的疼痛及其诱发的其他不良应激反应。β-内啡肽和促肾上腺皮质激素（ACTH）有相同的前体,血中β-内啡肽水平增高能抑制 ACTH 和 GC 的分泌,此外还能抑制交感-肾上腺髓质系统的活性,以避免这两个系统在应激过程中被过度激活,从而调控应激反应。

（二）免疫系统反应

免疫反应是应激反应的重要组成部分。一方面,某些应激,如感染、急性损伤可直接导致免疫反应;另一方面,免疫系统受神经和内分泌系统的支配,神经内分泌系统可通过神经纤维、神经递质和激素调节免疫系统的功能。在免疫细胞,如巨噬细胞、T 淋巴细胞、B 淋巴细胞中,发现有包括肾上腺素受体和糖皮质激素受体（glucocorticoid receptor, GR）在内的多种神经-内分泌激素受体的表达。因此,应激时神经内分泌的改变可通过相应受体调节免疫系统的功能。反之,免疫系统也可通过多种神经内分泌激素和细胞生长因子,改变神经-内分泌系统的活动。

三、心理性应激反应

心理性应激是指机体在遭遇不良事件或主观感觉到压力和威胁时产生的一种伴有生理、行为和情绪改变的心理紧张状态。如果持续时间较长,可影响机体的代谢和器官功能,影响疾病的发生和发展。

心理性应激与应激强度因人而异。主要影响因素包括性格类型、经历和经验以及应激原是否具有可预期性和可控制等。培养乐观积极的生活态度和开朗的个性是防止心理性应激的重要方法。

（一）心理性应激的情绪和行为改变

适度的心理性应激可导致积极的心理反应,提高个体的警觉水平,有利于集中注意力,提高判断和应对能力。但是过度和长时间刺激所致的严重心理应激或慢性心理应激则可导致不同程度的精神障碍,表现为焦虑、紧张、害怕、孤独、易怒、不合群、仇恨和沮丧,甚至出现抑郁、自闭和自杀倾向。心理性应激还可改变人们相互之间的社会行为方式,使人行为异常,出现敌意的、自私的或攻击性倾向。例如,创伤后应激障碍（posttraumatic stress disorder, PTSD）,又称延迟性心因性反应就是个体在经历了残酷的战争、突发性的自然灾害、严重的创伤、突发事件,以及长期遭受虐待等人为事件后,出现和（或）长期持续存在一系列心理障碍。

（二）心理性应激对认知的影响

海马是学习与记忆的重要脑区,且能通过调控下丘脑,参与 HPA 轴对应激的反应过程。

急性应激引起短暂可逆的短期记忆下降,反复的应激则降低学习能力和记忆内容的可靠性和准确性。其主要原因是应激时 GC 分泌增加,抑制大脑颞叶和海马（正常时二者能促进短期记忆）的功能;反复的应激能使得海马神经元持续暴露于高 GC 环境,引起海马神经的退行性改变和破坏,对应激的调控作用减弱,使机体缺乏对周围环境危险性的判断,应激反应也随之减弱。

四、细胞应激反应

细胞应激是指当原核或真核单细胞（如细菌、酵母及哺乳动物细胞）遭遇各种明显的环境变化，如冷、热、低氧、营养缺乏、射线、活性氧等导致大分子损伤时，能产生一系列适应性的变化，通过改变基因表达，以增强细胞抗损伤能力和在不利环境下的生存能力。

（一）热休克反应

热休克反应（heat shock response, HSR）是最早发现的细胞应激。生物体在热刺激或其他应激原作用下，以基因表达改变和热休克蛋白（heat shock protein, HSP）生成增多为特征的反应。HSP的产生并不限于热应激，许多对机体有害的应激因素，包括低氧、缺血、活性氧、基因毒物质、ATP缺乏、酸中毒、炎症以及感染等，均可快速诱导HSP的生成。又称应激蛋白（stress protein）。

热休克蛋白具有帮助新合成蛋白质的正确折叠和运输；促进变性蛋白的复性，防止它们的凝聚；当蛋白质损伤严重不能复性时，则协助蛋白酶系统对它们进行降解。

热休克因子（heat shock factor, HSF）激活是应激促进HSP生成的原因。热休克因子是一种转录因子。在非应激细胞中，HSF以单体形式存在于胞质中，与HSP70结合，不表现转录活性。多种应激原能导致蛋白质变性，与HSP70结合，使HSF游离并激活，激活的HSF形成有活性的三聚体转入核内，与热休克蛋白基因上游的热休克元件结合，促进一系列热休克蛋白的表达，使热休克蛋白增多。

（二）急性期反应蛋白

感染、各种炎症、烧伤、手术、创伤等应激原都可迅速诱发机体产生以防御为主的非特异性反应，如体温升高、血糖升高、分解代谢增强、负氮平衡及血浆中某些蛋白质浓度迅速升高。这种反应被称为急性期反应（acute phase response APR），这些蛋白质被称为急性期蛋白（acute phase protein, APP）。APR与全身适应综合征（general adaptation syndrome, GAS）都是应激反应的一部分，GAS描述的重点是应激时的神经内分泌反应，而APR则强调应激时血浆蛋白成分的变化。

APP属分泌型蛋白，主要由肝细胞合成，单核巨噬细胞、成纤维细胞可少量产生。正常时血浆中APP浓度较低，在应激原作用下有些APP浓度可升高1 000倍以上，如CRP及血清淀粉样蛋白A等，有些APP可升高数倍，如ax-抗胰蛋白酶、ax1-酸性糖蛋白、x1-抗糜蛋白酶、纤维蛋白原等；有些APP只升高50%左右，如铜蓝蛋白、补体C3等；少数蛋白质在APR时反而减少，如白蛋白、前白蛋白、运铁蛋白等，被称为负APP。

APP的种类繁多，功能各异，但它们是一种启动迅速的机体防御机制，其生物学功能具体如下。

1. 抑制蛋白酶

创伤、感染时体内蛋白分解酶增多，APP中的蛋白酶抑制剂可避免蛋白酶对组织的过度损伤。

2. 清除异物和坏死组织

以APP的C反应蛋白的作用最明显，它可与细菌细胞壁结合，起抗体样调理作用；激活补体经典途径；促进吞噬细胞的功能；抑制血小板的磷脂酶，减少炎症介质的释放。

3. 抗感染、抗损伤

C反应蛋白、补体成分的增多可加强机体的抗感染能力；凝血蛋白类的增加可增强机体的凝血能力。

4. 结合、运输功能

铜蓝蛋白、血红素结合蛋白等可与相应的物质结合，避免过多的游离血红素等对机体的危害，并调节其代谢过程和生理功能。

（三）内质网应激

应激时除了细胞作为一个整体做出反应外，内质网、线粒体及胞核等细胞器亦发生反应。内质网是细胞中加工蛋白质及贮存Ca^{2+}的主要细胞器，对应激原的刺激十分敏感。各种应激原作用于细胞后，通过诱发内质网腔中错误折叠和未折叠蛋白质的堆积以及Ca^{2+}平衡紊乱而激活未折叠蛋白反应及细胞凋亡信号通路等内质网反应，称为内质网应激（endoplasmic reticulum stress）。内质网应激对于增强细胞对损伤的抵抗力和适应能力具有重要意义，对细胞存亡具有重要影响。

内质网应激的主要表现形式为：① 未折叠蛋白反应导致内质网应激蛋白表达增多。② 应激原过强时，内质网应激倾向于诱导细胞凋亡发生。

总之，内质网应激既是细胞防御适应反应的重要组成部分，也是细胞损伤及死亡的重要机制。一定程度的内质网应激可诱导内质网中分子伴侣及其他内质网应激蛋白的表达，减轻各种应激原所致错误折叠或未折叠蛋白质堆积而造成的细胞损伤。当应激原过于强烈时，内质网应激将诱导细胞凋亡。

（四）基因毒应激

生物机体暴露于各种有害的理化和内外环境因素之下，其基因组DNA易受到损伤，称为基因毒应激（genotoxic stress），属于亚细胞水平的应激反应。基因组DNA的损伤可引起基因组结构的改变，影响遗传信息的精确传递。但机体在长期的进化过程中亦形成了一整套抗DNA损伤机制。基因毒应激时，细胞通过感受识别、信号转导、转录调控、翻译后修饰、细胞周期调节等反应机制对损伤的DNA进行修复，以维持基因组的稳定性和遗传信息的准确传递。

五、应激时机体功能代谢的变化及与疾病的关系

（一）物质代谢的变化

应激时促进分解代谢的激素释放增多，如儿茶酚胺、GC、胰高血糖素等；而胰岛素分泌相对不足和组织细胞对胰岛素抵抗，从而增强糖、蛋白质和脂肪的分解代谢，出现应激性高血糖、血中游离脂肪酸和酮体的增多以及负氮平衡。

（二）心血管功能的变化

创伤应激使交感神经激活，儿茶酚胺释放增加，肾上腺皮质分泌大量糖皮质激素，使心率增快、心肌收缩力增强、心排血量增加、血压升高，诱发心律失常，严重时诱发致死性的心室颤动，甚至心源性猝死。

（三）消化系统的变化

应激时可发生胃肠运动的改变，出现腹痛、腹泻或便秘。严重时可发生应激性溃疡、消化道出血等。

（四）免疫系统的变化

无论是躯体应激或者心理应激，都会导致免疫功能的改变，虽然一定条件下某些应激原（如损伤、感染等）可使免疫功能增强，但已证明多种应激，特别是慢性应激和长时间的心理应激可抑制免疫功能。

应激也可以诱发自身免疫性疾病，具体机制尚不清楚。某些自身免疫病（如类风湿关节炎，系统性红斑狼疮）患者有精神创伤史或明显的心理应激因素，而且严重的心理应激可诱发这些疾病的急性发作。此外，愤怒、惊吓以及紧张可致哮喘发作。

（五）内分泌和生殖系统的变化

应激可引起神经-内分泌功能变化，诱发糖尿病和甲亢。应激时增多的激素（如GC）和细胞因子（如TNF-α），可通过干扰胰岛素受体介导的信号转导途径及细胞内的代谢，促进胰岛素抵抗，造成糖代谢紊乱。多种应激激素增高还可直接导致应激性高血糖。长期的精神创伤如忧虑、悲哀、惊恐、紧张等可能诱发甲亢。

此外，应激已成为生殖内分泌疾病常见而重要的原因。下丘脑-垂体-肾上腺（HPA）轴可在各个环节抑制性腺轴。

（六）血液系统的变化

急性创伤性应激时，血液系统表现出非特异性抗感染能力（白细胞数目增多、核左移）和凝血能力增强（血小板数增多、黏附力增强，纤维蛋白原浓度升高，凝血因子Ⅴ、Ⅷ、血浆纤溶酶原、抗凝血酶Ⅲ等的浓度升高），全血和血浆黏度升高，红细胞沉降率增快等。这些变化有助于增加抗感染、抗出血的能力，但也增加血栓形成、DIC发生的风险。

（七）泌尿系统

由于创伤应激，交感-肾上腺髓质的兴奋、肾素-血管紧张素-醛固酮系统的激活、ADH的分泌增多，从而引起尿量减少，尿比重升高，水钠排泄减少。

第三节　围术期应激

手术疾病的主要诊断和治疗在不同阶段有所不同，以手术治疗为核心，可以将围术期分为术前、术中以及术后三个时段。术前主要是做好疾病诊断，评估和调整患者脏器功能，根据病情制订适宜的麻醉和手术方案，从而提高耐受手术的安全性。术中主要是在精确优化的麻醉实施下，实施安全有效的手术治疗，评估和调整脏器功能以及维持内环境稳定，直接获取临床诊断，明确病理诊断。术后重点是关注手术近期并发症，采取加强术后康复，改善手术后预后的综合措施。因此，麻醉、手术和手术患者是围术期的三大主体。麻醉对患者各脏器功能的影响,手术创伤以及创伤疾病和伴发疾病都会对患者造成交互影响,使患者在围术期发生严重的应激反应,导致一系列机体解剖和脏器功能改变。引起围术期应激反应有诸多原因,包括患者紧张、焦虑、恐惧,手术创伤、出血、炎症、疼痛以及缺氧,麻醉药物以及机体对麻醉药物和麻醉手术操作的反应等。围术期医学可以通过诊断、评估、预防、调节和控制围术期应激状况,减轻创伤应激、降低并发症发生率和死亡率,提高医疗质量,促进创伤应激患者的顺利康复。

随着围术期医学、微创外科学的进展,对创伤的认识不仅仅局限在自然灾害和意外创伤,还加深了微创手术与应激伤害的认识和技术改进。微创外科经典的代表技术就是腔镜手术和现代的腔镜器械,不同手术和部位,微创的技术和程度不同,所产生的并发症较开放手术也不同。同时其应激诱因除了前面所述外,主要增加了腔镜相关的气体、压力、冲洗液等带来的机体病理生理变化。如皮下气肿、气腹相关的高二氧化碳血症、经尿道前列腺电切综合征(TURS)、宫腔镜综合等并发症。微创手术或技术,还应该加强建立围术期全程的微创意识,包括要努力减轻创伤应激、心理应激的意识和措施。

应激反应在围术期的患者包含心理、麻醉和创伤三方面应激。

一、心理应激

手术前许多患者都存在不同程度的紧张、焦虑、恐惧等心理状态,通过神经内分泌系统的作用,引起患者全身器官系统的功能变化。充分的术前准备是减轻心理应激的主要方法。术前评估病情与焦虑,有效沟通交流,必要时使用镇静药。对一些伴有高血压、冠心病、糖尿病的手术患者,还应控制这些非手术治疗的内科疾病,以防在围术期诱发其加重。对于术前已经存在严重的应激因素如感染、炎症、失血、休克低温等,强调于术前必须重视和处理。

二、麻醉应激

(一) 麻醉方法

1. 麻醉方法与应激反应

创伤或手术部位的传入刺激,是引起围术期应激反应的主要原因。切除神经、神经阻滞或脊髓损伤后这种应激反应明显减弱。

椎管内阻滞麻醉可以阻断交感神经和部分副交感神经的传入冲动,使外周血管扩张,体循环血管阻力下降,心脏前后负荷降低。上胸段($T_{1\sim5}$)的阻滞还可改善心肌缺血区的局部血流,提高心内膜/心外膜的血流比例,改善心肌氧的供需平衡,降低心律失常的发生率。由于硬膜外阻滞的患者在清醒状态下抑制应激反应的作用有限。因此,有人主张采用硬膜外麻醉联合全身麻醉,减轻其应激反应。

2. 麻醉方法与糖代谢

创伤、手术应激状态下胰岛素敏感性降低,即胰岛素抵抗增强。不同麻醉方法对术后胰岛素敏感性的变化有一定影响。有人报道硬膜外麻醉加氟烷麻醉后,出现胰岛素敏感性降低。有报道体外循环期间及术后早期胰高血糖素的浓度无变化。另有报道体外循环开始至转流结束后6 h,血浆胰高血糖素显著升高。创伤、疼痛和炎症是围术期发生胰岛素抵抗的重要原因。

3. 麻醉方法与儿茶酚胺（catecholamines, CAS）释放

不同的麻醉方法和药物对手术应激时 CAS 的影响是不同的。椎管内阻滞麻醉能够明显抑制盆腔手术和下肢手术应激时血中 CAS 升高的反应。但硬膜外麻醉则不能抑制上腹部手术应激反应时 CAS 的升高。硬膜外麻醉阻滞平面在 T_3 以上时，NE 水平降低较明显。而全身麻醉相比硬膜外麻醉手术患者的应激反应更强烈。

蛛网膜下隙阻滞或硬膜外阻滞对血浆 CTH、皮质醇均无明显影响。手术开始后 60 min 二者均升高。盆腔、前列腺和下肢手术时，椎管内阻滞麻醉能阻断手术区的伤害刺激向中枢传入，抑制 ACTH 和皮质醇的释放。但上腹部手术时，硬膜外阻滞麻醉不能完全阻断迷走神经、交感神经以膈部与躯体神经的传入途径。因此，可引起强烈的应激反应。也有研究证实，无论全身麻醉或者全身麻醉复合胸段硬膜外阻滞麻醉，都不能阻断上腹部手术时 ACTH 和皮质醇的分泌。

（二）麻醉操作

麻醉操作引起的应激反应研究多集中在麻醉诱导和气管内插管方面。

咽部的感觉神经和运动神经主要来自舌咽神经咽支、迷走神经咽支、副神经及交感神经组成的咽丛，其位于咽后壁外膜层内。支配喉部的神经有喉上神经和喉返神经，都是迷走神经的分支。喉上神经分内、外两支，外支主要为运动神经，内支主要为感觉神经；感觉神经分布于会厌谷、会厌、声门后部的声门裂上下方、口咽、小部分喉咽以及杓状软骨前面等处的黏膜。喉返神经主要是运动神经，也有感觉支分布于声门下、气管、食管及部分喉咽的黏膜支配气管支气管的神经来自交感神经和副交感神经。交感神经来自星状神经节，分布于气管、支气管的平滑肌，支配气管、支气管的扩张；而迷走神经支配支气管的收缩。因此，从咽喉、声门至气管、支气管主要是由交感与副交感神经支配，这些部位在没有麻醉阻滞的情况下进行操作如置入喉镜、暴露声门、强行插入气管内导管等均能引起强烈的应激反应，甚至危及患者安全。

气管或支气管插管时，强调良好的局部黏膜表面麻醉可以减轻应激反应。术前给予阿托品可防止部分迷走神经反射。目前所知麻醉诱导药物中（硫喷妥钠、丙泊酚、咪达唑仑、依托咪酯等）并无预防和减轻应激反应的作用。肌肉松弛药有利于气管内插管的顺利进行，防止患者呛咳的刺激，但是常用的肌肉松弛药均无明显抑制应激反应的作用。加拉碘铵和泮库溴铵有一定的对抗副交感神经减慢心率的作用。

平稳的麻醉诱导、适当的麻醉深度进行气管内插管，可减轻患者的应激反应。反之，困难插管情况下伴有缺氧、二氧化碳蓄积、呛咳、屏气等，患者应激反应强烈，甚至威胁生命，尤其是术前已有心血管系统或内分泌系统严重疾病的患者。

（三）麻醉药物

近年来，麻醉药物对神经内分泌免疫系统的影响越来越受重视。

1. 局部麻醉药

局麻药阻滞神经传导的作用，主要是抑制钠离子内流，阻滞局部神经传入通路，可减少 ACTH、皮质醇、生长激素和 CAs 的释放。全身应用局麻药如普鲁卡因对应激反应几无抑制作用。

2. 吸入麻醉药

吸入麻醉药包括氧化亚氮、异氟烷、恩氟烷、七氟烷和地氟烷等。氧化亚氮本身对神经内分泌系

统无影响。氟烷和60%氧化亚氮合用,诱导后15 min血浆皮质醇较诱导前升高1.33倍,术中升高2.24倍。而恩氟烷则使皮质醇较麻醉前轻度降低,ACTH不升高。单纯吸入七氟烷对ACTH和皮质醇的浓度均无影响。吸入氟烷、恩氟烷、异氟烷时血中皮质醇水平均降低,如与氧化亚氮合用则血中皮质醇升高。目前常用的挥发性吸入麻醉药对肾上腺皮质均有抑制作用。

恩氟烷、异氟烷或七氟烷都不能有效地抑制手术应激反应时CAs的分泌增加。患者血浆肾上腺素和NE浓度升高与手术性质密切相关。

氟烷、恩氟烷、异氟烷等多数麻醉药都可以使血中的T4升高,但是甲状腺并不增加T4分泌,说明T4增加是从周围组织内,尤其是从肝脏转移而来。

3. 静脉麻醉药

包括镇静药(如咪达唑仑、依托咪酯、硫喷妥钠、丙泊酚等)、镇痛药(如芬太尼、舒芬太尼、瑞芬太尼等)以及麻醉辅助药(肌肉松弛药:维库溴铵、罗库溴铵、哌库溴铵等)。

硫喷妥钠静脉注射后45 min,血浆皮质醇浓度即有降低,但不能抑制手术刺激引起的皮质醇浓度升高。氯胺酮与γ-羟丁酸钠可使血浆ACTH和皮质醇的浓度升高。危重患者长时间应用依托咪酯镇静后其死亡率增加,被认为与该药抑制11β-羟化酶和17α-羟化酶的活性,导致皮质类固醇减少有关系。神经安定镇痛麻醉中使用氟哌利多和芬太尼后45 min,血浆皮质醇有暂时降低的倾向,术后则明显升高。神经安定镇痛麻醉不能有效抑制胃切除术患者术中血浆CAs的增高,不能用作上腹部手术的辅助用药。动物实验证明硫喷妥钠可以通过中枢神经系统改变TSH的分泌,但人体研究则证明对TSH无影响。

阿片类药物对细胞免疫和体液免疫均有一定的抑制作用,包括淋巴细胞增殖和分化、自然杀伤细胞(NK)活性、细胞因子生成和释放、抗体的产生等;中枢性阿片受体还可参与其他免疫反应,包括体液免疫反应和迟发型变态反应等,机制复杂,涉及细胞种类更多。其中,δ-阿片类受体介导小剂量内源性阿片肽对体液免疫反应和迟发型变态反应的调节作用,而μ、κ型阿片类受体则介导大剂量内源性阿片肽的免疫调节作用。大剂量芬太尼对下丘脑有抑制作用,也抑制CAs的释放。研究证实大剂量芬太尼可抑制垂体激素的分泌。舒芬太尼对μ受体的亲和力更强,甚至在体外循环期间仍然抑制垂体激素的反应。临床上采用较大剂量舒芬太尼麻醉的心内直视手术的患儿,其术中胰高糖素、β-内啡肽、肾上腺素和NE等激素的反应均受到抑制,术后数小时虽然血糖、皮质醇、乳酸、游离脂肪酸增加,但是胰高糖素生长激素和甲状腺素减少,术后3天逐渐恢复。常用的各种肌肉松弛药不影响肾上腺皮质激素的分泌。

4. 非麻醉类药

(1)α_2肾上腺素能受体激动剂 常用的有可乐定、替扎尼定和右美托咪定,具有抑制交感神经、镇静、镇痛、催眠和抗焦虑等药理作用。可乐定虽能有效镇痛镇静,由于其非选择性α受体激动作用,其心血管不良反应较大,临床应用受限。替扎尼定是可乐定的衍生物,也具有和可乐定相似的镇静、抗焦虑和止痛作用,但对血压和心率的影响较少。用于治疗与痉挛有关的疼痛如肌筋膜综合征、头痛、腰背部疼痛等。右美托咪定是新型高选择性的α_2受体激动剂,作为麻醉辅助药在临床使用安全有效,可作为术前镇静药、全麻辅助药、区域麻醉辅助药和术后镇静、镇痛,尤其适用于非气管插管患者以及高风险患者的镇静、镇痛。右美托咪定可有效减少麻醉剂和镇静剂的需求量,缩短麻醉恢复时间,同时有一定的心脏和脑保护作用。

(2)β受体阻滞剂 常用有美托洛尔(metoprolol)、拉贝洛尔(labetalol)和艾司洛尔(esmolol),可用于减轻全麻气管内插管时的心血管应激反应。在冠脉搭桥手术中气管内插管、切皮和锯开胸骨时使用艾司洛尔,结果发现血流动力学稳定,心血管应激反应减弱,同时可预防心肌缺血的发生。

（3）钙通道阻滞剂　钙通道阻滞剂可有效地控制高血压,减轻NE的升压反应,同时还可预防CAs诱发的冠脉痉挛和心肌炎。围术期常应用其来控制高血压、心律失常及改善心肌缺血,但不宜与β受体阻滞剂合用。

（4）其他　硝普钠和硝酸甘油虽然能够有效地控制围术期血压升高,但这类药可促使CAs的释放,往往加重心血管系统以外的应激反应。

应激反应可改变PG的代谢,而PG代谢产物又可加重应激反应的程度。已证实非甾体抗炎药（如吲哚美辛）能缓解腹主动脉瘤切除术中肠系膜牵拉引起的血流动力学紊乱,减轻术后疼痛所致应激反应。TXA_2/PGI_2失衡是引起冠脉痉挛、心绞痛的机制之一。推测非甾体抗炎药可能有利于围术期心血管功能的稳定,特别对缺血性心脏病患者。

苯妥英钠是一种抗惊厥、抗癫痫的药物,近年发现它通过中枢可抑制交感神经、稳定神经细胞膜,扩张血管。应用苯妥英钠可减轻围术期心血管系统的应激反应。

（四）术后镇痛

1. 术后镇痛对应激激素的影响

由于手术创伤所致的神经源性疼痛,如剖胸手术后肋间神经损伤及中枢神经系统高敏感性等,均可使阿片类镇痛药物的药效下降,过多依赖阿片类药物可能对呼吸循环产生不良后果。因此,广泛应用局部镇痛,如椎旁阻滞、肋间神经阻滞和硬膜外阻滞等。

研究表明应用布比卡因行椎旁阻滞或硬膜外阻滞镇痛均能使剖胸术后患者疼痛有效缓解,其中椎旁镇痛较硬膜外镇痛能更有效地控制术后血清皮质醇和葡萄糖的水平。有研究表明椎旁镇痛在上腹部及胸部手术中能有效地控制应激反应;硬膜外镇痛可部分减弱下腹部、下肢术后的应激反应,但对上腹部、胸部的术后应激反应则效果不佳。

局部麻醉药虽能用于减轻局部疼痛,但不能减轻应激反应。

2. 术后镇痛对代谢的影响

术后镇痛对血糖、蛋白质以及脂肪代谢的影响尚无一致的结果。

许多研究表明,应用硬膜外或静脉镇痛的患者,术后血糖升高程度低于对照组,胰岛素变化范围也小于对照组。但也有研究发现硬膜外镇痛患者血糖及血中激素水平变化不大。

有研究在上腹部手术患者中发现,围术期应用静脉营养时复合镇痛能有效地缓解疼痛,并能明显降低蛋白质的消耗,改善术后患者营养状况。另一项研究表明,上腹部手术患者中应用术后镇痛,其血中游离氨基酸含量明显低于对照组。提示术后镇痛的应用可减慢外周组织的氨基酸分解,从而可减少蛋白质的消耗,改善患者术后的营养状况。硬膜外镇痛可影响患者术后血中甘油及脂肪酸的水平。

3. 术后镇痛对免疫功能的影响

术后镇痛在减轻应激反应的同时,可产生一定的免疫抑制作用。目前常用的阿片类药物对免疫功能均有一定的抑制作用。手术创伤所致的应激反应均可抑制患者的免疫功能,且免疫抑制时间越长,感染等并发症越多。可能是应激所致免疫抑制性激素活性增强,而免疫增强性激素（如IL-2）及淋巴细胞明显降低,主要表现为细胞免疫的抑制。术后镇痛可缓解疼痛所致的应激反应,从而对免疫抑制也有一定的缓解作用。硬膜外镇痛可对内源性免疫球蛋白及补体如 IgG、IgA、IgM、C_2、C_1 等有抑制作用,使 CD4/CD8 比值下降。

三、创伤应激

很多创伤需要手术治疗,这类创伤患者在手术前已经发生创伤应激反应。而手术本身对机体也是一种损伤,同样可以引发应激反应。

微创的手术技术是减轻手术创伤应激的重要方法。它是指应用当代先进的电子电热光学等设备和技术,以电子镜像代替肉眼直视,以细长器械代替手术刀,力求以最小的切口、最佳路径和最轻微的组织损伤,完成对体内病灶的观察诊断及治疗。具有出血少、术后疼痛轻、恢复快、瘢痕细微或无瘢痕的特点。即利用腹腔镜、胸腔镜等现代医疗器械及相关设备,并由熟练掌握微创技术的医师进行的手术。

各种手术步骤的微创化也有利于减轻手术创伤应激。例如,电凝止血、切口缝合器的使用大大减少了缝合止血、人工吻合的创伤性。

然而,技术的进步不能取代微创意识的增强。作为围术期医师,每个人都要牢固树立微创意识、微创思维,培养控制创伤的行为。

微创技术分为3类:① 小切口手术:小切口手术则只需要做 2.5 cm 的切口,通过扩张器、夹钳、电凝与电刀等专用器械进行手术,患者受到的伤害要比常规手术小很多,其手术原则,就是尽可能地保留组织、器官和功能。② 内镜技术:内镜种类很多,包括胃镜、肠镜、胆道镜、十二指肠镜等,都是利用人体现有的腔道进行检查、治疗的方法。③ 腔镜技术:腔镜手术就是要在患者一定部位打上几个小孔,探入腔镜进行手术,包括腹腔镜、胸腔镜、输尿管镜、肾镜、关节镜、宫腔镜等。近年来机器人手术的开展,更是将手术创伤降到了最小。

四、快速术后康复与围术期应激

快速术后康复(enhanced recovery after surgery, ERAS)是指采用具有循证医学证据的围术期一系列优化措施,以减少手术患者的生理及心理的创伤应激,达到术后快速康复。

(一) ERAS 的主要内容

1. 术前措施

(1) 术前咨询与教育　告知患者围术期相关事宜、心理支持;焦虑评估;告知患者预设的出院标准;告知患者随访时间安排。

(2) 术前器官功能优化　心血管系统、呼吸系统及重要脏器功能评估,治疗优化:戒烟、戒酒,积极治疗并发症,力争达到最佳状态。评估并积极改善营养状况,纠正贫血。

(3) 术前禁食　麻醉前 2 h 禁饮清饮料(清水、糖水、无渣果汁、碳酸类饮料、清茶及黑咖啡);6 h 禁食牛奶及淀粉类固体食物;8 h 禁食油炸、脂肪及肉类食物。

（4）服用碳水化合物　术前2～3 h饮用400 ml（或5 ml/kg）碳水化合物饮品，20～30 min饮完。

（5）术前用药　术前不常规使用长效镇静剂及抗胆碱能药物；可使用短效抗焦虑与镇痛药物。

（6）预防血栓　术前停用阿司匹林、氯吡格雷、华法林等抗凝剂5～7天，同时监测凝血功能（凝血、血栓弹力图）；对血栓形成高危患者，给予低分子肝素治疗，术前12 h停用，术后24 h恢复使用；物理预防。

2. 术中措施

（1）优化麻醉管理根据情况选用全身麻醉＋神经阻滞；全麻时使用起效快、短效的麻醉剂；麻醉深度监测；肺保护性通气策略；气压泵治疗预防深静脉血栓；预防应激性溃疡。

（2）目标导向液体治疗。

（3）不常规留置各种导管。

（4）全程保温。

（5）多模式预防术后恶心呕吐：地塞米松10 mg＋托烷司琼2 mg静脉注射。

（6）手术操作：提倡微创手术，尽量减少手术创伤应激。

3. 术后措施

（1）多模式镇痛。

（2）早期活动。

（3）早期进食。

（4）早期拔除引流管。

（5）营养支持。

（6）预防肠麻痹。

（二）ERAS与围术期应激

ERAS通过术前、术中、术后的各项措施，可以最大限度地减轻围术期的心理应激、麻醉应激和手术创伤应激，减少应激的不良反应，有利于患者的快速康复。

1. 减轻患者的心理应激

ERAS的术前措施中重要的一条是术前咨询和教育，充分的术前咨询和有效的术前教育，患者能充分理解手术的风险、获益、围术期的主要治疗内容，可以减轻患者的心理负担。

ERAS主张减少术前机械灌肠、缩短禁饮禁食的时间，减少了患者的不舒适感、饥饿感等不良感觉，也有利于患者的情绪稳定。

2. 减轻患者的麻醉应激

ERAS的多项措施保证精细化、个体化麻醉方案的制订，优选各种麻醉药物、麻醉方式以及镇痛方式，强化术中液体、体温管理，保证诱导插管的平稳，从而减少麻醉药物、麻醉操作、术后疼痛等引起的应激反应，同时还要减轻手术引起的各种应激反应。

3. 减轻患者的手术创伤应激

ERAS要求采用微创技术，早期术后进食、早期拔出各种引流管，减少手术创伤以及术后并发症，从而减轻患者的手术创伤应激。

（王　彬　闵　苏）

参 考 文 献

[1] 邓小明,姚尚龙,于布为,等.现代麻醉学：4版.北京：人民卫生出版社,2014.

[2] 陈孝平,汪建平.外科学：8版.北京：人民卫生出版社,2013.

[3] 王建枝,殷莲花.病理生理学：8版.北京：人民卫生出版社,2013.

[4] American College of Surgeons Committee on Trauma. Advanced Trauma Life Support (ATLS) Student Course Manual, 9th ed, Chicago: American College of Surgeons, 2012.

[5] Walls R M, Murphy M M. Manual of Emergency Airway Management, 3rd, Philadelphia: Lippincott Williams & Wilkins, 2008.

[6] Tasaki O, Shiozaki T, Hamasaki T, et al. Prognostic indicators and outcome prediction model for severe traumatic brain injury. J Trauma, 2009, 66(2): 304-308.

[7] Koskinen LOD, Olivecrona M, Rodling-Wahlström M, et al. Initial GCS is an unreliable predictor of outcome in patients with severe head injury treated (sTBI) by an ICP targeted therapy. A prospective study: P 070. Eur J Anaesthesiol 2008, 25(suppl 43): 24-25.

[8] Foreman B P, Caesar R R, Parks J, et al. Usefulness of the abbreviated injury score and the injury severity score in comparison to the Glasgow Coma Scale in predicting outcome after traumatic brain injury. J Trauma 2007, 62(4): 946-950.

[9] Pfeifer R, Pape H C. Missed injuries in trauma patients: A literature review. Patient Saf Surg, 2008, 2(1): 1-6.

[10] Yeh D D, Imam A M, Truong S H, et al. Incidental findings in trauma patients: dedicated communication with the primary care physician ensures adequate follow-up. World J Surg, 2013, 37(9): 2081-2805.

[11] Giannakopoulos G F, Saltzherr T P, Beenen L F, et al. Missed injuries during the initial assessment in a cohort of 1124 level-1 trauma patients. Injury, 2012, 43(9): 1517-1521.

[12] Kalemoglu M, Demirbas S, Akin M L, et al. Missed injuries in military patients with major trauma: original study. Mil Med, 2006, 171(7): 598-602.

[13] Ouellet J F, Roberts D J, Tiruta C, et al. Admission base deficit and lactate levels in Canadian patients with blunt trauma: are they useful markers of mortality? J Trauma Acute Care Surg, 2012, 72(6): 1532-1535.

[14] Régnier M A, Raux M, Le Manach Y, et al. Prognostic significance of blood lactate and lactate clearance in trauma patients. Anesthesiology, 2012, 117(6): 1276-1288.

[15] Goldberg S R, Anand R J, Como J J, et al. Prophylactic antibiotic use in penetrating abdominal trauma: an Eastern Association for the Surgery of Trauma practice management guideline. J Trauma Acute Care Surg, 2012, 73(5 Suppl 4): S321-S325.

[16] O'Donnell M, Weitz J I. Thromboprophylaxis in surgical patients. Can J Surg, 2003, 46(2): 129-135.

[17] Berg G M, Spence M, Patton S, et al. Pressure ulcers in the trauma population: are reimbursement penalties appropriate? J Trauma Acute Care Surg, 2012, 72(3): 793-795.

[18] Biffl W L, Moore E E, Haenel J B. Nutrition support of the trauma patient. Nutrition, 2002, 18(11-12): 960-965.

[19] Kudsk K A, Tolley E A, DeWitt R C, et al. Preoperative albumin and surgical site identify surgical risk for major postoperative complications. JPEN J Parenter Enteral Nutr, 2003, 27(1): 1-9.

第14章
手术和麻醉对免疫功能的影响

手术创伤不可避免地会引起组织损伤,进而导致复杂的免疫反应。受损细胞释放的某些细胞内特殊组分,即预警素(alarmins),可通过受体介导的信号传导通路激活免疫细胞,从而促发免疫级联效应,其目的在于修复组织损伤以及内环境的平衡。然而,机体对预警素的反应存在个体差异性,部分患者术后可出现免疫反应失控/失调,这是围术期器官损伤和长时间免疫抑制的主因。围术期大量免疫/炎症反应通路的激活,与临床上许多重要术后并发症的发生密切有关,如感染、急性肾损伤、肿瘤复发等。除了组织损伤外,许多别的因素也会影响术后机体的免疫功能(图14-1)。这些因素包括麻醉药物、区域麻醉、镇痛药物、止吐药、血液制品以及原有的疾病进展等。本文将重点介绍手术、麻醉对免疫功能的影响。

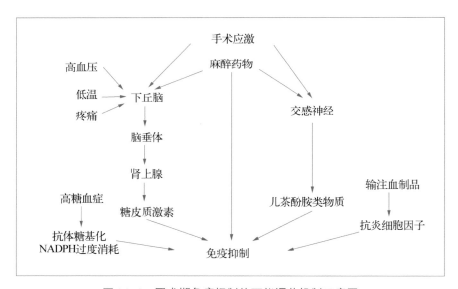

图14-1　围术期免疫抑制的可能调节机制示意图

麻醉药本身可直接抑制免疫功能,在围术期还可通过神经-免疫-内分泌间的相互作用间接抑制免疫功能

第一节　固有免疫和获得性免疫

免疫系统是人和高等动物识别自我和外来危险信号进而发挥防御和抵抗功能的系统,由多种免疫器官、免疫细胞及血管体系外的各级淋巴管道组成。免疫系统识别感染源或异物、与之反应并清除

至体外,称为免疫反应,包括固有免疫和获得性免疫两类。固有免疫也叫天然免疫或自身免疫,是人体的第一道防线,它在个体出生时即具备,作用广泛,不针对特定抗原,故也称为非特异性免疫。天然杀伤细胞(natural killer cell,NK细胞)和吞噬细胞(如单核细胞、巨噬细胞及粒细胞)等介导机体的固有免疫。

获得性免疫则针对特定抗原,为个体所特有、不可遗传,且有记忆功能,被视为固有免疫的有效补充。淋巴细胞是获得性免疫的核心部分。B淋巴细胞释放的抗体可特异性识别和结合细胞外病原体及其产物(体液免疫),而T细胞则可识别抗原提呈细胞(APC)表面的主要组织相容性复合体Ⅱ类分子(major histocompatibility complex,MHC)所吸收、加工和呈递的外源性抗原(细胞免疫),从而启动免疫应答。其中细胞免疫在免疫细胞的激活、调节和应答中发挥着重要作用。

除了在抵御外来病原菌、清除肿瘤细胞中有重要作用,免疫反应在外伤或手术创伤后的组织重建中也扮演了重要的角色。如上述炎症反应失控/失调,将显著增加患者感染发生率,加速残余肿瘤细胞的生长和转移,并导致术后并发症的发生,如伤口愈合不良、脓毒血症以及随之而来的多器官功能衰竭甚至死亡。

第二节　手术创伤对免疫的影响

严重的组织损伤所激活的免疫反应正受到人们的广泛关注。虽然创伤模型可为围术期药物研究提供很多有用的信息,但其发展前景暗淡,原因在于有太多的混杂因素,比如缺血再灌注损伤、异体血制品的频繁输注,以及外伤性脑损伤后出现的神经炎症反应所介导的免疫改变。受损细胞释放的预警素介导了随后的炎症反应。

预警素常被称为损伤相关分子模式(damage-associated molecular pattern,DAMP),当细胞遭受应激或发生坏死时所释放的一组结构多样的复合物。DAMPs是与病原体相关分子模式相似的内源性物质,当机体发生感染时被释放,进而触发免疫应答。事实上,像高迁移率族蛋白B$_1$、线粒体DNA这样的DAMPs,与病原体相关分子模式类似物在分子结构上高度同源,因而常可激活相同的模式识别受体(PRRs)。某种程度上,这可能就是临床上难以或无法区分严重的无菌性炎症与脓毒血症的原因。目前,已发现大量的PRRs,如细胞膜上的Toll样受体和NOD样受体等。PRRs的激活可触发一系列酶联反应,导致下游转录因子,如NF-κB的磷酸化,从而影响细胞因子的转录。预警素释放后,哪些亚群的免疫细胞被活化主要取决于其表面是否含有能与预警素结合的特异性PRRs。预警素不仅能激活固有免疫,还可通过活化单核细胞、树突状细胞等APC细胞,充当固有免疫和获得性免疫之间的桥梁(图14-2)。

迄今,有关组织损伤后炎症反应的研究主要采用归结论法,该法有助于寻求临床观察指标和少量候选炎症因子之间的相关性。但其获得成功的可能性难以预测,很大程度上取决于终点观察指标和检测手段的选择。比如,测定mRNA转录的定量PCR检测比测定蛋白质含量的ELISA检测更敏感,获得阳性结果的可能更大。IL-6、IL-10水平与组织损伤程度成比例,并与随后院感风险呈正相关。作为体内最重要的抗炎因子,高浓度IL-10与随后的感染的发生密切相关,这点很好理解;但作为经典的促炎因子,IL-6可上调细胞因子信号传导抑制蛋白-1(SOCS-1)的表达,并抑

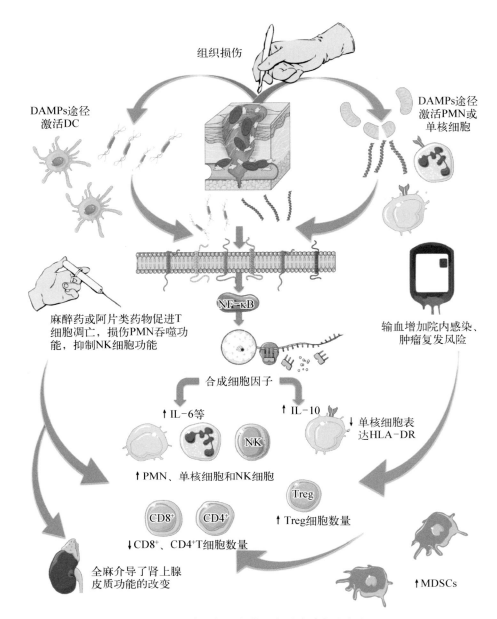

图 14-2　术后组织损伤引起的免疫抑制机制

制 Th1 的分化，从而降低机体的杀菌能力，这就有些令人费解了。同样地，组织损伤后单核细胞表面 HLA-DR 的表达持续下降，且与院内感染增加有关；而大量 MHC Ⅱ 类分子，如 APC 细胞表面的 HLA-DR 的持续存在对维持正常的免疫功能非常重要。还有研究发现，抗炎/促炎细胞因子比值高的基因分型与术后感染增加相关。同样，预警素释放所触发的炎症级联反应是如何引起免疫抑制的，这也颇令人费解。

最近，在一项具有里程碑意义的研究中，研究人员采用转录组学技术分析了严重钝器伤或烧伤患者外周血白细胞的 20 720 个基因，结果发现，上述损伤导致机体释放大量预警素，影响了 80% 的细胞通路和功能。在固有免疫通路中，B 细胞受体信号传导和 IL-10 信号传导相关的基因表达上调，而 APC 细胞和 T 细胞的活化程度明显下调。此外，与院内感染、器官损害相关的因素是转录物组总体变化的大小，而非某一通路的差异性活化。尽管伤后 12 h 基因转录就已发生显著改变，但在此之前，某些患者已接受急救治疗或复苏,因而应审慎分析上述检测结果,尽量剔除围术期救治带来的混杂因素。该研究还指出,创伤应激后促炎、抗炎反应同时存在,修正了过去促炎、抗炎相继达峰的"炎症双峰学说"。

在另一项研究中,人们采用质谱流式细胞仪分析了髋关节置换手术对免疫功能的影响,期望能发现术后患者的康复情况与免疫功能变化之间的关联。质谱流式细胞仪可全面检测患者外周血免疫功能的变化,有助于了解术后某一阶段免疫网络中被活化的细胞亚型。结果发现,术后 24 h $CD4^+$ 和 $CD8^+$ T 细胞明显减少,NK 细胞、中性粒细胞和 $CD14^+$ 单核细胞数量明显增加,尤其是与髓系来源的抑制细胞(MDSCs)相似的 $CD33^+$ $CD11b^+$ $CD14^+$ HLA-DR^{low} 单核细胞,其数量更是扩增 6 倍。MDSCs 是一群类型多样的免疫抑制细胞,其细胞表面标志物复杂,抑制 T 细胞功能的机制多样,如合成活性氧、精氨酸酶-1、释放 IL-10、TGF-β 等,仍有待深入研究。除髋关节置换术后扩增的单核细胞来源的 MDSCs 外,另一确切亚型, $CD62L^{dim}$ 中性粒细胞来源的 MDSCs 在钝器伤或组织损伤后会短暂出现,并通过 Mac-1(CD11b)依赖的方式抑制 T 细胞。术后 MDSCs 扩增可能是预警素释放与免疫抑制之间的桥梁。研究人员分析了手术对不同类型免疫细胞胞内信号转导蛋白磷酸化的影响,结果发现二者之间存在明显关联,尤其是 $CD14^+$ HLA-DR^{low} 单核细胞亚群。该免疫相关性,如 STAT3(信号转导因子和转录激活因子)通路信号转导,至少可解释 60% 的术后康复的差异。在另一项队列研究中也有类似发现,即术前单核细胞 STAT 信号通路的差异与术后并发症的发生率显著相关。

这些数据表明,分析手段的进步迅速加深了我们对术后免疫功能改变的理解,为临床上寻求新的治疗靶点和预后标记物提供了机会。

第三节　麻醉和镇痛对免疫功能的影响

尽管严重的组织损伤是引起围术期免疫抑制的首要原因,但麻醉药物也会对免疫反应产生复杂的影响。临床上,往往很难区分到底是麻醉还是手术抑或组织损伤引起的免疫改变,因而在机制研究中大多数的阳性发现都是源于细胞学或动物实验。一般而言,麻醉药可直接或间接抑制免疫系统。吸入麻醉药或静脉全麻药可导致淋巴细胞凋亡,抑制中性粒细胞的吞噬功能。继发性免疫抑制的机制主要与神经免疫环路的调节、胆碱能抗炎通路的活化以及肾上腺皮质功能的改变有关。阿片类药物常用于临床麻醉,可抑制固有免疫和获得性免疫。NK 细胞是固有免疫与肿瘤监督机制的重要一环,可被全身麻醉药和阿片类药物所抑制。显然,麻醉方式是除手术之外影响免疫功能的重要因素。麻醉药引起的免疫抑制可从多个方面影响预后,但在围术期,促瘤或促感染因子的合成、炎性环境的产生是主因。围术期,当 T 细胞耗竭或淋巴细胞无反应时,肿瘤和感染往往相继发生。显然,肿瘤和感染本身也会引起 T 细胞耗竭或淋巴细胞无反应性,这对拟接受手术治疗的慢性感染或恶性肿瘤患者还会产生额外效应。

尽管区域阻滞无法完全抑制内分泌反应,但与全麻相比,可有效减少应激反应,降低外周血皮质醇的峰浓度。与单纯全麻相比,神经阻滞下完成膝关节置换手术的患者其术后感染概率更低,发生肺炎的 odd 值是 0.51。尽管该研究不是随机对照研究,但在对数据重新进行倾向匹配分析后仍证实了上述结果。与单独全麻相比，全麻复合硬膜外麻醉可减少吸入性或静脉全麻药的用量，在减少术后免疫抑制时间、避免 T 细胞绝对数下降以及改善 Th1、Th2 和调节 T 细胞（T_{reg} 细胞）亚型比例方面展现了一定的优势，但其临床意义尚不清楚，相关的荟萃分析仍无法确切证实全麻复合硬膜外有助于预防肿瘤的复发。Memtsoudis SG 等回顾性分析了将近 400 000 例髋或膝关节置换患者的资料后发现，区域阻滞在降低术后感染风险方面展现了优势，但全麻复合区域阻滞并未很好地显示该保护效应。当然，上述研究均非 RCT 研究，存在固有的选择偏倚，因而无法得出明确结论，只能视作提出假设的依据。最新发布的专家共识亦指出，尽管基础研究证实麻醉技术与肿瘤复发存在相关性，但目前的证据仍不足以支持"需要改变现行的临床实践"，因而呼吁开展这方面的 RCT 研究。

一、静脉全麻药对免疫的影响

100 多年前，体外实验已证实麻醉药具有免疫调节作用。近年来，基础研究的发展和实验技术的改进，如细胞分离和培养等，极大促进了人们在这方面的理解。现有研究证实，临床剂量的麻醉药抑制炎症反应的效应各不相同。

（一）氯胺酮

氯胺酮是 NMDA 受体抑制剂，可影响炎症细胞的招募、细胞因子合成以及炎症介质调节，多方面影响炎症进程。近年来，研究发现氯胺酮的免疫抑制效应部分是源于它对转录因子活化蛋白-1（TFAP-1）和 NF-κB 的抑制，进而抑制促炎介质的释放。氯胺酮调节免疫的观点最初来自氯胺酮可改善危重病患者或感染性休克动物预后的观察。动物研究发现，亚临床剂量的氯胺酮可显著降低脓毒症小鼠体内 TNF-α 和 IL-6 水平，可剂量依赖性降低脓毒性小鼠的死亡率。在化学性腹膜炎小鼠模型中，静脉应用氯胺酮可预防白蛋白渗出。别的研究还发现，麻醉剂量氯胺酮可通过降低 COX-2、iNOS 的合成，抑制 NF-κB 结合活性等途径减轻 LPS 所致的肝损害。上述结果表明，氯胺酮具有在体抗炎活性，且该效应在临床上也得到了证实。低剂量氯胺酮（0.25 ～ 0.5 mg/kg）可显著抑制体外循环下 CABG 手术患者术中、术后外周血 IL-6 和 C 反应蛋白的增加，并降低超氧化物的合成，但对低风险的不停跳的 CABG 手术患者无抗炎效应，其机制尚存争议。

（二）咪达唑仑

咪达唑仑是一种应用广泛的苯二氮䓬类药物，可作用于 GABA 受体、增加神经元对氯离子的通透性，从而导致细胞超极化。它可抑制部分免疫功能。在体外实验中，咪达唑仑可与巨噬细胞表面的受体相结合，调节代谢性氧化反应；氯硝西泮可与巨噬细胞表面受体相结合，以不依赖 T 细胞的方式抑制巨噬细胞合成 IL-1、IL-6 以及 TNF-α。这些研究证实，外周或混合性的苯二氮䓬类受体激动剂（咪达唑仑和地西泮）可影响宿主防御或炎症反应中免疫细胞的吞噬功能，具有免疫抑制效应，而中枢型受体激动剂（氯硝西泮）则不具备该效应。咪达唑仑还可降低人中性粒细胞活性，抑制 TNF-α 诱导的肥大细胞活化，并减少人外周血中单核细胞 IL-6 mRNA 的转录。在 LPS 处理过的巨噬细胞中，加入咪达唑仑可显著减轻活性氧簇（ROS）引起的呼吸爆发，抑制 IκB-α 的降解进而减少 NF-κB、p38 的激活，而这些变化都是 LPS 引起巨噬细胞炎症亚群表达 COX-2 和 iNOS 的重要机制。然而，脓毒症患者注射咪达唑仑并未影响细胞因子的产生。

（三）丙泊酚

丙泊酚是另一种GABA受体激动剂，可损害固有免疫中单核细胞和中性粒细胞的功能，如呼吸爆发、趋化、吞噬及极化作用。有研究发现，丙泊酚抑制中性粒细胞及补体活化的作用与其脂质转运通路有关，另有研究认为它可通过抑制p44/42丝裂原活化蛋白激酶（MAPK）通路而下调中性粒细胞趋化功能。临床剂量丙泊酚可抑制人中性粒细胞分泌趋化因子，但该效应仅存在于伴有免疫抑制的重症患者。将内毒素与健康志愿者的全血共同孵育后，可促使淋巴细胞增殖、细胞因子释放增加，而丙泊酚并不削弱上述进程。然而，丙泊酚可减轻内毒素性肺损伤动物体内的炎症反应，但具体机制不清。总之，丙泊酚仅作用于固有免疫，这可能与其脂溶性有关。

（四）阿片类药物

早在19世纪早期，人们就已注意到，使用阿片类药物可能影响宿主的免疫功能，此后有关方面的研究越来越多。近年来，静脉滥用阿片类药物引起的局部或全身性感染案例大幅增加，但这与注射无关，而与药物本身的免疫调节作用有关。阿片类药物对免疫功能的影响还与其种类有关，不同的药物在药理特性、宿主反应以及暴露时间方面差异显著。吗啡、芬太尼、瑞芬太尼、美沙酮和可待因有很强的免疫调节作用，而曲马多、氢可酮、羟考酮和丁丙诺啡在这方面的作用很弱，甚至没有免疫调节作用。阿片类药物的这种特性主要与中枢神经−内分泌、神经−旁分泌和外周机制有关，同时与免疫细胞μ受体介导的外周活性有关。

研究发现，血脑屏障（BBB）通透性高的阿片类药物免疫调节作用更强，佐证了中枢介导机制的重要性。阿片类药物可抑制交感神经中枢发放冲动，但它本身可激活交感神经，削弱免疫细胞功能，抑制初级、次级淋巴组织的增生。阿片类药物对HPA轴及其相关激素的分泌（ACTH和CORT）作用复杂，与药物种类、作用时间关系密切。目前，相关的临床研究很少，但有证据表明，急性期采用阿片类药物镇痛时，ACTH、糖皮质激素分泌减少或不变。此外，阿片类药物可缩短ACTH和CORT分泌的生物节律，导致其外周血水平持续增加，从而引起免疫抑制。

大量研究表明，吗啡可剂量依赖性抑制单核细胞、中性粒细胞的功能，降低NK细胞的细胞毒性作用，抑制淋巴细胞增殖，减少巨噬细胞释放炎性介质。吗啡可直接增强细胞凋亡相关酶的活性而促进凋亡，增加细胞内NO、CAMP浓度，通过NO通路抑制NF-κB活性，最终抑制白细胞功能。但最近的研究显示，该免疫调节作用较为短暂。

（五）右美托咪定

右美托咪定是大脑特定区域的α_2肾上腺素能受体激动剂，可降低脓毒症动物、危重症患者以及术后患者体内促炎因子水平。围术期使用右美托咪定的患者，其外周血白细胞数量、炎症介质（CRP、IL−6、IL−8和TNF−α）明显降低，这表明该药有一定的抗炎活性，其作用机制可能有：应激时，通过α_2−肾上腺素能受体作用于巨噬细胞/单核细胞，调节细胞因子的生成；抑制凋亡；作用于中枢交感神经，包括激活类胆碱能抗炎通路；良好的镇痛作用减轻了疼痛应激。然而，迄今上述机制仍不完全清楚。

二、吸入全麻药对免疫的影响

（一）固有免疫系统

手术、脓毒症、缺血再灌注损伤，甚至是住院本身所带来的心理应激都可激发固有免疫。研究发现，吸入性全身麻醉药可作用于中性粒细胞、DCs、NK细胞以及组织间巨噬细胞，对固有免疫产生多种影响（图14-3）。

1.中性粒细胞

病症部位的极为重要的细胞，可通过吞噬、呼吸爆发作用迅速释放大量氧自由基，消灭外来物质，同时也将引起自身组织的损伤。因此，吸入性全身麻醉药对PBM的影响可能具有双面性，既有积极的一面也有消极的一面。

吸入性全身麻醉药可削弱中性粒细胞功能。七氟烷可减少活化中性粒细胞（PMNs）数量，七氟烷、地氟烷、氟烷或恩氟烷孵育可抑制PMNs趋化、释放活性氧簇（ROS）的功能。鉴于临床上已基本弃用氟烷和恩氟烷，本文将不再赘述。临床浓度异氟烷和七氟烷可通过抑制PMNs的活化降低PMNs与内皮细胞间的黏附。活化的PMNs会滚动、边集和黏附在炎性部位的血管内皮细胞上，因而游离的PMNs不能真实反映活化的数量。相反，吸入性全身麻醉药抑制PMNs黏附的作用可能有助于减轻缺血后PMNs的损伤作用。异氟烷和七氟烷可抑制缺血预处理后PMNs在豚鼠离体冠状血管内皮细胞上的黏附，这可能与它们在心脏缺血再灌注损伤中具有保护作用有关。

体外研究也证实，LPS处理前后，将小鼠暴露于1.4%异氟烷30 min，可显著抑制支气管肺泡灌洗液中PMN数量的增加。尽管PMNs会聚集在血管周围，但是却不会直接迁移到作用位点。PMNs诱导的CXC类趋化因子配体1（CXCL1）和CXCL2/3属于炎症反应中PMN招募早期的信号分子。研究

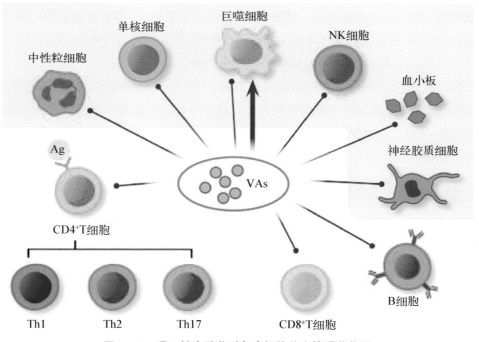

图14-3　吸入性麻醉药对免疫细胞的直接调节作用

发现,吸入性全麻药预处理后其表达下降。给小鼠注射亚致死剂量A型流感后,吸入氟烷的小鼠其躯体反应和感染症状更轻。研究证实,吸入性全身麻醉药处理后可延缓肺内PMNs浸润。与之相似的是,七氟烷可减少肝移植大鼠肾组织中PMNs的浸润及随后的肾损伤,也会降低血浆TNF-α和IL-6水平。在LPS所致的腹膜炎小鼠模型中,异氟烷可减少PMNs的浸润并下调促炎细胞因子水平。在人体试验中,2个MAC的七氟烷虽可引起白细胞的滚动、边集,但可减少外周血PMNs数量。当联合应用芬太尼时,七氟烷、丙泊酚引起炎症反应相似,如IL-8与IL-17分泌减少、炎症细胞定植降低。上述证据表明,吸入性全身麻醉药可抑制PMNs功能,但由于临床免疫的复杂性和多样性,有关方面的研究结果迥异,因而需要更多高质量的临床研究来加以证实。

2. 巨噬细胞

外周血单个核细胞(PBMCs)包括白细胞和单核细胞,其中当单核细胞迁移入组织后成为巨噬细胞。与PMNs相似,巨噬细胞是固有免疫中具有吞噬作用的清洁工。同时,作为组织中的定居者,巨噬细胞通常是感染时的先锋,给其他效应细胞发送招募信号。

体外研究发现,吸入性全麻药可抑制PBMCs和巨噬细胞的功能。1.5～2.5 MAC的七氟烷或异氟烷可抑制NK-敏感型肿瘤细胞活化的PBMCs释放IL-1β和TNF-α,但七氟烷不会削弱人PBMCs的增殖。

大量在体研究发现,吸入性全身麻醉药对炎症反应的作用具有两面性,其利弊取决于是否伴有感染。在机械性肺损伤猪模型中,七氟烷和地氟烷可减少支气管肺泡灌洗液中包括巨噬细胞在内的所有细胞的数量。LPS处理后,给予1 MAC的异氟烷可抑制巨噬细胞释放TNF-α和IL-1β。在接受心脏手术的患者中,七氟烷可抑制IL-6、IL-8和IL-10的释放,并减少白细胞在肺内的聚集。与之相反的是,机械通气小鼠吸入1.5 MAC的异氟烷或七氟烷2 h后,其肺泡巨噬细胞内IL-1β、巨噬细胞炎症蛋白-2(MIP-2)、INF-γ和TNF-α水平明显增加。吸入1 MAC的异氟烷4 h后,内毒素血症大鼠体内TNF-α、IL-1β水平下降,但其肺泡巨噬细胞中亚硝酸盐生成增加。当然,在体研究的复杂性大大增加了吸入性全身麻醉药对巨噬细胞功能影响的不确定性。

3. NK细胞

与PMNs和单核细胞不同,NK细胞起源于淋巴细胞系,是固有免疫中的一员。它们是具有大颗粒的淋巴细胞,在抵御病毒和肿瘤中发挥重要作用。由于手术和麻醉在肿瘤治疗中必不可少,因此需要进行大量的研究来探讨吸入性全身麻醉药对NK细胞的作用。

在体研究发现,异氟烷和七氟烷可抑制细胞因子引起的NK细胞活化及其细胞毒性作用。异氟烷可抑制NK细胞对感染的清除,七氟烷可降低细胞因子尤其是TNF-α的释放。临床研究显示,术后数天内NK细胞活性有所下降。此外,异氟烷还可抑制干扰素对NK细胞的活化,降低NK细胞的数量,并抑制其免疫反应性。最近,一项荟萃分析比较了189名患者麻醉药接触史与其NK细胞功能间的关系,结果显示,二者间关系不明显,无法证实麻醉药物与NK细胞功能改变有关。

(二)组织细胞中其他免疫定居者

吸入性全身麻醉药还可影响组织中别的免疫定居者,如肺泡巨噬细胞、血小板、神经胶质细胞等,进而影响免疫进程。肺泡巨噬细胞可直接与吸入性全身麻醉药相接触,从而受到影响。异氟烷可降低原代培养的大鼠Ⅱ型肺泡上皮细胞分泌IL-6、MIP-2和单核细胞趋化蛋白-1,但不影响其总蛋白的分泌量；4～24 h后，IL-6、MIP-2的分泌恢复到基础值，但单核细胞趋化蛋白-1的分泌在24 h时后仍受抑制。

血小板在免疫反应中也发挥重要作用，它与细胞间的黏附关系密切。全血在1～2 MAC的七氟烷环境下孵育1 h后，血小板与淋巴细胞、PMNs和单核细胞间的黏附能力增强，P-选择素表达增加；但采用地氟烷孵育时，其黏附能力反而下降，这在之前的研究中也有类似发现。还有研究发现，虽然七氟烷会促进未活化血小板合成P-选择素，但无论是地氟烷还是七氟烷都不会显著影响二磷酸腺苷对血小板功能的激活。

神经胶质细胞是定居在神经组织中的免疫细胞。最近的研究发现，它与神经炎症反应、术后谵妄以及术后认知功能障碍关系密切。活化后，神经胶质细胞数、大小和形状都会发生改变，并释放TNF-α、IL-1β、IL-6、INF-γ等促炎细胞因子。新生小鼠反复吸入临床剂量的七氟烷后，其神经胶质细胞被活化，IL-6和TNF-α表达增加的同时可出现认知功能损伤，但成年或老年小鼠均不会出现上述改变，这提示七氟烷引起的神经损伤具有年龄易感性。异氟烷可激活人H4神经胶质瘤细胞的半胱天冬酶-3，损伤其线粒体功能，促进胞内ROS激增，最终导致细胞凋亡或存活率下降。

还有研究发现，吸入性全身麻醉药预处理可降低神经炎症反应。腹腔内注射LPS后，吸入异氟烷可抑制LPS引起的小鼠脑内IL-1β的升高。成年小鼠吸入异氟烷不会导致神经元凋亡，但可引起星形胶质细胞瘤。异氟烷预处理还可抑制TLR4的上调，该受体可调节神经胶质细胞的活化和促炎因子的合成。

总之，由于不同组织对吸入性全身麻醉药的反应错综复杂，有关吸入性全身麻醉药对固有免疫的影响的研究仍很流行。

（三）获得性免疫

获得性免疫可分为：B淋巴细胞产物（如抗体和抗菌肽）调节的体液免疫以及以T淋巴细胞为主的细胞免疫。由于淋巴细胞种类繁杂，且它们对抗原的识别和反应机制不一，因此有关吸入性全身麻醉药对获得性免疫影响的研究具有相当大的挑战性。总之，吸入性全身麻醉药会抑制淋巴细胞的增殖或促进淋巴细胞凋亡。

1. T淋巴细胞

尽管吸入性全身麻醉药通常会降低T细胞的数量和增殖力，但不同的麻醉药对Th细胞的作用各不相同。T细胞数量减少、增殖能力降低与INF-γ分泌减少、皮质醇水平增加、APC细胞抗原提呈功能受损、手术创伤等因素关系密切，难以区分其具体机制。异氟烷或丙泊酚对患者T细胞功能的影响完全不同。吸入异氟烷的患者，Th1/Th2比例不变。地氟烷并不影响乳腺肿瘤患者Th1/Th2平衡及其分泌IL-2/IL-4的比例。但也有研究发现，吸入异氟烷后，患者Th1/Th2比值下降；接受七氟烷麻醉的患者术后Th1/Th2比值降低。然而，在小鼠肿瘤模型中发现，七氟烷全麻复合脊神经阻滞可维持Th1/Th2平衡，并抑制肿瘤转移。与单纯全麻相比，采用硬膜外复合全麻的肝癌手术患者，其术后Th增殖能力更强，Th1/Th2平衡向Th1偏移，且Th17比例下降。目前，有关吸入性全身麻醉药对T细胞的免疫调节作用尚不明确，但越来越多的证据表明，麻醉方式的合理选择有利于维持Th亚系的平衡，有助于保护抗肿瘤免疫。

　　2. B淋巴细胞和补体系统

　　与T细胞相似，B细胞可通过其细胞表面的受体和免疫球蛋白来识别不同的抗原。目前，有关吸入性全身麻醉药对B细胞影响的研究仍很少。早期的研究显示，手术创伤或者围术期应激，而非特定麻醉药物的使用，是抑制术后体液免疫的主要因素。然而，最近的研究发现，异氟烷、七氟烷和地氟烷可通过内质网释放的钙离子抑制B细胞功能。动物实验也证实，七氟烷可显著降低小鼠脾中B细胞数量。

　　补体免疫在固有免疫和获得性免疫中扮演着重要的角色。它是B细胞及其合成抗体产生的体液免疫的延伸。迄今，仍没有有关吸入性全身麻醉药对补体系统作用的研究。目前的观点认为，麻醉、手术可引起补体水平的下降，而后者关系到补体通路的活化。吸入卤族吸入性全身麻醉药后，患者可产生特异性IgG1自身抗体，该抗体可被经典的补体活化系统清除；然而，吸入性全身麻醉药引起的肝炎患者可产生特异性IgG4抗体，该抗体由于分子量小，或可直接抑制补体活化而逃避清除。

（四）免疫的间接影响因素

　　吸入性全身麻醉药也可通过影响应激激素水平和其他免疫相关因子间接影响免疫功能。应激存在于整个围术期，且可调节免疫功能。最主要的应激激素包括内源性糖皮质激素（如人体皮质醇和动物皮质酮）和儿茶酚胺类物质（如肾上腺素和去甲肾上腺素），这些激素的释放均可激活免疫系统。与全凭静脉麻醉相比，吸入麻醉引起的炎症反应和细胞免疫改变较显著，因而采用吸入麻醉的患者应激反应更强。围术期血糖的控制是另一个重要话题，吸入性全身麻醉药可通过调节血糖直接作用于免疫系统。与丙泊酚、芬太尼复合麻醉相比，七氟烷、芬太尼复合麻醉时患者的血糖水平更高。研究还发现异氟烷会抑制正常的胰岛素合成，导致高糖血症，其原因可能与葡萄糖摄取受损、生成增加有关。

（五）吸入性全身麻醉药调节免疫功能的机制

　　尽管目前尚未证实吸入性全身麻醉药作用于免疫系统的特异靶点，但已证实其分子和细胞方面的改变，如因细胞凋亡和免疫活化抑制造成的免疫细胞数量降低（图14-4）。实际上，免疫反应的不均一性使得免疫调节远比图14-4显示的复杂得多。不同通路间的交叉联系错综复杂，如ROS和诱导型氧化氮合成酶（iNOS）间关系复杂，因而理解不同通路间的相互作用有助于理清吸入性全身麻醉药对免疫调节的机制。

　　相比其他免疫细胞，淋巴细胞更易于凋亡。凋亡始于线粒体活化通路（内源性途径）或者凋亡受体活化通路（外源性途径）。研究发现，七氟烷和异氟烷可剂量依赖性抑制线粒体膜蛋白（$\Delta\Psi m$），进而促使细胞色素C从线粒体内膜转移至细胞质，继而通过活化半胱天冬酶-3引发淋巴细胞凋亡。泛-半胱天冬酶的不可逆抑制剂Z-VAD-fmk，可阻断七氟烷引起的凋亡。另一个重要的线粒体调节因子，凋亡诱导因子（AIF）也会触发凋亡。早期研究发现，AIF是一种线粒体黄素蛋白，从细胞质进入细胞核后可引起细胞凋亡。在已有淋巴细胞数量降低的心脏手术患者中，七氟烷会增加AIF。ROS是线粒体凋亡通路的另一重要信号分子。研究发现，七氟烷会增加细胞内ROS的合成并促进凋亡。有趣的是，该研究也指出丙泊酚可减少七氟烷导致的线粒体相关的凋亡。与线粒体触发通路相比，凋亡受体信号通路并未参与七氟烷引起的淋巴细胞凋亡。因此，有理由相信线粒体是吸入性全身麻醉药触发凋亡的中心环节。

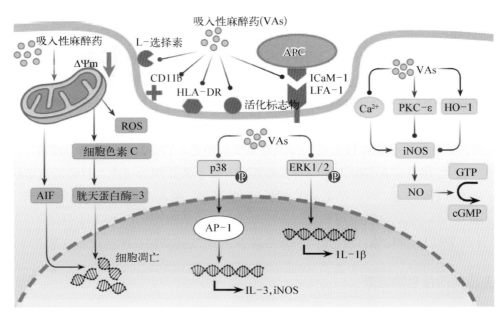

图14-4　吸入性麻醉药（VAs）的免疫调节机制

宽实线提示细胞膜，虚线提示细胞核膜。粉色区域为细胞质，浅蓝区域为细胞核。箭头代表激活，黑点代表抑制。ΔΨm：线粒体膜蛋白；AIF：凋亡诱导因子；AP-1：活化蛋白-1；APC：抗原递呈细胞；cGMP：环磷酸鸟苷；ERK：细胞外信号调节激酶；GTP环磷酸腺苷；HO-1：环氧化酶-1

　　黏附分子与免疫细胞在炎症部位的募集和增殖关系密切。人白细胞抗原异二聚体是T细胞受体的细胞表面抗原。吸入性全身麻醉药可修饰并降低该分子的表达。免疫细胞的迁移和穿透主要依赖于淋巴细胞功能相关抗原-1（LFA-1）。异氟烷和七氟烷与LFA-1结合并可促使其变构，进而阻断它与抗原提呈细胞内的配体ICAM-1结合，从而抑制免疫细胞在血管内皮上的黏附。最近发现，异氟烷而非七氟烷对LFA-1相似蛋白：巨噬细胞表面分子抗原-1（MAC-1，整联蛋白中的一种）具有相同的抑制作用。吸入性全身麻醉药可与这些蛋白质功能相关的关键结合域（即LFA-1、MAC-1的Ⅰ结合域）结合后，变构其重要结合位点，进而改变它们与ICAM-1的结合，最终抑制白细胞的招募和迁移。CD11b是白细胞表面的另一个重要整联蛋白。临床剂量异氟烷和七氟烷可抑制手术创伤引起的中性粒细胞表面CD11b的上调，从而削弱其定植能力。L-选择素是选择素家族中一种重要的细胞黏附分子，大多数白细胞都可表达。七氟烷可引起L-选择素表达下调约25%，这表明，白细胞活化阈值显著提高。

　　吸入性全身麻醉药通常可抑制iNOS的表达和NO的合成，但在某些情况下会上调。该抑制作用是由于氧化亚氮-环磷酸鸟苷系统的改变，该系统是生理功能广泛的重要信号转导通路。有证据显示吸入性全身麻醉药和iNOS上游的一些调节分子相互作用，包括钙离子、蛋白激酶C和血红素氧合酶-1（HO-1）。临床剂量的异氟烷和地氟烷可抑制细胞质内游离钙的动员从而抑制iNOS。2%异氟烷预处理可促进HO-1蛋白的表达，而阻断HO-1活性可逆转该效应；2%异氟烷预处理还可抑制脂多糖促发的巨噬细胞INF-γ表达上调引起的iNOS和亚硝酸盐的过度表达，该效应可能受蛋白激酶C-ε同工酶调节。

　　有丝分裂原激活蛋白激酶（MAPK）包括细胞外信号调节激酶（ERK）、c-Jun-N末端蛋白激酶和p38MAPK，与促炎因子的释放密切相关。七氟烷可抑制T细胞翻译因子活化蛋白-1（AP-1）的激活,使得IL-3表达下调,其机制可能与p38的抑制有关。p38活化后可调节某些炎症相关基因,如TNF-α、IL-β和IL-6。异氟烷而非氟烷可剂量依赖性激活p38 MAPK。有趣的是,异氟烷和氟烷二者都可显著促进促炎因子激活p38,但并不影响氧化应激引起的p38活化,这意味着麻醉药的作用位点可能位于p38 MAPK磷酸化的上游。同样地,ERK磷酸化可激活翻译因子环磷酸腺苷反应元件结合蛋白,它反过来可修饰许多环磷酸腺苷反应元件结合蛋白靶基因。在神经胶质细胞,尤其是神经小胶质细胞中,异氟烷会抑制脂多糖引起的ERK1/2磷酸化和IL-1β mRNA和蛋白质的高表达,但是不会影响细胞NF-κB或者活化蛋白-1的激活。目前,有关麻醉药影响各通路的机制仍需深入的研究,从而有助于理解吸入性全身麻醉药的免疫调节机制。

三、区域阻滞对炎症反应的影响

局麻药可直接影响PMNs、巨噬细胞和单核细胞的功能。在体外实验中,罗哌卡因或利多卡因(100～300 mmol/L)可抑制TNF-α诱发的离体PMNs细胞CD11b/CD18基因的高表达。因此,区域阻滞可降低PMNs的附着、迁移和在炎症部位的增殖。

由于局麻药可损害PMN功能、削弱宿主抑制细菌增殖的能力,人们日益担心局麻药是否会增加感染的风险。局麻药在体内、外的抗菌作用时有报道,但仅限于毫摩尔浓度。例如,利多卡因(37 mmol/L)可抑制大肠杆菌和肺炎链球菌的生长,但对金黄色葡萄球菌和铜绿假单胞菌没有作用。而另一些研究则发现,利多卡因可降低上述菌群的生长。在金黄色葡萄球菌感染的豚鼠伤口中,利多卡因(74 mmol/L)可将细菌生长速度下调近30%。理论上,局麻药仅在高浓度下具有抗菌、抗病毒作用,而临床浓度的局麻药可能会增加感染概率。当然,除非严重的细菌感染,局麻药通常不会引起感染的扩散,毕竟它具有抑制过度炎症反应且对免疫没有明显抑制的作用。

四、麻醉药抗炎特性的临床意义

关于麻醉药物对免疫影响的研究主要来源于体外实验,因为临床研究更加复杂,涉及很多方面,如手术类型、长短以及并发症情况等。目前仍难以区分手术应激、麻醉药和镇痛剂等因素对患者免疫功能的影响,但麻醉医师仍不能忽视围术期麻醉药的免疫抑制作用。

手术创伤触发的内分泌、代谢、血流动力学和免疫系统的改变至少持续至术后数日。一般情况下,麻醉药对免疫系统的影响相对于手术或创伤来说是很轻微的,故对接受短小手术的健康者而言,麻醉药对免疫功能的影响很小,其炎症反应可控且持续时间很短。对于免疫功能正常患者而言,大约20%的免疫抑制可能不会有很大的影响,但对免疫损伤有基因易感性或免疫功能已经受损的患者,如高龄、肿瘤压迫、糖尿病或营养不良等,麻醉药的免疫抑制作用可能会显著增加患者术后感染、并发症甚至死亡的风险。此外,越来越多伴有免疫功能不全的高龄患者需要接受麻醉和手术治疗,因而必须深刻理解麻醉药对免疫的调节作用,并谨慎选择麻醉药。尤其对于肿瘤患者,术后免疫抑制会加速残余恶性肿瘤的生长和转移。另一方面,在某些特定情况下,如缺血-再灌注损伤、全身炎症反应综合征、ARDS等,麻醉药引起的免疫抑制所导致的抗炎反应有一定的益处。因此,麻醉药对免疫系统的影响具有双重性。手术、麻醉药对免疫的调节作用可影响患者的预后。因此,认识麻醉药的免疫学特性对日常麻醉管理很有帮助。总之，与体外研究相比，麻醉药物对免疫系统影响的体内研究明显更少，且彼此间结果迥异，缺乏临床意义。因此，就炎症调理而言，尚无任何一种麻醉方式可被推荐用来替代另一种。

除对细胞介导的非特异性免疫的影响外，局部麻醉还可部分抑制手术应激引起的神经内分泌反应。椎管内麻醉可大幅降低手术应激引起的血浆肾上腺素、去甲肾上腺素和皮质醇水平的增加，尤其是对于接受下腹部和肢体远端手术的患者。椎管内麻醉可完全阻断手术区域伤害性刺激向中枢的传导，减少应激相关反应，甚至降低围术期并发症的发生率和死亡率。此外，硬膜外神经阻滞还可显著降低术后肺炎的风险。

第四节　围术期其他因素对免疫功能的影响

一、类固醇激素的应用

术后恶心和呕吐是术后最常见的不良反应，而术中应用地塞米松是常见的预防性措施。有证据显示仅仅是术中使用的剂量，即可起到强化镇痛、减少手术部位肿胀等作用。理论上说，地塞米松是一种强效糖皮质激素，即使单剂量使用也会在用后数天出现肾上腺皮质功能抑制的表现。然而，最近一份包含45项研究、5 796例患者的荟萃分析显示，术中应用地塞米松的患者术后院感发生率与安慰剂组无任何区别。当然，我们应谨慎看待上述结果，毕竟地塞米松的应用减少了阿片类药物用量，而阿片类药物可能影响术后感染的风险。有趣的事，在一项包含7 500例心脏手术患者的RCT研究中，术中应用不同剂量的甲泼尼龙并不增加患者术后感染的风险。

二、异体血输注对免疫的影响

早在预防肾移植排斥反应时代，人们就已发现输注异体浓缩红细胞（PRBCs）可影响患者的免疫功能。该免疫调节作用可增加术后感染的风险。许多研究曾报道，围术期异体血输注与术后感染之间关系密切，尤其是在心脏手术、结直肠手术。当然，这并非是因为血制品中含有致病微生物，而是输血引起的免疫抑制造就了病原体生长的环境。研究人员发现，具有某些特定基因表达模式的严重多发伤和腹部大手术在接受异体血输注后，容易出现输血相关性免疫抑制，其院内感染风险增加；而且，患者基因表达模式与组织损伤程度无关。在心脏手术和整形手术中，自体血输注患者发生严重免疫抑制的概率显著低于异体血输注患者，该结果被另一项研究所证实。该研究分析了12 000例择期髋或膝关节成形术患者，结果发现，接受自体血输注的患者其气道感染和伤口感染的风险更低。同时，输注库存PRBCs可能会加重输血相关性免疫抑制，但对术后感染影响仍不清楚。最近，研究人员在两项多中心RCT研究中，评估了PRBCs储存时间对脓毒血症或心脏手术患者预后的影响，结果发现二者之间没有明确的相关性。然而，另一项荟萃分析发现，输注长时间库存PRBCs的创伤或心脏手术患者更容易发生院内感染。

（许平波　缪长虹）

参 考 文 献

［1］ Kurosawa S, Kato M. Anesthetics, immune cells, and immune responses. J Anesth, 2008, 22(3): 263－277.

［2］ Colucci D G, Puig N R, Hernandez P R. Influence of anesthetic drugs on immune response: from inflammation to immunosuppression. OA Anesthetics, 2013, 1: 21－38.

［3］ Friedman H, Newton C, Klein T W. Microbial Infections, Immunomodulation, and Drugs of Abuse. Clin Microbiol Rev, 2003, 16(2): 209－219.

［4］ Schneemilch C E, Schilling T, Bank U. Effects of general anaesthesia on inflammation. Best Pract Res Clin Anaesthesiol, 2004, 18(3): 493－507.

［5］ Elenkov I J, Chrousos G P. Stress hormones, proinflammtory and anti-inflammatory cytokines, and autoimmunity. Ann NY Acad Sci, 2002, 966: 290－303.

［6］ Amin OAI, Salah H E. The effect of general or spinal anaesthesia on pro-and anti-inflammatory intracellular cytokines in patients undergoing appendicectomy using flow cytometric method. Egypt J Anaesth, 2011, 27(2): 121－125.

［7］ Colucci D, Harvey G, Gayol M C, et al. Halothane anesthesia in mice: effect on the phagocytic activity and respiratory burst of peritoneal macrophages. Neuroimmunomodulation, 2011, 18(1): 11－18.

［8］ Simeonova G P, Slovov E, Usunov R, et al. Increased apoptosis of peripheral blood mononuclear cells (PBMC) during general and epidural anaesthesia in dogs. Vet Res Commun, 2008, 32(8): 619－626.

［9］ Loix S, De Kock M, Henin P. The anti-inflammatory effects of ketamine: state of the art. Acta Anaesthesiol Belg, 2011, 62(1): 47－58.

［10］ Loop T, Dovi-Akue D, Frick M, et al. Volatile anesthetics induce caspase-dependent, mitochondria-mediated apoptosis in human T lymphocytes in vitro. Anesthesiology, 2005, 102(6): 1147－1157.

［11］ Yuki K, Astrof N S, Bracken C, et al. Sevoflurane binds and allosterically blocks integrin lymphocyte function-associated antigen－1. Anesthesiology, 2010, 113(3): 600－609.

［12］ Zhang H, Astrof N S, Liu J H, et al: Crystal structure of isoflurane bound to integrin LFA －1 supports a unified mechanism of volatile anesthetic action in the immune and central nervous systems. FASEB J, 2009, 23(8): 2735－2740.

［13］ Woo J H, Baik H J, Kim C H, et al. Effect of propofol and desflurane on immune cell populations in breast cancer patients: A randomized trial. J Korean Med Sci, 2015, 30(10): 1503－1508.

［14］ Kalimeris K, Christodoulaki K, Karakitsos P, et al. Influence of propofol and volatile anaesthetics on the inflammatory response in the ventilated lung. Acta Anaesthesiol Scand, 2011, 55(6): 740－748.

［15］ Milosavljevic S B, Pavlovic A P, Trpkovic S V, et al. Influence of spinal and general anesthesia on the metabolic, hormonal, and hemodynamic response in elective surgical patients. Med Sci Monit, 2014, 20: 1833－1840.

［16］ Liu J, Ma C, Elkassabany N, et al. Neuraxial anesthesia decreases postoperative systemic infection risk compared with general anesthesia in knee arthroplasty. Anesth Analg, 2013, 117(4): 1010－1016.

［17］ Chen W K, Ren L, Wei Y, et al. General anesthesia combined with epidural anesthesia ameliorates the effect of fast-track surgery by mitigating immunosuppression and facilitating intestinal functional recovery in colon cancer patients. Int J Colorectal Dis, 2015, 30(4): 475－481.

［18］ Cheng Y C, Cheng X B, Li X J, et al. Combined general and regional anesthesia and effects on immune function in patients with benign ovarian tumors treated by laparoscopic therapy. Int J Clin Exp Med, 2013, 6(8): 716－719.

［19］ Pei L, Tan G, Wang L, et al. Comparison of combined general-epidural anesthesia with general anesthesia effects on survival and cancer recurrence: a meta-analysis of retrospective and prospective studies. PLoS One, 2014, 9(12): e114667.

［20］ Memtsoudis S G, Sun X, Chiu Y L, et al. Perioperative comparative effectiveness of anesthetic technique in orthopedic patients. Anesthesiology, 2013, 118(5): 1046－1058.

［21］ Buggy D J, Borgeat A, Cata J, et al. Consensus statement from the BJA workshop on cancer and anaesthesia. Br J Anaesth, 2015, 114(1): 2－3.

［22］ Elston M S, Conaglen H M, Hughes C, et al. Duration of cortisol suppression following a single dose of dexamethasone in healthy volunteers: a randomized double-blind placebo-controlled trial. Anaesth Intensive Care,

2013, 41(5): 596-601.

[23] Bolac C S, Wallace A H, Broadwater G, et al. The impact of postoperative nausea and vomiting prophylaxis with dexamethasone on postoperative wound complications in patients undergoing laparotomy for endometrial cancer. Anesth Analg, 2013, 116(5): 1041-1047.

[24] Percival V G, Riddell J, Corcoran T B. Single dose dexamethasone for postoperative nausea and vomiting: a matched case-control study of postoperative infection risk. Anaesth Intensive Care, 2010, 38(4): 661-666.

[25] Corcoran T B, Truyens E B, Ng A, et al. Antiemetic dexamethasone and postoperative infection risk: a retrospective cohort study. Anaesth Intensive Care, 2010, 38(4): 654-660.

[26] Waldron N H, Jones C A, Gan T J, et al. Impact of perioperative dexamethasone on postoperative analgesia and side-effects: systematic review and meta-analysis. Br J Anaesth, 2013, 110(2): 191-200.

[27] Mathiesen O, Wetterslev J, Kontinen V K, et al. Adverse effects of perioperative paracetamol, NSAIDs, glucocorticoids, gabapentinoids and their combinations: a topical review. Acta Anaesthesiol Scand, 2014, 58(10): 1182-1198.

[28] Cata J P, Wang H, Gottumukkala V, et al. Inflammatory response, immunosuppression, and cancer recurrence after perioperative blood transfusions. Br J Anaesth, 2013, 110(5): 690-701.

第15章
药物临床应用的药代学/药效学基础

前面章节已介绍药代学/药效学（pharmacokinetics/pharmacodynamics, PK/PD）基本原理，并详细介绍了常用PK/PD模型参数的意义，但这些模型及其参数更多是基于数学概念上的诠释；临床医师很难理解，用于指导临床用药或相关实验设计更难。不可否认，临床麻醉所有药物，其用药方式方法和剂量均来源于这些基本概念；并遵循5R（right drug, right time, right rote, right route, right patient）原则，即将正确的药物在正确的时间和给药途径以正确的剂量给予了正确的患者。显然，更好的理解PK/PD有助于临床麻醉医师制订良好的术中给药方案，以及更好的设计药物临床实验方案。本章将基于简单的数学知识，进一步简化PK/PD模型及其参数，重点叙述麻醉药的模型、参数与临床用药之间的关系。为便于理解，阅读本章内容时需综合参看本章前后内容，并验算相关计算过程。

第一节　房室模型概念

药物进入人体后并非瞬间在机体各部分均匀分布，因此常需借助模型将机体分成不同的房室，考量药物在其间的绝对量或浓度的动态变化。房室模型（compartment model）将整个机体视为一个系统，并将该系统按动力学特性划分为若干个房室，把机体看成是由若干个房室组成的一个完整的系统。

一、房室模型概述

（一）一室模型

药物进入人体后迅速在血液、各组织脏器间达到动态平衡，即药物在全身各组织转运速率相同或相似。如图15-1A，可将人体视为单一圆柱形容器，容积为V_1，药物进入后瞬间均匀分布；更直观的表达见图15-1B。一室模型（one compartment）并不意味着所有身体各组织在任何时刻的药物浓度都一样，

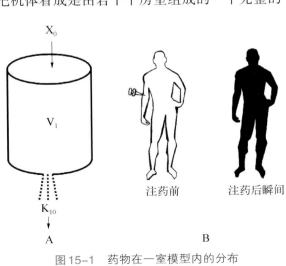

图15-1　药物在一室模型内的分布

但要求机体各组织药物水平能随血药药物浓度的变化平行地发生变化。

（二）二室模型

药物进入体后能很快进入机体的某些部位,但对另一些部位,需要一段时间才能完成分布。从速度论的观点将机体划分为药物分布均匀程度不同的两个独立系统,即二室模型(two compartment)。二室模型中,一般将血流丰富以及药物分布能瞬时达到与血液平衡的部分划分为一个"房室",称为"中央室";而将血液供应较少,药物分布达到与血液平衡时间较长的部分划分为"外周室"。如图15-2A,可将人体视为两个底部相连的圆柱形容器,分别为中央室(容积V_1)和外周室(容积V_2),药物进入体内后在中央室和外周室间自由往返转运并从中央室消除,药物在中央室瞬间均匀分布并达到峰浓度,但进入外周室的速度较为缓慢,其中的药物浓度升高或下降均较为缓慢;图15-2B所示给药后瞬间动静脉血流、心、肾等器官药物很快达到峰浓度,其余组织器官药物分布较慢。

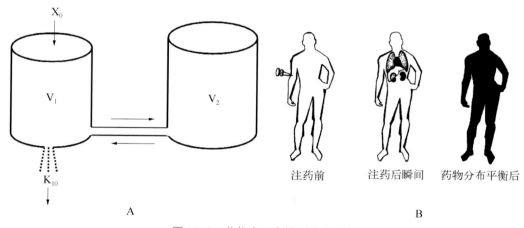

图15-2 药物在二室模型内的分布

（三）三室模型

若在上述二室模型的外室中又有一部分组织、器官或细胞内药物的分布更慢,则可以从外室中划分出第三室,分布稍快的称为"快速外周室",分布慢的称为"缓慢外周室",由此形成三室模型(three compartment,图15-3)。如图15-3A,可将人体视为三个底部相连的圆柱形容器,药物进入体内后在中央室(容积V_1)和快速外周室(容积V_2)、缓慢外周室(容积V_3)中自由往返转运并从中央室消除,药物在中央室瞬间均匀分布并达到峰浓度,但进入快速外周室较慢,进入缓慢外周室更慢;图15-3B所示注药后瞬间动静脉血流、心、肾等器官中(类似中央室)药物很快达到峰浓度,而那些点状部分的组织(类似快速外周室)较为缓慢,其余区域(类似缓慢外周室)最为缓慢。

二、模型理论的物质基础

房室模型中的房室划分主要基于速度论,即依据药物在体内各组织或器官的转运速率确定,转运速率相同的那些部位均视为同一房室。但这里的房室只是一个假设空间,其划分与解剖部位和生理功能无关,不代表解剖学上的任何一个组织或器官,因此房室模型的划分具有抽象性和相对性。尽

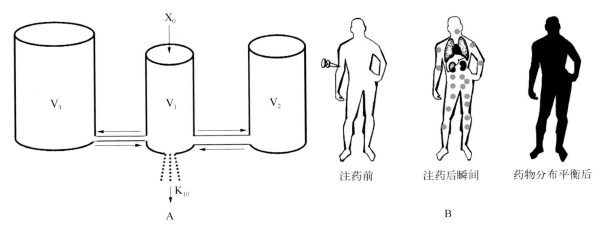

图15-3 药物在三室模型内的分布

管如此,"房室"仍然具有相对客观的物质基础(图 15-4),对多数药物而言,血管分布丰富、血液流速快、流量大的组织器官可以称为"中央室",如血液、心、肝、脾、肺、肾等;与中央室比较,血管分布相对较少、血液流速慢、流量小的组织器官可以称为"外周室",如骨骼、脂肪、肌肉等。同一房室中的各组织部位的药物浓度并不一定相同,但药物在其间的转运速率相同或相似。

值得注意的是同一药物在某些情况下可能划分为二室模型,有些情况下则划分为三室模

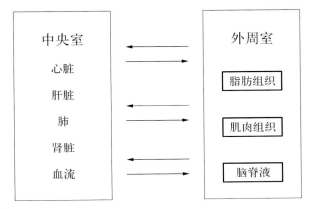

图15-4 房室模型的物质基础

型,受多种因素影响。但房室数不是判断优劣的标准,"所有的模型都是错误的,但一些模型是有用的",应该记住的是"应从建模者的角度考虑问题",主要考量所得模型是否有利于临床治疗或判断。

第二节 药物体内浓度概念

大部分药物在临床剂量范围内具有线性特点,所谓线性,即剂量加倍时,药物在生物体内形成的浓度亦加倍。因而,线性药物的剂量-效应关系(dose-effect relationship)和浓度-效应关系(concentration-effect relationship)理论上应无差异,也即评价药物的量-效关系时,其中的"量"既可用剂量表示也可用浓度表示。如图15-5,当剂量增加到一定程度(例如产生99%最大效应时的剂量,ED_{99})后再增加剂量,大鼠的死亡率并不能进一步增加,类似地,当浓度增加到一定程度(例如EC_{99})后再增加浓度,大鼠的死亡率也无进一步增加。但事实上临床并非如此,图15-5只是一种理论上的情况,未考虑药物的药代学、药效学个体差异。

多年临床实践表明:① 从药理效应角度看,浓度-效应关系的变异性远低于剂量-效应关系。药物吸收、分布和消除过程具有较大的个体间变异性,同样剂量的药物用于相同体重的个体,测定的体

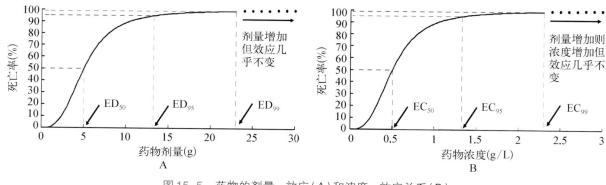

图 15-5　药物的剂量-效应（A）和浓度-效应关系（B）

内浓度并不相同，这对剂量-效应关系影响很大，但对游离药物浓度（非蛋白结合）和效应强度关系的影响较小。②线性药物的浓度-效应关系常表现为 S 型曲线，当浓度增加到某一临界值时，继续增加剂量，药物浓度增加但效应并不增加，但不良反应可能增加。因此，对临床医师来说，更值得重视的是药物浓度而非剂量。

　　由前面分析可知，将药物在体内的分布按照速度论归为多个房室后，不同房室间（例如图 15-3 中的三室模型）由于转运速率的差异，其间的药物绝对数量及浓度（=药物绝对数量/容积）必然不同。临床医师首先关注的是"哪个房室的浓度对临床更为重要，为什么重要？"，以下分述之。

一、血药浓度

　　临床使用的多数药物，血管分布丰富、血液流速快、流量大的组织器官如血液、心、肝、脾、肺、肾等可以统称为"中央室"，因而可将血药浓度（血清、血药或全血浓度）视为中央室药物浓度。值得注意的是，由于蛋白结合力、组织与药物亲和力的差异，中央室容积并不必然等于循环系统容量。由于血药浓度可直接测定，且临床大部分药物的药代学模型均是基于其建立，药物的不良反应也多与血药浓度的高低有关，治疗药物浓度监测（therapeutic drug monitoring, TDM）也基于血药浓度决策。

（一）药物浓度经时变化

　　静脉单次注射给药后在不同时间测定血药浓度，可描记血药浓度与时间关系的曲线（图 15-6A），

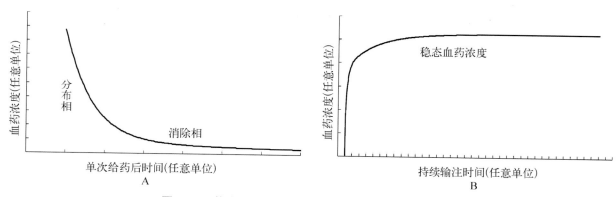

图 15-6　静脉单次（A）和持续输注（B）后血药浓度变化

曲线由急速下降的以分布为主的分布相和缓慢下降的以消除为主的消除相两部分组成。连续恒速给药（如静脉输注，图 15-6B）过程中，血药浓度会逐渐增高，经 4～5 个半衰期可达稳定而有效的血药浓度，此时药物吸收速度与消除速度达到平衡，血药浓度相对稳定在一定水平，此时的血药浓度称为稳态血药浓度（steady-state plasma-concentration, Css）。

临床测定药物血药浓度或依据模型预测给药后的血药浓度，最终目的是依据血药浓度判断临床效应的产生和消除、不良反应的发生和处理，以此指导临床用药，但依据血药浓度进行判断是否可靠是我们必须解决的问题。

（二）血药浓度与效应的不同步现象

理论上，单次给药后瞬间血药浓度最高，但临床通常观察到，给予某种麻醉药物后，患者并未立即入睡且此时脑电双频指数（BIS）依然很高，意识消失需要额外一段时间，随之 BIS 降低；这种现象不仅存在于单次给药，持续输注时也是如此。但在持续输注过程中，血药浓度逐渐趋近稳态浓度，滞后现象不明显。以上为药物效应滞后于血药浓度现象。

既然借助模型可将机体分成不同房室，并考量药物在其间的绝对量或浓度动态变化，除血药浓度（中央室浓度）外，其他房室药物浓度是否可即时、准确地反应效应的变化？ 如图 15-7A，经典三室模型中任何房室的药物浓度与效应均无平行平滑（实际上，一、二室模型也是如此）。鉴于此，Sheinner 等在 1971 年提出了效应室模型（effect-site model）的概念（图 15-8）。

二、效应室浓度

大部分静脉麻醉药为多房室模型，包括假定的中央室（药物直接输入并从中消除）以及一个或多个外周室（药物分布在其中）。经典线性药代学模型中，药物从一个房室转运到另一个房室的速率与药物在第一个房室内的药量成正比，比例因子是一个恒定的常数（即系统不会饱和）。由于经典房室模型中，房室 1（中央室）、2 和 3 中药物浓度与效应均不同步，因此，Sheinner 等在经典房室模型中额外添加了一个房室，称为效应室（V_E，图 15-8）。

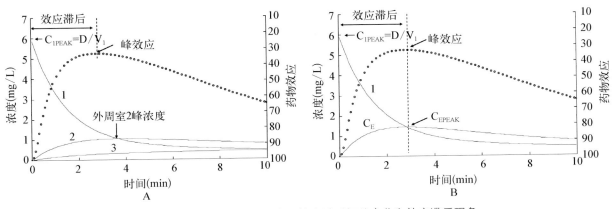

图 15-7　血药 - 效应室浓度 - 效应随时间的变化和效应滞后现象

A 图 1、2 和 3 分别代表中央室、外周室 1 和 2 的浓度，空心圆点为药物效应，C_{1PEAK} 为血药峰浓度，可见峰效应滞后于峰血药浓度，而且其变化与三个房室的浓度缺乏一致性关系（3 室在图示时间内尚未达峰）；B 图中点线为计算的效应室浓度，C_{EPEAK} 为效应室峰浓度，其峰值浓度及变化与药物效应完全一致

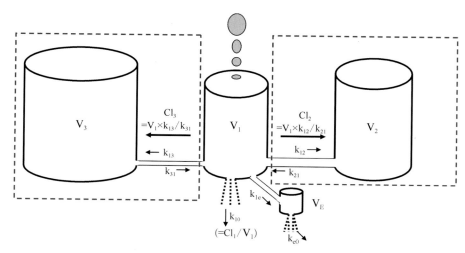

图 15-8　效应室模型及药代学参数的换算

（一）效应室特点

因为血液并非药物作用部位，临床大部分峰效应明显滞后于血药峰浓度，为解释峰效应滞后于血药峰浓度的临床现象（图15-7A），人们提出了效应室的概念（图15-8），当以效应室药物浓度替代血药浓度时，效应室浓度与药物效应完全同步，滞后现象消失（图15-7B）。但效应室具有诸多不同于经典房室之处。

1. 效应室转运属一级动力学过程

中央室向效应室转运的速率常数是k_{1e}，从效应室消除的速率常数是k_{e0}。因为药物房室间转运的速率常数比＝房室间容积比，效应室容积为中央室容积的1/10 000，则$k_{1e}＝1/10\ 000k_{e0}$（参照后述参数换算理解这段内容）。因为k_{1e}太小，用解析解求效应室浓度时，常被约去，这是为何常强调k_{e0}的作用，而很少提及k_{1e}的原因。

2. 效应室容积很小

效应室是经典房室模型中除中央室和外周室之外的一个假想房室，其容积（V_E）很小，通常假定为中央室容积的1/100 000。药物在此小空间的分布，不影响药物体内代谢过程。以常用阿片类镇痛药芬太尼为例，其中央室容积12.7 L，V_E仅1.27 ml，单次注射后效应室峰浓度为血药浓度的13.7%；注射常用负荷剂量0.1 mg后，血药峰浓度约7.87 ng/ml，效应室峰浓度为1.08 ng/ml，因此效应室分布的芬太尼量仅1.37 ng（1.08 ng/ml × 1.27 ml），约占负荷剂量的1.37/10万，几可忽略不计。因此，图15-8中标识k_{e0}的箭头指向中央室或其他方向并不重要。本文作者已经验证，无论是否采用物质守恒定律，建模过程中，效应室存在与否不影响经典药代学模型参数运算结果。

3. 效应室浓度不可测

效应室在提出之初便与效应密不可分，脱离药物效应讨论效应室是一种错误的观点。效应室指药物作用的部位，如机体细胞膜、受体或其他分子结构，其药物浓度难以测得，即使提取动物组织样本并测定浓度，这种浓度也非受体处的浓度，因而以目前的技术测量效应室浓度不可能也没有意义。临床可通过测量药物血药浓度，同时监测药物效应，建立完整的药代学药效学同步分析模型，得到k_{e0}，并推算效应室浓度。

4. 效应室与效应和药代学模型有关

效应室的作用是与相应药代学模型整合后能够很好地预测药物的临床效应。首先，一种药物可能有多种效应，相应地有不同的k_{e0}，例如静脉麻醉药丙泊酚，以BIS作为效应指标计算的k_{e0}明显有别于以平均动脉压作为效应指标时；其次，不加区分地将不同研究所得的药代学模型和k_{e0}结合后计算效应室浓度是错误的，例如，商用Diprifusor丙泊酚靶控输注系统，药代学模型和k_{e0}取自不同的研究，这是一种错误的组合。但临床使用的静脉麻醉药PK/PD模型大多基于脑电参数建立，研究药物的其他效应时，实验设计也都基于脑电参数衍生的PK/PD模型，虽然不太合适，但使得设计具有了一定的理论基础。

（二）效应室、血药浓度与药物效应的关系

1. 单次注射

如图15-9A，药物单次注射负荷剂量后，血药浓度在注射后瞬间立即达到峰值，随后迅速降低。但血药峰值浓度时药物效应并未达峰，其间存在着滞后现象；而效应室浓度在注射负荷剂量后逐步增加，直至达到最大值（效应室峰浓度）后逐渐降低。如果以血药浓度、效应室浓度和效应分别作图，如图15-9B，血药浓度和效应的关系表现为一个开放的环，不同的浓度可能对应于相同的效应，即浓度-效应间不是一一对应的关系，这显然是错误的（更直观的理解是，某位患者服用一定量的镇静药物后，或者入睡，或者清醒，不可能出现既睡着又清醒的状态）。而效应室浓度和药物效应一一对应，二者间的关系近似S型曲线。由以上及图15-9可见，药物单次注射时，效应室浓度、血药浓度、药物效应三者之间的关系表现为：① 效应室浓度和效应均滞后于血药浓度；② 效应室浓度与药物效应同步；③ 药物效应达峰时效应室浓度最高，此时血药浓度与效应室浓度相等；④ 效应室浓度-效应表现为S型的量效关系，浓度与效应一一对应，而血药浓度-效应间并非如此。

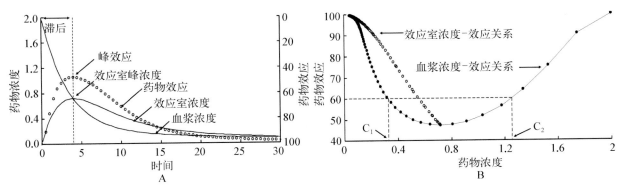

图15-9 药物单次注射后血药浓度、效应室浓度和药物效应之间的关系

2. 持续输注

如图15-10A，药物持续输注时，血药浓度随时间推移逐步增加，停止药物输注后，血药浓度逐渐下降。持续输注在药物血药浓度达到稳态浓度之前，效应室浓度增加滞后于血药浓度，而停药后效应室浓度的降低也同样滞后于血药浓度。但如此时同时观察药物效应，药物效应滞后于血药浓度的现象不如单次注射时明显。如果以血药浓度、效应室浓度和药物效应分别作图，如图15-10B，血药浓度和效应的关系为一个近乎闭合的环（给予充分时间，药物的血药浓度衰减至趋近于0时，该环终将闭合），称为滞后环。可见单次给药时，效应室和血药浓度与药物效应的关系特点在持续输注情况下同样存在。

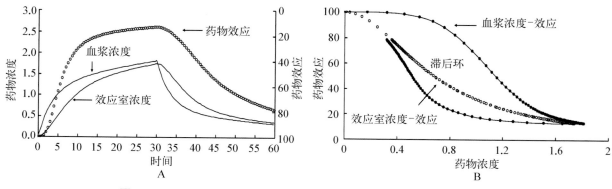

图 15-10 药物持续输注后血药浓度、效应室浓度和药物效应之间的关系

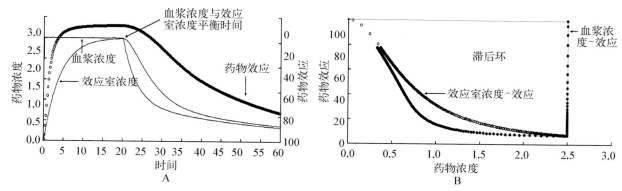

图 15-11 药物靶控输注后血药浓度、效应室浓度和药物效应之间的关系

但不同的是,持续输注的情况下,假以充分的输注时间,血药浓度和效应室浓度终将趋于完全等同。

3. 稳态输注

是一种特殊的输注方法,可意指药物在连续恒速给药 4～5 个半衰期、血药浓度达到稳态后的输注;现今更多的是指用计算机辅助、依据药代学模型控制药物浓度的输注方法(靶控输注,详细后述)。如图 15-11A,靶控输注可快速在中央室(血药)达到设定的药物浓度(靶浓度),并维持血药浓度恒定(即稳态)。很显然,如果血药浓度与药物效应间不存在滞后现象,图 15-11A 的药物效应理应瞬间达到最大值并维持平衡,但实际观察到的则是药效缓慢上升,这种上升与效应室浓度同步。如果以血药浓度、效应室浓度和药物效应分别作图,如图 15-11B,血药浓度和效应的关系也存在滞后环,非常类似于持续输注,效应室和血药浓度与药物效应的关系特点与持续输注相同,假以充分时间,血药浓度和效应室浓度终将趋于完全等同。

三、治疗窗

药物治疗最终目的是获得希望的药理疗效且无不良反应,这就需要维持药物浓度在"治疗窗"(therapeutic window)范围之内。鉴于前述分析,持续输注或稳态输注的情况下,效应室浓度终将趋近于血药浓度,因此,本节下列内容除非特别指出均以血药浓度表达。浓度水平高于最低有效浓度(minimal effective concentration, MEC)但低于最低毒性浓度(minimal toxic concentration, MTC)间的范围称为治疗窗(图 15-12A)。而从图 15-6 可见,单次给药后,无论是静脉注射还是其他途径用药,

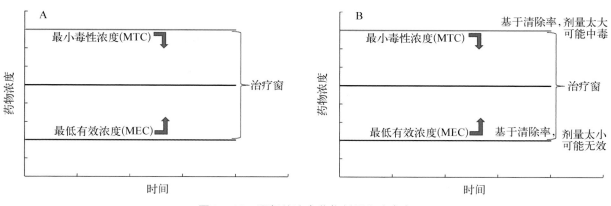

图15-12 理想的治疗药物剂量和治疗窗

药物血药浓度随时间的变化很难符合治疗窗的要求,为维持有效治疗浓度,药物治疗需持续输注或重复给药,输注速度或给药频率取决于对药代学的理解,主要基于药物的清除率(后述),剂量太大可能导致毒性反应,而剂量过低时治疗可能无效(图15-12B)。

可见,监测药物浓度无疑有助于提高治疗"效率"。基于药代学原则选择药物的种类、剂量辅以TDM作为药物治疗的整体方案称为"靶浓度策略"。所谓靶浓度策略是指,在药物治疗初期,依据药物的药代学特点估计初始剂量(包括目标、负荷剂量和维持剂量),随后开始药物治疗并对治疗进行评估(包括患者反应、药物水平),随后优化并调整剂量,再依据对治疗的评估进一步优化循环。得益于过去40年药物浓度分析技术和药代学的发展,"靶浓度策略"的临床应用范围正逐步扩大。但在临床麻醉方面,由于治疗的短暂性和缺乏药物浓度的即时获取技术,"靶浓度测量策略"几无应用,所幸的是基于药代学原理的靶控输注技术有助于提高药物浓度和效应的可预测性和可调节性。

第三节 PK/PD模型参数的解读

对临床医师来说,药理研究的最终目的是指导临床合理用药。麻醉学自乙醚首次应用已走过170年历史,期间各类新药交替出现又逐步淘汰,我们对这些药物少有自己的见解,其中原因与临床和药理学基础知识脱节不无关系。药代学(PK)指药物在体内的处置过程;药效学(PD)指药物的药理作用及机制,反映药物进入人体后产生何种作用。临床麻醉药物合理应用有赖于PK和PD的有机结合,完整的PK/PD研究需频繁收集血样和测定药物效应,用复杂的数学模型表达药物的PK/PD特征。PK/PD包含复杂多样的药代学参数和数学运算,而且常见药代学研究中报道的参数也不统一,如此众多的参数常让临床医师无所适从。使得大部分临床医师难以理解。以下将从临床医师的角度、用简单的数学表述相关内容,便于理解。

一、药代学模型参数间的关系

如前所述,药物在生物体内的分布和代谢虽然可依据速度论划分为不同的房室,且似乎有一定的物质基础,但必须理解模型与物质基础间并不存在一一对应的关系。总的来说,所有的房室(包括效应室)都是一种理论上的、数学上的假想空间。同一药物在某些情况下可能划分为二室模型,有些情况下则划分为三室模型,受多种因素影响。

(一)药代学参数间的关系

图15-8是经典三室模型与效应室结合的完整的PK/PD模型,图中标识了部分药代学参数(pharmacokinetic parameter),包括容积、清除率、速率常数等。需要注意的是,当删除其左侧虚框内的第三室时,药代学模型简化为二室;如同时删除左右两侧虚框内的第二、第三室,模型则可以简化为一室。为便于理解(实际上也是如此),我们将常用的参数以下几类:① 基本药代学参数;② 容积和清除率;③ 混合速率常数;④ 其他。

1. 基本药代学参数

如图15-13左,药物进入体内后,在中央室的分布容积V_1和房室间转运速率常数$k_{ij}(i \neq j)$是最基本的药代学参数,也是所有药代学分析软件的计算基础,其余所有参数均衍生于这些参数,参数间可依据一定的计算方法相互换算。k_{ij}表示药物从房室i向房室j的转运,例如k_{12}表示药物从房室1向房室2转运的速率,k_{13}表示药物从房室1向房室3转运的速率……,余以此类推;比较特殊的是k_{10}和k_{e0},k_{10}表示药物从房室1(也即中央室)向体外转运(也即消除)的速率常数;k_{e0}则是药物从效应室消除的速率常数。

2. 容积和清除率

图15-13所示三个容积V_1、V_2和V_3分别代表一室、二室、三室模型中药物在各个房室间分布的表观容积。房室及其容积均是数学上的、理论上的空间概念,不一定具有物质基础,因此容积、清除率等参数前通常冠以"表观"二字。对于一室模型药物来说,其稳态分布容积(V_{dss})等于中央室容积(V_1);二室模型$V_{dss}=V_1+V_2$;三室模型$V_{dss}=V_1+V_2+V_3$。CL_1、CL_2和CL_3均为清除率,不同的是CL_1清除的药物不再回到体内,为机体总清除率,而CL_2和CL_3仅影响中央室药物浓度,但离开中央室的药物最终仍需回到中央室被清除(二室模型只有CL_2,一室模型仅有CL_1)。

3. 混合速率常数

图15-13右侧一列参数称为混合速率常数,衍生于转运速率常数。混合速率常数使得计算药

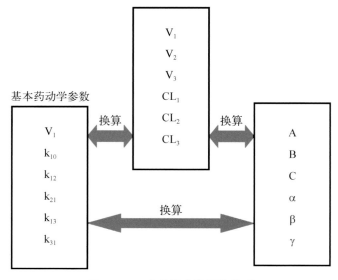

图15-13 药代学参数间的关系

物浓度随时间的变化、推算某些重要的药代学参数更为简便。在基本药代学参数已知的情况下，推算出这些参数，可计算单次或连续输注给药后药物在体内血药浓度（C_1）的经时变化。单次注射后，一室模型药物浓度随时间变化可表达为$C_1=A \cdot e^{-\alpha t}$，二室模型为$C_1=A \cdot e^{-\alpha t}+B \cdot e^{-\beta t}$，三室模型为$C_1=A \cdot e^{-\alpha t}+B \cdot e^{-\beta t}+C \cdot e^{-\gamma t}$。在半对数图上，三者分别为一、二、三条直线组成的曲线。

4. 其他

这里仅介绍临床医师最常用的、最感兴趣的参数，即药物在体内代谢的半衰期，意即血药中药物浓度降低50%所需要的时间。一室模型药物单次注射后，药物浓度随时间变化可表达为$C_1=A \cdot e^{-\alpha t}$，读者可自行用EXCEL验证，赋予A和α任意数值，数学上该表达式均是一条随时间变化的曲线，当C_1取对数值时，则是一条直线（图15-14A）。依据药代动力学章节介绍，一室模型药物半衰期为0.693/α；相应地，根据图15-14B，三室模型药物血药浓度表达式$C_1=A \cdot e^{-\alpha t}+B \cdot e^{-\beta t}+C \cdot e^{-\gamma t}$在对数坐标轴上仍然是一条曲线；坐标轴上任意时间点的C_1实际上是三个表达式$A \cdot e^{-\alpha t}$、$B \cdot e^{-\beta t}$、$C \cdot e^{-\gamma t}$在该时间点上的代数和。因此，曲线C_1即是由三者对应的直线a、b、c构成，三条直线各有一个半衰期，分别为$t_{1/2}\alpha=0.693/\alpha$，$t_{1/2}\beta=0.693/\beta$，$t_{1/2}\gamma=0.693/\gamma$。相比三室模型，二室模型药物没有直线c，也就没有$t_{1/2}\gamma$。临床常说的药物终末消除半衰期在一、二、三室模型，分别对应于$t_{1/2}\alpha$、$t_{1/2}\beta$和$t_{1/2}\gamma$。为方便起见，可统称为$t_{1/2}$。

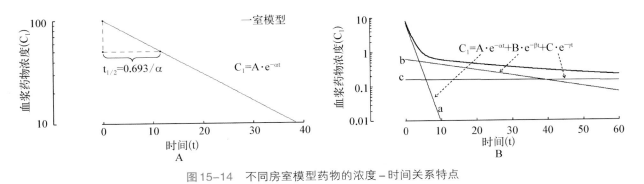

图15-14　不同房室模型药物的浓度-时间关系特点

（二）药代学参数表达和换算

1. 参数表达

根据图15-13，常用药代学参数间可相互换算，在临床或基础药代学研究中，三种参数表达方法中报告一种即可，许多作者将上述参数混合罗列，表达不够清晰。笔者倾向于直接求解、报告容积和清除率，或加上衍生的参数如稳态分布容积、消除半衰期等，因为这容易为临床医师接受。

2. 参数换算

正如前述，基本药代学参数包括V_1（中央室容积）和速率常数（k_{ij}），下面以三室模型为例，叙述图15-13左、中、右三列参数的换算方式。

（1）如果已知三室模型的某种药物基本药代学参数V_1和速率常数（k_{10}、k_{12}、k_{21}、k_{13}、k_{31}），则可以依据下列公式计算容积和清除率。

$$V_2=V_1 \times (k_{12}/k_{21})$$
$$V_3=V_1 \times (K_{13}/k_{31})$$
$$CL_1=V_1 \times k_{10}$$

$$CL_2=V_1 \times K_{12}=V_2 \times K_{21}$$

$$CL_3=V_1 \times k_{13}=V_3 \times k_{31}$$

（2）如果已知容积（V_1、V_2、V_3）和清除率（CL_1、CL_2、CL_3），则可以依据下列公式计算基本药代学参数。

$$k_{10}=CL_1/V_1$$

$$k_{12}=CL_2/V_1$$

$$k_{13}=CL_3/V_1$$

$$k_{21}=CL_2/V_2$$

$$k_{31}=CL_3/V_3$$

据此，我们也可以计算混合速率常数 A、B、C 和 α、β、γ，这个计算过程可分为三步，略显复杂，但稍有 EXCEL 宏编制能力的读者，可在 EXCEL 编制一个简单的宏，然后输入相关已知参数，直接得到要换算的参数值：

第一步

$$a_0=k_{10}k_{21}k_{31}$$

$$a_1=k_{10}k_{31}+k_{21}k_{31}+k_{21}k_{13}+k_{10}k_{21}+k_{31}k_{12}$$

$$a_2=k_{10}+k_{12}+k_{13}+k_{21}+k_{31}$$

$$p=a_1-a_2^2/3$$

$$q=2a_2^3/27-a_1a_2/3+a_0$$

$$r_1 = \sqrt{-(p^3/27)} \; ; \; \phi = \arccos\left(-\frac{q}{2r_1}\right)/3 \; ; \; r_2 = 2e^{\log(r_1)/3}$$

第二步

$$\alpha = -(\cos(\phi) r_2 - a_2/3)$$

$$\beta = -\left(\cos\left(\phi + \frac{2\pi}{3}\right) r_2 - a_2/3\right)$$

$$\gamma = -\left(\cos\left(\phi + \frac{4\pi}{3}\right) r_2 - a_2/3\right)$$

第三步

$$A = \frac{(k_{21} - \alpha)(k_{31} - \alpha)}{(\alpha - \beta)(\alpha - \gamma)}/V_1$$

$$B = \frac{(k_{21} - \beta)(k_{31} - \beta)}{(\beta - \alpha)(\beta - \gamma)}/V_1$$

$$C = \frac{(k_{21} - \gamma)(k_{31} - \gamma)}{(\gamma - \beta)(\gamma - \alpha)}/V_1$$

（3）如果已知混合速率常数 A、B、C 和 α、β、γ，则可以依据下列公式计算基本药代学参数；待计算出基本药代学参数后，可再次依据前述公式依次计算容积和清除率等参数值。

$$V_1 = 1 / (A + B + C)$$

$$b = \alpha B + \alpha C + \beta A + \beta C + \gamma A + \gamma B$$

$$c = \alpha \beta C + \alpha \gamma B + \beta \gamma A$$

$$k_{21} = \frac{b + \sqrt{b^2 - 4c}}{2}$$

$$k_{31} = \frac{b - \sqrt{b^2 - 4c}}{2}$$

$$k_{10} = \frac{\alpha \beta \gamma}{k_{21} k_{31}}$$

$$k_{12} = \frac{\alpha \beta + \alpha \gamma + \beta \gamma - k_{21}(\alpha + \beta + \gamma) - k_{10} k_{31} + k_{21}^2}{k_{31} - k_{21}}$$

$$k_{13} = \alpha + \beta + \gamma - k_{10} - k_{12} - k_{13} - k_{21} - k_{31}$$

二、模型参数的进一步解析

前面已介绍常用的药代学参数、参数的分类及其相互之间的换算方式。然而对临床医师而言这些参数依然晦涩难懂,如何正确理解这些参数的意义对药代动力学的理解及其重要,这也是用药代学指导临床用药之前首先要解决的问题。

(一)容积

容积这个概念无须过多解释,对任意房室模型的药物而言,每个室即相当于一个盛满水的茶杯,药物进入其中形成的浓度与含水量的多少有关,值得注意的是药物仅能直接进入中央室 V_1(相当于循环系统及其组成)。为便于理解,可假定中央室 V_1 为有效循环血容量,其中的药物浓度成为中央室浓度或血药浓度;外周室常分别假定为血流丰富的组织(V_2)和欠丰富的组织(V_3),稳态分布容积(V_{dss})为房室容积之和。图15-15和图15-17分别为经典一室和二室PKPD模型,图中也标识了速率常数和清除率。

(二)速率常数

我们首先以图15-15A一室模型为例阐述速率常数的意义,并进而分析清除率的概念。对于一

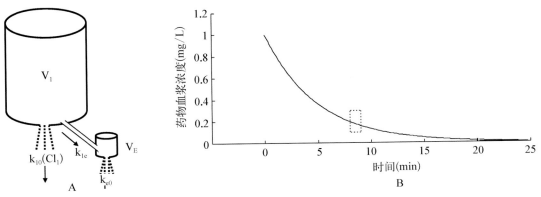

图15-15　一室模型药物单次输注后药物浓度经时间变化

室模型的药物,将药物剂量D注入中央室(容积V_1)后,药物迅速均匀分布,并以速率常数k_{10}从中央室排出体外。在药物进入临床使用后,通常药代动力学参数已知(但药效学参数不一定已知,且依据药物的不同效应有不同的参数),那么在药代学参数已知的情况下,如何预测药物的血药浓度呢?

我们尝试如下理解:① 速率常数单位是min^{-1},与剂量(如mg)相乘后其单位为mg/min,相当于单位时间内将多少mg药物从中央室排出体外的转移量。但需要注意,这种剂量和速度相乘代表的是一种药物瞬时转移量。因而不可以这样认为:假如注入的药量是10 mg,k_{10}是0.2/min,即代表每分钟可代谢的药物量是0.2 mg,那么注入的药量将在5 min内完全被代谢出去。需要借助下面的假设进一步理解速率常数的概念;② 对某一室模型药物的药代学参数作如表15-1脚注的假想值(V_1=10 L,k_{10}=0.2/min;单次注射药物剂量为10 mg)。可以想象注药后瞬间血药浓度必然为D/V_1=10 mg/10 L=1 mg/L;接下来药物浓度的变化如图15-15B所示,但这些浓度是如何预测的呢?

图15-15A所示药物的血药浓度变化是一条曲线,我们截取其中一小段,例如8～9 min(图15-15B所示虚线方框,假设每10 s中取一个血样本测定其浓度)作图15-16;可以发现,连接8 min和9 min浓度点形成一条直线,两个时点当中的浓度轻微偏离这条直线,但如将取样时间窗缩短为8～8.5 min,依然是每10 s取样一次测定浓度,连接8 min和8.5 min浓度点形成一条直线(图中虚线),两个时点当中的浓度偏离直线的程度明显减少。由此可见,在平面坐标轴上随时间变化的曲线,如时间间隔足够小,理论上可将其视为直线。所以,当时间间隔足够小时,比如图15-16中8.67～8.83 min(10 s),我们已知A点的浓度(纵坐标),要预测10 s后的药物浓度,也就是B点的浓度(也即B点的纵坐标,即图中直角三角形C点的纵坐标);根据三角函数原理,角α的正切函数(tangent)等于三角形对边与邻边的比值,有:

$\tan\alpha = AC/BC = (C_A - C_B)/(T_B - T_C)$,其中C代表浓度,T代表时间($T_B - T_C$即为取样间隔$\Delta t$);因此,$\tan\alpha = (C_A - C_B)/\Delta t$;而这里$\tan\alpha$为直线斜率k,等于速率常数,因此,$k = (C_A - C_B)/\Delta t$;$k \cdot \Delta t = C_A - C_B$;所以$C_B = C_A - k \cdot \Delta t$。

至此,根据以上法则,可预测任意时刻的药物浓度或剂量,注意,这里及以下运算中,浓度与剂量通用,当浓度乘以容积时即可转化为剂量。另外需要特别强调的是,对于一室模型的药物,只有一个速率常数k(或k_{10}),其浓度经对数转换后与时间的关系本身就是一条直线(k值不会随时间变化),前述推论显然成立;但对于二室或三室模型(图15-14B),经对数转换后,浓度-时间关系依然是一条曲线,读者可能很难想象随着时间推移的曲线,k值保持不变,确实如此,正如后面即将叙述的二室模型

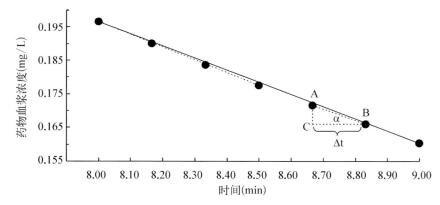

图15-16　平面坐标轴上随时间变化的曲线,如取样间隔足够小,理论上可将其视为直线

药物运算过程,多室模型药物血药浓度的变化实际上是多条直线在某个时间点上的代数和(曲线被分解为直线),因而涉及多个直线的斜率(k_{ij})。

根据以上假设和推理,在已知药代学参数的情况下,将注药后时间T分解成无穷小的时间段(Δt),我们可以预测随时间推移Δt后药物的血药浓度。例如:

0 s,静脉注射 10 mg,V_1 中药量 d_{0C}=10 mg;

10 s 后(1Δt),V_1 中药量 d_{1C}=d_{0C} － 代谢量 =10 mg － 10 mg × 0.2 min^{-1} × (10/60 min)≈9.67 mg;

20 s 后(2Δt),V_1 中药量 d_{2C}=d_{1C} － 代谢量 =9.67 mg － 9.67 mg × 0.2 min^{-1} × (10/60 min)≈9.34 mg;

30 s 后(3Δt),V_1 中药量 d_{3C}=d_{2C} － 代谢量 =9.34 mg － 9.34 mg × 0.2 min^{-1} × (10/60 min)≈9.03 mg;

……;

10 min 后(60Δt),V_1 中药量 d_{60C}=d_{59C} － 代谢量 =1.35 mg － 1.35 mg × 0.2 min^{-1} × (10/60 min)≈1.31 mg;

……;

25 min 后(150Δt),V_1 中药量 d_{150C}=d_{149C} － 代谢量 =0.064 mg － 0.064 mg × 0.2 min^{-1} × (10/60 min)≈0.062 mg;

……;

如此依次计算,可预测每10 s间隔后中央室V_1中残留的药物量,将药物量除以中央室容积10 L,即可得到如图15-15A所示的药物血药浓度经时变化曲线图(具体数值详见表15-1)。

表15-1　一室模型药物血药浓度和效应室浓度的计算

时间（s）	房室间药量（mg）		浓度（mg/L）	
	中央室（V_1）	效应室（V_E）	C_P	C_E
0	d_{0C}=10	d_{0E}=0	1.000	0
10	d_{1C}=9.67	d_{1E}=8.333 × 10^{-5}	0.967	0.083 3
20	d_{2C}=9.34	d_{2E}=1.569 × 10^{-4}	0.934	0.156 9
30	d_{3C}=9.03	d_{3E}=2.217 × 10^{-4}	0.903	0.221 7
……	……	……	……	……
170	d_{17C}=5.620	d_{18E}=5.569 × 10^{-4}	0.562	0.556 9
180	d_{18C}=5.432	d_{18E}=5.573 × 10^{-4}	0.543	0.557 3
190	d_{19C}=5.251	d_{18E}=5.561 × 10^{-4}	0.525	0.556 1
……	……	……	……	……
600	D_{60C}=1.31	d_{100E}=1.115 × 10^{-5}	0.131	0.111 5

注:V_1 和 V_E 分别为中央室和效应室;C_P 和 C_E 分别是相应的药物浓度。
1. 主要参数值:V_1=10 L,k_{10}=0.2/min,k_{e0}=0.5/min,k_{1e}=0.5/10 000/min;V_E=1/10 000V_1 L;2. ΔT=10 s,将其折换成10/60 min,以保持与速率常数单位一致;3. 单次注射药物剂量为10 mg;4. 因为有效数字取舍,计算结果可能略有差异。

对于二室模型的药物(以及三室模型药物,读者可依据二室模型的计算方式进一步自行验证),情形略有不同。如图15-17A,我们将药物剂量D注入中央室(容积V_1)后,药物迅速均匀分布,并以速率常数k_{12}流向血流丰富的外周室(容积V_2),同时以速率常数k_{21}从V_2回流至V_1,体内药物最终以速率常数k_{10}从中央室排出体外。这里使中央室药物浓度降低的常数有k_{10}和k_{12},增加中央室药物浓度

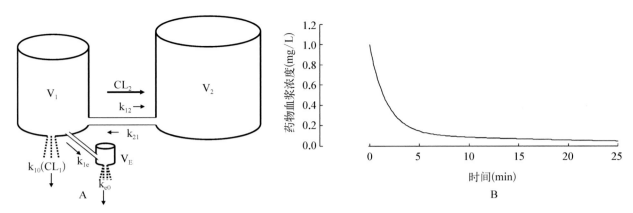

图 15-17 二室模型药物单次输注后药物浓度经时变化

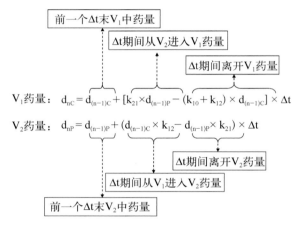

图 15-18 二室模型药物血药浓度预测的计算方法

的常数是 k_{21}。同样可以想象,注药后瞬间血药浓度必然为 D/V_1,接下来药物浓度的变化如图 15-17B 所示,但这些浓度是如何预测的呢? 前已述,在平面坐标轴上随时间变化的曲线,如时间间隔足够小,理论上可将其视为直线。二室模型药物同样如此,如图 15-18,我们可以预测随时间推移任意时间间隔(Δt)后药物的血药浓度,图 15-18 也可详细分解如表 15-2。

表 15-2 二室模型药物房室间药物量计算步骤

时间	V_1 中药量	V_2 中药量
0 s(0Δt):	$d_{0C}=D$	$d_{0P}=0$
10 s(1Δt):	$d_{1C}=d_{0C}+[\,k_{21}\times d_{0P}-(k_{10}+k_{12})\times d_{0C}\,]\times\Delta t$	$d_{1P}=d_{0P}+(d_{0C}\times k_{12}-d_{0P}\times k_{21})\times\Delta t$
20 s(2Δt)	$d_{2C}=d_{1C}+[\,k_{21}\times d_{1P}-(k_{10}+k_{12})\times d_{1C}\,]\times\Delta t$	$d_{2P}=d_{1P}+(d_{1C}\times k_{12}-d_{1P}\times k_{21})\times\Delta t$
30 s(3Δt)	$d_{3C}=d_{2C}+[\,k_{21}\times d_{2P}-(k_{10}+k_{12})\times d_{2C}\,]\times\Delta t$	$d_{3P}=d_{2P}+(d_{2C}\times k_{12}-d_{2P}\times k_{21})\times\Delta t$
……	……	……
600 s(60Δt)	$d_{60C}=d_{59C}+[\,k_{21}\times d_{59P}-(k_{10}+k_{12})\times d_{59C}\,]\times\Delta t$	$d_{60P}=d_{59P}+(d_{59C}\times k_{12}-d_{59P}\times k_{21})\times\Delta t$
……	……	……
25 min(150Δt)	$d_{150C}=d_{149C}+[\,k_{21}\times d_{149P}-(k_{10}+k_{12})\times d_{149C}\,]\times\Delta t$	$d_{150P}=d_{149P}+(d_{149C}\times k_{12}-d_{149P}\times k_{21})\times\Delta t$
……	……	……

依此类推，总的原则是下一个Δt后的中央室药量为上一个Δt末中央室药量与进出V_1的净药量之和，据此计算任意时刻中央室药量，除以V_1的容积即为血药浓度；当然将V_2中的药量除以V_2的容积可推测外周室药物浓度的经时变化曲线。实际上，这正是临床靶控输注（TCI）技术的理论基础。问题是Δt的选择，理论上当然越小越好（趋近于无穷小时即等同于微积分），从临床应用的角度看，5～30 s计算的误差很小。在已知药代学参数的情况下，如假想某二室模型药物的药代学参数为表15-2脚注（V_1=10 L，k_{10}=0.2/min，k_{12}=0.3/min，k_{21}=0.1/min，单次注射药物剂量为10 mg），我们可计算二室模型药物单次注射后血药浓度随时间变化如表15-3所示。

表15-3　二室模型药物血药浓度和效应室浓度的计算

时间（s）	房室间药量（mg）			质量浓度（mg/L）	
	中央室（V_1）	外周室（V_2）	效应室（V_E）	C_P	C_E
0	d_{0C}=10	d_{0P}=0	d_{0E}=0	1.000	0
10	d_{1C}=9.167	d_{1P}=0.500	d_{1E}=8.333×10^{-5}	0.917	0.083 3
20	d_{2C}=8.411	d_{2P}=0.950	d_{2E}=1.528×10^{-4}	0.841	0.152 8
30	d_{3C}=7.726	d_{3P}=1.355	d_{3E}=2.101×10^{-4}	0.773	0.210 1
……	……	……	……	……	……
110	d_{12C}=4.104	d_{12P}=3.400	d_{11E}=3.906×10^{-4}	0.410	0.390 6
120	d_{13C}=3.819	d_{13P}=3.549	d_{12E}=3.923×10^{-4}	0.382	0.392 3
130	d_{12C}=3.560	d_{14P}=3.680	d_{13E}=3.914×10^{-4}	0.356	0.391 4
……	……	……	……	……	……
600	d_{60C}=0.879	d_{60P}=3.959	d_{60E}=1.115×10^{-5}	0.088	0.111 5

注：V_1、V_2和V_E分别为中央室、外周室和效应室；C_P和C_E分别是中央室和效应室药物浓度。
1. 主要参数值：V_1=10 L，k_{10}=0.2/min，k_{12}=0.3/min，k_{21}=0.1/min，k_{e0}=0.5/min，k_{1e}=0.5/10 000/min；V_E=1/10 000V_1 L；2. ΔT=5 s，将其折换成5/60 min，以保持与速率常数单位一致；3. 单次注射药物剂量为10 mg；4. 因为有效数字取舍，计算结果可能略有差异。

由上面的分析可知，速率常数k_{ij}代表的是一种瞬时药物转运速率，数学上它是一个恒定数值，转运药物的绝对数量与房室中的瞬时药量成正比。仍然以前述一室模型为例，药物注射后瞬间（0 s），中央室药量是10 mg，10 s后被机体代谢掉的药物量为（注意运算单位的统一）：10 mg（房室中瞬时药物量）×0.2/min（速率常数）×10/60 min（转运时间），则10 s后中央室被代谢的药物量为0.33 mg；10 s时中央室的药物剩余量是（10−0.333）mg≈9.67 mg；接下来，从10 s到20 s被代谢掉的药物量为：9.33 mg（房室中瞬时药物量）×0.2/min（速率常数）×10/60 min（转运时间），则20 s后中央室被代谢的药物量为0.322 mg，……。可见k_{ij}值越大，药物从i室进入j室的绝对量越大。药代学模型中，药物总是从中央室被代谢消除，因此，k_{10}代表的是药物从中央室消除的速率常数；药物不能从外周室消除，也就不存在k_{20}或k_{30}等参数（某些特殊给药方法可能并非如此，这里不再延伸）。

（三）清除率

我们很难从临床角度理解k的生理意义，文献中常见由k和V_1推导而来的其他药代学参数。其中，容积（V）和清除率（CL）具有可想象性，更容易为临床医师接受。对于三室模型药物，CL_1即机体总清除率，这部分药物被清除后不再回到中央室；清除率CL_2意指药物从中央室清除，但被清除的药物进入了V_2，该参数大小仅影响中央室药物的量（或浓度），但最终药物须回到中央室，进而清除出体外；CL_3意指药物从中央室清除，但清除的药物进入了V_3，该参数大小也影响中央室药物的量（或浓度），但最终药物也须回到中央室被清除出体外。鉴于此，临床医师更关注V_1和CL_1，V_1与单次注射后初始浓度相关，而CL_1则决定了药物在体内驻留时间以及形成浓度的高低。

如何理解CL的意义？我们先来看看CL的定义，即"单位时间内能将多少容积内的药物完全清除出去"。这里的"单位时间"可表达为每日、每小时、每分钟等，"容积"的单位可以采用毫升、升等，但运算时切记单位须统一。仍然以前述一室模型为例，并作同样参数假设值（V_1=10 L，k_{10}=0.2/min；单次注射药物剂量为10 mg）；根据换算公式，我们知道CL_1=V_1×k_{10}=10 L×0.2/min=2 L/min，此即意味着每分钟能将2 L中的药物清除出去。如表15-1所示，依据清除率CL并将注药后时间T分解成Δt时，从注射后即刻0 s开始，每10 s预测的中央室药物量计算如下。

0 s，静脉注射10 mg，V_1中药量d_{0C}=10 mg；浓度=10 mg/10 L=1 mg/L；

CL值2 L/min意即每分钟将2 L内的药量代谢出去，因此10 s内药物代谢量=1 mg/L×2 L×（10/60 min）≈0.333，因此：

10 s后（$1\Delta t$），V_1中药量d_{1C}=d_{0C}－代谢量=（10－0.333）mg≈9.667 mg，浓度=9.667 mg/10 L≈0.966 7 mg/L；

CL值2 L/min意即每分钟将2 L内的药量代谢出去，因此10 s内药物代谢量=0.966 7 mg/L×2 L×（10/60 min）≈0.322，因此：

20 s后（$2\Delta t$），V_1中药量d_{2C}=d_{1C}－代谢量=（9.667－0.322）mg≈9.345 mg，浓度=9.345 mg/10 L≈0.934 mg/L；

CL值2 L/min意即每分钟将2 L内的药量代谢出去，因此10 s内药物代谢量=0.934 mg/L×2 L×（10/60 min）≈0.312，因此：

30 s后（$3\Delta t$），V_1中药量d_{3C}=d_{2C}－代谢量=9.34 mg－0.312 mg×0.2 min×（10/60 min）≈9.034 mg；

……；

由以上分析可见，用清除率和速率常数的运算结果几乎完全一致。因而，清除率与速率常数k_{ij}相似，也是一种瞬时速率，数学上也是一个恒定数值。转运药物的绝对数量与房室中的药量浓度成正比，而浓度又表现为瞬时变化。同样，CL值越大，药物从中央室消除的绝对量越大。因此，实际上k和CL是一个问题的两种不同表述方式，本质上并无差异。

（四）效应室相关参数

1. 效应室浓度的计算

如图15-8，药物在中央室和效应室的转运属一级动力学过程。中央室向效应室转运的速率常数是k_{1e}，从效应室消除的速率常数是k_{e0}。因为药物房室间转运的速率常数比=房室间容积比（读者可参照参数换算部分理解这句话），效应室容积为中央室容积的1/10 000，则k_{1e}=1/10 000k_{e0}。药物单次或连续静脉输注后，根据药代学模型我们可以计算任意时刻中央室的浓度和药量（表15-1，表15-3），因为效应室仅与中央室相连，中央室药量或浓度的变化显然影响效应室药物量的变化，计算方法如图15-19。

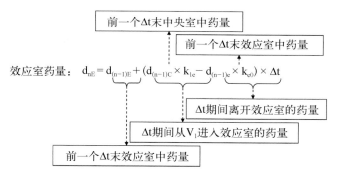

图15-19 预测效应室浓度的计算方法

这种计算方法称为欧拉法（前述血药浓度的计算方法属此类），该法计算效应室浓度简单、易懂，计算的精确度与时间间隔Δt的取值有关，也是靶控输注系统中计算效应室浓度的方法。如表15-1所示，根据已经预测的中央室药物量，从注射后即刻0 s开始，每10 s预测的效应室药物量计算如下。

0 s，静脉注射10 mg，V_1中药量$d_{0C}=10$ mg；效应室药量$d_{0E}=0$ mg；

10 s后（1Δt），V_1中药量$d_{1C}\approx9.67$ mg；效应室药量$d_{1E}=0+(10\times0.5/10\,000-0.5\times0)=8.333\times10^{-5}$mg；

20 s后（2Δt），V_1中药量$d_{2C}\approx9.34$ mg；效应室药量$d_{2E}=8.333\times10^{-5}+(9.67\times0.5/10\,000-0.5\times8.33\times10^{-5})=1.569\times10^{-5}$mg；

30 s后（3Δt），V_1中药量$d_{3C}\approx9.03$ mg；效应室药量$d_{2E}=1.569\times10^{-5}+(9.34\times0.5/10\,000-0.5\times1.269\times10^{-5})=2.217\times10^{-5}$mg；

……；

根据表15-1和表15-3假设的药代学模型参数和k_{e0}值，计算的药物单次注射后血药浓度和效应室浓度经时变化见图15-20。当Δt取值趋近于无穷小时，即等同于解析解法，在解析解法中由于k_{1e}很小常被约去，该式非常类似于单室模型持续静脉输注。解析解法计算公式：$C_E=C_1\cdot(1-e^{-ke0t})$。

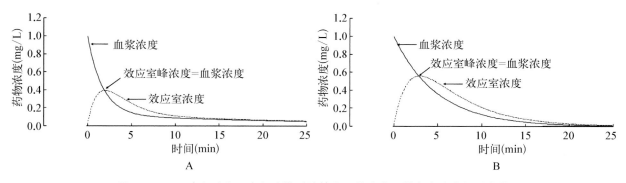

图15-20 一室（A）和二室（B）模型计算的血药浓度和效应室浓度经时变化

2. 血药-效应室浓度平衡半衰期 ($t_{1/2}k_{e0}$)

药物效应室浓度达50%血药浓度所需要的时间，$t_{1/2}k_{e0}=0.693/k_{e0}$。维持血药浓度恒定的条件下，效应室浓度达95%血药浓度大约需要4～5个$t_{1/2}k_{e0}$（图15-21A）；单次经脉注射时，k_{e0}越大，$t_{1/2}k_{e0}$越小，药物峰效应滞后现象越不明显，反之亦然（图15-21B）。

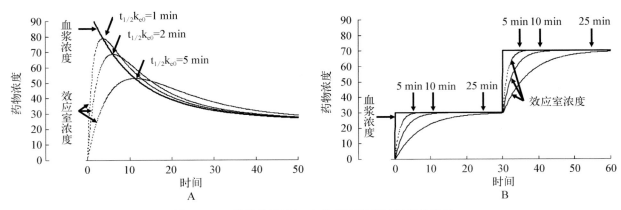

图 15-21　静脉推注后 k_{e0} 与效应室浓度及时间的关系

假定 A、B、C 三个药物的动力学过程相同，$t_{1/2}k_{e0}$ 分别等于 1 min、2 min、5 min。随着 $t_{1/2}k_{e0}$ 的增加，效应室药物浓度达到峰浓度的时间也增加，且峰幅也减小

三、PK/PD 的常见误解

在我们的研究人群，临床常用麻醉药的药代学特点研究广泛，但少有研究衍生的模型获得公认，相关概念和注意事项值得重视。

（一）群体药代学（population PK）

群体（population）这个单词容易让人误解，一般认为既然是群体，样本量应该非常大，但其实这只是一种方法学名称，并未强调研究个体的多少。① 为全面阐明参数和协变量的关系，当然病例数越多越好。但统计学家关于大样本的定义尚有争论，有认为 ≥ 30，也有认为 ≥ 50；② 理论上，作为一种研究方法，1 ～ 2 个患者的浓度-时间数据也可以进行群体药代学分析，因此文献报道的样本量可从数例到数千例不等；③ 协变量范围，群体药代学的优点之一是精确定义参数群体均值与患者特征（协变量）的关系，因而协变量的范围越大越好。例如年龄，如果样本量足够，年龄跨度达到 50 岁或以上，无疑将更有助于发现年龄和系统清除率关系的精确定义。有些读者认为患者年龄、体重范围过大，可能影响药代学参数的判断，这是一种非常错误的认识，完全忽视了群体药代学分析的优越性。

（二）实验设计

药代学分析方法包括单纯集合法、两步法和群体法三种。国内麻醉药研究常用两步法，将患者分组后，逐个分析每例患者的药代学，随后比较组间差异。这就牵涉到几个问题：① 样本量必须符合统计学要求才能阐明分组因素的影响；② 药代学参数本质上为非正态分布，设计时必须考虑；③ 这种方法只能定性，不能定量，模型实用性较差；④ 如采用群体分析，则模型验证为不可或缺的步骤；⑤ 体外循环的影响，国内有研究涉及，但药代学的定义为"药物在体内的处置过程"，体外循环影响因素很多，已经超越定义范围。国外有少量研究探索过体外循环下丙泊酚的药代学，在房室分析时外加一个容积、借助非线性混合效应模型拟合数据，国内研究则未加考虑。总的来说，研究结论值得商榷，以目前的条件，建议研究避开体外循环的影响。

（三）细节问题

许多细节对药代学影响很大，① 准确测定浓度是药代学分析的基础，方法学及其影响因素探索非常重要；② 取样位置（动脉、静脉）不同，测定的浓度可能不同，运算结果也不可能相同；③ 取样后应冲洗管道，样本不应包括管道无效腔量，否则可能影响浓度结果；④ 药代学浓度与时间的函数关系，取样时间一定要精确无误。

第四节　PK/PD的临床应用

尽管现代药理学的发展取得了长足的进步，在一些药物治疗过程中，依据药物的治疗窗实施治疗药物浓度监测（TDM）也已经成为现实可能，但该法实施在临床麻醉受到诸多限制。然而，不可否认的是，静脉麻醉药的PK/PD模型大大改善了临床麻醉可操作性、预测性，以及某些实验方法的合理设计。

一、判断药物临床效应

（一）气管插管的最佳时机选择

我们知道，药物在效应位浓度达到峰值（最大）时，相应的药物效应也应该最大；"表观"效应室浓度可用已知的k_{e0}计算并推测单次注射后的峰效应室浓度时间。临床麻醉过程中，第一步是麻醉诱导，通常的给药方式是静脉单次注射。例如根据芬太尼药代学模型和k_{e0}，单次注射后峰效应室浓度时间是3.2～3.7 min，此时插管才是最佳时机，大于或小于该时间，效应位浓度未达峰值，可能出现镇痛不足而致插管后血压剧烈升高和下降。实际上临床常用的静脉麻醉药、镇痛药的峰效应时间略有差异，设计合理的给药方案是维持平稳麻醉诱导的重要前提；临床麻醉的第二步是麻醉维持，通常可采用持续输注或靶控输注的方式给药，但靶控输注血药浓度时，血药浓度迅速达设定值，而效应室浓度则以半衰期$t_{1/2}k_{e0}$逐步趋近于血药浓度，达到95%血药浓度值大约需5～6个$t_{1/2}k_{e0}$。这提示，为获得并判断稳定的药物浓度产生的效应，需要等待充分的时间，而不应盲目过量增加设定的药物浓度。

表15-4列出了常用麻醉药单次或靶控血药浓度输注时正确评定峰效应的时间，有助于制订实验方案和解释某些临床现象。特别是临床麻醉诱导，权衡不同药物的效应室浓度达峰时间，是设计、优化麻醉诱导的基础。

表15-4　常用静脉麻醉药血药浓度和效应室浓度的关系*

药　　物	k_{e0}（min^{-1}）	单次注射达峰时间（min）	靶控血药浓度	
			95%平衡时间**	99%平衡时间**
丙泊酚	0.291	3.7～4.5	10	14.5
咪达唑仑	0.124	7～15.8	23.5	34
硫喷妥钠	0.460	2.2～4.0	6.3	9.2

（续表）

药　物	k_{e0}（min^{-1}）	单次注射达峰时间（min）	靶控血药浓度	
			95%平衡时间**	99%平衡时间**
依托咪酯	0.480	1.8	6.2	8.8
芬太尼	0.147,0.149	3.2～3.7	19.5～19.8	28.3～28.7
舒芬太尼	0.227	3.7～4.8	12.8	18.7
阿芬太尼	0.770	1.3～2.7	3.8	5.5
瑞芬太尼	0.516,0.530	1.5～1.8	5.5～5.7	8.0～8.2

* 部分k_{e0}和药代学模型非来源于同一研究，估计的峰效应可能与临床不一致，实际上以此评价峰效应室浓度和效应并不正确，但有助于概念理解和临床研究设计；** 效应室浓度达血药浓度的95%和99%时间。

（二）药物效应的正确判断

药物产生特定临床效应时其效应室浓度和血药浓度相同！这是一个临床医师经常犯错的问题。例如，有研究文献认为达到某种临床效应时，血药浓度大于效应室浓度——必须认识到，这是个错误的结论。选择血药浓度为靶控目标，血药浓度迅速达预设浓度，效应室浓度缓慢趋近于预设血药浓度，达95%血药浓度需5个半衰期（$=5 \times 0.693/k_{e0}$）。如图15-21，靶控某药血药浓度2 mg/L或4 mg/L，效应室浓度达95%血药浓度需14 min（$=5 \times 0.693/0.25$）；假设在图15-22A实心圆点处（1.5 mg/L）患者意识消失（LOC），不难得出结论LOC时血药浓度2 mg/L大于效应室浓度1.5 mg/L；但如设定靶血药浓度为1.5 mg/L，假以充分的平衡时间（≥ 14 min），患者在血药浓度接近1.5 mg/L处也可达LOC，如图15-22B。前者的错误之处在于，血药浓度和效应室浓度不平衡，例如定义Ramasy评分=3分为意识消失，实际上2 mg/L的浓度产生的效应可能是0～1分。保证血药效应位浓度平衡时间充分，然后观测临床效应是避免上述误差的唯一方法。

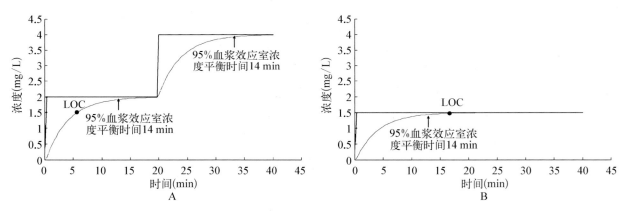

图15-22　靶控输注血药浓度时效应室浓度的变化

效应室浓度以半衰期$t_{1/2}k_{e0}$（$=0.693/k_{e0}$）趋近于血药浓度，分析见正文

二、设计临床给药方案

（一）计算负荷剂量

如图15-15的简单一室模型，单次给药方案非常简单，将目标浓度（C_T）与其容积V_1相乘即可，即

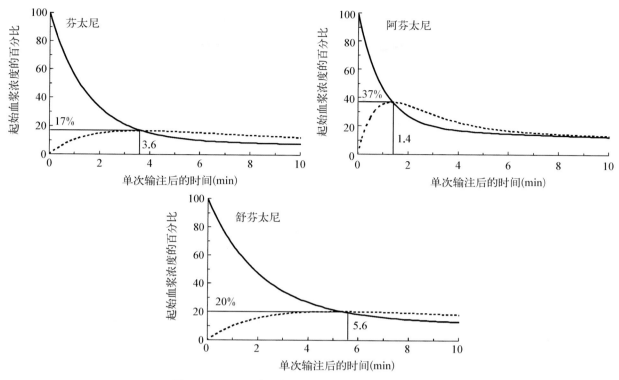

图15-23 阿片类药物血药浓度和效应室浓度的变化

剂量$=C_T \times V_1$；对于图15-8所示的模型，也可如此。但问题是，单次注射后、效应室浓度达峰前，药物在体内存在再分布和消除，所以根据V_1计算的药物剂量太小；如果使用V_{dss}（特别是多室模型药物，稳态分布容积$=V_1+V_2+V_3$）又太大，因此负荷剂量计算远非如此简单。

计算负荷剂量的方法如下。如图15-23，在临床使用剂量范围内，多数药物表现为线性，因而，药物单次给药后，其效应室峰浓度与起始血药峰浓度的比例维持恒定，芬太尼、阿芬太尼和舒芬太尼的比例分别是17%、37%和20%。且达到峰效应室浓度即刻，效应室浓度等于血药浓度，因此，如果我们知道峰效应时药物的分布容积$V_{峰效应}$，即可按照公式：剂量$=CT \times V_{峰效应}$计算单次给药剂量。

由于药物达到峰效应的过程中，体内消除持续进行，因而$V_{峰效应}$也是一个理论上的容积，可依据效应室峰浓度与起始血药峰浓度的比值：$V_{峰效应}=V_1 \times (C_{血药峰浓度}/C_{峰效应血药浓度})$确定（注意这里$C_{峰效应血药浓度}=$效应室峰浓度）。表15-5列出了临床常用麻醉药的$V_{峰效应}$值，以及这些药物单次注射后效应达峰时间，这些时间也即临床单次用药后药物效应最大的时间。随后，将$V_{峰效应}$与目标浓度C_T相乘，即可计算负荷剂量，且注射负荷剂量后，可获得满意的目标血药浓度（等于效应室峰浓度）以有效抑制诸如气管插管等在内的伤害性刺激。如表15-5所列，芬太尼的$V_{峰效应}$为75 L，如欲达到4.0 μg/L的峰效应室浓度，所需剂量为300 μg，这大致相当于我们临床常用芬太尼诱导剂量。

表15-5 计算单次给药剂量的$V_{峰效应}$

药 物	$V_{峰效应}$（L）	峰效应时间（min）
芬太尼	75	3.6
阿芬太尼	5.9	1.4

（续表）

药　　物	V峰效应（L）	峰效应时间（min）
舒芬太尼	89	5.6
丙泊酚	24	2.0

（二）持续给药方案

单次给药获得目标效应室浓度和希望的药理效应后，需要进一步维持效应室浓度以维持药物效应，为此，应在药效达峰时立刻开始输注给药。药物达到峰效应后瞬间，血药浓度等于效应室浓度，此时及以后，为维持药物效应，输入的药物量应足以维持峰血药（或峰效应室）浓度。对于一室模型药物，维持给药的滴注速率＝$C_T × CL$即可，即药物进入体内的量等于排出量。多室模型药物（包括麻醉中使用的所有药物）进入外周组织的同时也从人体排出，输入药物的量必须与此匹配。进入组织的药物分布速率随组织浓度和血药浓度趋于平衡而变化。但外周组织的浓度与血药浓度达到平衡需数小时之久，只有平衡后上述维持给药的滴注速率＝$C_T × CL$才适用，在此之前维持速率$C_T × CL$显然太慢。

图15-24A描述的是用芬太尼（配药浓度50 μg/ml）使效应室浓度维持在1.5 ng/ml所需输注速率。可见，基于目标浓度和V峰效应单次给药112.5 μg后即刻的输注速率为0，直到达峰时（约4 min）开始输注。起初速率较快约7 ml/h，随后随着时间而递减。首剂后30 min，滴注速率约4 ml/h。少数麻醉医师在临床工作中根据具体情况调整给药剂量及滴注速率，但这需要有相当丰富的给药经验。最简单的办法是持续向下调整给药速率，防止给药过量，但精确度较差。图15-24B显示了获得芬太尼不同效应室浓度所需给药速率。

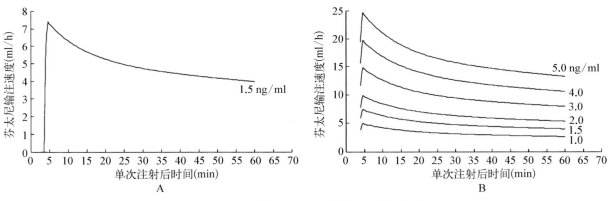

图15-24　维持芬太尼不同浓度所需输注速度

例如，欲维持芬太尼浓度1.5 ng/ml，负荷剂量后可按照下列方案给药：15 min内4.5 μg/（kg·h），～30 min给予3.6 μg/（kg·h），～60 min给予2.7 μg/（kg·h），～120 min给予2.1 μg/（kg·h），～180 min给予1.5 μg/（kg·h）。也可从列线图15-24B获得速率。根据临床具体情况调整给药速率的频率和时间，简单实用。另一个方法是使用电脑控制的输液泵给药，即靶控输注（TCI），维持任意血药和效应室药物浓度。

（三）靶控输注给药

靶控输注技术（target controlled infusion, TCI）是药代学理论与计算机技术相结合而产生的给药

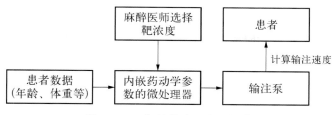

图15-25　靶控输注系统的组成

方法,能快速达到并维持设定的血药或效应部位药物浓度,并根据临床需要随时调整给药。TCI系统的组成如图15-25,包括输注泵、控制输注泵运转的程序以及发生错误时关闭系统的安全机制等。

1. 靶控输注原理

靶控血药浓度即是维持中央室浓度恒定于预设水平C_T,因为$C_T \times V_1 = D$,也即维持中央室药量D恒定——这就是靶控血药浓度最基本的理论基础。尽管前述药代学计算方法涉及数理统计、计算机等烦琐知识,但药代学知识应用于靶控输注的方法却非常简单。

2. 前提假设

前已述,最基本的药代学参数是中央室容积和房室间转运速率常数,其单位是时间的倒数,例如$\min^{-1}$或1/min,由此,我们可推知:

(1)将速率常数(如$\min^{-1}$)与剂量(如mg)相乘后其单位为mg/min,相当于单位时间内将多少药物从中央室排出体外或在房室间的转移量。

(2)平面坐标轴上随时间变化的曲线,如时间间隔足够小可将其视为直线。据此,可将注药后时间T分解成无穷小的时间段ΔT,借助简单的数学知识,计算任意时刻每个房室间的药量并推算其浓度。假想的TCI系统内嵌药代学模型见图15-26,参数见表15-6脚注,ΔT设定为10 s,输注泵最大速度1 200 ml/h,药物配制质量浓度10 mg/ml。由于k_{10}、k_{12}和k_{13}都是药物离开中央室的速率常数,这里我们统称为$k_{out}=k_{10}+k_{12}+k_{13}$。

(3)输注速度计算　假设某一时刻V_1、V_2和V_3中的药物分别为a_1、a_2和a_3,一个ΔT前药量分别是a_{1T}、a_{2T}和a_{3T},任意时刻各房室间的药量可通过下列公式计算:

$$a_1 = a_{1T} + (a_{2T} \times k_{21} + a_{3T} \times k_{31} - a_{1T} \times k_{out} + R) \times \Delta T$$

$$a_2 = a_{2T} + (a_{1T} \times k_{12} - a_{2T} \times k_{21}) \times \Delta T$$

$$a_3 = a_{3T} + (a_{1T} \times k_{13} - a_{3T} \times k_{31}) \times \Delta T$$

开始TCI时(时间0 min,表15-6),$a_1 = a_2 = a_3 = 0$ mg,一个ΔT前的药量也都是0 mg。我们的目标是血药浓度6 μg/ml,也即中央室药量迅速达到60 mg(=6 μg/ml × 10 L)。这里输注泵最大速度R=1 200 ml/h=200 mg/min。

1)0.17 min后,各房室药量:

$$a_1 = 0 + (0 \times 0.15 + 0 \times 0.01 - 0 \times 0.6 + 200) \times (10/60) = 33.33 \text{ mg}$$

$$a_2 = 0 + (0 \times 0.3 - 0 \times 0.15) \times (10/60) = 0 \text{ mg}$$

$$a_3 = 0 + (0 \times 0.1 - 0 \times 0.01) \times (10/60) = 0 \text{ mg}$$

中央室药量33.33 mg,浓度3.33 μg/ml。下一个10 s离开V_1的药量(离开中央室的药量-回到中央室的药量）是：$[a_1 \times k_{out} - (a_2 \times k_{21} + a_3 \times k_{31})] \times \Delta T = [33.33 \times 0.6 - (0 \times 0.15 + 0 \times 0.01)] \times (10/60) = 3.33$ mg。我们的目标是 V_1 中的药量达到 60 mg，则下一个 10 s 内需要输入的药量是 $60 - (33.33 - 3.33) = 30$ mg。将 30 mg 药物在 10 s 内输入，输注速度 R=30 mg/10 s=180 mg/min=10 800 mg/h=1 080 ml/h；

2）0.33 min 后，各房室药量：

$$a_1 = 33.33 + (0 \times 0.15 + 0 \times 0.01 - 33.33 \times 0.6 + 180) \times (10/60) = 60 \text{ mg}$$
$$a_2 = 0 + (33.33 \times 0.3 - 0 \times 0.15) \times (10/60) = 1.67 \text{ mg}$$
$$a_3 = 0 + (33.33 \times 0.1 - 0 \times 0.01) \times (10/60) = 0.56 \text{ mg}$$

中央室药量为 60 mg，浓度 6 μg/ml。下一个 10 s 离开 V_1 的药量是 $[a_1 \times k_{out} - (a_2 \times k_{21} + a_3 \times k_{31})] \times \Delta t = [60 \times 0.6 - (1.67 \times 0.15 + 0.56 \times 0.01)] \times (10/60) = 5.96$ mg。将 5.96 mg 在 10 s 内输入，维持中央室药量为 60 mg，输注速度 R=5.96 mg/10 s=35.7 mg/min=2 144.6 mg/h=214.5 ml/h；

3）0.50 min 后，各房室药量：

$$a_1 = 60 + (1.67 \times 0.15 + 0.56 \times 0.01 - 60 \times 0.6 + 35.7) \times (10/60) = 60.00 \text{ mg}$$
$$a_2 = 1.67 + (60 \times 0.3 - 1.67 \times 0.15) \times (10/60) = 4.63 \text{ mg}$$
$$a_3 = 0.56 + (60 \times 0.1 - 0.56 \times 0.01) \times (10/60) = 1.55 \text{ mg}$$

中央室药量仍为 60 mg，浓度 6 μg/ml，此时如果停止输注，下一个 10 s 后 V_1 中药物减少量 $= [a_1 \times k_{out} - (a_2 \times k_{21} + a_3 \times k_{31})] \times \Delta T = [60 \times 0.6 - (4.63 \times 0.15 + 1.55 \times 0.01)] \times (10/60) = 5.88$ mg。将 5.88 mg 在 10 s 内输入，维持中央室药量为 60 mg，输注速度 R=5.88 mg/10 s=35.3 mg/min=2 117.4 mg/h=211.7 ml/h；……，以此类推可计算任意时刻维持血药浓度所需要的药物剂量和输注速度。

4）如欲在 25 min 时将靶浓度降至 2 μg/ml，注射泵停止输注，速度 0 ml/h，各房室药物量均逐渐衰减：

$$a_1 = 60 + (1.67 \times 0.15 + 0.56 \times 0.01 - 60 \times 0.6 + 0) \times (10/60) = 57.15 \text{ mg}$$
$$a_2 = 117.21 + (60 \times 0.3 - 1.67 \times 0.15) \times (10/60) = 4.63 \text{ mg}$$
$$a_3 = 0.56 + (33.33 \times 0.1 - 0.56 \times 0.01) \times (10/60) = 1.55 \text{ mg}$$

因为速度为 0，25.17 min 时中央室药量 57.15 mg，浓度 5.71 μg/ml；……，以此类推，可以计算任意时刻的血药浓度。

5）如在 56.17 min 时将靶浓度设为 4 μg/ml，目标中央室药量是 40 mg=4 μg/ml × 10 L，此时中央室药量为 20 mg，下一个 10 s 后离开 V_1 的药量是 $[a_1 \times k_{out} - (a_2 \times k_{21} + a_3 \times k_{31})] \times \Delta T = [20 \times 0.6 - (41.30 \times 0.15 + 159.76 \times 0.01)] \times (10/60) = 0.70$ mg；因此需要将 20 mg+0.7 mg 药物在 10 s 内高速输入，输注速度 R=20.7 mg/10 s=124.2 mg/min=7 452.4 mg/h=745.2 ml/h；……，以此类推，随后的计算同（3）。

表 15-6　靶控血药时计算机运算原理

时间（min）	房室间药量（mg）			输注速度（ml/h）	中央室浓度（μg/ml）
	中央室	外周室1	外周室2		
0.00	0.00	0.00	0.00	1 200	0.00
0.17	33.33	0.00	0.00	1 080	3.33

（续表）

时间（min）	房室间药量（mg）			输注速度（ml/h）	中央室浓度（μg/ml）
	中央室	外周室1	外周室2		
0.33	60.00	1.67	0.56	214.5	6.00
0.50	60.00	4.63	1.55	211.7	6.00
0.67	60.00	7.51	2.55	209.1	6.00
0.83	60.00	10.32	3.55	206.5	6.00
1.00	60.00	13.06	4.54	204	6.00
……	……	……	……	……	……
24.83	60.00	117.14	130.91	60.3	6.00
25.00	60.00	117.21	131.69	0	6.00
25.17	57.15	117.28	132.47	0	5.71
25.33	54.59	117.20	133.20	0	5.46
……	……	……	……	……	……
36.83	20.27	64.36	151.15	0	2.03
37.00	20.10	63.77	151.24	2.2	2.01
……	……	……	……	……	……
56.00	20.00	41.33	159.69	66.8	2.00
56.17	20.00	41.30	159.76	745.3	2.00
56.33	40.00	41.27	159.82	97.3	4.00
……	……	……	……	……	……

注：1. 假定参数值：V_1=10 L，k_{10}=0.2/min，k_{12}=0.3/min，k_{21}=0.15/min，k_{13}=0.1/min，k_{31}=0.01/min；2. ΔT=10 s，将其折换成10/60 min，以保持与速率常数单位一致；3. 药物浓度10 mg/ml；4. 输注泵的最大输注速度1 200 ml/h；5. 因为有效数字取舍，计算结果可能略有差异。

（4）TCI系统须知　由TCI系统计算方法可知，药代学参数是其基础，尽管群体分析方法提高了药代学参数的精确度，同时可综合考虑患者协变量的影响，但其主体仍然取决于参数群体特征值，而个体间参数存在巨大的变异性，因此，要达到预测与实测浓度绝对准确是不可能的。除此而外，尚需注意：① 特别是靶控初期的计算精确度依赖于ΔT，其通常取值范围是5～30 s。尽管理论上来说，ΔT越小越好，趋近于无穷小时即为微积分，但以目前的技术要使输注泵达到瞬时改变速度是不可能的（输注泵滞后）；② 泵的精确度对系统也有很大影响；③ 并非所有的药物均可使用靶控输注。例如前述芬太尼，我们只是以该药为例计算持续给药的方案而已，实际上芬太尼的半衰期很长，持续输注时很难达到稳态且药理效应消除需要相当长的时间。如用于靶控输注，必须在手术结束前2 h停止输注；④ 靶控输注计算的前提是体内没有该药，如果在靶控输注前人工注入负荷剂量再施以靶控输注，则系统计算的预测浓度可能与实测浓度差异巨大。同样，如在输注过程中导管脱落，系统依然假设药物已经注入体内，此时预测浓度与实测浓度也差异巨大。上述情况下，临床测定的药理效应不可能准确；⑤ 由于血药浓度－药理效应间的滞后，靶控血药浓度达峰时，药物效应室浓度（和药理效应）并未达峰，因此，须等待足够的时间施行有创操作以保证药物疗效。表15-4是常用麻醉药单次注射和靶控输注时效应达峰的时间，特别是临床麻醉诱导，权衡不同药物的效应室浓度达峰时间，是设计、优化麻醉诱导的基础。

（5）TCI系统性能分析　根据药代学模型设定的靶控输注程序，系统预测性能的高低取决于药代学与患者本身药代学参数切合的程度。但临床药代学药代学数据通常来自较少量的某类人群的研究，衍生的模型显然不可能适合于人群中的所有患者，更准确地说，由于生物体间存在巨大的个体差异性，用于TCI的药代学模型与患者药代学完全吻合只是一种理想，几乎是一种不可能的事件。因此，判断TCI系统的性能需了解两个概念，如图15-26，即准确性（accuration）和精确度（precision）。

我们的目标当然是追求高度的精确度和准确性（图15-26A），但在目标条件下几乎不可能，退而求其次，仅追求精确度可能是目前TCI系统达到实用性前提的主要目标。准确性意指当以目标浓度作为参照时，实测浓度－模型预测浓度差的和偏离零的程度，偏离越小，准确性越高，但实测浓度可能高于也可能低于目标浓度，此时所有实测浓度－目标浓度误差之和可能为零，依据定义准确性较高，但并不能为临床接受（图15-26B），这种情况下不能依据药物浓度调节麻醉深度（图15-26C）。而

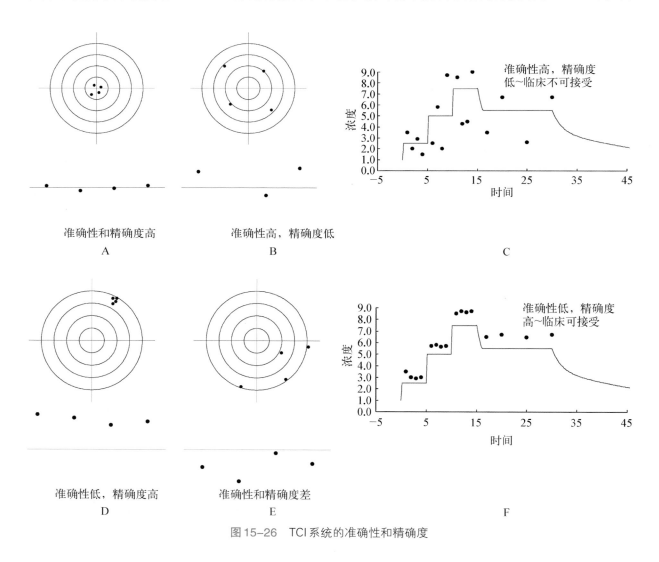

图15-26　TCI系统的准确性和精确度

精确度则意指实际测定的血药浓度偏离其本身均值的大小,此时实际测定的血药浓度可能远远偏离设定的目标浓度,但实际测定值彼此之间差异较小(图15-26D),这种情况下,尽管模型预测的准确性较差,但可通过调节目标浓度调节麻醉深度(图15-26F,目标浓度升高或降低时,实测浓度亦相应地升高或降低),显然具有较大的临床应用价值。如果系统既不准确也不精确,则没有任何临床应用价值。

(张马忠)

参 考 文 献

[1] Bowyer A J, Royse C F. Postoperative recovery and outcomes-what are we measuring and for whom? Anaesthesia, 2016, 71(Suppl 1): 72−77.

[2] Müller M, Müller-Zellenberg U, Hochhaus G, et al. Current concepts in pharmacokinetics and their implications for clinical medicine. Wien Klin Wochenschr, 2001, 113(15−16): 566−572.

[3] 张瑞冬, 张马忠. 效应室及其浓度的理解误区和解读. 临床麻醉学杂志, 2013, 29(1): 90−92.

[4] Patel K, Kirkpatrick C M. Pharmacokinetic concepts revisited-basic and applied. Curr Pharm Biotechnol, 2011, 12(12): 1983−1990.

[5] Gabrielsson J, Meibohm B, Weiner D. Pattern recognition in pharmacokinetic data analysis. AAPS J, 2016, 18(1): 47−63.

[6] Shen Y, Cai M H, Ji W, et al. Unrepaired tetralogy of fallot-related pathophysiologic changes reduce systemic clearance of etomidate in children. Anesth Analg, 2016, 123(3): 722−730.

[7] Sheiner L B, Stanski D R, Vozeh S, et al. Simultaneous modeling of pharmacokinetics and pharmacodynamics: application to d-tubocurarine. Clin Pharmacol Ther, 1979, 25(3): 358−371.

[8] Fuseau E, Sheiner L B. Simultaneous modeling of pharmacokinetics and pharmacodynamics with a nonparametric pharmacodynamic model. Clin Pharmacol Ther, 1984, 35(6): 733−741.

[9] 张凌, 张马忠, 杭燕南. 等效线图解法在药效学相互作用研究中的应用. 国际麻醉学与复苏杂志, 2007, 28(5): 472−476.

[10] Vuyk J, Lim T, Engbers F H, et al. The pharmacodynamic interaction of propofol and alfentanil during lower abdominal surgery in women. Anesthesiology, 1995, 83(1): 8−22.

[11] Kazama T, Ikeda K, Morita K. Reduction by fentanyl of the Cp50 values of propofol and hemodynamic responses to various noxious stimuli. Anesthesiology, 1997, 87(2): 213−227.

[12] Katoh T, Ikeda K. The effects of fentanyl on sevoflurane requirements for loss of consciousness and skin incision. Anesthesiology, 1998, 88(1): 18−24.

[13] Short T G, Plummer J L, Chui P T. Hypnotic and anaesthetic interactions between midazolam, propofol and alfentanil. Br J Anaesth, 1992, 69(2): 162−167.

[14] Billard V, Moulla F, Bourgain J L, et al. Hemodynamic response to induction and intubation. Propofol/fentanyl interaction. Anesthesiology, 1994, 81(6): 1384−1393.

[15] Minto C F, Schnider T W, Short T G, et al. Response surface model for anesthetic drug interactions. Anesthesiology, 2000, 92(6): 1603−1616.

[16] 张凌, 张马忠, 宋蕴安, 等. 七氟烷和依托咪酯镇静催眠效应的相互作用. 中华麻醉学杂志, 2009, 29(5): 389−393.

[17] Zhang M Z, Yu Q, Huang Y L, et al. A comparison between bispectral index analysis and auditory evoked potentials for monitoring the time to peak effect to calculate the plasma effect site equilibration rate constant of propofol. Eur J Anaesthesiol, 2007, 24(10): 876−881.

[18] Lin L, Guo X, Zhang M Z, et al. Pharmacokinetics of dexmedetomidine in Chinese post-surgical intensive care unit patients. Acta Anaesthesiol Scand, 2011, 55(3): 359−367.

[19] Lin L, Zhang J W, Huang Y, et al. Population pharmacokinetics of intravenous bolus etomidate in children over 6

months of age. Pediatr Anesth, 2012, 22(4): 318−326.

[20] Fisher D M. (Almost) everything you learned about pharmacokinetics was (somewhat) wrong. Anesth Analg, 1996, 83(5): 901-903.

[21] Mazoit J X, Butscher K, Samii K. Morphine in postoperative patients: pharmacokinetics and pharmacodynamics of metabolites. Anesth Analg, 2007, 105(1): 70−78.

[22] Minto C F, Schnider T W, Egan T D, et al. Influence of age and gender on the pharmacokinetics and pharmacodynamics of remifentanil. I. Model development. Anesthesiology, 1997, 86(1): 10−23.

[23] Dumont G A, Ansermino J M. Closed-loop control of anesthesia: a primer for anesthesiologists. Anesth Analg, 2013, 117(5): 1130−1138.

[24] Dussaussoy C, Peres M, Jaoul V, et al. Automated titration of propofol and remifentanil decreases the anesthesiologist's workload during vascular or thoracic surgery: a randomized prospective study. J Clin Monit Comput, 2014, 28(1): 35−40.

第16章
肌松药构效关系

肌肉松弛药又称神经肌肉阻滞药（neuromuscular blockade, NMB），是主要作用于神经肌肉接头突触后膜上乙酰胆碱受体的药物，阻滞神经肌肉兴奋的正常传导，从而产生肌肉松弛作用。自1942年由植物中提取的天然生物碱筒箭毒碱（d-tubocurarine）首次应用于临床，数十年来，肌松药已越来越多地用于临床各个方面。除了常规用于各种需要肌肉松弛的手术以外，也常用于重症监护室消除机械通气患者对呼吸机的抵抗，偶用于控制破伤风及癫痫持续状态等疾病的肌痉挛等。随着肌松药的广泛临床应用，相关基础研究随之日益完善，其中构效关系是肌肉松弛药基础研究中的重要组成部分。

第一节　构效关系发展简史

构效关系（structure activity relationship, SAR）指的是药物或其他生理活性物质的化学结构与其生理活性之间的关系，是药物化学的主要研究内容之一。早期，构效关系研究以直观的方式，定性地推测生理活性物质的结构与其活性的关系，进而推测靶酶活性位点的结构，并设计新的活性物质结构；随着信息技术的发展，以计算机为辅助工具的定量构效关系成为构效关系研究的主要方向，定量构效关系也成为合理药物设计的重要方法之一。

构效关系这一概念是随着药物化学这门学科的产生而出现的。1853年，英国医师Snow首次应用氯仿为维多利亚女王实施无痛分娩手术后，开始深入研究吸入性全身麻醉药，在研究过程中，确定了首先测定药物沸点和饱和蒸汽压的实验原则，这是历史上人类首次考虑到药物分子的理化性质与生理活性的关系，是构效关系研究的雏形。

19世纪后半叶，人们陆续从作为药物使用的植物中提取了一系列化合物并成功解析了他们的结构，通过对这些天然来源的分子的归纳分析，药物化学家发现某些具有类似结构的药物具有相同的生理活性，从而提出了药效团的概念；所谓药效团即是对一系列生物活性分子的总结，归纳了对活性起最重要作用的结构特征。药效团概念的提出标志着人类开始认识到分子结构与生理活性之间规律性的联系。

20世纪60年代构效关系研究进入定量时代，由药物化学家Hansch提出将分子整体的疏水效应、静电效应、立体效应与药物分子的生理活性联系起来，建立了二维定量构效关系方法并提出了Hansch模型：

$$Log（1/C）=alogP+bEs+\rho\sigma+d$$

该模型中，$logP$是疏水参数，Es是立体参数，σ是电性参数，a、b、ρ、d是方程系数。Hansch模型揭开了经典定量构效关系（QSAR）研究的新篇章，成为QSAR发展历史中的里程碑。该模型的提出标志着药物定量构效关系研究的开始，也被认为是从盲目药物设计过渡到合理药物设计的重要标志。

1988年，Cramer等人提出了比较分子场方法（CoMFA），CoMFA方法通过分析分子在三维空间内的疏水场、静电场和立体场分布，将这些参数对药物活性回归。相比于Hansch方法，CoMFA考虑到了分子内部的空间结构，因而被称为三维定量构效关系。目前CoMFA和由CoMFA改进而成的CoMSIA方法即比较分子相似性方法已经成为应用最广泛的合理药物设计方法。

第二节　肌松药作用机制和作用位点

肌松药根据其作用机制可分为去极化肌松药和非去极化肌松药两类，二者均作用于神经肌肉接头突触后膜的烟碱样乙酰胆碱受体，阻断神经肌肉兴奋传导而产生肌肉松弛作用。去极化肌松药与乙酰胆碱受体结合后可产生乙酰胆碱样作用，使神经肌肉接头处持续处于去极化状态，使其对神经兴奋释放的乙酰胆碱不再发生反应而形成去极化阻滞。非去极化肌松药则是与乙酰胆碱竞争乙酰胆碱受体，阻止乙酰胆碱与受体结合，使神经肌肉接头后膜不能去极化而产生肌肉松弛作用，非去极化肌松药不引起膜通透性的改变。虽然两种肌松药阻滞方式不同，但二者都具有与乙酰胆碱分子相似的结构，可与乙酰胆碱受体的α亚单位上的结合部位结合，乙酰胆碱受体结构如图16-1所示。

每个烟碱样乙酰胆碱受体由5个蛋白亚基组成，排列成玫瑰花状的管型结构，穿插入肌纤维膜间，突出并开口于肌纤维膜内外。成熟的烟碱样乙酰胆碱受体的5个蛋白亚基中2个是α蛋白亚基，其余3个亚基分别为β、ε、δ蛋白亚基，而非成熟的受体没有ε亚基，取而代之的是γ亚基。5个蛋白亚基环绕细胞外孔道呈漏斗样延伸为中央离子通道。当有2个单位的乙酰胆碱分子结合到乙酰胆碱受体后，触发受体结构的改变，使关闭的离子通道开放，钾离子流出细胞而钙离子和钠离子流入细胞，开始一次肌肉收缩。

如果对肌肉松弛药物进行结构上的分类，则现有的肌肉松弛药物主要可分为三大类（表16-1），就构效关系而言，肌松药的结构显然与之关系更为密切，以下将从结构角度分析这三类肌松药的作用机制。

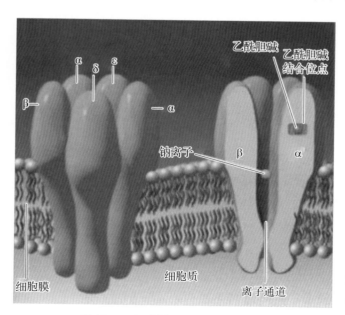

图16-1　烟碱样乙酰胆碱受体结构

表 16-1　肌松药的结构分类

分　类	代　表　药　物
胆碱酯类	琥珀胆碱及 C10
甾　类	泮库溴铵、维库溴铵、罗库溴铵、哌库溴铵、瑞库溴铵
苄异喹啉类	阿曲库铵、顺阿曲库铵、米库氯铵、多库氯铵、筒箭毒碱、甲筒箭毒

第三节　胆碱酯类肌松药的构效关系

这一类肌松药主要包括琥珀胆碱及 C10，因乙酰胆碱是该类化合物最基本也是共有的结构，故探讨该类肌松药的构效关系应首先从乙酰胆碱开始。如琥珀胆碱就是由 2 个分子的乙酰胆碱末端相连形成的（图 16-2）。而 C10 则是一类具有类似于琥珀胆碱结构，分子链主链含有 10 个 C 原子，能够与乙酰胆碱受体以相似的方式结合并且具有不同程度肌肉松弛作用的一类分子的统称。此类分子是以多个甲基（-CH₂-）呈链状连接两端的三甲季铵基形成的不同长度的多甲基链，其分子式中 C 原子数量各不相同，但是其共同特点是主链均含 10 个 C 原子，因此该类分子也可称为十烃季铵。琥珀胆碱是 C10 衍生物中最典型也是最为人熟知的一种药物，至今仍应用于临床。

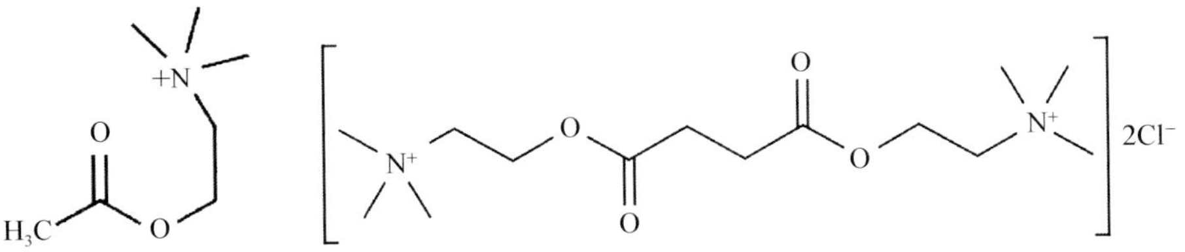

图 16-2　左为乙酰胆碱，右为氯化琥珀胆碱，2 分子乙酰胆碱的 -CH₃ 尾部以单键形式相连，形成琥珀胆碱

琥珀胆碱及 C10 的作用机制类似于乙酰胆碱，以其分子链末端的季铵基与乙酰胆碱受体的 α 亚单位上的结合部位结合，产生乙酰胆碱样作用，使神经肌肉接头处持续处于去极化状态，使其对神经兴奋释放的乙酰胆碱不再发生反应而形成去极化阻滞，其作用机制示意图参见图 16-3。该图中显示的是乙酰胆碱受体的纵剖面图，图中长方形位置是位于 α 亚单位上的结合部位，C10 分子进入受体的中央离子通道，两端分别与结合部位结合，引起受体构象的改变，使关闭的离子通道开放。

若以上图中 C10 与乙酰胆碱受体结合位点水平作横截面，可获得更直观的示意图（图 16-4）。

图 16-4 为乙酰胆碱受体结合位点横截面示意图，左图中可见，由 5 个蛋白亚基环绕形成的乙酰胆碱受体的中央离子通道中有 2 个结合位点，每个结合位点具有一个阴离子亚位点 A（anionic subsite）

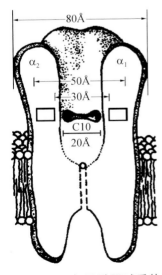

图 16-3　C10 与乙酰胆碱受体结合示意图（1 Å = 10⁻¹⁰ m = 0.1 nm）

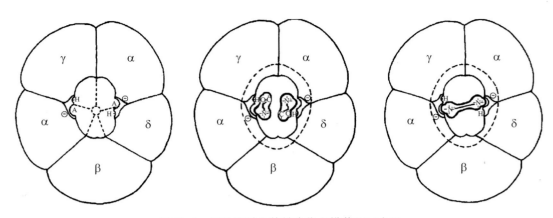

图16-4　乙酰胆碱受体结合位点横截面示意图

从左向右依次为：乙酰胆碱结合位点横截面、乙酰胆碱结合位点结合2分子乙酰胆碱、乙酰胆碱结合位点结合C10

和一个氢键供体亚位点 H（hydrogen bond donor subsite）。中图为乙酰胆碱受体结合2分子乙酰胆碱，即为生理情况下神经冲动传递至神经肌肉接头，释放乙酰胆碱与神经肌肉接头后膜的乙酰胆碱受体结合的模拟示意图，乙酰胆碱以其季铵结构与受体结合位点的阴离子亚位点结合，而分子结构的另一端与氢键供体亚位点结合，受体分子构象发生改变，引起跨膜离子交换从而引起肌肉运动。右图为乙酰胆碱受体与C10结合，C10以其分子链两端的季铵结构与受体的2个阴离子亚位点结合，相比与乙酰胆碱结合的图示，可发现C10与受体的结合过程中氢键供体亚位点处于空闲状态，但却并不影响C10产生肌肉松弛作用，故构效关系研究认为对于分子结构内含有双季铵基结构的肌松药物而言，肌松作用的产生主要与乙酰胆碱受体的阴离子亚位点和药物的季铵结构有关，氢键供体亚位点并非必需。

第四节　甾类肌松药的构效关系

泮库溴铵、维库溴铵、罗库溴铵、哌库溴铵、瑞库溴铵等均属于甾类肌松药。该类药物分子较大，与链状的胆碱酯类肌松药不同，呈刚性结构不易发生空间构象变化，药物分子主干为雄甾烷母核，但无雄激素活性，结构中有两个适当取代的氮原子，其中至少一个是季铵结构，如维库溴铵为单季铵盐，也可以是双季铵结构，如泮库溴铵为双季铵盐。甾类肌松药分子结构变化主要集中在4个位置，分别以 R_1、R_2、R_3 和 R_4 表示，分子结构平面上方从 R_1 开始顺时针计数基团，分布规律依次为 R_1、甲基、甲基、R_4、R_3，R_2 处于分子平面下方，紧邻 R_1 的逆时针侧（图16-5）。

甾类肌松药物的结构如图16-5所示，该类药物的分子式差异在于 R_1、R_2、R_3 和 R_4 所代表的基团不同，但是无论取代的基团发生如何变化，其结构中都至少有一个季铵基团。药物分子进入乙酰胆碱受体的中央离子通道后，以季铵基与受体结合位点的阴离子亚位点结合，阻断乙酰胆碱与受体结合，使神经肌肉接头后膜不能去极化而产生肌肉松弛作用。以维库溴铵为例，维库溴铵为单季铵基结构，药物分子进入受体中央离子通道后与一侧的受体结合位点结合（图16-6），虽然维库溴铵没有第二个季铵基用来与另一侧的受体结合位点结合，但是维库溴铵另有一个氢键受体可与乙酰胆碱受体的氢键供体亚位点结合。不同于双季铵基结构的肌松药，如泮库溴铵可直接以分子结构中的两个季铵基

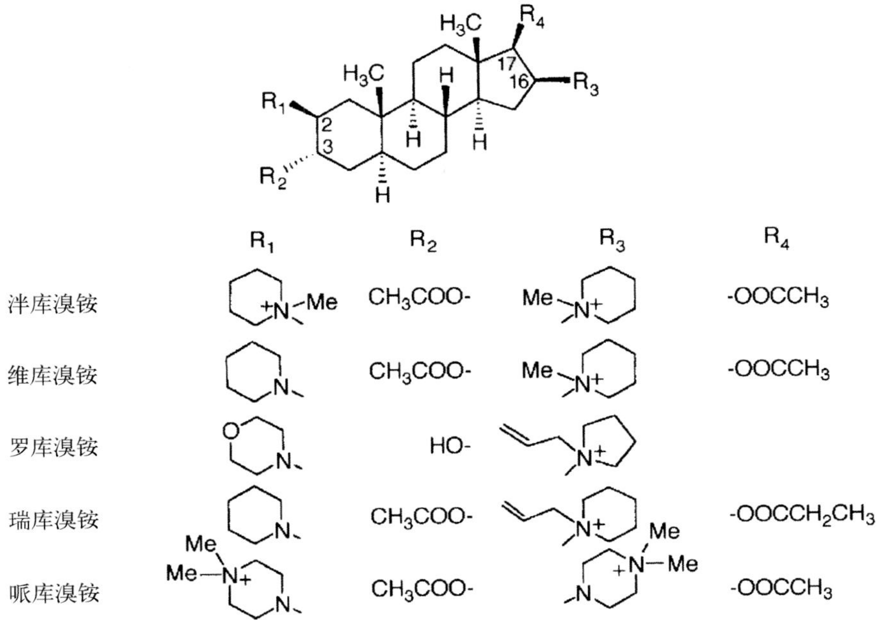

	R₁	R₂	R₃	R₄
泮库溴铵	+N—Me	CH₃COO-	Me—N⁺	-OOCCH₃
维库溴铵	N—	CH₃COO-	Me—N⁺	-OOCCH₃
罗库溴铵	O—N—	HO-	—N⁺	
瑞库溴铵	N—	CH₃COO-	—N⁺—Me	-OOCCH₂CH₃
哌库溴铵	Me—N⁺—N—	CH₃COO-	—N—N⁺—Me	-OOCCH₃

图 16-5　甾类肌松药分子结构

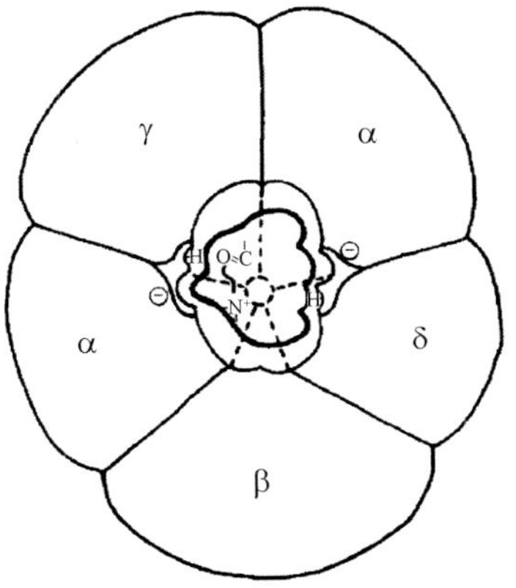

图 16-6　维库溴铵与乙酰胆碱受体结合

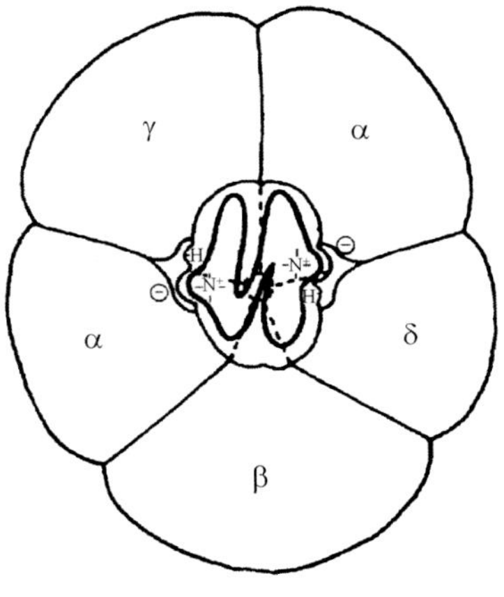

图 16-7　泮库溴铵与乙酰胆碱受体结合

与受体双侧的阴离子亚位点相结合(图16-7),这种以药物的氢键受体与乙酰胆碱受体的氢键供体亚单位结合的方式是分子结构中只含有单季铵基的肌松药特有的,只要是有药物活性的单季铵基肌松药都具有氢键受体结构。

第五节　苄异喹啉类肌松药的构效关系

目前临床常用的苄异喹啉类肌松药包括阿曲库铵、顺阿曲库铵、米库氯铵、多库氯铵、氯化箭筒毒箭和甲筒箭毒。此类肌松药是在苄基异喹啉基础上发展出的一系列衍生物,其结构为双-苄异喹啉,由两个对称的苄异喹啉分子连接而成(图16-8)。苄异喹啉类肌松药分子中连接两侧阳离子端季铵基的分子链较长,除了米库氯铵之外(米库氯铵分子链为双键结构)均容易发生弯曲折叠。

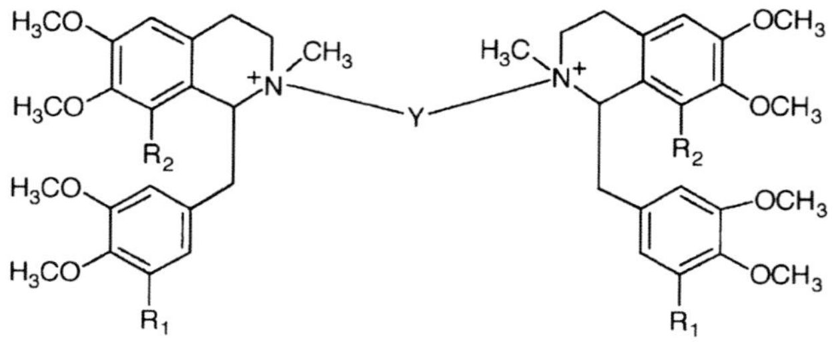

	Y	R₁	R₂
阿曲库铵	$-CH_2CH_2CO-O-(CH_2)_5-O-OCCH_2CH_2-$	-H	-H
米库氯铵	$-(CH_2)_3-O-OC(CH_2)_2CH=CH(CH_2)_2CO-O-(CH_2)_3-$	$-OCH_3$	-H
多库氯铵	$-(CH_2)_3-O-OCCH_2CH_2CO-O-(CH_2)_3-$	$-OCH_3$	$-OCH_3$

图 16-8　苄异喹啉类肌松药分子结构

　　阿曲库铵、米库氯铵和多库氯铵的分子结构中甲氧基团数量依次增多,分别为8个、10个和12个,其肌松效能也依次随着甲氧基团数量的增多而增强。多库氯铵分子中连接双侧阳离子端季铵基的分子链为丁二酸,该药物不易被血浆胆碱酯酶分解,主要以原型经肾排泄,少量随胆汁排出,因此肾功能衰竭明显延长其消除半衰期和时效。阿曲库铵分子中连接双侧阳离子端季铵基的分子链中含有反位酯键,酯键中的O与羰基CO换位,形成了$-CO-O-(CH_2)_n-O-OC-$替代原$-O-OC-(CH_2)_n-CO-O-$,因此其结构似乎更接近于酸,而不是醇类或酯类。

　　从结构上看,筒箭毒碱(d-tubocurarine, dTc)和甲筒箭毒(metocurine, mTc)似乎与阿曲库铵、米库氯铵和多库氯铵并不相似,但是这两种药物同样也属于苄异喹啉类肌肉松弛药。dTc和mTc的苄异喹啉基团的阳离子端季铵基以醚键与对侧苄异喹啉基团的苄基相连,使整个药物分子形成环状结构(图16-9)。

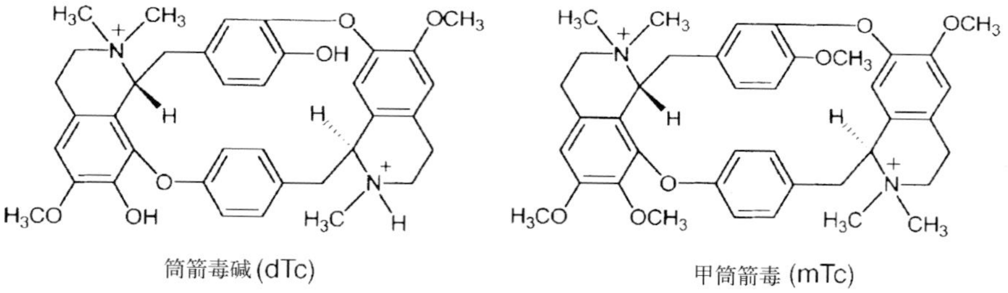

筒箭毒碱(dTc)　　　　　　　　甲筒箭毒(mTc)

图 16-9　筒箭毒碱和甲筒箭毒分子结构

第六节　肌松药构效关系规律

一、季铵基团与肌松效应

　　肌松药构效关系研究中有一条至今仍被认可的原则:分子量小、结构简单易发生空间构象变化的药物往往引起去极化阻滞;而分子量大、结构复杂呈刚性不易发生空间构象变化的药物往往引起非去极化阻滞。琥珀胆碱及十烃季铵呈去极化阻滞，甾类肌松药呈非去极化阻滞，是由其结构基础所决定的。此外，肌松药构效关系研究中有一个被认为必需的基团：季铵基，研究认为无论是去极化肌松药还是非去极化肌松药，都是通过季铵基与乙酰胆碱受体的α亚单位上的结合部位结合发挥乙酰胆碱样作用而产生肌松效果。在维库溴铵问世之前，一度认为肌松药药物分子中的季铵基

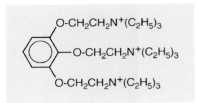

图16-10　加拉碘铵分子结构

越多，肌松效应就越强，直至维库溴铵作为一种单季铵基的甾类肌松药却表现出与双季铵基结构的泮库溴铵接近的肌松效应（图16-5），研究人员才意识到季铵基的数量与肌松效应之间的关系未必是一定的。同样的例子还有加拉碘铵（gallamine），加拉碘铵是一种人工合成的非去极化肌松药，虽然它含有三个季铵基团，但是肌松效应仅仅接近于筒箭毒碱甚至稍弱，与预期中的"超强"肌松效应相去甚远（图16-10）。

二、10原子规则

10原子规则指在同类肌松药药物分子中，两侧季铵基之间分子链含有10个重原子（重原子指C和O）的衍生物一般会具有最强的药物活性。如琥珀胆碱和C10的两端季铵基之间间隔10个重原子（图16-2），dTc、mTc和泮库溴铵的两个季铵基之间同样间隔10个重原子（图16-5）。推测这种规律应与乙酰胆碱受体的两个结合位点之间的间距有关，图16-3示该间距约为20Å，也就是说，肌松药物的分子链最理想的长度也应该是20Å左右，这样药物分子的季铵基才能以最合适的位置与受体的结合位点结合。而事实上，C10分子的分子链长度也确实很接近20Å（图16-11）。

虽然有上述理论佐证，但是问题依然存在，因为药物分子存在各种构象异构体，并不总是像图16-11中的C10分子那样呈直线排列的，而且如C10此类链状分子因其分子连接均为单键结构，易发生弯曲折叠，一旦空间构象发生变化，那么该分子两端的季铵基之间的直线距离就会缩短。因此有研究人员针对各类肌松药物在常温下所形成的内能最低、空间构象最稳定的构象异构体的阳离子端N原子之间的直线距离进行了测量，结果发现C10最稳定的构象异构体即如图16-11所示，长度为20.1Å；甾类肌松药如哌库溴铵分子长度为21Å；苄异喹啉类肌松药如mTc分子长度为18Å；另外，加拉碘铵分子长度为19.95Å（图16-12）。这些数据都非常接近于20Å的理论最优长度，提示该长度最适合肌松药分子进入乙酰胆碱受体中央离子通道发挥作用，而药物分子进入乙酰胆碱受体中央离子通道后可能发生一系列构象变化以求最大限度地与受体结合位点结合，尤其是现代新研制的肌松药

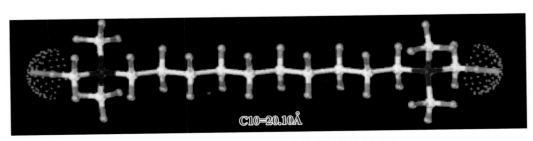

图16-11　C10分子结构，图中蓝色标注为N原子

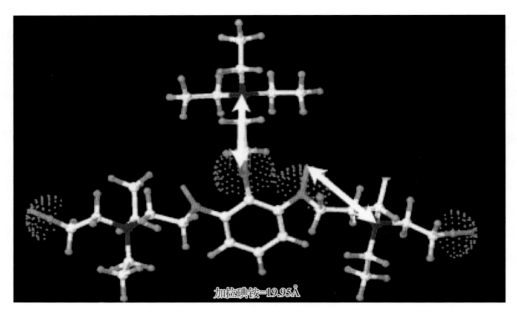

图16-12　加拉碘铵分子结构

图中深蓝色标注为N原子,白色标注为C原子,红色标注为O原子,浅蓝色标注为H原子

物往往结构复杂,分子链长,可能含有多达15~18个重原子,这些药物往往是以空间构象的变化来适应20Å的受体结合位点间距。

三、甲氧基取代与苄异喹啉类肌松药的药物活性

dTc和mTc是两种结构非常接近的苄异喹啉类肌松药,二者的差异仅仅在于dTc的两个羟基(-OH)被甲氧基(-OCH₃)取代(图16-9),但是mTc的肌松效能是dTc的2~3倍。同样的现象也出现在其他苄异喹啉类肌松药。阿曲库铵、米库氯铵和多库氯铵的分子结构中甲氧基团数量分别为8个、10个和12个(图16-8),其肌松效能也依次随着甲氧基团数量的增多而增强。根据这种现象,有研究人员推测苄异喹啉类肌松药的药物效能与其分子结构中的甲氧基取代数量有直接关系。

(张马忠)

参 考 文 献

［1］ Pedrerson S E, Cohen J B. d-Tubocurarine binding sites are located at alpha-gamma and alpha-delta subunit interfaces of the nicotinic acetylcholine receptor. Proc Natl Acad Sci USA, 1990, 87(1): 2785-2789.

［2］ Bovet D. Some aspects of the relationship between chemical constitution and curare-like activity. Ann NY Acad Sci, 1951, 54(3): 407-437.

［3］ Paton W D, Zaimis E J. The pharmacological actions of polymethylene bistrimethylammonium salts.1949. Br J Pharmacol, 1997, 120(4 Suppl 1): 60-79.

［4］ Basta S J. Clinical pharmacology of mivacurium chloride: a review. J Clin Anesth, 1992, 4(2): 153-163.

［5］ Basta S J, Savarase J J, Ali H H, et al. Clinical pharmacology of doxacurium chloride. A new long-acting nondepolarizing muscle relaxant. Anesthesiology, 1988, 69: (4): 478−486.

［6］ Wierda J M, Proost J H. Structure-pharmacodynamic-pharmacokinetic relationship of steroidal neuromuscular blocking agents. Eur J Anaesthesiol Suppl, 1995, 11: 45−54.

［7］ Lee C. Structure, conformation, and action of neuromuscular blocking drugs. Br J Anaesth, 2001, 87(5): 755−769.

［8］ Tuba Z, Maho S, Vizi E S. Synthesis and structure-activity relationships of neuromuscular blocking agents. Curr Med Chem, 2002, 9(16): 1507−1536.

［9］ 杭燕南,王祥瑞,薛张纲,等.当代麻醉学:2版.上海:科学技术出版社,2013,138−155.

第17章
麻醉药物的神经毒性和对新生儿生长发育的影响

2016年，美国食品和药品监督管理局（food and drug administration, FDA）发布警告：较长期或反复使用全身麻醉药可能对处于妊娠晚期胎儿或小于3岁的幼儿的大脑产生不良影响。这次警告无疑引发了争议，人类关于麻醉药物对儿童的神经毒性和手术后行为改变的研究已逾60年。显然，全麻药对未成熟大脑的神经毒性具有生物学合理性；实验数据阐明了麻醉药物对发育中大脑具有与年龄、剂量、暴露时间相关的结构、功能和行为方面改变的作用。但这些观察结果的相关性解释仍遭质疑。人类研究表明，出生后早期麻醉/手术暴露会引起认知或行为缺陷，但不得不考虑围麻醉期患儿经历的手术创伤和其他医疗过程以及其疾病本身对神经系统发育的影响；目前仍无法明确全麻是否导致人类婴幼儿大脑发育损伤及其损伤程度。

第一节　麻醉药物的神经毒性

一、麻醉药物对发育期大脑的神经毒性作用

随着小儿麻醉技术的进步，非常幼小的儿童，包括妊娠20周娩出的早产儿等，也常常会接受全身麻醉，据统计每年有近300万的儿童接受麻醉。手术和麻醉的数量呈指数级增长的同时，小儿在重症监护室（intensive care units, ICUs）的停留时间也在显著增长。在个体发展极端复杂和脆弱的时期，为了更好地救治早产儿和危重患儿，患儿必须接受深度镇静，或长时间的、反复的麻醉。

小儿中枢神经系统在出生时尚未发育完全，出生后数年的时间内将继续生长和发育。在子宫内，胎儿的中枢神经系统经历广泛的神经发生，这一过程大约在妊娠中期末结束。在妊娠最后的3个月，以及出生后的2年多时间里，中枢神经系统的发育以神经元大量生长为特征。在出生后6个月，大脑的体积大约增长了1倍，在12个月时增长了2倍，此期以广泛的树突分枝，髓鞘形成和胶质增生为主。这段时间也是突触的发生期，此时需要几个关键事件以高度同步的方式发生，包括神经元的迁移、分化和树突状分枝的形成等。之后，突触形成促成神经元的成熟，由胶质细胞包绕的神经回路形成。神经胶质除积极地与神经元沟通信息外，同时为神经元与神经元之间的相互作用提

供营养丰富的环境。

全身麻醉药物对大脑发育神经元的毒性存在着与生命体年龄相关的易感"窗口期"，啮齿类动物如大鼠、小鼠为出生后2周，高峰期发生在出生后1周左右，人类则为孕中期至出生后3年。Hofacer等的研究进一步发现，全身麻醉药物导致发育神经元毒性的易感期主要取决于神经元的细胞年龄，即不同的细胞分裂分化周期，而非生命体的生物年龄。该研究发现，生命体成年后，具有持续再生能力的齿状回和嗅球区的神经元对全身麻醉药物的发育神经毒性同样具有易感性，但其他脑区的神经元则不具有这种特点。除此之外，长时间、大剂量、多次全身麻醉以及复合使用多种全身麻醉药，均可明显增加全身麻醉药物对发育大脑产生神经毒性的风险。

（一）发育凋亡

谷氨酸是能够促进神经发育的神经递质。由γ-氨基丁酸（GABA）介导和由谷氨酸介导的神经信号传导之间的精细平衡对于突触以及神经元回路正确并及时的形成至关重要，而未能成功进行有意义连接的神经元则逐渐减少并经历程序性死亡，即凋亡，这在中枢神经系统的发育过程中很正常。尽管是正常现象，但是发育过程中的凋亡仍被紧密控制，只占神经元消亡中的一小部分。然而，在神经发育的关键时期，谷氨酸受体和GABA受体平衡的紊乱会将自我毁灭的信号过度传递至发育中的神经元。问题则变成，全身麻醉是否可能会打破谷氨酸受体和GABA受体的平衡，促使神经细胞的过度凋亡和大量发育中的神经元死亡。

全身麻醉确实导致了不同种属的哺乳动物发育神经元明显且广泛的凋亡退行性变，包括小鼠、大鼠、豚鼠、小猪和非人类的哺乳动物。在各种属中，麻醉诱导的发育神经细胞凋亡的高峰期和往往与突触发生的高峰期一致，在突触发生的晚期则很少观察到损伤。麻醉诱导的发育神经细胞凋亡的机制仍在深入的研究中。

（二）线粒体凋亡通路

线粒体依赖的凋亡激活途径，也称作内源性途径，包括来自B淋巴细胞瘤2基因（Bcl-2）家族（如Bcl-xL）的抗凋亡蛋白的下调，线粒体膜通透性的增加，释放到细胞质的细胞色素C增加。进而激活半胱氨酸天冬氨酸蛋白酶caspase 9和caspase 3，最终导致凋亡。因此，在突触发生的高峰期行全身麻醉，在2小时内即可激活线粒体凋亡通路，Bcl-xL减少，细胞色素C增加，激活caspase 9。褪黑素，是已知能上调Bcl-xL的睡眠激素，可通过部分抑制麻醉诱导的细胞色素C的泄露和caspase 9的激活而起到保护性作用。

（三）死亡受体介导的凋亡通路

亦称外源性途径。这包括死亡诱导信号复合体（death-inducing signaling complex, DISC）的形成，其活化caspase 8和caspase 3，导致细胞死亡。全身麻醉促使DISC的形成，引起细胞凋亡。研究显示麻醉诱导的内源性途径的激活先于外源性途径。

（四）神经营养因子介导的凋亡通路

神经营养因子是神经生长因子家族，支持神经元的存活、分化以及突触可塑性。因此，它们对于哺乳动物脑的突触发生非常重要。神经营养因子由神经元合成和释放,其生物合成和分泌均依赖于神经元活性。神经元活动的广泛抑制会损伤神经营养因子调节促进生长的信号,从而促进细胞凋亡。在突触发生的高峰期给予临床常用的全身麻醉药,所观察到的神经凋亡损伤,至少有部分是由脑源性神经营养因子(brain derived neurotrophic factor, BDNF)介导的凋亡级联反应。以 BDNF 介导的麻醉药导致的神经元存活途径紊乱是快速发生的,其机制具有区域特异性。性激素,如 β 雌二醇通过部分抑制麻醉诱导的 caspase 3 活化,对麻醉药物引起的神经元凋亡起到了一定的保护作用。

(五)麻醉药物诱导的神经元凋亡导致神经元耗竭

所观察到的麻醉药诱导的发育神经元凋亡是否会导致永久性的神经元缺失是目前的一个潜在的重要问题。仔细计量最脆弱的皮质和皮质下区域的神经元密度,结果显示经全身麻醉处理过的动物同未处理过的对照组相比较,上述大脑区域中的神经元密度要减少 50%。虽然生理性"修剪"多余的神经元在正处于发育阶段的哺乳动物大脑中很常见,但只有 1%～2% 神经元不能在正常的突触发生中存活下来。也许临床剂量的麻醉药可能危害大量的发育神经元的存活。

(六)神经元凋亡:麻醉 VS 心血管与呼吸变化的平衡

临床麻醉最重要的是保证充分的氧供和通气、维持组织灌注以及生命体征的平稳。由于啮齿类动物幼崽体型太小带来的技术限制,在许多的临床前研究中不能连续监测和控制这些重要的参数。因此,一些临床前的研究结果也许是生理性稳态维持不足的结果。为了解决这个问题,研究人员使用豚鼠和灵长类动物,其在技术上可以严密的控制和监测通气、氧供和组织灌注情况。这些研究证实了之前使用较小体型动物做研究的研究结果,表明所观察到的组织形态的改变是由全身麻醉本身引起,而非缺氧、高碳酸血症或代谢失衡所致。无论是低血糖还是高碳酸血症均不会显著恶化麻醉诱导的发育神经元凋亡。

二、麻醉相关发育神经毒性的可能机制

(一)线粒体机制

除了影响线粒体包膜的完整性以及激活内在凋亡级联效应,全麻药会对线粒体形态的改变产生显著且长时间的干扰。早期的全麻药暴露会引起线粒体水肿,并破坏线粒体嵴和线粒体内膜。神经元线粒体的再生取决于线粒体分裂和融合之间良好的动态平衡。过度融合会导致线粒体破碎,反之过度分裂则会引起线粒体水肿。全麻药会破坏这种良好的平衡,使线粒体倾向于融合。这种功能障碍可能是全麻药介导的神经退行性变的原因,尤其是这种倾向于线粒体融合的不平衡,会引起部分成年人的神经退行性疾病。

全麻药引起的线粒体肿胀会导致其迁移放缓,延迟它们迁移至高度分叉的树突分枝,而线粒体的存在是正常突触形成和发展所必需的。全麻药会减少分叉末端位置线粒体的数目,损害树突的可塑性并影响发育中突触的形成、稳定及功能。

线粒体形态的改变及分布区域数量的减少往往同时伴随着过量活性氧(reactive oxygen species, ROS)的产生以及脂质、蛋白质的过氧化。活性氧会显著促进部分神经系统疾病的发展,这些疾病通

常伴有认知功能的下降,例如帕金森病、阿尔兹海默病、亨廷顿病。活性氧作为神经元高代谢活动产生的副产物,它们相对缺乏氧防御。一旦不饱和脂肪酸含量过多,活性氧就会受到脂质过氧化、细胞损伤的影响。因此麻醉药物介导的线粒体功能障碍、活性氧水平上调以及认知功能障碍下降之间可能存在因果关系。对在出生后7天(这段时间为突触发生的高峰)接触麻醉药物的儿童,无论使用自由基清除剂或线粒体通透性转换孔阻滞剂都可以预防青少年学习记忆障碍的发展。除此之外,褪黑素、线粒体营养剂和稳定剂卡尼汀,都可以显著地保护神经元避免其凋亡。综上所述,预防过度的脂质过氧化和保护线粒体是在脑发育早期使用全麻药安全性的关键。

(二)内质网机制

上游触发线粒体以及前面所提到的细胞凋亡可以使内质网的钙离子释放增加,从而导致胞质和线粒体钙超载。相应也会造成细胞色素C的泄露,从而进一步影响线粒体功能。可见内质网是麻醉药物对发育神经毒性的一个重要的初始靶细胞器。异氟烷可以直接激活肌醇1,4,5-三磷酸受体(InsP3R),从而持续释放大量的钙离子增加胞质内钙离子水平。进一步使线粒体通透性转换孔活性增加,调节线粒体Bcl-xL蛋白,促进未成熟大鼠脑神经元凋亡。地氟烷、七氟烷也会激活InsP3R并造成类似的结果,而丙泊酚则较少。

钙离子失调并非是一种全或无的现象。内质网钙离子适当的释放增加可以起到保护神经元的作用,而过度释放则会引起毒性作用。作为第二信使,细胞内钙离子调控着神经发育的许多重要方面,如突触的形成和功能、细胞膜的兴奋性、蛋白质的合成、神经元凋亡以及细胞自噬。钙离子水平的失调可能是引起学习、记忆障碍的基础原因,并且是麻醉相关的神经发育障碍的一个重要原因。

(三)溶酶体和自噬机制

麻醉药物会造成大量有缺陷的细胞器产生,俗称"生物垃圾",这些有缺陷的细胞器必须立即处理以确保神经元存活。在清除这些碎片的同时又不损伤神经元的多级过程,即称为自噬。自噬是由自噬体发起的,它具有双层膜包裹结构以便进入溶酶体,其酸性囊泡内含有各种溶解酶。有缺陷的细胞器其自噬的速度非常缓慢,这就造成了脂褐素在溶酶体内堆积。全麻药可促进自噬体的形成,提高了麻醉药部分通过诱导自噬而杀伤神经发育细胞的可能性。相应地,这种自噬和细胞凋亡之间的关系也可能出现在其他类型的细胞损伤中。然而,目前我们仍不清楚自噬是否是凋亡启动的关键因素,以及自噬与凋亡是否是两个独立的过程。无论如何,全麻药相关的发育期神经毒性作用涉及神经元细胞的生长与死亡。

(四)麻醉相关的突触损伤

研究发现在突触发生高峰时期的啮齿类动物受到全麻药暴露后,会造成发育期海马神经元严重的、长时间的功能以及超微结构的损伤。同样也有其他研究观察到了类似的情况,无论在体还是离体研究,突触发生时期受到全麻药物暴露的小鼠其树突棘和突触形成都明显减少。

全麻药对突触发生的影响巨大,其会减少神经元突触及神经元,突触形成的后期如受到全麻药物的暴露,还会使突触间的联系过分上调。

三、动物早期麻醉暴露后的长期认知功能结局

前述的病理形态学发现明确了麻醉暴露会导致神经元缺失和易损脑区中突触的持续性损伤。但这些观察到的结果是否可以演变为对行为的持续影响，目前仍存争议。

至少在动物中这个问题的答案是肯定的。在突触发生高峰期暴露于全麻药的动物，其认知能力的发展落后于对照组，且该差距将持续至成年。即使在出生后第10日给小鼠静脉注射全麻药如丙泊酚或硫喷妥钠联合氯胺酮（非单独应用）也会改变小鼠在成年早期的行为。相似的成年期行为缺陷也可在出生后第10日接触氯胺酮和地西泮混合剂的小鼠上观察到。

尽管麻醉药物混合使用似乎是非常不利的，但在大鼠大脑发育早期单独给予氯胺酮同样也能引起以后的行为、学习、记忆方面的缺陷。当联合应用阻断GABA受体以及阻断NMDA受体的麻醉剂（这在临床实践中很常见，比如同时应用氧化亚氮和挥发性麻醉药，或者丙泊酚和氯胺酮），认知障碍会更显著。尽管因果关系难以证实，但麻醉诱导的神经元凋亡至少是所观察到的认知缺陷的部分原因。尚不明确在易损期长期多次地暴露于麻醉混合药是否对神经认知功能发育产生比预期更大的影响。

全身麻醉很少在没有外科手术及其相关疼痛和组织损伤的情况下应用。因此，已知的全身麻醉对发育脑的潜在神经毒性需要排除手术刺激的影响。在使用临床治疗浓度的氧化亚氮和异氟烷时，Shu等发现，与麻醉本身相比，伤害性刺激增加了神经元凋亡并加剧远期认知的损害。另一方面，Liu等发现伤害性刺激减弱了氯胺酮麻醉引起的细胞凋亡作用。这些有关外科手术和麻醉对新生儿复合效应的研究结果相互矛盾，还需进一步论证。

通常啮齿类动物的研究结果很难推论到人类，但新兴的灵长类动物行为学研究结果却可以借鉴。Paule等验证了在灵长类新生儿（5～6天）持续注射（24 h）氯胺酮对行为发育的影响，该剂量为足够维持一个小型外科手术水平的麻醉剂量。结果观察到氯胺酮处理过的灵长类动物在认知发育的各个重要方面，如学习、心理运动反应速度、概念形成以及行为动机等，都表现出长期障碍。这些效应的发生并不伴有生理或者代谢方面的损害。虽然持续24小时的麻醉暴露非同寻常，但其确实存在，尤其是在各年龄段的危重患者中。

四、人类在儿童期接受手术后的长期认知和行为缺陷

围术期事件对儿童心理和情感发育的影响近数十年来已广为人知。1945年，Levy的回顾性研究首次发现，健康儿童接受诸如扁桃体切除术、腺样体切除术或阑尾切除术等相对短小的外科手术，与术后6月内新出现的诸如惊吓、依赖、破坏和叛逆等行为学问题的发生和发展存在一定关联。大多数敏感儿童都处于最年幼的年龄组中；其中33%～58%在0～2岁。目前我们知道外科相关的心理障碍发生率在9%～20%，且小于2岁的儿童风险最大。此外，该风险是独立于麻醉药物的使用而存在的，并且在某些病例中行为障碍会持续数月甚至数年。在一项包含551名儿童的前瞻性多中心研究中，Campbell及其同事发现新出现的行为学问题包括焦虑、梦魇和寻求注意等的总发生率在47%，并再次提示在2岁前有过外科手术的儿童有相对更高的风险。

由于行为改变独立于药物或技术而存在，住院治疗带来的情感伤害，与家庭的分离和疼痛、体液失衡、营养改变、失血等外科手术带来的物理创伤，曾视作是导致退行性行为改变的原因。然而在1953年，Eckenhoff发表的一项关于612名12岁以下的儿童采用不同种类麻醉药（环丙烷、氧化亚氮、吗啡和戊巴比妥）行扁桃体切除术或阑尾切除术的回顾性研究，提出了麻醉和急性人格改变之间的关系。行为改变和新发的遗尿平均发生在术后2月，发病率在3岁以下最高（57%），8岁以上最低（8%）。Backman和Kopf第一次提出了麻醉和长期认知迟滞的关系。在这份报告中，儿童在氯胺酮和氟烷麻醉下接受一项相当小的外科手术——先天性痣细胞痣切除术。结果发现认知功能损害的发生率增加，且持续到术后18个月，称为退行性行为改变。并再次提及，3岁前的儿童是最敏感的。这些作者明确表示全身麻醉可能会对长期认知功能产生影响。

尽管临床研究尚在初期阶段，但过去几年出现的证据一致指出，麻醉暴露对年幼儿童行为和认知发育有不利影响。Wilder等通过调查5 357名4岁前没有接受过麻醉、接受过一次麻醉、接受过两次麻醉或接受过多次麻醉的儿童的学校记录，发现在4岁前接受过一次麻醉与未接受过麻醉儿童的学习能力没有显著差异，但接受过两次麻醉的儿童学习障碍的比值比是1.59（可信区间1.06～2.37），接受过3次或更多次麻醉的儿童学习障碍的比值比是2.6（可信区间1.6～4.24），说明接受过两次及以上麻醉的儿童在青少年期存在学习障碍的风险更大，并且该研究提示累积暴露时间（>2 h）越长发生学习障碍的风险越大。但值得注意的是，该研究并未排除可能诱导细胞凋亡的缺氧、过度通气或通气不足等混杂因素。在一项更大规模人群的研究中，Sun及其合作伙伴评估了228 961名个体的学习障碍情况。在3岁以前接受麻醉手术的儿童，比没有接受过的儿童因学习障碍而需要更多的医疗干预。在荷兰，另一项Kalkman及其同事进行的纳入人数较少的研究中也发现：有过全麻暴露的儿童有更严重的学习能力缺失。此外，早产儿的一些操作也与其以后严重的行为障碍相关。例如，对存在动脉导管未闭或坏死性小肠结肠炎早产儿的手术治疗比药物治疗在神经系统方面的预后更差。

最近一项临床回顾性研究证实在2岁以前接受全身麻醉与注意力缺陷/多动障碍（attention deficit disorder with hyperactivity, ADHD）有关，且这种注意力缺陷/多动症可持续至19岁。这同Wilder的研究结果类似，其进一步指出只有在2岁前有过两次以上全麻暴露的队列和ADHD相关；单次暴露则缺乏相关性。

尽管回顾性临床研究有其局限性，如缺乏随机化、难以配对和众多不可控（且未知）的变量，但该项研究仍然提示我们行为缺陷可能和早期的麻醉暴露相关。但相关并不意味着存在因果关系。应理智地权衡利弊，因为从回顾性临床研究中，很难将外科手术或手术治疗的疾病因素与麻醉的影响分离开来。无论如何，在临床研究中应意识到对年幼患者开展双盲前瞻性临床研究设计的复杂性。这些复杂性包括：伦理道德方面的考量；安全生物学标记的缺乏；临床结局尤其是神经认知方面的复杂性和个体差异；以及难以设定合适的对照组。

五、实践指南和建议

尽管人们对麻醉与发育期神经毒性的认识飞速发展，但得出麻醉对人类发育中大脑具有风险的结论仍为时尚早。在神经发育的易损期（如突触发生期），需要根据麻醉暴露的时机和持续时间决定是否手术。最易受损的是4岁以下的年龄组，但发育期神经毒性是否和特殊麻醉技术、外科手术操作、并发症或基因型有关,目前仍是未知的,需进一步深入研究。合理的建议是在大部分突触发生完成前尽量避免麻醉,或者尽可能控制麻醉暴露时间在2小时内,但除外危及生命需要多次手术及必须在ICU长期治疗的患儿。

第二节　麻醉药对生长发育的影响

随着麻醉技术的快速发展,临床上孕妇及新生儿、婴幼儿均能常规接受全身麻醉。据统计,每年约有数百万计的婴幼儿接受全身麻醉。2016年FDA发布警告后,要求在全身麻醉药的标签上增加警告信息以示公众相关风险。这份警告的发布可能会对儿科麻醉的实践产生巨大影响,全身麻醉药诱导的神经退行性改变更是一个值得关注并需要认真研究的领域。

一、小儿中枢神经系统发育的特点

中枢神经系统的发育主要包括神经细胞的生成、细胞亚群的分化、神经细胞的转运、突触及轴突鞘膜的形成等。胎儿中枢神经系统在妊娠末期开始突触形成,直到出生后的2～3岁,这一时期被称为脑生长的爆发期(brain growth spurt, BGS)。在此期间,大脑对内外环境的影响异常敏感,而全身麻醉药主要作用于中枢神经系统发挥作用,如果在此期间使用全身麻醉药,所造成的大脑改变和发育影响或多或少会关系到未来大脑的功能。

二、全身麻醉药发育神经毒性的实验室研究

至今有大量的动物实验结果表明,全身麻醉药在不同种属哺乳动物非成熟大脑的暴露,会造成神经元明显且广泛的凋亡退行性改变。在突触发生的高峰期,往往也会发现全身麻醉药诱导的发育神经细胞的损伤,在突触发生的晚期则很少观察到损伤。并且,这种损伤可以演变为对远期神经认知功能的影响。

(一)吸入麻醉药

异氟烷、七氟烷等具有GABA受体激动的特性,GABA在早期的大脑发育过程中具有兴奋的作用,但在成年后的人类中枢神经系统中却是主要的抑制性神经递质。有研究发现,异氟烷能够影响早期的星形胶质细胞发育,短暂上调部分炎症因子的表达,抑制兴奋性神经递质重摄取并提高神经元对其反应性,通过影响发育期神经细胞内的钙离子震荡而影响轴突生长等,最终引起神经元的变性。有动物实验表明异氟烷可以使新生小鼠的大脑神经元细胞发生广泛退化,但不会导致其成年后大脑神经元密度降低及长期认知功能削弱。

七氟烷是临床常用的小儿麻醉的吸入麻醉药,最近有研究结果表明七氟烷可引起发育期动物大脑损伤以致影响远期的学习记忆能力,并且这种影响与七氟烷的暴露时间长短相关。

但是,现有的非人类灵长类动物早期麻醉暴露后动物行为的研究进展与啮齿类动物研究结果略

有不同。这类研究方案的设计考虑到神经发育阶段、麻醉暴露时间及生理监测的影响。在一项实验中，6～10天的恒河猴接受七氟烷麻醉4 h，并在14天和28天后重复进行麻醉。在其6个月时，评估与母猴短暂分离后的情绪反应，干预组恒河猴相比对照组焦虑程度增加，并且这种焦虑程度增加并不受分离时间长短的影响。另一项实验中，婴儿期恒河猴单次或重复接受异氟烷麻醉5 h，1年之后评价其运动和行为，结果显示多次异氟烷暴露会影响恒河猴的运动和社会情感方面的行为，而对照组和单次暴露无影响。这两项独立的研究均显示，出生早期多次接受全身麻醉药暴露将导致远期的行为改变。

（二）静脉麻醉药

氯胺酮被认为是通过抑制NMDA受体达到麻醉效应，有研究证实其可影响发育期神经细胞内的钙离子震荡，从而可能产生对轴突生长的不利影响，也有认为氯胺酮可通过影响神经干细胞的增殖分化而影响神经发育。在一项恒河猴动物实验中，给予孕122天和产后6天的恒河猴注射氯胺酮20～50 mg/kg，持续24 h后可明显观察到神经元凋亡以及成年后的认知功能损害，但是短时间的暴露（持续暴露3 h）或给予较成熟的恒河猴持续暴露24 h并未引起神经退行性变。另外也有大量的动物实验支持，氯胺酮需要暴露足够的时间和浓度，才能诱导发育期大脑退行性改变和远期认知功能损害。

丙泊酚广泛应用于临床，主要是通过激动GABA受体等发挥全身麻醉作用，目前有很多研究表明丙泊酚可促进小鼠神经元的退行性改变，并导致其远期学习记忆方面的减退，并且这种退行性改变的程度与使用丙泊酚呈时间和浓度依赖性。

阿片类药物是临床工作中常用的镇痛性药物，有学者发现若围生期长期应用阿片类药物，可能引起子代动物长时间对阿片类药物的脱敏，并引起远期的行为改变、认知功能和学习能力的损害。

（三）全身麻醉药的联合使用

在临床麻醉中，考虑到药物的协同作用，避免单一高浓度药物带来的不良反应，常常联合使用几种全身麻醉药。有研究报道7日龄大鼠接受咪达唑仑-氧化亚氮-异氟烷复合麻醉6 h可致发育期大鼠大脑的广泛损伤，并引起永久性的学习能力缺陷。即使给予10日龄的小鼠接受丙泊酚/硫喷妥钠-氯胺酮复合麻醉，也同样观察到小鼠成年期的行为缺陷。右美托咪定主要作用于脑和脊髓的 α_2 肾上腺素能受体发挥作用，现有研究表明右美托咪定并未发现神经发育毒性，同时还能减轻全身麻醉药如异氟烷、氯胺酮、丙泊酚对新生鼠大脑结构和成年学习能力的损害作用。

需要注意的是，啮齿类动物与人类的生理构造有很大差异，大脑快速发育时期不同，对麻醉药物的易损期也不同，如鼠的突触发生阶段在产后前2周，易损期高峰在产后第7天左右，此期鼠大脑的发育阶段类比到人类相当于孕17～22周胎儿，而人类的易损期则在孕晚期3个月至产后2～3年；除此以外，大部分啮齿类动物研究所用的药物剂量远远超过临床适用范围，有些研究没有在血压、通气、氧合等方面进行观察，很难模拟出类似的临床实际情况，故用啮齿类动物实验结果直接推及人类是不科学的。相比而言，非人类灵长类动物如恒河猴与人类的神经发育和体格发育阶段较类似，麻醉期间生命体征和呼吸循环等系统易于检测和控制，可较好地排除由生理状态不稳定而对发育期大脑造成的不良影响。

三、全身麻醉药对人类生长发育影响的临床研究

目前关于人类的研究大多属于回顾性队列研究。最近有两项基于早期发展指数（early development index, EDI）的回顾性队列研究。EDI是在儿童5岁左右开始的有关学前准备的测试，其包括5项内容：身体健康与安乐；社会知识与能力；情绪健康与成熟；语言与认知发育；交流技巧与常识。

加拿大的一项研究选取了28 366名5岁前手术儿童与55 910名儿童对照，排除有身体残疾、健康相关原因导致的发育迟缓和任何行为或学习障碍诊断的儿童，以胎龄、母亲年龄、出生地、性别和年龄配对。主要结果为EDI弱项的发生率，其定义为任何一个EDI项在最低的10%。结果显示麻醉暴露组EDI弱项发生率为25.0%，无暴露组为25.6%，差异小，证据不强烈。最大的差异出现在身体健康与安乐项以及社会知识与能力项。亚组分析显示，仅在2～4岁手术时有差异，0～2岁组无显著差异。无证据显示暴露次数有影响。

另一项研究是将4周岁前手术的4 470名儿童与13 586名儿童比较，排除有发育障碍的儿童。根据胎龄、母亲年龄、出生地、家庭收入、性别和出生年月对儿童进行分组，以社会福利情况进行校准。与前文的研究结果类似，有强烈证据显示是否麻醉暴露差异不大；与之不同的是，本研究学者认为交流技巧与常识，语言与认知发育项的影响最大。单次与多次麻醉暴露无差别；有强烈证据显示麻醉时年龄与年长后的不良预后风险相关。

瑞典的一个研究比较了33 514名4岁前接受过一次麻醉的儿童与159 619名无麻醉史儿童及3 640名多次麻醉史的儿童。主要观察16岁时校内排名，次要结果为男孩组的IQ。根据性别、出生月、胎龄、Apgar评分、父母教育程度、家庭收入、是否与父母同居以及兄弟姊妹的人数进行校准。与前文的加拿大研究相似，有强烈证据支持单次麻醉暴露的差异很小。亚组分析中，耳鼻喉手术后的影响最大，麻醉暴露时对大年龄儿童的影响较大。较少证据显示多次麻醉暴露会有较大影响。

小儿麻醉与神经发育评估项目（pediatric anesthesia and neurodevelopment assessment, PANDA）是一项由麻醉学、统计学、流行病学等多学科共同参与的多中心、双向队列研究，纳入患儿同胞兄妹为对照，实施前瞻性跟踪随访，评估其在8～15岁的语言交流能力、注意力、IQ、学习记忆能力、思维推理能力、运动能力和行为等方面的认知功能。此研究目前共纳入了105对8～15岁的儿童，3岁前接受单次腹股沟疝修补与无手术史的同龄兄妹配对进行测试，主要测试IQ及特定领域的神经认知功能和行为。暴露组术时健康，平均麻醉时间80 min。结果显示有无麻醉暴露无差异。学习记忆能力、运动能力与反应速度、语言、注意力、执行力以及视觉空间能力，均未显示差异。对于长时间麻醉暴露进行亚组分析也未发现差异，同样地，麻醉时的年龄对结果也无影响。

全身麻醉与腰麻比较（the general anaesthesia compared to spinal anaesthesia, GAS）是一项多中心、前瞻性、随机临床试验，722名腹股沟疝修补的儿童随机分配到七氟烷全身麻醉组或骶管阻滞麻醉和蛛网膜下隙阻滞麻醉组。观察指标包括术后12 h内呼吸暂停发生情况，以及2岁、5岁时神经认知功能评估。Bayley-Ⅲ神经发育评估2岁时已进行，认知项为主要结果，两组间无显著差异；另外4项：语言、运动、社会情感和适应性行为，两组间同样无差异。5岁时的神经认知功能评估将在后期进行，该项研究目前仍在继续进行。但该项目的研究者认为，采用七氟烷吸入麻醉的幼儿更容易发生低血压、低二氧化碳血症以及呼吸暂停等可能影响影响患儿后期大脑发育的因素，从而对最终的研究结果

造成干扰。

目前以大数据为基础的人类流行病学研究所提示的麻醉神经毒性可能涉及临床混杂因素而干扰结果。但是另有设计完善的前瞻性、双向队列研究等并未发现儿童早期麻醉暴露与日后神经发育延迟之间存在明确的因果关系。但多次麻醉暴露与语言，认知，记忆以及听力理解能力方面较差相关。对于长时间麻醉暴露与远期的行为认知功能障碍之间的关系至今研究尚不明确。

需要注意的是，麻醉暴露时年龄不同，测量方式的不同可能造成结果不同。接受麻醉的幼儿往往合并其他可能影响神经发育的疾病以及围术期的医疗处理，各种混杂因素干扰了最终的结论。总之，从目前的人类临床研究中难以得到有关全身麻醉药对生长发育影响的明确结论。

就目前的研究进展来看，全身麻醉药显然对发育中大脑的神经毒性具有生物学合理性；有来自实验室的数据阐明了全身麻醉药对发育中大脑具有与年龄、剂量、暴露时间相关的结构、功能和行为方面改变的作用，但对于这些观察结果的相关解释仍在进行中。人类临床研究表明，出生后早期的全身麻醉药暴露会引起认知或行为缺陷，但存在幼儿本身所患疾病以及各种医疗措施的混杂因素的干扰，最终结果仍不明确；在大多数情况下，使用全身麻醉药是必要的，因此需慎重考虑使用的潜在危害与不使用的风险。

四、总结

全身麻醉药对神经系统的发育有明确的生物学原理，目前的动物实验强有力地证明，发育期使用全身麻醉药可有与年龄、剂量、暴露时间相关的形态、功能和行为改变。

现有以人类大数据为基础的流行病学观察研究有强烈证据支持全身麻醉药可能有轻度增加神经发育退行性变的风险，但是不能排除混杂因素；目前为止最深入的2个研究（PANDA和GAS）表明，无证据显示短时期的麻醉暴露与神经发育不良相关。根据目前的研究结果不能排除长时间麻醉暴露与神经发育迟缓之间的因果关系。未来需要更多大规模多中心随机对照研究，才可能进一步明确结论。

（刘志强）

参 考 文 献

［1］邓小明,姚尚龙,于布为,等.2014.现代麻醉学:4版.北京:人民卫生出版社.
［2］李建立,侯艳宁.2016.全身麻醉药对发育期大脑影响的研究进展.临床麻醉学杂志,32(6),610-613.
［3］刘志强.2013.全身麻醉药及围术期因素对发育中大脑神经认知功能的影响.上海医学,(4),278-283.
［4］谢思宁,安立新.2015.吸入麻醉药的神经毒性作用及其产生机制.国际麻醉学与复苏杂志,36(7):631-634.
［5］Ronald D.Miller, Neal H.Cohen, Lars I.Eriksson, et al. 2016.米勒麻醉学:8版.邓小明,曾因明,黄宇光,主译.北京:北京大学医学出版社.
［6］Brambrink A M, Evers A S, Avidan M S, et al. 2012. Ketamine-induced neuroapoptosis in the fetal and neonatal rhesus macaque brain. Anesthesiology, 116(2): 372-384.
［7］Coleman K, Robertson N D, Dissen G A, et al. 2016. Isoflurane Anesthesia Has Long-term Consequences on Motor and Behavioral Development in Infant Rhesus Macaques. Anesthesiology, 61(4): 1.
［8］Davidson A J, Disma N, De J G, et al. 2016. Neurodevelopmental outcome at 2 years of age after general anaesthesia

and awake-regional anaesthesia in infancy (GAS): an international multicentre, randomised controlled trial. Lancet, 387: 239−250.

[9] FDA review results in new warnings about using general anesthetics and sedation drugs in young children and pregnant women. 2016. Safety Announcement.

[10] Hofacer R D, Deng M, Ward C G, et al. 2013. Cell age-specific vulnerability of neurons to anesthetic toxicity. Ann Neurol, 73 (6): 695−704.

[11] Istaphanous G K, Ward C G, Nan X, et al. 2013. Characterization and quantification of isoflurane-induced developmental apoptotic cell death in mouse cerebral cortex. Anesth Analg, 116(4): 845−854.

[12] Glatz P, Sandin R H, Pedersen N L, et al. 2017. Association of Anesthesia and Surgery During Childhood With Long-term Academic Performance. Jama Pediatrics, 171(1): e163470.

[13] Graham M R, Brownell M, Chateau D G, et al. 2016. Neurodevelopmental Assessment in Kindergarten in Children Exposed to General Anesthesia before the Age of 4 Years: A Retrospective Matched Cohort Study. Anesthesiology, 125(4): 667.

[14] Davidson A J, Disma N, de Graaff JC, et al.2016. Neurodevelopmental outcome at 2 years of age after general anaesthesia and awake-regional anaesthesia in infancy (GAS): an international multicentre, randomised controlled trial. Lancet, 387: 239−250.

[15] Montana M C, Evers A S. 2017. Anesthetic Neurotoxicity: New Findings and Future Directions. The Journal of Pediatrics, 181: 279−285.

[16] Ronald D.Miller, Neal H. Cohen, Lars I. Eriksson, et al. 2014. Miller's Anesthesia. 8th edition. Amsterdam: Elsevier Saunders.

[17] Sun LS, Li G, Miller T L, et al.2016. Association between a single general anesthesia exposure before age 36 months and neurocognitive outcomes in later childhood. JAMA, 315: 2312−2320.

[18] Vutskits L, Davidson A. 2017. Update on developmental anesthesia neurotoxicity. Curr Opin Anaesthesiol. 30(3): 337−342.

[19] Yuji Morimoto. 2017. Anesthesia Neurotoxicity, Tokyo: Springer Japan KK.

第18章
肌松药不良反应和残余作用逆转

肌肉松弛药（muscle relaxant）又称神经肌肉阻滞药（Neuromuscular Blocker），简称肌松药，其临床应用为外科手术和机械通气提供了优良条件。但使用期间也可产生不良反应，术毕神经肌肉接头部阻滞的残余作用尚未消退，会导致术后呼吸功能不全等。因此，必须充分了解肌松药的药代学、药效学及其不良反应，合理和安全使用肌松药。

第一节　肌松药的不良反应

一、干扰自主神经功能

（一）发生机制

肌松药的主要药理作用是干扰乙酰胆碱与受体的结合。自主神经（交感和副交感）节前纤维和运动神经所释放的神经递质均为乙酰胆碱。乙酰胆碱具有烟碱样和毒蕈碱样作用，乙酰胆碱受体也分为烟碱受体和毒蕈碱受体。现在已经发现2种烟碱样受体亚型和5种毒蕈碱样受体亚型，分别为N_1、N_2和$M_1 \sim M_5$。N_1受体分布于神经节，N_2受体分布于神经肌肉接头（骨骼肌细胞膜）。毒蕈碱受体（M受体）主要分布于胆碱能神经节后纤维所支配的效应器。M_1受体主要分布于胃壁、神经节和中枢神经系统，M_2受体主要分布于心脏、脑和自主神经节，M_3受体主要分布于外分泌腺、平滑肌、血管内皮和自主神经节。烟碱样作用与兴奋自主神经节和运动神经相似，毒蕈碱样作用与兴奋节后副交感神经相似。琥珀胆碱的分子结构是由两个乙酰胆碱分子组成，可以像乙酰胆碱那样兴奋烟碱样受体和毒蕈碱受体。兴奋交感神经节的烟碱样受体引起心动过速，释放去甲肾上腺素及少量肾上腺素引起高血压。兴奋心脏窦房结的毒蕈碱受体可引起心动过缓，尤其在第二次注射时更易发生，严重时引起心搏骤停。

非去极化肌松药具有乙酰胆碱样结构，因此或多或少地兴奋或阻滞神经肌肉接头以外的胆碱能受体。在临床剂量范围内非去极化肌松药对烟碱受体和毒蕈碱受体的作用明显不同，与化学结构有一定关系。右旋筒箭毒碱和甲筒箭毒可轻微阻滞自主神经节，但这时交感神经系统增加心肌收缩力和心率的作用占主导地位。泮库溴铵是双季铵化合物，其解迷走神经作用与其在甾核A环中有乙酰胆碱样结构有关，导致心动过速。阿曲库铵、顺阿曲库铵、米库氯铵、多库氯铵和哌库溴铵在推荐剂量范围内无明显的自主神经系统作用。

（二）产生效应

肌松药对神经节产生阻滞作用，可降低交感兴奋时释放去甲肾上腺素并且阻滞去甲肾上腺素的再摄取，引起血压下降。对毒蕈碱样受体（M受体）的影响：① 可阻滞多巴胺中间神经元通路的毒蕈碱样受体，抑制交感神经节细胞的冲动传入，减弱在强刺激时交感神经节的调节作用。② 可抑制毒蕈碱样受体，抑制儿茶酚胺的负反馈。③ 兴奋或阻断心脏 M_2 受体时可引起心律失常。④ 还可阻断肺部的毒蕈碱样受体，症状表现取决于 M_2 受体（引起支气管痉挛）及 M_3 受体（引起支气管扩张）何者作用占优势。M_2 受体兴奋能抑制位于气道的副交感节后纤维释放乙酰胆碱，而当肌松药阻断 M_2 受体后，能增加乙酰胆碱的释放，所以阻滞 M_2 会增加支气管收缩或支气管痉挛。另一方面，由于位于支气管平滑肌的 M_3 受体的兴奋会导致支气管收缩，因此当肌松药选择性地阻滞 M_3 受体时，可抑制由副交感兴奋所引起的支气管痉挛。

麻醉状态下自主神经功能的改变主要是血压下降、心律失常等。临床上应鉴别肌松药的心血管反应是自主神经系统的反应还是组胺释放的作用，并采取相应措施处理。自主神经系统的反应不随注药速度减慢而减轻，且术中再次追加同等剂量时仍可出现同样程度的心血管反应。组胺释放水平与注药速度和剂量明显相关，减慢注药速度可明显减轻心血管反应。由于快速免疫耐受，再次追加用药时就不再有心血管反应或反应明显减轻。

二、组胺释放

组胺是介导过敏或过敏样反应的主要介质，是肌松药引起血流动力学改变的重要因素，肌松药引起的过敏反应可释放组胺，但过敏反应不等于组胺释放。过敏反应时IgE与肥大细胞和嗜碱性粒细胞表面的IgE高亲和力受体结合，使机体处于致敏状态。已致敏状态的机体，一旦再次接触变应原，则会发生肥大细胞和嗜碱性粒细胞的脱颗粒，快速释放组胺、嗜中性粒细胞趋化因子、血小板激活因子、前列腺素和白三烯等细胞因子，进而产生一系列相应的临床症状。组胺在机体大部分分布在肥大细胞内，小部分分布于嗜碱细胞、神经元和内皮细胞内，由L-组胺酸脱羧而成，经组胺酶和组胺N-甲基转移酶代谢失活。正常情况下组胺血浆半衰期短于 1 min，生理状态下体内有少量组胺释放，组胺血浆浓度为 0.6 ng/ml，主要参与循环的局部调节和中枢神经的某些生理过程，并不引起任何病理反应；超过 2 ng/ml 时，表现为心率增快，血压下降，皮肤出现红斑；超过 15 ng/ml 时，心收缩力下降，心脏传导阻滞，发生支气管痉挛和肺血管收缩；超过 50 ng/ml 时，产生组胺性休克，严重者发绀甚至心搏骤停。

（一）组胺释放产生效应

组胺释放早期，清醒患者口中有金属味，有皮疹、支气管痉挛和心血管方面的改变。麻醉下则症状有多方面的表现：① 肌松药引起的严重过敏反应包括心血管系统衰竭、支气管痉挛、血管神经性水肿或肺水肿，常发生在麻醉诱导期。② 组胺对心脏的直接变时效应，组胺使肾上腺释放大量儿茶酚胺和使交感神经兴奋，心率每分钟可增快30次或更多。③ 组胺释放后，H_1 和 H_2 受体激活可使全身血管阻力降低80%，导致血压下降。④ 组胺既有 H_2 受体介导的正性变力作用，又有 H_1 受体介导的负性变力作用,以前者占主导,可引起一过性心排血量增多。⑤ 组胺对冠状动脉既有收缩作用又有扩张作用,严重时可出现冠状动脉痉挛,同时心率增快,从而使心脏遭受双重威胁,当有冠状动脉粥样硬化时其收缩痉挛程度更为严重。⑥ 组胺使心室颤动阈明显改变,可导致全麻时的心律失常。

(二)预防和处理

1. 合理掌握适应证和用药剂量

反应的严重程度与组胺释放的水平呈正相关。当组胺浓度达到正常血浆浓度10～20倍时将导致严重的心血管虚脱。对肌松药有过敏史的患者使用时务必谨慎。组胺释放与肌松药的剂量有关,如阿曲库铵静脉注射0.3～0.4 mg/kg对健康人可能没有组胺释放的反应。但药量分别增至0.5 mg/kg、0.6 mg/kg和0.8 mg/kg,则分别有30%、50%和90%的患者产生组胺释放反应。

2. 改变注射方法

组胺释放与肌松药的静脉注射速度有关,因此缓慢静脉注射可减弱组胺释放作用。这是因为血药浓度缓慢上升,使肥大细胞兴奋导致组胺释放的量保持在阈值以下。避免一次性注射,在若干个半衰期后注射完药物,其心血管反应也会减轻。

3. 使用H_1和H_2拮抗药

在静脉注射肌松药前先静脉注射组胺H_1和H_2受体的拮抗药可以预防组胺释放。需要注意的是,这两种拮抗药必须合用,不能仅阻滞二者之一,易产生快速脱敏现象。另外可预防性应用激素(氢化可的松或甲泼尼松龙)。

4. 合理选药

合理选择药物特别是对过敏体质的患者,有助于减少各种不良反应的发生。苄异喹啉类肌松药易导致组胺释放,如阿曲库铵和米库氯铵等,但顺阿曲库铵在临床应用剂量不释放组胺,也不引起心血管不良反应。氨基甾类肌松药无组胺释放,但可引发化学调节反应。

三、肌松药的过敏反应

在法国,肌松药是麻醉期间引起过敏反应最常见的原因,但发生率已从1984—1989年间的81%降到1999—2000年间的58%,2013年的法国调查报告,8年中在局部或全麻期间过敏反应的发生率约为1/10 000,其中过敏反应的1 816例中,最多为肌松药(1 068例)。在澳大利亚西部肌松药是术中过敏反应的最常见原因。罗库溴铵或维库溴铵过敏反应后可发生交叉反应,顺阿曲库铵交叉过敏反应发生率最低,我国全身麻醉日渐增多,肌松药的应用日趋广泛,过敏反应时有报告。

(一)过敏反应的类型

1. 变态反应

过敏反应一般属于Ⅰ型(速发型)变态反应。患者在反应发生前接触过某种肌松药的抗原而致敏机体,对抗这种抗原的特异性IgE抗体在肥大细胞和嗜碱性细胞表面结合和定位,再次接触抗原时,IgE抗体与抗原发生特异结合,使肥大细胞和嗜碱性细胞脱颗粒,快速释放组胺、嗜中性白细胞趋化因子、血小板激活因子、前列腺素和白三烯等。IgE抗体的存在说明以前曾接触过抗原,但大约80%的患者发病时为首次使用肌松药,这可能是由于一些化学品如清洁剂、消毒剂和化妆品等分子特征与肌松药类似,季铵基团是其共同组成部分,这类抗原产生的IgE抗体与肌松药发生交叉反应。约20%的患者是曾用过一种肌松药,与其他肌松药存在交叉过敏,这可以发生在某一特定类型肌松药中(氨基甾类或苄异喹啉类),也可以发生在不同化学结构的肌松药之间,因为变应原可能就是许多肌松药共有的季铵基团。过敏反应的诊断依赖于阳性的临床体征和皮肤试验,以及特异性IgE抗体(RIA)或血浆纤溶酶的升高。过敏反应的临床表现,包括低血压、心动过速、支气管痉挛和皮肤征象等,并不是特异性的。

2. 化学调节反应

药物直接作用于肥大细胞和嗜碱性粒细胞表面,导致组胺释放,而无抗体参与。这与速发型变态反应大不相同,属于非特异性组胺释放。细胞脱颗粒依赖于药物的化学结构、浓度和注药速度、患者状况以及靶器官的敏感性等。此反应称为过敏样反应,在过敏样反应发生前不需要接触该药物,第一次注射即可发生,而且发生率高得多。其机制取决于肥大细胞内游离钙含量增高,钙从肥大细胞内储中释放或透过肥大细胞膜所致。

3. 非免疫或化学反应

静脉注射药物偶尔可与血浆酶系统如补体直接相互作用,通过非免疫或化学机制使肥大细胞脱颗粒和释放介质,收缩平滑肌和增加毛细血管通透性。但目前为止,有关肌松药的这一机制尚不清楚。

(二)过敏反应的临床表现

根据过敏反应的严重程度不同可分为高危肌松药(>40%):琥珀胆碱和筒箭毒;中危肌松药(20%~40%):罗库溴铵、顺阿曲库铵、阿曲库铵和米库氯铵;低危肌松药(10%):泮库溴铵和维库溴铵。上述肌松药均有发生过敏反应的报告。

1. 皮肤征象

皮肤瘙痒,面部、颈部和躯干部红斑,严重时呈弥漫性,并可出现荨麻疹和黏膜水肿。

2. 循环系统表现

头晕、心悸、出汗、胸骨后压迫感。心率增快,血压下降,有时出现心律失常甚至心力衰竭。还可引起冠状动脉痉挛,当有冠状动脉硬化时,情况更加严重。

3. 呼吸系统表现

肺循环阻力增加,可出现刺激性咳嗽、喘息继之哮喘发作、喉头水肿、支气管痉挛和肺水肿。

4. 消化系统表现

可出现恶心呕吐、腹胀、腹痛和腹泻等。

5. 术后肌松药残余作用表现

苏醒延迟、低氧血症、呼吸道梗阻以及心搏骤停。

(三)判断变应原

1. 皮肤试验

一般在术后2~3周进行皮肤试验表(18-1)。阳性结果对判断变应原有很高的价值。皮肤试验的反应性需分别以生理盐水及盐酸组胺液,其中皮肤点刺试验SPT=10 mg/ml,皮内试验IDT=0.1 mg/ml做阴性对照液及阳性对照液来确定SPT：15～20 min后出现直径至少3 mm（无论有无红晕）的风团，且直径大于阳性对照反应的1/3，即可视为阳性。间隔15～20 min后提高注射浓度10倍，但IDT试验则是向患者前臂或背部注射0.02～0.05 ml稀释药液，以直径2～3 mm的皮丘为标准，15～20 min后注射部位周围出现风团（直径≥5 mm）且周围伴红晕视为阳性。若初次IDT试验阴性，则间隔15～20 min后提高注射浓度10倍，但不得超过最高浓度。

表18-1　皮肤试验所需肌肉松弛药最大浓度

肌肉松弛药	点 刺 试 验			皮 内 试 验	
	浓度 (mg/ml)	稀释倍数	最大浓度 (mg/ml)	稀释倍数	最大浓度 (μg/ml)
顺阿曲库铵	2	未稀释	2	1/100	20
罗库溴铵	10	未稀释	10	1/100	100
维库溴铵	4	未稀释	4	1/10	400
琥珀胆碱	50	1/5	10	1/500	100
阿曲库铵	10	1/10	1	1/1 000	10
米库氯铵	2	1/10	0.2	1/1 000	2
泮库溴铵	2	不稀释	2	1/10	200

2. 特异性IgE检测

是特异性体质患者对多种变应原敏感的定性测定，可通过放射示踪的IgE抗体来完成。特异性IgE检测变应原位点中包含季铵或叔铵基团。这有助于诊断不同肌松药之间交叉反应性的发生。在皮肤试验无法确定时，特异性IgE检测可协助诊断。

3. 检测纤溶酶和组胺

可在体外检测是否存在某一药物特异性抗体的诊断性试验。这一试验可代替皮内试验和其他诊断性试验，通过测定血浆的纤溶酶浓度和组胺浓度，对过敏反应和过敏样反应进行鉴定，但对多种过敏物质的分辨率差。纤溶酶是肥大细胞的一种蛋白酶，其在过敏反应时浓度升高，是过敏反应的一种标志物。即使在不同条件下也可观察到纤溶酶水平升高，血浆纤溶酶水平超过25 μg/ml时即有过敏反应发生，但阴性结果并不能排除无过敏反应。在反应发生后约1 h检测纤溶酶浓度，但有些情况下，过敏反应发生1～6 h内都可检测到纤溶酶水平的提高。在我们近来的调查中，检测纤溶酶水平用来诊断过敏反应，灵敏度达64%，特异性达89.3%，阳性预测率达92.6%，阴性预测率达54.3%。在可疑过敏反应发生的最初1 h内可检测到组胺产生，血浆组胺浓度在9 mmol/L以上为阳性。应避免在怀孕的或接受大剂量肝素的患者中检测组胺，因为这会有很高的假阴性率。近来的研究中，此种方法对过敏反应的诊断敏感性可达75%，特异性达51%，阳性预测率达75%，阴性预测率达51%。不推荐测定尿液甲基组胺水平，因为其诊断敏感性低。

4. 白细胞组胺释放试验

其诊断敏感性可达71%。将发生过药物变态反应患者的白细胞与可疑的药物放在一起孵育，如组胺浓度升高，证明此药即是引起反应的物质。但此法昂贵耗时，常规检测时不推荐使用。

四、肌松药不良反应的防治

（一）去极化肌松药

去极化肌松药与神经肌肉接头后膜的胆碱受体结合，产生与乙酰胆碱相似但较持久的去极化作用，使神经肌肉接头后膜的N胆碱受体不能对乙酰胆碱起反应。目前临床仍有使用价值的去极化肌松药仅为琥珀胆碱。

1. 心血管作用

由于结构与乙酰胆碱具有相似性，琥珀胆碱不仅能作用于神经肌肉接头处的烟碱样受体，它也可影响到所有的乙酰胆碱受体。副交感神经和交感神经节的烟碱样受体和心脏窦房结的毒蕈碱样受体的兴奋可产生血压及心率的升高或降低。由于其结构与乙酰胆碱类似，琥珀胆碱可引起窦性心动过缓或室性逸搏心律，特别是在迷走神经张力占优势的儿童和婴儿中。这些都能通过预先给予阿托品或格隆溴铵来预防。琥珀胆碱的代谢产物琥珀酰单胆碱会兴奋心脏窦房结的胆碱能受体，再次给予时会引发心动过缓。可预防性的静脉给予阿托品（小儿 0.02 mg/kg，成人 0.04 mg/kg）。

2. 肌束震颤

琥珀胆碱使肌肉麻痹经常是以明显的运动单位的收缩为起始，称为肌束震颤。可以通过预先给予小剂量的非去极化肌松药来阻滞，但随后给予琥珀胆碱的 ED_{95} 比单独使用时增加了 1 倍，因此随后给予琥珀胆碱的剂量需相应增加。

3. 高钾血症

给予琥珀胆碱后 3～5 min 内血清钾浓度暂时性升高。在儿童中，与氟烷联合诱导后血清钾浓度升高 0.2～0.5 mmol/L，而与硫喷妥钠合用血钾浓度仅升高 0.1～0.35 mmol/L。在琥珀胆碱诱发的去极化中，正常肌肉会释放足够的钾，使血清钾浓度增加 0.5 mmol/L，这在血清钾浓度正常的患者中没有明显的临床症状发生，而在烧伤、大面积创伤、神经系统功能障碍和其他严重情况的患者可导致危及生命的血清钾浓度升高。若发生心搏骤停，采用常规心肺复苏、胰岛素、葡萄糖、碳酸氢盐、阳离子交换树脂、丹曲林甚至是减轻代谢性酸中毒和血钾水平的心肺分流都难以抢救。在失神经支配的损伤中，乙酰胆碱受体上调。这些额外的受体使琥珀胆碱引发广泛的去极化和钾的释放。高钾血症通常在损伤后 7～10 天内达到危险高峰，但发病的具体时间和危险期的长短各异。

4. 眼压、颅内压、胃内压升高

琥珀胆碱单独使用可使眼压（IOP）明显升高，注药 1 min 即出现，2～4 min 达到峰值，眼压升高 8 mmHg，持续 10 min。IOP 增高的机制可能与肌纤维不协调收缩导致眼外肌持续痉挛性收缩和脉络膜血管的扩张有关。在眼球穿透伤的患者尽量避免使用琥珀胆碱。在轻度肌无力患者中，插入喉镜和气管导管期间会引起眼压明显升高。预先给予小量非去极化肌松药可防止眼压升高。琥珀胆碱所致胃内压（IGP）升高可能与上腹部骨骼肌的不协调收缩和琥珀胆碱自身的迷走兴奋作用有关。胃内压可升高 40 cmH_2O，肌束震颤时食管括约肌的压力比胃内压增高的更加明显，这可以减轻误吸的危险性。琥珀胆碱会导致脑电图的活跃和脑血流及颅内压的轻微增加，但持续时间仅为 10 余秒，对无颅内压增高的患者无不良影响。维持良好的气道和过度通气可以减轻颅内压的升高。预先给予非去极化肌松药和在插管前 2～3 min 静脉注射利多卡因（1.5～2.0 mg/kg）可以防止颅内压过高。

5. 恶性高热

恶性高热是一种遗传性疾病，儿童恶性高热的发生率大约是 1∶12 000，成人是 1∶30 000。发病时骨骼肌持续收缩，代谢亢进，体温升高。对于恶性高热的易感者，琥珀胆碱是一个有力的诱发剂，可引起骨骼肌的代谢亢进。咬肌僵直是恶性高热的最初体征，与骨骼肌钠通道 α 亚单位的突变有关。接着出现心动过速和其他心律失常，休克和高热，高钾血症，呼吸性和代谢性酸中毒，低钙血症，肌酸激酶升高，肌球蛋白血症和凝血障碍（特别是弥散性血管内凝血）也能发生。恶性高热是麻醉意外的主要死因之一，一旦发生必须迅速降低体温，给予 100% 的氧气，立即静脉注射丹曲林（开始时用 2.5 mg/kg）治疗。尽快中止手术和麻醉。纠正治疗包括代谢性酸中毒的处理，体内及体表的降温和通风等。一些作者提出在严密监测时，单独的咬肌僵直并不会妨碍麻醉的安全实施。若咬肌僵直继续存在，停止吸入麻醉药。有证据表明琥珀胆碱本身并不会引起恶性高热，但可加重吸入性麻醉药引起恶性高热的严重程度。

6. 术后肌痛

肌痛的发生率在 1.5%～89%。术后早期活动是导致严重肌痛的一个重要因素。肌束震颤与肌痛之间的关系目前还未阐明。术后肌痛的原因可能有以下几种：① 琥珀胆碱可使接头后膜去极化，但抵达不同肌纤维的时间不同，加上琥珀胆碱对肌纤维和神经末梢的刺激作用，可能会导致肌肉不协调收缩引起肌纤维损伤而产生肌痛；② Ⅱ 相阻滞时，因肌颤产生的肌肉切变力导致肌肉损伤，产生肌痛。去极化开始时肌电释放频率大于 50 Hz 可产生肌痛。③ 梭外肌微损伤也可产生肌痛。④ 肌颤时血浆中钾离子的升高也可能参与肌痛的发生。给药后卧床休息者肌痛轻而少，1～2 天内即起床活动者肌痛剧烈而多。预先给予少量非去极化肌松药可明显减少肌痛的发生率。降低血清肌酐磷酸激酶和肌球蛋白水平，事先给予地西泮或阿司匹林也可预防肌痛的发生。

7. 呼吸抑制延长

呼吸抑制延长可见于假性胆碱酯酶活性异常者，亦可在大剂量或多次重复应用琥珀胆碱时产生Ⅱ 相阻滞时发生。

（1）假性胆碱酯酶异常　琥珀胆碱由血浆假性胆碱酯酶催化分解。假性胆碱酯酶数量减少或活性降低时，琥珀胆碱水解减慢，作用时间延长，可持续数小时，导致术后肌无力时间延长。若此时给予抗胆碱酯酶药，只能加深阻滞程度。只有在酶浓度低至正常水平的 10%～15% 时，才有明显的临床表现，仅发生在严重肝脏疾病或使用胆碱酯酶抑制剂时。个别患者由于遗传原因，假性胆碱酯酶的性质异常，琥珀胆碱作用时间将显著延长。此时可输新鲜血和冰冻干血浆，以补充血浆假性胆碱酯酶。

（2）Ⅱ 相阻滞　长时间、大剂量使用琥珀胆碱后，乙酰胆碱受体转化为脱敏感受体，即尽管能与乙酰胆碱或琥珀胆碱等受体激动剂结合，却不能开放钠钾通道，神经肌肉阻滞的性质可从去极化转变为非去极化，称 Ⅱ 相阻滞。琥珀胆碱从 Ⅰ 相阻滞变成 Ⅱ 相阻滞可分为五个阶段，第 1 阶段为典型的去极化阻滞，第 2 阶段为出现快速耐药性，第 3 阶段为出现 Wedensky 抑制，即不能维持慢频率的刺激，第 4 阶段为出现衰减，即不能维持快频率的刺激，第 5 阶段为典型的非去极化阻滞。因此，使用琥珀胆碱过程中，当维持一定的阻滞程度需比原剂量增加 20% 时，可以认为已经出现快速耐药性，正在向 Ⅱ 相阻滞过渡。Ⅱ 相阻滞的作用时间一般短于非去极化肌松药的作用时间，有时却难以预料，需要长时间的机械通气。琥珀胆碱静脉滴注 30～60 min 药量达 7～10 mg/kg 或总量超过 1 g 易发生 II 相阻滞,使呼吸恢复明显延迟。最可靠的处理是维持控制呼吸,以保证正常呼吸交换量为首要原则,直到阻断作用自行逆转。当发生上述情况时,可改用中等时效的非去极化肌松药如罗库溴铵、维库溴铵或阿曲库铵以维持术中肌松。但应注意琥珀胆碱能增强维库溴铵的肌肉作用,因此,维库溴铵用量需相应减少约 40%。罗库溴铵和阿曲库铵的肌松作用不受先用琥珀胆碱的影响,用量不必调整。不宜盲目使用新斯的明,仅在脱敏感阻滞时方可谨慎试用。每次静脉注射新斯的明 0.25～0.5 mg,间隔 5 min 静脉注射 1 次。若注射 2 次仍无效,不应再用,需继续人工呼吸,直至自主呼吸恢复。

8. 腺体分泌增加

唾液腺、支气管腺体、胃液分泌增加。阿托品可缓解此症状。

综上所述,恶性高热、过敏反应和高钾血症是有生命危险的并发症,发生的可能性虽很小,但若不加以警惕,可危及患者生命安全。烧伤、严重创伤、败血症和神经肌肉功能障碍的患者中,严重的高钾血症会导致心律失常或者心搏骤停。这也许与神经肌肉接头部以外也有乙酰胆碱受体的分布有关。对于烧伤患者,建议直到恢复到正常代谢状态数周至数月后再使用琥珀胆碱。只要注意其禁忌证,可避免发生这类并发症。小部分患者存在遗传学的琥珀胆碱代谢障碍。在白种人群中,95%～97% 的人乙酰胆碱酯酶基因型正常。杂合子人群中琥珀胆碱的作用持续时间延长(10～20 min)。在非典型或沉默基因的同型结合人群中琥珀胆碱的神经肌肉阻滞时间可延长(45～360 min)。维持镇静及控制通气直至神经肌肉阻滞完全恢复可减少后遗症的发生。

(二)非去极化肌松药

非去极化肌松药能与乙酰胆碱竞争神经肌肉接头的 N 胆碱受体,竞争性阻断乙酰胆碱的去极化作用,使骨骼肌松弛。因为临床上应用的所有这组肌松药都有相同的作用机制,所以它们大多数的不良反应都极为接近,主要与其对自主神经的干扰和促使组胺释放作用有关。

1. 泮库溴铵

① 低血压和心动过速:这些心血管不良反应由迷走神经阻滞和肾上腺素能神经末梢释放儿茶酚胺共同引起。对于心动过速的患者使用泮库溴铵会产生有害作用,应谨慎给予。② 节律异常:房室传导增快和儿茶酚胺释放会增加易感个体心室节律异常的发生率。有报道泮库溴铵、三环类抗抑郁药和氟烷联合应用尤其会导致节律异常。③ 对心肌影响:能作用于小动脉上的毒蕈碱受体(M_1 受体),同时抑制交感神经末梢再摄取去甲肾上腺素,使外周血管阻力增高,从而增加心肌氧耗导致心脏做功增多。④ 血浆清除在很大程度上依赖于肾脏排泄。连续给药后可能会出现蓄积效应,导致神经肌肉传导功能恢复延迟。

2. 维库溴铵

对循环功能影响轻微,无组胺释放作用,对自主神经节阻滞作用极弱,是目前临床应用的肌松药中对心血管系统影响最小的肌松药。现已证明维库溴铵是组胺 N-甲基转换酶的强抑制剂,维库溴铵抑制了分解组胺的酶,即组胺 N-甲基转换酶,可以暂时破坏其间的平衡,使组胺一过性升高,所以偶有用维库溴铵引起过敏样反应的报告。维库溴铵以原形或其代谢物在尿和胆汁中排除。若持续输注或重复注射超过 48 h,拮抗其神经肌肉传导阻滞作用就较为困难。因此,如果需要长时间重复给予或长时间输注肌肉松弛药来维持肌肉松弛,应改选用其他肌松药。

3. 阿曲库铵

① 低血压和心动过速：在剂量为0.5 mg/kg范围内不会产生心血管不良反应。阿曲库铵会使全身血管阻力暂时下降，心脏指数增加，而这些与组胺释放无关。缓慢注射可减少这些作用。当快速静脉注射0.5 mg/kg阿曲库铵后，血浆组胺浓度会明显升高，1 min后的血药浓度峰值可达232%，并可产生平均动脉压下降、心率增快、面部皮肤潮红等血流动力学改变的表现，血浆组胺浓度一般在5 min内恢复到给药前水平。② 组胺释放：是其主要不良反应之一。用药后产生皮肤潮红并伴有轻度暂时性低血压和心动过速，大剂量注射可诱发支气管痉挛，有时导致惊厥。哮喘患者禁用阿曲库铵。阿曲库铵引起血压下降主要是由于组胺释所引起，当剂量增加到临床用量10～15倍时，所引起的低血压不能完全被H_1和H_2受体阻滞药纠正，而与交感神经和迷走神经抑制作用有关。③ N-甲基罂粟碱的毒性：N-甲基罂粟碱是阿曲库铵Hoffmann消除反应的分解产物，可导致中枢神经系统的兴奋，引起最低肺泡有效浓度的升高。未接受大剂量的阿曲库铵或无肝脏功能障碍的患者（N-甲基罂粟碱通过肝脏代谢），不会发生上述毒性反应。④ 体温和pH的敏感性：由于其独特的代谢机制，碱性环境和温度升高有利于Hoffmann反应进行。所以阿曲库铵不宜与碱性药物合用，温度低于25℃时用量需减少1/3。

4. 顺阿曲库铵

由于顺阿曲库铵作用较阿曲库铵强，不释放组胺，用量少及代谢产生的N-甲四氢罂粟碱也少，因此顺阿曲库铵所致的不良反应减少。顺阿曲库铵的药效及药代动力学与阿曲库铵相似，不受肝肾功能及年龄影响，而在肝功能不全时其起效时间可见缩短。即使给予$8 \times ED_{95}$的剂量，对心率及血压都无影响，也不会产生自主神经效应。但也有研究认为，顺阿曲库铵也可引起类似于使用阿曲库铵后出现的临床不良反应，如皮肤红斑和低血压等。

5. 罗库溴铵

罗库溴铵的化学结构在甾核2-和3-位上的改变导致其迷走神经的阻滞作用介于泮库溴铵与维库溴铵之间。在一定程度上罗库溴铵对心脏的迷走神经阻滞作用较维库溴铵强。很长一段时间内，多数研究认为罗库溴铵没有组胺释放作用。但随着1999年一例行冠脉搭桥术者在使用罗库溴铵诱导后即出现心血管性虚脱（支气管痉挛和荨麻疹），国外罗库溴铵过敏反应案例较多，1999—2000年大样本调查显示：法国罗库溴铵过敏反应个案报道有132例，占肌松药过敏反应的43.1%。近年来在澳大利亚已经证明罗库溴铵引起的过敏反应呈递增趋势，在10年期间由唯一专门诊断中心诊断，罗库溴铵过敏反应病例占56%。与维库溴铵相比，罗库溴铵有较高的IgE介导的过敏反应发生率。罗库溴铵或维库溴铵过敏反应后可发生交叉反应性。罗库溴铵主要通过肝脏代谢，小部分通过肾脏排泄。对于肝病患者，用量要保守，应在神经肌肉功能监测仪的指导下使用。肾脏功能衰竭的患者，罗库溴铵血浆清除率降低，分布容积增加，作用时间延长，因此神经肌肉传导阻滞作用的拮抗也较为困难。

6. 米库氯铵

米库氯铵对心血管系统的影响与给药剂量和给药速度有关，一般在10～15 s内静脉注射小于$2 \times ED_{95}$的米库氯胺对心血管无明显影响。心血管不良反应可通过减少用量及延缓给药速度来减轻。米库氯铵与阿曲库铵的组胺释放量大致相同。尽管不依赖肝肾代谢，但在肝肾功能衰竭的患者，其代谢会受到影响。体内缺乏胆碱酯酶的患者，其作用时间延长。米库氯铵的起效时间与阿曲库铵相似（2～3 min）。主要优点是作用时间短暂（20～30 min），比琥珀胆碱I相阻滞的时间长2～3倍，但却是阿曲库铵、维库溴铵和罗库溴铵的一半。若预先使用了泮库溴铵,则其作用时间可显著延长。尽管米库氯铵恢复比较迅速,也有必要监测神经肌肉功能以观察药理作用是否逆转。

第二节　肌松药残余阻滞作用及其逆转

大量研究证明,在没有肌松监测的情况下,使用非去极化肌松药的术后残余作用发生率可达58%～88%,到达PACU后肌松药残余作用发生率仍有8%～32%,国内于布为等报告1 571名腹部手术患者(67%为腹腔镜手术)的前瞻性多中心临床调查研究显示术后残余神经肌肉阻滞总的发生率(TOFr＜0.9)达到57.8%,吴新民等报告1 200例各种手术患者的前瞻性多中心临床调查研究显示术后残余肌松发生率(TOFr＜0.9)为38%,国外一项640例前瞻性研究发现,门诊手术患者肌松残余率(38%)比住院患者残余率少(47%)。这可能由于门诊患者米库氯铵使用率更高。门诊患者中有50%(160/320)使用米库氯铵,而住院患者使用率为15%(48/320)。

一、术后肌松药残余作用的危害

术后残余肌松药作用对患者的健康和生命安全是一种严重威胁。

(一)低氧血症及高碳酸血症

轻度肌松药残余作用虽对潮气量、每分通气量及肺活量的影响较小,降低化学感受器对缺氧的敏感性,咽和食管上段肌肉功能未恢复,而且食管肌肉运动不协调,使患者易发生反流和误吸。严重的肌松药残余作用会抑制呼吸功能,损害吸气流速,呼吸道保护反射如吞咽、呛咳等反射减弱,引起呼吸道梗阻。

(二)术后肺部并发症增加

术后肺部并发症(postoperative pulmonary complication, POPC),包括肺炎、呼吸衰竭、支气管痉挛、肺不张等的发生。呼吸肌肌力降低,通气量减少,咳嗽无力,不能有效清除分泌物。

(三)肌松药残余作用可能引起患者痛苦

苏醒期或苏醒后出现类似于术中知晓的精神创伤和强烈的应激反应。明显延长住院时间,增加术后的并发症和死亡率。

二、影响肌松药效应的因素

导致肌松药残余作用的因素比较复杂,可以是单个或多个因素的叠加。许多生理和病理因素可影响肌松药在体内分布、消除及神经肌肉接头对肌松药的敏感性,从而影响肌松药的起效、强度和时效。从肌松药的药效和药代动力学方面来看,长时效的非去极化肌松药比中短效肌松药更容易产生肌松药残余作用。

（一）年龄

新生儿对去极化肌松药较不敏感。目前认为新生儿和婴幼儿由于神经肌肉接头发育未成熟，以及肌松药的分布容积较大和消除较慢，影响了需要量和延长时效，使其对于肌松药的敏感性增加，恢复时间也相应延长。

老年人的神经肌肉可能出现退行性变，接头前乙酰胆碱储存和释放减少、接头下间隙距离增加、运动终板皱褶变平、接头后膜受体减少，体液总量和肌组织量均减少，脂肪组织相对量增加，肌肉张力减退、肌松药分布容积变小，肝和肾血流减少，血浆清除率也有所改变，因此肌松药的代谢速率减慢。

（二）温度

低温时非去极化肌松药的作用增强时效延长，其影响与低温程度有关。温度的变化会引起一系列的生理代谢及器官功能的改变，影响肌松药的代谢和时效。低温既影响神经肌肉接头的功能，又干扰了肌松药的药代动力学。低温对神经肌肉接头的直接作用被认为是影响肌松药作用的重要原因，低温影响乙酰胆碱的释放，降低胆碱酯酶活性，改变突触后膜对乙酰胆碱和肌松药的敏感性，影响肌松药与受体的亲和力，改变了肌细胞收缩功能。此外，低温影响肌肉和肝肾等血流量，影响肌松药代谢、消除及酶活性和肌松药与蛋白的结合，以及影响对肌松药的敏感性。低温本身还直接影响肝脏中参与药物代谢的酶的作用。

低温减慢代谢的肌松药包括阿曲库铵和顺阿曲库铵，低温延迟排泄的肌松药包括泮库溴铵和维库溴铵。

（三）肥胖

肥胖患者的术后肌松药残余发生率比非肥胖麻醉患者要高（33% vs 26%）。肥胖者药物分布容积较大，因此肌松药用量不应该根据患者实际体重计算，因为这种计算出的剂量可能导致起效延迟，引起药物的相对过量。因此，可以按照校正体重（corrected body weight，CBW）计算剂量。CBW=IBW+0.4×（总体重−IBW）。

（四）神经肌肉疾病

（1）重症肌无力是一种体内有抗体致乙酰胆碱受体功能降低的自身免疫性疾病，对去极化相对不敏感，使用时易发生Ⅱ相阻滞和肌张力恢复延迟。

（2）肌强直综合征有三类，即营养不良性肌强直、先天性肌强直和强直性肌痉挛病。肌强直患者应用琥珀胆碱可引起持续肌肉痉挛性收缩，持续2～5 min，影响通气，其程度与琥珀胆碱用量有关，这类患者禁用琥珀胆碱。肌强直综合征对非去极化肌松药反应正常，但较易发生术后呼吸抑制，用新斯的明拮抗时可出现肌强直，故这类患者可选用阿曲库铵，但术后应让肌张力自然恢复，避免用抗胆碱酯酶药拮抗。

（3）肌营养不良症为X染色体短臂序列基因缺陷所致，常染色体显性遗传。此类患者对去极化和非去极化肌松药均敏感且拮抗药无效，尤其是琥珀胆碱应禁忌使用。有报道假肥大性肌营养不良患者应用琥珀胆碱可致心搏骤停,故应避免应用琥珀胆碱。

（4）对家族性周期性麻痹者应根据其血钾水平选择肌松药。

（五）血浆胆碱酯酶

血浆胆碱酯酶量的减少或质的异常影响某些肌松药的分解,可不同程度地延长琥珀胆碱和米库氯铵的作用时间。

（六）肝肾功能影响

肝功能和肾功能严重损伤影响肌松药的药代动力学。同时,药物的代谢途径也是影响肌松药作用时间的重要因素。对肝肾功能异常的患者使用主要经肝肾代谢的肌松药,会导致肌松药残余作用的风险显著增加。肝或肾功能损害,作用时间延长。肝疾病引起体液潴留,分布容积增加,血浆浓度降低,因此肌松药的初量可能较正常人大。但追加量应减少、间隔要长。

（七）高钾血症等危险

外伤性截瘫、挤压伤和烧伤、上运动神经元和下运动神经元损伤以及神经脱髓鞘病变等均可引起该神经支配肌肉的神经肌肉接头以外的乙酰胆碱受体大量增生,对去极化肌松药敏感,有引起高钾血症等危险。

（八）电解质和酸碱平衡紊乱也会干扰肌松药的代谢

（1）低钾、高钠、高镁和低钙血症都可以增强非去极化肌松药的作用,残余肌松作用发生的概率也随之增加。钙剂可拮抗肌肉松弛药与镁的协同作用。

（2）酸－碱平衡　呼吸性及代谢性酸中毒延长非去极化肌肉松弛药的阻滞作用,且使其作用不宜被新斯的明拮抗。

（九）药物相互作用

（1）吸入性麻醉药具有肌肉松弛效能,能增强神经肌肉阻滞作用,延长肌松时效,与非去极化肌松药有协同作用,强度依次为:异氟烷＞七氟烷＞恩氟烷＞氟烷＞氧化亚氮。

（2）吸入麻醉药、局部麻醉药、钙通道阻滞药、激素及利尿剂等均可增加肌松药的作用,手术中若不考虑这些药物的相互作用而适当减少肌松药的用量也会导致肌松药残余作用的风险增加。

（3）抗生素增强肌松药的作用,氨基糖苷类抗生素中以新霉素和链霉素抑制神经肌肉传递的功能最强,庆大霉素、卡那霉素等均可加强非去极化和去极化肌松药的作用。多黏菌素引起的神经肌肉传递阻滞作用可有接头前膜和接头后膜双重作用,不能用钙剂和新斯的明拮抗。林可霉素和克林霉素亦可增强非去极化肌松药的作用。

三、肌松药残余作用的评估

肌松作用监测仪能够及时、客观和定量地了解肌松药,但进一步研究证实呼吸肌对肌松药较不敏感,呼吸肌从肌松药作用中恢复较早,当TOFr＞0.7时,呼吸功能已经基本恢复,但咽喉部肌肉肌力恢复较晚，在 TOFr ≥ 0.9咽喉部肌肉的协调功能才能够完全恢复正常，因此 TOFr < 0.9提示存在肌松药残留肌松作用。

临床体征：① 清醒、呛咳和吞咽反射恢复；② 头能持续抬离枕头 5 s以上（反映肌肉强直收缩力）；③ 呼吸平稳、呼吸频率10～20次/min，最大吸气压≤-50 cmH$_2$O；④ P$_{ET}$CO$_2$ 和 PaCO$_2$ ≤ 45 mmHg。上述4项为肌松药残留阻滞作用基本消除较为可靠的临床体征。

四、肌松药残余作用的预防

（1）根据患者情况和手术需要，选用合适的肌松药和剂量，应给予能满足手术要求的最低剂量。

（2）改善患者全身情况，维持电解质和酸碱平衡正常。

（3）术毕无明确指征显示肌松药残余作用已完全消退，应进行肌松药残余作用的拮抗。

（4）拔除气管内导管后，应在手术室或恢复室严密观测患者神志、保护性反射呼吸道通畅度、肺泡通气量及氧合状态，至少60 min以上，确保患者安全。

（5）监测肌力恢复情况，注意肌松药药效的个体差异。

五、肌松药残余作用的拮抗

（一）去极化肌松药残余作用的拮抗

去极化肌松药至今没有安全的拮抗药。因此对琥珀胆碱引起的迁延性呼吸抑制最好的办法是维持机械通气和循环稳定，同时应纠正电解质异常与酸碱失衡，尤其是纠正低钾血症，给予钙剂和利尿剂（琥珀胆碱近10%经尿排出）。对假性胆碱酯酶功能异常者可输全血或新鲜冰冻血浆；给予精制人血浆假性胆碱酯酶制剂能加速逆转琥珀胆碱或米库氯铵引致的肌松作用异常延长。即使琥珀胆碱导致的脱敏感阻滞也不应该给予胆碱酯酶抑制药拮抗。

（二）非去极化肌松药残余作用的拮抗

在临床实践中，为了尽早恢复自主呼吸，及时拔除气管导管，经常会使用肌松药的拮抗药。但是也有不少医师担心应用肌松药拮抗药后，易发生恶心、呕吐和可能再箭毒化等，而不考虑使用肌松药拮抗药。在美国使用肌松药拮抗药的比例为34.25%，英国为18%。我国在一般情况下术中也不进行肌张力监测，关于是否常规使用新斯的明拮抗的情况不明。作者认为在手术结束后，如无禁忌证应常规应用肌松药拮抗药。目前临床应用的肌松药拮抗药为新斯的明（图18-1）及最近在我国新上市的特异性拮抗罗库溴铵和维库溴铵的舒更葡糖钠。

六、抗胆碱酯酶药的药理特性

（一）抗胆碱酯酶药作用机制

抗胆碱酯酶药主要包括新斯的明、溴吡斯的明和依酚氯铵（表18-2）。当用抗胆碱酯酶药后，乙酰胆碱酯酶活性受抑制，乙酰胆碱存在时间延长，有足够时间可反复参与肌松药竞争受体使终板电位

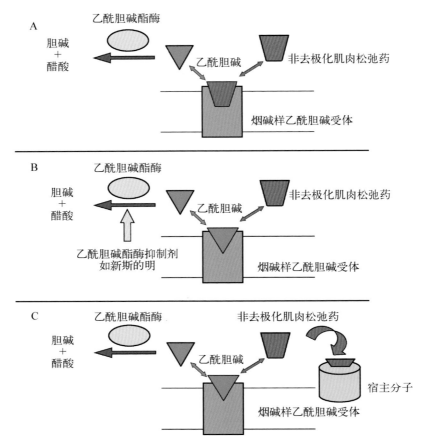

图18-1　非去极化肌松药与乙酰胆碱竞争示意图

A. 非去极化肌松药与乙酰胆碱竞争；B. 乙酰胆碱酯酶抑制剂拮抗非去极化肌松药；C. 乙酰胆碱分子与受体结合，神经肌肉功能恢复

总量增加，超过激发肌纤维动作电位的阈值，从而逆转非去极化肌松药的阻滞作用。但肌松药仍残留在神经肌肉接头内，其最终消失作用有赖于肌松药进入循环而被清除。依酚氯铵借阳电荷氮原子与乙酰胆碱分子中阴电荷结合，从而防止乙酰胆碱酯酶与乙酰胆碱作用而起到拮抗作用。起效时间依酚氯铵最快＜5 min，新斯的明7～10 min，溴吡斯的明最慢10～15 min。

表18-2　抗胆碱酯酶药的临床药理

药　物	剂量（mg/kg）	最强拮抗时间（min）	拮抗持续时间（min）	消除方式	阿托品剂量（μg/kg）
依酚氯铵	0.5～1	1	40～65	70%经肾 30%经肝	7～10
新斯的明	0.03～0.07 最大用量为5 mg	7	55～75	50%经肾 50%经肝	15～30
溴吡斯的明	0.25	10～13	80～130	75%经肾 25%经肝	15～20

1. 新斯的明（neostigmine, prostigmine）

人工合成品，化学结构中具有季铵基因，故口服吸收少而不规则。一般口服剂量为皮下注射量的

10 倍以上。不易透过血脑屏障,无明显的中枢作用,也不易透过角膜进入前房,对眼的作用弱。新斯的明除了通过抑制胆碱酯酶而发挥作用外,还能直接激动骨骼肌运动终板上的 N_2 胆碱受体以及促进运动神经末梢释放乙酰胆碱,所以此药对心血管、腺体、眼和支气管平滑肌作用较弱,对胃肠道和膀胱平滑肌有较强的兴奋作用;而对骨骼肌的兴奋作用最强。临床上可以用于自身免疫病如重症肌无力等、术后肠胀气和尿潴留等。

2. 溴吡斯的明 (pyridostigmine)

含有二甲氨甲酰基团,分子中的季铵阳离子头以静电引力与胆碱酯酶的阴离子部位结合,其结构中的羰基碳与酶的酯解部位丝氨酸羟基以共价键结合,形成胆碱酯酶和新斯的明复合物,该复合物进而裂解为氨基甲酰胆碱酯酶,后者水解速度较慢。从二氨甲酰基团在酶作用点进行化学结合,到氨甲酰基团被水解移出后,胆碱酯酶才能再次对乙酰胆碱产生水解作用,故胆碱酯酶受抑制时间较长。

3. 依酚氯铵 (edrophonium chloride)

人工合成药,化学结构中无二氨基甲酰基团,仅以静电引力与胆碱酯酶的季铵和带阴电荷亚点(阴离子点)相结合,此键通过氢在酯酶亚点被结合而进一步稳定。防止乙酰胆碱水解而抑制酶的活性,由于依酚氯铵和酶之间未形成真正的化学键,随其浓度的变化,乙酰胆碱易于在作用点和依酚氯铵竞争,因而其作用时间和效力明显小于新斯的明和溴吡斯的明。

抗胆碱酯酶药作用于运动神经末梢,对单次动作电位产生反复激发反应,使单次抽搐反应转为短暂的强直性收缩,从而增强肌肉收缩力以拮抗肌松药,并且这种反复激发能沿运动神经轴突逆行散播,影响到同一运动单位其他神经末梢,导致接头前膜去极化,促使乙酰胆碱的释放,增加肌肉收缩力。

抗胆碱酯酶药还能直接作用于接头前膜和接头后膜的受体,使之除极,与乙酰胆碱竞争,并对轴突末梢递质的调动和释放有促进作用。

(二) 对运动神经的影响

新斯的明能可逆地抑制胆碱酯酶,表现乙酰胆碱的 M 和 N 样作用。其结构中的季铵阳离头以静电引力与胆碱酯酶的阴离子部位结合,同时其分子中的羰基碳与酶的酯解部位丝氨酸羟基形成共价键结合,生成胆碱酯酶和新斯的明复合物。由复合物进而裂解成的二甲氨基甲酰化胆碱酯酶的水解速度较乙酰化胆碱酯酶的水解速度为慢,故酶被抑制的时间较长,但比有机磷酸酯类短。二甲氨基甲酰化胆碱酯酶水解后,形成二甲氨基甲酸和复活的胆碱酯酶,酶的活性才得以恢复。

(三) 药代学和药效学

1. 药代动力学

新斯的明、溴吡斯的明和依酚氯铵在麻醉患者的药代学基本相似,中央室和稳态分布容积均超过血浆和细胞外液容量,并大于目前临床所有的非去极化肌松药的分布容积。尽管该三种药物之间的分布容积和半衰期等指标相近,但溴吡斯的明和依酚氯铵的起效时间却明显不同,可能与胆碱酯酶的亲和力及作用部位不同有关。

在正常人群,新斯的明、溴吡斯的明和依酚氯铵依靠肝脏代谢的药物比例分别为 50%、25% 和 30%,代谢初产物分别为 3-羟苯基三甲铵(PTA),3-羟基-N-甲吡啶(NMP)和依酚氯铵葡萄糖醛酸结合物。3 种代谢产物仅 PTA 有药理活性,其效能为新斯的明的 1/10 ~ 1/8。有 75% 溴吡斯的明,70%

依酚氯铵和50%新斯的明经肾小球滤过和肾小管分泌排泄,在肾衰患者,抗胆碱酯酶药的消除明显减少,半衰期延长。

2. 量效关系

临床上,一般在两种状态下研究拮抗药的量-效关系: ① 术毕时应用拮抗药,该种方法很难区分拮抗效果是拮抗药的作用,还是神经肌接头处肌松药浓度降低所致。② 在神经肌肉阻滞水平稳定情况下给予拮抗药,此时作用仅为拮抗药所致。研究表明,等效剂量的新斯的明(0.04 mg/kg)和溴吡斯的明(0.2 mg/kg)产生拮抗作用几乎相等。用新斯的明拮抗不同的非去极化肌松药(筒箭毒碱、阿曲库铵、哌库溴铵和维库溴铵),其量效关系无显著差异。在泮库溴铵、阿曲库铵和维库溴铵产生的90%阻滞水平,新斯的明的拮抗强度约为依酚氯铵的15~20倍。

3. 时效关系

从等效剂量抗胆碱酯酶药起效时间(从静脉注射到最大效应)来看,依酚氯铵起效最快,溴吡斯的明最慢。拮抗筒箭毒碱产生的90%阻滞水平,溴吡斯的明需12~15 min,肌颤搐高度达最大效应,新斯的明需7~10 min,依酚氯铵约为0.8~2 min。小剂量的依酚氯铵拮抗可出现"再箭毒化"现象,如增加剂量,可明显延长其作用时限,因此也适用于拮抗长效肌松药的神经肌肉阻滞作用。

4. 抗胆碱酯酶药的相互作用

依酚氯铵的量效关系曲线与新斯的明,溴吡斯的明并非平行。目前认为依酚氯铵主要作用于接头前膜,而新斯的明和溴吡斯的明主要作用于接头后膜,但依酚氯铵与新斯的明或溴吡斯的明同时合用时,不会发生起效作用增快和时限延长,也并不比单独应用有更多的优点。

(四)影响抗胆碱酯酶药作用的因素

1. 肌松药种类

应用新斯的明拮抗时,筒箭毒碱和泮库溴铵作用消失时间相似,加拉碘铵作用消失时间较长,阿曲库铵、顺阿曲库铵、维库溴铵、罗库溴铵被拮抗后自主呼吸恢复快,长效甾类非去极化肌松药哌库溴铵在小儿麻醉中,应用新斯的明几分钟内即可产生明显的拮抗效果。

2. 药动学因素

抗胆碱酯酶的作用是加速神经肌肉传导功能的恢复,任何降低肌松药血浆清除率因素(如肝肾功能衰竭)和增加药物排泄半衰期的因素均可延缓自主呼吸恢复,因而降低抗胆碱酯酶药的拮抗效果。

3. 年龄

在稳定的神经肌肉阻滞状态下,婴儿(3~48周)和儿童(1~8岁)所需新斯的明的剂量较成人少1/3~1/2,但小儿和成人应用依酚氯铵时,其量-效关系无明显差异,只是小儿依酚氯铵的变异性较成人大,因此,需在神经肌肉功能监测的条件下用药。实验表明,抗胆碱酯酶药所需剂量的差别,与抗胆碱酯酶药的药代学无关,主要与成人和小儿的受体数目,乙酰胆碱贮存量以及酶的活性有关。小儿应用依酚氯铵和新斯的明产生拮抗的起效时间和作用时限与成人相似。

依酚氯铵在老年人的起效时间(3.6 min)比年轻人(1.2 min)明显延长,但拮抗50%的肌松作用(ED_{50})所需的剂量以及作用时限均不受年龄的影响。老年人和年轻人静脉注射新斯的明0.07 mg/kg,

起效时间和最大拮抗作用时间相似,但老年人的作用时限(42 min)比年轻人(13 min)长。

4. 酸碱平衡和电解质紊乱

酸中毒可降低肌肉颤搐高度,增加肌松药的作用强度,并延长其作用时限,甚至使新斯的明难以拮抗,可能是由于"抗新斯的明箭毒化"所致。动物实验表明,有残余的神经肌肉阻滞时,如同时存在麻醉性镇痛药引起的呼吸抑制,拮抗神经肌肉阻滞可能失败。低血钾时,降低接头前膜去极化,乙酰胆碱释放减少,低血钙或高镁血症也会影响神经冲动的传导,导致乙酰胆碱释放减少,增强肌松药作用,降低拮抗药效果,此时需适当增加抗胆碱酯酶药物剂量。

5. 低温

低温可降低胆碱酯酶活性,使神经肌接头处乙酰胆碱浓度增加,但低温同时延长肌松药的排泄半衰期,降低体内血流量重新分布,减慢残余肌松药分子从受体部位脱落以及从神经肌接头进入血浆,使肌松作用延长,并降低抗胆碱酯酶药物的拮抗效果,低温状态下拮抗了神经肌肉阻滞作用,复温后可能发生"再箭毒化"。在多个观察低温对于新斯的明拮抗非去极化肌松药作用影响的研究中,由于实验的条件不同及实验设计的差异,研究结果仍有差别。观察到在27℃下,新斯的明对甾类肌松药(罗库溴铵、哌库溴铵、维库溴铵和泮库溴铵)的拮抗作用略有增加(20%～30%),对苄异喹啉类肌松药(筒箭毒碱与二甲筒箭毒碱)的拮抗作用则显著增强(70%～80%)。他们认为筒箭毒碱有突触前效应和在低温下抗乙酰胆碱酯酶的效应,影响了新斯的明的拮抗作用。而在浅低温(<34.5℃)的研究中发现,新斯的明中央室的分布体积减小38%,峰效应的起效时间推迟了22%,但新斯的明的清除率,最大效应或拮抗作用的持续时间并没有改变。由于低温对肌松药阻滞神经肌肉传导作用的影响是复杂的,目前的研究结果还存在着差别甚至矛盾。对于这些影响,究竟是肌松药代谢和排泄的改变,还是局部作用部位突触的影响,仍缺乏一致的看法。

6. 药物间的相互作用

① 吸入麻醉药:除氧化亚氮外,目前临床所用的吸入麻醉药均能抑制神经肌肉的兴奋传导。吸入麻醉药影响非去极化肌松药药效学的作用机制较为复杂,其作用包括中枢神经系统、运动神经末梢及神经-肌肉接头等部位。可能是通过干扰突触前膜乙酰胆碱的释放,影响乙酰胆碱与后膜受体的亲和力以及离子通道等,进而减弱神经兴奋的传导过程。这种影响随着吸入麻醉药剂量的增加和持续时间的延长表现更为明显,可使肌松药的起效时间缩短、临床作用与维持时间延长、用药量减少及阻滞效果完善。以恩氟烷最为明显,一般约每小时增加8%,并与非去极化肌松药有明显的协同作用。为了避免吸入麻醉药对肌张力恢复的不良影响,应在麻醉结束前30～40 min停用,以利于吸入麻醉药从肌肉中排出,减少其增强神经肌肉阻滞作用,否则应增加抗胆碱酯酶药的用量,并严密观察拮抗后有无"再箭毒化"现象。② 抗生素:大剂量氨基糖苷类抗生素,林可霉素、多黏菌素B、四环素、多肽酶、甲硝唑、氨苄青霉素等均有阻断神经肌肉兴奋传递作用,和非去极化肌松药同时应用时,很难判断残余阻滞中肌松药和抗生素的作用各占多少比重,庆大霉素引起的神经肌肉阻滞作用能有效地被钙剂和新斯的明拮抗,多黏菌素所致的肌松作用不能用钙和新斯的明拮抗,用4-氨基吡啶有一定拮抗效果。其他抗生素则不能完全拮抗,因此拮抗非去极化肌松药和抗生素的联合阻滞是困难的,应适当加大抗胆碱酯酶药物的剂量,必要时,需进行机械通气,直到神经肌肉阻滞作用最后消失。③ 其他药物维拉帕米和硝苯地平明显增加肌松药的作用强度,同时减弱拮抗药的效果。利多卡因增强哌库溴铵产生的神经肌肉阻滞作用,但拮抗这种联合阻滞所需的依酚氯铵剂量并不增加,应用洋地黄的患

者给予依酚氯铵后,迷走神经样作用格外明显。镇痛药不能影响神经肌肉阻滞的术后恢复,但其抑制中枢神经系统功能导致呼吸抑制,引起呼吸性酸中毒,使残余的神经肌肉阻滞作用延长,降低拮抗药效果,可引起再箭毒化。

七、辅助用药抗胆碱药的药理特性

为了减少抗胆碱酯酶药的毒蕈碱样作用,应用新斯的明、溴吡斯的明和依酚氯铵时常合用抗胆碱药。

(一)阿托品

阿托品(atropine)为 α-羟甲基苯乙酸8-甲基-8-氮杂双环[3,2,1]-3-辛酯硫酸盐的水合物,抑制受体节后胆碱能神经支配的平滑肌与腺体活动,并根据本品剂量大小,有刺激或抑制中枢神经系统作用。在 M 胆碱受体部位拮抗胆碱酯酶抑制剂的作用,如增加气管、支气管系黏液腺与唾液腺的分泌,支气管平滑肌挛缩,以及自主神经节受刺激后的亢进。此外,阿托品能兴奋或抑制中枢神经系统,具有一定的剂量依赖性。对心脏、肠和支气管平滑肌作用比其他颠茄生物碱更强而持久。成人静脉注射后分布半衰期约 1 min,注药后 8~10 min 内血药浓度迅速下降,10 min 时循环中的药量低于注药量的5%。阿托品仅部分在肝脏代谢,肝血浆清除率为 519±147 ml/min,大部分经肾排泄,肾血浆清除为 656±118 ml/min,主要由肾小管排泄,肾清除率与尿量有关。

阿托品的剂量 0.01~0.02 mg/kg。静脉注射后 2 min 起效,至峰值效应时间不超过 5 min。等效剂量的新斯的明(0.04 mg/kg),溴吡斯的明(0.2 mg/kg)需用相同剂量的阿托品(0.015 mg/kg),由于阿托品峰值时间在 47~65 s,而新斯的明显效时间为 6~10 min,两药同时注射可出现心率先快后慢现象。因此,宜先与新斯的明同时静脉注射 1/3 量的阿托品,4 min 后再追加预计值的 2/3,可有效地拮抗新斯的明对窦房结的抑制作用。依酚氯铵的拮抗强度仅为新斯的明的 1/15,有直接刺激终板的作用,毒蕈碱样的不良反应小,依酚氯铵最好和阿托品一起使用,两药起效的时间相对较快。可同时或先静脉注射阿托品 0.02 mg/kg 或格隆溴铵 0.01 mg/kg。

阿托品的药理特点:① 婴幼儿对阿托品的毒性反应敏感,特别是痉挛性麻痹与脑损伤的小儿,反应更强。环境温度较高时,因闭汗有体温急骤升高的危险,应用时要严密观察。② 老年人容易发生抗 M 乙酰胆碱样作用,如排尿困难、便秘、口干(特别是男性)。阿托品对老年人尤易致汗液分泌减少,影响散热,故夏天慎用。③ 脑损害,尤其是儿童。④ 心脏疾病,特别是心律失常、充血性心力衰竭、冠心病、二尖瓣狭窄等。⑤ 反流性食管炎、食管与胃的运动减弱、下食管括约肌松弛,可使胃排空延迟,从而促成胃内容物潴留,并增加胃食管的反流。⑥ 青光眼患者。⑦ 溃疡性结肠炎。⑧ 前列腺肥大引起的尿路感染(膀胱张力减低)及尿路阻塞性疾病,可导致完全性尿潴留。

(二)格隆溴铵

格隆溴铵(glycopyrronium bromide)易溶于水(1∶5)和乙醇(1∶10),几乎不溶于氯仿和乙醚。不能与碱性药物混合。为季铵类抗胆碱药,具有抑制胃液分泌及调节胃肠蠕动作用。本品还有比阿托品更强的抗唾液分泌作用,但没有中枢性抗胆碱活性。作用时间短,静脉注药 5 min 后迅速从血中消失,大部分从胆汁和肾排泄。新斯的明和溴吡斯的明的起效时间较慢,最好与起效时间也慢的格隆溴铵同时使用。格隆溴铵不良反应与阿托品相似,幽门梗阻、青光眼或前列腺肥大患者禁用。

八、拮抗药的临床应用

(一)拮抗时机

抗胆碱酯酶药逆转非去极化肌松药的效果与拮抗药的用量、拮抗时肌松作用强度及其自然恢复是否已经开始等因素有关。一些学者认为在肌松药开始自然恢复前应用拮抗药,不仅难以起到逆转效果,相反可能延长肌张力恢复时间。尚未恢复对单次刺激或4个成串刺激反应时不应使用拮抗药,在4个成串刺激分别出现1个肌颤搐,2~3个肌颤搐和4个成串刺激反应时应用拮抗药,则肌张力充分恢复时间分别约为30 min、10~12 min和3~5 min。部分学者建议使用肌松药拮抗剂应等到非去极化肌松药在体内代谢至有效浓度以下,TOF的T_1恢复到基础值的25%后才有效和安全。但也有些报道证实在肌松作用尚未恢复的早期,即TOF的T_1等于零时段使用新斯的明进行拮抗,虽然T_1恢复到基础值75%的时间很长,但拮抗作用依然存在。瑞库溴铵深度阻滞时早期使用新斯的明同样可以加速其作用的消失。新斯的明在成人及儿童对维库溴铵的早期及晚期拮抗效应同样有效。

目前认为运动神经释放的乙酰胆碱和维库溴铵对肌细胞膜表面胆碱能受体的结合属于可传递性的动态结合,高浓度者亲和力强,只要乙酰胆碱局部浓度高于非去极化肌松药,肌松作用可以消失。时间并不是唯一的决定因素。新斯的明除了抑制乙酰胆碱酯酶对乙酰胆碱的分解,提高乙酰胆碱浓度外,还直接作用于突触后膜促进离子通道的开放。作用于突触前膜促进乙酰胆碱囊泡对乙酰胆碱的释放,促进肌肉收缩。所以拮抗速度受神经肌肉阻滞程度的强弱,所用的拮抗药及其剂量的影响。使用哌库溴铵或筒箭毒碱后,如颤搐高度已恢复到超过基础值的20%以上,静脉注射2.5 mg新斯的明使颤搐恢复至基础值约需3~14 min,当颤搐高度恢复不到20%时,需30~40 min或更长,拮抗时间也取决于所用药物,在深度神经肌肉阻滞时(TOF刺激小于2次反应),不宜选用依酚氯铵,新斯的明可能有一定的拮抗效果,颤搐高度应为基础值的10%~20%,TOF恢复至2~3次反应时,给拮抗更为合适。

(二)抗胆碱酯酶药剂量

新斯的明广泛应用于临床拮抗非去极化肌松药,因为它抑制胆碱酯酶使乙酰胆碱在神经肌肉接头的浓度增加,从而有效地与非去极化肌松药竞争N胆碱受体而恢复神经兴奋传递。此外胆碱酯酶抑制药还有接头前作用产生轴索逆向动作电位,重复激发兴奋运动神经末梢,所以其对神经肌肉接头前和接头后有双重作用,共同拮抗非去极化肌松药作用。虽然临床上新斯的明最大剂量可用到100 µg/kg,但目前主张新斯的明0.040~0.045 mg/kg,最大量不应超过5 mg。新斯的明起效时间7 min,从起效至峰值效应时间为7~10 min。溴比斯的明剂量0.15~0.25 mg/kg(总量不超过20 mg/次)。起效时间12 min,高峰值效应时间10~15 min。如果新斯的明、溴比斯的明和依酚氯铵的药量分别超过了各自的最大剂量,而拮抗效果仍不明显时,不宜再继续给拮抗药,应认真分析影响抗胆碱酯酶药效果的因素。推荐肌松药拮抗药用量见表18-3。

表18-3　拮抗药的剂量

神经肌肉阻滞	TOF 计数	新斯的明 （格隆溴铵）μg/kg	溴吡斯的明 （格隆溴铵）μg/kg	依酚氯铵 （阿托品）μg/kg
轻度	4	25 （5）	100 （5）	500 （10）
中度	2～3	50 （10）	200 （10）	1 000 （10）
重度	0～1	75 （15）	300 （15）	—

（三）不良反应及注意事项

在决定应用拮抗药前，首先应明确拮抗药只适用于周围性呼吸抑制而不是中枢性呼吸抑制的患者，用于术毕存在肌松药残余作用的患者。胆碱酯酶抑制药的应用提高了所有胆碱能神经突触乙酰胆碱水平，可导致其他组织的M、N受体激动的不良反应。如心率减慢，呼吸和消化系统的平滑肌收缩、腺体分泌。运用阿托品、格隆溴铵等M受体拮抗剂能减少不希望产生的M胆碱受体激动效应。但是胆碱酯酶抑制药也会产生其他不利影响，对某些胆碱酯酶被长时间抑制的患者，不能拮抗深度神经肌肉功能阻滞。胆碱酯酶抑制药合用M受体阻断药拮抗神经肌肉功能阻滞已经应用多年，但不是理想的方法。给予足够剂量的抗胆碱酯酶药后，如未出现明显的拮抗作用，即使再增加剂量也不能促使肌张力恢复，相反却增加其不良反应，拮抗过程中的危险有：① 拮抗药剂量不足，残余的神经肌肉阻滞作用导致通气功能不全。② 抗胆碱酯酶自身的毒蕈碱样作用。如心率减慢、支气管收缩和分泌物增多、胃肠蠕动增加和心律失常。在拮抗过程中心律失常的发生率较高，多为暂时的房性或结性心律失常，但室性异位节律，高度房室传导阻滞偶可发生，应严密监测心电图。

新斯的明逾量的症状有：① 视觉模糊。② 恶心、呕吐、腹泻。③ 呼吸短促、困难、喘鸣或胸闷。④ 唾液及支气管黏液分泌异常增多。⑤ 胃痉挛、腹痛。⑥ 心动过缓和低血压。⑦ 神志迷糊。⑧ 抽搐或阵挛。一般合理地使用阿托品或东莨菪碱均能予以解除。

以下情况禁用或慎用抗胆碱酯酶药：① 支气管哮喘。② 心律失常、心动过缓，尤其是房室传导阻滞。③ 机械性肠梗阻、尿路感染和尿路梗阻。④ 孕妇。⑤ 心肌缺血、瓣膜狭窄患者。⑥ 溴化物敏感者。⑦ 血压过低。⑧ 胃肠吻合术患者。

有报道新斯的明拮抗中长效非去极化肌松药的神经肌肉阻滞时，新斯的明本身可引起神经肌接头"去极化阻滞"，尤其在肌松药作用接近恢复时更为明显，最近研究表明，应用非去极化肌松药后，肌松作用完全恢复时应用新斯的明并未发现肌肉收缩力减弱的现象。也有学者通过大样本分析后认为使用新斯的明拮抗并没有减少术后呼吸系统并发症及再插管率。

（四）拮抗效果的评价

肌松药肌松作用的个体差异十分明显，麻醉中监测肌松作用，保证术中达到适当的肌松程度，并用以指导拮抗药的应用。术毕时，麻醉深浅不能直接决定是否可使用肌松药拮抗药，拮抗时神经肌肉阻滞程度越深，恢复时间越长，双短强直刺激（DBS）时单次刺激（SS）＞20%或TOF刺激可见4次反应,其拮抗效果最佳,临床上自主呼吸恢复后其拮抗作用明显。

$PaCO_2$和$P_{ET}CO_2$不是肌松药肌松作用消退的合适指标,而最大吸气负压(MIP)很有价值。正常仰卧成人可产生$-78\sim-88\ cmH_2O$的MIP。MIP的优点为:① 对不合作的患者有价值;② 可定量测呼吸肌张力;③ 相对地不受阻塞性或限制性肺疾患的影响;④ 可测定通气的贮备能力。

尽管术毕自主呼吸恢复,即使通气量达$10\sim15\ ml/kg$,MIP达$-25\ cmH_2O$,并不能表示神经肌接头功能完全恢复。拮抗后当TOFr > 0.7 ~ 0.75,所有患者均能睁眼、伸舌和握拳,9/10患者能抬头,肺活量平均为$17\ ml/kg$,MIP为$-50\ cmH_2O$。由于人体不同肌群的神经肌肉阻滞恢复速度各异,尤其是头、颈、眼睑肌肉张力的恢复明显慢于膈肌和手部各肌群,要患者进行某种特定动作,如握手直接测定握力或患者自己抬头5 s以上,是肌张力恢复最灵敏的临床指标。此时MIP为$-54\ cmH_2O$,约为正常人的60%。如该患者没有完全清醒,不能按指令行事,可给予外界刺激,观察患者能否完成抗重力活动以及胸腹呼吸是否协调。应该认识到用单个颤搐刺激测定恢复至100%,但仍有70%接头后膜受体被神经肌肉阻滞药的分子占有。虽然临床征象已经恢复,但从分子水平上来看仍没有完全恢复。当术毕神经肌肉传导功能不能完全恢复时,应继续施行人工通气。

九、新肌松药拮抗药

舒更葡糖钠(sugammadex, Org25969)的商品名布瑞亭(Bridion),是新型氨基甾类肌松药特异性拮抗剂,为修饰后的γ-环糊精,以合成性环糊精为基质的宿主的分子(图18-2),呈水溶性,结构上属于环糊精家族(cyclodextrin, CD)。环糊精是一组寡糖,是有着亲脂核心和亲水外端的圆柱体胶囊。通过这个亲脂内心环糊精能够包裹外来分子如维库溴铵,并形成宿主-外来分子融和复合物。舒更葡糖钠分子结构的孔径深度正适合包裹罗库溴铵的四个疏水甾体环,罗库溴铵的正四价氮,舒更葡糖钠的负价羧基形成静电反应,以1:1形成稳定紧密复合物,阻碍甾体类肌松药神经肌接头处的功能(图18-3)。

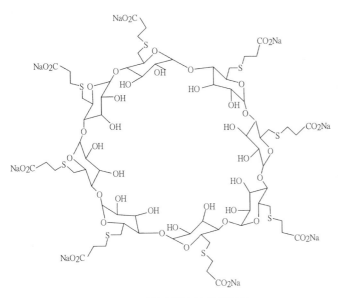

图18-2　舒更葡糖钠分子结构

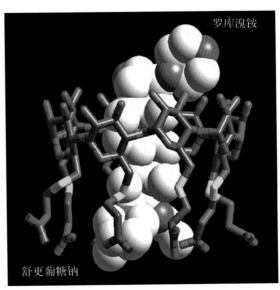

图18-3　舒更葡糖钠分子紧密包裹罗库溴铵分子形成的复合物

其以一个分子对一个分子的形式选择性、高亲和性地包裹罗库溴铵或维库溴铵后,经肾脏排出,从而血中和组织中罗库溴铵或维库溴铵的浓度急剧下降,神经肌肉接头功能恢复常态。

麻醉诱导后立即逆转罗库溴铵极深阻滞时(PTC=0),需静脉注射舒更葡糖钠16 mg/kg;当罗库溴铵处于深度阻滞时(PTC=1~2),静脉注射舒更葡糖钠4 mg/kg可立即终止罗库溴铵作用;当TOF监测T_2再现时静脉注射舒更葡糖钠2 mg/kg,2 min内TOFr可恢复到0.9;当TOFr=0.5时静脉注射舒更葡糖钠0.2 mg/kg,亦可在2 min内消除罗库溴铵残留阻滞作用(表18-4)。

表18-4 舒更葡糖钠使用剂量

时　段	逆转罗库溴铵作用剂量(mg/kg)	恢　复　时　间
极深阻滞PTC=0	16	立即
深度阻滞	4	立即
TOF出现T_2	2	2 min内TOFr≥0.9
TOFr=0.5	0.2	2 min

给予舒更葡糖钠不需要伍用抗胆碱药物,避免抗胆碱药物可能引起的不良反应。国外大量数据表明,在成人、儿童、老年以及肾功能衰竭患者、肺部或心脏疾病患者中,舒更葡糖钠耐受性良好。舒更葡糖钠对苄异喹啉类肌松药无拮抗作用。临床应用舒更葡糖钠能够明显降低术后肌松药残留、阻滞作用的发生率,显著提高罗库溴铵和维库溴铵临床应用的安全性。临床上如果因再次手术需再次使用肌松药时,可改用苄异喹啉类肌松药(顺阿曲库铵或米库氯铵),如仍需用罗库溴铵则应间隔4 h后,如罗库溴铵的剂量加倍则仅在5 min后即可使用。

舒更葡糖钠与新斯的明的区别:① 舒更葡糖钠为选择性拮抗:可快速拮抗罗库溴铵与维库溴铵,增大剂量可加快起效,拮抗肌松药作用迅速,不良反应较少,对苄异喹啉类肌松药无效。② 新斯的明为竞争性拮抗:对深肌松逆转作用有限,拮抗有封顶效应,增大剂量并不能加快逆转,需要提前或同时给予阿托品,不良反应较多。

舒更葡糖钠最常见的不良反应是呕吐、口干、心动过速、眩晕和低血压。有报道称,舒更葡糖钠可能引起心脏QT间期延长。但其他随机、双盲、对照研究表明二者之间并无明显关系。舒更葡糖钠的另一个不良反应是严重的心动过缓。因此,FDA建议应密切监测患者的血流动力学变化,并及时处理。还发现一个不良反应是舒更葡糖钠与负压性肺水肿的发展相关,这可能由于膈膜为克服咽部肌张力维持咽部开放而产生的吸气力量导致,尽管当时患者的肌松恢复期(TOFr, T_4/T_1)>0.9。已报道的舒更葡糖钠使用后的不良反应,并不一定真正与其相关,但由于其在临床使用越来越多,应持续关注舒更葡糖钠的不良反应。

十、去极化肌松药 II 相阻滞的拮抗

(一)抗胆碱酯酶药与琥珀胆碱的关系

琥珀胆碱化学结构中有两个乙酰胆碱分子,被血浆胆碱酯酶水解,用药后神经肌接头后膜呈去极化状态,骨骼肌呈束收缩,而后肌肉松弛(I 相阻滞),反复或大剂量用药后可转变为 II 相阻滞,即由于

去极化肌松药长时间与受体结合,导致受体脱敏,即使肌松药与受体已经分离,但是由于受体脱敏,导致受体与体内的正常递质结合能力下降,表现为阻滞状态,称为Ⅱ相阻滞。

琥珀胆碱与抗胆碱酯酶药之间的相互作用十分复杂,二者同时存在时,去极化肌松药的用量明显减小,其原因可能为乙酰胆碱和琥珀胆碱的结构相似,二者作用相加使接头后膜处于去极化状态,血浆假性胆碱酯酶将琥珀胆碱水解成琥珀单胆碱,最后形成琥珀酸和胆碱,抗胆碱酯酶药对胆碱酯酶和血浆假性胆碱酯酶均有抑制作用,在抗胆碱酯酶药后再给予琥珀胆碱,神经肌肉阻滞作用明显延长,新斯的明和溴吡斯的明使其阻滞时限延长2～3倍,依酚氯铵为1.6倍,但总时限一般不超过30 min。

(二)Ⅱ相阻滞的拮抗

琥珀胆碱静脉滴注30～60 min或药量达7～10 mg/kg,即可发生Ⅱ相阻滞,发生Ⅱ相阻滞时50%肌张力恢复延迟。Ⅱ相阻滞的发生与琥珀胆碱的用量、维持时间、用药方式和伍用药物等因素有关。静脉滴注琥珀胆碱总量超过1 g容易发生Ⅱ相阻滞,如用量控制在0.5 g以下,则发生Ⅱ相阻滞机会较少。重症肌无力、电解质紊乱和血浆胆碱酯酶异常等患者容易发生Ⅱ相阻滞,恩氟烷和异氟烷麻醉可促使琥珀胆碱发生Ⅱ相阻滞。琥珀胆碱与普鲁卡因或利多卡因合用,琥珀胆碱效应得到增强,用量可减少,但临床研究证明普鲁卡因或利多卡因与琥珀胆碱合用,也可促使琥珀胆碱发生Ⅱ相阻滞。Ⅱ相阻滞的特征:① 出现强直刺激和4个成串刺激的肌颤搐衰减。② 强直刺激后单刺激出现肌颤搐易化。③ 多数患者肌张力恢复延迟。④ 当琥珀胆碱的血药浓度出现下降,可试用抗胆碱酯酶药拮抗。

发生Ⅱ相阻滞,呼吸恢复延迟,最明智的方法是进行人工通气,以维持足够的通气量,待其逐渐恢复。Ⅱ相阻滞时,一部分肌纤维处于去极化状态;另一部分肌纤维处于非去极化状态,用新斯的明或依酚氯铵可拮抗残余的Ⅱ相阻滞作用,但应注意:① 须停用琥珀胆碱20～30 min后,以便血中琥珀胆碱被分解,避免血液中尚未分解的琥珀胆碱起协同作用。② 必须根据肌松监测结果用药。当四个成串刺激的TOFr＜0.3时,拮抗效果较好,依酚氯铵才能产生有效的拮抗效果,如TOFr＞0.4时,依酚氯铵反而增强其阻滞作用。③ 使用新斯的明(0.03 mg/kg)或依酚氯铵(0.3 mg/kg)后,自主呼吸恢复明显增快时,至少在1 h内应持续进行机械通气。

(怀晓蓉　闻大翔　杭燕南)

参 考 文 献

[1] Leigh J M, Tytle J A. Admissions to the intensive care unit after complications of anaesthetic techniques over 10 years. 2. The second 5 years. Anaesthesia, 1990, 45(10): 814-820.

[2] Michavila Gomez A V, Belver Gonzalez M T, Alvarez N C, et al. Perioperative anaphylactic reactions: Review and procedure protocol in paediatrics. Allergol immunopathol(Madr), 2015, 43(2): 203-214.

[3] Dhonneur G, Combes X, Chassard D, et al. Skin sensitivity to rocuronium and vecuronium: a randomized controlled prick-testing study in healthy volunteers. Anesth Analg, 2004, 98(4): 986-989.

[4] Dewachter P, Mouton-Faivre C. What investigation after an anaphylactic reaction during anaesthesia? Curr Opin Anaesthesiol, 2008, 21(3): 363-368.

[5] Kroigaard M, Garvey L H, Menne T, et al. Allergic reactions in anaesthesia: are suspected causes confirmed on subsequent testing? Br J of Anaesth, 2005, 95(4): 468-471.

[6] Maitra S, Sen S, Kundu S B. Anaphylaxis from atracurium without skin manifestation. J Anaesthesiol Clin Pharmacol,

2014, 30(1): 104−105.

[7] Sadleir P H, Russell T, Clarke R C, et al. Intraoperative anaphylaxis to sugammadex and a protocol for intradermal skin testing. Anaesthesia and intensive care, 2014, 42(1): 93−96.

[8] Srivastava A, Hunter J M. Reversal of neuromuscular block. Br J Anaesth, 2009, 103(1): 115−129.

[9] Mertes P M, Aimone-Gastin I, Guéant-Rodriguez R M, et al. Hypersensitivity reactions to neuromuscular blocking agents. Current pharmaceutical design, 2008, 14(27): 2809−2825.

[10] 杭燕南,王祥瑞.薛张纲.当代麻醉学: 2版,上海: 科学技术出版社,2013.

[11] Grosse-Sundrup M, Hennenman J P, Sandberg W S, et al. Intermediate acting non-depolarizing neuromuscular blocking agents and risk of postoperative respiratory complications: prospective propensity score matched cohort study. BMJ, 2012, 345: e6329.

[12] 孙瑗,王祥瑞.温度对于肌松药的影响.《国外医学》麻醉学与复苏分册,2004,25(6): 347.

[13] 徐世元.全身麻醉维持期肌肉松弛药的合理使用.中华医学杂志,2013,93(37): 2934−2935.

[14] 欧阳葆怡,吴新民.肌肉松弛药合理应用专家共识(2013).临床麻醉学杂志,2013,93(7): 1031−1065.

[15] 闻大翔,欧阳葆怡,俞卫锋.肌肉松弛药: 2版.上海: 世界图书出版公司,2015.

[16] 吴新民.特殊患者肌肉松弛药物的选择.中华医学杂志,2013,93(37): 2929−2930.

[17] 杭燕南.应重视肌肉松弛药临床应用的不良反应.中华医学杂志,2013,93(37): 2931−2933.

[18] Gijsenberg F, Ramael S, Bruyn S D, et al. Preliminary assessment of Org5969 as reversalagents for rocuronium in healthy male volunteers. Aensthesiology, 2002, 96(suppl 2): A 1008.

[19] Brereton A, Russell W J. Anaphylaxis to muscle relaxants: an audit of ten years of allergy testing at the Royal Adelaide Hospital. Anaesth Intensive Care, 2012, 40(5): 861−866.

[20] Sadleir P H, Clarke R C, Bunning D L. Anaphylaxis to neuromuscular blocking drugs: incidence and cross-reactivity in Western Australia from 2002 to 2011. Br J Anaesth, 2013, 110(6): 981−987.

[21] Heier T, Clough D, Wright P M, et al. The influence of mild hypothermia on the pharmacokinetics and time course of action of neostigmine in anesthetized volunteers. Anesthesiology, 2002, 97(1): 90−95.

[22] Belmont M R, Savard P, Vasquez A, et al. A Promising Cysteine-Reversible Intermediate Duration Neuromuscular Blocker in Rhesus Monkeys. Anesthesiology, 2007, 107: A986.

[23] Belmont M R, Pressimone V J, Savarese J J, et al. Infusion Recovery Times Are Not Affected by Duration of Infusion in Rhesus Monkeys. Anesthesiology, 2008, 109: A365.

[24] Savard P, Belmont M R, Cross W M, et al. Comparative Reversal of AV002 with Cysteine and Glutathione Versus Neostigmine in Rhesus Monkeys. Anesthesiology, 2007, 107: A987.

第19章
麻醉性镇痛药与拮抗药

自古以来疼痛一直困扰着人类,在两千多年前,人类就开始用鸦片来治疗疼痛,而阿片及合成的各种阿片类活性碱(opioids)用于止痛已有数百年历史,通常我们又称它们为麻醉性镇痛药(narcotic analgesics)。19世纪初,Sertruner首次从阿片中提取分离到吗啡;1817年,吗啡被证实为生物碱;1925年,英国人J.M. Gulland和R. Robinson确定了其化学结构;1952年,Gates和Tschudi完成了其化学全合成工作,这是麻醉学的一个开创性事件。同年,吗啡经美国食品和药品管理局(FDA)批准上市;1982年哌替啶上市;1984年芬太尼上市;1986—1996年舒芬太尼和瑞芬太尼等相继上市,为围术期临床麻醉与镇痛提供了多种选择。除镇痛作用外,麻醉性镇痛药还有抗焦虑作用。它们与阿片不同的受体或受体亚型结合,表现出阿片生物碱的某些特性。麻醉性镇痛药按照来源可分为天然阿片类、半合成衍生物(如双氢可待因、二醋吗啡)和合成的阿片类镇痛药。合成药物又可分为4类:① 苯哌啶类(phenylpiperidine derivatives),如哌替啶、芬太尼等;② 吗啡烷类(morphinenans),如左啡诺(levorphanol);③ 苯丙吗啡烷类(bengmorphans),如喷他佐辛;④ 二苯甲烷类(diphenylmethanes),如美沙酮(methadone),右丙氧芬(dextroproxyphene)。

第一节 阿片受体的分型和作用

1973年Pert和Snyder等学者相继发现在脑内和脊髓内存在有阿片受体(opioid receptors),1975年Hugnes等又先后发现体内有几种内源性阿片样肽(内啡肽、脑啡肽、强啡肽)是这些受体的内源性激动剂,这3种内源性阿片肽具有共同的结构,即N端4个氨基酸残基均为Tyr-Gly-Gly-Phe,其中第一位Tyr十分重要,更换后将丧失与阿片受体结合的能力。1976年,Martin等人首先提出存在阿片受体亚型。根据药理学实验的结果,人们提出了三种类型的阿片受体,将吗啡型命名为μ受体,酮基环唑新(ketocyclazocine)型命名为κ受体,SKF-10047(N-allylnormetazocine)型命名为δ受体。后来发现与SKF-10047相关的δ型综合征不能被普通阿片拮抗剂纳洛酮(naloxone)所阻断,因此δ型受体不再被认为是阿片受体家族的成员。此外,在豚鼠回肠和小鼠输精管内发现了一种对脑啡肽具有高度亲和力的受体,命名为δ受体。经过多年的实验室研究,阿片受体家族的4种不同类型的cDNA被分离出来,已证实其中三种与μ、κ和δ型受体的药理作用相关。第4种受体与阿片配体之间亲和力低,不能结合非选择性阿片受体拮抗剂纳洛酮,因此称其为阿片受体样受体(opioid receptor like-1,

ORL1）。后来一种与强啡肽具有明显序列同源性的新型内源性阿片肽被分离出来，称为FQ孤啡肽或痛敏肽。FQ孤啡肽或痛敏肽被认为是ORL1受体的内源性激动剂。ORL1受体也被重命名为NOP受体（nociceptin/orphanin FQ peptide receptor, NOP）。μ、δ和κ这3种受体称为"经典型阿片受体"，又可以分别将其分为μ_1、μ_2；δ_1、δ_2；κ_1、κ_2、κ_3几种亚型，NOP受体是与经典阿片受体具有60%同源性的G蛋白偶联受体。

激动不同的阿片受体可产生完全不同的药理作用，阿片受体分型及各种受体激动后产生的效应，以及与其相应的内源性配体和激动剂的代表，详见表19-1。

表19-1 阿片受体分类及激动效应

受体	μ	δ	κ	NOP
内源性配体	β-内啡肽 内吗啡肽	内啡肽 Met-脑啡肽	强啡肽	N/OFQ
激动剂	吗啡 芬太尼 哌替啶 DAMGO	DPDPE δ啡肽	丁丙诺啡 布马佐辛 喷他佐辛 U50,488	Ro64-6198
拮抗剂	纳洛酮 甲基纳曲酮 CTOP	纳洛酮 纳曲吲哚	纳洛酮 Norbinaltorphimine	J-113397
激动效应	脊髓上水平镇痛 脊髓镇痛 呼吸抑制 镇静 欣快感 瘙痒 缩瞳 便秘 恶心、呕吐 依赖性 催乳素分泌 抑制炎症反应	脊髓镇痛 抗焦虑 呼吸抑制 缩瞳 惊厥 便秘	脊髓镇痛 镇静 致幻作用 利尿 抑制炎症反应	脊髓镇痛

临床上应用的阿片类药物可以根据其与阿片受体的关系而分成三大类：阿片受体激动剂、阿片受体激动-拮抗剂和阿片受体拮抗剂，详见表19-2。

表19-2 阿片类药物分类

分　类	药　物
阿片受体激动剂	吗啡、哌替啶、苯哌利啶、芬太尼、舒芬太尼、曲马多、可待因、美沙酮
阿片受体激动-拮抗剂	丁丙诺啡、喷他佐辛、布托啡诺、纳布啡、地佐辛、烯丙吗啡
阿片受体拮抗剂	纳洛酮、纳曲酮、甲基纳曲酮、纳美芬

阿片受体激动剂可激活所有阿片类受体亚型,但每种药物与受体的亲和力不同;阿片受体激动-拮抗剂对某种阿片受体亚型是激动剂,而对另一种受体亚型是拮抗剂;阿片受体拮抗剂与阿片类受体有化学亲和性,但没有效能,主要拮抗 μ 受体,对 κ 和 δ 受体也有一定的拮抗作用,从而抑制了激动剂对受体的作用。

第二节　阿片类药物的作用机制

阿片受体属于 G 蛋白偶联受体(G-protein-coupled receptors, GPCRs)超家族,具有七个跨螺旋区(transmembrane helices, TM)。μ、δ、κ 和 NOP 四种阿片类受体的跨膜结构非常相似,这些结构的氨基酸序列也具有同源性。新近的研究揭示了这四种阿片受体与配体结合时的晶体结构。结构显示,阿片受体跨膜结构组成的结合口袋可分为两个不同的部位:结合口袋的下方在阿片受体中高度保守,负责识别配体所携带的信息;上方的氨基酸残基相异,决定阿片受体亚型的选择性。这为阿片受体药理学的"效应-选择"(message-address)模型提供了结构上的解释和证实。图 19-1 显示了从细胞膜平面(左图)、细胞外(右上图)和细胞内(右下图)展示的由 7 个跨膜螺旋区组成的 μ 受体结构,图中绿色球体为 μ 受体拮抗剂 β-FNA。

阿片类药物与阿片受体结合,导致 G 蛋白激活,抑制腺苷酸环化酶活性,降低 cAMP 水平并且抑制电压依赖性钙通道活性,使 Ca^{2+} 内流减少,K^+ 外流增加,导致神经节中传导痛觉信息的神经元兴奋性降低,从而抑制疼痛传递;或者进一步抑制包括 P 物、谷氨酸在内的神经传导递质,而 P 物质、谷氨

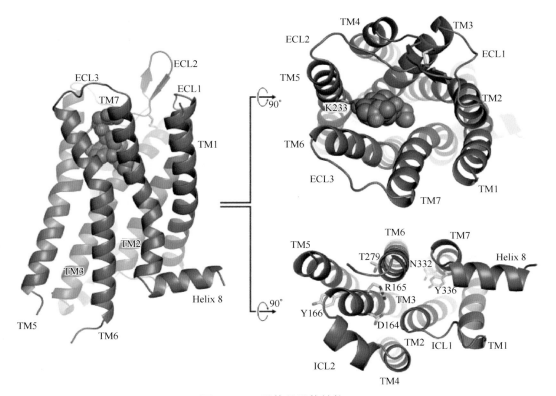

图 19-1　μ 受体的晶体结构

酸可激活脊髓伤害性刺激传导。

阿片受体广泛分布于脑和外周神经系统,它们主要分布在疼痛上行传导径路及疼痛调节的下行传导径路。在上行径路阿片类药作用部位为外周神经末梢、脊髓背角及丘脑,μ、κ及δ受体在脊髓背角密度很高。在脑内,大多数阿片受体激动剂作用部位在侧疼痛调节下行传导径路,包括中脑导水管周围灰质、罗氏胶质区、蓝斑核,在这些部位通过抑制抑制性神经元激活下行传导径路。除此以外,大脑皮质、边缘系统的杏仁核及海马回、下丘脑、中丘脑、椎体外系、神经内分泌细胞、免疫细胞及内皮细胞内广泛表达。另外在交感神经节前神经元处也有阿片受体存在,灰质比白质部位的受体多。

第三节　阿片受体激动剂

一、体内过程

阿片受体激动剂指主要兴奋μ受体的药物,吗啡、哌替啶、芬太尼等是其典型代表。μ受体激动剂产生与剂量相关的镇痛和呼吸抑制作用,并抑制胃肠道运动引起恶心和呕吐。然而在不同制剂中,其作用强度、起效时间、作用持续时间和不良反应发生率均有所不同,这些差异主要同药物对受体的亲和力不同以及各种药物各自的pKa、脂溶性,蛋白结合率不同有关。其在体内药物代谢动力学参数见表19-3。

表19-3　阿片受体激动剂、激动-拮抗剂和拮抗剂的药代动力学

		清除半衰期(h)	分布容积(L/kg)	清除率[ml/(kg·min)]	蛋白结合率(%)	生物利用度(%)
激动剂	吗啡	1.7~2.2	3~5	15~11	23~26	11
	可待因	2~4	2.3~3.5	10~15	7~25	40~80
	盐酸氢吗啡酮	2.4~3	1.2~2.4	14~23	7~14	50~60
	美哌利多	3~5	3~5	5~17	70	60
	哌替啶	2.4~4.4	3.8	10~15	60	50
	芬太尼	2~4	4.1	10~11	84	67
	舒芬太尼	2.5	1.7	10~15	93	78
	阿芬太尼	1.2~1.5	0.4~1.0	4~9	92	65
	瑞芬太尼	0.1~0.2	0.3~0.4	40~60	70	无(未获资料)
激动-拮抗剂	丁丙诺啡	3	2.8	19	96	15~30
	喷他佐辛	2~4	5	18	60~70	18
	纳布啡	2.3~5	2.2~4.3	16~21	25~40	12~25

（续表）

		清除半衰期（h）	分布容积（L/kg）	清除率 [ml/ (kg·min)]	蛋白结合率（%）	生物利用度（%）
激动-拮抗剂	布托啡诺	2～4	5	40～67	80	17
	地佐辛	2.4	10.1（4.7～11.1）	55（28～111）	88～94	97
拮抗剂	纳洛酮	0.9～1.0	2.6～3	11～30	40	1～2
	纳曲酮	3～9	16	11	11	5～40
	纳美芬	9～13	2.8～3.9	13～15	45	40～50

年龄对阿片类药物代谢有重要影响。新生儿对所有的阿片类药物清除速率较成人均减慢，新生儿对吗啡类尤为敏感，容易透过血脑屏障，导致高的脑内浓度。低水平的 α-酸性糖蛋白使新生儿血中游离浓度增高，另外新生儿对吗啡清除率下降主要由于肝脏葡萄糖醛化过程减慢及不成熟的肾功能限制阿片类药物的代谢清除。然而婴儿出生后不久，阿片类药物的清除率可明显上升，从26～40周其对吗啡的清除率可增加5倍；出生后1年内，新生儿对阿片类药物清除速率可正常化。同样，阿片类药代动力学在老年患者发生明显改变，肝脏清除率和分布容积均降低。血浆蛋白浓度下降、脂肪含量增加及肝血流下降均可延长其作用时间。

大部分阿片受体激动剂（如芬太尼和舒芬太尼）主要代谢途径在肝脏。肝脏提取和内在清除率可大大高于肝血流，所以，这些药物的清除依赖于肝血流和影响肝血流量的因素，如心力衰竭或休克患者肝血流减少，芬太尼作用时间就延长。但是，由于肝代谢酶有相当大的储备量，所以一般肝病患者对这类药物清除不会有明显的变化，除非肝功能已达严重衰竭。吗啡具有相当多的肝外代谢，所以肝脏衰竭相对并不改变其药代动力学，但肝血流减少可减慢血浆吗啡浓度下降的速度。同芬太尼和舒芬太尼相反，阿芬太尼的肝提取仅为30%～50%，其代谢受肝血流和酶功能的双重影响，患者如同时使用红霉素（抑制代谢酶），此药清除将减慢，可引起术后患者呼吸恢复延迟。区别于其他阿片类药，瑞芬太尼药代动力学完全不受肝脏疾病的影响。其在肝外被非特异性血和组织脂酶水解，红细胞是瑞芬太尼主要的代谢部位，其超短效主要由于被酯酶快速分解所致而非再分布的结果。

对大部分阿片受体激动剂，肾脏的清除作用很小，但当存在肾脏疾病仍可影响药动学，主要继发于血浆蛋白含量和血管内外容量的改变。肾功能不全患者，对吗啡代谢产物吗啡-6-葡萄糖醛酸排出受损，该代谢产物具有药理活性，且对阿片受体有较高的亲和力，并能通过血脑屏障。由此提出肾脏疾患患者吗啡的作用时间延长与此有关。哌替啶的主要代谢产物去甲哌替啶具有镇痛及中枢神经系统兴奋作用，这些代谢产物经肾排泄，因此，在肾衰时，哌替啶临床药理学有明显改变。肾衰竭对芬太尼同源物的临床药理学无明显影响。

血液 pH 改变可影响阿片类药物的药代动力学参数，呼吸性酸中毒和呼吸性碱中毒均可增加脑内吗啡等阿片类药物浓度，在术后可延长并加重阿片类药物所致的呼吸抑制。碱中毒增加吗啡的非离子化分数，从而增加对脂膜的渗透，降低吗啡的清除，当血二氧化碳由 40 mmHg 降至 11 mmHg，脑内吗啡浓度由30%增至70%。酸中毒降低药物与血浆蛋白结合率、增加脑血流量，当

$PaCO_2$由40 mmHg增加至70 mmHg，脑皮质吗啡浓度提高11%，同时延长中枢神经系统的清除半衰期。

肥胖，尤其是病态肥胖常伴多个器官或系统功能的不正常，从而改变了机体对药物的代谢。和正常体重患者相比，肥胖患者进行颅脑手术，舒芬太尼的分布容积明显增加，清除半衰期延长，且其改变与肥胖程度成正相关。同样，阿芬太尼和瑞芬太尼的药代动力学也受体重影响，这说明临床上应用这些药物时剂量须按校正体重标准。

二、临床应用

阿片类药物主要用于镇痛，其镇痛作用随剂量的增加而增强，没有封顶效应（ceiling effects）。尽管在使用过程中常伴随呼吸抑制及呕吐和便秘等不良反应，但阿片类药物作为治疗急性疼痛的一线药物仍无法被其他药物替代。其主要适用于严重创伤、急性心肌梗死等引起的急性疼痛，以及术中麻醉管理、术后镇痛和癌痛治疗。

20世纪60年代后期，临床上开始采用以吗啡为主的静脉复合麻醉。此后，因芬太尼具有比吗啡作用强、毒性低，对循环影响轻，时效短（15～30 min），容易控制，术后自主呼吸恢复快等优点，故临床上广泛用芬太尼替代吗啡施行静脉复合麻醉，而单纯大剂量芬太尼（采用负荷剂量：50 μg/kg，继以11～30 μg/min输注）主要用于冠状动脉旁路和心脏瓣膜置换等复杂手术。其应用时血流动力学稳定，对心脏抑制轻微；除迷走神经外，不影响自主及传导神经：① 不增加心脏对儿茶酚胺的敏感性；② 保护脑、心脏及肾脏血流的自主调节；③ 不影响心脏的自主节律及心血管活性药物作用；④ 持续镇痛时可唤醒患者；⑤ 手术后镇痛；⑥ 抑制气管插管时心血管不良反应及应激反应；利于术后机械通气；⑦ 易拮抗；⑧ 无肝、肾及其他脏器毒性；⑨ 无诱发恶性高热的可能；⑩ 无环境污染和无致畸作用。然而其突出的优点正是其缺点所在，单纯用芬太尼麻醉在劈胸骨等强烈的伤害性刺激时常出现血流动力学亢进如高血压、心动过速等，因此在芬太尼和舒芬太尼麻醉基础上，辅以吸入麻醉药或其他静脉麻醉药效果会更理想，血流动力学更稳定。所以，目前临床上常将阿片受体激动剂作用作为平衡麻醉或全凭静脉麻醉的镇痛成分。常见芬太尼族用于平衡麻醉或全凭静脉麻醉时负荷剂量、输注速率、单次剂量近似数值见表19-4。

表19-4 芬太尼族类用于全身静脉麻醉的负荷剂量、输注速率及单次剂量

药 物	负 荷 剂 量	维持输注速率	单 次 剂 量
芬太尼	2～10 μg/kg	1～4 μg/(kg·h)	25～100 μg
舒芬太尼	0.25～1 μg/kg	0.25～1 μg/(kg·h)	2.5～10 μg
阿芬太尼	25～50 μg/kg	0.5～1 μg/(kg·min)	5～10 μg/kg
瑞芬太尼	0.5～1.5 μg/kg	0.1～0.5 μg/(kg·min)	0.1～1.0 μg/kg

当然不同手术类型及大小对阿片受体激动剂需要量又不同，常见芬太尼族类药在不同大小手术进行全凭静脉麻醉时，其所需要血浆浓度近似值（瑞芬太尼为全血浓度）见表19-5。

表19-5　常见芬太尼族类药进行全凭静脉麻醉时所需血浆浓度近似值（ng/ml）

	芬　太　尼	舒芬太尼	阿芬太尼	瑞芬太尼
大手术	4～10	1～3	300～500	5～10
小手术	3～6	0.25～1	100～300	1～7
自主呼吸	1～3	< 0.4	< 110	0.5～5.0
镇痛	1～2	0.2～0.4	50～150	0.5～5.0

　　阿片受体激动剂是处理慢性、急性和手术后疼痛最常用的药物之一，尤其近年患者自控镇痛（PCA）的开展，使阿片受体激动剂在该方面的临床研究大大增加，静脉、硬膜外和鞘内注射是应用的主要途径。吗啡是目前常用的椎管内镇痛药物之一，其主要优点是镇痛作用时间长，一次用药作用可持续8～12 h以上，其不良反应主要是延迟性呼吸抑制，其发生率在硬膜外用药为0.1%，蛛网膜下隙用药高达0.4%。延迟性呼吸抑制的主要原因与吗啡的低脂溶性有关，使在脑脊液中吗啡易向呼吸中枢扩散。相反，高脂溶性药物更易向脂质丰富的脊髓内扩散，从而向呼吸中枢扩散的量就减少。高脂溶性药物如芬太尼、舒芬太尼一般并不引起延迟性呼吸抑制，用药后若发生呼吸抑制则发生在给药后不久，通常经血管吸收后可产生较高血药浓度，因此，目前国内外手术后静脉镇痛多采用芬太尼和舒芬太尼。常见的不良反应主要包括恶心、呕吐、瘙痒和尿潴留。瘙痒在鞘内注射时更常见。加入小剂量局麻药可使硬膜外阿片受体激动剂作用更强，镇痛持续时间延长，并可减少阿片受体激动剂用量，减轻不良反应。有人认为，在分娩镇痛经硬脊膜外注入舒芬太尼10 μg合用0.062 5%～0.125%布比卡因效果尤为理想，既减轻了疼痛，又不影响产程。

　　临床应用阿片受体激动剂最常采用的途径为口服、肌内注射、皮下、静脉、硬膜外和鞘内给药。近年证实，在外周也存在阿片受体，因此在特殊情况为采用方便和有效的给药途径，提供了理论依据。经鼻给阿片类药正是为方便儿童术前镇静而应运而生，因为经鼻给氟哌利多有11%患儿感到有一点烧灼感，而绝大多数儿童患者对阿片类药却能很好耐受，和经鼻给咪达唑仑相比，经鼻给舒芬太尼仅28%患儿哭闹，而咪达唑仑达85%。与肌内注射吗啡相比，经鼻给二醋吗啡更易接受。经鼻给药后血浆峰浓度时间，二醋吗啡为5 min、氧可酮为25 min，氧可酮经鼻给药后生物利用度为46%。经鼻给阿片类药物突出优点是并不需要患者的合作。至于经吸入给阿片类药，因吸收好坏相差很大，肺内有局部作用位点尚缺乏证据，故尚未广泛应用。若以离子电渗疗法给阿片类药芬太尼，给药后出现峰血浆浓度远快于经皮给芬太尼，分别为2 h和4 h，其最大的优点是可用于经皮不能吸收的阿片类药物如吗啡。

三、阿片受体激动剂的不良反应

（一）呼吸抑制

　　呼吸抑制作用是阿片类药物最严重的不良反应。在人体，所有阿片受体激动剂通过对脑干呼吸中枢的直接作用产生剂量依赖性呼吸抑制，降低脑干呼吸中枢对二氧化碳的敏感性。使用阿片类药物后，呼吸周期中呼气时间延长，因此呼吸频率的降低比潮气量的减少更明显。大剂量用药患者呼吸抑制在术后可延续数小时。一般除了药物本身以外，不可忽视药物代谢产物在某些情况下也可引起呼吸抑制。如静脉给予吗啡 30 min 后，血浆中吗啡-6-葡萄糖醛酸浓度即可超过吗啡，而吗啡-6-葡萄糖醛酸是呼吸抑制剂，其呼吸抑制则大多是由于其代谢产物吗啡-6-葡萄糖醛酸而引起。芬太尼和舒芬太尼的代谢产物不产生呼吸抑制作用。老年人对阿片类药物的呼吸抑制较敏感，在应用吗啡后，老年人发生呼吸困难、上呼吸道梗阻者较多。新生儿或婴儿血脑屏障未发育完全，阿片类药物更容易进入脑组织，因而较成人易产生呼吸抑制。当同时应用其他中枢神经抑制药，如吸入麻醉药、巴比妥类、苯二氮䓬类药物时，可增强或延长阿片类药物的呼吸抑制作用；但氟哌啶醇、东莨菪碱和可乐定不增强阿片类药物的呼吸抑制作用。

治疗剂量的吗啡对血容量正常者的心血管系统一般无明显影响。阿片类药物对冠状血管的舒缩和心肌代谢无明显作用，且不减弱冠状动脉对血管活性药的反应能力。对心肌收缩力没有抑制作用。有时可使心率减慢，可能与延髓迷走神经核受兴奋和窦房结受抑制有关。由于对血管平滑肌的直接作用和释放组胺的间接作用，可引起外周血管扩张而致血压下降，这在低血容量患者或用药后改为直立位时尤为显著。芬太尼族对心血管系统的影响轻微，不抑制心肌收缩力，一般不影响血压，芬太尼和舒芬太尼可引起心动过缓，此种作用可被阿托品对抗。小剂量芬太尼或舒芬太尼都可有效地减弱气管插管引起的高血压反应，其机制可能是孤束核以及第 9 和第 10 脑神经富含阿片受体，芬太尼或舒芬太尼与这些受体结合后可抑制来自咽喉部的刺激。

（二）肌肉僵硬

肌肉僵硬是应用阿片受体激动剂过程中常见症状。其引起肌肉僵硬的发生率主要与以下因素有关：给药剂量及速度，是否同时应用氧化亚氮，是否同时应用肌肉松弛药，患者的年龄因素。健康的成年志愿者，静脉予以 15 μg/kg 芬太尼，50% 出现肌肉僵硬。肌肉僵硬包括胸壁和腹壁肌肉，可引起肺动脉压、中心静脉压和颅内压上升，严重时妨碍患者通气，引起高碳酸血症、低氧血症，须用肌松药才能解除，纳洛酮可拮抗芬太尼引起的肌肉僵直。避免和减弱肌肉僵硬的最好方法是在予以芬太尼之前给小剂量的非去极化肌松剂，减慢静脉注射速度和给予巴比妥类或苯二氮䓬类药物可减轻肌肉僵硬作用，合并应用氧化亚氮可加重肌肉僵硬，目前肌肉僵硬的确切机制尚不清楚。

除中枢神经系统以外，消化道是有高浓度阿片受体的部位。通常，阿片类药物对消化道的作用为引起食管下段括约肌松弛、抑制胃排空和胃肠道蠕动。其对胆道系统的作用是导致奥狄括约肌痉挛、胆道系统张力升高。除哌替啶外，其他阿片类药物增加胆道压力的作用均可被纳洛酮逆转。

（三）恶心、呕吐

恶心、呕吐是阿片受体激动剂常见不良反应，原因是刺激中枢化学感受器（CTZ）所致。在走动患者中催吐作用更常见，这是由于阿片受体激动剂促进前庭对 CTZ 的刺激。相反，增加阿片类药物血药浓度时，将对呕吐中枢抑制作用加强从而克服了对 CTZ 的刺激，这样，在第二次或随后的给药时，催吐作用就少见，在大剂量给药时，呕吐也少见。

（四）其他

使用阿片受体激动剂时，可发生低血压。产生低血压的因素包括以下几方面：吗啡和哌替啶可引起组胺释放，导致外周血管阻力下降；作用于中枢神经系统从而降低交感张力；通过迷走神经引起心率减慢；个别对心肌的直接抑制作用如哌替啶；直接抑制血管；呼吸抑制及肌肉僵硬产生CO_2蓄积、缺氧、胸膜腔内压增高所致心血管反应。芬太尼、阿芬太尼不引起血浆组胺增加，低血压发生较少。

为减少术中的知晓和高血压发生率，以及为了减少阿片受体激动剂的总量及术后呼吸抑制，可以与多种药物联合应用，但复合用药无例外地丧失了单用阿片类药物所具有的循环稳定的优点。苯二氮䓬类与芬太尼合用，可抑制心肌收缩力，使血压、周围血管阻力下降、心率减慢，可能与药物伍用时发生了解除交感神经作用有关。与氧化亚氮复合有报道对心血管有明显的抑制作用和增加肺血管阻力。

近年来，人们认识到，所有的阿片受体激动剂（如吗啡、哌替啶等）短期内反复应用均可产生耐受性，需要逐渐增加剂量方可产生原来的效应。阿片耐受的临床表现主要包括两个方面：一是镇痛效果降低，表现为持续给予阿片类药物后镇痛效果逐渐减弱甚至消失，需要增加阿片类药物剂量才能获得同等的镇痛效果，即药物量效曲线右移所呈现的临床现象；二是除了便秘之外的不良反应逐渐减弱甚至消失，阿片药物相关的不良反应，如恶心、呕吐、嗜睡、头晕、皮肤瘙痒等一般会随着耐受的产生而逐渐减轻，甚至消失，然而机体对便秘极少产生耐受或只产生较弱的耐受。吗啡耐受涉及主要机制为阿片受体脱敏、内化，以及与其他受体的异聚化，其他机制仍在不断探索中；而对吗啡耐受的治疗大多仍停留在实验阶段，如电针治疗，药物治疗包括米诺环素、己酮可可碱、他汀类药物、白藜芦醇等。

四、阿片类药对免疫功能及肿瘤患者的影响

早在19世纪晚期，人们便已经开始注意到长期使用吗啡等阿片类药物的患者，细菌感染的易感性更高；流行病学研究也显示，长期使用阿片类药物的患者，感染艾滋病毒、乙肝和丙肝、破伤风和疟疾的患病率更高。其中，阿片类药物的免疫抑制作用是疾病流行的主要原因之一。阿片受体作为阿片类药物的作用受体，不仅表达于中枢和外周神经，也表达于神经内分泌细胞（脑垂体、肾上腺）以及免疫细胞上，其对免疫功能的影响不同，主要取决于药物类型、作用对象和暴露时间。吗啡、芬太尼、瑞芬太尼、美沙酮和可待因具有强大的免疫调节作用，而曲马多、羟考酮和丁丙诺啡的免疫调节能力较弱。目前的研究表明，阿片类药物主要通过阿片受体介导的直接和间接作用影响机体的非特异性免疫和特异性免疫（包括细胞免疫和体液免疫）的多个环节，从而影响患者机体的免疫功能。

随着肿瘤免疫治疗的突飞猛进，人们越来越认识到肿瘤免疫功能在肿瘤发生、发展中的重要作用。目前的研究结果表明，阿片类药物对肿瘤转移和复发的影响主要有直接作用和间接作用两个方面，直接作用包括通过影响肿瘤血管新生、上皮间质转分化（EMT）、Src蛋白和mTOR通路，从而影响肿瘤细胞增殖、凋亡和侵袭转移；间接作用包括抑制肿瘤患者的免疫功能。研究发现，阿片类药物对巨噬细胞、NK细胞、B细胞和T细胞均可产生抑制效应。此外，阿片类药物通过调节μ受体的表达，可影响炎性因子（IL-1、IL-2、IL-4、IL-8、肿瘤坏死因子等）。脑干区域的μ受体激动可调节"下丘脑-垂体-肾上腺"轴功能并产生外周性的糖皮质激素，从而调节免疫系统功能，促进肿瘤发展。

五、常用阿片受体激动药

（一）吗啡

吗啡（morphine）是麻醉性镇痛药的典型代表，静脉给药后，其分布呈二室或三室模型。其快速分布半衰期（$t_{1/2}\pi$）为 0.9～2.4 min，缓慢分布半衰期（$t_{1/2}\alpha$）10～11 min，游离吗啡迅速离开血液并被组织和脏器所摄取。吗啡为低脂溶性药物，可缓慢向中枢神经系统透入，其自血浆中的消失不平衡，此可能是药物作用时间长的原因之一。吗啡经肝脏代谢为吗啡-3-葡萄糖醛酸（75%～85%）和吗啡-6-葡萄糖醛酸（5%～10%）。这两种化合物都经肾脏排泄。吗啡-6-葡萄糖醛酸是一种强于吗啡的活性代谢产物，在肾衰时蓄积于体内。因此，对于肾功能不全的患者，更易发生呼吸抑制等不良反应，应用吗啡要格外小心。

静脉注射小剂量吗啡 5～10 mg，可能引起低血压。静脉注射麻醉剂量的吗啡 1～4 mg/kg 则低血压十分明显。引起低血压的原因有：吗啡引起剂量相关的组胺释放，降低外周血管阻力，动静脉血管扩张、血流旷置于内脏等，其主要特征是血浆组胺含量显著增高，使静脉扩张，回心血量减少，需输血补液才能使心室充盈压于正常范围。但吗啡引起的低血压并无显著的心肌抑制。心血管手术时，吗啡麻醉患者可发生高血压。Arns 报道 2 mg/kg 吗啡行冠状动脉旁路手术，高血压发生率高达 36%，其可能的原因是麻醉深度不足导致反射性兴奋肾素-血管紧张素系统及交感肾上腺活动。

由于吗啡起效慢，作用延迟，故很难成为麻醉首选用药，目前更多用于术后镇痛。成年人镇痛的剂量为 0.1～0.2 mg/kg，稀释后缓慢静脉注射或 5～10 mg 肌内注射或皮下注射；小儿为 0.01～0.02 mg/kg，稀释后缓慢静脉注射或 0.1～0.2 mg/kg 肌内注射或皮下注射；成人椎管内镇痛为每次 2～4 mg。

（二）哌替啶

哌替啶（pethidine）的血浆浓度分布呈二室模型，分布半衰期为 5～15 min。约 70% 的哌替啶与 α_1-酸性糖蛋白结合，哌替啶的脂溶性比吗啡强，其分布容积约 4±1 L/kg，清除率为每分钟 10.4～15.1 ml/kg。主要代谢途径包括 N-脱甲基化和脱脂化，其活性代谢产物去甲哌替啶具有镇痛活性，可产生中枢神经系统兴奋症状及神经系统毒性如癫痫，其清除半衰期较哌替啶长。因此在有肾脏疾病的患者，反复给药易引起这种代谢产物蓄积，从而易引起癫痫发作。

使用哌替啶可引起组胺升高。大多数研究表明哌替啶降低心肌收缩力，可引起动脉血压、外周阻力和心排血量的显著下降。与其他阿片类药物相反，哌替啶很少导致心率减慢，而是引起心动过速，这可能是由于哌替啶的结构和阿托品相似有关。应用单胺氧化酶抑制剂的患者，若使用哌替啶，能引起兴奋、谵妄、高热、惊厥及呼吸抑制。哌替啶与吩噻嗪类或三环类抗抑郁药合用时，可使其呼吸抑制作用增强。由于本品心血管作用明显，一般不用于平衡麻醉。

（三）芬太尼

芬太尼（fentanyl）芬太尼的化学结构见图 19-2，其药代动力学符合开放三室模型，如同吗啡，其快速分布半衰期（$t_{1/2}\pi$）为 1～3 min，$t_{1/2}\alpha$ 为 10～30 min，作用强度是吗啡的 50～100 倍。芬太尼与血浆蛋白的结合率为 80%。在正常 pH 时，游离型小于 10%。同吗啡比较，此药起效快，作用时间短，与其脂溶性大有关。静脉注射是临床上最常用的芬太尼给药方式。此外，临床也使用芬太尼透皮贴剂用于癌痛患者的治疗。芬太尼在肝脏经CYP3A4酶代谢，转化为无药理活性的代谢产物去甲芬太尼，约75%以代谢产物随尿排出，约10%以原形随尿排出，少量随粪便、胆汁排出。

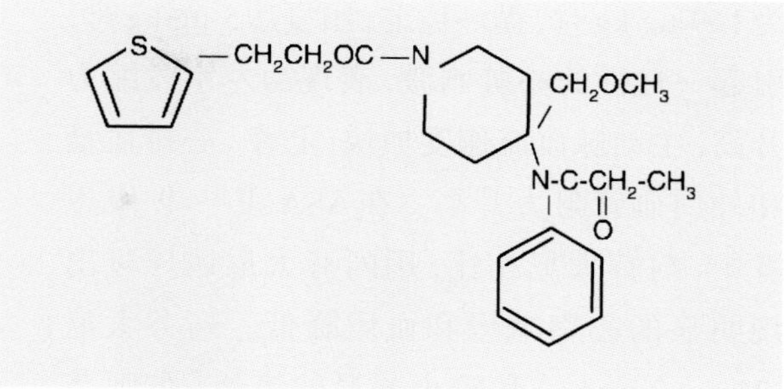

大剂量使用芬太尼可导致术后呼吸抑制，这就限制其在一般患者中的大量使用。同吗啡相比，大剂量使用芬太尼后患者循环动力学稳定，几乎无组胺释放和静脉血管的扩张，低血压、高血压、心动徐缓和其他心血管并发症也较少见，临床常用剂量的芬太尼不影响心肌收缩力。

大剂量使用芬太尼可产生肌强直，或伴有呼吸暂停和意识丧失。可在诱导时嘱患者进行深呼吸减少其发生。

图 19-2　芬太尼的化学结构

（四）舒芬太尼

舒芬太尼（sufentanyl）是人工合成的阿片类药，属于苯基哌啶类，化学结构见图 19-3。舒芬太尼可以迅速扩散分布于体内各个组织，且易透过细胞膜和血脑屏障，所以和芬太尼比较起来，镇痛起效更快，静脉给药后迅速而广泛地发挥最大的药效，持续时间更长，对 μ 受体的亲和力比芬太尼强 7～10 倍，镇痛效果比芬太尼强 5～10 倍。其 $t_{1/2}\pi$ 为 1.4 ± 0.3 min，$t_{1/2}\alpha$ 为 17.7 ± 2.6 min。

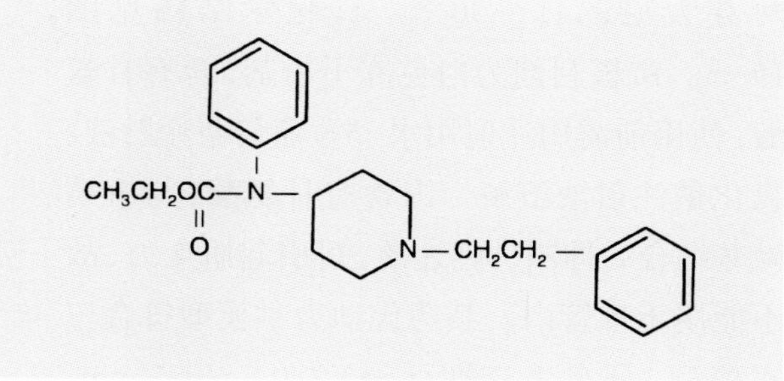

图 19-3　舒芬太尼的化学结构

舒芬太尼蛋白结合率高达92%，主要同 α_1-酸性糖蛋白结合，脂溶性高，起效很快。舒芬太尼在肝内经生物转化代谢产物由肾脏和胆汁排出，以原形的形式在尿中排出的不足1%，肾功能不影响舒芬太尼的药代动力学。其消除半衰期为 2.7 ± 0.7 h，且与年龄有明显相关，而肥胖患者的消除半衰期更长。

舒芬太尼的心血管作用和芬太尼相似，舒芬太尼麻醉诱导更为迅速。对于心血管系统的影响，舒芬太尼与芬太尼有着相似之处，二者均能降低心肌耗氧量、平均动脉压、心率和心脏指数。当大剂量应用时，仅出现轻度的心率减慢、心脏指数和平均动脉压降低，并未出现心肌的抑制和外周血管阻力的增加。由于此药不引起组胺释放和儿茶酚胺升高，因此在平衡麻醉中，舒芬太尼可使循环更稳定。舒芬太尼也可经鼻内给药，鼻内舒芬太尼的生物利用度是静脉用药的78%。在成人，鼻内给予舒芬太尼 10～15 μg，11～40 min 后可产生中度镇静作用。

（五）阿芬太尼

阿芬太尼（Alfentanil）镇痛强度为芬太尼的1/4，作用时间为芬太尼的1/3。其化学结构见图 19-4。特点是作用快，静脉注射后 1.5～2 min 作用达峰值，作用时间短，维持约 10 min。其脑电波作用峰值仅在血浆浓度峰值后 1 min，而舒芬太尼和芬太尼至少在 5 min。阿芬太尼的亲脂性较芬太尼低，与血浆蛋白结合率却较高，分布容积小，符合三室模型，经肝脏代谢失活后经尿排出。在犬用量为 169 μg/kg 时，循环稳定，用量达 5 μg/kg 时，引起一过性的心脏刺激，表现为左室收缩力升高，主动脉血流速度加快，心率、心排血量和外周血管阻力升高。在 ASA Ⅱ～Ⅳ级患者中，与芬太尼相比，用阿芬太尼诱导可出现明显的心率减慢和血压降低。阿芬太尼（25～50 μg/kg）和较小剂量的镇静－催眠药联合使用可以有效预防气管插管时的血流动力学波动。短小手术可使用阿芬太尼 0.5～

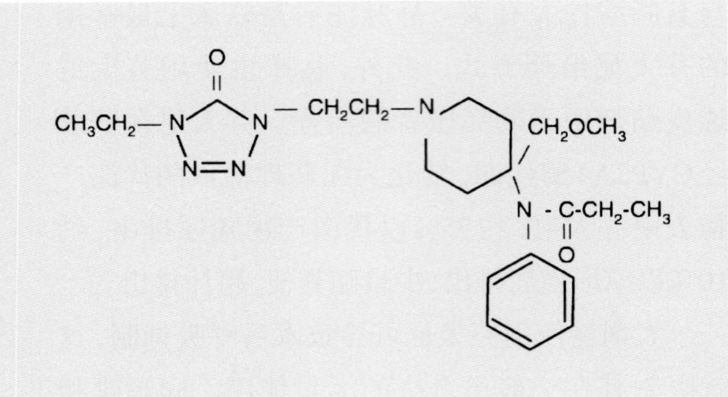

图 19-4　阿芬太尼的化学结构

2.0 μg/（kg·min）持续输注或间断 5～10 μg/kg 单次静脉注射。为避免残余阿芬太尼的呼吸抑制作用，手术结束前 15～11 min，应减少阿芬太尼的输注或重复给药剂量。

（六）瑞芬太尼

瑞芬太尼（remifentanil）的作用强度为阿芬太尼的 11～30 倍。其化学结构见图19-5。市售制剂为白色冻干粉剂，含有甘氨酸，使用前需用注射用水、5% 葡萄糖注射液、氯化钠注射液溶解。因含有甘氨酸，与游离碱基结合后抑制神经递质，可引起肌无力，故不能用于椎管内。其药代动力学模型符合三室模型，分布半衰期（$t_{1/2}\alpha$）为 0.5～1.5 min，消除半衰期（$t_{1/2}\beta$）为 5～8 min，终末半衰期（$t_{1/2}\gamma$）为 10～20 min，有效的生物学半衰期约

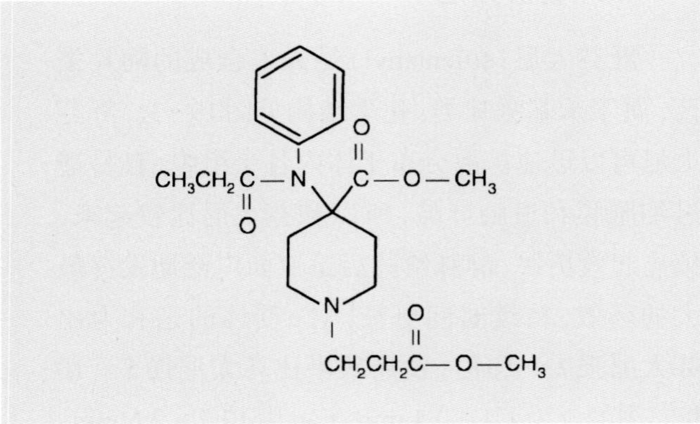

图 19-5　瑞芬太尼的化学结构

3～10 min，与给药剂量和持续给药时间无关。血浆蛋白结合率约 70%，主要与 α-1-酸性糖蛋白结合。稳态分布容积约 350 ml/kg，清除率大约为 40 ml/（kg·min）。瑞芬太尼代谢不受血浆胆碱酯酶及抗胆碱酯酶药物的影响，不受肝、肾功能的影响，主要通过血浆和组织中非特异性酯酶水解代谢，大约 95% 的瑞芬太尼代谢后经尿排泄，主代谢物活性仅为瑞芬太尼的 1/4 600。本品长时间输注给药或反复注射用药其代谢速度无变化，体内无蓄积。

瑞芬太尼使神志消失的 ED_{50} 为 12 μg/kg，但即使剂量高达 20 μg/kg 时，并不是所有患者的神志消失，反而增加肌肉僵直的发生率，而且很难判断神志消失的真正终点，所以单独使用瑞芬太尼为诱导药受到限制。瑞芬太尼和镇静、催眠类药在诱导意识消失和伤害性刺激方面具有协同作用，3～5 μg/kg 可使硫喷妥钠的诱导剂量减少 30%。在复合丙泊酚诱导时，丙泊酚的诱导剂量由 2.23 μg/kg 减少至 1.66 μg/kg。与芬太尼、阿芬太尼、舒芬太尼一样能显著降低吸入麻醉药的 MAC，瑞芬太尼的血药浓度达到 1.3 μg/L 时，异氟烷的 MAC 可减少至 50% 左右。老年患者的个体变异性较大，使用瑞芬太尼术后苏醒过程可能会有延迟，对于年龄＞65 岁的老年患者，负荷剂量应减少 50%，持续输注速度应减少 2/3。与其他阿片类镇痛药物相比，瑞芬太尼更容易发生阿片类药物耐受以及痛觉过敏，其痛觉过敏的发生率高达 16.1%。

临床上瑞芬太尼主要用于平衡麻醉。具体临床应用时应注意以下几方面：① 需用规定溶液（如0.9 NaCl，5%葡萄糖或右旋糖等）稀释；② 最有效的应用为连续输注，非气管插管患者，单次输注时间应控制在30～60 s，以避免呼吸暂停或肌肉僵硬；③ 与其他阿片类药物不同，瑞芬太尼的镇痛作用具有封顶效应，当血浆浓度达5～8 μg/L时继续增加用量并不能满足手术要求，反而会增加麻醉风险；④ 应用瑞芬太尼患者术后止痛，除了需要使用瑞芬太尼至缝皮结束，小手术气管插管拔除后立即给予长效阿片类药物，大手术在缝皮前11～15 min给予长效阿片类药物；⑤ 因和甘氨酸相结合不能在硬膜外及鞘内使用；⑥ 在心脏外科手术麻醉中，建立体外循环使瑞芬太尼分布容积增加86%，且体温低于37℃以下时，每下降1℃，其清除率减少6.37%，因此需适时调整瑞芬太尼输注速度。

计算机模拟技术预测"时量相关半衰期"，即在一个药物输注达到稳态时，在不同输注时间后停止给药，药物浓度降低50%所需要的时间。这种模拟技术为药代动力学提供了更具临床意义的参数，有助于临床医师合理选择阿片类药物。芬太尼、阿芬太尼、舒芬太尼及瑞芬太尼的"时量相关半衰期"见图19-6。由图可见，与其他阿片类药物不同，瑞芬太尼从输注结束到其效应室浓度下降50%的时间约为3.2 min，因此其药代动力学特点很适合持续输注给药。

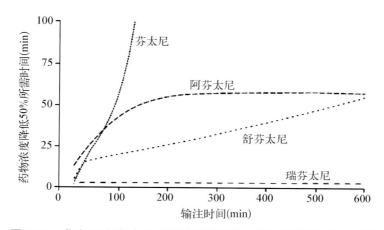

图19-6　芬太尼、阿芬太尼、舒芬太尼及瑞芬太尼的"时量相关半衰期"

第四节　阿片受体激动-拮抗剂

阿片受体激动-拮抗剂（opioid agonist-antagonists）是一类对阿片受体兼有激动和拮抗作用的药物。此概念最初应用于一组阿片类药物，对μ受体能产生拮抗作用，而同时对κ受体产生激动作用。但随后的研究发现，实际上许多药物能对一种以上的受体产生部分激动作用。部分激动剂是指某一配体与受体结合后产生的效应小于最大效应，向高浓度的纯受体激动剂中加入部分激动剂，就产生拮抗效应。加入的部分激动剂从受体将纯激动剂取代下来，而使整体阿片效应减弱。若向低浓度的纯激动剂中加入部分激动剂，由于并非所有阿片受体被占领，则整体阿片效应会加强。这是因为部分激动剂发挥了附加作用。因此，受体激动-拮抗剂的概念并不完全正确，因此有人提出应用部分激动剂的概念更为合适。此类药主要激动κ受体，对δ受体也有一定的激动作用，而对μ受体则有不同程度的拮抗作用。由于对受体的作用不同，这类药与纯粹的阿片受体激动剂相比有以下一些区别：① 镇痛和呼吸抑制是通过κ受体，镇痛强度小，不能单独作为麻醉剂；② 通过σ受体产生焦虑、精神障碍或幻觉。③ 很少引起欣快感，多无觅药行为和生理性依赖，因此很少有药物成瘾性。根据其拮抗程度不同，这类药中有些药物（如喷他佐辛、丁丙诺啡、布托啡诺、纳布啡等）主要用作镇痛药，另一些药物（如烯丙吗啡）主要用作拮抗药。

一、喷他佐辛

喷他佐辛（pentazocine）又名镇痛新，为苯丙吗啡烷类（benzmorphans）合成药通过κ受体激动作用而产生镇痛，镇痛强度约为吗啡的1/4～1/3，剂量与效应之间非呈直线正相关，存在"封顶"现象。剂量大于30～50 mg并不能使呼吸抑制加剧或镇痛作用加强。但随剂量加大，反可激动δ受体而产生焦虑、心理障碍、幻觉等表现，尤其在老年人大剂量（＞60 mg）应用后，纳洛酮能逆转喷他佐辛的烦躁不安作用。由于它兼有弱的拮抗效应，其成瘾性小于吗啡，但长期应用也能导致生理性依赖。其药代动力学参数见表19-3。

喷他佐辛引起的心血管改变在心功能受损的患者特别明显，抑制心肌收缩力，引起体循环阻力升高，肺动脉压上升、左室舒张末压升高，导致心脏做功增加。还能升高血中儿茶酚胺水平。其确切机制目前尚不清楚，故禁用于急性心肌梗死时镇痛。对胃肠道的影响与吗啡相似，但较少引起恶心、呕吐，升高胆道内压力的作用较吗啡弱。没有缩瞳作用。

喷他佐辛主要用于镇痛。临床麻醉中与地西泮合用，但由于此药可引起烦躁不安、血压升高、心率增快等不良反应，已很少应用。

二、地佐辛

地佐辛（dezocine）的分子式：$C_{16}H_{23}NO$，分子量：245.36。略带黏稠无色的澄明液体。化学结构与喷他佐辛相似见图19-7。

地佐辛是一种强效阿片类镇痛药。主要通过激动脊髓μ阿片受体和抑制去甲肾上腺素重摄取产生镇痛作用，其中，抑制脊髓去甲肾上腺素重摄取被证明与地佐辛产生较少的镇痛耐受作用有关。其镇痛效果强，在人体内吸收、分布迅速，表观分布容积大、半衰期长、清除慢，所以地佐辛镇痛起效快、镇痛时间久，其镇痛强度、起效时间和作用持续时间与吗啡相当。当稳态血药浓度超过5～9 ng/ml

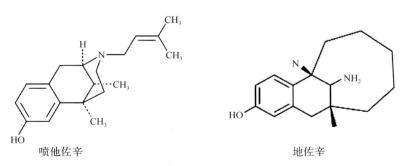

喷他佐辛　　　　　　　　　　　　　　地佐辛

图19-7　喷他佐辛和地佐辛的化学结构

时，产生缓解术后疼痛的作用；当平均峰浓度达到 45 ng/ml 时则出现不良反应。出现最大镇痛作用的时间比血药浓度达峰时间晚 11～60 min。肌内注射 10 mg 达峰时间为 10～90 min，平均血药浓度为 19（10～38）ng/ml。5 min 内静脉注射 10 mg，平均终末半衰期为 2.4（1.2～7.4）h，平均分布体积为 10.1（4.7～11.1）L/kg，平均全身清除率为 55（28～111）ml/（kg·min）。剂量超过 10 mg 时，呈非线性代谢。静脉注射 5～10 mg，剂量与血药浓度呈正比，但静脉注射 11 mg 后与 5～10 mg 相比，血清浓度时间曲线下面积（AUC）大 25%，全身清除率低 11%。所用剂量的 2/3 是由尿排泄，其中有 1% 为原形药，剩余的是葡萄糖苷酸的共轭物。静脉注射 10 mg 后肝硬化患者的全身清除率没有变化，但分布容积与半衰期比正常者增加 30%～50%。因为地佐辛主要是以葡萄糖苷酸的共轭物由尿排泄，肾功能不全者应减量、谨慎使用本品。

地佐辛可用阿片类镇痛药治疗的各种疼痛。肌内注射：推荐成人单剂量为 5～11 mg，但临床研究中的初剂量为 10 mg。应根据患者的体重、年龄、疼痛程度、身体状况及服用其他药物的情况调节剂量。必要时每隔 3～6 h 给药一次，最高剂量 11 mg/次，一天最多不超过 111 mg。静脉注射：初剂量为 5 mg，以后 2.5～10 mg/2～4 h。地佐辛也可用于麻醉镇痛和术后镇痛。如与非甾体止痛药合用，则适当减少地佐辛用量，并且镇痛效果更好。

主要的不良反应为：① 恶心、呕吐、镇静及注射部位反应发生率为 3%～9%；② 头晕发生率在 1%～3%；③ 单次用药组：轻度恶心发生率为 1.4%；④ 1 周用药组：轻至中度的呕吐、恶心和头晕发生率为 29.4%；⑤ 出汗、寒战、脸红、低血压、便秘、尿潴留、瘙痒、红斑等发生率 < 1%。未明确因果关系的不良事件有：碱性磷酸酶及血清谷丙转氨酶升高、打呃、耳充血、耳鸣。

使用注意事项：① 地佐辛含有焦亚硫酸钠，硫酸盐对于某些易感者可能引起致命性过敏反应和严重哮喘；② 具有阿片拮抗剂的性质，对麻醉药有躯体依赖性的患者不推荐使用；③ 对于脑损伤、颅内损伤或颅内压高的患者，如有呼吸抑制可能会升高脑脊液压力；④ 患有呼吸抑制、支气管哮喘、呼吸道梗阻的患者要减量；⑤ 经过肝脏代谢和肾脏排泄，肝、肾功能不全者应用本品应低剂量；⑥ 18 岁以下患者用药的安全性和有效性尚未确定；⑦ 老年人应减少最初剂量，随后剂量个体化。

地佐辛的主要优点是呼吸抑制较轻，另外呼吸抑制有封顶效应，当 70 kg 体重患者，使用 30 mg 时候，呼吸抑制达到峰值。不良反应少，恶心呕吐，精神异常，便秘发生率很低，药物依赖性低。

三、布托啡诺

布托啡诺（butorphanol）的作用与喷他佐辛相似。其激动强度约为喷他佐辛的 11 倍，而拮抗强度为其 10～30 倍。由于对 δ 受体的亲和力低，很少产生烦躁不安等不适感。镇痛强度中等，效能约为吗啡的 5～8 倍，经胃肠道外途径注射 2～3 mg 产生呼吸抑制和镇痛作用与 10 mg 吗啡相仿。其起效时间、作用高峰和持续时间也同吗啡一致。此药与喷他佐辛相类似，其呼吸抑制、镇痛作用一般不随给药剂量的增加而增强。动物实验发现，布托啡诺使恩氟烷的 MAC 下降 11%，剂量增加 40 倍并不使 MAC 进一步下降。给患者静脉注射 0.15～0.3 mg/kg 仍能唤醒并对指令有适当的反应。尽管布托啡诺有镇痛"封顶"，但临床上仍有成功地与氧化亚氮或强效吸入麻醉药一起用于平衡麻醉的报道。布托啡诺的心血管作用与喷他佐辛类似，在与其他辅助药物合用时心肌抑制作用增强，对心功能不全患者表现更为明显。虽对 μ 受体有轻度拮抗作用，但用于吗啡样药物前后并不明显改变吗啡样药物镇痛或麻醉作用,可部分拮抗芬太尼引起的呼吸抑制。布托啡诺的不良反应包括眩晕、大汗、恶心和中枢神经系统刺激症状,应用布托啡诺后可引起急性胆道痉挛,但胆道压力的升高比等效剂量的芬太尼或吗啡弱。其药代动力学参数见表19-3。

布托啡诺的精神症状与喷他佐辛类似。由于布托啡诺对μ受体作用很弱,对吗啡类药依赖型患者并不产生戒断症状,其成瘾性低。此药主要用于术后镇痛。临床麻醉中可以替代喷他佐辛实施改良法神经地西泮镇痛,效果优于喷他佐辛。

四、纳布啡

纳布啡(nalbuphine)结构与羟氢吗啡酮(oxymorphone)和纳洛酮类似,是一种亲脂性的半合成阿片类药物,可激动κ受体,有弱的δ受体激动作用,并一定程度拮抗μ受体。镇痛效能和作用时间类似吗啡,起效迅速(5～10 min),作用持续时间为3～6 h。然而,与其他激动-拮抗剂类似,其作用也有"封顶"。动物实验中,注0.5 mg/kg纳布啡使恩氟烷MAC下降8%,而用11 mg/kg则并不使犬的MAC进一步下降。志愿者实验进一步证明其呼吸抑制和镇痛作用的"封顶"现象。外科手术时纳布啡用量达3 mg/kg,并不能产生完全的麻醉而必须合用地西泮、氧化亚氮或氟烷才能完善。与喷他佐辛和布托啡诺不同,纳布啡不增加肺和体循环血管阻力,致幻发生率低,故在稳定型冠心患者和心肌梗死患者中应用均不使患者循环负担加重。

由于此药极少产生精神症状且用药后循环动力学稳定,已被认为是对抗μ受体激动剂引起呼吸抑制的有效药物。纳布啡可拮抗中等到大剂量芬太尼所引起的呼吸抑制。已报道在非心脏手术患者用0.1～0.3 mg/kg纳布啡拮抗μ受体激动剂引起的呼吸抑制而无不良反应。在心脏手术后患者,纳布啡用量从1～10 mg逐步增加,使芬太尼用量达111 μg/kg患者的呼吸可获得逐步恢复,$PaCO_2$低于50 mmHg,并保留适度的镇痛作用。尽管纳布啡对循环影响很小,虽然拮抗μ受体激动剂致不良反应远低于纳洛酮,但部分μ受体激动剂作用的快速翻转仍可引起儿茶酚胺的释放,因此,须按患者具体情况,采取逐步拮抗,以维持一定的镇痛,降低患者呼吸抑制,尤其在心脏储备功能低下者。另外,纳布啡本身有呼吸抑制作用,其镇痛作用也有"封顶"。所以对剧痛的控制不理想。临床上纳布啡主要用于吗啡或芬太尼麻醉后,应用此药既可拮抗这些药物的呼吸抑制作用,又可利用其本身的镇痛作用,尤其适用于心血管手术患者。纳布啡极少产生精神方面不良反应,对吗啡依赖成瘾者可产生戒断症状,滥用可成瘾。纳布啡亦可用于监测麻醉中的清醒镇静或在平衡麻醉中作为镇痛追加药物,对于非重度疼痛的手术操作有效。同时还可以用于术后镇痛如硬膜外自控镇痛中。

五、烯丙吗啡

烯丙吗啡(nalorphine)又名N-烯丙去甲吗啡(N-ally normorphine)。此药镇痛强度与吗啡相似,由于对δ受体有强的激动效应,不仅不产生欣快感,反可引起烦躁不安等不适感,故临床上不作为镇痛药使用。此药也有呼吸抑制作用,但程度较吗啡轻,持续时间较吗啡短。

烯丙吗啡可拮抗阿片受体激动作用,包括镇痛、欣快感、呼吸抑制、缩瞳等作用,但对镇痛作用拮抗不完全。其拮抗效价大体是烯丙吗啡1 mg拮抗吗啡3～4 mg。对于麻醉性镇痛药成瘾者，烯丙吗啡可激发戒断症状，故可用于麻醉性镇痛药成瘾的诊断。对于喷他佐辛和其他阿片受体激动－拮抗剂引起的呼吸抑制，烯丙吗啡不仅无拮抗作用，反可使之加重。对于巴比妥和全身麻醉药所致的呼吸抑制，烯丙吗啡也无拮抗作用，而且由于本身的呼吸抑制作用，还可使之加重。

此药临床上主要用于阿片受体激动剂急性中毒的解救，以及全麻后拮抗阿片受体激动剂的残余作用以恢复自主呼吸。一般先静脉注射10 mg或每分钟150 μg/kg后再注射首次剂量的一半。

六、丁丙诺啡

丁丙诺啡（buprenorphine）为苯巴因的衍生物，除激动κ受体外，对μ受体也有部分激动效应。其镇痛强度约为吗啡的30倍。由于与受体结合慢，故起效慢，直到3 h才达到峰效应；但对μ受体亲和力强（约为吗啡的50倍），从μ受体释出慢，故其作用持续时间长，至少维持7～8 h。此外，由于对μ受体有很强的亲和力，可转换结合于μ受体的麻醉性镇痛药，从而产生拮抗作用。此药不引起烦躁、不安等不适感。

此药的呼吸抑制作用与吗啡相似，但出现较慢，肌内注射后3 h出现最大呼吸抑制效应，持续时间也较吗啡为长。对阿片μ受体的高亲和性和缓慢解离限制了纳洛酮对丁丙诺啡作用的逆转，故纳洛酮对其呼吸抑制只有部分拮抗作用。对心血管的影响与吗啡相似。药代动力学参数见表19-3。

此药主要用于手术后镇痛，肌内注射0.3 mg可维持镇痛效果6～8 h；由于高度脂溶性，可采用舌下含服，舌下应用丁丙诺啡后全身生物利用度是静脉给药的50%。曾试用此药替代芬太尼施行复合全麻，但并无突出优点，故未能广泛应用。

第五节　阿片类受体拮抗剂

阿片受体拮抗剂本身对阿片受体并无激动效应，但对μ受体有很强的亲和力，对κ受体和δ受体也有一定的亲和力，可替代与这些受体结合的麻醉性镇痛药，从而产生拮抗效应，认为是纯的拮抗剂。目前临床上应用的阿片受体拮抗剂，主要是纳洛酮，其次是纳曲酮。纳美芬（nalmefene）是长效阿片受体拮抗剂。其中纳洛酮是阿片受体拮抗的典型代表。

一、纳洛酮

纳洛酮（naloxone）又名 N-烯丙去甲羟基吗啡酮，为氧吗啡酮的衍生物，是第一个人工合成的纯的阿片受体拮抗剂。其为非特异性的竞争性拮抗剂，无激动活性，在治疗麻醉剂过量、休克、酒精中毒等方面疗效确切，不良反应少，临床应用广泛。纳洛酮拮抗麻醉性镇痛药的强度是烯丙吗啡的30倍，不仅可拮抗吗啡等纯阿片受体激动剂，而且可拮抗喷他佐辛等阿片受体激动－拮抗剂，但对丁丙诺啡的拮抗作用较弱。静脉注射后2～3 min即产生最大效应，作用持续时间约45 min；肌内注射后10 min产生最大效应，作用持续时间约2.5～3 h。此药亲脂性很强，约为吗啡的30倍，易透过血脑屏障。静脉注射后脑内药物浓度可达血浆中浓度的4.6倍,药代动力学参数见表19-3。

此药是目前临床上应用最广的阿片受体拮抗剂,主要用于:① 对疑有麻醉性镇痛药成瘾者,用此药可激发戒断症状,有诊断价值;② 用于拮抗全麻后麻醉性镇痛药残余作用;③ 用于大量阿片药中毒患者的复苏;④ 对娩出的新生儿因受其母体中麻醉性镇痛药影响而致呼吸抑制,可用此药拮抗。由于此药半衰期短,用于解救麻醉性镇痛药急性中毒时,单次剂量拮抗虽能使自主呼吸恢复,但在逆转长效阿片类药物时(如吗啡),一旦作用消失,可再度陷入昏睡和呼吸抑制。故有效的方法是先予以负荷量0.3~1.2 mg,然后再继以每小时5~10 μg/kg,不仅如此,采用每小时5~10 μg/kg可抑制硬膜外及鞘内注射吗啡的不良反应尤其是呼吸抑制及瘙痒。

应用纳洛酮拮抗大剂量麻醉性镇痛药后,由于痛觉突然恢复,可产生交感神经系统兴奋现象,表现为血压升高、心率增快、心律失常、甚至肺水肿和心室颤动。临床上时有报道,须慎加注意,故需小心缓慢给予。纳洛酮并非对所有中枢神经系统抑制药中毒都具有拮抗作用;大剂量应用具有全身弱兴奋作用。

二、纳美芬

纳美芬(nalmefene)是新一代高选择性、高特异性的阿片受体拮抗药,主要作用于μ、κ阿片受体,特别是对μ受体具有很强的亲和力,可竞争性拮抗β-内啡肽,达到解除呼吸抑制、促进苏醒、保护神经等治疗作用。纳美芬与纳洛酮一样对丁丙诺啡拮抗作用较弱。与纳洛酮相比,纳美芬作用于阿片受体的时间较长、生物利用度更高、给药途径多且不良反应较少,因而在临床上应用广泛。

纳美芬静脉注射2 min即可产生受体拮抗作用,5 min之内可阻断80%的大脑阿片受体。它广泛分布于组织中,在肝脏与葡糖苷酸结合,并缓慢代谢形成非活性物质,仅有不足5%从尿中以原形排泄。对于肾功能不全的患者,纳美芬的排泄减缓,晚期肾病患者的清除半衰期可以从正常者的10.2 h增加至26.1 h。纳美芬口服吸收迅速,生物利用度高达40%~50%,纳美芬的作用持续时间比多数阿片受体激动剂(除美沙酮和右丙氧芬)都长。

临床上,纳美芬除了具有阿片受体拮抗剂的传统用途,如抗休克、治疗酒精中毒、阿片类药物中毒的治疗外,还可用于心力衰竭、预防戒毒患者复吸、治疗脊髓损伤、脑保护等。同时,由于同体内内源性物质竞争与阿片受体的作用,纳美芬能刺激黄体激素及促性腺激素的释放,因此还可用于治疗男性性功能障碍。当使用剂量在0.1~1 μg/kg内,纳美芬可以有效地逆转手术后阿片类镇痛药引起的呼吸抑制作用,而不产生拮抗麻醉药物带来的痛觉迟钝的烧灼感。当给予高剂量(0.5~1.6 mg)时,纳美芬能有效地逆转麻醉药物使用过量的危重患者的呼吸抑制。纳美芬能够有效地逆转阿片受体激动剂引起的呼吸抑制长达8 h甚至更长时间。

三、外周阿片受体拮抗剂

阿片类物质的镇痛效应是通过中枢和外周两种机制,而其带来的某些不良反应如便秘、胃肠功能紊乱及影响肿瘤细胞生长等则依赖于外周阿片受体。因而,多年来人们试图合成出只作用于外周的阿片受体拮抗剂并用于临床治疗。目前,已授权上市的该类药物为甲基纳曲酮(methylnaltrexone,

MNTX）和爱维莫潘（alvimopan），它们能选择性消除或减弱外周阿片受体引起的不良反应而不影响阿片类激动剂的中枢镇痛作用。

（一）甲基纳曲酮

甲基纳曲酮在2008年通过了美国食品和药品监督管理局批准，是第一个用于临床的外周纯的μ型阿片受体拮抗剂，主要用于中晚期癌症患者因阿片类药物引发的胃肠紊乱、便秘的治疗。其为阿片受体拮抗剂纳曲酮的季胺衍生物。这种新合成的带电化合物极性大、脂溶性小，不易透过血脑屏障，可选择性地拮抗外周阿片受体而发挥作用，可以口服、静脉及皮下给药。

MNTX与纳曲酮的药理作用相似，不同的是MNTX无法作用到中枢阿片受体，从而不会干扰阿片类药的中枢镇痛效应，也不引起阿片类药戒断综合征。实验证明，MNTX竞争性拮抗激动剂作用效果，对μ受体具有高选择性，高浓度时可与κ受体结合，对δ受体无效。MNTX能够治疗阿片类药物引起的便秘而不会影响阿片类药物的中枢镇痛作用。MNTX还用于缓解术后肠麻痹，治疗阿片类药物使用导致的胃肠功能紊乱、恶心呕吐和呼吸抑制等。MNTX经一系列安全性试验，目前尚未发现其有严重的毒副作用，个别报道使用后会出现直立性低血压。

（二）爱维莫潘

爱维莫潘是人工合成的小分子化合物，为特异性外周阿片受体拮抗剂，与μ受体有较高的亲和力，与δ受体、κ受体亲和力弱，能拮抗与μ受体作用的阿片类激动剂导致的胃肠活动抑制。对非阿片类受体如肾上腺素能受体、多巴胺受体、胆碱能受体及γ-氨基丁酸受体等无明显亲和力。爱维莫潘分子量相对较大，为两性极性化合物，难以通过血-脑屏障，因此不会拮抗阿片类药物的中枢镇痛作用。

临床上，爱维莫潘耐受性较好，能够有效加快腹部手术后胃肠功能的恢复，常用于术后肠梗阻的恢复。爱维莫潘治疗肠梗阻最常见的不良反应是恶心、呕吐和低血压。

（陈万坤）

参 考 文 献

［1］ Plein L M, Rittner H L. Opioids and the immune system-friend or foe. Br J Pharmacol, 2017, Feb 18. doi: 10.1111/bph.13750.［Epub ahead of print］

［2］ Stein C. Opioid Receptors. Annu Rev Med, 2016, 67: 433−451.

［3］ Manglik A, Lin H, Aryal D K, et al. Structure-based discovery of opioid analgesics with reduced side effects. Nature, 2016, 537(7619): 185−190.

［4］ Paice J A. Cancer Pain Management: Strategies for Safe and Effective Opioid Prescribing. J Natl Compr Canc Netw, 2016, 14(5 Suppl): 695−697.

［5］ Toll L, Bruchas M R, Calo G, et al. Nociceptin/Orphanin FQ Receptor Structure, Signaling, Ligands, Functions, and Interactions with Opioid Systems. Pharmacol Rev, 2016, 68(2): 419−457.

［6］ Manglik A, Kruse A C, Kobilka T S, et al. Crystal structure of the μ-opioid receptor bound to a morphinan antagonist. Nature, 2012, 485(7398): 321−326.

第20章
围术期脏器保护

近年来麻醉学科已经在监测能力、疼痛管理和药物安全等方面取得了显著进步,临床麻醉学正在逐步走向围术期医学,但脏器损伤仍然是患者围术期发病和死亡的主要原因之一。因此,围术期脏器保护(perioperative organ protection)一直是麻醉学科研究的热点。

麻醉学科围术期监测技术从无到有,从简单的血压、心电图和脉搏血氧饱和度发展到复杂的麻醉气体、麻醉深度、呼吸功能、心血管功能和凝血功能等监测,有力地保障了患者的围术期安全。自控镇痛技术和新型镇痛药物的开发及疼痛管理理念更新,有效缓解了围术期疼痛,实现舒适化医疗和快速术后康复。麻醉药物安全性的提高,也促进麻醉学科的发展。手术仍然是众多疾病的诊断、分期、治愈或者缓解患者症状的主要手段,但手术也是一种强烈的创伤性刺激,会直接或者间接的造成围术期脏器损伤。围术期急性脏器损伤,如急性肾损伤、心肌梗死和脑卒中等危及患者安全,影响患者预后,显著提高患者围术期的发病率和死亡率。

麻醉学的未来是围术期医学。在术前进行脏器功能和手术创伤评估,对围术期脏器损伤做出预警,并优化术前准备;术中进行脏器功能监测,优化麻醉与治疗方案;术后继续监测脏器功能加强急性疼痛管理。围术期通过药物和非药物的手段保护脏器功能,避免或减少可能发生的脏器损伤,加强对已发生的脏器损伤的监测与治疗,达到脏器保护的目的,以降低围术期患者的发病率和死亡率。

第一节　围术期脑保护

一、围术期脑损伤

围术期脑损伤是手术和麻醉中最严重的并发症之一,可以导致新发的术后神经功能缺损,包括短暂性脑缺血发作、脑卒中和术后认知功能障碍。因此,对围术期存在脑血管意外和脑缺血风险的高危患者,麻醉医师应格外重视。患者可能合并脑血管疾病,或者接受高危手术,如脑动脉瘤夹闭、体外循环下的心脏手术等,围术期麻醉医师应关注麻醉药物可能造成的脑损伤。当然麻醉药物对患者脑功能的积极或者消极的影响与患者近期原发的脑损伤也有密切关系。尽管很早就有学者关注并研究麻醉药物与脑损伤的关联,结果也被实验数据证实,但是至今尚未发现能在临床上长期产生脑保护的麻醉药物。

二、围术期脑损伤的机制

围术期脑损伤包括原发性脑损伤和继发性脑损伤。原发性脑损伤是创伤、肿瘤等直接导致的脑损伤，而继发性脑损伤则由休克、手术等引起低氧血症和低血压而导致的脑功能障碍。由于原发疾病破坏脑血流和脑代谢平衡，脑自主调节功能损害和脑血管对二氧化碳的调节功能丧失，血管源性液体大量堆积导致脑肿胀等均会导致围术期脑损伤。原发性脑损伤与继发性脑损伤均会引起神经细胞水肿，代谢紊乱。缺血缺氧性损伤导致大量氧自由基生成、酸性代谢产物堆积、钙离子超载，以及兴奋性神经递质的大量生成，导致二次脑损伤等。

三、围术期脑保护

脑缺血预处理已被证实具有脑保护作用，甘露醇、β受体阻滞剂、钙离子通道阻滞剂、镁剂、麻醉药等可能也具有脑保护作用。此外，亚低温也是围术期脑保护的一种选择。

（一）脑缺血预处理

缺血性脑损伤主要导致神经元坏死、凋亡及胶质细胞过度增殖活化。而预先给予轻微、短暂性、亚致死性的缺血可以产生确切的脑保护效应，称为脑缺血预处理（cerebral ischemia preconditioning, CIP）。缺氧、化学物质等预处理通过轻微刺激能增强细胞或组织对其后的缺血产生抵抗和适应，表现为一种短暂的保护性反应，称为脑缺血耐受（cerebral ischemic tolerance, CIT）。

CIP可以通过激活和动员体内一系列信号通路，抑制局部炎症反应和神经元凋亡，减轻脑细胞水肿，降低血脑屏障通透性，改善神经功能，参与脑保护。神经再生是重要脑保护机制之一，内源性神经干细胞的分化、增殖、迁移等均与神经再生密不可分。CIP能够促进干细胞的存活和分化，并促进生长因子如成纤维生长因子、表皮生长因子、脑源性神经营养因子（brain derived neurotrophic factor, BDNF）、促红细胞生成素（erythropoietin, EPO）、血管内皮生长因子（vascular endothelial growth factor, VEGF）、神经胶质源生长因子等的表达。大量研究证实，CIP可通过多条分子信号通路刺激内源性神经干细胞的增殖、分化，促进神经细胞的存活和再生，从而减少大脑梗死面积。

CIP通过抑制凋亡因子的表达，抑制神经元的凋亡。CIP通过抑制如NF-κB的过度活化，并介导相关级联反应，从而降低梗死灶体积、提高脑缺血损伤的神经细胞的存活率。CIP可诱导Bcl-2蛋白表达上调，抑制Bax蛋白表达，从而使Bcl-2/Bax比值升高，抑制细胞凋亡。有研究发现，通过抑制局灶脑缺血后半暗区P53基因的表达、阻止线粒体P53通路的激活等途径抑制神经元凋亡而发挥脑保护作用。此外，CIP也可以通过下调caspase-3的表达而抑制其通路诱导的凋亡，从而发挥脑保护作用。凋亡诱导因子（apoptosis inducing factor, AIF）介导非caspase依赖的凋亡，直接导致DNA损伤，最终导致细胞凋亡，CIP可抑制AIF的释放达到保护细胞存活的作用。p38MAPK通路也参与了CIP的脑保护作用。

CIP通过缺氧诱导因子-1（hypoxia inducible factor-1, HIF-1）促进EPO表达上调，促进血管生

成,保护存活神经元;促进热休克蛋白70(heat shock protein, HSP70)的表达增加,保护线粒体、抑制神经元的凋亡,发挥脑保护作用。VEGF是可通过特异性促血管内皮细胞生长、刺激新血管的生成而促进局灶性脑缺血后的神经元恢复。CIP可增强VEGF的表达,促进血管生成,改善脑缺氧环境,抑制脑细胞凋亡,参与CIT,发挥脑保护作用。

在外周血液循环中存在着具有分化为血管内皮细胞潜力的细胞即血管内皮祖细胞(endothelial progenitor cells, EPCs)。当机体受到生理或病理刺激时,EPCs可从骨髓释放到外周血中,参与损伤血管的修复。CIP促进了EPCs从骨髓到外周血的动员,促进脑血管恢复。此外,自噬系统可以在真核细胞受到刺激后激活,将机体内细胞的细胞质、损伤和衰老的细胞器等物质降解,从而实现细胞的代谢并维持细胞器的更新,维护细胞内环境的稳定,促进机体的存活。有研究证实CIP可通过诱导细胞自噬,从而维持内环境稳定,保护器官功能。

(二)药物

1. 甘露醇

原发性颅脑损伤导致脑出血、炎性损伤等造成的继发性脑水肿均可导致颅内压增加。甘露醇是临床常用的渗透性利尿剂。甘露醇快速静脉滴注通过改善脑组织血流和细胞氧供,使神经细胞渗透性失水,缓解脑水肿,保护了血脑屏障。但是,甘露醇过度使用可能导致肾功能损伤。高渗盐水虽然也能渗透性利尿,然而目前没有证据证明其比甘露醇具有明显优势。

2. β受体阻滞剂

研究发现,脑出血导致患者机体内交感神经兴奋,儿茶酚胺大量释放。β受体阻滞剂缓解患者高血压状态,同时抑制了机体儿茶酚胺的释放,降低患者颅内压,改善神经细胞代谢。

3. 钙离子通道阻滞剂

钙离子通道阻滞剂尼莫地平可以有效防止脑血管痉挛。脑损伤及手术均可能导致脑血管痉挛,加重神经细胞缺氧,导致氧自由基、酸性代谢产物、炎症因子的产生。钙离子通道阻滞剂通过防止脑血管痉挛,减轻神经细胞损伤,参与脑保护。

4. 镁剂

在脑损伤时,会产生一系列的电解质紊乱,如低钠、低钾、低镁等。脑损伤后,机体镁离子浓度可能会最大降低50%。低镁血症可诱发一系列的心律失常,如尖端扭转性室性心动过速、癫痫、神经激惹等。补充镁剂可以预防低镁血症,也可以通过抑制天冬氨酸等兴奋性神经递质的释放,减轻脑损伤,产生神经保护作用,因为镁离子是N-甲基-D-天冬氨酸受体(N-methyl-D-aspartic acid receptor, NMDA)拮抗剂。

(三)亚低温治疗

亚低温脑保护指的是体温维持在32～34℃,通过降低细胞代谢率、降低细胞氧耗、抑制氧自由基的产生、减少细胞内钙离子超载等产生脑保护作用。有研究表明,亚低温治疗对严重脑损伤患者死亡率无明显影响,仅提高了神经系统恢复。《新英格兰医学杂志》2008年的一项前瞻性临床研究提示亚低温治疗可能对于颅脑损伤的患儿有害,同时,过早复温可能加重患儿脑水肿。因此,目前亚低温治疗仅用作手术治疗和药物治疗措施无效时的二线治疗措施。

四、麻醉药物与脑保护

（一）静脉麻醉药

静脉麻醉药物可以通过降低脑氧耗产生神经保护作用。巴比妥类药物能通过降低神经元电活动减少能源消耗从而产生脑保护。近年来，有研究表明，麻醉药物可以拮抗 NMDA、γ-氨基丁酸（γ-amino-butyric-acid, GABA）和 α-氨基-3-羟基-5-甲基-4-异恶唑丙酸（amino-3-hydroxy-5-methylisoxazole-4-propionicacid, AMPA）抑制神经元兴奋性，减少因脑灌注不足而产生的神经毒性。此外，麻醉药物减少谷氨酸的释放，增加突触间隙谷氨酸的再摄取，从而减轻兴奋性神经元活动。

丙泊酚可以通过抑制凋亡相关蛋白的表达，抑制神经元的凋亡。离体研究发现丙泊酚可以延长缺血再灌注神经元活性；在体研究发现丙泊酚可以抑制海马 CA1 区 NMDA 受体的表达。实验研究发现丙泊酚可以降低中动脉夹闭大鼠的脑梗死面积，对于人脑的保护尚缺乏大规模的临床研究。

氯胺酮通过拮抗 NMDA 受体发挥神经保护作用。离体研究表明在缺氧缺糖的神经元培养液中加入 100 μmol/L 氯胺酮可以保持神经元结构的完整性，但神经递质的释放并未产生影响。有研究报道氯胺酮在短暂的局部或大面积的脑缺血、永久性缺血、创伤性脑损伤等情况下均可能发挥了神经元保护作用。

利多卡因神经保护作用是通过抑制钠通道产生。研究发现利多卡因通过抑制细胞色素 C 和 caspase-3 表达，降低局部缺血大鼠的脑梗死面积。利多卡因也可以通过保护线粒体完整性对海马区神经元发挥保护作用。

（二）吸入麻醉药

吸入麻醉药物通过 MAPK 和 Akt 通路，抑制大鼠海马区神经细胞凋亡，降低内质网应激参与脑保护。研究发现 2% 浓度的异氟烷可以增加神经细胞热休克蛋白表达，抑制凋亡相关蛋白表达，但异氟烷神经保护作用与年龄相关，对老年大鼠没有明显的神经保护作用。异氟烷神经保护作用时间短暂。研究发现异氟烷预处理增加缺血再灌注大鼠 CA1 区神经细胞存活率，但 3 周神经细胞存活率与对照没有明显差异，可能与异氟烷仅暂时性减轻了梗死面积，没有抑制神经元凋亡有关。七氟烷通过保护大鼠 CA1 胆碱能神经元、降低内质网应激等改善大鼠空间学习记忆能力，参与脑保护。

（三）麻醉药物的神经毒性

尽管有众多研究发现麻醉药有神经保护作用，但是麻醉药物可以产生神经毒性。在未成熟脑神经元发育过程中，阻断 NMDA 受体可引起广泛的神经元变性，提示麻醉药拮抗 NMDA 受体可能引起新生儿脑损伤。大鼠前神经元体外培养发现，氯胺酮促进 NF-κB 表达和凋亡相关蛋白表达。异氟烷处理导致 10 天龄大鼠发生严重的低血糖。目前，没有麻醉药物神经毒性相关临床大样本的数据，但现有的研究提示麻醉药物对幼儿神经元可能产生一定的损伤作用。

五、总结

原发性和继发性脑损伤均可以通过影响神经细胞血流产生缺血再灌注损伤。脑保护措施除了手术、使用药物,如甘露醇、β受体阻滞剂、钙离子通道阻滞剂、镁剂等外,还有亚低温治疗等。麻醉药物如巴比妥类、丙泊酚等可以产生脑保护作用,但是也可能引起幼儿神经元损伤。围术期脑损伤产生的机制十分复杂,尽管目前有众多措施提示有脑保护作用,但临床应用仍有许多问题亟待解决。

第二节 围术期心脏保护

一、围术期心肌损伤

心肌缺血再灌注损伤(ischemia reperfusion injury, IRI)的概念最早是由Jennings等人提出,主要指梗死区域的心肌组织恢复血流灌注后,其结构和功能没有恢复,反而表现损伤加重,出现心律失常、梗死面积进一步增加、心脏射血功能下降等。患者在术前存在的心肌IRI的高危因素,如冠状动脉粥样硬化、高脂血症、高血压、血栓闭塞性脉管炎等均可能导致或加重围术期心肌IRI。心肌缺血引发急性心肌梗死(acute myocardial infarction, AMI),可以通过溶栓、冠状动脉介入或搭桥手术等方法恢复缺血心肌组织灌注,然而再灌注会引起心肌再灌注损伤。IRI降低再灌注的临床疗效,可能导致缺血心肌的损伤进一步加重。心肌IRI不仅见于心血管手术患者,也见于非心脏手术患者。因此,如何预防或减轻心肌IRI,也是心血管领域的研究热点。

二、心肌IRI机制

心肌IRI的机制涉及细胞内钙离子超载、细胞线粒体功能障碍、活性氧生成过多、炎性细胞浸润等,最终导致凋亡相关蛋白表达增多,多种凋亡程序被激活,诱导心肌细胞凋亡。

(一)细胞内钙离子超载

钙离子作为细胞内重要的信号传导因子,在细胞增殖、分化、凋亡等过程中发挥重要作用。缺血后心肌细胞膜通透性增加;无氧代谢产生大量酸性代谢产物,激活心肌细胞膜上Na^+-K^+-ATP酶,导致Na^+-H^+交换和Na^+-Ca^{2+}交换增加。结果细胞内大量钙离子堆积,激活细胞凋亡程序,最终导致心肌细胞凋亡。

(二)细胞线粒体功能障碍

心肌细胞缺氧时,大量堆积的钙离子导致线粒体结构损伤和功能破坏,同时,线粒体膜通透性转换孔(mitochondrial permeability transition pore, mPTP)开放,线粒体膜通透性发生改变,各种物质在线粒体内堆积,加重线粒体功能障碍。酸性代谢产物的堆积导致Na^+-H^+交换和Na^+-Ca^{2+}交换增加,引起线粒体内钙离子浓度增加。酸性代谢产物抑制了磷酸果糖激酶,导致糖酵解障碍,同时,线粒体功能受损,无法实现氧化磷酸化,最终导致能量生成障碍,加重了心肌细胞损伤。

(三)活性氧生成过多

活性氧(reactive oxygen species, ROS)是细胞在有氧代谢过程中产生的氧的单电子还原产物。正常情况下,心肌细胞产生的少量氧自由基会被机体的自由基清除系统所清除,维持正常的氧化还原状态。心肌细胞缺血后钙离子超载、线粒体结构损伤和功能障碍、炎性细胞的浸润等导致自由基产生超过清除,最终导致了ROS大量产生。ROS不仅影响了遗传信息的正常转录、翻译过程,还会导致细胞膜上的酶、受体、离子通道的空间构型发生改变,影响细胞内外或细胞器内外物质和信息交换,导致膜的功能的异常和抗原特异性的改变。再灌注过程中心肌细胞ROS产生进一步增加,最终心肌细胞损伤。

(四)炎性细胞浸润

心肌缺血后,细胞内钙离子超载、ROS生成过多等均导致细胞膜结构和功能受损,降解产物增多,炎性趋化作用增强,大量炎性细胞在缺血心肌组织局部堆积。同时,大量炎性分子,如TNF-α、白介素-6(interleukin 6, IL-6)、IL-10等释放,促使炎性细胞释放黏附分子,导致细胞在毛细血管内聚集,最终导致血管阻塞,引起微循环障碍,加重心肌组织缺血缺氧。

三、围术期心肌保护措施

目前,众多技术应用于心肌保护,如血管重建技术、阿司匹林、β受体阻滞剂、他汀类药物等。

(一)血管重建技术

围术期患者对手术刺激和疼痛等的反应可以导致一系列的心血管事件的发生。此外,围术期心肌耗氧量增加,影响氧供需平衡,导致冠状动脉痉挛。这是动脉粥样硬化斑块破裂和随后的冠状动脉血栓形成的诱因。患者可能没有明显的临床症状,从而不易被察觉。术前评估旨在发现高危患者,优化药物治疗,降低患者心血管事件发生风险。目前,已有一系列的评分标准来评估患者围术期心脏风险。如Lee修订的六项关于心血管事件的独立危险因素:缺血性心脏病的病史、充血性心力衰竭病史、脑血管病病史、糖尿病、慢性肾功能损害(肌酐>2 mg/ml)、行腹腔内和胸腔内手术。

外科冠状动脉血运重建是高风险的手术。尽管球囊血管成形术和支架置入术经皮冠状动脉介入治疗可以有效缓解心绞痛,但是其并不能降低围术期心肌梗死的风险,可能与其未对患者本身存在的粥样斑块加以处理有关,相反,其增加了血管血栓形成的风险。患者在使用阿司匹林和氯吡格雷抗血小板治疗的同时,其手术出血的风险增加。

(二)药物治疗

药物治疗旨在改善心肌氧供需平衡,维持冠脉斑块稳定。多中心临床试验的数据表明,长期坚持药物治疗可以改善患者预后。未能坚持药物治疗,即使接受手术治疗,患者冠状动脉可能有再次堵塞的风险。阿司匹林、β受体阻滞剂和他汀类药物已经证实有心血管保护作用。因此,这些药物应在围术期内继续用药,或在尽可能的最短时间内停用。

1. 阿司匹林

阿司匹林不仅有抗炎、镇痛的作用,同时通过作用于环氧酶产生抗血小板的作用。停药5～7天后,新血小板开始生成。在冠状动脉疾病最初进展时,抗炎尤为重要。围术期血小板大量聚集,虽然服用阿司匹林可能增加出血的风险,但是,其在临床发生率较低。而且,术前停用阿司匹林可增加急性心肌梗死的发生率。对于冠状动脉支架植入的患者,术前阿司匹林建议继续服用。虽然抗凝药物如肝素等可以预防深静脉血栓的形成,但是其不能抑制炎症反应。因此,阿司匹林在围术期心肌保护发挥着无法替代的作用。

2. β受体阻滞剂

β受体阻滞剂具有负性肌力和抗心律失常的作用,对心肌梗死后或高血压患者有心脏保护作用。β受体阻滞剂通过抑制白细胞活化、抑制炎性因子聚集等抑制机体炎性反应,保护冠状动脉内皮细胞,减少湍流,减少粥样斑块的形成和破裂;抑制儿茶酚胺等的释放,降低心肌氧耗;促进糖原的异生,改善心肌细胞能量供应;抑制肾素/血管紧张素,降低血压。临床研究已发现,术前停用β受体阻滞剂可能与患者术后预后不良有关。

3. 他汀类药物

他汀类药物通过抑制HMG-CoA还原酶的活性,降低胆固醇。缺血性心脏病与高胆固醇有关,此外,他汀类药物心脏保护作用与保护内皮细胞、改善凝血功能、抗炎等均有关。研究证实,围术期他汀类药物与降低患者术后心房颤动、心肌梗死等的发生率有关,同时可以缩短患者住院时间。患有心脏疾病接受非心脏手术的患者,围术期推荐使用他汀类药物。

4. 血管紧张素转换酶抑制剂

糖尿病与心血管疾病、自主神经病变等密切相关。研究发现,降血糖药物种类与老年心脏病患者围术期死亡率无关,但在手术前100天使用血管紧张素转换酶抑制剂(angiotensin-converting-enzyme inhibitor, ACEI)或血管紧张素受体阻滞剂、β受体阻滞剂或他汀类药物,可降低患者术后30天内死亡率。ICU患者使用胰岛素严格控制围术期血糖,结果发现患者术后死亡率增加。目前已不再提倡完全避免围术期高血糖。与阿司匹林和他汀类药物一样,ACEI类药物长期服用可以产生心血管保护作用。传统上手术前停用ACEI是为了避免术中低血压。然而,有研究发现,围术期患者使用不同的ACEI类药物,患者术后30天内死亡率没有变化,而ACEI类药物停止服用可以导致心血管事件发生率增加,主要是充血性心力衰竭和术后心肌梗死。因此,ACEI类药物围术期应该继续服用,术中低血压可以使用如去甲肾上腺素等药物维持血流动力学稳定。

(三)术后镇痛

良好的镇痛通过减少应激相关激素的分泌、交感神经张力和心肌耗氧量发挥心肌保护作用。胸段硬膜外镇痛被认为可以对非心脏手术患者产生心肌保护作用,同时减少术后呼吸系统并发症。

四、麻醉药物与心肌保护

(一)吸入麻醉药物

吸入麻醉药物预处理对心肌IRI具有保护作用。研究表明腺苷受体1型、蛋白激酶C(protein

kinase C，PKC）、抑制鸟嘌呤核苷酸结合蛋白、活性氧、线粒体、细胞膜的ATP依赖钾通道（adenosine triphosphate-sensitive potassium，K_{ATP}）和磷酸肌醇3−激酶（phosphoinositide 3−kinase，PI3K/Akt）均参与了挥发性麻醉药的心肌保护作用。挥发性麻醉药同时扩张冠脉，增加心肌细胞血流供应。七氟烷能增加缺血心肌的侧支血流量，改善全脑缺血后冠状动脉血管反应性。挥发性麻醉药也能抑制凋亡相关蛋白表达，参与对心肌细胞的保护。在冠脉搭桥术和二尖瓣置换手术中，与静脉使用丙泊酚相比，使用七氟烷麻醉的患者体内肌钙蛋白表达水平较低，在ICU住院时间缩短。

（二）静脉麻醉药物

丙泊酚可以通过调控线粒体内膜细胞色素C和连接蛋白43等来控制线粒体膜的合成和氧自由基的产生以及线粒体DNA的转录来发挥心肌保护作用。同时，丙泊酚通过抑制caspase−3等凋亡相关蛋白的表达，抑制心肌细胞凋亡。此外，丙泊酚通过ERK和Akt通路，影响基质金属蛋白酶和金属蛋白酶的表达，影响细胞的迁移和增殖能力，从而达到保护心肌的作用。

瑞芬太尼通过μ、δ、κ三种受体参与心脏保护作用。瑞芬太尼预处理通过K_{ATP}和PKC作用于心脏上δ和κ受体发挥心肌保护作用。研究表明瑞芬太尼心脏保护作用与PI3K/Akt、p38MAPK和细胞内钙离子浓度等相关。

右美托咪定是一种高选择性的α_2受体激动剂，具有镇静和镇痛作用，而不产生呼吸抑制。右美托咪定通过减轻缺血和缺氧性损伤，产生心脏、神经保护和肾脏保护作用。在手术过程中右美托咪定可以降低20%～50%麻醉药的使用，改善氧的供应/需求平衡。

五、总结

我国心血管疾病患病率及死亡率高。尽管通过溶栓、血管重建技术等使阻塞冠脉再通，但由此产生的心肌IRI不容忽视。围术期服用阿司匹林、β受体阻滞剂、他汀类等药物，以及术后足够镇痛可以减少患者围术期心肌损伤，麻醉药物如丙泊酚、七氟烷等可以产生心肌保护作用，但是其中的机制以及更多有效的心肌保护措施仍待探究。

第三节　围术期肺保护

一、围术期肺损伤

肺部术后并发症是胸科及非胸科手术患者围术期发病和死亡的主要原因，肺部术后并发症包括气胸、肺栓塞、肺水肿、肺不张、肺炎、急性肺损伤（acute lung injury，ALI）、急性呼吸窘迫综合征（acute respiratory distress syndrome，ARDS）和呼吸衰竭等，呼吸衰竭约占术后30天内患者死亡率的20%。胸科手术发生肺部并发症的概率高达20%，并占该部分人群死亡率的5%。胸科手术术后肺损伤与操作有关，在患者休克等情况下，血供障碍和缺血再灌注损伤等导致大量炎性因子和代谢产物生成，加重肺损伤。在非心胸外科手术中，肺部并发症仍然占据术后患者死亡原因前几位。Fleisher

和 Linde－Zwirble 通过调查近 45 000 位接受肠道手术的患者发现，术后出现肺部并发症的患者高达 19%，仅 1.2% 的患者出现心脏并发症，患者的治疗费用也增加了 3.5%。加强围术期肺保护对麻醉医师来说至关重要，不仅可以降低患者术后并发症、提高患者生存率，同时，还减轻了患者经济负担。狭义的肺保护指的是在心肺或者肺移植时减轻供体肺损伤，以保证肺脏在受体发挥正常生理作用。广义上的肺保护指的是在患者围术期，避免或者减轻可能导致肺损伤的危险因素，降低患者肺部并发症的发生率。

二、围术期肺损伤发生机制

患者围术期肺损伤的发生率和严重程度与患者的自身条件和手术类型有关。

（一）患者的自身条件

患者的自身条件包括年龄、有无系统性疾病、有无并发症、是否吸烟、是否有药物长期使用史等。60 岁以上患者术后肺部并发症的发生率增加，但目前尚不清楚与年龄有直接关系还是与其他疾病有关。美国麻醉医师协会（American Society of Anesthesiologists, ASA）分级高和低蛋白血症（< 30～35 g/L）也与术后肺部并发症有关，可能与患者自身机体情况差、脏器功能失代偿有关。吸烟和酗酒也会增加肺部并发症的发生率。充血性心力衰竭、慢性阻塞性肺部疾病（chronic obstructive pulmonary diseases, COPD）和肾功能不全与术后肺部并发症均有关。长期患有肺部疾病的患者接受非胸科手术，患者术后肺部并发症的概率未见明显增加。胸科手术后患者肺部并发症主要与术前呼吸功能如第 1 秒用力呼气量、肺切除范围和冠心病等有关，而患者术后出现呼吸衰竭的概率与非胸科手术患者概率没有明显差异。其他相关因素，如阻塞性睡眠呼吸暂停综合征（obstructive sleep apnea, OSA）、肥胖低通气综合征（obesity hypoventilation syndrome, OHS）、肺动脉高压等也与肺部并发症有关。OSA 患者术后低氧、吸入性肺炎、再次气管插管的发生率比无 OSA 患者高，住院时间延长。OHS 患者表现为长期高碳酸血症（$PaCO_2 >$ 45 mmHg）、睡眠呼吸障碍和 BMI > 30 kg/m²，尽管此类患者能选择择期手术，但其肺部并发症的发生率要比 OSA 患者高。OSA 和 OHS 均可以导致肺动脉高压和右心功能不全。肺动脉高压患者术后更容易发生呼吸衰竭，需要机械通气并延长住院时间。然而，一般性肥胖和长期控制良好的哮喘并不显著增加肺部并发症发病率。

（二）手术相关因素

手术相关因素对肺部并发症的影响比患者自身因素更重要，如手术类型、手术时间、麻醉方式等。手术时间超过 3 h 直接增加了术后肺部并发症的发生率。接近胸膜的手术如胸部、上腹部的手术有很高的术后肺部并发症发生率，可能与膈肌功能失调、肺不张和有创通气等有关。腹腔镜手术患者的肺部并发症并不比开腹手术少。此外，神经外科、头颈外科及急诊手术患者均易出现肺部并发症。全身麻醉相比于椎管内麻醉、神经阻滞等，可能与呼吸中枢对呼吸肌调节受到影响、呼吸肌活动减弱、功能残气量减少、低通气、肺不张以及体位变化等有关。肌松药物残余可能也会导致术后肺部并发症发生率增加。

三、围术期肺保护措施

（一）术前肺保护措施

术前，患者可以通过戒烟、理疗、肺功能训练等进行干预，降低术后肺部并发症发生率。合并慢性肺部疾病如COPD、哮喘等的患者进行择期手术前，疾病应处于非活动期。患者不仅要控制气道高反应性，同时要控制感染，COPD患者术前可以使用抗胆碱能药物，哮喘患者可以使用β_2受体激动剂和激素，来防治疾病的发生。同时，此类患者术前使用白三烯拮抗剂可以降低术后肺部并发症的发生率。

日本麻醉医师协会安全委员会制订的指南指出，吸烟可以增加术后肺部并发症，延迟术后恢复，但是可以在术前任何一个时间戒烟。然而，戒烟可以短期内增加肺部感染的概率，其可能与纤毛功能恢复、咳嗽减少、支气管刺激降低有关。在接受心胸外科手术的患者中，长时间术前戒烟可以降低术后肺部并发症。术前4～8周的戒烟可以有效降低肺部并发症如ARDS。戒烟12～48 h，患者血中的碳氧血红蛋白含量明显降低。术前戒烟四周患者伤口愈合得更快，与吸烟导致组织缺氧有关。术前戒烟2～3个月，患者术后出现咳嗽的概率更低。尽管术前戒烟存在多种好处，但其最佳时间仍然存在争议。

术前肺功能不佳的患者可以通过体育锻炼、胸部理疗、营养支持等方法改善肺功能。COPD患者通过术前锻炼可减少肺减容手术、肺移植和肺癌手术的术后肺部并发症。然而，目前尚无研究证实术前功能锻炼可以降低其他手术患者术后肺部并发症的发生率。患者术前两周，每日进行约20 min的肺部训练，如诱发性肺量计训练、主动呼吸和用力呼气等，可以降低50%～60%的肺部并发症，包括肺炎等。有研究表明，术前肺功能锻炼可以降低50%胸部及上腹部手术患者的术后肺部并发症的发生率。

（二）术中肺保护措施

对于手术中降低患者术后肺部并发症包括肺保护通气策略、术中液体管理、充分镇痛以及吸入麻醉药物。

1. 通气保护策略

潮气量＞15 ml/kg可以避免肺不张的发生，然而，机械通气可以造成细胞损伤和肺部炎症的发生。潮气量过大与肺部炎症的发生密切相关。因此，目前提倡机械通气潮气量设定约为6 ml/kg。潮气量高于6 ml/kg已被证实与急性肺损伤有关，或者称为呼吸机相关肺损伤（ventilator induced lung injury, VILI）。一项前瞻性的研究显示，潮气量大于700 ml和气道峰压高于30 cmH$_2$O与术后ARDS的发生率相关。此研究的前提是术前患者肺功能均正常。急性肺损伤与术后呼吸衰竭密切相关，并可以导致患者45%的死亡率。有研究表明，在肺功能正常患者全身麻醉机械通气中，低潮气量（6～8 ml/kg）能减少术后肺部并发症，但高水平PEEP（＞5 cmH$_2$O）和低水平PEEP（＜5 cmH$_2$O）患者的术后肺部并发症发生率差异无统计学意义。一项于2013年发表在《新英格兰医学杂志》的研究发现，术中保护性肺通气可改善手术转归、降低术后肺部并发症和全身并发症发生率、减少住院时间。同时，有研究表明，术中低潮气量和PEEP的使用可以产生肺保护；对于没有肺损伤的患者，术中肺保护性的通气策略可以预防肺损伤；与高潮气量和（或）不用高PEEP相比，低潮气量联合PEEP和手法复张策略对肺是具有保护作用的；在非肥胖患者开腹手术中，高PEEP可以影响血流动力学，对术后肺部并发症没有预防作用；在手术中应用低潮气量，至少对非肥胖患者可以降低术后肺部并发症发生率。

2. 术中液体管理策略

术中液体管理一直具有很大的争议。术中过度的补液与输血患者术后急性肺损伤和ARDS的发生有关。尤其对心脏手术患者，在机械通气和体外循环状况下，过度补液会加重肺部炎症，导致毛细血管损伤和肺水肿。有研究证实，过度补液与术后肺水肿、肺炎的发生率有关，同时将延长患者住院时间。另一方面，液体不足将导致器官灌注不足，尤其是肾灌注不足。目前理想的液体管理方案是个体化的，保障患者心排血量和氧供，同时避免过度补液。血流动力学指标如每搏输出量、心排血量能够预测容量反应性的中心静脉压和每搏变异度等，统称为目标导向液体治疗。

3. 镇痛

椎管内镇痛可以降低食管、胸科和心脏手术患者因为疼痛而导致的低通气和呼吸机功能障碍。有研究表明，胸段硬膜外镇痛（thoracic epidural analgesia, TEA）可以降低 1/3～1/2 胸部和上腹部手术患者术后并发症的发生。这可能与拔管提前、咳嗽时有效的镇痛、气管反应性降低、膈肌功能改善等有关。TEA被认为是接受胸科手术患者术后镇痛有效的方案。患者疼痛得到有效缓解，咳嗽加强，术后肺部并发症降低。对于存在冠心病的患者，术后TEA可以降低心脏耗氧量。术后肺部并发症发生风险较高的患者如OSA，使用区域麻醉较全身麻醉更加有利，但是同时也需要注意区域麻醉可能导致的气胸等。

（三）术后肺保护措施

有众多原因导致患者围术期肺容积降低和肺不张产生，如手术创伤导致的膈肌功能障碍、麻醉相关的呼吸肌功能障碍、疼痛、手术中体位的变换和肺部纤毛结构的破坏等。不论是何种原因，均与术后肺部并发症的发生息息相关。术后肺复张可以将术后肺部并发症的发生率降低约50%，尤其是胸部和上腹部的手术。这些方法包括呼吸理疗、激励法、无创通气（non-invasive ventilation, NIV）等。呼吸理疗包括深呼吸、咳嗽、体位引流、拍打胸部、吸气引液等。激励法是一种鼓励患者术后深呼吸的方法。NIV对无法进行呼吸理疗或者使用激励法深呼吸的患者有效。连续的正压通气尤其对OSA患者有效。与有创通气相比，无创通气具有并发症少、发病率和死亡率低、住院时间短、费用少等优点。对于接受心脏或者胸科手术的患者，或者存在COPD或者胸部畸形、肺水肿的患者来说，NIV既可以是预防措施也可以是治疗措施。体外肺支持（extracorporeal lung support, ECLS）已成为呼吸衰竭患者在其他肺部支持措施失败后为患者提供氧气的方法。ECLS使用较低的潮气量（3 ml/kg），具有气道压力低、呼吸频率低的特点，可以有效减轻肺部炎症反应。

四、麻醉药物与肺保护

（一）吸入麻醉药物

吸入麻醉药通过抑制促炎因子的表达调节炎症反应，发挥肺保护的功能。研究表明随着吸入麻醉药的浓度升高,患者术后肺部并发症的发生率降低,术后30天的死亡率和住院花费也相应降低。吸入麻醉药,如七氟烷可以降低肺组织的通透性,并且在肺缺血/再灌注损伤中起保护作用。近来研究表明,肿瘤坏死因TNF-α是导致血管内皮细胞功能障碍,导致肺血管通透性增加,引起肺水肿的关键因素。在肺移植手术中,七氟烷通过抑制TNF-α诱导的IL-6、IL-8和单核细胞趋化蛋白1的表达,抑制炎症反应。研究发现胸部手术单肺通气时,与静脉输注丙泊酚相比,七氟烷吸入可以减轻肺部炎症反应,降低术后肺部并发症的发生率,改善患者预后。

(二)静脉麻醉药物

丙泊酚可能通过抑制CD14和Toll样受体4的表达参与肺保护。脂多糖诱导小鼠产生急性肺损伤后,TNF-α、CD14和Toll样受体4的表达明显升高,提示肺部的炎症反应与这些因素密切相关。而对于经过脂多糖处理后又进行丙泊酚处理的小鼠,其TNF-α、CD14和Toll样受体4的表达较仅做脂多糖处理的小鼠显著下降。罗哌卡因和利多卡因能通过减少p85与TNF-α的聚集来有效阻断炎性因子,减少中性粒细胞的黏附,改善内皮通透性,从而达到减轻肺部炎症反应的目的。

五、总结

围术期肺部并发症占据患者发病率和死亡率很大一部分。患者术后肺部并发症的发生率和严重程度与患者的自身条件和手术类型有关。术前可以通过戒烟、理疗、肺功能训练等进行干预,降低患者术后肺部并发症发生率。手术中降低患者术后肺部并发症发生率包括肺保护通气策略、术中液体管理和充分镇痛,以及吸入麻醉药物。此外,丙泊酚、罗哌卡因和利多卡因等也可以产生肺保护作用。作为麻醉科医师,应该要识别患者术前存在的风险,并且积极干预,减少患者围术期肺部并发症的发生。

第四节　围术期肝保护

一、围术期肝损伤

肝脏作为人体最大的生物代谢器官,具有储存、合成和解毒等多种重要功能,尽管其具有一定的代偿能力,然而,即使在看似健康的患者中,肝功能的细微损害也将为患者带来巨大影响。目前,手术作为肝脏良恶性疾病的主要治疗方式,在缓解患者疼痛、治疗或延缓病情发展的同时,也加重了患者围术期肝损伤。减少围术期肝损伤、维护围术期肝脏功能是麻醉科医师的重要任务。

二、围术期肝损伤机制

围术期肝损伤与患者本身存在的肝脏疾病有关,如肝炎、梗阻性黄疸、肝硬化等。感染占据了围术期急性肝脏功能衰竭原因的10.9%。其他包括高龄(＞70岁)、化疗和术中出血等均直接或者间接加重了肝脏损伤。输血及肝脏部分切除是围术期肝损伤的独立危险因素。

肝脏缺血、感染等，刺激活化一系列炎症因子，如TNF-α介导炎性细胞在肝脏局部浸润，导致血管内皮细胞通透性增加，引起微循环功能障碍。微循环障碍引起肝脏组织缺血、缺氧，无氧代谢产生的酸性产物堆积，导致肝脏细胞内钙离子超载，ROS生成增加，加重肝脏组织炎性介质释放，影响细胞内遗传信息的转录和翻译以及生物信号的传递等。此外，内毒素的移位等均参与了肝脏及远隔脏器的损伤。

三、围术期肝保护措施

围术期患者肝脏功能损伤可能引起血流动力学异常、肝肺综合征（hepatopulmonary syndrome, HPS）和门脉性肺动脉高压（portopulmonary hypertension, POPH）、肝肾综合征（hepatorenal syndrome, HRS）、凝血功能异常等。术前正确评估患者肝肾等功能，积极纠正患者存在的凝血功能障碍、采用低体温疗法、维持肝脏血流灌注等，避免加重肝脏损伤，降低患者术后并发症的发生率，缩短在ICU住院时间，改善患者预后。

（一）术前评估

肝功能不全患者术前应该根据患者个体差异，完善术前检查。包括凝血功能、肾功能、血电解质等，了解患者身体状况、肝功能及可能出现的并发症，评估术中可能的出血情况等，以尽量避免加重围术期肝损伤。健康肝脏由门静脉（75%）和肝动脉（25%）供血，具有一定的储备能力，临床肝损伤只有在损害严重的情况下才发生。然而，晚期肝病患者肝储备能力差，容量不足或者手术刺激可能加重肝损伤，增加术中出血和术后肝性脑病的风险。

肝硬化增加了患者心率和心排血量，降低了外周血管阻力，患者心肌收缩力受损，β-肾上腺素能受体功能下降，导致患者心肌收缩功能障碍。此外，肝硬化患者对外源性去甲肾上腺素和其他的血管收缩剂如血管紧张素Ⅱ和血管加压素的反应较差。因此，术中的心血管稳定性难以维持足够的器官灌注，术前需对肝脏储备功能作详细的评估。术前十二导联心电图和超声心动图应常规检查。

HPS和POPH是长期慢性肝功能损伤导致的肺血管疾病。确切的病理生理机制尚不清楚，但二者均以肺微循环血管重构为主要特征。HPS定义为肝病、门静脉高压、吸入空气时年龄校正的肺泡-动脉氧梯度增加（>15～20 mmHg）以及肺内血管扩张。HPS病理生理主要是弥漫性或局限性肺毛细血管扩张，导致肺动脉-静脉分流的增加。HPS的发展与肝脏损害程度无明显关联，患者可以表现为劳力性呼吸困难、发绀，15%的患者出现肺动脉-静脉分流，影响围术期肝脏灌注和氧合。POPH的发生率较HPS低，患者可以表现为劳力性呼吸困难、胸痛、晕厥等。

HRS是与严重的肝脏疾病最密切相关的肾脏疾病。主要是由于内脏血管扩张，导致有效血管体积的减少引起的肾血流灌注不足，通常表现为晚期肝硬化腹水患者出现少尿、尿毒症等。HRS可通过围术期的液体转移和血管内血容量不足加重。晚期肝病患者可出现电解质紊乱如低钠血症，术前应纠正患者电解质紊乱，避免发生脑桥中央髓鞘溶解症（central pontine myelinolysis, CPM）等。

（二）改善患者凝血功能

肝脏在凝血过程中起着举足轻重的作用，凝血功能障碍是急性和慢性肝衰竭的一个突出特点。肝脏功能损伤导致凝血因子生成、维生素K代谢受到影响，导致弥散性血管内凝血、纤溶活性增强和

（或）血小板数量或功能的改变。患者术前凝血酶原时间增加与术后肝功能不全及围术期死亡率相关。术前应积极纠正患者凝血功能障碍，正确评估手术出血情况。低温可能抑制凝血级联反应中酶的活性，从而进一步加重术中出血，因此术中应常规使用保温设备。门静脉高压脾亢可以导致血小板下降和凝血功能异常。此外，严重肝脏功能损伤患者，即使血小板数目正常，其功能可能受损，施行椎管内麻醉应该慎重。术前评估和纠正凝血功能障碍对于减少术中失血和输血具有重要意义。应用维生素K，输注新鲜冰冻血浆或冷沉淀、血小板可纠正患者凝血功能异常和血小板过低。

晚期肝病患者与肝功能正常的患者相比，更容易由于麻醉或手术发生肝功能失代偿。通过对733例肝硬化患者术后研究发现，其术后30天内死亡率为11.6%，并发症发生率为30.1%，明显高于无肝功能损害患者。手术后肺炎是最常见的并发症，其危险因素包括高Child-Pugh评分，确诊为肝硬化、腹水、血肌酐升高、术前胃肠出血和术中低血压等。急慢性肝炎均会增加肝脏对缺血的敏感性，同时也会导致肝脏处于高代谢状态。肝脏血供复杂，受各种因素的影响，血流改变会降低肝脏的血液供应，从而导致随后的肝细胞损伤，如心排血量减少或全身血管阻力降低或右心房压力增加均可降低肝血流量。内脏血液供应是高度可变的，即使心排血量稳定或增加，肝脏血流供应也不一定增加。这种肝动脉缓冲反应是由局部释放的腺苷介导的。此外，内皮细胞、一氧化氮、内皮素和一氧化碳等均参与了肝脏血流的调节。麻醉药物通过作用于此类介质，影响肝脏功能。

（三）低体温疗法

急性肝功能衰竭可见于肝脏移植和严重休克、创伤中。脑水肿是急性肝衰竭常见的并发症，目前，有研究发现，低体温治疗不仅可以降低脑水肿，而且还可以减轻肝脏的损伤。大鼠在体研究，低体温可以降低对乙酰氨基酚引起的急性肝损伤，降低体内转氨酶浓度，减少细胞凋亡。目前，尚无研究证实低温可以抑制肝细胞再生。低体温可能会造成凝血功能障碍。当体温低于35℃时，血小板数量会降低，功能发生障碍，当体温低于33℃才会产生凝血功能障碍。尽管如此，对于非手术患者低体温疗法出现大量失血的概率较低。但是，目前仍然缺乏临床大样本的研究来证实这一观点。

（四）维持肝脏血流灌注

慢性肝病患者肝功能储备能力降低，对缺血和低灌注更加敏感，因此需要对动脉血压严格的控制。然而，平均动脉压并不一定能完全反映器官的血供。围术期血管活性药物的使用，不仅改变心排血量和全身血管阻力，也影响了肝脏等脏器局部血流和氧耗。Krejci V等发现当血压高于基础值约20 mmHg时，输注肾上腺素和去甲肾上腺素会降低空肠黏膜局部肠系膜和微循环血流。其他器官的血液流动（如胃、结肠、肝脏、肾）几乎不受影响。肾上腺素可能加重感染性休克患者脏器损伤。在对动物感染性休克模型的研究中发现，多巴胺或多巴酚丁胺不论在全身麻醉还是区域麻醉中，均通过增加心排血量，改善微循环血流量。

缺血和再灌注损伤是肝脏移植后患者死亡的主要原因。为减少肝切除中由失血导致的医源性供血血管堵塞，进而引起类似于心源性或感染性休克的热缺血。肝脏缺血耐受性较差，缺血安全时间尚不清楚。除直接缺血损伤外，再灌注过程中也会出现肝损伤。可能与巨噬细胞激活、活性氧的产生和促炎症因子等生成有关。近年来，动物研究中发现缺血预处理可以产生肝脏保护作用。然而，此结论仍然缺乏大量的临床研究数据。

四、麻醉药物与肝保护

（一）吸入麻醉药

吸入麻醉药中，氟烷与自身免疫性肝炎有关，有报道称其发生率约为 $1:6\,000 \sim 1:35\,000$。轻度肝炎表现为肝酶轻度升高、暂时性黄疸。然而，暴发性氟烷相关性肝炎和反复暴露于氟烷与严重肝衰竭有关，引起较高死亡率。异氟烷已经证实通过直接舒张血管增加肝脏的血液供应，可能与促进血红素加氧酶-1（haem oxygenase-1，HO-1）表达有关，通过促进血红素转化为胆绿素Ⅸ、铁和一氧化碳，从而降低门静脉血管阻力，发挥保护作用。七氟烷的代谢迅速，动物实验中发现七氟烷可以引起轻微的门静脉血流量下降，但在人类中没有差异。因此，对于肝功能不好的患者来说，七氟烷是安全的。地氟烷可以增加肝血流量。地氟烷仅小部分通过细胞色素 P450 代谢（0.02%），与其他挥发性麻醉剂相比，肝毒性的报道非常低。

全身麻醉与区域麻醉均可以通过抑制交感神经以致外周血管扩张和低血压。异氟烷诱导的全身麻醉与蛛网膜下隙麻醉相比，当患者平均动脉压维持在正常范围内时，二者对患者的肝功能影响无显著性差异。存在明显的血流动力学波动的患者被排除在研究外。肝功能异常的患者椎管内麻醉会增加椎管内血肿形成的风险，因此，对存在肝功能损害的患者，使用异氟烷、七氟烷等吸入性麻醉药更安全。

吸入麻醉药参与了肝脏 IRI。有研究表明七氟烷在大鼠肝脏移植中，在肝脏 IRI 早期，通过抗氧化等产生肝脏保护效应。同时，七氟烷预处理可以显著降低肝脏切除术后患者体内转氨酶水平。

（二）静脉麻醉药

丙泊酚是一种临床常用的静脉麻醉药。丙泊酚可以通过抗炎、抗凋亡及抗氧化等作用减少对远隔脏器如肾脏、肺等的损伤。越来越多的研究证实，HO-1 参与了器官移植中细胞的保护。HO-1 及其降解血红素的代谢产物体系具有免疫调节、抗氧化、抗凋亡、抗炎症、舒张血管及细胞保护等方面的作用。丙泊酚具有通过上调核因子 E2 相关因子（nuclear factor erythroid 2-related factor 2，Nrf2）信号通路，促进 HO-1 的表达，抑制机体的氧化应激反应，从而起到肝移植术后对肾脏的保护作用。

Yang 等发现在大鼠 45 min 缺血和 120 min 再灌注前接受 10 min 瑞芬太尼预处理可以降低肝脏形态学和生物学损伤。瑞芬太尼预处理可能通过激活 iNOS 的释放，刺激了一氧化氮的释放，而这种效应是独立于阿片受体的。体外研究也证实，瑞芬太尼对肝细胞 IRI 产生保护作用。

右美托咪定是一种高选择性的 α_2 肾上腺素受体激动剂，通过作用于蓝斑核发挥镇静催眠效应，作用于脊髓部位可产生镇痛作用，通过中枢和外周神经系统共同发挥拮抗交感活性效应。最近研究发现可以通过 NF-κB 通路，降低炎症介质，如 TNF-α、IL-6、IL-1β 和 iNOS 等表达抑制肝脏移植的炎症反应，同时，促进 Nrf2 表达，抑制 MAPK 和多聚（ADP-核糖）聚合酶（Caspase-3/poly（ADP-ribose）polymerase，PARP），抑制肝细胞氧化应激和凋亡。

五、总结

围术期肝脏功能保护至关重要。对原本存在肝脏功能损伤的患者进行正确评估，改善患者术前肝肾功能、凝血功能等,纠正患者电解质紊乱等,可以明显改善患者预后,低温治疗、维持患者肝脏血流灌注、麻醉药物的合理选择及使用等将对肝脏产生保护作用。

第五节　围术期肾保护

一、围术期肾损伤

围术期肾脏损伤直接影响麻醉药物的作用与代谢以及患者预后。围术期肾脏损伤是导致致命性肾衰竭的第一步,因此,围术期肾脏损伤是患者与术后死亡相关的独立的危险因素。及时发现肾脏损害的早期征象,预防和保护肾脏损伤至关重要,可以缩短患者住院时间并减少住院费用,降低围术期死亡率,改善预后。

二、围术期肾损伤发生机制

肾损伤分为急性肾损伤(acute kidney injury, AKI)和慢性肾损伤(chronic kidney injury, CKI)。围术期肾损伤主要是指AKI。AKI是指肾脏排泄功能丧失,尿素氮等代谢废物大量堆积,48小时内,血清肌酐升高超过正常水平的1.5倍并导致尿量减少。AKI的发病机制与多种因素有关,围术期最常见的原因是长期的低灌注和心源性休克、低血容量和出血。此外,围术期使用肾毒药物和造影剂可能会进一步损害肾功能。

CKI是指各种原因引起的慢性肾脏结构和功能障碍(肾脏损害病史大于3个月),包括肾小球滤过率正常和不正常的病理损伤、血液或尿液成分异常,及影像学检查异常,或不明原因肾小球滤过率下降。对于发达国家而言,造成CKI的主要原因是高龄、高血压、心血管疾病、糖尿病、体重指数超标、吸烟等。对于发展中国家,细菌、病毒和寄生虫的感染占据了CKI的主要病因。

三、围术期肾保护措施

对于围术期肾保护,主要是防止AKI的发生,同时避免加重肾功能不全患者的肾损伤,因此,对AKI高风险患者的识别是改善肾功能和预后的关键步骤。肾脏损伤高危患者的分层检查及肾损伤评估,避免肾毒性药物的使用以及维持肾脏血流灌注、药物和血液吸附装置运用等是围术期肾保护的具体措施。

(一) 对AKI高风险患者的识别

对肾损伤高危患者的分层检查是保证个体化管理的第一步。大量的随机对照研究发现对于实施心血管手术患者来说,术前心功能不佳、术前造影剂使用、体外循环(cardiopulmonary bypass, CPB)、术中大量出血和低心排血量综合征(low cardiac output syndrome, LCOS)等均会加重肾脏损害,特别是合并慢性肾脏疾病(chronic kidney disease, CKD)的患者。左心功能不全、糖尿病、药物如血管紧张素受体阻滞剂、非甾体抗炎药和静脉注射造影剂等均会影响患者围术期肾脏功能。此外,心脏外科手术复杂程度、体外循环和主动脉阻断时间延长、血液稀释、长期低血压都是术中加重肾功能损害的危险因素。

目前,有多种评分可以用来评估心脏手术患者术后肾脏损害程度。心脏手术后急性肾损伤(acute kidney injury following cardiac surgery, AKICS)评分,通过评估患者年龄(超过65岁)、术前肌酐(超过106 μmol/L)、术前血糖(超过7.8 mmol/L)、心力衰竭、术中联合手术和体外循环时间(超过2小时)、术后心排血量和中心静脉压力等,评估心脏手术患者术后发生AKI的概率。有研究分析449 524个患者发现,患者术后透析治疗的风险与术前肾功能存在相关性(肌酐>229.8 mmol/L提示存在透析的必要性)。高龄、胰岛素依赖性糖尿病与肾小球硬化和慢性肺疾病相关,将增加透析风险。

血肌酐和尿常规是评估患者肾功能的常用指标。近年来,有研究通过基因组学和蛋白组学评估肾脏早期损伤。目前,被认为最具有前景的是中性粒细胞明胶酶相关脂质运载蛋白(neutrophil gelatinase-associated lipocalin, NGAL),可以作为实时监测肾小管压力和肾脏损伤的标志物。胱抑素C(cystatin C, CyC)也可以作为检测肾小球滤过率的标志物。NGAL也可以作为监测危重症患者肾脏功能恢复的指标。尽管在急性炎症状态下,CyC假阳性率较高,但是某些情况下NGAL和CyC联合可以提高检测的灵敏性和特异性。此外,在严重脓毒症和感染性休克时,肝型脂肪酸结合蛋白(liver-type fatty acid-binding protein, L-FABP)、IL-18、肾损伤分子-1(kidney injury molecule-1, KIM-1)和内源性肾上腺激素等标志物都可以用来判断患者是否存在AKI。虽然初步结果有望解释AKI发生的病理生理学机制,但其尚未被广泛应用于临床实践。

(二)避免肾毒性药物

目前,AKI尚没有有效的预防措施,仅少数措施被认为可以降低AKI患者死亡率。避免肾毒性药物,如非甾体抗炎药、氨基糖苷类和静脉造影剂的使用,可以降低AKI的发生率。造影剂主要通过影响肾脏髓质血流灌注从而产生肾损伤。注射造影剂48 h内即可以导致患者血肌酐增加25%或更多(>44.2 μmol/L)。Mehran等分析8 357名经皮冠状动脉介入治疗(percutaneous coronary intervention, PCI)患者,发现造影剂相关AKI的发生与患者年龄、性别、病史(CKD:血肌酐>132.6 μmol/L)、血细胞比容和心功能(New York Heart Association, NYHA)以及术前是否存在高血压等有关。同时,还应考虑到造影剂体积、患者肾小球滤过率等。因此,根据Mehran评分,患者有三项危险因素,其发展成造影剂相关AKI的可能性是26%,PCI术后需要透析治疗的可能性为1%。其他降低造影剂相关肾损伤的策略存在争议。静脉等渗盐水输注(1 ml/kg),包括从术前4～12 h到术后18～24 h。对于心力衰竭的患者要尤其注意,循环超负荷将导致病情恶化。为了减少对比剂用量,尽量使用等渗或者低渗造影剂。有研究发现,N乙酰半胱氨酸(N-acetylcysteine, NAC)通过抗氧化产生肾脏保护作用,但这一研究缺乏大样本的研究证实。

目前,心脏术后AKI的发生率为0.3%～30%,还有3%的患者需要暂时或长期的肾脏替代治疗(renal replacement therapy, RRT)。缺血再灌注损伤、内源性和外源性毒素、代谢因素、氧化应激、微栓塞、神经-体液因子的活化、炎症、体外循环、血流动力学不稳定等均是导致AKI的因素。这些因素可以同时出现,协同加重肾脏损害。RRT已被提议作为一种预防性肾脏保护措施,特别对AKI高危患者,但这仍需要进一步研究证实。CPB被认为在AKI的发展中起着基础性作用,因此,心脏手术CPB

应该尽量避免。近期,对冠状动脉搭桥术患者的随机对照研究发现,非体外循环可以更好地保护患者肾脏功能。

(三)维持肾脏血流灌注

维持患者围术期平均动脉压(mean arterial pressure, MAP)稳定可以保证肾小球毛细血管滤过压力。尽管目前未明确规定避免AKI的理想MAP,但是MAP超过$60 \sim 65$ mmHg可以维持肾脏灌注,而对于合并高血压和糖尿病的患者,MAP值应该适当增加。

肾脏血流量大,氧耗高,但与其他器官相比,氧摄取分数较低,因此,肾脏对血流变化极为敏感。CPB容易导致肾脏损伤,有研究发现减少血液稀释可以产生肾脏保护作用。对于术后可能发生AKI的高危患者接受心脏手术时,应该密切关注患者灌注压,防治心肾综合征,其继发于心力衰竭、LCOS、急性或慢性肾功能障碍和进行性的器官受累,导致多器官功能衰竭。LCOS的早期识别和治疗包括改善心室收缩力,最大限度地减少氧耗和增加氧供,或使用先进的体外辅助装置如主动脉球囊反搏、体外膜式氧合器、左心室辅助装置等。

在脓毒症和休克的情况下,升压药如去甲肾上腺素的使用可以保证肾脏灌注。血管收缩药物、补液和输血对维持肾脏血流灌注至关重要。但是循环超负荷将加重肾功能损伤,尤其对于心力衰竭患者。事实上,中心静脉压升高抑制了静脉回流,可能导致腹腔间隔室综合征和肾充血,最终导致肾小管内压力增加和肾小球过滤梯度减少。对于危重患者,补液应该慎重。液体的量、液体的类型对肾功能也有影响。失血性休克的情况下推荐首先使用等渗晶体溶液,避免了羟乙基淀粉(hydroxyethyl starch, HES),以防或治疗围术期AKI。但也有研究发现在心脏手术使用HES与AKI没有必然联系。在危重患者的液体管理中,尽管生理盐水会导致高氯血症,降低肾血流,但是随机对照研究发现,晶体液并没有降低患者AKI的风险。对于心脏手术而言,AKI的发生与心排血量和CPB有关。

(四)药物

利尿剂常应用于循环超负荷等危重患者,但其对AKI的预防并没有作用,部分甚至可能加重肾损伤。当AKI发生时,利尿剂是否使用仍然存在争议。他汀类药物具有抗氧化、抗血栓和抗炎作用。目前研究发现,他汀类药物可以降低心血管手术患者死亡率。另有研究发现,他汀类药物对心脏手术患者术后AKI并没有预防作用。阿司匹林作为抗血小板药物,已被建议用于术后肾损伤的预防。然而,此药物可以导致围术期出血,因此,对高危患者可直接或间接通过加重围术期出血引起AKI。

(五)血液吸附装置

血液吸附装置是一种能消除细胞因子等的过滤器,具有潜在的抗炎特性。对感染性休克动物模型的研究发现,血液吸附装置可以大幅度降低TNF、IL-6、IL-10和降钙素原,而不是游离血红蛋白、肌红蛋白和胆红素。它可以改善血流动力学、肾功能和肝功能。有研究表明血液吸附装置可以降低心脏术后全身炎症反应综合征。因此,血液吸附装置可以防止心脏手术后患者抗炎相关肾损伤,尽管其需要进一步研究。

四、麻醉药物与肾脏保护

（一）吸入麻醉药物

卤代类吸入麻醉药的肾毒性取决于其在体内代谢后产生的无机氟离子的浓度及持续时间。当血中氟化物峰值达到 50 μmol/L，七氟烷会经肝代谢产生六氟异丙醇和无机氟离子，但目前尚无证据证明其与肾功能不全患者术后肾功能恶化有关。患者在长时间七氟烷麻醉后，约 50% 患者血清中的无机氟离子浓度会超过可引起肾功能损害的阈值 50 μmol/L。也有研究发现七氟烷麻醉时间超过 7 h 后无机氟离子的浓度才会超过 50 μmol/L，而术后产生的无机氟离子的量和浓度与患者术中所用的七氟烷的总量有关。虽然用七氟烷麻醉后会产生无机氟离子，但因其浓度很少达到 50 μmol/L 或者即使达到这一浓度的持续时间也很短，故在临床上很少发生七氟烷麻醉相关的肾损害。有研究显示对肌酐清除率在 10～55 ml/min 范围内的肾功能降低患者，用七氟烷或异氟烷麻醉后也未见此肾功能指标出现明显恶化。因此，短时间七氟烷使用对肾脏功能无明显影响。

氟化物与二氧化碳吸收剂反应生成氟离子需要通过肾小球滤过排泄，对于肾功能不全者，不建议长时间使用七氟烷麻醉。在体研究发现七氟烷对 AKI 有保护作用，体外研究发现七氟烷抑制近曲小管细胞炎症产生和细胞凋亡，因此在肾移植手术中更推荐使用七氟烷麻醉。此外，有研究发现通过在肾脏移植保存液中加入挥发性麻醉药可以保持肾脏最佳灌注压力，从而达到保护肾脏功能的目的，与丙泊酚相比，在肾脏移植术早期使用七氟烷，可以改善肾小球滤过率。

（二）静脉麻醉药物

丙泊酚是一种临床常用的静脉麻醉药。丙泊酚通过抑制氧化应激，减轻线粒体损伤，保护肾脏功能。

依托咪酯对肾脏的血流量影响小，几乎无肾毒性，并具有起效快、代谢快等特点。

大剂量硫喷妥钠快速输注会引起输出量下降，导致血压降低，引起肾脏血流灌注不足，肾小球滤过率降低，造成肾功能损伤。因此，不宜用于肾功能不全患者。

阿片类麻醉性镇痛药物，如芬太尼对肾脏功能不产生影响。瑞芬太尼是超短效阿片类镇痛药物，在非特异性酯酶作用下，快速降解，通过肾脏排泄，其代谢产物对肾功能无影响，但肾功能衰竭会导致瑞芬太尼的代谢产物的排泄速率明显降低。单次剂量的吗啡对肾脏功能无明显影响，但长期用药会导致 6-葡萄糖醛酸的代谢产物累积，造成肾脏损害。此外，吗啡可松弛输尿管平滑肌，使膀胱内括约肌收缩，引起尿潴留。

咪达唑仑通过肝脏代谢，对肾脏功能没有影响。因此，临床上广泛运用于麻醉前用药和全身麻醉的诱导。

对于肌松药，临床常用的非去极化肌松药如阿曲库铵、顺阿曲库铵等，由于不经过肾脏代谢，对肾脏功能无明显影响。去极化肌松药琥珀胆碱，可以使钾离子从细胞内向细胞外转移，导致机体高血钾。因此，对于大面积烧伤、肾功能不全、电解质紊乱等患者禁用。

（三）麻醉方式

硬膜外麻醉与全身麻醉相结合，可以改善患者围术期预后，降低患者死亡率、心肌梗死及相关器官功能衰竭等的发生率。有研究发现,硬膜外麻醉可以降低心脏手术患者的死亡率,而硬膜外血肿的发生率为1∶3 552。因此,麻醉选择需要评估患者凝血功能,权衡风险。

五、总结

围术期肾损伤与多种因素有关。通过对肾损伤高危患者的分层检查、肾损伤评估、避免肾毒性药物、维持肾脏血流灌注、药物如利尿剂、他汀类和阿司匹林、血液吸附装置等可以产生保护肾脏作用。麻醉药物如七氟烷、丙泊酚等已被证实可以产生肾脏保护作用。未来研究应多关注对于存在肾损伤危险因素的识别、早期识别肾损伤的标志物及肾保护其他策略。

(窦梦云　李　锐　张　野)

参 考 文 献

[1] Fun-Sun F. Yao, Malhotra V, Manuel L. Fontes, et al. Yao & Artusio's anesthesiology: problem-oriented patient management. Lippincott Williams & Wilkins, 2014.

[2] Hutchison J S, Ward R E, Lacroix J, et al. Hypothermia Therapy after Traumatic Brain Injury in Children. New England Journal of Medicine, 2008, 358(23): 2447−2456.

[3] Thushara V N, Sangwan A, Sharma B, et al. Cerebral Ischemic Preconditioning: the Road So Far. Molecular Neurobiology, 2016, 53(4): 2579−2594.

[4] Koerner I P, Brambrink A M. Brain protection by anesthetic agents. Current Opinion in Anaesthesiology, 2006, 19(5): 481−486.

[5] Badenes R, Gruenbaum S E, Bilotta F. Cerebral protection during neurosurgery and stroke. Current Opinion in Anaesthesiology, 2015, 28(5): 532−536.

[6] Leung M K, Irwin M G. Perioperative cardioprotection. F1000prime Reports, 2013, 5: 7.

[7] Zhang Y, Irwin M G, Wong T M. Remifentanil preconditioning protects against ischemic injury in the intact rat heart. Anesthesiology, 2004, 101(4): 918−923.

[8] Zhang Y, Irwin M G, Wong T M, et al. Remifentanil preconditioning confers cardioprotection via cardiac kappa-and delta-opioid receptors. Anesthesiology, 2005, 102(2): 371−378.

[9] Marseu K, Slinger P. Perioperative lung protection. Korean Journal of Anesthesiology, 2017, 70(3): 239−244.

[10] Slutsky A S, Ranieri V M. Ventilator-induced lung injury. N Engl J Med.2013, 369(22): 2126−2136.

[11] Neto A S, Schultz M J, Abreu M G D. Intraoperative ventilation strategies to prevent postoperative pulmonary complications: Systematic review, meta-analysis, and trial sequential analysis. Best Practice & Research Clinical Anaesthesiology, 2015, 29(3): 331−340.

[12] Ziser A, Plevak D J, Wiesner R H, et al. Morbidity and mortality in cirrhotic patients undergoing anesthesia and surgery. Anesthesiology, 1999, 90(1): 42−53.

[13] Gut J. Molecular Basis of Halothane Hepatitis. Archives of toxicology. Supplement. Archives of Toxicology Supplement, 1998, 20(20): 3−17.

[14] Krejci V, Hiltebrand LB, Sigurdsson GH. Effects of epinephrine, norepinephrine, and phenylephrine on microcirculatory blood flow in the gastrointestinal tract in sepsis. Crit Care Med, 2006, 34(5): 1456−1463.

[15] Beck C, Picker S O. Perioperative liver protection. Current Opinion in Critical Care, 2010, 16(2): 142−147.

[16] Picker O, Beck C, Pannen B. Liver protection in the perioperative setting. Best Pract Res Clin Anaesthesiol. 2008, 22(1): 209−224.

[17] Mehta R H, Grab J D, O'Brien S M, et al. Bedside Tool for Predicting the Risk of Postoperative Dialysis in Patients Undergoing Cardiac Surgery. Circulation, 2006, 114(21): 2208−2216.

［18］ Mehran R, Aymong E D, Nikolsky E, et al. A simple risk score for prediction of contrast-induced nephropathy after percutaneous coronary intervention. J Am Coll Cardiol, 2004, 44(7): 1393－1399.

［19］ Garg A X, Devereaux P J, Yusuf S, et al. Kidney function after off-pump or on-pump coronary artery bypass graft surgery: a randomized clinical trial. JAMA, 2014, 311(21): 2191－2198.

［20］ Curiel-Balsera E, Muñoz-Bono J, Olea-Jimenez V, et al. Preoperative use of statins does not improve outcomes and development of acute renal failure after cardiac surgery. A propensity score analysis of ARIAM-Andalucía database. Minerva Anestesiol, 2015, 81(7): 723－733.

［21］ Motayagheni N, Phan S, Eshraghi C, et al. A Review of Anesthetic Effects on Renal Function: Potential Organ Protection. American Journal of Nephrology, 2017: 380－389.

第21章
麻醉与围术期药物的相互作用

药物相互作用(drug interaction, DI)是指患者同时或在一定时间内先后接受两种或两种以上的药物所产生的复合效应。复合效应可以是药效加强或不良反应减轻,也可是药效减弱、不良反应增强或出现不应有的毒副作用。自1926年Lundy首次应用平衡麻醉(balanced anesthesia)阐述多种药物复合用于麻醉管理以来,平衡麻醉已经成为当今全身麻醉的标准方法。在整个围术期,不仅多种麻醉药物之间可能存在相互作用,而且患者在手术之前可能已经接受疾病相关的药物治疗或其他伴发疾病的药物治疗,术中也常应用抗菌药物、抗肿瘤药物等,这些药物均可能与麻醉药物产生相互作用。此外,患者的疾病状态、食物、营养保健药物等的应用也可能影响麻醉药物的药效。因此,在联合应用麻醉药物时,要充分了解患者的疾病状态、既往用药情况以及各种麻醉和非麻醉药物的药理特性,充分发挥联合用药中各个药物的药理作用,以达到最好的疗效和最少的药物不良反应,从而提高患者的围术期安全。

第一节 药物相互作用的基本概念和基本原理

按照发生的原理,药物相互作用可分为药剂学相互作用(pharmaceutical interactions)、药物代谢动力学相互作用(pharmacokinetic interactions)和药效学相互作用(pharmacodynamic interactions)。药物相互作用的后果包括期望的(desirable)、无关紧要的(inconsequential)和有害的(adverse)三种作用,其中无关紧要的占绝大多数,而我们所关注的是有害的和期望的相互作用。

一、药剂学相互作用

药剂学相互作用是指在药物进入可利用状态之前发生的直接物理或化学反应,导致药物理化性质发生改变,从而影响药物疗效,又称体外药物相互作用(extraorgan drug interaction)或配伍禁忌(incompatibility)。物理配伍禁忌表现为联合用药时出现混浊、沉淀、分层、结晶、潮解、液化、气泡、变色、黏度改变等现象,例如:布比卡因与碳酸氢钠混合产生沉淀、硫喷妥钠与肌肉松弛药琥珀酰胆碱或维库溴铵混合产生沉淀等;化学配伍禁忌表现为联合用药时出现变色、产气、沉淀、水解、燃烧或爆炸等现象,例如:地氟烷与干燥的钠石灰或巴拉林(baralyme)接触产生一氧化碳等。

二、药效学相互作用

药效学相互作用是指药物联合应用时,一种药物改变了机体对另一种药物的敏感性或反应性,导致药理效应出现相加、协同或拮抗作用。药效学相互作用主要是通过影响受体的竞争结合、神经递质释放以及组织或受体对药物的敏感性等实现的,对血药浓度通常无明显影响。

(一)相加作用

联合用药后的药理效应等于两药各自药理效应的代数和。

(二)协同作用

联合用药后的药理效应超过两药各自药理效应的代数和。协同作用既可以是期望的药理作用发生协同,也可能是不良反应的协同;既可以在不知不觉中发生,也可以有意识地利用药物的特性达到所期望的药理效应协同,同时降低各自药物剂量增加带来的不良反应。因此。在临床麻醉过程中必须充分了解药物的药理特性以及复合用药可能产生的协同作用。咪达唑仑与芬太尼类药物合用在产生镇静协同的同时,呼吸抑制作用也发生协同。在复合应用镇静催眠药或肌肉松弛药物时,作用于同一受体上的药物合用产生的镇静或肌肉松弛作用通常是相加,而作用于不同受体上的药物合用可能更易发生协同作用。此外,在联合用药过程中应考虑到通常无特定药理作用的药物对另一种具有特定药理作用药物的增敏作用。排钾利尿药可使血钾水平降低,从而使心脏对强心苷类药物敏感化,容易发生心律失常,并且还能加强骨骼肌松弛剂的作用,就是围术期常发生的药物敏化的举例,应特别注意。

(三)拮抗作用

联合用药后的药理效应低于两药各自药理效应的代数和。常发生在两种或两种以上药物作用相反或发生竞争性或生理性拮抗的情况,导致药物的作用减弱或消失。例如,应用纳洛酮拮抗阿片类药物过量引起的呼吸抑制;氟马西尼拮抗咪达唑仑的镇静催眠作用;环糊精拮抗罗库溴铵的肌肉松弛作用等。然而,异氟烷与氧化亚氮联合用药的催眠作用大于各自的催眠作用,但小于二者催眠作用的代数和,也属于拮抗作用的一种类型,通常称为低于相加作用的相互作用(infra-additive interaction)或部分相加作用。

三、药动学相互作用

药动学相互作用是指一种药物的应用影响了另一种药物在体内的吸收、分布、代谢和排泄过程,导致另一种药物的血浆浓度模式发生改变,最终改变其作用强度或毒副作用。药动学相互作用改变的是药理学效应的大小及持续时间,而药理效应的类型并没发生改变。

(一)药物在吸收过程中的相互作用

除经静脉给药途径外,口服、经肛、经鼻腔、舌下、吸入等途径给药均需要通过吸收过程进入体循环。尽管在麻醉过程中通常采用静脉或/和吸入途径给药,但在整个围术期,口服给药也非常常见;在小儿,经肛、经鼻腔给药也非常常见,尤其是在小儿术前镇静和操作性检查镇静过程中。给药后进入体循环的药物剂量比率称为生物利用度。按照生物利用度的定义,静脉途径给药的生物利用度为100%,其他给药途径的生物利用度可能相对较低。经口、经肛等途径给药后的生物利用度低可能与胃肠道的吸收降低或/和肝脏的首过代谢效应有关。吗啡30 mg口服的作用等同于吗啡10 mg静脉给药的作用。经胃肠道吸收的药物受到胃排空时间、胃液pH、消化道酶功能、药物转运体等因素的影响。氟烷和地西泮麻醉的患者,外科术后1 h后给予对乙酰氨基酚后的血浆峰值浓度较清醒患者明显延迟和降低,可能与胃排空延迟有关;局部麻醉药中添加肾上腺素能明显降低局部麻醉药吸收进入体循环的速率;同时吸入高浓度气体(如氧化亚氮)和低浓度气体(如氟烷)时,低浓度气体肺泡浓度及血中浓度升高的速度,较单独使用相同低浓度气体时快(第二气体效应);应用葡萄柚汁抑制小肠细胞色素P4503A(CYP3A)能明显增加口服咪达唑仑的生物利用度。抑制肠道p-糖蛋白和有机阴离子转运肽等药物转运体同样能影响药物的生物利用度。

(二)药物在分布过程中的相互作用

药物分布指药物在体内的扩散,药物在血管与组织之间的分布受到组织灌注以及决定药物与蛋白的结合力、电离、脂溶性等相关的化学特性的影响。通常采用表观分布容积来反应药物在体内的分布情况,当药物与组织的亲和力高于与血浆蛋白的亲和力时,药物的分布容积将明显变大,如果同时应用两种与血浆蛋白结合的药物,一种或两种药物的游离浓度可能会升高,增加药物的作用,同样,低蛋白血症将导致药物游离部分增加,可能也会影响到药物的作用。艾司洛尔能够降低丙泊酚的药物剂量,可能与艾司洛尔降低心排血量,导致组织灌注下降,最终导致药物分布改变有关。低心排血量能增加呼气末吸入麻醉药的浓度。

(三)药物在代谢过程中的相互作用

指2种或2种以上的药物同时或序贯用药时,在代谢环节影响药物的疗效,产生疗效增强,甚至产生不良反应,或疗效减弱,甚至治疗失败。是在吸收、分布、代谢、排泄4个环节发生药物相互作用最高的环节。尽管药物在血浆、胃肠道、肺脏、肾脏等部位均可发生代谢,但主要的代谢部位在肝脏。药物代谢通常包括两个时相,Ⅰ相代谢(phase Ⅰ)和Ⅱ相代谢(phase Ⅱ),Ⅰ相代谢包括氧化、还原和水解反应,通过暴露或引进能与结合物质起反应的阴离子基团如-OH、-COOH或-NH$_2$等。经第一步代谢后,大多数药物的药理作用将被灭活,少数药物被活化(原本药物不具备药理作用),还有少部分药物的代谢产物仍有活性或活性增强或毒性加大。催化Ⅰ相代谢的酶主要在微粒体中,属于细胞色素酶系。由于该酶系的还原态与CO结合在450 nm处存在最大吸收峰,又称为细胞色素P450。Ⅱ相反应为结合反应,如与葡萄糖醛酸、硫酸、甘氨酸等结合或经甲基化、乙酰化反应等,导致药物转化为无活性的水溶物经肾脏排出。催化Ⅱ相反应的酶有多种,包括微粒体酶和非微粒体酶(乙酰化、硫酸化、GSH等)。

药物既可以通过竞争同一条代谢途径发生相互作用,也可以通过改变另一种药物的代谢发生相互作用。当两种药物通过同一条代谢途径代谢时,因存在竞争性抑制关系,其中一种或两种药物可能发生代谢缓慢,导致血药浓度增高,作用时间延长。当一种药物通过改变另一种药物的代谢而发生相互作用时,通常存在两种情况:① 一种药物是另一种药物代谢酶的诱导剂,通过诱导代谢酶的合成或/和活性增加,加速另一种药物的代谢,缩短其半衰期;② 一种药物是另一种药物代谢酶的抑制剂,通过抑制代谢酶的合成和(或)活性,最终导致另一种药物的作用增强。由于酶诱导剂主要是通过影响酶的合成来实现的,因此,起效时间通常比较慢,消失时间也比较慢,而代谢酶抑制剂主要通过抑制酶的活性发挥作用,所以起效比较快,首次给药即可发生作用,而恢复时间则取决于抑制药物半衰期的长短。例如,苯巴比妥是肝脏药物代谢酶的诱导剂,能增加其他药物的代谢,导致其他药物的作用减弱;反之,具有酶抑制作用的药物则使另一种药物的代谢减慢,从而延长该药物的半衰期。例如,地高辛在肠道可经正常菌群代谢成双氢地高辛,若合用红霉素,则抑制了正常菌群,可使地高辛血药浓度升高。氯吡格雷是前体药物,需要通过肝脏细胞色素 P450 代谢变为有活性的代谢产物后,才可以选择性地不可逆地阻断 ADP 和血小板 P2Y12 受体结合,抑制血小板的聚集;他汀类药物如阿托伐他汀、辛伐他汀,可与氯吡格雷竞争 CYP3A4 受体,削弱氯吡格雷的血小板抑制作用,临床上倾向于与不影响 CYP3A4 代谢的他汀类药物合用。此外,一些质子泵抑制剂(PPI)可以抑制 CYP2C19 的活性,可减少氯吡格雷活性代谢产物生成,从而增加不良事件,降低该药的临床有效性。

(四)药物在排出过程中的相互作用

药物通过肾脏和非肾脏途径包括肝脏(胆汁分泌)、胃肠道(粪便)、皮肤(分泌)以及肺脏等排出体外。一种药物可能通过损坏肾功能,影响肾小管的分泌作用,从而影响另一个药物的排出,导致该药物的药效改变。抗痛风药物丙磺舒可通过影响青霉素的肾小管分泌,增加青霉素的血药浓度和持续时间,增强疗效,延长给药间隔。

第二节　药物相互作用的研究方法

目前有多种方法可以分析药效学的相互作用,在麻醉领域常用的方法包括浓度(量)-效曲线偏移法、等效线图解法和响应曲面模型法等。

一、浓度(量)-效曲线偏移法

浓度(量)-效曲线偏移法(shifts in the dose or concentration-response curve)是麻醉领域比较常用的研究药物相互作用的方法。首先建立第一个药物单独应用时的浓度(量)-效曲线,然后在第二个药物处于稳态浓度(固定剂量)的状态下,建立第一药物的浓度(量)-效曲线。通过比较单独用药和联合用药后的浓度(量)-效曲线在 X 轴上的偏移情况可以提示存在药物相互作用,X 轴为浓度(量)的对数。联合用药后的浓度(量)-效曲线左移通常提示存在相加或协同作用,而右移通常提示存在拮抗作用(图21-1)。通过比较联合用药前后的半数有效浓度(量)可以为临床上指导临床用药提供有用的信息。3～12岁小儿口服咪达唑仑 0.5 mg/kg 作为术前用药能明显降低达到满意喉罩置入时的丙泊酚半数有效剂量,并使丙泊酚的量效曲线左移。同全凭静脉麻醉相比,七氟烷吸入能够明显降低罗库溴铵和顺阿曲库铵的半数有效(ED_{50})或95%的有效剂量(ED_{95})。

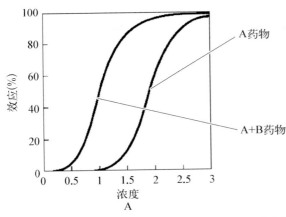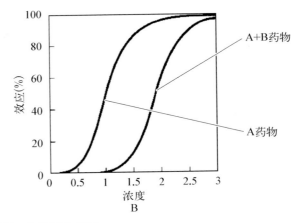

图21-1　浓度(量)-效关系曲线图

左右两图均为A药物单独应用和存在一定量B药物时的浓度(量)-效关系曲线图。左图(A)：在存在一定量B药物时，A药物的浓度(量)-效关系曲线沿X轴左移，提示A、B两药之间存在相加或协同作用；右图(B)：在存在一定量B药物时，A药物的浓度(量)-效关系曲线沿X轴右移，提示A、B两药之间存在拮抗作用

二、分数分析法

首先确定单个药物的 ED_{50}，即有50%的人或动物发生药物反应的剂量，然后观察联合使用两种或两种以上药物的药效，将结果代入下面的公式计算。公式中的A、B、……分别为不同药物产生药效的剂量，各药物剂量的 ED_{50} 分别表示为 A_{ED50}、B_{ED50}、……。如果：$A/A_{ED50}+B/B_{ED50}+……=1$，为相加作用；$<1$，为协同作用；$>1$，为拮抗作用。

三、等效线图解分析法

等效线图解分析法(isobolographicanalysis)在中文文献中有多种的名称，比如等效应法、等高线法、等辐射分析法等。等效线图解分析法是在1953年Loewe提出的等效线图(Isobologram)基础上，应用统计学原理对药物的相互作用进行独立统计分析，是一种在数学上得到充分证明了的计算药物相互作用的方法，对结果的评价更加科学，也更加可靠，在药理学界和临床上得到了广泛的应用，是目前研究两药相互作用的最常用方法(图21-2)。

等效线图解分析法研究药物相互作用的前提和基础是两种药物能够产生相似的效应，分固定剂量法和固定比例法两种实验设计方法。

(一)固定剂量法

方法较为简单，首先确定两种药物各自的浓度(量)-效应曲线和半数有效剂量(ED_{50})，建立Isolograph图，然后，固定剂量的第一种药物与不同剂量的第二种药物组合，确定新的浓度(量)-效应曲线和 ED_{50}，将这一新的 ED_{50} 代入Isobolograph图的直

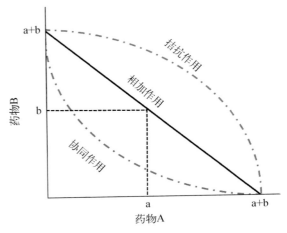

图21-2　等效线图解分析法图

方坐标系中,来判断药物相互作用的结果。在Isobolograph图中,横轴为一个药物的ED_{50}和标准误(或者使用95%置信区间),纵轴为另一个药物的ED_{50}和标准误(或者使用95%置信区间),将两个均值用直线连接后即为相加线。如果实际测得的ED_{50}落在相加线上则相互作用为相加作用,落在左下方则为协同作用,落在右上方则为拮抗作用。

(二)固定比例法

方法较为复杂,首先需要确定两种药物各自的浓度(量)-效应曲线和ED_{50}。然后,选择几个不同的固定比率,将两种药物联合应用,确定新的浓度(量)-效应曲线和ED_{50}。新的浓度(量)-效应曲线是由两个药物共同产生的,由两条量-效曲线合为一条。将两药不同比例联合用药后的ED_{50}代入Isobolograph图的直方坐标系中,来判断药物相互作用的结果。需要注意的是,选择固定比率时应以两种药物的效强差异作为参考(比如一种药物比另一种药物强10倍,则进行比例选择时,一份效应强度大的药物应相当于10份效应强度小的药物),比例范围应尽量包含两种药物含量相当以及两种药物分别占主导地位的情况,以全面评价两种药物的相互作用。

固定剂量法因为固定剂量的药物仅为一个数值,不存在变异度,因此不能与实际求得的联合用药时的ED_{50}进行统计学比较,只能依靠直观作图的方式进行主观判断。而固定比率法,因为两种药物联合应用后的ED_{50}和实际求得的ED_{50}都是一组数据,因此可以对二者进行统计学分析。常用的分析方法有两种。一种是采用95%置信区间是否互相重叠进行比较。若无重叠,则存在显著性差异,否则就没有差异。另一种方法是对预期的联合用药后ED_{50}和实际测得的ED_{50}进行配对检验,以确定是否存在显著性差异。Isobologram法不仅适用于计量资料数据,也适合于计数资料,但计算ED_{50}时应采用probit回归分析。

四、响应曲面模型法

响应曲面模型法(response surface methodology, RSM)是一种优化生物过程的统计学试验设计方法,通过建立连续变量的曲面模型,对影响生物过程的因素及其交互作用进行评价,确定最佳水平范围。响应曲面是两药之间的三维量效关系,X轴和Y轴为两药的血药浓度,Z轴为药物效应(图21-3)。由于所需要的试验组数相对较少,可节省大量的人力和物力,因此,该方法已经成功应用于各种生物过程的优化,如药物相互作用研究、中药活性成分提取优化以及药剂处方设计优化等。

Minto等人首次提出应用响应曲面模型法研究麻醉药物之间的相互作用时,假设相互作用的药物

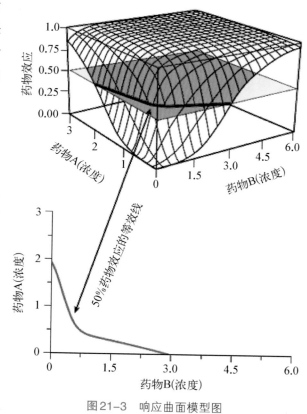

图21-3　响应曲面模型图

(摘自 Minto C F, Scnider T W, Short T G, et al. Response surface model for anesthestic drug interactions, Anesthesiology 92: 1603-1616,2000.)

各自表现出一种"S"型量效曲线关系,而任意一个固定比例联合用药组成一个具有独特"S"型量效曲线关系的"新药",以两种药物的浓度为X轴和Y轴,然后与效应做曲面图。响应曲面模型法能够建立药物之间全部效应水平上的量效关系,这对研究麻醉药的相互作用十分重要,因为在麻醉过程中需要达到明显的药理作用,而手术结束时又需要药物作用迅速恢复。因此,麻醉医师必须充分了解药物的全部浓度效应关系和如何从最大药效迅速有效的恢复。

等效线图解法仅能阐述药效相似的两种药物在单一水平上的相互作用,存在一定的缺陷;浓度(量)-效曲线偏移法则是固定一个药物的浓度,建立另一个药物的量效曲线,从而判断两种药物的相互作用类型,在其量效曲线所反映的两种药物中,只有一种药物的浓度发生改变,其阐述药物相互作用的效果不及等效线图解法;响应曲面模型法不仅可以研究两种药物之间的相互作用,而且还可以用于两种以上药物的相互作用,并且在响应曲面上发现最优化的药效响应区域(具体见第22章)。

五、药物相互作用研究方法总结(表21-1)

表21-1　常用药物相互作用研究方法间的比较

分析方法	量-效曲线偏移法	等效线图解法	响应曲面模型分析法
研究药物的数量	2	2	2~3(理论上研究可以多个药物)
能否识别相互作用的类型	有限。量效曲线沿X轴左移,提示超过相加作用,而右移则提示低于相加作用	能识别。相加线的下方,向坐标原点内凸,说明超过相加作用;在相加线的上方,向坐标原点外凸,说明低于相加作用	能识别。可以用函数来描述相互作用,包括简单的(同一个参数贯穿全部的浓度范围)和复杂的(不同响应曲面部位有所不同)。可识别的相互作用类型包括超过相加或低于相加或更加复杂的相互作用,如部分和反转激动剂之间的相互作用
是否可以辨别相互作用的程度	不能	可能难以判断离开相加线的偏移是真正的偏移或者是变异	可以,模型通常包含一个用于相互作用分析的参数。相互作用参数可以用于量效关系的不同方面(最大效应、药物作用强度、曲线斜率),也可以与个体之间的差异有关
优点	非常简单,能够提供临床相关的药物强度指标(如在一个药物浓度固定时,另一个药物C_{50}降低情况)	当两个药物能各自达到研究终点时,通常比较强大。因为在所有的药物剂量组合中,两药的药物作用强度比保持恒定,与标准的等效线图的假设保持一致	可与药代动力学模型相结合,描述两个或更多药物联合用药时的全时程药效。由于模型参数是应用混合效应模型技术开发的,所以可以估计个体间和个体变异的协变量作用
缺点	相互作用的解释受限于所研究药物的浓度	相互作用的解释受限于所研究的效应水平。扩展传统的等效线图需要应用达到不同最大效应的药物组合	有时计算比较复杂,需要仔细的研究设计来反应响应曲面的全部特征

(摘自 Hannam J A and Anderson B J: Pharmacodynamic interaction models in pediatric anesthesia, Pediatric Anesthesia 25: 970−980, 2015.)

第三节　麻醉药物之间的相互作用

本节阐述的麻醉药物之间的相互作用主要基于药效而非药物的作用机制,这对临床麻醉管理十分重要。因为麻醉药的作用非常宽泛,而且在很多情况下难以从药物作用机制角度推测出药物相互作用的程度。合理应用药物不仅可以达到有利作用相加或协同,而且还可以减轻或避免不良反应;反之,如果药物配伍不当,则可以导致有利作用降低,不良反应增加。

一、吸入麻醉药的相互作用

由于麻醉蒸发器不能同时打开,因此,在临床上通常不会发生同时应用两种需要蒸发器挥发的吸入麻醉药物。然而,联合像氧化亚氮、氙气等不需要挥发器蒸发的吸入麻醉药物或在麻醉诱导和维持过程中更换吸入麻醉药物时,可发生吸入麻醉药物之间的相互作用。在大鼠中,所有含氟类强效吸入麻醉药物联合应用时,其MAC值表现为相加作用;尽管有动物研究表明,含氟类吸入麻醉药物是肝脏药物代谢酶的抑制剂,预先吸入的麻醉气体可能通过抑制肝脏代谢酶,降低肝脏对后吸入的麻醉气体的代谢率,减少毒性代谢产物的形成,改善吸入麻醉的安全性,但其临床意义并不明显。因为两种含氟类吸入麻醉药物在呼吸回路里同时存在的时间通常比较短。

氧化亚氮是目前临床上最常用的不需要挥发器蒸发的吸入麻醉药,尽管其麻醉效能较弱,MAC值高达105%,但与其他吸入麻醉药物合用时,可明显降低任何一种吸入麻醉药物的MAC值,65%的氧化亚氮大约能够降低吸入麻醉药MAC数的50%。绝大多数临床研究表明,氧化亚氮对其他强效吸入麻醉药的MAC值呈相加作用。然而,有研究发现氧化亚氮与异氟烷或七氟烷联合用药时的催眠作用大于各自的催眠作用,但小于二者催眠作用的代数和。

氙气是另外一种不需要通过麻醉挥发器蒸发的吸入麻醉药,通常与氧气按不同比例混合通过普通的呼吸回路发挥作用。临床研究表明,氙气与吸入麻醉药物联合应用时,其MAC值是相加的。由于氙气目前不能人工合成,价格昂贵,临床上尚未推广应用。

(一)吸入麻醉药与阿片类药物之间的相互作用

吸入麻醉药物与阿片类药物合用是临床麻醉过程中最常见的复合用药之一。临床研究表明,阿片类药物与吸入麻醉药物之间在镇静催眠和镇痛等方面存在协同作用,表现为剂量依赖性降低吸入麻醉药物的MAC值。然而,阿片类药物仅在低浓度情况下可明显降低吸入麻醉药物的MAC值,随着阿片类药物浓度的升高会出现"封顶"效应(ceiling effect),瑞芬太尼的血药浓度为1.37 ng/ml时,可以使异氟烷切皮MAC值降低50%;当血浆瑞芬太尼浓度达到2.0～4.0 ng/ml时,MAC值降低达70%以上;随后,瑞芬太尼血药浓度的增加对MAC值的影响逐渐减弱,瑞芬太尼高达32 ng/ml水平时,也仅使异氟烷切皮MAC值降低90%,异氟烷的呼气末浓度基本维持在0.2 MAC水平,难于继续下降(图21-4)。其他阿片类药物与吸入麻醉药之间的相互作用模式基本类似于瑞芬太尼与异氟烷之间相互作用。

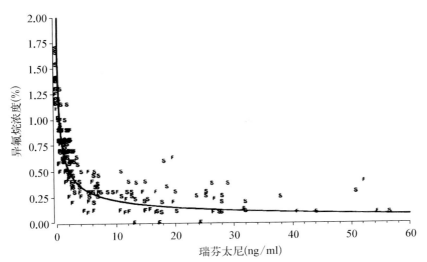

图21-4　血浆瑞芬太尼浓度对异氟烷防止切皮体动反应浓度的影响（瑞芬太尼降低异氟烷切皮MAC值）

F代表患者对切皮刺激有体动反应，S代表患者对切皮刺激无体动反应，实线为一40岁患者的logistic回归曲线。低浓度血浆瑞芬太尼剂量依赖性降低异氟烷切皮MAC值，血浆瑞芬太尼超过2.0～4.0 ng/ml时，降低异氟烷切皮MAC值的作用明显减弱，表现为"封顶效应"［摘自Lang E, Kapila A, Shlugman D, et al. Reduction of Isoflurane Minimal Alveolar Concentration by Remifentanil. Anesthesiology85（4）：721-728, 1996.］

　　阿片类药物随剂量的增加，对呼吸、循环系统等影响将明显增加。考虑到阿片类药物与吸入麻醉药相互作用的"封顶"效应，当联合使用吸入性麻醉药物和阿片类药物时，不建议使用大剂量的阿片类药物。因为一旦到达相互作用的高峰平台期，再增加阿片类药物时，不但不会明显降低吸入麻醉药物的MAC值，反而可能导致苏醒时间明显延迟。瑞芬太尼例外，因其时量半衰期（context-sensitive half time）较短（3～5 min），长时间大剂量应用后的血药浓度降低仅需10～15 min，无明显蓄积，但可能导致术后痛觉敏化，术后应给予充分镇痛。

（二）吸入麻醉药物与静脉麻醉药物之间的相互作用

　　尽管"计算机辅助持续输注"（computer-assistedcontinuous infusion, CACI）技术的发展已经可以使麻醉医师像应用吸入麻醉药挥发罐那样精准调控静脉麻醉，但静脉麻醉和吸入麻醉复合应用依然是临床上最常用的麻醉方法。如果应用得当，可以明显降低苏醒躁动，降低术中知晓的发生率。因此，充分了解二者之间的相互作用对麻醉管理十分重要。

　　动物和临床研究均表明，丙泊酚可浓度依赖性地降低七氟烷MAC值。等效线图解法显示，丙泊酚和七氟烷在镇静催眠和抑制有害刺激引起的体动反应方面呈相加作用（图21-5）。67%的氧化亚氮能够降低丙泊酚抑制切皮反应的半数有效浓度的25%～35%，呈部分相加作用。硫喷妥钠与氧化亚氮合用同样呈部分相加作用，而硫喷妥钠与含氟类吸入麻醉药物合用时，随血浆硫喷妥钠浓度的增加，氟烷的MAC值进行性下降，当硫喷妥钠的血浆浓度达到7.4 μg/ml时，氟烷的MAC值约降低50%；当硫喷妥钠的血浆浓度达到32 μg/ml时，氟烷的MAC值约降低90%，表现为明显的协同作用和"封顶"效应。咪达唑仑和安定与吸入麻醉药物合用，也同样表现为协同降低MAC值和"封顶"效应。

　　不同于其他静脉麻醉药物，氯胺酮是目前临床上唯一通过阻断NMDA受体起作用的静脉麻醉药物，能明显降低吸入麻醉药物的MAC值，等效线图解法显示明显的协同作用，且无"封顶"效用，因为

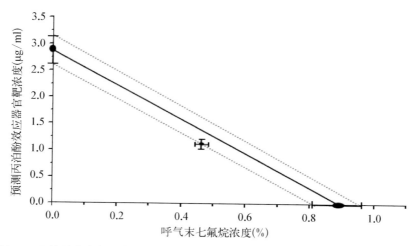

图21-5　丙泊酚和七氟烷在镇静催眠和抑制有害刺激引起的体动反应方面呈相加作用

摘自 Harris RS, Lazar O, Johansen J W, et al. Interaction of Propofol and Sevoflurane on Loss of Consciousness and Movement to Skin Incision during General Anesthesia.Anesthesiology 104(6): 1170-1175, 2006.

氯胺酮能够使吸入麻醉药物的MAC值降低100%，即单独应用氯胺酮能完全抑制有害刺激引起的体动反应。需要特别指出的是，特异性的NMDA受体阻滞剂MK801本身不能完全抑制有害刺激引起的体动反应，提示氯胺酮除阻断NMDA受体，可能还影响了其他受体。

（三）吸入麻醉药物与肌肉松弛药之间的相互作用

吸入麻醉药物本身具有一定的肌肉松弛作用，单纯高浓度的七氟烷或氟烷吸入诱导，可以达到满意的气管插管条件，但高浓度的吸入麻醉药物可以在循环代偿能力差的患者引起明显的血流动力学改变。因此，临床上通常采用较低浓度的吸入麻醉药联合应用肌肉松弛药的方式进行满意的气管插管。肌肉松弛药物包括去极化肌肉松弛药和非去极化肌肉松弛药物两大类药物。目前临床上常用的去极化肌肉松弛药主要是琥珀酰胆碱，尽管可以持续静脉给药，但通常采用单次静脉给药，单次给药时的作用时间比较短，吸入麻醉药不但不增强其肌肉松弛作用，甚至还可能加快琥珀酰胆碱快速耐药以及Ⅱ相阻滞的发生，而且会引发恶性高热的可能。吸入麻醉药物通常能增加非去极化肌肉松弛药的作用。

吸入麻醉药物呈剂量和时间依赖性增加非去极化肌肉松弛药的药效，主要表现为肌肉松弛药的维持时间和恢复延长，维持剂量减少。此外，不同种类的吸入麻醉药物对非去极化肌肉松弛药的药效影响也不相同。同全凭静脉麻醉相比，1.5 MAC的地氟烷、七氟烷、异氟烷吸入麻醉明显左移罗库溴铵引起神经肌肉阻滞的累积量效曲线，提示吸入麻醉药明显增加罗库溴铵的肌肉松弛作用，而且增强作用的顺序为：地氟烷＞七氟烷＞异氟烷＞氟烷＞全凭静脉麻醉药物（图21-6）。导致这一差异的原因可能与地氟烷和七氟烷的血-气分配系数和组织-气体溶解度相较其他吸入麻醉药物低，神经肌肉接头与肺泡之间浓度容易快速达到平衡有关。

吸入麻醉药增强非去极化肌肉松弛药的作用机制尚不清楚，本章阐述的相互作用主要基于药效方面的相互作用，而不是基于作用机制或药代动力学方面的相互作用。可能的作用机制包括：① 增加肌肉的血流量，促使更多的肌肉松弛药进入神经肌肉接头部位；② 中枢性抑制运动神经元与中间神经元的突触连接；③ 直接抑制突触后乙酰胆碱受体；④ 增强肌肉松弛药与乙酰胆碱受体的亲和

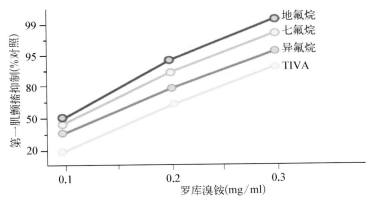

图21-6 1.5 MAC 的地氟烷、七氟烷、异氟烷吸入麻醉和全凭静脉麻醉（TIVA）对罗库溴铵引起的神经肌肉阻滞的累积量效关系的影响

（摘自 Wulf H, Ledowski T, Linstedt U, et al. Neuromuscular blocking effects of rocuronium during desflurane, isoflurane, and sevoflurane anesthesia. Can J Anaesth 45: 526－532, 1998）

力；⑤ 非特异性作用。

（四）吸入麻醉药物与 α₂ 肾上腺素能受体激动剂之间的相互作用

α_2 肾上腺素能受体激动剂可乐定最早用于高血压的治疗，在应用的过程中发现其具有明显的镇静、抗焦虑、镇痛等作用，目前作为麻醉辅助用药已广泛用于临床麻醉和疼痛治疗中，尤其是高选择的 α_2 肾上腺素能受体激动剂——右美托咪定。无论是经鼻腔给药，还是静脉持续给药，右美托咪定均能明显降低吸入麻醉药物的 MAC 值，明显减轻苏醒期躁动。经鼻腔给予 1.0 μg/kg 或 2.0 μg/kg 右美托咪定可使小儿气管插管所需要的七氟烷浓度由 2.82% ± 0.17% 降至 2.26% ± 0.18% 或 1.83% ± 0.16%。右美托咪定的血浆浓度为 0.37 ng/ml 和 0.69 ng/ml 时，可以使异氟烷的 MAC 降低 35%～47%。由于缺乏右美托咪定的完整量-效关系曲线，所以吸入麻醉药与右美托咪定在人体上相互作用的类型尚未明确，但动物研究显示，右美托咪定能剂量依赖性的降低吸入麻醉药物的 MAC 值，MAC 值可降低 81%～100%，具有明显的协同作用。可乐定与吸入麻醉药的相互作用类似于右美托咪定与吸入麻醉药的相互作用，但可乐定与吸入麻醉药的相互作用具有"封顶"效应和协同作用。高剂量 α₂ 肾上腺素能受体激动剂对血流动力学有一定的影响，与吸入麻醉药物合用时可导致血流动力学不稳定，应注意加强监测。

二、静脉麻醉药物的相互作用

（一）静脉麻醉药物之间的相互作用

尽管静脉麻醉药物多种多样，但目前临床上常用的静脉麻醉药主要包括激活 γ-氨基丁酸（GABA）受体和阻断 NMDA 受体两大类。激活 GABA 受体起作用的静脉麻醉药物通常包括丙泊酚、咪达唑仑、依托咪酯、硫喷妥钠等；阻断 NMDA 受体起作用的静脉麻醉药物主要为氯胺酮。

激活 GABA 受体起作用的静脉麻醉药物联合应用时，其镇静催眠相互作用通常表现为相加或协同，在抑制有害刺激引起的体动反应方面通常表现为协同作用。尽管咪达唑仑单独用药不能抑制有害刺激引起的体动反应，但与丙泊酚合用时，能使丙泊酚抑制有害刺激引起体动反应的量效曲线明显

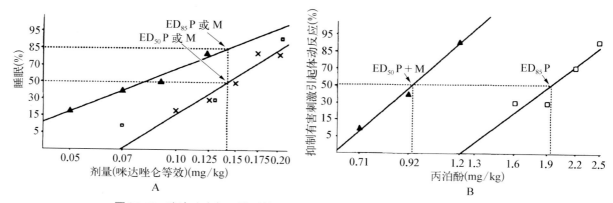

图 21-7 咪达唑仑与丙泊酚协同催眠(A)和抑制有害刺激引起体动反应(B)

图 21-7A：咪达唑仑与丙泊酚协同催眠，X=咪达唑仑(M)，□=丙泊酚(P)，▲=咪达唑仑+丙泊酚(M+P)，X轴为咪达唑仑等效剂量；图 21-7B：咪达唑仑与丙泊酚协同抑制有害刺激引起的体动反应，□=单纯应用丙泊酚(P)，▲=0.13 mg/kg咪达唑仑+不同剂量丙泊酚(M+P)(摘自 Short T G, Chui P T. Propofol and midazolam act synergistically in combination. British Journal of Anesthesia 67: 539~545,1991.)

左移，且左移超过10%，提示存在协同作用(图 21-7)。硫喷妥钠和咪达唑仑合用，其镇静催眠作用表现为协同作用，硫喷妥钠抑制有害刺激引起体动反应的量效曲线也明显左移，且超过10%，提示硫喷妥钠与咪达唑仑之间在抑制有害刺激引起的体动反应方面存在协同作用。

在临床上，激活γ-氨基丁酸(GABA)受体和阻断NMDA受体的静脉麻醉药物合用时，其镇静催眠和抑制有害刺激引起的体动反应方面通常表现为相加作用或部分相加作用。

(二)静脉麻醉药物与阿片类药物合用的相互作用

丙泊酚与阿片类合用是最常用的静脉麻醉诱导和维持以及镇静组合。瑞芬太尼因其独特的血浆和组织非特异性酯酶水解特性，导致其在长时间或/和大剂量输注后仍能迅速代谢，血药浓度明显下降，近年来，瑞芬太尼与丙泊酚一起广泛用于全凭静脉麻醉。响应曲面模型法研究显示，丙泊酚与瑞芬太尼合用无论是在催眠镇静，还是在抑制有害刺激引起的体动反应方面均呈协同作用。瑞芬太尼的血药浓度达到4 ng/ml[相当于0.15 μg/(kg·min)持续输注]时，相互作用达到高峰，大约降低丙泊酚剂量的66%。在临床相关浓度范围内，应用双频指数作为监测终点时，二药之间表现为相加作用。需要特别注意的是，二者的呼吸抑制作用也呈协同作用。其他阿片类药物如芬太尼、阿芬太尼、舒芬太尼等与丙泊酚合用时相互作用类似于瑞芬太尼。1.0 μg/kg芬太尼能够降低丙泊酚诱导镇静催眠剂量的20%，抑制有害刺激引起体动反应剂量的50%。在联合应用的过程中，对于老年体弱或循环代偿能力比较差的患者，也要注意二者合用对血流动力学的影响。

咪达唑仑因其良好的镇静和遗忘作用，广泛用于术前口服或鼻腔给药镇静以及静脉复合或静吸复合用药。等效线图解法分析显示，咪达唑仑与芬太尼或阿芬太尼合用对催眠镇静有明显的协同作用，单纯应用咪达唑仑和芬太尼引起患者对语言命令丧失反应的半数有效剂量分别为0.19 mg/kg和7.7 μg/kg，联合用药后达到对语言命令丧失反应的半数有效剂量分别为0.04 mg/kg和1.9 μg/kg，明显位于等效线的下方(图 21-8)。在抑制有害刺激引起体动反应方面，咪达唑仑能明显降低阿片类药物的剂量。此外，咪达唑仑也能明显增加阿片类药物对呼吸和循环系统的抑制作用。

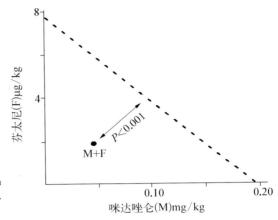

图21-8　咪达唑仑与芬太尼协同催眠镇静

摘自Ben-Shlomo I, Abd-El-Khalim H, Ezry J, et al. Midazolam Acts Synergistically with Fentanyl for Induction of Anesthesia. British Journal of Anaesthesia 64(1): 45-47, 1990.

其他静脉麻醉药物与阿片类药物之间也存在相互作用。大鼠研究表明,依托咪酯和吗啡或芬太尼合用时,其镇静催眠作用呈协同作用,而在抑制有害刺激引起的体动反应方面却表现为相加作用;硫喷妥钠和吗啡或芬太尼合联合用于大鼠时,镇静催眠作用呈协同作用,而在抑制有害刺激引起的体动反应方面却表现为部分相加作用。在临床上,镇痛剂量的芬太尼并不影响硫喷妥钠的镇静催眠作用,或最多表现为部分相加作用。

（三）静脉麻醉药物与α₂肾上腺素能受体激动剂之间的相互作用

大量的临床研究表明,α_2肾上腺素能受体激动剂右美托咪定作为麻醉辅助用药能明显降低静脉麻醉药的用量。1.0 μg/kg右美托咪定静脉负荷剂量后(15 min),0.2 μg/(kg·h)持续输注维持,使丙泊酚的诱导剂量降低62.5%,但在一项小儿食管、胃、十二指肠镜检查麻醉研究中,1.0 μg/kg右美托咪定静脉负荷剂量(10 min)对丙泊酚抑制有害刺激引起体动反应的血浆半数有效浓度无明显影响,对丙泊酚的量-效曲线也无明显影响。咪达唑仑与右美托咪定复合在催眠镇静、抑制大鼠刺激引发的机体反应等方面均呈明显协同(图21-9)。

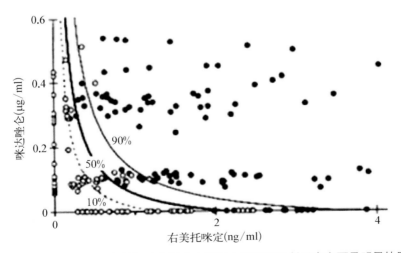

图21-9　咪达唑仑与右美托咪定复合在抑制大鼠翻正反射反应方面呈明显协同

○=存在翻正反射,●=失去翻正反射;点线、粗实线和细实线分别为概率水平在10%、50%和90%的拟合曲线〔摘自Bol C J J G, Vogelaar J P, Tang J P, et al. Quantification of Pharmacodynamic Interactions between Dexmedetomidine and Midazolam in the Rat. J Pharmacol Exp Ther 294(1): 347-55, 2000.〕

三、肌肉松弛药物之间的相互作用

在起效时间较快的非去极化肌松药罗库溴铵应用于临床麻醉之前，气管内全身麻醉通常采用去极化肌松药琥珀酰胆碱辅助气管插管，插管后应用非去极化肌松药维持肌肉松弛。这一用药模式可以加快非去极化肌松药的起效时间，增强其肌肉松弛效能，对中短效肌松药罗库溴铵、维库溴铵、阿曲库铵等的肌肉松弛作用可能延长，对长效肌肉松弛药泮库溴铵、哌库溴铵等的作用时间影响不明显。

与麻醉诱导不同，在手术即将结束，非去极化肌肉松弛药已开始恢复，关闭腹膜有一定难度时，面临追加中短效的非去极化肌肉松弛药，还是追加短效的去极化肌松药琥珀酰胆碱的选择。尽管追加琥珀酰胆碱在大多数情况下并没有明显影响肌肉松弛的恢复，但部分患者可能会发生脱敏感阻滞，导致肌松恢复明显延迟，而且缺乏有效的拮抗措施。舒更葡糖钠（sugammadex）是一种新的可以快速逆转罗库溴铵深肌松的药物，舒更葡糖钠的应用有可能解决关腹时追加肌肉松弛药的两难境界。

应用琥珀酰胆碱之前应用小剂量的非去极化肌肉松弛药可以减少肌颤、肌肉疼痛、高钾血症以及眼压和腹内压升高等不良反应，但琥珀酰胆碱的起效时间延长，肌肉松弛效应减弱，恢复时间变短。

非去极化肌松药包括变异喹啉类和氨基甾类，目前临床上很少需要联合应用这两类肌肉松弛药物。同一类的非去极化肌肉松弛药联合应用后的肌肉松弛作用呈相加作用，而不同类型的非去极化肌肉松弛药联合应用可能呈协同作用。

四、局部麻醉药物的相互作用

临床上常用的局部麻醉药物主要包括酯类和酰胺类局部麻醉药物。酯类局部麻醉药物通常包括普鲁卡因、丁卡因等，而酰胺类局部麻醉药通常包括利多卡因、布比卡因、罗哌卡因等。临床上应用局部麻醉药时，常常根据局部麻醉药的理化学性质、起效时间、作用时间以及作用强度等进行混合用药，以达到缩短起效时间，增加作用强度和作用时间以及减少局麻药中毒的风险。临床上，利多卡因和丁卡因联合应用可以达到上述目的，但普鲁卡因和布比卡因合用则可明显降低布比卡因的药效，布比卡因与甲哌卡因合用则可增加甲哌卡因的毒性反应的发生，主要与布比卡因明显降低甲哌卡因与α_1酸性糖蛋白的结合率有关。

局部麻醉药物中添加肾上腺素类缩血管药物可以减慢局部麻醉药物的吸收，增强局部作用，延长作用时间，减少局部麻醉药物中毒的发生，但对布比卡因、依替卡因等扩张血管作用不明显的局部麻醉药是否需要添加肾上腺素类缩血管药物尚存在争议。对于高血压、甲状腺功能亢进患者应禁止添加肾上腺素类缩血管药物，在手指、脚趾、阴茎等部位应用局部麻醉药时也应禁止添加肾上腺素类缩血管药物。

将布比卡因、甲哌卡因和利多卡因内添加碳酸氢钠，提高细胞外液pH，降低局部麻醉药的解离，促进局部麻醉药在组织内的扩散，从而缩短局部麻醉药的起效时间，另一方面，CO_2扩散到细胞内，导致细胞内pH下降，使轴浆内解离型局部麻醉药分子形成增加，最终使局部麻醉药的作用增强。需要特别指出的，局部麻醉药添加碳酸氢钠后，局部麻醉药的稳定性降低，过量的碳酸氢钠可导致结晶析出，建议现配现用。

局部麻醉药物与阿片类药物合用也非常普遍,动物实验表明,鞘内联合应用阿片类药物和局部麻醉药物利多卡因和布比卡因时,镇痛作用起效明显加快,镇痛效能明显提高,作用时间明显延长。临床上分娩镇痛时也通常伍用阿片类药物,以降低局部麻醉药的浓度和用量以及增强镇痛作用。普鲁卡因与芬太尼合用时,普鲁卡因及其代谢产物可以阻断阿片 μ 受体,导致拮抗芬太尼的镇痛作用,因此,临床上应禁止普鲁卡因和芬太尼合用。局部麻醉药物剂量过大或注射部位血管丰富时,局麻药可以吸收进入血液循环,导致中枢和外周神经突触等的抑制,可以明显降低全身麻醉药物或肌肉松弛药物的剂量。

第四节　麻醉药物与围术期用药之间的相互作用

围术期患者常因外科疾病或其他伴发疾病而广泛地应用各种药物治疗,这些药物与麻醉药物之间可能存在相互作用,影响药物的疗效和不良反应。由于药物种类繁多、机制不明以及相互作用的诊断不清等因素的共同作用,使这些患者在围术期的麻醉管理十分有挑战性。

一、抗高血压药物

围术期高血压非常常见,约25%的非心脏外科手术患者术前合并高血压,高血压患者接受心脏或非心脏外科手术时发生心血管事件仍然是围术期的主要危险。高血压患者通常采用β肾上腺素能受体阻滞剂、α_2受体激动剂、硝酸盐类药物、利尿剂、钙通道阻滞剂、血管紧张素转换酶抑制剂(angiotensin-converting enzyme inhibitors, ACEIs)和血管紧张素 Ⅱ 受体阻滞剂(angiotensin Ⅱ receptor blockers, ARBs)来进行治疗。不同于既往需要术前停用抗高血压药物,目前通常主张持续服用抗高血压药物,以维持围术期循环功能的稳定。然而,这些抗高血压药物在术中可能与麻醉药物产生相互作用,导致不良事件的发生。

(一)血管紧张素转换酶抑制剂和血管紧张素 Ⅱ 受体阻滞剂

ACEIs 或 ARBs 与麻醉药物之间的相互作用是有争议的。ACEIs 或 ARBs可能增加全身麻醉后顽固性低血压的发生率,限制对麻黄碱和去氧肾上腺素的反应。12例应用ARBs的患者术中均发生了低血压,其中4人需要血管加压素治疗。丙泊酚能明显降低卡托普利处理大鼠的平均动脉压,卡托普利增加丙泊酚的扩血管作用,且不同于丙泊酚经典扩张血管反应的机制,它并不依赖NO通路。另外的临床研究发现,10 h 以前停用ACEIs/ARBs可降低麻醉诱导后发生低血压的风险。尽管如此,ACEIs引起的麻醉诱导后低血压发生率和β肾上腺素受体阻滞剂、利尿剂或钙通道阻滞剂引起低血压的发生率无差别,而且还有研究认为,ACEIs与低血压之间无相关性,ASA ≥ Ⅲ级可能是比较强的围术期发生低血压的预测指标,而不是围术期服用抗高血压药物本身。Schulte 等人在全凭静脉麻醉下行短小手术的患者身上也没有发现ACEIs进一步加剧低血压的发生。因此,目前通常建议手术当天早晨停止服用ACEIs/ARBs。术前不停用ACEIs具有预防术中高血压、减轻冠状动脉受损以及改善肾功能等特点。此外,长时间服用ACEIs并没有加剧椎管内麻醉后的早期血压下降。

（二）β肾上腺素能受体阻滞剂

β肾上腺素能受体阻滞剂常用于高血压或（和）缺血性心脏病的治疗。在20世纪90年代以前，如果患者术前长期服用β肾上腺素能受体阻滞剂，通常担心会影响患者对低血容量、低氧和高碳酸血症的生理反应，同时也会担心某些吸入麻醉药物的负性肌力药物与β受体阻滞剂的负性变时和变力作用一起导致血流动力学的不稳定。随着新型吸入麻醉药物七氟烷和地氟烷的应用，这些新型吸入麻醉药物与β受体阻滞剂合用对左心功能和平均动脉压影响比较轻，对心跳和心排血量的影响几乎可以忽略，因为这些吸入麻醉药物主要降低外周血管阻力，而不是抑制心肌收缩力。

近年来的研究证实，围术期停用β受体阻滞剂不仅与心肌缺血事件的发生有关，而且还能明显增加心肌梗死的风险。这可能与机体对内源性儿茶酚胺的敏感性增高，导致交感神经系统的活性加强以及潜在疾病的恶化、血小板的聚集、氧解离曲线偏移、血浆肾素反跳性增加等因素有关。因此，目前建议长期服用β受体阻滞剂治疗高血压或/和心肌缺血的患者，在围术期不需要停用β受体阻滞剂。

β受体阻滞剂的应用可能影响肌肉松弛药的药效。艾司洛尔（esmolol）预处理能明显降低琥珀酰胆碱在大鼠胫前肌的肌肉松弛强度，琥珀酰胆碱的ED_{50}由191 μg/kg增加到227 μg/kg，肌松起效时间由28 s延长至43 s，肌肉松弛时间明显缩短。动物研究还表明，艾司洛尔可抑制血浆胆碱酯酶的活性，降低美维松的起效时间，拮抗最大肌肉松弛作用，延长肌肉松弛作用。艾司洛尔明显延长罗库溴铵的起效时间，可能与心排血量下降导致肌肉血流下降有关。此外，具有膜稳定效应的β受体阻滞剂如普萘洛尔可能通过降低神经肌肉接头后膜对乙酰胆碱的敏感性，从而增强非去极化肌肉松弛药的阻断作用，延长肌肉松弛药的作用时间。

长期应用β受体阻滞剂可导致术中发生心动过缓和严重低血压风险增加，通常选用小剂量阿托品静脉给药实验性治疗，一般每5 min注射0.5 mg，最大不超过2.0 mg，如果不能有效纠正，则需要选用小剂量的β受体激动剂如多巴酚丁胺、肾上腺素等，严禁应用α肾上腺素激动剂来纠正严重的低血压，因为在应用β受体阻滞剂的情况下，α肾上腺素受体激动剂可以引起外周血管收缩明显增加，加重心脏后负荷。

长期应用β受体阻滞剂还可以引起肝脏微粒体酶活性抑制，导致经肝脏微粒体酶代谢的药物受到影响。由于利多卡因、布比卡因等局部麻醉药物主要通过肝脏微粒体酶代谢，因此，长期服用β受体阻滞剂的患者应用这些局部麻醉药物时，可导致代谢清除率下降，血浆浓度增高。为预防局部麻醉药中毒反应的发生，术中应降低局部麻醉药物的用量，同时避免加用肾上腺素，因为肾上腺素的β受体激动作用已被阻断，α受体的兴奋作用将明显增强。

（三）利尿药物

利尿药物常用于高血压和（或）充血性心力衰竭的治疗。术前长期服用利尿药物的高血压患者，血管内容量可明显减少，如果未能及时纠正机体的容量缺失，在麻醉药的心肌抑制和血管扩张作用下，患者容易发生低血压。

利尿药物除导致血容量减少外，还可导致不同程度的血浆电解质紊乱。噻嗪类利尿药物主要通过作用于髓袢升支皮质部和远曲小管前段，通过抑制$Na^+ - Cl^-$协转运系统，使原尿Na^+、Cl^-的重吸收减少，导致利尿作用。随着远曲小管的Na^+增多，$K^+ - Na^+$交换也有所增加，导致K^+外排增加，同时，血容量的减少导致的肾素-血管紧张素-醛固醇系统的激活,进一步促进 K⁺ - Na⁺ 交换和 K⁺ 外排。因此,长期服用噻嗪类利尿药物容易发生低血钾(< 3.5 mmol/L),即使没有发生明显的低血钾,钾的全身总含量也可能明显降低。低血钾可导致神经、肌肉的应激性减弱,从而增强非去极化肌肉松弛药物的作用强度,延长肌肉松弛药物的作用时间。低血钾还可以导致心肌细胞的兴奋性增高,可诱发室性心动过速、室颤等心律失常的发生,最后导致心脏停搏于收缩状态。此外,低血钾也可以引起心肌张力下降、心脏扩大、外周血管扩张、血压下降等。低血钾患者在麻醉前应及时补充钾,以防止在麻醉过程中发生血流动力学不稳定。

(四)钙通道阻滞剂

钙通道阻滞剂因具有降低循环血管阻力以及心肌负性变时和变力作用而广泛用于高血压、缺血性心脏病、脑血管痉挛、心律失常等治疗。很多麻醉药物,尤其是吸入麻醉药物也同样具有扩张血管以及心肌负性变时和变力作用。因此,二者合用可能具有潜在的相加或协同作用。然而,长期服用钙通道阻滞剂的患者接受麻醉时,如果左心功能良好而又无其他影响因素,那么发生麻醉相关并发症的风险并没有明显增高。术中急性应用钙通道阻滞剂,与恩氟烷合用产生的心肌抑制作用较与氟烷或异氟烷合用时强;氟烷与维拉帕米、地尔硫䓬合用对心肌抑制作用较与硝苯地平或尼卡地平合用强;七氟烷与尼卡地平合用降低血压的作用较恩氟烷和异氟烷强,但与异氟烷合用引起的低血压持续时间最长。尽管吸入麻醉药物可不同程度的抑制交感神经活性,但在异氟烷麻醉下,应用尼卡地平可导致血中儿茶酚胺明显增加,且较恩氟烷麻醉明显。在七氟烷麻醉下,尼卡地平对血中儿茶酚胺的改变作用不明显。

吸入麻醉药物与钙通道阻滞剂,尤其是维拉帕米、地尔硫䓬合用,可能明显影响心脏传导系统,引起心动过缓、房室传导阻滞、甚至窦性停搏等心律失常,需要立即停用吸入麻醉药物。维拉帕米与吸入麻醉药物合用对房室传导阻滞的抑制作用较地尔硫䓬明显,而吸入麻醉药物与硝苯地平合用却对房室传导无明显影响。

钙通道阻滞剂本身并不影响骨骼肌的肌颤搐反应,但可能增强肌肉松弛药物的作用。尼卡地平预处理能够明显缩短罗库溴铵的起效时间,并改善插管条件。硝苯地平可增强肌肉松弛药物的残余作用,可导致患者术后呼吸功能不足。动物研究提示,钙通道阻滞剂对去极化和非去极化肌肉松弛药的肌松作用均有增强作用。此外,钙通道阻滞剂还能增强氨茶碱扩张平滑肌的作用;钙通道阻滞剂能增加血中地高辛的水平,在增强地高辛作用的同时,也增加了地高辛中毒的风险。

吸入麻醉药氟烷、异氟烷和钙通道阻滞剂维拉帕米可浓度依赖性抑制缺氧引起的肺血管收缩,吸入麻醉药物与维拉帕米合用对缺氧性肺血管收缩的抑制作用呈相加作用,对单肺通气的患者,应特别警惕二者合用对氧合的影响。

西咪替丁和雷尼替丁等抑制胃酸分泌的药物能明显增加钙通道阻滞剂的生物利用度,增加血药浓度和药效,而巴比妥类药物则可降低钙通道阻滞剂的生物利用度,降低其药效。

动物实验和临床病例报道提示,在发生恶性高热(malignant hyperthemia)时,丹曲林与维拉帕米或地尔硫䓬合用时可导致房室传导阻滞明显加重、心肌收缩力明显下降以及血钾明显升高,但硝苯地平的作用不明显。因此,对怀疑或恶性高热倾向的患者要避免使用维拉帕米或地尔硫䓬,必要时可以硝苯地平替代。

（五）α₂受体激动剂

1966年，可乐定作为首个人工合成的α₂受体激动剂用于高血压的临床治疗，可乐定不仅可以治疗高血压，而且在治疗酒精和药物戒断、辅助抗心肌缺血、镇静、抗焦虑、减少全身麻醉药用量等方面也发挥了较广泛的作用。由于可乐定具有较长时间的镇静和循环抑制作用，目前越来越多地被特异性和亲和力更强的α₂受体激动剂右美托咪定所取代，更多地用于辅助麻醉和机械通气患者的镇静。α₂受体激动剂的降压作用可能与激活延髓血管运动中枢的α₂受体，降低交感神经的活性，增强迷走神经系统的张力有关；右美托咪定结构中的咪唑啉结构也可通过激动咪唑啉受体引起低血压和心动过缓。镇静催眠则与脑干蓝斑核（locus ceruleus, LC）处去甲肾上腺素能神经元细胞膜α₂受体结合，抑制腺苷酸环化酶，减少细胞内cAMP含量，抑制LC神经元发出神经冲动，阻断LC到皮质下的上行去加肾上腺素能的兴奋性传导通路，产生镇静催眠作用有关。镇痛作用则可能与脊髓水平或脊髓上或外的α₂受体有关，目前尚存在争议。

注射右美托咪定可出现剂量依赖的双相心血管反应，成人1.0 μg/kg的剂量静脉注射可引起短暂的血压升高和反射性的心率减慢，持续5～10 min；随后由于中枢神经突触前α₂受体被激活，中枢交感神经受到抑制，NE释放减少，导致血压的持续下降和心率减慢。采用稀释、减缓输注、补充血容量以及选择合适的患者和严密的监护等措施，可以避免起初的高血压和反射性的心动过缓。

不同于常用的苯二氮䓬类催眠镇静作用于GABA受体，可乐定或右美托咪定等通过激活中枢α₂受体发挥镇静催眠作用，两类药物合用产生明显的协同镇静催眠作用，可以明显减少静脉麻醉药物、吸入麻醉药物及阿片类药物的用量。右美托咪定2.0 μg/kg负荷剂量后，2.0 μg/（kg·h）恒速输注45 min能明显降低狗的七氟烷MAC值，MAC值降低约（43.7±11.8）%。术前口服可乐定2.0 μg/kg或4.0 μg/kg使小儿插管所需的七氟烷浓度由（3.2±1.3）%分别降至（2.5±0.1）%和（1.9±0.2）%；术前肌内注射右美托咪定2.5 μg/kg可降低芬太尼的用量达35%。尽管如此，α₂受体激动剂的麻醉节俭作用具有"封顶"效应，剂量过大可导致血压下降，心跳明显减慢等不良反应，因此，在围术期应用此类药物时要注意平衡麻醉节俭作用和不良反应。

α₂受体激动剂与局部麻醉药合用可以明显增强局部麻醉药物的效能和作用持续时间。小剂量的可乐定鞘内注射并不引起影响脊髓的局部血液供应，自身没有神经毒性，也不增加局部麻醉药的毒性。鞘内联合应用α₂受体激动剂和镇痛药物时，α₂受体激动剂与δ受体激动剂合用产生协同抗伤害作用，而与μ或κ受体激动剂合用仅产生相加作用。

（六）其他降压药物

利血平、胍乙啶等老的降压药，尽管应用越来越少，但临床上仍能遇到，尤其是含利血平的复方药物。利血平可以耗竭中枢和外周交感神经内的儿茶酚胺的储备，患者对麻醉药物的心血管抑制作用非常敏感。椎管内麻醉时，低血压发生率高，且血压下降幅度大。服用利血平患者术中发生低血压时，对间接性起作用的拟交感神经药物如麻黄碱类药物的升压作用不敏感，对通过直接起作用的拟交感神经药物如肾上腺素、去甲肾上腺素又非常敏感，常导致血压骤升。在临床上可分次应用小剂量的甲氧明（0.25 mg/次），直到满意为止。由于利血平同时耗竭中枢神经的儿茶酚胺的储备，因此与吸入麻醉药合用时，MAC值可以降低。

胍乙啶因不能通过血脑屏障,因此,仅能耗竭外周交感神经内的儿茶酚胺的储备。患者对麻醉药物的心血管抑制作用也非常敏感。同利血平一样,与氯胺酮、泮库溴铵等具有内在拟交感神经活性的药物合用时,可导致血压明显升高。

二、抗心律失常药物

临床上常用的抗心律失常药物通常分为四大类。Ⅰ类抗心律失常药物为膜抑制剂,主要降低心肌细胞膜对Na^+的通透性。根据对动作电位过程的影响,进一步分为A,B和C三类。IA类药物延长动作电位的时程,主要包括奎尼丁、普鲁卡因胺等;IB类药物缩短动作电位的时程,主要包括利多卡因和美西律等;IC类药物对动作电位的时程无明显影响,主要氟卡尼和普罗帕酮。Ⅱ类抗心律失常药物为β受体阻滞剂,主要通过降低或者阻断交感神经对心脏的作用,降低起搏细胞自动除极斜率(4相),延长房室结传导时间,从而减低冲动频率。Ⅲ类抗心律失常药物主要阻断钾离子跨膜转运,延迟复极时间和动作电位的时程,导致不应期QT间期延长,主要包括胺碘酮、溴苄胺、索他洛尔等。Ⅳ类抗心律失常药物为非二氢砒啶类钙离子通道阻滞剂,主要抑制心肌细胞钙离子跨膜转运,导致传导速度降低和有效不应期延长(ERP)。

长期服用抗心律失常药物治疗的患者,即使心律失常得到控制,但抗心律失常药物的心肌抑制和扩张血管作用仍可使患者处于潜在的血流动力学不稳定状态。目前常用的麻醉药物一般都具有程度不等的抑制心肌收缩力和扩张外周血管张力作用。联合用药不当可加重已存在的心律失常或诱发新型的心律失常,导致血流动力学明显改变。

奎尼丁主要通过肝脏药物代谢酶代谢,苯巴比妥类肝脏药物代谢酶诱导剂能加快奎尼丁的代谢,常规剂量难于达到有效的治疗效果。一旦停用或合用肝脏药物代谢酶抑制剂,奎尼丁的血药浓度会明显增高,导致中毒反应。由于奎尼丁具有α受体阻断作用,与吸入麻醉药物或丙泊酚、硫喷妥钠等静脉麻醉药或其他扩血管药物合用时,可导致明显的低血压。

长期应用胺碘酮患者,全身麻醉后可发生窦性停搏、心肌抑制和低血压等并发症。吸入麻醉药氟烷、恩氟烷或异氟烷与胺碘酮合用可以明显减慢心率、降低左心室压力,延长房-室、心房内以及心室内的传导,呈相加作用。普鲁卡因胺可以明显增加强效吸入麻醉药物的心血管抑制作用,导致严重低血压。

多数抗心律失常药物包括奎尼丁、利多卡因、普鲁卡因胺和普萘洛尔等药物均能增加非去极化肌松弛药的肌肉松弛作用,胆碱酯酶抑制剂对肌肉松弛的拮抗作用不明显,在围术期应适当减少肌肉松弛药的用量,术后应注意发生"再箭毒化"(recurarization)的可能;对去极化肌肉松弛药的影响尚不清楚。

尽管抗心律失常药物与麻醉药物在药效学上存在明显的相互作用,但目前尚缺乏足够的有关麻醉药物对抗心律失常药物的分布容量或清除等方面的药代动力学资料,尚不能基于药代动力学资料来改变围术期的抗心律失常药物的剂量或治疗计划。

三、强心苷类药物

强心苷(cardiac glucoside)类药物,临床上主要用以治疗慢性心功能不全,同时也可治疗某些心律失常,尤其是室上性心律失常。主要通过抑制心肌细胞膜上的Na^+,K^+-ATP酶,使细胞内钠离子浓度升高,然后通过细胞膜上的 $Na^+ - Ca^{2+}$ 交换系统使胞内 Na^+ 与胞外 Ca^{2+} 进行交换,导致细胞内游离 Ca^{2+} 浓度升高,增加心肌收缩力。通过直接增强迷走神经活性和抑制交感神经活性和(或)心收缩力增强,心排血量增加,导致反射性迷走神经兴奋性增高,减慢心率。

奎尼丁、胺碘酮、地西泮等高血浆蛋白结合的药物,可置换与血浆蛋白结合的地高辛,导致血浆游离型地高辛浓度提高,容易发生洋地黄中毒现象;巴比妥类药物、苯妥英钠等可诱导肝脏药物代谢酶,加速强心苷类药物的代谢,降低其血药浓度和药效;螺内酯类保钾类利尿药物以及维拉帕米等钙通道阻滞剂可以降低地高辛的清除,明显提高其血浆浓度、治疗作用和毒性作用。强心苷类药物与利血平、胍乙啶等耗竭交感神经儿茶酚胺储备的药物以及胆碱酯酶抑制剂新斯的明等药物合用,可引起明显的心动过缓,房室传导阻滞,甚至窦性停搏等;洋地黄化的患者对血浆钾离子浓度变化非常敏感,应用琥珀胆碱可因血钾一过性升高导致室性心律失常,甚至心脏停搏;呋塞米、噻嗪类等排钾利尿药导致血钾降低或过度通气引起的低血钾都可增强强心苷类药物的毒性。洋地黄化的患者在吸入麻醉实施过程可因迷走作用出现明显心动过缓。部分患者麻醉前强心苷类药物用量合适,麻醉过程中可能出现不足;麻醉状态下剂量合适,苏醒后可能药物过量或出现中毒反应。此外,洋地黄化的患者对其他增加心肌收缩的药物比较敏感,需慎用儿茶酚胺类药、甲状腺激素或钙盐,即使大量输血后补充小剂量钙盐也应特别慎重,以免诱发严重心律失常。

四、抗癫痫药物

苯妥英钠、苯巴比妥、扑米酮、卡马西平等第一代抗癫痫药物具有诱导肝脏 P450 细胞色素酶的作用,而丙戊酸钠则具有抑制肝脏 P450 细胞色素酶的作用,同时也可能影响尿苷二磷酸葡萄糖醛酸转移酶等其他生物酶的活性。另外,苯妥英钠、地西泮、丙戊酸钠等药物具有较高的血浆蛋白结合率,对其他蛋白结合药物的置换作用比较敏感。因此,第一代抗癫痫药物与多种药物之间存在相互作用。而氨己烯酸、拉莫三嗪、普瑞巴林等第二代抗癫痫药物并不通过肝脏药物代谢酶代谢,所以药物相互作用较少。

苯巴比妥、卡马西平等抗癫痫类药物具有明显的镇静作用,可加强麻醉对中枢系统的抑制作用,导致苏醒期困倦眩晕、昏睡、甚至苏醒延迟等。与麻醉药物合用时,应注意调整药物剂量。有研究显示,服用抗癫痫患者进行丙泊酚静脉全身麻醉行牙科手术患者,丙泊酚的用量明显小于未服用抗癫痫患者 $[5.7 \pm 1.51 \text{ mg/(kg · h)}$ 和 $6.8 \pm 1.27 \text{ mg/(kg · h)}]$。氟马西尼具有逆转苯二氮䓬类药物的镇静催眠作用,对接受苯二氮䓬类药物治疗的癫痫患者可促使癫痫发作,因此,癫痫患者在麻醉催醒过程中应慎用氟马西尼。

在阿片类药物中,哌替啶和吗啡本身没有明显的促进癫痫发作的作用,但哌替啶的代谢产物去甲哌替啶具有明显的中枢兴奋作用,可引起震颤、肌阵挛和癫痫等。长时间应用哌替啶导致去甲哌替啶蓄积、肾功能衰竭,在服用苯妥英钠、苯巴比妥等抗癫痫药物等情况可能引起癫痫发作,应慎用哌替啶。芬太尼、瑞芬太尼、舒芬太尼等阿片类药物对脑电图的影响尚存在争议,但这些阿片类药物与抗癫痫类药物合用,可导致术中阿片类药物的需求增加。在吸入麻醉药中,恩氟烷和七氟烷可导致癫痫样脑电活动,麻醉深度高于 1.5 MAC 和(或)过度通气可增加癫痫发作的风险。高浓度地氟烷或过度通气对脑电活动影响不明显,也有安全用于癫痫患者的治疗报道。尽管氟烷和异氟烷具有潜在的致癫痫作用,但有报道这些药物仍可安全用于癫痫患者。

长期服用苯妥英钠和卡马西平的患者,因肝脏代谢酶活性增高,罗库溴铵、哌库溴铵、维库溴铵等肌肉松弛药物的肝脏清除增加,导致肌肉松弛作用时间缩短,但阿曲库铵和米库氯铵因不依赖于肝脏清除,故作用时间不受影响;对琥珀酰胆碱的肌肉松弛作用时间略有增加。苯妥英钠急性给药可加强罗库溴铵的肌肉松弛作用,具体机制不清,可能与抑制神经肌肉接头的乙酰胆碱释放有关。

五、治疗情绪障碍的药物

(一)选择性5-羟色胺再摄取抑制剂

选择性5-羟色胺再摄取抑制剂(selective serotonin reuptake inhibitors, SSRIs)(又称选择性血清素再摄取抑制剂)是目前临床上最常用的抗抑郁的药物,通过抑制突触间隙内的5-羟色胺再摄取,选择性加强中枢神经系统5-羟色胺能神经通路的活动,对去甲肾上腺或乙酰胆碱能通路几乎不影响。因此,相对于其他抗抑郁药物的不良反应更少。主要包括西酞普兰(citalopram)、帕罗西汀(paroxetine)、氟西汀(fluoxetine)等。氟西汀是细胞色素P4502D6同工酶的强效抑制剂,与通过该酶代谢的药物如β受体阻滞剂、苯二氮䓬类药物、某些抗心律失常药物等联合应用时,可明显增加这些药物的血液浓度和疗效;与三环类抗抑郁药物合用同样导致血浆药物浓度明显增高。此外,与三环类抗抑郁药物合用,甚至可能促使5-羟色胺综合征的发生。总之,服用SSRIs的患者对麻醉管理的影响主要取决于所用的药物是否依赖于细胞色素P4502D6同工酶代谢。

(二)三环类抗抑郁药物

三环类抗抑郁药物(tricyclic antidepressants, TCAs)是SSRIs用于临床之前最常用的抗抑郁药,包括丙咪嗪(imipramine)、氯丙咪嗪(clomipramine)、阿米替林(amitriptyline)等,主要通过增加大脑内去甲肾上腺素的水平起抗抑郁作用,对5-羟色胺的影响相对较轻。某些TCAs也可能具有抗组胺、抗胆碱作用。与丙吡胺、普鲁卡因胺等抗心律失常药物合用时,可明显影响心脏的传导系统,导致心律失常的发生风险和程度增加。卡马西平能够加快TCAs的代谢,降低TCAs的疗效。TCAs可增加患者对儿茶酚胺类药、多巴胺、多巴酚丁胺以及去甲肾上腺素的反应性,明显增加血压和心率,甚至发生心律失常以及患者死亡;与氯胺酮、泮库溴铵等具有内在拟交感神经活性的药物联合应用时,也可导致同样的反应。氟烷和恩氟烷麻醉可增加心脏对儿茶酚胺类药物的敏感性,所以对服用TCAs的患者,尽量避免进行氟烷和恩氟烷麻醉,可选用七氟烷和异氟烷麻醉。如果发生高血压危象,可采用α受体阻滞剂或扩血管药物治疗。

(三)单胺氧化酶抑制剂

单胺氧化酶抑制剂(monoamine oxidase inhibitors, MAOIs)是最早开发用于临床的抗抑郁药物,通过抑制单胺氧化酶,明显降低去甲肾上腺素、5-羟色胺和多巴胺的代谢,明显增加这三种神经递质在脑内的浓度,以及交感神经末端去甲肾上腺素的蓄积。MAOIs分为非选择性MAOIs和选择性MAOIs(A型和B型MAOIs)。非选择性MAOIs包括苯乙肼(phenelzine)、异卡波肼(isocarboxazid)、尼亚拉胺(nialamide)等;A型MAOIs包括吗氯贝胺(moclobemide)、托洛沙酮(Toloxatone)等;B型

MAOIs包括司来吉林（selegiline）、帕吉林（Pargyline）等。

非选择性MAOIs除抑制单胺氧化酶导致血压升高等不良反应外，还可以抑制肝脏代谢酶，具有明显的肝脏毒性，并影响其他药物的代谢和疗效。一般停非选择性MAOIs后2周，肝脏内的MAO才能逐渐恢复正常。由于其不良反应比较多且严重，目前已基本上被选择性的MAOIs所替代。

MAOIs通过抑制肝脏微粒体酶，降低巴比妥类药物在肝脏内代谢，血药浓度增加，因此，术中应适当减少巴比妥类药物的用量，但对丙泊酚、依托咪酯、咪达唑仑等影响不明显；对异氟烷、七氟烷、氧化亚氮等吸入麻醉也无明显的影响，但对氟烷麻醉，可能因抑制肝脏微粒体酶，导致氟烷肝脏毒性增加，心肌对肾上腺素的敏感性也增加，术中易发生心律失常。

特别值得指出的是，应当禁止哌替啶与MAOIs合用。因为二者合用可以引起兴奋和抑制两种不同类型的严重不良反应。兴奋作用可能与哌替啶抑制突触前膜对5-羟色胺的重摄取、增强MAOIs升高脑内5-羟色胺的浓度以及哌替啶的代谢产物去甲哌替啶的致惊厥作用有关；抑制作用可能与肝脏微粒体酶受到抑制，造成哌替啶体内大量蓄积有关，可引起呼吸抑制、心血管虚脱或患者昏迷，后果非常严重。与吗啡或喷他佐辛联合应用也有类似的不良反应发生，但通常较轻，因此也应慎用。如果需要应用哌替啶或吗啡类药物，最好停止MAOIs两周以上。尽管MAOIs也影响芬太尼、舒芬太尼等阿片类药物的代谢，但一般认为仍然比较安全。曲马多也可阻断去甲肾上腺素和5-羟色胺的再摄取，大剂量也会促进5-羟色胺的释放，也应禁止合用。

服用MAOIs的患者与通过间接拟交感神经类药物（麻黄碱、间羟胺、苯丙胺等）合用时，需要特别谨慎，以免引起神经末梢蓄积的去甲肾上腺素大量释放，导致明显的高血压或高血压危象；与同过直接拟交感神经类药物（去甲肾上腺素、肾上腺素、去氧肾上腺素等）合用时，相互作用比较轻，可在严密监护下应用；对通过直接和间接起拟交感神经类药如多巴胺，也应注意发生高血压危象的可能。局部麻醉药物可卡因可抑制交感神经末梢去甲肾上腺素的重摄取，在与MAOIs合用时，也可引起外周血管的收缩和血压的明显升高。

随着特异性MAOIs的应用，既往建议术前2—3周前停用MAOIs的观念已经转变。一般来讲，只要做好充分的术前准备，全面了解MAOIs的不良反应及其药物的相互作用，对于服用MAOIs的患者，仍然可以比较安全的接受麻醉。

（四）锂制剂

碳酸锂是第一个，也是目前最重要的治疗躁狂的药物。尽管其机制尚不完全清楚，但通常认为与锂增加脑内5-羟色胺的合成和抑制去甲肾上腺素的释放有关。锂的治疗窗比较窄，治疗时易发生药物过量，导致镇静、衰弱、共济失调和QRS波增宽。由于锂离子能够选择性抑制钠离子通道，随后抑制钙离子内流，影响动作电位的传播，延长许多非去极化肌肉松弛药的作用时间。因此，在临床应用过程中，要注意调整药物剂量。另外，由于锂能够阻断脑干肾上腺素和去甲肾上腺素的释放，锂与吸入麻醉药合用时的MAC值明显降低，麻醉作用明显增强，苏醒期可能延长。

（五）抗精神病药物

抗精神病药主要用于治疗精神分裂症以及有精神病性症状的精神障碍。分为典型抗精神病药物（传统抗精神病药物）和非典型抗精神病药（非传统抗精神病药）两种。典型抗精神病药物通过阻断中枢多巴胺D_2受体起作用,其典型代表为氯丙嗪、氟哌啶醇、奋乃静、舒必利、泰尔登等,主要用于治疗精神分裂症、躁狂症;非典型抗精神病药(或非传统抗精神病药)通过对中枢神经系统多种受体综合调控起作用。根据其药理作用可分为:① 5-羟色胺和多巴胺受体拮抗剂(serotonin-dopamineantagonists, SDAs),如利培酮、齐拉西酮。② 多受体作用药(multi-acting receptor targeted agents, MARTAs),如氯氮平、奥氮平、喹硫平。③ 选择性D_2/D_3受体拮抗剂,如阿米舒必利。④ D_2、5-羟色胺($5-HT_{1A}$)受体部分激动剂和5-羟色胺2A($5-HT_{2A}$)受体拮抗剂,如阿立哌唑。非传统抗精神病药对改善精神分裂症的阴性症状、情感性症状及认知功能方面具有优势。

典型抗精神病药物通常具有明显的安定镇静作用,能明显增强巴比妥类和苯二氮䓬类药物的中枢抑制作用以及抗胆碱作用;与阿片类镇痛作用合用时,镇痛作用增强,呼吸和循环系统的抑制作用也明显加重;与其他具有抗胆碱作用的药物合用时,其抗胆碱作用明显增强。此外,氯丙嗪和奋乃静能明显抑制中枢和外周肾上腺素能神经系统的功能,阻断α肾上腺素能受体兴奋引起的血压升高。如果术中发生低血压时,应在积极补充血容量的情况下,应用适当剂量的去甲肾上腺素或去氧肾上腺素,慎用肾上腺素升压,因为肾上腺素同时激活α、β肾上腺素能受体,在α肾上腺素能受体阻断的情况下,β肾上腺素能受体激活,可导致血管扩张和血压的进一步下降。氟哌啶醇也同样具有阻断α肾上腺素能受体和抗胆碱作用。

利培酮(risperidone)为新一代抗精神病药物,属非经典型抗精神病药物。利培酮能够拮抗左旋多巴及其他多巴促效剂的作用,故应禁止联合应用;与卡马西平及其他的肝脏药物代谢酶诱导剂合用,可加速利培酮的代谢,降低其活性成分的血浆浓度,一旦停止肝脏药物代谢酶诱导剂,利培酮血浆浓度可明显升高,应注意适当调整剂量。酚噻嗪类药物、三环类抗抑郁药和一些β阻滞剂等肝脏药物代谢酶抑制剂虽然可增加利培酮的血药浓度,但不增加其抗精神病活性成分的血药浓度。

氯氮平(clozapine)通过作用中枢神经系统的多种受体起抗精神病作用。氯氮平具有明显的镇静作用、抗胆碱能作用以及体位性低血压等不良反应。氯氮平能明显增加抗组胺药、镇静药物、麻醉镇痛药物等抑制中枢神经系统药物的作用;卡马西平可显著降低氯氮平的血药浓度,降低其疗效,且能明显增加粒细胞缺乏症的风险。

六、抗微生物类药物

临床上常用的抗微生物类药物包括抗生素类药物、抗结核类药物、抗真菌类药物和抗病毒类药物。

(一)抗生素

围术期应用抗生素,可通过影响神经肌肉突触前膜和后膜,增强非去极化肌肉松弛药的肌肉松弛作用,延长其作用时间。影响肌肉松弛的抗生素类药物通常分为氨基糖苷类、多肽类(多黏菌素B)、四环素类和其他类(林可霉素)。氨基糖苷类抗生素种类最多,应用最广,对神经肌肉接头功能的影响强度也不同,其中,新霉素＞链霉素＞庆大霉素＞双氢链霉素＞阿米卡星＞西索米星＞卡那霉素＞阿贝卡星。氨基糖苷类可在神经肌肉接头处与钙离子竞争,降低钙离子内流,从而影响乙酰胆碱的释放,导致肌肉松弛作用,其作用类似镁离子。因此,氨基糖苷类抗生素引起的肌肉松弛作用可被钙离子和胆碱酯酶抑制剂部分逆转。多肽类抗生素,尤其是多黏菌素B,对肌肉松弛作用影响最大,而且不能被钙离子和胆碱酯酶抑制剂所逆转。林可霉素和克林霉素也具有抑制神经肌肉接头的作用,其肌肉松弛作用可被钙离子和胆碱酯酶抑制剂部分逆转。青霉素类和头孢类抗生素通常并不影响神经肌肉接头的功能。

抗生素类药物增强肌肉松弛药作用的机制非常复杂,而且不能被钙离子和胆碱酯酶抑制剂完全逆转,当临床上怀疑因伍用抗生素而导致肌肉松弛作用时间延迟时,应避免使用钙离子和胆碱酯酶抑制剂进行拮抗,建议应用机械通气支持直到肌肉松弛完全恢复。由于钙离子可导致部分抗生素灭菌作用减弱,因此,不推荐应用钙进行肌肉松弛的拮抗。

除影响神经肌肉接头功能外,新霉素和链霉素还可以抑制心血管、神经节的功能,多黏菌素B可抑制所有可兴奋组织,引起明显的低血压、心动过缓等不良反应。即使在机械通气条件下,多黏菌素B也很容易导致猫的死亡。因此,对于服用这些抗生素的患者接受麻醉时,也应特别加强对心血管系统的监测。

红霉素、罗红霉素、阿奇霉素等大环内酯类抗生素可明显抑制肝脏代谢酶CYP3A4,降低苯二氮䓬类药物和阿片类药物的代谢,导致血药浓度增加,作用时间延长。在与这些药物合用时,应适当降低剂量。

(二)抗真菌类药物

目前临床上应用的系统性抗真菌类药物种类比较多,抗菌谱、作用机制、药物代谢动力学剂不良反应各有不同。多烯类抗真菌药物两性霉素B和三唑类抗真菌药物氟康唑主要通过肾脏代谢,而且对肾脏具有一定的毒性;三唑类抗真菌药物伏立康唑(voriconazole)和伊曲康唑(itraconazole)不仅抑制真菌的细胞色素P450酶,而且也能抑制人体肝脏细胞色素P450酶,尤其是CYP3A4,与苯二氮䓬类药物和阿片类药物合用时可降低其代谢,导致血药浓度增加,作用时间延长。因此,在与这些药物合用时应适当降低剂量。棘白菌素类抗真菌药物米卡芬净和卡泊芬净通常并不明显影响细胞色素P450酶,因而通过P450酶导致的药物相互作用比较少。

(三)抗结核类药物

治疗结核的药物主要包括异烟肼、利福平、吡嗪酰胺以及乙胺丁醇或链霉素。

异烟肼(isoniazid)既可单独用于结核的预防和潜伏期结核的治疗,也可以和其他药物联合应用治疗活跃期的结核。长时间应用异烟肼可导致明显的肝脏毒性和维生素B_6缺乏,维生素B_6缺乏又可导致外周神经炎症和GABA生成障碍,使中枢抑制性递质GABA减少,产生中枢兴奋、失眠、烦躁不安,甚至惊厥、诱发精神分裂症和癫痫发作。异烟肼能够抑制肝脏微粒体药物代谢酶,增加芬太尼、卡马西平、苯巴比妥等药物的血药浓度,延长作用时间,当二者合用时,应注意调整剂量。异烟肼的代谢产物——联胺可促进肝脏细胞色素氧化酶P450的生成,加速含氟类吸入麻醉药的脱氟基作用,可使恩氟烷麻醉时的血浆氟离子浓度增加4倍以上,达到肾毒性水平,所有服用异烟肼的患者慎用或禁用恩氟烷麻醉。此外,异烟肼的代谢产物还具有单胺氧化酶抑制作用,因此,不宜与麻黄碱、哌替啶等药物合用;与抗凝血药如香豆素或茚满双酮衍生物合用时,由于异烟肼能抑制抗凝药的酶代谢,导致抗凝作用增强。

利福平（rifamycins）主要通过抑制 RNA 的合成用于结核和麻风病的治疗，也可考虑用于耐甲氧西林金黄色葡萄球菌（MRSA）所致的感染。在用于抗结核治疗时，需要与其他抗结核药联合应用。利福平不仅诱导肝脏细胞色素 P450 酶的生成，加速芬太尼类药物的代谢，而且还能诱导肠道内，尤其是小肠近端 CYP3A4 酶的生成，降低苯二氮䓬类药物的生物利用度。

（四）抗病毒药物

艾滋病是一种难以治愈的传染性疾病，随着 HIV 病毒的传播，感染人数逐渐增多，用于治疗 HIV 感染的药物和方法也不断增加。目前采用的治疗方法又叫"鸡尾酒疗法"，也称为高效抗反转录病毒疗法，包括反转录酶抑制剂、蛋白酶抑制剂、整合酶抑制剂等。这些药物在围术期与其他药物的相互作用研究比较少。反转录酶抑制剂齐多夫定（zidovudine, AZT）能够减缓 AIDS 的进展，降低母婴传播。丙磺舒能促进 AZT 的代谢和肾脏的排出；蛋白酶抑制剂利托那韦（ritonavir）是强效蛋白酶抑制剂，具有较强的细胞色素 P450 酶抑制作用，可导致阿片类药物、抗惊厥类药物、抗凝类药物、利多卡因等药物的血浆浓度明显增加，作用增加；利托那韦还能降低苯妥英钠、NSAIDs 以及口服降糖类药物的生物利用度。

七、抗凝类药物

随着老年患者和人工材料植入患者的增加，越来越多的患者术前服用抗凝药物，以预防血栓的形成。然而，应用或联合不当，则会导致围术期血液丢失的明显增加。

肝素主要用于心脏血管外科术中的抗凝，其抗凝作用可以被鱼精蛋白拮抗。与其他药物的相互作用主要在于药物配伍方面的相互作用，肝素在酸性条件下易失活，与葡萄糖溶液长时间混合可导致效价降低，与右旋糖酐合用可增强肝素的抗凝作用。

低分子肝素（LMWH）具有较强的抗活化凝血因子 X 的活性及抗凝血酶Ⅲ的亲和性，而抗凝血酶的活性则较低，基本不影响血小板的质量和数量，出血不良反应比较少，主要用于不稳定心绞痛的防治、血液透析抗凝治疗以及作为术前停用口服抗凝药后的桥连治疗。LMWH 既可以静脉给药，也可以皮下给药，出血不良反应少，通常不需要监测凝血指标。

华法林（warfarin）为香豆类维生素 K 拮抗剂。曾经是唯一的口服抗凝药物。口服吸收率高，与血浆蛋白的结合率高，主要通过肝脏细胞色素 P450 酶的 CYP1A2 亚型代谢，苯巴比妥类药物、苯妥英钠、利福平等能诱导 CYP1A2 酶，加速华法林的代谢，降低血药浓度和疗效，而西咪替丁、罗红霉素等则可抑制 CYP1A2 酶，减慢华法林的代谢，增加血药浓度和疗效。此外，氯丙嗪、保泰松等于血浆蛋白结合率较高的药物可以置换香豆类抗凝药物，增加血中游离的华法林浓度，增加抗凝效果。

阿司匹林是一种传统的非甾体抗炎药，具有解热、镇痛、抗炎、抗风湿作用，小剂量阿司匹林具有抑制血小板聚集作用，是心脑血管疾病预防的基本药物之一，广泛用于临床。与华法林合用能明显增加华法林的抗凝作用；与肝素、普拉格雷、氯吡格雷等抗凝药物合用时，同样增加抗凝作用；小剂量阿司匹林与血管紧张素转换酶抑制剂依那普利和培哚普利合用，增加 PGI_2/TXA_2 比值，降低血浆中去甲肾上腺素浓度，二者具有协同作用；大剂量阿司匹林（325 mg/d）可抑制血管内皮中的 PGI_2 合成，起拮抗作用。此外，与麻醉性镇痛药物合用可增加镇痛作用。

氯吡格雷是临床上比较常用的抗血小板药物,作用确切。由于氯吡格雷的抗血小板作用需要经过细胞色素P450酶(主要为CYP2C19)氧化为活性物质才能起作用,而大部分质子泵抑制剂恰好可抑制细胞色素P450酶CYP2C19活性,导致氯吡格雷的抗血小板活性降低;红霉素、二氢吡啶类钙通道阻滞剂可能通过抑制CYP450 3A4酶,减低氯吡格雷的抗血小板活性。

达比加群酯(dabigatran)一种新型合成的直接凝血酶抑制剂,是外流转运体P-gp的底物,而不是细胞色素P450酶系统底物。与强效P-gp抑制剂(胺碘酮、维拉帕米、奎尼丁、酮康唑、决奈达隆、克拉霉素和替格瑞洛等)联合时,可能会导致达比加群血药浓度升高,抗凝作用增强。临床上禁止与环孢素、全身性酮康唑、伊曲康唑、他克莫司和决奈达隆药物联合应用;与胺碘酮、奎尼丁、维拉帕米和替格瑞洛等药物联合使用时,应特别慎重。

利伐沙班(rivaroxaban)为新开发的 X a 因子抑制剂。与酮康唑、伊曲康唑、利托那韦等P-gp和CYP3A4的抑制剂合用时,可增强其血药浓度,导致出血风险增加。

八、化疗药物

化疗药物种类繁多,通常具有明显的肝脏、肾脏、血液等系统的毒性。此外,阿霉素、顺铂、5-FU、丝裂霉素等具有明显的心脏毒性。与麻醉药物,尤其是吸入麻醉药物合用时,要严密监测血流动力学的改变。化疗药物大多通过肝脏代谢酶进行转化,长期应用化疗药物可导致这些肝脏代谢酶的改变,从而影响通过肝脏药物代谢酶代谢的麻醉药物的作用。因此,接受化疗的患者进行手术时,应进行全面仔细的评估和判断。

九、H$_2$受体阻滞剂

主要用于阻断胃壁细胞表面的H$_2$受体,抑制胃酸的分泌,包括西咪替丁、雷尼替丁、法莫替丁等药物,用于消化道溃疡、反流性食管炎以及消化道不适症状的自我药疗。因此,H$_2$受体阻滞剂与其他药物合用的频率比较高。

西咪替丁分子结构中咪唑环上的N原子与细胞色素P450酶(CYP)亚铁血红素部分的配体非选择性的结合,引起该酶的活性障碍。西咪替丁对大部分的CYP同工酶都有抑制作用,但主要抑制CYP3A4,其次是CYP2D6、CYP2C19和CYP1A2。此外,西咪替丁还是多个药物转运体(转运蛋白)的底物,如有机阳离子转运蛋白(organic cation transporter, OCT)、有机阴离子转运体(organic anion transporter, OAT)和P-糖蛋白(P-gp)。这些转运体多与药物的体内分布和肾脏排泄相关,与其他药物合用时存在竞争肾脏排泄的问题。由于对细胞色素P450酶存在明显的抑制作用,所以西咪替丁与阿片类镇痛药物、利多卡因、华法林、苯二氮䓬类药物合用时,可以明显增加这些药物的血药浓度、药效及不良反应。与利多卡因合用时能降低稳态后的表观分布容积,机体的清除率也明显下降(766 ± 50降至576 ± 47 ml/min),血浆最大峰值浓度升高$50\% \pm 10\%$,明显增加利多卡因中毒的风险。西咪替丁也同样能增加二氢吡啶类钙通道阻滞剂维拉帕米、硝苯地平、尼群地平等的血药浓度。雷尼替丁也具有CYP酶抑制作用,但其抑制作用低于西咪替丁;法莫替丁和尼扎替丁对肝脏CYP酶活性抑制作用不明显。

十、硫酸镁

硫酸镁是用于治疗产科子痫常用的药物,过量镁离子不仅抑制中枢神经系统,而且还可以抑制神经肌肉接头处乙酰胆碱的释放、降低运动终板处乙酰胆碱受体的敏感性和肌纤维的兴奋性,增强去极化和非去极化肌肉松弛药物的作用。因此,对接受硫酸镁治疗的患者使用肌肉松弛药物时,应注意调整剂量;与双氢吡啶类钙通道阻滞剂(如硝苯地平、非洛地平等)合用,可增加降压作用和神经肌肉阻滞效应;与氨基苷类抗生素(如庆大霉素)合用,可增加神经肌肉接头的阻断作用,应避免二者合用。如必须合用,应考虑到其相互作用,导致呼吸抑制的可能;与洋地黄类药物合用时,可引起严重的心脏传导阻滞,甚至心搏骤停。与多黏菌素B、葡糖糖酸钙、多巴酚丁胺盐酸普鲁卡因、四环素、青霉素和萘夫西林等存在配伍禁忌。

(郑吉建)

参 考 文 献

[1] Hendrickx J F, Eger E I 2nd, Sonner J M, et al. Is synergy the rule? A review of anesthetic interactions producing hypnosis and immobility. Anesthesia & Analgesia, 2008, 107(2): 494−506.

[2] Hannam J A, Anderson B J. Pharmacodynamic interaction models in pediatric anesthesia. Pediatric Anesthesia, 2015, 25(10): 970−980.

[3] van den Berg J P, Vereecke H E, Proost J H, et al. Pharmacokinetic and pharmacodynamic interactions in anaesthesia. A review of current knowledge and how it can be used to optimize anaesthetic drug administration. British Journal of Anaesthesia, 2017, 118(1): 44−57.

[4] Catalani B, Hamilton, C S, Herron E W, et al. Psychiatric agents and implications for perioperative analgesia. Best Practice & Research Clinical Anaesthesiology, 2014, 28: 167−181.

[5] Lonjaret L, Lairez O, Minville V, et al. Optimal perioperative management of arterial blood pressure. Integrated Blood Pressure Control, 2014, 7: 49−59.

[6] Smilowitz N R, Berger J S. Perioperative management to reduce cardiovascular events. Circulation, 2016, 133(11): 1125−1130.

[7] 黄宇星,刘二伟.联合用药的药物相互作用及研究方法.药物评价研究,2014,37(3): 276−279.

[8] Harris R S, Lazar O, Johansen J W, et al. Interaction of Propofol and Sevoflurane on Loss of Consciousness and Movement to Skin Incision during General Anesthesia. Anesthesiology, 2006, 104(6): 1170−1175.

[9] Marcucci C, Hutchens M P, Wittwer E D, et al. A case approach to perioperative drug-drug interactions. 1st ed. New York: Springer, 2015.

[10] 杭燕南,俞卫锋,于布为,等.当代麻醉手册:3版.上海:世界图书出版公司,2016.

[11] 米勒.米勒麻醉学:8版.邓小明,曾因明,黄宇光,主译.北京:北京大学医学出版社,2016.

[12] 邓小明,姚尚龙,于布为,等.现代麻醉学:4版.北京:人民卫生出版社,2014.

[13] Hugh C. Hemmings Jr., Talmage D. Egan. Pharmacology and physiology for anesthesia: foundations and clinical application. 1st ed. Philadelphia: Saunders/Elsevier, 2013.

[14] Singsank-Coats J, Seddighi R, Rohrbach B W, et al. The anesthetic interaction of propofol and sevoflurane on the minimum alveolar concentration preventing motor movement (MAC$_{NM}$) in dogs. The Canadian Journal of Veterinary Research, 2015, 79(2): 95−100.

[15] Minto C F, Scnider T W, Short T G, et al. Response surface model for anesthetic drug interactions. Anesthesiology, 2000, 92(6): 1603−1616.

［16］ Wulf H, Ledowski T, Linstedt U, et al. Neuromuscular blocking effects of rocuronium during desflurane, isoflurane, and sevoflurane anesthesia. Canadian Journal Anaesthesia, 1998, 45(6): 526-532.

［17］ Bol C J, Vogelaar J P, Tang J P, et al. Quantification of pharmacodynamic interactions between dexmedetomidine and midazolam in the rat.The Journal of Pharmacology and Experimental Therapeutics, 2000, 294(1): 347-355.

［18］ Ben-Shlomo I, Abd-El-Khalim H, Ezry J, et al. Midazolam acts synergistically with fentanyl for induction of anesthesia. British Journal of Anaesthesia, 1990, 64(1): 45-47.

［19］ Billard V. Pharmacokinetic-pharmacodynamic relationship of anesthetic drugs: from modeling to clinical use. F1000 Research, 2015, 4(F1000 Faculty Rev): 1289.

［20］ Rodríguez-Rubio L, Solis Garcia del Pozo J S, Nava E, et al. Interaction between magnesium sulfate and neuromuscular blockers during the perioperative period. A systematic review and meta-analysis. Journal of Clinical Anesthesia, 2016, 34: 524-534.

［21］ Maranhão M V M, Gomes E A, Carvalho E P. Epilepsy and anesthesia. Revista Brasileira de Anestesiologia, 2011, 61(2): 232-254.

［22］ May J R, DiPiro J T, Sisley J F. Drug interactions in surgical patients. Surgical Pharmacology, 1987, 153: 327-335.

［23］ Short T G, Chui P T. Propofol and midazolam act synergistically in combination. British Journal of Anesthesia, 1991, 67(5): 539-545.

第22章
麻醉药理研究方法和进展

药理学（pharmacology）是一门研究药物与机体（包括病原体）相互作用的科学，包括药物效应动力学（pharmacodynamics，简称药效学）即药物对机体的作用（治疗作用、不良反应等）和药物代谢动力学（pharmacokinetics，简称药动学）即机体对药物的作用（吸收、分布、生物转化、排泄等）。麻醉药理学（anesthetic pharmacology）是药理学的一个分支，专门研究麻醉药物的药理学。麻醉药理学研究包括以实验动物为主要研究对象的麻醉基础药理学研究和以患者或/和志愿者为研究对象的麻醉临床药理学研究，主要任务是为麻醉科医师的合理用药提供理论支持，促进麻醉学科的发展。

与麻醉直接相关的药物包括全身麻醉药物（吸入麻醉药物和静脉麻醉药物）、局部麻醉药物、骨骼肌松弛药物和麻醉性镇痛药物。除骨骼肌松弛药主要作用于骨骼肌系统外，其他麻醉药物包括局部麻醉药均影响全身多个系统。因此，尽管麻醉药物无论是药代动力学还是药效动力学都具有一定的特殊性，但药理学研究的基本原则和技术方法也同样适用于麻醉药理学研究。

第一节　麻醉药理学研究设计

一、基本要求

麻醉药理研究设计的主要目的是高质量、高效率、高精度、低花费的完成实验研究，确切回答所提出的研究问题。要达到这一目的，必须满足实验设计中的基本统计原则和专业原则。基本统计原则包括重复、随机、对照和均衡等原则，而实验设计的专业原则是指药理及临床方面对药效判断的专业要求。在实验设计时，要兼顾统计学原则和专业原则；在实验过程中，应尽可能多的记录一些观察数据，以便进行统计学分析，这对于提高研究质量十分重要。

（一）重复原则

不仅包括精确可靠的实验结果能够在同样的条件下重复出来，而且要保证一定的高质量重复数（实验次数或实验例数）。

（二）随机原则

要求确保每个实验对象在接受处理（用药、分组、抽样等）时具有相等的机会，这样可以减轻主观因素的干扰，减少或避免偏性误差。

（三）均衡原则

是指事先按照主要因素（性别、年龄、体重、病理模型的轻重程度等）分组，然后，在每一组中随机取出等量的实验对象分配到各组，这样可以使次要因素得到随机安排，达到主要因素均衡，次要因素随机的目的。尽管在实验对象例数较多时，随机原则可以保证每个实验对象都有均等的机会，但在实验例数不多时，均衡随机较绝对随机更能保证实验结果的可靠性。

（四）对照原则

是科学研究的基础，没有对照就没有比较。对照包括阴性对照（或空白对照）和阳性对照（参比对照）。应用病理模型进行研究时，为确定用药后是否回到正常水平，还需要设立正常实验组。确保实验组和对照组的研究在完全相同的条件下进行，而且实验例数尽可能相等。当实验组与对照组例数相等时，统计效率最高。

（五）专业原则

实验设计中的专业原则是针对以下两种情况：统计上有显著性意义，但从专业上判断，该指标的有效率差别不大；和统计学上无显著性意义，但从专业上判断，该指标的变化有实际意义。

二、基本设计方法

（一）单组比较设计

观察同一个实验对象处理前后的指标变化。

（二）配对比较设计

实验前将性别、年龄、体重或其他相关的因素进行配对，将两个基本相同的个体配成一对，然后将每对个体分别随机分配到两组中。

（三）随机区组设计（randomized blocks design）

根据"局部控制"和"随机排列"的原理进行。首先按被试者的某些特征进行分组，保持组内同质（组间是否异质视实验性质而定），然后每个区组接受所有的实验处理。这样就控制了实验中的个体差异，但是无法解决处理间的污染问题。一般采用平衡法来平衡处理组间的相互影响，如ABBA设计、拉丁方设计等。随机区组设计是配对设计的扩大。

（四）完全随机设计

应用随机数字表等方法完全随机化分组。

（五）交叉实验设计

首先受试者经过随机化过程进入不同的实验顺序组,然后在各个试验阶段,按研究设计逐一接受相应的治疗处理。由于能够获得来自同一个体两种处理的研究结果,所以能有效地控制其他因素的影响,减少受试者的数量,适合于病情在短期内变化不大的疾病研究,但并不适合存在自愈倾向及病程较短的疾病研究。交叉设计通常需要设立一个"洗脱期",以避免前一个处理效应延迟对后续处理所造成的影响。

（六）正交试验设计（orthogonal experimental design）

是一种研究多因素的试验设计方法。根据正交性,从全面试验中挑选出部分有代表性的点进行研究,这些有代表性的研究点应具备"均匀分散,齐整可比"的特点。正交试验设计是分式析因设计的主要方法,是一种适用于多因素、多水平、误差大、周期长的设计方法,具有高效率、快速、经济等特点。

（七）拉丁方设计（latin for the design）

指由拉丁字母所组成的正方形排列,从行和列两个方向进行双重局部控制,使得每一行或每一列都成为一个完全单位组,而每一处理在每一行或每一列都只出现一次,也就是说,在拉丁方设计中,试验处理数=行单位组数=列单位组数=试验处理的重复数。对拉丁方设计的试验结果进行统计分析时,可以将行、列二个单位组间的变异从试验误差中分离出来。因此,拉丁方设计的试验误差比随机单位组设计小,试验精确性比随机单位组设计高。

三、实验设计中的样本量问题

理论上来说,样本含量越小,所需的经费和时间越少,实际操作也越简单,然而如果样本含量太小,那么研究结果的可重复性及代表性就比较差,研究结果容易得出假阴性或假阳性的结论,即很难获得两组之间存在的真实差异。反过来,如果样本量过大,则所需经费和研究资源就越多,实际操作的难度就越大。因此,样本的代表性和执行成本之间存在着不可调和的矛盾。所以,如果对样本含量进行正确的估算,获得适当的样本含量,既可以节省大量的人力、物力和财力,同时也可以减少对受试者造成的潜在伤害,使研究结果真实可靠。一般情况下,两组间效应差异越小,则所需的样本含量越大。

在药理学研究的样本量估算过程中,除了根据统计学原则进行估算外,还有一些动物实验(表22-1)和临床药效(表22-2)比较的基本例数作为样本量的参考,样本量不能低于这些习惯性的参考值。需要特别指出,对于这些基本实验例数,专家们并没有完全达成共识。如果实验例数过少时,得出的实验结论应特别慎重,特别是临床实验的基本病例数,不同疾病和不同药物有时出入比较大。

在实验研究设计过程中,最常根据统计学方法测算样本量。在应用统计学方法测算样本量之前,首先要弄清楚以下问题:① 首先明确研究资料是计数资料还是计量资料。如果是计数资料,就涉及率及其可信区间以及单个或多个率的比较;若是计量资料,就涉及均值及其可信区间以及单个或多个均值的比较;② 根据研究目的和要求,确定两总体参数值相差多大以上才有统计意义;可以通过

表 22-1 动物实验研究所需要的基本动物例数

动　　物	基本的动物例数
小鼠、大鼠、鱼、蛙等小动物	每组 10～30 例；两组计量资料比较时，每组不少于 10 例；两组计量资料比较时，每组不少于 30 例；3～5 个剂量组进行实验时，每组 8 例也可以，但每个药物的动物总数仍不少于 30 例
兔、豚鼠等中等动物	每组 8～20 例；两组计量资料比较时，每组不少于 6 例；两组计量资料比较时，每组不少于 20 例
猴、犬、羊等大动物	每组 6～20 例；两组计量资料比较时，每组不少于 5 例；两组计量资料比较时，每组不少于 10 例

表 22-2 临床疗效比较研究所需要的基本病例数

疾　　病	基本病例数
公认的难治愈疾病（癌症、狂犬病等）	5～10 例；在特殊情况下，个案报道也有一定的价值
心力衰竭、休克等危急重性疾病	30～50 例患者通常可以做出两组有效率的统计分析；每组 10～30 例的计量资料，经统计学分析 $P < 0.05$，说明有一定的价值
哮喘、冠心病等一般慢性疾病	计数资料需要 100～500 例；如果是多指标的计量资料，且有双盲、安慰剂作为对照，每组 30～50 例患者，统计分析 $P < 0.05$，说明有一定的价值

查询相关的文献、预试验或用临床上认为有意义的差值来代替；③ 确定总体标准差 σ 或总体率 π 的估计值。它们分别反映计量数据和计数数据的变异程度。一般根据前人经验或文献报道做出估计。如果没有前人经验或文献报道作为依据，可通过预实验取得样本的标准差 s 或样本率 P 分别作为 σ 和 π 的估计值；④ 设定统计检验的水准 α（即第一类错误的概率），α 越小，需要的样本量越多，一般取值为 0.05。⑤ 设定统计检验的效能（$1-\beta$，其中 β 为第二类错误的概率），统计检验效能越大，所需样本例数越多，通常取 $\beta=0.1$ 或 $\beta=0.2$，此时的检验效能分别为 90% 或 80%。一般临床试验的检验效能不能低于 75%，否则可能出现非真实的阴性结果；⑥ 确定组间的比例。如果研究中有分组，就需要考虑到组间比例的问题，推荐组间比例为 0.25～4，最好为 1∶1，但并不要求必须是 1∶1。

最后参数值、α 和 β、组间比例代入相应的公式或统计软件如 SAS、SPSS 等即可计算出样本量的大小。需要注意的是，临床研究过程中由于失访，资料不合格等会造成样本量的消耗，所以，在研究设计之初应考虑到这些因素，并在估算的样本量基础上适当增加 10%～20% 样本量，以保证最后纳入分析时能确保足够的样本量。

四、药理研究过程中的药物剂量

确定研究药物的剂量是药理学研究中的基本问题，剂量过小，药效不明显，剂量过大，可引起中毒反应。在探索药物剂量时，应从小剂量开始。一般来讲，在离体器官上研究，可按 3 倍或 10 倍递增药物剂量，在整体动物上研究可按 2 倍、3 倍或 3.16 倍递增；整体动物的毒性试验则可按照 1.2～1.5 倍递增或 0.7～0.85 倍递减。在进行药效比较时，一般选用中效剂量，进行拮抗或解毒试验时，可适当增加剂量，而进行协同试验时，应适当减少药物剂量。由于大多数药物的药效与药物剂量的对数剂量成正比,所以建议药物剂量的设置按等比例设置而不是等差设置。

在探索药物剂量的过程中,常采用递增方案进行研究。应用初始药物剂量后,如果没有出现明显的疗效和不良反应,可按以下方案调整药物剂量:在动物实验,可按初始剂量、2倍初始剂量、3.3倍初始剂量递增,2～4次递增达到预期剂量后,可每次递增30%～40%;在临床实验中,可按照预实验剂量的1/10～1/5为开始剂量,然后,按照开始剂量、2倍、3.3倍、5倍、7倍和9倍开始试用的剂量递增,经过4～6次递增达到预期用量后,每次递增25%～30%。

尽管按照体表面积计算药物剂量较体重给药准确,实验误差可以更小,但按体重给药更加方便,二者之间可以按照A=R×W$^{2/3}$公式换算,A为动物的体表面积,W是体重(kg),R为体型系数,参考表22-3。

表22-3　常见动物体重与体表面积之间转换的体型系数(新法与旧法)

动物(标准体重)	小鼠	仓鼠	大鼠	豚鼠	家兔	猫	犬	猴	人
体型系数(新法)	0.089 9	0.086 2	0.086	0.092	0.101 4	0.108 6	0.107 7	0.118	0.105 7
体型系数(旧法)	0.06		0.09	0.099	0.093	0.082	0.104	0.111	0.1～0.11

不同动物之间的剂量转换原则:动物剂量大致与体表面积成正比,所以不同动物的药物剂量比近似等于不同动物的体表面积比。即:$Dose_{(a)}:Dose_{(b)}\cong A_a:A_b\cong R_a\times W_a^{2/3}:R_b\times W_b^{2/3}$。进一步换算得出每只动物的剂量:$Dose_{(b)}=Dose_{(a)}\times(R_b/R_a)\times(W_b/W_a)^{2/3}$;每千克体重的剂量:$D_b=D_a\times(R_b/R_a)\times(W_a/W_b)^{1/3}$,这两个公式适合于任何动物、任何体重。$Dose_{(a)}$为已知动物a的剂量(mg/只),$Dose_{(b)}$为需要换算动物b的剂量(mg/只);$D_a$、$D_b$为千克体重的药物剂量(mg/kg);$A_a$、$A_b$分别为动物a和b的体表面积($m^2$),$R_a$、$R_b$分别为体型系数;$W_a$、$W_b$分别为体重(kg)。

在动物之间进行药物剂量转换时,应特别注意的是,动物的种属、品系、药物种类、给药途径以及测试指标等均可影响药物剂量换算的准确性。例如:吗啡对一般动物有抑制作用,对猫科类动物却表现为兴奋作用;大鼠对影响外周血管阻力的药物比较敏感,却对强心苷类药物不敏感,而猫对强心苷类药物比较敏感;鼠、兔对催吐药物不敏感,而猫和犬对催吐药物却比较敏感;豚鼠对变态反应特别敏感。因此,不能认为根据公式换算的剂量就是等效剂量,一定要结合实验的实际情况。

第二节　麻醉药理学研究的基本方法

一、药物代谢动力学研究

药代动力学是定量研究药物在机体内吸收、分布、代谢和排泄规律的一门学科。是任何药物研究不可或缺的组成部分。除局部麻醉药物和吸入麻醉药物外,其他大部分麻醉药物常经静脉途径进入体内,因此,本部分主要介绍药物在体内分布和代谢相关的研究方法。

(一)药物分布的体内研究方法

1. 基本原理

主要通过测定血浆和(或)其他器官内的药物浓度随时间变化的规律,阐明药物在体内的主要分布组织,应特别关注药物在靶器官的分布情况;临床研究主要探索血浆药物浓度随时间变化的规律,而动物研究还可包括心、肝、脾、肺、脑等不同组织的药物浓度随时间变化的规律。

2. 基本步骤

通常选用大鼠或小鼠作为研究对象。在给予动物有效药物剂量后,分别在吸收分布相、平衡相和消除相三个时间点取样(每个时间点至少应有5个动物的数据)。动物处死后,快速取出所需要研究的组织或器官,并尽量在低温下将取出的组织或器官制备成匀浆或组织切片。如果药物对光敏感,则需要避光制备。

(1)药物浓度测定 根据药物的特性、检测的灵敏度等采取相应的分离和检测方法。对于小分子的药物浓度测定,通常采用高效液相色谱(high performance liquid chromatography, HPLC)、气相色谱(gas chromatography, GC)、质谱(mass spectrometry, MS)、HPLC-MS联用、GC-MS联用等方法;对于蛋白多肽类大分子的药物浓度测定,通常采用生物检定法、免疫学方法等。

(2)药物组织分布 放射性核素标记是研究药物组织分布比较常用的研究方法,样品处理简单,灵敏度较高,但有一定的辐射性,且药物分布的信息包括原药和药物的代谢产物;放射自显影技术也可以对药物在组织细胞中的分布及定位进行研究。

(二)药物分布的体外研究方法

1. 血浆蛋白结合实验

在正常情况下,药物进入血液后,通常以一定的比率与血浆中的蛋白质结合。在血浆中常同时存在结合型与游离型药物,只有游离部分的药物才能发挥作用。当两种药物联合应用时,血浆蛋白结合能力较强的药物分子占领结合部位,使其他药物不能得到充分的结合,导致后者的游离部分增多,药效增强。这种相互作用对一些蛋白结合率较高的药物具有意义;此外,不同药物联合应用后,因与血浆蛋白的亲和力的不同,可导致已结合的药物被置换出来,导致游离药物浓度增加。因此,要注意那些药效较强烈或毒性较大的药物,以防止药物自结合部位置换下来,使药效增强,具有一定的危险性。一般情况下,酸性药物通常容易与白蛋白结合,而碱性药物更易与α_1-酸性蛋白和脂蛋白结合。因此,在研究药物分布的过程中,测定药物与血浆蛋白的结合率和亲和力非常重要。目前常用的测定方法包括超滤法、平衡透析法、微透析法、超速离心法、以光谱学为基础的方法、高效亲和色谱法、微量热法等。

(1)平衡透析法 基本原理为将含有药物的血浆和缓冲液分别置于具有一定孔径的半透膜两侧,在无外力驱动条件下,游离型药物通过半透膜,并最终达到膜两侧的平衡,然后测定半透膜两侧的药物浓度即可计算出药物和血浆蛋白的结合率,是一种传统的且成熟的膜分离技术,方法简单,结果可靠,常作为经典的参比方法。

平衡透析法也存在一些不足:① 平衡透析时间比较长,通常需要12~48 h;② 血浆和缓冲液的pH及离子强度对透析效果有一定的影响,必须严格控制;③ 半透膜与蛋白质易产生体积迁移效应,对于带电的蛋白质可能产生Gibbs-Donna效应,二者均可影响透析效果;④ 透析设备表面具有非特异性药物吸附效应。

为缩短检测时间,提高样品分析的通量,目前通常采用商品化的96孔平衡透析装置进行药物血浆蛋白结合率的测定,该装置能够减少透析设备表面的非特异性药物吸附,加速待测样品的溶解,缩短平衡时间,提高样品分析的通量。

(2)微透析法 基本原理为将含有透析膜的微透析探针置于血管或组织间隙,经探针泵入缓冲液,血液或组织中未与血浆蛋白结合的药物沿浓度梯度扩散,经透析膜进入探针,通过收集一段时间内的透析液进行分析,可以确定其中的药物游离浓度。微透析法是一种活体细胞外液的生化物质采样分析技术,在基本上不干扰生物体内正常生命活动的情况下进行实时采样和在线分析,可在生理条件下连续研究体内药物与蛋白的结合情况。此外,极少的药物采样量和采样体积可以保证采样过程中浓度始终保持恒定。

近年来,微透析与高效液相色谱、毛细管电泳或质谱等分析仪器联用,极大地提高了检测的灵敏度和准确性,显示出很好的发展前景。目前,微透析技术已被广泛应用于脑内各种病理生理现象的探索、神经生物化学的检测依据药物代谢等方面的研究。

微透析法也存在一些不足:① 仅能测定药物的游离浓度,得不到药物的总浓度或结合药物浓度的信息;② 探针的性能明显影响药物的回收率,特别是蛋白结合率很高的疏水性药物,药物回收率比较低。

(3)超滤法 基本原理:与平衡透析法的原理类似,也是研究药物血浆蛋白结合的常用方法。超滤法是在压力差驱动下,游离型药物通过半透膜扩散。超滤法的最大优点是实现血浆中游离小分子的快速分离、用时短,与平衡透析法相比,大大提高了分离速率,但该方法也同样存在Gibbs-Donna效应、非特异性的透析设备表面的药物吸附效应以及蛋白质泄漏等缺点。

该方法分析快速,操作简单,常用于药物的筛选、疗效的追踪以及临床药理与药效学研究中大规模生物样品的游离药物浓度分析和药物蛋白结合率的测定。

(4)超速离心法 基本原理:是在一定的离心力场作用下,与血浆蛋白结合的药物在液体介质中下沉,形成沉淀,而游离的药物小分子在离心管的上清液中被定量测定。尽管该方法克服了Gibbs-Donna效应以及膜吸附效应等与透析法有关的缺点,但需要贵重的仪器。此外,沉降、反向扩散及血液黏度等物理因素可影响游离药物浓度测定的准确性,因而限制了该方法的应用。

(5)高效亲和色谱法 基本原理:高效亲和色谱法(high performance affinity chromatography,HPAC)是根据药物电泳迁移率的连续变化,计算药物与蛋白的结合常数。该方法允许多种药物同时进样,并同时测定多种药物与蛋白的结合常数,这对立体选择性蛋白结合的研究非常有用,也可用于药物血浆蛋白结合的置换研究。其固定相是固定化的生物高聚物(酶、受体、离子通道或抗体),具有良好的稳定性和恒定的结合行为,而且色谱系统的精密度高和重现性好,可进行大量结合作用的对比研究,且可以和MS等技术联用。此外,HPAC还具有分离效率高、扩散系数小、样品用量少、仪器操作简单以及可采用与活体生理条件相同(或相似)的体系进行研究等优点。

HPAC法也存在一些不足:① 药物与血浆蛋白结合发生在毛细管内表面,导致数据分析复杂化,准确性也受到影响;② 电泳迁移率变化的重现性差;③ 缓冲液中的蛋白可吸收紫外光,干扰药物的检测。

(6)高效前沿分析 高效前沿分析(high performance frontal analysis,HPFA)是近几年来基于分子排阻原理建立起来的一种新的色谱方法,通过测定峰高和峰面积,可以同时测定药物与蛋白结合平衡后的游离药物和总药物浓度。HPFA可以避免HPAC存在的问题,与高效毛细管电泳(HPCE)系统联用时,微量样品即可测定,测定快速、准确、有效。

HPFA不仅可以用于研究药物与蛋白之间的相互作用,也可用于研究存在快速和可逆平衡的任何物质之间的相互作用,特别是为内源性活性物质的研究提供了快速、准确的方法,在药代动力学研究中将具有广阔的应用前景。

(7)以光谱学为基础的方法 基本原理:药物与血浆蛋白质结合后,其光谱、电化学性质等发生改变,为蛋白质浓度或结构等方面提供了信息,可测定药物血浆蛋白结合常数。常用的方法包括紫外-可见吸收光谱法(UV-visible)、荧光光谱法(fluorescence)、红外光谱法(infrared)、圆二色谱法

（circular dichroism, CD）、旋光法（optical rotatory dispersion, ORD）以及核磁共振法（NMR）。这些方法不仅可以测定药物与蛋白的结合率，还可以获得蛋白和药物的结合位点数、结合位置、作用力类型以及在药物作用下蛋白质结构与功能改变的信息。

荧光光谱法具有灵敏度高、选择性强、用样量少等优点，在研究小分子与蛋白质的相互作用中，荧光光谱法占有重要地位。但该法需要经过大量的计算，较其他方法不简便、不直观。此外，光谱学技术不适合多平衡体系的研究。

总之，药物与血浆蛋白的结合率研究是麻醉药理学研究中的基本问题，也是热点问题，特别是对于那些血浆蛋白结合率高的药物。虽然平衡透析法的测定时间长，但是分析成本低，可直接测得游离药物的浓度，仍然为常规的测定方法。光谱法不仅可以测定药物与蛋白质结合率，而且还可以获得蛋白质和药物的结合位点数，结合位置，作用力类型以及在药物作用下蛋白质结构与功能变化的信息，但光谱学技术不适合于多平衡体系的研究。色谱法是近年来发展最快的方法，特别是毛细管电泳法，操作简单、分离效率高、样品用量少以及可以在近生理环境中进行研究等优点，已经成为研究药物蛋白结合作用的有效方法，正在被广泛地研究与应用。

2. 药物代谢相关的酶学研究

酶学研究在药理学研究中占据着极其重要的位置。药物可以通过影响体内酶的活性发挥药理作用，反过来，酶也可以通过影响药物的代谢来调控药物的作用以及药物之间的相互作用。在已知的药物作用靶点中，酶类靶点约占25%，而很多药物需要通过代谢酶代谢，最终将体内的药物清除，药物代谢酶主要分布在肝脏，通常称为肝药酶。因此，酶的活性评估对药理学研究十分重要。

酶活性测定的基本原理：酶具有催化特定底物转化为特定产物的能力。在给予定量底物的前提下，在经过不同的反应时间后，检测反应体系中剩余底物的量，以单位时间底物减少量作为酶活性的评价指标；反过来，也可以根据单位时间内反应体系中的产物生成增加量来评价酶的活性。无论是检测反应底物的减少，还是产物的增多，在实际工作中都是一致的。然而，传统的酶活性测定一般是在酶与底物相互作用一段时间后，通过测定底物的消耗量或产物的生成量来反应酶的活性，受到很多因素的影响（酶反应时间、底物浓度等）。近年来，随着检测技术和仪器的发展，连续快速测定底物的消耗量或产物的生成量已成为可能，通过计算酶反应底物或产物的变化速度（变化值的斜率），比较变化值的斜率来评价酶的活性，可以有效排除各种可能的干扰，使检测结果更加可靠。

药物代谢酶参与各种药物在体内的生物转化反应，根据转化反应的类型，肝药酶可分为Ⅰ相和Ⅱ相酶体系。Ⅰ相酶体系通过氧化、还原和水解反应，催化底物代谢，导致药物激活或失活，其中肝脏微粒体中的细胞色素P450（cytochrome P450, CYP450s）是药物代谢的主要酶，90%的药物都是通过CYP450代谢；Ⅱ相酶体系通过结合反应，加速药物代谢及代谢产物以结合物的形式排出体外，主要包括尿苷二磷酸葡萄糖醛酸转移酶（UDP-glucuronyltransferase, UDPGT）和谷胱甘肽巯基转移酶（glutathione S-transferase, GST）。酶活性测定是一项复杂的实验技术，受到酶类本身的特性及不同因素的影响，需要根据实际情况建立稳定可靠的酶活性测定方法。影响酶活性测定的主要因素包括酶的浓度、底物浓度、离子强度、反应时间、反应温度、pH等。

（1）CYP450酶的测定方法

基本原理：CYP450是一种血红素蛋白，在还原状态下可以与一氧化碳结合形成复合物，该复合物在波长450 nm处具有特异的吸收峰。应用连二亚硫酸钠可使CYP450处于还原状态，应用双光束紫外分光光度计可以进行测定。CYP450在450～490 nm波长的消光系数为91 nmol/（L·cm），据此消光系数可以计算CYP450含量。

基本方法：① 肝微粒体的制备：将肝脏快速取出后，用0.01 mol/L的Tris-HCl缓冲液（pH 7.4）清洗肝脏，称重后将肝脏剪碎，用缓冲液对组织碎片进行充分洗涤，去除血液。然后，按每克肝脏组织加3 ml缓冲液的比例在冰浴中制成匀浆。在4℃下，将匀浆以10 000×g的速度离心15～30 min，离心后的上清液中含有微粒体。将含有微粒体的上清液转移到超速离心管内，在4℃下，以105 000×g的速度离心60 min，弃上清，留下的淡红色沉淀物即为肝微粒体，按每克肝脏组织制成的微粒体加1 ml Tris-HCl缓冲液的比例进行悬浮，经混匀后置-70℃冰箱保存。② 应用BCA、Lowry、Bradford等方法测定肝微粒体的蛋白浓度。③ CYP450含量测定：取2 ml缓冲液，加入0.1 ml的待测微粒体悬液和0.05 ml 10%的连二亚硫酸钠溶液，混匀后装入比色杯中，然后向比色杯中充CO 30 s；另外，吸取2 ml缓冲液，加入0.1 ml的待测微粒体悬液，混匀后装入另一个比色杯中作为空白对照，在450 nm和490 nm固定波长处分别读取其OD值。应用计算公式：

$$CYP450含量（nmol/mg蛋白）=\frac{\triangle OD（450\ nm\ -\ 490\ nm）\times 1\ 000}{91\times 蛋白浓度（mg/ml）}。$$

（2）NADPH-细胞色素P450还原酶活性测定

基本原理：直接测定还原型细胞色素P450非常困难，通常利用细胞色素C替代P450作为电子接受体，以还原型细胞色素C的生成速度来代表NADPH-细胞色素P450还原酶的活性。由于还原型细胞色素C在波长550 nm处有吸收峰，而氧化型在此波长无吸收峰，所以通过测定一段时间内波长550 nm处的吸收峰值的增加，可以用来测定还原型细胞色素C的生成速度。NADPH-细胞色素P450还原酶在波长550 nm处的消光系数为19.6 nmol/（L·cm）。

基本方法：① 肝微粒体的制备（同前所述）。② 肝微粒体蛋白浓度的测定（同前所述）。③ 烟酰胺腺嘌呤二核苷酸磷酸（nicotinamide adenine dinucleotide phosphate, NADPH）-细胞色素P450还原酶测定：将0.7 ml NADPH反应液（由80 nmol/L细胞色素C和130 nmol/L NADPH组成，0.3 mol/L HEPES缓冲液调节至pH 7.4，临用前配置）加入0.5 mg/ml的肝微粒体蛋白悬液（由含20%甘油的HEPES缓冲液稀释制成）0.1 ml，空白对照管为0.1 ml HEPES缓冲液，将对照管调至零点，测定波长550 nm处的OD值，每分钟测定一次OD值，共测定3次或者连续扫描测定3 min的OD值变化曲线，选择呈直线关系的OD值之差进行计算。

$$细胞色素C含量[nmol/（min·mg）蛋白]=\frac{\triangle OD/min\times 1\ 000}{19.6\times 蛋白浓度（mg/ml）}。$$

（3）"鸡尾酒"探针法测定CYP450同工酶活性

基本原理：CYP450是一组结构和功能相关的超家族基因编码的同工酶，在人类，分属于17个基因家族的42个家族。其中，涉及体内大多数药物代谢的主要包括CYP1、CYP2、CYP3。CYP450基因多态性是导致不同个体药物代谢差异的主要基础。因此，测定不同CYP450同工酶活性对于指导临床个体化用药十分重要。CYP450同工酶众多，单个测定费时、费力。目前可以通过同时给予多种底物探针药物的"鸡尾酒"方法，通过测定每个探针药物的代谢率来研究药物对CYP450同工酶活性的影响。该方法简便快速、省时省样，而且误差相对较低。

基本方法：① 肝微粒体的制备（同前所述）。② 肝微粒体蛋白浓度的测定（同前所述）。③ CYP450同工酶CYP1A2、CYP3A1/2、CYP3A4、CYP2B6、CYP2C8、CYP2C9、CYP2C19、CYP2D6等底物探针药物非那西丁、咪达唑仑、睾酮、安非他酮、阿莫地喹、甲苯磺丁脲、奥美拉唑、右美沙芬的配制。④ 底物探针药物在肝微粒体孵育液中的终浓度分别为：非那西丁 50 μmol/L、咪达唑仑 20 μmol/L、睾酮 100 μmol/L、安非他酮 100 μmol/L、阿莫地喹 4 μmol/L、甲苯磺丁脲 200 μmol/L、奥美拉唑 20 μmol/L、右美沙芬 5 μmol/L。⑤ 在 0.1 ml 肝微粒体孵育液中，微粒体蛋白浓度 0.5 mg/ml、MgCl$_2$ 5 mmol/L、枸橼酸缓冲液 0.1 mmol/L、NADPH 1.0 mmol/L，孵育时间 30 min，孵育温度 37℃。⑥ 100 μl 冰冷的乙腈终止反应，然后 13 000×g 的速度离心 10 min，取上清 20 μl 进行液相色谱－串联质谱（LC-MS）分析。

$$同工酶的活性\left[nmol/(min \cdot mg)\right] = \frac{待测物峰面积／标准液峰面积 \times 标准液浓度}{蛋白含量(mg) \times 30\,min}$$

（4）尿苷二磷酸葡萄糖醛酸转移酶活性的测定

基本原理：尿苷二磷酸葡萄糖醛酸转移酶（uridine diphosphoglucuronyl transferase, UDPG－T）是体内十分重要的 Ⅱ 相代谢酶，通过催化含有羟基、羧基、氨基、巯基等基团的物质与葡萄糖醛酸结合，促使代谢物排出，广泛分布在机体的各组织中。UDPG－T 活性测定通常以 2－氨基酚作为底物。

硝酸钠与冷的、酸化芳香胺形成偶氮盐，用氨基磺酸盐去除过量的亚硝酸盐后，偶氮盐与 N－萘乙烯二胺起反应，形成有颜色的含氮化合物，测定波长 540 nm 处吸光值。

基本方法：① 肝微粒体的制备（同前所述）。② 肝微粒体蛋白浓度的测定（同前所述）。③ 反应液的配制：反应液中含 1% Triton X－100 0.5 ml，0.15 mol/L MgCl$_2$ 1.0 ml，0.1 mol/L Tris－HCl 缓冲液 8 ml（pH 7.4），0.02 mol/L 维生素 C 1.0 ml 和 UDP－葡萄糖醛 10 mg。④ 在 0.5 ml 的肝微粒体溶液中（1 mg 蛋白）加入反应液 1 ml 和 1.0 mmol/L 2－氨基酚 0.5 ml，37℃振荡孵育 30 min。空白对照加 0.5 ml 水替代 2－氨基酚。⑤ 在冰浴中，加入 20% 的三氯醋酸 1 ml 和磷酸缓冲液 0.1 ml 终止反应。⑥ 在冰上放置 5 min 后，3 000 rpm 离心 5 min，取上清液 1 ml，然后加入 0.1% 的亚硝酸钠 0.5 ml，混匀放置 2 min，再加入 0.5% 的氨基磺酸酯 0.5 ml，混匀放置 3 min，最后加入 0.1% N－萘乙烯二胺 0.5 ml，混匀放置室温暗室 60 min，以空白对照调整零点，测定波长 540 nm 处的吸光值。⑦ 根据标准曲线计算酶的活性。

（5）谷胱甘肽－S－转移酶活性的测定

基本原理：谷胱甘肽－S－转移酶（glutathione S transferases, GST）是另外一种参与肝脏药物 Ⅱ 相代谢的重要酶，它能催化还原型谷胱甘肽与活性亲电子物质的反应而参与解毒过程。尽管 GST 有很多亚型，但其总的酶活性可以通过使用 2，4－二硝基氯苯（CDNB）作为底物进行测定。还原型谷胱甘肽与 CDNB 结合生成 2，4－二硝基苯－谷胱甘肽复合物，该复合物在波长 340 nm 处有明显的吸收峰，该峰值可以反映 GST 的活性。

基本方法：① 肝微粒体的制备（同前所述）。② 肝微粒体蛋白浓度的测定（同前所述）。③ 在两个石英比色杯中，分别加入 100 mmol/L 磷酸钾缓冲液 2.2 ml（pH 6.5），30 mmol/L 谷胱甘肽 0.1 ml 和 10 mmol/L 二硝基氯苯 0.1 ml，然后在一个石英杯中加入 0.5 ml 磷酸钾溶液作为对照，另一个石英杯中加入 0.5 ml 肝微粒体溶液（0.5 mg 蛋白）用于测定 GST 的活性。在波长 340 nm 处测定 5 min 内光吸收增加的数值。

（三）神经递质及信使合成代谢酶的测定

1. 乙酰胆碱酯酶的活性测定

乙酰胆碱（Acetylcholine, ACh）是中枢神经系统和神经肌肉接头处十分重要的神经递质，对神经肌肉接头和中枢神经系统的生理功能起着非常重要的调节作用。它在乙酰胆碱酯酶（acetylcholinesterase,

AChE)的作用下水解,ACh含量的高低反映了AChE的水解活性。

基本原理:乙酰胆碱酯酶催化乙酰胆碱水解生成胆碱和乙酸。胆碱与二硫二硝基苯甲酸 [5,5'-Dithiobis(2-nitrobenzoic acid),DTNB]结合,形成5-巯基-硝基苯甲酸(5-thio-2-nitro-benzoic acid, TNB),TNB在波长412 nm处有吸收峰,通过测定波长412 nm处的吸光度增加速率,可以计算AChE活性。

基本方法:① 快速断头处死大鼠,在冰台上将大脑快速取出,用0.1 mol/L的磷酸缓冲液(pH=8.0)冲洗脑组织,用滤纸吸干表面水分和血液后称重,放入玻璃皿中,加入少量冰冻磷酸盐缓冲液,尽快剪碎组织块并在匀浆器中制备成冰浴匀浆。然后再加入冰冻的磷酸盐缓冲液,按照脑组织质量与匀浆总体积1:10的比例,稀释混匀。将制备好的10%大脑匀浆以3 000 r/min离心15 min,取上清液待测。如果要测定血清中的胆碱酯酶活性,可以直接用血清进样测定。② 应用BCA、Lowry、Bradford等方法测定上清液或血清中的蛋白浓度。③ 胆碱酯酶活性测定:首先将分光光度计预热30 min,调节波长到412 nm,蒸馏水调零,然后在3.0 ml磷酸盐缓冲液(0.1 mol/L,pH=8.0)中加入20 μl组织上清液,37℃保温20 min,然后依次加入100 μl DTNB溶液(终浓度1.0 mmol/L)和20 μl碘化硫代乙酰胆碱溶液(终浓度1.0 mmol/L),充分混合,反应体积为3.14 ml。用1 ml比色皿在412 nm处,每隔0.5 min读数,连续测定3 min。酶活力定义为每克脑蛋白每分钟水解底物的μmol数。

乙酰胆碱酯酶的活性也可以通过测定未被水解的乙酰胆碱来反映。未被水解的乙酰胆碱与碱性羟胺形成乙酰羟胺,在酸性环境下,乙酰羟胺与三氯化铁生成褐色络合物,在540 nm处检测吸收光。用分光光度法测出剩余ACh的含量,可以间接测定AChE的活性。该方法是通过测定反应前后ACh的含量差值来表示乙酰胆碱酯酶的活性。因此,灵敏度较测定反应产物的方法略低。

2. 一氧化氮合酶的活性测定

一氧化氮合酶(nitric oxide synthase, NOS)能够特异性催化L-精氨酸转化为L-瓜氨酸和一氧化氮(NO)。NO作为生物体内的重要活性物质,参与了血管阻力、突触生长、神经损伤以及多种神经递质的释放等作用的调控。NOS作为NO合成的关键酶,其活性的改变直接影响NO的合成及其生物效应。因此,测定NOS的活性对深入研究NO的作用以及药物调节机制十分重要。NOS通常包括内皮型(eNOS)、神经型(nNOS)和诱导型(iNOS)三种类型。测定NOS的活性可反映组织内NO含量的改变。

基本原理:NOS在催化L-精氨酸向L-瓜氨酸和NO转化的过程中,伴随着NADPH向$NADP^+$转化。NADPH在350 nm波长的激发光照射下,产生450 nm波长的荧光。在反应体系中,荧光值的降低速率可以反映NADPH含量的变化,间接反映体内NOS的活性。

基本方法:① NOS提取液的制备:快速取出组织块置于冰上,缓冲液清洗、滤干后称重,然后加入五倍体积的冰冷酶提取液(50 nmol/L Tris-HCl缓冲液,pH 7.4,内含0.1 mmol/L的EDTA、0.1 mmol/L的EGTA、0.5 mmol二硫苏糖醇、1.0 mmol/L苯甲基磺酰氟、1.0 μmol/L抑胃肽A和2.0 μmol/L亮抑胃蛋白酶肽),在冰浴中制成组织匀浆,然后离心(20 000 g,4℃,60 min),上清液为NOS提取液。② 应用BCA、Lowry、Bradford等方法测定上清液的蛋白浓度,并调整酶蛋白的浓度为1.5 mg/ml。③ NOS活性测定:在样本组的酶反应体系中,酶蛋白液50 μl,1.0 mmol/L L-精氨酸10 μl,0.1 mmol/L NADPH 10 μl,0.1 mmol/L $CaCl_2$ 10 μl,空白组不含L-精氨酸。在荧光酶标仪内,振荡混匀20 s,37℃孵育3 min。在Ex=350 nm,Em=450 nm条件下,每隔4 min测定一次,连续测定6次,根据每孔获得的6个数据,计算荧光值变化的斜率作为酶的活性指标。

本方法适合于组织或贴壁培养细胞的NOS活性测定,具有操作简便、灵敏度高、结果稳定等特点。如果要测定某一NOS亚型的活性,则需要结合应用其他NOS亚型的抑制剂来测定。

3. 细胞钙的测定方法

钙离子广泛分布于机体的各个器官、组织和体液中,细胞内游离的钙离子作为细胞内第二信使在调节和维持机体的生理功能方面起着十分重要的作用,如肌肉的收缩、腺体的分泌、神经递质的释放、转录调控、组织细胞的死亡等。尽管细胞外的钙离子浓度比较高(0.1 ~ 10 mmol/L),但细胞内游离的钙离子浓度却非常低($10^{-7} \sim 10^{-8}$ mol/L),而且受到细胞膜上钙泵、$Na^+ - Ca^{2+}$交换系统、钙通道以及细胞内钙离子储存/释放库等(主要为线粒体和内质网)方面的调节。要研究药物对钙离子生物学功能的影响,首先需要准确测定组织、细胞和体液内的钙离子浓度,包括游离钙、结合钙和总钙。

(1)总钙的测定方法

常用的总钙测定方法包括原子吸收光谱法、钙盐沉淀法和比色滴定法。

1)原子吸收光谱法

基本原理:当待测元素的空心阴极灯发射出的一定强度和波长的特征谱线光通过含有待测元素的基态原子蒸汽时,原子蒸汽将吸收这一波长光,未被吸收的特征谱线光经单色器分光后照射到光电检测器上被检测出来,根据该特征谱线光强度被吸收的程度,即可测得待测元素的含量。

基本方法:① 待测样本的制备:首先将2 g样品置于500℃瓷坩埚中灰化2 ~ 3 h,冷却后加入6 mol/L的盐酸8 ml,加热促使残渣完全溶解,然后转移到50 ml容量瓶中,用蒸馏水稀释至50 ml。② 标准钙液的配制:用移液管分别移取100 μg/ml标准钙液0.5 ml、1.0 ml、2.0 ml、3.0 ml、5.0 ml至五个100 ml容量瓶中,并加入6 mol/L的盐酸16 ml和20 ml镧溶液,加蒸馏水稀释至100 ml刻度线。③ 标准曲线的制备:在分析波长422.7 nm、空心阴极灯电流5 mA、燃烧器高度9 mm和狭缝0.2 mm条件下,逐个测定钙标准溶液的吸光值,以浓度为横坐标,吸光度为纵坐标绘制标准曲线。④ 样品分析:将新制备的样品溶液10 ml加入50 ml容量瓶中,然后加入6.0 mol/L的盐酸6.4 ml和镧溶液10 ml,用蒸馏水稀释至50 ml刻度线,摇匀后测定其吸光值。⑤ 结果计算:在标准曲线上找到样品液的吸光度所对应的钙含量(μg/g)。

本方法用于测定总钙,不能区别结合钙和游离钙,具有灵敏度高,特异性强的特点,但测量过程较为复杂。

2)钙盐沉淀法测定总钙含量

基本原理:应用过量的草酸铵与钙离子结合形成白色的草酸钙沉淀,然后将草酸钙溶解在硫酸中,用高锰酸钾标准液滴定,根据所消耗的高锰酸钾的量,间接求得样品中的钙含量。该方法简单可行,但灵敏度低,仅适合毫摩尔级的钙浓度测定。

3)比色滴定法测定总钙含量

基本原理:钙离子与某些有机化合物结合后可发生颜色改变,如钙红指示剂用于钙含量测定时,将pH滴定到12 ~ 13时,指示剂的颜色由酒红色变为纯蓝色;紫脲酸铵(murexide)作为钙盐指示剂时,可由紫红色变为粉红色。由于肉眼判断滴定终点误差较大,可用分光光度计来确定其滴定终点。

基本方法:① 待测样本的制备:基本同前。调整待测样品中的钙浓度(小于5 mg/100 ml)。② 加入1.0 mol/L的氢氧化钠10 ml,使酸性溶液处于中性状态。③ 加入数滴指示剂如紫脲酸铵或钙红等,迅速用0.01 mol/L的乙二胺四乙酸(ethylenediaminetetraacetic acid, EDTA)滴定至颜色改变。④ 钙含量计算:每毫升0.01 mol/L的EDTA相当于0.400 8 mg钙或10^{-5}钙原子。

（2）细胞内游离钙的浓度测定

检测细胞内游离钙浓度的方法有多种多样，包括微电极法、偶氮胂指示剂法、金属铬指示剂法、荧光蛋白指示剂法、钙荧光指示剂法等。其中，钙荧光指示剂法已成为目前最主要的检测手段。第一代的钙荧光指示剂包括Quin-1、Quin-2、Quin-3，其中Quin-2对钙的亲和力较高，比较适合静态细胞的钙测定，但该指示剂对温度比较敏感，且激发波长较短，光稳定性差。此外，所需要Quin-2的浓度较高，无法反映细胞内高浓度钙离子的变化，且对细胞的生理功能有一定的影响，目前已很少应用。第二代的钙荧光指示剂包括Fura-1、Fura-2、Fura-3和Indo-1，其中Fura-2应用最为广泛，是典型的双激发钙荧光指示剂。Fura-2与钙离子结合后导致荧光光谱移动，当指示剂被钙离子完全饱和后，在波长340 nm处的激发荧光强度上升3倍作用，而在380 nm处的激发光强度下降10倍，在340～380 nm范围内荧光强度比值能够比较好地反映游离钙离子的浓度，其离子选择性和荧光强度较Quin-2要高。Indo-1也是比较典型的双激发荧光指示剂，但其激发波长在410～480 nm范围内，与钙离子浓度成正比。第三代荧光指示剂包括Fluo-3、Fluo-4、Calcium green等，其中Fluo-3是典型的单波长指示剂，最大吸收波峰位于506 nm，最大发射波长为526 nm。Fluo-3与钙离子结合后的荧光强度比游离态的高出35～40倍，可以避免细胞自身荧光剂透镜吸收。Fluo-3是一种长波长指示剂，适合于激光共聚焦成像研究以及与其他荧光指示剂结合进行双标记研究，反应灵敏，价格便宜，目前应用广泛。

1）双波长荧光光度法测定细胞内游离钙浓度

基本原理：Fura-2是目前使用最为广泛的双波长钙荧光指示剂，它包括游离酸形式（Fura-2）和脂溶性的乙酰甲氧基酯形式（Fura-2/AM）。Fura-2能与钙离子结合，但不能通过细胞膜，而Fura-2/AM可以通过细胞膜，但不能与钙离子结合。当Fura-2/AM进入细胞后，在胞质酯酶的作用下水解成游离的Fura-2，解离的Fura-2与细胞内的游离钙结合形成Fura-2-Ca^{2+}复合物，Fura-2-Ca^{2+}复合物的荧光强度较Fura-2强，且激发波峰从380 nm移动到340 nm，荧光强度比值的改变能够比较好地反映钙离子的浓度。

基本方法：① 细胞悬液的制备：细胞密度2×10^6个/ml。② Fura-2负载：将溶于二甲基亚砜的Fura-2/AM加入到37℃的细胞悬液中（终浓度5 μg/ml），37℃恒温震荡孵育30～45 min，然后用含有0.1%～0.2%牛血清的白蛋白Hanks液洗涤2～3次，去除多余的钙荧光指示剂，然后调整细胞悬液的浓度到$(1～2) \times 10^6$个/ml。测定前将细胞悬液预先复温37℃ 2～3 min。③ 双光束荧光分光光度计测定：激发光光栅为5 nm，发射光光栅为10 nm，以300～420 nm扫描激发光谱。当峰值出现在波长340 nm处时，表明Fura-2已成功负载入细胞内，然后固定激发波长在高峰波长，观察不同实验条件下的荧光强度的改变。④ 游离钙浓度的计算：游离钙浓度=$K_d \times [(F - F_{min})/(F_{max} - F)]$，其中$K_d$为Fura-2与$Ca^{2+}$反应的解离常数，约为224 nmol/L，F为不同实验条件下的荧光强度；F_{max}为最大荧光强度值，通过加入Triton X-100（终浓度为0.1%的）测得的荧光强度；F_{min}为最小荧光强度值，通过加入EGTA（终浓度高于Ca^{2+}浓度2～3倍，pH＞8.5）所测得的荧光强度。

本方法检测到的细胞内游离钙浓度为平均值，而非连续动态值，也无法反映细胞内钙的空间分布。

2）流式细胞仪检测细胞内游离的钙浓度

基本原理：应用流式细胞仪，将单个的细胞在水压作用下排成单列依次流过激光束区域，激光激发已负载钙荧光染料的细胞产生荧光和散射光，经光电倍增管收集转化成电信号。流式细胞仪通过特定的激发光和滤光片来测量荧光强度，根据比率来显示钙离子浓度的变化。Indo-1和Fluo-3钙指示剂经常用于流式细胞仪检测细胞内游离的钙浓度。

● Fluo-3/AM 作为探针

基本方法：① 细胞悬液的制备：细胞密度 2×10^6 个/ml。② Fluo-3/AM 负载：首先将 Fluo-3/AM 加入细胞悬液（终浓度 10 μmol/L），然后在 37℃二氧化碳培养箱孵育 1 h，轻微震荡三次，离心后去除多余的钙指示剂，最后无钙缓冲液洗涤 3 次并重悬细胞，终浓度约为 1×10^6 个/ml。③ 随机测定每管细胞悬液样品的单个细胞的荧光强度（F）。

● Indo-1 作为探针

基本方法：① Indo-1 染色前的细胞悬液准备：将待测细胞用不含钙离子的 HBSS 液在室温下洗涤三次，去除细胞外液中的钙离子，1 050 rpm 的转速离心 3～5 min，然后将细胞重新悬浮，细胞密度约为 2×10^6 个/ml，并且细胞处于对数生长期。② Indo-1 染色：将 Indo-1 染色加入细胞悬液中（终浓度 6 μg/ml），然后在 37℃二氧化碳培养箱孵育 40 min，每 10 min 颠倒混匀一次。③ 用新配制的 FACS 缓冲液洗涤 3 次，最后将悬浮细胞的终浓度调整至 1×10^6 个/ml，流式细胞仪检测。

3）激光共聚焦扫描显微镜动态检测活细胞游离的钙浓度

基本原理：共聚焦激光扫描显微镜是 20 世纪 80 年代发展起来的分子细胞生物学分析仪器，是光学显微镜领域的重要进展。它是在倒置荧光显微镜基础上加装了激光扫描装置，以紫外或可见激光激发荧光探针，并通过计算机图像处理技术，得到细胞或组织内部结构的荧光图像。将激光扫描共聚焦显微镜技术与钙荧光探针技术相结合，能对细胞内游离钙进行实时测定。已广泛用于神经、心肌、白细胞、血小板等组织细胞的游离钙测定。

基本方法（神经元细胞内游离钙测定）：① 测量细胞的准备：神经细胞培养 6～9 天后，移走培养皿中神经培养液，用含有 4 μl/ml Fluo-3/AM 的细胞外液 2 ml 替代，将培养皿置于 37℃二氧化碳培养箱孵育 20 min，然后用不含有 Fluo-3/AM 的细胞外液冲洗 3 次，再放回培养箱内孵育 10 min，确保 Fluo-3/AM 在细胞内完全水解。② 细胞内游离钙的测定：将培养皿固定在载物台上，并以 3～4 ml/min 的速度匀速灌注细胞外液，应用最大激发波长 490 nm，最大发射波长 525 nm 进行扫描，并记录培养细胞内 Fluo-3 荧光强度的实时变化。

二、配基与受体的结合研究

受体是指细胞膜上或细胞内能专一性识别生物活性分子并与之结合且引起一定生物效应的生物大分子，这些生物大分子多数是蛋白质，个别是糖脂，能与受体特异性结合的生物活性分子被称为配基（或配体，ligand），包括药物、毒素、神经递质、抗原等。由于大多数药物包括麻醉药物是通过受体发挥作用的，所以研究药物的作用机制离不开配基-受体结合相关的研究。随着电镜技术、生化分离技术、膜片钳技术、分子生物技术等的发展，人们在受体的分子结构与功能之间的关系、药物的受体作用机制以及与疾病的关系等方面都取得了很大的进展。然而，放射性配基-受体结合实验仍然作为一个研究受体与配基结合实验的基本方法，广泛用于神经科学、药理学以及药物开发等领域。

（一）放射性配基-受体结合研究

基本原理：主要基于受体与配基结合的高特异性、高饱和性、可逆性以及高亲和力等特点，用放射性核素标记的配基与含有受体的组织、细胞膜、细胞质或纯化的受体蛋白一起孵育，配基与受体结

（2）细胞DNA的提取

1）培养细胞DNA的提取　将贴壁培养的细胞经胰酶消化后离心收集，PBS缓冲液洗涤离心1～2次；悬浮生长的细胞，可直接在4℃ 1 500×g速度离心10 min，然后PBS缓冲液洗涤离心1～2次。将洗涤离心后的细胞加入细胞裂解液，其余同酚抽提法。

2）血单核细胞DNA的提取　抽取1～2 ml抗凝血，用1～2倍的生理盐水稀释混匀。在离心管内首先加入1倍的淋巴分离液，然后在上面仔细铺设一层2倍体积的已稀释的血液，200×g室温下离心15 min，可见血液分成多层，在血浆层与分层液之间是较致密的白色薄层，即为单核细胞层。吸弃上清液，小心吸出中间的单核细胞层，加入1.5 ml Ep管中，PBS液洗涤1次，然后用TE缓冲液悬浮细胞，并加入SDS（终浓度为0.5%）和蛋白酶K（终浓度为100～200 μg/ml），50℃水浴3～5 h，期间振摇2～3次。其他步骤同酚抽提法。此外，外周血白细胞DNA的制备也可以直接应用非离子去污剂Triton X-100直接裂解红细胞和白细胞的细胞膜，释放出血红蛋白和细胞核，在反应体系中加入一定浓度的蔗糖、离心可获得白细胞的细胞核，然后加入SDS和蛋白酶K游离出DNA。其他步骤同酚抽提法。

DNA的纯化主要采取酚氯仿抽提法、超速离心法、柱色谱、免疫沉淀、凝胶电泳等方法。

2. 总RNA的分离与纯化

基本原理：TRIzol试剂中的异硫氰酸胍可以裂解细胞，促使核蛋白体的解离，使RNA与蛋白质分离，试剂中的苯酚可促使RNA进入水相，氯仿可以抽提酸性的苯酚，离心后可形成水相层和有机层，水相层（无色）主要为RNA，而有机层主要为DNA和蛋白质，呈黄色。

基本方法：① 样品处理：组织样品：将待分离组织在液氮中磨碎，按每50～100 mg组织加入1 ml TRIzol的比例制成组织匀浆，样品体积不应超过TRIzol的10%。单层培养细胞：按10 cm^2∶1.0 ml的比例，直接将TRIzol液加到培养板上裂解细胞。细胞悬液：通过离心收集细胞，按每（5～10）×10^{6}的细胞或1.0×10^{7}细菌∶1 ml的比例加入TRIzol液裂解细胞或细菌。② 加入氯仿0.2 ml，振荡15 s，静置2 min，然后在4℃、1 200×g下离心15 min，吸取上清液，加入含有0.5 ml异丙醇的管中，混匀，室温静置10 min，然后再在4℃、1 200×g下离心10 min，弃上清液后加入1 ml 75%的乙醇，轻洗沉淀；然后4℃、7 500 ×g下离心5 min，弃上清液，最后将沉淀晾干，加入适量的DEPC水溶解（65℃条件下，促溶10～15 min）。

3. 蛋白质的分离与纯化技术

蛋白质的分离与纯化方法多种多样，可根据实际情况和研究目的选择合适的分离纯化方法。根据溶解度的差异进行蛋白分离纯化，包括经典的盐析法、有机溶剂沉淀法和等电点法；根据蛋白质分子量的大小，可采用透析和超滤、平衡离心以及凝胶过滤层析（分子筛层析）等方法；根据蛋白质带电电荷的多少，可采用电泳和离子交换层析的方式；其他层析方式包括亲和层析、吸附柱层析、薄层层析、聚酰胺薄膜层析、聚焦层析等。

4. 聚合酶链反应技术

聚合酶链反应（polymerase chain reaction, PCR）技术是1985年Kary Mullis建立起来的用于体外特异性复制已知序列DNA片段的技术。利用该技术能够在体外快速获取大量拷贝的特异性核酸片段，具有快速简便、敏感度高、特异性强、产量高、重复性好等优点。PCR技术已成为分子生物学领域中应用最为广泛的技术。

基本原理：以拟扩增的DNA分子为模板，以一对与模板DNA的5'和3'末端互补的寡核苷酸片段为引物，在DNA聚合酶的作用下，按照半保留复制的机制，沿模板链延伸，直到完成新的DNA分子合成。重复这一过程,即可实现目的DNA片段的扩增,主要包括:① 模板DNA在高于其熔点温度(94～95℃)条件下加热变性,使模板DNA由双链变为单链,称为变性;② 将温度降低至寡核苷酸(引物)的熔点温度(40～70℃)以下,使引物与模板单链互补结合,形成杂交链,此过程称为退火或杂交;③ 将温度升高到72℃左右时,反应体系将按照模板链的序列以互补的形式依次把dNTP加至引物的3'端,在Taq DNA聚合酶的作用下,杂交双链不断延伸,最后形成新的DNA双链。经过上述三个步骤,一条单链的DNA分子就生成两条双链的DNA分子,如此反复,每一个循环所产生的DNA均为下一个循环的模板,因此,PCR的产物得以以2^n的指数形式快速扩增。

5. 重组DNA技术

重组DNA技术又称为分子克隆或基因克隆(gene cloning)技术,是分子生物学领域的核心技术。在体外将不同来源的DNA分子通过酶切、剪接等操作重新组装成杂合的DNA分子,然后导入适当的宿主细胞进行扩增,形成大量子代DNA分子的过程。包括:① 应用限制性内切酶剪切DNA分子、甲基化酶修饰以及PCR、RT-PCR等技术获取目的基因;② 将目的基因与载体相连;③ 将重组的DNA分子通过电穿孔法或细菌质粒转化的方式导入到适当的宿主细胞;④ 应用抗药性标志筛选、β-半乳糖苷酶系统筛选、菌落开始裂解鉴定法、内切酶图谱鉴定法、聚合酶链反应、菌落原位杂交等方法进行筛选和鉴定阳性重组子;⑤ 阳性重组子的扩增与表达。

6. CRISPR-Cas 9基因编辑技术

CRISPR(clustered regularly interspersed short palindromic repeats)是细菌和古细菌在长期演化过程中形成的一种适应性免疫防御基因系统,可用来对抗入侵的病毒及外源DNA。CRISPR系统共分成3类,其中Ⅰ类和Ⅲ类需要多种CRISPR相关蛋白(Cas蛋白)共同发挥作用,而Ⅱ类系统只需要一种Cas蛋白即可,这为其广泛应用提供了便利条件。目前,来自化脓性链球菌(streptococcus pyogenes)的CRISPR-Cas9系统应用最为广泛。

在2002年,荷兰Utrecht大学的Ruud Jansen等研究人员利用生物信息工具对一系列古菌和细菌的重复序列进行了分析,首次将这个重复序列命名为clustered regularly interspaced short palindromic repeats,简称CRISPR,并首次提出了CRISPR-associated(cas)这个概念。在2007年,法国Danisco公司的Philippe Horvath及其同事Rodolphe Barrango进一步证实这一事实。随后在2013年1月份,美国两个实验室在Science杂志发表了基于CRISPR-Cas9技术在细胞系中进行基因敲除的新方法,利用靶点特异性的RNA将Cas9核酸酶带到基因组上的具体靶点,从而对特定基因位点进行切割导致突变。该技术迅速被运用到基因敲除小鼠和大鼠动物模型的构建之中。进一步研究发现,通过RNA注射的方式将CRISPR-Cas系统导入小鼠受精卵比DNA注射能更有效地在胚胎中产生定点突变。该方法构建的基因突变动物具有显著高于传统方法的生殖系转移能力,是一种可靠、高效、快速的构建敲除动物模型的新方法。CRISPR-Cas9技术以操作便捷性,高效的基因编辑能力获得青睐,被媒体评为21世纪最有影响的十大技术之一,已成为目前进行基因编辑最为重要的技术手段。

基本原理:crRNA(CRISPR-derived RNA)通过碱基配对与tracrRNA(trans-activating RNA)结合形成tracrRNA/crRNA复合物,该复合物与Cas9结合后,通过PAM序列结合并入侵DNA,形成RNA-DNA复合物,然后Cas9蛋白(含有两个核酸酶结构域的Cas9蛋白,可以分别切割DNA两条单链)在与crRNA配对的序列靶位点剪切双链DNA。通过基因工程手段对crRNA和tracrRNA进行改造,将其连接在一起得到sgRNA(single guide RNA)。将表达sgRNA的原件与表达Cas9的原件相连接,得到可以同时表达二者的质粒,将其转染细胞,便能够对目的基因进行操作。融合的RNA具有与野生型RNA类似的活力,但因为结构得到了简化,更方便研究者使用。

五、光遗传学技术

光遗传学(optogenetics)技术是一种将光学技术和遗传技术(DNA重组技术)结合起来,实现精确控制特定类型细胞的激活或抑制行为的技术。它利用遗传学技术,在某些类型细胞上选择性表达光敏感通道,通过活体组织内光传送技术,导致这些细胞的活动及功能发生改变,为精确定位与剖析不同类型神经元在神经环路及神经系统疾病、精神疾病中的作用提供了有力的工具,开辟了一个崭新的研究领域。在2011年,光遗传学技术被Nature Methods推荐为2010年的年度新兴实验技术,被誉为21世纪神经生物学领域最具影响力的技术方法之一。

(一) 基本原理

生物体内存在一类可以感受不同波长光的刺激并产生一系列生物效应的蛋白,该类蛋白被称为视蛋白(opsin)。视蛋白属于一类视紫红质的通道蛋白,包括Type Ⅰ(微生物视蛋白)和Type Ⅱ(动物视蛋白)两大类。Type Ⅰ类视蛋白在原核生物、藻类和真菌中表达,主要作用是感光和作为离子通道。Type Ⅰ类视蛋白基因编码的视紫红质通道蛋白与全反式视黄醛以共价键的形式结合,当受到一定波长的光照时,全反式视黄醛异构化为13-顺式视黄醛,引起通道蛋白构象变化,打开离子通道,导致细胞生理功能的改变;Type Ⅱ类视蛋白在高等真核生物中表达,主要参与介导视觉通路、昼夜节律和色觉分辨通路的功能。Type Ⅱ类视蛋白基因编码G蛋白偶联受体(G protein-coupled receptors, GPCRs),在黑暗环境中与11-顺式视黄醛以共价键结合,当受到一定波长的光照时,共价键结合的视黄醛异构化为全反式视黄醛,与视蛋白水解,引起视蛋白构象变化,进而引发视觉通路的第二信使级联反应,光异构化后,GPCRs与视黄醛水解后,GPCRs再与新的11-顺式视黄醛开始新一轮的信号转导。两类视蛋白均需视觉色素视黄醛作为辅基。视蛋白的种类和结构不同,导致视蛋白对光的吸收峰有所不同。

应用转基因技术,可以将视蛋白改造成能在生物活体组织或培养的细胞中稳定表达,且不影响生物体自身正常功能的各种转基因蛋白。根据改造后的视蛋白结构、功能以及吸光系数的不同,可以利用不同波长的光照射受体组织,引起转基因视蛋白构象改变,开放细胞膜离子通道,导致膜电位的改变,从而激活或抑制特定神经细胞活性。该技术可以控制某一类细胞的激活或抑制,控制细胞生理机能,在研究大脑感觉、运动通路等重大神经生物学问题上有广阔的发展空间,可探究神经生物学行为学领域的疑难问题,以及细胞内部亚细胞结构定位与功能研究等。

(二) 光遗传技术的应用

自2005年Boyden等人在Nature Neuroscience上介绍了一种可用光来控制特定神经元活动的方法以来,光遗传技术正在为我们开启精准控制细胞活动的大门。目前的研究主要集中在:① 特定神经元和神经网络的功能研究;② 探讨与行为相对应的神经回路和网络,传统的电生理技术可以被动记录到与行为有关的神经电活动,但不能主动调控神经元的活动,而光遗传学则可主动调控神经元的活动,诱发相应的行为,可以更加明确与行为改变相关的神经回路和网络,在学习记忆、情绪改变等方面已进行了深入的探讨；③ 可以用于治疗视网膜缺陷性失明、神经系统紊乱（帕金森病、癫痫）、抑郁症、成瘾等；④ 全身麻醉、镇痛、镇静/催眠等机制研究。

六、小动物正电子发射断层成像技术

随着医学及生物学研究的发展，如何将体外的分子及细胞生物学研究成果延伸到活体动物内，直接探讨活体生物体内的细胞活动、药物体内分布、基因表达以及转基因动物的生理过程等已成为目前的研究热点。超声、计算机断层摄影（computed tomography, CT）、核磁共振成像（magnetic resonance imaging, MRI）、单光子发射计算机断层成像术（single-photon emission computed tomography, SPECT）、正电子发射断层成像（positron emission tomography, PET）等活体动物成像技术的发展极大地推动了该研究领域的发展。小动物PET是基于临床诊断用PET技术发展起来的专门用于小动物活体成像研究的断层显像装置。为适应小体积动物模型研究的需要，其系统空间分辨率和灵敏度较临床用PET机更高。小动物PET扫描仪具有操作简单、结果直观、灵敏高等特点，已被广泛应用于动物活体成像研究，在药物研制和开发、疾病研究、基因显像等领域起着十分重要的作用。

（一）基本原理

正电子核素标记的特异性化学示踪剂（也称为"分子探针"）注入体内，分布到靶器官，同时发射出正电子，正电子在体内大约行进1 mm与负电子发生湮灭，释放出方向完全相反的两个γ光子，能量为511 keV。γ光子对被探测环上的两个对称探头接收，探头对γ光子进行放大并转化为电信号，产生定时脉冲，这些定时脉冲分别输入一个设有时间窗（通常≤15 ns）的符合线路进行甄别，同时落入时间窗内的定时脉冲被认为是同一个正电子湮灭事件中产生的γ光子对，从而被符合电路记录。当收集到足够的数据时，由计算机进行图像重建，重建后的图像就可以看到放射性核素聚集的位置。如果对放射性药物分布随时间的变化情况进行连续观察，可以反映药物在体内的分布、代谢等信息。示踪剂是PET成像的关键。正电子放射性核素通常用质子、氘或氦核在回旋加速器中轰击某些稳定元素（Na、K等）的核产生，半衰期短，对人体辐射小。^{18}F被广泛用于标记葡萄糖、氨基酸、核苷、配基等分子作为示踪剂，^{18}F标记的氟代脱氧葡萄糖（$^{18}F-FDG$）应用最为广泛。

与其他活体成像技术相比，小动物PET具有以下特点：① 正电子核素标记的特异性化学示踪剂种类比较广泛，包括与生命活动相关的小分子、小分子药物、基因、配体、抗体等都可以被标记；② 能够无创伤地、动态地、定量地显像正电子标记的放射性药物在活体内的分布，明显提高新药研究的准确性和有效性；③ 小动物PET显像的方法和结果可类推到人体研究，提供了从动物研究到人体研究的桥梁，明显缩短了新药进入临床应用的时间，加速了药物和医学发展的步伐；④ 小动物PET可以在不同的时间间隔，快速、定量测定动物全身或局部药物的分布资料，避免了在不同时间点处死动物，经解剖获取靶器官进行测量；⑤ 无论是对浅表组织，还是深部组织都具有很高的灵敏度，测量的配体浓度可达到p-摩尔，甚至f-摩尔数量级；⑥ 通过三维重建可以实现精准定位。此外，示踪剂量的正电子核素标记物通常无明显的毒副作用。

小动物PET扫描仪由环形探测系统、激光定位系统、衰减校正点源架、计算机控制床、计算机工作站及其他辅助部分组成，PET探头是核心部分，是影响PET性能的关键部件。

（二）小动物PET在药理学研究中的应用

1. 新药筛选及药物临床前的药代和药效动力学研究

在新药的开发过程中，小动物PET显像有利于在候选药物中选择先导化合物，找出与靶器官亲和力最好且高效的先导化合物；其定量示踪技术和特定的核受体分子探针就可对单一受体进行大量的化合物筛选。小动物PET扫描可以无创、动态、定量获得放射性标记药物的详细药代动力学信息，如药物分布、清除、是否通过血脑屏障、组织器官的特异性以及与靶受体的结合等。由于药物的代谢产物缺乏示踪剂标记，所以不能用于药物代谢产物的评估是其缺陷，有关代谢产物的研究需要结合高效液相或气相-质谱等技术。此外，小动物PET扫描也可以用于评估药物治疗前后的疗效，特别是化疗前后的效果评估。

2. 竞争结合研究

小动物PET可以显示放射性标记药物是否与特定的分子靶点相结合。

3. 脑葡萄糖代谢

脑内葡萄糖的代谢与脑神经元的活性密切相关。应用$^{18}F-FDG$作为示踪剂，小动物PET扫描可以定量检测大鼠脑内各个主要结构的代谢速率。海马、纹状体等脑区的半定量研究可以反映该区域大脑的可塑性和评价脑激活或脑损伤的程度。目前，小动物PET显像已成为研究脑代谢、脑可塑性、脑损伤及脑保护等研究的有效手段。

4. 脑内受体和神经递质的释放检测

神经受体成像是神经科学和分子成像领域的热点，PET成像可以定量或半定量评估神经受体的密度以及与配基的亲和力。在PET显像过程中，结合电位（BP）相当于受体浓度（B_{max}）/配基亲和力系数（Kd）。此外，小动物PET扫描还可以间接研究不同剂量的药物如何影响放射性配基的特异性结合以及间接监测脑内神经递质的动态变化。小动物PET在脑缺血模型中的应用：脑缺血损伤是导致人类残疾和死亡的最主要原因之一。既往的研究通常采用离体脑组织、不同干预治疗组或不同干预治疗时间后处死动物进行脑组织损伤定量或半定量评价。小动物PET成像可以通过探讨不同脑区的代谢和耗糖、$^{18}F-FMISO$在获得修复的脑组织中的优先保留、TSPO示踪剂与胶质细胞的激活，以及$^{18}F-ML-10$等探针活体内细胞凋亡显像等，在同一活体动物的不同时间段，快速重复成像，获得全部时间段的整体数据。与多种示踪剂联合成像，可以从不同的角度探讨脑缺血损伤的机制以及脑缺血保护药物的治疗效果。此外，小动物PET成像还减少了不同实验动物之间的个体差异，用很少的动物研究快速获得较全面的数据。因此，小动物PET成像在研究神经损伤保护方面提供了非常有价值的研究工具。

七、色谱-质谱联用技术

色谱-质谱联用技术是利用色谱的分离能力和质谱的定性能力，实现对复杂混合物准确定性和定量分析的技术。将通过色谱仪分离开的各种组分通过专用接口逐一输送到质谱仪中进行定性分析，将这两种仪器的分析方法结合在一起，可以取长补短，达到单独仪器测定所不具备的功能。目前已广泛用于药物代谢动力学、蛋白质组学、代谢组学、药物及其合成中间体的结构鉴定等研究领域。主要包括气相色谱-质谱联用、液相色谱-质谱联用以及毛细管电泳-质谱联用，其中液相色谱-质谱仪的应用最为广泛，液相色谱除了能分析一般的化合物外，还能分析气相色谱不能分析的强极性、热不稳定性、难挥发的化合物。液相色谱–质谱仪有着分离能力强、分析范围广、定性分析结果准确、分析时间快、自动化程度高、检测限低等诸多优势；气相色谱–质谱联用主要用于分析分子小、热稳定、能气化的化合物的分析；毛细管电泳–质谱联用对生物大分子的分离分析比较有用，近年来发展迅速。本部分以目前最常用的高效液相–质谱仪为例介绍色谱–质谱仪的基本原理和在药理学研究中的应用。

（一）色谱法（chromatography）分离的基本原理

当流动相（包括气体和液体）中所携带的混合物流过固定相色谱柱时，就会和固定相发生相互作用。由于混合物中各组分在固定相和流动相中的吸附能力、分配系数、离子交换作用或结构上的差异，与固定相发生作用的大小也有所不同。在同一推动力的作用下，不同组分在固相中滞留的时间不同，导致各组分按先后不同顺序从固定相中流出。按照流动相所处的状态可分为气相色谱（用气体作为流动相）、液相色谱（用液体作为流动相）和超临界流体色谱。按固定相使用的形状分为柱色谱、纸色谱和薄层色谱。

（二）高效液相色谱法（high performance liquid chromatography, HPLC）

是在经典液相色谱法的基础上发展而来，它与经典液相色谱法的区别在于填料颗粒细小、均匀，小颗粒具有高柱效，但也导致了高阻力，需要用高压输送流动相，故称为高压液相色谱法。又因检测器的灵敏度高，可以对流出物进行快速准确分析而又称为高效液相色谱法。根据分离机制的不同又分为：① 液–液分配色谱法及化学键合相色谱法；② 液–固色谱法；③ 离子交换色谱法；④ 离子对色谱法；⑤ 离子色谱法；⑥ 空间排阻色谱法。

（三）质谱仪（mass spectrometry）的基本原理

利用多种离子化技术将物质分子转化为离子，按离子的质荷比（m/z：m质量，z电荷数）的差异进行分离测定，通过测量各种离子谱峰的强度而进行物质成分和结构分析的方法。以检测器检测到的离子信号强度为纵坐标，离子质荷比为横坐标所做的条状图为常见的质谱图。

八、群体药代动力学分析法

群体药代动力学（population pharmacokinetics, PPK）是将经典药物动力学基本原理和统计学方法相结合，研究某一群体药代动力学参数的统计分布及影响因素的药代动力学分支。通过群体药代动力学研究可以了解特定的药代动力学和药效动力学的整体特征、计算药代动力学群体参数即参数典型值、观察有关因素对群体药代动力学、药效动力学的影响、评估群体中的个体间和个体内的变异及测定误差对药代与药效动力学参数的影响以及全面分析药物与机体的相互作用等。

随着计算机技术的发展，目前已有不少成熟的专业软件可以使得庞杂的群体药代动力学数据和烦琐的计算变得简介使用。目前国际上研究PPK的主流软件主要包括NONMEM和USC*PACK两大软件。NONMEM是基于NONMEM非线性混合效应模型法用FORTRAN语言编制的程序，可以建立药代动力学–统计学联合模型，对PPK参数进行估算，同时还能对多因素进行综合考虑并用可靠的假设检验来评估各影响因素是否对药代动力学过程有明显的影响以及年龄、体重、性别、肝肾功能、合并用药、吸烟、饮酒等固定效应因素影响的大小；USC`PACK软件是应用非参数最大期望值法（NPEM）和迭代二步贝叶斯法（IT2B）法编制的应用程序。USC`PACK软件侧重临床应用，界面友好、图形清晰、使用方便，而NONMEM软件主要侧重于区分并量化各影响因素对PPK参数的影响，估算个体间和个体内差异，提高PPK参数值的准确性和群体针对性。

传统的药代动力学研究结果比较准确，但需要在一个给药间隔内至少取8～13个血样，然后由测定的药物浓度数据推算个体药代动力学参数，患者难于接受；群体药代动力学研究仅需要患者的1～2个血样，然后将测定的血药浓度带入群体药代动力学软件进行数学模拟，即可较准确的推算出个体药代动力学参数，优化给药方案。该方法取血样本点少，患者乐于接受，比较适合开展临床研究，但这些参数毕竟是通过数学拟合出来的估算值，与患者的实际情况可能会存一定的差异，在指导临床用药的过程中应特别要监测患者的实际情况。

群体药代动力学研究主要适合于优化个体化给药方案、治疗药物监测、特殊患者的群体分析、生物利用度研究、药物相互作用研究和新药的临床评价等。

九、遗传药理学

遗传药理学（pharmacogenetics）又称药理遗传学，是研究人体先天性遗传变异引起的药物代谢酶、药物转运体和药物作用靶点等的功能异常，导致药物代谢和效应群体和个体差异的一门科学。是近年来药理学与遗传学、生物化学、分子生物学等多学科相结合而发展起来的新兴交叉学科。主要运用分子生物学的最新技术和方法来研究药物治疗效应和不良反应的发生机制。

遗传药理学的主要研究范围包括：① 遗传变异对药遗传效的影响；② 药物代谢酶等基因调节大分子对药代动力学和药效动力学的影响；③ 预测遗传因素对药物异常反应的影响；④ 药物对基因的影响及疾病的药物与基因治疗。

近年来，随着人类基因组计划的实施，遗传药理学和药物基因组学（pharmacogenomics）的也得到了快速发展。现已证实：药物代谢酶、转运体和药物作用靶点的基因多态性是出现药物反应个体差异的主要原因；药物处置和效应差异的受遗传因素的调控。药物基因组学促进了药物治疗模式由诊断导向治疗（diagnosis-directed drug therapy）向基于个体的遗传结构实行基因导向性治疗（gene-directed drug therapy）的新模式转换。

（郑吉建）

参 考 文 献

［1］魏伟,吴希美,李元建.药理实验方法学:4版.北京:人民卫生出版社,2010.
［2］陈晓光,朱海波.药理学研究的新技术与新方法.北京:中国协和医科大学出版社,2013.
［3］于布为,杭燕南.麻醉药理基础.上海:世界图书出版公司,2009.
［4］Zhang C, Rodriguez E, Bi C1, Zheng X, et al. High performance affinity chromatography and related separation methods for the analysis of biological and pharmaceutical agents. Analyst, 2017, DOI: 10.1039/C7AN01469D.

［5］ Matsuda R, Anguizola J, Hoy K S, et al. Analysis of drug-protein interactions by high-performance affinity chromatography: interactions of sulfonylurea drugs with normal and glycated human serum albumin. // Reichelt S. Affinity Chromatography. Methods in Molecular Biology. New York: Humana Press, 2015, 1286.

［6］ Knepp A M, Sakmar T P, Huber T. Homogeneous time-resolved fluorescence assay to probe folded G protein-coupled receptors. Methods in Enzymology, 2013, 522: 169−189.

［7］ Doumazane E, Scholler P, Zwier J M, et al. A new approach to analyze cell surface protein complexes reveals specific heterodimeric metabotropic glutamate receptors. FASEB Journal, 2011, 25(1): 66−77.

［8］ Ward R J, Pediani J D, Milligan G. Ligand-induced internalization of the orexin OX_1 and cannabinoid CB_1 receptors assessed via N-terminal SNAP and CLIP-tagging. British Journal Pharmacology, 2011, 162(6): 1439−1452.

［9］ Verkhratsky A, Parpura V. History of electrophysiology and the patch clamp. // Martina M., Taverna S. Patch-clamp methods and protocols. Methods in molecular biology (Methods and Protocols). New York: Humana Press, 2014, 1183.

［10］ Lorenz T C. Polymerase chain reaction: basic protocol plus troubleshooting and optimization strategies. Journal of Visualized Experiments, 2012, 22(63): e3998.

［11］ Cong L, Ran F A, Cox D, et al. Multiplex genome engineering using CRISPR/Cas systems. Science, 2013, 339(6121): 819−823.

［12］ Mali P, Esvelt K M, Church G M. Cas9 as a versatile tool for engineering biology. Nat Methods, 2013, 10(10): 957−963.

［13］ Ahmad G, Amiji M. Use of CRISPR/Cas9 gene-editing tools for developing models in drug discovery. Drug Discovery Today, 2018, DOI: 10.1016/j.drudis.2018.01.014.

［14］ Sidor M M, Davidson T J, Tye K M, et al. In vivo optogenetic stimulation of the rodent central nervous system. Journal of Visualized Experiments, 2015, 95: 51483.

［15］ Zelena D, Demeter K, Haller J, et al. Considerations for the use of virally delivered genetic tools for in-vivo circuit analysis and behavior in mutant mice: a practical guide to optogenetics. Behavioural Pharmacology, 2017, 28(8): 598−609.

［16］ 戴辑, 张弢. 非人类的光遗传学研究进展. 生物化学与生物物理进展, 2016, 43(4): 354−360.

［17］ Lauber D T, Fülöp A, Kovács T, et al. State of the art in vivo imaging techniques for laboratory animals. Laboratory Animals, 2017, 51(5): 465−478.

［18］ Cunha L, Horvath I, Ferreira S, et al. Preclinical imaging: an essential ally in modern biosciences. Molecular Diagnosis & Therapy, 2014, 18(2): 153−173.

［19］ Theodoridis G, Gika H G, Wilson I D. Mass spectrometry-based holistic analytical approaches for metabolite profiling in systems biology studies. Mass Spectrometry Reviews, 2011, 30(5): 884−906.

［20］ Gika H G, Theodoridis G A, Plumb R S, et al. Current practice of liquid chromatography-mass spectrometry in metabolomics and metabonomics. Journal of Pharmaceutical and Biomedical Analysis, 2014, 87: 12−25.

［21］ 王雅葳, 姜德春. 群体药代动力学在儿科临床药理学研究中的应用. 儿科药效杂志, 2009, 15(5): 54−56.

［22］ Whiting B, Kelman A W, Grevel J. Population pharmacokinetics. Theory and clinical application. Clinical Pharmacokinetics, 1986, 11(5): 387−401.

［23］ Mould D R, Upton R N. Basic concepts in population modeling, simulation, and model-based drug development. CPT: Pharmacometrics & Systems Pharmacology, 2012, 1: e6. doi: 10.1038/psp.2012.4.

［24］ Mooney S D. Progress towards the integration of pharmacogenomics in practice. Hum Genet, 2015, 134(5): 459−465.

［25］ Phillips K A, Veenstra D L, Oren E, et al. Potential role of pharmacogenomics in reducing adverse drug reactions: a systematic review. JAMA, 2001, 286(18): 2270−2279.

［26］ 郭瑞臣. 临床药理实验方法学. 北京: 人民卫生出版社, 2012.

［27］ 邓小明, 姚尚龙, 于布为, 等. 现代麻醉学: 4版. 北京: 人民卫生出版社, 2014.

第23章
麻醉与围术期合理用药

合理用药问题始终困扰着临床，与治疗目的相左的事件或现象有增加趋势。麻醉与围术期使用药物越来越多，不合理用药风险和发生率逐渐增加。主要原因一是药物治疗目的、药物特性、作用原理、药效学、药代学、不良反应等差异巨大，临床医师没有掌握其差异性；二是患者病情差异迥异，围术期变化多；三是用药处方不规范。本章主要从麻醉与围术期常用药物用药规范、注意事项、常见不合理用药等讨论，以期促进围术期合理用药。

第一节　围术期合理用药遵循原则

理论上，临床合理用药的目的是为了在充分发挥药物疗效的同时，尽量避免或减少药物的不良反应。要做到合理用药，应当遵循"安全性、有效性、经济性、适当性"四大用药原则。

一、安全性

用药的安全性是指要求使用的药品质量合格、毒性低、不良反应少、风险小。用药首先强调的是安全性，只有在这个前提下，才能谈到合理的用药。安全用药的目的在于用最小的治疗风险使患者获得最佳的治疗效果。围术期使用药物尤其是麻醉药有明确的不良反应、毒性、对循环、呼吸等重要脏器有影响，其用药适应证、剂量、方法等有严格要求。为保证用药安全性，必须由有经验的专科医师使用。如麻醉药、肌松药、心血管治疗药等常存在相互作用，安全风险较大。在需要联合使用多种药物的情况下，还必须注意联合用药时的配伍禁忌，避免毒副作用的叠加等，如两类都对肾脏有毒性的药物应尽量避免同时使用，不同作用机制的心血管治疗药物可能产生显著的相互作用等。

二、有效性

用药的有效性是指治疗疾病或对症处理时，应有针对性地选择药物。药物的有效性是选择药物的关键。临床上，药物的有效性可分为：消除致病原，治愈疾病；延缓疾病的进程；缓解疾病的临床症状；预防疾病的发生；调节人体生理功能；避免不良反应的发生。围术期治疗药物有效性受患者病情差异、变化快、合并用药多等因素出现变化。药物有效性与用药剂量密切相关,适当的剂量是达到治疗目的的重要因素。临床判断药物有效性包括治愈、显效、好转、无效等。治疗效应的观察对调整药物与剂量尤显重要。而效应的观察有时存在滞后或判断不易,有时给临床判断带来困难。

另外,由于药品说明书的适应证过多,用药后疗效不突出或不确切的情况不在少数,应注意避免由此引起的临床药物滥用问题。如选择抗菌药物抗感染治疗之前,应先做药物敏感试验,再根据结果有原则地选用敏感抗菌药,避免滥用导致细菌耐药。

三、经济性

在药品的安全性和有效性得以保证的前提下,还应该考虑用药是否经济,患者能否承受得起。如果某种药品既安全又有效,但价格昂贵,患者用不起,也为不合理用药。

用药的经济性并非单纯地指尽量少用药或只用廉价药品,其正确含义是指用药时获得相同的治疗效果所投入的用药成本应尽可能降低,以达到减轻患者及社会经济负担的目的。

对同成分、同质量的药物应做到有便宜的不选价格昂贵的,不盲目追求洋药、新药、贵药。目前临床上存在诸多问题。另外,同一种药不同公司生产的药物作用也存在差异,甚至同一公司不同批号药作用存在差异。要充分认识这一问题给临床造成的影响。有些进口药对外国人来说是安全有效的,对国人来说因为种族、遗传基因等差异就不一定安全了。如酮康唑,国外的文献资料中报道其对肝功能的损害率仅为0.02%,而在我国有资料显示其肝功能的损害率可达30%。由此看出不可盲目追求洋药,保证用药安全有效才是根本。还有,刚刚上市的新药在临床使用后,往往还需要继续进行大规模的临床观察。这些药品还没有经过时间的考验,一些新的不良反应还没有被发现。

适合治疗的药物不是以其价格和是否是进口药作为标准的,合理用药的标准是能治病的就是好药,经得起时间考验的就是好药。因此,在衡量临床用药是否合理的时候,一定注意不仅要安全有效,还要价格适当。

四、适当性

用药的适当性是指遵照医嘱或药品说明书上的用法、用量来使用药物,以保证用药的安全和有效,用药的适当性包括6个方面:

(一)适当的用药对象

同样一种病发生在两个人身上,由于个体间的差异,即使能用同一种药物治疗,也要进行全面权衡。一个治疗方案不可能适用于所有的患者,必须考虑用药对象的生理状况和疾病情况,如老人、儿童、妊娠和哺乳期妇女、肝肾功能不良者、过敏体质者,应特别注意用药禁忌,不同人群、不同个体应区别对待。

(二)适当的时间

遵循药物在体内作用的规律,设计给药时间和间隔,以提高药效,减少不良反应。围术期用药有时很难执行,禁食、手术、麻醉、创伤等有时显著影响用药时间与方法。

(三)适当的剂量

应严格遵照医嘱或药品说明书规定的剂量给药。对作用强、治疗指数小的药物如心血管药物等,适当剂量给药极为重要,必须按照个体化原则给药。有条件的情况下,应当进行血药浓度监测,精心设计适当的初始剂量和推荐剂量。

(四)适当的途径

一般情况下应首选口服给药,既方便又经济;对病情较急、危重的患者可先考虑静脉给药,病情稳定后改为口服给药。围术期用药方法有一定限制,如只有口服制剂的药物对于不能进食患者只能经留置的胃管或十二指肠营养管给药,静脉刺激性强的药物宜选中心静脉给药等。

(五)适当的疗程

没有依据地延长给药时间,容易产生药物蓄积中毒、细菌耐药、药物依赖等不良反应,应严格控制用药时间。围术期用药多为短期用药,而慢性疾病如高血压患者长期用药,药物调整时要充分考虑存在的风险与问题。

(六)适当的治疗目标

患者往往希望药到病除,根治疾病,或者不切实际地要求使用没有任何毒副作用的药物。对有些只能减轻症状或延缓发展的疾病,医患双方应以积极、客观、科学的态度来制订双方可接受并能达到的治疗目标。

第二节 围术期合理用药的药理学基础

围术期用药多而繁杂,合理用药的基础是符合药理学原理。药物药理机制、剂型、剂量、不良反应、毒性、吸收与代谢等无不影响治疗效应。患者病情特点与变化、多种药物相互作用等也会影响治疗结果。下面主要从药理学方面简要讨论合理用药的药理基础。

一、药物相互作用

药物相互作用的机制非常复杂,可涉及药剂学、药效学和药代学等不同的内容。合理用药要充分考虑联合用药后药物效应或毒性的改变,规避不合理联合用药。

(一)相加作用

两种药物合用时,引起的效应等于它们各自单独使用时效应的代数和,称为相加作用。可发生相加作用的两种药物多作用于同一部位或受体,且能表现出相同的内在活性。如两种吸入麻醉药或两种苯二氮䓬类药物合用都表现为相加作用。作用于不同部位或受体的两种药物有时也能发生相加作用。例如,作用于NMDA受体的氯胺酮和作用于GABA受体的咪达唑仑合用时,在催眠方面就表现为相加作用。

相加作用的实质并非一种药物使另一种药物效能增强,而只是两种药物同一效应的相互叠加。从某种意义上讲,两种药物间这种简单的相加作用并非是真正的药物相互作用。凡合用能发生相加作用的两种药物,都应适当减少各药的用药剂量,否则就有发生药物中毒的危险。例如,氨基糖苷类抗生素可抑制神经肌肉接头处的神经冲动传递,合用时可增强硫酸镁引起的呼吸肌麻痹。

(二)协同作用

两种药物合用时,引起的效应大于它们各自单独使用时效应的代数和,称为协同作用。这种类型的药物相互作用一般只见于作用部位或受体完全不同的两类药物之间;此外,作用于同一受体不同部位的两种药物也可能发生协同反应。例如,非甾体消炎镇痛药和阿片类镇痛药是作用机制完全不同的两类药物,在合用时,前者可增强后者的镇痛效能,这是临床上非常经典的一种协同性质的相互作用;苯二氮䓬类药物和巴比妥类药物的催眠功效都与脑内GABAA受体-氯离子通道复合物有关,伍用时它们可结合于该受体的不同位置,使其立体结构发生改变,从而相互增加对方与受体的亲和力,表现出催眠效应的协同作用。

协同作用是最为重要的药物相互作用之一。临床上可利用它来减少药物的毒性反应,并能用小剂量的药物实现所需的效应,同时亦需要注意对严重不良反应的预防。例如,应用小量的咪达唑仑可显著减少丙泊酚的诱导剂量,使患者的血流动力学更易于维持稳定;而吸入全麻期间,伍用降压药或肌肉松弛药时,则要警惕术中可能因协同作用而引起严重的不良后果。

(三)敏感化作用

一种药物虽不具有某种特殊的效应,但却能使相关组织或受体对其他药物的反应性增强,称为敏感化作用。例如,氟烷可使心肌对儿茶酚胺的敏感性增加,降低肾上腺素引起心律失常的阈值;应用排钾利尿药可降低机体的血钾水平,提高心脏对强心苷作用的反应性,从而增加发生洋地黄中毒的危险。此外,利血平或胍乙啶则能导致肾上腺受体发生类似去神经性的超敏现象,从而使具有直接作用的拟肾上腺素药(如去甲肾上腺素或肾上腺素等)的升压作用明显增强。

(四)拮抗作用

两种药物合用时,其中一种药物能降低另一药物的效能,称为拮抗作用。拮抗性相互作用的发生具有四种不同的机制。

1. 竞争性拮抗

是指作用于同一受体或部位的两种药物,由于相互竞争与作用部位的可逆性结合而发生的拮抗反应。如氟马西尼(flumazenil)拮抗苯二氮䓬类药物的作用,纳洛酮拮抗阿片类药物的作用,以及去极化和非去极化肌肉松弛药间的拮抗作用等均属于这类反应。两种药物在同一受体发生的竞争性拮抗(占位性竞争)将受质量作用定律所调控,即浓度高或亲和力强的药物能取代浓度低或亲和力弱的药物与受体的结合。

2. 非竞争性拮抗

是指结合于受体不同部位(位点)的两种药物,一种药物可拮抗另一药物的作用,但两药却互不干扰对方在受体部位的结合。发生这种性质的拮抗反应时,拮抗剂的作用不会因增加激动剂的剂量而被减弱或逆转。例如,苯氧苄胺与肾上腺素能受体结合后,受体性质发生改变,不再接受去甲肾上腺素的激动作用。此外,作用于不同受体的药物间也可能发生非竞争性拮抗。如联合用药时,阿片受体部分激动药——布托啡诺(butorphanol)可拮抗咪达唑仑的顺行性遗忘作用。

3. 化学性拮抗

是指对组织或受体具有激动作用的一种药物因与另一药物发生化学反应,而形成一种新的复合物,但该复合物已不再具有对组织或受体的激动作用。例如,当体内存在大量肝素时,常通过离子键结合反应,用强碱性的鱼精蛋白中和强酸性的肝素,以消除其抗凝作用。

4. 生理性或功能性拮抗

是指药效相反的两种药物联合应用时出现的相互拮抗效应。例如,抗胆碱药可通过阻断呼吸道平滑肌上M受体的活性拮抗由β受体阻滞剂造成的支气管痉挛。

尽管药理学中对这四种类型的药物相互作用都有着非常明确的定义,但在实际工作中人们对之的区分却并不那么严格,甚至有时还把它们作为同义词而混用。按照药理学中的定义严格区分药物相互作用的不同类型,可以帮助人们更深刻地认识与了解药物相互作用,为临床合理用药确定更坚实的基础,也更有利于提高联合用药的目的性和安全性。

二、药物反应的正常变异性与药物相互作用

变异是生物学现象中普遍存在的一种规律,药物反应亦不例外。同一剂量的某种药物在不同个体间可引起程度不同的反应,有时这种个体差异甚至还会影响到药物作用的性质。例如,使用催眠剂量的巴比妥类药可促使大多数人入睡,但个别患者对此不但未有催眠效果,甚至还会出现焦躁不安和入睡困难;苯二氮䓬类药和阿片类镇痛药有类似的情况。这种药物反应变异性的出现势必会使药物相互作用更趋复杂,个体间的差异也更为明显。

体内有多种因素可影响机体对药物的反应,故在临床联合用药时,必须权衡利弊,尤其需要注意疾病和年龄等因素的影响。有证据显示,不同个体对多数静脉麻醉药反应性的差异可高达1～5倍,尤其在罹患高血压、冠心病、糖尿病和肝肾功能损害等疾病时,很容易发生不良的药物相互作用。例如,出血性休克患者对麻醉药的耐受性明显降低,咪达唑仑在脑脊液中只需达到较低的浓度就可引起催眠效应,而且他们在吸入全麻期间对β受体阻滞剂的作用非常敏感,所以在围术期很容易发生循环功能的严重抑制,使用时必须尤为慎重。老年人由于体内各脏器生理功能的衰退,发生药物相互作用的比率较年轻人明显增加,而且一旦发生这些不良反应,造成的伤害亦会更大。

近年来,患者的遗传因素对药物反应的影响备受重视。尽管目前对大多数药物作用中遗传药理学的影响尚不十分清楚,但随着人类基因组序列破译工作的完成及人们对其功能认识的加深,未来有可能根据遗传药理学来阐明药物相互作用的机制,并为药物相互作用效应提供科学的预测。此外,给药次序、途径、时间、患者的生物节律、饮食状况、季节变化和气候条件等因素也能影响到药物反应和相互作用。

围术期联合用药现象极为普遍,尤其在麻醉期间,更多是采用联合用药。以单一药物实施麻醉在

现代临床麻醉中所占的比重已越来越小,而多种药物、多种技术复合的麻醉方法,如协同诱导、静吸复合麻醉、腰麻-硬膜外联合阻滞等,几乎已成为一种"原则"。临床实践证明,这些方法能更好地平衡各种药物疗效与毒副作用之间的矛盾,扬长避短,为患者提供更为安全、充分和舒适的麻醉治疗,加速术后的苏醒,并促进麻醉费用的降低。

多种药物的联合应用显著提高了围术期药物相互作用的发生率。各种回顾性或前瞻性研究的结果均显示,麻醉期间发生药物相互作用的比例远远高于其他各项医疗活动,且仍有持续增加的趋势。主要原因为:① 现代医学越来越提倡多种方法的"综合治疗",术前准备日益受到临床麻醉科医师的重视,为此可能需要患者服用多种药物进行满意的术前准备;② "手术禁区"不断地被突破,外科治疗领域也不断拓展,越来越多的高龄、合并有严重的系统疾患的高危患者需要通过手术治疗来重获健康,而这些患者的围术期用药情况则往往极为复杂;③ 平衡麻醉方法的普遍采用促进了麻醉用药的多样化,即使在一般情况下,麻醉期间的用药也可达 5～10 种之多,而在 ICU 中患者有时用药竟可高达 30～40 种。

由于药理学研究的进展,临床上预防或治疗不良药物相互作用的手段日益多样化,为此联合用药方法目前已被人们普遍接受。为了能更好地适应药理学发展的这种趋势,麻醉科医师必须及时、正确地调整自己的用药习惯,巧妙地利用各种药物的特性,通过围术期合理的联合用药,趋利避害,充分发挥药物相互作用中有益的功效,努力避免不良药物相互作用的发生,以保证患者围术期的用药安全。

三、药物相互作用机制

药物相互作用基本机制有三种:① 药剂学相互作用;② 药效学相互作用;③ 药代学相互作用。

(一)药剂学相互作用

许多药物存在药剂学相互作用,而临床医师知之甚少。药剂学相互作用主要是指药物与药物之间,或药物与输液、容器之间发生了直接的物理或化学反应,从而使药物性质发生变化或药效发生改变。当药物因这种理化反应而发生变性时,常会出现混浊、沉淀、产气或变色等变化,造成药效降低,甚至丧失。药剂学相互作用主要发生在体外,只要在临床工作中给予足够的重视,应能避免发生。为此,围术期医师必须熟悉常用药物的配伍禁忌,不可盲目地混用药物。例如硫喷妥钠溶液呈碱性(pH=10.8),若与氯胺酮、泮库溴铵、哌替啶、麻黄碱、苯海拉明、吗啡或酚噻嗪类药物等混用,可形成硫喷妥酸盐沉淀物。这种沉淀物不仅不溶于血浆,而且还容易堵塞静脉输液通道。所以不仅禁忌将硫喷妥钠与这些药物混用,而且宜在推注硫喷妥钠的静脉输液管道中用生理盐水冲洗后再续注第二种药物。其他许多药物也只有在一定 pH 范围内才能保持药液理化性质的稳定和确切的疗效。例如,pH 升高可使酚噻嗪类、儿茶酚胺类、毒毛旋花子苷 K 或胰岛素失效或作用减弱;而 pH 降低则可使巴比妥类药物或茶碱类药物失效或作用减弱。

输血时血液中不宜加入其他药物,尤应禁止与右旋糖酐或其他血浆扩溶液相混,因为后者可使红细胞聚集。血液也不可与高张甘露醇溶液混合,如果二者相混,红细胞就会发生皱缩,输入人体后往往可引起严重的不良反应。多种儿茶酚胺类药物加到某些静脉注射液中可被氧化。肝素的强酸基团可中和碱性的箭毒分子,所以应用了较大剂量的肝素,则有拮抗右旋筒箭毒碱的现象。

有些药物可因直接吸附于输液容器或管道上,造成疗效不同程度的降低。例如,硝酸甘油可因结合于聚氯乙烯塑料输液容器或管道上而失活；胰岛素可因吸附于玻璃或塑料容器上而减效。药物混用或注入某种液体后，可因溶解状态受到破坏而析出沉淀，但有时沉淀物因吸附于玻璃或塑料的表面而不显浑浊，从而造成识别上的困难，临床上需要在特别留意观察。

麻醉通气环路中的橡胶螺纹管、塑料面罩和气管导管等均可吸附一定量的吸入全麻药，使其吸入浓度下降，从而可延长麻醉诱导时间，降低预期的麻醉效应；而在麻醉结束后，溶解吸附的全麻药解离释出后则可被患者吸入，造成苏醒时间延长。这种现象在使用甲氧氟烷（其橡胶/气和塑料/气分配系数分别高达630和118）时特别明显。此外，卤族吸入麻醉药还可与CO_2吸附剂反应，生成复合物A和CO等毒性物质。

（二）药代学相互作用

药代学相互作用是指一种药物可影响另一药物体内处置过程（即吸收、分布、代谢和排泄）中的一个或多个环节，改变其血药浓度和作用部位的浓度，从而造成其药效的改变（增强或减弱）。麻醉期间发生药物不良相互作用时，药代学相互作用是最为常见的一种原因，其中尤以影响药物分布和代谢的相互作用最为重要。

1. 影响吸收的相互作用

经血管外途径用药时，药物吸收的速率和程度对药物效能的发挥可产生重要的影响。然而，药物的吸收过程因受自身理化性质、用药部位的局部组织特性和血液灌注等多种因素的影响，个体差异较大。受其他药物的影响也是其中不可忽视的一个因素。

口服给药具有用药方便、痛苦小等优点，是临床上最常采用的一种用药方法。但药物在消化道的吸收易受胃肠道pH、离子作用、吸附剂、胃肠动力和食物等多种因素的影响。经胃吸收的药物在较低的pH环境中更容易被吸收，而在小肠上端发生的药物吸收（如吗啡）则更主要受胃肠动力学的影响。术前应用阿片类药物或抗胆碱类药物可延长胃排空时间，减缓药物的吸收，而甲氧氯普胺可加速胃排空，增加口服药的吸收。

肌内注射药物的吸收将受肌肉局部血管舒缩的影响。目前围术期用药很少采用肌内注射途径。为避免血管外途径药物吸收易受干扰的弊病，围术期仍以采用静脉途径给药为宜。

肺血流对肺泡内麻醉气体的摄取主要受吸入全麻药的溶解度（血/气分配系数）、肺泡-混合静脉血气体分压差和心排血量三项因素的影响。许多静脉麻醉药、麻醉性镇痛药可抑制心肌收缩力，降低心排血量，减少吸入麻醉药的摄取，影响肺内和脑内吸入麻醉药浓度的上升速度；然而它们同时也因趋于减少每分通气量，降低了吸入麻醉药肺泡-混合静脉血气体分压差，可使吸入麻醉药的起效速度减慢。临床上有时很难估测相互影响程度，通常需实时监测吸入麻醉药浓度。

2. 影响分布的相互作用

药物吸收入血后，将随血液分布于体内各脏器、组织和体液之中。药物在体内的分布受许多因素的影响，其中包括：① 心排血量；② 组织血流量；③ 药物的蛋白结合率；④ 药物的脂溶性；⑤ 药物的解离程度；⑥ 药物的组织溶解度。在这些因素中，尤以血流动力学影响和血浆蛋白置换作用最为重要，而围术期血流动力学常常变化较大，需充分认识其带来的影响。全麻药物可造成机体血流动力学的明显改变，引起全身血流分布和组织灌注的变化，从而影响到各种药物的体内分布过程，而机体肝、肾血流的变化对药物代谢和排泄过程的影响亦尤为明显。

血浆蛋白置换作用在血液中药物有两种存在形式：① 游离型药物；② 结合型药物。药物与血浆蛋白或组织蛋白的结合是一种可逆性过程。只有游离型药物才具有生物学效应，并参与体内的消除过程；而结合型药物只是游离型药物的一种储备形式，无药理学活性，不能通过血脑屏障，亦不能被肝脏代谢或经肾脏排泄，但它却是药物转运到效应室的有效形式。并用两种可结合于相同血浆蛋白同一位点的药物时，药物间相互竞争与该位点的结合将服从质量作用定律。在结合位点上亲和力强的药物将取代亲和力差的药物，使后者的游离型药物浓度增加，药效增强，甚至引发毒性反应。

容易发生具有临床意义置换性相互作用的药物应具有以下特征：① 蛋白结合率高（＞90%）；② 表观分布容积（Vd）小；③ 治疗浓度范围窄。符合这些条件的药物有：口服抗凝药（如华法林）、磺酰脲类降糖药（如甲苯磺丁脲）、洋地黄毒苷、甲氨蝶呤、二氮嗪等。至于蛋白结合率低、Vd大的药物，即使被其他药物所置换，临床意义也多不明显。例如，蛋白结合率高的A药与蛋白结合率低的B药都是被从血浆蛋白上置换出了3%的药物，A药的游离型浓度可从1%上升到4%，增加3倍，药效明显增加；而B药的游离型浓度则仅从50%上升到53%，只增加6%，药效无明显的变化。

在大多数情况下，因置换作用而出现的药物游离型浓度增高和药效增强的现象持续时间较短。因为游离型药物浓度升高后，机体将代偿性加快药物在体内的生物转化和排泄速率，增加药物的消除，很快抵消因置换而增强的药物效能（或毒性反应）。此时药物尽管保持较高的游离分数，但其游离浓度已经接近正常。因此，一般不需为此而调整药物的剂量或用药方案。

3. 影响药物代谢的相互作用

在通常情况下，仅有少部分药物可以原型形式排出体外，大部分的药物都要经过体内代谢过程而转化成为极性增加的代谢产物，然后再排出体外。药物的代谢主要发生在肝、肾、肠道和肺，其中尤以肝内的生物转化作用最为重要。

药物在肝内进行的生物转化过程包括两类不同的化学反应过程，即第Ⅰ相反应和第Ⅱ相反应。第Ⅰ相反应在肝细胞微粒体内进行，包括氧化、还原、水解反应等一系列生物转化反应，其中最重要的氧化反应是由一组混合功能氧化酶催化完成的。肝细胞混合功能氧化酶，又称细胞色素P450单氧化酶，主要存在于肝脏内质网，是一种与膜结合的血红素蛋白，为体内最强的氧化酶。该酶系中包括有100多种同工酶，每种同工酶都有其特定的作用底物，但很大一部分作用底物都彼此相互重叠。依据其氨基酸组成序列的不同，可将其划分为CYT1、CYT2和CYT3三型，每型中又包含许多亚型。CYT3A4是其中最重要的一种同工酶，作用底物范围广，可介导包括咪达唑仑、芬太尼在内的大约65种不同药物的代谢。许多药物可与该酶系发生反应，使其活性增强（酶诱导作用）或减弱（酶抑制作用），从而影响其他药物在生物体内的生物转化过程。第Ⅱ相反应为药物的代谢产物（或原型药物）与葡萄糖醛酸、硫酸等水溶性配基的结合反应，这种结合物的极性增加，更容易经肾脏或胆道排泄。该过程无须肝药酶的参与，药物间也很少通过该过程发生相互作用。

酶诱导是指通过增强肝药酶的活性和（或）增加肝药酶的含量以促进药物代谢的生物学现象，亦称作酶促作用。酶诱导是机体的一种适应性调节反应，可以防止外源性异物在体内蓄积而产生毒性反应。尽管目前人们尚未完全了解其确切的发生机制，但可以肯定它不只是单纯的酶激活过程，可能还与相关基因的过度表达、特异性mRNA的大量合成与蓄积以及细胞内内质网的异常增生等有关。多数药物的酶诱导作用只有在使用较大剂量时才得以体现。但有些药物在治疗剂量就可表现出酶诱导活性，如利福平、巴比妥类药物、苯妥英钠和卡马西平等。多数酶诱导药只选择性地增强CYP家族中某几种同工酶的活性,如乙醇和香烟分别只诱导CYP2E1和CYP2A1的活性;而有些酶诱导药则表现出非选择性的多功能特性,如苯巴比妥、苯妥英和卡马西平等。

利福平是一种强效的酶诱导药,可增加苯二氮䓬类药物和麻醉性镇痛药的代谢,降低其血药浓度,伍用时必须增加这些药物的剂量,才能达到所需的效应。长期服用利福平的患者进行吸入麻醉时,异氟烷的体内代谢率明显提高,从而造成血浆氟离子浓度的增加。

苯巴比妥是最早被确认的酶诱导药,目前临床应用逐渐减少,许多医院已不再使用。卡马西平和苯妥英钠等抗癫痫药也是常见的强效酶诱导药,都能促进多种药物的生物转化。如通过诱导CYP3A的活性,卡马西平和苯妥英钠可增加环胞素A的氧化代谢,降低这种免疫抑制剂的血药浓度,增加围术期发生移植排斥反应的危险;另外,它们还能促进华法林、双香豆素的代谢,降低其抗凝活性。

酶抑制是指通过减弱肝药酶的活性和(或)减少肝药酶的含量以阻碍药物代谢的生物学现象,亦称作酶抑作用。酶抑制药可直接与酶结合,改变酶的空间构型,使得NADPH大量消耗,造成药物氧化时的脱偶联现象;也可通过阻碍或竞争药物进入微粒体的过程,使肝药酶难以与药物接触;还可以改变各种亚型细胞色素P450酶的比例,但最终的结果都是使肝药酶的有效含量减少和(或)活性减弱。尽管酶抑制药的种类不及酶诱导药,但在麻醉中由酶抑制药引起的不良反应却更为多见。

肝药酶受抑后,药物血浆浓度的升高多为暂时的可逆性变化,无须为此调整用药的剂量。因为血药浓度升高后,药物与靶组织或细胞的结合增加,组织对药物的摄取增加,药物经肾脏或胆道的排泄亦增加,从而使该药物很快在体内达到新的稳定状态,且血药浓度或药物效应也恢复正常。但若药物的分布、代谢及排泄途径已呈饱和状态,则血药浓度可持续升高,使药物的活性异常增强,甚至可引发毒性反应。因此,酶抑制作用对机体影响的关键在于血药浓度升高持续的时间。时间越长,对患者影响越明显。如果药物能很快完成重新分布和平衡,血药浓度增高持续的时间则很短,对患者没有明显影响。

新型静脉麻醉药——丙泊酚也能影响机体内肝药酶的作用,从而与许多药物发生相互作用。例如,它可抑制CYP2A1和CYP2B1的功能,破坏普萘洛尔的代谢;还能通过抑制CYP3A4的功能,减少芬太尼和舒芬太尼的代谢。

肝血流的改变对于某些高脂溶性的"流量限定性"药物,如哌替啶、吗啡、喷他佐辛、利多卡因等,它们的肝脏摄取率很高,在通过肝脏的瞬间大部分药物即被清除,所以这些药物在肝脏的代谢和清除明显受到肝血流的影响。可见凡能影响肝血流的药物都能影响到这些药物的代谢。吸入麻醉时,利多卡因、吗啡等药物的消除半衰期也出现延长,血药浓度可随之升高。在口服应用这些药物时,也因为其明显的肝脏"首过效应",生物利用度易受其他药物的干扰。如口服维拉帕米等药物时,只有约30%的药物能最终通过胃肠和肝脏到达血液循环,而西咪替丁则可通过减少肝血流而明显增加它们的生物利用度。静脉注射丙泊酚也能发生这种"首过效应",但其发生部位却是肺脏,而不是肝脏。有人在猫实验中发现,预先使用芬太尼可使肺脏对静脉注射丙泊酚的摄取率从60%减少至40%,从而增加丙泊酚的血浆浓度。

4. 影响排泄的相互作用

除吸入麻醉药外,大多数药物及其代谢产物都要经肾脏或胆道排泄到体外,其中尤以肾脏的排泄作用最为重要。两种药物伍用时,一种药物可通过改变肾小球滤过率、肾小管的主动分泌和重吸收功能或肾血流量,影响另一种药物的排泄,改变其消除率,从而造成该药物效能的变化。如全麻药可通过改变机体的肾血流量和肾小球滤过压,造成其他药物经肾脏排泄的减少;甘露醇则可通过利尿效应加速药物经肾脏的排泄。

尿液 pH 关系到许多药物在原尿中的解离度，而药物的解离程度对其在肾小管的重吸收具有重要的影响。对于弱解离性的有机药物，非解离型部分的脂溶性大，容易被肾小管重吸收，而解离型部分则不容易被肾小管重吸收。临床上，常通过改变尿液 pH，改变药物解离型和非解离型的比率，从而对药物的排泄进行调控。如应用碳酸氢钠升高尿液 pH（碱性尿）可增加苯巴比妥、双香豆素等弱酸性药物的排泄；相反，应用维生素 C、氯化铵等酸化尿液（酸性尿）则能增加吗啡、哌替啶、麻黄碱、氨茶碱等弱碱性药物的排泄。此外，术中可通过碱化尿液的方法，增加吸入全麻时机体内氟离子的排泄率，降低血浆氟离子浓度，以预防其可能造成的肾脏损害。

吸入全麻药在体内的降解度比较低，而且因脂溶性较大，不能经肾脏排泄，只能以原型经肺排出体外。与其在肺部的吸收过程相似，凡能影响肺血流量和肺泡通气量的药物，均能影响吸入全麻药的经肺排泄。如术中使用 β 受体阻滞剂可降低患者的心排血量和肺血流量，从而可减慢吸入麻醉药经肺排泄的速率，延缓患者术后的苏醒时间。

（三）药效学相互作用

药效学相互作用是指几种药物伍用时，某种药物在药代学过程和作用部位浓度（数量）没有变化的情况下，因受其他药物的影响而发生的药物效能（毒性）变化。药效学相互作用的过程极其复杂多样，目前人们对它的认识还非常有限。

1. 影响药物对靶位的作用

受体部位的相互作用在细胞水平，一种药物可增强或减弱另一药物与受体的结合，从而改变其效能。例如，在鞘内注射少量的可乐定，可促进吗啡等麻醉性镇痛药与脊髓阿片受体的结合，增强其抗伤害作用。

有些药物还能通过影响受体后的细胞内信号传导过程，改变其他药物的效能。例如，吸入麻醉药可增强心肌细胞内腺苷酸环化酶的活性，从而增强 β 受体激动药的致心律失常作用；长期嗜酒可提高脑内 GABA 受体的耐受性，增加吸入麻醉药的 MAC 值。

影响神经递质功能一种药物可因影响体内某种神经递质的合成、释放或摄取等过程，而与另一药物发生相互作用。例如，单胺氧化酶抑制剂可阻碍去甲肾上腺素在神经组织内的灭活，引起该递质在神经末梢内大量堆积，一旦再伍用利血平，可引起堆积的去甲肾上腺素大量释入突触间隙，使抑郁症患者转入狂躁状态；新斯的明可抑制体内胆碱酯酶的活性，减少乙酰胆碱的水解，拮抗非去极化肌肉松弛药的效应。

2. 影响同一生理系统或生化代谢系统

作用于同一受体或部位的两种药物，伍用时因各自内在活性的不同（激动剂或拮抗剂）而产生相加或相减性质的相互作用。如肾上腺素与异丙肾上腺素伍用，它们对肾上腺素能受体的激动作用呈相加反应，而肾上腺素的激动作用则可被普萘洛尔所拮抗。麻醉时常伍用同一类型的两种药物，以期在获得预期效果的同时，减轻它们的毒副作用，如将挥发性麻醉药与氧化亚氮伍用，利多卡因与布比卡因伍用等。

有些时候，虽然两种药物作用于不同受体或部位，但只要在细胞水平或亚细胞水平有相同的作用路径，就有可能影响同一生理系统或生化代谢系统，在伍用时发生相互作用。麻醉期间发生的药物相互作用多与此有关。例如,咪达唑仑可通过BZ受体影响GABA受体-氯离子通道复合物的功能,增强硫喷妥钠、丙泊酚等直接作用于GABA受体的静脉麻醉药的催眠效能;而阿托品则可通过阻断M受体的功能而减弱β受体阻滞剂减慢心率的作用。

3. 改变药物作用部位的内稳态

有些药物可因改变体内水-电解质代谢和酸碱平衡等内稳态,而影响其他药物的效能。如排钾利尿药可降低机体的钾储备,增强强心苷的毒性,拮抗奎尼丁、利多卡因等抗心律失常药的作用,而且还能增加神经-肌肉接头部位的跨膜电位,延长非去极化肌肉松弛药的作用时间。

4. 药物间的理化结合

有些药物可因理化反应与另一种药物发生结合,从而改变其效能。如强碱性的鱼精蛋白能通过离子键与强酸性的肝素结合,形成无活性的复合物,所以在体外循环结束后常用鱼精蛋白来逆转肝素的抗凝作用。

第三节 围术期常用药物的合理应用

一、麻醉相关药物

(一)吸入麻醉药

临床麻醉中不会同时吸入两种挥发性麻醉药,但在麻醉诱导和维持过程中可能会先后使用两种不同的挥发性麻醉药。吸入麻醉药合理使用要根据其药理学特点,选择合适使用方法、时机、浓度,充分考虑联合用药的相互作用。如清醒患者不适合应用异氟烷、地氟烷。在麻醉复苏期间要充分考虑吸入麻醉药残余效应。吸入麻醉药浓度的选择要依据手术、联合用药种类与剂量、不同手术阶段作适当调整。动物实验证实,卤族挥发性麻醉药是一类很好的肝药酶抑制剂,预先使用的挥发性麻醉药可降低后来使用挥发性麻醉药的肝脏代谢率,减少其具有肝、肾毒性代谢物的生成,从而有利于提高吸入麻醉的安全性。但在临床实际工作中,由于麻醉诱导时间相对较短,吸入挥发性麻醉药这种作用影响有限。

氧化亚氮作为一种重要的气体麻醉药,不论在麻醉诱导,还是在麻醉维持中都常与挥发性麻醉药一起伍用。氧化亚氮的麻醉效能较弱,其MAC值高达105%,早已发现氧化亚氮可减少任何一种挥发性麻醉药的MAC值,伍用时呈明显的相加效应。如单纯吸入异氟烷的MAC值,年轻人为1.28%,老年人为1.05%,若同时加用70%氧化亚氮,则异氟烷的MAC值分别降至0.56%和0.37%,即70%氧化亚氮相当于0.56~0.65 MAC;七氟烷的MAC值为2%,吸入70%氧化亚氮可使七氟烷的MAC值降至0.6%。但新近有些研究却提出了不同的观点,认为既往对氧化亚氮麻醉效能的估测偏高,有些实验甚至还对氧化亚氮与挥发性麻醉药相互作用是否符合相加效应的线性特征提出了质疑。例如,以脑电频率(2~3 Hz)、记忆能力和临床表现等作为指标,发现每增加10%的氧化亚氮只能使吸入异氟烷的浓度减少0.035%~0.045%;用小鼠实验时,氧化亚氮浓度超过30%时,它与吸入麻醉药的相互作用就不再表现为相加效应,而呈现为相互拮抗的表现。总之,氧化亚氮可减少并用的挥发性麻醉药吸入浓度,但这种作用可能非常有限,所以吸入麻醉时伍用氧化亚氮的意义还值得进一步的商榷。

　　动物实验发现，伍用氧化亚氮可加重挥发性麻醉药诱发的心肌抑制和心肌缺血，但此结果不仅没有得到临床应用情况的支持，甚至有些研究发现伍用时氧化亚氮可减轻挥发性麻醉药的心肌抑制作用。挥发性麻醉药与氧化亚氮伍用可加重麻醉过程中的脑缺血，建议有严重颅脑损伤或脑组织灌注障碍的患者麻醉中不伍用氧化亚氮。此外，氧化亚氮本身对呼吸功能具有兴奋作用，伍用氧化亚氮后可以减少挥发性麻醉药对呼吸功能的影响。但氧化亚氮可抑制生物体内缺血性肺血管收缩反应，从而削弱机体自主调节局部通气/灌流比例的能力，所以在发生低氧血症的情况下最好停吸氧化亚氮而改吸纯氧。

　　氧化亚氮与挥发性麻醉药伍用时，还可产生所谓的"第二气体效应"，影响机体对挥发性麻醉药的摄取和排泄。在麻醉开始吸入高浓度的氧化亚氮气体时，肺泡与肺泡壁毛细血管之间的分压差促使大量氧化亚氮迅速弥散入血，降低了肺内气体容积，从而使同时吸入的挥发性全麻药的肺泡内分压升高速度增加，有利于其向肺血管内的扩散，加快麻醉诱导速度。而在麻醉结束时，大量的氧化亚氮反向弥散入肺泡，迅速降低肺泡内的氧分压，如果此时只是吸入空气，则不能保证充足的肺泡供氧，所以很容易发生"弥散性缺氧"。此外，氧化亚氮还可溶解在挥发罐中的麻醉药液中，在停用氧化亚氮而改吸纯氧后，可被迅速释放而增加新鲜气流量以携带出更多的挥发性全麻药，从而影响挥发罐输出气体浓度的精确度。

　　阿片类药是一种重要的麻醉辅助药，术中常与挥发性麻醉药一起伍用。大量研究显示，阿片类药物可通过协同作用方式减少吸入全麻药的MAC值，且表现出明显的剂量依赖性关系。有研究曾用犬观察过不同浓度芬太尼对异氟烷MAC值的影响，发现芬太尼的最小镇痛浓度为0.6 ng/ml，超过2.0 ng/ml就会出现明显的呼吸抑制；逐步增大芬太尼的血药浓度可使异氟烷的MAC不断下降，其中在1.67 ng/ml水平时恰使异氟烷的MAC值下降50%，而且芬太尼的血浆浓度在0.5～2.0 ng/ml范围内变化时，异氟烷MAC值的下降最明显；一旦芬太尼浓度超过5 ng/ml，则会出现"封顶"现象，即异氟烷浓度在0.2 MAC水平处出现了难以继续下降的平台。阿芬太尼、舒芬太尼、瑞芬太尼也都能降低吸入全麻药MAC值，并表现出与芬太尼相似的效应，即在较低浓度范围时，可迅速降低挥发性全麻药的MAC值，而在达到高浓度水平后则产生"封顶"效应，而且所有挥发性麻醉药都是在0.2～0.3 MAC（接近清醒MAC）水平出现坪值。最近的研究证明，阿片类药物降低挥发性麻醉药MAC值的作用可能是通过其对脑干蓝斑结构等部位的作用所介导的。

　　因出现"封顶"效应，所以不主张术中伍用大剂量阿片类药物。因为一旦达到相互作用的平台期，再增加阿片类镇痛药的浓度不但不会进一步减少挥发性麻醉药的MAC值，反而还能明显延长患者麻醉苏醒时间和自主呼吸恢复时间。考虑到这两种药物不同的药理学特征，术中宜吸入能使患者意识消失所需的最低挥发性麻醉药浓度（如异氟烷为0.3%），即相当于其清醒MAC值的水平，所伍用阿片类药的血药浓度则维持在相当于1～2 ng/ml芬太尼的水平；若术中出现麻醉深度不够的征象，则可适当增加麻醉药的吸入浓度，而不采用追加阿片类药物的方法。因为相比之下，前一种方法更有利于患者术后的苏醒和恢复。但由于瑞芬太尼的"时间相关半衰期"（context-sensitive half time）较短（3～5 min），血药浓度下降80%也仅需10～15 min，且与用药时间的长短无明显相关性，所以术中可追加瑞芬太尼来加深麻醉。但对于不希望术后迅速苏醒的患者（如某些心脏手术），则可使用"封顶"浓度的阿片类药物，以充分抑制术中机体的应激反应。此外，挥发性麻醉药与阿片类药物合用对机体血流动力学的干扰要比吸入单一麻醉药轻得多，所以更容易被患者耐受，也有助于改善患者术后苏醒的质量，减少躁动等不良反应的发生。

（二）静脉麻醉药

近十几年来，全凭静脉麻醉的发展非常迅猛，已经成为与吸入麻醉同样重要的一种临床麻醉方法。目前还没有一种静脉麻醉药能单独满足全身麻醉的所有要求，即意识消失、遗忘、无痛、制动以及消除过度的神经-内分泌反应（应激反应），所以在实施全凭静脉麻醉的过程中，更需重视不同药物的合理配伍。与吸入麻醉药之间简单的相加效应不同，各种静脉麻醉药间的相互作用格外复杂，可以表现为相加或协同反应，甚至有时还会出现拮抗反应。这些相互作用常是药代学和药效学相互作用共同作用的结果。

咪达唑仑的药效明显呈有剂量依赖性，只有使用较大剂量才产生催眠效能。动物实验早已证实，咪达唑仑可显著增强硫喷妥钠的催眠效能，两药具有明显的协同作用。有研究发现，提前 1 min 静脉注射小剂量咪达唑仑（0.02 mg/kg），可使硫喷妥钠的麻醉诱导剂量（使睫毛反射消失）从 3.87 mg/kg 减少到 1.97 mg/kg，用量减少 96%，其剂量-效应曲线明显左移；同时还发现，对硫喷妥钠越不敏感的患者，在伍用咪达唑仑后产生的协同作用越明显。此外，咪达唑仑与丙泊酚也有显著协同作用。所以，采用协同诱导不但可减少硫喷妥钠、丙泊酚等静脉麻醉药的用量，还能使患者对静脉麻醉药作用的反应性差异明显缩小，而这种改变无疑将会提高麻醉的可预测性和安全性。

丙泊酚是一种新型静脉麻醉药，是目前临床应用最广的静脉麻醉药。它与咪达唑仑在催眠方面的协同作用已被临床所证实，而且它们间的协同效应强于硫喷妥钠与咪达唑仑的协同效应，但对抑制伤害刺激引起的体动反应却未表现出协同作用。此外，与单用丙泊酚相比，麻醉诱导时配伍用少量咪达唑仑不但有利于维持机体循环和呼吸功能的稳定，还能使注射部位的疼痛明显减轻。与硫喷妥钠相似，咪达唑仑与丙泊酚间的相互作用也与 GABA 受体的功能有关。它们结合于该受体的位置不同，诱发受体空间立体结构改变，不但能增加受体对内源性配基物质的亲和力，还能彼此增强对方与受体的结合，从而产生催眠效应的协同反应。同时，咪达唑仑与丙泊酚在受体水平的相互作用还与内源性递质——γ-氨基丁酸在受体部位的浓度有关。当受体部位的 γ-氨基丁酸浓度为 0.3 ～ 1.0 μmol/L 时，丙泊酚和咪达唑仑可通过协同作用显著增强 γ-氨基丁酸诱发的神经元电流强度变化；若 γ-氨基丁酸浓度超过 3 μmol/L，它们之间则呈现相加作用。

通常阿片类药物的催眠效能相当微弱，即使用大剂量也难以引起患者入睡。但研究提示，苯二氮䓬类药可显著提高阿片类药的催眠效能，伍用时可呈现明显的协同作用。例如，单用芬太尼时，使患者对言语命令反应丧失的 ED_{50} 值是 7.7 μg/kg，单用咪达唑仑的 ED_{50} 值是 0.19 mg/kg，两药伍用时，只需 1.9 μg/kg 芬太尼（剂量减少约 75%）与 0.04 mg/kg 咪达唑仑（剂量减少约 80%）就能达到相同的"半数效应"，二者相互作用分数之和仅为 0.46；若提前 1 min 静脉注射小量咪达唑仑（0.07 mg/kg），可使阿芬太尼诱导入睡的 ED_{50} 从 130 μg/kg 下降至 27 μg/kg，减少约 79%，其剂量-效应曲线明显左移。当然，伍用苯二氮䓬类药物同样也能增强阿片类药物的呼吸抑制和血管扩张作用。同理，阿片类药亦能增强苯二氮䓬类药的催眠效能。在门诊手术中常用的"清醒镇静"麻醉法就常伍用亚镇痛和亚镇静剂量的阿片类药物（如芬太尼 50 μg 或阿芬太尼 500 μg），以增强咪达唑仑等催眠药物的效能，减少其用量，加快患者术后的苏醒速度。此外，阿片类药物与巴比妥类药物伍用在镇静、催眠方面也有非常强的协同作用。

阿片类药物与丙泊酚间存在着明显的协同作用，无论是用于麻醉诱导，还是用于麻醉维持，都具有明显的临床意义。研究发现，它们间的协同作用与刺激的强度密切相关，刺激强度越大，协同作用也越明显。如两药产生的促意识消失作用＜对切皮时体动反应的抑制＜对腹腔内手术操作时体动反应的抑制。麻醉诱导时，阿片类药物通常可增强丙泊酚的催眠效能，术中伍用阿片类药物也能增强丙泊酚的麻醉效能，而且该效应类似于阿片类药对吸入麻醉药效能的增强作用。如芬太尼在 $0 \sim 3$ ng/ml 的血浆浓度范围内，可使丙泊酚抑制患者切皮时体动反应的血浆半数有效浓度（$EC_{50}INC$）从正常的 16 μg/ml 下降到 2.5 μg/ml（大约相当于丙泊酚的催眠浓度）；若超过 3 ng/ml，则出现明显的"封顶效应"，即丙泊酚的 $EC_{50}INC$ 值不会再随之进一步下降。此外，阿片类药物还能影响患者术后苏醒时的丙泊酚浓度。在增强丙泊酚麻醉效能的同时，阿片类药物的镇痛作用亦能被丙泊酚所增强，而且丙泊酚还能减弱阿片类药物的催吐作用。但丙泊酚可增强阿片类药物的呼吸抑制作用。同样，阿片类药物增强丙泊酚的循环抑制作用，有时可引起严重的心动过缓和低血压。为此，有些学者主张在伍用这两种药物时必须同时加用抗胆碱药。

临床上配伍用丙泊酚与阿片类药物时，应根据这两种药物相互作用的这些特点和各种手术的不同要求，选择适当的组合方式。其中高浓度丙泊酚（$3 \sim 8$ μg/ml）与低浓度阿片类药物（如 $25 \sim 60$ ng/ml 阿芬太尼）配伍适用于术中需保留自主呼吸的患者；高浓度阿片类药物（如 > 400 ng/ml 阿芬太尼或 > 0.8 ng/ml 舒芬太尼）与低浓度丙泊酚（$0.8 \sim 2$ μg/ml）配伍用则有利于麻醉过程的平稳和对手术刺激引起的应激反应的抑制，但患者术后苏醒时间明显延长，并需要一段时间的通气支持；中等浓度的丙泊酚与阿片类药物配伍用也能造成患者的呼吸抑制，术中宜使用机械通气，但患者术后能很快地恢复意识和各种保护性反射。丙泊酚与阿片类药物的"最适配伍浓度"应该在满足手术需要和保证患者记忆缺失的基础上，使患者术后苏醒的时间最短。而这种组合则与配伍用阿片类药物的种类和它们的使用时间有密切的关系。

三种静脉麻醉药共同使用，可表现出某些特有的相互作用，有时很难用两种药物间的相互作用加以解释。例如，丙泊酚-舒芬太尼-咪达唑仑伍用仍能表现出催眠效应的协同效应，通过伍用小剂量舒芬太尼和咪达唑仑，可使丙泊酚的诱导剂量减少 84%，但比较后发现，它们间的协同作用并未强于咪达唑仑与舒芬太尼间的协同作用。

（三）局部麻醉药

临床上常将两种局部麻醉药混在一起使用，如利多卡因混合布比卡因或利多卡因复合罗哌卡因。既往认为这种配伍不但能促成两种局部麻醉药效能的相加，还能使它们的优、缺点得到相补，而产生更佳的临床效果。事实上原理不清、依据不足。有些局部麻醉药混合后则因药物理化性质和药理作用的改变，可产生不良的临床后果。例如，氯普鲁卡因与布比卡因混合后，因药液 pH 的降低和氯普鲁卡因代谢物对布比卡因作用的抑制，可显著降低布比卡因的药效；与甲哌卡因混用时，布比卡因可显著减少甲哌卡因与 α_1 酸性糖蛋白的结合率，从而可导致甲哌卡因毒性反应的发生。

普鲁卡因、利多卡因等局部麻醉药有微弱的中枢抑制性能，在术中使用可减少全麻药的用量。如血药浓度在 $3 \sim 6$ mg/L 的利多卡因可使全身麻醉时吸入麻醉药的需要量减少 10% $\sim$ 25%。普鲁卡因还能与琥珀胆碱发生协同作用，显著增强其肌松效应，延长其作用时间。

不论在临床麻醉，还是在疼痛治疗中，局部麻醉药与阿片类药的配伍使用都十分普遍。这两类药物的镇痛机制各不相同，合用后有明显的协同效应，可显著提高其镇痛效能。动物实验证实，鞘内伍用吗啡时，利多卡因或布比卡因产生的抗伤害损伤作用起效快、作用时间长，峰作用也强。在临床工作中也发现，合用小剂量阿片类药可明显减少术中局部麻醉药的使用量，提高局部麻醉药的镇痛和麻醉效能。同时,伍用阿片类药还能避免局部麻醉药快速耐药性的出现,即使长期使用局部麻醉药也不必提高药量,因而可相应减少局部麻醉药中毒反应的发生。值得注意的是,并非所有的阿片类药都适于与局部麻醉药伍用,如氯普鲁卡因及其代谢物可阻断μ受体,当与芬太尼伍用时,有时可使其达不到镇痛目的,反而使患者的痛感增加。

研究显示,脊髓后角Ⅱ层内有高密度的BZ受体,咪达唑仑可作用于这些受体,引起可作用于脊髓δ受体的内源性阿片类物质释放,从而产生镇痛作用,并能增强局部麻醉药的镇痛效应。如鞘内注射咪达唑仑1 mg或2 mg,可使布比卡因麻醉的术后镇痛时间分别延长2 h和4.5 h,术后镇痛药的需要量也明显降低。尽管咪达唑仑自身有一定的神经毒性,但在临床常用剂量范围内,鞘内注射咪达唑仑不会造成神经毒性反应。

临床上常在局部麻醉药液中加入肾上腺素等血管收缩剂,以减慢局部麻醉药的吸收,延长其作用时间,增强其作用强度,同时也有助于降低局部麻醉药的血药浓度,减少全身毒性反应的发生。但临床上至今对上述作用仍有不同的认识,即在使用布比卡因、依替卡因等组织亲和力大、扩血管作用不明显的局部麻醉药时,伍用血管收缩剂是否必要一直在争论中。动物实验和临床研究已证实,局部麻醉药溶液中加入碳酸氢钠可改善其作用。加入碳酸氢钠后,可提高细胞外液的pH,增多未解离的局部麻醉药分子(碱基形式),增加其脂溶性,以促进局部麻醉药在组织中扩散,缩短其起效时间。另一方面,由于CO_2扩散至细胞内,降低了细胞内pH,促进轴浆内解离型局部麻醉药分子(阳离子形式)的形成,故使局部麻醉药效能增强。但加入碳酸氢钠后,局部麻醉药液的稳定性显著下降,而且一旦添加碳酸氢钠过量,还容易造成大量游离碱基的结晶析出,所以建议应该在使用前临时配制碱化局部麻醉药溶液,而且在20 ml布比卡因、甲哌卡因和利多卡因中添加7%碳酸氢钠的量分别不能超过0.02 ml、0.5 ml和0.5 ml。此外,加入透明质酸酶或右旋糖酐也能增强局部麻醉药的作用。

(四)肌肉松弛药

目前临床实践中仍存在较多的肌肉松弛药不合理使用现象。肌松效应与用药种类、剂量、时间、手术要求、联合用药等密切相关。肌松监测是基础。但由于种种原因,临床麻醉中肌松监测很不普及,使用不规范较多,产生临床事件不少。

1. 麻醉药与肌肉松弛药的相互作用

吸入麻醉药在临床常用浓度范围内不会减弱机体的肌颤搐反应,但能延长神经-肌肉传递的平均不应期,降低肌肉对高频强直刺激的收缩反应,使肌肉强直收缩的肌张力不能维持而出现衰减。所以伍用吸入麻醉药可增强非去极化肌肉松弛药对肌颤搐反应的抑制,延长其作用时效,减少其用量。

不同吸入麻醉药影响非去极化肌肉松弛药作用的效能并不一致。研究证实,麻醉药增强肌肉松弛药作用的强弱顺序为:恩氟烷和异氟烷>氟烷>氧化亚氮和静脉麻醉药。七氟烷增强维库溴铵、泮库溴铵和阿曲库铵作用的效能与异氟烷相当,而地氟烷增强维库溴铵作用的效能则稍强于异氟烷。此外,吸入麻醉药对不同非去极化肌肉松弛药作用的影响也各不相同。吸入麻醉药对阿曲库铵、维库溴铵等中效非去极化肌肉松弛药的影响不及其对泮库溴铵、右旋筒箭毒碱等长效非去极化肌肉松弛药的影响。与静脉麻醉相比,异氟烷麻醉时维库溴铵和阿曲库铵的用量只减少20%,而泮库溴铵、右旋筒箭毒碱用量的减少则可达50%。

吸入麻醉药对非去极化肌肉松弛药作用的影响呈剂量依赖性,即随着麻醉药吸入浓度的增加,术中肌肉松弛药的用量可持续递减，作用时间也随之不断延长。但这种改变并非呈线形。如在吸入麻醉下，当分别吸入 0.5%、1.0% 和 1.5% 的异氟烷时，泮库溴铵的 ED_{50} 分别为 0.60 mg/m²、0.36 mg/m² 和 0.18 mg/m²，与静脉麻醉相比，吸入 0.25 MAC 异氟烷时，四个成串刺激监测的罗库溴铵 Tr 值恢复到 25% 所需时间延长 2 倍，而吸入 1.0 MAC 异氟烷时，则能延长 3～4 倍。

吸入全麻药对非去极化肌肉松弛药作用的影响还与吸入麻醉药时间的长短有关，但不同吸入麻醉药的这种时间依赖性表现并不相同。实际上，许多全麻药都需经一定的吸入时间，才能发挥增加肌肉松弛药作用的最佳效能。

吸入全麻药与去极化肌肉松弛药的相互作用比较弱。早期 Miller 曾认为，异氟烷增强去极化肌肉松弛药的效能强于氟烷，异氟烷麻醉时琥珀胆碱的 ED_{50} 值比氟烷麻醉时降低 32%。但其在以后的研究中发现，恩氟烷和异氟烷对间断静脉注射或持续静脉滴注琥珀胆碱的肌松效应均无影响，而且它们还能加快琥珀胆碱快速耐药性的出现，促使阻滞性质的转变，加快 II 相阻滞的发生。

2. 肌肉松弛药间的相互作用

麻醉中琥珀胆碱常与非去极化肌肉松弛药伍用。它们之间的相互作用非常复杂，因用药顺序不同可产生不同的临床效果。主要有以下三种情况：一是麻醉诱导时用琥珀胆碱完成气管插管，然后用非去极化肌肉松弛药维持肌肉松弛。此时，二者一般表现为协同效应，琥珀胆碱可增强非去极化肌肉松弛药的效能，加快其起效速度。有研究发现，琥珀胆碱可延长随后使用的阿曲库铵、罗库溴铵、维库溴铵的作用时间，但对泮库溴铵、哌库溴铵、杜什溴铵和美维库铵的作用时间却没有影响。二是为预防静脉注射琥珀胆碱造成术后肌痛、高钾血症、眼压及胃内压升高等不良反应，可预先静脉注射小剂量非去极化肌肉松弛药。虽然使用亚麻痹剂量的非去极化肌肉松弛药预先处理可避免发生肌纤维成束收缩，但却削弱了琥珀胆碱的肌松效应，延缓其起效时间，缩短其恢复时间。此时，只有增大琥珀胆碱的用量（1.5 mg/kg），才能顺利完成气管插管。三是术中应用非去极化肌肉松弛药维持肌松，在手术即将结束时，为了达到顺利关闭腹膜等目的而临时追加琥珀胆碱。当非去极化肌肉松弛药已部分恢复时再给予琥珀胆碱，其引起的反应将因非去极化肌肉松弛药的残余作用、神经-肌肉传递恢复程度及使用琥珀胆碱剂量的不同而表现各异。由于对终板生理功能的干扰，这种方法可能会促进脱敏阻滞的发生；而且在琥珀胆碱的作用明显减弱时，只有增大用量才能达到加深肌肉松弛的目的，也必然要增加发生脱敏阻滞的危险。为避免发生上述情况，可以改用适量中短效的非去极化肌肉松弛药（术后再拮抗），或通过加深麻醉来增强肌肉松弛的程度。

由于罗库溴铵、维库溴铵、哌库溴铵、杜什溴铵等心血管不良反应少的肌肉松弛药相继问世，目前临床上伍用两种非去极化肌肉松弛药显著减少。因为对接头前、后膜受体亲和力的不同，两种非去极化肌肉松弛药伍用可出现相加或协同效应。通常情况下，伍用两种相同类型的非去极化肌肉松弛药（苄异喹啉类或氨基甾类），对神经-肌肉传递的阻断作用呈相加效应；而伍用两种不同类型的非去极化肌肉松弛药时，对神经-肌肉传递的阻断作用则呈协同效应。此外，两种非去极化肌肉松弛药先后复合应用时，因受前一种肌肉松弛药的影响，随后用肌肉松弛药的时效可发生明显变化。

3. 局部麻醉药与肌肉松弛药的相互作用

局部麻醉药也能增强肌肉松弛药的效能。在大剂量静脉用药时，大多数局部麻醉药都能引起神经-肌肉传递阻滞；而在小剂量用药时虽没有如此强的肌松效应，它们却能增强非去极化和去极化肌肉松弛药的效能。在围术期尤易忽视这类药物相互作用，如在术后静脉用局部麻醉药治疗心律失常时,可因肌肉松弛药残余作用的增强而导致患者出现严重的呼吸功能抑制。

局部麻醉药影响肌肉松弛药作用的机制包括神经-肌肉接头和接头外两种途径。静脉小剂量给药时,局部麻醉药可影响接头前膜的功能,减少运动神经末梢内乙酰胆碱囊泡的数量,抑制强直后易化。大剂量给药时,局部麻醉药发挥接头后的膜稳定作用,阻断由乙酰胆碱诱导的肌肉收缩反应。同时,局部麻醉药还可直接影响肌纤维的膜结构,替代肌膜上的钙离子,从而抑制由咖啡因诱导的肌纤维收缩。普鲁卡因还能抑制血浆胆碱酯酶的活性,通过抑制琥珀胆碱和美维库铵的水解而增强其效能。

二、心血管疾病治疗药

(一)抗高血压药

围术期高血压患者越来越多,应用抗高血压药率高但差异大,不合理用药不少,围术期潜在风险多。虽然抗高血压指南不断更新,不依指南用药的患者仍然很多。抗高血压药如利尿药、肾上腺素能阻滞药、血管扩张药等可与麻醉用药发生相互作用,有可能导致严重循环抑制。为避免术中出现严重的循环抑制,既往曾强调术前必须停用抗高血压药。但在实际工作中发现,术前突然停用抗高血压药,容易出现高血压反跳现象,更不利于维持围术期循环功能的稳定,对患者安全的威胁也更大。因此,目前多主张应持续服用抗高血压药至手术当日,以控制患者血压处于适当的水平。但并不是所有抗高血压药用至手术日晨取得有益作用,如血管紧张素转换酶抑制药。术中应用的抗高血压药与麻醉药也会产生复杂的相互作用,血流动力学监测尤显重要。

1. 利尿药

利尿药是抗高血压基石,但高血压患者服用率并不高。利尿药可干扰机体正常的水电解质代谢,造成不同程度的水电解质代谢失调,破坏机体正常的内稳态。如果患者术前长期服用利尿药,且未及时纠正机体的缺水时,患者的体液容量可明显减少,从而对各种麻醉药的心肌抑制和血管扩张效应异常敏感,术中极易发生低血压。

长期服用利尿药可引起机体的电解质紊乱,其中尤以血浆钾离子浓度异常最为重要,也最为常见。尽管不一定造成低钾血症,但排钾利尿药将引起全身总体钾含量的下降,从而增强非去极化肌肉松弛药的效能,引起肌肉麻痹的时间延长。机体缺钾还可诱发心律失常,增强强心苷类药物的毒性反应。长期服用螺内酯、氨苯蝶啶等保钾利尿药可造成高钾血症,使患者出现进行性肌无力、心脏传导障碍和室性心律失常等症状,尤其在使用琥珀胆碱后,血钾水平还可进一步升高,甚至可诱发致死性心律失常。目前临床围术期血电解质常规监测,因利尿药导致电解质异常较少。

2. β受体阻滞药

β受体阻滞药是一类治疗心血管疾病的常见药物。若患者术前已长期使用该药,则需持续用药至手术当日,以防止突然停药后出现"反跳"现象而造成更为严重的危害。对于围术期需要使用该药的患者,术中一定要警惕不良药物相互作用的发生,以避免造成严重的心肌抑制。

β受体阻滞药与全麻药相互作用产生的心肌抑制效应还与机体内源性儿茶酚胺的释放有关。术中一旦出现严重的低血压和心动过缓,药物处理仍有争论。既往建议应首选阿托品进行治疗,可反复静脉注射小剂量阿托品,一般每5 min注射0.5 mg,最大剂量不超过2.0 mg。临床上适度应用β受体激动剂,如小剂量的肾上腺素、多巴酚丁胺,常能逆转循环功能的抑制。通常不用α受体激动药,以免引起外周血管阻力骤增,更加重心脏的负荷。

有膜稳定效能的β受体阻滞药(如普萘洛尔)可降低神经－肌肉接头后膜对乙酰胆碱的敏感性,强化肌肉松弛药对神经－肌肉传递的阻断作用,延长其肌松效应。但由于阿曲库铵可使β受体阻滞药的心肌抑制作用增强,所以术中应避免伍用这两类药物。此外,抗胆碱酯酶药的M样作用能与β受体阻滞药的心肌作用相加,有时可引起严重的心动过缓和低血压。

由于β受体阻滞药可降低心排血量,抑制肝脏微粒体酶的活性,从而降低机体对局部麻醉药的清除率,增加其血浆浓度。例如,口服普萘洛尔可使利多卡因的血浆稳态浓度提高30%,使布比卡因的清除率降低35%。为此,术中宜减少局部麻醉药的用量,以避免发生毒性反应,同时也能减轻其对β受体阻滞药心肌抑制效应的增强作用。伍用β受体阻滞药时,局部麻醉药液中不宜加入肾上腺素。因一旦肾上腺素的β效应被阻断,α受体作用便趋于优势,可引起外周血管收缩,血压升高,并反射性地增加迷走神经张力,引发心率下降和房室传导阻滞,有致命的危险。

3. 钙通道阻滞药

高血压人群应用钙通道阻滞药比例较高。钙通道阻滞药与挥发性麻醉药均能干扰细胞膜上钙离子的流动,伍用后在抑制心肌功能和扩张血管方面可呈相加效应。其中,维拉帕米、地尔硫䓬等与恩氟烷作用相似,可产生较明显的心肌抑制效应,而硝苯地平、尼卡地平等则更近似于异氟烷,可产生明显的血管扩张效应。钙通道阻滞药与恩氟烷合用对心肌的抑制较氟烷或异氟烷强。动物实验发现,在开胸和闭胸等不同条件下,伍用钙通道阻滞药与挥发性麻醉药对机体循环功能的影响并不一致。

吸入高浓度全麻药可抑制机体的压力反射,削弱机体对钙通道阻滞药降压效应的代偿,将影响患者术中血流动力学的稳定。尽管伍用时可引起机体动脉血压的下降,但全麻下使用钙通道阻滞药对冠脉血流的影响将取决于冠脉灌注压下降和冠脉扩张二者之间的平衡。如异氟烷麻醉时使用尼卡地平,虽然动脉血压下降,但心肌血流量却升高。此外,异氟烷与维拉帕米合用可使肺血管的缺氧性收缩反应降低40%～90%,所以慢性阻塞性肺疾病患者做胸科手术时应慎用这类药物。

吸入全麻药可明显加重钙通道阻滞药对心脏传导系统的抑制,甚至可引起严重的心动过缓、房室传导阻滞和窦性停搏等致命性心律失常,如果不立即停用吸入麻醉药,应用何种方法治疗均将难以奏效。吸入全麻药与维拉帕米合用时,对房室传导的抑制比与地尔硫䓬合用时明显,而与硝苯地平合用时,则不会造成对房室传导的明显影响。

围术期应用钙通道阻滞药的患者可以使用吸入麻醉。对于有心功能衰竭或传导阻滞的患者,在实施吸入麻醉时应避免使用维拉帕米或地尔硫䓬。如果两药伍用时出现严重的慢性心律失常,应立即停止吸入全麻药,必要时可使用小剂量的钙剂,以恢复正常的心肌传导功能。

尽管钙通道阻滞药不影响机体的肌颤搐反应,但它可通过抑制钙离子内流引发的乙酰胆碱释放,增强肌肉松弛药的作用。这种效应与抗生素的肌松效应非常相似。动物实验发现,钙通道阻滞药可增强琥珀胆碱、泮库溴铵和维库溴铵的肌松效应。另据报道,术后用硝苯地平可增强肌肉松弛药的残余作用,加重患者肺通气不足的程度。伍用钙通道阻滞药,抗胆碱酯酶药对非去极化肌肉松弛药的拮抗作用仍有效,其中依酚氯铵的作用比新斯的明更为有效。

4. 血管紧张素转换酶抑制剂

目前应用此类抗高血压的人群正在减少。长期服用血管紧张素转换酶抑制剂,有可能引起机体肾素－血管紧张素－醛固酮系统功能的抑制,使患者对麻醉药循环抑制效应的敏感性明显增加,可造成患者术中血压的突然下降,尤其是在体液大量丢失或机体的神经-内分泌应激性反应因受各种疾病或药物影响而遭到抑制时,更易发生严重的低血压反应。长期服用ACEI还可耗竭血管中的血管紧张素-Ⅱ,尽管这有益于维持血管结构的"正常",但却增强了血管内皮细胞的扩血管功能,造成机体对肾上腺素能药物的反应性下降,所以一旦术中出现低血压,使用传统的升压药物进行治疗效果有时并不理想。Coriat等人曾将长期服用依那普利(enalapril)的患者分为术前停药和未停药两组进行观察,发现在麻醉诱导时(芬太尼5 µg/kg和咪达唑仑0.15 mg/kg),停药组中100%的患者都出现了低血压,而且必须使用去氧肾上腺素进行治疗,而未停药组只有20%的患者发生低血压。为此Roizen建议手术当日清晨应停用ACEI,以策安全。但Licker则认为这种做法依据不足,他通过研究发现,长期服用ACEI患者体内的肾素-血管紧张素-醛固酮系统仍保留有部分活性,只要围术期不损害机体交感神经反应的完整性,就可维持循环状态的稳定。为此,术中宜适量减少麻醉药的用量,减慢麻醉药的注(滴)药速度,以便为机体发挥代偿作用留有充裕的反应时间,同时还应注意及时补足液体。此外,术前不停用ACEI还能带来一些难以替代的好处:① 预防术中的高血压反应;② 因改善机体肾功能和减轻冠脉血管收缩等作用,对心脏和肾脏起到保护作用。

(二)α₂受体激动药

目前,α₂受体激动药已很少用于治疗高血压,但作为一种麻醉辅助药,在临床麻醉和疼痛治疗中的应用却越来越广泛。高选择性的α₂受体激动药右美托咪定目前已广泛使用于围术期。右美托咪定在ICU中常代替丙泊酚或咪达唑仑用于危重患者长时间的镇静。α₂受体激动药除有镇静、镇痛作用外,还有降血压、抗焦虑、抗惊厥和抗休克等多种效能。

α₂受体激动药与围术期许多药物产生显著的协同作用,存在各种风险,尤其在用量过大时出现严重心动过缓和低血压,必须高度重视。该药可作用于脑干蓝斑肾上腺素能神经元突触前膜的α₂受体,降低中枢交感神经张力,以协同作用方式增强全麻药的效应,减少麻醉诱导和维持时麻醉药用量,所以可作为麻醉前用药。α₂受体激动药与麻醉药有显著而明确的协同作用。例如,术前口服可乐定(clonidine)2 µg/kg或4 µg/kg,小儿吸入麻醉诱导和气管插管所需的七氟烷浓度(MACTI)由对照组的(3.2 ± 1.3)%分别减为(2.5 ± 0.1)%和(1.9 ± 0.2)%;术前静脉注射右美托咪定0.6 µg/kg,可使硫喷妥钠的诱导剂量减少23%,术中维持剂量也明显降低;对于异氟烷-N₂O-O₂-芬太尼麻醉下行择期手术的患者,术前口服可乐定5 µg/kg能使术中维持麻醉所需的异氟烷浓度降低40%。但由于其改变麻醉药效能的作用有"封顶"效应,所以术前不宜使用大剂量的α₂受体激动药。术前使用α₂受体激动药还有助于减轻喉镜暴露和气管插管时的不良反应,有效地降低此时体内儿茶酚胺、皮质醇和β-内啡肽等应激性激素的分泌,以维持血流动力学的稳定,加速术后的苏醒。

尽管α₂受体激动药有如此突出的优点,但其目前尚未成为一种常规的术前用药。因为伍用α₂受体激动药后,患者在围术期发生心动过缓和低血压的比例较高,甚至有时可高达50%。为此,有些学者主张围术期使用α₂受体激动药时应同时伍用抗胆碱药,尤其在手术中应用阿片类药物或新斯的明等其他具有拟迷走神经作用的药物时,抗胆碱药的使用更不可缺少。

(三)拟交感神经药

吸入麻醉药可增强心肌对拟交感神经药的敏感性,增加术中心律失常的发生率。而目前临床应用较多的七氟烷和地氟烷有较好的耐受性。挥发性麻醉药增强心肌对肾上腺素敏感性的特性可受许多药物的影响。如硫喷妥钠、钙盐和抗胆碱能药可增加吸入全麻时使用肾上腺素诱发心律失常的可能性，而镁盐、普萘洛尔、钙通道阻滞药和可增强迷走神经张力的药物则能减少其发生，尤其是在应用硫喷妥钠进行麻醉诱导后，挥发性麻醉药更易促使肾上腺素诱发心律失常。

有些静脉麻醉药，如硫喷妥钠、丙泊酚等，也有与卤族挥发性麻醉药相似的特性，可使心肌对肾上腺素的致心律失常效应增敏。丙泊酚对肾上腺素致心律失常作用的增敏效应与氟烷相当。为此，术中选用硫喷妥钠或丙泊酚麻醉时，应严格控制肾上腺素的用药剂量，或替换使用依托咪酯、咪达唑仑等其他静脉麻醉药物，以减少心律失常的发生。

三、治疗中枢神经系统疾病的药物

（一）抗抑郁药

目前人群中服用抗抑郁药的患者越来越多，围术期医师对此类药认识不足，与围术期药物相互作用研究也少，尤其对新的抗抑郁药认识很不足，围术期不合理用药风险在增加。许多抗抑郁药与围术期用药存在明确相互作用，要加强重视。

1. 单胺氧化酶抑制药

单胺氧化酶（monoamine oxygenase, MAO）是生物体内重要的一种代谢酶，可催化约15种生物胺类物质的氧化脱氨基反应，主要有两种同工酶，其中A型MAO可降解去甲肾上腺素、肾上腺素和5-羟色胺；B型MAO可降解苯乙胺、苄胺等非极性的芳香胺类物质；而多巴胺和酪氨酸则可被A型或B型MAO共同降解。单胺氧化酶抑制药（monoamine oxygenase inhibitor, MAOI）是最早用于治疗抑郁症的一类药物，其经典药物有苯乙肼（phenelzine）、异卡波肼（isocarboxazid）、超苯环丙胺（tranylcypromine）等，可通过与MAO的不可逆共价结合，抑制MAO的功能。此外，这类药物还能抑制肝微粒体酶等其他酶系统，并具有明显的肝脏毒性，可影响许多药物的代谢。一般情况下，停药2周后肝脏的单胺氧化酶才能通过缓慢的合成过程恢复原有的活性。目前，这些药物正逐步退出临床，而被新型的MAOI所代替。这种新型药物能通过可逆性竞争过程，特异性地抑制A型MAO（如吗氯贝胺，moclobemide）或B型MAO（如司来吉林，selegiline），故不良反应明显减少，而且停药后MAO的功能可很快恢复。

MAOI能与许多麻醉药物发生相互作用。而MAOI与依托咪酯、丙泊酚、苯二氮䓬类药物或神经安定类药物伍用则较为安全，罕有严重不良反应发生。即使患者长期服用该药，仍可使用挥发性麻醉药和氧化亚氮麻醉。

在服用MAOI的患者使用拟交感神经药时必须谨慎。因MAOI可引起神经末梢内大量去甲肾上腺素的蓄积，伍用间接作用的拟交感神经药（如麻黄碱、间羟胺、苯丙胺等）后，可引起体内蓄积的去甲肾上腺素释放，造成剧烈的肾上腺素能反应，甚至引起高血压危象反应。所以，临床上应避免伍用这两类药物，对兼有直接和间接作用的多巴胺也相对禁忌。MAOI与直接作用的拟交感神经药（如肾上腺素、去甲肾上腺素、异丙肾上腺素、甲氧明、去氧肾上腺素等）伍用则较为安全，只是有时会引起作用时间的延长。

MAOI与哌替啶间的相互作用可引起两型严重的不良反应。Ⅰ型呈现兴奋性反应，患者表现为突发的激动、谵妄、头疼、低血压或高血压、肌挛缩、高热和惊厥，甚至出现昏迷和死亡。造成此反应的原因为哌替啶阻断了突触前膜对5-羟色胺的摄取,从而增强了单胺氧化酶抑制药升高脑内5-羟色胺浓度的效应,而且哌替啶分解后生成的具有致惊厥作用的代谢物——去甲哌替啶也参与了这一反应。Ⅱ型呈现抑制性反应,患者可出现呼吸抑制、心血管虚脱或昏迷。此反应尤为凶险,主要原因为MAOI对肝内代谢哌替啶的N-脱甲基酶的抑制,使哌替啶在体内大量堆积。改用新型MAOI,可明显减少这两种药物伍用时这些不良反应的发生。尽管个别报道称MAOI与吗啡或喷他佐辛(pentazocine)伍用时也有类似不良反应的发生,但目前大多数学者认为,除哌替啶外,其他阿片类镇痛药与MAOI伍用仍较安全。

过去人们一直主张术前应停用MAOI 2～3周。新近的观点则认为,只要做好认真的术前准备,服用MAOI的患者即使术前不停药,仍能以较小的风险接受麻醉,尤其在新型MAOI问世后,服用该药患者的麻醉风险更是显著降低。

2. 环族抗抑郁药

三环类抗抑郁药包括丙咪嗪(imipramine)、氯丙咪嗪(clomipramine)、多塞平(doxepine)和阿米替林(amitriptyline)等药物,它们可阻断突触前膜摄取去甲肾上腺素、5-羟色胺和多巴胺,增加中枢和外周肾上腺素能神经的功能,是治疗抑郁症的一类经典药物。由于具有明显的抗胆碱作用和心脏毒性,目前它们正逐渐被新型四环类抗抑郁药,如马普替林(maprotiline)、米安色林(mianserine)等所取代。尽管这类药物在围术期可引起一些严重的不良药物相互作用,但只要术前做好周密的麻醉计划,并准备好应急措施,则能避免和减轻这些不良反应,故术前不必停药。

环族抗抑郁药在提高中枢神经系统兴奋性的同时,可降低机体的惊厥阈值,尤其对于新研制的四环类抗抑郁药——马普替林,该作用比传统的三环类抗抑郁药更强。故在恩氟烷麻醉时,有可能诱发患者癫痫的发作。异氟烷麻醉下,不会出现脑电图的棘波活动,可避免发生这种不良反应,所以更适宜在服用该类药物的患者中使用。

三环类抗抑郁药具有中枢和外周双重性抗胆碱能作用。当围术期与其他具有抗胆碱能作用的药物合用时,可增强其抗胆碱能效应,使患者在术后出现意识模糊、定向障碍、幻觉和谵妄等"中枢性抗胆碱综合征"的表现。可见围术期需要服用该药的患者(尤其是老年人),术前应适当降低阿托品或东莨菪碱的用量,或选用无中枢性作用的抗胆碱药,如后马托品(homatropine)、溴化甲基东莨菪碱(methscopolamine bromide)或格隆溴铵(glycopyrrolate)等作为术前用药。

三环类抗抑郁药可增强肾上腺素、去甲肾上腺素等拟交感神经药的反应性,容易导致患者出现高血压和心律失常等反应,甚至可引起脑卒中和死亡。据报道,三环类抗抑郁药与氯胺酮、泮库溴铵等具有拟交感神经作用的药物伍用也能发生升压反应和心脏毒性反应,而且三环类抗抑郁药可增强氟烷和恩氟烷的致心律失常效应。为此,长期服用三环类抗抑郁药的患者术中宜采用异氟烷麻醉,并且应避免使用具有拟交感神经作用的药物,如必须使用这些药物,应酌情减量。一旦发生高血压危象,应给予α受体阻滞药或血管扩张药治疗。实施局部麻醉时,局部麻醉药液中应加入不与三环类抗抑郁药发生相互作用的血管收缩剂,如合成多肽类升压药苯赖加压素(felypressin),浓度控制在0.03 U/ml,总量少于8 ml。

三环类抗抑郁药可增强巴比妥类药的中枢抑制效应。实验动物合用这两类药物后,死亡率明显增加。此药物相互作用的机制尚不十分清楚,可能与其酶抑制作用有关。建议长期服用此类药物的患者术中应酌情减少巴比妥类药物的用量。三环类抗抑郁药还能影响阿片类药物的镇痛功效。动物实验表明,丙咪嗪或阿米替林可增强吗啡和哌替啶的镇痛效能,同时也增强其呼吸抑制作用。

（二）抗癫痫药

许多抗癫痫药均是临床上重要的酶诱导药，尤其是卡马西平（carbamazepine）和苯妥英钠（phenytoin sodium），不仅是细胞色素 P450 酶系的强效诱导剂，同时还能诱导尿苷二磷酸葡萄糖醛酸转移酶等其他生物酶的活性。所以抗癫痫药可与许多药物发生相互作用，影响它们效能的发挥。当两种抗癫痫药伍用时，因相互间的酶诱导作用，疗效不但未能增强，反而可能诱发毒性反应。

抗癫痫药可促进苯二氮䓬类药物的生物转化，降低其抗焦虑和镇静等功效。Backman 等在服用卡马西平或苯妥英钠的患者发现，口服咪达唑仑 15 min 后，咪达唑仑的血浆峰浓度和血浆药物浓度-时间曲线下面积（AUC）仅为对照组的 7.4% 和 5.7%，消除半衰期缩短为对照组的 42%，而且咪达唑仑的镇静效能显著减弱。由于地西泮的代谢产物——去甲西泮仍具有镇静作用，所以合用抗癫痫药物不会降低地西泮的疗效。

长期服用抗癫痫药患者的肝功能都有不同程度的损害，术中较容易发生全麻药蓄积中毒反应，且在苏醒前还可出现困倦、眩晕甚至昏睡等现象。某些抗癫痫药还能影响神经-肌肉传递功能，从而改变肌肉松弛药的效能。例如，患者服用苯妥英钠后，泮库溴铵、氯二甲箭毒和维库溴铵的肌松作用减弱，但筒箭毒碱、顺阿曲库铵、阿曲库铵的作用则不受影响。

（三）抗精神病药

1. 吩噻嗪类药

吩噻嗪类药物包括氯丙嗪（chlorpromazine）、异丙嗪（promethazine）和奋乃静（perphenazine）等药物，是临床上常用的具有强安定作用的抗精神病药。它们能增强巴比妥类药和苯二氮䓬类药的中枢抑制作用。如临床上曾观察到，氯丙嗪可延长硫喷妥钠的催眠时间，使后者在术中的用量减少 60%。此外，吩噻嗪类药物可降低机体癫痫发作的阈值，选用能诱发癫痫发作的恩氟烷、氯胺酮等药物进行麻醉时应予以慎重。术前使用异丙嗪、奋乃静或三氟拉嗪（trifluperazine）的患者，使用甲己炔巴比妥钠实施麻醉诱导时，可能会出现肌颤、无意识躁动和肌张力增高等明显的中枢兴奋表现。

吩噻嗪类药具有外周性和中枢性双重抗肾上腺素能效应，不仅可引起机体血压的降低，而且还能阻断 α 受体激动药的升压效应。一旦术中发生低血压，应在积极补液的基础上选用适量的 α 受体激动药——去甲肾上腺素或去氧肾上腺素提升血压，但不能使用肾上腺素。因为肾上腺素兼有 α 和 β 受体双重激动作用，而吩噻嗪类药物，尤其氯丙嗪和硫利达嗪（thioridazine）可选择性阻断 α 作用而强化肾上腺素的 β 作用，所以使用肾上腺素不但不能升高血压，反而可因血管扩张造成血压的进一步下降。

吩噻嗪类药具有明显的抗胆碱能作用，能与其他药物的抗胆碱能作用发生相加反应，引起其外周抗胆碱效应增强（如肠胀气、眼压升高和尿潴留等）和中枢抗胆碱效应增强（如意识模糊、易激惹、谵妄和发热等）等一系列不良反应。为此，服用这类药物的患者，尤其老年人术前用药宜选用无中枢性作用的抗胆碱药，如后马托品、溴化甲基东莨菪碱或格隆溴铵等。

吩噻嗪类药还可以相加或协同方式增强阿片类药物的镇痛功效，并能减轻阿片类药物的催吐效应，所以临床上这两类药的合用非常普遍。但新近的研究却发现，许多吩噻嗪类药都有轻度的抗镇痛作用，而且与阿片类药伍用时可加重其抑制呼吸和降低血压的效应，值得临床注意。

2. 丁酰苯类药

丁酰苯类药物是临床上治疗精神病时常用的一类药物,其中的氟哌利多醇和氟哌利多还常作为一种强安定药广泛用于临床麻醉。丁酰苯类药与吩噻嗪类药有不少相似的效应,如α肾上腺素能阻滞效能和抗胆碱能作用,术中与其他药物伍用时应注意对相关不良反应的预防。丁酰苯类药物可诱发锥体外系反应,但这种不良反应可被其他并用的麻醉药或肌肉松弛药等药物所掩盖,待后者的作用消失后才明显地表现出来。

既往临床麻醉中常将氟哌利多与哌替啶或芬太尼伍用,以实施神经安定镇痛麻醉,或辅助其他麻醉药以加深麻醉,对循环、呼吸功能有显著影响,目前较少应用。氟哌利多可增强哌替啶的呼吸抑制效应。

氟哌利多在2001年,美国食品和药品管理局对氟哌利多给予黑框警告,告诫在围术期使用的患者会引起一种称为QT间期延长的心脏问题。QT间期延长可以引起尖端扭转型室性心动过速,一种潜在的致命的心律失常。因此,应用时注意其风险,尤其是有潜在及明确心血管疾病患者,应用该药时格外注意。

四、抗感染药物

(一)抗生素

围术期使用抗生素种类繁多,抗生素之间、围术期其他用药包括麻醉药物有复杂相互作用,尤其与肌肉松弛药产生明确相互作用,但所依赖的机制和效能的强弱却各不相同。氨基糖苷类抗生素在神经-肌肉前膜可发挥类似镁离子的作用,阻碍运动神经末梢的钙离子内流,从而影响乙酰胆碱的释放。此外,它还有接头后膜的膜稳定作用。所以伍用氨基糖苷类抗生素可增强非去极化肌肉松弛药的肌松效能,延长其作用时间。不同氨基糖苷类抗生素与肌肉松弛药伍用产生这种协同反应的效能并不一致。新型抗生素与围术期用药相互作用研究较少,要注意其风险。在抗生素对神经-肌肉接头功能的影响中,尤以多黏菌素(polymyxin)的作用最强。它具有影响接头前膜和后膜的双重效应,伍用后引起的肌松效应不能被钙离子或胆碱酯酶抑制药所拮抗。林可霉素和克林霉素可增强非去极化肌肉松弛药的作用,但不能增强去极化肌肉松弛药的效能,而且其部分效应可被钙离子或胆碱酯酶抑制药所拮抗。

青霉素类和头孢菌素类(cephalosporins)抗生素在临床常用剂量范围内不会明显地增强肌肉松弛药的作用。由于抗生素增强肌肉松弛药作用的机制非常复杂,临床上因伍用抗生素而造成肌肉麻痹时间延长时,最好是在维持人工通气下耐心等待其自然恢复。此时,使用胆碱酯酶抑制药不但很难将之完全拮抗,反而可加重神经-肌肉接头功能的紊乱。虽然钙剂可拮抗它们引起的肌肉麻痹,但同时也会导致抗生素灭菌效能的减弱,目前也不提倡使用。

大环内酯类抗生素具有明显的酶抑制作用,可与麻醉用药发生不良相互作用。大环内酯类抗生素可与CYP3A4的血红素结合形成一种稳定的复合物,表现出对CYP3A4功能的剂量依赖性抑制,从而影响体内苯二氮䓬类药物和阿片类药物的代谢过程,延长其作用时效。如与红霉素合用时,阿芬太尼的消除半衰期从 84 ± 8.2 min 延长到 131 ± 43 min,清除率从 3.9 ± 0.8 ml/kg 减少到 2.9 ± 1.2 ml/kg,其呼吸抑制作用也明显延长。但红霉素对舒芬太尼的代谢过程没有影响。已口服红霉素1周(500 mg/次,每日3次)的患者于术前口服咪达唑仑时,咪达唑仑的AUC比对照组增加了4倍,血浆峰浓度增长了3倍,其镇静和遗忘等作用的时间也明显延长。

属于对氨基苯甲酸衍生物类的局部麻醉药(如丁卡因、普鲁卡因和苯佐卡因等)可拮抗磺胺类药物的抗菌活性。氨基糖苷类和头孢类抗生素则可增加香豆素类抗凝药的作用。此相互作用的机制尚不清楚,可能与体内维生素K的缺乏有关。

（二）抗结核药

利福平是目前治疗结核病的一线药物,可与多种药物发生相互作用。通过对肝脏细胞色素P450酶系的酶诱导作用,利福平可增加吗啡、芬太尼等阿片类药物的代谢,以至需用更大的剂量才能达到镇痛的要求。如伍用利福平和美散酮的患者停用利福平后,体内美散酮的血浆浓度明显增加（33%～68%）。此外,利福平还能诱导肠道内（主要是小肠近端）CYP3A4的活性,影响口服苯二氮䓬类药物的生物利用度。利福平还能加快糖皮质激素的代谢,伍用时也必须加大糖皮质激素的用量。

长期服用抗结核药——异烟肼可明显增加恩氟烷麻醉时血浆氟离子的浓度。在一项流行病学调查中,实验组服用异烟肼的20个患者中有9人在吸入恩氟烷麻醉后血清氟离子达到肾毒性水平,是对照组患者的4倍。研究证实,异烟肼的代谢物之一联胺可促进肝脏细胞微粒体细胞色素氧化酶P450的生成,加速体内卤族挥发性麻醉药的脱氟基反应,从而增加氟离子的生成。此外,异烟肼因其代谢物有抑制单胺氧化酶的作用,也不宜与哌替啶伍用。

（三）抗真菌药

抗真菌药能抑制真菌的细胞色素P450酶,也能抑制人肝脏微粒体酶系的功能,其中对CYP3A4的作用最为明显,CYP1A2次之,而CYP2C和CYP2D最弱。因此,抗真菌药能与许多药物发生相互作用。如合用抗真菌药可减少环孢素的用量,降低肿瘤患者使用该药的治疗费用。抗真菌药对苯二氮䓬类药物的水解也有明显的抑制作用,可明显增强其疗效。

五、其他药物

（一）支气管扩张药

氨茶碱通过抑制磷酸二酯酶以松弛支气管平滑肌,常用于治疗哮喘和肺部阻塞性疾病。由于其治疗窗窄,毒性较大,临床上已逐步被选择性β_2受体激动药所取代。据报道,在吸入全麻中合用氨茶碱,5%～10%的患者出现心律失常,其血药浓度都超过了治疗范围,尤其在已用麻黄碱或去甲肾上腺素后再用氨茶碱时,更易诱发心律失常。研究证实,挥发性全麻药可抑制茶碱在肝脏的代谢,明显延长其清除半衰期,并增加心肌对该药的敏感性,导致心律失常。所以吸入全麻时应慎用茶碱,尤其不宜再合用其他拟交感神经药物。

氯胺酮和氨茶碱两药合用后可有复杂血流动力学相互作用,并使机体的癫痫阈值下降,应谨慎使用。此外,氨茶碱对肝药酶诱导剂和抑制剂的作用比较敏感,伍用时应注意调整氨茶碱的用量。

高选择性的β_2受体激动药是目前治疗支气管痉挛的首选药物,这类药物毒性较低,很少与其他药物发生严重的不良反应。

（二）H_2受体阻滞药

H_2受体阻滞药——西咪替丁是一种强效肝药酶抑制药。它可通过其咪唑环上的氮原子直接与细胞色素P450酶血红素上的铁原子结合,实现对该生物酶功能的抑制,使阿片类药、苯二氮䓬类药、利多卡因和华法林等多种药物的生物转化(Ⅰ相反应)过程受到抑制。所以西咪替丁与这些药物合用时,可使其血药浓度增加,疗效增强。例如,静脉注射西咪替丁可显著增加咪达唑仑的稳态血浆浓度,使其从56.7 ± 7.81 ng/ml增加到71.3 ± 19.6 ng/ml。此外,西咪替丁还可使利多卡因的清除率下降$25\% \sim 30\%$,分布容积降低,血浆浓度增加,半衰期延长,从而促使利多卡因发生局部神经毒性反应和惊厥、心律失常等全身毒性反应;但西咪替丁却不影响布比卡因的药代学过程。

由于用呋喃环取代了西咪替丁上的咪唑环,所以尽管雷尼替丁(ranitidine)仍能与肝脏细胞色素P450酶形成复合物,但其酶抑制作用则明显逊于西咪替丁。其他H_2受体阻滞药,如法莫替丁(famotidine)和尼扎替丁(nizatidine)等也不能抑制肝脏细胞色素P450酶的活性。

(三)抗肿瘤药

目前化疗后患者接受手术的肿瘤患者越来越多。许多抗肿瘤药都需要依赖肝药酶催化来完成生物转化,长期用药后可明显影响该酶系统的功能,使各种麻醉用药肝脏解毒过程受到影响。因此,对于长期服用抗癌药或免疫抑制药的患者,麻醉时须适当减少麻醉药物的用量。由于许多抗癌药可抑制血清胆碱酯酶的活性,而且癌细胞本身也能激活胆碱酯酶的抑制物,所以癌症患者使用肌肉松弛药时必须非常谨慎。此外,还有报道局部麻醉药不仅可增强肿瘤细胞的热敏感性,还对抗癌药有增敏效应。这反面研究较少,不合理用药风险较大。

(四)激素类药物

围术期较多患者使用激素,存在较多不合理用药。包括用药种类、剂量、时机等。有些麻醉药物可通过抑制促肾上腺皮质激素的功能而降低自体皮质激素的分泌,还能通过酶促作用降低皮质激素类药物的效应。皮质激素与噻嗪类利尿药伍用,可加剧机体钠的丢失,增强肌肉松弛药的作用,提高强心苷的毒性,还能诱发肝昏迷。此外,肾上腺皮质激素可降低机体的癫痫阈值,术中最好不与恩氟烷和氯胺酮伍用。

目前人群中因甲状腺功能不全服用甲状腺素患者越来越多,围术期应常规使用,是否增减用药剂量尚不明确。甲状腺激素可提高心肌对儿茶酚胺的敏感性,患者可能因麻醉和手术操作引起的应激反应而发生心血管意外,且术中心律失常的发生比率亦明显增加,而甲状腺素水平低下,围术期低血压风险高、血流动力学不稳发生率高,因此,维持用药,剂量不调整为宜。

(五)抗凝药物

围术期应用抗凝药物的患者越来越多,合理用药对降低围术期血栓发生,从而降低急性肺栓塞有重要意义。抗凝-凝血平衡是围术期特别关注的问题。目前围术期因不当用药导致凝血功能障碍发生率仍然较高。肝素是最常用的抗凝药。在酸性环境下肝素容易失活,所以不宜与其他药物或溶液随意混合使用。与葡萄糖溶液混合时间过长的肝素也不能再使用。右旋糖酐有抑制红细胞和血小板聚集的作用,可防止血栓的形成,与肝素合用时可增强肝素的抗凝活性,增加患者的出血倾向,应适当减少肝素的用量。

临床上常用鱼精蛋白(protamine)来中和肝素的作用。注射速度过快则容易引起血压降低、心动过速,甚至循环衰竭。宜在严密血流动力学监测下慢速使用。

口服抗凝药的治疗指数低,一些药物可通过不同方式改变其吸收、蛋白结合和代谢等过程,以改变其抗凝活性。例如,阿司匹林等药物可置换与血浆蛋白结合的香豆素类抗凝药,使其游离形式药物的浓度增高,抗凝作用增强;肝药酶诱导药可加速华法林的代谢和灭活,伍用时必须加大用药剂量才能达到预期的抗凝作用;而酶抑制药——西咪替丁则可减慢华法林的代谢,增加其血药浓度,合用时应该适当减量。

(六) 产科用药

缩宫素效应复杂,可引起血流动力学紊乱,既有药物本身效应,也有伍用药物、麻醉状态、患者病情等因素,合理用药尤显重要。宜加强用药期间血流动力学监测。

硫酸镁是治疗产科子痫的常用药物,其镁离子常与肌肉松弛药发生相互作用。过量镁离子除了对中枢神经系统具有抑制作用外,还可抑制神经-肌肉接头处乙酰胆碱的释放,减弱运动终板对乙酰胆碱的敏感性和肌纤维的兴奋性,增强去极化和非去极化肌肉松弛药的肌松作用。为此,使用硫酸镁的患者手术时,术中应酌情减少肌肉松弛药的用量,并需对患者的神经-肌肉传递情况进行监测。

(七) 抗震颤麻痹药

帕金森病常用左旋多巴进行治疗,应用常用的剂量一般不会对患者的血压和心率造成明显影响。因其作用时间较短,所以手术前可正常服药,术后也应该及时恢复用药以免病情失控。全身麻醉期间易出现低血压和心律失常。左旋多巴还不宜与氟哌利多和氟哌啶醇合用,因丁酰苯类药物可拮抗脑内多巴胺的功能。

(陈 杰)

参 考 文 献

[1] Miller R D, Eriksson L I, Fleisher L A, et al. Miller' Anehthesia. 7th ed. Philadephia: Churchill Livingstone Inc, 2009.
[2] Hinkelbein J, Lamperti M, Akeson J. European society of anaesthesiology and European board of anaesthesiology guidelines for procedural sedation and analgesia in adults. Eur J Anaesthesiol, 2018, 35(1): 6-24.
[3] Ketorolac Tromethamine. In: McEvoy GK ed. AHFS Drug Information, Bethesda: American Society of Health System Pharmacists, 2012, 2139-2148.
[4] Murray M J, Deblock H, Erstad B, et al. Clinical Practice Guidelines for Susutained Neuromuscular Blockade in the adult critically ill patient. Crit Care Med, 2016, 44(11): 2079-2103.
[5] Panzer O, Moitra V, Sladen R N. Pharmacology of sedative-analgesic agents: dexmedetomidine, remifentanil, ketamine, volatile anesthetics, and the role of peripheral mu antagonists. Crit Care Clin, 2009, 25(3): 451-469.
[6] Riker R R, Shehabi Y, Bokesch P M, et al. Dexmedetomidinevs midazolam for sedation of critically ill patients. JAMA, 2009, 301: 489-499.
[7] Tan J A, Ho K M. Use of dexmdetomidine as a sedative and analgesic agent in critically ill patients: a meta-analysis. Intensive Care Med, 2010, 36(6): 926-939.
[8] 杭燕南,王祥瑞,薛张纲,等.当代麻醉学:2版.上海:上海科学技术出版社,2013.
[9] 邓小明,姚尚龙,于布为,等.现代麻醉学:4版.北京:人民卫生出版社,2014.
[10] 叶铁虎,罗爱伦.静脉麻醉药.上海:世界图书出版公司,2010.

第三篇

术前评估与准备

第24章
神经系统疾病与神经功能

发生于中枢神经系统、周围神经系统、自主神经系统的以感觉、运动、意识和自主神经功能障碍为主要表现的疾病。

根据病因可分类为：① 感染；② 中毒；③ 遗传缺陷；④ 营养障碍；⑤ 免疫损伤；⑥ 代谢紊乱；⑦ 内分泌紊乱；⑧ 先天畸形；⑨ 血液循环；⑩ 异常增生。

根据部位分类为：① 中枢神经疾病；② 周围神经疾病；③ 自主神经疾病。

根据病理变化分类为：① 变性病；② 脱髓鞘疾病；③ 炎症性疾病；④ 畸形；⑤ 出血。

根据病程分类：① 急性；② 慢性。

本章讨论神经系统疾病、神经系统功能监测及麻醉前的评估和准备。

第一节　神经系统疾病

一、临床表现

神经系统疾病的症状可分为缺失症状、释放症状、刺激症状及休克症状。神经系统遭受损伤时正常功能丧失，此即缺失症状。例如大脑内出血时运动及感觉传导束损伤，对侧肢体瘫痪，感觉消失。正常情况下，高级中枢能抑制下级中枢的活动，高级中枢损伤后，对低级中枢的抑制解除，其功能活动便增加，此即释放症状。如脑出血后，大脑皮质对皮质下运动中枢的抑制解除，皮质下中枢活动增加，引起瘫痪肢体的肌张力增高（痉挛性瘫痪）。锥体外系疾病时的不自主运动（舞蹈样动作、手足徐动）也是释放症状。刺激症状指神经系统局部病变或全身性病变促使神经细胞活动剧烈增加，如周围神经损伤后产生的灼性神经痛，大脑缺氧时皮质细胞活动过度可致惊厥发作。休克症状指中枢神经系统急性病变时的暂时性功能缺失，如脑出血时突然神志昏迷（脑休克），脊椎骨折后出现弛缓性截瘫（脊髓休克）。休克期过后，逐渐出现缺失症状或释放症状。

神经系统疾病的症状体征可表现为意识障碍、感知觉障碍、运动障碍（如瘫痪、不自主运动、步态异常、共济失调等）、肌张力异常（肌张力增高见于锥体束病变、锥体外系疾病、僵人综合征、破伤风、手足搐搦症等，锥体外系时的肌张力增高称肌僵直；肌张力减低见于进行性肌营养不良，肌炎，周围神经病变，脊髓后根、后索、前角灰质病变，肌萎缩侧索硬化，小脑病变等）、头痛、头晕、眩晕、反射异常、肌萎缩以及排尿、排粪、性功能障碍等。

神经系统疾病时除有各种异常体征外,脑脊液亦常有异常。神经系统不同部位的病损可表现不同的病变综合征。

二、诊断

神经系统疾病的诊断要包括定位诊断、定性诊断和病因诊断,往往要先做出定位诊断即指出病损在神经系统具体部位。不同部位的病变综合征是定位诊断的依据。定位诊断往往有助于疾病性质的决定。许多疾病病因不明,因此难以做出病因诊断。在神经系统疾病的诊断方面,病史和体格检查十分重要,脑脊液检查和其他实验室检查、肌电图、脑电图也往往能提供重要线索。神经系统影像学检查在一些疾病的诊断上起重要作用,尤其是CT和磁共振成像术应用后,气脑造影、脑室造影、脑血管造影等的应用大为减少。正电子发射断层扫描、单光子发射计算机断层扫描、经颅多普勒超声检查、定量脑电图、神经系统诱发电位、数字减影脑血管造影、眼震图等新技术均有助于神经系统疾病的诊断。

三、检查及辅助检查

神经系统检查能查出脑、神经、肌肉和脊髓疾病。检查包括病史、精神状态评估、体格检查和实验室诊断性检查四大部分。

(一)病史

在查体和实验室检查前,医师了解患者病史。要求患者描述目前的状态,确切地讲清楚这些症状在什么地方、时间发生,发生频率,严重程度,持续时间及是否影响日常工作生活。神经系统症状可包括头痛、疼痛、衰弱、全身状况差、知觉降低、感觉异常、无力和精神错乱。

患者应告诉医师过去和现在的疾病或手术史,严重者应了解血缘近亲的情况,过敏症状和目前所用药物情况。此外,医师要询问患者是否有与工作或家庭有关的困难,或是否遇到任何困惑,因为这些情况会影响健康和机体抗病的能力。

(二)精神检查

通过询问病史,医师对患者的精神状况已有一定了解,但是对于影响思维过程疾病的诊断还需要做进一步鉴定精神状态的检查。

(三)体格检查

神经科的体格检查需要做全身各系统检查,但重点是神经系统。检查范围包括脑神经、运动神经、感觉神经和神经反射。此外,患者的共济功能、姿势和步态,自主神经系统功能和脑血液供应情况也需检查。

1. 脑神经

医师要检查直接与脑相连接的12对脑神经的功能。外伤、肿瘤或感染都可损伤脑神经的任何部分。需通过检查来确定损伤的确切部位。

2. 运动神经

支配随意肌(随意肌产生运动,如像走路的腿部肌肉。)运动神经损伤可导致其支配的肌肉瘫痪或肌力下降。缺少外周神经的刺激,可导致肌肉萎缩(原发性萎缩)。医师要求患者逆阻力做推拉动作,了解各组肌肉的肌力。

3. 感觉神经

感觉神经把压力、疼痛、冷热、震动、运动及图形感觉传递到脑。通过检查体表感觉来查感觉神经是否正常。当患者体表某部分有麻木、刺痛或疼痛感时,医师先用尖头针轻刺这部分体表,然后用钝头针轻刺同样区域,以此判断患者是否有区别尖锐和钝性感觉的能力。利用轻压力,热或震动同样可检查感觉神经的功能。检查运动感觉时,医师令患者闭目,然后轻轻地上下活动患者的指(趾),并令患者告诉移动指(趾)位置。

4. 反射

反射是机体对刺激的一种自动反应。例如,用叩诊锤轻叩膝盖下的肌腱,下肢就产生反射。这个反射为膝腱反射(这是一种深腱反射)。膝腱反射显示传入脊髓的感觉神经,脊髓内突触连接和返回下肢肌肉的运动神经的共同功能。其反射弧是一个完整的从膝到脊髓再返回腿部的回路环,并不涉及脑。常用的反射检查是膝腱反射和与其类似的肘、踝反射和巴宾斯基反射。巴宾斯基反射检查是用钝性物划脚底外缘。除开6个月左右以下的婴儿,正常反射是脚趾都向下屈。如果大拇趾向上屈,其余各趾向外侧展开则是脑或由脑到脊髓的运动神经异常的征象。此外,还有许多神经反射检查法适用于评估特殊神经功能。

5. 共济功能、姿势与步态

检查患者的共济功能时,医师要求患者先用示指触自己的鼻尖,然后触医师的手指,如此反复迅速地重复此动作。做第一次指鼻试验时,患者可睁眼,然后整个检查过程中患者都闭上眼睛。医师要求患者双手伸直,闭上眼睛直立,然后令其睁眼步行。这些检查用来检查运动神经、感觉神经和脑的功能。此外,还有许多其他不同的简单检查方法。

6. 自主神经系统

自主(不随意)神经系统异常可导致体位性低血压,无汗和勃起不能或不能维持等性功能障碍。有许多检查自主神经系统功能的试验,比如医师可在患者坐着时测患者血压,然后叫患者站立并立即测其血压来检测患者的自主神经功能。

7. 脑的血液供应

脑动脉严重狭窄的患者有脑卒中的危险。老人,高血压、糖尿病和心血管疾病患者发生脑卒中的危险性较高。把听诊器置于颈动脉之上,可听到血流经过狭窄血管段所发生的杂音。更精确的诊断需要做多普勒超声扫描等高级检查。

8. 诊断性试验检查

为了准确地诊断疾病,医师可根据病史、精神评估及体检情况要求患者做相关的特殊试验。如脊椎穿刺术、计算机体层摄影(CT)、磁共振成像(MRI)、脑回声图检查、正电子发射体层摄影(PET)、单光子发射计算机体层摄影(SPECT)、脑血管造影、多普勒超声扫描、脊髓造影、脑电图(EEG)、诱发反应、肌电图等。

四、治疗

病因明确、病原体可消除的疾病可采取适当的治疗措施治愈。有些免疫性疾病可用免疫抑制药治疗。有些畸形可用手术治疗。许多变性病、代谢病无特殊治疗，多行对症治疗。

第二节　神经系统功能

一、神经系统疾病病理生理学

（一）颅内压

颅腔是一个体积固定的体腔，内有脑组织、脑血容量与脑脊髓液。正常成人的颅腔内容积约 1 400～1 700 ml，其中脑组织 1 400 ml，占总容积的80%，血液150 ml，占总容积的10%，脑脊髓液150 ml，占总容积的10%。颅腔内容物对颅腔壁产生的压力即为颅内压，正常应低于15 mmHg（200 mmH$_2$O）。脑组织、血液和脑脊髓液等颅内容物的容积几乎不可压缩，根据Monroe-Kellie学说，在颅腔内总容积不变的情况下，任一颅内容物的增加，另一种或两种成分要等量代偿性减少，以保持颅内压在正常范围。颅内压的调节除部分依靠颅内的静脉血被排挤到颅外血液循环外，主要是通过脑脊髓液量的增减来调节，当颅内压低于70 mmH$_2$O时，脑脊液分泌增加，吸收减少，使颅内脑脊液量增多，以维持正常颅内压不变。相反，当颅内压高于正常范围时，脑脊液的分泌较前减少而吸收增加，使颅内脑脊液量减少以维持正常的颅内压。当颅内压增高时，部分脑脊液被挤入脊髓蛛网膜下隙，也可调节颅内压力。但此代偿能力是有限的，一旦达到最大极限，很小的容积变化就会导致明显的颅内压升高。通常用颅内压-容积曲线来描述这种关系，可得曲线（图24-1）。此曲线称为压力容积关系曲线。由两部分组成，前半部分曲线平坦，代表颅腔空间的代偿功能良好；后半部分曲线迅速上升，呈陡坡样，代表颅腔空间的代偿功能已有衰退。在临床可以表现为当颅内压增高时，颅内容积代偿功能的消耗已发展到一临界点时，此时如患者用力排便、咳嗽、呼吸道不畅、躁动不安或体位不正等均可引起血压升高或颅内静脉回流受阻而导致颅内容积的增加，即使这种增加的容量很小，有时也足以令患者颅内压急剧上升，正如颅内压-容积曲线出现的生理拐点所示。颅内压持续增高可以引起一系列中枢神经系统功能紊乱和病理变化。

当颅内压增高接近动脉舒张压时，血压升高、脉搏减慢、脉压增大，继之出现潮式呼吸，血压下降，脉搏细弱，最终呼吸停止，心脏停搏而

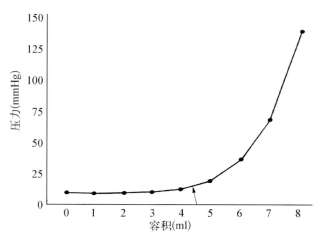

图24-1　压力容积关系曲线，在容积4.5之间为转折点（1 mmHg=0.133 3 kPa）

（引自谭基明.外科病理生理学：2版.北京：人民卫生出版社，2009.）

导致死亡。这种变化即称为库欣反应。原因是显著的颅内高压引起延髓缺血,使脑灌注压下降和脑干扭曲,导致延髓交感和迷走中枢兴奋。主要是由位于脑干的血管收缩中枢缺血所致。

颅内病变所致的颅内压增高到一定程度时,可使一部分脑组织移位,通过颅腔的自然交通孔道被挤压至压力较低的部位,形成脑疝。可产生大脑镰下疝,扣带回移过中线,造成楔形坏死。胼周动脉亦可受压移位,严重的可发生供应区脑梗死。亦可出现小脑幕切迹疝,即颞叶内侧沟回通过小脑幕切迹向后颅窝移位疝出。同侧动眼神经受压麻痹,瞳孔散大,光反应消失。中脑的大脑脚受压产生对侧偏瘫。有时对侧大脑脚压迫于小脑幕边缘或者骨尖,产生同侧偏瘫。脉络膜后动脉及大脑后动脉亦可受压引起缺血性坏死。最后压迫脑干可产生向下轴性移位,导致中脑及脑桥上部梗死出血。患者昏迷,血压上升,脉缓、呼吸深而不规则,并可出现去大脑强直。最后呼吸停止,血压下降,心搏停止而死亡。

颅压增高导致下丘脑、海马回等自主神经中枢缺血而至胃肠道功能紊乱,出现呕吐、胃及十二指肠出血、溃疡和穿孔等。同时,由于脑的血液灌流减少,交感神经受刺激,儿茶酚胺释放增多,使全身血管收缩,动脉血压急剧升高;由于左心负荷过高,左心室收缩力减弱,引起左心房和肺静脉高压,并使肺毛细血管压升高,毛细血管壁通透性增加等血流动力学变化所致。患者表现为呼吸急促,痰鸣,并有大量泡沫状血性痰液。很多中枢神经系统损伤可以引起神经源性肺水肿,如蛛网膜下隙出血、颅内血肿、脊髓损伤、急性脑积水、癫痫以及下丘脑病变等。

(二)脑血流与脑灌注

脑血流量是指一定时间内一定重量的脑组织中所通过的血液量,通常以每100 g脑组织每分钟通过的血液毫升数表示,正常值为50～55 ml/min。正常成人每分钟约有1 200 ml血液进入颅内,脑血流量(CBF)主要取决于脑血管阻力(CVR)和脑灌注压(CPP),通过脑血管的自动调节功能进行调节,其公式为:CBF=(MAP−ICP)/CVR;CPP=MAP−ICP;即CBF=CPP/CVR,CPP在50～150 mmHg时,自动调节功能正常。CBF主要依靠颈内动脉系统和椎−基底动脉系统分别供应脑内不同区域。脑接受了心输出总量15%～20%的血流,静息时需要约800 ml/min脑血流,脑氧耗占全身氧耗的25%。每侧颈内动脉每分钟通过350 ml血液,两侧颈内动脉通过的血流量占全脑血流量的85%;每侧椎动脉每分钟通过100 ml血液,两侧椎动脉供血占全脑量的15%。一侧大脑中动脉每分钟有75～125 ml的血液通过,一侧颞浅动脉及枕动脉每分钟有150 ml血液通过。脑血循环停止3 s,代谢即起变化;停止60 s,神经元活动停止;停止4～8 min,即出现不可逆的脑梗死。由于脑动脉血管病变,特别是脑动脉粥样硬化使管腔狭窄或闭塞进而血栓形成,造成脑局部供血区血流中断,发生脑组织缺血、缺氧、软化坏死,出现相应的神经系统症状和体征。

颅内病变(如外伤及肿瘤)和颅外病变(如慢性高血压)都可以损害自动调节功能,当ICP增高时,CPP降低,同时血管扩张使CVR降低,维持CBF不变,ICP进一步增高时血管调节功能失效使CPP/CVR比值减小,导致CBF减少。低血压或者脑血管阻力增加直接导致脑血流下降后的脑缺血或者脑梗死。

(三)血脑屏障

血脑屏障受颅内病变的影响。通常情况下,大的极性分子不能透过血脑屏障,离子和小的亲水性非电解质能够不同程度的通透。当血脑屏障在疾病情况下受到破坏后,水分子、电解质和大的亲水性分子进入血管周围的脑组织,导致血管源性脑水肿。脑水肿分为血管源性、细胞毒性、渗透压性和间质性四种类型。脑水肿的直接原因常常是血脑屏障功能障碍,发生发展基本上可分为两个阶段:第一阶段使脑血管功能紊乱,主要为脑毛细血管和小静脉的麻痹性扩张,造成脑体积增大。第二阶段是脑组织代谢功能紊乱,此为血管功能紊乱的直接后果。脑细胞肿胀或脑水肿时,脑容积增大,导致ICP增高,脑静脉回流受阻,淤血和血流减慢。组织缺氧时,血脑屏障功能进一步损害,加重脑水肿的发展。组织缺氧使代谢障碍,能量减少,钠泵失去控制,更促进脑水肿的发生和发展。脑水肿的继续恶性发展,ICP增高就更严重,使颅内血液循环和CSF循环障碍加剧,还迫使脑组织向压力较低的部位移位,形成脑疝。

(四)神经内分泌

颅内鞍区病变可影响神经内分泌腺体的分泌调节功能导致机体内分泌紊乱。我们知道脑垂体位于蝶鞍内,呈卵圆形,分为前叶(又称腺垂体)和后叶(又称神经垂体)。垂体前叶分泌特殊的激素,维持机体生长代谢以及甲状腺和肾上腺功能。当垂体病变增大和压迫垂体组织时,导致垂体前叶激素分泌异常,首先是促性腺激素,其次是生长激素(GH),第三是促肾上腺皮质激素(ACTH),最后是促甲状腺激素(TSH)。根据分泌激素不同可出现与ACTH分泌增多相关的皮质醇增多症及GH分泌增多相关的肢端肥大症的症状和体征;可见鞍区病变扩大机械压迫相关的症状和体征,包括头痛,视觉障碍和脑神经麻痹及正常垂体功能受损(垂体功能减退)的症状和体征。

(五)心血管和呼吸中枢

呼吸中枢包括呼吸调节中枢、长吸气中枢、延髓基本呼吸中枢、循环中枢(交感神经中枢、迷走神经中枢、循环调节中枢)位于脑干,颅内病变或严重颅脑创伤累及脑干可造成呼吸中枢功能不全,患者会出现呼吸节律及幅度改变,通气不足,对$PaCO_2$敏感性降低,发生低氧血症;循环中枢受损时表现为心血管功能异常,血压波动大及各种心律失常,严重时导致呼吸循环停止。

二、神经系统功能监测

基于神经监测可进行一系列神经功能状态的临床评估。格拉斯哥昏迷评分(glasgow coma scale,GCS)使用便捷,采用标准化的方法来评估患者的整体神经功能状态,通过记录睁眼、对肢体及言语刺激的语言和运动反应来实现。GCS的主要局限性是对于气管插管的患者不能获得语言反应、不能直接评估脑干功能。于是学者们设计并验证了全面无反应性量表(full outline of unresponsiveness,FOUR)来克服这些问题,该评分能更全面地评估脑干功能。FOUR评分测量眼部及肢体对指令和疼痛的反应、瞳孔反应和呼吸模式,可用来进一步区分GCS 3分的患者。目前尚无证据表明FOUR评分比单独使用GCS具有更好的预后价值。

镇静患者或意识水平下降患者的临床评估较为有限,可采用一种或多种神经监测技术来识别继发性脑损伤、指导此类患者的治疗(表24-1)。

表24-1 床旁神经功能监测方法的优缺点

方 法		监 测 参 数	优 点	缺 点
颅内压力	脑实质内微传感器	• ICP • CPP • 自动调节指数	• 容易置入 • 放置在脑实质内/硬膜下 • 手术并发症少 • 感染风险小	• 不能进行体内校准 • 测量局部压力 • 零点随时间漂移小
	脑室内导管	• 同上	• 测量全脑ICP • 治疗性CSF引流 • 体内校准	• 置入技术难度大 • 手术相关出血风险 • 导管相关脑室炎风险
脑血流	经颅多普勒超声	• 血流速度 • 搏动指数 • 自动调节指数	• 无创 • 间歇或连续监测 • 瞬时分辨力好	• 测量相对CBF • 依赖操作者 • 失败率5%～10%（无声窗）
	热弥散流量计	• 局部CBF	• 测量绝对CBF［单位ml/（100 g·min）］	• 临床经验有限 • 需考虑准确性和可靠性 • 微创
脑氧合	颈静脉球血氧饱和度	• 颈静脉球血氧饱和度 • 动静脉氧含量差	• 评估全脑CBF与代谢平衡	• 非定量评估脑灌注 • 对局部缺血不敏感 • 样本颅外干扰的风险
	脑组织氧分压	• 脑组织氧分压 • 氧反应性	• 评估局部CBF与代谢平衡 • 连续监测 • 缺血阈值明确	• 微创 • 测量局部脑氧合 • 1 h"磨合期"限制了临床应用
	近红外光谱（脑血氧饱和度）	• 局部脑血氧饱和度 • 自动调节指数	• 无创 • 实时 • 多点监测	• 不同脑血氧饱和度仪之间缺乏标准化 • 脑外组织信号干扰 • 基于$rScO_2$的缺血阈值无明确定义
	脑微透析	• 葡萄糖 • 乳酸、丙酮酸盐及LPR • 丙三醇 • 谷氨酸 • 多个生物标志物用于研究	• 评估脑糖代谢 • 检测低氧/缺血 • 评估细胞生物能量功能障碍的非缺血因素	• 局部测量 • 异常的阈值不明确 • 非连续监测 • 耗费人力
电生理	脑电图	• 癫痫 • 诊断特异性EEG模式	• 无创 • 检测无抽搐性癫痫 • 与脑缺血、代谢性改变相关 • ABI后预测	• 需要技术人员解读 • 易受麻醉/镇静药物影响
	电皮质成像	• 皮质EEG • 皮质SDs	• 术中癫痫 • 目前识别SDs的唯一方法	• 自动化癫痫检测软件 • 高度有创 • 尚无证据表明SDs治疗能改善预后
	处理后EEG	• 使用有限电极蒙太奇的皮质EEG	• 麻醉深度监测 • 自动化癫痫检测软件 • 心搏骤停后预测	• 对ICU镇静脉滴定无明确适应证

ABI, 急性脑损伤（acute brain injury）；CBF, 脑血流（cerebral blood flow）；CPP, 脑灌注压（cerebral perfusion pressure）；EEG, 脑电图（electroencephalography）；ICP, 颅内压（intracranial pressure）；ICU, 重症监护室（intensive care unit）；LPR, 乳酸/丙酮酸比（lactate to pyruvate ratio）；$rScO_2$, 局部脑氧饱和度（regional cerebral oxygen saturation）；SD, 扩散性去极化（spreading depolarization）。

（一）颅内压及脑灌注压

颅内压（intracranial pressure, ICP）是指颅骨内即脑组织中的压力；亦即侧脑室中脑脊液（cerebrospinal fluid, CSF）的压力。除了测量绝对ICP之外，ICP监测还可以计算脑灌注压（cerebral perfusion, CPP）、识别和分析病理ICP波形、脑血管压力反应性指数变异性。

1. 颅内压

1951年首次实现了ICP的临床测量，通过电子传感器测量脑室液压信号。随着技术的改进、不良反应减少以及微传感器技术的引进，临床上ICP监测得到越来越广泛的应用。

监测ICP的方法主要有两种：脑室内导管或脑实质微传感器装置。其他技术如蛛网膜下隙或硬膜外设备欠准确，目前很少使用。

已有报道描述了几种无创性ICP监测技术，比有创监测适用于更广泛的人群。与有创监测相比，经颅多普勒（transcranial doppler, TCD）超声推导的脉动性指数可不精确地评估ICP，并且操作者之间的变异性均很大。可采用超声波或计算机断层扫描（computed tomography, CT）测量视神经鞘直径（optic nerve sheath diameter, ONSD），并能够预测颅内高压。虽然没有有创方法的风险，目前的无创性ICP监测技术不能足够准确地测量ICP，临床上尚未常规使用。这些无创监测技术也无法连续监测颅内动力学。

尽管缺乏高质量的证据证明ICP导向治疗的益处，ICP监测已成为创伤性颅脑损伤（traumatic brain injury, TBI）后的标准治疗。对于其他脑损伤类型、脑积水的患者（也可用于正常压力脑积水的长期监测）以及因颅内占位行开颅手术的患者，ICP监测也能提供有价值的信息。

脑创伤基金会（brain trauma foundation, BTF）建议对于所有的可挽救患者，包括头部CT扫描异常，或者头部CT正常，但具有以下两项以上者（年龄＞40岁、单侧或双侧运动姿态、和/或收缩压小于90 mmHg）采用ICP监测，以指导重型TBI后ICP及CPP导向治疗。

尽管适应证并不十分明确，也没有与TBI进行很好的对比研究，ICP监测已逐渐被纳入到蛛网膜下隙出血（subarachnoid hemorrhage, SAH）及脑内出血（intracerebral hemorrhage, ICH）的危重症管理的流程中。

正常ICP随年龄和体位而改变；在健康、静息状态下仰卧位成年人，正常平均ICP为5～10 mmHg。普遍认为TBI后ICP高于20～25 mmHg则需要治疗，但是也有研究报道过更高和更低的阈值。颅内高压是有害的，高于定义的ICP阈值的时间以及ICP的绝对值是不良结局的重要决定因素。ICP升高时，ICP波形发生变化，波形分析可用于预测是否发生了颅内高压。当颅内顺应性显著降低时，在颅内代偿机制到达极限之前，应给予更多及时的临床干预，该技术的临床转化仍有待研究。

多模态监测整合了ICP、脑组织氧分压（brain tissue partial pressure oxygen, $PbtO_2$）和脑微透析（cerebral microdialysis, CMD），在预测脑低灌注方面比单独使用ICP监测更准确，因此ICP监测被认为是多模态监测策略的一部分，而不是独立的监测模式。

2. 脑灌注压（cerebral perfusion pressure, CPP）

CPP监测的主要适应证与ICP监测类似。尽管CPP导向治疗主要用于TBI患者，但有新的证据也可用于其他类型的脑损伤患者。如果有术后颅内高压的风险，比如具有占位效应的大型脑部肿瘤手术后，应进行术后ICP监测。

推荐的CPP阈值随着时间不断改变。目前的BTF指南建议将TBI后CPP维持在$50\sim70$ mmHg，有证据表明若CPP低于50 mmHg或高于70 mmHg将出现不良结局。CPP低时有脑缺血风险，但更高的CPP不一定预后更好，使用大量液体和正性肌力药/血管活性药维持CPP会带来急性肺损伤的风险。不同于单一的CPP阈值，多模态监测可用于识别个体化的"最佳"值，其目的是在将脑低灌注、继发性脑损伤风险降至最低时，降低CPP过高的风险。可以用自动调节指数计算最佳CPP（optimal CPP, CPP$_{opt}$），将在后续讨论。

（二）脑血管反应性

脑血管反应性是脑自动调节（cerebral autoregulation, CA）一个关键组成部分，会受到颅内病理情况以及一些麻醉和镇静药物影响甚至消失。这可能会导致局部CBF和代谢需求失衡，使大脑对继发缺血性损伤更敏感。因此，在围术期或ICU监测脑血管反应性十分重要。

ABP变化时ICP的反应取决于脑血管的压力反应性，反应性受损意味着压力自动调整受损。持续监测和分析ABP可计算出压力反应性指数（pressure reactivity index, PRx）变异度，可用作全脑CA的持续标志物。正常环境下，ABP升高在$5\sim15$ s内即可导致脑血管收缩，从而引起脑血容量（cerebral blood volume, CBV）和ICP继发性下降。当脑血管反应性受损时，CBV和ICP都随着ABP升高而升高，当ABP降低时，CBV和ICP亦随着降低。PRx通过计算得来，是指4 min以上时间段内记录的ICP和ABP连续时间平均数据的动态相关系数。当ABP与ICP呈负相关时，若PRx为负值则表明脑血管反应性正常，若为正值则表明脑血管循环无反应。脑损伤时，脑血管反应性随CPP而改变，在一个很窄的CPP变化范围内较为理想，存在个体差异，参考CPP$_{opt}$。持续监测PRx可根据患者的个体病理生理需求来管理CPP水平，而不是设定一个通用的预定目标。

氧反应性指数（oxygen reactivity index, ORx）是指PbtO$_2$和CPP之间的动态相关性。也可以通过ABP和TCD推导的平均和收缩血流速度，以及几种近红外光谱（near-infrared spectroscopy, NIRS）推导的参数对脑血管反应性进行无创评估。

采用PRx和ORx测定脑血管反应性已广泛用于TBI患者，近期也用于SAH和ICH患者。通过NIRS测定脑血管反应性已用于心脏手术期间脑保护。

PRx及ORx正值表明自动调整反应异常，与预后不良相关，PRx导向的优化CPP策略可改善TBI患者转归。PRx测定全脑自动调节状态，而ORx则不然，由于PbtO$_2$的局灶性特点，ORx测定局部脑自动调节。因此，若ORx异常而PRx正常提示局部而非全脑自动调节失衡。已有研究表明，由NIRS推导的自动调节指数计算出血压低于CA低限的持续时间和严重程度，是心脏手术后严重并发症的发病率和死亡率的独立相关因素。

（三）脑血流

正常生理条件下，脑压力自动调节使CBF在宽泛的CPP变化范围内保持恒定。然而，如上所述，急性脑损伤时，CA通常受损，由于自动调节能力降低，CBF越来越依赖于CPP。Kety和Schmidt在1945年首次描述了CBF的测量方法，采用的是一项整合了Fick原则的技术。这种方法形成了今天许多CBF测量技术的基础，仍然是验证新的测量方法的黄金标准。

现代神经影像学技术如正电子发射断层扫描和磁共振成像提供了多个区域详细的血流动力学

（包括CBF）和代谢信息。但这些技术只能及时提供特定时刻的即刻信息，且需要将（危重）患者转移到远程成像设备。目前有两种持续评估CBF的床旁方法。

1. 经颅多普勒超声

TCD最早在1982年提出，是一种实时评估脑血流动力学的无创技术。它测定CBF的相对变化，而不是实际的CBF。TCD广泛用于SAH后脑血管痉挛的诊断和治疗，以及监测颈动脉手术脑灌注是否足够。

2. 热弥散流量计

热弥散流量计（thermal diffusion flowmetry, TDF）是一种连续监测局部CBF的有创方法。市售TDF导管由一个加热到高于组织温度几度的热敏电阻和近端温度探头组成。这两个反映热转化的温度差异，定量测定区域CBF，单位为ml/（100 g·min）。TDF已用于诊断和监测SAH后迟发性脑缺血，但在其他疾病的临床数据有限，需考虑其准确性和可靠性。

（四）脑氧合

虽然ICP和CPP是至关重要的常规监测参数，但不能评估脑灌注是否足够。若干研究证实，即便ICP、CPP在正常阈值之内，也可发生脑缺氧/缺血。脑氧合监测评估脑氧输送和利用之间的平衡，因此，可监测脑灌注和氧输送是否足够。有几种方法可用于评估全脑和局部脑氧合。

1. 颈静脉血氧饱和度

颈静脉血氧饱和度（jugular venous oxygen saturation, $SjvO_2$）监测是测量脑氧合的第一种床边方法，是理解ABI后脑氧合改变的基础。

$SjvO_2$是一种流量加权的测量，若从颈静脉球采集血样，则$SjvO_2$反映全脑氧合，尽管在实践中往往是选择右侧。必须避免颅外循环样本的干扰，若导管尖端位于颈椎侧位X线片中第一颈椎下缘的上方，则干扰很小。过快地抽取血液样本（>2 ml/min），即便导管位置正确，也可能会导致颅外血液经面部静脉对结果产生影响。

$SjvO_2$监测已广泛用于术中监测，尤其是在心脏手术和开颅手术。$SjvO_2$监测在ICU中的主要作用是检测脑灌注受损、指导ABI后优化CPP和其他干预措施。

$SjvO_2$正常范围为55%～75%，解释$SjvO_2$的变化相对简单。颈静脉血氧饱和度降低可能表明继发于CPP降低或代谢率升高而氧供没有相应增加的相对脑低灌注，而$SjvO_2$>85%表明相对充血或动静脉分流。多次或持续出现颈静脉血氧饱和度降低至<50%或$SjvO_2$值>85%，与预后不良相关。虽然假定$SjvO_2$<50%时发生脑缺血，但并不能确定$SjvO_2$高于50%时不会发生脑缺血，因为可能会遗漏局部脑缺血。BTF引用三级证据支持维持TBI后$SjvO_2$>50%，但并没有干预性临床试验证实$SjvO_2$导向治疗能直接改善预后。$SjvO_2$已广泛应用了几十年，逐渐被新的氧合监测模式所取代。

2. 脑组织氧分压

$PbtO_2$监测探针将Clark型电池与可逆的电化学电极结合起来。氧从脑组织弥散穿过半透膜，被金极谱阴极减少，该电极可产生与组织氧张力成比例的电流。为测量最敏感区域的脑氧合，$PbtO_2$探针通常放置在血肿/挫伤周围脑组织，或动脉瘤性SAH患者合适的血管区。

$PbtO_2$是一个复杂和动态的变量，来源于影响脑氧输送和需求（氧代谢）的所有因素相互作用、局部动脉或静脉血管的相对比例和组织氧弥散梯度。因此，$PbtO_2$被认为是细胞功能的生物标志物而不仅仅监测缺氧/缺血。

尽管存在争议,仍建议将$PbtO_2$监测用于重型TBI患者的管理,作为TCD和放射性监测昏迷的SAH患者脑血管痉挛的一个补充。$PbtO_2$监测也可用于确定昏迷ICH患者最佳脑氧合的目标,以及选择可能受益于去骨瓣减压的顽固性颅内高压患者。在一些中心,$PbtO_2$监测也用于颅内动脉瘤和动静脉畸形术中。

脑$PbtO_2$的正常值为20~35 mmHg,缺血阈值通常定义为10~15 mmHg,BTF建议当$PbtO_2$ < 15 mmHg时采取脑复苏措施,但其他权威机构建议当$PbtO_2$ < 20 mmHg时即给予干预,因为这个值代表脑氧合受损。除了$PbtO_2$值降低之外,缺氧的持续时间和随时间变化的趋势是ABI后预后不良的重要因素。

对于应如何治疗脑组织缺氧,目前尚无共识。尽管$PbtO_2$受血压影响很大,但还受到一些其他因素影响,包括PaO_2、$PaCO_2$及血红蛋白浓度。

3. 近红外光谱

基于NIRS的脑氧饱和度监测局部脑氧饱和度(regional cerebral oxygen saturation, $rScO_2$),可连续评估脑氧输送和利用之间的平衡。这是一种无创监测方法,具有较高的时间和空间分辨率,能同时测量多个区域。虽然自1977年首次描述以来,即希望使用NIRS来检测脑缺氧/缺血,但是该技术尚未广泛用于临床。

NIRS基于两个主要原则。因为生物组织对该波长范围内的光相对透明,一些生物分子,称为发色团,直接吸收近红外(near-infrared, NIR)光。NIRS系统基于NIR光发射及透过脑组织时不同的发色团(最常见的是氧合血红蛋白和脱氧血红蛋白)对其吸收不同。NIR及其反射波谱不能穿过整个成人头部,光源和检测装置放置在头部同侧,间隔数厘米。该技术可检测脑皮质表浅部位。NIRS测定所监测区域的动脉、静脉和毛细血管内的血液,因此推导出的血氧饱和度代表了这三种成分的加权值。

许多脑血氧饱和度仪整合了空间分辨波谱来推导梯度绝对血红蛋白浓度(例如,监测局部氧合血红蛋白与脱氧血红蛋白的相对比值),计算得出的$rScO_2$以简单的百分比值形式呈现。识别缺血的$rScO_2$阈值未得到验证,因此目前脑氧饱和度仪仅用来检测变化趋势。

临床上应用NIRS时,颅外组织对NIRS信号潜在的干扰是一个主要问题。若选择合适的$rScO_2$阈值,SRS检测颅内变化的敏感性和准确性高,但一定程度上仍易受颅外干扰。NIRS技术的进步将增强信号的颅内特异性,并可测量其他发色团,如细胞色素C氧化酶(cytochrome C oxidase, CCO)。

基于NIRS的脑血氧饱和度仪可用于监测脑氧合,在心脏手术尤其是儿童患者中指导脑保护策略。颈动脉手术中,与其他监测方法相比,在检测脑缺血方面,NIRS具有相似的准确性和重复性,在简便性及时域方面具有优势。在全麻常规手术连续、无创监测脑功能状态的能力是NIRS的吸引力所在,但是早期检测脑缺氧及靶向干预可改善围术期转归的证据尚不足在半坐位的麻醉患者,低血压相关的$rScO_2$下降与术后认知功能障碍发生率高及血清脑损伤标志物并没有相关性。因此"脑缺氧"的临床意义仍不清楚。

通常认为$rScO_2$的"正常"范围为60%~75%,但不同患者自身及之间的变异度很大。尽管早期回顾性研究表明术中脑缺氧与心脏手术后围术期认知功能减退的风险增加相关,2013年发表的一篇系统评价得出结论:目前仅有低水平证据表明术中$rScO_2$降低与术后神经系统并发症相关。目前的证据尚不足以证明预防或处理$rScO_2$下降的干预措施能有效预防卒中或术后认知功能障碍。颈动脉手术中难以明确可广泛用于指导分流管放置和其他神经保护方法的$rScO_2$阈值;研究报道$rScO_2$比基础值降低5%~25%可能为缺血阈值。

NIRS监测的脑氧合下降与TBI后死亡率、颅内高压和CPP异常相关,也与SAH后脑血管痉挛相关,包括那些不能用TCD诊断的患者。虽然$rScO_2$能无创评估TBI后脑氧合,但目前没有证据表明NIRS导向的治疗策略有益。

4. 脑微透析技术

CMD是一项成熟的实验室研究方法,1995年首次用于临床,可用来床旁分析脑组织生物化学。CMD不仅监测物质的供给,也监测细胞代谢,因此CMD不仅能监测脑缺血,也可监测导致细胞能量功能障碍及代谢危象的非缺血因素。

CMD监测可用于脑缺氧/缺血、细胞能量衰竭和葡萄糖剥夺的高危患者。CMD监测最常用在TBI和SAH的危重症管理,也可用于ICH及急性缺血性卒中。CMD测定细胞水平的变化,有证据表明,在临床上或其他监测参数能够检测到脑损伤之前,CMD即可识别脑损伤。早期发现即将发生的缺氧/缺血也是其术中应用的一大优势,但2013年发表的一项系统评价发现,目前只有低质量证据支持神经外科手术中使用CMD作为诊断工具。目前在ABI患者危重症管理中每小时进行一次采样,这样的频率不太可能满足术中监测的需求。已有研究报道连续快速采样的脑MD技术,但是这种系统目前尚未用于临床应用。

LPR升高合并脑葡萄糖降低是严重缺氧/缺血的征象,与TBI后转归不良显著相关。临床上常用的异常阈值为LPR>40、葡萄糖<0.7~1 mmol/L。然而,没有明确定义LPR高于多少即一定存在组织缺氧,部分学者建议采用较低的异常阈值(>25)。LPR已用于指导优化TBI患者的CPP,但一些研究发现,尽管CPP通常被认为是足够的,LRP也可能异常。这或许并不奇怪,因为一些非缺氧/缺血性因素可导致LPR升高,强调使用多种来源的生理学数据来指导个性化治疗的重要性。

CMD有助于我们理解脑损伤的病理生理学,但其临床应用仍有争议。缺血和生物能量衰竭的MD标志物的敏感性和特异性并未清晰地阐述,也没有数据证实MD导向的治疗是否会影响转归。因此,CMD的使用仅限于几个研究中心。

(五)脑电图和脑皮质电图

监测神经系统疾病患者的脑电生理活动的意义已经很明确,随着更清楚地认识到全身疾病如败血症对脑有重大影响,该监测在危重患者中的作用也日益增加。

1. 脑电图

间歇性脑电图监测对癫痫和一些其他神经系统疾病的诊断来说已足够,但若要可靠地检测和管理非惊厥性癫痫(nonconvulsive seizures, NCSz)和非惊厥性癫痫持续状态(nonconvulsive status epilepticus, NCSE),则需要连续脑电图(continuous EET, cEEG)监测。

标准的脑电图监测是21电极,但使用七个(或更少)电极的简化设置在检测癫痫发作时敏感性高,有利于在专科中心以外推广应用。cEEG的使用受限,因其会被麻醉和镇静药物减弱。

脑电双频指数(bispectral index, BIS)监测仪是一种pEEG设备,用于监测麻醉深度。它使用一种专有的算法来处理额部EEG信号,得到0到98之间的数字。BIS值90以上表明以高频β波为主,即清醒状态。若进行性EEG抑制,则BIS值接近0。

用BIS或其他基于pEEG的技术监测麻醉深度可减少术中知晓的风险、促进早期恢复、减少术后谵妄的风险。关于麻醉深度监测利弊的详细讨论已超出了本章的范围,读者可参考其他章节获取更多信息。

EEG监测在许多情况下可监测术中脑缺血,最常见的是在颈动脉手术中识别脑低灌注、判断是否需要放置分流管。在ICU,EEG监测可提供关于脑功能的动态信息,可早期发现神经功能状态的改变,当临床检查受限时这一点就显得格外重要。间歇性监测难治性SE时建议使用cEEG;对于脑损伤患者以及没有原发性脑损伤却有原因不明或持续的意识改变危重昏迷患者,建议用cEEG来排除NCSz。EEG也可以用来对昏迷的SAH患者监测和监测脑缺血,以及改善心搏骤停后昏迷患者的转归。

EEG和cEEG监测在诊断和治疗癫痫及SE的价值已经很清楚,可发现癫痫发作、颅内高血压和代谢紊乱之间的相互关联,但cEEG导向的NCSz治疗作用并不确定。

2. 脑皮质电图

播散性皮质去极化(spreading cortical depolarizations, SDs)是一种病理情况,其特点是几乎完全、持续的神经元和星形胶质细胞去极化,导致线粒体损伤、细胞内钙超载和兴奋性毒性等继发性损伤。SDs目前只能通过脑皮质电图(electrocorticography, ECoG)来检测,包括将一个电极组直接放置在皮质表面。头皮EEG和NIRS技术的进步可能会促进无创检测SDs方法的发展。

在大多数恶性卒中的患者(超过70%的SAH患者、50%～60%的TBI患者和60%的ICH患者)都能检测到SD发作。因此,ECoG监测从理论上讲适用于所有类型的脑损伤,但由于其有创性,目前仍然只是ICU的一种研究方法。

SDs可能代表了潜在的治疗靶点,但一个明确的因果关系尚未被证实。只有在TBI后SDs与不良预后独立相关,但治疗并不能改变预后。直到进一步的证据出现,治疗应该集中在控制一些因素如发热、缺氧、低血糖和低血压,因为这些因素可增加SDs的发生率和持续时间。

(六)多模态神经监测的挑战

多模态神经监测可交叉验证各监测参数,做出治疗决策时更有信心,但临床医师应该处理这样的异常情况,即一个生理参数有正常值,而另一个并不总是很明显。不同的神经监测方法测量不同的生理参数及异常情况,每项参数的相对重要性依赖于基础的病理生理学和伤后时间。正是由于这一原因,用"一刀切"方法来监测和管理ABI患者是不合适的。

多模态神经监测产生大而复杂的数据集,为了最大化临床相关性,需要开发系统以用户友好和及时的方式在床旁分析和呈现这些数据集。另一种解释多模态数据的方法是使用脑氧合、血流动力学和代谢的计算机模块。与解释复杂的数据集、提供及时的总结输出,从而指导临床决策一样,计算机模块也可以模拟临床上很重要但不能测定的患者特异的生理参数,比如脑代谢。建模方法也可能为临床医师提供相关信息,即驱动脑(病理)生理状态的基本过程,而不是简单的损伤过程的终点指标。

第三节　术前评估与准备

一、神经外科手术术前评估与准备

神经外科手术麻醉前除了要常规评估患者全身各主要脏器的功能,还特别要注意病变本身对机体各器官功能的影响,做好伴随疾病的处理。

（一）术前神经功能评估

针对神经外科手术患者，全面的麻醉前评估工作应包括：① 充分了解患者的健康状况和特殊病情；② 明确全身状态和器官功能存在的问题，需要采取的治疗措施；③ 疾病本身对神经功能的影响；④ 评估患者接受麻醉和手术的耐受力，拟定具体麻醉实施方案。

术前要充分了解及估计患者各方面与麻醉有关的临床资料，从病史、疾病特点、结合CT、MRI、MRA（磁共振血管造影）、DSA（数字减影血管造影）、脑电图、脑干诱发电位检查等做出疾病诊断，依据发病急缓、神经系统定位症状和颅内压增高情况、意识状态及相应的临床症状和生命体征进行神经功能评分。

涉及脑和脊髓的神经外科疾病既表现病灶直接侵犯、压迫、破坏局部脑组织、脑神经及脑血管，从而产生相应神经功能损害的症状与综合征，例如偏瘫、失语、后组脑神经损害症候群等病灶定位体征，又有病变继发导致的脑水肿、颅内压增高等病理生理改变的特征。

1. 病史

中枢神经系统疾病多数涉及生命重要部位的功能状态，因此充分了解原发疾病病情和变化程度，包括任何特异性神经体征，才能对患者身体状况和麻醉耐受力做出准确评估，提高手术麻醉安全性。

2. 神经病理学的症状和体征

（1）颅内压增高与脑疝危象　系颅腔容积与其内容物体积平衡失调的结果。颅内占位性病变的典型表现为头痛、呕吐、眼底视盘水肿，称为颅内压增高"三主征"。严重病例可发生脑疝和去脑强直。生命体征变化为血压升高、脉搏徐缓、呼吸不规则、体温升高等病危状态甚至呼吸停止。

（2）意识障碍　常因颅内疾患如额叶、颞叶、丘脑下部、脑干网状结构受累，脑缺血、缺氧或颅内压增高引起脑疝所致。随病情进展可出现嗜睡、躁动、浅昏迷至深昏迷。

（3）癫痫　脑内疾患时常常引起癫痫发作，可分为局限性及全身性。发作时，脑血流增加，颅内压升高，引起脑组织酸中毒。癫痫活动未控制时，即便机体正常，也需注意。

3. 神经功能评分

（1）Glasgow 昏迷指数（GCS）评分（表24-2）。

表24-2　Glasgow 昏迷评分法

检 查 项 目	反 应	评 分
睁眼反应	自动睁眼	4
	对呼唤有反应	3
	对疼痛刺激有反应	2
	无反应	1
语言对答	正常	5
	可应答，有时答非所问	4
	可说出单字	3
	可发出声音	2
	无反应	1

（续表）

检 查 项 目	反　　应	评　分
运动反应	可依指令运动	6
	能感觉出疼痛部位	5
	对疼痛刺激肢体会回缩	4
	对疼痛刺激肢体会弯曲	3
	对疼痛刺激肢体会伸直	2
	无反应	1

（2）神经影像检查（CT或MRI）　观察病变的部位、对脑组织的侵犯程度、病变性质、颅压及脑顺应性的改变。

（3）神经病理学的症状和体征　确定脑水肿的程度，颅内压的高低，脑神经损害程度，神经功能的缺失，这些结果评估直接影响了对患者的处理，麻醉诱导的技术，插管的途径，创伤性检测，甘露醇的使用和术后远期生活质量的预测（表24-3，表24-4）。

表24-3　肌力分级

评　分	描　　述
5	力量正常
4+	在强负荷下力量轻度下降
4	能够对抗中等负荷
4-	能够对抗轻度负荷
3	能对抗重力完成运动
2	不能对抗重力
1	仅有肌肉收缩，只能被触及
0	无任何运动

表24-4　语言障碍程度分级评估

分　级	描　　述
1级	正常
2级	可沟通意志及理解语言，但有时混乱
3级	有时可沟通意志及理解语言，但多半不可能
4级	完全不可能沟通意志及理解语言

（二）全身状态评估

麻醉前还应全面了解心、肺、肝、肾、脑等重要生命器官的功能状况，仔细复习查体记录，常规进行血、尿常规、凝血象、心电图、胸部X线平片、电解质、肝肾功能等项检查。必要时做心、肺功能检查,了解过去病史,有无与颅内疾病同时存在的其他疾病。评估患者的全身情况和麻醉耐受力,以便安全地实施手术麻醉。

1. 全身情况和麻醉耐受力评估

参考美国麻醉医师学会(ASA)制订的分级标准。

如果评估患者ASA Ⅰ～Ⅱ级,一般麻醉耐受性均良好,ASA Ⅲ级以上的患者麻醉风险较大,需要充分细致的术前准备,尽可能改善全身情况和重要器官功能。

2. 主要器官功能评估

(1)心血管系统的评估　目的在于了解心脏的储备能力和对麻醉、手术危险性的预测。

1)心功能分级及其临床意义(表24-5)　心功能Ⅰ～Ⅱ级可安全进行一般麻醉与手术;Ⅳ级患者麻醉和手术危险性很大,手术必须推迟(除非急诊手术);Ⅲ级患者经术前积极准备使心功能改善,则可增加安全。

表24-5　心功能分级

心功能	屏气试验	临床表现	临床意义
Ⅰ级	30 s以上	普通体力劳动,负重快速步行上下坡,无心慌气短感	心功能正常
Ⅱ级	20～30 s	胜任正常活动,但不能跑步、做较用力工作,否则会心慌气短	心功能较差
Ⅲ级	10～20 s	只能静坐、卧床休息,轻度体力活动后即感心慌气短	心功能不全
Ⅳ级	10 s以内	不能平卧,端坐呼吸,肺底啰音,任何活动即感心慌气短	心功能衰竭

2)心血管临床危险因素分级(表24-6)。

表24-6　心血管临床危险因素分级

高　危	中　危	低　危
1. 近期心肌梗死病史(＜30天)伴严重或不稳定型心绞痛 2. 充血性心力衰竭失代偿 3. 严重心律失常(高度A～V传导阻滞、病理性有症状的心律失常、室上性心动过速心室率未得到控制) 4. 严重瓣膜病变	1. 缺血性心脏病病史 2. 代偿性心力衰竭或既往心力衰竭病史 3. 脑血管病病史 4. 糖尿病 5. 肾功能不全(肌酐＞176.8 μmol/L)	怀疑有缺血性心脏病,尚未被证实 1. 老年(＞70岁) 2. 心电图异常(左心室肥厚、LBBB、ST-T异常) 3. 非窦性节律(如心房颤动) 4. 高血压未得到控制

对于非急症的非心脏手术,在手术之前至少以下几类患者需要心脏专科医师参与:① 存在心血管高危因素,如不稳定型心绞痛或近期心肌梗死的患者;② 接受高危手术的患者,不管其是否存在心脏功能障碍,如果有中危因素,均应在术前听取专科医师的意见;③ 对于接受中等风险手术的患者,如果心脏功能受损,又存在中危因素;或者尽管心脏功能尚好,但存在≥2个中危因素的患者,均应在手术之前进行麻醉耐受力的充分评估。

(2)呼吸系统的评估　患者近期两周内有呼吸道感染病史,麻醉前无任何症状和体征(即临床痊愈），围麻醉期呼吸道并发症发生率比无呼吸道感染病史者高数倍，因为他们仍处于呼吸道病理生理阶段，其呼吸道黏膜的应激性高，麻醉药物可引起腺体比正常生理阶段分泌更多的分泌物，引发气道平滑肌收缩的自主神经的兴奋阈值也降低，浅麻醉下的任何刺激（疼痛、分泌物、低氧等）都可以激发气道痉挛。择期手术必须推迟到呼吸道疾病临床痊愈后1～2周，再接受麻醉。

麻醉耐受力评估：① 慢性咳嗽多痰：术后极易并发弥散性肺泡通气不足或肺泡不张，术前应做痰细菌培养，并应用相应的抗生素控制感染；② 哮喘：提示小气道明显阻塞，肺通气功能减退，但一般均可用支气管扩张药和肾上腺皮质激素治疗而获得缓解。哮喘患者围术期的呼吸系并发症可比呼吸系正常的患者高4倍；③ 吸烟：凡每日吸烟20支以上，并有10年以上历史者，即可认为已经存在慢性支气管炎，平时容易继发细菌感染而经常咳嗽咳痰，麻醉后则容易并发呼吸系严重并发症；④ 高龄：老年人易并发慢性肺疾病，并由此继发肺动脉高压和肺心病，这是高龄老人麻醉危险的重要原因之一；⑤ 过度肥胖：体重超过标准体重30%以上者，易并存慢性肺功能减退，术后低氧血症。

简易的肺功能试验：① 屏气试验：正常人可以持续屏气30 s以上，能持续屏气20～30 s者麻醉危险性较小，<10 s者提示患者心肺代偿功能很差，麻醉手术风险很高；② 测量胸围：深吸气与深呼气胸围差大于4 cm者，一般没有严重肺疾患或呼吸功能不全；③ 吹火柴试验：深吸气后快速吹气，能将15 cm远的火柴吹熄者，提示肺储备功能良好。

肺功能检测用术前测定的肺功能预测术后肺部并发症的危险性（表24-7）。

表24-7 手术后并发肺功能不全的高危指标

肺功能检测项目	正 常 值	高度危险值
肺活量（VC）	2.44～3.47 L	< 1.0 L
第1秒时间肺活量（FEV_1）	2.83 L	< 0.5 L
最大呼气流速（MEFR）	336～288 L/min	< 100 L/min
最大通气量（MVV）	82.5～104 L/min	< 50 L/min
动脉血氧分压（PaO_2）	10～13.3 kPa	< 7.3 kPa
动脉血CO_2分压（$PaCO_2$）	4.7～6.0 kPa	> 6.0 kPa

胸部影像学检查用于发现或排除可引起呼吸功能障碍的胸廓、气管和肺组织的异常情况，如胸廓畸形，脊柱严重侧弯，气管或支气管梗阻（包括气管外原因对气道压迫或牵拽以及气管内新生物引起的气道狭窄），膈肌上移或运动障碍，气胸或胸腔积液，肺间质纤维化，肺大疱，肺气肿，毁损肺等。

（3）肝脏系统的评估 轻度肝功能不全对麻醉和手术耐受力的影响不大，中度肝功能不全或濒于失代偿时，对麻醉和手术耐受力显著减退，术前须经过较长时间的严格准备，方允许施行择期手术。重度肝功能不全，其麻醉的危险性极高，应禁忌施行任何手术。急性肝炎患者，除紧急抢救性手术外，一律禁忌实施手术。慢性肝病患者，术前必须注意纠正凝血机能异常。肝功能的临床评估（表24-8）1～3分者为轻度肝功能不全；4～8分为中度不全；9～12分属重度不全。

表24-8　肝功能不全评分和分级

项　目	肝功能不全程度		
	轻　度	中　度	重　度
血清胆红素（nmol/L）	<25	25～40	>40
人血白蛋白（g/L）	35	28～35	<28
凝血酶原时间（sec）	1～4	4～6	>6
脑病分数	无	1～2	3～4
每项异常的记分	1分	2分	3分
手术危险性估计	小	中	大

（4）肾脏系统的评估　对慢性肾功能衰竭或急性肾疾病患者，原则上应禁忌施行任何择期手术。但因人工透析治疗的开展，慢性肾功能衰竭已不是择期手术的绝对禁忌证，但总体上耐受力较差。术前应将血细胞比容提升至30%以上为宜。肾功能损害的临床评估见表24-9。

表24-9　肾功能损害程度分类

测定项目	正常值	损害程度		
		轻	中	重
24 h内生肌酐清除率（ml/min）	80～100	51～800	21～50	<20
血尿素氮（mmol/L）	1.79～7.14	7.5～14.28	14.64～25	25.38～35.7

（5）水、电解质及酸碱失衡　血容量不足的患者，应纠正至距正常血容量仅亏欠约15%的水平。如能全量纠正，或对容易失血的手术，或估计不易耐受少许失血的患者，可考虑补充至较正常血容量稍多的水平。能否输血，以血细胞比积为准，若能超过30%，能耐受麻醉及手术。低血钠患者，血钠至少应纠正至130 mmol/L以上，但不宜超过150 mmol/L。血钾应纠正至>3.5 mmol/L。动脉血酸碱度，应纠正至正常范围。

二、不同神经外科手术术前评估与准备特点

（一）幕上占位性病变

评价神经系统状态的主要目的是充分评估ICP升高的程度，颅内顺应性和脑血管自动调节能力的受损情况，肿瘤的位置以及在脑缺血和神经系统受损发生之前，ICP和CBF的稳态调节储备。其目的也是为了评价已经存在的永久性、不可逆的神经功能受损的程度。在患者病史、体格检查、实验室检查中与上述因素有关的重点内容列在表24-10中。术前必要检查包括神经系统简易精神状态评估，包括患者对指令的反应能力、定向性、是否存在失语，瞳孔是否对称以及Glasgow昏迷评分（GCS评分）。患者正在接受的药物治疗与用药时间，因为药物可能会影响颅内顺应性、脑灌注压等，还有可

能改变麻醉药物的药代动力学。

表24-10 术前神经功能状态评估

术前神经功能状态评估
病史 ● 癫痫(类型、频率、治疗) ● ICP升高的症状:头疼,恶心,呕吐,视力模糊 ● 意识状态下降、嗜睡 ● 局部神经系统症状:偏瘫、感觉障碍、脑神经功能缺失等 ● 副肿瘤综合征,是否存在血栓
体格检查 ● 神志状态,意识水平 ● 视神经盘水肿(ICP增高) ● 库欣反应:高血压,心动过缓 ● 瞳孔大小,言语功能缺失,Glasgow昏迷评分、局部症状
用药史 ● 糖皮质激素类药物 ● 抗癫痫药物
影像学检查(CT/MRI) ● 肿瘤的大小和部位:如功能区还是非功能区?是否靠近大血管 ● 颅内占位效应:中线是否移位、脑室受压、颞叶沟回疝 ● 颅内占位效应:脑水肿、脑干周围有脑脊液的浸润 ● 其他:水肿、脑干受累、颅内积气(二次开颅)
评估脱水状态 ● 发热、感染 ● 卧床时间 ● 液体入量 ● 利尿剂的应用及剂量 ● 抗利尿激素分泌失调
神经肿瘤类型诊断 ● 肿瘤的组织类型

　　患者的CT和MRI检查应该明确肿瘤的部位和大小,以及ICP升高的征象。后者包括侧脑室被肿瘤压迫、侧脑室扩大引起的梗阻性脑积水、中线移位(>5 mm)。上述症状的存在提示压力-容积曲线接近失代偿,即较小的颅内容积增长可能导致ICP的不成比例的增加,进而发生脑膨胀。

　　心血管系统和呼吸系统的功能至关重要,因为脑灌注和氧合最终依赖于这两个系统,术前应调整至最佳状态。颅内病理状态可能改变心血管功能(例如ICP升高对心脏传导功能的影响)。幕上肿瘤手术(尤其是脑膜瘤、脑转移瘤)伴随严重的失血、低血容量和低血压时,对神经外科患者预后产生严重影响。神经外科麻醉医师应该注意到,经常用于控制ICP、CBF、CBV和脑张力的过度通气,以及术中体位都对呼吸和循环系统带来过多影响。最后,尤其对颅内转移瘤的神经外科手术,原发的肿瘤本身就会损害循环呼吸系统的功能,肿瘤术前的化疗或放疗可导致心肌病、阿霉素或环磷酰胺治疗以及血浆胆碱酯酶活性抑制剂等。

　　与恶性肿瘤有关的问题还包括:凝血功能异常,血栓栓塞的风险增加,外科手术后第一年血栓栓塞风险。

与神经外科手术麻醉相关的其他全身系统,包括泌尿系统(利尿剂以及后来伴发的血浆电解质的异常、糖尿病、尿崩症、液体摄入减少等)、内分泌系统(受颅内疾病病程的影响而改变,例如垂体瘤,或者治疗性药物如糖皮质激素对高血糖和脑缺血的影响)、胃肠道(糖皮质激素对黏膜的影响、与ICP升高有关的脑动力学改变)。当脑肿瘤合并骨转移时要预防高钙血症。详尽询问病史,配合以恰当的体格检查和实验室检查,对于理解和明确这些问题至关重要。应特别关注老年患者(尤其是心肺功能下降的患者)对麻醉与围术期管理提出了特殊的挑战。

(二)后颅窝占位

后颅窝手术需根据患者一般状况,特别是心血管系统、呼吸系统的稳定性和气道条件,选择手术体位。但有时候获得最佳的手术条件和保持围术期平稳很难两全。例如,做过脑脊液分流手术的患者术中采取头高位会大大增加气颅的风险。因此对后颅窝手术患者充分评估术前手术史、心肺病史、目前的呼吸循环状态、脑血管情况及放置漂浮导管的可行性十分重要。

对脑血管自动调节机制受损,脑灌注受损,或者由于高血压、心脑血管疾病、颈动脉内膜切除术等原因造成的压力感受器功能异常的患者及麻醉中出现低血压的患者不宜采用头高位。

术前评估血管条件便于术中必要时放置漂浮导管。肥胖、由于疾病或长期放置静脉导管导致血管条件差的患者或颈部短粗的患者,应考虑到可能出现穿刺困难。一些专家主张头高位手术的患者术前应做超声心动图以检查是否存在有卵圆孔未闭。如果存在卵圆孔未闭可选择其他体位以降低术中发生静脉空气栓塞(venous air embolism, VAE)的发生率。

(三)出血性脑血管病

术前应了解患者的病理生理状态及手术监测需要,进行术前评估并制订合理的麻醉方案。这有助于确保充分的术前准备和手术过程中麻醉的平稳。

1. 中枢神经系统

为了评估手术风险和预后,Botterell等于1956年首次提出蛛网膜下隙出血的临床分级,随后演变为Hunt-Hess分级(表24-11)。20世纪80年代世界神经外科医师联盟制订了Glasgow昏迷评分(表24-12)。该联盟指出,术前意识水平对预后的影响最大。这些临床分级方法便于评估手术风险,就患者的一般状况与内科医师进行交流,对预后进行对比研究。而临床医师对改良的Hunt-Hess分级比较熟悉且这一方法便于评估,也就更多地被临床采用。

表24-11 改良的蛛网膜下隙出血Hunt-Hess分级*

分 级	标 准
0	未破裂动脉瘤
I	无症状,或有轻微头痛和颈强直
II	头痛较重,颈强直,除脑神经麻痹无其他神经功能障碍
III	嗜睡,或有局灶神经功能障碍

（续表）

分　级	标　　　准
IV	昏迷,偏瘫,早期去大脑僵直,自主神经功能障碍
V	深昏迷,去大脑僵直,濒死状态

* 严重的全身系统疾病,如高血压,糖尿病,严重动脉硬化,慢性肺疾病以及血管造影发现的严重的脑血管痉挛都可使患者的危险分级提高。

表24-12　世界神经外科医师联盟制订的蛛网膜下隙出血分级

分　级	GCS评分	运动功能障碍
I	15	无
II	14～13	无
III	13～12	有
IV	12～7	有或无
V	6～3	有或无

引自 Report of World Federation of Neurological Surgeons Committee on a Universal Subarachnoid Hemorrhage Grading Scale. J Neurosurg 1988; 68: 985-986.

　　即使手术成功,但若并发脑血管痉挛(cerebral vasospasm, CVS),则仍会出现迟发性缺血性神经功能障碍(delayed ischemic neurologic deficits, DIND),并可能导致持续性神经功能损害甚至死亡。由于CVS的发生率及严重性与蛛网膜下隙的出血量有关,根据Fisher分级系统对CT结果进行分级(表24-13,表24-14)。尽管对Fisher分级以及改良的分级方法存在争议,但其仍是描述CT所见血凝块大小及评判动脉瘤性SAH后CVS风险的主要方法。

表24-13　蛛网膜下隙出血的 Fisher 分级

分　级	CT表现
1	无出血
2	蛛网膜下隙弥漫薄层出血(垂直层厚度＜1 mm)
3	局部凝血块或蛛网膜下隙弥漫较厚出血(垂直层厚度≥1 mm)
4	脑内或脑室内出血伴弥漫性或无蛛网膜下隙出血

引自 Fisher C M, Kistler J P, Davis J M. Relation of cerebral vasospasm to subarachnoid hemorrhage visualized by computerized tomographic scanning. Neurosurgery 1980; 6: 1-9.

表24-14　改良的 Fisher 分级

	无SAH	蛛网膜下隙局灶或弥漫分布薄层血液	蛛网膜下隙局灶或弥漫分布较厚血液	IVH	
0	＋	－	－	－	无SAH;无脑室内出血
1	－	＋	－	－	薄层弥漫性或局灶性蛛网膜下隙出血,无脑室内出血

（续表）

	无SAH	蛛网膜下隙局灶或弥漫分布薄层血液	蛛网膜下隙局灶或弥漫分布较厚血液	IVH	
2	−	+	−	+	薄层弥漫性或局灶性蛛网膜下隙出血,合并脑室内出血
3	−	−	+	−	较厚局灶性或弥漫性蛛网膜下隙出血,无脑室内出血
4	−	−	+	+	较厚局灶性或弥漫性蛛网膜下隙出血,合并脑室内出血

引自 Frontera J A, Claasen J, Schmidt I M, et al. Prediction of symptomatic vasospasm after subarachnoid hemorrhage: the modified Fisher scale. Neurosurgery, 2006, 58: 21−27.

虽然不同的医院手术的死亡率会不一样,但是如果患者术前一般状况较好(临床分级Ⅰ级、Ⅱ级),则预后往往较好。临床分级为Ⅴ级的患者死亡率很高,但若积极治疗也会改善预后(表24-15)。临床分级还可判断中枢神经系统相关的病理生理状态的严重性。

表24-15　蛛网膜下隙出血术后致死率及致残率

分级(Hunt and Hess)	死亡率(%)	致残率(%)
0	0~2	0~2
Ⅰ	2~5	0~2
Ⅱ	5~10	7
Ⅲ	5~10	25
Ⅳ	20~30	25
Ⅴ	30~40	35~40

临床分级较差的患者更易出现低血容量和低钠血症。因此,掌握这种分级方法有利于麻醉医师与其他医师之间进行良好的沟通,并便于评估患者的病理生理状态,为制订麻醉计划提供参考。

（1）颅内压　SAH后ICP急剧增高,并可能达到平均动脉压水平。这一状态可持续数分钟,并能限制动脉瘤破裂后血液的继续外渗。动脉瘤再次破裂后,血块的占位效应,脑水肿,或导水管梗阻所致脑积水会使ICP进一步增高。

ICP与临床分级有很好的相关性。临床分级为Ⅰ级、Ⅱ级的患者常是正常ICP,而在分级为Ⅳ级、Ⅴ级的患者中则是增高的。而ICP正常并不意味着颅内顺应性是正常的。不能迅速降颅压,因为可能使跨瘤壁压(TMP)增高而引发出血。

（2）脑血流自动调节功能及脑血管对二氧化碳反应能力受损　SAH的患者会出现脑血流自动调节功能受损和其下限的右移。脑血流自动调节受损的严重程度直接与临床分级有关。另外,脑血流自动调节功能受损还与脑血管痉挛密切相关。脑血管痉挛时脑血流自动调节功能受损可能会引起迟发性缺血性神经功能损害,并与不良预后相关。

若出现神经功能受损,则血流动力学状态十分重要。许多研究表明SAH的患者新发神经功能受损与血压下降及随后的药物升压有关。因此,麻醉医师应维持围术期脑灌注压不低于下限值。

SAH后脑血管对过度通气的反应依然存在。临床分级低的患者,其脑血流自动调节功能受损,而对CO_2反应性依然存在,但严重受损的患者这一反应也会消失。因此,术中采用过度通气降低CBF和CBV对大多数患者仍会有效,并可能改善脑的脑血流自动调节功能。

2. 全身效应

36%～100%的SAH患者出现血容量异常降低,并且低血容量的水平与临床分级有关。对于CT扫描有ICP增高征象的患者更易出现全身性低血容量。其原因是多方面的,可能为卧床、仰卧位排尿、负氮平衡、红细胞生成减少以及医源性失血。低血容量可能会加重脑血管痉挛并与脑缺血及脑梗死相关。

30%～57%的SAH患者会出现低血容量合并低钠血症。低钠血症的病因仍存在争议。其中一个病因是抗利尿激素分泌异常综合征(syndrome of inappropriate antidiuretic hormone, SIADH),因此需要限制液体的输入。另一个病因是脑盐耗综合征(cerebral salt wasting syndrome, CSWS),机体心肌细胞壁或脑积水引发下丘脑释放利钠肽,进而导致脑室扩张。脑钠肽的释放与脑血管痉挛、低钠血症以及非脑血管痉挛所致的脑梗死有关。CSWS与SIADH的区别在于血容量的不同,前者相对较低,后者较高。虽然应该维持机体的正常血容量,但是由于低血容量会加重脑血管痉挛,使机体处于高血容量水平似乎更安全。这两种情况均可选用高张盐水治疗。

其他值得注意的电解质异常有低钾血症和低钙血症。对406名发生SAH的患者检查发现41%的患者出现低钾血症(血浆$K^+ < 3.4$ mmol/L),74%的患者有低钙血症(血浆$Ca^{2+} < 2.2$ mmol/L)。

3. 对心功能的影响

SAH对心肌的影响表现在心电图的改变,肌钙蛋白的释放,还可能通过超声心动图发现室壁运动异常。既往有冠心病史的SAH患者往往会出现心肌缺血。然而,SAH继发心功能障碍的大多数患者来说是神经源性心肌损害,而冠脉结构是正常的。

(1) 心电图的变化　40%～100%的患者会出现ECG的异常,包括窦性心动过缓、窦性心动过速、房室分离、快慢综合征,甚至出现危及生命的室性心动过速及室颤。ECG波形的变化包括T波倒置、ST段压低、U波出现、QT间期延长及异常Q波。20%～41%患者出现QT间期延长并很可能演变为室性心律失常。4%的患者会出现房颤、房扑等房性心律失常,有研究发现这些患者有较高的致死致残风险。ECG的变化与颅内出血量有关,Fisher分级为3和4的患者会有更多的异常改变。另外,细胞内钾、钙的异常也可能会引起心电图的改变。

(2) 心肌功能　17%～68% SAH患者发生心肌损害时循环中心肌肌钙蛋白(cardiac Troponin I, cTi)增多。SAH后心肌损害,其cTi的升高幅度小于心肌梗死。另外发现cTi的升高还与心室壁运动异常、左室功能障碍、低血压、脑血管痉挛所致的迟发性脑缺血及90天内的死亡和残疾有关。

13%～18%患者的超声心动结果显示左室功能障碍、局部室壁活动异常。cTi升高、临床分级较差(Hunt-Hess分级为Ⅲ～Ⅴ级)及女性患者常提示有心室功能障碍。

随后人们又致力于研究心功能障碍的发生机制,目前比较认可的观点是心肌内儿茶酚胺类物质释放增多。这一强刺激会引发心肌坏死及随后的心功能障碍。这也解释了在冠脉支配区域外出现的局部室壁运动障碍。另外发现,虽然SAH所致心室功能障碍的预后较好并且常可逆转,但发生迟发性脑缺血和预后差的风险增加。

（3）对麻醉的影响　对出现QT间期延长、T波改变及异常Q波的患者应快速纠正其电解质紊乱。研究证明,应用药物或通过手术阻断交感神经系统活性可以预防或纠正这种心电图的变化。

SAH后ECG出现异常Q波或其他缺血性改变,会给医师带来诊断的困扰。而大多数为神经源性而非心源性,由此会延误手术治疗。

ECG异常提示有心肌梗死有以下三种可能性:① 同时发生急性心肌梗死;② SAH引起的心肌梗死;③ 仅为ECG改变而并无心肌梗死。若不明确尚需行心肌酶和超声心动图检查。根据风险效益分析及紧急情况决定手术进行与否。已破裂动脉瘤发生再次出血的可能性很大,常需行紧急手术治疗。

总之,SAH后ECG的改变很常见,多是由于去甲肾上腺素水平增高引起的交感神经系统亢进所致。一些患者没有心肌病理学变化,而有些患者可出现心功能障碍,极少数出现心肌坏死和其他一些心肌病理学改变。对不能明确诊断的患者,需要进行连续cTi检测。由于ECG的改变仅反映神经损害的严重程度,尚未发现与围术期致死致残相关,因此,不能仅凭ECG的改变决定是否手术,但会选择行有创监测。ECG的改变与心功能障碍的相关性如表24-16所示。

表24-16　蛛网膜下隙出血后心电图改变及心功能障碍

良性改变	窦性心动过缓 窦性心动过速 房室分离 室性期前收缩 非特异性ST段压低 T波倒置 U波
可能或实际存在的室壁运动障碍	对称性T波倒置 QT间期延长＞500 ms ST段抬高 左心室功能障碍合并尖部运动缺失 局部室壁运动异常
可能或实际存在的心肌损伤	Q波 ST段抬高 心肌酶升高 肌钙蛋白I升高

4. 呼吸系统

8%～28%的SAH患者伴有肺水肿,27%出现急性肺损伤($PaO_2/FiO_2 < 300$)。这可能与心功能障碍致肺淤血、交感神经机制直接作用于肺部及炎症介质有关。与心功能障碍相比,肺水肿的发生率与临床分级的相关性更大。其他还可能合并吸入性肺炎和坠积性肺炎。

5. 其他并发症

颅内动脉瘤手术时机的国际合作研究表明,SAH后还会出现系统性高血压(21%)、心脏病(3%)以及糖尿病(2%)。

（四）闭塞性脑血管病

CEA的术前评估目标包括以下几个方面:① 危险分级;② 评估血管再通的益处与风险,指导手术方式的选择（CEA或支架置入等其他治疗方法）；③ 优化治疗并发症；④ 检查是否有隐匿的心脏疾病或其他需要即刻处理和（或）长期治疗的危险因素；⑤ 制订麻醉方案，尤其是麻醉操作及术中神经功能监测的选择。想要实现上述所有目标比较困难，目前的证据显示早期手术可改善患者预后。对北美症状性颈动脉内膜剥脱术研究（north American symptomatic carotid endarterectomy trial，NASCET）和欧洲颈动脉手术研究（European carotid surgery trial，ECST）进行5年分析，发现在脑缺血发作2周内进行CEA是最为有效的，可以最大程度减少围术期卒中或死亡的发生率。如果患者被随机分配至脑缺血发作2周内接受治疗，NNT值为5；若被随机分配至脑缺血发作12周后治疗，NNT值可高达125。此外，女性患者受手术时机的影响更为明显。

目前AHA指南推荐，如果没有绝对禁忌证，有症状的患者最好能在脑缺血发作2周内接受血管再通手术（CEA或CAS）。考虑到贻误时机会使治疗效果大打折扣，应迅速完成术前评估、检查和相应的治疗。

术期访视应该根据病史、相关体格检查和病历等评估患者的健康状况。检查患者的头颈部，判断有无气道问题或体位性缺血。还需查阅血管造影或磁共振血管造影（MRA）图像，判断患者有无严重对侧颈动脉疾病或侧支循环不良等高风险因素，并评估并发症。

近年来推出多种评估患者围术期卒中或死亡的指标。Sundt及同事提出了CEA手术的危险分级量表，根据内科病史、神经系统和影像资料对危险因素进行统计分析，预测术后出现神经系统和心血管并发症的发生率和死亡率（表24-17，表24-18）。该量表自20世纪70年代中期开始在神经外科领域广泛用于分析患者围术期并发症的危险因素。

表24-17　颈动脉内膜剥脱术患者的术前危险分级

危险分组	患 者 状 况	总病死率（%）
1	神经功能稳定，没有严重的内科疾病或血管造影风险	1
2	神经功能稳定，没有严重的内科疾病，血管造影风险大	2
3	神经功能稳定，合并严重内科疾病，血管造影风险大	7
4	神经功能不稳定，合并严重内科疾病，血管造影风险大	10

数据来自Sundt TM Jr, Sandok B A, Whisnant J P. Carotid endarterectomy: Complications and preoperative assessment of Mayo Clinic Proc 1975; 50: 301-306.

表24-18　颈动脉内膜剥脱患者危险分级中涉及的危险因素

危险因素类型	危 险 因 素
内科风险	心绞痛
	心肌梗死（<6个月）
	充血性心力衰竭
	严重高血压（>180/110 mmHg）
	慢性阻塞性肺疾病
	年龄>70岁
	重度肥胖

（续表）

危险因素类型	危险因素
神经功能风险	进行性功能缺失
	新发神经功能缺失（＜24 h）
	每日频繁发作的短暂性脑缺血
	多发脑梗死
血管造影因素	对侧颈动脉闭塞
	颈内动脉虹吸样狭窄
	近端或远端延伸性斑块
	高位颈动脉分叉
	出现软血栓

数据来自Sundt T M Jr, Sandok B A, Whisnant J P. Carotid endarterectomy: Complications and preoperative assessment of Mayo Clinic Proc 1975; 50: 301–306.

心脏并发症是CEA和CAS术后患者死亡的主要原因，美国外科医师学会（American college of surgeons, ACS）最近也基于全美525家医院的超过100万例手术（不包括CEA）得出前瞻性数据，发布了2项新的风险评估工具（表24-19，表24-20）。

表24-19　颈动脉内膜剥脱术后并发症的多变量比值比

		死亡和卒中OR（95%CI）*	致命和非致命卒中OR（95%CI）
Halm指数 （n=9 308）	需要外科治疗的卒中	2.4（1.74～3.31）	2.54（1.79～3.59）
	活动性冠状动脉疾病	1.51（1.2～1.91）	1.38（1.08～1.75）
	对侧狭窄（＞50%）	1.44（1.15～1.79）	1.42（1.11～1.80）
Tu指数 （n=6 038）	卒中TIA病史（＜6个月）	1.75（1.39～2.20）	1.84（1.42～2.39）
	对侧颈动脉闭塞	1.72（1.25～2.38）	无
	心房颤动史	1.89（1.29～2.76）	1.83（1.18～2.83）
	充血性心力衰竭史	1.80（1.15～2.81）	1.86（1.12～3.08）
	糖尿病史	1.28（1.01～1.63）	无

CI：可信区间；OR，比值比。
* "死亡和卒中"指术后30天内死亡和非致死性卒中的总发生率。
（数据来自Halm E A, Tuhrim S, Wang J J, et al. Risk factors for perioperative death and stroke after carotid endarterectomy: results of the New York Carotid Artery Surgery Study. Stroke 2009; 40（1）: 221–229（with permission）；以及Tu J V, Wang H, Bowyer B, et al. Risk factors for death or stroke after carotid endarterectomy: Observations from the Ontario Carotid Endarterectomy Registry. Stroke 2003; 34: 2568–2573.）

表24-20 根据改良心脏风险指标得出的颈动脉内膜剥脱术后并发症的多变量比值比

改良心脏风险指标（n=2 893）	主要心脏并发症的OR值（95%CI）*
1.高风险手术	2.8（1.6～4.9）
2.缺血性心脏病	2.4（1.3～4.2）
3.充血性心力衰竭史	1.9（1.1～3.5）
4.脑血管疾病史	3.2（1.8～6.0）
5.糖尿病胰岛素治疗	3.0（1.3～7.1）
6.术前肌酐水平（＞176.8 μmol/L）	3.0（1.4～6.8）

CI：可信区间；OR：比值比；RCRI：改良心脏风险指标。
（数据来自Lee T H, Marcantonio E R, Mangione C M, et al. Derivation and prospective validation of a simple index for prediction of cardiac risk of major noncardiac surgery. Circulation 1999; 100: 1043-1049.）

颅外脑血管病是合并冠心病的强预测因素。因此，接受CEA手术的患者其冠心病的发病率也很高。Halm的研究数据显示61%的患者合并冠心病，9.4%的患者有充血性心力衰竭史，4%的患者有活动性冠脉病变。一些研究者提倡在CEA术前常规进行冠脉造影已排查隐匿的冠心病；然而，没有证据支持对稳定性冠心病患者术前常规行冠脉造影，以及预防性冠脉再通能够改善心脏预后。更合理的做法是假设所有CEA患者均有动脉粥样硬化性心脏病，根据患者的心功能评估围术期风险。目前AHA指南推荐，心功能较差或未知的患者择期行CEA或其他风险较大的手术，术前进行非侵入性检查，例如运动负荷实验、多巴酚丁胺负荷实验、双嘧达莫心肌灌注成像等。对有一项或多项围术期心脏并发症危险因素的患者进行术前评估，考虑到CEA手术对症状性患者的时效性，应针对结果可能会影响围术期管理的患者进行术前检查。合并其他心脏疾病的患者，如充血性心力衰竭、心律失常或传导性疾病、瓣膜病或成人先天性心脏病，围术期发生心脏并发症的风险很大，需要针对性的术前评估和治疗。

合并颈动脉狭窄和严重冠心病的患者可以考虑分步或同时接受颈动脉手术和冠脉搭桥术（CABG）。由于症状性或无症状的颈动脉狭窄患者行CABG时围术期发生卒中的风险显著升高，2011年AHA指南推荐，对于合并颅外颈动脉或椎动脉疾病的患者，若存在以下任何一种情况，术前可以行颈动脉超声筛查：颈动脉杂音，年龄＞65岁，周围血管病，TIA或卒中史，吸烟，冠脉左主支疾病。过去6个月有症状的重度颈动脉狭窄（超过80%）的患者可以在CABG手术之前先行颈动脉血管再通术（CEA或CAS）。然而对于无症状的颈动脉狭窄患者，包括严重的狭窄病变，分步或同时行颈动脉再通和冠脉再通手术的益处尚不明确。重度的无症状颈动脉狭窄患者可以行单独的CABG手术。由于缺少足够的前瞻性数据，目前尚无证据得出有关CEA与CABG分步手术的结论。

颈动脉成形及支架置入术创伤较小，但是尚不明确能否用于冠脉手术之前的颈动脉血管再通。同时，目前尚缺乏足够的证据支持分期或同时做CAS和CABG手术的优劣，尤其对于无症状患者而言。

此外，患者在CAS术后需接受至少1个月的氯吡格雷抗血小板治疗，预防支架血栓形成和卒中；若一直持续使用到术前，会显著增加CABG手术出血的风险。完成4～5周的抗血小板治疗之后再行CABG手术是比较理想的选择；也可以静脉注射肝素桥接CAS和CABG手术。

过去10年来，人们非常关注使用药物干预以降低高风险患者围术期心脏事件的发生率。治疗的目的是减少围术期心肌氧供需失衡或稳定冠脉斑块,预防缺血事件发生。β受体阻滞剂、他汀类药物和阿司匹林是最常使用的药物。

β受体阻滞剂受到很多关注,许多小型研究报道了此类药物能够降低围术期心肌梗死的风险。但是,这些研究的方法学广受质疑,包括效能不高和选择偏倚。需注意,许多研究(包括POISE)并未纳入CEA手术患者,之前的指南都建议CEA手术谨慎使用β受体阻滞剂。考虑到手术的特性及患者卒中的风险,在进一步的研究证实该药在这一人群中的有效性之前,应谨慎使用。

过去十年,术前逐渐开始使用他汀类药物。尽管众多证据显示高风险人群使用他汀能够对心血管事件和卒中进行一级或二级预防,但是尚缺少数据证明他汀对围术期(尤其是CEA手术)的有效性。

关于非心脏手术患者的围术期心血管评估和管理,目前的AHA指南建议,若患者一直服用他汀类药物,则术前应继续使用。指南还推荐血管手术患者或有使用他汀指征的高风险手术患者,术前可以开始他汀类药物治疗。他汀类药物对于围术期心脏的保护作用在于稳定斑块、抗氧化和抗炎,其对颈动脉斑块也有类似的效果。

目前,许多接受CEA治疗的患者都服用低剂量ASA以预防卒中。尽管一些观察行研究表明术前停用ASA会增加心脏不良事件和栓塞的发生率,但POISE-2研究并没有得出术前服用200 mg ASA对主要心脏事件或死亡率的益处。此项研究并未纳入CEA手术患者,且考虑到ASA确实有预防卒中的作用,大多数外科医师仍然愿意在CEA围术期给予患者低剂量ASA治疗。

一些研究表明,术前未控制或控制欠佳的高血压患者(收缩压高于150~170 mmHg)CEA术后高血压和神经系统并发症增加,围术期积极控制血压可以改善患者预后。术前了解患者的血压记录、明确血压基线范围,有利于术中的血流动力学管理。

糖尿病患者围术期应该控制血糖水平,避免高血糖和低血糖的发生。临床和实验室证据显示,急性卒中后,高血糖会降低神经元缺血的阈值,扩大缺血面积,增加致病率和死亡率。CEA手术也存在类似的情况,卒中、心肌梗死和死亡的发生率升高与术中高血糖(血糖高于11.1 mmol/L)相关。

低血糖也对脑组织不利,过度控制血糖可能会造成低血糖。综上考虑,糖尿病患者的围术期血糖控制应相对保守,根据AHA指南对急性卒中的建议,应维持血糖水平在7.8~10.3 mmol/L。

(五)重型颅脑创伤

超过50%的脑创伤患者发生继发性脑创伤。创伤性昏迷资料库数据显示颅脑创伤后若发生低血压危害极大,超过70%合并有低血压患者致残率和死亡率显著增高(表24-21)。此外,在低血压基础上若再复合缺氧则进一步加重损害,90%以上此类患者预后极差或死亡,这些发现证实了在颅脑创伤患者避免失血性休克的重要性。颅脑创伤管理的目标是采取及时有效的治疗预防继发性脑损伤。如果初始创伤并不致命,在大多数患者继发的神经损害和全身性并发症是可以预防的。

表24-21　缺氧和低血压*对重型颅脑创伤患者(GCS≤8)预后的影响

继发性损伤	例　数	结局(患者%)		
		优或良	差或植物状态	死　亡
总例数	699	43	21	37
无缺氧或低血压	456	51	22	27

（续表）

继发性损伤	例　数	结局（患者%）		
		优或良	差或植物状态	死　亡
缺氧（$PaO_2 < 60$ mmHg）	78	45	22	33
低血压（SBP < 90 mmHg）	113	26	14	60
缺氧和低血压	52	6	19	75

* 入院时。

数据来源于 Moppett I K. Traumatic brain injury: Assessment, resuscitation and early management. Br J Anaesth 2007; 99: 18-31.

　　脑实质的原发性损伤或生物力学创伤包括脑震荡、挫裂伤、撕裂伤和血肿。多数都存在脑水肿和脑挫伤，突发脑循环阻塞或充血可引起弥漫性脑肿胀。弥漫性脑水肿的非手术治疗包括过度通气、使用甘露醇或呋塞米、巴比妥类药物和ICP监测。适当的过度通气，避免无限制的过度通气，当$PaCO_2$ < 25 mmHg时，脑血流速度极度下降会加重脑缺血和缺氧。

　　凹陷性颅骨骨折、急性硬膜外、硬膜下和脑内血肿通常需要开颅手术。慢性硬膜下血肿往往通过颅骨钻孔引流。凹陷性颅骨骨折给予复位并在24 h内清创，以尽量减少感染的风险。在急诊室不要处理碎骨片和贯穿物，因为它们可能引起静脉窦或硬脑膜窦填塞。

　　外伤性硬膜外血肿通常由车祸引起，原发创伤撕裂脑膜中动静脉或硬脑膜窦，可导致昏迷。受损血管发生痉挛和血栓时出血停止，患者可重新恢复意识，在血管再次出血，特别是动脉出血时，病情会迅速恶化，应立即开始治疗，常需要紧急清除血肿，静脉出血性的硬膜外血肿发展相对比较缓慢。

　　急性硬膜下血肿的临床表现差异较大，轻者无明显表现，重者出现昏迷、偏瘫、去大脑状态和瞳孔放大，也可有中间清醒期。硬膜下血肿的最常见原因是创伤，但也可源于凝血障碍、动脉瘤和肿瘤。亚急性或慢性硬膜下血肿多见于50岁以上患者，有可能没有头部外伤史。这些患者临床上可表现为局部脑功能障碍、意识障碍或器质性脑综合征，急性硬膜下血肿多伴有颅内压升高。在血肿清除前后都需要积极治疗以纠正ICP升高和控制脑水肿和肿胀。

　　脑内血肿患者轻者无明显症状，重者可深度昏迷，大的孤立性血肿应及时清除。新鲜出血引起延迟性神经功能障碍者也应清除，但有可能预后不佳。根据脑损伤的程度，脑内血肿患者需要积极治疗以控制颅内高压和脑水肿。撞击伤和对冲伤通常会导致脑挫伤和脑出血，一般情况下不需切除挫伤脑组织，但偶尔会切除挫伤的额叶或颞叶的脑组织以控制水肿和预防脑疝。

　　所有颅脑创伤患者都应进行充分的神经学评估、病史和神经学检查。加拿大和新奥尔良的轻度颅脑创伤CT扫描的指南认为在急性颅脑创伤患者应行平扫CT扫描，头部和头颈螺旋CT检查对重型颅脑创伤和可能合并高位颈椎损伤的患者十分必要（表24-22）。

表24-22　轻度颅脑创伤患者行CT扫描的指征

加拿大指征	高危	• 伤后2 h GCS < 15分 • 怀疑开放或压迫性颅骨骨折 • 颅底骨折征象 • 呕吐≥2次以上 • 年龄≥65岁

（续表）

加拿大指征	中危	• 遗忘＞30 min • 高危创伤的机制
新奥尔良指征		短期记忆障碍（GCS 15 分但有持续性顺行性遗忘） 药物或酒精中毒 体检锁骨以上创伤的证据 年龄＞60 岁 癫痫 头痛 呕吐 凝血障碍

在气管插管前应评估重型颅脑创伤患者的神经功能状态和复合伤情况。气管插管可保护呼吸道、防止误吸、保证足够的通气、避免缺氧、低碳酸血症和高碳酸血症。存活的重型颅脑创伤患者中，跌倒时头部首先着地或高速机动车辆事故的伤者中 10% 或更高可能伴有颈椎骨折。侧位放射线检查对于颈椎骨折漏诊率可达 20%，因此推荐还要同时照前后位和齿状突位，有报道可使骨折漏诊率降至 7%。在没能经 X 线检查排除颈椎骨折的情况下，紧急气管插管时推荐保持颈椎中立位。

面部骨折和软组织水肿可影响声门暴露，可考虑使用纤维支气管镜、光棒或插管型喉罩进行气管插管，严重面部和（或）喉部损伤时考虑气管切开。在怀疑颅底骨折、严重面部骨折和出血素质时要避免经鼻插管。出现中耳腔出血、耳漏、乳突和眼周瘀斑时强烈怀疑颅底骨折，颅底骨折时经鼻腔插管有可能将污染物直接带入脑组织，因此应尽量避免。

对于面部受伤患者，最简单和最快捷的插管方法是预吸氧，然后快速麻醉诱导，过程中保持环状软骨压迫和保持头部中立位。所有颅脑创伤患者都应视为饱胃。在严重创伤患者可考虑不使用任何麻醉药经口清醒插管，但在清醒、不合作和挣扎的患者很难施行。根据患者的心血管状况，几乎所有静脉麻醉药都可用来麻醉诱导。神经外科患者紧急插管时肌松药的选择一直是多年来争议的问题，氯化琥珀胆碱可以增加颅内压，然而在急性呼吸道阻塞、饱胃、需要插管后进行神经学检查的患者，快速起效和清除的氯化琥珀胆碱的好处要超过短暂颅内压升高带来的风险。

控制呼吸道后应立即开始稳定心血管系统功能，脑创伤后常有短暂的低血压，如持续低血压多提示伴有其他部位出血，应采取积极的输液和输血治疗，必要时应用心血管活性药。

对于多发创伤，没有哪一种晶体液是完美的。液体复苏时的顾虑是加重脑水肿，动物实验证明血浆总渗透压是影响脑水肿形成的关键因素。当血浆渗透压下降时，无论是正常还是异常脑组织都会出现水肿，这主要是因为钠离子不能通过血脑屏障。输入低于血浆钠离子浓度的含钠液会使水进入脑组织，增加脑水含量，因此，较 0.9% 氯化钠溶液相比，0.45% 氯化钠溶液和乳酸林格液更容易引起脑水肿。由于血脑屏障的独特结构，胶体渗透压对于脑水的移动的影响小于总渗透压。等渗胶体液，如 5% 白蛋白和 6% 羟乙基淀粉被推荐用于维持胶体渗透压和血管内容量，但对于低血容量的颅脑创伤患者来说，新鲜全血才是最佳胶体液。

高渗盐水（3%、7.5%）可降低 ICP、升高血压，还可能改善局部 CBF，在脑创伤患者的低容量复苏中用处极大。但一项随机对照研究结果显示，与传统液体复苏方法相比，在非低血容量休克患者中，高渗盐水复苏没能起到显著改善 6 个月神经学预后和生存时间的效果。因此，TBI 院前处理中应用高渗盐水并不优于等渗液体。

颅脑创伤患者液体复苏的目标是维持血清渗透压、避免胶体渗透压明显下降，和恢复循环血容量，应尽早防治低血压和维持CPP在50～70 mmHg。如病情需要，可插入ICP监测探头以指导液体复苏和预防ICP的剧烈升高。目前推荐使用不含糖的等渗晶体液恢复血容量，应避免输入含糖液。失血量大时应输入新鲜全血，血细胞比容至少应维持在30%～33%以保证氧供。

孤立性颅脑创伤患者，尤其是年轻人，常表现为高血压、心动过速和心排血量增加，还有心电图异常和致命性心律失常的报道。脑创伤后肾上腺素水平的剧烈升高可能是引起循环高动力学反应和心电改变的主要原因，可使用拉贝洛尔和艾司洛尔控制高血压和心动过速。

在一些患者中，严重的ICP升高会引起高血压和心动过缓，称为Cushing's三联征。此类患者中，剪开硬膜或者脑室穿刺引流都会打破这种平衡，如果出现全身血压减低则会使CPP降低，进一步加重脑缺血。对于颅内压升高的患者，降血压治疗一定要小心，在此情况下，降低ICP可能会打断此反射。需要避免血管扩张药物（如肼屈嗪、硝普钠、硝酸甘油），钙拮抗剂和吸入麻醉药的应用，因为可能会扩张脑血管，增加颅内压。如果可能应用抗高血压药（如艾司洛尔）进行治疗来减低CMR和ICP。

在管理脑创伤患者呼吸道和血压的同时，应开始积极控制ICP（表24-23）。ICP管理十分重要，因为CPP与平均动脉压和ICP直接相关。以下是处理急性颅内压升高的方法：① 头部处于中立位，并抬高15度以利于颅内静脉和脑脊液回流。② 静脉注射甘露醇0.25～1 g/kg可快速降低ICP，也可考虑使用高渗盐水。③ 插管后给予肌松药，通过机械通气使$PaCO_2$维持在35 mmHg。如有脑疝表现应使$PaCO_2$达到在30 mmHg以快速降低ICP。如其他方法均无效，可考虑将$PaCO_2$维持在30 mmHg以下、巴比妥治疗和脑脊液引流。④ 合理监测，避免低血压。

表24-23　重型颅脑创伤患者的颅内高压治疗（GCS评分≤8）

步　　骤	具 体 内 容
插入ICP监测探头	—
维持CPP 50～70 mmHg	—
第一阶梯治疗	脑室引流（如果有条件） 静脉注射甘露醇0.25～1 g/kg（患者血容量正常且血浆渗透压低于320 mmol/L可重复使用） 过度通气使$PaCO_2$维持在30～35 mmHg
第二阶梯治疗	过度通气使$PaCO_2$达到30 mmHg以下（推荐监测SjO_2、$AVDO_2$和/或CBF） 大剂量巴比妥治疗 考虑低温治疗 考虑升压治疗 考虑手术减压

节选自Bullock R, Chesnut R, Clifton G, et al. Guidelines for the management of severe head injury. The Brain Trauma Foundation, American Association of Neurological Surgeons, Joint Section on Neurotrauma and Critical Care. J Neurotrauma 1996; 13: 641−734; Bullock R M, Chesnut R M, Clifton G L, et al. Guidelines for the management of severe traumatic brain injury. J Neurotrauma 2000; 17: 449−554; and Guidelines for the management of severe traumatic brain injury, 3rd ed. The Brain Trauma Foundation, American Association of Neurological Surgeons; Congress of Neurological Surgeons. J Neurotrauma 2007; 24: S1−S106.

甘露醇被认为是高渗治疗的标准并建议作为处理ICP升高的第一阶梯疗法。然而，一项2007年Cochrane系统评价发现"推荐甘露醇用于脑创伤患者管理的证据不足"。

对继续增大且需手术的病变要迅速通过CT做出诊断。急性硬膜外血肿、硬膜下血肿、脑内血肿和脑出血挫伤应尽快手术,最好在伤后4 h内实施。当这些患者进入手术室时,麻醉前评估的时间往往很紧迫,手术前需了解的信息见表24-24。麻醉管理应该是初步复苏的延续,包括气道管理、水电解质和ICP控制。术中常规监测同大手术。

表24-24 脑创伤患者术前评估

呼吸道(颈椎)
呼吸:通气和氧合
循环状态
合并创伤
神经功能(GCS)
合并慢性疾病
创伤情况
- 受伤时间
- 意识障碍持续时间
- 相关酒精和药物服用情况

数据来自 Bendo A A, Kass I S, Hartung J, et al. Anesthesia for neurosurgery. In Barash P G, Cullen B F, Stoelting R K (eds): Clinical Anesthesia, 5th ed. Philadelphia, Lippincott Williams & Wilkins, 2006, pp. 746-789.

麻醉管理的主要目标是改善脑灌注及氧合,避免继发性创伤并提供满意的手术条件。CPP(MAP与ICP的差值)应保持50～70 mmHg,特别是手术打开硬脑膜前。如果ICP程度上升超过MAP,CPP就会下降,引起脑缺血。ICP剧烈升高可导致脑疝和死亡,因此,应避免使用可引起ICP升高的药物和操作。

(六)脑功能性疾病和立体定向术、脑深部电刺激

DBS的疗效依赖于包括神经内科、神经外科、神经生理学及精神科医师在内的多学科团队对患者的合理选择及全面评估。评估内容包括患者的诊断、认知与精神状态、就医治疗情况、对治疗的期望值及药物疗效等方面。患者术前均需接受麻醉访视和评估,内容包括所有神经外科手术患者的常规术前评估及准备。麻醉管理的关注点见表24-25。DBS手术的患者往往存在与疾病进程相关的并发症(表24-26)。拟行清醒手术的患者应进行良好的心理准备,并告知术中配合的相关信息。因部分患者术前需要"停药"以便进行MER和临床测试,因此需与神经外科团队共同决定是否停用相关药物。如患者(尤其是帕金森病患者)"停药"状态下症状恶化,可给予低于日常用药剂量的治疗。

表24-25 麻醉管理的关注点

关 注 点	具 体 内 容
术前准备及评估	选择合适的麻醉方法(清醒、全身麻醉) 长时间手术——体位、神经测试
患者因素	原发病(帕金森病、肌张力障碍) 并发症(心血管病、呼吸系统疾病、糖尿病) 年龄(老年人、儿童)

（续表）

关 注 点	具 体 内 容
药物治疗	多种药物,药代动力学和药效动力学改变 药物"失效状态"——症状加重 继续用药
手术及术中关注点	多个地点完成手术,术中需要转运(放射科,手术室)
立体定向头架	关注气道
体位	坐位、半坐位 并发症(静脉空气栓塞,低血容量)
血压的控制	治疗高血压
麻醉对MER的影响	-
对患者进行刺激测试	需要患者清醒、合作
术后关注点	苏醒慢 术后认知障碍

表24-26　疾病相关的关注点

关 注 点	具 体 内 容
帕金森病	咽喉部功能障碍导致吸入性肺炎和喉痉挛的发生风险增加 自主神经功能障碍、体位性低血压和低血容量可导致血流动力学不稳定 术中监测和维持特殊体位 与抗帕金森药物的相互作用及潜在不良反应 "药效消失"状态症状加重
肌张力障碍	持续运动和畸形难以维持体位 颈部肌张力障碍(痉挛性斜颈)导致困难气道 喉部肌张力障碍增加喉痉挛及痉挛性发音障碍的风险,导致沟通困难
特发性震颤	体位摆放和监测困难 使用β受体阻滞剂治疗导致心动过缓和心律失常
癫痫	癫痫频繁发作 可导致智力发育迟缓,配合能力差 抗癫痫药可影响药代动力学和药效动力学,引起药物相互反应
Tourette's综合征	严重抽动影响体位摆放和监测
精神病患者	存在行为障碍,如严重焦虑、强迫症等 抗精神病药与麻醉药的相互作用
慢性疼痛	阿片类药物的耐药性 围术期疼痛管理难度大
痴呆,阿尔茨海默病	手术配合和沟通困难 术后谵妄、躁动
厌食症	营养不良——电解质紊乱及心律失常 白蛋白水平降低引起药代动力学改变

三、伴随特殊神经系统疾病的非神经外科手术术前评估特点

（一）亨廷顿病

亨廷顿病（Huntington's disease, HD）是一种累及中枢神经系统的致命性神经退行性疾病，主要病因是亨廷顿基因常染色体显性突变。其特点是运动障碍、精神失常以及痴呆，人群发病率4～10/10万。第四号染色体短臂上的亨廷顿基因发生突变，产生了变异的亨廷顿蛋白质。亨廷顿蛋白质在躯体所有组织中都表达，但是奇怪的是与HD相关的病理变化仅局限在大脑。变异的亨廷顿蛋白质导致中枢神经系统变化的机制仍不清楚，但目前的理论认为亨廷顿蛋白加强了氧化应激或谷氨酸介导的兴奋性中毒。HD患者大脑逐渐萎缩和胶质化，最突出表现在基底神经节。有趣的是，临床症状出现前十年，磁共振成像（MRI）检查就能发现明显的纹状体萎缩。这些脑组织的改变，结合纹状体中γ-氨基丁酸神经元的减少，有助于解释HD患者的运动症状，但认知和精神改变的病理生理学机制至今仍不清楚。

HD患者婴儿期后的任何时间都有可能发病，但通常要到30岁后期或40岁出头才有持续症状。因此，往往要等症状反复出现才能明确诊断，但目前基因检测可以早期诊断及遗传咨询。HD的运动症状最初通常表现为缺乏协调性和不自主的抽搐。这些不自主的舞蹈样运动（即四肢，面部和躯干肌肉抽搐运动）和手足徐动症（即缓慢的扭动运动）发病十年后达到高峰。吞咽障碍常见于晚期病例，大多数患者伴有营养不良。

所有HD患者最终会发展成痴呆，仅存长期记忆，丧失执行能力。其他精神和认知改变可发生在运动异常之前，之后，或在同一时间，可能包括易怒，冷漠，情绪不稳定，冲动和攻击行为。此类患者抑郁症很常见，自杀的发生率是普通人群的10倍。死亡通常发生在确诊后20年，多由于肺炎、误吸、营养不良或自杀。

目前尚无明确的方案来预防，治疗或减缓HD的进展。治疗的目的仅仅是控制疾病的运动和精神方面的症状。在临床试验中证明治疗舞蹈样运动有效地药物是金刚烷胺（amantadine）、瑞马西胺（remacemide）、左乙拉西坦（levetiracetam）和丁苯那嗪（tetrabenazine）。不过，这些药物可能导致运动迟缓，僵硬，抑郁和镇静。与HD相关的情感障碍精神科治疗通常有效，因此患者常服用多种药物。细心的麻醉医师，会考虑到多种药物的不良反应及其相互作用。

HD患者的麻醉管理多局限于理论，因为其文献交流仅限于少量的经验和个案报道。由于HD患者咽部肌肉异常和吞咽困难，肺误吸的风险增加。对这些患者的麻醉管理应警惕误吸，但是否麻醉管理增加了吸入性肺炎风险仍然未知。据报道，亨廷顿氏症患者全麻后长时间呼吸抑制和苏醒延迟的风险增加，且对咪达唑仑的耐受力下降。这究竟是由于营养不良，药物的蛋白结合率下降，导致药代动力学改变，还是中枢神经系统的灵敏度增加使药效学改变，仍不清楚。尽管如此，大多数HD患者麻醉诱导、维持和苏醒过程无异常。

HD患者对肌肉松弛剂的反应也同样令人困惑。据说HD患者血浆胆碱酯酶的变异发生率较高，有一个病例报道使用琥珀胆碱（succinylcholine）后肌肉松弛作用延长，但在其他患者无异常。尽管如此，暂无琥珀胆碱引起高血钾病例报道。非去极化肌肉松弛剂异常和正常情况都有报道。

有报道称HD患者麻醉苏醒过程中由于强直性痉挛易发生寒战，因此维持围术期体温正常，对此

类患者尤为重要。有些学者甚至建议避免使用吸入性麻醉剂,以减少术后寒战的风险,但此种做法仅限于理论上认为有效。最后,此类患者进行区域阻滞没有禁忌,只是其不自主运动使技术操作上存在困难。

(二)肌萎缩侧索硬化症

肌萎缩性脊髓侧索硬化症(amyotrophic lateral sclerosis, ALS)是一个渐进性的和无法治愈的中枢神经系统退行性疾病,同时涉及上、下运动神经元。该疾病发病率为5～6/10万,发病的平均年龄为56岁。ALS的特点是脊髓前角运动神经元,脑神经核团(第Ⅴ、Ⅶ、Ⅸ、Ⅹ和Ⅻ脑神经核团)缺失,及继发于皮质运动神经元丧失的皮质脊髓束变性。其典型症状包括非对称性肌萎缩和延髓性麻痹症状,如构音障碍、吞咽困难、流口水和饮水呛咳。临床病程持续进展,最终发展为瘫痪。瘫痪的类型取决于主要累及的运动神经元类型,如果上运动神经元病变为主,表现为痉挛性瘫痪;下运动神经元病变为主,表现为软瘫。这两种瘫痪在几个月到几年内将累及到除心脏和眼部肌肉以外的所有横纹肌。ALS由于肌无力及骨骼畸形,将导致限制性肺通气障碍,FVC(用力肺活量)与FEV_1(第1秒用力呼气量)逐步减少。这些变化可以迅速出现,但典型病变是缓慢渐进的,可导致高碳酸血症、肺不张和易感染肺炎。目前的研究表明,利鲁唑(riluzole)即一种谷氨酸释放拮抗剂的应用,无创通气辅助呼吸及放置胃管营养支持可以提高生存率和生活质量。确诊后3～10年,患者往往由于肺炎,肺不张和(或)误吸等原因死亡。

ALS患者的实验室化验检查多无异常,其诊断通常根据上下运动神经元受累导致的进行性运动功能障碍。支持诊断的证据包括自发心房颤动,正锐波,肌束颤动,肌电图上运动单元补充减少。神经传导正常或运动神经元去神经化不伴随感觉障碍。

考虑到ALS的病理生理学改变和临床表现,麻醉方面应该关注患者对肌肉松弛剂敏感性的改变,通气功能障碍,延髓功能障碍,以及有关区域麻醉神经后遗症的问题。ALS患者由于去神经化和骨骼肌萎缩,使用琥珀胆碱易发生高钾血症,因此这类患者最好避免使用琥珀胆碱。此类患者对非去极化肌肉松弛剂的敏感性也可能增加,建议避免使用肌肉松弛剂或使用短效肌肉松弛剂。呼吸功能的损害是另一个严重的问题,术前通气功能障碍已被公认为预测麻醉风险的因素。虽然一般认为这种高危患者区域麻醉优于全身麻醉,但实际上这种做法不成立。成功采用硬膜外麻醉的患者大多数术前并没有出现严重的肺部疾病。因此,无论采用哪种麻醉方式,ALS患者在术中和术后都可能需要呼吸支持。

延髓功能障碍存在吞咽困难和反复肺误吸的风险。因此,应采取措施预防误吸,但没有证据表明预防措施能减少ALS患者围术期吸入性肺炎的危险。此外,由于吞咽困难,很多患者需要放置胃管。这类患者可以采用区域麻醉,但术中和术后可能需要无创通气支持。

最后,有观点认为区域麻醉可促进神经退化性疾病如ALS的进展。但这种说法缺乏有力证据,而且有几例报道证实ALS患者硬膜外麻醉后神经功能恢复正常。事实上无论采用何种麻醉方式,对于一个进行性恶化的神经疾病,很难明确其神经功能恶化的直接原因。

(三)帕金森病

帕金森病(Parkinson's disease, PD)是第二个最常见的神经退化疾病,仅次于阿尔茨海默病

（Alzheimer's disease, AD）。经典理论认为PD是多系统神经退化过程，继发于基底神经节和黑质纹状体系统多巴胺能神经元变性的运动障碍性疾病。大约1%的患者年龄超过60岁，且预计在未来15～20年其患病率仍将增加。诊断后15年，40%的患者生活需要长期护理，其死亡率是不患病同龄人的2倍。大多数病例是特发性的，但与环境因素包括全身麻醉和遗传易感性有关联。

本病的共同特征是，黑质致密部多巴胺能神经元丢失及神经胶质增多。随着运动症状的发展，纹状体70%多巴胺能神经元退化，导致纹状体内抑制性递质多巴胺和兴奋性递质乙酰胆碱相对失衡。然而，PD的病理学改变不仅是纹状体和多巴胺，其标志性特征是路易小体，即胞质内聚集的异常蛋白，包括α-突触核蛋白。这α-突触核蛋白和神经退行性病变广泛存在于中枢和外周神经系统，包括去甲肾上腺素、血清素、脑干胆碱能神经元和杏仁核、扣带回和新皮质区。此外，这些区域的病变实际上可能比纹状体变性更早出现。因此认为PD只是单纯的运动障碍性疾病的想法过于简单。

这种疾病的临床特点是静止性震颤，肌张力增高，运动迟缓等。还存在随意运动缺乏、面具脸、齿轮样强直、语音单调、屈曲体姿、下肢拖曳、步态异常、运动障碍。广泛神经退化及非运动症状导致残疾，是患病时间长的PD患者的主要问题。其主要表现有自主神经功能障碍（体位性低血压）、白天嗜睡、抑郁、焦虑、幻觉和精神病，患病时间长的患者老年痴呆症尤其普遍，90岁以上的患者，痴呆的发生率高达90%。PD无法治愈，治疗的重点几乎完全放在运动障碍方面，而认知和其他非运动病变没有得到解决。由于主要病因是基底神经节多巴胺分泌不足，药物治疗的目的是提高多巴胺活性，恢复多巴胺和乙酰胆碱递质的平衡。治疗帕金森病的经典药物有多巴胺受体激动剂，如溴隐亭（bromocriptine）和培高利特（pergolide）或合用左旋多巴（L-DOPA），即一种多巴胺合成前体药物，它在外周及中枢神经系统脱羧转变成多巴胺。左旋多巴在外周神经系统转变为多巴胺会产生一系列不良反应，如恶心、呕吐、血流动力学不稳定，因此左旋多巴常与卡比多巴（carbidopa）合用，后者是一种不透过血脑屏障的脱羧酶抑制剂，可以减少左旋多巴的外周不良反应。左旋多巴是最强效的对症治疗药物，它甚至可能减缓病情发展。多巴胺受体激动剂也有相应的不良反应，如下肢水肿，幻觉，嗜睡，易冲动、暴饮暴食和强迫性赌博。用于治疗帕金森的其他多种药物也是通过改变大脑中多巴胺—乙酰胆碱平衡起作用。轻症PD患者的早期治疗药物，或用于左旋多巴治疗的辅助药物，苯托品（benztropine）和其他的抗胆碱药物，主要通过抑制胆碱通路发挥作用，而抗病毒药物金刚烷胺（amantadine）则通过改变突触前多巴胺的吸收和释放起作用。由于单胺氧化酶是纹状体中多巴胺氧化代谢主要的酶，单胺氧化酶B抑制剂如司来吉兰（selegiline）可抑制神经元内多巴胺的分解代谢。司来吉兰和左旋多巴组合导致死亡率上升并没有被证实，司来吉兰目前是治疗PD的一线药物之一。

当运动障碍导致患者残疾，且药物治疗失败，可以采用脑深部电刺激术（DBS）。DBS指通过神经外科放置电极在丘脑底核和其他脑区，并发放高频刺激。这种情况下刺激导致的效果类似于毁损，可能是使刺激区域受干扰或去同步化。DBS治疗在难治性PD患者取得了成功，其他外科治疗方法如丘脑和苍白球切开术因为涉及脑区的毁损已经越来越少用。

PD患者的围术期管理比较复杂。应该重视围术期持续的药物治疗，药物相互间潜在的不良反应，以及与疾病相关的生理学紊乱。应该充分意识到围术期不可避免的情绪紧张，可能使PD患者病情加重。另一主要的问题是，左旋多巴的半衰期较短（60～90 min）。因此，即使短暂的中断药物治疗也是不可取的，可能导致PD患者的症状急剧恶化或抗精神病药物恶性症候群，即一个潜在的致命疾病如高热、运动不能、意识状态改变、肌肉强直及自主神经功能紊乱。因此，应尽量缩短PD患者药物治疗中断的时间。然而，当患者长期不能口服药物时，治疗很难维持。围术期可以静脉注射左旋多巴，但没有合用脱羧酶抑制剂（尚无静脉剂型），可能会出现一系列的心血管不良反应，如高血压、低血压、心律失常等。左旋多巴和卡比多巴是在小肠吸收，因此必须首先经过胃；而使用胃管给药不太理想，因为PD患者往往存在胃排空延迟。最近的一个涉及6个患者的报道，围术期成功使用金刚烷胺，没有发现其相应不良反应或围术期并发症，这表明金刚烷胺可能是一个不错的选择。

此外，围术期处理应该注意到，PD患者全身各个系统都可能遭受重创。呼吸功能障碍尤其突出。PD患者由于胸壁僵硬导致限制性肺疾病，但肺功能检查常常显示一个锯齿状阻塞型通气功能障碍流速-容量环，左旋多巴可以改善但不能使其完全恢复正常。上呼吸道也可能出现异常。不自主的声门及声门上结构摆动可导致间歇性呼吸道阻塞，而停用左旋多巴会加重这种情况。即使不在手术和麻醉的情况下，PD患者也可能会出现上气道阻塞，喉痉挛，呼吸停止等呼吸系统并发症。因此，也许并不奇怪，有报道术后数小时清醒患者出现喉痉挛。通过可视喉镜可以观察到声带完全闭合，需要琥珀胆碱缓解。虽然维持抗帕金森药物治疗的患者也会出现这种情况，但大多数患者是停用抗帕金森药物后。事实上，不仅不应该中断抗帕金森药物治疗，而且如果出现气道问题在采取其他治疗措施的情况下，还应该增加药物剂量。

PD患者容易肺误吸，因为他们往往有严重的吞咽困难、运动障碍以及上呼吸道异常，这是一个特别棘手的情况。事实上，肺误吸是PD患者死亡的常见原因。因此，可以考虑使用抗酸药和促胃动力药，但是否麻醉真的增加了此类患者误吸的风险仍不清楚。甲氧氯普胺又称胃复安（metoclopramide），是一种多巴胺受体拮抗剂，会加重患者病情应避免使用。相反，促胃动力药物如西沙比利（cisapride）和多潘立酮（domperidone），没有中枢多巴胺能作用，是理想的选择。

这类患者神经系统功能障碍也很普遍。如自主神经功能不全导致PD患者，对麻醉和手术相关的低血容量和血管舒张的反应能力减弱，体位性低血压和体温调节功能或泌尿生殖系统功能障碍，也可能存在自主神经功能不全，应警惕围术期血流动力学不平稳和对血管加压药物如去甲肾上腺素反应减弱。在中枢神经系统方面，PD患者精神并发症如焦虑，混乱，甚至精神病往往与比一般人群发生率高，而且这些并发症在围术期会特别棘手。由于这些并发症的发生或加剧往往与抗帕金森药物服用情况有关，任何精神症状的PD患者一线治疗，都应该是寻找和补救可逆的原因。但是，药物治疗是困难的，因为一般的补救措施（例如，焦虑和抗精神病药物苯二氮䓬类）有严重的不良反应如过度镇静，老年帕金森患者的运动症状急性恶化。如果必须采用补救措施，应咨询相应专家后进行。

（四）阿尔茨海默病型痴呆

痴呆症是一种慢性进行性智力下降，因此它有别于正常的与年龄相关性记忆障碍和急性谵妄。痴呆症的鉴别诊断广泛，但阿尔茨海默病（Alzheimer's disease，AD）是最常见的类型。

AD的临床诊断是困难的，因为其早期症状轻微且非特异性，因此很难把AD与其他类型痴呆区别开。根据尸检示大脑皮质严重萎缩及神经病理学特征：包含磷酸化τ蛋白的神经纤维缠结和由Aβ构成的突起斑可以确诊。随着神经影像学的进展淀粉样蛋白斑块的发现和生物标志物，特别是血浆及脑脊液中Aβ和τ蛋白的发现，使AD的早期诊断能力加强。AD是隐匿的、残酷的和毁灭性的。AD有一过渡阶段即轻度认知功能障碍期，在这一阶段，正常老化和AD的区别在于前者有记忆障碍的主诉和健忘的客观证据，但其他认知功能完整。此外，行为和精神异常，如抑郁症、幻觉、妄想、焦虑、攻击、激动是 AD 患者的常见症状。最终,患者丧失行为能力,日常基本生活不能自理。目前尚无治愈方法,患者通常在发病后 2～16 年内死亡。

AD 可能是一些生物和环境因素共同作用的结果。遗传易感性与其他因素结合有效。教育程度低、头部外伤史、甲状腺疾病病史及接受全身麻醉都是可能的风险因素。由于痴呆症患者抑郁症发生率较高,也有争论是否抑郁症是老年痴呆症的危险因素,或反过来说是否亚临床痴呆会导致抑郁症。

AD 的病理特点是细胞外斑块及细胞内由 Aβ 和 τ 蛋白组成的神经元纤维缠结。病理的发展早于症状的发生;即 AD 患者发生严重快速的大脑皮质萎缩,突触损失,反应性胶质增生,脑低代谢及脑神经网络活动障碍。主要的神经递质系统被破坏,特别是在记忆和认知相关的区域如海马、前脑基底和大脑皮质,去甲肾上腺素和 5 - 羟色胺也减少。大脑前炎症级联反应亦激活,从而导致慢性神经炎性病变。

根据 AD 的发病机制提出了一些治疗方法,但没有一种办法能有效地终止或逆转疾病进展。鉴于中枢胆碱能神经活性不足,AD 药物治疗以抗胆碱酯类药为主,如多奈哌齐(donepezil)和卡巴拉汀(rivastigmine)。这些药物被广泛使用,对精神异常和神经功能恢复有较好但轻微的影响,特别是在疾病的早中期。但这些药物也有很多不良反应,包括可逆的肝毒性,胃肠道症状(恶心、呕吐、腹泻、消化不良及腹痛),皮炎和肝代谢药物的相互作用,如西咪替丁(cimetidine)和华法林(warfarin)。美金刚(memantine)是一种部分 N - 甲基 - D - 天冬氨酸(NMDA)受体拮抗剂,类似于多奈哌齐(donepezil)被广泛使用于治疗 AD,不改变疾病的进展轨迹。还有多种其他药物,如抗氧化剂(如维生素 E),雌激素和消炎药。有的药物是很有前景的,但是目前的资料仍然不明确,有的存在争议。

考虑到 Aβ 可能在 AD 发病机制中起重要作用,许多预防和治疗 AD 的方法都集中在减少 Aβ 聚集。不幸的是大多数这方面的研究结果都不理想。此外,关于 Aβ 疫苗的早期临床试验由于发生了脑炎被终止,但更新、更低免疫原性的疫苗正在实验中,其结果是令人鼓舞的。更加复杂的有靶向性的分子学方法能否成功预防和治疗 AD 还有待观察。

AD 患者的围术期处理是具有挑战性的。首先,抗胆碱酯酶药用于治疗 AD,可能干扰药物如琥珀胆碱和瑞芬太尼(remifentanil)的代谢。其次,由于存在认知障碍的患者谵妄发生率更高,AD 患者存在术后精神错乱高风险。但是,尽管痴呆患者和正常人群谵妄的诱因没有不同,痴呆症患者更容易发生认知障碍。因此,应尽力避免谵妄的促发因素如脑缺氧、灌注不足、内分泌或离子不平衡、术后疼痛、败血症、肠或膀胱扩张;避免使用可能诱发谵妄的药物如高剂量类固醇、抗精神病药、安眠药、氯胺酮、抗胆碱能药、阿片类药、H_2 受体阻滞剂和氟哌利多。与普遍认为的不一样的是,麻醉方式(区域阻滞 vs 全身麻醉)与髋关节骨折修复后并发症及死亡率无关,但全麻患者 ICU 的住院率更高。AD 患者存在遗忘,严重的皮质萎缩及突触丧失,对全麻药物的中枢神经系统抑制作用异常敏感,过深麻醉是 AD 患者的风险因素。有一些文献质疑这个假说,但是明确脑异常的痴呆患者应该小心麻醉过深;如果没有其他原因,之前存在认知障碍和术中麻醉过深,术后谵妄发生率更高。

全身麻醉是否会加重痴呆症病情,目前还不清楚。研究发现术前无轻度认知功能损害或 AD 的老年手术患者,术后也可能发生持续认知功能障碍(POCD),包括记忆障碍和执行功能的丧失。因此,尽管有理由推断痴呆症患者比正常人群围术期认知衰退的风险更大,但这一想法尚未得到证实。此外,由于认知能力基线值较低的患者其认知能力进一步下降,难以通过标准测试测量,它可能无法证实。尽管如此,更多的质疑手术和全麻是否会导致痴呆。痴呆的进展缓慢使得这个研究相对困难,但是仍有必要进行设计完善的对照前瞻性研究。

（五）脱髓鞘疾病

1. 格林巴利综合征（急性特发性多发性神经炎）

格林巴利综合征（Guillain-Barré syndrome, GBS）是西方国家最常见的脱髓鞘麻痹性疾病，小于30岁人群发病率为1.1/100 000，且男性患者更多见。流行的理论认为GBS是感染后自身免疫性疾病，它通常继发于细菌或病毒（空肠弯曲菌、巨细胞病毒、EB病毒或人类免疫缺陷病毒）感染后。大多数病例是由于抗体介导周围神经节段性脱髓鞘和不同程度的次要轴索变性，此外直接辅助T细胞对雪旺氏细胞和髓鞘的反应，导致巨噬细胞的聚集。

GBS的临床进程的特点是急性（数天）或亚急性（数周），渐进性、向上的、对称瘫痪，通常从下肢开始，逐渐累及上肢、躯干和脑神经。疾病的临床过程变化不定。通常，该疾病进展期2～4周，高峰期数周，然后缓慢恢复。自主神经失调、感觉异常、麻木和疼痛缺失是常见症状。脑干功能可能丧失，包括瞳孔反射、角膜反射和前庭眼球反射，模拟脑干死亡。预后变异性大，70%的患者1年内功能完全恢复，但20%的患者遗留严重的运动后遗症。实际上大多患者功能完全恢复后仍有持续疲软或麻木，但这并不影响日常生活。该病一年死亡率为3%至7%。不良预后的风险因素包括：高龄、急性起病、病情快速进展，心肺并发症，需要通气支持及全身感染。通常根据临床表现，神经传导的研究及脑脊液分析确定诊断。

改变疾病进程的治疗方法很多，但是没有治愈疾病的方法。鉴于GBS是一种免疫介导性疾病的假设，可应用大剂量皮质类固醇抑制免疫反应，但对照研究并未证实其有用性。基于相同理论，血浆置换及静脉注射大剂量免疫球蛋白是GBS有效的治疗方法。由于呼吸衰竭和自主神经功能不全，需要进行机械通气与血流动力学支持。GBS患者剧烈疼痛较常见，并可能出现在疲软发作前。不幸的是，与GBS相关的疼痛往往难以控制，对麻醉性镇痛药及非甾体和甾体抗炎药不敏感。卡马西平（carbamazepine）和加巴喷丁（gabapentin）均能减少重症监护室GBS患者急性期芬太尼的消耗量，然而加巴喷丁治疗的患者疼痛评分更低。慢性疼痛也是常见的，常使用三环类抗抑郁药，曲马多（tramadol）、加巴喷丁、卡马西平或美西律（mexiletine）治疗。

GBS患者的麻醉具有挑战性，由于该类患者对肌肉松弛剂反应异常，自主神经功能异常，肺功能不全及脑神经功能障碍。首先，因为显著的肌肉去神经病变，GBS恢复期的患者使用琥珀胆碱存在高血钾症的风险。对非去极化肌肉松弛剂的反应也参差不齐。发病早期对肌肉松弛剂耐药，但后期持续4年以上敏感性增强。

2/3的GBS患者发生自主神经功能紊乱，同时影响交感神经和副交感神经神经系统。这种自主神经功能紊乱是由于交感神经及副交感神经系统活性差和过度活跃；事实上，有些患者是高血压，而且血浆儿茶酚胺水平升高，特别是在疾病的急性期。这种功能障碍可能导致一系列的自主功能异常，包括出汗、胃肠功能紊乱、低血压、高血压、血流动力学反应异常、体温异常、心律失常甚至死亡。因此GBS患者对区域麻醉或全身麻醉扩血管作用的代偿能力下降，可能导致严重的血流动力学紊乱，甚至循环衰竭。也可能导致对血管活性药物反应过度，应谨慎使用扩血管药物。同样，抗心律失常药应谨慎使用，因为此类患者心脏是相对去神经支配的，抗心律失常药可能有意想不到致心律失常的作用。

通气障碍是该疾病的主要特征，大约25%的患者需要人工辅助通气。膈肌，肋间肌及辅助肌无力导致限制性肺疾病，呼吸衰竭最初表现为强迫呼气减弱和咳嗽无力。浅快呼吸模式，胸部和腹部不对称吸气运动，借用辅助吸气肌都预示呼吸衰竭。每分通气量下降及高碳酸血症导致快速进行性通气功能障碍，尽管二氧化碳的反应能力和通气驱动力正常。肺活量能很好地预测是否需要机械通气。当肺活量低于15 ml/kg，往往需要机械通气支持，因为随着疾病的进展，有可能使肺活量进一步下降。但是，对麻醉状态下的患者这些标准可能会改变。在某种程度上，挥发性麻醉药具有内在的肌松剂性能。高位脊麻或硬膜外麻醉使肋间肌肉功能受损，术前状态可能无法预测术后呼吸功能。因此，GBS患者即使术前有足够的通气功能，术后可能仍需通气支持。

最后，脑神经功能障碍，无法及时清除分泌物，易致吸入性肺炎及体位性呼吸道阻塞。因此，围术期应预防误吸，虽然可能不会减轻GBS患者误吸的危险。事实上，早期气管切开是延髓肌肉无力的一个迹象，即使通气功能恢复正常，误吸的风险也可能持续很久。

2. 多发性硬化症

多发性硬化症（multiple sclerosis, MS）是一种获得性中枢神经系统疾病，大脑和脊髓内脱髓鞘斑块是其主要特征。确切的病因不明，但与自体免疫，病毒和炎症机制，遗传易感性相关。

MS患者通常在20～40岁期间出现临床症状，临床表现可以反映中枢神经系统脱髓鞘的部位。病变易累及脑室周围白质、视神经、脑桥、延髓和脊髓导致一系列常见的临床表现，其包括视神经炎、视力减退、复视、眼球震颤、虚弱、阳痿、感觉异常、痉挛、共济失调、膀胱功能障碍和自主神经功能不全。这种疾病的特点是反复的缓解和复发。通常情况下，疾病在几天内达到高峰，稳定数周后改善。改善最有可能是由于神经传导生理性恢复而不是髓鞘再生。因此，缓解是不完全的，并可能导致严重残疾。MS没有特异性诊断方法，因此诊断主要依靠临床症状及实验室和影像学检查。诊断依据包括不同时间和地点神经系统异常表现，头部或脊髓核磁共振或电脑断层扫描发现斑块，视觉、躯体感觉或听觉诱发电位传导延迟及脑脊液免疫球蛋白G水平和髓鞘碱性蛋白升高。呼吸肌麻痹及感染是该病的常见死因。

多发性硬化症没有权威性的治疗方法。治疗只是为了改善急性恶化，预防复发和缓解症状。治疗需要注射药物，其中包括干扰素（interferon）、醋酸格拉默（glatiramer acetate）、那他珠单抗（natalizumab）和米托蒽醌（mitoxantrone）。

围术期的问题通常涉及疾病的严重程度和进展，相关疾病，术前药物治疗，相关治疗方案的并发症。由于疾病临床过程起伏波动，围术期可能病情恶化，应记载患者术前神经功能缺陷及相应部位，自主神经功能不全，如阳痿病史、膀胱及肠功能紊乱、出汗和心血管紊乱是很重要的，因为可能会导致围术期血流动力学不平衡，以及对全身麻醉、脊髓麻醉和硬膜外麻醉引起的扩血管作用失代偿。有趣的是，MS患者儿茶酚胺水平要么升高（慢性进展性MS）要么降低（复发型MS）。对血管加压药物的敏感性是否改变仍未知，但由于20%～50%的多发性硬化症患者有自主神经功能不全的证据，猜测其敏感性可能发生改变。随着疾病病情的进展，痉挛、挛缩和运动受限等问题，使手术定位困难，气道管理复杂化。脑神经受累和呼吸肌肉无力在MS也很普遍。术前应询问患者相关的上呼吸道疾病病史，是否有无法清除分泌物和误吸等病史。通常情况下MS患者呼吸肌肉无力的严重性评估，临床评估即可，但是部分病例需要进行肺功能检查。

MS患者对高温非常敏感，在手术室或重症监护室应提高警惕。体温轻微上升会导致神经功能急剧恶化及亚临床病变临床化。因此,围术期加温设备应慎用,甚至轻度高温都应予以积极的治疗。

还有一些与药物相关的小问题需要注意。首先,长期接受类固醇或促肾上腺皮质激素治疗的患者围术期应补充类固醇。MS患者对肌肉松弛剂的反应可能会改变。有严重神经功能障碍和肌肉萎缩的患者,使用琥珀胆碱存在发生高钾血症的危险。但琥珀胆碱用于缓解期或有轻度神经系统症状的患者是安全的。对非去极化肌肉松弛剂反应的有关数据是有限的。据报道多发性硬化症患者神经肌肉接头外胆碱能受体增生及对阿曲库铵耐药,但由于这种疾病可与重症肌无力相关联,也有可能灵敏度增加。

3. 氧化亚氮诱发型脊髓神经病

除了镇痛/麻醉作用,氧化亚氮灭活维生素B_{12}(钴维生素)和蛋氨酸合成酶(methionine synthase)。因此,该药物可以导致亚急性联合变性(subacute combined degeneration, SCD),即一种与维生素B_{12}缺乏有关的脊髓神经病。维生素B_{12}与蛋氨酸合成酶是蛋氨酸合成必不可少的,蛋氨酸是髓鞘稳定的一种氨基酸前体。氧化亚氮氧化钴维生素中的钴,使维生素B_{12}失活,从而抑制蛋氨酸合成酶的活性。

吸入氧化亚氮导致的亚急性混合变性最初发生在长期滥用药物的健康人,但也有记录发生在维生素B_{12}缺乏患者麻醉期。因此,在这种这种情况,也常被称为“麻醉感觉异常”,但与SCD病理生理学相同。维生素B_{12}缺乏症常见于老年人及恶性贫血、热带口炎性腹泻、营养不良、慢性胃炎、人类免疫缺陷病毒感染、胃切除术或回肠末端切除术患者。单次暴露于氧化亚氮后血清维生素B_{12}浓度及大脑中蛋氨酸合酶活性显著降低,但48～72 h内恢复。反复多次暴露于氧化亚氮或者维生素B_{12}缺乏症患者接触一次氧化亚氮,都可能诱发SCD。

暴露于氧化亚氮后SCD患者在麻醉苏醒和围术期都是正常的,疾病的症状常于数周或数月后出现。症状包括在手脚感觉异常(手脚发麻)、阳痿、膀胱和肠道功能紊乱、虚弱和强直性瘫痪、共济失调、性格改变和渐进性智力障碍。Lhermitte征,被动屈颈时会诱发刺痛感或触电样感觉,从颈部放射至背部甚至到下肢的放射性触电感。本体感觉,振动感觉和触摸感觉减弱,呈手套袜子样分布,肌肉无力,深部肌腱反射降低以及电生理检查异常往往能确诊。这些神经病学症状都是脊髓后柱神经系统脱髓鞘的结果,脊髓侧柱和前柱,大脑,视神经和周围神经都可能发生变性。脱髓鞘病变通常开始于低位颈椎或上胸椎脊髓,使用钆后核磁共振可检测出来,与血脑屏障破坏有关。

对SCD最有效的治疗方法是术前识别存在高风险的B_{12}缺乏症患者,提前预防。如果可能患了该疾病,关键是早期识别,因为治疗非常简单:注射维生素B_{12}或氰钴维生素阻止疾病的进展。只要治疗及时,就能彻底缓解症状。因此,氧化亚氮引起的SCD是本章中独特的神经系统疾病,因为它是由一种麻醉药物诱发,可以治愈的疾病。

(何　颖　韩如泉)

参 考 文 献

［1］ 王恩真,熊利泽,薛富善.神经外科麻醉学:2版.人民卫生出版社,2012.

［2］ Basil F. Matta, David K. Menon, Martin Smith. Core Topics in Neuroanaesthesia and Neurointensive Care. United Kingdom: Cambridge University Press, 2011.

［3］ Young.Cottrell and Young's 神经外科麻醉学：5版.韩如泉,周建新,主译.北京：人民卫生出版社,2011.

［4］ 韩如泉,李淑琴.神经外科麻醉分册.北京：北京大学医学出版社,2011.

［5］ 2014ESC（欧洲心脏病协会）非心脏手术心血管评估和管理指南.

［6］ 赵继宗.神经外科学.北京：人民卫生出版社,2007.

［7］ Rodriguez-Boto G, Rivero-Garvia M, Gutierrez-Gonzalez, et al. Basic concepts about brain pathophysiology and intracranial pressure monitoring. Neurologia, 2015, 30(1): 16−22.

［8］ Ali Sadoughi. Measurement and Management of Increased Intracranial Pressure.The Open Critical Care Medicine Journal, 2013, 6(1): 56−65.

［9］ Sivanaser V, Manninen P. Preoperative Assessment of Adult Patients for Intracranial Surgery. Anesthesiol Res Pract, 2010, pii: 241307.

［10］ Mets B. Management of hypotension associated 1with angiotensin-axis blockade and general anesthesia administration. J Cardiothorac Vasc Anesth, 2013, 27(1): 156−167.

［11］ 谭基明.外科病理生理学：2版.北京：人民卫生出版社,2009.

［12］ Spetzler R F, McDougall C G, Albuquerque F C, et al. The Barrow Ruptured Aneurysm Trial: 3 −year results. J Neurosurg, 2013, 119(1): 146−157.

［13］ Fugate J E, Rabinstein A A, Wijdicks E F. Aggressive CSF diversion reverses delayed cerebral ischemia in aneurysmal subarachnoid hemorrhage: a case report. Neurocrit Care, 2012, 17(1): 112−116.

［14］ Jaeger M 1, Soehle M, Schuhmann M U, et al. Clinical significance of impaired cerebrovascular autoregulation after severe aneurysmal subarachnoid hemorrhage. Stroke, 2012, 43(8): 2097−2101.

［15］ Hannon M J, Behan L A, O'Brien M M, et al. Hyponatremia following mild/moderate subarachnoid hemorrhage is due to SIAD and glucocorticoid deficiency and not cerebral salt wasting. J Clin Endocrinol Metab, 2014, 99(1): 291−298.

［16］ Salem R, Vallee F, Depret F, et al. Subarachnoid hemorrhage induces anearly and reversible cardiac injury associated with catecholamine release: One-week follow-up study. Crit Care, 2014, 18: 558.

［17］ Baharoglu M I, Germans M R, Rinkel G H, et al. Antifibrinolytic therapyfor aneurysmal subarachnoid haemorrhage. Cochrane Database SystRev, 2013; 30(8): CD001245.

［18］ Meschia J F, Bushnell C, Boden-Albala B, et al. Guidelines for the primary prevention of stroke. A statement for healthcare professionals from the American Heart Association/American Stroke Association. Stroke, 2014, 45: 3754−3832.

［19］ Kernan W N, Ovbiagele B, Black H R, et al. Guidelines for the prevention of stroke in patients with stroke and transient ischemic attack. A guide- line for healthcare professionals from the American Heart Association/ American Stroke Association. Stroke, 2014, 45: 2160−2236.

［20］ Rosenfield K, Matsumura J S, Chaturvedi S, et al. Randomized trial ofstent versus surgery for asymptomatic carotid stenosis. N Engl J Med.2016; 374(11): 1011−1020.

［21］ Brott T G, Howard G, Roubin G S, et al. Long-term results of stent- ing versus endarterectomy for carotid-artery stenosis. N Engl J Med, 2016, 374(11): 1021−1031.

［22］ Cremonesi A, Castriota F, Secco G G, et al. Carotid artery stenting: An update. Eur Heart J, 2015, 36(1): 13−21.

第25章
心血管疾病与心脏功能

随着医学的发展,越来越多既往高难度的手术或合并复杂内科疾病的患者获得了手术机会,但这类患者的麻醉挑战也在日益增加,研究发现3.1%～11%的围术期不良事件与术前评估不足相关,因此麻醉前对患者进行全面的术前评估和管理非常有必要,这不仅有助于提高手术麻醉的安全性和改善预后,更可提高患者的满意度。心血管风险是围术期最主要的风险因素之一,患者是否有心绞痛史、不稳定冠脉综合征、心肌梗死史、失代偿心力衰竭、恶性心律失常、严重瓣膜病,是否安装心脏起搏器或植入心脏除颤器等问题都需要于术前进行仔细的病史采集。

随着老龄化等问题的日趋严峻,非心脏手术心血管疾病(cardiovascular diseases, CVD)并发症比例也相应升高,心血管并发症是最常见的严重围术期不良事件,接受非心脏手术的患者中1%～5%会发生心血管并发症,非心脏手术后CVD并发症好发于明确诊断或无症状的缺血型心脏病(ischemic heart disease, IHD)、左心室功能不全、心脏瓣膜疾病(valvular heart disease, VHD)及心律失常的患者。非心脏手术围术期血流动力学异常及心脏异常负荷造成心肌缺血的机制主要为:冠状动脉狭窄引起血流动力学波动,造成血流受限,进而出现因代谢需求异常引起血液供需比例失调;压力异常所引起的不稳定动脉粥样斑块破裂导致急性冠脉综合征(acute coronary syndrome, ACS),常伴有血管炎症、血管收缩功能改变及凝血异常。多数稳定型心脏病患者可以承受低中度风险手术治疗,无须进一步评估。对于存在潜在或已知CVD风险且风险因素较为复杂的患者,必须全面评估其手术造成的CVD风险。

由于实施麻醉的主体是麻醉医师,所以手术风险的评估应当由麻醉医师全程参与评估,而不是像既往那样仅仅由外科医师请心内科医师会诊即可,心内科医师并不能替代麻醉医师判断真实的手术风险,各种麻醉技术的风险,以及麻醉医师经验。麻醉医师可以参照ACC/AHA关于围术期心血管评估的指南,以确定患者何时需要接受其他医学专家的进一步评估,但又不能完全局限于指南,而应采取个体化的判断。术前评估的重点应当包括围术期风险、确定需要改变哪些治疗方法,优化患者术前状态,并参考其他学科医学专家会诊意见来预防可能影响围术期预后的并发症,如心血管疾病、肺功能障碍或肾功能障碍等。麻醉医师负责围术期危险分层、麻醉技术和患者的管理,对于手术的风险/收益是否有利提出意见,麻醉医师需要做出最终决定以及制订麻醉计划。

第一节　心血管疾病的分类及病理生理学特点

一、分类方法

心血管疾病的分类有其特殊性，常用的分类方法包括病因分类、病理解剖分类和病理生理的分类，不同的分类方法所关系到的治疗策略可能有所不同。

（一）病因分类

根据致病因素分为先天性和后天性两大类。

1. 先天性心脏病

为心脏大血管在胎儿期中发育异常所致。

2. 后天性心血管病

例如：① 动脉粥样硬化性心血管疾病：包括累及主动脉、冠状动脉、脑动脉、肾动脉、周围动脉等部位的粥样硬化；② 风湿性心脏病；③ 原发性高血压：显著而持久的动脉血压增高可影响心脏；④ 肺源性心脏病（肺心病）：为肺、肺血管或胸腔疾病引起肺循环阻力增高而导致的心脏病；⑤ 感染性心脏病：为病毒、细菌、真菌、寄生虫等感染侵犯心脏而导致的心脏病；⑥ 内分泌性心脏病：如甲状腺功能亢进性、甲状腺功能减退性心脏病；⑦ 血液性心脏病：如贫血性心脏病；⑧ 营养代谢性心脏病：如维生素B_1缺乏性心脏病；⑨ 心脏神经症：为自主神经功能失调引起的心血管功能紊乱；⑩ 其他因素引起的心脏病，如肿瘤、自身免疫等。

（二）病理解剖分类

1. 心内膜病

如心内膜炎、弹性纤维组织增生、心瓣膜脱垂、黏液样变性等导致瓣膜狭窄或关闭不全。

2. 心肌病

如心肌炎症、变性、肥厚、缺血、坏死等导致心脏扩大，心肌收缩力下降。

3. 心包疾病

如心包炎症、心包积液、积血或积脓、心包缺损等。

4. 大血管疾病

如动脉粥样硬化、动脉瘤、中膜囊样变性、血管炎症、血栓形成、栓塞等。

5. 先天性畸形

各组织结构的先天性畸形。

（三）病理生理分类

1. 心力衰竭

主要指心肌机械收缩和舒张功能不全。可为急性或慢性，左心、右心或全心力衰竭。

2. 休克

周围循环血液灌注不良造成的内脏和外周组织缺血等一系列变化。

3. 冠状循环功能不全

冠状动脉供血不足造成的心肌缺血变化。

4. 乳头肌功能不全

二尖瓣或三尖瓣乳头肌缺血或病变，不能正常调节瓣叶的启闭，引起瓣膜关闭不全。

5. 心律失常

心脏的自律、兴奋或传导功能失调，引起心动过速、过缓和心律不规则的变化。

6. 高动力循环状态

心排血量增多、血压增高、心率增快、周围循环血液灌注增多的综合状态。

7. 心脏压塞

心包腔大量积液、积血或积脓，或纤维化、增厚妨碍心脏充盈和排血。

8. 其他

体动脉或肺动脉、体静脉或肺静脉压力的增高或降低等。

二、常见心血管疾病的病理生理特点

临床最为常用的分类方法是按照病因分类，以下分别按照病因分类介绍常见的先天性心脏病、冠心病、瓣膜病、心肌病的病理生理特点。

（一）先天性心脏病

先天性心脏病种类繁多，临床常见的有10余种。根据解剖病变和临床症状又可以分为：单纯交通型（心房、心室、动脉和静脉间直接交通，例如房间隔缺损、室间隔缺损、心内膜垫缺损或房室管共通道等）、心脏瓣膜畸形型、血管异常型、心脏位置异常型、心律失常型等。临床最常见的有如下几种。

1. 室间隔缺损

主要表现为"左向右分流"的血流动力学特点，包括：① 肺血增多，左心容量超负荷；② 体循环血容量不足。左心室扩大、肥厚，在代偿期内收缩增强，但心室壁顺应性降低使左心室舒张压升高，充盈受限，肺静脉、肺微血管等后续血流受堵，导致肺淤血和肺间质水肿、肺泡水肿，肺顺应性降低，通气和换气功能障碍，左心衰竭和呼吸衰竭同时出现。左心室泵向主动脉的血流因分流减少，从而代偿性血中儿茶酚胺浓度升高，交感神经兴奋，体循环血管收缩，外周阻力增高以维持血压。肾血流量减少使肾素血管紧张素系统兴奋导致水钠潴留、血容量增加，肺循环和体循环静脉床淤血，引起肺水肿、肝肿大和皮下水肿等。长期左向右大量分流肺动脉压可超过主动脉压，发生右向左分流，称为艾森门格综合征（Eisenmanger complex）。

2. 房间隔缺损

房间隔缺损为心房水平的左向右分流，肺循环流量大于体循环，右心房、右心室和肺动脉扩张。房间隔缺损时左心室的射血分数仍能保持正常，但左心充盈不足，年长后左心室功能减退导致左房压升高,临床表现为右心衰竭。

3. 动脉导管未闭

动脉导管是胎儿肺动脉和主动脉间的正常通道,出生后即自行关闭。如未关闭即为动脉导管未闭。主动脉收缩压和舒张压总是高于肺动脉,所以是左向右分流。主动脉分流的动脉血和来自右心室的静脉血在肺动脉混合,入肺循环再回到左心房、左心室,大大增加了左心室每搏量;左心容量增加致心肌肥厚,主动脉收缩压不变甚至升高,而舒张压因主动脉瓣关闭后继续向肺动脉分流而降低,脉压增宽,产生周围血管体征。左心容量增加致左心室扩大,舒张压上升,使左心房及后续血管床淤滞引起肺水肿。

4. 肺动脉狭窄

根据狭窄部位可分为瓣膜部、漏斗部、肺动脉干和肺动脉分支狭窄,肺功脉狭窄使右心室射血受阻,其收缩压增高程度与狭窄的严重程度成正比,严重肺动脉狭窄随着年龄增长右心室进行性向心性肥厚,顺应性下降,舒张压增高,同时伴有三尖瓣反流,右心房、右心室扩大,最终导致右心衰竭。

5. 法洛四联症

法洛四联症即肺动脉狭窄、主动脉骑跨、室间隔缺损和右心室肥厚。室间隔缺损使左右心室收缩压相等,通过室间隔缺损的血流方向和流量由肺动脉狭窄程度所决定,可表现双向分流和右向左分流,右向左分流时肺血量明显减少,主动脉血流主要来自右心室,故有发绀表现。法洛四联症中室间隔缺损的位置、肺动脉狭窄部位和主动脉骑跨程度对血流动力学改变不起决定性作用,右心室肥厚是右心室收缩压增高的代偿性改变。法洛四联症慢性低氧血症可代偿性地产生肺内侧支循环和红细胞增多症,使血液黏滞度增高,容易发生血栓。

6. 右心室双出口

右心室双出口常见有三种类型:① 艾森门格型,右心室双出口合并主动脉下室间隔缺损,无肺动脉狭窄;② 四联症型,右心室双出口合并肺动脉狭窄;③ 陶氏型,右心室双出口合并肺动脉下室间隔缺损。室间隔缺损是右心室双出口的病理要素之一,其位置可分别位于主动脉下、肺动脉下、两动脉下或远离动脉。由于室间隔缺损的位置与两大动脉不同的关系,主动脉瓣和肺动脉瓣下有无梗阻性病变,右心室双出口的病理生理、血流动力学和临床表现有很大差异。

7. 三尖瓣畸形

(1)三尖瓣闭锁 三尖瓣闭锁时心房间交通,体静脉、冠状静脉回心血经卵圆孔或房间隔缺损进入左心房,与肺静脉血混合进入左心室。太小的房间隔缺损使右心房和外周静脉压力增高,有体循环淤血和右心衰竭的表现,左心室接受的动静脉混合血使外周动脉血氧饱和度降低,临床表现出发绀。

(2)三尖瓣下移(Ebstein畸形) 三尖瓣下移是指三尖瓣隔瓣或后瓣偶尔连同前瓣下移附着于近心尖的右心室壁上,三尖瓣下移轻者瓣膜功能基本正常;重者三尖瓣口狭小,右心室腔狭小,射入肺动脉血流量少。瓣叶变形、腱索缩短或乳头肌发育不良致使三尖瓣关闭不全,导致三尖瓣反流,右心房压力逐渐增高、扩大,血流分流至左心房,引起临床发绀症状。

8. 主动脉缩窄

主动脉缩窄是指主动脉上的局限性狭窄,缩窄可发生于主动脉任何部位,多数在主动脉峡部和左锁骨下动脉分叉处,约占主动脉缩窄的98%。因下半身缺血致侧支循环丰富,包括锁骨下动脉所属的上肋间动脉、肩胛动脉、乳内动脉支，以及降主动脉所属的肋间动脉、腹壁下动脉、椎前动脉等。因肋间动脉显著扩张可导致肋骨下缘受侵蚀。主动脉缩窄以上的血量增多，血压上升，缩窄以下血量减少，血压降低。逐渐导致左心劳损、肥厚，负荷加重，终致心力衰竭。脑血管长期承受高压，可发展为动脉硬化，严重者可发生脑出血。下半身缺血缺氧可引发肾性高血压及肾功能障碍等。

9. 主动脉狭窄

主动脉狭窄可分为主动脉瓣狭窄、主动脉瓣下狭窄和主动脉瓣上狭窄三型。其引起的基本血流动力学改变为左心室流出道梗阻，导致左心室与主动脉收缩压存在较大的压力阶差。主动脉瓣狭窄较多见，瓣口狭小，有单瓣叶、双瓣叶、三瓣叶或四瓣叶畸形，瓣叶相互融合、增厚和钙化。主动脉瓣下狭窄的瓣叶基本正常，而瓣环下方呈纤维膜性或肌性狭窄。主动脉瓣上狭窄的位置在主动脉瓣叶和冠状动脉开口的上方较少见。三类狭窄都引起主动脉排血阻力增加，左心室负荷增大，左心室肥厚、劳损、舒张末压升高、充盈减少。同时冠状动脉供血不足出现心肌缺血症状。随着左心室的变化可致左心房、右心室压增高，心肌肥厚、劳损，终致左、右心室衰竭。

10. 大动脉转位

大动脉转位是胚胎发育过程中出现的主动脉与肺动脉异位，可分矫治型和完全型两种。矫治型大动脉转位，主、肺动脉位置颠倒，同时两个心室的位置也错位，肺动脉连接于解剖左心室，但仍接受静脉回血；主动脉连接于解剖右心室，却接受肺静脉氧合血。虽有解剖变异，但血流动力学和氧合得到矫正仍维持正常。完全型大动脉转位是两个大动脉完全转位，主动脉与解剖右心室连接，将静脉回心血排至全身；肺动脉与解剖左心室连接。将氧合血排入肺动脉，再经肺静脉回到左心。

11. 完全型肺静脉异位引流

肺静脉血不回到左心房，而流入右心房或体静脉。一般都存在房间隔通道。Darling将其分为四型：① 心上型，临床较多见，约占50%，肺静脉汇合成肺静脉干，在心脏上方进入体静脉系统，再回入右心房；② 心内型，约占30%，肺静脉汇合后，血流进入冠状静脉窦后再进入右心房；也有直接进入右心房者，但较少见；③ 心下型，约占12%，肺静脉汇合后，向下穿过膈肌连接于下腔静脉、门静脉和肝静脉；④ 混合型，较少见，约占8%。其病理生理变化取决于房间隔缺损的大小和异位连接有无梗阻；因动脉血氧饱和度低，大量血流从左向右分流使右心和肺循环负荷增加，容易导致右心衰竭和肺动脉高压，使病情急剧恶化。

（二）冠心病

冠状动脉粥样硬化是脂质在冠状动脉内膜局部沉着、纤维化、钙化，加上平滑肌细胞增生，累及血管中层，使血管壁增厚，形成粥样斑块，引起局部性或弥漫性狭窄导致心肌供血不足和心绞痛的发生。冠状动脉血流约占心排血量的5%，血液中20%的氧被摄取。由于心肌氧耗大，氧储备少，心肌灌注主要来源于主动脉舒张时相，冠状动脉在舒张期血流灌注中占70%～80%，当灌注压低于60 mmHg时，进一步降低将加重心肌缺血。神经体液因素、血管活性物质如缓激肽、血栓素、组胺等均可直接或间接地影响冠状动脉血流。冠状动脉粥样硬化斑块分为偏心性和向心性，可引起管腔部分狭窄或完全闭塞。可导致患者出现不稳定型心绞痛，甚至急性心肌梗死。急性心肌梗死可致心室间隔穿孔、游离壁心肌破裂、心包填塞或乳头及断裂引起急性二尖瓣关闭不全，患者可死于心源性休克或心力衰竭。慢性心肌缺血主要表现为冠状动脉供血不足，可引起各种类型的心绞痛或乳头肌功能不全导致二尖瓣关闭不全,也可表现为左心或全心功能不全,如果狭窄位置重要,病变范围广,狭窄程度重,侧支循环建立少则症状重、预后差,严重的多支血管病变可致猝死,原因多与突发心室颤动和急性血栓形成或冠状动脉痉挛,以及各种原因导致的心肌缺血、缺氧加重有关。

梗死心肌收缩无力或不收缩,心功能下降,如梗死范围和纤维化范围较大,心室壁局部变薄,在心动周期中,由于腔内压的增加使这部分病变,心肌向心腔外方向膨出,出现反向运动,终至室壁瘤形成心脏收缩时,室壁瘤不参与收缩,心排血量和射血分数降低,心脏舒张时,左心室舒张末压升高,心腔逐渐扩大,最终发生充血性心力衰竭,心室腔扩大可使室壁张力增高和收缩期氧耗增加,而在舒张期氧供减少,进一步加重病情。心肌梗死后正常光滑的心内膜表面因炎性反应变得粗糙,促进了血小板黏附与聚集,心肌收缩力减弱和局部几何形态的变化导致血流停滞和附壁血栓形成,室壁瘤周围由于瘢痕形成并含有存活心肌,使正常传导因瘢痕受阻产生折返可引起致命性的心律失常。

(三)瓣膜病

心脏瓣膜病的发病原因很多,主要包括风湿性、非风湿性、先天性、老年退行性和缺血性瓣膜病等,其中以风湿性心脏瓣膜病最为常见,由于心脏瓣膜病病程长,心功能普遍受累,由于受损瓣膜类别、性质及严重程度不同,故其对血流动力学的影响也不一致。

1. 二尖瓣狭窄

瓣口面积 $1.5 \sim 2.0 \ cm^2$ 时为轻度狭窄; $1.0 \sim 1.5 \ cm^2$ 时为中度狭窄; $< 1.0 \ cm^2$ 时为重度狭窄,平均压力差 $> 10 \ mmHg$,有明显胸闷气急症状。二尖瓣狭窄导致心室舒张期充盈受阻,左心室慢性容量负荷不足,左心室相对变小。严重狭窄时,每搏量和左心室舒张末容积均减少瓣口狭窄左心房排血受阻,左房压增高,左心房扩张,随之肺静脉压也上升,肺水渗漏增加,早期可由淋巴回流增加代偿,后期两肺基底部组织间肺水增加,肺顺应性降低,呼吸功增加,出现呼吸困难病情进展逐渐发生肺动脉高压,肺小血管内膜增生、中层增厚、血管硬化和狭窄、肺血管阻力增加、肺血流量减少,右心室后负荷增加引起右心功能不全并出现功能性三尖瓣反流。二尖瓣狭窄患者左心房扩张、常伴有心房颤动,部分有血栓形成。心动过速时,由于舒张期充盈时间缩短较收缩期更为显著,心排血量降低。此时心脏电复律常不能恢复窦性节律,且有可能导致左心房血栓脱落,发生致命的栓塞。

2. 二尖瓣关闭不全

二尖瓣关闭不全的严重程度可以用反流分数来分级,反流分数 ≤ 0.3 为轻度, $0.3 \sim 0.6$ 为中度, > 0.6 为重度。二尖瓣关闭不全时左心室收缩期血液除向主动脉射出外,部分血液反流回左心房,重者可达 $100 \ ml$,因此左心房容量和压力增高。最初左心泵功能增强,容量增大左心房扩大后, 75% 发生心房颤动。一旦左心室功能下降,可致每搏量减少、反流增加、肺淤血、肺动脉高压、右心室超负荷和心力衰竭。中、重度二尖瓣反流患者因为反流分数的显著增加不能耐受外周血管阻力显著增加。当反流分数超过 60% 时,出现心力衰竭症状,左房压、肺动脉压升高,肺充血。二尖瓣反流合并狭窄患者,左心房功能受损加快,右心衰竭出现较早,而合并心房颤动者,对心排血量的影响小于单纯二尖瓣狭窄患者。

3. 主动脉瓣狭窄

由于主动脉瓣瓣口面积降低,导致左心室后负荷增加和跨瓣压差增加,并随之出现一系列病理生理改变。主动脉瓣狭窄致左心室流出道梗阻,后负荷增加,心脏代偿性反应为左心室向心性肥厚,随着狭窄程度的加重,最终导致心脏功能失代偿。具体表现为收缩期室壁张力显著升高,左心室收缩功能降低，临床出现左心衰竭表现；过度肥厚心肌和左心室收缩压增加导致心肌氧耗大大增加，室内压升高超过冠状动脉灌注压，左心室心肌出现慢性心内膜下灌注不足或缺血，影响心肌收缩功能；心室肥厚使舒张期顺应性减退，导致舒张期充盈压升高和肺静脉压升高，导致肺水肿和左心衰竭。重度主动脉瓣狭窄的患者由于跨瓣压过大，冠状动脉灌注会严重受影响，围术期猝死风险高。主动脉瓣狭窄的严重程度基于平均跨瓣压梯度和瓣膜面积（表25-1）。

表25-1　主动脉瓣狭窄的严重程度

分　　级	主动脉喷射速度（m/s）	平均跨瓣压差（mmHg）	瓣膜面积（cm²）
轻度	<3	<25	≥1.5
中度	3～4	25～40	1.0～1.5
重度	4～4.5	40～50	0.7～1.0
极重度	>4.5	>50	<0.7

4. 主动脉瓣关闭不全

主动脉瓣关闭不全引起的反流量大小与反流面积、心脏舒张时间和体循环血管阻力有关。有效反流口面积（EROA）≥0.3 cm²或反流量>60 ml时为重度反流。主动脉瓣关闭不全的反流量与心率、舒张期时间有关；舒张期越长，反流量越大，心率增快，反流量减少，体循环阻力高，反流量增加，反之，反流量减少；因此，此类患者麻醉过程中心率的控制对维持血流动力学稳定尤为重要。

对于慢性主动脉关闭不全患者，由于舒张期血液长期由主动脉反流至左心室，致左心室容量负荷增加、舒张末室壁张力增加、左心室代偿性肥厚、扩大，慢性主动脉瓣关闭不全的心肌肥厚既有前负荷增加，又有后负荷增加，会导致做功增加，同时由于灌注相对减少，造成心肌慢性缺氧，心肌肥厚逐渐加重。长期左心室肥厚和扩大逐渐导致心肌间质纤维化，最终导致左心室功能减退，左心室功能失代偿，出现左心室舒张末压升高，收缩末容量指数增加，射血分数和短轴缩短率降低，心排血量降低。患者逐渐出现左心衰竭表现，重度主动脉瓣关闭不全由于舒张压显著降低，冠脉灌注压下降，而室壁张力增加，心肌肥厚使毛细血管相对供血不足，出现心绞痛症状左心室功能失代偿。急性主动脉瓣关闭不全时，左心室舒张期压力迅速升高，接近或超过主动脉舒张压。导致左房压和肺静脉压迅速升高，可导致急性肺水肿。

5. 三尖瓣狭窄

三尖瓣瓣口狭窄可致右心房淤血、扩大和右房压增高，由于体静脉系的容量大、阻力低、缓冲大，因此右房压在一段时间内无明显上升，直至病情加重后，静脉压明显上升，颈静脉怒张，肝大，可出现肝硬化、腹水和水肿等体循环淤血症状。由于右心室舒张期充盈量减少，肺血流量、左心房、左心室充盈量均下降，可致心排血量下降，体循环血量不足。

6. 三尖瓣关闭不全

三尖瓣关闭不全时收缩期血液反流至右心房，使右房压增高和扩大，右心室在舒张期还需接收来自右心房反流的血液，因此舒张期容量超负荷，心室扩大，当右心室失代偿时可发生体循环淤血和右心衰竭。

7. 肺动脉瓣病变

肺动脉瓣环扩大和肺动脉主干扩张，可引起功能性或相对性肺动脉瓣关闭不全。因瓣环扩大，右心容量负荷增加,最初出现代偿性扩张,当失代偿时可发生全身静脉淤血和右心衰竭。

(四)心肌病

心肌病是一组由于心肌的结构改变和心肌壁功能受损所导致心脏功能进行性障碍的病变。临床可表现为心脏扩大、心律失常、栓塞及心力衰竭等。病因一般与病毒感染、自身免疫反应、遗传、药物中毒和代谢异常等有关。按病理可分为扩张型心肌病、肥厚型心肌病和限制型心肌病等。

1. 扩张型心肌病

扩张型心肌病常常左、右心室损害程度不等,以左心室首先受累者居多。病情早期在心室等容收缩期左心室内压力上升速度减慢,射血速度也减慢,此期心搏量降低可被心率增快所代偿,心排血量尚可维持在正常范围,患者可以不表现出任何临床症状。随着病情发展,由于患者左心室持续处于排空不尽的状态,舒张末压增高,可逐步发展为充血性心力衰竭。左心房和肺静脉压力升高,继而出现肺动脉高压,肺小动脉病变可发生栓塞而使病情加重,最后导致右心衰竭。因此扩张型心肌病晚期常有严重的双心室功能衰竭。此外,右心衰竭除由左心衰竭发展而来外,也可是右心室心肌病变的后果。可见颈静脉压力升高,肝大,心室扩张,房室瓣环扩大,造成二尖瓣或三尖瓣关闭不全。

2. 肥厚型心肌病

梗阻性肥厚型心肌病是一种心肌非对称性肥厚的心脏病,通常肥厚位于室间隔,可造成左室流出道狭窄梗阻,在血容量降低、系统血管阻力降低时,可导致左心室容量降低,导致流出道梗阻加重,有可能发生猝死。另外,左心充盈压降低可能导致肥厚的心室顺应性降低,搏出量明显减少,因而此类患者保持充足的容量和前负荷非常重要。由于室间隔明显增厚和心肌细胞内高钙,使心肌对儿茶酚胺反应性增强,引起心室肌高动力性收缩,左室流出道血流加速。因该处产生负压效应("文丘里"效应),吸引二尖瓣前叶明显前移,发生收缩期前向移动(SAM),靠近室间隔,造成左室流出道进一步狭窄和二尖瓣关闭不全,形成左室流出道收缩期压力阶差。压力阶差可引起反复室壁张力增高和心肌需氧量增加,导致心肌缺血坏死和纤维化,从而形成恶性循环,引起心力衰竭。由于主动脉舒张压降低,左室舒张末压增高,冠脉充盈随之降低,使心室壁内血液减少。收缩期负荷增加,使舒张充盈时间推迟,室腔变窄使左室充盈负荷降低,心肌纤维蛋白异常增生使心肌去收缩性能降低,心肌间质纤维增多和肌纤维排列紊乱使室壁僵硬度增加,从而降低心室舒张速度,影响心室舒张功能。

3. 限制型心肌病

限制型心肌病的发病机制至今仍不清楚,可能与多种因素有关,如病毒感染心内膜、营养不良、自身免疫等。近年研究认为嗜酸性粒细胞与此类心肌病关系密切。嗜酸性粒细胞颗粒溶解,氧化代谢增高,并释放出具有细胞毒性的蛋白,主要是阳离子蛋白,可损伤心肌细胞,并作用于肌浆膜和线粒体呼吸链中的酶成分,心内膜心肌损伤程度取决于嗜酸性粒细胞向心内膜心肌浸润的严重程度和持续时间。此外,这种脱颗粒中释放的阳离子蛋白还可影响凝血系统,易形成附壁血栓,也可损伤内皮细胞,抑制内皮细胞生长。嗜酸性粒细胞浸润心肌引起心肌炎,炎症的分布主要局限于内层,可由心肌内微循环的重新排列来解释。因此相继进入坏死和血栓形成期,最终进入愈合和纤维化期。此外,部分病因未明的患者,表现为心室舒张期松弛障碍和充盈受限,患者的心内膜增厚或纤维化也原因不明,也伴有嗜酸性粒细胞增多症。其中多数患者具有心肌纤维化,此即原发性(或特发性)限制型心肌病。据报道,本病有时呈家族性发病,可伴有骨骼肌疾病和房室传导阻滞。

第二节　常见心血管疾病对心功能的影响

一、冠心病对心功能的影响

冠脉供血不足区域的局部可表现心室壁节段性运动障碍,或收缩期膨出,严重时可在压力作用下形成室壁瘤,从而导致心功能显著下降。缺血时间越长,膨出范围越扩大,心肌收缩舒张越低,可致心泵功能减弱,心排血量减少,严重者出现心力衰竭;95%心肌梗死局限于左室的某部位,承受收缩期高压力和较大的血流剪切应力冲击;冠状动脉粥样硬化以及各种原因引起冠状动脉损伤时,冠状动脉狭窄、血栓形成、血流受阻、血流量下降、含氧量下降。增加心肌耗氧的因素有:① 心率加快,增快次数越多,耗氧量越大,且因心室舒张期缩短,可影响血液充盈和心肌灌注;② 心肌收缩力增强,耗氧量增加;③ 心室壁收缩期或舒张期张力增加,都使氧耗量上升。Killip分级可用于评估急性心肌梗死患者的心功能状态,一般分为4级:Ⅰ级:无肺部啰音和第三心音;Ⅱ级:肺部有啰音,但啰音的范围小于1/2肺野;Ⅲ级:肺部啰音的范围大于1/2肺野(肺水肿);Ⅳ级:休克。

二、瓣膜病对心功能的影响

(一)主动脉瓣狭窄

严重主动脉瓣狭窄患者的心脏症状有心绞痛、心力衰竭和晕厥,而患者的常见主诉为运动耐量下降和劳力性呼吸困难。主动脉瓣狭窄会引起收缩期喷射性杂音,在胸骨上缘右侧最为清楚,常放射至颈部。可见颈动脉搏动延迟和S2矛盾分裂,运动会增加心率并减轻主动脉狭窄杂音。可能会见到的异常包括左心室肥厚,常常伴有劳损(ST-T改变),心电轴左偏或左束支传导阻滞。

主动脉瓣狭窄的患者有心律失常、心力衰竭、心肌缺血和由冠心病发展而来的梗死或氧供需失衡,而导致发生猝死的风险。无论有无其他危险因素,主动脉硬化或主动脉瓣狭窄的患者需要评估是否患有冠心病。

(二)主动脉瓣关闭不全

容量负荷或潜在的慢性缺血可引起左心室肥厚伴ST-T改变。左心房肥大和心电轴左偏伴随房性或室性期前收缩并不少见。患者的典型症状是脉压增大(正常或收缩期血压升高及舒张期血压降低),表现为水冲脉(伴有颈动脉异常搏动)。Musset征为心脏搏动时做点头动作,Duroziez征是指股动脉部分压迫时听到收缩期和舒张期杂音。Quincke征是指当脉压增大时,可见端或唇部的毛细血管搏动。Müller征是指悬雍垂收缩期搏动。

(三)二尖瓣狭窄

患者如有呼吸困难、疲劳、端坐呼吸、肺水肿和咯血等病史。这些症状是由左房压力升高及心排血量降低导致的。左心房扩大会造成心房颤动,从而可能引起心力衰竭和慢性血栓形成。心房颤动患者需要抗凝以避免左房血栓。心动过速降低心排血量。重度狭窄会导致肺动脉高压和右心衰竭。S2亢进提示肺动脉高压。持续握力运动增加心率和血压,并增强杂音。

（四）二尖瓣反流

二尖瓣反流在缺血或梗死时是急性的，也可以与二尖瓣狭窄、二尖瓣脱垂、结缔组织病或心肌病等共同慢性存在。典型过程是逐渐进展的，到晚期发生左心室功能不全之后才出现症状。可出现劳累、呼吸困难和心房颤动。严重反流时响亮的杂音伴有震颤（≥4级）的特异性为91%，但是敏感性仅为24%。严重反流罕见伴有1～2级杂音；但是3级杂音时反流程度不等。慢性二尖瓣反流围术期耐受性一般较好，除非有其他瓣膜病（如二尖瓣或主动脉瓣狭窄）或伴有左心室功能不全。

（五）三尖瓣反流

三尖瓣反流伴有全收缩期杂音，在胸部正中的左缘或右缘、心包区听得最清楚。右心室显著增大时，甚至在心尖部能听到杂音。杂音很少放射，不伴有震颤。但是，三尖瓣关闭不全的杂音即使反流严重时也常常很柔和或听不到。增加静脉回流的方法（如抬高腿、运动、按压肝）会增强三尖瓣反流的杂音。期前收缩和舒张期延长时杂音也会增强。与此相反，减少静脉回流（站立或者应用硝酸酯类药物）会减轻杂音。肺动脉高压患者的杂音强度会随肺动脉压的改变而改变。

三、肥厚型心肌病对心功能的影响

以前称为梗阻性肥厚型心肌病，在此之前认为是特发性肥厚型主动脉瓣下狭窄，有家族遗传性。此类患者常为年轻男性，可以无杂音及症状。降低舒张期容量或增加收缩力的做法会增强杂音。被动腿抬高和蹲踞减轻杂音，而Valsalva动作增强杂音。无高血压的健康人若有左心室肥厚或ST段及T波异常时，应考虑超声心动图检查。患者有发生心律失常所致心脏猝死的危险。

四、缩窄性心包炎对心功能的影响

由于心脏长时间受坚硬纤维壳束缚和压迫，跳动受限，心肌可出现不同程度萎缩、纤维变性、脂肪浸润和钙化，收缩力减弱，舒张期心室充盈不全、心室压上升而容量减少，导致心排血量下降，脉压缩小，心脏本身和全身供血障碍，心率代偿加快心脏腔静脉回血受阻，尤以腔静脉入口和房室环瘢痕狭窄者，回心血量严重受阻，可致上腔静脉压增高，头、面、上肢、上半身血液淤滞和水肿；如果下腔静脉回流严重受阻时，腹腔脏器淤血肿大，下肢肿胀，胸、腹腔渗液。超声心动图为非特异性改变，可见心包增厚，心室壁活动受限，下腔静脉及肝静脉增宽等征象。

五、主动脉缩窄对心功能的影响

对心脏的影响为克服狭窄带来的外周阻力增加，心脏代偿性高功能状态，心肌收缩力加强，心室壁张力增加。心肌细胞蛋白合成加速，心肌肥大，由于心肌肥大，使毛细血管与肥大心肌纤维距离加大，氧和营养物质弥散困难，另外肥大细胞中线粒体减少，使心肌缺氧，长期高血压机械刺激使冠状动脉发生粥样动脉硬化与纤维增生,也使心肌供血不足,心肌肥厚引起冠状动脉阻力增加,血流量减少,耗氧量增加,心肌和心室舒张顺应性降低,僵硬度增加,影响心脏舒张期充盈率,心脏逐渐发生代偿性失调发展为心力衰竭。

第三节　常见心血管疾病的术前评估与准备

一、一般原则

决定患者是否需要在术前做进一步评估主要应该从两方面考虑,一是手术的风险程度,另一个是患者自身心血管疾病的严重情况,从风险/受益两方面进行权衡。做进一步评估的目的是判断是否需要在非心脏手术之前进一步处理和治疗心脏疾病,以获得更好的手术时机。而对于那些经评估之后可以耐受手术的,则可以避免不必要的停手术,贻误治疗时机。AHA/ACC 指南中指出了一些常见的活动期心脏病(高危风险),例如① 不稳定型冠状动脉综合征,即不稳定型或严重的心绞痛(CCA 心绞痛分级 III 或 IV 级)急性心肌梗死(1 周以内)或近期心肌梗死(发生心肌梗死 1 周到 1 月)同时伴有心肌缺血的危险因素;② 失代偿心力衰竭,纽约心功能分级(NYNA)心功能 4 级或急性心力衰竭;③ 严重心律失常,如高位房室传导阻滞(AVB),II 度 II 型 AVB,III 度 AVB;有症状的室性心律失常,室上性心律失常(包括心房颤动)伴无法控制的室性心率(静息状态下室性心率大于 100 次/min),有症状的心动过缓,新出现的室性心动过速;④ 严重瓣膜病,如严重的主动脉瓣狭窄(平均压力梯度大于 40 mmHg,主动脉瓣口面积小于 1.0 cm² 或有明显的临床症状),严重的二尖瓣狭窄(进行性加重的劳累性呼吸困难,劳累性晕厥或心力衰竭)。这些合并活动期心脏病的患者无论手术与否,围术期死亡风险都很高,所以在需要择期手术时应推迟手术进一步评估,一般需要先治疗活动期心脏病。

相对中危的心血管风险因素包括:① 缺血性心脏病:心肌梗死史、运动试验阳性史、使用硝酸甘油、继发于冠脉缺血的胸痛或 ECG 有异常 Q 波;② 充血性心力衰竭:心力衰竭病史、肺水肿、夜间阵发性呼吸困难、外周水肿、双肺啰音、第三心音 S3 增强或 X 线显示肺血流重新分布;③ 脑血管疾病:短暂脑缺血发作或卒中病史;④ 术前使用胰岛素治疗的糖尿病;⑤ 肾功能不全:术前肌酐大于 170 μmol/L(正常值 40～120 μmol/L)。存在一种或以上的较大的临床风险的活动性心脏病,可能需要推迟或取消手术,但急诊手术除外。而高龄(≥70 岁),左心室肥大、束支传导阻滞、ST-T 改变等异常心电图,无血流动力学明显影响的非窦性心律(心房颤动、起搏心律),未控制的高血压等归于低危风险因素,一般不必推迟手术。

对于处于代偿期的心血管疾病患者,需要评估患者的心肺储备功能,即使高龄或存在冠心病的无症状患者,如果每日可跑步 30 min 的,仍然提示心肺储备功能良好,可以手术,而对于无心血管疾病病史但存在临床高风险因素的运动耐量差的患者,应进一步评估心肺储备功能,如心肺联合运动试验,平板法测定等,假定一名 40 岁,体重 70 kg 的男性在休息状态下基础耗氧量(metabolic equivalents, METs)是 3.5 ml/(kg·min),如患者的储备功能不足 4 个 METs 则提示心肺储备功能下降,围术期风险高。

二、某些特定心血管疾病在实施非心脏手术术前的处理原则

（一）冠心病

非心脏手术后发生主要不良心血管意外的风险通常与患者的冠心病病变程度有关。近期急性心肌梗死（1个月内）会显著增加围术期死亡率。对于冠心病患者的评估，一般可以参照以下流程（图25-1），进行7步法评估。

步骤1：对于有冠心病或冠心病危险因素并拟行手术的患者，首先评估手术的紧急性。如果情况紧急，需先明确有可能影响围术期管理的临床危险因素，然后在合理的监测和治疗下进行手术。

步骤2：如果手术较紧急或为择期手术，首先需明确患者是否有急性冠脉综合征；如果有，则根据不稳定型心绞痛/非ST段抬高型心肌梗死和ST段抬高型心肌梗死的临床实践指南进行指南导向的药物治疗（guideline-directed medical therapy, GDMT）。

步骤3：如果患者有冠心病的危险因素，但病情稳定，则需结合非心脏手术的心脏风险分级评估

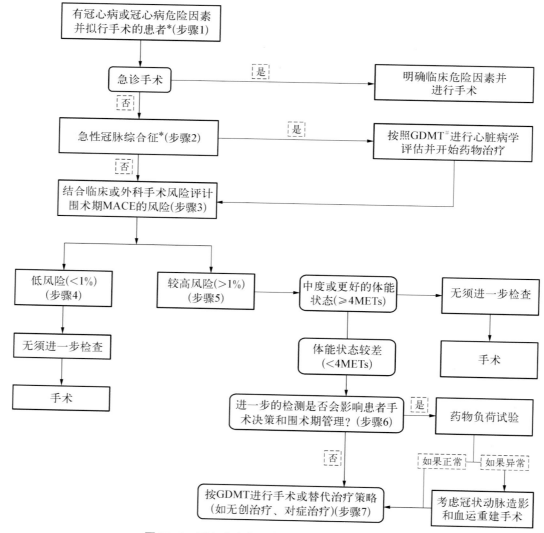

图25-1　冠心病患者围术期心脏评估及处理流程

围术期主要心血管不良事件(major adverse cardiovascular events, MACE)(表25-2)。比如,对于低风险的手术(眼科手术),即使合并多种危险因素,患者的MACE风险仍然较低;而对行大血管手术的患者,即使合并较少的危险因素也可能使MACE的风险升高。

步骤4:如果患者出现MACE的风险较低(<1%),不需要进一步检测,患者可以开始手术。

步骤5:如果患者出现MACE的风险较高,则需要评估患者体能状态(FC),如果患者具有中度、较好或优秀的FC(≥4 METs),不需要进一步评估即可进行手术。

步骤6:如果患者FC较差(<4 METs或未知,临床医师应咨询患者和围术期团队,以明确进一步的检测是否会影响患者手术决策和围术期管理[如选择原来的手术或术前需要接受冠脉搭桥手术(coronary artery bypass graft, CAGB)或经皮冠脉介入手术(percutaneous coronary intervention, PCI)的治疗]。如果有影响,可行药物负荷试验。对于FC未知的患者,也可行运动负荷试验。如果负荷试验结果异常,可根据结果的异常程度,考虑冠状动脉造影和血运重建手术;之后患者可在GDMT下进行手术,也可考虑替代治疗,如无创治疗(如癌症的射频治疗)或对症治疗。如果负荷试验结果正常,可根据GDMT进行手术。

步骤7:如果检测结果不影响患者手术决策和围术期管理,可按GDMT进行手术或考虑替代治疗,如无创治疗(如癌症的射频治疗)或对症治疗。

对于必需急症手术的心血管疾病患者而言,原则上无绝对手术禁忌。因为需要手术治疗的原发病或病理状态如不能及时解除,不仅加重患者的痛苦,而且可加重原有内科疾病,甚至诱发急性心肌梗死或脑血管意外。对于此类患者术前应请心内科医师和麻醉医师共同会诊,通过会诊由内科医师明确心血管疾病的严重程度、心功能状态及今后的治疗方向;由麻醉医师对患者的全身及心功能状态做出进一步的评估与分级,确定围术期的危险程度,制订术中麻醉管理及术后监测治疗方案并实施。

(二)失代偿性心力衰竭

失代偿性心力衰竭是心脏的高危状态,应推迟择期手术。心室释放脑钠肽(brain natriuretic peptide, BNP)有助于评估有可疑失代偿心力衰竭的患者。所有心力衰竭或可疑心力衰竭的患者都应在术前做心电图、电解质、尿素氮和肌酐检查,可能的话测定BNP。胸片有助于诊断可疑的肺水肿或心力衰竭失代偿。用超声心动图客观测量左心室射血分数(left ventricular ejection fraction, LVEF),对心室收缩和舒张功能的评估很有帮助,正常的LVEF大于50%,41%～49%为轻度心力衰竭,26%～40%为中度心力衰竭,低于25%为重度心力衰竭。有Ⅲ或Ⅳ级心力衰竭的患者,进行全麻或者中度至高度风险手术之前有必要进行心脏科会诊。患者状况稳定时即可在麻醉监护下接受低风险手术。

(三)严重心律失常

并不是所有的心律失常都需要停手术进行进一步评估,但有如下情况的,围术期风险很高,对于非急诊手术需要考虑先评估和确定是否需要调整心脏疾病的治疗方案,如:重度房室传导阻滞(Ⅱ度Ⅱ型或Ⅲ度房室传导阻滞),评估是否需要安置临时起搏器;伴有心脏基础疾病的有症状的室性心律失常、心室率不能控制的室上性心律失常(HR>100次/min)、有症状的窦性心动过缓、新发的室性心动过速等是否需要追加24 h动态心电图检查,明确心律失常发生的频率和具体的情况,是否可以通过调整近期的药物治疗获得症状的改善,如有改善的可能应当延期手术,先治疗当前的严重心律失常获得更好的手术时机。

（四）严重的瓣膜病

对于心脏瓣膜疾病的患者其麻醉安危主要取决于其病变性质及心功能损害程度。麻醉前应注意瓣膜病变是以狭窄为主还是以关闭不全为主，其对血流动力学造成的影响及对肺循环的影响。严重主动脉瓣狭窄对非心脏手术最为危险，可造成明显的心肌缺血，如有症状，择期非心脏手术通常应取消或推迟，对于限期手术，择期手术前患者应行主动脉瓣置换术；如主动脉瓣狭窄严重但无症状，近1年未行瓣膜评估者应取消或推迟手术完成评估，如患者换瓣手术风险大或因严重的内科疾病不宜做换瓣手术，可做经皮穿刺主动脉瓣球囊扩张术，为患者创造非心脏手术的机会。二尖瓣轻度或中度狭窄时，应控制好围术期心率：因左室舒张末期充盈的减少伴有心动过速，可致肺充血；非心脏手术前一般不推荐外科手术纠正二尖瓣狭窄，除非二尖瓣狭窄严重，高风险手术前可行二尖瓣球囊扩张或换瓣。永久或持续心房颤动的患者具有血栓栓塞的高风险，考虑术前和术后静脉注射亚剂量的肝素或皮下注射低分子肝素抗凝。主动脉瓣反流应注意容量控制和减轻心脏后负荷，严重主动脉瓣反流心率不能过慢，因为舒张期的延长会增加反流量。如胸外科手术在瓣膜置换术前进行，术前应维持其内科治疗用药，如术前已用洋地黄类药物应继续应用至术日，以增强其心功能，但需注意检查与维持水电解质的平衡，尤其要注意防止低血钾。术前用药应加强镇静、镇痛，以防焦虑、紧张所致急性心功能不全。对严重二尖瓣或主动脉瓣狭窄的患者术前禁忌用阿托品，以防心率增快使每搏量进一步下降致低血压，甚至心力衰竭。主动脉瓣狭窄或关闭不全的患者，均易发生心肌缺血。

（五）心脏风险分级

心血管风险考虑是否延期手术的另一个因素是手术的心血管风险大小，按照美国心脏病学会/美国心脏协会（ACC/AHA）指南提示的分级方法，可以将手术风险分为高风险、中度风险和低风险三级（表25-2）。

表25-2　ACC/AHA指南关于非心脏手术的心脏风险分级

高风险（主要心血管不良事件通常大于5%）	主动脉及主要大血管手术
	外周血管手术
中度风险（主要心血管不良事件一般为1%～5%）	颈动脉内膜剥离术
	头颈外科手术
	腹腔内和胸腔内手术
	矫形外科
	前列腺手术
低风险*（主要心血管不良事件一般小于1%）	门诊手术
	内镜手术
	浅表手术
	白内障手术
	乳腺手术

注：主要心血管不良事件（major adverse cardiovascular events, MACE）（主要包括三个终点事件：心血管死亡、心肌梗死和卒中。*术前一般不需要进一步的心脏检查。

（六）心脏储备功能评估方法

1. 纽约心脏协会（NYHA）对患者的健康状况进行分级

Ⅰ级：体力活动不受限；日常活动不引起疲劳、心悸或晕厥。

Ⅱ级：体力活动轻度受限；日常活动可引起疲劳、心悸或晕厥。

Ⅲ级：体力活动显著受限；轻于日常活动的行为即可引起疲劳、心悸或晕厥；静息时无症状。

Ⅳ级：不能进行任何体力活动；静息时即有症状。

2. 代谢当量（metabolic equivalent, MET）评估（体能状态）（表25-3）

表25-3　代谢当量评估

代谢当量	内　　容
1 MET	各种活动能量需要的估测值 照顾自己 吃饭、穿衣或使用卫生间 室内散步 在平路上以3.2～4.8 km/h的速度行走1～2个街区
4 METs	在家里干轻活，如吸尘、洗碗 上一段楼梯或爬上小山坡 以6.4 km/h的速度在平地行走 短距离跑步 在家里干重活，如擦地板、提重物或搬重家具 适当进行娱乐活动，如高尔夫球、保龄球、跳舞、网球双打、棒球或足球
> 10 METs	参与剧烈运动，如游泳、网球单打、足球、篮球或滑雪

注：通过患者活动情况，对低氧的耐受能力，来衡量患者的心功能。

1～4 MET：仅能自己穿衣吃饭如厕，平地慢走（3～4 km/h）或稍活动，甚至休息时即发生心绞痛属于高危患者。

4～7 MET：能上三层楼，平地走6 km/h——可耐受中等手术。

7 MET：能短距离跑步，短时间玩网球或打篮球——可胜任大手术。

（七）常用心脏风险评分表（表25-4）

表25-4　Goldman心脏风险指数评分

项　　目	内　　容	记　　分
病史	心肌梗死 < 6个月 年龄 > 70岁	10 5
体检	第三心音奔马律、颈静脉怒张等心力衰竭表现 主动脉瓣狭窄	11 3
心电图	非窦性节律，术前有房性期前收缩 持续室性期前收缩 > 5次/min	7 7
一般内科情况差	PaO_2 < 60 mmHg，$PaCO_2$ > 50 mmHg，K^+ < 3.0 mmol/L，BUN > 18 mmol/L，Cr > 260 mmol/L，SGOT升高，慢性肝病及非心脏原因卧床	3
胸腹腔或主动脉手术		3

（续表）

项　　目	内　　容	记　分
急诊手术		4
总计		53

Goldman计分共分5级：1级：0～5分，死亡率为0.2%；2级：6～12分，死亡率为2%；3级：13～25分，死亡率为2%；4级：26分，死亡率为>56%；5级：大于26分，5级患者只宜施行急诊手术。

（八）常用的辅助检查

1. 心电图

心电图是众多的检查方法中最简单、最常用的方法。临床用于了解心肌供血情况，对心肌梗死进行定位诊断，动态观察心肌缺血、坏死范围和程度的变化情况。诊断心律失常，在胸痛时检查心电图，了解胸痛的原因。根据心电图特征，可直接做出诊断的心血管疾病有房室传导阻滞、束支阻滞、心房颤动等。

2. 超声心动图（心脏彩超）

超声心动图在心血管疾病诊断方面仅次于心电图而被广泛应用。超声心电图可实时、直观显示心脏结构（心壁厚薄、心腔大小、心脏瓣膜启闭等）；可观察心壁运动情况（运动幅度、协调性，测定心功能）；可以辅助诊断冠心病，对于先天性心脏病、风湿性心脏病、心肌病等心肌器质性病变的诊断有重要的参考价值。

除超声心动图，颈动脉血管超声也越来越多地被用于冠心病的诊断，颈动脉就是全身动脉的窗口，动脉粥样硬化是一种全身性疾病，颈动脉粥样硬化与冠状动脉粥样硬化有着密切联系，用超声观察颈动脉内膜中层厚度，可以判断全身动脉硬化的趋势。

3. 不作为常规，但在特殊情况下需要追加的辅助检查

（1）冠状动脉CTA与冠状动脉造影　目前冠状动脉CTA是诊断冠心病直接、可靠、特异性较高的一种方法，可以直接显示冠状动脉血管是否存在狭窄，有无钙化，以及狭窄的程度和部位等。而冠状动脉造影是冠心病诊断的"金标准"，在X线透视引导下经导管使冠状动脉显影，以了解冠状动脉的走行及管腔的大小，能较明确地揭示冠状动脉的解剖畸形及其阻塞性病变的位置、程度与范围，另外还可以了解冠状动脉的血流，同时可给予相应的治疗，如支架植入术等。但值得注意的是，并非所有的冠心病患者都需要术前冠脉造影，有时不必要的冠脉造影可能反而造成冠状动脉内皮激惹，加重患者的围术期心肌缺血风险。循证医学对是否需要冠状动脉造影等有创操作给出了一些建议，麻醉医师可以有所参考，但最终的治疗选择是需要辩证考虑的，既需要指南和循证又不能机械地照搬和套用，表25-5对于术前需要进行有创冠状动脉造影检查的情况进行了推荐。

表25-5　对于术前进行需要进行有创冠状动脉造影检查的推荐

推　　荐	推荐等级	证据
围术期患者接受冠脉造影及血运重建的适应证与非手术背景的患者相同	I	C
若患者存在急性ST段抬高型心肌梗死，且接受非急诊、非心脏手术，推荐行急诊冠脉造影	I	A
若非ST段抬高型急性冠脉综合征（NSTE-ACS）患者接受非急诊、非心脏手术，根据风险评估推荐行急诊或早期介入治疗	I	B

（续表）

推　　荐	推荐等级	证据
若患者诊断有心肌缺血伴不稳定胸痛,且接受适宜治疗,近期接受非急诊、非心脏手术,推荐行术前冠脉造影	I	C
若患者心脏状况稳定,且接受非急诊颈动脉内膜切除术,可考虑行术前冠脉造影	Ⅱb	B
若患者心脏状况稳定,且接受低危手术,不推荐术前冠脉造影	Ⅲ	C

（2）心肌灌注同位素显像以及药物负荷试验　心肌灌注同位素显像(ECT)能显示心脏的结构、形态,通过心脏血池的扫描,准确测定心功能;通过代谢扫描,了解心肌存活情况。非心脏手术前的无创药物负荷试验目前也不建议常规使用,仅对于非心脏手术心脏风险高危且体能状态差的患者($< 4 \, METs$),如果试验结果会改变治疗方案,应进行无创药物负荷试验(多巴酚丁胺负荷超声心动图或药物负荷心肌灌注成像),对于心脏风险低危的非心脏手术的患者,常规使用无创负荷试验筛查是不推荐的(表25-6)。

表25-6　对于超声负荷试验的推荐

推　　荐	推荐等级	证据
若患者存在2个以上风险因素,FC<4,且近期接受高危手术,推荐超声负荷试验	I	C
若患者存在1个或2个风险因素,FC<4,且近期接受中高危手术,可考虑超声负荷试验	Ⅱb	C
无论患者是否存在临床风险,不推荐在低危手术前行超声负荷试验	Ⅲ	C

（九）需推迟的手术

前文说到根据患者病情和手术大小两方面因素权衡利弊后可以决定是否手术,在决定哪些情况需要推迟手术时可以参照图25-2推荐的流程(5步评估法)。

（十）评估发现问题的处理和准备

对于患者日常口服的心血管治疗药物的调整,需要在术前明确是否需要停药或者如何调整用药。

1. β受体阻滞剂

术前已经服用β受体阻滞剂的缺血性心脏病患者应继续服用常规剂量,包括手术日晨和整个围术期,以尽量减少心动过速或局部缺血。不建议预防性使用β受体阻滞剂,除非心内科会诊后认为有非常明显的指征。

2. 他汀类药物

术前已服用他汀类药物的患者应在整个围术期内继续服用。需要他汀类治疗但未开始服用的患者,建议术前开始他汀类药物治疗。

3. 阿司匹林

对于大多数预防性服用阿司匹林的心血管疾病患者,可以维持到非心脏手术术前5～7天,在围术期大出血风险过去后重新开始治疗。对特定类型的外科手术(如颈动脉、末梢血管或心脏手术)和PCI术后接受双重抗血小板治疗(阿司匹林+$P2Y_{12}$受体阻滞剂,如氯吡格雷、普拉格雷、替卡格雷)的

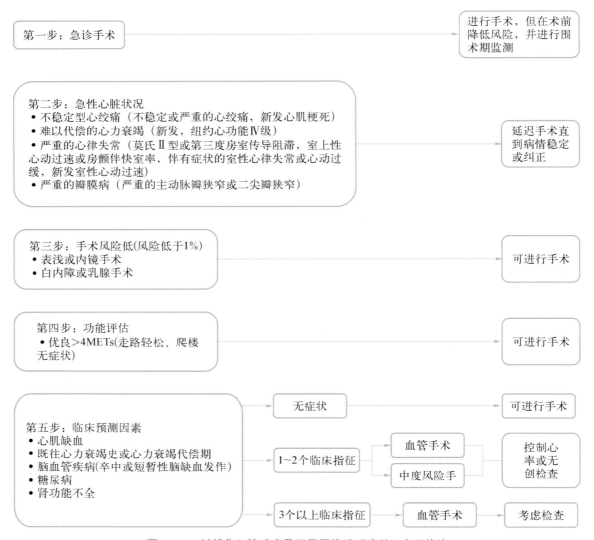

图25-2　判断非心脏手术是否需要推迟手术的5步评估法

患者,围术期阿司匹林的治疗方案有所不同：① 颈动脉手术：美国神经学学会（ANN）和美国胸外医师学会（ACCP）的指南共识推荐阿司匹林用于有症状的和无症状的颈动脉内膜剥除术（CEA）患者。推荐在CEA之前开始服用阿司匹林,无禁忌证时应于术后继续服用。阿司匹林抗血小板治疗应用于CEA术后有很多研究,颈动脉斑块去除后,通常情况下采用阿司匹林进行术后治疗即可。对于阿司匹林过敏的患者,氯吡格雷可用作替代药物；② 外周血管手术：对于其他部位动脉粥样硬化斑块（如下肢）的患者,任何使用抗血小板药物或添加其他抗血栓药物的决定,都需要基于双重抗血小板治疗或三重抗血小板治疗适应证的个体化决策；③ 心脏手术：所有心血管疾病患者（CVD）均应终生接受阿司匹林预防缺血性心血管事件。因此,大多数CABG患者建议服用阿司匹林直至手术日。对于新诊断CVD（尚未服用阿司匹林）和需行CABG的患者,术前是否开始服用阿司匹林治疗应个体化处理,应权衡手术延迟时间、手术出血风险以及术前启动药物治疗的潜在风险。如果手术等待超过5天,多数情况会启用阿司匹林治疗。如果等待时间不到5天,开始使用阿司匹林的决定需要平衡过量出血的风险与潜在的益处；④ 经皮冠状动脉介入治疗：对于植入药物洗脱支架或裸金属支架后初始4～6周但需要行紧急非心脏手术的患者,应继续双联抗血小板治疗,除非出血的相对风险超过预防支架内血栓形成的获益。对于植入冠脉支架但必须停止P2Y$_{12}$受体阻滞剂才可以手术的患者,在可能的情况下推荐继续使用阿司匹林,术后应尽快开始P2Y$_{12}$受体滞剂治疗。

4. 血管紧张素转换酶抑制剂和血管紧张素受体阻滞剂

血管紧张素转换酶抑制剂(ACEI)和血管紧张素受体阻滞剂(ARB)在围术期继续使用主要的风险顾虑是可能引起围术期低血压,一般建议手术当天早晨暂停给药。如果患者血流动力学不稳定、血容量不足或肌酐急性升高,则需要暂停ACEI和ARB。

5. 可乐定

长期服用可乐定的患者应继续服用,突然停药可诱发反弹性高血压。

6. 其他心血管药物

围术期建议继续使用大多数其他长期服用的心血管药物,如钙通道阻滞剂、地高辛和利尿剂。

(十一)争议问题的处理

1. 心肺同期手术有无必要

对于合并心脏疾病的肺癌患者是否需要进行同期手术还存在不少争议,由于肺癌手术为限期手术,而心脏疾病的外科治疗可能会使肺部手术治疗延期,并且二者同为胸腔内手术,分期手术可能造成后期手术粘连手术难度增加等问题,目前心肺同期手术治疗方面的研究还很少,迄今报道最大一组心肺同期手术的病例,手术死亡6.3%,近9%需要再次开胸止血,术后总的5年生存率仅42%,似乎并不支持心肺同期手术能获得较好的远期效果。不过,从另一角度考虑,心肺同期手术虽然相对增加了手术风险,但避免了分期手术的不足,纠正心脏病变的同时及时切除肺部肿瘤减少患者住院费用和二次麻醉及手术的痛苦,对于肺部肿瘤和严重心脏疾病者,手术方式应个体化,同期手术应慎重选择,对于心功能差、手术复杂的心脏疾患应考虑分期手术。

2. 常见合并疾病的处理目标和控制

(1)糖尿病 围术期糖尿病治疗的目标包括避免低血糖和严重的高血糖。手术当天降糖药物治疗推荐病情不严重的住院患者空腹血糖值小于55.56 mmol/L。

(2)高血压 最新高血压定义为2次及2次以上测得血压高于130/80 mmHg,此次高血压标准的降低引起不少争议,目前影响还有待进一步评估。一般来说,围术期高血压治疗目的是保护靶器官功能,高血压患者在手术前应坚持抗高血压治疗,最好手术前数日换用长效降压药物并在手术当天早晨继续服药。急诊手术前有高血压病史的患者一般不需为控制血压而延期手术。特别是轻中度原发性高血压且不伴代谢紊乱或心血管系统异常时不需延期手术。即使是3级高血压(血压≥180/110 mmHg),因降压治疗而延期手术也未必获益,应权衡延期手术的利弊再做决定。

(3)肾功能不全 对于肾功能不全实施肾脏替代治疗的患者,应确定术前肾脏替代治疗时间表,手术最好在透析后24 h内进行。择期手术中,最好在手术期前24 h内进行透析,但由于急性容量减少和电解质改变,不应在术前即刻进行。透析可以纠正容量负荷、高钾血症和酸中毒,但透析也可能造成液体和电解质(钠、钾、钙、磷)失衡、胞内外的电解质移动,需要密切观察。

(4)贫血 贫血可导致围术期死亡率增加,患者血红蛋白至少应大于60 g/L,否则择期手术应延期以寻找贫血的原因。如患者拒绝围术期输血或贫血患者进行择期手术预期大量失血时,应当推迟手术并且给予重组人促红细胞生成素和铁剂治疗以提升储备能力。

（5）心脑血管意外史　近期发生卒中或短暂的神经系统损伤，尤其是一个月内发生的脑卒中，需要考虑延期手术，否则围术期卒中风险很高，推荐至少延期至42天至3个月以上。卵圆孔未闭引发的脑梗死需要对未闭的卵圆孔进行修补避免空气栓塞。房颤及心脏人工瓣膜后左心房或心室可能存在血栓形成风险的，要注意预防脑梗死，择期手术前需要进行1个月或3个月的抗凝治疗。心房颤动（慢性或新发）是围术期卒中的常见病因。

（6）颈动脉狭窄　颈动脉狭窄是由颈动脉内膜产生粥样硬化性斑块从而导致管腔狭小，对于有症状的颈动脉狭窄，且无创检查颈动脉狭窄度 ≥ 70%或血管造影发现狭窄超过50%的，应当考虑先行颈动脉内膜剥脱术或颈动脉支架成形术治疗。

（李琼珍　吴镜湘）

参 考 文 献

[1] Fleisher L A, Beckman J A, Brown K A, et al. ACC/AHA 2007 guidelines on perioperativecardiovascular evaluation and care for noncardiacsurgery. J Am Coll Cardiol, 2007, 50(17): 1707−1732.

[2] Januzzi J L Jr, Camargo C A, Anwaruddin S, et al. The N-terminal Pro-BNP Investigation of Dyspnea in the Emergency Department (PRIDE) study. Am J Cardiol, 2005, 95(8): 948−954.

[3] Criteria Committee of the New York Heart Association. Nomenclature and Criteria For Diagnosis of Disease of the Heart and Great Vessels, 9th ed. Boston: Little, Brown, 1994.

[4] Levine G N, Bates E R, Bittl J A, et al. 2016 ACC/AHA guideline focused update on duration of dual antiplatelet therapy in patients with coronary artery disease; A report of the American college of cardiology/American heart association task force on practice guidelines. J Thorac Cardiovasc Surg, 2016, 152(5): 1243−1275.

[5] Fleisher L A, Fleischmann K E, Auerbach A D, et al. 2014 ACC/AHA guideline on perioperative cardiovascular evaluation and management of patients undergoing noncardiac surgery; Executive summary; A report of the American college of Cardiology/American heart association task force on practice guidelines. J Nucl Cardiol, 2015, 22(1): 162−215.

[6] Kristensen S D, Knuuti J. New ESC/ESA guidelines on non-cardiac surgery; Cardiovascular assessment and management. Eur Heart J, 2014, 35(35): 2344−2345.

[7] Butee de la Riviere A, Knaeper P, Van Swieten H, et a1. Concomitant open heart surgery and pulmonary resection for lung cancer. Eur J Cardio thorac Surg, 1995, 9(6): 310−314.

[8] London M J. Preoperative administration of angiotensin-converting enzyme inhibitors or angiotensin ii receptor blockers; Do we have enough "vision" to stop it ? Anesthesiology, 2017, 126(1): 1−3.

[9] Garber A J, Moghissi E S, Bransome E D Jr, et al. American College of Endocrinology position statement on inpatient diabetes and metabolic control. Endocr pract, 2004, 10(1): 77−82.

第26章
肺部疾病与肺功能

肺部疾病包括肿瘤、慢性阻塞性肺疾病等。现如今，绝大多数肺部肿瘤的患者需要接受手术治疗；而手术的患者也常常合并一些慢性的肺部疾病，如肺气肿、肺大疱、支气管哮喘、慢性支气管炎等。如麻醉前并存这些疾病，围术期会增加呼吸管理的困难，也会显著增高术后呼吸系统并发症的发生率。术前充分评估患者的肺功能及手术实施的可行性，并适当地给予治疗，指导患者进行呼吸锻炼，有助于麻醉中呼吸管理，降低围术期呼吸并发症的发生率，加速患者康复。

第一节 肺 部 疾 病

一、肺部肿瘤（表26-1）

（一）非小细胞型肺癌

根据肿瘤的病理类型，可将此类肿瘤分为鳞癌、腺癌和大细胞型癌。不同肿瘤分型患者的麻醉处理特点也各不相同，依据术前的细胞学检查、支气管镜检查、纵隔镜检查或经胸穿刺抽吸活检等检查结果，很多患者在麻醉评估时已能明确其组织学诊断。这是麻醉医师术前需要了解的有用信息。

1. 鳞状细胞癌

此类型的肿瘤与吸烟密切相关。肿瘤体积大，转移较其他类型的肺癌晚。其临床症状和体征常常是由于肿块体积大和支气管内占位所致，如空洞、咯血、阻塞性肺炎以及上腔静脉综合征，且病变可涉及主支气管、气管、隆嵴和肺动脉主干。这型肿瘤特有的表现是高钙血症，可能是肿瘤分泌甲状旁腺样因子所致。

2. 腺癌

腺癌是男女两性中最常见的非小细胞肺癌（NSCLC）。属周围型肺癌，常较早出现转移，易转移至脑、骨、肝以及肾上腺。易侵犯肺外结构，包括胸壁、膈肌以及心包膜。可分泌多种副肿瘤性代谢因子，如生长激素和促肾上腺皮质激素。

3. 细支气管肺泡癌（BAC）

是腺癌的一个亚型，与吸烟无关。肺外转移的可能性较低，多病灶BAC可行肺移植治疗。

4. 大细胞型未分化癌

这类肿瘤最为少见。瘤体较大，常表现为空洞性的周围型肺癌。易广泛转移，与腺癌相似。

表26-1　不同类型肺癌的麻醉注意事项

类型	麻醉注意事项
鳞状细胞癌	中央型病变（大部分）
	常有支气管内肿瘤
	肿块效应；阻塞，空洞
	高钙血症
腺癌	周围型病变
	通常肺外侵犯
	多数为肺上沟癌
	生长激素、促肾上腺皮质激素
	肥大性骨关节病变
大细胞型肺癌	大的、外周空洞性肿瘤
	与腺癌类似
小细胞型肺癌	中央型病变（大部分）
	通常不适合手术
	副肿瘤综合征
	Lambert-Eaton 肌无力综合征
	生长速度快
	转移早
类癌	近端型、支气管内
	支气管梗阻伴远端肺炎
	丰富的血管
	良性（大部分）
	与吸烟无关
	5年生存率＞90%
	类癌综合征（罕见）

（二）小细胞型肺癌

此类肿瘤转移较早，发现时即已转移，具有神经内分泌性，通常采用放化疗治疗。

二、慢性阻塞性肺疾病

慢性阻塞性肺疾病（chronic obstructive pulmonary disease, COPD）是呼吸系统疾病中的常见病和多发病，患病率和病死率均居高不下。其以持续性呼吸道症状和气流受限为特征的可以预防和治疗的疾病，包括肺气肿、慢性支气管炎和慢性哮喘，疾病呈慢性进展性，可累及气道和肺实质。COPD的病理学特点包括小气道病变（慢性支气管炎）和肺实质组织破坏（肺气肿），小气道病变包括小气道炎症、小气道纤维组织形成、小气道管腔黏液栓等，使小气道阻力明显升高；肺泡弹性回缩力的降低以及肺泡对小气道的牵拉作用减少，导致持续的气流受限，以呼气相为主。COPD患者往往合并有多种并发症，其中以心血管疾病为最常见也最重要；外周血管病（PAD）作为心脏并发症中的一种，往往伴有动脉粥样硬化性心脏病、下肢动脉硬化等。因此，COPD患者围术期风险既有术后肺部并发症的风险，同时也包括术后心脏等并发症。

（一）肺气肿

肺气肿是由终末小支气管远端空腔异常的持续性扩张所致，并伴有肺泡壁结构的破坏性改变，而导致了正常肺弹性回缩功能丧失，在呼气时，小气道提前关闭，残气量增加。虽然很多患者的症状不是单纯肺气肿的诊断，但是部分患者表现出慢性支气管炎的临床表现和生理影像，另有部分患者表现出混合临床征象。

肺气肿的特征是肺实质的结构退化和有效气体交换面积的减少，肺气肿患者病程进展到相当严重程度，动脉氧张力仍可以保持不变。此外通常没有二氧化碳蓄积，所以不到疾病过程的最晚期，肺泡和动脉二氧化碳增加不明显。

肺气肿患者的肺通气功能检查特征是FEV_1/FVC降低，即慢性气流阻塞的特征，以及所有的肺容量参数降低。因为有过度膨胀和气体陷闭的倾向，所以RV/TLC显著增加而且在胸片中有特殊影像表现，包括膈肌低平和过度透亮的肺野，这与气体陷闭和肺实质损减的病理相一致。因为这些变化，在胸片上心影较小，同时可以看到随着肺泡壁的破坏，肺脉管系统减少。大多数肺气肿的患者并没有频繁发作的呼吸衰竭，痰液不多，不易出现右心衰竭和肺心病的症状。

（二）慢性支气管炎

咳嗽、咳痰每年至少3个月，连续2年以上，并且排除其疾病引起的上述症状即可诊断慢性支气管炎。这类患者最常见的患病危险因素为吸烟。其病理变化特点是支气管杯状细胞增生和肥大以及支气管平滑肌的高反应性。因为杯状细胞结构和功能的变化，导致黏液分泌增加。大量的分泌物干缩后阻塞气道，其临床特征是慢性的、伴有分泌物的咳嗽。由于革兰阳性菌和阴性菌的生长，常带有化脓性的分泌物。

不同于肺气肿的患者，慢性支气管炎的患者在疾病的早期便倾向于发生动脉氧张力降低和氧脱饱和。此外肺泡和动脉二氧化碳张力倾向增加，所以低氧血症和高碳酸血症是其特征。由于动脉氧脱饱和以及心肺功能障碍，患者可以出现发绀，多血质和水肿。静息肺功能特点类似于肺气肿患者，以FEV_1/FVC降低为主要表现，其他各项肺容量指标则接近正常水平。在合并肺部感染或支气管痉挛时，肺泡有过度膨胀或陷闭的倾向。两种变化可以在胸片和肺容量测定值上观察到。对急性发作的成功治疗通常可以使肺容量恢复达到基础水平。

慢性支气管炎的特点是反复多次间断发作的呼吸损害和明显的呼吸衰竭。急性或发作性支气管痉挛、黏液分泌增加、伴有发热和脓性分泌物的咳嗽均提示疾病加重。疾病发作时可加重已存在的低氧血症和高碳酸血症。如果患者需要气管插管和机械通气治疗，则预后往往不佳。故此，主张进行药物治疗和低流量氧治疗以保证急性发作期的氧输送。

这类患者通常伴随肺血管阻力增加，这主要由动脉氧合改变所引起。随着疾病的进展，心脏的右室做功增加,使患者易发生右心衰竭和肺源性心脏病,这时会出现肝颈静脉反流和外周水肿。

(三)哮喘

哮喘是一种慢性疾病,常见于年轻患者,临床特点是长期症状缓解、间断发作。慢性气道炎症和可逆性呼气气流梗阻是其特征性改变。哮喘发作时,多种细胞介质导致气道张力增高、水肿及黏液性分泌增加,引起气道狭窄。在加重期,呼吸道分泌物增加且变得黏稠,其可以阻塞气道,加上发作期支气管平滑肌的收缩,使得FEV_1/FVC明显降低。检查可发现分泌物中嗜酸性细胞增多,这个发现与过敏反应诱发或伴随哮喘发作的观察相吻合。在缓解期,患者没有症状,肺功能检查正常或接近正常。

气道高反应性是此类疾病的特征,即使是无症状的患者,当气道受到刺激时(如运动、干冷的气体、感染、药物、气道内器具操作及职业性接触物)也可发生支气管收缩,而这些刺激对正常气道无影响或仅有很小的影响。气道慢性炎症对哮喘也是一种激发因素,酯类局麻药、苄异喹啉类肌松药及某些静脉麻醉药等常促使哮喘发作。

气道和平滑肌功能改变的机制还不完全清楚,一个机制是通过一系列细胞内过程产生环磷酸腺苷(cAMP)或环磷酸鸟苷(cGMP),调整平滑肌功能。这两种化合物有相反的效应,cAMP的增加导致支气管平滑肌的松弛,而cGMP的增加可以导致支气管平滑肌的收缩。这个平衡受特殊抗原反应的影响,当抗原血症存在时,免疫球蛋白E(IgE)释放,并与抗原结合黏附到支气管平滑肌的浆细胞,造成介质从肥大细胞的颗粒中释放。这些介质中包括组胺、过敏反应慢释放物质(SRSA)、嗜酸细胞趋化因子(ECF-A)和缓激肽。所有这些化合物增加了支气管平滑肌张力并引起局部水肿,从而引起气道梗阻和支气管平滑肌痉挛。

此外,在控制支气管平滑肌张力上自主神经系统充当着重要角色。交感神经和副交感神经之间的平衡导致气道直径的变化:交感神经系统刺激可以引起支气管的松弛和扩张,而副交感神经刺激可以引起支气管收缩或张力增加。某些患者的哮喘发作常与副交感神经系统的激活相关,如情感应激、接触变应原、环境污染等。故此,对此类患者的治疗建议使用拟交感神经药物刺激交感神经和(或)使用副交感神经阻滞药阻滞副交感神经系统。

由于副交感神经的张力是迷走神经调节的,所以对于将要接受全身麻醉气管插管的患者应该预防性使用抗副交感神经药物,因为对上呼吸道的操作和插管可以诱发支气管痉挛。除了支气管扩张治疗,也可外周给予糖皮质激素。使用少量皮质激素治疗不会干扰伤口的愈合或者增加术后感染的机会。

三、限制性肺疾病

限制性肺疾病(RVDs)不同于阻塞性肺疾病(OVDs),其主要是以肺顺应性下降、肺容量下降、呼吸流速不变为特征。限制性肺病包括许多急性和慢性肺自身疾患以及外在改变,如胸膜腔异常、胸壁、膈肌或神经肌肉功能改变;与阻塞性肺疾病一样,限制性肺疾病低氧血症的主要原因同样是V_A/Q不匹配,大致可以分为内源性或外源性。

(一)内源性

包括肺水肿、吸入性肺炎、感染性肺炎等急性内源性肺疾病,此类疾病主要是由肺毛细血管通透性增加所致。而肺间质纤维化等引起的肺间质疾病（如结节病、慢性高敏性肺炎、放射性纤维化、特发性自身免疫性肺疾病、慢性肺误吸等）属于慢性内源性肺疾病。然而,两种疾病类型,在麻醉处理中也各不相同。

（二）外源性

包括胸壁畸形、胸膜纤维化或渗出、膈肌受压等均可导致通气量受限、肺功能受损、肺顺应性降低及控制呼吸时气道压升高,重度肥胖也会导致限制性通气障碍。

患者有时可兼有阻塞性和限制性的混合型功能障碍,需详细询问病史和体格检查才能做出适当的诊断。肺功能试验可对阻塞性和限制性肺疾病进行鉴别诊断,并可评价患者对治疗的反应。

第二节　肺　功　能

肺功能检查对于胸科手术,腹部手术,麻醉中及术后的风险评估有重要意义。研究示肺功能异常患者胸腹部手术后肺部并发症（PPC）发生率为20%～70%,胸部和腹部开放性手术（尤其是上腹部手术）对术后的肺功能影响显著。腹部术后PPC的发生率由高到低依次为胃十二指肠43.2%、结肠34.4%、小肠28.9%、肝胆胰24.9%、其他23.5%、阑尾5%。因此在评估患者的呼吸系统状态时,肺功能的评估是一项重要的内容。

一、肺功能检查

有肺部疾病的患者应依据病史和生理检查决定是否需要术前肺功能测定。肺量计是最常用、最有用的肺功能测量方法。肺量计可以帮助区分RVDs和OVDs。

实际上有些慢性肺疾病的患者很难完成肺量计测定,患者要做出许多努力配合才能取得可信结果。用力吸气后肺内容量为肺总量（TLC）,测量从肺总量状态用力呼气到残气容积（RV）状态的呼出气量,并以时间作为函数,用图表表示可以得到一些测量数据和计算数据（图26-1）。它们包括（但不仅限于这些）用力肺活量（FVC）、用力呼气1秒量（FEV_1）、用力呼气1秒率（FEV_1/FVC）、用力呼气中

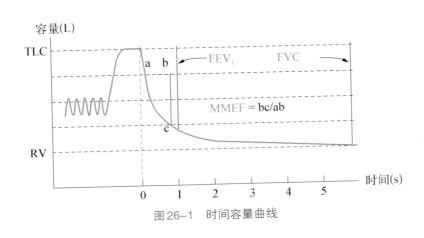

图26-1　时间容量曲线

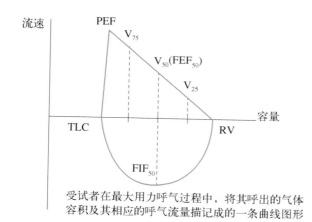

受试者在最大用力呼气过程中，将其呼出的气体容积及其相应的呼气流量描记成的一条曲线图形

图26-2　流速容量曲线

期流速［例如，75%肺活量位与25%肺活量位之间的用力呼气流速（$FEF_{25\%\sim75\%}$）和50%肺活量位的用力呼气流速（$FEF_{50\%}$）］。

表示用力肺活量的另一个方法是标绘呼/吸气流速度的变化与相应的肺容量之间的关系，具体方法是通过连接吸气和呼气操作即从TLC开始用力呼气到RV，再从RV用力吸气到TLC，从而得出流速-容量环。利用流速-容量环可以获取类似于肺量计的数据，包括FVC、FEV_1、呼气峰流速（PEFR）、$FEF_{25\%\sim75\%}$和$FEF_{50\%}$（图26-2）。这项技术是检查早期慢性阻塞性肺疾病的敏感方法，这是因为呼气末期流速降低（如在低位肺容量时），呼气流速不依赖于主观用力，并且在FEV_1或FEV_1/FVC有明显变化之前，流速的降低就已很明显。

流速-容量环较标准的肺量计测定的优势在于能够确定呼出流量梗阻的解剖位置。因为流速容量环描绘了呼出和吸入两相，所以通过分析流速容量环，可以区分胸内小气道阻塞与胸外上呼吸道梗阻，上呼吸道水平的胸外梗阻（如喉、气管）对麻醉医师是很有意义的，这些部位异常的解剖导致固定有限的气流通过梗阻部位（图26-3）。当梗阻来自胸外，流速-容量环吸入相应的变化最明显，临床上表现出吸气喘鸣。相反地，当病变来自胸内，流速容量环呼出相受影响，临床表现为哮鸣。上呼吸道固定的梗阻影响到整个流速-容量环。

图26-1呼吸描记图描绘了用力呼气期间时间和容量的关系。为了取得最佳测试结果，应做数次测试。然后计算用力肺活量（FVC）、第1秒用力呼气量（FEV_1）、FEV/FVC比、呼气峰流速（PEFR）、75%肺活量位与25%肺活量位之间的用力呼气流速（$FEF_{25\%\sim75\%}$）和50%肺活量位的用力呼气流速（$FEF_{50\%}$）。使用支气管扩张治疗后再重复肺量计测定。

结合病史和体检以及来自肺量计和流速-容量环的数据可以形成临床判断的基础，利用特殊检查可以区分RVDs和OVDs。FVC降低但FEV_1、FEV_1/FVC没有变化是外源性（如膈肌麻痹、肥胖和脊柱后侧凸）或内源性（如肺间质纤维化）RVDs的特征。相反地，OVDs患者表现为FEV_1和FEV_1/FVC降低为主，FVC通常不会降低，除非到了疾病的晚期。

利用肺量计和流速-容量环可以寻找到病变是否呈可逆性的证据，基于流速-容量环的意义，胸内和胸外气道梗阻的患者可以得到合适的治疗。因为有哮喘和慢性支气管炎的患者在用支气管扩张治疗后再测试，结果会发生显著性改变。用力呼气中期流速（$FEF_{25\%\sim75\%}$和$FEF_{50\%}$）的改善，是有很重要价值的麻醉前信息。麻醉前应重视经过术前治疗可逆转病理过程的患者，以优化肺功能。

最大呼气流量容积曲线是指以横坐标示肺活量百分数，以纵坐标示呼气流量（L/s），描记受试者最大吸气后用力呼气时呼气流量与肺容积关系的曲线（图26-2）。从中可以获取以下各数据：用力呼气1秒量（FEV_1）、用力肺活量（FVC）、峰呼出流速（PEFR）、75%肺活量位与25%肺活量位之间的用力呼气流速（$FEF_{25\%\sim75\%}$）、50%肺活量位的用力呼气流速（$FEF_{50\%}$）。不同类型的通气功能障碍，其流速容量曲线也不尽相同（图26-3）。

当肺泡膜增厚成为气体弥散的障碍（如肺炎、支气管炎、闭塞症、肺泡蛋白沉积症或肺纤维化）时，便出现了内源性RVDs。因为异物对肺泡的压迫（如血块、渗出和肿瘤）或者因为胸部顺应性的总体降低，继发性引起有效通气肺泡数目的减少（如脊柱侧凸、肌肉营养不良、神经肌肉疾病或肥胖）而引起的肺泡容量降低则称为外源性RVDs。肉样瘤病发病初始，主要表现为肺实质改变，以间质性改变最为常见，通常引起限制性通气功能障碍，但是随着疾病的进展可以出现阻塞性通气障碍的特征。成人型呼吸窘迫综合征是一个潜在可逆性RVDs的例子，病死率可达50%，多见于有严重创伤、败血症、胰腺炎或多器官功能衰竭史的围术期患者。

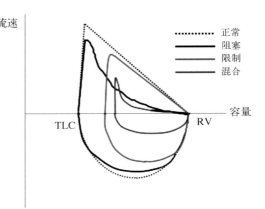

图26-3 不同通气障碍流速容量曲线

重视对RVDs患者的围术期管理主要鉴于以下两方面原因：第一，提出了诊断和管理上的挑战，尤其是对合并有OVDs的患者。第二，伴随着麻醉和手术出现的限制性通气障碍是可逆的，尤其是胸内和上腹部手术。疼痛、残余肌肉松弛剂的作用、胸腹伤口束缚带、膈肌和胸壁肌肉的神经肌肉功能障碍均可导致RVDs，如若未加以重视，可以引起术后呼吸系统并发症。然而，如果加以防范并且系统治疗，则病程是可逆的。鉴于第二点，必须强调，对已有RVDs或OVDs的患者，手术和麻醉的机械性限制将叠加在原有的通气障碍之上。在腹腔镜手术当腹腔充气时可以观察到急性限制性通气生理变化。

二、肺功能简易评估方法

（一）屏气试验

即俗称的"憋气"，先令患者深呼吸数次后，深吸一口气屏住呼吸，正常人可持续30 s以上，呼吸循环功能代偿差者，屏气时间少于30 s。

（二）吹气试验

患者深吸气后，将手掌心对准患者的口，让患者尽快将气呼出，如感觉吹出气体有力、流速快，且能在大约3 s内呼尽则肺功能正常。常用方法如下。

1. 火柴试验

将点燃的火柴置于患者前一定距离，让患者用力将火柴吹灭。如不能在15 cm距离内将火吹灭，则可估计的时间肺活量第1秒率<60%，第1秒量<1.6 L，最大通气量<50 L/min。如距离为7.5 cm时仍不能吹灭，估计最大通气量小于40 L/min。

2. 蜡烛试验

与火柴试验相似，患者如能将90 cm以外点燃的蜡烛吹灭，估计呼吸功能基本正常，反之，则说明可能不正常。

3. 呼吸时间测定

置听诊器于患者的胸骨上窝，令患者尽力呼气，然后测定呼气时间，如果超过7 s，估计最大通气量小于50 L/min，时间肺活量第1秒率低于60%。

（三）测胸腔周径法

测量深吸气与深呼气时胸腔周径的差别，超过4 cm以上者，提示无严重肺部疾病和肺功能不全。

（四）听诊

肺部听诊可发现有关疾病，也可发现某些无症状的疾病，以指导进一步检查。哮喘患者术前仍伴有支气管痉挛性哮鸣音者，提示术前对患者尚未能做到最佳状态的准备。充血性心力衰竭患者如果还能听到啰音或哮鸣音，提示患者还可能存在亚临床性充血性心力衰竭。如果患者计划施行肌间沟臂丛神经阻滞，应检查膈肌活动度，此类阻滞常会引起同侧膈神经阻滞。

三、常规实验室检查

慢性呼吸疾病患者血液血红蛋白大于160 g/L且血细胞比容大于60%、往往提示有慢性缺氧，血液白细胞及中性粒细胞增加可能提示肺部感染。所有患者都应该做胸部平片X线检查，有无气管偏移或狭窄、气道阻塞等对麻醉方式选择有重要的意义。肺实质改变者可能存在通气与灌注比例失调及肺内分流。约有10%动脉血气检查异常的患者，其胸部X线表现并无异常。明显肺功能障碍者可伴有心电图改变，如电轴右偏、肺性P波、右心室肥厚及右束支传导阻滞，提示肺动脉高压及肺心病；应当估计到心肌缺血和心脏扩大患者对麻醉药的耐受性较差。

四、动脉血气

动脉血气分析可能是评价肺功能的最容易获得和最有效的定量指标，通过血气分析可了解患者术前通气状况、酸碱平衡、氧合状况及血红蛋白浓度，还可了解患者的肺疾患严重程度、病程的急慢性和患者肺功能的基础水平。一般认为大手术患者术前$PaCO_2$大于45 mmHg，PaO_2小于50 mmHg为高危患者，术后常需较长时间的呼吸支持，尤其是胸部与上腹部手术者。

五、肺通气功能参数及其意义

（一）每分通气量

V＝潮气量（VT）*呼吸频率（f）。成人静息每分通气量为6～8 L，随人体活动量的增加，每分通气量也随之增加。在病理情况下，如甲状腺功能亢进时，由于人体的基础代谢率增加，分钟静息通气量也可明显增高。因此，可将每分静息通气量作为基础代谢率的指标。此外，还有很多因素能使分钟静息通气量增加，如严重缺氧和紧张、恐惧等精神、神经因素。

（二）最大自主通气量

指人体在1 min内所能呼吸的最大气体容量。根据患者情况，酌情限定患者在10 s、12 s或15 s内，进行最快和最大的深呼吸，所测得的通气量分别乘以6、5或4，即为每分最大自主通气量。正常值：男性为70～120 L，女性为50～80 L，一般以其实测值占预计值的百分比作为判断指标。正常值＞75%，其正常界限为60%，低于59%应视为异常。MVV受呼吸时弹性及非弹性阻力的影响，因此肺组织病变（肺纤维化、肺水肿），气管、支气管阻塞或狭窄（支气管哮喘），胸廓畸形或呼吸肌障碍（脊柱后弯或侧弯、重症肌无力）等临床改变，均能使MVV减少。主要反映人体通气的储备功能，是通气功能测定中很有价值的一项指标。一般以MVV＞40 L或MVV占预计值的50%～60%作为手术安全指标，低于50%应列为低肺功能，低于30%者，一般应列为手术禁忌证。

（三）用力肺活量

用力肺活量（forced vital capacity, FVC）：也称时间肺活量（time vital capacity），是指受试者尽量吸足气，然后尽快呼气且尽量呼完的气体容量。正常人FVC与缓慢或非用力动作所测得的肺活量相等；但在气道有阻塞者，用力呼气可致气道提早变窄或闭合，FVC可较肺活量低。二者之差可反映受压气道远端陷闭的气体量。当FVC＜15 ml/kg时，术后肺部并发症的发生率常明显增加。

（四）用力呼气量

用力呼气量（forced expiratory volume, FEV_T）：在FVC的测定过程中，分别测定最初3 s内的呼气量，即为用力呼气量（FEV_T）的值，并分别求其各秒气体容量所占最大用力肺活量的百分比。其中T表示呼气时间。由于FEV_T测定的是在不同时间呼出的气体容量，所以它实质上测定的是流量，通过估计在特定时间的呼气流量可确认气道阻塞的严重程度。在阻塞性和限制性肺疾病，FEV_T都会减少。正常情况下，健康成人能在0.5 s内呼出50%～60% FVC，1 s内呼出75%～85% FVC，2 s内呼出94% FVC，3 s内呼出97%FVC其中以第1秒用力呼气量（FEV_1）或第1秒最大呼气率（也称1秒率）最有实用意义。在大多数阻塞性肺疾病患者中，FEV_T/FVC明显降低，而在限制性肺疾病患者中保持正常。最大通气量和用力肺活量关系密切，其影响因素也相同。由用力肺活量利用公式可以推算出最大自主通气量，即最大自主通气量(L)=$FEV_1 \times 35$；本公式适用于测定最大自主通气量有困难的患者。

（五）用力呼气流量

用力呼气流量（forced expiratory flow, FEF）：$FEF_{25\% \sim 75\%}$是在测量过程中，呼气在25%～75% FVC水平的平均流量，也称最大呼气中段流率。体重70 kg的健康成人正常值为4.7 L/s。这段肺活量水平的呼气流率是与用力无关的，主要反映肺泡弹性回缩力和气道阻力的情况。阻塞性肺疾病患者通常MMFR降低，而在限制性肺疾病患者中保持正常；早期阻塞性肺疾病患者MMFR最先出现降低，较其他指标敏感。NNFR较FEV_T/FVC对受试者用力程度的依赖性更小，且可重复性高。

（六）通气储量百分比

通气储量百分比是将MVV减去每分静息通气量即为通气储量，以通气储量与MVV相比即为通气储量百分比，其公式为通气储量百分比＝（MVV－V)/MVV，是衡量通气功能好坏的又一重要指标。百分率低，提示在应激情况下，所能发动的呼吸储备能力小，即呼吸代偿能力越差，一般正常值为93%。凡引起MVV减少的疾病，通气储量百分比也降低；百分比越低，通气功能越差。当此值降至70%～60%时，患者接近气促的阈值。肺切除术前如果在70%以下，术后应警惕发生呼吸功能不全。

第三节　肺部疾病患者的术前评估与准备

一、围术期影响呼吸功能的因素

（一）手术性质及部位

急诊手术患者较择期手术术后肺并发症（如肺炎和机械通气时间长）明显增加；上腹部及开胸手术患者术后肺部并发症发生率与病死率较高。上腹部手术后肺活量降低，主要是膈肌功能下降，其次是呼吸性腹部肌肉功能下降；呼吸道分泌物由于切口疼痛等诱发的咳嗽功能下降而不能主动咳出，这些均可导致肺不张和低氧血症。开胸手术对肺功能的影响与病灶性质和切除范围等有关，开胸手术本身可导致呼吸功能发生损伤，如胸腔畸形、肺组织缺损、肺与胸膜粘连及残腔等，但开胸手术由于手术因素也可改善肺功能，因为手术可切除感染病灶如肺脓肿或支气管扩张等；手术切除肺组织消除动静脉分流的影响，特别是全肺不张或肺动静脉瘘；肺切除减少无效腔和改善肺功能，如肺减容、肺萎缩、支气管扩张及肺大疱等。俯卧头低位可使肺胸顺应性降低35%，而截石位时顺应性可增加8%。手术操作对顺应性影响更大，开腹时用拉钩压迫肝区，使肺、胸顺应性降低18%，开胸手术压迫肺脏或放置胸廓开张器，即可不同程度减少肺、胸顺应性，且术后肺、胸顺应性也较术前减低14%左右。

（二）麻醉前的准备与处理

麻醉前的准备与处理的好坏及是否得当是减少麻醉与手术呼吸系统功能影响的重要因素。尤其对术前有急、慢性呼吸系统疾病或呼吸功能已有减退的患者，术前正确的呼吸功能评估和麻醉前准备是降低术中、术后肺部并发症风险的相关因素。麻醉手术前积极的抗感染、吸氧、呼吸训练、呼吸治疗、治疗原发病等可以明显改善肺功能，增加呼吸系统功能储备，防止肺功能的进一步损害。

（三）麻醉方式及时间长短

全麻可改变胸壁和膈肌的形状和活动，从而影响气体交换；膈肌向头侧移动可引起功能残气量（FRC）减少，全麻下胸壁力学的改变也使FRC降低20%，膈肌和胸廓肌肉紧张度丧失是肺不张发展的主要原因。吸入麻醉药可减弱缺氧性肺血管收缩；全麻正压通气时，上部肺比下部肺通气充分，而下部肺血流因重力作用而增加，结果生理无效腔和分流都不同程度地增加，使肺泡动脉氧分压差增加，如不提高吸入氧浓度，则可能发生低氧血症。全身麻醉诱导后上述病理生理变化即可出现，如果不实施手术，患者清醒后的呼吸系统功能将很快恢复到麻醉前水平。麻醉时间大于3 h者，术后肺部并发症显著增加；神经阻滞麻醉由于辅助药物的应用也可影响呼吸功能，选用局部麻醉或区域阻滞和术后良好镇痛可显著降低术后肺并发症。

（四）麻醉手术中使用的药物

几乎所有的麻醉药物对呼吸均有抑制作用，他们可以通过不同的机制和途径对患者的呼吸功能产生影响。吸入麻醉药、静脉麻醉药、阿片类药物及镇静药物都能通过对呼吸中枢的抑制而明显地抑制呼吸运动,某些药物可以通过中枢作用而抑制二氧化碳引起的通气增强反应。肌松药物和区域阻滞药物可以完全或部分阻断呼吸肌的运动,从而影响呼吸功能。

二、术前评估

术前评估的目的在于了解患者对于手术、麻醉的耐受能力,为制订麻醉方案提供依据。术前评估以患者病史、体格检查、实验室检查与特殊检查为依据,对患者三个方面做出评估,即主要器官功能、体能状况及手术风险。评估结果决定了患者是按计划手术,还是需要暂缓手术进一步准备及不适宜手术。

完整的病史和体格检查,包括评估静息和活动下的肺功能容量,是决定是否需要做进一步诊断性检查的术前评估基础;同时,术前辅助检查也要考虑外科手术方式。如果怀疑患者有肺功能减弱,那么测定基础肺功能是必要的,在给予雾化支气管扩张剂前后都要测量,并且测量最大自主通气量。动脉血气分析可以提供关于气体交换的基础数据,鉴别患者是慢性低氧血症还是高碳酸血症。

体格检查中应注意患者的一般情况(有无发绀、营养不良、杵状指等)、判断气管插管的难度、观察呼吸频率与呼吸幅度。胸部影像学检查对判断气管移位、受压的情况有帮助,还能明确肺大疱、肺脓肿、肺气肿、肺不张、肺实变等情况。呼吸系统的特殊检查包括气管镜、支气管镜检查、支气管造影与肺功能测定等。气管、支气管镜检查与造影有利于明确病变的性质与范围,而肺功能检查用于判断呼吸功能受损的程度。

其他的辅助检查,如肺容量的测定和弥散容量的测定可以进一步明确是否存在其他的异常生理学改变,对开胸患者尤其有用。对将要接受腹部手术的患者,没有资料显示需要做额外的检查。对于老年人、肥胖或者吸烟者是否需扩大辅助检查范围是有争议的。

在手术后,要充分考虑到手术、麻醉对患者生理功能的影响,尤其是腹部和胸部手术,会影响到基础肺功能。由于各种因素相互作用,包括疼痛引起的身体紧张和非疼痛引起的膈肌功能异常,术后患者会有肺容量(FRC 和 TLC)的损减、呼吸频率增加、潮气量降低和肺泡动脉氧张力梯度加宽。后者的变化是由肺容量的减少引起的(通常指微小肺不张),表现为肺内右向左分流。

实际上,手术后常伴有短暂性、手术相关的肺功能异常,以术后第一天最为明显。术后 3 天,肺功能可以恢复到术前肺功能的 80%。患者生理上的慢性变化,无论是限制性的还是阻塞性的,当叠加上手术的急性期影响,可以导致患者不能维持自主通气。结合术前评估,对患者进行术中和术后严密监测,对安全渡过围术期是很重要的。

肺部疾病患者常伴有呼吸系统疾病的症状,主要包括咳嗽、咯痰、咯血与呼吸困难。咳嗽、咯痰是呼吸道激惹的表现,多因感染、肿瘤刺激或压迫引起。咳嗽伴咯痰表明呼吸道炎症反应的存在,而肿瘤压迫与异物刺激多引起干性咳嗽,术前评估应了解咳嗽与咯痰的性质。术前咯痰量大时应使用双腔支气管导管以防止手术中患肺痰液流向健肺。现在大咯血虽不常见,但容易造成窒息的严重后果,因此咯血患者麻醉时也应使用双腔支气管导管。此外,对于术前长期存在肺不张的患者,术中及术后要做好预防复张性肺水肿的准备,有时也需使用双腔支气管导管实施肺隔离。炎症、水肿、支气管痉挛等均可造成呼吸困难,呼吸困难的程度可反映呼吸系统病变的严重程度。

从本质上说,肺部疾病导致的通气障碍分为限制性或阻塞性。RVDs,虽然少见且恢复的可能性小,但常与 OVDs 并存并使阻塞性通气障碍复杂化。以 COPD 为代表,OVDs 是主要的发病和死亡原因。合并通气功能障碍的患者,包括 OVDs 与 RVDs,术后发生肺部并发症的危险性增加。因此,麻醉前对肺通气功能障碍的诊断和治疗,对于改善预后,加速患者康复也同样重要。熟知各种通气障碍的典型临床表现有利于术前、术中和术后对患者进行科学合理的管理,改善患者的生理功能。熟知通气障碍的各种客观测量指标对科学地管理合并有肺疾病的手术患者也是很重要的。

麻醉期间最容易发生呼吸意外,特别易发生上气道梗阻、中枢性呼吸驱动降低及呼吸肌功能抑制导致通气泵衰竭,也可能因支气管痉挛、肺水肿和肺萎陷造成肺交换机制衰竭,均可造成严重的低氧血症,如不能在5～10 min内纠正至正常水平,往往可造成不可逆性中枢神经损伤,并危及生命。虽然类似于早年应用乙醚麻醉而发生频发喉痉挛及误吸的风险已很少发生,但随着麻醉适应证的放宽及复杂手术的开展,通气泵衰竭及肺衰竭意外至今仍占麻醉意外的绝大部分。如麻醉前并存慢性肺部疾病,需行胸部和上腹部手术时,呼吸管理困难增加,且呼吸意外的发生率显著增高。术前充分评估,给予适当药物治疗及胸部理疗,有利于麻醉中呼吸管理,降低围术期呼吸并发症的发生率和病死率。

(一)呼吸系统功能评估应考虑的病理因素

1. 呼吸困难

活动后呼吸困难是衡量肺功能不全的主要临床指标(表26-2)。

表26-2　呼吸困难评级(mMRC问卷)

mMRC分级	呼吸困难症状	
0级	剧烈活动时出现呼吸困难	
1级	平地快步行走或爬坡时出现呼吸困难	
2级	步行距离有限制,走1条或2条街后需要停步休息	
3级	平地行走100 m左右或数分钟后即需要停下喘气	
4级	静息时也出现呼吸困难	

2. 慢性咳嗽、多痰

患者在1年中有持续3个月时间慢性咳嗽、多痰,并已连续2年以上者,即可诊断为慢性支气管炎。其为一种慢性阻塞性肺疾病,手术后极易并发弥散性肺泡通气不足或肺泡不张,术前应做痰细菌培养,并应用相应的抗生素控制感染。

3. 呼吸道感染

多为病毒性呼吸道感染,可显著削弱呼吸功能,呼吸道阻力增高可持续达5周,同时对细菌感染的抵抗力显著减弱,从而容易使呼吸道继发急性化脓性感染,或使原有呼吸系统疾病加重。

4. 哮喘

提示小气道明显阻塞,肺通气功能严重减退,但一般均可用支气管扩张药和肾上腺皮质激素治疗而获得缓解。哮喘患者围术期的呼吸系统并发症可比呼吸系统正常的患者高4倍。

5. 咯血

急性大量咯血有可能导致急性呼吸道阻塞和低血容量,甚至出现休克。

6. 吸烟

只要每日吸烟10～20支,即使年轻人,肺功能即开始出现变化;凡每日吸烟20支以上,并有10

年以上历史者,即可认为已经并存慢性支气管炎,平时容易继发细菌感染而经常咳嗽、咳痰,麻醉后则容易并发呼吸系统严重并发症,发生率远比不吸烟者为高。

7. 长期接触化学性挥发气体

为引起慢性支气管炎的主要诱因之一,同时伴有全身毒性反应。

8. 高龄

老年人易并发慢性肺疾病,尤以阻塞性肺疾病和肺实质性疾病为多见,并由此继发肺动脉高压和肺心病,这是高龄老人麻醉危险的主要原因之一。

9. 胸廓与呼吸的改变

观察呼吸频率、呼吸型和呼吸比;有无发绀;有无膈肌和辅助呼吸肌异常活动(三凹征);有无胸壁异常活动(反常呼吸)、胸壁塌陷等;胸廓呈桶状者,提示阻塞性肺疾病已达晚期;脊柱呈后侧凸变形者,提示存在限制性肺疾病。

10. 呼吸音的改变

有无啰音、支气管哮鸣音、呼吸音减弱或消失等。

11. 气管移位或受压

要寻找原因,估计是否会妨碍使用麻醉面罩,是否存在气管插管困难。

12. 过度肥胖

体重超过标准体重30%以上者,易并存慢性肺功能减退,术后呼吸系统并发症可增高2倍。

(二) COPD 患者风险评估与转归预测

COPD患者术前评估至关重要,基于肺功能评价的肺功能分级(GOLD分级)(表26-3),用于气流受限严重程度的评估,对于评价手术安全性具有重要意义,FEV_1也是预测疾病结局(如死亡率、住院率等)的重要参考依据。BODE评分系统(表26-4)较单独使用$FEV_1\%$更能对患者的呼吸及全身情况加以评估。BODE系统包含四个指标:体重指数(B)、气流梗阻程度(O)、mMRC呼吸困难评分(D)、6 min步行距离评价的活动耐量(E)。患者BODE指数越高,发生死亡的风险越高。

表26-3　GOLD分级

肺功能分级	患者肺功能FEV_1占预计值的百分比($FEV_1\%pred$)
GOLD 1级:轻度	$FEV_1\%pred \geqslant 80\%$
GOLD 2级:中度	$50\% \leqslant FEV_1\%pred < 80\%$
GOLD 3级:重度	$30\% \leqslant FEV_1\%pred < 50\%$
GOLD 4级:极重度	$FEV_1\%pred < 30\%\{gb\}$

表26-4　BODE评分系统

参　数	BODE指数评分			
	0分	1分	2分	3分
体重指数	>21	≤21		
FEV_1(% 预测值)	≥65	50~64	36~49	≤35

（续表）

参　　数	BODE 指数评分			
	0分	1分	2分	3分
MMRC呼吸困难评分	0～1	2	3	4
6 min步行距离（m）	≥350	250～349	150～249	≤149

三、术前准备

（一）一般准备

1. 急性呼吸系统感染

是择期手术的禁忌证，为了避免气道高反应，择期手术宜安排在急性呼吸系统感染治愈至少2周以后。

2. 戒烟

对于吸烟的患者，术前理想的戒烟时间为6～12周。证据显示只有在戒烟8周之后才能显现降低术后呼吸系统并发症的作用，但临床上患者对于肿瘤的恐惧常常难以有耐心等待8周后手术。因此，对于只能短时间戒烟者也鼓励戒烟，以减少吸烟对心血管系统的不良影响及促进纤毛运动。

3. 腹式呼吸与体能锻炼

对于开胸手术患者训练其正确的腹式呼吸，登楼训练增强体能。

4. 治疗原有呼吸系统疾病

缓解支气管痉挛，控制呼吸道与肺部炎症、排痰、胸部体位引流、物理治疗及纠正营养不良等。

（二）并存肺部疾病术前治疗

麻醉前治疗可使麻醉过程平稳，并降低肺部并发症的发生率。针对不同患者应明确治疗目的，选择适宜的治疗措施。术前治疗目的在于改善呼吸功能，提高心肺代偿能力，增加患者对手术和麻醉的耐受。对患者术前存在的支气管痉挛、呼吸道感染、肺水肿、胸腔积液、肥胖和胸壁损伤等，要尽可能地纠正。

术前12 h戒烟可降低尼古丁和碳氧血红蛋白含量，更好地促进组织氧的输送。长期吸烟者术前应尽可能戒烟，戒烟6～12周较为理想，至少应戒烟2周，才能改善纤毛功能并减少气道分泌及刺激性，降低术后肺部并发症的风险。

COPD急性加重或哮喘患者急性发作，择期手术前应予以治疗，手术应延迟至病情缓解。近期有病毒性呼吸道感染，特别在儿童麻醉时易激发支气管痉挛或喉痉挛。这些患者择期手术应延期1～2周后，因为术后肺部并发症发生率较高，影响手术恢复。膨肺措施（自主深呼吸、咳嗽、胸背部拍击及体位引流）可促进分泌物的排出，有助于改善预后。

已确诊为阻塞性睡眠呼吸暂停综合征（OSAS）的患者，在术前应建立适宜水平连续气道正压或双水平气道正压（continuous positive airway pressure/bilevel positive airway pressure, CPAP/BiPAP）通气治疗，可改善预后。

对并发支气管痉挛的患者，在未解除痉挛前择期手术应推迟进行。临床常用的治疗支气管痉挛药物包括：①β受体激动剂：通常选用选择性β_2受体激动作用最强的沙丁胺醇吸入，平均每3～4 h雾化吸入2次以上。长效β₂受体激动剂如沙美特罗（salmeterol）和福莫特罗（formoterol）与皮质醇激素吸入联合应用，多用于维持治疗，很少治疗急性发作。与支气管哮喘相比，COPD应用β₂受体激动剂治疗效果稍差。对难治性支气管痉挛应考虑静脉注射同时具有β₁受体和β₂受体激动作用的药物，如小剂量肾上腺素或异丙肾上腺素<1 μg/min静脉输入10～20 min，一般都能有效缓解支气管痉挛状态。② 抗胆碱药可阻碍cGMP形成而直接扩张支气管，COPD患者吸入该类药时可提高FEV₁，常用异丙托溴铵（ipratropium bromide）喷雾，剂量为40～80 μg，每掀40 μg。起效较β₂受体激动剂慢，可长期应用，少有耐药。与β₂受体激动剂合用，可产生相加效应。也可用格隆溴铵（glycopyrrolate）0.2～0.8 mg雾化吸入。很少应用阿托品，因其全身吸收易引起心动过速。③ 茶碱类药物可阻滞腺苷受体，抑制磷酸二酯酶而增加细胞内cAMP浓度使支气管扩张。长期口服茶碱的哮喘或COPD患者，应继续应用到手术当日早晨。但目前未作为临床一线用药。

（三）支气管扩张治疗

交感和副交感神经系统参与调节支气管张力，激素因子和炎症反应。使用拟交感药物和副交感阻滞药物可以有效阻止介质释放和减轻炎症反应，从而减少诱发支气管痉挛的危险因素。对于支气管痉挛和腔内分泌物增加的患者，使用支气管扩张治疗可以有效缓解症状。联合应用可以影响每一个环节的药物，也可以帮助达到理想的治疗效果。

围术期通常采用拟交感药物舒张支气管，以吸入型β₂受体激动剂为主，这类药物与气道靶细胞膜上的β₂受体结合，激活兴奋性G蛋白，活化腺苷酸环化酶，催化细胞内ATP转化为cAMP，使细胞内的cAMP水平增加，最终使气道平滑肌松弛。最好选用α₁和β₁不良反应少的药物，否则可以引起心动过速和血压升高；沙丁胺醇、奥西那林（间羟喘息定）是常选用的拟交感药物。

第2个拟交感方法是通过给予甲基黄嘌呤增加cAMP的可用度，治疗原理是抑制降解cAMP的磷酸二酯酶，甲基黄嘌呤可以静脉或口服给药，氨茶碱（85%的茶碱）是此类药物的代表，而其他的拟交感药是通过气雾吸入器输送的。

β受体激动剂（刺激细胞内cAMP的产生）和甲基黄嘌呤（通过抑制cAMP的降解）合用或单用，都可以达到同样的治疗效果。

抗胆碱药物，如阿托品和它的类似物，通过阻断乙酰胆碱对支气管平滑肌的作用而消除支气管痉挛，为了避免阿托品的严重不良反应，阿托品的类似物异丙托溴铵（ipratropium bromide）已被引进作为支气管扩张治疗的辅助药，像β受体激动剂一样吸入给药。目前看来，没有明显不良反应。一旦拟交感和抗副交感治疗取得效果，那么如果有指征可以安全使用心脏选择性β受体阻滞剂。

色甘酸钠和皮质醇可以预防哮喘缓解期的支气管痉挛，但在急性发作期作用有限。色甘酸稳定肥大细胞颗粒阻止介质释放，但是在急性支气管痉挛发作无治疗作用。雾化吸入类固醇不易吸收，但是口服和胃肠外给药作用范围广泛，包括抑制炎症。这些药物用于急性哮喘的巩固治疗和严重COPD的长期治疗。二丙酸倍氯米松（beclomethasone dipropionate）和曲安奈德（triamcinolone acetonide）是这类药物的代表。

当为哮喘和慢性支气管炎的患者准备麻醉时，应当考虑到吸入麻醉剂可以不同程度的改变上呼吸道的功能与反射，但是吸入麻醉剂同时也具有支气管扩张作用。

（张鹏程　吕　欣）

参 考 文 献

［1］ Miller R D, Cohen N H, Eriksson L I, et al.米勒麻醉学：8版.邓小明,曾因明,黄宇光,主译.北京：北京大学医学出版社,2017.

［2］ 邓小明,姚尚龙,于布为,等.现代麻醉学：4版.北京：人民卫生出版社,2014.

［3］ Vogelmeier C F, Criner G J, Martinez F J, et al. Global Strategy for the Diagnosis, Management, and Prevention of Chronic Obstructive Lung Disease 2017 Report. GOLD Executive Summary. Am J Respir Crit Care Med, 2017, 195(5): 557−582.

［4］ 韩传宝,周钦海,孙培莉,等.哮喘患者围术期麻醉管理.临床麻醉学杂志,2013,29（8）：820−822.

［5］ Woods B D, Sladen R N. Perioperative considerations for the patient with asthma and bronchospasm. Br J Anaesth, 2009, 103(Suppl 1): i57−i65.

［6］ Hartigan P M.胸科麻醉手册.柴小青,包睿,谢言虎,主译.安徽：安徽科学技术出版社,2016.

［7］ Stundner O, Opperer M, Memtsoudis S G. Obstructive sleep apnea in adult patients: considerations for anesthesia and acute pain management. Pain Manag, 2015, 5(1): 37−46.

［8］ Hines R L, Marschall K E.斯都廷并存疾病麻醉学：6版.于泳浩,喻文立,主译.北京：科学出版社,2017.

［9］ Edrich T, Sadovnikoff N. Anesthesia for patients with severe chronic obstructive pulmonary disease. Curr Opin Anaesthesiol, 2010, 23(1): 18−24.

［10］ Bremerich D H, Hachenberg T. Anesthesia and restrictive and obstructive pulmonary diseases. Anasthesiol Intensivmed Notfallmed Schmerzther, 2007, 42(5): 370−381.

［11］ Licker M, Triponez F, Diaper J, et al. Preoperative Evaluation of Lung Cancer Patients. Current Anesthesiology Reports, 2014, 4(2): 124−134.

［12］ Culver B H. Preoperative assessment of the thoracic surgery patient: pulmonary function testing. Semin Thorac Cardiovasc Surg, 2001, 13(2): 92−104.

［13］ Butterworth J F, Mackey D C, Wasnick J D.摩根临床麻醉学：5版.王天龙,刘进,熊利泽,主译.北京：北京大学出版社,2015.

第27章
肝胆疾病与肝功能

肝脏(liver)是人体最大的实质性器官,也是体内最大的腺体。成人肝组织约重 1 500 g,约占体重的 2.5%。因肝脏具有独特的形态组织结构和化学组成,其在维持体内正常生理活动中发挥重要作用。胆道系统是将肝脏细胞产生的胆汁进行引流、排泄的一套管道系统,起源于肝内毛细血管,开口于十二指肠大乳头(Vater 壶腹)。肝脏能够从门静脉和肝动脉获得双重血液供应,肝实质内存在丰富的肝血窦,为肝细胞和血液进行物质交换提供了充足的空间和时间。同时肝脏存在肝静脉和胆道系统双重输出通道,分别连接体循环和肠道,并且肝细胞含有丰富的细胞器和多种多样的酶体系,使得肝胆系统在体内的物质代谢、生物转化、分泌和排泄、消化吸收、凝血系统、解毒以及免疫发挥重要作用,被称为"人体的综合化工厂"。各种原因导致肝细胞和胆道系统不同程度损伤时,机体发生复杂的病理生理改变,患者会逐渐出现黄疸、出血、继发感染、肾功能障碍、顽固性腹水及肝性脑病等一系列临床综合征,同时继发低蛋白血症、凝血功能障碍、激素灭活障碍、糖耐量异常等,进而导致异常出血、水钠潴留、组织间液蓄积,并可并发肝肾综合征、肝肺综合征等多脏器损害。术中失血、缺氧、输血、麻醉药物的应用、肝门阻断造成的缺血再灌注损伤、肝脏切除术后残肝代偿功能不全等,均可造成肝功能的进一步损害,严重威胁患者围术期安全和术后恢复质量。因此,肝胆疾病患者术前要充分考虑到肝胆功能障碍引起的病理生理变化及手术本身可能对肝功能的影响,认真做好术前评估和准备,维持肝胆功能在最佳状态,对减少围术期死亡率和提高患者生存质量至关重要。

第一节 肝脏和胆道系统的解剖与功能

一、肝脏的解剖与功能

(一)肝脏的大体解剖

肝脏位于腹腔的右上部,呈楔形,右厚而左薄,主要位于右季肋区和上腹部,左外叶可延伸至左季肋区。根据肝脏的体表投影,肝的上界位于右锁骨中线平第5肋骨、右腋中线平第6肋骨处,肝的下界起自肋弓最低点,沿右肋弓下缘上行,至第8、第9肋软骨结合处离开肋弓,斜向左上方至前正中线,到左侧至第7、第8肋软骨结合处。一般情况下成人肝下界在右肋缘下不可触及,若触及则提示病理性增大。幼儿肝下缘位置较低,有时生理状态下可触及属正常情况。

肝脏的上面、前面和右面为肝脏的突出部分，大部分与膈肌相连，走形与膈肌穹隆基本一致，因此临床上将其合称为肝脏的膈面。肝脏的膈面通过狭长的肝下缘与肝脏面分界。肝脏顶部左侧通过膈肌与心脏相连，此处略有凹陷，即为心切迹。肝脏膈面基本由腹膜或者腹膜返折形成的韧带所覆盖，在右冠状韧带前后叶间部分肝脏无腹膜覆盖，称为肝裸区。肝下缘分别在正中线右侧和胆囊体外侧缘有一处切迹，分别为肝圆韧带切迹和胆囊切迹。肝脏的脏面与腹腔脏器相邻，右肝脏面与结肠肝曲、右肾上腺、右肾及右十二指肠上部相邻；方叶下临幽门、小网膜下部；左叶脏面邻近胃底及小网膜上部。由于血管走行和毗邻结构的不同，肝脏脏面凹凸不平，其中由两条纵沟和一条横沟形成的H形解剖结构最为重要。右纵沟由胆囊窝和腔静脉窝组成，其后上端为肝静脉汇入下腔静脉处，即第二肝门的位置；左纵沟由脐静脉窝和静脉韧带组成，为肝左外叶和肝左内叶的脏面分界线；横沟为第一肝门所在的位置，有门静脉左、右干，左、右肝管和肝动脉分支走行。

（二）肝脏的分叶、分段

肝脏内存在胆管、门静脉、肝动脉等多种脉管系统，这些脉管同部分肝脏形成具有独立管道系统并能独立承担部分功能的肝功能区。随着对肝脏内外科学的发展，逐渐出现了依据肝内管道系统的分段和分叶理论，均具有不同程度的临床指导意义。现就目前临床应用较多的两种肝脏分段法进行介绍。

1. 五叶四段理论

我国以吴孟超院士为代表的肝胆外科学者通过肝脏内部管道系统灌注的方法，发现肝内存在天然的解剖分界即肝裂。肝裂包括三个主肝裂（正中裂、左叶间裂、右叶间裂）、两个段间裂（左段间裂、右段间裂）及背裂。肝脏正中裂将肝脏分为左右两半，左半肝被左叶间裂分为左外叶、左内叶，右半肝被右叶间裂分为右前叶、右后叶，背裂划出尾状叶。左外叶又被左段间裂分为上下两段，右后叶被右段间裂分为上下两段。至此肝脏的"五叶四段"的"五叶"为：左外叶、左内叶、右前叶、右后叶、尾状叶。"四段"为：左外叶上段、左外叶下段、右后叶上段、右后叶下段。

2. Couinaud 八段分区法

Couinaud肝脏分段法是依据肝静脉和门静脉在肝内的走行将肝脏分为8个独立的段，每段有自己的流入、流出血管及胆管系统。每一段的中心有门静脉、肝动脉及胆管分支，每一段的外围有通过肝静脉的流出血管。肝右静脉将肝脏分为右前段和右后段。主肝静脉将肝脏分为右半肝和左半肝，右半肝被右肝静脉裂分为两个扇区，每个扇区又被分为两段，前内侧扇区分为前部的Ⅴ段和后部的Ⅲ段；后外侧扇区分为前部的Ⅵ段和后部的Ⅶ段。左肝静脉走行于左肝静脉裂内，将左半肝分为左内侧和左外侧两个扇区。左内侧扇区被肝圆韧带分为内侧的Ⅳ段（方叶）和Ⅲ段（肝左外叶的前部）；左外侧扇区仅包括Ⅱ段。左半肝Ⅰ段即为尾状叶，通过背裂与其他肝段分隔，同时接受来自左右门静脉分支和肝动脉分支供血，静脉血通过肝短静脉直接回流入下腔静脉。

（三）肝脏的血液循环

肝脏是人体内唯一具有双重血液供应的器官，血供丰富，肝总血流量约占心排血量的1/4，成人肝每分钟血流量有1 500～2 000 ml。肝脏血供的70%～80%来源于门静脉，20%～30%来源于肝动脉。肝门静脉是肝的功能血管，由脾静脉和肠系膜上静脉汇合而成，进入肝脏后分为各级分支到小叶间静脉,把来自消化道含有营养的血液送至肝脏加工。门静脉还与腔静脉间存在侧支吻合,正常情况下,这些吻合支是不开放的。由于上述血管间的联系,当肝脏某些病理因素(如肝硬化)导致门静脉循环障碍时,血流受阻,可引起脾脏淤血肿大。当侧支循环开放,可导致食管静脉淤血曲张,甚至破裂出血;或者通过直肠静脉丛形成门静脉和下腔静脉吻合,可致此处静脉丛破裂导致便血;或者通过脐周静脉丛形成门静脉和上、下腔静脉吻合,门静脉高压时,可出现脐周静脉怒张。肝动脉是肝脏的营养血管,进入肝脏后分为各级分支到小叶间动脉,将含有丰富氧和营养物质的动脉血输入肝脏进行物质代谢。肝横沟内有门静脉、肝动脉、肝管、神经及淋巴管出入称为第一肝门。门静脉、肝动脉和胆管均被包绕在同一结缔组织鞘内(Glisson鞘),经第一肝门进入肝脏,在肝脏内部树枝状分布于腺泡内,由肝腺泡边缘肝小静脉(即中央静脉)汇合成较大的肝静脉分支,最后汇合成肝静脉主干,进入下腔静脉,称为第二肝门。肝的后面有数条肝短静脉注入下腔静脉,称为第三肝门。肝血管受交感神经支配以调节血流量,可根据机体的需要调控肝血流。

(四)肝脏的功能

肝脏在体内承担着重要而复杂的功能,对维持内环境的稳态至关重要。

1. 解毒功能

有毒物质(包括药物)绝大部分在肝脏内通过单核-吞噬细胞系统被处理后变得无毒或低毒。在严重肝病时,如晚期肝硬化、重型肝炎,肝脏解毒功能减退,体内有毒物质蓄积,不仅对其他器官有损害,还会进一步加重肝脏损害。因此对于肝脏疾病的患者围术期用药选择应特别小心,避免加重肝脏负担。

2. 代谢功能

肝脏具有体内代谢所需的独特的酶反应体系,能够进行合成代谢、分解代谢和能量代谢等多种生化反应。人每日摄入的食物中含有蛋白质、脂肪、碳水化合物、维生素和矿物质等各种营养物质,在胃肠内经过初步消化吸收后被送到肝脏,在肝脏内被分解:蛋白质分解为氨基酸、脂肪分解为脂肪酸、淀粉分解为葡萄糖等,分解后营养物质又会根据身体需要在肝脏内被合成为蛋白质、脂肪和一些特殊的碳水化合物或能量物质等,这个过程将摄入的营养物质转变成人体的一部分。在蛋白质代谢过程中,肝主要起合成、脱氨和转氨作用,将其转化为人体所需要的蛋白成分如白蛋白、凝血因子、纤维蛋白原等。肝也参与多种维生素的代谢,肝内胡萝卜素酶能将胡萝卜素转化为维生素A,并加以储存。肝还能储存维生素B族、维生素C、维生素D、维生素E和维生素K等。在激素代谢方面,肝对雌激素、神经垂体分泌的抗利尿激素具有灭活作用;肾上腺皮质酮和醛固酮中间代谢大部在肝内进行。肝硬化时肝脏灭活作用减弱,体内雌激素蓄积过多引起蜘蛛痣、肝掌及男性乳房发育等现象;抗利尿激素和醛固酮增加促使体内水钠潴留,造成水肿和腹水。

3. 分泌胆汁

肝细胞生成胆汁,由肝内和肝外胆管分泌并储存在胆囊,进食时胆囊会自动收缩,通过胆囊管和胆总管把胆汁排泄到肠道,以帮助食物消化吸收。如果肝内或肝外胆管发生堵塞,胆汁不能自然排出,蓄积在血液里,就会出现黄疸。

4. 造血、储血、凝血功能

新生儿的肝脏有造血功能,且肝脏具有门静脉和肝动脉双重血液供应,同时经过肝静脉流出肝脏，血容量相对较大。当机体血容量急剧减少时肝内交感神经通过相应受体调节肝脏血流，优先保障心、脑、肾等重要脏器血液供应。同时，肝脏能够合成纤维蛋白原、凝血酶原及多种凝血因子，在体内的凝血和抗凝、纤溶系统中发挥重要作用。

5. 免疫防御功能

肝脏通过单核－吞噬系统的 Kupffer 细胞的吞噬作用发挥免疫防御功能。外来物质如细菌、抗原抗体复合物、色素和死亡细胞等进入肝脏，Kupffer 细胞通过识别并吞噬、消化处理后提呈给其他免疫细胞进一步清除。另外，肝脏内淋巴细胞含量较高，在炎症反应时，血液或其他淋巴组织里的淋巴细胞能够很快募集到肝脏，清除外来物质。

6. 肝脏再生功能

肝脏的再生功能实际上是一种代偿性增生，是肝脏对受到损伤的细胞修复和代偿反应。肝脏的再生功能极其强大，切除70%～80%肝脏的动物仍可维持正常的生理功能，且经过6周修复，剩余的肝脏最终能再生至原来的肝脏重量。

二、胆道系统的解剖与功能

（一）胆道系统的解剖

胆道系统是将肝实质产生的胆汁进行引流、排泄的一组管道系统，包括肝内胆道和肝外胆道两部分，起自肝内的毛细胆管，其终末端与胰管汇合后开口于十二指肠大乳头（Vater 壶腹）。

1. 肝内胆道

肝内胆道包括左右肝管、肝叶间胆管、段间胆管和区域胆管等。肝内胆管的行径与肝内门静脉和肝动脉及其各级分支走行大体一致，三者均为一结缔组织鞘（Glisson 鞘）所包绕。肝内胆管起源于毛细胆管，后汇入肝小叶之间的小叶间胆管，再逐步汇成肝段、肝叶胆管，肝叶胆管继续在肝门深部汇合成为左右肝管出肝。

2. 肝外胆道

肝外胆道部分包括肝总管、胆囊、胆囊管、胆总管。肝外胆道主要将肝脏分泌的胆汁引流进入十二指肠参与食物的消化吸收。胆囊位于肝脏下面，借助疏松结缔组织与肝脏贴合。正常胆囊长约8～12 cm，宽3～5 cm，容量为40～60 ml，是储存和浓缩胆汁的器官，位于右锁骨中线和肋弓交界处，分底、体、颈部与漏斗部，颈部连接胆囊管。肝脏产生的胆汁经肝管排出，一般先在胆囊内贮存。胆囊底部圆隆，顶端位于右腹直肌外侧缘与肋弓交点，胆囊炎症或结石嵌顿时可在此处触及肿大的胆囊。胆囊颈部有一囊状突出，称为 Hartmann 袋，为结石好发部位。胆囊颈部延伸为胆囊管，管内黏膜向腔内螺旋状凸入，形成螺旋瓣，又称为 Heister 瓣，为结石好发部位。胆囊管和肝总管汇合形成胆总管，走行于十二指肠韧带内，向下先经过十二指肠后方，再在胰头后外侧向右下斜行，并于下腔静脉前方进入胰头和十二指肠降部间的胆总管沟内，斜穿十二指肠降部后内侧壁，汇合胰管，并由 Oddi 括约肌等结缔组织包绕形成肝胰壶腹，开口于十二指肠大乳头。因此胆总管根据走行可分为十二指肠上段、十二指肠后段、胰腺段、十二指肠壁内段四部分，其中开口处胆总管较狭窄，为结石易嵌顿部位。

解剖学上将胆囊管、肝总管及肝脏脏面三者构成的三角形区域称为胆囊三角（Calot 三角）。此区域内常有发自肝右动脉的胆囊动脉经过，并常见胆囊颈部的淋巴结。胆囊三角是临床解剖上的主要标志，在行胆囊切除时要在该三角内寻找胆囊动脉并加以结扎切断而不可伤及较粗的肝右动脉，以免发生出血或结扎引起右半肝缺血。胆囊动脉常发生变异，应特别予以注意。该三角区域是外科手术极易发生误伤的部位。

（二）胆道系统的功能

胆道系统与肝脏关系密切，主要的生理功能是将肝实质产生的胆汁储存、浓缩、输送进入十二指肠参与食物的消化吸收。胆道系统任一部位发生炎症或结石等均可导致胆汁分泌和排泄障碍，胆汁在体内过度蓄积造成黄疸等一系列相关并发症，不仅会影响食物的消化吸收，甚至会损伤肝功能，造成肝功能不全。

1. 储存胆汁

肝脏具有分泌胆汁的功能，成人每日分泌300～700 ml胆汁。肝胆汁分泌进入毛细胆管后沿肝内胆管通道进入胆囊储存，当消化需要的时候，再由胆囊排出，所以胆囊被称为"胆汁仓库"。同时又起到缓冲胆道压力的作用。

2. 浓缩胆汁

肝脏分泌的肝胆汁清澈透明，呈金黄色，固体物质含量较少，比重较轻。进入胆囊后的肝胆汁中的大部分水和电解质，由胆囊黏膜吸收返回到血液，留下胆汁中有效成分储存在胆囊内，变成棕黄色或墨绿色呈弱酸性的胆囊胆汁，从而提高储存效能。研究表明，胆囊黏膜逆电化学梯度吸收氯化钠是细胞膜的钠泵作用，继而产生渗透压力差，吸收水分，由此浓缩胆汁。

3. 分泌保护作用

胆囊黏膜每日能分泌稠厚的乳白色碱性黏液约20 ml，主要成分为黏蛋白，起保护和润滑胆道黏膜作用，使其不受浓缩胆汁的侵蚀和溶解。同时，胆囊可以起到调节胆道内压力的作用，胆总管阻塞4小时并不能显著改变胆道内压力，但当胆囊切除后，胆总管扩张明显，胆总管括约肌作用减弱，胆管壁增厚，黏液腺体增多，以适应将更多的胆汁排入肠道。

4. 输送排空胆汁

进食3～5 min后，食物经十二指肠并刺激十二指肠黏膜分泌缩胆囊素，使胆囊收缩，将胆囊内胆汁排入十二指肠，以助脂肪的消化和吸收。在排出胆汁同时，也将胆道内的细菌与胆汁一起排出体外。一般讲，进食脂肪半小时后胆囊即可排空。胆道炎症或结石均可导致胆汁排泄功能障碍，影响消化吸收甚至损伤肝功能。

第二节　肝胆疾病的病理生理改变

各种病因严重损害肝脏细胞，使其代谢、分泌、合成、解毒、免疫等功能严重障碍，机体出现黄疸、出血、感染、肾功能障碍及肝性脑病等临床综合征，称为肝功能不全（hepatic insufficiency）。引起肝功能不全的病因包括生物性因素、理化性因素、遗传性因素、免疫性因素、营养性因素等。炎症、结石、肿瘤等各种因素导致胆道系统阻塞或者胆汁排出障碍，同样会损伤胆管细胞和肝细胞，影响机体的正常生理功能。肝细胞及胆管系统受损后，胆汁蓄积，肝脏各种功能均会受到影响，体内发生一系列重要变化,主要表现为各类营养物质代谢障碍、循环系统和消化系统平衡改变、血液及凝血功能障碍、水和电解质代谢紊乱及免疫功能、生物转化功能障碍,造成器官或组织发生不可逆的损伤,甚至诱发肝性脑病威胁生命。

一、物质代谢障碍

(一)糖代谢障碍

肝脏是维持血糖水平相对稳定的重要器官。肝脏通过调节糖原的合成和分解、糖酵解、糖异生和糖转化等来维持血糖浓度。肝脏能将消化道吸收的单糖转变为糖原并贮存起来(糖原合成作用),当机体需要时就将糖原分解成葡萄糖(糖原分解作用),通过血液将葡萄糖输送到全身组织器官,肝脏还能将某些非糖物质合成为糖原(糖原异生作用),空腹时肝脏释放出的葡萄糖是血糖的唯一来源。肝脏也是将葡萄糖彻底氧化并产生能量的重要场所。在有氧条件下,每一分子的葡萄糖经三羧酸循环途径代谢后彻底氧化为二氧化碳和水并释放出大量能量。在无氧条件下葡萄糖生成乳酸并产生能量。当进食后,门静脉内血糖浓度增高,肝脏摄取血液中的葡萄糖并以糖原的形式贮存起来。空腹时血糖处于较低水平,肝内糖原则逐渐被动用,分解成葡萄糖并释放到血液中,使血糖维持相对稳定。由于肝脏有这样的血糖稳定作用,所以肝功能障碍患者易发生低血糖,糖耐量降低,血中乳酸和丙酮酸增多。低血糖的可能原因有:大量肝细胞死亡致肝内糖原储备明显减少;粗面内质网上的葡萄糖-6-磷酸酶活性降低,肝糖原转变成葡萄糖过程障碍;肝细胞灭活胰岛素减少,血中胰岛素水平增高;肝硬化导致门腔分流,胰高血糖素增多,刺激胰岛β细胞分泌胰岛素亢进。糖耐量降低的原因主要有:葡萄糖代谢的限速酶葡萄糖激酶的活性降低,致使肝内糖利用障碍;存在胰岛素的对抗物,如生长激素、胰高糖素以及游离脂肪酸等灭活减少;肝细胞受损时,辅酶A严重不足引起丙酮酸氧化脱羧障碍,使血中丙酮酸增加;肝脏利用乳酸再合成糖原的能力降低,以致血中乳酸浓度亦增高。

(二)蛋白质代谢障碍

肝脏是人体合成和分解蛋白质的主要器官,也是血浆内蛋白质的最重要来源。肝脏合成的蛋白质包括肝的组织蛋白、各种酶蛋白和近31种血浆蛋白,特别是白蛋白,每日合成约12 g,占肝合成蛋白的25%。肝脏具有很强的合成蛋白质的能力,肝内蛋白质的更新率很快,肝脏蛋白质的半衰期约7~10天。当肝细胞大量死亡和功能障碍时,蛋白质代谢障碍主要表现为:低蛋白血症;血浆氨基酸含量升高;尿素合成减少;血浆胶体渗透压下降引起水肿;造血原料缺乏引起贫血;凝血因子合成减少造成出血等。由于这类患者常发生低蛋白血症,影响了麻醉药的体内代谢过程,血中与血浆蛋白结合的药物浓度相对减少,游离药物浓度增多,从而增强药物的作用,所以术中应适当减少药物的用量。血浆氨基酸含量特别是芳香族氨基酸升高,尿素合成减少致血氨增加,是肝昏迷的主要原因。

(三)脂类代谢障碍

肝脏对脂类的代谢和血脂浓度的调节有重要作用,是脂类消化吸收、运输、分解与合成的重要场所。肝脏内含有进行脂肪酸的β-氧化、甘油三酯和脂蛋白的合成、磷脂的代谢、胆固醇代谢所需要的几乎所有酶类。肝功能障碍时脂肪代谢的突出改变为脂肪肝形成和胆固醇代谢障碍，主要表现为：肝糖原减少，脂肪动员增加，进入肝脏的脂肪酸增多；脂肪酸β氧化及由脂肪酸合成的磷脂或胆固醇减少，肝内形成甘油三酯增多；载脂蛋白合成或释放减少；肝功能障碍引起的胆汁分泌减少导致脂类吸收障碍；肝功能障碍引起的卵磷脂胆固醇酰基转移酶合成减少，血浆胆固醇酯化作用减弱，血浆胆固醇酯/血浆胆固醇比值下降；肝脏将胆固醇转化为胆汁酸的能力下降，血浆总胆固醇浓度升高。

（四）维生素类代谢障碍

肝功能障碍时，脂溶性维生素 A、维生素 D、维生素 E、维生素 K 的吸收、储存及转化异常，体内缺乏相应的脂溶性维生素导致患者出现夜盲、出血倾向以及骨质疏松等疾病。

二、循环系统功能改变

（一）肝硬化对循环系统的影响

肝硬化（hepatic cirrhosis）是由一种或多种原因引起的、以肝组织弥漫性纤维化、假小叶和再生结节为组织学特征的进行性慢性肝病。早期无明显症状，后期因肝脏变形硬化、肝小叶结构和血液循环途径显著改变，临床以门静脉高压和肝功能减退为特征，常并发上消化道出血、肝性脑病、继发感染而死亡。肝硬化门静脉高压患者的心血管功能总的特点为高动力状态即高心排血量、低外周血管阻力，而灌注压、心率、动脉压则可能正常。血容量通常是升高的，外周血流对组织氧耗来说是供过于求。所以外周血与混合静脉血氧分压及血氧饱和度高于正常，动静脉氧含量差缩小，这种临床及病理生理特征类似于外周动静脉瘘。随着门静脉高压进一步发展，许多器官及组织动静脉血流同时增加，如腹腔器官、肺、皮肤、骨骼肌等，造成这一血流重分布的原因是多方面的，且有待研究。肝硬化患者对应激所致的血管收缩及心动过速的能力降低，原因可能是由于一些血管舒张因子的存在，也可能与压力感受器介导的反应能力降低有关。

肝硬化患者心血管系统对交感及儿茶酚胺的敏感性是降低的，这种变化的机制仍不清楚，可能是血液中胰高糖素增加起了重要作用。肝硬化门静脉高压患者的胰高血糖素往往处于高水平，胰高血糖素可降低儿茶酚胺及其他缩血管药物的反应性。但在临床上一些失代偿肝硬化及门脉高压患者对α受体激动剂不敏感，但对升压药的反应却较好。肝硬化患者的心血管功能失代偿总是以心室充盈压升高、心率加快及每搏量降低为先导，这些变化同时伴随着混合静脉血氧分压及氧饱和度升高，氧耗下降，这种失代偿状态很类似于中毒性休克。

肝硬化腹水可能是心血管功能恶化的重要并发症之一。伴随着腹内压升高膈肌上抬使胸膜腔内压亦升高，跨心壁压力梯度下降。同时肝功能降低是白蛋白合成减少，血浆胶体渗透压降低，促使液体漏入腹腔。液体的大量积聚，使回心血量及心排血量降低，放腹水可降低腹内压从而可改善总体的心血管功能，但是放腹水应在密切监测心血管指标的基础上慢慢进行，首次放腹水量不宜超过 1 000 ml。

门静脉高压患者若肾血流正常，则常无明显的肾功能障碍。肾皮质血流下降是肾功能损伤的首要征象之一。肾血流异常在肝硬化后发生肝肾综合征中起了重要作用。尽管肝硬化时心排血量增加同时系统循环阻力下降，但是由于肾血管阻力增加导致肾血流尤其肾皮质的血流下降。即其他器官及组织高灌注，而肾脏是低灌注水平。事实上，门静脉周围器官、组织及皮肤、肺、骨骼肌血流均是增加的。肾血管阻力增加是因为肾输入血管阻力增加超过肾输出血管阻力增加,同时多种激素参与了肝硬化门静脉高压的肾血流异常的病理生理过程。

(二)阻塞性黄疸对循环系统的影响

阻塞性黄疸(obstructive jaundice)是由于肝内外胆管阻塞所导致的胆汁分泌和排泄障碍,根据阻塞位置的不同可分为肝内和肝外阻塞性黄疸,炎症、结石或者肿瘤压迫导致胆道系统功能障碍,胆汁不能顺利排入肠道,在胆囊或胆道系统内淤积引起机体发生复杂的病理生理改变。临床及动物实验表明,阻塞性黄疸可引起心肌收缩无力、心排血量减少,甚至诱发心力衰竭。同时,黄疸患者围术期常常伴随心动过缓,可能与胆汁酸直接或间接通过迷走神经介导引起的心脏负性肌力作用有关。动物实验证明静脉滴注胆汁酸可引起剂量相关的心脏负性肌力作用,给予阿托品或者行迷走神经切断术后心脏负性肌力作用明显减轻,但并未完全消除。黄疸患者约20%心电图可能会存在缺血表现,表现为心率减慢、房性期前收缩、室性期前收缩、心房颤动、QT时间延长等改变。

阻塞性黄疸患者在麻醉、手术、出血、感染等情况下易于发生低血压性休克、急性肾功能衰竭、脓毒症和多器官功能障碍。在接受外科治疗时阻塞性黄疸患者并发症的发生率和死亡率明显高于非黄疸患者。临床实验证实,黄疸时外周血管阻力下降,血压降低,血管对内源性和外源性加压物质反应不敏感,其动脉压力反射功能(包括交感反射和迷走反射功能)显著减弱,但其机制尚不明确,血管反应性缺陷是其中一个主要的可能原因。阻塞性黄疸患者血管低反应性发生的原因是多种因素作用的结果。胆酸钠、内毒素、内源性阿片类物质和前列腺素被认为对胆汁淤积引起的血管低反应性起重要作用。另有证据表明,多种类型的胆汁酸均可导致动脉及各种静脉如门静脉、输精管静脉以及后肢静脉的血管反应性降低。此外,黄疸导致的肝脏实质性损害也导致了血管低反应性的发生。

三、消化系统功能改变

(一)内毒素血症

内毒素血症是造成肝胆疾病患者并发症发生和高死亡率的一个主要原因。在肠道感染、严重创伤、烧伤等情况下,肠道内革兰阴性细菌从肠道移位进入血液及机体组织,诱发内毒素血症及全身性的免疫反应和炎症反应,导致器官、组织、细胞的损伤。机体固有及适应性免疫反应过度激活在内毒素血症发病中占有重要地位。当肝胆疾病损伤肝功能时,肠道细菌过度生长、肠道黏膜通透性增高、内毒素灭活功能减退等原因导致肠道的细菌及其相关产物如内毒素突破肠道屏障,从肠道转移到肠系膜淋巴结及其他肠外器官,从而形成细菌移位及肠源性内毒素血症,进入循环系统的内毒素又可进一步加重肝细胞损害,促进门静脉高压形成,如此反复,形成恶性循环。

(二)营养不良

营养不良是肝胆疾病患者常见的并发症,发生率为20%~80%,并且与腹水、肝性脑病、自发性腹膜炎、肝肾综合征等并发症及预后密切相关。肝脏是新陈代谢和营养物质代谢的重要场所,各种原因引起的肝脏损伤均会不同程度影响营养状态。肝胆疾病患者营养不良发病机制是多方面的:

1. 营养物质

摄入及吸收不足,肝功能减退。可有不典型胃肠功能减退,如食欲减少、腹胀、消化不良,腹水使胃肠道水肿,食物耐受度下降。门静脉高压性胃病会导致营养物质吸收受损。终末期肝病因限制蛋白质饮食可直接导致摄入不足。此外,许多肝胆疾病患者往往合并胆囊功能下降、胆汁淤积等异常表现,可引起脂溶性维生素如维生素 A、维生素 D、维生素 E、维生素 K 吸收减少,甚至缺乏。

2. 代谢障碍

肝脏是参与物质代谢的中心环节,肝功能下降对三大营养物质、微量元素、矿物质等营养素代谢均有影响。葡萄糖代谢异常,出现胰岛素抵抗和肝源性糖尿病,进一步导致葡萄糖代谢异常。血清蛋白大部分在肝脏中合成,肝功能减退直接导致各种血清蛋白合成降低,如白蛋白、前清蛋白等。

3. 高代谢状态

国外有研究结果显示,肝硬化患者静息能量消耗约为健康人的1.3倍,约34%的肝硬化患者存在高代谢状态,其机制为葡萄糖代谢下降,大量元素吸收受影响,当机体出现类似于饥饿状态时会出现脂肪分解过度和贮存脂肪应用过度的反应,导致糖原分解过程向糖异生转化,而糖异生为耗能过程,因此肝硬化静息能量较健康人高。高代谢患者脂肪氧化率高,常出现体质量下降,摄入食物减少和能量消耗增加导致能量失衡,更易出现营养不良。

4. 医源性因素

腹腔穿刺、利尿剂、透析、腹水浓缩回输导致电解质等营养素丢失。清淡饮食易致蛋白、脂类摄入不足。口服、静脉滴注多种药物引起胃肠、肝、肾负担加重,影响代谢。

(三)肠道功能下降

肝胆疾病时,胆汁淤积和肝功能障碍等可损伤胃黏膜屏障和肠黏膜屏障的功能,引发应激性溃疡和肠道菌群移位,对机体消化吸收产生不良影响,甚至危及生命。肝硬化患者由于交感神经兴奋,机体一氧化氮产生过多,以及肠道自身发生淤血和水肿病理改变等,可使肠道运动功能减退,导致肠道细菌清除能力降低,从而使细菌在肠道中过度生长。当发生肝硬化时,患者小肠消化间期移行性复合运动周期 Ⅱ 期明显延长,Ⅲ 期缩短甚至消失,缺乏强烈收缩,使食物通过小肠时间延长,有利于肠道细菌过度繁殖。伴有门静脉高压的肝硬化患者十二指肠近端出现逆向蠕动波、肌群收缩、异常的移行性复合运动波,则更易发生细菌过度生长。肝硬化患者(尤其合并胆汁淤积)肝脏分泌胆汁功能减退,致使肠道中胆汁减少,其抑菌及调节肠道 pH 功能随之减退,导致肠道细菌过度生长。肝胆疾病患者肠道黏膜通透性增加。正常的肠道上皮细胞间通过紧密连接蛋白相互连接,形成一道选择性屏障,选择性允许某些营养物质及水通过,而对某些有害物质(如病原微生物、毒素等)却有天然屏障作用。当发生肝硬化时,由于氧化损伤、内毒素血症、一氧化氮及细胞因子生成过多等因素,肠壁发生水肿、淤血、糜烂等病理变化,通透性增高,导致其对有害物质的天然屏障功能受损。肝硬化大鼠小肠黏膜绒毛可见破坏、减少、变短、倒伏、缺失,肠黏膜紧密连接间隙增宽,肠黏膜杯状细胞分泌减少等病理改变。同时,肝硬化患者肝脏单核-巨噬细胞系统直接遭到破坏,补体、免疫球蛋白浓度降低,其介导的免疫调理作用减退,机体对内毒素清除能力下降,导致部分内毒素逃避肝脏清除作用进入循环系统,形成肠源性内毒素血症。另外,由于肝硬化患者常合并门静脉高压,严重的门静脉高压导致平时处于关闭的胃肠道侧支循环开通,使从胃肠道汇集的血液不经过肝脏而直接通过侧支循环汇入下腔静脉,导致肝脏无法正常清除毒素。门静脉高压时肝脏、肠系膜淋巴液增加,内毒素也可通过腹腔淋巴管-胸导管进入体循环,进一步加重肠源性内毒素血症。

四、血液及凝血功能障碍

肝脏是体内多种血浆蛋白和凝血因子合成的场所,肝胆疾病会引起血液及凝血功能发生改变。肝胆疾病患者的血细胞比容常由于血容量增加或胃肠道出血而下降。由于维生素B_{12}及其他维生素的缺乏,巨细胞性贫血也很常见,尤其是酒精性肝硬化患者常由营养不良引起,溶血性贫血的发生率亦高。溶血性贫血的发生与脾脏大小有关而与门静脉高压的程度无关。白细胞减少及血小板降低通常与脾功能亢进及乙醇诱发的骨髓抑制有关。

肝功能障碍引起的凝血功能异常十分常见,临床上表现为自发性出血如鼻出血、皮下出血等。体内凝血与抗凝物质主要在肝脏合成,肝功能受损的患者都有一些凝血功能的改变。最常见的是血浆Ⅱ、Ⅴ、Ⅶ、Ⅹ因子减少,Ⅰ因子通常也减少,纤维蛋白的降解产物浓度则不增加,但纤维蛋白原的消耗常见增加。偶尔在外科分流手术后可发生弥散性血管内凝血(DIC)。肝功能障碍患者由于凝血因子合成减少导致凝血酶原时间及部分凝血活酶时间的延长。Ⅱ、Ⅶ、Ⅸ、Ⅹ因子的合成依赖维生素K的存在,而Ⅰ和Ⅴ因子则不需要,肝功能障碍患者维生素K的吸收、储存障碍使维生素K依赖的凝血因子明显减少。Ⅷ因子并不在肝脏合成,所以在肝硬化患者还可能升高。Ⅰ因子合成障碍贯穿始终,所以凝血酶原时间的变化往往能反映肝功能障碍的程度。凝血因子合成减少,因出血、内皮损伤等消耗增多,体内类肝素物质、纤维蛋白降解产物等抗凝物质增多,原发性纤维蛋白溶解作用增强,血小板在脾中滞留并破坏增加,血小板量减少、功能障碍,易出现鼻衄、牙龈、黏膜、浆膜出血及皮下瘀斑等。

五、水、电解质代谢紊乱

肝功能障碍的患者可出现腹水,导致体内有效循环血量减少,肾素-血管紧张素-醛固酮系统被激活。肝功能受损可导致醛固酮灭活减弱,经肾脏排钾增加,同时由于进食减少钾摄入减少,可出现低钾血症,后者又可导致代谢性碱中毒。低钠血症的出现是病情危重的表现。肝功能衰竭时有效循环血量减少引起抗利尿激素分泌过多,且肝脏抗利尿激素灭活减少,引起水潴留,是形成稀释性低钠血症的主要原因。肝功能障碍常合并低氧血症、贫血等。

(一)低钾血症

又可引起碱中毒,这二者在诱发肝性脑病和肝性肾功能不全中均具有一定作用。这种低钾血症常常由以下原因引起:① 肝细胞对醛固酮灭活减弱;② 腹水形成致有效循环血量减少,反射性醛固酮分泌增加;③ 术前利尿剂应用;④ 输注葡萄糖使钾离子转移到细胞内。所以术前应针对低血钾的原因给予纠正,对防止术中肝昏迷的发生至关重要。

(二)低钠血症

属于病情危重的表现。急性肝功能不全患者发生持续性低血钠时,一般并非是由于失钠所致,而是机体濒于死亡的表现,常预示患者预后险恶。水潴留是形成稀释性低钠血症的主要原因。水潴留往往与肝病时有效循环血量减少引起抗利尿激素分泌过多或与抗利尿激素灭活减少有关。

（三）低磷血症和低钙血症

肝胆疾病伴肝功能障碍患者的血钙和磷呈进行性下降,体内25-羟维生素 D_3 和1,25-二羟维生素 D_3 缺乏。肝功能障碍时降钙素灭活减少是钙磷代谢紊乱的主要原因。当磷缺乏过多时,糖酵解所需的磷也逐渐不足,必然使大脑细胞不能很好地利用葡萄糖。

六、免疫功能及生物转化功能障碍

肝脏是人体免疫防御的重要器官。肝脏内存在Kupffer细胞,在吞噬、清除来自肠道的病毒、细菌及其毒素,以及提呈抗原、T细胞增殖等免疫应答过程中发挥重要作用。肝功能受损时肝脏的屏障功能降低,肠道细菌移位入血,发生细菌感染及菌血症,甚至肠源性内毒素血症。肝脏解毒能力降低,药物代谢消除时间延长,毒性物质在血液中堆积可诱发肝性脑病。许多激素在发挥其调节作用之后,主要是在肝脏内被分解转化,从而降低或失去其活性,此种过程称为激素的灭活。灭活过程对于激素作用的时间长短及强度具有调控作用。肝功能障碍时,由于对激素灭活能力减弱,必然会对机体产生一系列的影响,如雌激素灭活减少可出现蜘蛛状血管痣(主要分布于上腔静脉引流区域,以面部、颈部、上胸部多见)和肝掌(患者手掌大、小鱼际、指尖、手掌基部的鲜红色改变,加压后褪色,但掌心缺如),男性可出现睾丸萎缩、乳腺发育等,女性可出现月经不调、不孕等。

七、肝肾综合征

肝肾综合征(hepatorenal syndrome, HRS)是指重症肝病患者在无肾脏原发病变的情况下出现的一种以进行性肾脏损害、肾脏血流灌注减少和内源性血管活性系统异常为特征的综合征。由于肝肾综合征发生于肝硬化失代偿期或急性重症肝炎时,是继发于肝功能衰竭基础上的功能性肾功能衰竭,故又称肝性功能性肾衰竭。急性重症肝炎有时也引起急性肾小管坏死,也属于肝肾综合征。肝胆疾病肝功能失代偿期引起肝肾综合征的主要原因如下。

（一）外周动脉血管扩张

肝硬化初期,门静脉压力轻度升高,导致多种血管扩张因子产生,比如一氧化氮、内源性大麻素等,导致全身血管阻力轻度下降,但可通过提高心排血量得以代偿,将动脉血压和有效循环血容量控制在正常范围。随着疾病的进展和门静脉压力的持续升高,肠道黏膜的屏障作用逐渐减弱,肠道细菌出现了转位,诱导机体产生大量的细胞因子,促使外周血管进一步扩张。同时,门体分流将一部分舒血管因子经侧支循环转运到体循环中,使其直接作用于外周血管,加重外周血管的扩张,导致有效循环血量减少、血压降低,从而激活位于颈动脉窦和主动脉弓上的压力感受器,反射性地兴奋交感神经系统和肾素-血管紧张素-醛固酮系统,使血压恢复或接近正常,同时伴有水钠潴留和腹水的形成。疾病的后期抗利尿激素也开始分泌,出现了稀释性低钠血症。但此时血压和有效循环血量的维持高度依赖上述代偿机制,且机体对这些缩血管介质的敏感性也大大下降。动脉血压只能通过收缩肾脏、皮肤、骨骼肌等脏器的血管进行维持。肾血管长期收缩将导致肾脏低灌注,严重影响肾小球滤过率,临床上表现为氮质血症和血肌酐升高。

(二)心功能下降

高动力血流状态是终末期肝胆疾病病理生理发展过程中的一大特点,表现为心排血量增加,外周阻力血管扩张以及平均动脉血压降低,在一定程度上缓解体内有效循环血容量不足所带来的不利影响。肝硬化的后期,尽管交感神经系统较前有了进一步激活,患者的心率却并未有明显地加快,可能与心肌细胞自身的损害有关,这种损伤在一定程度上又可能与心肌细胞表面的β_1受体下调导致的传导功能异常有关。

(三)腹腔内高压

肝硬化患者腹腔内的腹水若得不到及时处理,会造成腹腔内压不断增加。当腹腔内压高于15 mmHg就会出现少尿,当压力超过30 mmHg时患者就会表现出无尿等症状。但如果在疾病早期进行有效的腹腔减压可以大大地改善肾脏功能,并提高预后的生存率。目前有很多可能的机制解释腹腔内高压和肝功能异常在肝肾综合征进展中的作用,如通过影响静脉回心血量来降低心排血量,或者直接压迫肾实质造成局部缺血,甚至可能压迫肾脏动脉或静脉引起血流障碍。

(四)肾脏自身调节功能失常

正常情况下,人体血压处于一个正常波动范围,但是每分钟流经肾脏的血流量却能保持相对恒定,这有赖于肾脏的自我调节能力,但肾脏的自身调节也有一定限度。研究发现,失代偿肝硬化的患者肾脏自我调节曲线出现向右和向下的位移,表明在同一血压值基础上,肝硬化患者的肾脏血流量较正常时减少。另外,肾脏局部产生的血管活性物质在血流调节方面同样发挥了重要作用。肝硬化失代偿初期,由于肾脏局部扩血管因子(主要是前列腺素)的作用,使得肾脏血流得以勉强维持。随着疾病的进展,肾脏本身所释放的各种缩血管物质的含量明显增加,舒张肾血管物质减少,最终导致肾脏灌注量减少,肾小球滤过率下降。

八、肝肺综合征

肝肺综合征(hepatopulmonary syndrome, HPS)是在慢性肝病或门静脉高压基础上出现的肺内微血管扩张、动脉血氧合功能异常为主要表现的一种严重肺部并发症,主要是由于肝硬化或者多种原因导致的肝细胞功能不全导致多种细胞因子异常增加或灭活减少。临床特征为门静脉高压、肺内微血管扩张、肺泡-动脉血氧分压差增加的三联征。肺内微血管扩张是肝肺综合征最主要的病理生理改变。肺内微血管扩张使肺血流量和心排血量增加,导致肺内动静脉分流增加和通气-血流比例失调。此外,扩张的微血管增加了肺泡氧分子到红细胞血红蛋白间的弥散距离。肝肺综合征对肝胆疾病患者的术前评估和术后疗效判断具有重要意义,因此,近年来肝肺综合征的研究受到国内外专家学者的重视。肝肺综合征进展缓慢,早期多无明显自觉症状,多数肝肺综合征患者因肝胆疾病就诊时无明显肺部症状,随着肝胆疾病进展出现低氧血症、肺功能改变、肺性骨关节病及神经系统损害。

目前公认的肝肺综合征的病理生理机制为肺通气/血流比值失调,氧弥散障碍和肺内动静脉分流。肺泡毛细血管床的过度灌注引起通气灌注不匹配,尤其是位置较低的肺部区域通气不良,对缺氧迟钝的血管收缩反应加剧肺通气/血流比例失调。气体交换界面的肺微血管扩张增加了氧气从肺泡到肺泡毛细血管中心与红细胞进行氧平衡的距离,为氧交换制造了功能性的弥散障碍。血液经过的时间影响肺泡-毛细血管氧平衡,而这些患者往往因肝胆疾病导致的门静脉高压存在高动力循环,血液快速经过加剧了弥散障碍。另一方面,患者也可能存在解剖分流,如动静脉直接交通,使血液完全绕过肺泡,导致混合静脉血液进入肺静脉。引起肝肺综合征血管改变的机制尚不完全清楚。一项重要的研究指出,大多数肝肺综合征出现在肝硬化、肝脏合成功能受损和门静脉高压患者中,但在不伴门静脉高压的慢性病毒性肝炎和非肝硬化门静脉高压症的患者中也有报道,这表明在肝肺综合征发展过程中肝脏合成功能障碍和门静脉高压症并非必要条件。肝肺综合征公认的治疗原则是在常规治疗原发肝胆疾病的基础上给予氧疗,注意预防和控制感染及维持水电解质平衡,加强对症治疗。目前针对肝肺综合征的治疗除肝移植外,尚无有效的方法。

九、肝性脑病

肝性脑病(hepatic encephalopathy, HE)是指在排除其他已知脑疾病的前提下,继发于肝功能紊乱的一系列严重的神经精神综合征。肝性脑病早期具有人格改变、智力减退、意识障碍等特征,并且这些特征是可逆的,肝性脑病晚期发生不可逆性肝昏迷(hepatic coma)甚至死亡。临床上根据肝性脑病的主要症状,即意识障碍的程度、神经系统症状和脑电图的变化,将肝性脑病分为五期,各期的主要特点见表27-1。

表27-1 肝性脑病的临床分期

临床分期	精神症状	神经症状	脑电图
0期(潜伏期)	无性格行为异常,智力测试轻度异常	无神经系统病理征	正常
1期(前驱期)	轻度性格改变和精神异常,睡眠昼夜倒错	扑翼样震颤(+) 病理反射(−) 生理反射(+)	对称性θ慢波
2期(昏迷前期)	前驱期症状加重,定向、书写、语言障碍	扑翼样震颤(+) 病理反射(−) 生理反射(+)	对称性θ慢波
3期(昏睡期)	昏睡可唤醒,常有神志不清或幻觉	扑翼样震颤(+) 病理反射(−) 生理反射(+) 肌张力增加	对称性θ慢波
4期(昏迷期)	完全昏迷,不能唤醒,可伴阵发性抽搐	扑翼样震颤(−) 病理反射(±) 生理反射(+)	极慢δ波

大部分肝性脑病都是由肝硬化引起，其他病因包括重症肝炎、爆发性肝衰竭、原发性肝癌、严重的胆道感染及妊娠期急性脂肪肝等。确定这些病因通常并不困难，但临床上常需在肝病基础上寻找诱发肝性脑病的因素。常见肝性脑病诱因有消化道出血、大量排钾利尿、放腹水、高蛋白饮食、催眠镇静药物的应用、尿毒症、手术及感染等。关于肝性脑病的发病机制目前存在以下几种学说。

（一）氨中毒学说

氨代谢紊乱引起的氨中毒是肝性脑病，特别是门体分流性肝性脑病的重要发病机制。血氨主要来自肠道、肾脏和骨骼肌生成的氨，胃肠道是氨进入身体的主要通道。在严重肝胆疾病时，由于氨的来源、生成和吸收增加，而清除减少，导致血氨增高，影响脑的能量代谢，引起中枢神经系统功能紊乱。血氨增高主要是由于生成过多或代谢清除过少。消化道出血后，停留在肠道的血液分解为氨。在肝功能衰竭时，由于胃肠蠕动和分泌减少，消化吸收功能下降，肠内菌群紊乱，其所分泌的与氨基酸代谢有关的酶和尿素酶增加，影响尿素肠肝循环，使外源性产氨增多，同时体内蛋白质分解占优势，使内源性产氨增多。内源性产生过多的氨，由于肝脏实质的严重损害不能充分通过鸟氨酸循环合成尿素来清除。另外，门体分流存在时，肠道的氨未经肝脏解毒而直接进入体循环，亦可使血氨增多。氨通过血脑屏障进入中枢神经系统，由于脑细胞对氨极其敏感，极易受到损伤。正常的骨骼肌、肝和脑组织能摄取血中过多的氨（分别占50%、24%和7.5%），肝硬化时常因肌肉消耗而摄氨减少。由于门腔分流又使肝摄氨减少，故大脑承受较大的氨负荷。一般认为氨对大脑的毒性作用为干扰脑的能量代谢，引起高能磷酸化合物浓度降低。血氨过高可能抑制丙酮酸脱氢酶活性，从而影响乙酰辅酶A的生成，干扰脑中三羧酸循环。另一方面，氨与α-酮戊二酸结合生成谷氨酸，谷氨酸与氨结合成谷氨酰胺，这些反应需消耗大量的辅酶、三磷酸腺苷、α-酮戊二酸和谷氨酸，并生成大量的谷氨酰胺。α-酮戊二酸是三羧酸循环中的重要中间产物，缺少则大脑细胞的能量供应不足，不能维持正常功能活动。谷氨酸是大脑的重要兴奋性神经递质，缺少则大脑抑制增加。另外，谷氨酰胺是一种很强的细胞内渗透剂，其增加可导致脑细胞肿胀。如果细胞肿胀、脑水肿未被控制，颅内高压即可发生。

（二）假性神经递质学说

神经冲动的传导是通过递质来完成的，神经递质分为兴奋性和抑制性两类，正常时二者保持生理平衡。兴奋性神经递质有儿茶酚胺中的多巴胺和去甲肾上腺素、乙酰胆碱、谷氨酸和门冬氨酸等，抑制性神经递质只在脑中形成。食物中的芳香族氨基酸如酪氨酸、苯丙氨酸等经肠道细菌脱羧酶的作用分别转变为酪胺和苯乙胺。若肝脏对酪胺和苯乙胺的清除发生障碍，此两种胺可进入脑组织，在脑内经β-羟化酶的作用分别形成β-多巴胺和苯乙醇胺。后二者的化学结构与正常的神经递质去甲肾上腺素相似，但不能传递神经冲动或作用很弱，因此称为假性神经递质。当假性神经递质被脑细胞摄取并取代了突触中的正常递质，则神经传导发生障碍，出现意识障碍与昏迷。

（三）γ-氨基丁酸/苯二氮䓬（GABA/BZ）神经递质学说

GABA受体是哺乳动物大脑的主要抑制性神经递质，由肠道细菌产生，在门体分流和肝衰竭时，可绕过肝脏进入体循环。近年来，在暴发性肝功能衰竭和肝性脑病的动物模型以及部分脑病患者中发现GABA血浓度增高，内源性苯二氮䓬类也在血液和脑脊液中被发现。此外，血脑屏障的通透性也增高,大脑突触后神经元细胞膜上的GABA受体显著增多。这种受体不仅能与GABA结合,在受体表面的不同部位也能与巴比妥类和苯二氮䓬类物质结合,故称为GABA/BZ复合受体。GABA/BZ复合受体激活后能促进氯离子由神经元胞膜的离子通道进入突触后神经元的细胞质,并引起神经传导抑制,诱发肝性脑病。

第三节　肝胆疾病术前评估与准备

肝胆疾病引起机体发生复杂的病理生理改变,可引起多器官功能障碍。为了保障手术患者在围术期的安全,增强患者对手术和麻醉的耐受能力,减少或避免围术期的并发症,应认真做好麻醉前病情评估和准备工作。

一、术前评估

(一)全身状态的评估

手术是治疗肝胆疾病的有效方法,但手术引起的创伤和失血可使患者的生理功能处于应激状态,各种麻醉方法和药物对患者的生理功能都有一定的影响,同时外科疾病本身所引起的病理生理改变,以及并存的非外科疾病所导致的器官功能改变,都是围术期潜在的危险因素。麻醉的风险性和手术大小并非完全一致,复杂的手术可是麻醉的风险性增加,而有时手术并不复杂,但患者的病情和并存疾病却为麻醉带来更多困难。因此,对肝胆疾病全身功能状态的评估至关重要。术前应仔细阅读病历,详细了解有关病史、体格检查、实验室检查、特殊检查、患者精神状况的资料以及拟行手术的情况,判断气管插管的难易程度,必要时就麻醉和手术的风险与手术医师及患者取得共识,仔细询问患者的手术麻醉史、药物过敏史及目前治疗情况,了解平时体力活动能力和目前的变化,重点评估心、肺及呼吸道、脊柱及神经系统,了解呼吸循环系统的代偿能力,并对并存疾病的严重程度进行评估。对患者全身状况的评估,美国麻醉医师协会(ASA)分级标准根据患者术前全身情况分为五级,如表27-2。ASA分级1、2级患者对麻醉的耐受力一般均好,麻醉过程平稳;3级患者的器官功能虽在代偿范围内,但对麻醉和手术的耐受力减弱,风险性较大,麻醉前尽可能做好充分准备,积极预防并发症;4级患者因器官功能代偿不全,麻醉和手术的风险很大,即使术前准备充分,围术期死亡率仍很高;5级患者为濒死状态,麻醉和手术都异常危险,不宜行择期手术。

表27-2　ASA病情分级和围术期死亡率

分级	标　　准	死亡率(%)
1级	重要器官系统功能正常,对麻醉和手术耐受良好,正常情况下没有什么风险	0.06~0.08
2级	轻微系统性疾病,重要器官轻度病变,但代偿功能健全,对一般麻醉和手术可以耐受,风险较小	0.27~0.4
3级	严重系统性疾病,重要器官功能受损,但仍在代偿范围内。行动受限,但未丧失工作能力,施行麻醉和手术有一定风险	1.82~4.3

（续表）

分级	标　　准	死亡率(%)
4级	严重系统性疾病,重要器官病变严重,功能代偿不全,已丧失工作能力,经常面临对其生命安全的威胁,施行麻醉和手术有很大风险	7.8～23
5级	病情危重,濒临死亡,手术是孤注一掷,麻醉和手术异常危险	9.4～50.7

急诊手术评估时加"E"或"急"。

（二）肝功能的评估

肝胆系统的功能十分复杂,肝胆疾病术前对肝功能状态的评估至关重要,不仅能够协助诊断各种肝病,了解其肝损害程度、转归和预后,鉴别黄疸的性质和病因,还能测知全身性疾病对肝脏的侵犯或影响。临床使用的肝功能评估仍存在一些不足,因为肝脏的功能是多方面的,每一种肝功能试验只能反映某一侧面,且肝脏有较丰富的储备功能和代偿能力。肝功能试验大都是非特异性的,其他非肝脏疾病亦可引起异常反应,其实验结果可受操作方法、仪器、试剂、pH、温度以及操作者的责任和技术熟练程度等多种因素的影响。因此对于具体患者来说,应当有针对性地合理选择肝功能评估方法。

1. 蛋白质代谢的试验

肝脏是人体新陈代谢最重要的脏器,它几乎参与各方面的蛋白质代谢,能够合成大部分血浆蛋白、酶蛋白及凝血因子,血浆蛋白与肝内蛋白经常处于动态平衡状态,检测血浆蛋白可以用来评估肝功能的状态。因此血浆总蛋白、白蛋白和球蛋白可作为评判肝功能的一项指标。

2. 胆红素代谢试验

正常人血清内总胆红素浓度为 $3.4～18.8\ \mu mol/L$（$0.2～1.1\ mg/dl$）。血清总胆红素测定有助于了解黄疸的程度及动态演变,肝胆疾病中胆红素浓度明显升高提示严重的肝细胞损害。各种试验中,血浆蛋白特别是白蛋白含量,是能够反映肝脏损害严重程度的比较敏感的指标。胆红素的代谢在肝损害时影响也很明显。一般都主张采用此两种试验,结合临床表现,作为术前估计肝损害的程度（表27-3）。

表27-3　肝损害程度的估计

	轻度损害	中度损害	重度损害
血清胆红素	$< 34.2\ \mu mol/L$	$34.2～51.3\ \mu mol/L$	$> 51.3\ \mu mol/L$
人血白蛋白	$> 35\ g/L$	$30～35\ g/L$	$< 30\ g/L$
腹水	无	易控制	不易控制
神经症状	无	轻度	昏迷前期
营养状态	好	尚好	差、消瘦
手术危险性	小	中	大

当评估肝胆疾病患者的手术危险性时,还可以用积分法将肝功能进行分级,其中应用最为广泛的是肝功能Child-Pugh分级（表27-4）,按该表累积计分,A级5～6分,肝功能有较强代偿能力,手术危

险度小；B级7～9分，肝功能有一定的代偿能力，手术危险度中度；C级为10～15分，肝功能失代偿，手术危险度大，预后差。

表27-4 肝功能Child-Pugh分级表

临床生化指标	1分	2分	3分
肝性脑病	无	1～2	3～4
腹水	无	轻度	中、重度
总胆红素（μmol/L）	＜34	34～51	＞51
白蛋白（g/L）	＞35	28～35	＜28
凝血酶原时间延长（s）	＜4	4～6	＞6

3. 肝脏和酶

肝脏是人体的重要代谢器官，含酶的种类特别丰富，其酶蛋白占肝脏总蛋白的2/3左右。在病理情况下肝脏的酶含量常有改变，并且可反映在血液内酶浓度的变化，临床上可根据血清内酶活力的增高或减少来了解肝脏病变的性质和程度，辅助诊断肝胆系疾病。肝胆疾病时血清内酶类的改变主要分为以下几类：肝细胞损害时酶活力增高的酶包括丙氨酸转氨酶、天冬氨酸转氨酶、异柠檬酸脱氢酶、乳酸脱氢酶、山梨醇脱氢酶、谷氨酸脱氢酶、鸟氨酸氨基甲酰转氨酶、精氨琥珀酸裂解酶、精氨酸酶、醛缩酶、1-磷酸果糖醛缩酶、鸟嘌呤酶、奎宁氧化酶、葡萄糖醛酸苷酶；肝细胞损害时酶活力降低的酶包括胆碱酯酶、卵磷脂胆固醇转酰基酶；反映胆汁淤积为主的酶包括碱性磷酸酶、5'-核苷酸酶、γ-谷氨酰转氨酶、亮氨酸氨肽酶；反映肝内纤维组织增生的酶包括单胺氧化酶、脯氨酸羟化酶。

4. 其他肝功能试验

除了上述重要的肝功能试验外，还有反映肝脏糖代谢功能改变的葡萄糖耐量试验，半乳糖耐量试验等，反映肝脏脂肪代谢功能的血清胆固醇、胆固醇酯、甘油三酯、脂蛋白电泳等，反映肝脏解毒功能的马尿酸试验、百浪多息试验等，反映肝脏血流动力学改变的肝脏血流量测定、肝静脉和脾内压测定等，反映其他代谢功能的血清胆汁酸、各种凝血因子、血清甲状腺激素、血清维生素B_{12}、维生素A、血清铜和铁的测定等。

临床使用的肝功能试验种类繁多，每一个试验都从一个侧面反映肝脏某一方面的功能。要全面地了解肝脏的功能状况，必须进行多因素的综合分析。一般先作几种筛选试验，然后再作进一步肝功能试验，再配合影像及病理病原学诊断进行综合判断。无论肝胆手术还是肝胆疾病患者的非肝胆手术，肝功能状态都会直接或间接地影响绝大多数麻醉药分布、代谢与排泄，另外许多麻醉药也会直接或间接地影响肝脏各方面的功能，甚至还会造成肝损害，所以麻醉前、麻醉中、麻醉后肝功能的动态监测尤其重要。

二、术前准备

肝胆疾病及其本身的并发症如门静脉高压症等需要手术治疗时，特别是广泛肝切除术合并有肝硬化需行其他大手术的患者,手术复杂,创伤较大,出血也多,术前必须有良好的准备,要安排足够时间改善患者的全身情况和肝功能。即使是急症手术,在病情允许的条件下,亦应力争准备完善,维护和纠正重要器官的生理功能以及内环境的稳态,增强患者对麻醉和手术的耐受力。

(一)常规准备

对肝胆疾病的患者,获得有关病史、体格检查、实验室检查、特殊检查和精神状态的资料,指导患者熟悉有关的麻醉问题,解决其心理焦虑,确定围术期监测必需的设备和手段,以便在麻醉前对患者全身情况和重要器官的生理功能做出充分细致的估计,并尽可能加以维护和纠正,制订最适合患者的个体化麻醉方案,这样不仅能提高手术和麻醉的安全性,而且有利于患者的预后和恢复。术前需完善必要的检查,了解重要器官功能状态;嘱咐患者戒烟6～8周,减少气管内的分泌物,练习咳嗽、咳痰等以加强肺功能锻炼;确定术前使用的某些药物是否需要继续使用或者调整剂量,如抗高血压药、胰岛素等,一般使用至术前,但应调整剂量,而抗凝药一般需要停用;常规排空胃,一般而言,成人麻醉术前禁食12 h,禁饮4 h,如末次进食为脂肪含量很低的食物也应至少禁食8 h,对于大于36个月的小儿应禁食8 h,禁饮2 h,对于小于36个月的幼儿应禁奶和固体食物6 h,禁饮2 h;术前根据患者情况适当使用抗胆碱药和镇静药,以抑制迷走神经及减轻患者的精神紧张;术前常规备血。

(二)特殊准备

肝胆疾病患者进行手术治疗,通常有两种情况:一是患有与肝胆疾病无关的一些急症,如急性阑尾炎、创伤、胃肠道穿孔等,如一时难以进行较好的术前准备,应尽量采用对肝无害的麻醉药物和麻醉方法,其次是肝脏疾病本身的继发病需行手术治疗,则应积极进行以保肝为主的术前准备,包括:① 加强营养,给予高蛋白、高碳水化合物,低脂肪饮食,口服多种维生素。因胃纳差,进食少者,必要时可经静脉途径补充,以求改善肝功能。适当进行糖的补充,不仅供给热量,还可增加糖原储备,有利于防止糖原异生和减少体内蛋白质的消耗。② 改善凝血功能。如维生素 K_3 口服,紧急情况下可以静脉注射维生素 K_1,其作用时间快,效果好,是多种凝血因子的必需原料。③ 血浆蛋白低者,尤其应予以足够重视,如总蛋白低于45 g/L,白蛋白低于25 g/L或白、球蛋白比例倒置,术前准备要积极,必要时应输入适量血浆或白蛋白。④ 贫血患者,必要时可多次少量输血,争取血红蛋白高于120 g/L以上,红细胞在 3×10^{12}/L以上,血清总蛋白60 g/L,白蛋白在30 g/L以上。⑤ 对有腹水的患者,应采用中西医结合治疗,待腹水消退后稳定两周再进行手术治疗。必要时于术前24～48 h内行腹腔穿刺,放出适量的腹水,以改善呼吸功能,但量不宜过多,要根据患者具体情况。一般一次量不超过3 000 ml为原则。⑥ 术前1～2天,给予广谱抗生素治疗,以抑制肠道细菌,减少术后感染。⑦ 根据手术切除范围,备好术中用血。

第四节　肝胆疾病麻醉药物和麻醉方式的选择

肝脏是药物代谢和清除的主要场所,肝胆疾病导致肝功能不全的患者麻醉药物代谢率降低,同时低蛋白血症可导致血浆中游离态的药物增加,腹水和水钠潴留可使药物分布容积增大,阻塞性黄疸使药物经胆道系统排泄减少,导致麻醉药物作用时间延长,因此应慎重选择药物的种类、剂量和麻醉方法。选用麻醉药物和方法需要了解所患肝脏疾病、肝脏在药物解毒中的作用及药物对肝脏的影响。同时，不同的麻醉方法各有其优缺点，选用时应根据手术的类型，结合患者肝功能不全等具体情况作全面考虑。麻醉药物应选择对肝功能和肝血流影响较小的药物，选择合适的给药途径，做好术中管理如补充血容量、纠正酸中毒、维持循环稳定等。

一、麻醉药物选择

肝胆疾病患者麻醉药物的选择应遵循的原则是：肝毒性小或无，不经肝脏代谢消除，麻醉作用时间短、苏醒快，也可多种方式复合麻醉以减少麻醉药物剂量。吸入麻醉药如异氟烷、七氟烷对肝脏几乎没有毒副作用，可以选择与静脉麻醉药物复合应用。麻醉性镇痛药芬太尼、舒芬太尼、阿芬太尼等均经肝脏代谢，可导致肝功能障碍患者术后痛阈升高及苏醒延迟。瑞芬太尼因其具有独特的药代、药效动力学特点，超短时效、镇痛作用强，对肝脏影响较小，可作为优选。肝功能障碍的患者对肌松药常有异常反应，主要表现为对肌松药的拮抗性增强和肌松作用延长，因此肌松药应选择对肝功能影响较小的阿曲库铵或顺阿曲库铵较为合适。

二、麻醉方式的选择

麻醉方式的选择应根据手术的类型、患者的全身情况以及肝功能的代偿能力等全面考虑。由于麻醉药物均不同程度地在肝脏完成分解代谢，所以肝功能损害患者的麻醉只要满足手术要求，应尽可能选择简单、对肝脏功能和循环干扰小的麻醉方法。局部小手术、不合并凝血功能障碍患者的手术，尽可能选择局部麻醉或区域神经阻滞麻醉，复合小剂量短效镇静药，可以减少交感神经兴奋引起的肝血流下降。对不合并凝血功能障碍的患者中、下腹部、肛门会阴部和下肢手术，可选择连续硬膜外阻滞或蛛网膜下隙阻滞。上腹部手术，采用静脉吸入麻醉复合硬膜外阻滞更佳，一是因为硬膜外阻滞不仅能提供良好的镇痛和肌松作用，减少全麻药用量，而且在无血压下降的情况下，对肝脏功能无明显影响，但在凝血功能障碍时应慎重使用，防止硬膜外血肿。二是全身麻醉气管插管可以控制呼吸、确保氧供、便于呼吸管理以及减少内脏牵拉反应等。复合麻醉可以减少镇痛药和肌松药的用量，减少苏醒延迟的发生率。对于全身情况较差以及颅脑、脊柱，心胸等手术或不宜选择硬膜外阻滞的腹部手术应选全身麻醉。

（一）连续硬膜外阻滞

连续硬膜外阻滞适于许多肝脏外科的手术，除非患者情况极为严重或需要开胸手术，包括门腔静脉吻合术，肝叶切除术，几乎都可在硬膜外阻滞下进行。即使右半肝切除术和肝脏移植术亦可在气管内全麻辅以硬膜外阻滞下进行，它能使肌肉有良好的松弛，减少全麻用药量，在无血压下降的情况下，对肝脏功能无明显影响。但要注意凝血机制不良时会发生硬膜外血肿。

（二）全身麻醉

氟烷麻醉后有极少量的病例可出现肝功能损害，所以对吸入麻醉药能否用于肝脏手术一直存在争议。现在的观点认为,吸入全麻药用于肝脏手术或肝胆疾病患者非肝脏手术不应列为禁忌。一方面现在临床使用的恩氟烷、异氟烷、七氟烷在体内代谢极低,肝毒性作用很小。近年来,静吸复合麻醉或全凭静脉麻醉日益受到重视,可应用于长时间的各种手术,使静脉全麻的适应范围显著扩大,成为全身麻醉的主要方法之一。其最突出的优点在于此法诱导快,麻醉过程平稳,无手术室空气污染之虑,苏醒也较快,是一种较好的麻醉方法。丙泊酚是新的快速、短效静脉麻醉药,除催眠作用外,适当深度短时间可达镇痛效果,丙泊酚非但无明显肝损害作用,由于其为外源性抗氧化剂,据报道其对肝缺血再灌注损害还有一定的保护作用,故用该药作为肝脏手术全凭静脉麻醉的主药尤为合适,术中辅助应用麻醉性镇痛药及肌松药可达到术中满意的止痛肌松效果,但由于其对心血管的抑制作用,对年老体弱者更应注意减量和缓慢静脉注射。

(三)硬膜外阻滞复合全麻

采用持续硬膜外麻醉复合气管内吸入全麻应用于肝胆手术的麻醉既能够避免单纯硬膜外阻滞麻醉过浅出现肌松差及明显的牵拉反应或由于硬膜外阻滞麻醉平面过广引起的明显呼吸抑制,又能够避免单纯全麻术中使用较多肌松药引起延迟性呼吸抑制及麻醉终止时患者因伤口疼痛引起的躁动,且方便术后止痛,利于患者恢复。所以此种方法既安全又具有很好肌松及止痛效果,适用于大部分肝胆疾病患者需行中、下腹部、肛门会阴部和下肢手术。在具体应用中硬膜外阻滞复合全麻应注意以下几点:因局部麻醉药存在一定的心脏毒性和肾毒性,冠心病、心肌炎、心律失常及肾功能不全者慎用,年老体弱及年幼儿童必须减量或降低浓度,同时肝功能差的患者应适当延长用药间隔时间,并加强血流动力学的监测,防止低血压及心率减慢。

第五节　肝胆疾病术后并发症的防治

肝胆疾病患者术后并发症的发生率与肝功能密切相关,术中避免加重肝胆疾病患者肝功能负担对术后恢复和降低围术期死亡率至关重要。肝胆疾病患者术后除按腹部大手术麻醉后处理外,应密切观察患者的心、肺、肾、肝情况以及其他病情变化,注意血压、脉率、呼吸、体温、心电图、血液生化和尿的变化;保证充足的氧供,掌握好拔管时机;对相对复杂的手术,术后可能会发生肺水肿,应尽量保留气管内插管;观察黄疸、腹腔积液情况变化,继续保肝治疗;术后给予适当镇痛,既要减轻患者疼痛引起的不适感,也要注意镇痛药物的呼吸抑制作用;术后2～3天内禁食,胃肠减压,以防止肠胀气,增加肝细胞的供氧量;继续使用广谱抗生素以防感染;加强营养支持,保证热量和能量供给,术后每日给以200～250 g葡萄糖,即静脉输给10%葡萄糖液2 000 ml和5%葡萄糖盐水500～1 000 ml,每100 g葡萄糖加入500 mg维生素C和胰岛素16～20 U,必要时补充适量氯化钾;注意对尿量、体温、血糖、电解质、酸碱状态和凝血功能等监测,根据液体出入量与血液生化的变化,调整水、电解质与酸碱平衡;对有出血倾向或渗血多时,应密切观察病情变化,并给予适量维生素K及其他止血药物,以改善凝血功能;对切除半肝以上或合并肝硬化者,除术后积极加强保肝治疗外,在术后2周内应给予适量的血浆或白蛋白,特别是术后5～7天内,每日除输给大量葡萄糖和维生素外,还应补充200～300 ml血浆或5～10 g白蛋白,以后根据情况补充,术后24 h内氧气吸入。此外,对这类患者在术后3～5天内可每日给予氢化可的松100～200 mg,有利于肝脏修复和再生,也有利于患者恢复。肝切除后,手术创面和肝断面往往有少量渗出,腹腔引流处可能有血性液体或胆汁积存,因此应常规采用双套管持续负压吸引或间断冲洗吸引,此法不仅可以将腹腔内积液完全吸出,而且可以观察术后有无出血、胆瘘或感染等,以便及时发现,及时处理。引流管一般可在术后3～5天内拔除,经胸手术后,胸腔引流管一般可在术后24～48 h拔除,但拔出前应检查胸腔内是否有积液,如果积液量多时,应设法将其完全排净后再拔除引流管。对有可能发生肝昏迷的患者还必须给予去氨药物。术后鼓励和帮助患者咳嗽,防止肺部并发症,鼓励患者早期活动,促使血脉流通,加快康复;定期复查肝功能,及时随访患者恢复情况。

总之,无论是肝胆疾病患者的肝脏手术或肝胆疾病患者的非肝脏手术在麻醉与围术期管理中均应遵循如下原则:作好术前访视、风险评估和充分的术前准备,尽一切可能维护肝功能、纠正机体的内环境紊乱;术中减少一切不必要的用药,以减轻肝脏的负担;选用对肝脏血流代谢等影响最小的麻醉药;术中力求血流动力学平稳,减轻肝脏的缺血再灌注损伤;围术期除加强动态监测外,更应注意监测生化及凝血功能;保肝治疗应贯穿于术前、术中及术后始终。

(孔二亮 吴飞翔)

参 考 文 献

［1］ Thakrar S V, Melikian C N. Anaesthesia for liver transplantation. Br J Hosp Med (Lond), 2017, 78(5): 260−265.

［2］ Adelmann D, Kronish K, Ramsay M A. Anesthesia for Liver Transplantation. Anesthesiology clinics, 2017, 35(3): 491−508.

［3］ Kristiansen R G. Current state of knowledge of hepatic encephalopathy (part I): newer treatment strategies for hyperammonemia in liver failure. Metabolic brain disease, 2016, 31(6): 1357−1358.

［4］ Diaz G C, O'Connor M F, Renz J F. Anesthesia for Patients with Concomitant Hepatic and Pulmonary Dysfunction. Anesthesiology clinics, 2016, 34(4): 797−808.

［5］ Camboni-Schellenberg E L, Sinner B. Anesthesia with liver failure. Der Anaesthesist, 2016, 65(1): 77−91; quiz 2−3.

［6］ Brentjens T E, Chadha R. Anesthesia for the Patient with Concomitant Hepatic and Renal Impairmen. Anesthesiology clinics, 2016, 34(4): 645−658.

［7］ Ahdout J, Nurok M. Anesthesia Patients with Concomitant Cardiac and Hepatic Dysfunction. Anesthesiology clinics, 2016, 34(4): 731−745.

［8］ Soleimanpour H, Safari S, Rahmani F, et al. The role of inhalational anesthetic drugs in patients with hepatic dysfunction: a review article. Anesthesiology and pain medicine, 2015, 5(1): e23409.

［9］ Zhu B, Huang Y G, Miao Q. Anesthesia management for surgical resection of inferior vena caval tumor thrombus extending into right cardiac cavities. Zhongguo yi xue ke xue yuan xue bao, 2014, 36(3): 336−339.

［10］ Takita K, Uchida Y, Hase T, et al. Co-existing liver disease increases the risk of postoperative thrombocytopenia in patients undergoing hepatic resection: implications for the risk of epidural hematoma associated with the removal of an epidural catheter. Journal of anesthesia, 2014, 28(4): 554−558.

［11］ Rahimzadeh P, Safari S, Faiz S H, et al. Anesthesia for patients with liver disease. Hepatitis monthly, 2014, 14(7): e19881.

［12］ Ojeda A, Moreno L A. Pain management in patients with liver cirrhosis. Gastroenterologia hepatologia, 2014, 37(1): 35−45.

［13］ Nardini G, Di Girolamo N, Leopardi S, et al. Evaluation of liver parenchyma and perfusion using dynamic contrast-enhanced computed tomography and contrast-enhanced ultrasonography in captive green iguanas (Iguana iguana) under general anesthesia. BMC veterinary research, 2014, 10: 112.

［14］ Shiganova A M, Vyzhigina M A, Balaian O V, et al. Inhalation anaesthesia and total intravenous anaesthesia for hepatic resections. Anesteziol Reanimatol, 2013, (3): 9－14.

［15］ Kiamanesh D, Rumley J, Moitra V K. Monitoring and managing hepatic disease in anaesthesia. British journal of anaesthesia, 2013, 111 Suppl 1: i50－61.

［16］ Hoetzel A, Ryan H, Schmidt R. Anesthetic considerations for the patient with liver disease. Current opinion in anaesthesiology, 2012, 25(3): 340－347.

［17］ Takami T, Terai S, Sakaida I. Novel findings for the development of drug therapy for various liver diseases: Current state and future prospects for our liver regeneration therapy using autologous bone marrow cells for decompensated liver cirrhosis patients. Journal of pharmacological sciences, 2011, 115(3): 274－278.

［18］ Herz S, Puhl G, Spies C, et al. Perioperative anesthesia management of extended partial liver resection. Pathophysiology of hepatic diseases and functional signs of hepatic failure. Der Anaesthesist, 2011, 60(2): 103－117.

［19］ Weil A B. Anesthesia for patients with renal/hepatic disease. Topics in companion animal medicine, 2010, 25(2): 87－91.

［20］ Murphy E J. Acute pain management pharmacology for the patient with concurrent renal or hepatic disease. Anaesthesia and intensive care, 2005, 33(3): 311－322.

［21］ Mazzeo A T, Lucanto T, Santamaria L B. Hepatopulmonary syndrome: a concern for the anesthetist? Pre-operative evaluation of hypoxemic patients with liver disease. Acta anaesthesiologica Scandinavica, 2004, 48(2): 178－186.

第28章
肾脏疾病与肾功能

肾脏是人体重要的器官之一，通过尿液的生成，将机体代谢产生的终产物排出体外，调节水和电解质平衡，包括调节体液的渗透压、电解质的浓度和体液量、酸碱平衡，参与机体内环境的调节。此外，肾脏也是一个内分泌器官，可以合成和释放肾素、促红细胞生成素等；肾脏中的1α-羟化酶可使25-羟维生素D转化为有活性的1,25-二羟胆骨化醇，参与血钙的调节；肾脏还能生成前列腺素、激肽，参与局部或全身血管活动的调节；肾脏还是糖异生的场所之一。

与麻醉和外科手术相关的因素（例如，低血容量、腹腔镜手术等）均会对肾生理产生影响，可能发生肾灌注不足，引起急性肾损伤，甚至发展为肾衰竭，导致围术期患者死亡。而本身存在肾脏疾病或肾功能不全的患者，往往有复杂的病史，服用多种药物，同时常常合并严重的全身疾病，使得麻醉和手术的风险增加。因此，麻醉医师熟悉肾脏生理及与麻醉药物的相互作用十分重要。

第一节　急性肾损伤

急性肾损伤（acute kidney injury, AKI）是一组以肾功能急速下降为特点的临床综合征，包括血、尿、组织学、影像学及肾损伤标志物检查的异常。急性肾损伤既可以发生在原来无肾脏疾病的患者，也可在慢性肾脏病的基础上发病。

急性肾损伤是对既往急性肾衰竭（acute renal failure, ARF）概念的扩展和延伸，为了达到早期诊断和防治的目的，在肾小球滤过率（glomerular filtration rate, GFR）开始下降的早期就开始进行有效的干预，避免从"急性肾损伤"发展为"急性肾衰竭"。现阶段急性肾衰竭一词逐渐被急性肾损伤所取代，急性肾损伤越来越多地被医学界用来指代肾功能的急性丧失。

一、病因和分类

急性肾损伤有多种可能的病因。在住院的患者中，急性肾损伤最常见于缺血、肾毒素暴露或败血症引起的低血容量及急性肾小管坏死。在门诊患者中，其他常见的原因包括尿路梗阻、急性肾小球肾炎和急性间质性肾炎。

通常，我们可根据病因发生的解剖部位分为肾前性、肾性和肾后性三大类（图28-1）。

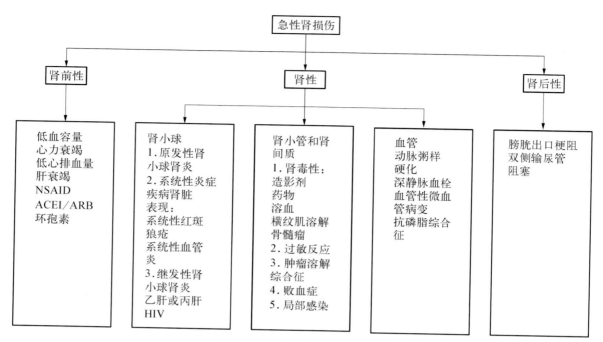

图28-1　急性肾损伤的常见原因

（一）肾前性急性肾损伤

肾前性急性肾损伤是由各种原因导致的肾血流量减少,导致肾小球滤过减少,约占急性肾损伤的55%。常见的病因包括:有效血容量不足、心排血量降低、肾动脉收缩、肾自主调节反应受损。

（二）肾性急性肾损伤

肾性急性肾损伤最常见的原因是肾缺血和肾毒性药物导致的急性肾小管坏死;其他还包括肾间质、肾小球和血管疾病等,约占急性肾损伤的40%。造影剂、抗生素、抗肿瘤药物等可引起肾小动脉收缩及损伤肾小管上皮细胞,引起肾小管坏死。内源性肾毒性物质包括肌红蛋白、血红蛋白、尿酸盐、草酸盐等。

（三）肾后性急性肾损伤

肾后性急性肾损伤的特征是急性尿路梗阻,梗阻可发生在任何部位,约占急性肾损伤的5%。常见原因包括前列腺肥大、肾结石、膀胱颈部肿瘤以及某些腹膜后疾病引起的外压性梗阻。

二、临床表现

急性肾损伤的临床表现差异较大,首次发现通常是基于实验室检查的异常,特别是血肌酐的升高和（或）尿量减少。而临床症状通常出现于肾功能严重减退时,包括乏力、食欲减退、恶心呕吐、腹胀、尿量减少、瘙痒等不典型症状,体格检查可发现眼睑和下肢等组织疏松部位的水肿。

三、诊断

急性肾损伤的诊断主要基于血肌酐升高和（或）尿量减少判断，再结合相应的临床表现以及辅助检查，一般不难做出诊断。根据血肌酐和尿量的诊断标准如下：① 48 h 内血肌酐增加 ≥ 0.3 mg/dl（≥ 26.5 μmol/L）；② 7 天内血肌酐升高超过基线 1.5 倍；③ 尿量 < 0.5 ml/（kg·h），持续 6 h。

而根据"改善全球肾脏病预后（kidney disease: improving global outcomes, KDIGO）"标准，急性肾损伤的分期如下：① 血清肌酐升高至基线的 1.5～1.9 倍，或血清肌酐升高 ≥ 0.3 mg/dl（≥ 26.5 μmol/L），或尿量减少至 < 0.5 ml/（kg·h），持续 6～12 h；② 血清肌酐增加至基础值的 2.0～2.9 倍，或尿量降至 < 0.5 ml/（kg·h）≥ 12 h；③ 血清肌酐升高至基线的 3.0 倍或血清肌酐升高至 ≥ 4.0 mg/dl（≥ 353.6 μmol/L），或 ≥ 24 h 尿量减少至 < 0.3 ml/（kg·h），或无尿 ≥ 12 h，或开始肾脏替代治疗，或在 < 18 岁患者中，估计的肾小球滤过率（eGFR）降至 < 35 ml/（min·1.73 m^2）。

需要指出的是，血肌酐并不能准确反映非稳态患者的肾小球滤过率，对于刚刚发生急性肾损伤并且血清肌酐活性增加的患者中，基于血清肌酐估计肾小球滤过率将高估实际的肾小球滤过率。而在某些患者中，即使在疾病相对较轻，急性肾损伤也可能导致危及生命的并发症，因此，所有的患者都必须仔细评估可逆原因，如低血压、容量减少或梗阻，以及高钾血症、代谢性酸中毒和容量超负荷等并发症的发生。

四、辅助检查

（一）血液检查

血肌酐和尿素氮呈进行性升高，血清钾浓度升高，血 pH 和碳酸氢根浓度降低，血钙降低，血磷升高，可有贫血。

（二）尿液检查

根据不同的病因，急性肾损伤的尿检结果可不同。肾前性的可见少量透明管型，无血尿和蛋白尿；急性肾小管损伤主要以少量小分子蛋白尿为主，尿沉渣检查可见肾小管上皮细胞、上皮细胞管型，尿比重降低（< 1.015），尿渗透浓度 < 350 mmol/L，尿钠含量增高；肾小球肾炎所致的急性肾损伤可见明显的蛋白尿和（或）血尿；肾后性急性肾损伤尿检异常多不明显，可有轻度蛋白尿、血尿，合并感染是可出现白细胞尿。

（三）影像学检查

超声、X 线和 CT 等影像学检查主要用于排除尿路梗阻，CT 血管造影、MRI 等用于诊断肾血管病变。

（四）肾活检

肾活检是急性肾损伤病因检查中重要的鉴别手段，怀疑肾性急性肾损伤但又不能明确病因时，都是肾活检的指征。

五、治疗

无论何种病因引起的急性肾损伤,尽早明确诊断,纠正可逆因素,避免肾脏进一步损伤是治疗的关键。

(一)纠正病因

对于肾前性的急性肾损伤应通过静脉补液等措施积极恢复有效血容量,但如何确定最佳补液量较为困难,老年患者以及充血性心力衰竭的患者,应注意补液速度。及时停用肾毒性的药物。肾后性的急性肾损伤应及时通过留置导尿、膀胱造瘘及肾盂穿刺造瘘等予以纠正。

临床上怀疑急性肾损伤时,应尽早请肾内科医师会诊,以获得及时、妥当的处理。

(二)营养支持

应根据每日出入量和体重变化进行补液,限制蛋白质摄入,应限制在 0.8 g/(kg·d),对于高分解代谢或营养不良及接受透析的患者可适当提高蛋白质摄入。

(三)并发症治疗

急性肾损伤的严重阶段可出现高钾血症、低钙血症、急性左心室衰竭、代谢性酸中毒和感染等并发症,需要及时治疗。

当出现严重的高钾血症时,应给予紧急处理,包括:① 10% 葡萄糖酸钙 10 ml 稀释后缓慢静脉推注;② 5% 碳酸氢钠 100 ml 静脉滴注;③ 10% 葡萄糖注射液 500 ml 加胰岛素 10 U 静脉滴注;④ 呋塞米 40 mg 静脉推注。以上措施无效的患者,透析是最有效的治疗方法。

低钙血症的治疗取决于症状的严重程度。如果患者无症状并且存在高磷酸盐血症,则初始治疗是纠正高磷酸盐血症。口服磷酸盐结合物治疗可使血清磷酸盐降低通常足以改善血清钙。有症状的患者应该更积极地接受静脉钙治疗。

当出现心力衰竭时,应以扩血管治疗为主,减轻心脏前负荷。因为这类患者对利尿剂反应差,加之常合并电解质紊乱,易发生洋地黄中毒。容量负荷过重的患者最有效的治疗是透析。

感染是急性肾损伤常见并发症,也是死亡的主要原因之一,应根据细菌培养和药敏试验选用对肾无毒性或毒性低的药物,并按照肌酐清除率调整用药剂量。

(四)肾脏替代疗法

肾脏替代疗法是急性肾损伤治疗的一个重要组成部分,包括腹膜透析、血液透析和连续肾脏替代疗法(continuous renal replacement therapy, CRRT)。其可以有效清除毒素、维持水电解质和酸碱平衡,为原发病的治疗创造条件。

透析治疗的适应证通常包括以下两个方面。

(1)严重的代谢性酸中毒(pH < 7.1),给予碳酸氢钠效果不好的。

(2)尿毒症的迹象,如心包炎、神经病变或其他不明原因的精神状态下降。

六、预后

急性肾损伤的预后与原发病的种类有关。因肾前性因素导致的肾损伤如果能够早期诊断和治疗,肾功能多数能恢复至正常水平;肾后性的如果能够及时解除梗阻,同样恢复良好;肾性急性肾损伤患者的肾功能可能无法完全恢复,若合并其他脏器衰竭时死亡率高达50%～80%。

此外,许多研究证实,从急性肾损伤恢复的患者以后发生慢性肾脏病和终末期肾病的风险增加。

第二节　慢性肾脏病

慢性肾脏病是对影响肾脏结构和功能的异质性疾病的总称,而肾衰竭被视为慢性肾脏病最严重的转归,只能通过透析和移植进行治疗,也被称为终末期肾脏病。

罹患慢性肾脏病的患者往往有复杂的病史,服用多种药物,同时常常合并严重的全身疾病,使得麻醉和手术的风险增加。

一、病因

慢性肾脏病一般与高龄、糖尿病、高血压、肥胖、心血管疾病、感染和滥用药物有关。任何能破坏肾脏的正常结构和功能的疾病均可以引起慢性肾脏病。在发达国家,病因通常是糖尿病肾病、高血压肾病等。而在我国,常见的病因还包括由于感染、滥用药物等造成的肾小球和肾小管间质疾病。

二、临床表现

患者功能的逐渐下降最初是无症状的。然而,晚期肾功能衰竭可能出现不同的体征和症状,包括容量负荷过重、高钾血症、代谢性酸中毒、高血压、贫血和矿物质和骨骼疾病。终末期肾病的发病导致一系列症状和体征,称为尿毒症。尿毒症状态的表现包括厌食症、恶心、呕吐、心包炎、周围神经病和中枢神经系统异常。

(一)水、电解质和酸碱平衡失调

1.代谢性酸中毒

成人每日蛋白代谢约产生 1 mmol/kg H^+,而肾功能衰竭的患者由于肾小管分泌 H^+ 障碍和(或)肾小管 HCO_3^- 的重吸收能力下降,将导致 H^+ 在体内蓄积。多数的患者能耐受轻度的慢性酸中毒,但如动脉血中 $HCO_3^- < 15$ mmol/L,则可能出现食欲不振、呕吐、虚弱无力等症状,长此以往将加重患者的营养不良、肾性骨病及心血管并发症,严重的代谢性酸中毒是慢性肾衰竭患者的重要死亡原因。

2. 水钠代谢紊乱

一般情况下，慢性肾脏病患者机体内水和钠总量处于轻度增高状态，可无临床表现。但由于肾脏调节水钠的功能很差，摄入过量的水和钠，易引起体液过多、水钠潴留；而当有体液丧失时，如呕吐、腹泻等，患者更易容易发生血容量不足。

3. 钾代谢紊乱

当肾小球滤过率（glomerular filtration rate, GFR）降至 10 ml/min 或更低时，肾脏的排钾能力逐渐下降，此时当钾摄入过多、酸中毒、感染、创伤等钾负荷增加的情况下，容易出现高钾血症。严重的高钾血症（血清钾＞6.5 mmol/L）有一定危险，需立刻处理。有时由于钾摄入不足、胃肠道丢失过多及使用利尿剂时，也可出现低钾血症。

4. 钙磷代谢紊乱

慢性肾脏病患者钙磷代谢紊乱主要表现为低钙高磷。由于活性维生素 D_3 合成减少，小肠钙吸收减少导致低钙血症。而当 GFR＜20 ml/min 时血清磷开始升高。血清磷升高会与血钙形成磷酸钙沉积，使血钙降低，引起甲状旁腺功能亢进。低血钙、高血磷和甲状旁腺功能亢进可导致肾性骨营养不良。

（二）心血管系统

心血管病变是慢性肾脏病患者最常见的死亡原因。

1. 高血压和左心室肥厚

由于水钠潴留、肾素-血管紧张素增高等原因，约 80%～85% 的慢性肾脏病患者都有不同程度高血压。而长期高血压可引起左心室肥厚，这是慢性肾脏病患者最常见、最危险的心血管并发症和死亡原因。动静脉内瘘可引起心排血量增加，加重左心室负荷。治疗高血压既能减缓慢性肾脏病的进展，又能降低心血管并发症的发生率。血压目标应根据年龄、并发症、潜在心血管疾病的存在、肾病进展的风险以及患者对治疗的耐受性等因素进行个体化。

2. 心力衰竭

心力衰竭是慢性肾脏病患者进展至慢性肾衰竭后重要的死亡原因之一。其原因大多与水钠潴留、高血压、贫血及尿毒症引起的心肌病变有关。

3. 心包炎

尿毒症性心包炎的发生率较高，其原因与尿毒症毒素蓄积、低蛋白及心力衰竭等因素有关。早期可表现为随呼吸加重的心包周围疼痛，随着病情的进展可出现心包积液。

4. 尿毒症心肌病

尿毒症心肌病的发病机制尚未完全阐明，目前认为可能与代谢废物的潴留、压力和容量超负荷、肾素-血管紧张素-醛固酮的作用、心肌缺血及钙磷代谢紊乱有关。

（三）血液系统

血液系统的主要表现有肾性贫血和出血倾向。在大多数患者中，慢性肾脏病的贫血是较为常见的，主要是由于肾脏产生促红细胞生成素减少和红细胞的存活缩短。导致慢性肾脏病患者贫血的原因主要包括：① 营养不良；② 促红细胞生成素不足；③ 透析等引起的出血性贫血；④ 造血障碍等。晚期患者常有出血倾向，其原因与尿毒症患者血小板功能受损有关。

（四）呼吸系统

容量过多的患者可表现为气短；酸中毒的患者可出现呼吸深长。此外，即便没有容量过负荷的情况下，晚期尿毒症患者也可出现肺充血和肺水肿，称为尿毒症肺，及时透析可迅速改善上述症状。

（五）消化系统

食欲减退、恶心、呕吐及口腔异味是尿毒症患者常见的表现。晚期患者由于胃黏膜糜烂或消化性溃疡，易发生消化道出血。

（六）内分泌系统

主要表现为肾脏本身内分泌功能紊乱，如促红细胞生成素不足、维生素 D 缺乏和肾素－血管紧张素增高等。肾脏是胰岛素的降解场所，尿毒症患者肾脏对胰岛素的清除减少，作用时间延长，使用胰岛素时应注意监测血糖变化，避免低血糖发生。此外，尿毒症患者经常会遇到甲状腺功能异常。

（七）骨骼系统

慢性肾脏病引起的骨骼病变称为肾性骨病，包括纤维囊性骨炎、骨软化症及骨质疏松等。

（八）皮肤

尿毒症患者由于色素沉着、贫血、水肿等原因，面部肤色通常较为暗淡，称为尿毒症面容。此外，皮肤瘙痒是常见的症状，与继发性甲状旁腺功能亢进有关。

三、实验室检查

（一）血常规和凝血功能检查

合并肾性贫血的患者通常表现为正细胞性贫血。白细胞数一般在正常范围。血小板数可正常或偏低，血小板聚集和黏附功能障碍。

（二）尿液检查

尿比重和尿渗透压降低；尿量减少，尿毒症晚期可无尿；尿蛋白量因原发病和尿量多少而不同，糖尿病肾病患者即使进入尿毒症期也穿刺存在大量蛋白尿；尿沉渣检查可见不同程度的红细胞、颗粒管型、蜡样管型的出现标志着肾功能衰竭进展至严重阶段。

（三）肾功能检查

对所有慢性肾脏病患者均需进行肾小球滤过率的评估，临床上常用指标的是肌酐清除率，成人正常值为 80～120 ml/min。血肌酐浓度正常值为 53.04～106.08 μmol/L，但受患者的骨骼肌重量及活动度影响。血尿素氮受机体心排血量、饮食及并发症的影响较大。

（四）血生化检查

血清蛋白水平降低，特别是白蛋白水平。血清钙、碳酸氢盐水平降低，血清磷水平升高。血钠和血钾随病情变化而可能升高或降低。

（五）影像学检查

超声、CT及MRI等影像学检查可发现肾脏的大小、对称性，鉴别肾实质病变、肾血管疾病及梗阻性疾病。

（六）肾穿刺活检

活检检查有助于明确原发病因、治疗方案的选择。

四、诊断

根据患者的病史，结合相应的临床表现以及辅助检查，慢性肾脏病不难做出诊断，而持续时间至少3个月是区分急、慢性肾脏病的必要因素。满足慢性肾脏病的定义：① 有记录的或推断的持续时间＞3个月；② 肾小球滤过率＜60 ml/（min·1.73 m^2）；③ 肾损伤的定义基于肾脏结构异常或功能异常。

除此之外，还应根据患者的肾功能状况进行分期，以指导治疗（表28-1）。

表28-1　慢性肾功能不全分期

分　期	GFR ml/（min·1.73 m^2）	治　疗　计　划
1	≥90	病因诊断和治疗 治疗并发症 延缓疾病进展 减少心血管疾患危险因素
2	60～89	估计疾病是否会进展和进展速度
3	30～59	评价和治疗并发症
4	15～29	准备肾脏替代治疗
5	＜15或透析	肾脏替代治疗

五、治疗

慢性肾脏病的治疗目的在于延缓病情进展，减少GFR下降的并发症，降低心血管发生的风险，提高存活期和生活质量。而疾病的治疗主要是基于GFR和蛋白尿所做出的临床诊断和分期。明确的临床诊断有助于针对病因和病理制订特定的治疗方案，而按照不同的分期，则选择不同的治疗策略。

（一）营养治疗

慢性肾脏病患者营养治疗的核心是低蛋白质饮食，从而减少蛋白尿排泄，改善蛋白质代谢，减轻氮质血症,改善代谢性酸中毒等。并且注意补充叶酸、水溶性维生素以及钙、铁、锌等。

（二）高血压的治疗

对高血压进行及时、合理的治疗,可以有效地保护心、脑、肾等重要器官。对于尿蛋白＞1.0 g/d 的患者,血压应＜125/75 mmHg;尿蛋白＜1.0 g/d,血压应＜130/80 mmHg;而对于透析的患者血压控制目标为:血压＜140/90 mmHg。血管紧张素转换酶抑制剂、钙通道阻滞剂、利尿剂、β受体阻滞剂等几乎所有的降压药都可以应用。

（三）贫血的治疗

贫血的主要原因在于促红细胞生成素降低,应用外源性促红细胞生成素类药物可增加血红蛋白,减少输血需求,提高生活质量和运动能力。同时应重视铁剂和叶酸的补充。

（四）纠正酸中毒和电解质紊乱

代谢性酸中毒主要以口服碳酸氢钠为主,轻者每日 1.5～3.0 g,中重度患者每日 3～15 g。

慢性肾脏病患者对容量调节能力较差,为避免出现水钠潴留需适当限制摄入量。对于严重肺水肿和急性左心衰竭的患者,应及时给予血液透析。

对于存在高钾血症的患者,应该采取积极的治疗措施,包括:① 纠正酸中毒,除口服碳酸氢钠外,必要时可静脉给予碳酸氢钠;② 10% 葡萄糖酸钙 10 ml 稀释后缓慢静脉推注;③ 10% 葡萄糖注射液 500 ml 加胰岛素 10 U 静脉滴注;④ 呋塞米 40 mg 静脉推注。对于严重高钾血症,且伴有少尿的患者,透析是最有效的治疗方法。

高磷是甲状旁腺功能亢进和低钙血症的主要原因,因此应减少磷的摄入(每日摄入量＜600～800 mg)和应用磷结合剂(以碳酸钙较好)。

（五）肾脏替代治疗

肾脏替代治疗包括透析和肾脏移植。透析方式或是肾移植的选择应根据患者的原发病、生活状况、患者及家属的意愿、当地的医疗条件等综合考虑。

肾脏替代疗法的适应证:① 心包炎或胸膜炎。② 进行性尿毒症性脑病或神经病变。③ 由尿毒症引起的临床显著的出血倾向。④ 利尿剂难治性容量过负荷。⑤ 高血压对抗高血压药物反应不佳。⑥ 持久性代谢紊乱内科治疗无效。这些包括高钾血症、低钠血症、代谢性酸中毒、高钙血症、低钙血症和高磷酸盐血症。⑦ 持续恶心和呕吐。⑧ 营养不良的证据。

第三节　肾功能的评估与支持

根据临床表现、实验室检查以及病理结果,肾脏疾病被分为各种不同的类型,如肾病综合征、IgA 肾病、肾小球肾炎、尿路结石等。但是,对于我们麻醉医师来讲,更加关注的是肾脏病患者术前的肾功能状态,而不是具体的疾病类型。肾功能轻度或中度下降的患者,麻醉和手术可能导致其围术期发生急性肾功能不全的风险增加。

一、肾功能的评估

肾脏的主要功能是通过生成尿液，参与维持机体的内环境稳定。其过程包括：① 血浆在肾小球处滤过，形成超滤液；② 超滤液在流经肾小管和集合管的过程中被选择性地重吸收；③ 肾小管和集合管的分泌。因此，肾脏功能的评估主要分为两大方面：肾小球滤过功能评估和肾小管功能评估。

（一）肾小球滤过功能评估

肾小球滤过率（glomerular filtration rate, GFR）是指每分钟两肾生成的超滤液量，等于所有功能性肾单位滤过率的总和，因此，GFR粗略地测量了有功能的肾单位的数量。正常成人的肾小球滤过率平均值为125 ml/min。性别、运动、饮食、年龄、妊娠及昼夜节律对GFR均有影响。

然而，肾单位损失与GFR之间没有确切的相关性。肾脏可以通过代偿性超滤和/或增加其余正常肾单位的溶质和水重吸收来适应一些肾单位的丢失。因此，一个失去了一半肾脏总量的个体不一定有正常量的GFR的一半。

不同情况下，肾小球滤过率的大小取决于有效滤过压和滤过系数。

1. 有效滤过压改变影响肾小球滤过率

在正常情况下，由于肾脏血流的自身调节机制，当血压波动在80～160 mmHg范围内变动时，肾小球毛细血管压可保持相对不变。当血压变化超过此范围，肾小球毛细血管压和肾小球滤过率就会发生改变。此外，当血浆蛋白浓度降低，血浆的胶体渗透压下降时，肾小球的有效滤过压和肾小球滤过率增加；反之，当血浆蛋白浓度增加时，血浆胶体渗透压升高，有效滤过压和肾小球滤过率减小。最后，在肾盂或输尿管结石、肿瘤压迫等原因引起输尿管阻塞时，尿液不易排出引起逆行性压力升高，从而使有效滤过压和肾小球滤过率降低。

2. 滤过系数改变影响肾小球滤过率

滤过系数K_f是指在单位有效滤过压的驱动下，单位时间内经过膜滤过的液量，与滤过膜的有效通透系数和滤过膜的面积有关。正常人两肾全部肾小球的滤过面积在1.5 m² 以上，在某些疾病，如肾小球肾炎，可是有滤过功能的肾小球数量和有效滤过面积明显减少，肾小球滤过率下降。一些缩血管物质，如血管加压素、去甲肾上腺素、血管紧张素等可引起系膜细胞收缩，使滤过系数减少。

由于肾小球滤过功能与许多代谢产物排泄有重要的关系，因此，肾小球滤过功能是临床上评估肾功能的重要指标之一。肾小球的滤过功能降低将导致代谢产物滤过减少并在血中蓄积，严重时可产生许多临床症状。临床上可根据动态检查肾小球滤过率判定疾病的发展过程和对治疗的反应，作为评估预后的重要依据。

（二）肾小球滤过功能测量

虽然GFR不能直接测量，但确定GFR的最佳方法是测量理想过滤标志物的尿清除率。一种理想的过滤标记物被定义为在肾小球处自由过滤的溶质，无毒，既不被肾小管分泌也不被肾小管重吸收，并且在由肾排泄的过程中不被改变。如果满足这些标准，则过滤的负荷等于尿排泄率。外源过滤标记的金标准是菊粉。菊糖是一种生理惰性物质，可以在肾小球处自由过滤，既不被肾脏分泌，重吸收，合成也不被代谢。因此，在肾小球过滤的菊糖量等于可以测量的尿中排泄的量。

肾小球滤过率（GFR）的测量是复杂的，耗时的，并且在临床实践中很麻烦。因此，通常从血清标志物估算GFR。临床上常用的检测肾小球滤过功能的指标有以下几种。

1. 血清肌酐

肌酐是肌肉组织的代谢产物，在肾小球滤过，无肾小管重吸收。血肌酐浓度与人体肌肉质量成正比，与肾小球滤过率成反比。因此，血肌酐浓度测定可以反映肾小球滤过率，但血清肌酐值与GFR并非呈直线关系（图28-2）。在轻度肾脏疾病患者中，血清肌酐的小幅上升通常反映GFR的显著下降，而患有晚期疾病患者的血清肌酐显著升高反映了GFR的绝对降低。

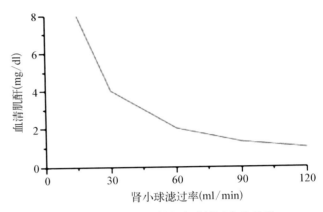

图28-2　血清肌酐与肾小球滤过率的关系

然而，使用肌酐估计肾小球滤过率的几个关键的局限性。这些包括肌酐产生的变化，肌酐分泌的变化，肾外肌酐排泄以及与肌酐测量有关的问题。例如：膳食摄入量（素食、肌酸补充剂）或肌肉量减少（截肢、营养不良、肌肉萎缩）的个体产生的肌酐量显著不同。

2. 血尿素氮

尿素氮是蛋白质经过消化作用分解后所产生的代谢产物经过尿素循环在肝脏转换为尿素。

虽然血尿素氮也与GFR呈反向变化，但通常不如血清肌酐有用，因为血尿素氮可独立于GFR而改变。由于出血、外伤或糖皮质激素治疗，尿素氮的产生速度并不稳定，随着高蛋白质饮食的增加而增加，并且组织破坏增加。相比之下，低蛋白质饮食或肝脏疾病可以降低血尿素氮而不改变GFR。另外，40%～50%滤过的尿素氮在近端小管被重吸收。

血尿素氮升高通常反映肾小球滤过率降低或者蛋白质代谢旺盛（创伤或感染造成的高分解代谢、高蛋白饮食等）。血尿素氮降低可见于饥饿和肝脏疾病。

3. 内生肌酐清除率

内生肌酐清除率（Ccr）是指肾脏在单位时间内，把若干毫升血液中的内生肌酐全部清除出去的能力，可反映肾小球滤过率，是目前临床上最常用的肾功能检测。

与菊粉相似，肌酐可经肾小球自由滤过，既不由肾脏重吸收，也不由肾脏代谢。然而，对于GFR正常患者，近端小管通过有机阳离子分泌途径进行的肾小管分泌占患者尿肌酐的10%～20%，该比例随GFR下降而逐渐升高。净效应是随着疾病严重程度增加，GFR越来越被高估。

如果忽略分泌的影响，则所有滤过肌酐［等于GFR与血清肌酐浓度（serum creatinine concentration, SCr）的乘积］都将被排泄［等于尿肌酐浓度（urine creatinine concentration, UCr）与尿流率或尿体积（volume, V）的乘积］。因此：

$$GFR \times SCr = UCr \times V$$
$$GFR = [UCr \times V]/SCr$$

这个公式被称为肌酐清除率，由于这是由肾小管分泌产生的尿肌酐的分数，因此往往超过真实的GFR10%～20%或更多。肌酐清除率通常由24 h尿液收集量确定，因为较短时间的收集量往往会得到较不准确的结果。

4. 菊糖清除率

菊粉是一种无活性多聚果糖，它能够完全被肾小球滤过，而肾小管不能对其进行分泌和重吸收。菊糖清除率既往被认为是肾小球滤过率测定的金标准，可以提供一个最精确的GFR测定方法，但因为操作复杂等原因难以在临床常规应用，主要用于实验室研究。

5. 尿液分析

尿液分析可以是最常用的肾功能检查项目。虽然，评价肾功能的作用有限，但对肾小管的功能和泌尿道疾病有意义。尿常规检查通常包括尿pH、尿比重、尿蛋白和尿沉渣镜检。

尿pH必须与动脉血pH比较才有意义。尿比重与尿渗透压有关，血浆渗透压高，而尿比重低见于尿崩症。尿糖是血糖升高的结果，正常情况下尿糖和酮体是阴性的。尿蛋白可以筛查肾脏病变的存在，正常人尿液尿蛋白结果为阴性。尿沉渣镜检可以发现红细胞、白细胞、细菌、管型与晶体。红细胞通常见于肿瘤、结石、感染、凝血异常或创伤造成的出血，白细胞代表有尿路感染。大量肾小管上皮细胞出现表示可能有肾小管坏死。

（三）肾脏疾病的常见临床表现

常见的肾脏病临床表现包括肾脏疾病本身的临床表现及肾功能减退后引起各系统并发症的表现。

1. 血尿

泌尿系统任何部位出血均可引起血尿。血尿可以表现为肉眼可见的尿色加深、尿色发红或呈洗肉水样，称为肉眼血尿；也可以表现为肉眼不能察觉，只能通过显微镜检查发现，称为镜下血尿。

2. 蛋白尿

蛋白尿常表现为尿泡沫增多。正常情况下尿液中含有一定量的蛋白质，只有当尿蛋白超过150 mg/24 h时称为蛋白尿。

3. 水肿

水肿是肾脏病最常见的临床表现之一，水肿多出现在组织疏松部位，如眼睑及脚踝和胫前等部位。

4. 高血压

高血压是肾脏病常见的临床表现之一，而肾脏病则是高血压的重要病因。肾性高血压最主要的发病机制是水钠潴留，血管活性物质失衡包括肾素-血管紧张素-醛固酮系统激活。

（四）肾功能的支持

1. 一般治疗措施

包括避免劳累、去除感染、避免接触肾毒性药物、戒烟、戒、锻炼及合适的饮食等健康的生活方式。合理的饮食不仅可以减轻甚至疾病对人体的影响，还可以避免加重肾脏负担、延缓肾脏病进展。肾脏病饮食治疗方案涉及水、钠、钾、蛋白质、脂类、糖类、嘌呤等多重物质摄入的调整和控制。

2. 并发症的治疗

肾脏病的多种并发症和并发症,包括高血压、贫血、冠心病、心功能衰竭、肾性骨病、水电解质和酸碱平衡紊乱、胃肠道症状等都有可能加重肾脏病的进展,影响患者的生活质量和寿命,严重影响患者的预后。

3. 肾脏替代治疗

肾脏替代治疗包括间歇性血液透析、连续性肾脏替代治疗和腹膜透析。主要目的是纠正尿毒症及水、电解质和酸碱平衡失调,二是保证足够的营养支持以防营养不良的损害。

第四节　肾脏病患者的麻醉

对于拟行手术的肾脏病患者,必须进行全面细致的术前评估和术前准备,以降低围术期风险。尤其是终末期肾病的患者,常合并多种内科疾病,病情复杂并且许多系统可能都受到了一定程度的损害。因此,全面掌握患者术前的病史并评估患者所服用的药物十分重要。

在麻醉方法和麻醉药物的选择上,以保留残余肾功能,或者利于肾功能恢复为核心,原则上选择不减少肾血流的麻醉方法和药物,不用对肾脏有毒性的药物,尽量使用不经或少经肾排泄的药物。

一、肾功能改变对麻醉药物影响

现阶段使用的麻醉药物或多或少都经过肾脏的排泄,由于肾小球滤过和肾小管功能受损,许多麻醉药物的代谢和消除可能发生延迟,导致药物及其代谢物的积累,因此,肾功能不全时需要调整药物的用量以防止药物的蓄积。此外,由于药物蛋白结合减少以及药物易于穿透受损的血脑屏障,可使患者对药物的敏感性增强。

（一）静脉麻醉药

肾功能受损对丙泊酚与依托咪酯的药代动力学影响不大。在低血容量,老年人或已知共存心力衰竭的透析患者中应减少丙泊酚的诱导剂量。在这些情况下,大剂量丙泊酚静脉推注可能会导致严重的低血压,因为丙泊酚会降低全身血管阻力和前负荷(通过抑制交感神经血管收缩)并引起心肌收缩力的直接抑制。肾脏病仅轻微改变氯胺酮的药代动力学。但氯胺酮的继发性高血压效应对高血压患者非常不利。

（二）苯二氮䓬类药

地西泮和咪达唑仑在肝脏代谢转化后经尿液排泄。由于这类药物的蛋白结合率高,因此,低蛋白血症的患者对其敏感性增强。终末期肾病患者咪达唑仑及其主要代谢产物a_1-羟基咪达唑仑的清除率降低。此外,终末期肾脏病(end stage renal disease, ESRD)中咪达唑仑的蛋白结合降低,导致游离咪达唑仑血浆水平升高。在术前给药以治疗焦虑时,则应根据疗效降低剂量并进行滴定。

（三）阿片类药

尽管对短效麻醉药（如芬太尼、瑞芬太尼和舒芬太尼）的药代动力学和药效学反应不受ESRD的影响，但是这些患者存在个体间差异。另外，血液透析急性碱化可能增加阿片类药物穿过血脑屏障进入脑脊液的分布。舒芬太尼和芬太尼都已被用于肾功能衰竭患者，无不良反应，但在肾衰竭患者中的其半衰期和清除率变异性更大。曲马多、吗啡和哌替啶的代谢产物容易发生蓄积导致呼吸抑制，应避免使用。

（四）吸入麻醉药

我们通常使用异氟烷、七氟烷或地氟烷来维持全身麻醉，因为他们主要通过呼吸消除，而不依赖肾功能，而且对肾血流影响小，是肾功能不全患者的理想麻醉药物。

（五）肌松药

1. 琥珀胆碱

琥珀胆碱可引起血钾升高，对于血钾升高或者血钾水平不明的患者，应避免使用，而选择非去极化肌松药。此外，ESRD患者血浆胆碱酯酶水平降低，因此，由琥珀胆碱引起的神经肌肉阻滞时间可能会延长。

2. 非去极化肌松药

顺阿曲库铵与阿曲库铵的代谢途径为血浆胆碱酯酶水解与非酶的霍夫曼消除，因此是肾衰竭患者适宜的肌松药。维库溴铵的主要代谢途径为肝脏，但有20%以上的部分从尿液排出。因此，在肾功能不全患者中可导致肌松效应延长。尽管，罗库溴铵主要在肝脏消除，但有一部分是通过肾脏排泄的，ESRD患者清除率降低33%到39%，因此，罗库溴铵给药后神经肌肉阻滞有所延长，除非可用舒更葡糖钠来逆转其作用。

二、麻醉和手术对肾功能的影响

麻醉对肾功能的影响可以分为直接影响和间接影响，相较于直接影响来说，间接影响的作用更多一些。

多数麻醉药物均可造成一定程度的心脏抑制或血管扩张，从而降低动脉血压。当血压低于肾血流的自动调节下限时就会降低肾血流量、肾小球滤过率和尿量。此外，在麻醉过程中由于缺氧或酸中毒等诱发的内分泌效应，包括肾上腺素、去甲肾上腺素、醛固酮、抗利尿激素等升高，可导致肾血管收缩而降低肾血流量，增加远曲小管和集合管的钠重吸收，导致水钠潴留。

只有少数麻醉药物，比如甲氧氟烷、恩氟烷和七氟烷，在低流量长时间使用时导致血浆氟离子增高，理论上可造成肾毒性。但临床工作中并未见上述麻醉药导致肾功能不全发生率增高的报道，并且已被安全地用于慢性肾功能不全患者和透析患者。

围术期使用的其他药物，包括氨基糖苷类抗生素、免疫抑制剂以及造影剂对肾功能均有负面的影响。

某些外科手术可明显影响肾脏的生理功能。腹腔镜过程中的气腹可导致肾静脉、肾实质受压、血浆肾素和醛固酮水平升高,从而导致尿量减少。其他显著影响肾功能的外科操作还有体外循环、下腔静脉阻断、主动脉阻断等。

三、轻中度肾功能损害患者的麻醉

（一）术前准备

肾脏具有很大的肾功能储备,对于肾功能轻中度受损,肾功能储备下降的患者,重点要保护残留的肾功能。因此,正确的麻醉管理,对这类患者非常重要。

低血容量是术后急性肾功能不全发生的重要因素。此外,严重感染、梗阻性黄疸、抗生素和非甾体类药物也是造成急性肾损害的危险因素。某些手术,如心脏、大血管手术是术后发生急性肾功能不全的高危因素。

术中充分补液防止血容量不足,并使用小剂量袢利尿剂对促进利尿、维持满意的尿量、防止液体过负荷及保护肾功能具有积极的作用。

（二）术中管理

1. 麻醉诱导

患者由于术前禁食水,麻醉诱导时容易发生低血压。对于肾功能损害的患者,麻醉诱导应尽量避免发生低血压,低血压发生后血容量不足可造成肾灌注进一步减少。此外,低血压还可引起神经内分泌反应,导致肾血管收缩使得肾血流进一步减少。低血压时间过长导致肾灌注减少将导致术后肾功能损害。

2. 麻醉维持

麻醉维持期间肾功能的损害主要来自手术和麻醉造成的低血压状态,以及间接的内分泌作用导致的肾血流减少。因此,肾功能不全的患者术中液体治疗非常关键。

四、肾衰竭患者的麻醉

（一）术前评估

肾衰竭患者的主要临床表现是含氮废物潴留导致的各种综合征。由于其影响广泛,所以,术前应该对肾衰竭患者进行全面的评估。

血液透析和腹膜透析是用于清除代谢废物和循环中过量钠和水,并纠正某些酸碱和电解质异常的肾替代疗法。维持性血液透析患者通常在择期手术前24～48 h接受透析。腹膜透析患者一般每日都要进行透析,直到手术前。

术前麻醉评估应确定以下细节:透析类型(血液透析、腹膜透析)、血液透析或腹膜透析处方的频率、最近一次透析的日期和时间、通常的液体摄入量、日常尿量、"干重"(即最后一次透析后可能达不到的目标体重)、血清尿素和肌酸酐浓度及血清电解质浓度。

如果在手术当天进行血液透析,应采用无肝素血液透析(腹膜透析不需要肝素给药)可避免围术期凝血病。但是,如果使用肝素,肝素终止后4小时内凝血功能应恢复正常。如果需要紧急或紧急手术,可以通过给予鱼精蛋白来逆转肝素的作用。

高钾血症是最致命的代谢紊乱,可使心肌受到抑制,心肌张力减低。血钾高于5.5 mmol/L称为高钾血症,高于7.0 mmol/L则为严重的高钾血症,必须立即处理,通常通过术前透析纠正。手术可接受的钾浓度取决于手术的紧迫性。在麻醉诱导前没有明确规定最大安全水平的指导方针。所有血钾浓度升高的患者应该有心电图监测。慢性高钾血症和心电图无变化的麻醉和手术创伤耐受性良好。慢性透析患者常常对高钾血症的耐受性增加,直到血钾浓度超过6~6.5 mmol/L。高钾血症的心电图改变被认为是由于跨细胞钾梯度的改变而不是血钾的绝对值所致。由于透析患者体内总体和细胞内钾通常升高,这些跨细胞梯度可能不会因中度高钾血症而改变。

此外,液体超负荷是术前透析的另一个潜在指标。对于紧急或紧急手术情况,轻度、中度或重度容量超负荷的风险与拖延手术的风险进行权衡。

手术之前的最佳容量状况与对手术期类型、时间及预计液体丢失量有关。如果在手术期间患者接受大量液体,术后即刻可能出现血容量过多和肺水肿,因此需要进行透析。如果术前液体丢失过多,麻醉引起的全身血管扩张可能导致术中低血压,这会引起许多显著的并发症。

此外,终末期肾病患者,特别是那些需要长期透析的患者,通常存在多系统并发症。影响麻醉管理的常见并发症包括:① 心血管:冠状动脉疾病外周血管和脑血管疾病、高血压、心力衰竭、心房颤动。② 呼吸:肺水肿、胸腔积液。③ 胃肠道:胃排空延迟、应激性溃疡。④ 肾脏系统:液体和电解质紊乱,包括钠、钾、钙和磷血清浓度的紊乱、酸碱失调和容量过载。⑤ 血液学:贫血和出血倾向。⑥ 内分泌:糖尿病、骨骼和矿物质代谢紊乱。

高血压在透析患者中很常见。在整个围术期控制血压对降低血流动力学不稳定和不良心血管事件(如心肌缺血或卒中)的风险至关重要。但是,许多患者长期血压升高,使用降压药物,再加上麻醉药引起的血管舒张,或者术前或手术失血可能导致严重的低血压。在术前,通过透析确保最佳的容量状态,可以实现对高血压的部分控制。

许多接受慢性透析的患者都存在心力衰竭的情况。在这些患者中,确保术前透析达到手术前的最佳容量状态尤为重要。对于收缩期和/或舒张期左心室功能不全的患者,术中精确的容积管理是重要的,以避免术后肺水肿。严重心力衰竭患者可能受益于术中经食管超声心动图(transesophageal echocardiography, TEE)监测,以指导液体管理和血管活性药物治疗。

ESRD患者心房颤动比一般人群更为普遍,并且与围术期卒中和死亡风险增加有关。如果可能的话,术前电解质紊乱通过透析来纠正,以使新发或复发性心房颤动或其他心律失常的风险最小化。

所以,对于肾衰竭患者术前评估的重点应放在心脏功能和呼吸功能的评估。判断患者术前的容量状态,是液体过负荷还是血容量不足。通过比较患者透析前和透析后体重,有助于判断血容量。仔细研究心电图判断高钾血症、低钙血症、心肌缺血、传导阻滞与心室肥厚。心脏超声检查不仅可以确定心脏的射血分数,还能发现心肌肥厚、室壁运动异常与心包积液等。

(二)术前准备

终末期肾病和糖尿病患者中胃轻瘫是常见的,术前可给予抑酸药,以减少胃酸碱度,预防反流误吸。在麻醉诱导前必须建立完整的监测,包括心电图和血压。通常需要进行有创血压监测,方便术中进行动脉血气分析,但必须对现有的瘘管进行细致的围术期护理,避免在手臂上用瘘管进行穿刺或血压测量,以及确保对瘘管没有直接的压力以避免潜在的血栓形成。

如果进行椎管内麻醉,液体预负荷应适量,可用血管活性药来维持血压,否则容易导致液体过负荷,加重患者心脏的负担。

(三)麻醉方式的选择

根据患者的病情和手术的复杂情况,可以选择全身麻醉、椎管内麻醉和区域神经阻滞。

全身麻醉能够精确地控制呼吸,易于调节血压、心率和酸碱平衡,术中患者较为舒适。其缺点是对麻醉及监测设备有较高的要求,一些麻醉药物存在潜在的肾毒性,患者对药物敏感易蓄积,有发生术后肺部并发症的可能。

椎管内麻醉能够满足中下腹部的手术,使用的麻醉药物少,不影响肾功能,避免了气管插管,减少患者术后发生肺部感染的概率,便于术后镇痛。缺点是患者可能存在紧张和焦虑,肾衰患者存在出血倾向以及透析过程中遗留的肝素的作用,硬膜外穿刺置管易导致硬膜外出血和血肿。

(四)术中麻醉管理

术中除了进行常规的心电图、脉搏血氧饱和度、呼气末二氧化碳监测等常规监测外,有条件的还应该进行体温监测和脑电双频指数(bispectral index, BIS)监测。对于有高血压的患者应进行连续动脉测压。

全身麻醉诱导时应缓慢,尽量减少药物导致的低血压。依托咪酯可以保持血流动力学的稳定。高血压患者不宜使用氯胺酮。因为,此类患者要考虑潜在的冠心病风险,同样要避免插管时血压、心率较大的波动。阿片类药物可抑制插管应激反应,短小的β受体阻滞剂艾司洛尔也可以用来预防插管时血流动力学反应。

吸入麻醉药七氟烷外、异氟烷和地氟烷均可用于麻醉维持。阿片类药物如芬太尼、舒芬太尼、瑞芬太尼均可用于肾衰患者。阿曲库铵和顺阿曲库铵不依赖肾脏清除,可安全应用于肾衰竭患者。

控制通气时应避免通气不足导致的高碳酸血症,否则易导致高钾血症的发生;但同时也要避免呼吸性碱中毒,碱中毒可加重低钙血症,并使氧离曲线左移,降低组织对氧的利用。

肾衰竭患者术中液体管理非常重要。肾功能缺失缩小了液体不足和过量之间的安全界限。应避免输注乳酸林格氏液等含钾的液体。但有文献报道,输注生理盐水易发生高氯性代谢性酸中毒,也会引起钾离子由细胞内向细胞外转移,而产生高钾血症。

对于胶体,只有患者存在严重的血管内容量不足需要大量补充时才考虑。现在认为,明胶和右旋糖酐对肾脏会产生不利的影响。白蛋白是一种内源性胶体,安全性高,可以使用。此外,羟乙基淀粉可用于白蛋白的替代治疗。

尽可能避免围术期输血。然而,对于持续手术出血或血红蛋白 < 70 g/L 的患者才需要输血。因为,输血可能传播感染、免疫敏化、铁超载综合征、容量超负荷和/或输血反应在内的显著并发症有关。

在糖尿病患者和非糖尿病患者中,我们在整个围术期维持血糖 < 10 mmol/L。高血糖症或低血糖症可能发生,特别是在1型糖尿病的透析患者中。如果使用胰岛素,则在1 h后检查血清葡萄糖水平,或者在使用围术期胰岛素输注时每30 ~ 60 min检查血糖水平。避免低血糖发作尤为重要。

（五）术后管理

在麻醉后恢复室（postanesthesia care unit, PACU）观察后，绝大多数依赖透析的患者可返回常规手术病房。入住重症监护室（intensive care unit, ICU）适用于在重大外科手术后血流动力学不稳定的患者或那些可能出现围术期并发症的患者。

应在术后早期检查血清尿素，肌酸酐和电解质水平。理想情况下应该延迟透析，直到手术引起的液体转移和出血风险降低。如果患者进行血液透析，应减少或避免使用肝素。如果患者术后血流动力学不稳定，可以使用连续性肾脏替代疗法（continuous renal replacement therapy, CRRT）代替血液透析。

对于术后疼痛的管理，应采用多模式方法进行，包括非阿片类镇痛药的组合，区域麻醉技术和局部麻醉剂的伤口渗透，以控制术后疼痛，尽可能避免使用阿片类药物，因为阿片类药物及其代谢物可能在终末期肾病患者中积累。如果患者确实需要阿片类药物控制术后疼痛，建议使用芬太尼的患者自控镇痛方案。在有残余肾功能的患者（例如慢性腹膜透析患者每日仍有尿量的患者或在6～12个月内开始血液透析的患者）中应避免使用非甾体抗炎药防止任何残余肾功能恶化。

（陈成雯　袁红斌）

参 考 文 献

［1］ Malhotra R, Kashani K B, Macedo E, et al. A risk prediction score for acute kidney injury in the intensive care unit. Nephrol Dial Transplant. 2017, 32(5): 814-822.

［2］ Lameire N, Van Biesen W, Vanholder R. Acute renal failure. Lancet. 2005, 365(9457): 417-430.

［3］ Denic A, Mathew J, Lerman L O, et al. Single-Nephron Glomerular Filtration Rate in Healthy Adults. N Engl J Med. 2017, 376(24): 2349-2357.

［4］ 林果为,王吉耀,葛均波.实用内科学：15 版.北京：人民卫生出版社,2017.

［5］ Grams M E, Estrella M M, Coresh J, et al. Fluid balance, diuretic use, and mortality in acute kidney injury. Clin J Am Soc Nephrol. 2011, 6(5): 966-973.

［6］ Abboud H, Henrich W L. Clinical practice.Stage IV chronic kidney disease. N Engl J Med. 2010, 362(1): 56-65.

［7］ KDIGO 2012 Clinical Practice Guideline for the Evaluation and Management of Chronic Kidney Disease. Kidney Int Suppl 2013; 3: 5.

［8］ National Kidney Foundation. K/DOQI clinical practice guidelines for chronic kidney disease: evaluation, classification, and stratification. Am J Kidney Dis. 2002, 39(2 suppl): S1-226.

［9］ Trainor D, Borthwick E, Ferguson A. Perioperative management of the hemodialysis patient. Semin Dial. 2011, 24(3): 314-326.

［10］ Zimmerman D, Sood M M, Rigatto C, et al. Systematic review and meta-analysis of incidence, prevalence and outcomes of atrial fibrillation in patients on dialysis. Nephrol Dial Transplant. 2012, 27(10): 3816-3622.

［11］ Lenihan C R, Montez-Rath M E, Scandling J D, et al. Outcomes after kidney transplantation of patients previously diagnosed with atrial fibrillation. Am J Transplant. 2013, 13(6): 1566-1575.

［12］ Leffell M S, Kim D, Vega R M, et al. Red blood cell transfusions and the risk of allosensitization in patients awaiting primary kidney transplantation. Transplantation. 2014, 97(5): 525-533.

［13］ Salles Junior L D, Santos P R, dos Santos A A, et al. Dyspepsia and gastric emptying in end-stage renal disease patients on hemodialysis. BMC Nephrol. 2013, 14: 275.

［14］ 米勒.米勒麻醉学：8 版.邓小明,曾因明,黄宇光,主译.北京：北京大学医学出版社,2016.

［15］ 王天龙,黄宇光,李天佐,等.危重症患者麻醉管理进阶参考.北京:北京大学医学出版社,2012.

［16］ Horlocker T T, Wedel D J, Rowlingson J C, et al. Regional anesthesia in the patient receiving antithrombotic or thrombolytic therapy: American Society of Regional Anesthesia and Pain Medicine Evidence-Based Guidelines (Third Edition). Reg Anesth Pain Med. 2010, 35(1): 64-101.

［17］ Ickx B, Cockshott I D, Barvais L, et al. Propofol infusion for induction and maintenance of anaesthesia in patients with end-stage renal disease. Br J Anaesth. 1998, 81(6): 854-860.

［18］ Thapa S, Brull S J. Succinylcholine-induced hyperkalemia in patients with renal failure: an old question revisited. Anesth Analg. 2000, 91(1): 237-241.

［19］ Conzen P F, Kharasch E D, Czerner S F, et al. Low-flow sevoflurane compared with low-flow isoflurane anesthesia in patients with stable renal insufficiency. Anesthesiology. 2002, 97(3): 578-584.

［20］ Staals L M, Snoeck M M, Driessen J J, et al. Reduced clearance of rocuronium and sugammadex in patients with severe to end-stage renal failure: a pharmacokinetic study. Br J Anaesth. 2010, 104(1): 31-39.

［21］ Dean M. Opioids in renal failure and dialysis patients. J Pain Symptom Manage. 2004, 28(5): 497-504.

［22］ Yunos N M, Bellomo R, Hegarty C, et al. Association between a chloride-liberal vs chloride-restrictive intravenous fluid administration strategy and kidney injury in critically ill adults. JAMA. 2012, 308(15): 1566-1572.

［23］ Niscola P, Scaramucci L, Vischini G, et al. The use of major analgesics in patients with renal dysfunction. Curr Drug Targets. 2010, 11(6): 752-758.

［24］ Kurella M, Bennett W M, Chertow G M. Analgesia in patients with ESRD: a review of available evidence. Am J Kidney Dis. 2003, 42(2): 217-228.

第29章
内分泌疾病和代谢与麻醉

内分泌疾病与代谢功能障碍患者的麻醉和术前评估与准备主要内容包括糖尿病、甲状腺疾病、肾上腺疾病和激素替代治疗,以及肥胖等代谢性疾病。

第一节　糖　尿　病

糖尿病是一种常见的慢性疾病,2017年*JAMA*杂志发表的流行病学研究指出:糖尿病在中国成年人群中的发病率在2010年就达到了11.6%,因此,糖尿病,以及糖尿病前期疾病的比例在手术患者中也应该占据相当大的数值。糖尿病是一种全身性疾病,可引起组织解剖和生理学变化,导致微血管病变及心血管疾病等并发症,这些都给手术本身带来了很多挑战和困难。增加手术操作复杂程度和困难程度。围术期医疗的一个关键内容是控制血糖水平,而手术操作、麻醉及其他因素(如饮食计划中断和营养摄入改变、高营养支持、呕吐、术后脓毒症等)之间复杂的相互作用可导致血糖水平不稳定。合理的糖尿病管理方案使麻醉医师能够预见患者的血糖变化,并提高围术期的血糖控制水平。

一、糖尿病诊断标准和分型

(一)糖尿病诊断标准

2010年美国糖尿病学会(American diabetes association, ADA)糖尿病诊断标准:① 糖化血红蛋白AIC ≥ 6.5%。② 空腹血糖FPG ≥ 7.0 mmol/L。空腹定义为至少8 h内无热量摄入。③ 口服糖耐量试验,2 h血糖 ≥ 11.1 mmol/L。④ 有典型的高血糖或高血糖危象症状的患者,随机血糖 ≥ 11.1 mmol/L,无明确高血糖症状的患者,检验结果应重复确认。

(二)糖尿病分类

糖尿病可分为原发性和继发性糖尿病。

1. 原发性糖尿病

原发性糖尿病通常由于遗传基因等异常,引起胰岛素(insulin)分泌相对或绝对减少,或胰岛素受体敏感性下降,组织利用葡萄糖障碍。临床分型包括:

1型：胰岛素依赖性糖尿病（insulin-dependent diabetes mellitus, IDDM），发病机制有自身免疫机制参与，常有抗胰岛细胞抗体存在，胰岛β细胞不能正常分泌胰岛素，导致机体胰岛素绝对缺乏。IDDM通常在儿童期发病，患者消瘦，有酮症酸中毒倾向，需要补充外源性胰岛素进行治疗。

2型：非胰岛素依赖性糖尿病（non-insulin-dependent diabetes mellitus, NIDDM），一般认为发病非免疫机制介导，NIDDM患者胰岛β细胞能够分泌胰岛素，多数患者由于高血糖的刺激作用，血浆胰岛素水平高于正常人，但此类患者细胞的胰岛素受体敏感性降低，组织不能有效利用葡萄糖。NIDDM通常成人起病，患者多数肥胖，不易发生酮症酸中毒，容易发生高血糖性高渗性非酮症昏迷，体育锻炼、饮食控制及口服降糖药治疗有效。

2. 继发性糖尿病

糖尿病是其他系统性疾病或综合征的表现之一，包括胰腺疾病、内分泌激素异常、药物或化学试剂诱发、遗传综合征、胰岛素受体异常、妊娠合并糖尿病等。

二、糖尿病主要病理生理

（一）代谢紊乱

糖尿病由胰岛素绝对或相对不足引起，胰岛素缺乏导致机体失去促合成和抗分解作用。糖尿病代谢紊乱主要包括糖、脂肪、蛋白质代谢紊乱。

1. 糖代谢紊乱

高血糖是糖尿病患者最常见的表现，糖尿病患者糖利用障碍导致高血糖、糖尿、组织脱水、血浆渗透压增高。由于应激反应时儿茶酚胺、皮质醇、胰高血糖素均可明显升高，进一步对抗和抑制胰岛素的释放作用，所以围术期血糖控制更加困难。血糖严重升高以及机体脱水可导致高渗性非酮症昏迷，多见于NIDDM患者，尤其是老年患者，其口渴反应差，容易发生脱水。高渗性非酮症昏迷患者有严重高血糖、血浆高渗透压，可表现为癫痫、昏迷，由于血液浓缩静脉血栓发生率增高，常无酮症酸中毒的表现。

低血糖也是糖尿病患者常见的并发症。糖尿病患者体内糖原储备差，术前禁食、术中应用胰岛素而补糖不足是低血糖的常见原因。糖尿病手术患者若肾功能减退，胰岛素和口服降糖药的代谢和排泄受到影响，作用时间延长，也容易诱发术中低血糖。患者术中低血糖引起的交感神经兴奋表现常被误认为麻醉过浅，低血糖引起的神经症状容易被麻醉药物的作用掩盖，贻误治疗。

2. 脂肪代谢紊乱

没有足够的胰岛素阻止脂肪酸代谢，脂肪大量分解而氧化不全，会引起丙酮酸、乙酰乙酸、β羟丁酸聚积，严重者发生酮症酸中毒（ketoacidosis）。表现为代谢性酸中毒、高血糖、脱水、低钾、骨骼肌无力等。脱水多由于渗透性利尿和呕吐所致，低钾常发生于酸中毒纠正后，骨骼肌无力系纠正酸中毒后的低磷血症所致。

3. 蛋白代谢障碍

分解代谢增强，表现为负氮平衡，尿氮排出增加，同时加重脱水。

（二）继发性改变

长期高血糖可造成组织细胞损害，产生一系列并发症，但并发症的原因尚不完全清楚，可能与高血糖引起的山梨醇产生过多和蛋白、胶原糖化有关。常见的并发症包括：

1. 血管病变

动脉硬化和微血管病变，引起高血压、冠心病、脑血管病、下肢坏疽等。糖尿病患者血糖增高使肝脏合成巨球蛋白增多，增加血液的黏稠度，并生成一些有害的大分子如山梨醇，导致细胞肿胀而阻碍微循环血流。血管病变和血液黏稠度增高均可损害重要器官的血流自身调节功能。

2. 肾小球病变

可出现肾功能不全，最终导致肾功能衰竭。

3. 自主神经病变

糖尿病并发高血压的患者50%有糖尿病自主神经病变：限制心脏对血管内容量变化的代偿功能，可导致静息心动过速、心率变异性减小，还可发生无痛性心肌缺血，并使患者处于心血管系统不稳定状态（例如诱导后低血压）甚至心源性猝死。胃肠道自主神经病变可引起胃轻瘫，胃排空减慢和胃内容物潴留，麻醉期间反流误吸危险增加。

4. 感染

糖尿病患者白细胞趋化作用减弱、粒细胞吞噬活性受损，容易发生继发感染。糖尿病患者中有2/3会出现围术期感染，感染是术后死亡的常见原因之一。

三、糖尿病患者麻醉前准备

糖尿病患者合并或并发相关疾病的评估重点在于心血管系统、肥胖、慢性肾脏病、脑血管病和自主神经病变等。所有患者都需接受细致的病史采集和体格检查，某些患者还需进一步评估。

（一）初步评估的关键内容

1. 确定糖尿病类型

对于1型糖尿病患者而言，需要重视风险较高的糖尿病酮症酸中毒，以及基础胰岛素的种类和使用剂量。

2. 糖尿病的长期并发症

包括视网膜病变、肾病、神经病变、自主神经病变、冠心病、周围血管疾病及高血压。

3. 基础血糖控制

包括血糖监测频率、平均血糖水平、血糖水平范围以及糖化血红蛋白（HbA1c）水平。

4. 低血糖情况

包括有无低血糖，发生频率、时间、严重程度等。

5. 糖尿病治疗情况

包括口服降糖药，胰岛素类型、剂量和给药时间。

6. 其他药物治疗情况

包括药物的种类、剂量和具体给药时间。

7. 手术情况

包括患者术前禁食情况、手术类型（大型或小型手术）、手术操作的时间安排以及手术的持续时间。

8. 麻醉类型

包括是区域阻滞或是全身麻醉,术后镇痛情况,以及可能发生的术后并发症和脓毒症的情况等。

(二)实验室评估

(1)基本的实验室检查项目有:心电图、糖化血红蛋白(若在过去的4～6周未检测过)、血糖水平、肝肾功能和血电解质。

(2)如果患者最近3个月内未接受过糖化血红蛋白水平的评估,则应对其进行检测。获得糖化血红蛋白水平就能了解患者的长期血糖控制情况。糖化血红蛋白水平升高预示术后不良事件的发生率更高,包括术后感染、心肌梗死和死亡。

(3)中华医学会麻醉学分会2014年颁发的《围术期血糖管理专家共识》中规定:对既往无糖尿病病史者,年龄≥45岁或体重指数BMI≥25 kg/m²,同时合并高血压、高血脂、心血管疾病、糖尿病家族史等高危因素,行心脏外科、神经外科、骨科、创伤外科、器官移植等高危手术者,推荐术前筛查HbA1c;HbA1c≥6.5%即可诊断糖尿病。

(4)既往已有明确糖尿病病史的患者,提示血糖控制满意,围术期风险较低;HbA1c＞8.5%者建议考虑推迟择期手术。单纯应激性高血糖者HbA1c正常。注意贫血、近期输血等因素可能干扰HbA1c测量的准确性。

(5)血糖控制目标　围术期糖尿病患者管理的血糖控制目标包括:避免低血糖、预防酮症酸中毒/高渗状态、维持水和电解质平衡、避免严重高血糖。

(6)低血糖是一种可能威胁生命的并发症。严重的低血糖[血清葡萄糖浓度＜40 mg/dl(2.2 mmol/L)],即使只持续短时间也可诱发心律失常、其他心脏事件或一过性认知障碍。在镇静或麻醉的患者中,低血糖和随后出现的神经性低血糖难以被发现。

(7)1型糖尿病患者的胰岛素不足,易发生酮症及酸中毒。不能采用和2型糖尿病患者类似的方法来治疗1型糖尿病患者,例如,若血糖水平在正常范围内就停止使用长效胰岛素,这有引起酮症酸中毒的风险。

2型糖尿病患者易发生高渗性高血糖状态(也称为非酮症性高渗状态),这可能导致严重的容量不足和神经系统并发症,并且他们在极端的应激状态下可能发生酮症酸中毒。

(8)糖尿病患者更易发生术后感染　术前血糖控制的目标是避免严重的高血糖和低血糖,围术期血糖控制的最佳目标尚未明确。对于住院的非危重病患者的血糖目标值为6.1～10 mmol/L。也可采用较宽松的血糖目标值＜11 mmol/L,或者是随机及餐后2 h血糖数值＜12 mmol/L。在理想情况下,所有糖尿病患者均应在尽早接受手术,从而尽量减小糖尿病治疗程序在患者禁食禁饮期间受到的干扰。

对于单纯饮食治疗的2型糖尿病患者而言,仅通过饮食控制管理者可以在围术期不需接受任何治疗。对于血糖水平超过期望目标的患者,可给予补充性短效胰岛素(如普通胰岛素)或速效胰岛素,通常每6 h给药1次。并在术前术中及术后即刻进行血糖水平检测。

采用口服降糖药/非胰岛素注射剂治疗的2型糖尿病患者可以继续使用其日常抗糖尿病药物治疗直至手术当日早晨。

(9)需要注意在口服降糖药中,磺酰脲类药物会增加低血糖的风险,在肾灌注不足、乳酸蓄积和组织缺氧的风险增加的患者中禁用二甲双胍。噻唑烷二酮类药物可能加重液体潴留和外周性水肿,并且诱发导致充血性心力衰竭。钠-葡萄糖协同转运蛋白2（sodium-glucose cotransporter 2, SGLT2）抑制剂会增加低血容量的风险也有报道称，使用SGLT2抑制剂的2型糖尿病患者可发生急性肾损伤和血糖正常的糖尿病酮症酸中毒。其他药物，如二肽基肽酶Ⅳ（dipeptidyl peptidase Ⅳ，DPP-Ⅳ）抑制剂和GLP-1类似物，可能改变胃肠道动力并使术后状态恶化。

四、糖尿病患者的麻醉处理

糖尿病患者的麻醉选择和实施非常重要，血糖浓度的监测和糖尿病慢性并发症的诊断治疗也同样重要。术中必须要有快速血糖浓度监测，尿糖监测不够精确，但导尿标本可作酮体测定。

（一）麻醉选择

根据糖尿病病情和并发症严重程度，结合手术部位、类型、手术操作和创伤对机体的影响，尽可能选用对代谢影响较小的麻醉方法。

椎管内麻醉的优点是能阻断手术时交感兴奋，保持胰岛素释放，有利于血糖调控，但必须注意操作时应有严格无菌要求，防止感染。对有周围神经病变，末梢感觉异常的糖尿病患者，操作尤应细致，麻醉药浓度不宜过高，以免损伤神经组织。对伴有动脉硬化、高血压的糖尿病患者，麻醉药应分次逐渐追加，与非糖尿病患者相比，糖尿病患者椎管内麻醉麻醉药的起效时间可能延迟，阻滞平面可能较广，血压下降的程度也较大。

合并周围神经病变患者选择神经阻滞麻醉时，注意避免操作引发的神经损伤，局麻药应适当降低浓度，不应加用肾上腺素以免神经滋养血管过度收缩，局部缺血造成神经缺血水肿损伤。

目前常用的全身麻醉药对葡萄糖的利用无明显干扰，异氟烷和恩氟烷对血糖无影响，氧化亚氮在充分供氧时对血糖也无影响，静脉麻醉药硫喷妥钠、丙泊酚，镇痛药芬太尼及肌肉松弛药阿曲库铵、维库溴铵等没有增高血糖的报道，均可安全使用。

（二）术中胰岛素的应用

胰岛素的主要作用是预防高血糖和抑制脂肪分解代谢，避免酮体大量生成。胰岛素依赖性糖尿病（IDDM）和非胰岛素依赖性糖尿病（NIDDM）在病因和病理生理学有很大不同。IDDM患者因胰岛素的绝对缺乏，术中必需应用胰岛素。NIDDM患者血糖控制较好的，施行小手术术中可不用胰岛素治疗，但要严密监测血糖变化，如果行中、大型手术术中仍需使用胰岛素。NIDDM患者常伴胰岛素抵抗，手术应激会增加胰岛素抵抗，多数患者虽然本身有高胰岛素血症，术中仍需大剂量胰岛素来防止高血糖，应用胰岛素的效果不如IDDM患者。

1. 胰岛素皮下注射

胰岛素的吸收受许多因素的影响，研究发现手术对皮下注射胰岛素的吸收没有影响。

2. 胰岛素间断静脉注射

方法简单且不需要特殊装置。有报道认为用这一方法控制血糖的效果比皮下注射胰岛素好，但胰岛素间歇静脉注射不符合生理要求，会使血糖不稳定，高血糖或低血糖的发生率增加，酮症的发生率也会升高。

3. GIK 液

GIK 液是葡萄糖、胰岛素和氯化钾按一定的比例配制而成，无论输液速度的快慢，液体中胰岛素和葡萄糖的比例是不变的，可避免单一胰岛素或葡萄糖过多输入而造成的严重低血糖或高血糖，使用较方便，适用于大多数患者。缺点是手术应激强度、持续时间、麻醉类型、药物种类和体温等会影响每单位胰岛素代谢葡萄糖的量，术中血糖有波动，因此 GIK 液中胰岛素和葡萄糖配制比例应在术中不断按血糖监测结果而调整。配制 GIK 液一般每克葡萄糖需胰岛素 0.32 U，手术开始时常用的 GIK 液配制方法是在 10% 葡萄糖 500 ml 中加胰岛素 16 U 和 10% 氯化钾 10 ml。术中监测患者血糖维持在 5～10 mmol/L 时，无须增减胰岛素用量，监测血糖大于 10 mmol/L，应增加胰岛素 4 U，监测血糖小于 5 mmol/L，则应减少胰岛素 4 U。

4. 可变速的胰岛素滴注

为了避免 GIK 液的缺点，胰岛素和葡萄糖分两路静脉输入。可根据患者血糖监测结果，随时调整胰岛素的剂量，这一方法设备要求较高，需开放两路静脉，有两个输液泵，而且要求持续血糖监测，一旦一路静脉输液被阻断，就会发生可危及生命的严重高血糖或低血糖。

糖尿病患者术中胰岛素的需要量：1 克葡萄糖，在正常体重的患者需胰岛素 0.25～0.40 U；肥胖、肝病、激素治疗或脓毒症的患者需胰岛素 0.4～0.8 U；体外循环心脏手术的患者需 0.8～1.2 U。另外，胰岛素的需要量随手术创伤增大而增加，胰岛素的效能随年龄增加而减小，老年人的胰岛素需要量较大，因此胰岛素的剂量应个体化。

围术期正规胰岛素的连续静脉输注方案：① 将 10 U 正规胰岛素加入 100 ml 生理盐水中（0.1 U/ml）；② 最初静脉内注入 0.5～1 U，然后维持输注率 0.5～1 U/h；③ 测定血糖浓度（每 30 分钟）和调节胰岛素输注速率；④ 血糖低于 4.5 mmol/L 停止 30 min，使用 50% 葡萄糖 20 ml，30 min 内重复测定血糖浓度；⑤ 血糖 4.5～6.7 mmol/L 减少胰岛素 0.3 U/h；⑥ 血糖 6.7～10.0 mmol/L 胰岛素输注速率不变；⑦ 血糖 10.0～12.2 mmol/L 增加胰岛素 0.3 U/h；⑧ 血糖大于 12.2 mmol/L 增加胰岛素 0.5 U/h。

（三）术中补充葡萄糖

以往认为，糖尿病患者术中应补充足够的葡萄糖以提供基础能量，防止低血糖，术中如不补充葡萄糖，机体就会分解脂肪、蛋白质。脂肪分解，易发生酮症，手术患者游离脂肪酸水平升高会增加心肌氧耗。但最近的研究表明，非糖尿病患者即使行中、小手术，围术期血糖也会有所增高，糖尿病患者血糖增高更加明显，术中给予含糖液体，血糖会进一步增高。糖尿病患者存在胰岛素绝对缺乏或者胰岛素抵抗，所以要让机体能够利用血糖，并且防治蛋白质和脂肪的分解，应给予胰岛素治疗，根据血糖监测的结果，判断是否给予葡萄糖，避免发生低血糖，而不是常规给予含糖液体。

（四）术中补钾

体内仅 2% 的钾离子在细胞外，血钾正常并不表明体内钾平衡。一些代谢因素会影响血钾，如酸中毒会导致钾离子从细胞内转移至胞外，一个发生酸中毒的糖尿病患者可能血钾正常甚至偏高，但补充液体和胰岛素后会发生严重的低血钾，故治疗时应同时补钾。肾功能正常的糖尿病患者血钾正常时，补液中氯化钾浓度可为 10 mmol/L，治疗过程中应复查血糖和电解质。

（五）术中补液

乳酸林格液用于糖尿病患者有争议。有研究发现，NIDDM患者术中不补液，平均血糖升高2.2 mmol/L，而输入乳酸林格氏液平均血糖升高3.5 mmol/L。围术期用乳酸林格液的糖尿病患者脂肪分解和酮体形成增加，术中需更多的胰岛素治疗。故糖尿病患者手术中是否使用乳酸林格液还有待进一步研究。

（六）术中和围术期监测

术中严密监测血糖，目前手术室中常用微量法葡萄糖测定，可以很方便及时迅速得到监测结果，毛细血管血糖值略高于静脉血糖值。应注意监测方法准确性，床边血糖监测和实验室血糖监测要进行比较，FDA规定二者差值应< ±20%。贫血、低温或组织灌注不足可能会影响指端毛细血管测定血糖的准确性。

糖尿病患者术中可突然发生心动过缓和低血压，严重时可致心搏骤停，可能与心脏自主神经病变有关，因此术前有体位性低血压、静息心动过速的患者更应加强循环功能监测。

五、糖尿病围术期急性并发症防治

（一）低血糖症

糖尿病患者手术时容易发生低血糖症（hypoglycemia）。正常人禁食后，血糖可能低于2.8 mmol/L（50 mg/dl）而无任何症状，但糖尿病患者即使血糖高于这个水平，也可能发生症状。在清醒患者，低血糖症常表现为交感兴奋症状和中枢神经系统症状，交感兴奋症状包括心慌、出汗、饥饿、无力、手抖、视物模糊、面色苍白等，中枢神经系统症状包括轻度头痛、头晕、定向力下降、吐词不清、精神失常、意识障碍，严重者可发生昏迷，持续时间长且严重的低血糖可导致中枢神经系统不可逆损害。在全麻患者交感兴奋症状常被误认为麻醉过浅，中枢神经系统症状也被麻醉药的作用掩盖，麻醉手术过程中如发生不能解释的交感兴奋症状，尤其是有糖尿病病史的患者，应警惕低血糖症的可能。

伴有肾功能不全的糖尿病患者手术时，低血糖时有发生，这是由于肾脏功能差使胰岛素或口服降糖药的代谢排泄减慢，作用时间延长，因此必须注意术前1～2天口服降糖药的使用情况，以及使用胰岛素的次数和总量，避免过量。

治疗：一旦诊断低血糖症，可给予50%葡萄糖15～20 ml静脉注射，血糖即可上升，症状好转。也可使用胰高血糖素皮下、肌内或静脉注射，由于其作用时间较短，可能会再次出现低血糖，注射后仍要给患者补充葡萄糖。

（二）糖尿病酮症酸中毒

1. 病因

糖尿病患者由于胰岛素缺乏和胰高血糖素等对抗胰岛素的激素分泌增加，脂肪分解产生大量游离脂肪酸，游离脂肪酸代谢和运转受到影响，转而生成酮体。糖尿病酮症酸中毒多发生在1型糖尿病患者停用胰岛素后，也可因手术、感染、创伤等应激反应诱发。虽然1型糖尿病更易于发生酮症，但75%的酮症酸中毒患者系老年2型糖尿病患者。

2. 临床表现

糖尿病酮症酸中毒的表现主要包括高血糖以及酮症症状,高血糖引起血浆渗透压增高、渗透性利尿、脱水、电解质紊乱等;酮症也可引起渗透性利尿和酸中毒。酮症酸中毒的发生通常需要数天的时间,患者病情逐渐加重,厌食、恶心呕吐、尿量增多,呼吸深大有酮味(烂苹果味),严重者出现血容量不足、循环衰竭、昏迷。pH < 7.0 可导致中枢麻痹,肌无力,高渗利尿使总钾减少,酸中毒时钾离子由细胞内转移至细胞膜外,使血清钾浓度可能正常或稍高,当给予补液及小剂量胰岛素治疗后,代谢性酸中毒得以纠正,细胞外钾离子迅速转入细胞内,血清钾浓度急剧下降。低磷血症时有发生,由于组织分解代谢增加,损伤细胞的摄取能力,尿磷排出增多,严重时影响骨骼肌收缩能力,损害通气功能。实验室检查见血糖增高,血酮增高,尿酮阳性,血气呈代谢性酸中毒表现。

3. 治疗

包括补充血容量、胰岛素治疗、纠正电解质紊乱和酸中毒。

(1)补充血容量 呕吐和利尿造成的全身性脱水严重者可达100 ml/kg,应快速静脉补液,可用生理盐水快速静脉滴注1 000 ml或更多。扩容可增加组织灌注,纠正和防止组织缺氧,降低血糖和胰高血糖素水平,但不能逆转酸中毒。生理盐水、乳酸林格液和0.45%盐水均可应用,直到血糖低于13.9 mmol/L(250 mg/dl),再改用5%葡萄糖加胰岛素液体。

(2)胰岛素应用 不使用胰岛素糖尿病酮症酸中毒不可能纠正。重度酸中毒胰岛素40 U静脉注射,继之40~50 U皮下注射或静脉维持,轻度酸中毒胰岛素20~40 U皮下注射。虽然长期以来一直主张应用正规胰岛素50 U/h以上直到血酮体恢复正常,但小剂量胰岛素治疗方案同样有效,并减少了低血钾发生的程度,也无继发性低血糖的危险。0.1 U/kg胰岛素静脉注射后,继以每小时0.1 U/kg胰岛素静脉持续滴注。部分患者可能对胰岛素存在抵抗,应加大剂量,若在2 h内血糖下降不足2.8~5.6 mmol/L,胰岛素用量加倍,再2 h血糖下降仍不足2.8~5.6 mmol/L,胰岛素用量再加倍。胰岛素用量足够时大多数患者血糖下降速度可达3.3~4.2 mmol/(L·h),人体中胰岛素结合位点数目是有限的,最大血糖下降速率也是相对固定的(每小时4.2~5.6 mmol/L)。血糖的过分快速下降也应该避免,以免脑水肿的发生。胰岛素治疗应持续到高血糖、酮症、酸中毒纠正之后。

(3)碱性药物 酮症酸中毒的改善较慢,与酮体代谢较慢有关。糖尿病酮症酸中毒的患者对酸血症的耐受程度较好,一般不用碱性药物,使用胰岛素后酮体代谢可产生碳酸氢钠,使pH得到部分纠正。严重酸中毒如pH小于7.1,HCO_3^-小于10 mmol/L,可用碳酸氢钠纠治,纠酸后应复查血气。

(4)纠正电解质紊乱 酮症酸中毒患者体内钾、磷、镁等离子总量均减少,即使治疗前血钾正常甚至增高,钾缺乏仍可达3~10 mmol/kg,用胰岛素后可出现血钾快速下降。应在有足够尿量时开始补钾,开始速度按20~40 mmol/h进行,1~2 h监测血钾一次,根据测定血钾水平调整补钾剂量和速度。胰岛素治疗后,磷和镁的缺乏将更加明显,但常无明显的临床症状。胰岛素发挥作用之前对高钾和正常血钾患者补钾是危险的,常规补钾和镁并未证实能改善患者预后。

(三)高血糖性高渗性非酮症昏迷

1. 病因

血糖极度增高时,高血糖渗透性利尿导致机体严重失水,甚至昏迷。高渗性非酮症昏迷(hyperglycemia, hyperosmolar nonketotic coma)血糖可超过40~50 mmol/L,为酮症酸中毒时的2倍。

血浆渗透压可达370～380 mmol/L,尿糖强阳性,尿酮体阴性。

2. 临床表现

高血糖性高渗性非酮症昏迷多发生于老年2型糖尿病患者,在围术期出现明显的高血糖和严重脱水,这些患者通常会有足够的内源性胰岛素来防止酮症,即使血糖水平高达44.4～55.6 mmol/L也不致发生酮症酸中毒。老年患者口渴感觉迟钝,补液不足,容易发展到脱水,明显的高渗状态引起的脑细胞脱水导致昏迷发作,这个综合征的特征是严重脱水和神经系统两组症状和体征,神经系统方面表现为进行性意识障碍、神志模糊、癫痫发作、抽搐和昏迷,可伴低血容量性休克。

3. 治疗

(1)大量静脉补液　明确系高渗性昏迷时先补充生理盐水,1～2 h内可给2 000～3 000 ml,随后给予低渗溶液,如0.45%氯化钠溶液,可在中心静脉压指导下确定补液量。迅速补充0.45%低渗生理盐水或先等渗液后低渗液,即可纠正高渗状态,但脑细胞从细胞内脱水转变为水肿也有危险,所以低渗液体的应用速度不可过快。治疗过程中,应密切观察患者意识的变化。

(2)胰岛素控制血糖　胰岛素的剂量和用法与糖尿病酮症酸中毒相似,但血糖不宜降得过低,低血压患者胰岛素静脉注射首量不超过20 U。

第二节　甲状腺疾病

围术期甲状腺疾病主要表现为甲状腺功能亢进或甲状腺功能减退,此类疾病的患者会有伴随的生理性改变,这些改变会影响麻醉的管理。

甲状腺相关的机械性气道困难一般限于有较大的胸骨下或侵袭性甲状腺肿或甲状腺肿瘤的患者,或是术后发生的手术并发症影响了气道的患者。

一、甲状腺功能亢进

随着甲状腺功能亢进病情加重,临床表现会更加突出,并且会对麻醉管理造成更大的潜在影响。这些生理性的改变会随着治疗而消退,因为患者的甲状腺功能会恢复正常。

(一)病情特点

心血管改变可能会导致围术期血流动力学不稳定。甲状腺功能亢进患者会出现心率增快、循环血容量增多、心肌收缩力增强和心肌耗氧量增加,以及舒张期松弛增强和全身血管阻力降低。患者还易于发生心律失常(窦性心动过速和心房颤动)、冠状动脉痉挛和缺血,且晚期可能会发生心肌病。呼吸肌无力可能会使得患者在全身麻醉之后需要接受术后机械通气支持。甲状腺危象是一种危及生命的罕见疾病,甲状腺危象可发生于甲状腺功能亢进患者的手术期间和术后18 h内。

(二)术前评估和准备

(1)甲亢患者药物治疗使病情基本稳定后再考虑手术,包括:① 甲亢症状基本控制;全身症状改善,体重增加或基本稳定不减轻。情绪稳定,睡眠良好,手指震颤、失眠、腹泻等症状改善或消失。② 心率慢于90次/min；③ 血压和基础代谢正常；脉压减小,心脏收缩期杂音消失或减轻。④ 蛋白结合碘4 h＜25%,24 h＜60%后进行手术麻醉。⑤ 甲状腺激素水平在正常范围(TSH 0～10 mU/L,T_3 1.8～2.9 nmol/L,T_4 65～156 nmol/L,FT_3 3～9 nmol/L,FT_4 9～25 nmol/L)。

(2)巨大甲状腺压迫气管可以发生气管偏移或狭窄,通过术前评估,可能需要改变麻醉诱导和插管的方法。此外,也需要在术前明确了解甲状腺疾病患者是否有局部疼痛和发音异常(是否存在术前的喉返神经损伤),并且记录在病史中。对于此类患者,常规的检查包括术前喉镜检查与甲状腺的超声检查,计算机断层扫描(CT)或磁共振成像(MRI)来精确评估。

(三)麻醉管理

1. 麻醉前用药

甲亢患者的镇静药用量较正常患者大,结合应用麻醉性镇痛药有助于完善镇静镇痛效果、降低机体代谢、预防心律失常。对有呼吸道梗阻症状者,镇静镇痛药宜减量或不用,以免抑制呼吸、加重梗阻。为避免心率增快,术前M受体阻滞剂多选用东莨菪碱。

2. 麻醉方法

(1)局部麻醉或颈丛神经阻滞 ① 甲亢病情轻且病程短；② 治疗后症状消失持续稳定；③ 无甲状腺压迫气管症状；④ 患者无情绪焦虑紧张。神经阻滞的优点是能保持患者清醒合作、有利于术中了解有无喉返神经损伤,缺点是镇静镇痛不全。

(2)全身麻醉 ① 甲亢尚未完全满意控制；② 甲亢性心脏病且心功能不佳；③ 甲状腺较大或胸骨后甲状腺出现气管压迫症状；④ 患者情绪紧张、不稳定。全身麻醉的优点在于可完全消除手术操作的不适感、较好地控制机体反应、气管内插管还可确保气道通畅,缺点是术中无法了解有无喉返神经损伤。

(3)麻醉药物 使用麻醉药物需注意以下几点：① 甲亢可增加对儿茶酚胺的敏感性,应避免使用增强交感神经活性的药物,需注意丙泊酚也可能增加心肌对儿茶酚胺的敏感性；② 提供足够的麻醉深度,以抑制交感神经对手术刺激的过度反应；③ 甲亢患者可能存在慢性的低血容量和血管扩张,在麻醉诱导时容易发生明显的低血压,所以麻醉诱导前需行适当的扩容处理；④ 甲亢可能增加肌肉疾病和重症肌无力的发生率,因此肌松药的选择和使用要谨慎；⑤ 氯胺酮可使血压升高和心率增快,应慎用；⑥ 恩氟烷、异氟烷、硫喷妥钠、γ羟丁酸钠、氟哌利多和芬太尼等对促甲状腺激素或甲状腺素几无影响。

3. 甲亢危象

(1)临床表现 甲亢危象可在术中或术后发生,患者表现为恐惧不安、手颤、精神激动；高热,体温可达40℃；心率增快达140次/min以上；常伴有腹泻、呕吐、肝功能异常；严重者昏迷、虚脱,最后死于心力衰竭、肺水肿和水电解质紊乱。

(2)预防措施 做好充分的术前准备工作,控制甲亢症状至病情基本稳定再考虑手术,术中注意观测患者体温变化。

(3)治疗原则 ① 应用抑制甲状腺素分泌的药物治疗,如碘剂、甲基硫脲嘧啶等；② 应用β受体阻滞药控制心率；③ 采用冬眠降温；④ 支持疗法如维持气道通畅并充分供氧、维持循环功能的稳定、纠正水和电解质紊乱、处理心力衰竭等；⑤ 应用肾上腺皮质激素；⑥ 合并心功能不全时,加用洋地黄制剂。

二、甲状腺功能减退

（一）病情特点

与轻度或得到充分治疗的甲状腺功能减退相比，重度甲状腺功能减退对麻醉管理有更大的影响。心血管异常可能会导致围术期血流动力学不稳定或心肌缺血。临床甲状腺功能减退的患者可能会出现心动过缓、对肾上腺素能药物的反应减低、舒张功能障碍、全身血管阻力增高以及静脉回流受损。甲状腺功能减退的患者发生缺血性心脏病的风险增高，即使其甲状腺功能减退为亚临床性。

甲状腺功能减退的患者对 α 和 β 肾上腺素能药物的反应可能会减弱。可能会因为睡眠呼吸暂停和舌体积增大而发生上气道阻塞。因此在围术期需确保气道通畅。甲状腺功能减退状态对呼吸系统的影响包括通气驱动力受损和呼吸肌无力，可导致肺泡通气不足。另外，甲状腺功能减退患者对于抑制呼吸驱动力的药物（阿片类药物和镇静剂）的作用极其敏感。代谢异常可能包括自由水清除率下降导致的低钠血症，血清肌酐水平可逆性地升高，以及催眠药物与阿片类药物的清除率下降。其他注意事项包括低血糖、贫血以及低体温。

重度甲状腺功能减退患者包括如下情况：① 黏液性水肿昏迷。② 慢性甲状腺功能减退的严重临床症状，如精神状态改变、心包积液或心力衰竭。③ 总甲状腺激素（如 < 12.87 nmol/L）或游离甲状腺激素（如 < 0.006 4 nmol/L）水平极低。

（二）甲减患者麻醉注意事项

轻度甲减患者术前常无须特别处理，一般均可以耐受手术而不增加并发症。但应给予小剂量镇静催眠药和麻醉镇痛药，以免镇静过深和产生呼吸抑制。重症甲减患者常合并心肌功能减退、凝血障碍、低体温、低血糖、呼吸功能不全，术前应积极采取相应防治措施。术后 1 周内不能恢复口服甲状腺激素替代治疗的患者，可静脉给予 1/2 口服剂量的 T_4 输注，不推荐静脉给予 T_3。

第三节　肾上腺皮质功能降低和围术期外源性激素使用

下丘脑-垂体-肾上腺（HPA）轴包括下丘脑，垂体和肾上腺。在应激（如手术麻醉等），睡眠/觉醒周期，以及血液循环中的皮质醇水平波动时，下丘脑分泌 CRH，并刺激脑垂体释放 ACTH，后者刺激肾上腺束状带合成、分泌糖皮质激素——氢化可的松（皮质醇），血浆皮质醇对下丘脑的 CRH 及垂体前叶 ACTH 有负反馈的调节作用。

糖皮质激素与细胞内受体 NR3C1 结合，参与调节细胞代谢、免疫调节、儿茶酚胺生成以及肾上腺素受体反应性等。主要表现为：抑制 T 细胞增殖，拮抗胰岛素作用而增加糖异生，促进细胞和脂肪的分解，维持血管的张力，抑制骨骼的形成等。

一般情况下，人体每日分泌的皮质醇量为 8～10 mg/d，对于短小型手术而言，皮质醇的分泌量可以达到 50 mg/d，对于大型手术（如腹部、盆腔、胸科或者是大型的骨科手术）而言，皮质醇的分泌量可以达到 75～100 mg/d，在严重的应激情况下（如休克、多脏器衰竭等），甚至可以达到 100～500 mg/d。

同样,ACTH的分泌量也会相应地增加。

机体糖皮质激素合成不足导致肾上腺皮质功能不全(adrenal insufficiency, AI),AI可分为原发性、继发性和医源性。原发性AI即Addison's病,肾上腺肿瘤、感染、出血、炎症导致体内糖皮质激素和盐皮质激素缺乏,临床相对少见。继发性AI是由于下丘脑或垂体肿瘤、手术或放射性损伤导致ACTH不足或缺乏,引起内源性糖皮质激素分泌不足。医源性AI指外源性给予糖皮质激素通过负反馈环来抑制机体下丘脑-垂体-肾上腺(HPA)轴,导致肾上腺腺体萎缩,在应激状态下无法分泌糖皮质激素。突然停药时出现肾上腺皮质功能不全,其HPA轴受抑制程度主要与激素应用剂量及疗程有关。

临床肾上腺功能不全的表现是:低血压、低血糖、脱水、认知功能的改变,这些临床症状甚至可能致命。由于抑制了应激反应,慢性激素的使用无助于伤口愈合,增加骨折的风险,增加感染的概率,对于长期使用激素的患者,必须在术后严密的观察,评价伤口愈合程度。

因此,对于医源性的肾上腺皮质功能不全,传统的观点主张在手术之前和围术期额外补充外源性激素。

目前皮质醇广泛应用于肾上腺皮质功能减退、免疫性疾病、炎症相关疾病以及器官移植术患者,皮质醇长期应用将抑制内源性糖皮质激素生成,突然停药可引起急性肾上腺功能不全。此外,此类患者可能无法对脓毒症、创伤或手术等应激做出适当反应,出现相对肾上腺功能不全。

口服泼尼松5 mg/d(或者是对应相同剂量的其他激素类药物,表29-1)不会抑制HPA轴,口服激素时间短于3周,或者是隔天使用的患者HPA轴也不会被抑制。对于上述患者在围术期不需要额外补充激素。此类应用糖皮质激素治疗的患者中出现围术期肾上腺皮质功能不全的发生率并不高,而且在围术期仅维持常规用药,而无额外激素补充治疗情况下,此类患者生存率及血流动力学并无显著差异。一项大型回顾性研究发现术后肾上腺皮质功能不全的发生率为0.01%,另外一项大型的回顾研究发现心血管手术术后肾上腺功能不全的发生率为0.1%,也有一些前瞻性研究结果,结论不一。相关研究因样本量小,受地域限制,研究结论并不适合推广应用。

对于HPA轴存在被抑制风险的患者,比如,口服激素强的松的剂量大于20 mg/d(或者是相对应剂量的其他种类激素),时间长于3周。或者是存在库欣综合征面容者,或者是HPA轴抑制情况不明确的患者,可以通过ACTH刺激实验来判断HPA轴是否被抑制,是否需要在围术期额外使用激素类药物。该刺激试验是在静脉使用ACTH类似物促皮质素之前和之后测定血液里的皮质醇浓度,如果刺激后血浆皮质醇水平增加,则无须干预,如果刺激后血浆皮质醇水平升高不明显,则提示肾上腺皮质对于应激刺激反应弱,围术期需要补充激素治疗。

此外,需要注意的是吸入和皮肤外周使用的激素也会抑制肾上腺皮质功能。比如在治疗变异性鼻炎时使用的经鼻吸入氟替卡松抑制HPA轴的危害较大。长期的皮肤外用的二丙酸倍他米松也可能会抑制HPA轴功能。

因此,目前临床上仍然可以根据患者手术类型、长期用药剂量及疗程对患者围术期发生AI的风险进行评估,推荐以下给药方案。

(1)首先,评估患者下丘脑-垂体-肾上腺轴的抑制程度。

(2)HPA轴无明显抑制的患者围术期无须激素补充或冲击治疗,仅维持激素常规剂量即可。

(3)HPA轴存在明显抑制或存在抑制高风险的患者需要结合患者手术类型进行相应激素替代治疗。

(4)HPA轴抑制程度不明确的患者需要进一步行肾上腺皮质功能激发试验评估HPA轴抑制程

度。无法实施抑制试验情况下,推荐术前给予激素补充治疗。

(5)此外,不需要评估AI风险即经验性给予糖皮质激素治疗的情况包括不明原因的恶心呕吐,精神状态改变,低血压,心动过速或体位性低血压的患者。

长期应用糖皮质激素治疗将抑制下丘脑-垂体-肾上腺轴,抑制程度取决于激素应用剂量及疗程,此类患者围术期均需要维持常规剂量治疗。需要在围术期进行激素补充治疗的情况有:HPA轴明显抑制或存在抑制高风险且行大中型手术的患者(表29-2)。

表29-1 常用糖皮质激素的等效剂量

常用糖皮质激素	等效剂量(mg)	常用糖皮质激素	等效剂量(mg)
泼尼松	5	氢化可的松	20
地塞米松	0.75	甲强龙	4
皮质醇	20	氟羟泼尼松龙	4

表29-2 根据操作确定的手术应激和推荐的皮质激素剂量

手术类型	举 例	推荐皮质激素剂量
小型	口腔牙齿手术	常规剂量
	活检、手部手术	
	斜疝修补	
	结肠镜、刮宫术	
中型	外周血管重建术	常规剂量
	关节置换术	氢化可的松50 mg静脉注射,术前
	胆囊、结肠手术	氢化可的松25 mg静脉注射,每8 h1次,24 h
	开腹子宫切除术	然后再使用常规剂量
大型	食管、肝胰胆管切除术	常规剂量
	前列腺切除术	氢化可的松100 mg静脉注射,术前
	大型心脏、血管手术	氢化可的松50 mg静脉注射,每8 h1次,24 h
	分娩、创伤	从每日半量到日常维持的全量

第四节 肥 胖

肥胖在发达国家和发展中国家都已经是常见的流行性疾病,也是事关公共卫生的重要疾病。不仅在成年人中多见,在儿童和青少年中也占据相当大的比例。2016年《柳叶刀》发表全球成年人体重调查报告,中国超越美国,成为全球肥胖人口最多的国家。中国男性肥胖人数4 320万人,女性肥胖人数4 640万人,总人数高居世界第一。

一、体质指数

在临床上存在超重和肥胖的两个概念,就字面理解:超重是指体重过量,而肥胖是指脂肪过量,然而,在临床上一直用体质指数(body mass index, BMI)来区分二者的差别,显然存在偏差。

BMI的定义为体重(kg)/身高(m)的平方。BMI在 $25 \sim 29.9$ kg/m² 即为超重,BMI大于30 kg/m² 为肥胖,BMI大于40 kg/m²(或 $\geqslant 35$ kg/m²)且合并有共存疾病为病态肥胖(表29-3)。

表29-3 体重指数和体重状态

BMI	体 重 状 态	BMI	体 重 状 态
< 18.5	低体重	$40.0 \sim 49.9$	病态肥胖
$18.5 \sim 24.9$	正常	$50.0 \sim 69.9$	严重病态肥胖
$25.0 \sim 29.9$	超重	> 70.0	超肥胖
$30.0 \sim 39.9$	肥胖		

对于接受手术和/或检查治疗的肥胖患者,在麻醉前评估时需要了解患者的肥胖状态,肥胖原因,以及与肥胖合并的慢性疾病。

二、与成年人肥胖相关的慢性疾病

对于成年肥胖人群而言,慢性疾病(如糖尿病、胆石症、高血压、心脏病、结肠癌、肺部感染,以及脑卒中)的发病风险随BMI的增加而升高。

(一)糖尿病

2型糖尿病都与肥胖密切相关。80%以上的2型糖尿病病例可以归因于肥胖。

(二)呼吸系统疾病

肥胖是发生阻塞性睡眠呼吸暂停(obstructive sleep apnea, OSA)的重要危险因素。10% $\sim$ 20%的OSA患者会发展成为肥胖低通气综合征(obesity-hypoventilation syndrome, OHS,也称为匹克威克综合征)。OHS的定义是BMI $\geqslant$ 30 kg/m²,慢性高碳酸血症($PaCO_2 \geqslant 45$ mmHg),并且伴有睡眠性呼吸障碍。OHS会发展称为红细胞增多症,肺动脉高压,以及右心衰竭。OHS患者对于阿片类药物和镇静药物的敏感性也会增加。其他与肥胖相关的肺部疾病表现为肺功能的改变,肺顺应性下降伴胸壁阻力增加、通气-血流比例异常,以及支气管痉挛(哮喘)等。

(三)心血管疾病

肥胖相关的心血管疾病主要有以下几类:高血压、冠状动脉性心脏病、心肌脂肪变、心力衰竭等。病态肥胖可以导致心脏形态改变,从而使体表心电图发生变化。在心律失常中最为常见的是心房颤动。

(四)神经和血液系统疾病

肥胖可增加脑卒中风险,肥胖可能与痴呆风险增加相关。深静脉血栓形成和肺栓塞的风险都会由于肥胖而相应增加。

(五)血脂异常

肥胖相关的血清胆固醇、低密度脂蛋白、极低密度脂蛋白和甘油三酯浓度高,以及血清高密度脂蛋白浓度降低,后者浓度的降低是心血管疾病的高危因素。

(六)骨关节疾病

肥胖人群中骨关节炎的发病率增加,痛风的发生率也随成年期体重的增加而相应增加。

(七)消化系统

肥胖可增加胆囊疾病和非酒精性脂肪肝的风险。胃食管反流病、糜烂性食管炎、食管腺癌等疾病风险也相应增加。

(八)肿瘤

肥胖者的癌症发生风险也相应增加。男性BMI增加与食管癌、甲状腺癌、结肠癌和肾癌相关。女性BMI增加与子宫内膜癌、胆囊癌、食管癌和肾癌相关,而在亚太人群中BMI与乳腺癌的相关性更强。

(九)泌尿生殖系统疾病

肥胖与多种已知可导致肾功能损伤的疾病相关,包括高血压、糖尿病和代谢综合征。成年期肥胖和体重增加也与肾结石风险增加相关。超重和肥胖是女性尿失禁的一项重要危险因素。

(十)心理疾病

肥胖者常因肥胖而遭受社会非议,有肥胖病耻感。抑郁也与重度肥胖相关,特别是年轻的患者和女性。

(十一)感染

肥胖与对感染的易感性增加相关,包括术后感染、院内感染,以及皮肤和软组织感染。

(十二)皮肤改变

肥胖者常见膨胀纹,这是由于皮下脂肪堆积增多导致皮肤拉伸。黑棘皮病,即颈部、腋、指节和伸肌面周围色素沉着加深,其发生可能与肥胖有关。女性多毛症可能由睾酮生成增多引起,后者通常与内脏型肥胖相关。

三、与儿童肥胖相关的疾病

儿童肥胖的术前评估包括：对肥胖疾病和伴随疾病的科学评估，完整的病史采集和体格检查，以及相关实验室检查和放射影像学检查。

肥胖儿童的病史应包括出现超重的年龄及关于儿童进食和运动习惯的信息。

体重快速增加的突发肥胖提示调查包括药物性体重增加、重大社会心理学诱因、肥胖的内分泌原因（如库欣病、下丘脑肿瘤）或一些肥胖综合征或伴下丘脑功能障碍、通气不足、自主神经失调及神经脊柱肿瘤的速发型肥胖。

肥胖儿童的家族史对于了解患儿发生肥胖合并疾病的风险至关重要。常见的肥胖合并疾病信息如心血管疾病、高血压、糖尿病、肝脏或胆囊疾病及呼吸功能不全等。

小儿外形检查可能对于寻找肥胖的病因和（或）合并疾病提供帮助。比如：小头畸形是Cohen综合征的一个特征。眼球震颤或视力方面的问题提示下丘脑-垂体病变的可能性。扁桃体增大可能提示阻塞性睡眠呼吸暂停。

四、麻醉相关问题

（一）气道评估

是肥胖患者术前评估中的重要内容。通过颈围的大小、张口度，颈部活动度，枕寰活动度、颞颌关节活动度、舌体大小、声门结构，甲颏间距、Mallampati评分、鼾音，有无OSA病史等科学的气道评估技术来确定可能存在的困难气道。必要时利用超声在声门水平对皮肤和气管前壁之间的软组织的厚度进行定量。

（二）麻醉药量计算

肥胖患者的麻醉药物使用多是根据瘦体重（lean body weight, LBW）或者是理想体重（ideal body weight, IBW）来计算获得的。这是因为肥胖人群总的实际体重（total body weight, TBW）中相当一部分是血流灌注低的脂肪组织，如果药物富集在该脂肪组织中会带来严重的不良反应。

瘦体重（LBW）反映的是血流灌注丰富的组织，此部分体重和心排血量相关，也是药物分布和发挥效应的主要区域。临床上可以通过下述公式分别计算出男性或女性肥胖人群的LBW。也有相关的网站提供自动计算公式，只需输入实际体重和身高数据。

$$LBW(kg)=[9\,270 \times 实际体重(kg)]/[6\,680+216 \times BMI(kg/m^2)]（男性）$$
$$LBW(kg)=[9\,270 \times 实际体重(kg)]/[8\,780+244 \times BMI(kg/m^2)]（女性）$$

理想体重（IBW）是根据肥胖人群的身高计算获得的一个理想的体重数值。从定义而言，相同身高的人群具有相同的IBW，使用相同剂量的药物，这显然与肥胖人群不同体重的实际情况相矛盾，尤其是对于病态肥胖的人群而言，IBW数值要显著低于LBW，因此，对于此类患者而言，在药物剂量计算时更多地使用LBW。临床上可以通过下述公式分别计算出男性或女性肥胖人群的IBW。也有相关的网站提供自动计算公式，只需输入实际身高数据。

$$IBW(kg)=50\ kg+2.3\ kg\times(超过5英尺的每英寸)（男性）$$
$$IBW(kg)=45.5\ kg+2.3\ kg\times(超过5英尺的每英寸)（女性）$$

（三）阻塞性睡眠呼吸暂停

1. 筛选

可通过"STOP"问卷及"BANG问"，询问是否存在以下情况：①（S）——打鼾（snoring），是否有很响鼾声吗？隔壁房间也能听到吗？②（T）——日间嗜睡（timedness），容易疲劳吗？常有白天嗜睡吗？③（O）——呼吸暂停（observed apnea），有人观察到您睡眠时呼吸暂停吗？④（P）——高血压（blood pressure），有无高血压和经过治疗吗？⑤（B）——体重指数（BMI）$>35\ kg/m^2$。⑥（A）——年龄（age）>50岁。⑦（N）——颈围（neck circumference）$>40\ cm$。⑧（G）——性别（gender）是男性。存在2个以上STOP问题<65或3个以上BABG问题则是OSA高危人群。

2. 睡眠呼吸监测

用多导睡眠描记法评价患者的呼吸暂停低通气指数（AHI）。根据AHI将OSA患者的严重程度分为三级：AHI $5\sim20$为轻度（$SpO_2\geqslant85\%$），$21\sim40$为中度（$SpO_2=65\%\sim84\%$）；>40为重度（$SpO_2<65\%$）。研究证明，STOP问卷结果与睡眠呼吸监测获得的AHI分级密切相关。对于已确诊并进行呼吸睡眠治疗的OSA患者，若需用CPAP $>10\ cmH_2O$则提示存在面罩通气困难。

（四）全身麻醉实施

1. 全麻诱导

肥胖患者颈短、脖粗、大舌头及明显过多的咽部软组织常导致面罩通气困难及插管困难。肥胖伴有OSA患者的插管失败率可高达5%。在诱导期发生既不能插管也不能面罩通气的危险亦显著上升。在诱导期至少应有2人协助托下颌、压面罩、挤压呼吸囊及压迫环状软骨等操作，以保持呼吸道通畅及防治误吸。除常规直接喉镜外，纤维支气管镜、喉罩、可视喉镜及紧急气管切开等器械备用。对术前评估认为面罩通气和气管插管都有困难者，考虑在一定镇静及表面麻醉下行清醒气管插管。

诱导期间面罩给予100%纯氧，停止通气后，肥胖患者血氧饱和度跌至90%的时限小于3 min（正常人群可达6 min）。延长肥胖患者无通气时间的方法包括：面罩通气时使用10 cmH_2O CPAP或PEEP；25°或30°头高位或同时头高脚低位，对肥胖患者施行快诱气管插管应尽量在2 min内完成。

2. 全麻药代谢

亲脂性药物在肥胖患者的分布容积改变，特别是常用的苯二氮䓬类和巴比妥类药。但地高辛、普鲁卡因胺和瑞芬太尼例外，尽管是高度脂溶性，其特性和分布容积却没有关系。在用药时，主要根据临床效果调整剂量达最佳状态，若按实际体重给药，则咪达唑仑、芬太尼或舒芬太尼的剂量较大，而丙泊酚则要减小剂量。对于维库溴铵或罗库溴铵的剂量应根据肌松阻滞的程度调整。吸入麻醉药的选择取决于其组织溶解度，以血/气分配系数或脂/气分配系数表示。研究认为，地氟烷是肥胖患者最好的吸入麻醉药,比七氟烷或丙泊酚更稳定,恢复更迅速。肥胖患者应避免使用氧化亚氮,因氧化亚氮会进入空气腔隙,在减肥治疗手术,特别是腔镜手术,会增加腹内气体容积,给手术操作增加难度。

3. 术中通气

由于肥胖患者腹内压升高,引起FRC、肺顺应性及氧合降低,会出现与此相关的肺萎陷及肺不张,因此需要有良好的通气策略,预防发生肺不张。一般设定潮气量$6 \sim 10$ ml/kg,根据P_aCO_2调节通气参数。如伴有低氧血症,可加用$5 \sim 10$ cmH_2O PEEP改善氧合。

(五) 部位麻醉实施

1. 用于肥胖患者的优点

包括:① 可以避免全麻时的困难插管和反流误吸。② 提供术后安全有效的镇痛方法、减少术中和术后阿片类药物的用量。③ 降低呼吸系统相关并发症。

2. 注意事项

包括:① 大量脂肪堆积和骨性标志不明显,使得神经阻滞和椎管内麻醉的实施非常困难。BMI > 25 kg/m^{2}是阻滞失败的独立危险因素,阻滞失败概率随BMI增加而增加,往往需要辅助全身麻醉。② 神经阻滞时采用周围神经刺激仪或超声引导定位,可以提高阻滞的成功率和麻醉效果。③ 硬膜外麻醉坐位穿刺是较佳的体位,采用加长的15 cm穿刺针。④ 肥胖患者腹内压较高,硬膜外腔静脉丛怒张,穿刺时易致硬膜外腔出血。⑤ 肥胖人群脑脊液体积减小,无论是蛛网膜下隙或硬膜外腔注射常规剂量的局麻药都会产生比正常人更广泛的阻滞,因此椎管内阻滞局麻药用药量只需正常人的2/3。⑥ 平面不宜超过T_5,否则易产生呼吸抑制。阻滞不全时应避免辅助应用大剂量的镇痛药和镇静药。

(六) 术后拔管和镇痛

1. 拔管

肥胖患者在拔管后也易发生呼吸道梗阻,可能与反复插管引起的喉头水肿相关。因此应该严格掌握肥胖患者的拔管指征:患者完全清醒;肌松药及阿片类药残余作用完全消失;吸入40%氧气时,$PaO_2 > 80$ mmHg或$SpO_2 > 96\%$,$PaCO_2 < 50$ mmHg,最大吸气力至少达到$-25 \sim -30$ cmH_2O,潮气量> 5 ml/kg;循环功能稳定。对于病态肥胖患者术后都应在ICU或PACU中拔管。拔管后放置口咽或鼻咽通气道,做好面罩通气的准备。对不能确定拔管后是否能良好通气,是否需要重新插管时,应通过气管导管交换导管或纤维支气管镜拔管以策安全。半卧位拔管可减轻由腹腔内容物引起的肠肌压迫。拔管后仍应继续鼻导管吸氧,维持脉搏氧饱和度$> 95\%$。

2. 术后镇痛

肥胖患者术后由于疼痛、排痰困难、呼吸不敢用力使肺活量、潮气量及最大通气量进一步降低,易并发肺部感染,肺不张。术后镇痛有益于改善呼吸功能,减少术后呼吸并发症。病态肥胖患者应避免使用患者自控静脉镇痛。对腹部切口较大、预计术后疼痛较明显,可全麻诱导前放置硬膜外导管以备术后患者自控硬膜外镇痛。

（薛庆生）

参 考 文 献

［1］ Wang L, Gao P, Zhang M, et al. Prevalence and ethnic pattern of diabetes and prediabetes in China in 2013. JAMA, 2017, 317(24): 2515-2523.

［2］ 黄宇光.围术期血糖管理专家共识(2015年快捷版).中华医学会麻醉学分会临床指南.北京：人民卫生出版社，2015.

［3］ 杭燕南,俞卫锋,于布为,等.当代麻醉手册：3版.上海：世界图书出版公司,2016.

［4］ Ian Yuan MEng, Ashish C. Sinha. Obesity and Nutrition Disorders. Anesthesia and Uncommon Diseases, 2013.

［5］ Fleager K, Yao J. Perioperative steroid dosing in patients receiving chronic oral steroids, undergoing outpatient hand surgery. J Hand Surg Am, 2010, 35(2): 316-318.

［6］ Li F, Liu Y, Zhu W, et al. China's challenges in promoting physical activity and fitness. Lancet, 2016, 388(10051): 1278-1279.

第30章
放疗、化疗与麻醉

放疗、化疗与手术并称为癌症的三大治疗手段。近年来，随着医学科学的飞速进展，多学科协作诊疗（multiple disciplinary team, MDT）理念的不断深入，许多肿瘤的治疗策略都发生了转变。针对乳腺癌、胃癌、大肠癌、胰腺癌、食管癌、肺癌等恶性肿瘤，手术虽然仍是最主要的有效治疗方案，但是放、化疗往往在术前进行，被称作新辅助放、化疗。新辅助放、化疗具有许多优势，例如缩小肿瘤的体积，增加手术的切除率；控制和消灭体内微小肿瘤转移灶；降低术后复发率等。但不容忽视的是，新辅助放、化疗在治疗患者的同时，本身也会产生许多毒副作用，对患者多个脏器功能带来损伤，增加患者围术期的风险，更对围术期的麻醉管理带来挑战。针对这一类患者，麻醉医师术前一定要做好对患者各器官、各系统功能的仔细评估，知晓患者术前接受的新辅助放、化疗的方案及其可能对围术期麻醉管理带来的影响，以做好充分的准备与应对，帮助患者安全度过整个围术期。

第一节　放疗对生理功能的影响

自从19世纪末发现了电离辐射后，放射治疗已经成为许多肿瘤治疗的主要手段。大约70%的肿瘤患者会接受放射治疗。放射线治疗肿瘤主要靠射线的电离作用，放疗使肿瘤细胞的DNA等细胞超微结构损伤，直接杀灭肿瘤细胞；放疗也可以抑制肿瘤血管的再生及封闭细小血管和淋巴管；还可以引起受照部位的炎性反应，诱导免疫细胞进入受照区域，增强对肿瘤细胞的吞噬作用。

人体组织经放射线照射后产生变化的现象统称为放射反应。在放疗过程中出现放射反应常常是不可避免的，通常对患者的生理功能影响不大。但当放疗合并化疗、热疗等手段时，对肿瘤患者生理功能的影响将更为显著。有时，放疗还会引起严重的放射损伤，如放射性脊髓炎所致的截瘫以及放疗引起的脑、肺、骨、肠等的坏死。这些并发症给患者生理功能带来严重的影响，甚至危及患者的生命。对于术前接受放疗的肿瘤患者，麻醉医师需要详细了解和仔细评估各部位放疗对肿瘤患者生理功能可能造成的影响及其对围术期安全带来的挑战。

总的来说，放射反应可分为全身放射反应和局部放射反应。放射线剂量越大、照射面积越广，越容易引起全身反应。相比较而言，上腹部照射较其他部位更易引起全身反应，而四肢照射则很少引起全身反应。常见的全身反应主要有消化系统的反应，如食欲不振、恶心、呕吐、上腹部不适等。此外，放疗还可引起骨髓抑制。骨髓造血系统对放射线非常敏感，放疗常常引起白细胞减少，而对红细胞、血小板的影响较小。其他全身症状还有乏力、头晕、头痛、发热等。而在放疗的局部放射反应中最常见的就是照射区域的皮肤发生病理损伤。临床上将放疗导致的皮肤反应分为干、湿性两种。干性反应表现为皮肤红肿热痛、脱毛发、脱皮屑、发痒，临床较为常见的湿性反应表现为肿痛潮红、皮肤破损、渗出大量黄色液体，临床较少见。

下文将分别介绍不同部位放疗对肿瘤患者生理功能的影响。

一、头颈部放疗

放疗是治疗头颈部肿瘤的常用方法之一，对于早期的头颈部肿瘤有非常好的疗效。常见的接受放疗的头颈部肿瘤有鼻咽癌、喉癌、扁桃体癌、舌癌、恶性淋巴瘤、脑瘤等。

（一）皮肤反应

除了引起面部、颈部皮肤红肿热痛及渗出等炎性反应之外，放疗后数年，部分患者可出现颈部肌肉、皮肤纤维化。表现为颈部肌肉萎缩、颈部变细和皮肤菲薄。后期可导致颈部后仰等活动范围受限。放疗期间，患者进行积极的转颈运动可部分降低其严重程度。

（二）口腔、鼻腔反应

放疗可引起口腔干燥、导致口腔感染，口咽疼痛，口腔黏膜破溃。若头颈部放疗同时合并氟尿嘧啶化疗，口腔溃疡更为严重。放疗还会引起龋齿，导致牙齿松动、脱落。放疗引起鼻腔黏膜分泌物增多，会导致鼻塞，鼻出血与鼻咽膜粘连，严重的可影响患者休息与生活。

（三）腮腺急性反应

腮腺受照后局部充血水肿，腮腺导管阻塞，使涎液淤积，引起腮腺急性反应。表现为腮腺区软组织肿胀、疼痛、张口受限、局部压痛。

（四）骨、关节症状

头颈部放疗可引起头颈部的颞颌关节的功能障碍，可导致张口困难，颈部活动受限。

（五）中枢神经系统症状

中枢神经系统放疗后3～4个月内可出现中枢神经症状和体征，如头晕、嗜睡等，可伴有脑脊液中白细胞增多。鼻咽癌患者两侧的颞叶组织受到高剂量照射后可出现放射性的脑损伤。主要表现为记忆力减退、性格改变、头痛等。放疗还可能引起放射性脑神经损伤、放射性脑脊髓病。

（六）其他

放疗还会引起分泌性中耳炎，视力减退、失明，面颈部皮下水肿及放射性丹毒等。

二、胸部放疗

胸部肿瘤包括胸腔内和胸壁的肿瘤。如肺癌、食管癌、纵隔肿瘤、淋巴瘤、乳腺癌。当这些肿瘤患者接受胸部放疗时,患者心、肺等重要脏器的生理功能可受到不同程度的损害。

(一)放射性心脏病

胸部放疗会加重冠状动脉粥样硬化,加重心包与心肌的纤维化,引起心电传导异常、还会损害心脏瓣膜。随着照射剂量的增加及治疗时间的延长,放射性心脏病的发生率与严重性都会增加。接受放疗时患者的年龄越小,心脏病的发生率也越高。若患者合并使用一些有心脏毒性作用的化疗药物(如蒽环类药物),更会加重放疗导致的心脏损伤。减少心脏部位暴露于放疗区域是目前已知的唯一预防放射性心脏病的方法。一旦放射性心脏病发生,目前没有有效的治疗方法可使其逆转。有时在临床上很难辨别患者的心脏病是由放疗引起还是其本身具有的,一些诱发心血管病的高危因素,如高血压、吸烟、肥胖亦会增加放射性心脏病的风险。

(二)放射性肺炎、肺纤维化

胸部放疗时,在放射野内正常肺组织受到损伤可引起放射性肺炎。放射性肺炎早期可无症状,炎症能够自行消散;重者则产生广泛性肺纤维化,导致呼吸困难,甚至呼吸衰竭。肺纤维化严重影响患者的长期生活质量,甚至引起致命性的呼吸衰竭。美国肿瘤放射治疗协作组和欧洲肿瘤治疗研究协作组(RTOG/EORTC)将放射性肺炎分为0~5级。

0级:无变化。

1级:轻微的干咳或用力时呼吸困难。

2级:持续性咳嗽,需要麻醉性镇咳药,轻微用力时呼吸困难,X线无变化或有轻微棉絮状或片状影。

3级:严重咳嗽,麻醉性镇咳药无效,安静时呼吸困难,X线呈致密影,需间断性吸氧或激素治疗。

4级:呼吸功能不全,需持续性吸氧或辅助机械通气。

5级:致命性呼吸困难。

放射性肺炎的发生机制仍未阐明。目前认为肺的辐射敏感亚单位为肺泡/毛细血管复合体。早期的肺炎表现为肺毛细血管、小动脉充血、扩张和栓塞,血管通透性增高,肺泡细胞肿胀,Ⅱ型肺泡细胞及巨噬细胞增加,淋巴管扩张、肺泡内透明膜形成,肺泡壁有淋巴细胞浸润。肺纤维化通常在放疗后6~24个月开始逐渐进展,2年后达到稳态。纤维化组织代替正常的肺组织是一个渐进的过程,一旦发生则治疗非常棘手,难以逆转。目前认为,放射性肺炎发生的时间与严重程度受到以下三个方面因素的影响。首先是放疗本身的影响。包括照射范围、放射剂量、剂量率与分割等。其次,胸部放疗的患者同时或放疗前后接受某些化疗药物(如博来霉素、多柔比星、紫杉醇、吉西他滨等)治疗,其放射性肺炎的发生率也会明显增加。第三,患者自身的因素。患者本身患有肺部疾病、放疗前肺功能差、不确定的遗传倾向及患者年龄等都会影响患者放射性肺损伤的发生。

三、腹腔、盆腔放疗

（一）放射性肝损伤

我国是乙肝大国，原发性肝癌是我国常见的恶性肿瘤之一。此外，转移性的肝癌，最为常见的就是肠癌肝转移，在其治疗过程中亦可能需要放疗的辅助。肝脏是仅次于骨髓、淋巴组织的放射敏感器官，但由于肝细胞对于放射线的耐受性明显低于肿瘤杀伤剂量（正常肝脏耐受剂量为全肝 30 Gy；肿瘤致死剂量为 50～70 Gy），所以放射性肝损伤成为放疗应用于肝癌的主要限制因素。放射性肝损伤一般出现在肝癌放疗后 1～4 个月，是肝脏的一种亚急性放射损伤，能够引起肝脏功能减退，以静脉闭塞为特征，具有较高的死亡率。近年来，随着三维适形放射治疗等技术的使用，可以明显降低正常肝脏受照射体积，降低放射性肝损伤的发生率，所以放疗又重新出现在原发性肝癌治疗领域中。基于肝癌患者多数合并肝炎、肝硬化等慢性疾病，降低了肝组织对放射线的耐受性，所以放射性肝损伤仍是临床棘手的难题。放射性肝损伤的诊断标准仍然采用 1992 年 Lawrence 的定义，分典型性和非典型性两种类型。典型性的放射性肝损伤表现为碱性磷酸酶升高＞2 倍，无黄疸，排除肿瘤进展导致腹水、肝大。非典型性肝损伤表现为转氨酶超过正常最高值或治疗前的 5 倍。

（二）放射性肾损伤

当腹盆腔肿瘤如胃肠肿瘤、妇科肿瘤、淋巴瘤、上腹部肉瘤接受放疗时，或是患者接受全身放疗时（如用于骨髓移植前的准备），都可能发生放射性肾损伤，尤其是放射性肾病。

放射线会引起肾小球毛细血管内皮细胞损伤，使得内皮细胞、系膜细胞、肾小管上皮细胞等释放趋化因子，诱导细胞间黏附分子合成增加。此外，热休克蛋白 47、氧化应激反应与 RAS 系统在放射性肾病的发生发展中都可能起到关键的作用。放射线对肾小管、肾间质也会带来病理改变。肾小管上皮细胞出现变性、坏死、晚期发生萎缩。肾间质早期水肿、晚期发生弥漫性纤维化。放射性肾病在临床上可表现为水肿、夜尿增多、少尿、高血压、贫血、肾功能减退甚至衰竭。当患者呈现恶性高血压时可诱发左心衰竭、高血压脑病。尿常规可出现蛋白尿、潜血及出现透明管型、颗粒管型等。晚期可伴有血尿素氮、血肌酐的增高。

（三）放射性胃炎、肠炎

消化道不同部位对照射线的耐受性依次为：直肠＞小肠、结肠＞胃。动脉硬化、高血压及糖尿病等原先已有血管病变的患者，放射线照射后更容易发生胃肠道损害。

放射治疗用于食管癌术后、胆管癌、原发性和转移性肝癌、胰腺癌等上腹部肿瘤时，胃不可避免的接受一定剂量的照射，可发生放射性胃损伤。而盆腔、腹腔、腹膜后恶性肿瘤经放射治疗可引起一些肠道并发症。由于末端回肠和远端结肠比较固定，较易受放疗的损害。炎症或术后粘连，使某些肠段的活动受到限制，也会增加该肠段的放射性损伤。在放疗期间或放疗后的早期即可出现急性的胃肠道症状，主要是由于消化道黏膜受到放射线的损伤及发生炎症所致。放疗使得胃、肠黏膜细胞更新受到抑制，随后出现小动脉壁肿胀、闭塞，引起胃壁与肠壁的缺血、黏膜糜烂。早期症状多出现在放疗开始后 1～2 周以内，表现为恶心、呕吐、腹痛、腹泻、黏液便、血样便等。小肠受累常出现痉挛性的腹痛，直肠受累可出现里急后重。在放疗后数月甚至数年后,可发生消化道透壁性纤维化及血管硬化。导致肠腔狭窄或穿孔,腹腔内形成脓肿、窦道和肠粘连等。小肠受到放射线严重损伤的晚期表现主要为间歇性腹痛、脂肪泻、消瘦、乏力、贫血等。而放射性结、直肠炎在晚期常表现出大便变细,进行性的便秘、腹痛等肠道狭窄的症状。严重的可发生直肠阴道瘘、直肠小肠瘘等,甚至出现继发性腹膜炎与盆、腹腔脓肿。需要注意的是,接受子宫全切术后的患者,其直肠所受的照射量明显增高,发生放射性直肠炎的概率增加。

(四)放射性膀胱炎

膀胱黏膜的放射敏感性虽低于肠道黏膜,但膀胱接受放射线数月或数年,剂量超过40～65 Gy即可能出现放射性膀胱炎。在盆腔肿瘤及子宫颈癌的放射治疗中,50%～60%的患者在盆腔照射3～4周甚至更短的时间内可出现急性放射性膀胱炎。放射性膀胱炎发生的原因主要是放射线引起的血管损伤、小血管闭塞、黏膜充血水肿以致形成溃疡,周围有明显水肿,常合并感染、出血。轻者表现为尿频、尿急、尿痛、排尿困难。进一步加重可伴有肉眼血尿。血尿时间长者可引起贫血。患者可伴有发热、乏力、腰背痛等全身症状。重者甚至形成膀胱阴道瘘,尿液从阴道流出。早期的放射性膀胱炎在放疗结束后可以逐渐恢复正常。若放射线引起的小血管病变(动脉闭塞、血管壁纤维化及硬化)缓慢进展,放射性膀胱炎未及时治疗,可最终导致膀胱肌肉萎缩及纤维增生,形成慢性膀胱萎缩,使膀胱容量减少,造成输尿管回流,甚至引发肾盂肾炎等而损害肾功能,或导致尿毒症。

(五)生殖系统损伤

对男性患者而言,小剂量的放疗即可使睾丸缩小、精子产生障碍、精子稀少或消失;照射剂量过大时可使性功能受到影响。对女性患者而言,由于卵巢的滤泡对放射线极为敏感,较小剂量的照射即可导致停经与暂时绝育。

四、放射性骨炎、骨坏死

局部超耐量放射线照射所引起的骨坏死,多于恶性肿瘤患者放疗后数年发生,与进行性骨血供障碍有关。依其发生部位与严重程度的不同,可有不同的临床与X线表现。发育中的骨最容易受射线影响,主要表现为骨生长紊乱,如骨骺与干骺端早期愈合。

五、放射性脊髓炎

放射性脊髓炎是一种严重的并发症,它的发生与照射范围、照射剂量、照射时间以及使用增敏药密切相关。严重的放射性脊髓炎可使患者截瘫,甚至危及生命。目前尚无有效的治疗方法,主要是预防。其常见的临床表现有以下三种。

(一)一过性放射性脊髓炎(Lhermitte's症)

典型的临床表现为患者低头时双下肢有触电感。该症状常发生于放疗后1～4个月,持续数月后可自行消退。

（二）慢性放射性脊髓炎

发病缓慢。起初表现为下肢感觉异常,随后出现下肢无力甚至瘫痪,可合并二便失禁,症状逐渐向上扩展。

（三）急性放射性脊髓炎

症状与慢性放射性脊髓炎类似,但病情发展迅速,可很快导致患者死亡。

第二节　化疗对生理功能的影响

化疗是化学药物治疗的简称,是利用化学药物杀死肿瘤细胞、抑制肿瘤细胞的生长繁殖和促进肿瘤细胞分化的一种治疗方式。化疗药物虽然可以给肿瘤患者带来有效的治疗,改善肿瘤患者的生存率,但不可忽略的是,化疗本身也可能带给肿瘤患者严重的毒副作用。化疗药物的毒性反应分为近期反应与远期反应。近期反应主要有骨髓抑制、消化道反应(如口干、食欲减退、恶心、呕吐、腹痛、腹泻等)、心脏毒性、肝脏损害、肾脏损害、神经系统毒性、过敏反应等。而其远期毒性反应主要包括肺损伤、心功能不全、中枢神经系统变性改变、性腺及生殖器官损害(如闭经、不育),甚至可以导致第二原发肿瘤(如白血病)的发生。对于接受新辅助化疗的患者,麻醉医师必须熟悉化疗药物的分类及其不良反应。

依据传统分类,化疗药物通常被分为六大类:烷化剂、抗代谢药、抗生素、植物类、激素类与其他的杂类。其中前四类药物(烷化剂、抗代谢药、抗生素、植物类)又可细分为多个种类,其主要的毒副作用见表30-1。

表30-1　常用化疗药物及其常见的毒副作用

分　类		代　表　药　物	毒　副　作　用
烷化剂	典型	环磷酰胺、异环磷酰胺、白消安、氮芥	骨髓抑制、恶心呕吐、脱发、出血性膀胱炎
	非典型	铂类:顺铂、卡铂、奥沙利铂 亚硝脲类:卡莫司汀、洛莫司汀	外周神经毒性;顺铂具有恶心呕吐、肾毒性、耳毒性;卡铂具有血小板减少 肺毒性;静脉炎
抗代谢药	抗叶酸类	甲氨蝶呤、培美曲塞	骨髓抑制、黏膜炎
	抗嘌呤类	巯嘌呤、硫鸟嘌呤	骨髓抑制
	抗嘧啶类	氟尿嘧啶、阿糖胞苷、吉西他滨	骨髓抑制;此外阿糖胞苷具有小脑毒性
抗生素	蒽环类	柔红霉素、多柔比星	心脏毒性
	其他	博来霉素	肺毒性:肺纤维化、间质性肺炎
	微管抑制剂	长春碱类:长春新碱	外周神经毒性、骨髓抑制
		紫杉类:紫杉醇、多西紫杉醇	骨髓抑制、外周神经毒性、过敏反应
植物类	拓扑异构酶抑制剂	喜树碱类:羟喜树碱,伊立替康	骨髓抑制
		依托泊苷、替尼泊苷	骨髓抑制、黏膜炎、第二原发肿瘤

下文将着重介绍一些常用且对患者围术期安全带来隐患的化疗药物的相关毒副作用。

一、化疗药物的心血管毒性

化疗药物的心血管毒副作用受到越来越广泛的关注。蒽环类药物、曲妥珠单抗、环磷酰胺、氟尿嘧啶、血管生成抑制剂、酪氨酸激酶抑制剂（TKIs）等均会增加患者心血管疾病的发病率与死亡率。化疗药物所导致的心血管疾病的种类繁多，例如，左心功能不全、充血性心力衰竭、冠状动脉血管痉挛、心绞痛、心肌梗死、心律失常、高血压、心包积液、肺纤维化及肺高压。既往患有心血管疾病的肿瘤患者，在接受化疗药物治疗后更易诱发药物的心血管毒副作用。下文将重点介绍蒽环类药物与曲妥珠单抗的心脏毒副作用。

（一）蒽环类药物

蒽环类药物是一种广谱的抗肿瘤药物，包括多柔比星、表柔比星、柔红霉素、阿克拉霉素等。该类药物广泛用于治疗血液系统恶性肿瘤与实体肿瘤。如急性白血病、淋巴瘤、乳腺癌、胃癌、卵巢癌、软组织肉瘤等。而心脏毒性反应是此类药物最严重的毒副作用，并往往呈进展性及不可逆性，从而限制其临床使用。

蒽环类药物致心脏毒性的机制主要是铁介导的活性氧簇（ROS）的产生及促进心肌的氧化应激。蒽环类药物螯合铁离子后触发氧自由基，尤其是羟自由基的生成，导致心肌细胞膜脂质过氧化和心肌线粒体DNA的损伤。蒽环类药物心脏毒性作用分为急性、慢性及迟发性三类。急性心脏毒性往往在给药后数小时至数天内发生，常表现为心内传导紊乱与心律失常，极少数病例表现为心包炎和急性心力衰竭。慢性心脏毒性是指在化疗的1年内发生的心脏疾病，表现为左心室功能障碍，最终可导致心力衰竭。迟发性心脏毒性则在化疗后数年发生，可表现为心力衰竭、心肌病和心律失常等。蒽环类药物的慢性与迟发性心脏毒性与其累积剂量呈正相关。在蒽环类药物治疗数年后，超过50%的患者可发生左心室组织和功能亚临床心脏超声变化。部分产生心脏毒性患者在临床表现上可能没有任何症状，也有患者表现为胸闷、心悸、呼吸困难、心电图异常、LVEF下降及心肌酶谱的变化，甚至导致致命性心律失常或心力衰竭。

（二）曲妥珠单抗

曲妥珠单抗是一种靶向作用于细胞膜上表达的生长受体蛋白HER2/neu的人源性单克隆抗体，临床上主要用于治疗HER2/neu过度表达的乳腺癌患者。20%～25%的乳腺癌患者存在HER2/neu过表达而接受曲妥珠单抗与其他化疗药物的联合治疗。因为心肌细胞膜上也表达HER2受体，起到保护心脏、促进血管新生的作用，这可能是导致曲妥珠单抗产生心脏毒性的机制之一。曲妥珠单抗导致的心脏毒性与蒽环类药物不同，它更易于导致左心室功能减退而引发充血性心力衰竭，但其引发的心功能不全会随着药物的停用而逆转。此外，曲妥珠单抗导致的心力衰竭与其累积剂量并无关联，心超检查也没有蒽环类药物导致的心脏结构的改变。目前认为，患者年龄大于65岁以及患者合并或之前使用过蒽环类药物是引起曲妥珠单抗相关的左心室功能不全的两个危险因素。

二、化疗相关的肺损伤

早在20世纪60年代早期就报到了化疗药物白消安相关的肺部损伤。随后，化疗药物相关的肺损伤受到越来越广泛的关注，尤其当化疗方案里包含博来霉素、甲氨蝶呤、环磷酰胺及一些新型化疗药物时，要特别警惕化疗药物诱导肺疾病的发生。基于化疗药物和肿瘤疾病本身都可抑制机体的免疫功能，使机体易于发生肺部感染，或是原先潜伏于肺内的病灶复发，而感染所表现出的征象如发热、咳嗽、影像学上肺部弥漫性的改变等与化疗药物相关肺损伤的征象非常相像，二者往往难于鉴别。总的来说，不足10%的患者会发生化疗相关的肺毒性反应。通常在化疗药物使用后数周至数年后发生，表现为呼吸困难、干咳以及发热。发热通常不会持续存在。具有肺毒性的化疗药物见表30-2。

表30-2　具有肺毒性的化疗药物

化疗药物种类	代　表　药　物
抗生素类	博来霉素、丝裂霉素C
烷化剂类	白消安、环磷酰胺、苯丁酸氮芥、左旋美法仑
抗代谢药	甲氨蝶呤、巯嘌呤、硫唑嘌呤、阿糖胞苷、吉西他滨、氟达拉滨
亚硝胺类	卡莫司汀、洛莫司汀、赛氮芥
鬼臼毒素	依托泊苷、紫杉醇、多西紫杉醇、全反式视黄酸
免疫调节药物	干扰素、IL-2、TNF-α
其他	丙卡巴肼、长春碱

化疗药物导致的急性肺炎临床表现为急性起病的呼吸困难和全肺弥漫渗出，虽然罕见但其死亡率高。据报道，化疗药物博来霉素、甲氨蝶呤和环磷酰胺相对容易引发急性肺炎。其中博来霉素导致肺炎的机制可能是因为肺部缺乏使博来霉素失活的水解酶。小剂量使用博来霉素相对安全，极少引起肺损伤。但大剂量使用该药物后可导致致命性间质性肺炎的发生。常以干咳、呼吸困难和低热起病，随着疾病的进展，症状逐渐加重，出现呼吸急促、静息时呼吸困难和低氧。胸部CT提示弥漫的间质性渗出影和磨玻璃样改变。间质性肺炎逐渐进展后可发展为肺纤维化。针对化疗后出现急性呼吸困难、干咳、低热的患者，在排除感染后，应考虑化疗相关性急性肺炎的可能。一旦确诊应停止化疗，并立即使用糖皮质激素治疗。多数患者对糖皮质激素反应良好。

化疗药物还可引起急性呼吸窘迫综合征（acute respiratory distress syndrom, ARDS）。ARDS是临床表现为迅速起病的呼吸困难伴顽固性低氧血症和弥漫性肺部渗出的严重临床综合征，其死亡率高达40%～65%。据报道，化疗药物吉西他滨、阿糖胞苷、环磷酰胺、甲氨蝶呤和多西他赛均可能引起ARDS。

化疗导致的自发性气胸常在化疗后的2～7天发生，单侧、双侧均有可能。其发生率很低（<1%）。其机制可能是肺部肿瘤对化疗药物非常敏感（如生殖细胞肿瘤、淋巴瘤、肉瘤）。化疗药物使得肺肿瘤组织溶解、坏死，导致外周带肺泡破裂，与胸膜腔和（或）支气管相通。若患者本身存在基

础肺病或同时接受放疗时,气胸的发生率会增高。当患者化疗后患者出现呼吸困难时应考虑自发性气胸的可能。必要时选择穿刺抽气、放置胸腔闭式引流及急诊手术治疗。

三、化疗相关的肝损害

化疗药物诱导的肝毒性通常具有不可预期性与个体异质性。其发生率低,与药物的剂量没有相关性,常在用药后1~4周发生。肝毒性并不是化疗药物本身导致的,而是药物代谢产物作为抗原,导致的免疫性损伤。若患者既往存在肝脏疾病、对化疗药物存在基因敏感型、肝脏生有肿瘤等因素都会增加化疗药物的肝脏不良反应。老龄、女性、吸烟和酗酒等不良习惯也会增加化疗相关肝毒性的发生率。化疗药物相关的肝损伤既可表现为短期的急性损害,如肝细胞坏死、炎症;也可表现为长期的慢性损害,如肝纤维化、脂肪变、肉芽肿变等。美国国立癌症研究所将化疗药物等导致的肝脏不良事件分为0~5级:没有不良事件发生(0级)、轻度不良反应(1级)、中度不良反应(2级)、重度不良反应(3级)、威胁生命的不良反应(4级)、死亡(5级),但该分级不具有肝毒性的特异性(表30-3)。

表30-3　美国国立癌症研究所对肝毒性不良事件的分级

指　标	分　级					
	0	1	2	3	4	5
碱性磷酸酶	WNL	>1, ≤2.5 ULN	>2.5, ≤5 ULN	>5, ≤20 ULN	>20 ULN	—
胆红素	WNL	>1, ≤1.5 ULN	>1.5, ≤3 ULN	>3, ≤10 ULN	>10 ULN	—
γ-谷氨酰转肽酶	WNL	>1, ≤2.5 ULN	>2.5, ≤5 ULN	>5, ≤20 ULN	>20 ULN	—
肝衰竭(临床)	正常	—	—	扑翼样震颤,轻度肝性脑病,日常活动受限	中、重度肝性脑病威胁生命的病情	死亡
门静脉高压	正常	—	门脉血流减少	可逆的门脉高压相关腹水与静脉曲张	威胁生命的病情需要急诊手术干预	死亡
谷丙转氨酶	WNL	>1, ≤3 ULN	>3, ≤5 ULN	>5, ≤20 ULN	>20 ULN	—
谷草转氨酶	WNL	>1, ≤3 ULN	>3, ≤5 ULN	>5, ≤20 ULN	>20 ULN	—

注:WNL:在正常范围内;ULN:正常范围上限。

产生肝毒性的化疗药物主要包括烷化剂,如环磷酰胺、异环磷酰胺、卡莫司汀、白消安,以及抗代谢药物如甲氨蝶呤、氟尿嘧啶、阿糖胞苷、吉西他滨等。氟尿嘧啶与甲酰四氢叶酸联合应用会增加肝脏的脂肪变性。而铂类则主要引起转氨酶轻度升高,引起肝脏脂肪变性与胆汁淤积。相对上述化疗药物,蒽环类药物如阿霉素,以及米托蒽醌和达卡巴嗪等导致肝损伤的发生率相对较低。

结肠癌肝转移的发生率非常高。据报道,15%~25%的患者在诊断结肠癌的同时发现肝脏的转移灶;而25%~30%的患者在诊断结肠癌之后发现肝脏的转移灶。在接受肝脏转移灶手术前,患者也往往会接受新辅助化疗。奥沙利铂作为第三代铂类化合物,常用于肠癌肝转移患者的术前新辅助化疗。据报道,奥沙利铂可损害肝窦内皮细胞引起肝窦阻塞综合征。肝窦阻塞综合征的病理学特征为肝窦扩张充血、小叶中央静脉纤维性阻塞、窦周纤维化、小叶中央肝细胞坏死等。临床表现主要为肝区疼痛、体重增加、腹水、肝大和黄疸。而伊立替康用于肠癌肝转移患者的术前新辅助化疗则可引发脂肪性肝炎。发生化疗药物肝损伤后的患者在接受肝脏手术时,会增加术中、术后并发症以及术后肝功能不全的风险。

四、化疗相关的肾损害

急性肾损伤(acute kidney injury, AKI)是肿瘤患者的常见并发症,危重症肿瘤患者急性肾损伤的发生率甚至高达54%。肿瘤患者合并AKI可增加全身化疗的毒性风险,显著增加患者的发病率与死亡率。肿瘤患者AKI可由脓毒症、原发性肿瘤引起的直接肾损伤、代谢紊乱等引起,而抗癌治疗,尤其是化疗药物的使用也是引发AKI的主要因素之一。目前,具有明显肾毒性的化疗药物主要有顺铂、甲氨蝶呤、异环磷酰胺等。卡铂、奥沙利铂、5-FU、紫杉醇、吉西他滨、伊马替尼等则具有轻度的肾毒性。具有明显肾毒性化疗药物导致的肾脏病理改变与临床表现具体参见表30-4。老年(>65岁)、女性以及合并慢性肾脏病、糖尿病肾病、低血容量(呕吐、腹泻导致)或肾脏低灌注等均可增加肿瘤患者AKI的风险。对于既往已合并有肾脏疾病的患者化疗前应进行详细的评估。化疗期间注意监测患者的肾功能(尿常规与血清肌酐、电解质等指标的监测),注意水肿、血尿、少尿等临床症状的出现,及时调整剂量,必要时行透析治疗。肿瘤患者AKI的近期与远期预后均较差,60天存活率仅为41%。所以要积极预防肿瘤患者发生AKI。

表30-4 化疗药物引起的肾损伤

药 物	肾脏组织病理学特点	临床表现
顺铂	急性肾小管损伤、急性肾小管坏死	AKI、近端肾小管损伤,Fanconi综合征,NDI,钠、镁耗竭
异环磷酰胺	急性肾小管损伤、急性肾小管坏死	AKI、近端肾小管损伤,Fanconi综合征,NDI
培美曲塞	急性肾小管损伤、急性肾小管坏死	AKI、近端肾小管损伤,Fanconi综合征,NDI
甲氨蝶呤	结晶性肾病、急性肾小管损伤	AKI
帕米膦酸二钠	局灶节段性肾小球硬化、急性肾小管损伤	肾病综合征、AKI
唑来膦酸	急性肾小管损伤、急性肾小管坏死	AKI
抗VEGF药物	血栓性微血管病	AKI、蛋白尿、高血压
酪氨酸激酶/多激酶抑制剂	血栓性微血管病、局灶节段性肾小球肾炎、肾小管间质性肾炎	AKI、蛋白尿、高血压
BRAF抑制剂	急性肾小管损伤、肾小管间质性肾炎	AKI、电解质紊乱
ALK抑制剂	急性肾小管损伤、肾小管间质性肾炎	AKI、电解质紊乱、肾小囊肿

五、化疗诱导的周围神经病

化疗诱导的周围神经病包括感觉与运动神经损伤,其发生机制为化疗药物损伤神经细胞微管导致神经轴索运输功能障碍、远端神经纤维轴突变性、化疗药物直接损伤背根神经节内感觉神经细胞等。其临床表现为四肢末端的感觉异常、感觉迟钝、疼痛、麻木、肌无力和肌萎缩，常累及双手双脚呈"手套-袜子"样分布。其发生率主要取决于化疗药物的类型与累计剂量。临床常用的铂类（如顺铂、奥沙利铂）、紫杉类（如紫杉醇、多西他赛）、长春花生物碱类（如长春新碱、长春瑞滨）、沙利度胺、硼替佐米等化疗药物均具有周围神经毒性。已存在周围神经损伤的患者（如糖尿病患者）更容易发生化疗诱导的周围神经病。研究证实化疗诱导的周围神经毒性会增加患者的心理痛苦，导致抑郁、焦虑与睡眠障碍的发生。

六、化疗导致的免疫抑制

化疗会对机体免疫功能起到抑制和损害的作用。一些化疗药物（如环磷酰胺和甲氨蝶呤）本身就作为免疫抑制剂用于免疫疾病的治疗；且化疗常见的不良反应之一就是"骨髓抑制"。由于骨髓造血干细胞功能被破坏，导致免疫白细胞、红细胞、血小板的急剧下降。有报道显示，慢性乙肝患者在接受肿瘤化疗的过程中因为免疫系统受到损害，有高达60%的患者会出现不同程度的乙型肝炎再激活。

（一）化疗抑制细胞免疫

化疗的作用原理是攻击分裂较快的细胞，除了癌细胞之外，一些骨髓中的免疫细胞也具有快速分裂的能力而不幸成为化疗药物攻击的靶点。以乳腺癌患者为例，大约30%的乳腺癌患者会接受化疗，研究显示乳腺癌患者化疗后两周，T细胞与NK细胞的数量会显著降低。

化疗除了通过直接杀死参与细胞免疫的T细胞、NK细胞外，还通过多种途径抑制机体的细胞免疫。例如BCR-ABL激酶抑制剂格列卫可通过抑制T细胞活化的关键酶LCK而选择性地抑制记忆T细胞分化，从而抑制免疫系统。糖皮质激素是治疗淋巴系统肿瘤的重要药物。糖皮质激素亦通过多种途径抑制机体的细胞免疫：抑制DC细胞的分化与抗原递呈；抑制MHCII类抗原与T细胞受体基因的表达，抑制TH1细胞的发育，降低T细胞的功能；上调TGFβ家族的一些分子，增加对T细胞的抑制；抑制NK细胞增殖、抑制NK细胞毒受体的表达，减弱NK细胞的细胞毒反应等。

（二）化疗抑制体液免疫

化疗药物对机体的体液免疫功能可产生长久的损害。同样以乳腺癌患者为例，在化疗后的两周内患者的B细胞、T细胞与NK细胞都发生显著降低，尤其是B细胞，只达到化疗前的5.4%。同时，新生的B细胞在记忆细胞与初始细胞中的比例也大有不同。此外，当使用蒽环类药物化疗后再使用紫杉治疗，将对乳腺癌患者免疫系统的损害达9个月之久。研究发现，大多数种类的淋巴细胞在化疗后9个月可基本恢复到化疗前水平，但B细胞与辅助性T细胞（具有强化B细胞分泌抗体的功能）在化疗后9个月也只能恢复到治疗前水平的65%左右。

七、其他

其他常见的化疗相关的毒副作用包括骨髓抑制，最初多表现为白细胞下降，又以中性粒细胞下降最为明显。随着化疗药物剂量的增加，血小板与红细胞也会受到影响，甚至会诱发再生障碍性贫血。

此外,一些化疗药物(如阿糖胞苷、长春新碱、氟尿嘧啶、甲氨蝶呤等)被报道具有中枢神经系统毒性;一些化疗药物(如顺铂)具有耳毒性;环磷酰胺对生殖系统功能产生造成损害;紫杉醇类可引起过敏反应,表现为瘙痒、皮疹、水肿与低血压等。

第三节　放、化疗患者的术前评估与准备

临床上接受新辅助放化疗的患者越来越多。放、化疗对患者生理功能带来的影响,其所引起的损伤等必然会对麻醉方案的选择、围术期的管理带来一定的挑战。对于接受放、化疗的患者行术前评估时,在常规术前访视、采集病史的基础上,要重视对放、化疗相关病史(例如单独还是联合接受了放疗与化疗;放疗的次数、时间、剂量、照射的部位;化疗药物的选择及疗程;放、化疗后对患者生理功能、体能活动等是否带来影响等)的采集。放、化疗带来的毒副作用如骨髓系统抑制,心、肺、肝、肾等重要脏器的功能损伤等可影响患者对麻醉药物的耐受性和麻醉方案的制订。对拟行椎管内麻醉的患者,还要评估放、化疗是否已经导致患者双下肢的感觉或运动功能存在异常、血小板的数量与功能是否正常,以仔细评估是否有椎管内麻醉操作的禁忌。此外,麻醉医师还应该知晓化疗药物对麻醉药物的药效学、药代学可能带来的影响。例如环磷酰胺会延长琥珀胆碱的作用时间;烷化类化疗药物可抑制胆碱的摄取而增强非去极化肌松药物的作用。下文将重点介绍对放、化疗患者进行术前评估与准备需要关注的要点。

一、心脏疾病风险的评估与术前准备

首先,对于接受胸部放疗和(或)接受有心脏毒性作用的化疗药物(如蒽环类药物)治疗的患者进行详细的心血管相关病史的采集。了解患者既往是否有心脏病史,详细询问放、化疗期间或之后有无胸闷、心悸等不适。评估患者的体能状况(如6 min平地行走的距离、登高的距离等,评估患者可耐受的代谢当量)。对放、化疗后新出现的胸闷、呼吸困难、心悸等不适的患者,或既往存在心脏病病史而放、化疗之后症状加重的患者有目的、针对性地进行心脏超声、24 h动态心电图、药物或运动负荷试验等检查,以评估患者左室功能与心律失常、心肌缺血等病理情况的严重程度。术前还应及时纠正电解质紊乱。

对于放、化疗导致缺血性心脏病患者,可根据Lee修订的心脏风险指数来评估其接受非心脏手术的心血管疾病风险。该指数包含六个独立的危险因素:缺血性心脏病、充血性心力衰竭、脑血管疾病、术前应用胰岛素治疗的糖尿病、高危手术及血肌酐＞176.8 μmol/L。该类患者术前应纠正贫血,防止围术期出现低氧、低血压、心肌低灌注的情况,避免心动过速、高血压等增加心肌氧耗的因素。术前可使用苯二氮䓬类镇静药物,消除患者的焦虑情绪,以降低心肌氧耗。围术期进行必要的有创动脉压、中心静脉压、心排血量等监测。

针对放、化疗导致的心律失常,则应根据患者的症状结合心电图、Holter检查来综合判断心律失常的类型、发生的频率、是否对患者的血流动力学产生影响。麻醉前备好相应的抗心律失常药物。对于心动过缓或心脏传导阻滞的患者判断是否需要安装临时或永久的心脏起搏器。

对于放、化疗后出现充血性心功能不全的患者,可以通过检测B型尿钠肽来预测左心室功能障

碍。麻醉期间应注意液体的管理,进行必要的有创动脉压、中心静脉压、心排血量等监测。维持合适的心脏前、后负荷。麻醉诱导与维持可采用对心功能抑制轻微的药物,如依托咪酯和吸入麻醉药(如七氟烷)。

对于长期使用蒽环类化疗药物的患者,若采用区域阻滞麻醉时需要注意的是,该类患者对局麻药物往往比较敏感,可使原有的心律失常加重或诱发新的心律失常。因为布比卡因具有明显的心脏毒性,术前接受蒽环类药物化疗的患者应慎用布比卡因,已发生心脏毒性者更应禁止使用布比卡因。

二、肺功能的评估与术前准备

对曾接受胸部放疗和(或)接受具有肺损伤作用化疗药物(如博来霉素、阿霉素、紫杉醇、吉西他滨等)治疗的患者需评估是否存在放、化疗相关的肺损伤及其严重程度。首先应询问患者既往是否存在慢性呼吸系统疾患(该类患者更易于发生放射性肺损伤)及其病程、发作频率、严重程度、接受的治疗(如激素、支气管扩张药物的使用情况)等。对于新出现的呼吸系统症状或原有病情加重时则要高度警惕放射性肺炎、化疗相关肺损伤的可能。结合患者的呼吸困难分级、心肺联合运动试验、肺功能测定、胸部影像学检查、血气分析等综合评判围术期发生呼吸系统并发症的风险。对拟行肺切除术的患者要尤为关注其术后剩余的肺组织能否满足患者生存所需。预测肺切除术肺部并发症最有意义的单一指标为术后第1秒用力呼气量占预计值的百分比(PPO-FEV$_1$%预计值),PPO-FEV$_1$%预计值=术前FEV$_1$%预计值×(1-功能性肺组织所占百分比)。若PPO-FEV$_1$%预计值>40%预计值,发生肺部并发症的风险是低危;若PPO-FEV$_1$%预计值=30%～40%预计值,发生肺部并发症的风险是中危;若PPO-FEV$_1$%预计值<30%预计值,发生肺部并发症的风险则是高危。

若患者肺部损伤已发展为间质性肺炎、肺纤维化,呼吸困难症状明显,肺功能障碍显著,则应结合患者的手术部位、呼吸功能状况选择最有利于患者的麻醉方案。若患者接受的是下腹部、盆腔等部位的手术,可考虑实施椎管内麻醉,但需提防膈肌、肋间肌等呼吸肌受到抑制;若患者施行四肢等外周部位手术,可考虑选用周围神经阻滞或局麻;若患者拟行胸部或上腹部手术,对于没有椎管内麻醉禁忌证的患者建议采用全麻复合硬膜外的麻醉方式,术后采用硬膜外镇痛方法,既减少阿片类镇痛药的剂量减少其不良反应的发生,又能给患者提供良好的镇痛。

对长期接受激素治疗的患者,在围术期继续按需使用糖皮质激素。存在气道高反应的患者行麻醉诱导时需预防支气管痉挛,首选静脉诱导(丙泊酚、氯胺酮)。麻醉维持使用具有支气管扩张作用的七氟烷。建议使用中短效非去极化肌松药(如罗库溴铵、维库溴胺),避免使用长效肌松药。围术期采用保护性通气策略、避免液体超负荷。尽量让患者早苏醒,早拔管,减少机械通气的时间。围术期采用适当的理疗与无创通气,促进患者术后的康复,减少术后呼吸系统并发症的发生。

三、肝功能的评估与术前准备

对于肝区接受放射线照射的患者,尤其是原发、继发性肝癌患者接受过术前放疗,或是接受过具有肝毒性化疗药物(如环磷酰胺、甲氨蝶呤、奥沙利铂等)治疗的患者,在麻醉前需要仔细评估患者的肝功能。仔细询问病史进行体格检查。与肝损伤相关的症状包括黄疸、瘙痒、全身乏力等。体检可发现的肝病征象有(腹水、肝脾肿大、外周水肿、蜘蛛痣、扑翼样震颤等)。实验室检查应关注患者的胆红素、转氨酶、白蛋白、出凝血指标等是否存在异常。

目前,临床评估肝功能的方法主要有5种:① Child-Pugh分级;② 终末期肝病模型(model end-stage liver disease, MELD)评分系统;③ 急性生理功能和慢性健康状况评分(acute physiology and chronic health evaluation, APACHE);④ 肝脏廓清试验;⑤ 肝脏影像学评估。其中,最为常用的是肝功能Child-Pugh分级(表30-5)。Child-Pugh分级法分三级,A级为5～6分,手术危险度小;B级为7～9分,手术危险度中等;C级为10～15分,手术危险度大。

表30-5　Child-Pugh肝脏疾病严重程度记分

指　　　标	异常程度记分		
	1	2	3
肝性脑病	无	1～2	3～4
腹水	无	轻	中度以上
血清胆红素(μmol/L)	< 34.2	34.2～51.3	> 51.3
人血白蛋白(g/L)	≥ 35	28～34	< 28
凝血酶原时间(s)	≤ 14	15～17	≥ 18

尽可能纠正手术前异常的指标,包括凝血功能障碍、血小板减少、水、电解质紊乱及营养不良等。

基于麻醉与手术应激可诱发或加重肝功能障碍,麻醉期间需要加强监测,保证足够的肝脏灌注与氧供。低血压、出血、血管收缩药物的应用会减少肝脏的氧供,增加术后肝功能不全的发生。麻醉期间要避免过度通气,低碳酸血症是使肝血流减少的独立因素。

对于肝功能障碍的患者,尽量选择对肝功能影响小的、不经过肝脏代谢、清除的麻醉药物(如肌松药阿曲库铵)。肝功能处于代偿期的患者,可使用标准剂量的麻醉药物;当肝功能失代偿时,使用的麻醉药物需要减量。有些患者还可能合并肾功能损害(肝肾综合征),麻醉用药更要谨慎。

因为绝大多数凝血因子、抗凝蛋白与纤溶系统的蛋白均在肝脏合成与清除,所以肝功能障碍时常合并凝血功能紊乱,可出现血小板减少、纤维蛋白原水平降低、多种凝血因子缺乏、凝血活化与纤溶活性增强等。若患者本身为慢性肝病合并脾功能亢进,则会引起血小板进一步减少。所以,对于该类患者麻醉前要仔细评估是否有血小板减少、凝血功能障碍等椎管内麻醉的禁忌证。

肝脏的手术可引发严重的出血,应在麻醉诱导前留置大直径的中心动脉导管,建立足够的静脉通路。麻醉期间进行必要的有创检测(有创动脉压、中心静脉压、血气分析、必要时进行肺动脉导管监测指导液体治疗和血管活性药物的应用)。对于腹内压高的患者(如肝脾肿大或大量腹水)应采取快速序贯诱导,防止反流误吸。

四、肾功能的评估与术前准备

对于肾区接受放射线照射和(或)接受具有肾毒性化疗药物治疗的患者麻醉前要评估是否存在

肾损伤。首先进行详细的病史询问如放、化疗后是否存在夜尿增多、出现下肢或颜面部水肿、血压增高等。尿毒症性心包炎和心包积液可引起心脏压塞。查看患者尿常规是否存在蛋白尿、潜血；查看生化指标血浆白蛋白是否降低，血肌酐、尿素氮是否增高，肾小球滤过率是否降低。肾损伤，尤其是接受透析的患者要密切关注其电解质是否存在异常（是否存在高钾血症、高镁血症、低钠血症、低钙血症和高磷酸铵血症），是否存在代谢性酸中毒、慢性贫血，是否存在血小板功能障碍，是否有中枢神经系统改变等。

肾功能正常的患者即使围术期血压与心排血量没有明显变化，也可能出现麻醉后短暂的肾功能改变，可能是血流在肾内分布不均导致。对放、化疗引发肾损伤的患者进行麻醉时应尽量选择不经过肾脏清除的一些药物（如氧化亚氮）。除氧化亚氮外，其他吸入麻醉药都会不同程度抑制肾小球滤过率，减少肾血流。围术期要维持肾脏有效的血流灌注，若出现交感兴奋、低血容量或缺氧，吸入麻醉药对肾小球滤过率的抑制作用就会加重，有可能加重肾损伤。吸入麻醉药肾毒性最大的是甲氧氟烷，应禁用。其次为恩氟烷，应慎用。异氟烷、地氟烷对于肾功能不全的患者肾功能的影响并不大。采用低流量吸入麻醉时，七氟烷可在二氧化碳吸附剂内蓄积并降解为肾毒性产物复合物A，其肾毒性作用已在动物研究中证实。美国食品与药物管理局禁止临床低流量吸入七氟烷。对于术前已存在肾功能损伤的患者，有学者认为也应避免使用七氟烷。对于严重肾功能衰竭的患者，苯二氮䓬类药物及其代谢产物易出现蓄积，且苯二氮䓬类药物不易经透析清除，应慎用。肾功能衰竭的患者应减少巴比妥类、依托咪酯、丙泊酚的剂量。阿片类镇痛药经肝脏代谢，肾功能衰竭患者芬太尼、舒芬太尼、阿芬太尼、瑞芬太尼的药代动力学没有变化，但因为肾衰竭患者常伴有低蛋白血症，会使得阿片类药物作用时间延长。有些肾衰的患者若合并高血钾，肌松药忌用琥珀胆碱，以免发生心律失常诱发室颤。经Hoffman消除的阿曲库铵、顺阿曲库铵是肾功能不全患者最为适宜的肌松药。此外，米库氯铵与罗库溴铵因其作用时间可预知，也适用于存在肾功能损伤的患者。

五、气道的评估与术前准备

对于接受头颈部放疗的患者进行全身麻醉，要对患者的气管插管条件进行仔细评估，应做好应对困难气道的准备。放疗引起的牙齿松动与脱落、颞颌关节功能障碍、头颈部皮肤纤维硬化等可能导致患者张口度减小、头部后仰受限、喉镜片无法顺利挑起会厌、声门暴露不佳等，这都可能对气管插管带来困难。此外放疗引起患者口咽部黏膜受损，若患者接受放疗的同时接受化疗药物氟尿嘧啶，则更易导致口咽部黏膜的损伤，这类患者更易受到外力的损伤导致口咽部出血、水肿。对于头颈部放疗患者实施气管插管，一定做到动作轻柔。推荐使用可视喉镜进行气管插管。同样，在麻醉苏醒拔管期间也要依照困难气道拔管指南来管理患者，进行吸引、拔管等操作时同样要保证动作轻柔。

对头颈部放疗后的患者要在麻醉前仔细评估患者的颈椎稳定性与头颈的后仰度。除了插管过程中防止因头部过度后仰导致患者颈椎受损。对于甲状腺等需要患者摆出头部后仰体位的手术尤其要当心体位的摆放可能对患者带来的损伤。

六、脑神经功能的评估与术前准备

放射性脑损伤是头颈部放疗常见的并发症之一，往往难以逆转。对于可疑的放射性脑损伤、脑神经损伤、放射性脑脊髓炎的患者在麻醉前评估时要进行详细的神经系统功能体检，并结合影像学检查与精神认知功能问卷等进行详细评估。对于出现颅高压的患者要避免使用加重颅高压的麻醉药物如氯胺酮、恩氟烷等；对出现意识障碍的患者在麻醉诱导时需防范反流误吸的发生，应采用快速序贯诱导方法；对于已存在认知功能减退、痴呆的患者，推荐围术期使用脑电功能监测，维持适宜的麻醉深度，可使用对认知功能损害小的麻醉药物（如地氟烷）来维持麻醉，以防止患者术后认知功能进一步受损。

七、消化系统功能的评估与术前准备

出现放射性胃、肠损伤的患者可合并腹泻、便血、感染甚至消化道梗阻等症状，需要进行术前的仔细评估。化疗患者也常常发生恶心、呕吐、腹痛、腹泻的症状。术前应仔细询问消化系统的症状。通过体格检查、实验室检查判断患者是否存在恶病质、低蛋白血症等营养不良状况；是否有皮肤、黏膜苍白、心悸等贫血的表现；是否存在发热、白细胞增高等感染的表现；是否存在恶心、呕吐、肛门停止排气排便等消化道梗阻的症状。

对于择期的肿瘤手术，该类患者麻醉前应适当纠正患者的低蛋白血症，贫血，水、电解质紊乱等状况。对于消化道梗阻的患者需要谨防反流误吸，麻醉诱导应采用快速序贯诱导方法。

八、放射性骨炎、骨坏死的术前准备

出现放射性骨炎、骨坏死的患者要仔细询问受照射部位，判断照射区域的骨、关节是否出现疼痛、感觉异常、关节活动障碍等症状。在围术期需注意体位的摆放，防止加重损伤。若为颌骨等头面部骨发生放射性骨坏死时，要仔细评判其对全麻气管插管是否带来严重影响，插管时谨记动作轻柔；躯干、脊柱部位骨坏死，要评判能否施行椎管内麻醉。

九、放射性脊髓炎的术前评估与准备

对该类患者应在术前进行详细的放疗病史采集，体格检查中注意双下肢感觉、运动与肌力是否存在异常，必要时请神经内科医师协助诊断。一旦诊断明确，避免实施椎管内麻醉。采用全身麻醉时，禁止使用琥珀胆碱。

总之，对于术前接受新辅助放化疗的肿瘤患者，麻醉医师一定要警惕放化疗对患者生理功能的损害及其对麻醉管理带来的影响，对麻醉安全带来的挑战。做到术前仔细的评估、围术期充分的准备，从而制订最佳的麻醉方案，以保证接受新辅助放化疗的肿瘤患者安全、平稳地度过围术期。

（任　瑜　缪长虹）

参 考 文 献

［ 1 ］ Chan R J, Webster J, Chung B, et al. Prevention and treatment of acute radiation-induced skin reactions: a systematic review and meta-analysis of randomized controlled trials. BMC Cancer, 2014, 14: 53.

［ 2 ］ Boerma M. Experimental radiation-induced heart disease: past, present, and future. Radiat Res, 2012, 178(1): 1−6.

［ 3 ］ Ding N H, Li J J, Sun L Q. Molecular mechanisms and treatment of radiation-induced lung fibrosis. Curr Drug Targets, 2013, 14(11): 1347−1356.

［ 4 ］ Vogelius I R, Bentzen S M. A literature-based meta-analysis of clinical risk factors for development of radiation induced pneumonitis. Acta Oncol, 2012, 51(8): 975−983.

［ 5 ］ Shadad A K, Sullivan F J, Martin J D, et al. Gastrointestinal radiation injury: prevention and treatment. World J Gastroenterol, 2013, 19(2): 199−208.

［ 6 ］ Huang Y, Chen S W, Fan C C, et al. Clinical parameters for predicting radiation-induced liver disease after intrahepatic reirradiation for hepatocellular carcinoma. Radiat Oncol, 2016, 11(1): 89.

［ 7 ］ Baradaran-Ghahfarokhi M. Radiation-induced kidney injury. J Renal Inj Prev, 2012, 1(2): 49−50.

［ 8 ］ Glass C K, Mitchell R N. Winning the battle, but losing the war: mechanisms and morphology of cancer-therapy-associated cardiovascular toxicity. Cardiovasc Pathol, 2017, 30: 55−63.

［ 9 ］ Thatishetty A V, Agresti N, O'Brien C B. Chemotherapy-induced hepatotoxicity. Clin Liver Dis, 2013, 17(4): 671−686.

［10］ Rosner M H, Perazella M A. Acute Kidney Injury in Patients with Cancer. N Engl J Med, 2017, 376(18): 1770−1781.

［11］ Wilton C. Levine. Clinical Anesthesia Procedures of the Massachusetts General Hospital, 8th ed. Wolters Kluwer Health/Lippincott Williams & Wilkins, 2010.

第31章
麻醉科门诊

2017年12月12日,原国家卫计委发布《国家卫生计生委办公厅关于医疗机构麻醉科门诊和护理单元设置管理工作的通知》,提出麻醉科门诊有关要求,强调有条件的医疗机构要设置麻醉科门诊,加强门诊麻醉相关服务。国家卫健委的通知为我国麻醉科门诊的建立创造了有利条件。

麻醉术前评估门诊(anesthesia preoperative evaluation clinic, APEC),一般称为麻醉科门诊,是指由副高级以上麻醉医师、主治医师、住院麻醉医师及护士组成,以经确诊需实施外科手术或拟在麻醉下进行无痛检查、治疗且有特殊合并疾病的住院患者或门诊患者为对象的集疾病咨询与诊疗为一体的临床门诊科室。其中,主要人员结构中以副高级以上麻醉医师为主导,配备训练有素的住院医师常规麻醉咨询,主治医师、住院医师完成,麻醉医师主要负责监督和复核,如遇特殊患者,请其他专科医师会诊。该医疗单元的建立能够大大提高医患沟通的效率,可成为医患间交换信息的高效平台。

在麻醉科门诊,麻醉医师需要完成:① 麻醉评估。采用多种方式获得患者相对完整的健康信息,了解患者以往病史以及健康状况,及时发现可能对手术麻醉造成影响的疾病或在用药物,根据患者病史、体征、检查结果及手术需求,初步评估手术、麻醉风险,必要时举行相关学科的会诊以确定麻醉方法;② 完善手术前检查。根据拟实施的手术和麻醉的需要,选择必要的术前辅助检查,增加或补充术前化验室检查和仪器检查的项目;③ 麻醉咨询。麻醉门诊医护人员对患者有关临床麻醉的疑问进行解答,告知患者相关注意事项等,以解除患者对麻醉的紧张和疑虑。在麻醉门诊的咨询和诊疗中,患者也可以根据自身的健康条件选择并预约就诊时间。此外,与麻醉有关的知情同意程序也应在麻醉门诊完成,麻醉医师在制订麻醉相关处理方案后应通过会谈使患者或其家属了解麻醉工作和风险。上述麻醉门诊工作并无绝对划分标准,在同一麻醉门诊诊疗或咨询程序中可能同时包含多项麻醉门诊工作。

一般来说,麻醉科门诊具体内容有:① 了解有关病史、体格检查和化验情况,患者所患外科疾病和并存疾病;② 评估麻醉和手术的危险性,建立良好的医患关系,使患者熟悉有关的麻醉问题,包括麻醉方法和可能发生的危险以及防治措施,解除焦虑心理;③ 进行麻醉前谈话,由患者、家属或其委托人签订麻醉同意书;④ 制订麻醉方案和麻醉前用药等。

第一节　麻醉前评估内容

在麻醉科门诊,麻醉医师需要详细采集患者的病史、体格检查、辅助检查等信息,从而优化术前患者的健康状况和制订一套最恰当的围术期麻醉管理实施方案,促进患者快速康复及改善预后,缩短住院时间和降低围术期医疗费用。

一、病史

人体的各个系统的疾病对围术期风险均有影响。麻醉科门诊的职责在于必须确认患者有无存在相关疾病引起麻醉风险增加的情况。病史采集可以了解患者的生理状况,对潜在问题进行估计并采取相应治疗方法和调整治疗方案。实施评估本身也是对疾病的筛查过程。术前病史的采集应尽可能全面。

(一) 一般情况

1. 年龄

对于老年患者和小儿患者,评估需更谨慎仔细。早期有研究表明,麻醉并发症与年龄有关。外科死亡率也随着年龄增长而增高。在预测围术期严重不良事件中,年龄是一项独立危险预测因素。根据手术类型不同,九旬老人围术期死亡率介于 $0 \sim 20\%$。据报道,在百岁及百岁以上年龄的老年外科患者中,4 h、30天及1年死亡率分别为0、16% 和35.5%。对老年患者评估时,要高度警惕衰老伴随的并发症,并仔细评估相关器官系统储备功能的情况。对于小儿而言,术前访视尤为重要。小儿特殊的生理心理特点,使小儿比成人患者更容易出现反流误吸、气道痉挛等呼吸系统并发症等危急情况,因此麻醉医师应评估小儿的病情、手术种类及患儿和家属的心理状况。

2. 性别

男性与女性身体构造不同,造成了对疾病、药品和治疗的反应也不同。女性比男性更易患抑郁症;在免疫疾病方面,女性更易患风湿病、多发性硬化等疾病;而在早老性疾病方面,女性由于激素水平变化,更易得骨质疏松、记忆衰退等疾病。麻醉医师需充分考虑性别引起的各种并发症,全面评估相应的麻醉风险。

3. 身高、体重

身高是需要评估的重要指标。身高异常的疾病有巨人症、侏儒症、呆小症等,均会增加麻醉相关风险。针对体重评估方面,常用体重指数(body mass index, BMI)来衡量患者体重状态,即患者的体重(以 kg 计算)除以身高(以 m 计算)的平方($BMI=kg/m^2$)。世界卫生组织定义 $BMI \geqslant 25\ kg/m^2$ 为超重,$BMI \geqslant 30\ kg/m^2$ 为肥胖。而对于亚太地区人群而言,$BMI\ 23 \sim 24.9\ kg/m^2$ 为肥胖前期,$BMI \geqslant 25\ kg/m^2$ 为肥胖。所有肥胖患者均应重点评估呼吸系统、气道及心血管系统风险。尤其需要警惕阻塞性睡眠呼吸暂停低通气综合征(obstructive sleep apnea hypopnea syndrome, OSAHS),其可造成肺动脉高压、右心室肥厚和右心室衰竭,并伴随困难气道高风险。

4. 活动状况

患者的活动状况对于评估患者各系统状态均有指导意义,尤其在衡量呼吸、心血管功能方面。可做运动耐力试验,例如,患者上楼、体育活动、做家务活(割草地、整理床铺、吸尘)时有无感到气促。此外,还需要询问与心血管有关的常见问题,例如:一口气能步行的最远的距离?能否不休息的情况下步行一个街区?四个街区?是否有在夜晚感到气促而惊醒?能一下子爬几层楼梯等(表31-1)。

表31-1　不同的活动估计的体能状态

代谢当量（METs）	活　动	
1 METs	生活能否自理？能否独立完成穿衣服、吃饭、上厕所之类的事情 是否可以在家散步 是否可以以正常步速（3.2～4.8 km/h）步行一个或两个街区	
4 METs	是否可以登楼梯或爬山 是否可以以6.8 km/h的速率步行 是否可以短距离的跑步 在家里是否可以做重体力活，如擦地板或搬动较重的家具 是否可以参与适度的休闲活动如高尔夫、保龄球、跳舞、网球双打、投掷垒球或足球	
10 METs	是否可以参与重体力运动如游泳、网球单打、垒球、足球或滑雪	

（二）主要病史

需仔细询问现病史、既往史、个人史、婚育史、月经史、药物过敏史，有无烟酒嗜好，有无神经、呼吸、循环、肝肾等器官系统重要疾病及其严重程度，对女性患者应了解月经史及有无怀孕，家族遗传史等。

1. 现病史

必须掌握患者本次主要疾病的起病情况、症状和特点、病情发展与演变、伴随症状、诊疗过程和一般情况等。

2. 既往史

即患者既往的健康状况和过去曾经患过的疾病，同时包括手术史、预防注射史、过敏史等。既往疾病史为麻醉门诊评估的重中之重。

（1）心血管疾病　① 先天性心脏病：房间隔缺损、室间隔缺损如分流量较小的患者对麻醉的耐受力较好；如分流量大可致心力衰竭或严重肺动脉高压，则麻醉和手术的危险性增加。法洛四联症存在红细胞增多和右心流出道狭窄，麻醉后易致心排血量骤减和严重低氧血症，麻醉危险性大。② 瓣膜性心脏病：麻醉危险性取决于病变的性质及心功能受损程度，应了解有无心力衰竭以及肺血管受累情况。为预防细菌性心内膜炎，瓣膜患者术前应常规使用抗生素。③ 缺血性心脏病：应明确是否存在心绞痛，是否发生过心肌梗死、是否有过心力衰竭史以及目前心功能情况。明确近期有无胸痛、胸闷、气促、呼吸困难、夜间阵发性呼吸困难、外周水肿等症状、症状有无变化、目前治疗药物和剂量。有心肌梗死史的患者手术后发生心肌梗死的危险性是无心肌梗死史患者的50倍，心肌梗死6个月内患者不宜进行选择性手术。④ 心律失常：心律失常患者应请内科治疗，室性期前收缩应少于5次/min，对快速房颤的患者应控制心率慢于100次/min。完全性房室传导阻滞或双束支传导阻滞伴心动过缓（＜50次/min），对药物无反应，以及病态窦房结综合征的患者，术前应安装起搏器。已安装起搏器的患者，应请心脏内科医师会诊和调整设置，对术中使用电刀等电子设备的危险性应充分重视。⑤ 高血压：麻醉危险性取决于是否存在继发性重要脏器（脑、心、肾）的损害及其损害程度，如合并肥胖及糖尿病，麻醉手术危险性增加（表31-2）。高血压患者术前应使用降压药，使血压控制在160/100 mmHg以下，降压药应一直用至手术日晨（肾上腺素能神经阻断性抗高血压药，如利血平等需要术前停药1周）。这类患者的术前准备还应包括改善重要脏器功能、维持水电解质平衡。

表31-2　高血压分级与危险因素相关表

其他危险因素和病史	血压（mmHg）		
	1级收缩压140～159或舒张压90～99	2级收缩压160～179或舒张压100～109	3级收缩压≥180～1或舒张压≥110
无其他危险因素	低危	中危	高危
1～2个危险因素	中危	中危	极高危
3个以上危险因素或糖尿病或靶器官损害	高危	高危	极高危
有并发症	极高危	极高危	极高危

注：其他危险因素指的是男性＞55岁、女性＞65岁；吸烟；总胆固醇＞5.72 mmol/L；糖尿病、早发心血管病家族史（发病年龄男性＜55岁、女性＜65岁）。靶器官损害指的是：左心室肥厚（根据心电图、超声心动图或X线来判定）；蛋白尿和（或）血浆肌酐浓度轻度升高：160～177 μmol/L；超声或X线证实有动脉粥样硬化（颈、髂、股或主动脉）；视网膜普通或灶性狭窄。并发症：脑血管疾病（缺血性脑卒中、脑出血、短暂性脑缺血发作）；心脏疾病（心肌梗死、心绞痛）；肾脏疾病（糖尿病肾病、肾功能衰竭）；血管疾病（夹层动脉瘤、外周血管疾病）；重度高血压性视网膜病变（出血或渗出、视盘水肿）。

（2）呼吸系统　①哮喘史：支气管哮喘是一种以嗜酸性粒细胞、肥大细胞反应为主的气道变应性炎症和气道高反应性为特征的疾病。易感者对此类炎症表现为不同程度的可逆性气道阻塞症状。临床上表现为反复发作性伴有哮鸣音的呼气性呼吸困难、胸闷或咳嗽，可自行或治疗后缓解。若长期反复发作可使气道重建，导致气道增厚与狭窄，成为阻塞性肺气肿。支气管哮喘发作时，广泛的细支气管平滑肌痉挛，管腔变窄，再加上黏膜水肿，小支气管黏稠痰栓堵塞，均足以引起气道阻塞而致严重通气不足，表现呼气性呼吸困难，呼吸功增加，气流分布异常，肺泡有效换气面积减少。早期有缺氧，但$PaCO_2$正常，随着病情加剧，$PaCO_2$升高，出现呼吸性酸中毒。根据有无变应原和发病年龄的不同，临床上分为外源性哮喘和内源性哮喘。外源性哮喘常在童年、青少年时发病，多有家族过敏史，为 I 型变态反应。内源性哮喘则多无已知变应原，在成年人发病，无明显季节性，少有过敏史，可能由体内感染灶引起。哮喘发作时可并发气胸、纵隔气肿、肺不张；长期反复发作和感染可并发慢性支气管炎、肺气肿、支气管扩张、间质性肺炎、肺纤维化和肺心病。②慢性阻塞性肺病（chronic obstructive pulmonary disease, COPD）：是具有气流阻塞特征的慢性支气管炎和（或）肺气肿，但部分具有可逆性，可伴有气道高反应性。肺功能的检查（FEV_1/FVC, $FEV_1\%$, RV/TLC, RV）对确立气流阻塞及其严重程度，对肺气肿诊断有重要意义。由于FEV_1下降与COPD严重程度和预后有很好的相关性，故根据FEV_1下降将COPD分为 I 级、II 级、III 级（表31-3）。③肺气肿阻塞性肺气肿，由慢性支气管炎或其他原因逐渐引起的细支气管狭窄，终末细支气管远端气腔过度充气，并伴有气腔壁膨胀、破裂，临床上多为慢性支气管炎的常见并发症。慢性支气管炎并发肺气肿时，视其严重程度可引起一系列病理生理改变。早期病变局限于细小气道，仅闭合容积增大，动态肺顺应性降低，静态肺顺应性增加。病变侵入大气道时，肺通气功能明显障碍，最大通气量降低。随着病情的发展，肺组织弹性日益减退，肺泡持续扩大，回缩障碍，残气容积增加。肺气肿日益加重，大量肺泡周围的毛细血管受肺泡膨胀的挤压而退化，致使肺毛细血管大量减少，肺泡的血流减少，此时肺区虽有通气，但无血液灌流，导致生理无效腔增大；也有部分肺区虽有血液灌流，但肺泡通气不良，不能参与气体交换，V/Q比例失调，使换气功能发生障碍。通气和换气功能障碍可引起缺氧和二氧化碳潴留，发生不同程度的低氧血症和高碳酸血症，最终出现呼吸功能衰竭。④ 呼吸系统感染：急性呼吸系感染患者手术后极易并发肺不张和肺炎，择期手术必须推迟至完全治愈1～2周后进行。慢性呼吸系疾病术前4～6周禁烟，术前应练习深呼吸和咳嗽排痰动作，术前3～5天用抗生素治疗。高危患者术后易并发呼吸功能不全，术前应与家属说明，术后可能需要用呼吸机进行呼吸支持。⑤ 阻塞性睡眠呼吸暂停低通气综合征：术前可采用STOP-Bang评分进行OSAHS筛查（表31-4）。

表31-3　COPD分级

分　　级	FEV$_1$（%）
Ⅰ（轻）	≥70
Ⅱ（中）	50～69
Ⅲ（重）	＜50

注：Ⅱ、Ⅲ级应做动脉血气检查，以了解PaO$_2$和PaCO$_2$的改变。

表31-4　STOP-Bang评分

项　　目	评　分　标　准
S=Snoring，是否打鼾？比讲话声音大，或在隔壁房间可听到 T=Tiredness，是否经常疲倦？或白天嗜睡 O=Observed Apnea，是否有人观察到睡眠中呼吸暂停 P=Pressure，是否高血压 B=BMI 大于 35 kg/m^2 A=年龄大于 50 岁 N=颈围大于 40 cm G=男性	≥3个问题回答是，OSAHS高危；＜3个问题回答是，OSAHS低危

（3）内分泌系统疾病　① 糖尿病：详细了解糖尿病的病史、病情和治疗情况。需掌握术前控制血糖的情况及采用的方法，例如单纯饮食控制、口服降糖药或胰岛素治疗，并详细记录药物名称及剂量等。单纯饮食控制或合并并发症时手术风险显著增加。糖尿病患者可合并心脑血管疾病、肾功能受损或肾功能不全、电解质紊乱和神经病变等。高达40%糖尿病患者寰枕关节活动度减少而声门暴露困难，应充分准备。② 嗜铬细胞瘤：发生于肾上腺髓质约90%，肾上腺以外10%。临床表现主要取决于嗜铬细胞瘤分泌去甲肾上腺素、肾上腺素及多巴胺的方式、分泌量和不同激素比例。主要的表现有高血压、心动过速、心律失常、头痛、出汗等。麻醉医师需仔细询问临床症状、肿块位置、治疗手段、分泌的激素种类等，通常需要内分泌科医师会诊评估。③ 甲状腺功能亢进症（甲亢）：临床表现多有多汗、激动、纳亢、怕热、消瘦、突眼、颈部肿块等。甲亢患者围术期可并发甲状腺危象，故麻醉医师应联合相关科室共同会诊以进行充分的术前准备及制订精确的手术麻醉方案。术前应控制症状，控制基础代谢率，控制心率和甲状腺功能治疗等。

（4）肝脏疾病　患者有黄疸、腹水、低蛋白血症和凝血机制障碍，手术麻醉危险性增加。麻醉科门诊应着重了解患者：① 精神状态，营养状况，有无严重贫血、低蛋白血症、腹水、胸水、低血容量、电解质紊乱，特别是低钾血症；② 有无阻塞性或限制性呼吸功能不全；③ 心脏功能；④ 血肌酐、尿肌酐以及尿液浓缩情况。记录并进行肝功能损害分级(表31-5)。

表31-5　肝功能损害评估分级

项目	肝功能损害		
	轻　度	中　度	重　度
血清胆红素(μmol/L)	<25	25~40	>40
人血白蛋白(g/L)	35	28~35	<28
凝血酶原时间(s)	1~4	4~6	>6
脑病分级	无	1~2	3~4
每项异常记分	1分	2分	3分
手术麻醉危险性评估	小	中	大

注:总分1~3分为轻度肝功能损害,4~8分为中度损害,9~12分为重度损害。

(5)肾脏疾病　肾病患者病史采集需重视尿量的变化。是否出现少尿(尿量<400 ml/d)或无尿(尿量<100 ml/d);有无水电解质紊乱、代谢性酸中毒和氮质血症;有无水肿症状,严重者可并发脑水肿、肺水肿和心功能不全。此外,还需要了解有无使用过相关药物,包括利尿剂、抗高血压药、钾剂、洋地黄制剂、并且注意有无接触肾毒性物质,如氨基糖苷类抗生素、重金属和放射性物质等。是否接受过透析治疗,透析的时间安排、方式和效果等。另外,行动静脉瘘透析的患者,需特别标注瘘管的位置以及有无感染情况。

(6)神经系统　重症肌无力(myasthenia gravis, MG)是一种以神经-肌肉接头部位传导障碍为特点的自身免疫性疾病。女性多见,在20~30岁发病最多,男性则在50岁以上。MG患者表现为部分或全身骨骼肌易疲劳,波动性肌无力(发作-缓解),胆碱酯酶抑制药治疗有效和对箭毒类药物超敏感。其临床特点:① 首先眼肌受累,儿童占100%,成人占90%,一侧或双侧眼外肌乏力、麻痹,出现眼睑下垂和复视,晨轻暮重,约25%可自行缓解;② 面肌受累,表情淡漠,闭眼启齿困难;③ 咽喉、腭、舌肌受累,出现吞咽困难、呛咳无力、发音障碍、口腔内潴留分泌物;④ 颈部肌肉受累,表现屈颈,抬头困难;肢体肌肉受累,四肢无力,偶见肌萎缩。感染或外伤可诱发肌无力危象:即肌无力症状突然加重,特别是呼吸肌(包括膈肌、肋间肌)以及咽喉肌的严重无力,导致呼吸困难,如不及时给予呼吸支持可造成死亡。肌无力危象多在重型肌无力基础上诱发,伴有胸腺瘤者更易发生危象,重症肌无力危象为MG患者因病情加重致呼吸衰竭而必须行机械辅助呼吸的状态,是严重威胁生命的并发症,5%~20%的MG患者可发生肌无力危象。对于此类患者,需详细了解病情、类型及其治疗用药的种类、剂量、效果,以及是否有肌无力危象。

(7)精神疾病　充分了解既往病史及目前情况,术前与患者进行良好的沟通,对于抑郁症患者要耐心解释,减轻其思想负担,一般可配合手术麻醉。术后给予良好的镇痛镇静,可预防围术期患者精神疾病的发作。精神障碍患者因兴奋躁动消耗较大,加之少食、拒食,术前应注意纠正水和电解质紊乱。少食、拒食患者应根据血钾测定值积极纠正低血钾。对长期服用精神药品的患者,术前应了解重要脏器功能及血液系统的情况,部分患者存在肝肾功能障碍、心律失常及血小板减少。由于抗精神病药物起效时间较慢，需要2周以上，一般不建议术前停药，抗精神病药包括抗精神病药、抗躁狂药、抗抑郁药及抗焦虑药，精神患者服用抗精神病药物时间长、剂量大、不良反应多，必须询问患者使用抗精神病药物史，应注意这些药的不良反应及合用麻醉药的相互作用。

3. 过敏史

过敏反应，又称变态反应，为异常的、过高的免疫应答，即机体与抗原性物质在一定条件下相互作用，产生致敏淋巴细胞或特异性抗体，如与再次进入的抗原结合，可导致机体生理功能紊乱和组织损害的免疫病理反应。围麻醉期发生过敏反应概率较高，但由于用药种类多故而较难鉴别变应原。麻醉药物中，肌肉松弛药最常见。术前评估应仔细询问并记录变应原名称、过敏临床表现、有效治疗方式等，并建议患者进行相关检测。此外，有时也需要了解患者家庭成员的过敏史，常见变应原见表31-6。

表31-6 手术室内常见变应原

变应原	发生率(%)	常见药物或器械
肌松药	69.2	琥珀酰胆碱，罗库溴铵，阿曲库铵
橡胶乳胶	12.1	乳胶手套，导管，止血带
抗生素	8.0	青霉素，其他β-内酰胺类
镇静催眠药	3.7	丙泊酚，硫喷妥钠
胶体溶液	2.7	右旋糖酐，明胶类
阿片类药物	1.4	吗啡，哌替啶
其他	2.9	抑肽酶，鱼精蛋白，局麻药等

注：表格来源Laxenaire, et al. Br J Anesth, 2001, 87: 549-558.

4. 手术麻醉史，输血史

进行过何种手术，用过何种麻醉方法和麻醉药，有无麻醉并发症，家庭成员中是否发生过与麻醉有关的严重问题如恶性高热等。

5. 了解特殊药物的应用情况

如降血压药、β受体阻滞药、皮质激素、抗生素、利尿药、镇静安定药、降糖药、抗癌药、单胺氧化酶抑制药等，这些药物与麻醉药有相互作用。需详细记录药物名称、剂量及方式、治疗效果等。详细药物调整，将在后面章节细述。

二、体格检查

（一）检查呼吸、循环及其他系统

应观察患者呼吸次数和深度，有无呼吸道不通畅或胸廓畸形，进行肺部听诊并参阅胸部X线片，检查有无气管移位或狭窄，肺部有无炎症。应测量血压及脉搏，观察皮肤黏膜色泽，心脏听诊注意心率及心律，有无心律失常及杂音。

（二）根据麻醉方式进行特殊检查

椎管内麻醉需检查脊柱有无畸形，背部皮肤有无感染。全身麻醉注意有无假牙。气管插管麻醉需检查门齿是否完整、牙齿活动情况、张口程度，头颈部活动度以及下颌至甲状软骨切迹的距离等。

（三）系统的体格检查

按照《米勒麻醉学》推荐，系统的体格检查应包括以下几个方面。

（1）直立位、平卧位时分别测双上肢血压，每次至少两分钟。

（2）检查肺部疾病患者的脉搏以及胸廓形状。触心尖冲动、心搏力，听心脏杂音、奔马律（第三心音和第四心音）。

（3）触颈动脉和颈静脉搏动。

（4）胸部查体，如双肺底听诊发现细小水泡音提示充血性心力衰竭，肺部听诊闻及干啰音、哮鸣音及其他异常呼吸音往往提示肺部疾病。

（5）观察患者的步态往往可以提示神经源性疾病，检查脊柱活动度，评估患者的一般状态。

（6）检查眼球的活动，有无反常运动；检查皮肤黏膜的情况，有无黄疸、发绀、营养异常及脱水。

（7）有无杵状指。

（8）检查气道、口周情况，颈部活动度，舌形，有无口腔溃疡，评估气管插管的难易程度。

（9）通过观察患者的体力状况以及步行的耐力来评估心血管功能，做危险分级。

（10）检查双下肢有无擦伤、水肿、杵状指、活动度、感觉、毛发生长或皮肤情况，有助于循环功能的评估。

三、辅助检查

一般而言，术前辅助检查是对病史以及体格检查的补充，是麻醉医师获得患者信息的来源之一。术前检查内容应依据麻醉手术种类、患者的现病史、既往史、家族史、烟酒嗜好、并存疾病等制订。一般由外科医师开具常规检查项目，对于危重、疑难病例则需要麻醉科及其他科室会诊讨论补充。

（一）常规术前检查项目

（1）血、尿、粪常规。

（2）血型、凝血功能。

（3）大生化，包括肝功能、肾功能、电解质、乙肝系列、输血筛查。

（4）心电图、胸部X线片等。

（5）年龄大于60岁，并存肺部疾患，吸烟20支/d，10年以上者检查动脉血气和肺功能。

（6）上腹部、开胸、开颅手术者也需检查动脉血气和肺功能。

（7）心脏功能不全者或疑有器质性病变者，常规心脏彩超检查。

（二）无症状患者实验室检查

我们需要认识到，也有相关文献指出，对于发病率及死亡率都极低的手术，没有常规做术前检查的必要，例如诊断性膝关节镜检查手术及晶体摘除术。同时，不必要的实验室检查可能会误导医师，给予错误的治疗和决断。只有当患者存在易患某些疾病的危险因素，且当该检查对于该疾病筛选确实有效时，实验室检查方可使用。做实验室检查的好处是进一步确证临床诊断或优化患者术前状况。根据法国2016年的麻醉指导意见，归纳了几种常见实验室检查的适应证，详见表31-7。

表31-7　术前常见实验室检查项目的适应证

	适 应 证	非必须检查
静息EKG	中等或大型手术 患者大于65岁 或具有心血管疾病或相关临床症状者	一年内行EKG检查且没有临床症状变化者 小手术 年龄小于65岁行中等或大型手术者，若无临床症状或心血管疾病史，可酌情考虑不做
静息心脏超声	呼吸困难或心功能不全史 怀疑肺动脉高压者	
缺血性心肌病检查	高度怀疑缺血性心肌疾病者，可考虑行负荷心超检查或心血管造影	
胸部X线片	急性或进展性心肺疾病	无临床症状，行非心肺手术者，可不行胸部X线片检查
凝血功能、血小板	肝脏疾病，血液疾病，营养不良者或服用抗凝药者 有相关临床症状或既往史 麻醉或手术需要监测凝血功能者（例如椎管内麻醉）	无既往史，无临床相关症状者，行小手术可考虑不做检查
血常规	中等及大型手术	小手术
血型检查	需要输血或有出血风险者 手术需要，例如产科、移植	无输血或无出血风险者，可不行血型检查
肌酐及肌酐清除率	所有中等及大型手术	无既往史和临床症状的小型手术
β-HCG	怀疑妊娠的女性	

1. 放射性胸部X线片

对于以下几种疾病，行胸片检查是必要的：气管移位或受压，纵隔肿物，肺结节病，肺炎，肺不张，肺部肿物，动脉瘤，肺水肿，骨折，右位心，扩张型心肌病。而对于慢性肺部疾病的检测可能性并不优于病史和体格检查。对于年龄小于75岁且不伴有症状及危险因素的患者来说，胸部X线片检查并不是必做的检查项目。

2. 心电图

心电图出现以下几种异常可能会影响到麻醉的管理实施方案：心房扑动或颤动，一度、二度、三度房室传导阻滞，ST段改变（提示心肌缺血或近期肺动脉栓塞），室上性及房性期前收缩（尤其是频发，如每分钟大于3次），左心室肥大或右心室肥大，PR间期缩短，预激综合征，心肌梗死，QT间期延长,T波高尖等。有研究显示,对于年龄大于40岁,拟行择期手术的患者来说,术前5个月内未做EKG或EKG检查不正常时,术前常规做EKG检查是必要的。

3. 血红蛋白、血细胞比容和白细胞计数

术前行这些检查可能可以补充患者病史信息,获取一个全面的病史,及时发现一些疾病及纠正患者状况,例如贫血、血液疾病等。

第二节 麻醉风险评估

一、麻醉分级

根据美国麻醉医师协会(ASA)病情估计分级对患者进行评级(表31-8)。

表31-8 美国麻醉医师协会(ASA)病情估计分级(2015年版)

分级	定 义	举例(包含但不限于以下内容)
ASA Ⅰ	正常健康患者	健康、不吸烟、不饮酒或少量饮酒
ASA Ⅱ	合并轻微系统疾病	轻微的系统性疾病,没有实质性器官功能限制 例如:吸烟至今者、社交饮酒者、孕妇、肥胖(30<BMI<40),糖尿病/高血压控制良好、轻度肺疾病患者
ASA Ⅲ	合并严重系统疾病	实质性器官功能受限制;合并1种或多种中度到重度疾病。 例如:糖尿病/高血压控制较差、慢性阻塞性肺病(COPD)、病态肥胖(BMI≥40)、活动性肝炎、酒精依赖或酗酒、心脏起搏器植入后、心脏射血分数中度下降、终末期肾病进行定期规律透析、早产儿孕龄<60周、心肌梗死、脑血管意外、短暂性脑缺血发作病史或冠状动脉疾病/冠脉支架植入(发病至今超过3个月)
ASA Ⅳ	合并严重系统疾病,危及生命安全	例如:近3个月内发生过心肌梗死、脑血管意外、短暂性脑缺血发作病史或冠状动脉疾病/冠脉支架植入,合并心肌缺血或严重心脏瓣膜功能异常、心脏射血分数重度下降、脓毒症、弥散性血管内凝血(DIC)、急性呼吸系统疾病(ARD)或终末期肾病未接受定期规律透析
ASA Ⅴ	垂死的患者,如不进行手术则无生存可能	例如:胸/腹主动脉瘤破裂、严重创伤、颅内出血合并占位效应、缺血性肠病面临严重心脏病理改变或多器官/系统功能障碍
ASA Ⅵ	已宣布脑死亡的患者,准备作为供体对其器官进行取出移植	

注:分级中加上"E"代表急症手术。

一般而言,Ⅰ级、Ⅱ级患者对麻醉的耐受力一般均良好,麻醉经过平稳;Ⅲ级患者对接受麻醉存在一定危险,麻醉前需尽可能做好充分准备,对麻醉中和麻醉后可能发生的并发症要采取有效措施,积极预防;Ⅳ级、Ⅴ级患者的麻醉危险性极大,更需要充分细致的麻醉前准备,术前必须向手术医师及家属详细交代麻醉风险。

二、麻醉危险因素

与麻醉有关的死亡率,目前发达国家仍为 1 :(100 000～200 000)。威胁生命的严重并发症(如心力衰竭、心肌梗死、肺水肿、昏迷、瘫痪等)发生率为 0.7%～22%。造成麻醉死亡的关键在于麻醉处理,即指外科医师和麻醉科医师在术前是否能将患者的全身情况进行充分评估,尽可能纠正或稳定器官功能状态,使患者术前达到最佳状态。但围术期常常存在某些不能被纠正的因素,特别需要在围术期麻醉处理中加以切实重视。

三、围术期很难纠正的危险因素

ASA Ⅱ级患者一般对麻醉耐受力良好,Ⅲ级患者麻醉有一定的危险性,应做好充分麻醉前准备和并发症防治,Ⅳ级、Ⅴ级患者手术麻醉中随时可能发生意外,术前必须向手术医师和家属解释清楚。

(一)气道风险评估

气道的管理与麻醉安全和质量密切相关,困难气道是引起麻醉相关死亡和伤残最重要的原因,约有30%的麻醉死亡事件与气道管理不当有关。从1993年起,美国、德国、英国、加拿大等国纷纷采用了气道管理实践指南。中华医学会麻醉学分会于2009年起草和制订了《困难气道管理专家共识》,此后又于2011年和2013年又分别发布了《困难气道处理快捷指南》和《困难气道管理指南》。各版本的困难气道管理指南只是协助临床麻醉医师对气道管理做出正确决策,并非强制性标准,因此,临床医师在面对某一具体患者时,应根据患者具体情况、自身技术水平以及所掌握的医疗资源综合分析,制订适合自己的困难气道处理流程。值得警惕的是,气管插管困难不会威胁生命,而通气失败则可致命。因而,术前气道评估尤为重要。本章节仅叙述气道评估相关指标,困难气道的详细诊疗详见后面的章节。

1. 仔细询问气道相关的病史

(1)有无插管困难经历、气道手术史、头颈部放射治疗史、过敏或感染史、张口呼吸、声音改变、打鼾或睡眠呼吸暂停综合征史。

(2)有无睡眠异常表现如睡眠不安宁、翻来覆去、剧烈踢腿等,小儿可出现颈伸长、头后仰的睡姿以帮助开放咽部气道,还会有梦游或与阻塞相关的遗尿症状。

(3)有无小儿进食时间延长、吞咽时伴呛咳或作呕。

(4)有无呼吸困难或不能耐受运动病史、慢性疾病状况及相关治疗措施。

2. 进行详细的气道方面的体检

(1)检查有无鼻腔堵塞、鼻中隔偏斜、门齿前突或松动。

(2)检查有无口腔、颌面及颈部病变。

(3)检查两侧颞下颌关节情况。

(4)检查颏、舌骨、甲状软骨突出位置是否居中。

3. 常用的外部骨性标志测量

(1)上下切牙间的距离　指最大张口时上下切牙间的距离,即为张口度。正常值应 ≥ 3 cm(2

指）；＜3 cm，有插管困难的可能。

（2）下颌骨长度　主要为下颌体的长度。下颌骨长度＜9 cm，易有插管困难。

（3）甲颏间距　头部后仰至最大限度时，下颌骨颏突至甲状软骨切迹间的距离。此距离≥6.5 cm，插管无困难；6～6.5 cm，插管有困难，但可在喉镜暴露下插管；＜6 cm（3指），则无法用喉镜进行插管。

（4）胸颏间距　头部后仰至最大限度时，下颌骨颏突至胸骨上缘切迹间的距离，此距离＜12.5 cm，插管有困难。

（5）头颈的最大伸展和屈曲度　正常值＞90°；＜80°，插管有困难。

4. 特殊试验和评分

（1）下颌前伸度试验　下颌前伸度是下颌骨活动性的指标，能反映上下门齿间的关系。如果患者的下门齿前伸能超出上门齿，通常气管内插管是容易的。如果患者前伸下颌时不能使上下门齿对齐，插管可能是困难的。

（2）Mallampati试验与Cormack-Lehane喉头分级　患者用力张口伸舌至最大限度，检查者根据咽部结构的可见度进行分级，Ⅰ级：可见软腭、咽腭弓、悬雍垂；Ⅱ级：可见软腭、咽腭弓、悬雍垂部分被舌根遮盖；Ⅲ级：仅见软腭；Ⅳ级：未见软腭。Cormack-Lehane喉头分级是根据直接喉镜暴露下喉头结构的可见度进行分级，Ⅰ级：声门完全显露；Ⅱ级：仅见声门的后半部；Ⅲ级：仅见会厌；Ⅳ级：未见会厌。

　Mallampati和Cormack-Lehane分级密切相关。咽部可见结构Ⅰ级的患者，99%～100%喉头暴露为Ⅰ级，咽部可见结构Ⅳ级的患者，100%喉头暴露为Ⅲ～Ⅳ级。通常，Ⅰ～Ⅱ级插管无困难，Ⅲ～Ⅳ级插管多有困难。

（3）Wilson危险评分　以体重、颈部活动度、下颌活动度、下颌退缩和龅牙作为5个危险因子来评估气道，每个因子都有0、1、2三种评分，总分为0～10分。

5. X线头影测量

（1）下颌骨舌骨间距　下颌骨下缘至舌骨切迹间的距离有研究报道，女性为24.4±15.4 mm，男性为33.8±21.4 mm。通常，插管困难易发生在"长下颌骨舌骨间距"者。

（2）颅面角和线的异常　在X线头影测量图上，后鼻嵴至咽后壁垂直距离，代表咽腔直径，数值减小，易有插管困难；另外，前颅底长度、上下颌骨与颅底的关系角、上下颌骨的关系角的异常也均会导致鼻咽腔、口咽腔气道容积的变化而造成插管困难。

（3）软组织因素　CT和MRI检查着重于测量鼻咽、咽腔、喉腔和气管等部位的软组织。

6. 影像学检查

（1）荧光镜检查　咽喉组织的位置和运动，骨性构造对软组织运动的干扰，记录坐位或仰卧位的图像。

（2）X线片上模拟口、咽和喉三条轴线能够达到相互重叠的程度　正常人头部在寰枕关节上尽量后仰时，口轴和咽轴能达到几乎重叠的程度，即两线的成角接近180°。此时若再进一步屈曲颈部，将使口、咽和喉三条轴线相互重叠，从而有利于气管插管操作。

（3）CT和MRI检查　着重于测量鼻咽、咽腔、喉腔和气管等部位的软组织因素。

7. 可请耳鼻喉科会诊行喉镜和内窥镜检查

（1）间接喉镜评估舌基底大小、会厌移动度和喉部视野以及后鼻孔情况。

（2）直接喉镜了解舌软组织可压缩性，如患者能够耐受，可观察其会厌和喉部情况，若视野良好，则表明直接喉镜插管没有问题。

（3）上述检查仍有疑问，可进一步经鼻或口插入纤维光导镜观察喉部结构（声门至气管隆凸），若能清晰观察到图像，则提示直接喉镜插管应没有问题。

（二）呼吸系统风险评估

术后肺部并发症在围术期死亡原因中仅次于心血管居第二位。其危险因素包括：① 肺功能损害程度；② 慢性肺部疾病，术后呼吸衰竭的危险性增加；③ 并存中至重度肺功能不全，行胸部和上腹部手术者；④ $PaO_2 < 60$ mmHg，$PaCO_2 > 45$ mmHg者；⑤ 有吸烟史；⑥ 有哮喘史；⑦ 有支气管肺部并发症。一般患者可根据相关病史和体征排除有无呼吸道的急、慢性感染；有无哮喘病史，是否属于气道高反应性患者；对于并存有慢性阻塞性肺病（COPD）的患者，术前需通过各项检查，如胸部X线、CT、MRI、肺功能试验、血气分析等，来评估患者的肺功能。在评估患者的呼吸系统时，对其肺功能的评估是一项重要的内容。特别是患者原有呼吸系统疾病或需进行较大的手术或手术本身可以进一步损害肺功能时，这种评估更为重要。对肺功能的评估可为术前准备及术中、术后的呼吸管理提供可靠的依据。常见的呼吸困难程度分级见表31-9。尽管现代检测肺功能的方法甚多且日益先进，但在常规测定中最重要的仍是一些最基本的指标。例如肺活量低于预计值的60%、通气储备百分1:15<70%、第1秒用力呼气量与用力肺活量的百分比（$FEV_1/FVC\%$）< 60%或50%，术后有呼吸功能不全的可能。当FVC < 15 ml/kg时，术后肺部并发症的发生率常明显增加。最大自主通气量（MVV）也是一项有价值的指标。一般以MVV占预计值的50%～60%作为手术安全的指标，低于50%为低肺功能，低于30%者一般列为手术禁忌证。对于有可能作全肺切除者最好能行健侧肺功能测定。动脉血气分析简单易行，可以了解患者的肺通气功能和换气功能。手术后并发肺功能不全的高危指标详见表31-10。

表31-9　呼吸困难程度分级

分　级	描　述
0级	正常行走，无呼吸困难症状
Ⅰ级	能按需行走，但易疲劳
Ⅱ级	行走距离有限制，走1～2条街后，需停步休息
Ⅲ级	短距离行走即出现呼吸困难
Ⅳ级	静息时出现呼吸困难

表31-10　手术后并发肺功能不全的高危指标

肺功能检验项目	正　常　值	高度危险值
肺活量（VC）	2.44～3.47 L	< 1.0 L
第1秒用力呼气量（FEV_1）	2.83 L	< 0.5 L
最大呼气流率（MEFR）	336～288 L/min	< 100 L/min
最大通气量（MVV）	82.5～104 L/min	< 50 L/min

（续表）

肺功能检验项目	正 常 值	高度危险值
动脉血氧分压（PaO_2）	$75 \sim 100$ mmHg	< 55 mmHg
动脉血CO_2分压（$PaCO_2$）	$35 \sim 45$ mmHg	> 45 mmHg

（三）心血管风险评估

1. 对非心脏手术的患者

要注意有无心血管方面的疾病，如先天性心脏病、心脏瓣膜病、冠状动脉硬化性心脏病、心肌病、大血管病，以及高血压和心律失常。与麻醉风险相关的主要为心功能状态，以及某些特别的危险因素，例如，不稳定型心绞痛、近期（< 6个月）心肌梗死、致命性心律失常等。术前心功能好往往反映患者有较强的代偿能力和对手术麻醉的承受能力。超声心动图检查除可以提供心内解剖结构变化，还可以评估心室功能。其中最重要的一个指标是心室射血分数（EF），如EF < 50%属中危患者，EF < 25%则为高危患者。

2. 常用的评判指标

麻醉科医师可以通过一些简易的床旁试验来判断患者当前的心肺储备能力：① 屏气试验：先让患者作数次深呼吸，然后在深吸气后屏住呼吸，记录其能屏住呼吸的时间。一般以屏气时间在30 s以上为正常。如果屏气时间短于20 s，可认为肺功能属显著不全。② 爬楼梯试验：患者能按自己的步伐不弯腰爬上三层楼，说明心肺储备能力尚好，围术期发病率和死亡率明显低。③ 6 min步行试验：一个定量分析心肺功能的方法。测量运动期间最大摄氧量（VO_2max）是确定患者开胸后是否发生肺部并发症的一个准确的术前评估方法。如果患者$VO_2max \geqslant 20$ ml/（min·kg），肺部并发症少；$VO_2max > 10$ ml/（min·kg）时，有高危险性，短期内死亡率大于30%。6 min步行试验和VO_2max有很好的相关性。如果患者6 min的步行距离达到360 m，则VO_2max大约是12 ml/（min·kg）；若6 min的步行距离小于660 m，表明VO_2max小于15 ml/（min·kg）。

3. 常用的心功能分级及指数

除了常见的心功能分级（表31-11），还可采用Lee心脏危险指数（表31-12）、Goldman指数（表31-13）和ACC/AHA指南临床危险因素分层（表31-14），来进行术前心功能的评估。

表31-11　心脏功能分级及其临床意义

心脏功能	屏气试验	临 床 表 现	临床意义	麻醉耐受力
Ⅰ级	30 s以上	普通体力劳动、负重、快速步行、上下坡、不感到心慌气短	心功能正常	良好
Ⅱ级	$20 \sim 30$ s	能胜任正常活动，但不能跑步或做较用力的工作，否则会心慌气短	心功能较差	如麻醉处理恰当，耐受力仍好
Ⅲ级	$10 \sim 20$ s	必须静坐或临床休息，轻度体力活动后即出现心慌气短	心功能不全	麻醉前应充分准备，麻醉中避免增加心脏负担
Ⅳ级	10 s以内	不能平卧、端坐呼吸，肺底啰音，任何活动即出现心慌气短	心功能衰竭	麻醉耐受力极差，手术必须推迟

表 31-12　Lee 心脏危险指数（0,1,2,≥3分者分别为 Ⅰ级,Ⅱ级,Ⅲ级,Ⅳ级）

危 险 因 素	评 分
高危手术（同 Goldman 指数中定义）	1
缺血性心脏病	1
心力衰竭史	1
脑血管病史	1
需胰岛素治疗的糖尿病	1
血清肌酐 ≥ 176.8 μmol/L	1

表 31-13　Goldman 指数

危 险 因 素	评 分
术前第三心音或颈静脉怒张	11分
术前6个月内发生心肌梗死	10分
手术前任何时候记录到的室性期前收缩，＞5次/min	7分
术前心电图提示不是窦性心律或存在房性期前收缩	7分
年龄超过70岁	5分
急诊手术	4分
主动脉瓣狭窄	3分
一般情况不佳	3分
胸腔或腹腔手术	3分

注：上述各项所加总分与心脏并发症对应关系：5分——1%；12分——5%；25分——11%；＞25分——22%。

表 31-14　ACC/AHA 指南临床危险因素分层

分层	危 险 因 素
高危	不稳定冠脉疾病：急性即1周以内或近期即≤30天的心肌梗死且有再发缺血的征象 不稳定或严重心绞痛（加拿大心绞痛分级Ⅲ、Ⅳ） 失代偿性心力衰竭 严重心律失常：高度房室传导阻滞、有基础心脏病时出现的有症状的心律失常、未控制心室率的室上性心律失常 严重的瓣膜疾病
中危	轻度心绞痛（加拿大心绞痛分级Ⅰ、Ⅱ级） 曾经心肌梗死 代偿期心力衰竭 血清肌酐＞176.8 μmol/L 需要治疗的糖尿病
低危	高龄，大于70岁 异常心电图（如左室肥厚，束支传导阻滞，ST-T异常） 非窦性心律（如房颤、起搏心律） 低运动耐量（＜4 METs） 脑卒中史 未控制的高血压（SBP＞180 mmHg,DBP＞110 mmHg）

2014年美国心脏病学会（ACC）联合美国心脏协会（AHA）组成的实践指南工作组发布了最新的非心脏手术患者围术期心血管评估与治疗指南。该指南的证据主要来自临床经验和观察性研究，少部分来自前瞻性随机对照研究，同时也兼顾注册研究、队列研究、描述性研究以及系统回顾等，指南主要为接受非心脏手术成人患者的围术期心血管评估和治疗提供指导，包括围术期风险评估、心血管检测和围术期药物治疗以及监测等，具体包括：① 围术期风险评估，指导手术的选择或操作；② 评估相关治疗是否有改变的必要，为治疗的更改做出决策；③ 明确需要长期治疗的心血管疾病或危险因素。

4. 围术期冠心病的心脏评估

根据2014年ACC/AHA推荐的指南对于围术期冠心病的心脏评估可采取以下几个步骤：

第一步：对于有冠心病或冠心病危险因素并拟行手术的患者，首先评估手术的紧急性。如果情况紧急，明确有可能影响围术期治疗和手术进行的临床危险因素，同时进行合理的监测和基于临床评估的治疗策略。

第二步：如果手术紧急或择期，明确患者是否有急性冠脉综合征，如果有，则根据不稳定型心绞痛/非ST段抬高型心肌梗死和ST段抬高型心肌梗死的临床实践指南指导药物治疗（GDMT）进行心脏病学评估和治疗。

第三步：如果患者有稳定型冠心病的危险因素，结合临床或外科风险估计围术期MACE风险。评估工具可采用NSQIP风险计算器，必要时辅以RCRI评估。

比如对于极低手术风险的手术（眼科手术），即使合并多种危险因素，患者MACE的风险仍然较低；而对行大血管手术的患者，即使合并较少的危险因素也可能使MACE的风险升高。

第四步：如果患者出现MACE的风险较低，无须进行进一步检测，患者可以开始手术。

第五步：如果患者出现MACE的风险升高，使用如DASI等客观检测方法或量表评估心功能容量，如果患者具有中度、较好的或优秀的心功能容量（≥4 METs），无须进一步评估即可进行手术。

第六步：如果患者心功能容量差（<4 METs）或未知，临床医师应咨询患者和围术期团队，以明确进一步的检测是否会影响围术期治疗和患者的选择（如选择原来的手术或接受CAGB或PCI的意愿均依据检测的结果）。如果会有影响，药物负荷试验是合适的。对于心功能容量未知的患者，可进行运动负荷试验。如果负荷试验异常，根据试验的异常范围，可以考虑冠状动脉造影和血运重建；然后患者可在GDMT下进行手术，也可考虑替代的治疗策略，如无创治疗（如癌症的射频治疗）或对症治疗。如果负荷试验正常，可根据GDMT进行手术。

第七步：如果检测不影响决策选择或治疗，可按GDMT进行手术或考虑替代的治疗策略，如无创治疗（如癌症的射频治疗）或对症治疗。

5. 手术的种类

手术对围术期心血管功能的影响也是麻醉医师需要参考的内容（表31-15）。

表31-15　手术分级及围术期心血管风险相关性

手 术 分 级	内　容	围术期心血管事件发生率
大型手术	胰腺、肝脏、胆管、食管手术 主动脉和心血管手术 膀胱切除术 肺叶切除 肺移植、肝移植	大于5%

（续表）

手术分级	内　容	围术期心血管事件发生率
中型手术	颈动脉介入（有症状者） 神经外科 腹腔手术 小型经胸手术 骨科手术、泌尿科手术、产科手术 肾移植	1%～5%
小型手术	浅表外科及微小手术 眼科手术 乳腺手术 牙科手术 颈动脉介入（无症状者）	小于1%

（四）其他系统风险评估

1. 肝肾功能

术前肝肾功能异常要考虑两方面问题：一是肝肾功能不全对麻醉的影响；二是麻醉本身对肝肾功能的影响。麻醉药、镇静药、镇痛药、安眠药等多数在肝中降解（生物转化）；许多药物和其降解产物又主要经肾排泄。因此对肝肾功能不全的患者，选择和使用药物必须十分慎重。至于目前常用的麻醉药，一般不引起肝、肾脏的器质性损害或长期功能异常。

2. 其他方面

其他系统，如血液（有无异常出血）、内分泌（有无糖尿病）、神经系统（认知功能）等也应一一考虑；术前治疗用药对麻醉方法、麻醉药有无不利的影响，是否需要术前停药；有无变态反应史；有麻醉史者要询问对麻醉药的反应，有无并发症；个人史要注意长期吸烟、饮酒和服用镇静药等。妊娠并存外科疾病时，是否施行手术和麻醉必须考虑孕妇和胎儿的安全性。妊娠的头3个月期间，缺氧、麻醉药或感染等因素易致胎儿先天性畸形或流产，故应尽可能避免手术，择期手术宜尽可能推迟到产后施行；如系急症手术，麻醉时应避免缺氧和低血压。妊娠4～6个月一般认为是手术治疗的最佳时机，如有必要可施行限期手术。所有这些术前检查诊断最终归结于对患者做出麻醉和手术风险的判断。

第三节　制订麻醉计划

一、完善术前检查

应有的检查及化验尚未进行或需要复查，或麻醉有困难和危险时，与外科医师讨论，并向本科上级医师汇报。

循证医学证据表明，麻醉前评估不需要常规实验室检查。然而，当检查结果会影响对风险的评价，以及影响麻醉和手术的处理时，应该有相应的实验室检查。术前检查应该根据患者的病史、手术的性质、现有的症状等个体化临床状况确定。年龄本身不是任何检查的指征；但应当辨认一些可能因年龄增长而发生的特定情况。除非手术本身可能导致较大的生理性应激，或者需要有术前的生理基础值以便手术前后比较，接受择期手术的任何年龄、健康而无其他疾病的患者都不需要任何实验室检查。进一步的实验室检查应根据患者手术前的病史和体检情况而定。

举例来说，对心脏疾病的患者，常见的术前辅助检查项目如下：

（一）12导联心电图

对有以下疾病之一：冠心病、明显心律失常、外周动脉疾病、脑血管疾病或其他明显的结构性心脏病的患者，除低危手术外，围术期行静息12导联心电图（ECG）是合理的（Ⅱa,B）。除低危手术外，怀疑冠心病的无症状患者可考虑行静息12导联心电图（Ⅱb,B）。

对接受低危手术的无症状患者，无须常规行静息12导联心电图（Ⅲ,B）。

（二）左室功能评估

原因不明的呼吸困难患者，围术期评估左心室功能是合理（Ⅱa,C）。

对于出现严重呼吸困难或其他临床状态改变的心力衰竭患者，围术期评估左心室功能是合理的（Ⅱa,C）。

对既往有左室功能障碍但临床稳定、1年内未评估左室功能的患者，可以考虑再次评估（Ⅱb,C）。

不推荐常规评估围术期左室功能（Ⅲ,B）。

（三）运动试验

对于风险升高但心功能容量极好（> 10 METs）的患者，无须进一步的运动试验和心脏影像学检查，可进行手术（Ⅱa,B）。

风险升高但心功能容量未知的患者，在治疗可能改变的情况下，运动试验评估心功能容量是合理的（Ⅱb,B）。

对于风险升高但心功能容量未知的患者。可以考虑行心肺运动试验（Ⅱb,B）。

对于风险升高但心功能容量中至好（4 ≤ METs < 10）的患者，无须进一步的运动试验和心脏影像学检查并进行手术可能是合理的（Ⅱb,B）。

对于风险升高且心功能容量差（METs < 4）或未知的患者，在治疗可能改变的情况下，可以进一步行运动试验和心脏影像学检查评估心肌缺血（Ⅱb,C）。对非心脏手术的低危患者，常规使用无创负荷试验筛查无用（Ⅲ,B）。

（四）非心脏手术前的无创药物负荷试验

对于非心脏手术风险升高且心功能容量差的患者（< 4 METs），如果治疗有可能改变的话，多巴酚丁胺负荷超声心动图或药物负荷心肌灌注成像等无创药物负荷试验是合理的（Ⅱa,B）。

对于非心脏手术低危的患者，无创负荷试验的常规筛查无用（Ⅲ,B）。

（五）围术期冠状动脉造影

不推荐常规的围术期冠状动脉造影（Ⅲ,C）。

二、麻醉方式与麻醉监护选择

（一）根据手术及患者选择

手术患者的病情是麻醉选择最重要的依据。

（1）凡体格健康、重要器官无明显疾病、外科疾病对全身尚未引起明显影响者，几乎所有的麻醉方法都能适应，可选择既能符合手术要求，又能照顾患者意愿的任何麻醉方法。

（2）凡体格基本健康，但合并程度较轻的器官疾病者，只要在术前将其全身情况和器官功能适当改善，麻醉选择也不存在大问题。

（3）凡合并有较重的全身性或器官病变的手术患者，除应在麻醉前尽可能改善全身情况外，麻醉的选择首先要强调安全，选用对全身影响最轻、麻醉者最熟悉的麻醉方法，要防止因麻醉选择不当或处理不妥所造成的病情加重。

（4）病情严重达危重程度，但又必须实行手术治疗时，除尽可能改善全身情况外，必须强调选用对全身影响最小的麻醉方法，如局麻、神经阻滞；如选用全麻，必须施行浅麻醉；如果采用硬膜外麻醉，应强调在充分扩容的基础上分次小量使用局麻药，切忌阻滞范围过广。

（5）小儿合作差，在麻醉选择上有其特殊性。基础麻醉不仅解决不合作问题，还可使小儿安全地接受局部浸润、神经阻滞或椎管内麻醉；如果配合全麻，可做到诱导期平稳、全麻药用量显著减少。又因小儿呼吸道内径细小、分泌腺功能旺盛，为确保呼吸道通畅，对较大手术以选用气管内插管为宜。

（6）对老年人的麻醉选择，主要取决于全身状况、老年生理改变程度和精神状态。全身情况良好、动作反应灵敏者，耐受各种麻醉的能力并不比青壮年者差，但麻醉药用量都应有所减少，只能用其最小有效剂量。相反，年龄虽不很高，但体力衰弱、精神委顿者，麻醉的耐受力可显著降低，以首选局麻或神经阻滞为宜，其麻醉效果可比青壮年好，全麻宜作最后选择。

（二）麻醉方式选择

首要任务是在保持患者安全的前提下，满足镇痛、肌肉松弛和消除内脏牵拉反应等手术要求。有时手术操作还要求麻醉提供降低体温、降低血压、控制呼吸、肌肉极度松弛或术中唤醒等特殊要求。因此，麻醉的选择存在着一定的复杂性。针对手术要求，在麻醉选择时应想到以下六方面问题。

（1）根据手术部位选择麻醉。

（2）根据肌肉松弛需要程度选择麻醉。

（3）根据手术创伤或刺激性大小、出血多少选择麻醉。

（4）根据手术时间长短选择麻醉。

（5）根据手术体位选择麻醉。

（6）考虑手术可能发生的意外选择麻醉。

（三）麻醉药选择

各种麻醉药和麻醉方法都有各自的特点、适应证和禁忌证，选用前必须结合病情或手术加以全面考虑。原则上尽量采用简单的麻醉，确有指征时才采用较为复杂的麻醉。

（四）麻醉监测

（1）根据2017年中国麻醉学专家共识，基础监测包括心电图、无创血压、脉搏血氧饱和度、尿量、呼出二氧化碳、体温。

（2）根据手术及患者病情，可考虑采用扩展监测：有创血压、中心静脉压、血气分析、麻醉深度、凝血功能监测、经食管超声心动图、肺动脉导管，脑灌注监测及神经电生理监测（详见相关章节）。

三、术前准备

全身麻醉药物可使机体保护性的呛咳及吞咽反射减弱或消失，食管括约肌松弛使得胃内容物极易反流至口咽部。一旦反流物吸入呼吸道内，可引起呼吸道梗阻和吸入性肺炎，导致患者通气与换气功能障碍，治疗困难，死亡率极高。麻醉相关反流误吸的发生率依次为新生儿＞儿童＞成人。根据摄入食物种类的不同，禁食时间不同。脂肪及肉类固体食物需禁食≥8 h，清饮料禁食≥2 h。但是需要注意的是，当患者有下列特殊情况，必须告知其延长禁食时间：严重创伤患者，进食时间至受伤时间不足6 h；消化道梗阻患者；肥胖患者；怀疑有困难气道患者；中枢神经系统疾病等（详见相关章节）。

四、麻醉前用药及调整用药建议

（一）麻醉前用药

1. 目的

包括：① 镇静使患者减少恐惧，解除焦虑，情绪安定，产生必要的遗忘。② 镇痛减轻术前置管、局麻、搬动体位时疼痛。③ 抑制呼吸道腺体分泌，预防局麻药的毒性反应。④ 调整自主神经功能，消除或减弱一些不利的神经反射活动。

2. 常用药物

包括：① 镇痛药：能提高痛阈，且能与全身麻醉药起协同作用，从而减少全身麻醉药的用量。对于手术前疼痛剧烈的患者，麻醉前应用镇痛药可使患者安静合作。椎管内麻醉时辅助应用镇痛药能减轻腹部手术的内脏牵拉痛。常用的镇痛药有吗啡、哌替啶和芬太尼等，一般于麻醉前半小时肌内注射。② 苯二氮䓬类药物：有镇静、催眠、解除焦虑、遗忘、抗惊厥及中枢性肌肉松弛的作用，对局部麻醉药的毒性反应也有一定的预防和治疗效果。常用的药物有地西泮（diazepam，安定）、咪达唑仑（midazolam, dormicum）等。咪达唑仑可以产生顺行性遗忘作用，特点是即刻记忆完整，事后记忆受损；无逆行性遗忘作用。应用具有遗忘作用的术前药对预防术中知晓有明显作用。③ 巴比妥类药物：主要抑制大脑皮质，有镇静、催眠和抗惊厥作用，并能预防局部麻醉药的毒性反应。常用苯巴比妥（鲁米那）。年老、体弱、休克和甲状腺功能低下的患者，应减少剂量；有巴比妥类药过敏史者应禁用。④ 抗胆碱药：能阻断节后胆碱能神经支配的效应器上的胆碱受体，主要使气道黏膜及唾液腺分泌减少，便于保持呼吸道通畅。阿托品（atropine）还有抑制迷走神经反射的作用，使心率增快。成人剂量：阿托品0.5 mg或东莨菪碱（scopolamine）0.3 mg，于麻醉前30 min肌内注射。我国首创的新型药物盐酸戊乙奎醚（penehyclidine hydrochloride）对中枢和外周抗胆碱作用均明显强于阿托品，对M

胆碱受体的亚型（M_1、M_2、M_3）有明显的选择性，即主要选择作用于M_1、M_3受体，而对M_2受体作用较弱或不明显。由于这种选择性，在人体具有中枢镇静作用，对心脏无明显影响，不出现心率增快，也不出现用药后尿潴留，肠麻痹等不良反应。肌内注射后10 min血药浓度达较高水平，20～30 min达峰值。作为麻醉前用药时，特别适用于需避免心率增快者（如甲状腺功能亢进、心脏疾病）。临床推荐剂量为：成人，0.5～1 mg，肌内注射；小儿，0.01～0.02 mg/kg，肌内注射。现不主张在麻醉前用药中常规使用抗胆碱药，而应根据具体情况酌用。⑤ H_2受体阻断药：西咪替丁（cimetidine）或雷尼替丁（ranitidine）抗组胺作用强，术前60～90 min给患者口服，可使胃酸pH明显提高，同时容量减少。此药用于急腹症患者和临产妇等未来得及作空腹准备者，可以减少麻醉、手术中反流、误吸的危险。

3. 用药方法

应根据患者情况和麻醉方法，确定用药的种类、剂量、给药途径和时间。手术前晚可口服镇静、催眠药，消除患者的紧张情绪，使其能安眠休息。

（二）调整用药建议

本文根据法国2016年出版的麻醉推荐指南，归纳总结了几种常见的术前药物调整方案。详见表31-16。

表31-16　常见术前药物的调整

药　物		术前2天	术前1天	手术日	提　示
心血管药物	β受体阻滞剂	是	是	是	突然停药引起戒断反应 可换成静脉注射 控制心率在60～70次/min，无低血压
	钙通道抑制剂	是	是	是	若低血压则停药
	硝酸盐类	是	是	是	
	ACEI类及ARB类	是	是	高血压则停止，心力衰竭则继续	若治疗高血压则停药大于12 h 若治疗心力衰竭则继续使用，需要考虑低血压的可能
	利尿剂	是	是	否	注意低血容量，控制血钾水平
	Ⅰ类抗心律失常药	是	否	否	停药24 h
	$α_2$类激动剂（可乐定）	是	是	是	
	胺碘酮、洋地黄、尼可地尔	是	是	是	
	他汀类	是	是	是	停药可能出现反跳
	贝特类	是	是	是	
	阿司匹林	大部分病例可不停药 少数案例术前停药3天			说法不一，考虑实际情况而定
	氯吡格雷	停药5天			阿司匹林可能造成药效延长 使用替卡格雷或普卡格雷时不宜进行有创操作 替卡格雷可能引起心搏骤停
	普拉格雷	停药7天			
	替卡格雷	停药5天			控制INR
	维生素K	停药5天			

（续表）

	药物	术前2天	术前1天	手术日	提示
神经-精神药物	三环类抑郁药	是	是	是	避免使用引起心跳加速的药物 可能产生胆碱能综合征
	选择性和非选择性单胺氧化酶抑制剂	是	是	需商议	5-羟色胺综合征和高血压危象 谨慎使用吗啡类药物和类交感类药物
	5-羟色胺类抑制剂	是	是	是	5-羟色胺综合征
	去甲肾上腺素和5-羟色胺抑制剂（米那普仑和文拉法辛）	是	是	是	术中高血压 5-羟色胺综合征
	利培酮	是	是	需商议	严重低血压 心搏骤停
	丙咪嗪	是	是	是	若有心血管疾病则停药 5-羟色胺综合征
	抗帕金森药，左旋多巴	是	是	是	若不能口服或出现低血压，则换成替代药物
	抗胆碱能药	是	是	是	
	锂	是	是	是	监测血锂，血钙含量以及肾功能和甲状腺功能
	抗癫痫药	是	是	是	
	抗胆碱酯酶	是	是	是	增加琥珀酰胆碱作用时间

五、术后镇痛及转归等建议

（一）手术后疼痛管理

除了非药物治疗，例如理疗、音乐、分散注意力等，目前临床仍以药物治疗手术后急性疼痛。提倡多模式镇痛，联合应用不同镇痛技术或作用机制不同的镇痛药，作用于疼痛传导通路的不同靶点，发挥镇痛的相加或协同作用，使药物剂量减少，不良反应减轻。具体镇痛药物、给药方式、镇痛方法详见相关章节。麻醉科门诊因依据手术及患者情况，建议术后镇痛的方式。

（二）术后转归

普通手术后的患者，大部分均进入PACU，进行麻醉后的复苏和早期恢复，采取相应治疗，改善患者情况。少数特殊患者，例如危重患者、重大手术及需要长时间镇静者，经麻醉医师和相关医师协商后，术后可能需要进入重症监护室进一步治疗。

六、术前谈话及签订知情同意书

麻醉医师应在麻醉科门诊内与患者进行充分交流，了解患者精神状态和对麻醉的要求，做好术前解释工作,消除患者的顾虑,增强患者对手术麻醉的信心。与患者及其亲属作麻醉前谈话,内容包括麻醉选择,可能发生的麻醉并发症以及术中所用药物、输血输液的不良反应等,取得理解和同意后由患者或其委托人签字,委托人(包括亲属)签字需有患者签署全权委托书。术前检查和会诊的标准和指南应由麻醉科制订(术前谈话与心理辅导详见相关章节)。

第四节　麻醉门诊配置

一、麻醉门诊人员配置

麻醉前评估门诊隶属于入院前检查中心。应配备联入医疗信息网络的计算机和打印机,可以了解患者的既往住院情况和历次化验检查结果以及放射学影像。根据不同医院的规模,参考其他医院的配置,建议麻醉前评估门诊人员应包括1位高年资麻醉医师(主任医师)、3位麻醉科住院医师和1位在麻醉科轮转的基层全科医师。此外由4名护士和1名秘书协助医师工作并负责接待和资料管理。

二、麻醉门诊设备配置

诊室和体格检查室:诊室内应配备联网且能调阅病史信息的电脑,以及记录评估记录的相关用具。体格检查室内应配备常用的器具,例如听诊器等。

麻醉门诊室应包括:① 患者和家属教育室。② 针对患者的宣传和教育视频或公告等。③ 特殊设备检查室,应配备有常见的设备,例如血压计、心电图检查、体温检查、血氧饱和度检查、血糖仪等。④ 集中的等待区域和休息区域。可参考《米勒麻醉学》列出的根据斯坦福大学医院和芝加哥大学APEC的设施,进行相应的完善(表31-17)。

表31-17　斯坦福大学医院和芝加哥大学术前麻醉评估门诊(APEC)的设施

斯坦福大学的APEC包括以下设施(芝加哥大学的信息显示在括号内)
1. 五个联合的诊室和检查室
2. 患者和家属教育室(术前教育)
3. 针对患者的媒体和视频中心
4. 放血治疗术和心电图检查室
5. APEC医学主管的定点办公室
6. 登记和接待室
7. 集中的休息室
8. 宽敞舒适的患者休闲室
9. 住院和收费服务处
10. 设施占地约204 m²
11. 会议室、共享图表和计算机支持中心(仅芝加哥大学有)
所有的地方均可使用轮椅

三、麻醉科门诊的必要性

医师是评估和处理外科手术时复杂医学情况的专家,是患者与麻醉和卫生系统或医院服务的初次接触,对决定患者满意度是重要因素之一。建立集中化的术前麻醉评估门诊将是麻醉科和医院的一项有益投资,能有效减少术前费用,提高临床服务效率,培养市场和增加市场份额,并且提高患者和外科医师对围术期和围操作期服务的满意度。建立这种门诊,除了要麻醉科的努力,更需要外科、行政、护理部等多部门的支持。在麻醉科门诊,能有效及时地对患者进行术前评估,并能进行术前教育和个体化医疗。此外,还能提供麻醉医学会诊,减少手术的延迟和取消率,从而减少开支,提高满意度。

我国的卫生保健正处于一个转化和革新的活跃状态。麻醉科的术前评估门诊代表着医院、医师与专业进展和患者预后改善的框架之间的成功纽带关系。麻醉医师的作用已超越了手术室的范畴,麻醉医师正在向围术期医师转型。麻醉科门诊正是这种转型的突出代表,麻醉学将成为更加生机勃勃的学科。

(朱紫瑜)

参 考 文 献

[1] Slinger P D, Johnston M R. Preoperative assessment for pulmonary resection. Anesthesiol Clin North America, 2001, 19(3): 411-433.

[2] 方圻.现代内科学.北京:人民军医出版社,1995,1295-1704.

[3] 杭燕南,俞卫锋,于布为,等.当代麻醉手册:3版.上海:世界图书出版公司,2016.

[4] 米勒.米勒麻醉学:8版.邓小明,曾因明,黄宇光,主译.北京:北京大学医学出版社,2016.

[5] 邓小明,姚尚龙,于布为,等.现代麻醉学:4版.北京:人民卫生出版社,2014.

[6] 巴特沃斯.摩根临床麻醉学:5版.王天龙,刘进,熊丽泽,主译.北京:北京大学医学出版社,2015.

[7] Smith T P, Kinasewitz G T, Tucker W Y, et al. Exercise capacity as a predictor of post-thoracotomy morbidity. Am Rev Respir Dis, 1984, 129(5): 730-734.

[8] Fihn S D, Blankenship J C, Alexander K P, et al. 2014 ACC/AHA/AATS/PCNA/SCAI/STS focused update of the guideline for the diagnosis and management of patients with stable ischemic heart disease: a report of the American College of Cardiology/American Heart Association Task Force on Practice Guidelines, and the American Association for Thoracic Surgery, Preventive Cardiovascular Nurses Association, Society for Cardiovascular Angiography and Interventions, and Society of Thoracic Surgeons. J Am Coll Cardiol, 2014, 64(18): 1929-1949.

[9] Davies J R. Pre-anaesthesia assessment clinics, Anaesthesia, 2000, 55(8): 812-813.

[10] 黄宇光,罗爱伦.围术期患者之家麻醉学科努力的方向.中华麻醉学杂志,2015,35(1):3-5.

[11] 刘进.中国麻醉学科近期发展之我见.中华麻醉学杂志,2015,35(1):13-15.

[12] 于布为.麻醉,决不仅仅是麻醉.上海医学,2015,38(4):269-271.

[13] Søreide E, Eriksson L I, Hirilekar G, et al. Preoperative fasting guidelines: an update. Acta Anaesthesiol Scand, 2005, 49(8): 1041-1047.

第32章
术前谈话与心理辅导

大多数面临手术和麻醉的患者都因顾虑手术安全及手术后疼痛表现出不同程度的焦虑和恐惧。为减轻患者身心负担、提高手术麻醉安全性，应在手术麻醉前了解患者的主要顾虑与具体要求，酌情进行解释和安慰，并对患者进行各方面术前指导。这是手术外科治疗学中的重要环节，也是麻醉医师临床工作的重要组成部分。

麻醉术前谈话与心理辅导的主要目的是在对患者进行各方面术前指导的前提下，最大限度减轻患者术前焦虑及紧张情绪。这既是医师为了达到手术最佳治疗效果的重要方法，又是尊重和保障患者知情同意权的必要措施，更是医患双方术前沟通必不可少的内容。随着医学模式的改变，医师面临的不仅仅是生物医学的疾病，而是现代生物医学的患者。为了达到围术期患者完善的麻醉管理，最大限度地降低麻醉并发症与医疗纠纷，提高麻醉术前谈话及心理辅导的有效性是至关重要的。

第一节 术前谈话及心理辅导的主要内容

一、阐明实施麻醉的重要性和目的

成功的麻醉是保障手术安全顺利进行的重要前提。麻醉不仅仅是解除患者疼痛、满足外科医师手术要求，更要对手术期间和麻醉恢复期间多种因素（手术、麻醉、原发疾病等）引起的重要生命功能的变化进行监测、诊断及治疗，预防及紧急处理麻醉和手术中可能出现的异常，避免各种并发症及严重后遗症，保证围术期患者的安全。因此，业界有一种形象的说法："只有小手术，没有小麻醉"。

二、告知患者麻醉方法的选择依据

麻醉的选择取决于患者情况、手术性质和要求、麻醉方法本身的优缺点、麻醉者的理论水平和技术经验，以及设备条件等多方面因素，同时还要考虑手术者对麻醉选择的意见。各种麻醉方法都有各自的优缺点，但理论上的优缺点还可因具体病情的不同以及操作熟练程度和经验差异，而出现效果上、程度上甚至性质上的很大差异。患者对各种麻醉方法的具体反应也可因术前准备和术中处理是否恰当而有所不同。例如蛛网膜下隙麻醉（subarachnoid anesthesia）用于早期休克患者，在血容量充足或不足的两种不同情况下,其麻醉反应则截然不同。因此,麻醉方法的具体选择必须结合患者情况、手术情况和麻醉者的自身条件和实际经验以及设备条件等因素进行全面分析,然后才能确定。

(一)患者情况与麻醉选择

患者的情况包括年龄、体重指数、拟施手术的疾病、并发症及其严重程度、全身情况、重要脏器功能、患者情绪及合作程度、患者意愿等。手术患者的病情是麻醉选择最重要的依据:① 凡体格健康、重要器官无明显疾病、外科疾病对全身尚未引起明显影响者,几乎所有麻醉方法都能适应。可选择既能符合手术要求,又能照顾患者意愿的麻醉方法;② 凡体格基本健康,但合并轻度的器官损害者,只要在术前将其全身情况和器官功能适当调整,麻醉选择也不存在大问题;③ 凡合并中度全身或器官损害的患者,除在麻醉前尽可能改善其全身情况外,麻醉方法的选择首先要强调安全,选用对全身影响最轻、麻醉最熟悉的麻醉方法。既要防止因麻醉方法选择不当或处理不妥造成病情加重,也要防止只满足手术要求而忽视加重患者负担的倾向;④ 病情严重达垂危程度,但又必须实施手术治疗时,除尽可能改善全身情况外,必须强调选用对全身情况影响最小的麻醉方法,如局麻(local anesthesia)、神经阻滞麻醉(nerve block anesthesia);如选用全身麻醉(general anesthesia),必须实施浅麻醉;如果采用椎管内麻醉(intraspinal anesthesia),应强调在充分扩容的基础上,小量使用局麻药,切忌阻滞范围过广;为安全考虑,手术方式尽可能简单,必要时考虑分期手术,以缩短手术时间。

小儿配合能力差,在麻醉方法选择上有其特殊性。基础麻醉不仅解决不合作问题,还可使小儿安静地接受局部浸润、神经阻滞麻醉或椎管内麻醉;如果复合全身麻醉,可做到诱导期平稳、全麻药用量少。又因小儿呼吸道内径小、分泌腺功能旺盛,为确保呼吸道通畅,对较大手术以选用气管内插管全麻最为妥当。

老年患者的麻醉选择不同于年轻人。相同年龄的年轻人,其全身情况、器官功能及对麻醉的耐受力比较相近;相反,相同年龄的老年人则差异较大,因此对老年人的麻醉处理需强调个体化原则。麻醉方法选择,不仅要考虑实际年龄,而且要根据其病史、体格检查、实验室检查和特殊检查等对其全身情况、脏器功能做出评估。全身情况良好、精神状态好的患者,耐受各种麻醉的能力并不比年轻人差,但麻醉用药量都应适当减少,只能用其最小有效剂量。相反,年龄虽然不是很高,但体力衰弱、精神状态较差者,麻醉耐受能力显著下降,以首选局麻或神经阻滞麻醉为宜,全麻宜作为最后选择。

肥胖患者如果在仰卧位即有明显通气不足的表现,则在可视喉镜或纤维支气管镜下气管插管全麻是较好的麻醉选择。

有凝血异常的血液病患者均不宜选择需要穿刺的麻醉方法,如局麻、神经阻滞麻醉、蛛网膜下隙麻醉、硬膜外麻醉(epidural anesthesia),而应选择全身麻醉。有些血液患者即使没有明显的凝血功能障碍,全身情况差或进行较大手术时,仍以选择全身麻醉为安全。

有的患者要求全麻,有的患者拒绝全麻。如果没有麻醉禁忌证又能满足手术要求,则应接受患者的意见,没有必要说服患者接受其不愿意接受的麻醉方法。如果患者有某些麻醉方法的禁忌证,则只能选择其他麻醉方法。

(二)手术要求与麻醉选择

麻醉的首要任务是在保证患者安全的前提下,满足镇痛、肌肉松弛和消除内脏牵拉反应等手术要求。有时手术操作还要求麻醉提供降低体温、控制性降压或升压、控制通气、肌肉极度松弛，以及术中施行唤醒试验等特殊要求。因此，麻醉的选择存在一定的复杂性。总的来说，对于手术简单或病情单纯的患者，麻醉的选择无困难，选用单一的麻醉药物和麻醉方法，就能取得较好的麻醉效果。但对于手术复杂或病情较重的患者，单一的麻醉方法往往难以满足手术的全部要求，否则将促使病情恶化。因此，有必要采用复合麻醉，即同时或先后利用一种以上麻醉药或麻醉方法，利用每种麻醉药（麻醉方法）的优点，相互取长补短，减少每种麻醉药的用量，取得符合手术要求的最佳麻醉效果，并对病情的影响可达到最轻程度。复合麻醉在操作管理上比较复杂，要求麻醉者有较全面的理论知识和操作管理经验，否则也未必能达到预期效果，有时反而会造成不良后果。

针对手术要求，在麻醉方式选择时应考虑以下几个方面问题。

1. 根据手术部位选择麻醉方式

颅脑手术选用局部麻醉或全身麻醉；上肢手术选用臂丛神经阻滞（brachial plexus block）；胸腔手术需要术侧肺萎陷或肺隔离，则宜插双腔支气管导管作单肺通气；腹部手术选用椎管内麻醉或复合肌松药的全身麻醉；下肢手术可选用椎管内麻醉；心脏手术选用低体温体外循环下全身麻醉。

2. 根据手术刺激、创伤大小及出血量选择麻醉方式

胸、腹腔手术，或手术区邻近神经或大血管时，手术创伤对机体的刺激性较大，容易发生血压、脉搏或呼吸波动。此时，无论采用何种麻醉方法，均宜辅加相应部位的神经或神经丛阻滞，如肺门神经丛、腹腔神经丛、肠系膜根部阻滞或肾周围脂肪囊封闭、神经血管周围封闭等。对复杂而创伤性很大或极易出血的手术，不宜选用容易引起血压下降的麻醉（如脊麻），全麻常较为合适。

3. 根据手术时间长短选择麻醉方式

较短时间内的手术，可选用简单的麻醉，如局麻、静脉麻醉（intravenous anesthesia）或单次椎管内麻醉等。时间较长的手术，可选用长效局麻药实施脊麻、神经阻滞麻醉或连续硬膜外麻醉和全麻。对于探查性质手术，手术时间和手术范围事先很难估计者，则应做长时间麻醉的打算。

4. 根据手术体位选择麻醉方式

体位可影响呼吸或循环生理功能，需要适当的麻醉方法予以弥补。如取俯卧位或侧卧位时，应选用气管插管全麻、局麻或硬膜外麻醉，不宜选用脊麻或硫喷妥钠麻醉。坐位手术时，应尽量选用局麻等对循环影响小的麻醉方法。如需用全麻，必须实行气管插管，并采取相应措施。

5. 考虑手术可能发生的意外选择麻醉方式

胸壁手术（如乳腺癌根治术）可能误伤胸膜而导致气胸，事先做好吸氧和气管插管的准备；食管手术有可能撕破对侧纵隔胸膜而导致双侧气胸，需要有呼吸管理的准备。呼吸道部分梗阻或有外来压迫的患者，以选用清醒气管插管最为合适。

6. 根据术者要求选择麻醉方式

术者由于手术上的特殊要求或手术习惯而提出某些要求，只要不违反原则而有可能做到，宜尽量予以满足。

（三）麻醉因素与麻醉选择

麻醉方面的考虑包括麻醉者的业务水平、经验或习惯，麻醉设备和药品方面的条件等。如果超越麻醉者的学识和技术水平或受到设备与药品方面的限制，则麻醉方法选择也受到限制。在有多种方

法可供选择时,经验和传统习惯往往起重要作用。

不能将麻醉选择绝对化,同一种手术可在不同麻醉方法下进行,同一种麻醉方法也可用于多种手术。有时还将全身麻醉与椎管内麻醉或其他部位麻醉联合应用,或将蛛网膜下隙麻醉与硬膜外麻醉联合应用。各种麻醉药和麻醉方法都有各自的特点、适应证和禁忌证,麻醉医师应根据多方面的因素来选择最合适的麻醉方法和药物,原则上尽量选用简单的麻醉,确有指征时才采用较为复杂的麻醉。在这方面没有硬性的规定可循,麻醉选择虽然很重要,但应该说更重要的是麻醉管理。在麻醉管理方面,应该强调,麻醉不良事件大小都与低血容量、低氧、低血压、通气不足、准备不足、观察不细、对危象处理不当、气道梗阻、用药过量或误吸等有关。

1. 全身麻醉

全身麻醉的首要目标是维持患者的健康和安全,提供遗忘、催眠(无意识)、无痛、呼吸和最佳手术状态(如无体动现象、肌肉松弛等)。麻醉医师选用自己最为熟悉的全身麻醉方法已为常理,但选用全身麻醉可发生某些不良反应,如血压骤降、心律失常、心肌缺血、心搏骤停、呼吸道梗阻、反流误吸、支气管痉挛等。

2. 局部麻醉

在某些临床情况下,局部麻醉的优点超过全身麻醉。老年患者髋关节置换术和前列腺电切术选用椎管内麻醉,可降低深静脉血栓的发生率;在腰麻下,充血性心力衰竭的程度减轻或较少发作。但长期以来人们都认为局部麻醉的操作耗时较长,技术不够熟练者尤其如此,且可能发生严重并发症。随着经验积累以及超声技术的广泛应用,局部麻醉的实施会更加精准并减少相关并发症的发生率。

临床工作中,大部分患者对区域麻醉的手术/操作有紧张、焦虑、和恐惧心理,手术/操作过程中易发生心率增快、血压升高、心律失常,甚至诱发心绞痛、心肌梗死、脑卒中或心搏骤停等严重并发症。少数患者不能耐受或配合完成区域麻醉操作或手术进行,从而使麻醉医师无法进行区域麻醉或手术医师无法进行手术。如今,在区域阻滞麻醉下加用适量镇静催眠剂(如咪达唑仑或右美托咪定),可以消除或减轻患者的焦虑和不适,从而增加患者对于区域麻醉操作和手术的耐受性及满意度,最大限度地降低其在围术期中发生损伤和意外的风险,为麻醉和手术/操作创造最佳的诊疗条件。

3. 术后镇痛

在充分评估病情的基础上拟订麻醉处理方案时,应考虑加用术后切口镇痛措施。近年来术后镇痛的优越性越来越肯定和重视,不论在全麻前施行标准的区域阻滞麻醉,或将区域阻滞麻醉作为全身麻醉的一项组成部分,或在区域阻滞麻醉基础上术后持续给予局麻药阻滞,使患者在术后一段时间仍处于基本无痛的状态,缩短术后康复时间,增加患者术后的安全性和满意度。

三、告知患者围术期麻醉相关风险并签署知情同意书

(一)区域麻醉

(1)神经阻滞可能会引起周围神经损伤、出血及血肿、局麻药毒性反应等,臂丛神经阻滞可能会发生气胸、膈神经麻痹、声音嘶哑、高位硬膜外腔阻滞或全脊麻、霍纳综合征等。

(2)蛛网膜下隙阻滞、硬膜外腔阻滞可能会引起低血压、术后头痛、腰痛、硬膜外血肿及肢体感觉或运动障碍等(表32-1,表32-2)。

表 32-1　硬膜外腔阻滞风险

麻醉风险	风 险 因 素	风 险 可 能 结 局
穿刺置管	硬脊膜穿破,局麻药注入蛛网膜下隙	头痛、全脊髓麻醉、心搏骤停、死亡
	导管误入血管	局麻药中毒反应
	穿破血管	硬膜外腔出血、血肿、截瘫
	导管误入椎旁或椎间孔穿出	无麻醉效果或麻醉不完全
	损伤脊神经	神经根性并发症
	损伤脊髓	截瘫
	感染	硬膜外脓肿
	穿刺损伤脊柱、韧带、椎骨、骨膜	腰背痛
	导管被穿刺针切断、导管质量较差及导管拔出困难	导管折断或打折
生理效应	交感阻滞、血管扩张、外周总阻力降低	低血压、尿潴留、心搏骤停、死亡
麻醉管理	阻滞平面过高、范围过广	低血压、恶心呕吐、呼吸抑制、心搏骤停
	监测疏误	低血压、缺氧
	硬膜外腔误注入药物	毒性反应、神经损害、心搏骤停

表 32-2　蛛网膜下隙阻滞风险

麻醉风险	风 险 因 素	风 险 可 能 结 局
穿刺置管	脊髓或脊神经根损伤	截瘫、短暂神经并发症、马尾综合征
	硬膜穿破后脑脊液外溢(正常操作)	头痛
	感染	脑膜炎
局麻药	局麻药毒性	短暂神经并发症、马尾综合征
生理效应	交感阻滞、血管扩张、外周总阻力降低	低血压、尿潴留、心搏骤停、死亡
麻醉管理	监测疏误	低血压、缺氧
	阻滞平面过高、范围过广	低血压、恶心呕吐、呼吸抑制、心搏骤停
	蛛网膜下隙误注入药物	毒性反应、心搏骤停、死亡

(二)全身麻醉

气管插管时可能会出现插管困难,可能会损伤牙齿,可能会发生恶心、呕吐、反流、误吸、喉痉挛、喉水肿、气道阻塞等,术后可能会出现喉咙痛。

(三)其他

(1)麻醉手术期间可能会发生低血压、高血压、心律失常,极少数患者可能会发生脑血管意外、心肌梗死、循环衰竭、心搏骤停等。

（2）动脉或静脉穿刺可能发生局部静脉炎和血肿，深静脉穿刺可能会引起穿刺部位出血，极少数患者可能发生心包压塞、血气胸、栓塞等。

（3）少数患者可能存在麻醉药过敏和高敏反应，严重的可致休克等麻醉意外。

（4）麻醉手术中可能会发生输血输液及药物不良反应。

（5）麻醉手术可能会加重或诱发患者原有病情。

四、术前指导

（一）精神状态准备

手术是一种创伤性治疗方法，麻醉对患者来讲更加陌生。因此，多数患者在手术前存在不同程度的思想顾虑或恐惧、紧张、焦虑等心理波动。过度的精神紧张、情绪激动或彻夜失眠，会导致中枢神经系统活动过度，扰乱机体内部平衡，可能造成某些并发症恶化，同时可能严重影响患者对麻醉和手术的耐受力，如高血压患者可因血压剧烈升高诱发心脑血管意外。为此，术前必须设法解除患者的思想顾虑和焦虑情绪，从关怀、安慰、解释和鼓励着手，酌情恰当阐明手术目的、麻醉方式、手术体位，以及麻醉或手术中可能出现的不适等情况，指导患者如何配合，用亲切的语言、良好的沟通技巧向患者做具体介绍，针对患者存在的顾虑和疑问进行耐心地交谈和说明，以减少其恐惧、解除焦虑，取得患者信任，争取充分合作。麻醉医师在接触患者时应注意自己的仪表、举止、态度、言谈必须得体，有时不慎的言辞可使患者更加紧张或焦虑，通过加强沟通技巧，让患者知情却不增加精神负担，避免造成不利影响。对于过度紧张而不能自控的患者，应给予药物治疗。

（二）营养状况改善

营养不良导致机体蛋白质和某些维生素缺乏，可明显降低患者对麻醉和手术的耐受力。蛋白质不足常伴有低血容量或贫血，对失血和休克的耐受能力降低。低蛋白血症常伴发组织水肿，降低组织抗感染能力，影响创伤愈合。维生素缺乏可致营养代谢异常，术中容易出现循环功能或凝血功能异常，术后抗感染能力低下，易出现肺部感染并发症。对营养不良患者，手术前如果有较充裕的时间且能口服者，应尽可能经口补充营养；如果时间不充裕，或患者不能或不愿经口饮食，应当采用肠外营养，贫血患者可适当输血，低蛋白、维生素缺乏者除输血外，可给予血浆、氨基酸、白蛋白、维生素等制剂进行纠正，使营养状况得以改善，增加机体抵抗力和对手术的耐受力，减少术后感染及其他并发症，促进伤口愈合，早日康复。

（三）体格准备

患者入院后停止吸烟，告知患者戒烟的重要性并要求患者术前加强呼吸功能锻炼，有关术后饮食、体位、大小便、切口疼痛或其他不适，以及可能需要较长时间输液、吸氧、胃肠减压、胸腔引流、导尿及各种引流等情况，术前可酌情将其临床意义向患者讲明，让患者有充分的思想准备，以取得配合。如果术前患者心理准备不充分、术后躯体不适。可在完善的术后镇痛前提下，从稳定情绪入手，提供有针对性的、有效的心理疏导。多数患者不习惯在床上大小便，术前需进行锻炼。术后深呼吸、咳嗽、咳痰的重要性必须向患者讲解清楚，使患者从主观上认识这一问题的重要性，克服恐惧心理，积极配合治疗，并训练正确执行的方法。疼痛是导致患者术后不敢用力呼吸和咳嗽的一个主要原因，因此镇痛治疗十分重要。

（四）胃肠道准备

患者在接受深度镇静或全身麻醉时，其保护性呛咳及吞咽反射会减弱或消失，食管括约肌的松弛使得胃内容物极易反流至口咽部，一旦误吸入呼吸道内，可引起呼吸道梗阻和吸入性肺炎，导致患者通气换气功能障碍，治疗困难，死亡率极高。如果接受局部麻醉的患者在围麻醉期发生意识障碍或需要使用静脉镇静镇痛药物时，其发生反流误吸的风险也非常高。有文献报道，成人麻醉相关反流误吸的发生率约为5/10 000，儿童麻醉相关反流误吸的发生率是成人的2倍，而新生儿及婴儿麻醉相关反流误吸的发生率则更高，是儿童的10倍。因此，麻醉前禁食问题应当引起麻醉医师、相关专科医师以及患者和家属的高度重视。然而，对于婴幼儿、儿童和个别成人，过长的禁食时间，可使患者口渴和饥饿等不适感加重，造成患者不必要的哭闹或烦躁，严重时还可出现低血糖和脱水。为保证患者围麻醉期的安全，提高麻醉质量和效率，降低长时间禁食后脱水及低血糖风险，增高患者围麻醉期的舒适度和满意度，避免延误或取消择期手术，并使围术期吸入性肺炎、呼吸及相关系统疾病并发症最小化，需制订合适的禁食时间并将有关禁食、禁饮的重要意义向患者本人或患儿家属交代清楚，以取得合作。

日常膳食中的主要成分为碳水化合物、脂肪和蛋白质，由于其消化吸收部位和化学结构的不同，它们在胃内被排空的时间也是不同的。因此需根据摄入食物种类的不同而制订不同的禁食时间（表32-3，表32-4）。

表32-3　手术麻醉前建议禁食时间

食 物 种 类	禁食时间（h）	食 物 种 类	禁食时间（h）
清饮料[a]	2	淀粉类固体食物[b]	6
母 乳	4	脂肪类固体食物[c]	8
牛奶和配方奶	6		

a：清饮料主要包括清水、糖水、碳酸饮料、清茶、黑咖啡（不加奶）及各种无渣果汁，但均不能含有酒精。除了对饮料种类有限制外对饮料摄入量也有要求，麻醉前2 h可饮用的清饮料量应≤5 ml/kg（或总量≤400 ml）。
b：淀粉类固体食物主要指面粉和谷类食物，如馒头、面包、面条、米饭等，其主要成分为碳水化合物，含有部分蛋白质，脂肪含量少。
c：脂肪类固体食物主要指肉类和油炸类食物，脂肪和蛋白质含量较高，排空时间较长。

表32-4　部分国家及地区医学机构推荐禁食时间

机构名称	清液体（h）	母乳（h）	配方奶（h）	易消化固体（h）	不易消化固体（h）
美国麻醉学会	2	4	6	6	8
美国麻醉医师协会	2	4	6	6	8
美国儿科学会	2	4	6	6	8
加拿大麻醉医师协会	2	4	6	6	8
欧洲麻醉学会	2	4	6	6	8

（续表）

机构名称	清液体(h)	母乳(h)	配方奶(h)	易消化固体(h)	不易消化固体(h)
皇家护理学院	2	4	6	6	8
斯堪的纳维亚指南	2	4	4	6	8
澳大利亚麻醉学会	2	4	6	8	
新西兰麻醉学会	2	4	6	8	

禁饮禁食注意事项：① 婴幼儿及新生儿因糖原储备少，禁食2h后可在病房内静脉输注含糖液体，以防止发生低血糖和脱水。急诊手术时也应补充液体。糖尿病患者手术时间应尽可能安排在第一台，如果不能，可在病房内静脉输注极化液；② 术前需口服用药的患者，允许术前1～2h将药片研碎后服下并饮入0.25～0.5ml/kg清水，但注意缓释剂严禁研碎服用；③ 急诊手术按饱胃患者麻醉处理；④ 有下列情况者有必要延长禁食时间：孕妇；严重创伤患者，进食时间至受伤时间不足6h；消化道梗阻患者；肥胖患者；困难气道患者；颅脑损伤、颅内高压、昏迷等中枢神经系统疾病患者；⑤ 发生误吸风险高的患者（如反流性食管炎的患者），麻醉前可适当给予H_2受体阻滞剂；⑥ 消化道手术或者其他手术对术前禁饮禁食有特殊或更高要求者，应按专科医师要求实施。

（五）膀胱准备

患者送入手术室前应嘱其排空膀胱，以防止术中尿床和术后尿潴留；对盆腔或疝气手术，排空膀胱有利于手术野显露和预防膀胱损伤。危重患者或复杂大手术，均需麻醉诱导后留置导尿管，以利观察尿量。

（六）口腔卫生准备

生理条件下，口腔内寄存着多种细菌，麻醉气管插管时，上呼吸道的细菌容易被带入下呼吸道，在术后抵抗力低下的情况下，可能引起肺部感染并发症。为此，患者入院后即应嘱患者早晚刷牙、饭后漱口；对患有松动龋齿或牙周炎症者，需经口腔科诊治。进入手术室应将活动义齿摘下，以防麻醉时脱落，甚或误吸入气管或嵌顿于食管。

（七）输血输液准备

对中等以上手术，术前应向患者及家属说明输血的目的及可能发生的输血不良反应、自体输血和异体输血的优缺点、可能经血液传播的疾病、征得患者及家属的同意并签订输血同意书。对于不能自体输血者，检查患者的血型，做好交叉配血试验，并为手术准备好足够的红细胞和其他血制品。凡有水、电解质或酸碱失衡者，术前均应常规输液，尽可能作补充和纠正，避免或减少术中心血管并发症的发生。

（八）治疗药物的检查及指导

患者在手术前，常有应用内科治疗药物的情况，术前需要全面检查，以决定是否继续用药或停止使用，相应还需要注意哪些事项。合并内科疾病的患者，常使用抗高血压药、抗心律失常药、强心药、抗凝药、内分泌药、抗癌药、精神类药物等。术前应了解其药名、用药时间和剂量，有无特殊反应；明确哪些药物与麻醉药之间可能存在相互不良作用。据此，决定术前是否继续使用或停止使用。

1. 抗高血压药

一般情况下，血管紧张素转换酶抑制剂（angiotensin-converting enzyme inhibitor，ACEI）和血管紧张素Ⅱ受体阻滞剂（angiotensin Ⅱ receptor blocker，ARB）术前需停药24 h，或手术当天不服用此类药物；利尿药目前主张术前停用24 h；对于长期服用利血平的患者最好术前停用7～10天并改用其他抗高血压类药物。除此之外，其他抗高血压药物应一直用到术日晨。

2. 利尿药

术前一般应停用利尿药。术前应用噻嗪类利尿药者，尽管已采用补钾或使用钾缓释制剂，仍不免发生低钾血症，围术期低钾血症可能导致肌肉松弛剂的增强作用，心律失常，麻痹性肠梗阻。

3. 洋地黄类药

洋地黄类药由于治疗窗小，逾量会引起心律失常如室性期前收缩、不同程度的房室传导阻滞、房性心动过速甚至室颤。术前应测定洋地黄类药物血药浓度以便结合临床实际情况调整药量。低钾血症会加重洋地黄致心律失常作用，因此要注意血钾水平，尤其急性低钾影响更大。目前一般主张术前一天或手术当天停止服用洋地黄类药物，术中及术后按具体情况经静脉用药。如服用洋地黄类药物目的是控制快速房颤的心室率，则手术当天仍旧服用。

4. 抗心绞痛药

正在使用抗心绞痛治疗药物包括硝酸酯类、钙通道阻滞药、β肾上腺素能受体阻滞药者，都应继续使用到手术前；如为口服用药者，应继续保持其常用剂量和时间间隔。

5. 抗心律失常药

根据抗心律失常药的应用指征，围术期抗心律失常药应一直延续使用至手术前。但有些抗心律失常药的不良反应与麻醉药之间存在一定的相关性。例如：① 奎尼丁用于地高辛血浆浓度已达稳态的患者，麻醉可致地高辛清除率降低，易引起洋地黄中毒；② 奎尼丁和普鲁卡因胺都引起QT间期延长综合征；③ 丙吡胺是心肌抑制药，在吸入挥发性麻醉药期间，可出现心肌抑制加重；④ 胺碘酮可引起甲状腺功能改变，对甲状腺毒症具有更大的敏感性，易诱发甲状腺功能亢进，同时易引起间质性肺炎；⑤ 利多卡因是常用抗心律失常药，可降低吸入麻醉药的MAC，因此也可用作静脉麻醉辅助药。

6. 支气管扩张药

术前应用支气管扩张剂者应持续用药至麻醉诱导前。如果患者已常规雾化吸入支气管扩张药，术前30～60 min应再予雾化吸入1次。

7. 口服降糖药和胰岛素

手术当日停用口服降糖药和非胰岛素注射剂。磺脲类和格列奈类药物可能引起低血糖，术前最好停用24 h；肾功能不全或使用静脉造影剂的患者术前停用二甲双胍24～48 h；停药期间使用常规胰岛素控制血糖。无须禁食水的短小局麻手术可保留口服降糖药。

入院前已使用胰岛素者，多为控制基础血糖的中长效胰岛素加控制餐后血糖的短效胰岛素的联合方案。手术应安排当日第一台，停用早餐前短效胰岛素，继续使用中效或长效基础胰岛素，具体剂量调整见表32-5。使用皮下埋置胰岛素泵的患者由专业人员进行调节，保留胰岛素基础用量。避免不必要的过长时间禁食,减少对常规血糖控制方案的干扰。

表32-5 术前皮下注射胰岛素剂量调整

胰岛素剂量	常规给药剂量	术 前1日	手 术 日
长效胰岛素	每日1次	不变	早晨常规剂量的50%～100%
中效胰岛素	每日2次	不变 如晚间用药,给予常规剂量的75%	早晨常规剂量的50%～75%
中/短效混合胰岛素	每日2次	不变	更换为中效胰岛素,予早晨中效成分剂量的50%～75%
短效或速效胰岛素	每日3次	不变	停用
胰岛素泵		不变	泵速调整为睡眠基础速率

以下情况考虑手术当日彻底停用胰岛素原用方案,监测血糖水平,需要时使用持续静脉输注胰岛素控制术前血糖:① 手术时间长、术后当日仍无法禁食的大手术;② 术前完全依赖皮下短效胰岛素治疗;③ 医院缺少管理皮下胰岛素泵的专业人员。术前以长时间禁食或行肠道准备的患者按手术日方案管理。

8. 糖皮质激素

正常成人每日分泌15～25 mg皮质醇,大手术时增至75～200 mg或更多。糖皮质激素(glucocorticoid, GC)合成不足即可导致肾上腺皮质功能不全(adrenal insufficiency, AI)。围术期一般不需给予替代治疗,但AI患者可能无法对麻醉和手术引起的应激反应做出适当反应,在围术期出现肾上腺皮质危象。对具有AI危象因素的患者,可给予经验性治疗。

外源性GC对下丘脑-垂体-肾上腺皮质(hypothalamic-pituitary-adrenal, HPA)轴的抑制程度与药物剂量、给药方式、疗程和患者的个体差异有关,通常分为三类(表32-6),Ⅱ类和Ⅲ类患者也常需GC替代治疗。

表32-6 GC对HPA轴抑制程度的分类

类别	对HPA轴抑制程度	给药方法及功能检测
Ⅰ类	无明显抑制	1. 服用任何剂量GC＜3周 2. 晨起服用泼尼松≤5 mg/d(或其他等效剂量的GC) 3. 隔日服用GC
Ⅱ类	存在明显抑制	1. 服用泼尼松＞20 mg/d(或其他等效剂量的GC)达3周以上 2. 临床出现Cushing综合征表现
Ⅲ类	抑制程度不确定(除Ⅰ、Ⅱ类之外)	1. 试验证实HPA轴功能正常 2. 证实存在HPA轴抑制

目前尚无固定的GC替代治疗方案。GC补充量根据外科手术类型和时间、围术期GC用药剂量和对HPA轴的抑制情况而定,推荐以下给药方案(表32-7)。

表 32-7　围术期 GC 替代治疗方案

手术类型	举　例	应用剂量（常规剂量+应激剂量）
小	腹股沟疝修补术 肠镜检查	仅在手术当天静脉给予 25 mg 氢化可的松或 5 mg 甲泼尼龙
中	开腹胆囊切除术 关节置换术	手术当天静脉给予 50～75 mg 氢化可的松或 10～15 mg 甲泼尼龙。1～2 天后快速阶段性撤药至常规剂量
大	体外循环手术 肝叶切除术	手术当天静脉给予 100～150 mg 氢化可的松或 20～25 mg 甲泼尼龙。1～2 天后快速阶段性撤药至常规剂量

　　特殊疾病的围术期 GC 治疗方案：① 肾上腺皮质腺瘤：术前、术中、术后全程的 GC 替代治疗。在术前 1～2 天即可开始补充 GC，如醋酸可的松 50 mg，1 次/6 h，肌内注射或全效剂量的氢化可的松。切除相关病灶时皮质醇分泌锐减，但手术应激状态时 GC 的需求量增加，故应在麻醉前或肿瘤摘除前静脉滴注氢化可的松 100 mg，以后 100 mg/6 h。② Cushing 病经垂体瘤手术：垂体瘤导致促肾上腺皮质激素（adrenocorticotropic hormone, ACTH）分泌过多，引起氢化可的松水平过高，称 Cushing 病。垂体手术后患者垂体功能恢复需要一定的时间。手术当天补充 200 mg 氢化可的松，以后每日分别减到 100 mg、75 mg 和 50 mg，之后小剂量 GC 口服维持，大部分患者手术后 1 年左右都需要 GC 的替代治疗。③ 急性肾上腺功能不全：静脉注射氢化可的松琥珀酸钠 100 mg 为首选治疗，也可使用甲泼尼龙 20 mg，不建议使用含乙醇制剂的氢化可的松，可能导致危险的血管扩张和降血压效应。地塞米松和倍他米松的盐皮质激素作用微弱，不宜作为肾上腺皮质功能不全的替代疗法。

　　9. 甲状腺激素

　　鉴于甲状腺素的半衰期较长，因此手术当天可以不再使用。抗甲状腺素药物如甲巯基咪唑、丙硫氧嘧啶则应继续用至手术当天早晨。

　　10. 抗癫痫药

　　抗癫痫药应继续使用至手术当天。许多抗癫痫药可降低肝脏微粒体酶系功能，因此，可引起围术期所用药物的药代动力学改变。今知，对闭合性脑外伤性癫痫患者，为降低癫痫发作应用苯妥英钠，其预防性效果只表现在用药的第一周内。因此，麻醉医师对围术期虽已预防性应用苯妥英钠的患者，仍应警惕其癫痫发作。

　　11. 抗精神病和抗抑郁药

　　这类药物一般都应使用至手术前，但有些特殊情况需慎重考虑：① 单胺氧化酶抑制剂（monoamine oxidase inhibitor, MAOI）应用 MAOI 者，一般需在术前 2 周停止使用，否则围术期可出现许多不良反应，包括心律失常和死亡。给这类患者使用麻醉药，其主要危险在停药后可能出现严重精神病并发症；② 用于治疗狂躁病的碳酸锂，可增强肌松药的作用，同时麻醉药用量也减少；③ 三环类抗抑郁药（tricyclic antidepressant, TCA）可阻滞去甲肾上腺素的再摄取，并耗空神经末梢这类神经递质。

　　12. 非甾体抗炎药（nonsteroidal anti-inflammatory drugs, NSAIDs）

　　非甾体抗炎药可影响血小板功能而导致凝血机制异常。水杨酸钠（阿司匹林）引起血小板环氧合酶不可逆性乙酰化，其结果是使血小板寿命期（7～10 天）内的聚集功能减退。其他 NSAIDs 也同样抑制血小板酶，但均属可逆性，单次用药一般最多仅抑制 2 天。

13. 抗凝药

使用抗凝药时,可导致患者不同程度凝血功能异常。出现血肿是该类患者拟行区域麻醉的主要风险,风险的大小和阻滞部位、身体状况等也密切相关。出现血肿,尤其是椎管内血肿会导致严重的不良后果。为了减少这种风险,需重点考虑两个时间点:阻滞前抗凝药需停药时间以及阻滞后抗凝药再次用药时间(表32-8)。由于拔出硬膜外导管导致出血的风险不亚于穿刺的风险,所以拔管前需停药时间及拔管后再次用药时间可分别参考阻滞前需停药时间及阻滞后用药时间,必要时结合凝血功能的检查做出选择。

表32-8　常用抗凝药区域麻醉前停用及再次用药时间

	药　　物	阻滞前/拔管前需停药时间	椎管内留置导管期间用药	阻滞后/拔管后恢复用药时间
抗凝血酶药	普通肝素预防/治疗	4 h且APTT正常	谨慎	4 h
	LMWH皮下　预防	12 h	谨慎	4 h
	LMWH静脉　治疗	24 h	不推荐	4 h
	华法林　口服	4～5天且INR≤1.4	不推荐	立即恢复
	磺达肝癸钠　预防	36～42 h	不推荐	6～12 h
	磺达肝癸钠　治疗	避免	不推荐	12 h
	利伐沙班　口服　预防（CrCl>30 ml/min）	18 h（谨慎置管）	不推荐	6 h
	利伐沙班　口服　治疗（CrCl>30 ml/min）	48 h（谨慎置管）	不推荐	6 h
	阿哌沙班　口服　预防	10 h且APTT正常	不推荐	6 h
	比伐卢定	4 h且APTT正常	不推荐	6 h
	阿加曲班	48 h（避免置管）	不推荐	6 h
	达比加群　口服　预防/治疗（CrCl>80 ml/min）（CrCl 50～80 ml/min）（CrCl 30～50 ml/min）	72 h（避免置管）96 h（避免置管）	不推荐	6 h
抗血小板药物	阿司匹林（无联合用药）	无须停药	无禁忌	无禁忌
	氯吡格雷（波立维）	7天	不推荐	6 h
	普拉格雷	7天	不推荐	6 h
	替卡格雷	5天	不推荐	6 h
	噻氯匹定（抵克力得）	14天	不推荐	6 h
	替罗非班	8 h且PLT功能正常	不推荐	6 h
	依替巴肽	8 h且PLT功能正常	不推荐	6 h
	阿昔单抗	48 h且PLT聚集正常	不推荐	6 h
	双嘧达莫	无须停药	无禁忌	
纤溶药物	阿替普酶,阿尼普瑞替普酶,链激酶	10天	不推荐	10 h
中草药	大蒜、银杏、人参	无须停药	无禁忌	无禁忌

（1）阿司匹林　大量研究表明单独服用阿司匹林不增加施行椎管内麻醉的风险。尽管如此，对未停用阿司匹林的患者行椎管内麻醉时，应该尽可能减少穿刺次数和损伤，术中严格控制血压，术后密切监测周围神经功能。谨慎起见，择期手术患者在术前可考虑停用阿司匹林7天。另外，一些急性冠脉综合征（acute coronary syndrome, ACS）与经皮冠脉介入治疗（percutaneous coronary intervention, PCI）后的患者需用双联抗血小板治疗（阿司匹林加氯吡格雷；金属裸支架4周，药物洗脱支架6～12个月）。当阿司匹林与其他NSAIDs、氯吡格雷、华法林、低分子肝素（low molecular weight heparin, LMWH）、肝素合用时，出血风险增加。接受双联抗血小板治疗的患者方案调整取决于外科手术的紧急程度和患者发生血栓和出血的风险，需要多学科（心脏专科医师、麻醉医师、血液科和外科医师）会诊选择优化治疗策略。如未停药，则应避免椎管内麻醉。

（2）普通肝素　无论是在皮下预防还是静脉治疗时，都应在行椎管内麻醉前停用4 h并监测部分凝血活酶时间（activated partial thromboplastin time, APTT）是否正常。在血管及心脏手术中，腰麻或硬膜外置管后短时间内静脉应用普通肝素较为常见。此时应当遵循指南建议时间，置管后4 h可恢复肝素治疗，停药4 h后可撤管。期间严密监测是否有进展为椎管内血肿的指征，保持高度警惕。如肝素使用超过4天，则椎管内阻滞和撤管前还需检查血小板计数。

（3）低分子肝素（LMWH）　行区域麻醉前，预防剂量的LMWH需停药至少12 h，治疗剂量的LMWH需停药至少24 h。麻醉后的12 h内不继续LMWH治疗。但如果阻滞或置管较困难，出血偏多的话，需延迟到24 h。建议施予神经阻滞后的头24 h内只给予单次预防剂量的LMWH。撤管前需停药12 h。

（4）华法林　口服华法林治疗的患者，一般需要在阻滞前4～5天停用，使国际标准化比值（international normalization ratio, INR）降低至1.4以下。若INR＞1.4但患者需要及早手术，可予患者口服小剂量（1～2 mg）维生素K，使INR尽快恢复正常。择期手术可应用维生素K拮抗华法林作用，对于INR明显延长的患者，若需急诊手术，首选凝血酶原复合物，其次为新鲜冰冻血浆，小剂量维生素K难以纠正INR。对于植入机械心脏瓣膜或存在房颤等血栓高危因素的患者，围术期的抗凝治疗尚存在争议，一般认为应停用华法林并使用LMWH或普通肝素进行过渡性抗凝治疗，再按照LMWH和肝素术前停药的方法进行，同时监测INR和APTT。如果有必要在术后镇痛留置导管期间使用预防性剂量的华法林，则需每日监测INR及神经症状。INR≤1.4时可移除置管，INR在1.5～3.0时撤管需谨慎，INR＞3时暂缓撤管并将华法林减量。

（5）腺苷二磷酸（adenosine diphosphate, ADP）受体抑制剂　如氯吡格雷（波立维）行区域阻滞前应停用至少7天，噻氯匹定（抵克力得）需停药14天，普拉格雷需停药7～9天。

（6）血小板糖蛋白（platelet glycoprotein, GP）Ⅱb/Ⅲa抑制剂　行区域麻醉前应停药，使血小板功能恢复（替罗非班和依替巴肽为8 h，阿昔单抗为24～48 h）。

（7）溶栓/纤溶药物　出血的风险极高，应避免椎管内麻醉。根据阻滞部位谨慎应用外周神经阻滞。

14. 抗肿瘤药

对恶性肿瘤患者麻醉医师需要询问其有关抗肿瘤的使用情况，已用什么治疗药、已使用多久等。此外，还需要了解骨髓功能状况。

15. 抗青光眼药

应用抗青光眼药的患者，围术期应常规继续使用。

16. 抗生素

抗生素特别是氨基糖苷类可增加神经肌肉接头阻滞作用,这样对术毕逆转神经肌肉接头阻滞作用可能发生困难,或出现呼吸性酸中毒(表32-9)。

表32-9 抗生素增强肌松药、新斯的明和钙剂的作用

抗 生 素	筒 箭 毒	琥珀酰胆碱	新 斯 的 明	钙 剂
新霉素	是	是	常发生	常发生
链霉素	是	是	常发生	常发生
庆大霉素	是	不明	有时	常发生
卡那霉素	是	是	有时	有时
巴龙霉素	是	不明	是	是
紫霉素	是	不明	是	是
多黏菌素 A	是	不明	不	不
多黏菌素 B	是	是	不*	不
多黏菌素 E	是	是	不	有时
四环素	是	是	部分	部分
林可霉素	是	不明	部分	部分
克林霉素	是	不明	部分	部分

*在此种抗生素的作用下,新斯的明反而增强肌松药的阻滞作用。

第二节 术前谈话及心理辅导的技巧

麻醉术前谈话是医疗行为中必不可少的环节。这是一门艺术,不仅是医师单方面的讲解,而且是涉及医师和患者的双方沟通与理解。

一、谈话语气要亲切平和、态度要诚恳耐心

麻醉术前谈话首先要克服患者的紧张情绪,取得信任。信任是社会的润滑剂,使人们愿意彼此帮忙及相互理解、宽容和支持。因此谈话双方要建立在相互平等的基础上,医方要耐心地讲解此次手术麻醉的相关知识,诚恳地解答患者方提出的各种问题,语气要舒缓平和,安抚患者和家属的恐慌情绪。切不可盛气凌人,以专家自居;不能想当然地认为患者或家属知识水平有限,理解能力差,沟通并没有什么实际意义。麻醉医师要把患者当作亲人,谈话语气舒缓平和亲切,用心交流,关怀备至。麻醉医师和患者或家属的距离进一步拉近,医患双方建立了信任,容易达到情感共鸣,这时患者及其家属的安全和信心感倍增,医师和医院的良好形象被认同,即使麻醉一旦出现风险,也可为医患双方谈判

奠定良好基础。

二、谈话的语言表达要简洁、通俗易懂

麻醉的专业性虽然很强，但并不能作为不能与患者有效沟通的理由。一般情况下，大多数患者对麻醉专业知识严重缺乏，因此麻醉医师应避免过度使用专业术语，要把专业的语言转换成患者的语言，用大众化的语言对专业术语进行定义和描述。对麻醉方案及麻醉过程中可能出现的意外和并发症，可以通过打比方、举例子的方法，使用通俗易懂的语言认真详细地向患者和家属介绍清楚，让患方对医方放心。

三、谈话内容要完整、全面

"知情、同意、自主、不伤害、最优化"是国际社会认可的医学道德的基本原则。麻醉术前谈话要本着维护患者知情权，尊重患者意愿，对手术麻醉方案双方达成一致意见的原则，因此麻醉医师与患者及家属谈话时要详细说明，全面阐述，不能遗漏任何一方面。谈话的内容也应有顺序：首先谈麻醉的必要性及方法选择；其次谈麻醉的安全性；第三再谈手术麻醉的风险性及术后并发症等。在与患者沟通时，应本着实事求是的原则，对麻醉风险既不扩大也不缩小。要让患者了解麻醉是有风险的，即"手术有大小，麻醉无大小"。麻醉是在安全、无痛的前提下，保证手术顺利进行的一门科学。麻醉离开安全就等于零，然而由于个体差异及合并疾病的不同，每个人对麻醉的耐受和反应都不一样，麻醉过程中可能出现意外和并发症，因而麻醉医学的高风险不言而喻，这就要求麻醉要个体化管理。要告诉家属一旦发生意外和并发症，有哪些抢救与治疗措施，成功率有多少。最后要介绍本次手术实施麻醉的团队所具备的素质和技术，让患者提高信心，增加安全感。

四、谈话分寸要把握适度

这里主要指的是医师在对患者及其家属进行麻醉风险告知时需注意把握分寸。术前谈话是医师的权利，更是一种责任。作为麻醉医师，麻醉前谈话要适时、适情、适势、适机，在如实告知麻醉风险的前提下，必须掌握好度，把该说的事情必须说清楚，但又不能对患者造成过重的心理压力。谈话应因人而异，区别对待患者和家属，对恐慌型患者要重点强调麻醉的必要性和安全性；对无所畏惧型的要详细说明麻醉可能存在的风险，让患者有足够的心理准备。另外，还应根据不同的病情和麻醉方式，重点告知最有可能出现的意外和并发症。ASA Ⅰ～Ⅱ级患者，一般情况不涉及病情医疗性保密的直接与患者和家属进行交谈。ASA Ⅲ级以上或恶性肿瘤手术，特别是有严重并发症和高风险手术麻醉的病例，要与患者和家属分别谈2次。患者在场以心理支持和安抚为主，单独与家属群体以手术麻醉风险评估、防治、可能后果等为主；必要时与手术医师一起交代。

五、谈话记录要规范、科学

在临床上大部分医疗单位麻醉术前谈话记录单是固定模板，部分麻醉医师不经过思考，把麻醉术

前谈话记录单上内容统统谈一次,患者及家属对麻醉谈话记录单上所列各种麻醉并发症产生疑虑,常提出这样的问题:"麻醉风险这么大?""医师是干什么的?""医师是不是有什么暗示?""医师是不是推卸责任?"等,导致患方对麻醉医师失去信任感、安全感。因此,我们有必要针对不同麻醉方法设置出不同的麻醉术前谈话记录单模板,尽量使之规范、细化,同时,要针对患者具体身体状况及合并疾病给予针对性的谈话,让患者及其家属在谈话中体会到医师对病情是了解的,对患者是负责的,麻醉计划是周密的,从而积极配合麻醉医师的工作。

总之,麻醉医师良好的术前谈话及心理辅导技能需要长期实践。麻醉医师不同的成长经历、教育背景、家庭环境、个人情绪等因素可能会影响术前访谈效果,因此有必要规范麻醉术前谈话内容,体现麻醉医师医术、医德和责任心,最大可能满足患者的心理要求。力争使医患双方融为一体,患方对医方有认同感,最大限度地降低术前焦虑与悲伤,增强战胜疾病的信心与勇气,减少不必要的心理、生理应激。良好的术前谈话及心理辅导能够为手术麻醉创造最佳条件,减少医疗纠纷,构建和谐医患关系。

(史惠静　何星颖)

参 考 文 献

[1] 邓小明,姚尚龙,于布为,等.现代麻醉学:4版.北京:人民卫生出版社,2014.

[2] 郭曲练,姚尚龙.临床麻醉学:3版.北京:人民卫生出版社,2011.

[3] Baker, Matthew L. Ultrasound-Guided Regional Anesthesia and Pain Medicine (Second Edition). Anesthesia & Analgesia. 2016, 122(4): 1220.

[4] Taenzer A H, Walker B J, Bosenberg A T. Asleep versus awake: does it matter? : Pediatric regional block complications by patient state: a report from the Pediatric Regional Anesthesia Network. Reg Anesth Pain Med. 2014, 39(4): 279-283.

[5] Dharmalingam T K, Ahmad Zainuddin N A. Survey on maternal satisfaction in receiving spinal anaesthesia for caesarean section. Malays J Med Sci. 2013, 20(3): 51-54.

[6] 谭冠先,郭曲练,黄文起.椎管内麻醉学.北京:人民卫生出版社,2011.

[7] Borland L M, Sereika S M, Woelfel S K, et al. Pulmonary aspiration in pediatric patients during general anesthesia: incidence and outcome. J Clin Anesth. 1998, 10(2): 95-102.

[8] 中华医学会麻醉学分会.2017版中国麻醉学指南与专家共识.北京:人民卫生出版社,2017.

[9] Jodłowski T, Dobosz M. Preoperative fasting-is it really necessary? Pol Przegl Chir. 2014, 86(2): 100-105.

[10] American Society of Anesthesiologists Committee. Practice guidelines for preoperative fasting and the use of pharmacologic agents to reduce the risk of pulmonary aspiration: application to healthy patients undergoing elective procedures: an updated report by the American Society of Anesthesiologists Committee on Standards and Practice Parameters. Anesthesiology. 2011, 114(3): 495-511.

[11] Maltby J R. Preoperative fasting guidelines. Can J Surg. 2006, 49(2): 138-139.

[12] Woods D M, Macpherson R. Australian and New Zealand guidelines for preoperative fasting. Anaesth Intensive Care. 2007, 35(4): 622-623.

[13] Roshanov P S, Rochwerg B, Patel A, et al. Withholding versus Continuing Angiotensin-converting Enzyme Inhibitors or Angiotensin II Receptor Blockers before noncardiac Surgery: An Analysis of the Vascular events In noncardiac Surgery patients cohort evaluation Prospective Cohort. Anesthesiology. 2017, 126(1): 16-27.

[14] O'Shaughnessy M A, Adams J E. Perioperative Management of Hypertension in Hand Surgery Patients. J Hand Surg Am, 2015, 40(8): 1684-1687.

[15] Ménard G E, Grant P J, Cohn S L, et al. Update in Perioperative Medicine 2012. Hosp Pract (1995). 2013, 41(2): 85-92.

［16］ Jabre P, Jouven X, Adnet F, et al. Atrial Fibrillation and Death after Myocardial Infarction: A Community Study. Circulation. 2011, 123(19): 2094−2100.

［17］ 中华医学会麻醉学分会.2014版中国麻醉学指南与专家共识.北京：人民卫生出版社,2014.

［18］ Levine G N, Bates E R, Bittl J A, et al. 2016 ACC/AHA Guideline Focused Update on Duration of Dual Antiplatelet Therapy in Patients With Coronary Artery Disease: A Report of the American College of Cardiology/American Heart Association Task Force on Clinical Practice Guidelines. Circulation. 2016, 134(10): e123−155.

［19］ Narouze S, Benzon H T, Provenzano D A. Interventional Spine and Pain Procedures in Patients on Antiplatelet and Anticoagulant Medications: Guidelines From the American Society of Regional Anesthesia and Pain Medicine, the European Society of Regional Anaesthesia and Pain Therapy, the American Academy of Pain Medicine, the International Neuromodulation Society, the North American Neuromodulation Society, and the World Institute of Pain. Reg Anesth Pain Med. 2015, 40(3): 182−212.

［20］ Working Party: Association of Anaesthetists of Great Britain & Ireland; Obstetric Anaesthetists' Association; Regional Anaesthesia UK. Regional anesthesia and patients with abnormalities of coagulation. Anesthesia, 2013, 68(9): 966−972.

［21］ 任应斌,高俊伟.麻醉术前谈话的艺术性.中国继续医学教育,2015(29)：70−72.

第33章
术后恶心呕吐的风险评估和防治

术后恶心呕吐（postoperative nausea and vomiting, PONV）主要发生在手术后24～48 h，少数患者可持续达3～5天，是麻醉后极为常见的并发症。虽然近年来采取了各种防治策略，但术后24 h内发生率仍高达25%～30%，位列术后疼痛之后成为第二大并发症。尽管多数患者症状并不严重，但可导致患者满意度下降，延长在PACU的停留时间，影响术后口服药物或经口进食，少数严重情况下可引起胃内容物误吸、切口裂开、食管破裂、皮下气肿、水电解质和酸碱平衡紊乱、气胸等并发症，延长术后康复，增加治疗费用，并成为延长日间手术住院时间的第二大因素。因此，评估PONV发生风险及采取措施积极预防和有效治疗是非常必要的。

第一节　PONV的概念及发生机制

一、PONV的概念

PONV通常用于描述麻醉后恢复室中及术后数天内的恶心、呕吐或干呕。恶心是一种即将呕吐的不适感觉，可单独出现或伴随呕吐（胃内容物强有力地排出）。另外，还有一种情况是干呕，情况与呕吐类似，区别在于无胃内容物呕出。PONV主要发生在术后24～48 h，严重程度和持续时间个体差异很大。儿童中通常评估和讨论术后呕吐（postoperative vomiting, POV），因为很难评估幼儿的恶心症状。

二、PONV的发生机制

有多种途径可通过作用于中枢或外周受体和神经通路引起恶心呕吐，但具体机制目前仍未完全阐明。缺乏替代人类的研究动物，是恶心呕吐神经生物学研究中的一个突出问题。

多数学者认为恶心是由高级中枢对外界刺激做出的反应，扰乱胃的正常收缩-舒张模式引起的。相关改变包括胃肠活动增加、胃肠平滑肌松弛、十二指肠逆蠕动、胃酸分泌减少、出汗、心动过速、面色苍白等。

呕吐反射的神经中枢主要是位于延髓的呕吐中枢（vomiting center, VC），一般认为呕吐的出现与以下五个传入神经通路有关。

（1）化学感受器触发区（the chemoreceptor trigger zone, CTZ） 位于第四脑室底面血脑屏障外，血液中多种神经介质可触发这一区域，如5-羟色胺、多巴胺、组胺、乙酰胆碱、P物质和肾上腺素等，CTZ通过神经投射到呕吐中枢，经传出神经通路启动呕吐反射。

（2）胃肠道系统的迷走-黏膜途径（脑神经Ⅹ） 胃部创伤、血液或毒素引起的直接胃刺激，可诱发肠嗜铬细胞释放P物质和5-羟色胺，从而激活迷走和内脏神经5-HT₃受体，直接将信号传入呕吐中枢神经核或通过CTZ启动呕吐反射。

（3）来自前庭系统的神经元通路（脑神经Ⅷ） 前庭神经接受听觉迷路的信号传入，主要神经递质为组胺和乙酰胆碱。

（4）大脑皮质的C2和C3区的反射性传入通路。

（5）中脑传入通路。

呕吐中枢和CTZ介导的代谢相关因素包括尿毒症、糖尿病（低血糖或高血糖）、电解质紊乱（钠、钾）、激素失调（雌激素、黄体酮）以及妊娠，感觉刺激因素包括咽后壁刺激以及气道牵拉、炎症或损伤等。

药物因素主要包括麻醉药物和阿片类镇痛药，导致PONV的分子和神经机制比较复杂，目前也不完全清楚。阿片类药物和吸入性麻醉剂都可能通过刺激延髓中第四脑室底的最后区来引起恶心呕吐，最后区随后通过多巴胺和5-羟色胺与中枢模式发生器进行信息交换，从而触发呕吐反射。

第二节　PONV的相关危险因素和风险评估

一、PONV的危险因素和独立预测指标

识别危险因素对于临床医学的诊断、预防和治疗是非常关键的。而对于一个危险因素，能区分因果关系抑或是相关关系对于建立风险评估工具至关重要。例如，研究统计发现妇科手术PONV发生率高达45%，但其中性别也发挥了重要作用，因为女性是PONV的独立预测因素，而妇科短小手术PONV的发生率（约7%）明显低于女性患者行长时间非妇科手术的PONV发生率（约50%），因此手术类型对于预测PONV的发生过于宽泛。关于PONV的风险因素也许从作用原理上考虑更有价值，即触发恶心呕吐的物质（吸入性全麻药、阿片类镇痛药、氧化亚氮等）应用于敏感人群（女性、非吸烟者、既往有PONV或晕动病史者），发生PONV风险增加。

（一）PONV危险因素（表33-1）

表33-1　PONV相关危险因素

危险因素	明确的危险因素	存在争议的危险因素	已否定的因素
患者因素	女性 非吸烟者 PONV史 晕动病史 脱水	术前焦虑 种族 年轻 偏头痛	月经周期 肥胖

（续表）

危险因素	明确的危险因素	存在争议的危险因素	已否定的因素
患者因素	胃扩张 青少年		
手术因素	手术时间	手术类型： 　妇科手术 　耳鼻喉科手术 　斜视手术 　腹腔内手术 　神经外科手术	
麻醉因素	全身麻醉 吸入性全麻药 围术期阿片类药物 氧化亚氮 液体输注不足	麻醉时间 长效阿片类药物 新斯的明（≥2.5 mg）	$FiO_2 \geqslant 50\%$

（二）PONV独立预测指标

1. 女性

多项前瞻性研究使用logistic回归分析发现，在成年人群体中，女性是预测术后恶心、呕吐、使用补救措施治疗和总体PONV发生率最强预测因素，并独立于麻醉技术。女性对恶心呕吐高敏的原因还不清楚，目前发现与月经无明显关系，将持续至绝经期。

2. 非吸烟者

研究者发现，非吸烟者较吸烟者发生PONV的风险高1.8倍。吸烟降低PONV发生率的机制尚不明确，有研究者推断尼古丁可刺激脑内多巴胺释放，并且围术期戒烟可能引起术后脑内多巴胺水平下降，降低CTZ中多巴胺环路的神经刺激，进而降低术后恶心呕吐的发生。

3. 既往PONV史、晕动病史或偏头痛

既往PONV史、晕动病史或偏头痛的患者发生PONV的风险因人而异。一些研究者指出既往PONV史是预测此次发生的强预测因素，但是在多数研究中发现性别较PONV史的预测性更强。

4. 术中及术后使用阿片类镇痛药

目前尚未有大型研究证明成年人中阿片类药物剂量和种类对PONV有影响，儿童扁桃体切除术中使用吗啡与POV发生率增加有关。有研究人员设想超短半衰期的瑞芬太尼较其他阿片类药物可能减少PONV发生，但试验中并未发现有显著性差异。无阿片策略能降低PONV发生率，NSAIDs药物的使用可使阿片类药物减少20%～40%，同样区域麻醉技术也可通过减少阿片类药物的使用降低PONV发生率。总的来说，术中及术后使用阿片类药物，药物剂量对PONV的影响较药物种类更为重要。

5. 丙泊酚和吸入性麻醉药

关于丙泊酚抗恶心呕吐的作用尚有争议。有研究者发现，通过将丙泊酚注入患者自控镇痛泵中行"患者自控抗恶心呕吐"，可以使PONV发生率下降50%，且不发生明显的镇静效应。而另一项研究在健康志愿者中对比了丙泊酚、咪达唑仑及安慰剂在非镇静剂量下的抗恶心呕吐作用，并没有发现非镇静剂量的丙泊酚或咪达唑仑具有保护作用；但在镇静剂量下，二者能提高恶心的阈值。

关于吸入性麻醉药和丙泊酚对恶心呕吐的不同影响,有研究者指出,其多发生在术后 2 ~ 6 h,而且相比于不同种类的吸入性麻醉药如异氟烷、恩氟烷或七氟烷,吸入性全麻药的剂量对早期恶心呕吐的发生更为重要。

6. 氧化亚氮

虽然很多研究指出氧化亚氮能增加 PONV 发生率,但作用强度不如吸入性麻醉药。而且,氧化亚氮和吸入性麻醉药对 PONV 的作用是相加的。

二、PONV 的风险评估

许多通常认为能增加 PONV 发生风险的因素,事实上并不是独立的危险因素,包括肥胖、焦虑以及神经肌肉阻滞剂的拮抗。然而,没有一种单一的危险因素具有足够的敏感性或特异性可用来预测 PONV 的发生风险,因此研究者建立了多个基于患者、麻醉及手术危险因素的预测模型或评分系统来对 PONV 风险进行分层,这些评分可用于确定预防性干预的适当程度。

(一)成人 PONV 的风险评分

针对成人,Apfel 设计了简易风险评估方法,在四种主要危险因素(女性、晕动病或 PONV 史、非吸烟者、术后阿片类药物使用)中,存在 0、1、2、3、4 个因素时发生 PONV 的可能性分别为 10%、21%、39%、61% 和 79%。

(二)儿童 POV 的风险评分

用于儿童 POV 的评分系统,称为 Eberhart 分类系统,包括以下四项危险因素:手术时长 ≥ 30 min,年龄 ≥ 3 岁,斜视手术,POV 病史或直系亲属有 PONV 史。存在 0、1、2、3、4 项因素发生 PONV 的可能性分别为 9%、10%、30%、55% 和 70%。

值得注意的是任何一个风险模型都无法准确预测单个个体发生 PONV 的概率,而只能帮助医师估计各种患者人群中发生 PONV 的风险。

第三节 抗恶心呕吐药

防治恶心呕吐主要以药物为主,按照作用部位,抗恶心呕吐药可分为:① 作用于皮质:苯二氮䓬类;② 作用于 CTZ:吩噻嗪类、丁酰苯类、5-HT$_3$ 受体拮抗药、NK$_1$ 受体拮抗药、苯甲酰胺类、大麻类;③ 作用于恶心呕吐中枢:抗组胺药、抗胆碱药;④ 作用于内脏传入神经:5-HT$_3$ 受体拮抗药、苯甲酰胺类;⑤ 其他:皮质激素类。

一、抗恶心呕吐药物的一般原则

包括:① 常用止吐药可将 PONV 风险降低约 25%;② 止吐药的绝对益处取决于基线风险程度,

较高风险患者比低风险患者获益更多。例如,对于基线风险为80%的患者,昂丹司琼可能将PONV风险降至60%。相比之下,对于基线风险为10%的患者,昂丹司琼只能将风险降至7.5%;③ 作用于不同受体药物的作用是相加作用,而不是协同作用;④ 丙泊酚全凭静脉麻醉(total intravenous anesthesia, TIVA)的止吐益处与吸入性麻醉联合一种止吐药物的益处大致相同;⑤ 所有止吐药都有不良反应,部分药物的不良反应更为严重,如头痛、镇静及心电图QT间期延长;⑥ 补救性治疗应包括一种与预防用药不同类的止吐药,除非之前的药效可能已经消失。

二、常用抗恶心呕吐药

(一) 5-羟色胺受体拮抗剂

5-HT$_3$受体拮抗剂是当前应用最广泛的防治PONV的药物,可能的机制是与5-HT$_3$受体结合作用于外周胃肠迷走传入神经和中枢极后区。此类药物无镇静作用,对于术后应用是一个优势。

第一代5-HT$_3$受体拮抗剂包括昂丹司琼、格拉司琼、多拉司琼、雷莫司琼和托烷司琼,这些药物在等效剂量下预防PONV的效果相当。常见的不良反应有头痛、脸红、便秘、肝酶升高和心动过缓。所有这些药物都可能引起心电图间期延长,尤其是QT间期,因此应避免用于有QT间期延长风险的患者。这些药物在手术结束时给予单剂。昂丹司琼有口腔崩解片(orally disintegrating film, ODF),与静脉制剂一样有效,可能对出院后给药有帮助,可用于大于5岁的儿童。

昂丹司琼用于预防PONV的推荐剂量成人每次4 mg静脉给药,最大剂量不超过30 mg/d;儿童0.05～0.1 mg/kg静脉给药,最大剂量4 mg。治疗PONV不推荐使用多次补救剂量,如果无效应加用另一类药物。半衰期3 h,44%～60%在肝脏代谢,代谢产物经肾排泄。

格拉司琼对5-HT$_3$受体亲和力比其他受体高13 000倍,推荐剂量成人0.01 mg/kg静脉给药,最大剂量1 mg;儿童40 µg/kg静脉给药,最大剂量0.6 mg。半衰期3.1～5.9 h。

多拉司琼成人12.5 mg静脉给药;儿童0.35 mg/kg静脉给药,最大剂量12.5 mg,半衰期8 h。

帕洛诺司琼是最新的5-羟色胺受体拮抗剂。相比于第一代药物5-羟色胺拮抗剂,帕洛诺司琼具有独特的、更强的受体亲和力,以及更长的半衰期(40 h),此外,帕洛诺司琼还有独一无二的作用,即可促进5-HT$_3$受体长时间的内化,降低P物质和NK$_1$受体的活性。帕洛诺司琼的作用时间较长,因此可能对后期或出院后恶心呕吐(post-discharge nausea and vomiting, PDNV)的预防尤其有效。帕洛诺司琼似乎并不影响QT间期。剂量:成人在手术结束时静脉给药0.075 mg,儿童静脉给药2.5 µg(数据有限)。

(二) 糖皮质激素

地塞米松早在1990年就被用于对抗PONV,与昂丹司琼和氟哌利多一样有效,是用于预防儿童POV最常用和研究最多的皮质类固醇。地塞米松有直接的止吐作用,单一应用可使PONV发生率降低25%,与其他药物合用还可以起到增效作用,可减少术后疼痛和术后阿片类药物的需求,有益于预防PONV。皮质醇激素类抗PONV的机制可能是其抗炎性,可以阻碍花生四烯酸的释放,也有动物实验的证据。荟萃分析发现4～5 mg地塞米松静脉给药与8～10 mg在减少PONV

方面效果一样,而4 mg的不良反应更小。儿童预防剂量为0.15 mg/kg,最大剂量5 mg。相比之下,降低阿片类药物需求需要较高剂量(>0.1 mg/kg)的地塞米松。麻醉诱导后立即给药能达到最大疗效,在清醒的患者快速推注时可引起瘙痒。不良反应包括高血糖、精神欣快和失眠,长期不良反应主要包括影响伤口愈合及促进肿瘤复发。多数研究显示,单次使用地塞米松不会增加切口感染,在糖耐量受损患者中,地塞米松可能相对禁忌,此类患者在接受地塞米松后6~12 h,血糖可能升高。

(三)抗胆碱能药

抗胆碱药主要抑制M胆碱能受体,并抑制乙酰胆碱释放,可阻滞前庭的冲动传入,主要用于晕动病、眩晕、病毒性内耳炎、梅尼埃病和肿瘤所致的恶心呕吐,也有报道东莨菪碱和阿托品有明确的预防PONV效果。东莨菪碱(scopolamine)可静脉给药,推荐剂量为0.3~0.6 mg,但半衰期短,通常采用1.5 mg透皮贴剂来预防PONV。东莨菪碱透皮贴剂(transdermal scopolamine, TDS)是一种持续释放的长效贴剂,在手术前夜或手术结束前4 h使用,作用持续72 h。有研究发现,使用东莨菪碱TDS麻醉开始后最初24 h可显著降低PONV发生率。其优势在于可有效代替口服或静脉给药,无首过清除,血药浓度稳定,可控性强,患者依从性好,在预防PONV方面与昂丹司琼和氟哌利多一样有效。而且作用时间长,对于预防东莨菪碱的不良反应较轻微,包括口干、镇静和视物模糊,也可能发生尿潴留、意识模糊和躁动,尤其是对于存在基线认知损害的老年患者。

(四)丁酰苯类

丁酰苯类止吐药包括氟哌利多和氟哌啶醇。氟哌利多拮抗CTZ中多巴胺D_2受体,由于其血浆半衰期较短,约3 h,因此通常在手术结束前使用,氟哌利多2.5 mg易导致镇静,推荐小剂量(0.062 5~1.25 mg)使用,能有效预防PONV,与昂丹司琼4 mg一样有效。因氟哌利多可引起QT间期延长和尖端扭转性室性心动过速,美国FDA于2001年发布了关于氟哌利多可能导致心脏性猝死的"黑框"警示,此后氟哌利多在美国很少应用。但不少学者认为此类并发症是时间和剂量依赖的,在使用推荐用于PONV预防的剂量时,其不良心脏事件风险极低。在预防PONV方面,昂丹司琼联合氟哌利多或联合氟哌啶醇比单用任何一种药物都有效,且不会引起额外的QT间期延长。与昂丹司琼类似,发生QT间期延长风险增高的患者应避免使用丁酰苯类。同氟哌利多一样,氟哌啶醇小剂量使用时也具有止吐作用,已作为氟哌利多的一种替代药物来研究。医学荟萃分析提示,在远低于治疗精神疾病的剂量下,肌内或静脉注射0.5~2 mg氟哌啶醇能有效降低PONV风险,此剂量水平不会出现镇静效应,也没有心律失常的相关报道。通常也是在手术结束时静脉注射1次,也可经口服或肌内给药。这些药物并不用于儿童POV预防。FDA推荐对于接受氟哌利多的患者,在用药后监测患者心电图2~3 h,观察有无心律失常。

氟哌利多0.625~1.25 mg静脉给药,儿童0.01~0.015 mg/kg,最大剂量1.25 mg。

氟哌啶醇0.5~2 mg静脉给药,1 mg口服或肌内给药。

(五)神经激肽-1受体拮抗剂

神经激肽-1(NK-1)受体拮抗剂阿瑞匹坦对NK-1受体具有选择性和高亲和性,通过与NK-1

受体结合来阻滞P物质的作用而发挥止吐作用,是一类相对新型的长效止吐药。阿瑞匹坦有口服形式,也有胃肠外形式,即福沙匹坦。阿瑞匹坦的半衰期为40 h。单用阿瑞匹坦与单用昂丹司琼相比,在预防术后24 h和48 h的恶心方面一样有效,而前者在预防呕吐方面更有效。阿瑞匹坦的使用经验较少,尤其是对于儿童患者,需要进一步研究证实后才可推荐其用于临床预防。成人使用方法为术前80 mg口服。

罗拉匹坦是一种新型长效NK-1拮抗剂,于2015年9月在美国上市,只有90 mg规格的口服片剂。罗拉匹坦的半衰期很长,达180 h,因此可能对出院后恶心呕吐(PDNV)特别有效。使用方法为成人术前90 mg口服。

(六)抗组胺药

代表药为赛克力嗪(cyclizine)、羟嗪(hydroxyzine)。组胺受体可分为H_1、H_2、H_3三种类型:H_1受体与过敏、炎性反应相关,H_2受体与胃酸分泌有关,H_3受体位于组胺分泌细胞,起负反馈作用,抑制多余组胺的合成和释放。抗组胺药主要作用于迷走神经系统,阻断前庭器的乙酰胆碱和孤束核的H_1受体,防治运动型眩晕和中耳手术后呕吐,对于PONV的治疗也有效。

代表药茶苯海明(dimenhydrinate)和苯海拉明(diphenhydramine),是H_1受体拮抗剂,这类药物安全性高,但特异性不强,具有抗胆碱能作用,常导致嗜睡、口干、尿潴留、视力模糊等不良反应,在不能耐受心动过速的患者中使用需谨慎。由于有一定的镇静效应,并不适合在老年患者或日间手术中使用。苯海拉明的静脉注射剂量在成人1 mg/kg,儿童0.5 mg/kg,最大剂量25 mg。止吐效果与地塞米松、氟哌利多以及5-HT$_3$拮抗剂的效果相似,但尚无研究进行直接比较。茶苯海明在儿童使用剂量为0.5 mg/kg,最大剂量25 mg,也可肌内、口服和经直肠给药。剂量反应和最佳给药时机尚未确立。

(七)吩噻嗪类药物

吩噻嗪类是治疗阿片类药物所致恶心呕吐最有效的药物,代表药奋乃静、异丙嗪。此类药物在PONV方面的应用受限于大剂量时的镇静作用以及锥体外系作用。最佳剂量和给药时机相关数据很少。这些药物通常不用于儿童POV预防。异丙嗪既有H_1受体拮抗剂的作用,又有多巴胺和α肾上腺素能受体拮抗剂的作用。

奋乃静成人5 mg静脉给药,儿童0.07 mg/kg静脉给药,不超过5 mg。

异丙嗪麻醉诱导时静脉给药6.25～12.5 mg。

丙氯拉嗪手术结束时静脉给药5～10 mg。

(八)苯甲酰胺类

甲氧氯普胺有中枢CTZ和外周多巴胺受体拮抗作用,也有抗5-羟色胺作用,加速胃排空,抑制胃的松弛并抑制呕吐中枢化学触发带,最常用于胃动力学药和作为肿瘤相关呕吐的辅助治疗。在PONV,早期研究发现只有在剂量达到每次40～50 mg才可能有效,如此大剂量常导致锥体外系症状和困倦;但最近研究发现10 mg静脉注射同样能预防早期PONV的发生。不良反应主要有可用药物纠正的低血压和心动过缓,锥体外系症状更易发生在老年人和小儿。

第四节　PONV 的防治策略

一、PONV 的预防策略

多数指南和专家共识认为，对所有手术患者常规预防性应用抗呕吐药物并不具备良好的效价，同时增加了药物不良反应的风险。预防性用药仅适用于 PONV 中、高风险的患者。

（一）预防性 PONV 的基本原则

包括：① 评估 PONV 风险，识别中、高危患者；② 优化围术期管理，尽量避免使用能增加 PONV 风险的药物或手段；③ 基于个体风险的多模式预防措施，仅对中、高危患者预防性使用抗呕吐药物，对于高危患者推荐采用联合止吐方法或多途径策略。

（二）PONV 预防策略的影响因素

在制订 PONV 预防决策时，应考虑以下因素。

1. 患者特异性因素

分为低、中、高风险，对于高风险成人患者（即有 4 个危险因素），尽可能采用区域麻醉，或在需要全身麻醉时采用 TIVA，并且给予经皮东莨菪碱贴剂（TDS）、地塞米松和 5-HT$_3$ 拮抗剂进行预防。对于高风险儿童（即有既往 POV 史或有 3~4 种危险因素），对较大的儿童可采用区域麻醉加镇静，或采用 TIVA，并给予地塞米松和 5-HT$_3$ 拮抗剂进行预防。对于中等风险的患者（即有 2~3 种危险因素），可选择 1~2 种干预措施，包括调整麻醉技术、使用止吐药等。对于低风险患者（即具有 0~1 个危险因素），预防措施应基于医师和患者的偏好和成本效益比（具体见下文），也可以不给予预防措施，而在发生 PONV 时立即治疗。

2. 成本效益比 (cost/effectiveness)

在决定是否将某种治疗作为 PONV 的预防方法时，该措施的 C/E 也需要考虑。然而，对于 PONV 干预措施进行 C/E 评价的研究往往存在一些不足之处：各种研究采用的方法不同、样本量太小、C/E 并不是研究的主要目的等。支付的意愿是成本效益分析中推荐的方法，有研究者发现患者愿意支付 100 美元预防 PONV，父母愿意支付约 80 美元来防治患儿的 POV。降低基础风险也是一种经济有效的策略。是预防性治疗 PONV 还是只在 PONV 出现后给予处理，不仅取决于各种药物的效力，还取决于发生 PONV 的基础风险、止吐药物的不良反应和药物价格，这些因素在不同的人群中是变化的。有研究者发现在高风险患者中预防性用药比使用安慰剂更经济有效，因为接受安慰剂者需要更多的花费来治疗恶心呕吐；而药物价格越低越支持在低 PONV 风险患者中进行预防性治疗，使多数患者最终接受合适的预防性治疗。

（三）优化围术期管理

1. 降低基线风险

减少 PONV 发生的基础风险因素能有效降低 PONV 发生率。区域麻醉较全麻发生率低，在全身麻醉的情况下，使用丙泊酚诱导和维持麻醉的患者手术后早期PONV发生率较低。有研究报道，在采用吸入麻醉药或氧化亚氮麻醉的患者中PONV的发生率高达59%，使用丙泊酚可将此风险降低19%，避免使用氧化亚氮可使此风险降低12%。同时使用丙泊酚（TIVA）并吸入空气/氧气则有叠加效应，可使PONV发生风险降低25%左右。吸入性麻醉药是引起手术后早期PONV的主要原因，而对于迟发性PONV（2～24 h）无明显影响。将手术中和术后阿片类药物用量最小化也能降低PONV的基础风险。

降低PONV和POV基线风险措施：① 调整麻醉技术，使用区域麻醉而不是全麻；② 使用丙泊酚TIVA，而不是吸入麻醉；③ 保持血容量，避免低血压；④ 多模式镇痛，最小化术中和术后阿片类药物的用量；⑤ 避免使用有较高PONV发生率的麻醉药物（氧化亚氮、吸入性麻醉药）；⑥ 术中保持良好的氧合。

2. 多模式预防措施

包括：① 药物预防措施，有中度或高风险PONV的患者应接受联合预防措施，联合治疗比单一治疗更能有效预防PONV，选择时应将作用机制不同的药物联合起来达到最佳效果。5-HT$_3$受体拮抗剂的止吐作用强于其抗恶心作用，而氟哌利多则有较好的抗恶心作用，二者可以联合应用。5-HT$_3$受体拮抗剂与地塞米松或异丙嗪联合使用也有很好的效果；② 非药物预防措施，一项有关药物治疗预防PONV的荟萃分析表明，针灸、经皮神经电刺激疗法、穴位刺激和指压疗法等均有止吐效果；③ 术后疼痛控制：采用多模式方法进行术后疼痛控制，包括使用椎管内麻醉、神经阻滞、局部切口浸润等以及对乙酰氨基酚、非甾体抗炎药（nonsteroidal anti-inflammatory drugs, NSAIDs）、加巴喷丁、氯胺酮、利多卡因等药物。多模式镇痛既能减少或避免阿片类药物的使用，又能达到确实的镇痛效果，促进肠道功能早期恢复、早期进食、早期活动，而这些方面均有助于防治PONV。

二、PONV 的补救性治疗

对于未采用预防措施或预防性用药失败的PONV患者，在排除药物因素和机械因素（如使用阿片类药物、血液吞入咽喉部、肠梗阻等）后，应进行抗呕吐补救性治疗。

如果患者未进行过预防用药，第一次出现PONV时，应开始小剂量5-HT$_3$受体拮抗剂治疗。5-HT$_3$受体拮抗剂的治疗剂量通常约为预防剂量的1/4，如昂丹司琼1 mg、多拉司琼12.5 mg、格拉司琼0.1 mg和托烷司琼0.5 mg。其他对已有PONV的治疗包括地塞米松（2～5 mg）、氟哌利多（0.625 mg）或异丙嗪（6.25～12.5 mg），对于仍在PACU的患者，静脉注射丙泊酚也可作为一种补救治疗，其效果与昂丹司琼相当，但持续时间较短（30 min）。

对于预防性应用地塞米松无效的患者，推荐用小剂量5-HT$_3$受体拮抗剂治疗。如果预防性应用5-HT$_3$受体拮抗剂不足以防止PONV，在手术后6 h内不应再使用5-HT$_3$受体拮抗剂治疗，因为不会带来任何好处。同样，5-HT$_3$受体拮抗剂加地塞米松预防失败者应使用其他种类药物治疗，如氟哌利多或异丙嗪。

如果在三联疗法预防后患者仍然发生PONV，则在用药6 h内不应重复使用这三种药物，而应换用其他止吐药。

对于术后6 h以后发生的PONV，可考虑重复给予5-HT$_3$受体拮抗剂和氟哌利多，剂量同前。推荐重复应用地塞米松的间隔时间不应少于8 h。

三、出院后恶心呕吐（PDNV）

约有1/3的门诊手术患者发生恶心呕吐，其中很多患者在出院后才出现，严重时可持续4～5天，PDNV对患者的影响可能比PONV更严重，因为患者通常得不到及时有效的治疗。有文献指出，在门诊手术患者中由17%在出院时已出现过恶心，8%已出现过呕吐。如全身麻醉无法避免，在PONV风险较高的患者中应预防性应用长半衰期止吐药、采用丙泊酚TIVA、多模式镇痛方案等策略，将术中和术后阿片类药物的使用量减到最小。小型随机对照研究已经证实了昂丹司琼口腔崩解片、P6穴位刺激和东莨菪碱透皮贴剂预防PDNV的作用。关于气道管理，有研究比较了喉罩与气管插管，没有发现显著性差异。缩短禁食时间（作为加速康复外科的组成部分）也被证实能降低PDNV的发生率。

（赵曦宁　葛圣金）

参 考 文 献

［1］ 付树英,葛圣金.术后恶心呕吐的机制与防治研究进展.上海医学,2016,39(4):243-247.

［2］ 吴新民,罗爱伦,田玉科,等.术后恶心呕吐防治专家意见(2012).临床麻醉学杂志,2016,28(4):413-416.

［3］ Cruthirds D, Sims P J, Louis P J. Review and recommendations for the prevention, management, and treatment of postoperative and postdischarge nausea and vomiting. Oral surg oral med oral pathol and oral radiol, 2013, 115(5): 601-611.

［4］ Gan T J, Meyer T A, Apfel C C, et al. Society for Ambulatory Anesthesia Guidelines for the Management of Postoperative Nausea and Vomiting. Anesth Analg, 2007, 105(6): 1615-1628.

［5］ Gan T J, Diemunsch P, Habib A S, et al. Consensus guidelines for the management of postoperative nausea and vomiting. Anesth Analg, 2014, 118(1): 85-113.

［6］ Höhne C. Postoperative nausea and vomiting in pediatric anesthesia. Curr Opin Anesthesiol, 2014, 27(3): 303-308.

［7］ Skolnik A, Gan T J. Update on the management of postoperative nausea and vomiting. Curr Opin Anesthesiol, 2014, 27(6): 605-609.

第34章
术前饮食与营养管理

根据中华医学会肠外肠内营养学分会制订的《成人围术期营养支持指南》(中华医学会肠外肠内营养学分会,2016),明确几个营养相关名词定义。

名词定义: ① 围术期(perioperative period): 从患者决定需要手术治疗开始至康复出院的全过程,包括术前、术中和术后三个阶段; ② 营养支持(nutrition support): 经口、肠道或肠外途径提供较全面的营养素,具有代谢调理作用的称为营养治疗; ③ 肠外营养(parenteral nutrition, PN): 经静脉途径为无法经消化道摄取或摄取营养物不能满足自身代谢需要的患者提供包括氨基酸、脂肪、碳水化合物、维生素、微量元素及矿物质在内的营养素,以促进合成代谢、抑制分解代谢,维持机体组织、器官的结构和功能; ④ 肠内营养(enteral nutrition, EN): 经消化道提供营养素。EN制剂按氮源分为整蛋白型、氨基酸型和短肽型。根据给予方式的不同,分为口服和管饲; ⑤ 口服营养补充(oral nutrition supplements, ONS): 除普通饮食外还因特定医疗目的补充规定医用食品。ONS剂型包括液体、粉剂、甜点类或块状; ⑥ 免疫调节制剂(immune modulating formulae): 包含能调节(提高或减轻)免疫功能底物的制剂; ⑦ 营养不良(malnutrition): 能量、蛋白质或其他营养素缺乏或过度,对机体功能乃至临床结局产生不良影响; ⑧ 重度营养风险(severe nutritional risk): 因疾病或手术造成的记性或潜在的营养代谢受损; ⑨ 营养筛查(nutrition screening): 医务人员利用快速、简便的方法了解患者营养状况,决定是否需要制订营养计划; ⑩ 营养评定(nutrition assessment): 营养专业人员对患者的营养、代谢状况及机体功能等进行全面检查和评估,考虑适应证和可能的不良反应,以制订营养支持计划。英文缩写见表34-1。

表34-1 相关名词英文缩写

中 文 名	英 文 全 称	英文缩写
美国肠外肠内营养学会	the American Society for Parenteral and Enteral Nutrition	ASPEN
急性呼吸窘迫综合征	acute respiratory distress syndrome	ARDS
身体质量指数	body mass index	BMI
肌酐身高指数	creatinine height index	CHI
肠内营养	enteral nutrition	EN
加速康复外科	enhanced recovery after surgery	ERAS

（续表）

中 文 名	英 文 全 称	英文缩写
欧洲临床营养和代谢学会	the European Society for Clinical Nutrition and Metabolism	ESPEN
白介素	interleukin	IL
胰岛素抵抗	insulin resistance	IR
微型营养评价	mini nutrition assessment	MNA
2002营养风险筛查表	nutritional risk screening 2002	NRS-2002
口服营养补充	oral nutrition supplements	ONS
肠外营养	parenteral nutrition	PN
多不饱和脂肪酸	polyunsaturated fatty acid	PUFA
美国重症医学会	the Society of Critical Care Medicine	SCCM
主观营养评价	subjective global assessment	SGA
全身炎症反应综合征	systemic inflammatory response syndrome	SIRS

第一节 营养不良与手术预后

对于机体而言，外科手术与创伤相似，都可以引发一系列的应激激素和炎症介质的改变，如细胞因子等。手术引起机体的应激反应，主要表现为体内激素、血液、代谢和免疫系统均发生一系列改变，以重建内环境的平衡（图34-1）。手术损伤通过该部位处的传入神经和细胞因子介导激活下丘脑-垂体-肾上腺轴，标志着应激反应的开始。应激反应的程度取决于组织损伤的程度。应激反应实际上是一种固有的生存保护机制，可以维持血容量、增加心排血量和氧耗，调节代谢过程、动员能量储备（糖原、脂肪和骨骼肌），为代谢、组织修复和免疫反应蛋白合成提供底物。细胞因子对感染和损伤的反应，也称为"全身炎症反应综合征（systemic inflammatory response syndrome, SIRS）"，对体内代谢产生巨大影响。SIRS引起糖类、脂肪和蛋白质的分解代谢，在循环中释放葡萄糖、游离脂肪酸和氨基酸，从而影响肌肉等外周蛋白组织的合成，影响愈合。为了节省蛋白质储备，脂肪分解、脂肪氧化，以及葡萄糖氧化减少都是重要的代谢途径。其中一个重要现象是出现胰岛素抵抗（insulin resistance, IR）。研究显示，胰岛素抵抗与择期手术的临床结局密切相关。经历外科手术的患者处于慢性低度炎症反应状态，正如同罹患癌症、糖尿病、肾功能或肝功能损伤一样。此外，手术应激还可以使肠壁通透性增高，肠道黏膜上皮绒毛萎缩、使肠屏障功能受损，通常术后第5天才可恢复正常。如果患者一直处于重度应激状态，会使体内持续处于分解代谢，导致高血糖、高血压、心动过速、免疫抑制和负氮平衡。如若患者术前就存在严重营养不良，则就没有充足储备能力应对分解代谢，术后风险增大。因此，术前乃至整个围术期，要尽量将患者机体保持在一个良好的营养状态，以尽量减轻机体的分解代谢，适当的营养支持可以促进合成代谢、增强机体免疫功能、加速康复。

营养不良对外科患者的影响，早在1936年就有文献记载。文献统计，在住院患者中营养不良的发

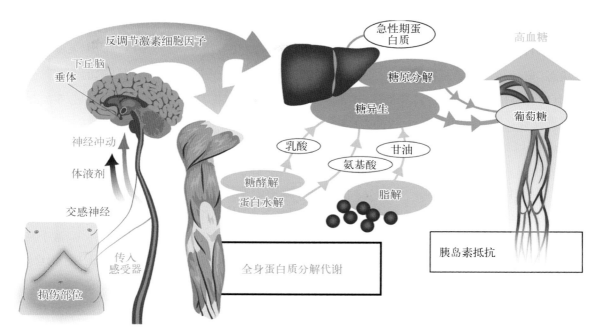

图34-1　手术损伤引起代谢改变（Gillis and Carli, 2015）

生率为20%～50%。外科患者中营养不良患病率为20%～80%，跨度较大是因为与不同人群及所采用的营养评定方法和标准有关，其中年龄＞65岁、恶性肿瘤、胃肠道疾病、重症及病理性肥胖患者营养不良风险更高。造成外科住院患者营养不良的最常见原因是摄入不足。往往由于消化道梗阻等疾病原因导致无法正常进食或进食减少、手术前准备如术前禁食、术后较长时间无法正常进食等均可影响营养物质的摄入，从而造成体重丢失、术后并发症发生率升高、器官功能降低、病死率增加。营养不良是引起术后并发症的主要风险之一，术前营养不良与术后感染率增高相关。在围术期患者中，营养不良发生率因与原发病手术类型以及患者群体而异。高龄患者、体重丢失、缺乏营养支持者更容易发生营养不良。围术期患者如果术前发生营养不良，则直接增加术后并发症风险、延长住院天数、肠功能恢复延迟、使再入院率以及术后死亡率增高，最终导致经济支出的增加。一项汇集了15项研究的系统综述发现，在老年普外科患者中，体重丢失和人血白蛋白是预测术后结果的最可靠参数。而目前营养风险却普遍存在，在一项腹部手术的术前调研中发现，通过不同的营养风险筛查，外科腹部手术患者术前存在营养风险者高达47%。手术患者术后需面临禁食以及肌肉分解代谢，为避免进一步加剧，需要在术前维持一个良好的营养状态。面对手术创伤和可能的感染因素，机体必须充分应对，以促进外周蛋白质质量的恢复。营养治疗可以为促进愈合和康复提供能量。外科医师必须根据患者的营养状况、炎症反应活动度和预期的机体反应以决定手术的范围。重度营养不良的患者可出现严重的脓毒血症表现，如低体温、白细胞减少、嗜睡、伤口愈合不良、化脓，导致疾病恶化甚至死亡。一项前瞻性观察性研究表明，营养不足或者具有营养风险的患者，在择期结直肠手术后30天内再入院的风险增加1倍。在瑞士日内瓦进行的一项研究，对住院患者进行瘦体组织测定，发现瘦体组织的丢失是住院天数延长的独立危险因素。

围术期的营养问题越来越受到重视，各学术组织也纷纷制订出共识或指南来解决这个问题。其中就有快速康复组织（enhanced recovery after surgery society）于2005年首次发表了ERAS结直肠手术中的共识指南，目前ERAS已经逐渐推广到其他领域的手术中，该方法且适用于大多数临床手术患者。加速康复外科（enhanced recovery after surgery, ERAS）是一系列的围术期干预措施，旨在减轻患者对手术过程的应激反应、促进体内的生理代谢和器官功能尽可能维持在平衡状态,促进术后功能恢复,达到早日康复。ERAS的目标之一就是优化患者的术前营养状况,制订策略预防围术期机体处于饥饿状态,避免蛋白负平衡的发生。在ERAS管理流程中,有关营养的措施包括术前营养筛查和评估、对有营养不良的患者给予营养治疗、术前口服含碳水化合物的饮料、术中输液的控制、术后早期恢复经口进食等。通过应用营养补充剂以及避免术前空腹过夜,可以降低术后IR的风险。

根据ESPEN工作组定义,营养不良的诊断标准有两种选择。选择一是BMI < 18.5 kg/m² 直接诊断为营养不良。选择二为体重在任意时间内较平时减轻 $> 10\%$ 或者在过去3个月内下降 $> 5\%$。且这种非意向性体重下降(必须)至少符合BMI下降或者去脂体重指数(fat free mass index, FFMI)下降二者之一。BMI下降是指70岁以下者 < 20 kg/m² 或70岁以上者 < 22 kg/m²。低FFMI是指女性 <15 kg/m²,男性 < 17 kg/m²。而ESPEN对于严重营养不良的诊断至少符合以下中的一项:6个月内体重丢失超过 $10\% \sim 15\%$;BMI < 18 kg/m²;主观营养评价(subjective global assessment, SGA)C级;人血白蛋白低于30 g/L(没有肝脏或肾脏功能异常)。NRS-2002被认为是术后并发症的最好预测工具,有证据显示,NRS-2002评分大于5分者术前营养支持可明显改善患者预后。在一项大于1 000例患者的随机前瞻性研究中应用了简单的营养筛选工具NRS-2002,具有高营养风险的患者随机分为两组,一组进行营养支持,一组按标准处理作为对照组。对照组在术前不给予营养支持。高营养风险患者进行术前营养支持后并发症率显著降低了50%。一项系统综述统计过,一些前瞻性随机临床试验也报道了术前营养支持可以降低感染性并发症发病率、缩短住院时间和ICU时间。Schricker等发现术前的分解代谢程度与营养支持产生的合成代谢效应具有相关性。ESPEN指南推荐具有严重营养风险患者建议应延迟手术(包括癌症手术),应在大手术前接受营养治疗,通常进行 $7 \sim 14$ 天术前营养支持。轻度营养不良患者建议使用 $7 \sim 10$ 天的营养支持。严重营养不良的患者如果不得不立即接受外科治疗,尽量避免外科手术,首选微创介入治疗,以减轻感染或者局部缺血。

营养治疗目标在最基本的层面上,应该是提供能量和氮源,促进伤口愈合,避免过多瘦体组织消耗。随着对营养治疗认识的发展,营养治疗的目标已经拓宽到包括调节炎症反应和免疫反应、优化血糖控制、减轻术后的高分解代谢状态、为促进伤口愈合和康复提供宏量和微量营养素。大的手术或者外伤后,高代谢状态会持续数周至数月,导致瘦体组织(主要为肌肉组织)的大量蛋白质丢失。术前营养支持对重度营养不良患者临床结局的改善尤为明显,说明营养不良高风险患者能从术前营养支持中明显获益,也预示着对于有高度营养不良风险的患者,立即手术并非最佳选择。

手术损伤可通过细胞因子等体液因素和传入神经刺激下丘脑-垂体-肾上腺轴和交感神经系统,使循环中糖皮质激素、儿茶酚胺和胰高血糖素增高。动员能量储备促进高血糖和分解代谢。高血糖是由于胰岛素抵抗加上肝脏产生葡萄糖异常增多引起的;蛋白质和脂肪分解,加速糖异生;氨基酸用于急性反应期的蛋白合成。

第二节　术前营养风险筛查和营养评估

外科择期手术的术前营养是为了优化患者预后。术前评估的目的不仅仅是为了清楚地了解手术患者的营养状况,而且在必要时可对高风险患者采取应对措施。全面的术前评估通常包括病史询问和体格检查,关注心、肺功能和感染并发症等风险因素,并确定患者的功能能力。然而患者的营养状况却常常在术前评估中被忽略。许多原因可以引起手术患者的营养不良,包括炎症或肿瘤引起的代谢紊乱,进而引起能量消耗增加,而营养物质利用率降低,或者是消化道梗阻引起的营养素摄入不足。这些营养风险患者应该在术前评估中确定,并且在术前实施营养目标导向治疗。

影响手术结果和应对手术应激反应后的恢复的一个重要因素就是术前营养状况以及患者对手术创伤的代谢反应。联合委员会要求在入院后24 h内进行营养筛查,并对高危患者进行全面的营养评估。传统概念中的营养不良主要包括低身体质量指数(body mass index, BMI)以及肌肉减少。而目前评估营养状况时一些其他因素也必须考虑在内,如与疾病相关的急性或慢性炎症状态。在评估术前营养状况时,医师需将可能影响营养状况的既往手术史或者相关疾病史都考虑在内。肥胖也被归入营养不良,是一种慢性炎症反应。在肥胖群体中,肌肉减少症并不少见。肌肉减少症常见于老年患者,他们往往存在功能降低和激素失衡。在肥胖人群中,激素失衡也很常见。

虽然肥胖者主要伴随宏量营养素过剩,但据报道有15%～20%的肥胖患者至少存在一种以上的微量营养素缺乏。少肌性肥胖在肥胖患者中比较常见,这直接导致围术期并发症发病率显著升高,包括术后呼吸机支持的需求率增加、ICU监护时间延长,以及感染并发症恶化。目前有很多营养筛查和评估工具,主要由病史和体格检查两部分组成,比如体重减轻史、肌肉萎缩和BMI测定,以及实验室检测如淋巴细胞计数、人血白蛋白、前白蛋白和血胆固醇水平。内脏蛋白是预测风险的重要因素,但其本身并不是一个营养不良的实际测量指标。美国退伍军人事务部进行的一项大型前瞻性术前风险评估研究发现最具有预测不良预后价值的单项指标是人血白蛋白水平低于3.0 g/dl。其他的营养筛查,比如NRS-2002,指导医师在围术期阶段对分数达标的患者(比如有体重丢失、进食减少和疾病情况)进行营养管理计划。在非手术患者和老年患者中有几项营养筛查工具都可应用,但目前在外科患者中唯一证实有效的评估方法是NRS-2002。将来的围术期评估可能还会纳入横断面放射学检查,比如霍普金斯胰腺团队报道了CT检查可以计算出瘦体组织和脂肪组织的比例和手术预后相关。

美国肠外肠内营养学会(the American Society for Parenteral and Enteral Nutrition, ASPEN)和欧洲临床营养和代谢学会(the European Society for Clinical Nutrition and Metabolism, ESPEN)均建议应常规进行营养筛查。对住院患者进行营养筛查,可以初步评估患者是否具有营养风险,进一步对有营养风险的患者进行营养评定,对有营养不良的患者制订营养治疗计划,这是各国推荐的流程。

一、营养风险筛查

营养风险筛查应该简单、快速,且具有足够的灵敏度,能够检测到几乎所有患者营养缺乏的风险。筛查的结果也应该是量化且可以审核的指标,以便于进一步处理。营养风险筛查是患者在入院时候的基本要求。营养风险筛查工具有很多种,大多数营养筛查会提出4个方面的问题:近期体重的变化;近期膳食摄入状况;近期体质指数以及近期疾病的状况或其他导致营养不良的危险因素。

2004年以来,中华医学会肠外肠内营养学分会对我国住院患者进行了营养风险筛查,对于成年住院患者的营养筛查推荐使用"2002营养风险筛查表"(表34-2)。由于NRS-2002建立在较强的循证证据基础上,因此被多个国家或国际营养学会推荐为住院患者营养风险筛查的首选工具,具有相对简单、易用的特点,目前在国际上已经广泛应用。NRS-2002主要由以下几条组成:BMI < 20.5 kg/m²,3个月内体重减少 $> 5\%$,进食减少,以及疾病的严重程度。NRS-2002评分 ≥ 3 分表示存在营养风险,< 3 分表示无营养风险。

表34-2　2002营养风险筛查表(NRS-2002)

	第一步:预筛查	是	否
1	BMI < 20.5 kg/m²		
2	患者在最近3个月内是否有体重减轻		
3	患者在最近1周内是否有膳食摄入减少		
4	患者的病情是否严重(如正在进行)		

注:以上如有1个问题的回答为"是",则进行第二部筛查;如每个问题的回答都为"否",患者在以后每周进行1次初步筛查(蔡威,邵玉芬,2011)。

第二步:正式筛查		
	营 养 状 况	疾病状况(营养素需要量变化)
0分	营养状况正常	营养素需要量和正常人一样
1分	3个月体重减轻 $> 5\%$ 或在上周膳食摄入量减少25%～50%	髋部骨折* 合并急性并发症的慢性疾病,如肝硬化*,慢性阻塞性肺疾病*,**血液透析,糖尿病,肿瘤**
2分	2个月内减轻 $> 5\%$ 或体重指数(BMI)为18.5～20.5 kg/m² 或上周膳食摄入为正常摄入量的25%～50%	胃部外科大手术* 脑卒中* **严重肺炎,恶性贫血**
3分	1个月内体重减轻 $> 5\%$(3个月内体重减轻 $> 15\%$) 或BMI < 18.5 kg/m² 或上周膳食摄入为正常摄入量的0～25%	头部损伤* 骨髓移植* 重症监护患者(APACHE > 10)
得分	+得分	=总分

年龄:如果年龄 ≥ 70 岁,总分加1
总分 ≥ 3:患者有营养不良的风险应进行营养干预
总分 < 3:患者每周进行1次上述营养筛查。如患者准备进行大手术,应进行预防性营养干预计划,这样可以减少营养不良的风险

*表明确诊的患者直接归为此类。黑体字标注的病例按照以下标准归类。

疾病严重程度标准:

1分:患者患有慢性疾病并因并发症而住院,患者身体虚弱但可以定时下床活动。患者对蛋白质的需要量增加,但对于大多数病例通过正常膳食或口服营养素补充剂就可以满足需要。

2分:患者卧床休息,如胃部外科大手术。患者对蛋白质的需要量大大增加,一些患者必须通过人工喂养才能满足需要。

3分:重症监护患者,如使用呼吸机的患者。患者对蛋白质的需要量增加,并且通过人工喂养也不能满足需要。蛋白质分解和氮丢失显著减少。

二、营养评价

（一）单一营养评价指标

1. 身高体重指数（BMI）

BMI是目前临床上常用的指标，等于体重与身高平方数的比值，多用于成人或肥胖儿童营养评价。亚洲成年人的BMI $18.5 \sim 24$ kg/m² 为正常范围，> 24 kg/m² 为超重，< 18.5 kg/m² 为营养不良，< 14 kg/m² 的危重患者存活的可能性很小。个体BMI不仅与要与标准比较，还要与本人近期的数值比较，这样意义更大。

2. 上臂围

测量时左臂自然下垂，先用软皮尺测出上臂中点位置，然后测出上臂中点周长，可反应营养状况。我国男性上臂围平均为27.5 cm，我国女性上臂围接近日本女性，平均值为25.8 cm。测量值>标准值90%为营养正常，80%～90%为轻度营养不良，60%～80%为中度营养不良，<60%为严重营养不良。上臂紧张围和上臂松弛围之差表示肌肉发育状况。差值越大说明肌肉发育状况越好，差值越小说明脂肪堆积越多。

3. 皮褶厚度

测定部位有上臂肱三头肌部、肩胛下部、腹部等，可分别反映个体肢体、躯干、腰腹等部分皮下脂肪堆积情况，对判断营养不良或肥胖有重要价值。

4. 白蛋白

白蛋白的代谢半衰期是18天，其从血液中正常的流失速度是其合成速度的10倍。白蛋白浓度降低常常导致感染发生率和死亡率增高。

5. 前白蛋白和转铁蛋白

前白蛋白的半衰期为2天，转铁蛋白的半衰期为7天，对营养状况变化较为敏感，是反映近期蛋白质营养状况的良好指标。

6. 肌酐

主要由肌氨酸代谢分解产生，尿肌酐清除率可作为估计瘦体组织的可靠指标。肌酐身高指数（creatinine height index, CHI）常用来估计肌肉蛋白质储备，60%～80%为中度蛋白质缺乏，60%以下为重度缺乏。

7. 外周血总淋巴细胞计数

可反应细胞免疫功能，正常值 $\geqslant 1.5 \times 10^9$/L，营养不良时下降。

（二）复合型营养指标

1. 主观营养评价（SGA）

SGA内容包括详细的病史和身体评估参数的一种主观评估方法，省略了生化检查。评估内容包括：身体组成改变与进食改变，消化吸收功能改变、肌肉消耗、身体功能及活动能力的改变等。综合评价分为A、B、C三级，A级提示营养状况良好，B级提示轻度或中度营养不良，C级提示严重营养不良。对于预测手术患者术后感染等并发症和病死率具有一定作用。

2. 微型营养评价 (mini nutrition assessment, MNA)

简单、快速，尤其适用于评价老年人的营养状况。评价内容包括：人体测量；整体评定；膳食问卷；主观评定。研究发现 MNA 比 SGA 更适合于 65 岁以上严重营养不足的患者。

对于严重营养不良以及具有营养不良高风险的患者，应给予专业化的术前营养支持，包括口服、肠内营养或肠外营养途径。美国肠外肠内营养学会（ASPEN）和美国重症医学会（the Society of Critical Care Medicine, SCCM）营养指南指出，对于那些通过口服不能摄入足够能量的患者，可考虑通过管饲进行肠内营养，如果消化道具有功能，应优先选择肠内营养而不是肠外营养。

由于肥胖、不良饮食习惯和静态的生活方式在西方社会越来越普遍，医务人员都应该在术前使用合适的营养评估工具进行术前营养评估。营养评估工具应该成为患者术前麻醉评估的常规部分。营养评估不仅是为了更清楚地了解术前患者的状态，也可以帮助医师对那些高风险患者及时提出应对方案以优化术后结果。

第三节　术前营养管理

一、围术期血糖控制

围术期血糖控制在正常范围内可能是提高手术效果、防止手术部位感染的最重要因素，无论患者是否患有糖尿病，都是如此。早期研究表明，积极的术前、术中和术后血糖控制可显著减少心脏手术后胸骨伤口的并发症。围术期血糖控制应该在术前、术中和术后都考虑到。在择期手术患者中，术前 30～60 天进行血糖控制有助于减少围术期并发症。有研究表明糖化血红蛋白（HbA1c）< 7% 的患者手术部位感染率降低，因此建议 HbA1c < 7% 作为术前的血糖控制目标。

虽然术中胰岛素的强化管理是控制高血糖的常规方案，但在一项纳入糖尿病和非糖尿病患者的单中心、随机临床试验中并没有显示对术后结果有改善。一项包含 5 项随机临床试验的科克兰综述显示，在糖尿病和非糖尿病的成人患者中，强化胰岛素治疗方案也没有显著益处。

而联合使用葡萄糖和胰岛素的持续输注方案，则可以控制血糖、并且具有抗炎效果。术中输注 20% 的葡萄糖加胰岛素，可有助于血糖控制、减少血糖的波动。如果在术前进行输注，可以达到和口服葡萄糖负荷一样的效果，降低麻醉诱导时胰岛素水平，减少术中高血糖的发生。荟萃分析也已显示这种方案可以减轻术后胰岛素抵抗。

二、碳水化合物负荷

碳水化合物负荷已被认为是降低分解代谢和术后应激反应相关的胰岛素抵抗的方法。预防术后胰岛素抵抗以及对外源性胰岛素的需求可以通过术前给予碳水化合物摄入、缩短术前禁食时间来解决。传统上，通常在手术前一天的午夜后开始禁食，降低胃内容物和胃酸的误吸风险。通常都是默认为从午夜开始禁食，不管第二天手术排到几点，因此，术前空腹时间往往可以持续 8～16 h。这样的术前准备可以加重手术应激反应，导致胰岛素抵抗、高血糖及其相关风险、对外源性胰岛素的需求增加、难以转化为合成代谢状态,加重蛋白质丢失,损害胃肠道功能。一项临床研究中,将手术患者在术前随机分为两组,一组在术前20 h给予低热能的肠外营养,避免饥饿状态。另一组则不给予营养支持,术前禁食直至手术,稳定性放射性核素追踪显示术前营养支持组术后减轻了蛋白质分解,在术后第二天就达到氮平衡。禁食组在手术开始后接受了相同的营养支持方案,但术后持续处于分解代谢状态。另外,术前禁食会引发患者的不适感受,包括口渴、饥饿、头痛和焦虑等。

在大多数情况下术前禁食过夜是不必要的。进食清流质至麻醉前2 h,进食固体食物至麻醉前6 h,如无法进食或术前禁饮患者可静脉输注200 g葡萄糖。术前一晚和术前2 h口服碳水化合物可减轻患者围术期口渴等不适感受,对于大型手术患者有助于减轻术后胰岛素抵抗和缩短住院时间。瑞典有一些对碳水化合物负荷的研究,包括口服和静脉补液。目标是碳水化合物的负荷达到一顿正常的饮食。开始的时候用术前静脉输注5 mg/(kg·min)的葡萄糖。口服配方采用在手术前的晚上给予12.5%的等渗高糖饮料来获取100 g的葡萄糖,术前2 h获取50 g葡萄糖,然后在不同的环境中测试。这两种方法都可以有效降低术后胰岛素抵抗。术前给予葡萄糖后可以抑制脂肪氧化,但是葡萄糖氧化是否受到抑制目前证据不足。一项关键研究显示给予碳水化合物后,丙酮酸脱氢酶激酶表达减弱。尽管确切的代谢机制还不明,设计良好的临床研究一致证明术前给予碳水化合物能够提高胰岛素敏感性、减轻术前口渴、饥饿和焦虑症状。

一项小型的结直肠手术患者的临床研究证实术前补充碳水化合物可以更早的恢复肠功能、缩短住院时间、改善肌肉强度。一项包含21项临床试验的荟萃分析研究显示术前口服补充碳水化合物可以缩短腹部手术后的住院时间,并对胰岛素抵抗有所改善。结直肠手术的加速康复外科指南里面已经将碳水化合物补充正式纳入。欧洲临床营养与代谢协会的指南也将术前碳水化合物负荷作为代谢准备。

不同的进食方式胰岛素的反应也不同。当健康志愿者分别在5 min内快速吃完50 g葡萄糖和小口啜饮3 h以上时,胰岛素反应出现明显差异。慢速啜饮时胰岛素曲线下面积减少了54%,这意味着慢速啜饮降低了对胰岛素产生的需要,这对术前患者来说是不合适的。麦芽糊精是一种文献中报道较多的碳水化合物,与纯葡萄糖或其他碳水化合物相比,麦芽糊精可促进更快的胃排空,可能与它的低渗透压有关。

长期以来,误吸风险一直被认为是全身麻醉和气管插管的并发症。现在这种风险已经降低,并且可以通过快速序列诱导技术进一步减轻。美国麻醉医师协会指南规定使禁食时间最小化,麻醉前6 h允许进食软食、麻醉前2 h允许进食清流质。但实际临床工作中,患者常常还是禁食更长时间。有证据显示,即使是术中肠内营养也是安全的,并不会增加误吸风险,特别是在高代谢的烧伤患者中。在危重创伤患者中的研究发现术前45 min管饲喂养也是安全可行的。研究证实,术前一晚口服碳水化合物800 ml,术前2 h口服400 ml,并不会增加误吸风险。事实上,在没有胃流出道梗阻的情况下,饮水1 h后95%的液体被排空,成年择期手术患者当禁饮时间超过2 h,胃内液体量和pH主要由胃本身分泌量所决定,长时间禁饮并不能改善胃内环境,相反饮水反而能刺激胃排空。对于存在胃排空延迟或是误吸风险的患者,应由麻醉医师进行个体化评估。图34-2为围术期时间表。

目前术前饮用含碳水化合物的饮料已被纳入ERAS的一系列举措中。2016年中华医学会肠外肠内营养分会《成人围术期营养支持指南》中指出,术前12 h饮800 ml或术前2~3 h饮用400 ml含12.5%碳水化合物的饮料能减少禁食和手术所致的分解代谢效应。如因某些原因无法进食或进水的

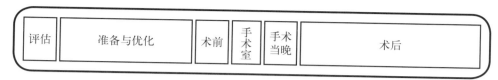

图34-2 围术期时间表(Miller et al. 2013)

患者,术前静脉输注葡萄糖溶液5 mg/(kg·min)也能减少术后胰岛素抵抗和蛋白质丢失,有利于患者康复。但目前尚缺少糖尿病患者术前饮用碳水化合物的安全性及临床获益方面的研究。

未来的碳水化合物负荷也可以与易消化的蛋白质或是促胰岛素氨基酸合并。复合型的蛋白质和碳水化合物口服剂具有协同作用,增强胰岛素浓度。术前应用含有碳水化合物和氨基酸的混合物可以使机体达到代谢性的喂养状态,额外添加了氨基酸比单用碳水化合物更增强了合成代谢效果。

三、术前营养治疗

(一)营养治疗指征

由于患者术前营养状态与临床结局密切相关,2017年ESPEN外科临床营养指南推荐施行大手术患者术前术后均应进行营养状态评估。经筛选和评估,有营养不良或存在营养风险者应接受营养治疗。营养支持适应证:预计患者在围术期、严重创伤后连续5~7天以上无法正常进食;已存在营养不良;存在营养风险(6个月内体重下降大于体重的5%~10%;BMI < 18.5 kg/m²;人血白蛋白 < 30 g/L并无肝肾功能不全)。营养支持禁忌证:休克和内环境紊乱;肠梗阻、肠麻痹、肠缺血或血流动力学不稳定者,忌用肠内营养。若口服和仅肠内途径不能达到目标摄入能量的50%且预计超过7天时,应采用肠内营养联合肠外营养的治疗方式。当患者需行营养治疗,但存在肠梗阻等肠内营养禁忌证时,应尽早实施肠外营养。全合一的肠外营养输注方式优于多瓶输注方式。专家建议营养治疗应按标准流程进行以减少并发症的发生。

(二)能量及蛋白质目标需要量

能量摄入量是影响营养治疗效果和临床结局的重要因素,能量缺乏或摄入不足可造成不同程度的蛋白质消耗,影响器官结构和功能,从而影响预后。采用间接测热法测定机体静息能量消耗值是判断患者能量需要量的理想方法,可通过测定患者实际能量消耗值以指导患者的能量供给,避免过度喂养或喂养不足。

但临床上大多数情况下无法直接测量患者的能量消耗值,此时可采用体重公式计算法估算机体的能量需要量。目前认为104.6~125.5 kJ/(kg·d)能满足大多数非肥胖患者围术期的能量需求,而体重指数≥30 kg/m²的肥胖患者,推荐的能量摄入量为目标需要量的70%~80%。疾病下能量代谢率通常有所提高,择期手术约增加10%,严重创伤、多发性骨折、感染时可增加20%~30%,大面积烧伤时能量消耗增加最明显,最大可增加100%左右。

蛋白质摄入不足会导致机体瘦体组织丢失,损害生理功能。相比单纯提供目标需要量的能量,如果能量和蛋白质均达到目标需要量时,危重患者的死亡风险可明显降低。在提供足够能量的前提下,适当的氮补充可起到纠正负氮平衡、修复损伤组织、合成蛋白质的作用,促进术后伤口愈合。

过去认为蛋白质供应量是1.2～1.5 g/（kg·d），但最近研究结果表明，蛋白质供应量应提高至1.5～2.0 g/（kg·d），能达到更理想的效果。机体处于创伤、应激或感染状态时，患者分解增多，骨骼肌释放氨基酸量增加，急性期蛋白质合成增加，必需氨基酸的需求量增加。充足的蛋白质摄入能增加肌肉蛋白、肝脏急性期蛋白、免疫系统蛋白的合成，减少机体蛋白的净丢失。

（三）肠内营养

术前营养支持有ONS、EN和PN三种方式，应用时往往需要取长补短、互相配合。一般来说，消化道功能正常或具有部分消化道功能患者应优先使用ONS或EN，如EN无法满足能量及蛋白质的目标量时可行PN补充。可以优先选择口服免疫营养补充制剂（包含精氨酸、ω-3脂肪酸、谷氨酰胺），术前连续使用5～7天。术前的肠内营养或ONS应该在入院前实施，以缩短住院时间、降低院内感染发生率。

1. 口服营养补充

专家建议，当患者日常饮食不能满足自身能量需求时，不论其营养状态如何，均应鼓励患者进行ONS。术前口服营养补充剂可以使机体在应对手术应激之前得到最大的优化，使机体得到最大的生物学益处。对于所有营养不良的肿瘤患者、高风险的腹部大手术患者均应在术前给予ONS。肌肉减少症的老年患者是高风险人群。大量临床研究结果显示，ONS对于加速切口愈合、恢复机体组成、增加患者体重、减少术后并发症发生率和再入院率、缩短住院时间、改善生活质量均有积极作用。

大量的文献表明术前ONS具有免疫调节作用。关于评价标准口服蛋白质补充剂的文献较少。几项研究表明术前应用标准口服补充剂没有明显作用。一项研究发现术前应用口服营养补充剂与对照组相比，术前营养补充组的患者术后体重减轻更少，术后并发症也更少。口服营养补充剂至少能增加能量的摄入，但一些因素（如胃肠道不耐受、厌食、依从性差等）可能影响其效果。营养补充剂可以促进合成代谢、有助于肌肉增强。许多外科和危重症患者由于疾病导致或自发性的在术前卧床休息及制动，导致肌肉的分解代谢。这样会导致肌肉质量和力量下降，促进转向分解代谢。许多研究显示在危重患者的早期活动有助于功能改善。有关于这方面的代谢研究结果尚未阐明，有待进一步的研究。参加轻度抗阻运动的老年男性中，可以使用高剂量的整蛋白营养补充剂来增加肌肉。同样，在日本老年女性中发现运动结合补充氨基酸制剂可以逆转肌肉减少。

2. 管饲营养

对于ONS无法实现目标需要量或无法经口进食的患者，先选择通过管饲进行EN。EN管饲途径有鼻胃管、鼻十二指肠管、鼻空肠管、胃或空肠造瘘等，具体投给途径的选择取决于疾病情况、喂养时间长短、患者精神状态及胃肠道功能，临床上应根据具体情况进行选择。EN的禁忌证包括消化道机械性梗阻、不受控制的腹膜炎、肠缺血及重度休克。近年来许多研究显示，以前被认为是EN禁忌证的情况如非机械性肠梗阻、腹腔开放、早期肠瘘、消化道出血、肠壁水肿，或是使用升压药维持血压稳定的患者，目前也可通过适量、谨慎的方法应用EN，而并非绝对禁忌，也有提高临床结局的可能。EN在维护肠屏障功能、免疫功能、简化血糖管理方面仍具有优势。但当EN无法提供机体对能量及蛋白质的目标需要量时，仍需补充或联合应用PN。

很多设计精良的前瞻性多中心研究对术前口服营养补充剂进行试验，并发现免疫和代谢调节配方具有益处。然而，令人惊讶的是有少数研究发现术前任何成分的管饲补充均可使患者受益。有些研究表明吞咽困难或是严重厌食症可通过术前肠内营养而受益，通常是头颈部恶性肿瘤或是食管肿瘤患者。目前很多中心会在实施腹腔镜手术时留置空肠营养管。空肠造口可以用于接下来的食管切除术后的营养补充。

管饲喂养应根据患者肠道耐受性从低流率开始（$20\sim30$ ml/h），当患者耐受时逐渐增量，同时应密切监测患者的胃肠功能及管饲耐受性。对耐受良好者，喂养量可在 72 h 内达到目标需要量，以优化营养支持的疗效。对耐受性较差的患者，喂养量应在 7 天内逐渐谨慎地达到目标需要量。剂型方面，对于大多数围术期患者推荐使用标准聚合配方或高蛋白标准配方。

3. 免疫营养

过去 15 年内，人们对于"免疫营养"的兴趣激增，更准确的描述应是围术期的免疫和代谢调节。常见的免疫调节营养物质是基于水解氨基酸的高蛋白配方，同时包含鱼油（包含二十碳五烯酸 EPA 和二十二碳六烯酸 DHA）、精氨酸、核酸和抗氧化物质。这些配方的生化作用包括增加细胞膜稳定性、改善消化道黏膜完整性、增强细胞介导免疫反应、减轻应激的免疫反应，改善缺血组织的血供。

近几年关于术前免疫营养的荟萃分析和临床试验结果并不统一。目前有一些较强的数据支持显示术前免疫营养可以降低并发症率和减少住院天数。科克兰研究分析证实术前使用免疫营养可以降低总的以及感染并发症的发生率。有证据表明术前营养治疗对于高风险的消化道手术患者的治疗效果最为显著，这些的患者术后危重症和代谢应激的潜在风险可能更高一些。Cerantola 等人汇集了术前和围术期的数据，纳入多中心临床试验的研究对象，应用 Jadad 质量分析，总结出免疫营养降低了并发症率（感染性和其他）。但也有荟萃分析显示单独进行术前免疫营养并没有益处，而加上术后以及围术期的免疫营养措施才显示有益。这可能是近期该领域最高质量并且控制最严格的荟萃分析。接着后面又出现了一些小型的随机研究，重要的是在良好营养状况的胃肠道手术前的患者中进行的等氮术前免疫营养临床试验，均没有显示获益。一项关于在营养不良患者（定义为 NRS-2002 评分≥3 分）中的术前免疫营养的随机双盲对照研究也未显示具有益处。虽然由于样本均一性的问题导致结果不一，但现在普遍的共识似乎还是倾向于引入在手术这个应激反应开始之前进行术前代谢调节的概念，以减轻大手术损伤的分解代谢反应。

这个领域的研究和荟萃分析的缺陷在于，一些文献可能都是最新的，其中包含的亚研究的研究对象可能是重复的。这使得许多纳入荟萃分析的患者被重复计数。此外，大多数经典的术前研究的对照组没有控制为平衡和等氮的条件。免疫营养在头颈部癌症的手术中，无论是术前还是术后，一直是热点。虽然这个研究领域的患者和手术程序的相对均一性，因此可提供足够的研究人群，但总的数据仍然单薄，并且显示只有在使用免疫调节饮食后才能缩短住院时间。这个群体的严重术后并发症的发生率相对较低，大多数关于术前免疫调节的文献都集中在低风险人群。一项随机对照研究证实了免疫营养与标准肠内营养相比。更有助于改善营养状况并增强抗氧化能力。

（四）肠外营养

如果肠道有功能，尽量优先选用肠内营养，但如果患者出现消化道功能障碍并伴有蛋白质热能营养不良时，通常在术前进行肠外营养支持会更有益，尤其是对于上消化道手术患者。术前肠外营养治疗只适用于有营养不良或存在严重营养不良风险，且肠内营养不能满足能量需求的患者，并建议术前给予 $7\sim14$ 天，直至术后过渡至足够的肠内摄入。

术前使用PN的主要缺点有血糖波动、中心静脉导管并发症、感染风险、电解质紊乱等，而通常通过血糖测定、定期实验室检查等方法，这些问题通常都可以解决。值得注意的是，在严重营养不良患者中应用PN容易发生再喂养综合征，伴随低钾和低磷血症。而电解质紊乱在围术期阶段尤为危险。术前7天开始PN可以有足够时间处理可能发生的电解质紊乱。

关于围术期使用PN的一项经典试验是1991年的研究，试验中将外科患者分为两大组，一组从手术前7～15天和术后3天之内应用PN，另一组不用PN。严重营养不良的患者接受PN治疗后非感染性并发症发生率明显较低。一项最近的Cochrane分析发现，在拟行胃肠道手术的患者术前给予PN支持，术后并发症率明显下降（从45%到28%）。

术前PN支持通常要持续到术后阶段。必须注意PN输注需与其他药物分开，避免药物不相容。一项纳入腹部手术患者超过1 000例的多中心研究中，用NRS-2002进行营养评估。营养风险（NRS-2002评分≥3分）患者随机的分为两组，一组给予术前口服营养支持，一组给予PN支持。在营养风险患者中，几乎没有人可以达到术前能量摄入要求。73%者通过使用肠外营养达到目标能量摄入，而用肠内配方者几乎都不能达到目标摄入量。在严重营养风险患者中（NRS-2002评分5～6分），术前营养支持（主要为PN）降低并发症率。

（五）活性营养素

1. 精氨酸

精氨酸是一种条件必需氨基酸，在细胞生长、增殖（如外科手术伤口愈合）和一氧化氮的生成（对于微血管灌注很重要尤其是在术后及脓毒血症时）中起重要作用。精氨酸在外科手术和大的代谢应激反应时迅速消耗。精氨酸的耗竭很可能与下游的T细胞功能障碍和免疫缺陷有关。深入的研究发现精氨酸可以被输送至结肠细胞，转化为鸟氨酸和脯氨酸，有助于胶原沉积，促进结肠上皮愈合。许多关于免疫调节营养的研究都将精氨酸作为其中重要的一部分。一项大型的关于围术期使用精氨酸配方的荟萃分析，发现患者在围术期接受含精氨酸饮食，大大降低了感染并发症的发病率，并缩短了住院时间。目前通过肠内喂养的药物剂量尚未报道，但通过静脉途径大剂量使用，已证明可以导致一过性的低血压。其他资料表明脓毒血症中补充精氨酸或其他不良后果目前还十分有限，并且结果不一。目前大量数据表明精氨酸还是安全的，但实际上可能缺乏在脓毒血症或是其他高动力状态下的研究。尽管很多先前的文献假设精氨酸是潜在有害的，但多项人群研究发现在脓毒血症患者中补充精氨酸并没有任何不良反应。大多数患者显示可改善组织灌注和心脏输出。一项最近的感染性休克的随机试验表明应用精氨酸配方可降低死亡率。但也有人提出在脓毒血症患者中，特别是非外科的脓毒血症患者中补充精氨酸，可能会导致硝酸盐和亚硝酸盐含量增高。精氨酸作为一氧化氮合成的底物，可增加一氧化氮合成、促进感染、炎症状态下血管舒张，加重氧化应激损伤，加重血流动力学不稳定和器官衰竭。因此，最新的美国肠外肠内营养学会和重症医学会《成人重症患者营养支持疗法实施与评定指南》认为，对于严重脓毒症患者不应常规使用含有精氨酸的免疫调节性EN制剂。

2. 谷氨酰胺

谷氨酰胺是人体内含量最丰富的氨基酸，约占总游离氨基酸的50%，合成氨基酸、蛋白质、核酸和许多其他生物分子的前体物质，在肝、肾、小肠和骨骼肌代谢中起重要调节作用，是在机体内各器官间转运氨基酸和氮的主要载体，也是所有快速增殖细胞如小肠黏膜细胞、淋巴细胞等生长、修复特需的能源物质,对维护肠道黏膜结构和功能的完整性起着十分重要的作用。手术创伤、应激和感染情况下,骨骼肌释放氨基酸量增加,丙氨酸和谷氨酰胺占释放氨基酸量的50%～60%,但肠道黏膜和肾脏对谷氨酰胺的消耗也增加,故可出现血浆和骨骼肌内谷氨酰胺的含量明显下降,导致蛋白质合成障碍、肠黏膜萎缩、免疫机能受损。补充外源性谷氨酰胺可以促进蛋白质合成,改善机体免疫抑制状态,减轻氧化应激损害,调控细胞因子,炎症介质的产生和释放,防止肠黏膜萎缩,减少肠道菌群和内毒素移位,从而改善患者临床结局。大量临床研究及荟萃分析结果均显示,PN中添加谷氨酰胺可以促进外科患者术后正氮平衡、降低感染性并发症发生率、缩短住院时间、提高生存率。

对于外科重症患者PN时是否应添加谷氨酰胺,目前研究结果尚不一致,可能与补充谷氨酰胺导致血浆氨基酸谱失衡、疾病的严重程度(如休克、多器官功能衰竭)及是否存在谷氨酰胺缺乏有关。因此,美国肠外肠内营养学会在最新的《成人重症患者营养支持疗法实施与评定指南》中并不推荐对重症患者应用EN或PN时常规添加谷氨酰胺。

3. 鱼油 (EPA 和 DHA)

术前补充ω-3脂肪酸(EPA/DHA)的目的是降低炎症反应,不增加感染的风险。具有抗炎作用的脂肪,主要是EPA和DHA,已在很多内科炎症性疾病中获得良好的疗效,如类风湿关节炎、克罗恩病、溃疡性结肠炎、系统性红斑狼疮、多发性硬化、反应性气道疾病等。

在外科手术中使用特殊的抗炎症脂质来达到维持重要的器官功能、调节免疫和炎症反应、抗氧化防御等重要作用,已成为许多外科手术的常规。ω-3脂肪酸(EPA和DHA)已经在多项人体的随机对照临床试验中被报道,可以减轻代谢反应、抑制或减少瘦体组织丢失、防止各种组织的氧化损伤、通过调控促炎和抗炎基因来改善结局。机制研究表明,ω-3脂肪酸可以改变细胞膜磷脂构成、增加膜流动性、改变基因表达、改变内皮细胞黏附分子-1、内皮细胞选择素以及其他内皮细胞受体的表达,从而调节血管的完整性和功能。另外,EPA和DHA在代谢过程中产生的脂质代谢产物(Resolvins, Docosatrienes, Neuroprotectins)也具有抗炎作用。Resolvins可以调节白细胞迁徙,Neuroprotectins可以减少中性粒细胞浸润、减少促炎基因信号和核因子-κB结合。这些由EPA和DHA产生的具有生物活性的保护介质在不同种属(从原始鱼类到哺乳动物)的生物之间都是比较一致的。研究发现EPA在预防脓毒症的膈肌功能减退和抵抗革兰阴性菌(如假单胞菌)方面具有潜在益处。目前的研究发现EPA和DHA并不是简单的被动参与炎症反应调节过程,而是可以通过这些内源性的生物活性介质主动的对抗炎症反应。

ω-3脂肪酸不仅可以通过多种途径减轻炎症反应,还可以抑制炎症细胞的活化和迁徙,比如抑制T细胞的活化和自然杀伤细胞的活性。DHA可以减轻肌肉急性氧化应激反应中蛋白质过氧化。

在心脏手术中应用鱼油引起了很大关注。一项小型的意大利随机对照临床试验中,在术前给予2 g/d的EPA和DHA(1∶2比例)至少5天,明显降低了冠脉旁路移植术后的房颤率。而术后房颤往往是炎症反应的结果。

在另一项心脏手术的临床试验中,术前和术后都静脉输注鱼油脂肪乳,可以使EPA和DHA进入心脏组织和血小板中,研究证明鱼油的使用是安全的,不引出血,减少炎症介质,包括白介素(interleukin, IL)-6、IL-8和IL-10,减少高血糖、降低乳酸和碳氧血红蛋白水平。

在鼠类实验中已经证实ω-3脂肪酸可以减轻术后肠道免疫功能降低和动力不足。在人体中ω-3脂肪酸对于消化道的作用还不甚清楚,但是在腹部肿瘤手术的患者中,术前口服DHA和EPA,术中取样发现在肝脏组织、肠道黏膜和肿瘤组织中均有吸收，因而在术后多个组织器官中起到抗炎作用。肠内应用5～7天时会出现ω-3脂肪酸的快速吸收进入组织。肝癌行肝脏切除术的患者中肠外应用ω-3脂肪酸可以降低IL-6和肿瘤坏死因子-α。

ω-3多不饱和脂肪酸（polyunsaturated fatty acid, PUFA）对于器官具有保护作用。多项研究表明，ω-3 PUFA可降低肺动脉压、改善肺血管通透性和肺功能、明显改善败血症和急性肺损伤或急性呼吸窘迫综合征（acute respiratory distress syndrome, ARDS）患者的氧合作用，降低ARDS病死率，缩短机械通气时间与ICU停留时间，改善预后。对于重症患者，鱼油也是安全的，并能降低感染并发症发生率，缩短住院时间和ICU停留时间，但对病死率无影响。因此，美国肠外肠内营养学会在最新的重症指南中也推荐重症患者需要PN支持时应添加ω-3 PUFA。中华医学会肠外肠内营养学分会关于成人围术期营养支持指南中建议，ω-3 PUFA应尽可能在疾病及应激早期使用，推荐剂量为0.10～0.20 g/（kg·d）。

4. 维生素和微量元素

术前维生素使用目前仍有争议，关于术前使用多种维生素的文献也不多。消化道手术患者术后常常有维生素A和锌水平的降低。术前补充一些维生素和微量元素可以提高血清和组织的抗氧化水平，但具体益处尚不清楚，目前仍缺乏高质量的数据。在烧伤患者中发现补充硒、锌和铜可降低肺炎发生率，但数据较少，还不足以推广至普外科手术患者中。补充锌或其他维生素的目标通常是将血清浓度调节至正常水平。在烧伤患者中，补充锌可以促进伤口愈合和结痂、降低死亡率。维生素A在伤口愈合中起重要作用，但是补充剂量的数据仍不足。

5. 支链氨基酸

支链氨基酸，特别是亮氨酸，可以减少肌肉蛋白流失，促进内脏蛋白合成。20世纪80年代有过两项随机临床试验表示其具有潜在临床益处，但最近的外科文献中没有相关报道。

6. 益生菌

近来的证据显示肠道菌群可能在营养方面起重要作用。外源性因素，如补充益生菌或使用抗生素，都可使肠道菌群发生改变。肠道菌群的改变往往可以使宿主的临床结果出现显著变化。有研究发现在腹部大手术和肝移植术后应用植物乳杆菌，可降低感染率。外科手术操作可潜在改变肠道菌群。调节肠道菌群可以降低外科手术部位感染率，并改善抗生素相关性腹泻。

第四节 特殊类型手术术前营养管理

一、实体器官移植

器官移植患者由于器官功能衰竭，常存在不同程度的代谢紊乱和营养障碍。因此，营养不良及肌少症是等待器官移植患者的常见问题，常导致移植患者特别是伴有心肺功能不全的患者原发疾病快速进展，并且是术后并发症的预后因素。在肝移植患者中，术前营养不良者约有53%，并且术前营养不良与住院期间感染并发症发生率明显相关。手术应激会增加机体能量需求及分解代谢，进一步加重营养不良，影响患者临床结局。因此，在移植前等待供体时，可进行营养监测，若患者存在营养风险或营养不良时,首先考虑建议增加ONS或管饲营养支持,必要时给予PN支持,以维持或改善患者营养状况,抑制或减少体脂和瘦体组织群丢失,是患者维持良好的代谢状态,等待移植手术。移植供体和受体的营养治疗与施行腹部大手术患者的营养治疗推荐相似,能量需要量为104.6~125.5 kJ/(kg·d),碳水化合物比例占非蛋白质能量的50%~70%,蛋白质供给量为1.5~2.0 g/(kg·d)。

二、减重手术

减重手术患者围术期应常规进行全面营养评定。肥胖本身是营养不良的危险因素。有研究结果显示,体重指数>25 kg/m²的住院患者中,57%者存在营养不良,而体重指数>30 kg/m²的患者中营养不良的相对危险度为1.5。肥胖患者常常因限制饮食和摄入水果、蔬菜太少存在维生素或微量营养素缺乏,长期久坐不动又会加重机体瘦组织群丢失。另一方面,减重手术后机体对营养素的吸收方式和吸收程度发生较大变化,术后患者常因营养物质吸收不足而导致营养不良,加重营养不良风险。蛋白质、钙、铁、维生素D、维生素B_1和维生素B_{12}缺乏是减重手术后最常见的营养不良类型。因此,应在术前就开始注意口服或静脉补充以上营养素,以防止术后加重营养不足,并于术后长期密切监测血液浓度,纠正异常。对于需要营养支持的减重手术患者,推荐采用间接测热法测定机体静息能量消耗值以确定患者能量目标需要量,无法实际测量者多用体重公式估算,对于体重指数30~50 kg/m²的患者按实际体重41.8~58.6 kJ/(kg·d)、体重指数>50 kg/m²的患者按理想体重92~104.6 kJ/(kg·d)供给(Robinson et al., 2015)。国际上大多数相关指南推荐减重手术患者围术期蛋白质摄入为60~120 g/d,或根据理想体重1.5 g/(kg·d)供给;重症肥胖患者蛋白质量补充量应更高,达到实际体重1.2 g/(kg·d)或理想体重2.0~2.5 g/(kg·d)。对于操作相对简单的减重手术,不需要肠外营养。

总之,对于手术患者需进行营养筛查和营养评估,根据患者的营养状况、疾病情况和手术方式,决定是否进行术前营养支持。综合全面的术前营养管理有助于患者顺利渡过手术这个应激期,加速术后康复。

(陆丽萍　万燕萍)

参 考 文 献

[1] Allingstrup M J, Esmailzadeh N, Wilkens Knudsen A, et al. Provision of protein and energy in relation to measured requirements in intensive care patients. Clin Nutr, 2012, 31, 462−468.

[2] Awad S, Varadhan K K, Ljungqvist, et al. A meta-analysis of randomised controlled trials on preoperative oral carbohydrate treatment in elective surgery. Clin Nutr, 2013, 32, 34−44.

[3] Barker L A, Gray C, Wilson L, et al. Preoperative immunonutrition and its effect on postoperative outcomes in well-nourished and malnourished gastrointestinal surgery patients: a randomised controlled trial. Eur J Clin Nutr, 2013, 67: 802−807.

[4] Bhangle S, Kolasinski S L. Fish oil in rheumatic diseases. Rheum Dis Clin North Am, 2011, 37, 77−84.

[5] Buchleitner A M, Martinez-Alonso M, Hernandez M, et al. 2012. Perioperative glycaemic control for diabetic patients undergoing surgery. Cochrane Database Syst Rev, CD007315.

[6] Calo L, Bianconi L, Colivicchi F, et al. 2005. N−3 Fatty acids for the prevention of atrial fibrillation after coronary artery bypass surgery: a randomized, controlled trial. J Am Coll Cardiol, 45, 1723−1728.

［7］ Cerantola Y, Hubner M, Grass F, et al. 2011. Immunonutrition in gastrointestinal surgery. Br J Surg, 98, 37－48.

［8］ Cerantola Y, Valerio M, Persson B, et al. 2013. Guidelines for perioperative care after radical cystectomy for bladder cancer: Enhanced Recovery After Surgery (ERAS((R))) society recommendations. Clin Nutr, 32, 879－887.

［9］ Cerra F B, Mazuski J E, Chute E, et al. 1984. Branched chain metabolic support. A prospective, randomized, double-blind trial in surgical stress. Ann Surg, 199, 286－291.

［10］ Chen W, Jiang H, Zhou Z Y, et al. 2014. Is omega－3 fatty acids enriched nutrition support safe for critical ill patients? A systematic review and meta-analysis. Nutrients, 6, 2148－2164.

［11］ Damms-Machado A, Weser G, Bischoff S C. 2012. Micronutrient deficiency in obese subjects undergoing low calorie diet. Nutr J, 11, 34.

［12］ Feldheiser A, Aziz O, Baldini G, et al. 2016. Enhanced Recovery After Surgery (ERAS) for gastrointestinal surgery, part 2: consensus statement for anaesthesia practice. Acta Anaesthesiol Scand, 60, 289－334.

［13］ Furnary A P, Zerr K J, Grunkemeier G L, et al. 1999. Continuous intravenous insulin infusion reduces the incidence of deep sternal wound infection in diabetic patients after cardiac surgical procedures. Ann Thorac Surg, 67, 352－360; discussion 360－362.

［14］ Gianotti L, Braga M, Nespoli L, et al. 2002. A randomized controlled trial of preoperative oral supplementation with a specialized diet in patients with gastrointestinal cancer. Gastroenterology, 122, 1763－1770.

［15］ Giger-Pabst U, Lange J, Maurer C, et al. 2013. Short-term preoperative supplementation of an immunoenriched diet does not improve clinical outcome in well-nourished patients undergoing abdominal cancer surgery. Nutrition, 29, 724－729.

［16］ Gillis C, Carli F. 2015. Promoting Perioperative Metabolic and Nutritional Care. Anesthesiology, 123, 1455－1472.

［17］ Gillis C, Nguyen T H, Liberman A S, et al. 2015. Nutrition adequacy in enhanced recovery after surgery: a single academic center experience. Nutr Clin Pract, 30, 414－419.

［18］ Gustafsson U O, Scott M J, Schwenk W, et al. 2012. Guidelines for perioperative care in elective colonic surgery: Enhanced Recovery After Surgery (ERAS(R)) Society recommendations. Clin Nutr, 31, 783－800.

［19］ Hasadsri L, Wang B H, Lee J V, et al. 2013. Omega－3 fatty acids as a putative treatment for traumatic brain injury. J Neurotrauma, 30, 897－906.

［20］ Johnston J, Pal S, Nagele P. 2013. Perioperative torsade de pointes: a systematic review of published case reports. Anesth Analg, 117, 559－564.

［21］ Kang K, Shu X L, Zhang Y S, et al. 2015. Effect of glutamine enriched nutrition support on surgical patients with gastrointestinal tumor: a meta-analysis of randomized controlled trials. Chin Med J (Engl), 128, 245－251.

［22］ Li C, Carli F, Lee L, et al. 2013. Impact of a trimodal prehabilitation program on functional recovery after colorectal cancer surgery: a pilot study. Surg Endosc, 27, 1072－1082.

［23］ Manzanares W, Langlois P L, Dhaliwal R, et al. 2015. Intravenous fish oil lipid emulsions in critically ill patients: an updated systematic review and meta-analysis. Crit Care, 19, 167.

［24］ Marimuthu K, Varadhan K K, Ljungqvist O, et al. 2012. A meta-analysis of the effect of combinations of immune modulating nutrients on outcome in patients undergoing major open gastrointestinal surgery. Ann Surg, 255, 1060－1068.

［25］ Mayurasakorn K, Williams J J, Ten V S, et al. 2011. Docosahexaenoic acid: brain accretion and roles in neuroprotection after brain hypoxia and ischemia. Curr Opin Clin Nutr Metab Care, 14, 158－167.

［26］ Mcclave S A, Taylor B E, Martindale R G, et al. 2016. Guidelines for the Provision and Assessment of Nutrition Support Therapy in the Adult Critically Ill Patient: Society of Critical Care Medicine (SCCM) and American Society for Parenteral and Enteral Nutrition (A.S.P.E.N.). JPEN J Parenter Enteral Nutr, 40, 159－211.

［27］ Miller K R, Wischmeyer P E, Taylor B, et al. 2013. An evidence-based approach to perioperative nutrition support in the elective surgery patient. JPEN J Parenter Enteral Nutr, 37, 39S－50S.

［28］ Palmer A J, Ho C K, Ajibola O, et al. 2013. The role of omega－3 fatty acid supplemented parenteral nutrition in critical illness in adults: a systematic review and meta-analysis. Crit Care Med, 41, 307－316.

［29］ Pousman R M, Pepper C, Pandharipande P, et al. 2009. Feasibility of implementing a reduced fasting protocol for critically ill trauma patients undergoing operative and nonoperative procedures. JPEN J Parenter Enteral Nutr, 33, 176－180.

［30］ Rio A, Whelan K, Goff L, et al. 2013. Occurrence of refeeding syndrome in adults started on artificial nutrition support: prospective cohort study. BMJ Open, 3.

［31］ Robinson M K, Mogensen K M, Casey J D, et al. 2015. The relationship among obesity, nutritional status, and mortality in the critically ill. Crit Care Med, 43, 87－100.

［32］ Rodriguez P C, Hernandez C P, Morrow K, et al. 2010. L-arginine deprivation regulates cyclin D3 mRNA stability in human T cells by controlling HuR expression. J Immunol, 185, 5198－5204.

［33］ Sato H, Lattermann R, Carvalho G, et al. 2010. Perioperative glucose and insulin administration while maintaining normoglycemia (GIN therapy) in patients undergoing major liver resection. Anesth Analg, 110, 1711－1718.

［34］ Schricker T, Meterissian S, Donatelli F, et al. 2007. Parenteral nutrition and protein sparing after surgery: do we need glucose? Metabolism, 56, 1044－1050.

［35］ Supinski G S, Vanags J, Callahan L A. 2010. Eicosapentaenoic acid preserves diaphragm force generation following endotoxin administration. Crit Care, 14, R35.

［36］ Tiesset H, Bernard H, Bartke N, et al. 2011. (n－3) long-chain PUFA differentially affect resistance to Pseudomonas aeruginosa infection of male and female cftr－/－mice. J Nutr, 141, 1101－1107.

［37］ Van Stijn M F, Korkic-Halilovic I, Bakker M S, et al. Preoperative nutrition status and postoperative outcome in elderly general surgery patients: a systematic review. JPEN J Parenter Enteral Nutr, 2013, 37, 37－43.

［38］ Visser M, Vermeulen M A, Richir M C, et al. 2012. Imbalance of arginine and asymmetric dimethylarginine is associated with markers of circulatory failure, organ failure and mortality in shock patients. Br J Nutr, 107, 1458－1465.

［39］ Wehner S, Meder K, Vilz, et al. Preoperative short-term parenteral administration of polyunsaturated fatty acids ameliorates intestinal inflammation and postoperative ileus in rodents. Langenbecks Arch Surg, 2012, 397, 307－315.

［40］ Wilczynska-Kwiatek A, Bargiel-Matusiewicz K, Lapinski L. Asthma, allergy, mood disorders, and nutrition. Eur J Med Res, 2009, 14 Suppl 4, 248－254.

［41］ Yue C, Tian W, Wang W, et al. 2013. The impact of perioperative glutamine-supplemented parenteral nutrition on outcomes of patients undergoing abdominal surgery: a meta-analysis of randomized clinical trials. Am Surg, 79, 506－513.

［42］ Zhang Q, Yu J C, Kang W M, et al. 2011. Effect of omega－3 fatty acid on gastrointestinal motility after abdominal operation in rats. Mediators Inflamm, 2011, 152137.

［43］ Zhu X, Pribis J P, Rodriguez P C, et al. 2014. The central role of arginine catabolism in T-cell dysfunction and increased susceptibility to infection after physical injury. Ann Surg, 259, 171－178.

［44］ 蔡东联.实用营养师手册.北京：人民卫生出版社,2009.

［45］ 蔡威,邵玉芬.现代营养学.上海：复旦大学出版社,2011.

［46］ 袁凯涛,石汉平.《欧洲临床营养和代谢学会指南：外科临床营养》解读.中国实用外科杂志,2017,37,1132－1134.

［47］ 中华医学会肠外肠内营养学分会.成人围术期营养支持指南.中华外科杂志,2016,54,641－657.

第35章
围术期感染的预防

　　麻醉医师在感染控制的许多方面起到重要作用。院内感染并发症可以通过由麻醉医师参与的严格的感控措施而避免。外科手术部位感染（surgical siteinfection, SSI）是院内感染主要原因之一，一旦发生感染，会增加医疗费用，延长住院时间，增加患者死亡率。术前合理使用抗菌药物是控制SSI的重要手段，协同于感染控制措施，杀灭或抑制围术期相关细菌，降低院内感染的发生率。其选择应考虑到患者情况、手术大小、切口类型、时间长短，以及当地流行病学资料和抗生素敏感性问题，并严密观察术后体温、血常规及切口情况决定用药时机，避免由于预防不当而造成抗菌药物滥用。本章内容主要根据我国于2015年颁布的《抗菌药物临床应用指导原则》节选、更新。

第一节　外科手术切口分类

　　外科手术切口分类详见表35-1。

表35-1　手术切口分类

手术切口种类	手术特点
Ⅰ类切口：清洁手术	无损伤，无炎症，手术无破坏性，不涉及呼吸、消化、泌尿生殖道等与外界相通器官
Ⅱ类切口：清洁-污染手术	手术不涉及炎症区，不涉及呼吸道、消化道、泌尿生殖道等人体与外界相通的器官或经胃肠道或呼吸道，但无明显溢出，阑尾切除、经口咽、阴道、尿路、胆道等，该处无感染
Ⅲ类切口：污染手术	造成手术部位严重污染的手术，包括手术涉及急性炎症但未化脓区域；胃肠道内容物有明显溢出污染；新鲜开放性创伤但未经及时扩创；无菌技术有明显缺陷如开胸、心脏按压者
Ⅳ类切口：严重污染-感染	失活组织的陈旧创伤手术；已有临床感染或脏器穿孔的手术如：急性细菌性炎症、创伤有坏死组织残留，异物、粪便污染

　　2015年《抗菌药物临床应用指导原则》提出4个分类，但目前我国在病案首页中将手术切口分为Ⅰ、Ⅱ、Ⅲ类。其Ⅰ类与表中Ⅰ类同，Ⅱ类相当于表中Ⅱ、Ⅲ类，Ⅲ类相当于表中Ⅳ类。

第二节　围术期院内感染的预防

院内感染是指住院患者在医院内获得的感染,包括在住院期间发生的感染和在医院内获得出院后发生的感染,但不包括入院前已开始或者入院时已处于潜伏期的感染。院内感染已经成为外科手术后的主要并发症之一。常见的院内感染类型主要有肺部感染、手术切口感染、泌尿道感染、导管相关性血流感染等。引起术后感染的因素有病原微生物(污染及致病菌的程度)、患者自身情况(免疫状态)、术中操作(手术时间与组织损伤情况)、术后护理以及麻醉相关因素。

术后肺部感染是手术及麻醉相关风险的重要组成部分,也是增加术后发病率、死亡率和延长住院时间的重要原因,而外科术后肺部感染是术后肺部并发症的集中体现,特别是在有长期吸烟史和卧床史、有肺部基础性疾病病史的老年患者,这些患者胸腹部或者头部大手术后并发的肺部感染对术后康复的影响显著增大。

国内报道,手术后肺部并发症的发生率为2%～19%。常见的术后肺部并发症主要包括肺部感染、肺不张、支气管痉挛、肺栓塞、呼吸衰竭和胸腔积液等。除肺部感染外,其他并发症若迁延时日,或处理不当,最终均可发展成为肺部感染。胸腹部大手术后易于发生医院获得性肺炎,其发生率可高达10.7%,由此导致的死亡率高达19%～45%,感染性胸腹部手术死亡率甚至可增加至65%。近年来,术后肺部感染的发生率超过伤口感染、尿路感染,成为手术患者并发感染的首位原因,一旦发生肺部感染,将影响患者恢复,延长住院时间,增加住院费用,甚至导致患者死亡。因此必须采取有效手段进行干预和处理。

一、术前完善相关检查

评估患者的心肺功能,及时发现肺部感染的高危因素;对存在基础肺部疾病的手术患者,应先将基础疾病控制在稳定期方能进行手术;吸烟患者术前两周戒烟,并锻炼呼吸功能及有效的咳嗽训练。术前由手术医师和麻醉医师根据患者的病情及基础生理情况仔细进行评估,针对不同手术方式制订出相对的麻醉方案,缩短麻醉给药时间,提高外科技术,缩短手术时间,从而减少病原菌入侵机会。

二、术中精确管理气道

气管插管时掌握无菌原则及熟练的插管技术,防止误吸;尽可能缩短手术时间,掌握适度的麻醉深度,使患者术后能尽快清醒,尽早拔除气管插管。在麻醉的实施过程中要严格执行无菌进行,按照操作规范进行操作。特别是气管插管全麻患者,在操作的过程中应注意操作的规范,喉镜或气管导管的前端避免用手直接接触,以免细菌进入呼吸道引起呼吸道感染。在椎管内麻醉和区域阻滞麻醉时,操作前麻醉医师应注意麻醉机和用品消毒无菌处理,行麻醉操作时应彻底消毒,熟练掌握气管插管技术,插管操作尽量温柔可靠,减少对气道黏膜的损伤。通过对麻醉科医疗工作中存在的医院感染危险因素进行探讨,提高麻醉科医护人员对感染控制的认识,使医护人员具备高度的责任心和对医院感染控制的水平,从而有效的预防和控制医院感染的发生,最大限度地保障手术安全。

三、术后妥善处理

术后疼痛导致患者不能进行有效的咳嗽及深呼吸锻炼,有效镇痛能减少对膈肌的抑制、改善潮气量及肺活量,Pöpping等荟萃分析显示硬膜外镇痛能有效降低术后肺炎的发生率。术后卧床保持30°～45°体位,防止胃肠道内容物反流及误吸,鼓励患者早期下床活动及深呼吸运动。对于咳痰无力的患者应加强翻身拍背及肺部理疗,促进气道分泌物的清除。美国斯坦福大学2010年发表的文章显示:呼吸锻炼、氯己定进行口腔卫生、离床活动及床头抬高等干预措施能使普通病房肺部感染的发生率由0.78%下降至0.18%(P=0.006),使2008年普通病房肺部感染的发生率较2006年下降了81%。多项研究提示抬高床头能降低呼吸机相关性肺炎的发生率,床头抬高至少30°能降低误吸及误吸相关肺炎的发生率。

四、提高感控意识

组织学习培训加强麻醉科医护人员对医院感染的认识,认真落实各项规章制度,使其了解自身的义务和责任,在工作过程中严格自律,时刻保持责任心,提高自律性,将医院感染管理转变为自觉性的行动,把握好工作中的各个细节,严格执行医院各项规章制度,确保医院麻醉科的各项工作切实落实到位。

提高对医疗用品、器械的管理及消毒,对一次性医疗用品的购进、使用、回收、毁形要严格把关,使用前严格核对产品的名称、生产厂家、生产批号、有效期、型号规格等,不可使用过期、不合格、包装破损、潮湿、被污染、外包装字迹模糊不清的产品,一次性医疗用品应存放在干燥、清洁、湿度及温度适中、通风好的柜内,并与其他消毒无菌物品分别放置。每台手术结束后对手术室进行消毒,同时消毒麻醉机、监护仪,每日手术结束后对麻醉机、监护仪、导线进行彻底的清洁、消毒,并对麻醉机的性能进行检测,每个月对其进行全面保养。

五、其他

熟悉围术期患者的病理生理改变,从源头上减少围术期院内肺部感染的发生率,不但能提高手术患者的救治成功率,而且还可减少抗菌药物的使用,从而减缓耐药的发生。近年来一些新的理念和措施,对减少围术期肺部感染的发生起到了良好的作用,如加强口腔护理和洗手、慎用制酸剂以及"加速康复理念"等。有多种机制可导致细菌进入肺部,包括吸入、血源播散、邻近组织播散、原位繁殖、分泌物的吸入及上消化道细菌易位等。有作者认为,口腔部定植菌误吸是医院获得性肺炎最常见的感染源,50%～70%的健康人在睡眠时口咽部分泌物被吸入下呼吸道。外科术后应激状态下,鼻咽部对寄生菌抵御能力下降,唾液平均流速降低,细菌繁殖能力增强,加之患者呼吸道纤毛运动及细支气管收缩力下降,易造成肺炎。所以外科术后除定时翻身、拍背外,要非常重视口腔护理,目前关于如何做好口腔护理来减少肺部并发症的研究也逐渐增多。胃酸可杀灭摄入胃内的细菌,在酸性环境下,只有幽门螺旋杆菌可以生存下来。外科术后用制酸剂来预防应激性消化道溃疡,曾经是"术后常规"之一。用制酸剂后胃液pH>4,这时胃腔内G⁻菌可大量生长,ICU患者即使已行气管插管,也经常有胃内容物反流或误吸入肺,导致医源性肺炎。虽然对制酸剂是否导致医源性肺炎发生率增高尚有一些反对意见,但目前不推荐术后常规使用制酸剂。

另外,减少院内交叉感染也是预防肺部感染的有效措施,特别是医护人员在接触患者前及时、正确的洗手,被认为是减少交叉感染的重要内容。加速康复治疗技术最早由丹麦的Kehlet提出,越来越多的研究表明,加速康复的许多措施均在减少和控制围术期肺部感染中直接或间接地起到积极作用。比如:① 通常认为,胃肠道手术后,患者须等到通气方可进食。然而,大宗病例的荟萃分析结果表明,早期(24 h内)进食或实施肠内营养能够显著降低腹腔、切口及肺部感染的发生率,缩短住院时间。② 手术(尤其是胃肠道手术)前放置胃肠减压管也是"常规"之一,但Manning等的研究结果表明,胃肠减压管能够降低食管下端括约肌的张力,促进消化液反流,导致肺部并发症。因此,术后患者不应该常规放置胃肠减压管。③ 气管插管时间延长不但增加患者在ICU和医院的住院时间,而且容易导致肺部感染并发症,因此应采取包括短效麻醉剂和硬膜外止痛等各种措施,争取在手术结束时及早拔管或在进入ICU后30 min之内拔管。④ 胸腹部手术影响膈肌等呼吸肌的运动及胸壁顺应性,功能残气量的降低幅度至少20%。胸段硬膜外阻滞麻醉及术后镇痛能阻断这一反射弧,减轻呼吸肌张力,提高胸壁顺应性、减轻疼痛、保证膈肌正常运动,显著降低低氧血症和术后肺炎的发生率,缩短ICU及医院住院时间,减少住院费用。

加速康复治疗的其他措施还包括:手术前向患者详细介绍住院环境、疾病及其治疗过程、出院后的注意事项等内容,消除患者对医院和治疗的陌生及恐惧感;采用微创技术或创伤最小的手术方式减少手术创伤;术中严格的保温措施;适量而不是过多地补液;尽量不输血以避免免疫功能抑制;避免滥用导尿管和机械性肠道准备;早期离床活动;适当应用止吐剂、抗生素及对症治疗等,这些措施也均可直接或间接的影响围术期肺部感染的发生率。总之,目前肺部感染已经成为外科术后感染的首位原因,其主要致病菌一直处于频繁的动态变迁之中,且耐药问题日益突出。在围术期合并肺部感染时,我们不仅仅要关注国内、外主要致病菌及耐药的变迁趋势,更为重要的是要根据本单位、本科室近期实验室的菌种鉴定和药敏结果,科学、合理应用抗生素,同时从源头上积极采取措施来减少围术期院内肺部感染的发生,从而减缓耐药的发生,加速手术患者康复,提高救治成功率。

第三节　抗菌药物的预防性应用

一、预防性应用抗菌药物的目的

此前我国2004年《抗菌药物临床应用指导原则》提出预防用药可预防"术后可能发生的全身性感染"。但2015年《抗菌药物临床应用指导原则》指出:术前应用抗生素主要是"预防手术部位感染,包括浅表切口感染、深部切口感染和手术所涉及的器官/腔隙感染,但不包括与手术无直接关系的、术后可能发生的其他部位感染"。强调预防手术部位感染,与手术无直接关系、术后其他部位感染并非术前抗菌药物的使用目的。

二、预防应用的原则

（一）决定是否预防用抗菌药物的因素

应根据手术切口类别、手术部位,可能的污染细菌种类、手术持续时间、感染发生机会和后果严重程度、抗菌药物预防效果的循证医学证据、对细菌耐药性的影响和经济学评估等因素,综合考虑决定是否预防用抗菌药物。

1. 清洁手术（Ⅰ类切口）

手术部位无污染,通常不需预防用抗菌药物。但在下列情况时可考虑预防用药：① 手术范围大、手术时间长、污染机会增加；② 手术涉及重要脏器,一旦发生感染将造成严重后果者,如头颅手术、心脏手术等；③ 异物植入手术,如人工心瓣膜植入、永久性心脏起搏器放置、人工关节置换等；④ 有感染高危因素如高龄、糖尿病、免疫功能低下（尤其是接受器官移植者）、营养不良等患者。

2. 清洁-污染手术（Ⅱ类切口）

手术部位存在大量人体寄殖菌群,手术时可能污染手术部位引起感染,故此类手术通常需预防用抗菌药物。

3. 污染手术（Ⅲ类切口）

已造成手术部位严重污染的手术。此类手术需预防用抗菌药物。

4. 污秽-感染手术（Ⅳ类切口）

在手术前即已开始治疗性应用抗菌药物,术中、术后继续,此不属预防应用范畴。

（二）注意事项

包括：① 可能选择抗菌谱较窄的药物以避免自身菌群紊乱及耐药菌的产生等不良反应。② 考虑到患者的情况,包括既往史,药物过敏史、肝肾功能情况、是否妊娠等。但抗菌药物的预防性应用不能代替严格的消毒、灭菌技术和精细的无菌操作,也不能代替术中保温和血糖控制等其他预防措施。

三、抗菌药物品种选择

应尽量选择单一抗菌药物预防用药,避免不必要的联合使用。预防用药应针对手术路径中可能存在的污染菌。如心血管、头颈、胸腹壁、四肢软组织手术和骨科手术等经皮肤的手术,通常选择针对金黄色葡萄球菌的抗菌药物。结肠、直肠和盆腔手术,应选用针对肠道革兰阴性菌和脆弱拟杆菌等厌氧菌的抗菌药物。头孢菌素过敏者,针对革兰阳性菌可用万古霉素、去甲万古霉素、克林霉素；针对革兰阴性杆菌可用氨曲南、磷霉素或氨基糖苷类。对某些手术部位感染会引起严重后果者,如心脏人工瓣膜置换术、人工关节置换术等,若术前发现有耐甲氧西林金黄色葡萄球菌（MRSA）定植的可能或者该机构MRSA发生率高,可选用万古霉素、去甲万古霉素预防感染,但应严格控制用药持续时间。不应随意选用广谱抗菌药物作为围术期预防用药。鉴于国内大肠埃希菌对氟喹诺酮类药物耐药率高,应严格控制氟喹诺酮类药物作为外科围术期预防用药。

四、给药方案及给药时机

(一)给药方法

给药途径大部分为静脉输注,仅有少数为口服给药。静脉输注应在皮肤、黏膜切开前0.5~1 h内或麻醉开始时给药,在输注完毕后开始手术,保证手术部位暴露时局部组织中抗菌药物已达到足以杀灭手术过程中沾染细菌的药物浓度。万古霉素或氟喹诺酮类等由于需输注较长时间,应在手术前1~2 h开始给药。

(二)预防用药维持时间

抗菌药物的有效覆盖时间应包括整个手术过程。手术时间较短(< 2 h)的清洁手术术前给药一次即可。如手术时间超过3 h或超过所用药物半衰期的2倍以上,或成人出血量超过1 500 ml,术中应追加1次。清洁手术的预防用药时间不超过24 h,心脏手术可视情况延长至48 h。清洁-污染手术和污染手术的预防用药时间亦为24 h,污染手术必要时延长至48 h。过度延长用药时间并不能进一步提高预防效果,且预防用药时间超过48 h,耐药菌感染机会增加。

五、预防性抗生素应用可能导致的术中不良反应

(一)超敏反应

任何抗生素应用均可引起,严重程度从皮疹到过敏反应不等。

(二)低血压

部分抗生素介导组胺释放(如万古霉素),引起血压降低,或出现过敏反应,导致血压降低。

(三)增强肌松类药物作用

可见于氨基糖苷类、克林霉素、多黏菌素类及四环素类药物。

(四)凝血功能异常

替卡西林、哌拉西林可影响血小板功能,头孢替坦可引起维生素K依赖性凝血因子生成障碍。

(五)肾毒性和耳毒性

氨基糖苷类药物具有肾毒性,氨基糖苷类和万古霉素具有耳毒性,在应用过程中需考虑患者具体情况。

第四节　杜绝感染源

一、麻醉和监测的无菌操作

麻醉医师实施动静脉穿刺、椎管内阻滞、外周神经阻滞和气管内插管等操作,应严格执行无菌技术,遵守消毒隔离规则,杜绝一切污染源。预防心血管和神经系统发生感染。

二、麻醉机及配件的消毒

麻醉机的管道与患者的呼吸道相连,在给予不同的患者呼吸支持过程中存在着相互交叉感染的可能性,同时,手术室中还有着其他一些污染途径,所以麻醉机及配件的消毒也是十分重要的。

麻醉机及其部件的常用消毒灭菌方法:① 麻醉机、蒸发器的外表面:每日用高效含氯消毒剂(消毒灵)擦拭一次。② 重复使用的麻醉机配件,包括呼吸管路、面罩、接头、贮气囊和阀门碟片等,每次用后需进行消毒,用高效含氯的消毒剂浸泡2 h,再用蒸馏水(或冷却后的沸水)冲洗干净。有条件可进行环氧乙烷气体消毒。③ 重复使用的麻醉机配件,能耐热和高压的,可进行高温高压消毒。不能耐热和高压的,可进行环氧乙烷气体消毒。④ 有呼吸道感染的患者应使用过滤器,最好使用一次性配件。⑤ 所有一次性使用的配件均需销毁后丢弃处理。⑥ 未被血液污染的配件应用1%的消毒灵浸泡;被血液污染的配件应用2%的消毒灵浸泡。⑦ 结核、肝炎、艾滋病、气性坏疽和金黄色葡萄球菌感染的患者应尽量使用一次性配件。⑧ 压差式流量传感器可用浸泡或高温高压的方式进行消毒灭菌。热丝式流量传感器的消毒方法:75%酒精浸泡1 h,晾干30 min(不冲洗)。

三、祛除感染源

预防感染的重要措施是积极寻找引起感染的原因,术前已存在外科感染(如化脓性胆管炎、脓肿形成、肠梗阻、化脓性阑尾炎等),应及时应用抗生素和手术干预,清除病灶或进行引流;该类患者应加强预防措施,防止和警惕医源性材料感染(如静脉导管、导尿管或植入人工器材等)。

(张西京　陈　宇)

参 考 文 献

[1] 抗菌药物临床应用指导原则修订工作组.抗菌药物临床应用指导原则2015年版.北京:人民卫生出版社,2015.
[2] 莱文.麻省总医院临床麻醉手册:8版.王俊科,于布为,黄宇光,主译.北京:科学出版社,2012.
[3] Asai T, Isono S. Residual neuromuscular blockade after anesthesia: a possible cause of postoperative aspiration-induced pneumonia. Anesthesiology, 2014, 120(2): 260−262.
[4] Bielawska B, Hookey L C, Sutradhar R, et al. Anesthesia Assistance in Outpatient Colonoscopy and Risk of Aspiration

Pneumonia, Bowel Perforation, and Splenic Injury. Gastroenterology, 2018, 154(1): 77−85.e3.

[5] Hayashi K, Murata K, Naito A, et al. A Case of Resection of Obstructive Colon Cancer Associated with Aspiration Pneumonia, Under Combined Epidural-Spinal Anesthesia. Gan To Kagaku Ryoho, 2017, 44(12): 1970−1972.

[6] Krdzalic A, Kosjerina A, Jahic E, et al. Influence of Remifentanil/Propofol Anesthesia on Ventilator-associated Pneumonia Occurence After Major Cardiac Surgery. Med Arch, 2013, 67(6): 407−409.

[7] Smith J S, Sheley M, Chigerwe M. Aspiration Pneumonia in Two Tibetan Yak Bulls (Bos Grunniens) as a Complication of Ketamine-Xylazine-Butorphanol Anesthesia for Recumbent Castration. J Zoo Wildl Med, 2018, 49(1): 242−246.

[8] Wu H, Harder C, Culley C. The 2016 Clinical Practice Guidelines for Management of Hospital-Acquired and Ventilator-Associated Pneumonia. Can J Hosp Pharm, 2017, 70(3): 251−252.

[9] Bai X R, Liu J M, Jiang D C, et al. Efficacy and safety of tigecycline monotherapy versus combination therapy for the treatment of hospital-acquired pneumonia (HAP): a meta-analysis of cohort studies. J Chemother, 2018: 1−7.

[10] Baker D, Quinn B. Hospital Acquired Pneumonia Prevention Initiative−2: Incidence of nonventilator hospital-acquired pneumonia in the United States. Am J Infect Control, 2018, 46(1): 2−7.

[11] Doubravska L, Uvizl R, Herkel T, et al. Detection of the etiological agents of hospital-acquired pneumonia—validity and comparison of different types of biological sample collection: a prospective, observational study in intensive care patients. Epidemiol Mikrobiol Imunol, 2017, 66(4): 155−162.

[12] Ewan V C, Witham M D, Kiernan M, et al. Hospital-acquired pneumonia surveillance—an unmet need. Lancet Respir Med, 2017, 5(10): 771−772.

[13] Ferrone V, Cotellese R, Carlucci M, et al. Air assisted dispersive liquid-liquid microextraction with solidification of the floating organic droplets (AA−DLLME−SFO) and UHPLC−PDA method: Application to antibiotics analysis in human plasma of hospital acquired pneumonia patients. J Pharm Biomed Anal, 2018, 151: 266−273.

[14] Giuliano K K, Baker D, Quinn B. The epidemiology of nonventilator hospital-acquired pneumonia in the United States. Am J Infect Control, 2018, 46(3): 322−327.

[15] Hassan N A, Awdallah F F, Abbassi M M, et al. Nebulized Versus IV Amikacin as Adjunctive Antibiotic for Hospital and Ventilator-Acquired Pneumonia Postcardiac Surgeries: A Randomized Controlled Trial. Crit Care Med, 2018, 46(1): 45−52.

[16] Kidd J M, Kuti J L, Nicolau D P. Novel pharmacotherapy for the treatment of hospital-acquired and ventilator-associated pneumonia caused by resistant gram-negative bacteria. Expert Opin Pharmacother, 2018, 19(4): 397−408.

[17] Aoi R, Kouno M, Kohata H, et al. Awake epidural anesthesia for thoracotomic drainage in a high-risk patient with postoperative severe pneumonia complicated with empyema. Masui, 2013, 62(2): 223−225.

[18] Leone M, Bouadma L, Bouhemad B, et al. Hospital-acquired pneumonia in ICU. Anaesth Crit Care Pain Med, 2018, 37(1): 83−98.

[19] Lyu Y, Yang Y, Li X, et al. Selection of piperacillin/tazobactam infusion mode guided by SOFA score in cancer patients with hospital-acquired pneumonia: a randomized controlled study. Ther Clin Risk Manag, 2018, 14: 31−37.

[20] McCarthy H, O' Donnell S, Costello R W, et al. Hospital Resource Utilisation by Patients with Community-Acquired Pneumonia. Ir Med J, 2017, 110(7): 613.

[21] Davie S N. Oxford Handbook of Anaesthesia. 4th ed. Oxford: Oxford University Press, 2016.

第36章
术前各项生理功能调整

围术期患者的安全有赖于机体各器官系统处于正常或基本正常的状态,或者器官系统功能不正常但仍然处于有效代偿阶段。换而言之,围术期患者的风险常因其合并内科疾病以及并存重要脏器功能失调而明显增高。统计资料表明,手术麻醉相关的并发症和死亡率与术前并存循环、呼吸、内分泌、血液系统,以及肝、肾等器官疾病有密切的关系。因此,手术麻醉前对患者的各项生理功能做完善的评估,特别是在此基础上对处于失调状态的生理功能做合理调整是极其重要的。本章节将重点阐述术前各项生理功能调整的策略。

第一节　循环系统功能的调整

循环系统是由心脏、动脉、毛细血管、静脉及血液组成的一个封闭的运输系统,可为机体的各组织器官提供赖以生存的物质,包括营养物质和氧气,也带走了细胞代谢产物和二氧化碳,以保证人体新陈代谢的正常运行,维持机体内环境的相对稳定。循环系统功能的紊乱主要包括心脏传导功能异常(即各类心律失常)、心肌泵功能的异常(即心脏收缩和/或舒张功能减退)、心脏前负荷(即容量负荷)异常和心脏后负荷(即压力负荷)异常。术前合并循环系统功能紊乱的患者围术期各类并发症的发生率明显增高,因此需根据其病因做相应调整和治疗,使心率、心肌收缩力、心脏前负荷和心脏后负荷维持在正常范围内,以满足机体的需求。总的来说,对于缓慢型心律失常的患者,若无症状可不予治疗或植入心脏临时起搏器或永久起搏器;对于快速型心律失常的患者,首选抗心律失常药物治疗,治疗无效者也可采用电转复、射频消融、植入埋藏式心脏复律除颤器或心脏起搏器;对于心肌收缩力减退的患者可给予正性肌力药物(如洋地黄类药物、拟交感胺、磷酸二酯酶抑制剂、钙增敏剂等);对于心脏前负荷过度的患者可给予利尿剂和容量血管扩张药(如硝酸酯类药物);而对于心脏后负荷过度的患者可给予利尿剂和降压药(如钙通道阻滞剂、血管紧张素转换酶抑制剂、血管紧张素受体阻滞剂、肾上腺β受体阻滞剂等);对于合并心肌缺血的高血压、冠心病患者,可给予抗血小板药物、血管紧张素转换酶抑制剂、血管紧张素受体阻滞剂、肾上腺β受体阻滞剂、他汀类药物以及硝酸酯类药物等;对于微循环功能障碍的患者在液体复苏的同时可给予血管活性药和正性肌力药以维持组织灌注压,并注意重要脏器功能保护。常见循环系统功能紊乱的调整如下。

一、高血压的调整

高血压是以动脉压增高为主要表现的临床综合征,是最常见的心血管疾病之一,可分为原发性和继发性两种,90%～95%为原发性高血压。在临床上,合并有高血压或血压异常升高的手术患者愈来愈多。近日,在2017年美国心脏协会(AHA)年会上,AHA公布了新版美国高血压指南。该指南对高血压的诊断和分级进行了调整(表36-1),新指南高血压的诊断标准为血压≥130/80 mmHg。

表36-1　高血压诊断和分级标准

2017AHA	收缩压(mmHg)		舒张压(mmHg)
正常血压	<120	且	<80
血压升高	120～129	且	<80
1级高血压	130～139	或	80～89
2级高血压	≥140	或	≥90

高血压患者的围术期风险主要是由于高血压影响靶器官(如心脏、脑、肾、大血管)的血流和氧供,继而导致靶器官功能损害。高血压患者的麻醉安危,取决于是否并存重要脏器功能损害以及损害程度。因此,高血压患者术前若无严重靶器官功能损害,则无须推迟手术;对未经治疗且伴有严重靶器官功能损害的高血压患者,一般宜推迟择期手术,接受正规抗高血压治疗,改善靶器官功能,以降低围术期风险。

高血压患者血压的调控不是简单地以降压为目的,而应以调整靶器官氧供(血流)和改善靶器官功能为基础,一般术前成年人血压控制于130/80 mmHg水平,老年人控制在140/90 mmHg水平即可。目前常用的抗高血压药物包括:

(一)β受体阻滞剂

β受体阻滞剂属于Ⅱ类抗心律失常药,根据受体选择性可分为3类:① 非选择性β受体阻滞剂(代表药物为普萘洛尔);② 选择性β₁受体阻滞剂(代表药物为比索洛尔和美托洛尔);③ 有周围血管舒张功能的β受体阻滞剂(代表药物为卡维地洛和拉贝洛尔)。其作用是通过阻滞心肌和外周血管的β受体,降低心肌收缩力,减慢心率和降低外周阻力,从而实现降压作用。肾上腺β受体阻滞剂可单用或与其他药物联合使用,尤其适用于中青年、伴快速心律失常、冠心病、慢性心功能不全、交感神经活性增高以及甲亢等高动力状态的高血压患者。而对于老年人、脑卒中史以及合并糖、脂代谢紊乱或代谢综合征的心肌梗死、心力衰竭的高血压患者,肾上腺β受体阻滞剂不推荐作为初始治疗的用药选择。此外,肾上腺β受体阻滞剂禁用于合并支气管哮喘、Ⅱ度Ⅱ型及以上房室传导阻滞以及严重心动过缓的患者。对于术前已经应用肾上腺β受体阻滞剂来治疗心绞痛、有症状的心律失常、高血压或其他心血管疾病的患者,应在术前继续服药至手术当天晨,但应警惕心动过缓和低血压,尤其是脑卒中的风险。而对于术前未服用肾上腺β受体阻滞剂的患者,术前不建议服药,以免发生严重心动过缓、低血压和心肌抑制,如需用药,则应从小剂量开始,以滴定方法调整剂量。

(二)钙通道阻滞剂

钙通道阻滞剂属于Ⅳ类抗心律失常药,可分为:① 二氢吡啶类(代表药物为硝苯地平、尼卡地平、尼群地平、氨氯地平、尼莫地平、尼索地平等);② 非二氢吡啶类(代表药物为维拉帕米)。其作用是通过抑制 Ca^{2+} 经电压依赖性钙通道流入心肌和血管平滑肌细胞,降低细胞内 Ca^{2+} 浓度,抑制兴奋收缩偶联,从而减慢心率,抑制心肌收缩力,扩张血管,实现降压作用。钙通道阻滞剂可单用或与其他药物联合使用,尤其适用于老年患者、单纯收缩期高血压,以及合并有室上性心动过速、动脉粥样硬化和稳定型心绞痛的高血压患者。钙通道阻滞剂有明显的负性肌力作用,应避免用于左室收缩功能不全的高血压患者。此外,非二氢吡啶类钙通道阻滞剂明显的负性传导作用,存在Ⅱ度Ⅱ型及以上房室传导阻滞或病态窦房结综合征的高血压患者应慎用。对于术前长期服用钙通道阻滞剂的患者,应在术前继续服药至手术当天晨。

(三)血管紧张素转换酶抑制剂和血管紧张素受体阻滞剂

血管紧张素转换酶抑制剂和血管紧张素受体阻滞剂均可抑制肾素-血管紧张素-醛固酮系统,前者(代表药物为卡托普利、贝那普利、依那普利等)通过阻断血管紧张素Ⅱ的合成,而后者(代表药物为缬沙坦、氯沙坦、厄贝沙坦、坎地沙坦等)通过阻断血管紧张素Ⅱ对相应受体的激活,导致外周血管扩张,外周阻力降低(即降低心脏后负荷),同时减少醛固酮,减少水、钠潴留(即降低心脏前负荷)从而发挥降压作用。这两类药均可单用或与其他药物联合使用,适用于伴有胰岛素抵抗、糖尿病、左心功能不全、心力衰竭、心肌梗死的高血压患者。由于其可阻断醛固酮的保钠排钾作用,引起血钾升高,因此与保钾利尿药合用时,可能会导致高钾血症,需密切监测血清钾浓度。长期服用血管紧张素转换酶抑制剂和血管紧张素受体阻滞剂的高血压患者术前应停用24 h以上,否则可能因抑制肾素-血管紧张素系统,引起麻醉诱导以及围术期严重低血压。

(四)利尿剂

利尿剂可分为:① 噻嗪类利尿剂(代表药物为氢氯噻嗪等);② 袢利尿剂(代表药物为呋塞米);③ 渗透利尿剂(代表药物为甘露醇);④ 保钾利尿剂(代表药物为螺内酯)。利尿剂主要是通过促进体内电解质(钠离子为主)和水分排出,使血容量减少,导致血压下降,还能强化其他药物的降压作用。前三种是排钠排钾,在利尿的同时增加钠和钾的排泄,使血中的钠和钾减少;而最后一种是排钠保钾,在利尿的同时仅增加钠的排泄,使血中的钾增多。利尿剂用于降压治疗最大的优势在于降压效果明显,在所有种类的降压药中,其降压幅度最强,且降低收缩压的作用优于舒张压,更适于老年单纯收缩期高血压的患者。然而由于其容易引起水和钠、钾等电解质紊乱,因此通常不单独用于治疗高血压,而是与其他抗高血压药联合应用。鉴于其可能引起循环血容量不足,增加围术期低血压的风险,建议手术当天停用。

(五)肾上腺素能神经末梢阻断药

肾上腺素能神经末梢阻断药(代表药物为利血平)可作用于去甲肾上腺素能神经末梢部位,影响递质的合成、贮存、释放及再摄取等过程,耗尽去甲肾上腺素的贮存,妨碍交感神经冲动的传递,因而使血管舒张、血压下降。这类药物不良反应多,目前已不单独使用,仅作为一些传统的抗高血压药复方制剂的成分之一。由于其耗尽去甲肾上腺素的贮存,常常引起围术期难以纠正的低血压,因此术前应停用至少2周。

二、常见心律失常的调整

(一)心房颤动

心房颤动是一种常见的快速心律失常,其发生率随着年龄增长不断增加,60岁以上的人有1%～4%出现房颤,75岁以上人群发生率可达8%～10%。心房颤动的发生与风湿性心脏病、冠心病、高血压、心肌病、心瓣膜病、心力衰竭、精神紧张、水电解质紊乱、严重感染等疾病有密切关系。发作时心房激动的频率达350～600次/min,不规则的冲动引起不协调的心房乱颤,房室传导系统仅能接受部分心房兴奋的传导,导致心室搏动快而不规则,心室率可达120～180次/min,严重影响心排血量。此外,心房颤动的患者发生心房附壁血栓以及血栓栓塞性并发症(脑卒中、心肌梗死、肺栓塞等)的风险明显增加。因此,术前对心房颤动的患者需进行积极干预,以降低围术期风险。除针对病因和诱因(如冠心病、高血压、心肌病、心瓣膜病、心功能不全、电解质紊乱等)治疗外,主要的干预措施包括:控制心室率、抗凝和恢复窦性心律。

1. 控制心室率

控制心室率可以保证心脏基本功能,尽可能降低心房颤动引起的循环功能紊乱,如低血压。发作时心室率不快且无症状的心房颤动患者,可以不予以治疗。发作时心室率快的患者,可按心率增快和影响循环功能的程度,选用β受体阻滞剂、钙通道阻滞剂(非二氢吡啶类)、胺碘酮以及洋地黄类药物等,使心室率控制在100次/min以下,争取达到60～80次/min。其中,对于有器质性心脏病基础,尤其是合并心功能不全时,首选洋地黄类药物;伴有血流动力学不稳定以及严重心功能不全时,首选胺碘酮。当一种药物不能满意控制心室率时可以联合使用两种或两种以上药物。服用药物控制心室率的心房颤动患者应在术前继续服药至手术当天。

2. 抗凝

心房颤动是脑卒中等血栓栓塞性疾病的独立危险因素,因此所有心房颤动患者均应接受抗凝治疗,根据CHA_2DS_2-VAS评分(表36-2),选择抗凝治疗方案。CHA_2DS_2-VAS评分≥2分,除有禁忌证,推荐口服华法林(维持INR 2.0～3.0)或新型口服抗凝药物如凝血酶抑制剂(达比加群)或Xa因子抑制剂(利伐沙班、阿哌沙班等);CHA_2DS_2-VAS评分1分,根据患者出血风险评估及自身选择,可考虑给予华法林或新型口服抗凝药物;CHA_2DS_2-VAS评分0分,推荐口服阿司匹林或不予抗凝治疗。接受华法林治疗的患者术前5天停药,使INR≤1.5,期间以低分子肝素或新型口服抗凝药物替代治疗;接受新型口服抗凝药物治疗的患者术前根据手术出血风险停用24～48 h;接受阿司匹林治疗的患者除接受大血管手术、颅内手术、眼科手术、前列腺手术以及预计大出血的手术外,术前可持续服药至手术当天,否则应在术前停用1周。此外值得注意的是,凡接受抗凝治疗的患者,需进行HAS-BLED出血风险评估(表36-3),评分≥3分提示为出血高危患者,需警惕出血风险,减少或终止抗凝治疗,并定期复查评估。

表36-2　CHA_2DS_2-VAS评分

危 险 因 素	评 分
慢性心力衰竭（C）	1
高血压（H）	1
年龄≥75岁（A）	2
糖尿病（D）	1
卒中/TIA/血栓栓塞史（S）	2
血管疾病（V）	1
年龄65～74岁（A）	1
性别女性（S）	1
总分	9

表36-3　HAS-BLED评分

危 险 因 素	评 分
高血压（H）	1
肝、肾功能异常（A）	2
卒中史（S）	1
出血史（B）	1
INR值波动（L）	1
年龄≥65岁（E）	1
药物或嗜酒（D）	2
总分	9

3. 恢复窦性心律

对于新发的心房颤动，因其在48 h内的自行恢复窦性心律的比例很高（24 h内约60%），可先观察，也可采用普罗帕酮。房颤已经持续大于48 h而小于7天者，能用静脉药物（如氟卡尼、普罗帕酮和胺碘酮等）转律，成功率可达50%。房颤发作持续时间超过1周（持续性房颤）药物转律的效果大大降低，常用和证实有效的药物有胺碘酮、伊布利特等。此外，也可采用非药物治疗，包括电转复、射频消融治疗和外科手术治疗。

（二）频发室性期前收缩和室性心动过速

凡不是由窦房结起搏的激动均称为异位搏动，按其发生的机制不同，可分为主动的和被动的两大类，即主动性异位心律和被动性异位心律。主动性异位心律是由于异位起搏点的兴奋性增高、折返激动或并行心律所产生的心律，而窦房结本身的自律性无改变，而被动性异位搏动是由于窦房结停搏或起搏太慢,使异位潜在起搏点有机会除极达到阈电位,产生除极,带动心脏搏动。其中最常见且对机体循环功能影响较大的异位搏动是室性期前收缩。当发生频率超过5次/min即为频发室性期前收缩,多在器质性心脏病基础上出现,最常见的心脏疾病是冠心病、高血压、心肌病、风湿性心脏病与二尖瓣脱垂,也可见于精神过度紧张、电解质紊乱以及过量烟、酒的患者。无明显症状且血流动力学稳定的室性期前收缩无须治疗,若频发室性期前收缩特别是室性期前收缩二联律、三联律可导致血流动力学改变,并发展为短阵室性心动过速,一旦有"R-on-T"现象(即室性期前收缩出现于前一心搏的T波上)可导致尖端扭转型室性心动过速,甚至心室颤动,危及生命安全,因此术前需进行积极干预,以降低围术期风险。除针对病因和诱因(如冠心病、高血压、心肌病、电解质紊乱、药物中毒、过量烟酒等)治疗外,主要的干预措施是服用抗心律失常药。目前常用的口服药物主要包括钠通道阻滞剂(普罗帕酮、美西律)、β受体阻滞剂和胺碘酮等,应在术前持续服药至手术当天。如果药物治疗后室性期前收缩仍比较多或者药物治疗无效,则可考虑进行经导管射频消融术。频发室性期前收缩的患者若未接受正规治疗,一旦出现持续性室性心动过速,包括单一形态和多形态,与室性心动过速一样是非常危险的,如果再合并有血流动力学紊乱,极易发生尖端扭转型室性心动过速,首选胺碘酮治疗,若无效应尽快行导管射频消融、电复律或植入心脏起搏器。但是有器质性心脏病的室性心动过速患者导管射频消融成功率不高,有的反而会恶化为心室扑动和心室颤动。对于这类患者除了基础心脏疾病治疗外,植入ICD(埋藏式心脏复律除颤器)或心脏起搏器可以预防心源性猝死的发生。

(三)缓慢型心律失常

缓慢型心律失常主要是由于心脏传导系统发生病变或老化所致,包括窦性心动过缓、窦性停搏、病态窦房结综合征、窦房传导阻滞、房室传导阻滞、室内传导阻滞等。由于心率过于缓慢或严重的传导阻滞,可导致心排血量下降,严重时因重要脏器组织尤其大脑供血不足而产生的一系列症状,因此术前需要对缓慢型心律失常的患者作充分评估和干预。首先应尽可能地明确病因,针对引起心动过缓的可逆性因素进行治疗,如纠正电解质紊乱、改善甲状腺功能和改善心肌缺血等。如果患者术前出现与缓慢型心律失常相关的症状,可采取临时措施提高心室率,常用药物主要包括阿托品和异丙肾上腺素。严重的缓慢型心律失常,药物治疗效果不明显,或担心上述药物会加重心肌缺血时,可考虑植入心脏临时起搏器或永久起搏器。手术前需要综合分析患者术中出现心律失常的危险因素,从而决定是否预防性植入心脏起搏器。术前起搏器的植入指征主要包括:① 症状性心动过缓,包括导致症状频发的窦性停搏、病态窦房结综合征和阿斯综合征;② 病态窦房结综合征伴房室传导阻滞;③ Ⅱ度Ⅱ型以上的房室传导阻滞;④ 伴有症状的双束支或三束支完全传导阻滞;⑤ 药物治疗无效、反复发作的快速型心律失常。

三、心肌缺血的调整

心肌缺血是指心脏自身的血液灌注减少,导致心脏的氧供减少,心肌能量代谢不正常,不能支持心脏正常工作的一种病理状态。正常情况下,心肌氧耗增加时,冠状动脉血管床扩张以增加冠状动脉血流,从而增加心肌的氧供,当增加的冠状动脉血流不能满足心肌需求时,即发生心肌缺血。引起心肌缺血的原因很多:血压降低、主动脉供血减少、冠状动脉阻塞,可直接导致心脏供血减少;心瓣膜病、血黏度变化、心肌本身病变也会使心脏供血减少。其中最主要、最常见的原因是冠状动脉粥样硬化。由于心肌缺血有发生心肌梗死和猝死的危险，因此发现心肌缺血时，要及早干预调整，延缓病变发展、改善症状并争取逆转。除针对病因和危险因素（如高血压、心肌病、心瓣膜病、心动过速、高脂血症、高血压、糖尿病等）治疗外，主要的干预措施包括：药物治疗、介入治疗和外科治疗。

（一）药物治疗

由于心肌缺血的发生机制主要是心肌氧供/氧耗失衡，因此治疗心肌缺血不外乎就是增加心肌的供氧和（或）减少心肌耗氧，从而使心肌氧的供需重新达到平衡状态。

1. 抗血小板药物

心肌缺血最常见的原因是冠状动脉粥样斑块形成导致冠状动脉狭窄，相应心肌供血不足，而抗血小板药物可防止或延缓冠状动脉粥样斑块和血栓的形成。目前常用的抗血小板药物包括阿司匹林、氯吡格雷和普拉格雷等。阿司匹林通过抑制花生四烯酸环氧酶的活性，从而阻断血栓烷A2的合成，发挥抗血小板的作用，而氯吡格雷和普拉格雷通过不可逆地阻断二磷酸腺苷（ADP）和血小板P2Y12受体结合，达到抑制血小板聚集的作用。对于心肌缺血的患者，若无禁忌证，应尽早给予口服阿司匹林联合氯吡格雷治疗。接受阿司匹林治疗的患者除接受大血管手术、颅内手术、眼科手术、前列腺手术、髓内脊柱手术、整形手术以及有大出血风险的手术外，术前可持续服药至手术当天，否则应在术前停用1周。接受氯吡格雷治疗的患者，术前应停药至少5天。

2. 肾上腺β受体阻滞剂

肾上腺β受体阻滞剂主要包括：① 非选择性β受体阻滞剂（如普萘洛尔和吲哚洛尔）；② 选择性β_1受体阻滞剂（如阿替洛尔和美托洛尔）；③ β_1、β_1和α受体阻滞剂（如卡维地洛）。通过阻断心肌肾上腺β受体发挥作用；④ 减慢心率、降低心肌收缩力，减少心肌的耗氧；⑤ 减慢心率、延长舒张期，使血液从心外膜流入心内膜，改善心肌缺血区血供；⑥ 保护心肌细胞线粒体结构和功能，维持缺血心肌的能量供应等作用，从而改善心肌氧供/氧耗失衡。肾上腺β受体阻滞剂为稳定型心绞痛的首选，特别适用于伴有高血压和快速型心律失常的心肌缺血患者。与硝酸酯类合用可互相取长补短，对抗硝酸酯类引起的心率加快，一般应从小剂量开始，根据治疗反应及心率变化调整剂量，应在术前继续服药至手术当天。

3. 钙通道拮抗剂

钙通道拮抗剂主要包括二氢吡啶类（硝苯地平）和非二氢吡啶类（维拉帕米和地尔硫䓬）。通过阻断心肌和血管平滑肌钙通道，抑制钙内流，降低细胞内钙离子浓度，从而改善心肌氧供/氧耗失衡。机制包括：① 减慢心率、抑制心肌收缩，减少心肌氧耗；② 松弛血管平滑肌，降低心脏前负荷和后负荷，降低心肌氧耗；③ 扩张冠状动脉，解除冠状动脉痉挛，促进侧支循环开放，改善心肌血供和氧供；④ 抑制钙内流和钙超载，发挥心肌保护作用。其中硝苯地平扩张冠状动脉作用较强，对变异型心绞痛最有效，可联合β受体阻滞剂，适用于伴有高血压和心动过速的心肌缺血患者；维拉帕米扩张冠状动脉作用较弱，对稳定型心绞痛有效，与β受体阻滞剂联合使用易发生心肌收缩和传导功能的抑制。对于术前长期服用钙通道阻滞剂的患者，应在术前继续服药至手术当天。

4. 他汀类药物

他汀类药物（如阿托伐他汀、瑞舒伐他汀等）即3-羟基-3甲基戊二酰辅酶A（HMG-CoA）还原酶抑制药,是目前最有效的降脂药物,通过竞争性抑制内源性胆固醇合成限速酶(HMG-CoA还原酶),阻断细胞内甲羟戊酸代谢途径,使细胞内胆固醇合成减少,从而反馈性刺激细胞膜表面低密度脂蛋白(LDL)受体数量和活性增加,使血清胆固醇清除增加,现已成为冠心病预防和治疗的最有效药物。除降脂作用外,他汀类药物能改善血管内皮功能、抑制动脉粥样粥样斑块形成,稳定动脉粥样斑块,防止斑块脱落形成血栓,可有效改善心肌缺血。对于术前长期服用他汀类药物的患者,应在术前继续服药至手术当天。

5. 硝酸酯类药物

硝酸酯类药物主要包括硝酸甘油、硝酸异山梨酯和单硝酸异山梨酯。通过产生一氧化氮发挥:① 扩张冠状动脉,增加心肌血供和氧供;② 松弛血管平滑肌,降低心脏前负荷和后负荷,降低心肌氧耗;③ 促进侧支循环开放,心肌血液重新分布,增加缺血区血流量,特别是心内膜血供和氧供,从而改善心肌氧供/氧耗失衡。对于术前长期服用硝酸酯类药物的患者,应在术前继续服药至手术当天。

(二)介入治疗

对于心肌缺血症状发作典型或不稳定、药物治疗不理想、无创检查提示心肌缺血的患者建议行冠状动脉造影检查,必要时行冠状动脉介入治疗。介入治疗已从早期的单纯球囊扩张术,到金属裸支架,发展为现在的药物洗脱支架,成为治疗冠心病心肌缺血的重要手段。介入治疗后,为防止支架内血栓形成,患者通常需要接受双联抗血小板治疗,即口服阿司匹林联合氯吡格雷。单纯球囊扩张术后双联抗血小板治疗需持续至少2周,植入金属裸支架后双联抗血小板治疗需持续至少1个月,植入第一代药物洗脱支架后双联抗血小板治疗需持续至少12个月,植入第二代药物洗脱支架后双联抗血小板治疗需持续至少6个月。2016 AHA指南建议非心脏手术应推迟到金属裸支架植入后30天后,药物洗脱支架植入6个月后进行。接受阿司匹林治疗的患者除接受大血管手术、颅内手术、眼科手术、前列腺手术以及有大出血风险的手术外,术前可持续服药至手术当天,否则应在术前停用1周。接受氯吡格雷治疗的患者,术前应停药至少5天,期间以低分子肝素替代治疗或改为口服新型抗凝药或血小板Ⅱb/Ⅲa受体阻滞剂。术后应尽早恢复双联抗血小板治疗。

(三)外科治疗

冠心病心肌缺血的外科治疗主要是冠状动脉旁路移植术,亦称冠脉搭桥术。适用于严重左冠状动脉主干病变(狭窄≥75%)或3支冠状动脉血管病变、2支或3支冠状动脉血管病变伴有左心功能下降、复杂多支冠状动脉血管病变、1支或2支冠状动脉血管病变伴有大面积存活心肌者。术后需长期接受阿司匹林抗血小板治疗,对于不耐受阿司匹林或对阿司匹林过敏的患者,可以氯吡格雷替代。

四、心功能不全的调整

心功能不全是由于各种原因造成心肌的收缩和(或)舒张功能下降,使心脏前向性排血减少,造成血液淤滞在体循环或肺循环,心排血量减少,以至不能满足机体代谢需要的病理过程或综合征。心功能不全可分为:① 原发性心肌收缩力减弱,见于如各种心肌炎、心肌病和缺血性心脏病等;② 心脏前负荷(容量负荷)和后负荷(压力负荷)过重引起继发性心肌收缩力减弱,见于主动脉瓣或二尖瓣关闭不全、长期重度高血压或肺动脉高压等导致的心功能不全。心功能不全若得不到及时有效的治疗,可从代偿阶段发展为失代偿阶段,最终发展为心力衰竭,危及生命安全,因此对手术前出现心功能不全的患者需要积极干预,使心功能处于最佳状态,待心功能不全改善后2～3周接受手术,可有效降低围术期风险。除针对病因(如高血压、肺动脉高压、心肌病、心瓣膜病、缺血性心脏病、甲状腺功能亢进症等)和危险因素(全身感染、水电解酸碱平衡紊乱、心律失常、呼吸系统、内分泌系统、泌尿系统疾病等)的治疗外,主要的干预措施包括改善心肌收缩力、降低心室射血阻力、降低心脏前负荷、改善心肌氧供和改善心室重构等,目前常用的药物包括:

(一)正性肌力药

对于术前出现的心功能不全患者首选洋地黄类药物(地高辛、毛花苷C、毒毛花苷K等),因其可加强心肌收缩力而不增加心肌氧耗,适用于伴有快速心室率的心功能不全患者。对于洋地黄类药物治疗效果欠佳或洋地黄禁忌证(预激综合征、肥厚梗阻型心肌病、完全性房室传导阻滞等)的患者可改用拟交感胺(多巴胺、多巴酚丁胺)、磷酸二酯酶抑制剂(氨力农、米力农)、钙增敏剂(左西孟旦)等。

(二)利尿剂

常用的利尿药为袢利尿剂(呋塞米)和噻嗪类利尿剂(氢氯噻嗪),通过促进体内电解质(钠离子为主)和水分排出,使血容量减少,血压下降,可降低心脏前、后负荷,适用于各类急慢性心功能不全。

(三)扩血管药

硝酸甘油直接作用于血管平滑肌,扩张容量血管,减少心脏前负荷,也可扩张冠状动脉,增加冠状动脉的灌注,改善心肌氧供,是血管扩张剂中治疗心肌缺血所致心功能不全的首选药物。硝普钠兼有扩张小动脉和小静脉的作用,可有效降低心脏前、后负荷,适用于高血压危象所致的左心功能不全。前列腺素E可作用于肺血管内皮细胞表面受体,有较强的选择性扩张肺血管作用,适用于肺动脉高压导致的右心功能不全。

(四)降压药

对于心功能不全患者常用的降压药包括血管紧张素转换酶抑制剂(如卡托普利、依那普利等)、血管紧张素受体阻滞剂(如缬沙坦、氯沙坦、厄贝沙坦、坎地沙坦等)和β受体阻滞剂(如美托洛尔等),可有效降低心脏后负荷,常与利尿药联合使用,改善心功能不全。

(五)改善心室重构

目前研究认为,心室重构是导致心力衰竭不可逆的主要原因,其中的生物化学分子机制非常复杂。目前主要用于改善心室重构的药物有:血管紧张素转换酶抑制剂(如卡托普利、依那普利等)、血管紧张素受体阻滞剂(如缬沙坦、氯沙坦、厄贝沙坦、坎地沙坦等)和β受体阻滞剂(如美托洛尔等),不仅可以控制血压,亦能够起到改善心室重构的效应。以往认为β受体阻滞剂不该用于心功能不全/心力衰竭的患者,现在认为只要一般情况良好,控制好急性心力衰竭,便可用β受体阻滞剂,因为它可以降低心肌耗氧量,可改善患者预后。

五、休克的调整

休克是由于多种因素引起的有效循环血量锐减,重要脏器组织的微循环灌注不足,导致细胞氧供不足和代谢紊乱,最终发展为全身各系统的功能障碍。休克的分类较为复杂,目前趋向于病因分类,主要包括:低血容量休克(如失血性休克、烧伤性休克、创伤性休克)、心源性休克(如急性心肌梗死休克)、血管扩张性休克(如感染性休克、过敏性休克、神经源性休克)。临床上需要接受外科手术的患者常合并的休克主要是低血容量休克和感染性休克。

(一)低血容量休克

低血容量休克是指各种原因(创伤、失血、烧伤等)引起的循环容量丢失而导致的有效循环血量与心排血量减少、组织灌注不足、细胞代谢紊乱和功能受损的病理生理过程。治疗的关键在于尽早去除休克病因的同时,尽快恢复有效的组织灌注,以改善组织细胞的氧供,重建氧的供需平衡和恢复正常的细胞功能。对于需要接受手术治疗的低血容量休克患者的术前调整措施,除针对病因治疗外,主要包括:

1. 液体复苏

液体复苏治疗时可以选择晶体溶液和胶体溶液。目前临床上液体复苏治疗常用的晶体液为生理盐水和平衡盐(乳酸林格液、醋酸林格液、碳酸氢钠林格液),而常用的胶体液主要有羟乙基淀粉和白蛋白。在一般情况下,输注晶体液后会进行血管内外再分布,约有25%存留在血管内,而其余75%则分布于血管外间隙。因此,低血容量休克时若以大量晶体液进行复苏,可以引起血浆蛋白的稀释以及胶体渗透压的下降,同时出现组织水肿。0.9%生理盐水优点是等渗,但是含氯高,大量输注可引起高氯性代谢性酸中毒。乳酸林格液优点在于电解质组成接近生理,为轻度低渗,同时含有少量的乳酸,一般情况下,其所含乳酸可在肝脏迅速代谢,但大量输注乳酸林格液应该考虑到其对血乳酸水平的影响。醋酸林格液和碳酸氢钠林格液对休克患者更有利。由于5%葡萄糖溶液很快分布到细胞内间隙,因此不推荐用于液体复苏治疗。羟乙基淀粉在血管内的停留时间较长,扩容效果较好,但是其对肾功能及凝血系统有影响,且呈剂量相关性,用量不宜超过50 ml/kg。白蛋白是构成正常血浆中维持容量与胶体渗透压的主要成分,因此常被选择用于液体复苏,但其价格昂贵,并有传播血源性疾病的潜在风险。此外,对于血红蛋白低于70 g/L的失血性休克患者,应考虑输血治疗(浓缩红细胞和血浆),大量失血时还应注意凝血因子和血小板的补充,防止凝血功能障碍。液体复苏时输液量的掌握遵循"需多少,补多少"的原则,补充的容量应使血压、脉率、中心静脉压、尿量、组织灌注恢复或接近正常。组织灌注正常的标志是血流动力学稳定、尿量增加、血乳酸浓度下降、动脉血气分析无酸中毒、混合静脉血氧饱和度大于75%。

2. 血管活性药和正性肌力药

低血容量休克的患者一般不常规使用血管活性药,因为这些药物有进一步加重器官灌注不足和缺氧的风险。临床通常仅对于在积极进行容量复苏状况后,仍存在持续性低血压的低血容量休克患者,才考虑应用血管活性药与正性肌力药。一般首选多巴胺、使用时应从最小剂量[2~4 μg/(kg·min)]开始。用药后血压升高而心排血量仍低于目标水平时可酌情应用血管扩张药,如血压和心排血量均低于目标水平时,可联合应用多巴酚丁胺和去甲肾上腺素,对儿茶酚胺不敏感的患者应检查并纠正电解质和酸碱平衡紊乱。

3. 纠正酸中毒

低血容量休克时的有效循环量减少可导致组织灌注不足,发生代谢性酸中毒,其严重程度与休克持续时间相关。快速发生的代谢性酸中毒可能引起严重的低血压、心律失常和死亡。临床上使用碳酸氢钠能短暂改善休克时的酸中毒,但是,不主张常规使用。代谢性酸中毒的处理应着眼于病因处理、容量复苏等干预治疗,在组织灌注恢复过程中酸中毒状态可逐步纠正,过度的血液碱化使氧解离曲线左移,不利于组织供氧。因此,在失血性休克的治疗中,碳酸氢钠的治疗只用于紧急情况或pH < 7.20。

4. 体温控制

失血性休克合并低体温是一种疾病严重的临床征象。低体温可影响血小板的功能、降低凝血因子的活性、影响纤维蛋白的形成,往往伴随更多的血液丢失和更高的病死率,是出血和病死率增加的独立危险因素。因此,严重低血容量休克伴低体温的患者应及时复温,维持体温正常。体温控制的措施主要包括:暖风机、保温毯、输液加温设备等。

5. 保证氧供

确保患者呼吸道通畅和正常通气,经鼻或面罩供氧,必要时给予气管插管,呼吸机辅助或控制通气。

(二)感染性休克

感染性休克是指由微生物及其毒素等产物所引起的脓毒病综合征伴休克。感染灶中的微生物及其毒素、胞壁产物等侵入血循环,激活宿主的各种细胞和体液系统,产生细胞因子和内源性介质,作用于机体各种器官、系统,影响其灌注,导致组织细胞缺血缺氧、代谢紊乱、功能障碍,甚至多器官功能衰竭。对于需要接受手术治疗的感染性休克患者的术前调整措施主要包括如下。

1. 病因治疗

在病原菌未明确前,可根据原发病灶、临床表现,推测最可能的致病菌,选用强力的、抗菌谱广的抗生素进行治疗。在明确致病菌后,宜按药物试验结果选用药物。剂量宜偏大,首次给冲击量,由静脉滴入或缓慢推注。为更好地控制感染,宜联合用药。为减轻毒血症对循环系统的影响,在有效抗菌药物治疗下,可考虑短期应用肾上腺皮质激素。应及时处理原发感染灶和迁徙性病灶,同时重视全身支持治疗以提高机体的抗病能力。

2. 抗休克治疗

具体措施与低血容量休克的治疗类似,值得注意的是:① 感染性休克首选的血管活性药是去甲肾上腺素,效果不理想时可改为肾上腺素;② 感染性休克采用3 h内30 ml/kg的晶体液复苏策略;③ 感染性休克6 h液体复苏目标包括:中心静脉压8 ~ 12 mmHg、平均动脉压 ≥ 65 mmHg、尿量 ≥ 0.5 ml/(kg·h)、中心静脉血氧饱和度 ≥ 70%、混合静脉血氧饱和度 ≥ 65%。

3. 维护重要脏器的功能

① 心功能不全的防治:感染性休克后期常并发心功能不全,其发生的原因主要是心肌缺血、缺氧、酸中毒、细菌毒素、电解质紊乱、心肌抑制因子等的作用。出现心功能不全征象时,应严格控制输液速度和量。除给予强心剂外,可给多巴胺等血管活性药物,以防血压下降。同时给氧、纠正酸中毒和电解质紊乱以及输注能量合剂纠正细胞代谢的失衡状态。② 肺功能的维护与防治:肺为休克的主要靶器官之一,感染性休克者常并发呼吸窘迫综合征,同时脑缺氧、脑水肿等亦可导致呼吸衰竭。因而凡感染性休克患者必须立即用鼻导管或面罩给氧,保持呼吸道的通畅,及时清除呼吸道的分泌物,

必要时可做气管切开。如有明确的休克肺发生，应行间歇正压呼吸或给予呼气末正压呼吸。③ 肾功能的维护：感染性休克患者出现少尿、无尿、氮质血症等肾功能不全的表现，其发生原因主要是由于有效循环血容量降低、肾血流量不足所致。肾功能损害的严重程度与休克发生严重程度、持续时间、抢救措施密切相关。积极采取抗休克综合措施，维持足够的有效循环量，是保护肾功的关键。④ 脑水肿的防治：脑组织对低氧非常敏感，感染性休克通过影响脑组织氧供，导致脑水肿的发生。临床上可出现意识改变、一过性抽搐和颅内压增高征象，甚至发生脑疝。处理上应及时采取头部降温、使用甘露醇、呋塞米与大剂量的地塞米松（20～40 mg）以防脑水肿的发生发展。⑤ 弥散性血管内凝血（DIC）的治疗：DIC为感染性休克的严重并发症，是难治性休克重要的死亡原因。DIC的诊断一旦确立后，应在去除病灶的基础上积极抗休克、改善微循环，以及迅速有效地控制感染并尽早给予肝素治疗，使凝血时间延长至正常2～3倍。

第二节　呼吸系统功能的调整

　　呼吸系统由呼吸道（鼻腔、咽、喉、气管、支气管）和肺组成，主要功能是与外界进行气体交换，包括肺通气与肺换气。肺通气是指外环境与肺之间的气体交换，通过呼吸肌运动引起的胸腔容积的改变，使气体有效地进入或排出肺泡；肺换气是利用肺泡与肺毛细血管血液之间的气体分压差交换，主要通过肺泡内呼吸膜，以气体弥散方式进行。呼吸系统功能的紊乱主要包括肺通气功能异常和肺换气功能异常。术前合并呼吸系统功能的紊乱的患者围术期容易发生低氧血症，继而诱发其他系统功能紊乱，因此需根据其病因做相应调整和治疗。对于限制性通气功能障碍的患者可积极治疗原发病（如呼吸中枢抑制、呼吸肌乏力、肺及胸廓扩张受限、胸腔积液、气胸等），消除诱因，同时通过呼吸锻炼和使用呼吸兴奋剂改善通气功能障碍；对于阻塞性通气功能障碍的患者应积极戒烟，并通过药物治疗达到控制炎症、解除气道痉挛和梗阻、减少气道分泌物的目的；而对于肺换气功能障碍的患者应积极改善弥散功能和通气血流比例失调。

一、常见呼吸系统功能紊乱的调整

（一）急性呼吸道感染的术前调整

　　术前出现发热（体温高于38℃）、频繁咳嗽、咳浓痰等急性呼吸道感染症状或肺部影像学检查有感染征象的患者，特别是合并有鼻炎、咽喉炎、扁桃体炎、气管支气管炎、肺炎的患者，术后极易并发肺不张和肺炎。因此，不论肺部听诊有无啰音等异常，除急诊手术外，均需延迟手术，积极抗感染治疗，待炎症消退后1～2周方可考虑施行手术。若为急诊手术，需有针对性的使用抗生素控制感染，在获得咽分泌物或痰细菌培养之前，可选用光谱抗生素。根据手术的需要，首选局部麻醉、区域神经阻滞或低位硬膜外麻醉，以减少对呼吸功能的影响。

（二）慢性呼吸道疾病的术前调整

　　术前合并呼吸系统慢性感染和肺功能不全者并不少见，其中尤以哮喘和慢性支气管炎合并肺气肿为常见。对于此类患者除需要认真询问病史、详细体检、全面评估感染程度和肺功能减退程度外，更应做好充分的术前准备和调整。

1. 戒烟

吸烟是一项重要的术前风险因素。长期吸烟会使气管、支气管等上皮结构和功能发生改变，导致气道反应性增加，痰液量增加，并逐渐发展为慢性支气管炎和肺气肿，也会对肺功能产生影响，使呼吸及咳痰功能减弱。术前戒烟24 h可使血中一氧化碳和尼古丁水平降低，戒烟48 h可使血中碳氧血红蛋白降至正常水平、解除尼古丁对心血管的作用、改善纤毛的运动，戒烟1周可使气道反应性明显降低，戒烟2周使痰液量明显减少，戒烟4～6周可显著改善临床症状和肺功能，戒烟6～8周可明显改善机体免疫功能和代谢功能，戒烟8～12周使术后并发症明显减少。因此，吸烟者术前应尽可能戒烟，越早越好，禁烟至少2周，6～12周效果最理想，但即使禁烟1天也能使患者获益。

2. 控制呼吸道感染

根据痰培养和药敏试验，明确致病菌，合理应用抗生素3～5天。同时，鼓励患者咳嗽，并结合胸背部拍击、体位引流、雾化吸入祛痰药（α-糜蛋白酶、溴己新、氨溴索等）和痰液稀释剂（氯化铵、碘化钾）等方法促进痰液排出。

3. 预防和解除支气管痉挛

对于哮喘经常发作和慢性支气管炎等气道高反应的患者，应在手术前2～3天通过雾化吸入：① 选择性肾上腺β_2受体激动剂（沙丁胺醇）；② 茶碱类药物（氨茶碱）；③ 抗胆碱药（异丙托溴铵）；④ 肥大细胞稳定剂（色甘酸钠）；⑤ 糖皮质激素（布地奈德）等。术前接受此类治疗的患者应持续用药至手术当日。此外，也可通过静脉或口服给予糖皮质激素（泼尼松、氢化可的松、地塞米松、泼尼松龙等）。成人每日口服泼尼松的剂量通常为40～60 mg，不能口服的患者及手术当日的患者通常静脉滴注泼尼松100 mg。

4. 呼吸锻炼

指导患者术前进行呼吸功能锻炼，在胸式呼吸不能有效增加肺通气时，练习深而慢的腹式呼吸，增加膈肌的活动能力和范围，增加呼吸肌肌力，提高肺通气量和肺容量，促进肺膨胀，改善肺功能，增加活动耐力，降低术后肺部并发症的发生率。常用的呼吸锻炼方式包括：缩唇呼吸、腹式呼吸、吹气球和使用呼吸功能锻炼仪等。

5. 营养支持

术前合并呼吸系统慢性感染的患者可能存在营养不良、电解质紊乱和内分泌失调、慢性低氧血症等，术前应加以纠正。术前每日定期吸氧可减轻肺动脉高压、改善心功能和患者的精神状况，减少术后呼吸循环系统并发症。

（三）呼吸衰竭的术前调整

呼吸衰竭指各种原因引起的肺通气和换气功能严重障碍，以致在静息状态下亦不能维持足够的气体交换，导致低氧血症伴（或不伴）高碳酸血症，进而引起一系列病理生理改变和相应临床表现的综合征。其中，缺氧不伴二氧化碳潴留，称为Ⅰ型呼吸衰竭，常见于肺换气功能障碍（通气/血流比例失调、弥散功能损害和肺动-静脉样分流）；缺氧伴二氧化碳潴留称为Ⅱ型呼吸衰竭，常见于肺通气功能障碍（肺泡通气不足）。术前伴有呼吸衰竭的患者术后呼吸循环系统并发症的发生率和死亡率明显升高，因此需在术前做充分准备，改善呼吸功能。

1. 积极治疗原发病

呼吸衰竭常继发于呼吸道阻塞性疾病(气管支气管炎、哮喘、气道异物和肿瘤等)、肺组织病变(肺炎、肺纤维化、肺水肿等)、肺血管病变(肺血管栓塞、肺梗死等)、中枢神经系统病变(脑血管意外、高位脊髓损伤等)、神经肌肉接头病变(重症肌无力)和胸壁胸膜病变(胸膜粘连、胸膜腔积液等)。通过对原发病的积极治疗,可消除诱因,控制感染,减少气道分泌物,缓解气道痉挛,保持气道通畅,提高呼吸衰竭的治疗效果。

2. 氧疗

任何类型的呼吸衰竭都存在低氧血症,故氧疗是呼吸衰竭患者的重要治疗措施。氧疗可通过提高肺泡内氧分压,增加氧弥散能力,提高动脉血氧分压和动脉血氧饱和度,增加可利用的氧。呼吸衰竭的给氧原则是在保证动脉血氧分压迅速提高到60 mmHg或动脉血氧饱和度达90%以上的前提下,尽量降低吸氧浓度。但不同类型的呼吸衰竭其氧疗的指征和给氧方法不同。原则上：Ⅰ型呼吸衰竭则可给予较高浓度(＞35%)吸氧；Ⅱ型呼吸衰竭应给予低浓度(＜35%)持续吸氧。常用的氧疗为鼻导管吸氧,吸入氧浓度(FiO_2)与吸入氧流量大致呈如下关系：$FiO_2=21+4\times$ 吸入氧流量(L/min)。

3. 改善通气

改善通气可增加通气量,减少二氧化碳潴留。具体措施包括① 合理应用呼吸兴奋剂(如尼可刹米)：呼吸兴奋剂通过刺激呼吸中枢或外周化学感受器,增加呼吸频率和潮气量,改善通气。主要用于以中枢抑制为主所致的呼吸衰竭,不宜用于以换气功能障碍为主所致的呼吸衰竭。② 合理应用机械通气：对于呼吸衰竭严重、经上述处理不能有效地改善缺氧和二氧化碳潴留时,需考虑机械通气。

4. 纠正电解质和酸碱平衡失调

呼吸衰竭患者常合并：① 呼吸性酸中毒,治疗关键是改善通气,促进二氧化碳排出；② 代谢性酸中毒,多为乳酸血症性酸中毒,pH ≤ 7.2时可给予碳酸氢钠治疗；③ 代谢性碱中毒,主要由低钾、低氯引起,需积极纠正；④ 电解质紊乱,尤其是低钾、低氯、低钠较常见,需积极纠正。值得注意的是呼吸衰竭患者常合并的是混合型酸碱平衡紊乱,需依据血气分析制订综合治疗措施。

5. 营养支持

呼吸衰竭的患者因摄入热量不足和呼吸功增加、发热等因素,导致能量消耗增加,机体处于负代谢状态,会降低机体免疫功能,感染不易控制,病程延长。故应注意营养支持,给予高蛋白质、高脂肪和低碳水化合物,以及多种维生素和微量元素的饮食,必要时作静脉营养治疗。

第三节　内分泌系统功能的调整

一、概述

内分泌系统是由内分泌腺(下丘脑、垂体、甲状腺、甲状旁腺、肾上腺、性腺、胰岛等)及一些具有内分泌功能的脏器、组织及细胞所组成的一个体液调节系统,通过所分泌的激素在局部、邻近组织、体腔或经血液循环到达远端靶器官对人体生长、发育、生殖、代谢、运动、脏器功能、衰老等生命现象进行调节,以维持人体内环境的相对平衡和稳定。内分泌系统直接由下丘脑所调控,作为神经系统和内分泌系统的枢纽,下丘脑分泌激素调节垂体功能,继而控制其他靶腺。正常情况下,下丘脑－垂体－靶腺激素的相互作用处于相对平衡状态,一旦失调则出现各种内分泌系统功能紊乱,影响机体正常生理功能。因此对于术前存在内分泌系统功能紊乱的患者需要接受评估和调整。

二、常见内分泌系统功能紊乱的调整

(一)血糖的调整

临床上有多种原因或疾病可引起糖代谢紊乱,表现为高血糖或低血糖。如糖尿病、皮质醇增多症、嗜铬细胞瘤、甲状腺功能亢进、严重创伤等应激状态下可出现血糖升高,胰岛素瘤引起高胰岛素血症可导致血糖降低。随着社会的进步和人们生活水平的提高,糖尿病的发病率日益升高,发患者群也趋于年轻化,是导致高血糖的最常见疾病。糖尿病患者手术麻醉的风险除了由糖尿病所引起的全身微小血管病变和神经病变以外,主要是高血糖导致的心肌损害、神经损害、肝肾功能损害、血管内皮功能损害、电解质酸碱平衡紊乱、代谢紊乱以及感染概率增加等。因此在手术麻醉前不仅需要充分评估重要脏器的功能状态,更应对血糖进行积极地调整,确保患者术前处于最佳状态,降低围术期各类并发症的发生。此外建议手术安排在早晨。

1.血糖调整目标

糖尿病患者术前通过治疗和调整,尽量使血糖控制在正常范围内,争取达到:① 空腹血糖维持在7.8～10 mmol/L;② 糖化血红蛋白低于7%;③ 餐后血糖低于14 mmol/L;④ 无酮血症,尿酮体阴性;⑤ 尿糖为阴性或弱阳性,24 h尿糖在0.028 mmol以下。值得注意的是,由于外科疾病以及手术麻醉等应激性刺激使得临床上难以将血糖控制在较窄的范围内,通常认为围术期可接受的血糖低限是不引起心悸、心慌、出汗、面色苍白、软弱无力、晕厥等低血糖发作症状,高限是不会引起酮症酸中毒和高渗性非酮症昏迷。

2.血糖调整方法

(1)对于术前采用饮食控制的患者,建议继续饮食控制。若血糖控制不佳,可通过正规胰岛素控制血糖。通常正规胰岛素的剂量从4～6 U开始,每日3次,餐前30 min皮下注射。每2～4 h监测血糖、尿糖,调整正规胰岛素剂量,手术当日晨不给正规胰岛素。

(2)对于长期术前口服降糖药(双胍类药物、磺脲类药物、α－葡萄糖苷酶抑制剂和噻唑烷二酮类药物)的患者,应持续服药。若术前血糖控制良好,拟接受小手术,可于手术当日晨停服降血糖药物;若术前血糖控制欠佳,或拟接受大、中手术,可于手术前2～3天改用正规胰岛素控制血糖。每2～4 h监测血糖、尿糖,调整正规胰岛素剂量,手术当日晨不给正规胰岛素。

(3)对于接受胰岛素治疗的患者,持续胰岛素治疗。若使用中长效胰岛素者,于术前1～2天改用正规胰岛素控制血糖,每4～6 h监测血糖、尿糖,调整正规胰岛素剂量;若接受小手术或手术时间小于4 h,手术当日晨不给正规胰岛素;若接受大手术或手术时间大于4 h,手术当日晨应查空腹血糖。如血糖低于6.6 mmol/L,可输入5%葡萄糖液500 ml加2.5 U正规胰岛素(1:10);如血糖高于10 mmol/L,按1:4补充葡萄糖和正规胰岛素;如空腹血糖超过14 mmol/L,则按1:3补充葡萄糖与正规胰岛素,每1～2 h测定血糖一次,以策安全。

(4)合并酮症酸中毒以及高渗性非酮症昏迷者应推迟择期手术。对于急诊手术伴酮症酸中毒或高渗性非酮症昏迷者,应衡量手术的紧迫性与酮症酸中毒或高渗性非酮症昏迷的严重性。如果病情允许,应先以10～20 U正规胰岛素静脉注射,再根据血糖水平以0.5～5 U/h的速度静脉滴注或通过泵输注正规胰岛素,尽可能将血糖控制在14 mmol/L（250 mg/dl）以下,同时输液并补充钾、磷、镁等电解质。若pH小于7.1,应以碳酸氢钠纠正酸中毒。待尿酮体阴性、电解质正常、酸中毒纠正、渗透性利尿好转、意识恢复后方可考虑手术。如外科病情不允许,则应根据血糖、尿糖、尿酮体和电解质酸碱平衡测定结果,补充正规胰岛素、输液,同时积极准备手术。纠正酸中毒期间应监测血糖、尿糖、尿酮体及动脉血气分析,以指导治疗。

（5）接受口服降糖药或胰岛素治疗的患者,需密切监测血糖,警惕低血糖（血糖低于2.8 mmol/L）,特别是严重低血糖（血糖低于1.7 mmol/L）,因为患者可因血糖过低而发生昏迷、脑功能障碍甚至危及生命安全。一旦怀疑患者有低血糖时,应及时测定血糖,并根据检查结果给予相应处理,有效方法是给予葡萄糖。轻者可口服葡萄糖水,严重者可输注50%葡萄糖液20～40 ml或5%葡萄糖液100～200 ml,直至血糖趋于稳定。

（二）甲状腺功能的调整

甲状腺是内分泌系统的一个重要器官,其分泌的甲状腺激素主要的生理功能包括促进新陈代谢、促进生长发育、提高中枢神经系统的兴奋性。此外,还有加强和调控其他激素的作用及增加心率、心肌收缩力和心排血量等作用。甲状腺功能失调,特别是甲状腺功能亢进症（甲亢）以及甲亢危象会严重影响循环系统、呼吸系统、中枢神经系统及其他重要器官的功能,从而影响围术期患者的安全,因此术前应对甲状腺功能亢进的患者,特别是对甲状腺功能控制欠佳的患者作充分评估和治疗。

1. 甲亢患者的评估

甲亢患者的术前评估的目的是判断患者是否具备合适的手术时机。具体指标包括：患者的症状（性情急躁、失眠、双上肢颤动、多汗、消瘦、心悸、心动过速、脉压增宽等）是否缓解；甲状腺激素（总T_3、总T_4、游离T_3、游离T_4）和促甲状腺激素（TSH）指标是否正常；基础代谢率（脉压+脉率-111）是否在正常范围内。若患者临床症状缓解,情绪稳定,甲状腺激素水平正常,心率低于90次/min,基础代谢率不高于正常值的20%,则可施行手术治疗；若不具备手术时机,除急诊外,应推迟择期手术,通过药物治疗积极控制甲状腺功能,待甲亢控制后方可手术。

2. 甲亢患者的药物治疗

（1）抗甲状腺药物　主要包括嘧啶类（如丙硫氧嘧啶）和咪唑类（如甲巯咪唑）,可抑制甲状腺激素的合成,耗竭甲状腺激素的储备,从而改善症状。一般口服2～4周起效,待症状缓解后可逐渐减量。

（2）碘剂（如复方碘化钾）　可减少甲状腺血流,抑制甲状腺素释放。因为服用抗甲状腺药物可使甲状腺充血、肿大,若施行甲状腺手术极易发生出血,因此甲亢患者行甲状腺手术前2周可口服复方碘化钾溶液,待甲状腺腺体缩小变硬,血管床减少后方可手术。一旦停用碘剂,甲状腺激素会大量释放,导致症状反弹,因此碘剂应持续使用至手术当日晨。

（3）肾上腺β受体阻滞剂（如普萘洛尔）　可抑制肾上腺素的效应,改善由甲状腺激素引起的心动过速、激惹、震颤等症状。此外,也可抑制甲状腺激素T_4向生物活性更强的T_3转化。对于服用抗甲状腺药物或碘剂但症状控制欠佳的患者,可加用肾上腺β受体阻滞剂普萘洛尔,伴有支气管哮喘者可选用选择性β_1受体阻滞剂美托洛尔或艾司洛尔。一般服用1周后起效,术前持续服药至手术当日晨。

3. 甲亢危象的处理

甲亢危象是甲亢患者特有的严重并发症,通常是由于甲状腺激素过量释放导致的爆发性肾上腺素能过度兴奋,常表现为原有甲亢症状加重、高热(≥40℃)、心动过速(≥140次/min)、烦躁不安等,若不能及时处理,可迅速发展为昏迷、虚脱、休克甚至死亡。处理措施主要包括:① 对症处理:物理降温、补液、镇静、吸氧等;② 肾上腺素能阻滞:静脉注射肾上腺β受体阻滞剂普萘洛尔或艾司洛尔,使心率降至90次/min以下;③ 抑制甲状腺激素合成:首选口服丙硫氧嘧啶;④ 抑制甲状腺素释放:服用丙硫氧嘧啶1 h后再服用复方碘化钾;⑤ 拮抗甲状腺激素的效应:氢化可的松100 mg静脉滴注;⑥ 清除血浆甲状腺激素:以上措施治疗效果欠佳时可考虑腹膜透析、血液透析或血浆置换,迅速降低血浆甲状腺激素浓度。

(三)肾上腺功能的调整

肾上腺是人体重要的内分泌器官,分肾上腺皮质和肾上腺髓质两部分,二者在结构与功能上均不相同。肾上腺皮质位于肾上腺表层,约占肾上腺的80%,从外往里可分为球状带、束状带和网状带,分别分泌盐皮质激素(如醛固酮,参与调节电解质和水盐代谢)、糖皮质激素(如皮质醇,参与调节糖、脂肪和蛋白质的代谢)和性激素(如脱氢雄酮和雌二醇,参与性器官发育、成熟及维持性功能)。肾上腺髓质位于肾上腺的中央部,可分泌肾上腺素和去甲肾上腺素,前者可作用于肾上腺α受体和β受体,后者主要作用于肾上腺α受体,从而影响呼吸、循环等系统的功能状态。

1. 肾上腺皮质功能的调整

术前患者如合并肾上腺皮质功能的失调(如原发性醛固酮增多症、皮质醇增多症、原发性肾上腺皮质功能减退症等),会由于盐皮质激素或糖皮质激素分泌失调,导致水电解质和代谢紊乱,并出现高血压或低血压、心律失常、肌萎缩无力、肾功能异常等,甚至危及患者围术期安全,需要进行对症治疗(如高血压、心律失常、电解质紊乱等),改善全身症状。对于肾上腺皮质功能减退者,可给予糖皮质激素或盐皮质激素替代治疗,同时积极纠正水电解质和代谢紊乱,治疗并发症,提高免疫力,预防因免疫功能低下而并发感染。

2. 肾上腺髓质功能的调整

肾上腺髓质功能失调,特别是肾上腺髓质功能亢进(如嗜铬细胞瘤),会因内源性儿茶酚胺(肾上腺素和去甲肾上腺素)分泌过多,严重影响心血管系统的功能,并产生一系列临床症状和体征(如高血压、头痛、恶心、呕吐、体温升高、心悸、气短、高血糖等),长期严重的高血压可继发儿茶酚胺心肌病、心肌缺血、心律失常、心力衰竭、糖尿病、肾功能障碍等。其中以分泌去甲肾上腺素为主的嗜铬细胞瘤患者主要表现为高血压,而以分泌肾上腺素为主的嗜铬细胞瘤患者除高血压外,主要表现为循环紊乱(如心动过速、心律失常)和代谢紊乱(如高血糖、体温升高、基础代谢率升高等)。值得注意的是其他组织(如交感神经节)也可能含有嗜铬细胞,异位的嗜铬细胞瘤约占嗜铬细胞瘤的10%,可能出现在肠系膜下静脉、腹膜后和膀胱等部位。术前应对嗜铬细胞瘤患者作充分的评估和调整。

(1)嗜铬细胞瘤患者的术前准备

1)肾上腺素α受体阻滞药　嗜铬细胞瘤患者除少数血压升高不明显外,通常合并有持续性或阵发性高血压,术前需给予肾上腺α受体阻滞药,以解除外周血管床的张力,控制高血压,维持血压的稳定。常用的有短效α受体阻滞药(酚妥拉明)和长效的α受体阻滞药(酚苄明),前者用于高血压的鉴别诊断和治疗高血压危象或术中控制血压;后者常用于术前准备,原则上术前需服药2周以上,直至手术当日晨。

2）肾上腺素β受体阻滞药　多数嗜铬细胞瘤以分泌去甲肾上腺素为主，β受体阻滞药并非需要常规使用，通常在以分泌肾上腺素为主的嗜铬细胞瘤或α受体阻滞药发挥作用后，而β受体处于相对兴奋，表现为心动过速或心律失常时才使用。常用的有非选择性β受体阻滞剂（普萘洛尔）和选择性β$_1$受体阻滞剂（美托洛尔、艾司洛尔），原则上β受体阻滞药不单独使用，只能在α受体阻滞药见效后方能使用，且从小剂量用起，逐渐增加剂量，以达到控制心率的目的。术前准备中α、β受体阻滞药通常是相互配合使用，使用剂量及期限以循环功能稳定为标准。术前不停药，服药直至手术当日晨。

3）其他抗高血压药物　嗜铬细胞瘤引起的高血压患者还可服用钙通道阻滞剂（如硝苯地平）、血管紧张素转换酶抑制剂（如卡托普利）、血管紧张素受体阻滞剂（如缬沙坦）和利尿剂（如氢氯噻嗪）等，通常与肾上腺素α受体阻滞药联合使用，增加降压效果。对于高血压危象或术中持续高血压的患者，也可给予血管扩张药硝普钠静脉滴注。

4）儿茶酚胺合成抑制剂　α-甲基对位酪氨酸为酪氨酸羟化酶的竞争性抑制剂，可减少或阻断儿茶酚胺的合成，常用于α受体阻滞剂不能满意控制血压的患者。可根据血压及血、尿儿茶酚胺水平调整剂量。

5）补充血容量　长期高血压导致外周血管收缩，血管床缩小，循环血容量一般比正常减少20%～50%，临床表现为血液浓缩、血细胞比容及血红蛋白增加。在外周血管张力缓解情况下可适当增加补液量，术前1周开始扩容，纠正和改善因血管痉挛引起的体液相对不足和血液浓缩状态。

6）对症处理　针对体温升高的患者，给予物理降温；对于心悸气短的患者，给予镇静吸氧，对于代谢紊乱高血糖的患者适当给予短效胰岛素，并密切监测血糖。

（2）高血压危象的处理

高血压危象指收缩压≥250 mmHg，持续1 min以上。嗜铬细胞瘤患者一旦出现高血压危象时，可静脉给以酚妥拉明，如疗效不好可静脉输注硝普钠。通常从小剂量开始，逐渐增加剂量，同时密切监测血压和心率，以防血压骤降。

（3）血糖的调整

嗜铬细胞瘤由于分泌大量儿茶酚胺可引起糖原分解，并抑制胰岛β细胞分泌胰岛素导致血糖升高。但是不应就此诊断为糖尿病，即使有明确糖尿病病史的患者在术前或术中使用胰岛素也应慎重，用量应减半，以免发生嗜铬细胞瘤切除后的低血糖。凡疑虑有低血糖发生时应立即测定血糖，确诊后可输注50%葡萄糖液20～40 ml或5%葡萄糖液100～200 ml，直至血糖趋于稳定。

（4）嗜铬细胞瘤患者术前准备预期目标

① 高血压得到控制，发作次数减少，坐位血压低于160/90 mmHg，并出现体位性低血压，但直立性血压不低于90/45 mmHg；② 无阵发性头痛、心悸、心律失常及心肌缺血等症状；③ 躯干及四肢皮肤由湿冷变为温暖；④ 出现鼻塞；⑤ 低血容量得到纠正，血细胞比容及血红蛋白下降超过5%；⑥ 体重增加。

第四节　血液系统功能的调整

一、贫血的调整

贫血不是一种疾病，而是许多疾病（如血液病、出血性疾病、消耗性疾病、肿瘤等）的临床表现，是指外周血液在单位体积中的血红蛋白浓度、红细胞计数和（或）血细胞比容低于正常低限,其中以血红蛋白浓度较为重要。WHO规定男性血红蛋白低于120 g/L,女性血红蛋白低于110 g/L称为贫血,血红蛋白90～119 g/L为轻度贫血,血红蛋白60～89 g/L为中度贫血,血红蛋白30～59 g/L为重度贫血,血红蛋白低于30 g/L为极重度贫血。术前贫血使患者血液携氧能力下降,容易造成围术期组织器官缺氧,也是围术期患者死亡及远期功能恢复不良的重要不利因素,因此术前对贫血患者的评估和调整具有重要意义。

（一）针对贫血的原因治疗原发疾病

贫血常见的病因有红细胞生成减少性贫血、红细胞破坏过多性贫血、失血性贫血。全球超过30%的人群存在贫血症状,其中大部分由铁缺乏所致,即缺铁性贫血,可在术前2周给予口服铁剂（如硫酸亚铁、富马酸亚铁、葡萄糖酸亚铁、琥珀酸亚铁、枸橼酸亚铁、铁多糖铁复合物等）或静脉补充铁剂（如右旋糖酐铁、葡萄糖酸铁、蔗糖铁等）纠正贫血。此外,部分贫血是营养性贫血,即维生素 B_{12}、维生素 B_6、叶酸等营养缺乏,也可在术前2周通过口服维生素 B_{12}、维生素 B_6、叶酸等加以纠正。对于消化道溃疡或肿瘤引起的失血性贫血,可考虑静脉给予止血药（凝血酶、酚磺乙胺、维生素 K_1、氨甲苯酸、氨基己酸等）或行介入栓塞止血。如重度贫血原因不明,除急诊外,应推迟择期手术。

（二）促红细胞生成素

促红细胞生成素适用于术前存在贫血或术后可能贫血的患者,可与铁剂联合应用于单纯铁剂治疗效果欠佳的缺铁性贫血患者,也适用于因化疗导致骨髓抑制的贫血患者。术前2～4周使用效果更明显。

（三）输血

对重度贫血者术前应输血,主要是输红细胞悬液,以改善患者术前心肺功能状态,提高手术麻醉耐受力。我国规定的输血指征是血红蛋白低于70 g/L;若血红蛋白在70～100 g/L,需根据病情决定,若患者合并高龄（＞75岁）、心肺代偿功能不良（缺血性心肌病、肺气肿、呼吸机依赖）、严重缺氧（持续晕迷、难以纠正的休克）、高代谢状态（高热、严重感染）或有进行性出血时可考虑输血;若血红蛋白大于100 g/L,原则上不需要输血,除非患者出现心肺功能不全（如充血性心力衰竭、心绞痛发作、呼吸衰竭等）。再生障碍性贫血患者可少量多次输血。急性失血的患者失血量低于血容量20%时原则上不输血,可通过快速补液补充血容量;当失血量超过血容量20%时,且在1 000 ml以上时,可在扩容的同时予以成分输血;当失血量超过血容量30%时,可输全血。

二、凝血功能的调整

（一）凝血功能障碍的调整

凝血功能障碍是指遗传性或获得性凝血因子缺乏或功能异常所致的出血性疾病,可导致患者术中或术后异常或意外出血,常危及生命,因此术前需要做充分评估和调整。对于先天性凝血因子缺乏或功能异常（如血友病）患者,术前应补充相应凝血因子;对于后天性凝血因子缺乏或功能异常（如肝脏疾病、尿毒症、维生素K缺乏）患者,在治疗原发病同时,也可在术前补充凝血因子和维生素K。

1. 补充凝血因子

对于凝血因子缺乏的患者，可在术前补充其缺乏的凝血因子，使其血浆凝血因子浓度提高到可正常凝血的水平，如甲型血友病患者可补充Ⅷ因子，乙型血友病患者可补充Ⅸ因子，血管性血友病患者可补充von willebrand因子。肝功能障碍的患者，由于各类凝血因子均合成不足，需补充Ⅰ、Ⅱ、Ⅴ、Ⅶ、Ⅸ、Ⅻ和ⅩⅢ因子。

2. 补充维生素K

梗阻性黄疸、无法进食或进食不足的患者常发生维生素K缺乏，继而导致凝血酶原以及依赖维生素K合成的Ⅱ、Ⅶ、Ⅸ、Ⅹ因子缺乏。术前可静脉补充维生素K，5～7天起效。

3. 补充新鲜冰冻血浆

新鲜冰冻血浆含有几乎所有的凝血因子，其输入指征包括：① 凝血酶原时间（PT）或部分凝血活酶时间（APTT）大于正常的1.5倍或国际标准化比值（INR）大于2.0；② 大量接受库存全血或浓缩红细胞（超过自身血容量）；③ 患者有先天性或获得性凝血因子缺乏；④ 紧急对抗华法林的抗凝作用。每单位新鲜冰冻血浆相当于200 ml新鲜全血中的血浆含量，可使成人的凝血因子增加2%～3%。

4. 补充低温冷沉淀物

低温冷沉淀物含有纤维蛋白原和Ⅷ因子，其输入指征包括：① 严重伤口渗血且纤维蛋白原低于8～10 g/L；② 甲型血友病和血管性血友病患者；③ 纤维蛋白原缺乏症和Ⅷ因子缺乏症患者；④ 大量接受库存全血或浓缩红细胞后发生严重微循环出血的患者。每单位低温冷沉淀物含250 mg纤维蛋白原。

（二）抗凝治疗的调整

围术期的患者常由于心血管疾病（如冠心病、心房颤动、短暂性脑缺血发作等）和血栓栓塞性疾病（肺血管栓塞、下肢深静脉血栓形成、恶性肿瘤相关的静脉栓塞等）需要接受抗凝治疗，常用的药物包括双香豆素类（如华法林）、肝素类（如低分子肝素）和新型口服抗凝药（Xa因子抑制剂和凝血酶抑制剂）。由于药物会抑制机体正常凝血功能，增加围术期出血风险，术前需加以调整。

1. 华法林抗凝的调整

华法林通过对抗维生素K的作用，抑制凝血因子Ⅱ、Ⅻ、Ⅸ、Ⅹ在肝脏的合成，从而发挥抗凝作用。口服华法林抗凝的患者术前需停药5～7天，期间以肝素桥接抗凝治疗；若需施行急诊手术，可口服或静脉注射维生素K（5 mg）或输注新鲜冰冻血浆（5～8 ml/kg），以迅速补充凝血因子。

2. 肝素抗凝的调整

肝素通过作用于抗凝血酶Ⅲ可灭活多种凝血因子，从而发挥抗凝作用。应用肝素抗凝者，术前需停药4～6 h，若需施行急诊手术，可采用鱼精蛋白中止抗凝。刚静脉注射肝素不久者，鱼精蛋白的剂量相当于末次肝素剂量的1/100；静脉注射肝素4～6 h者，一般无须鱼精蛋白拮抗；皮下注射肝素者，因吸收缓慢，鱼精蛋白的剂量减半，但需要反复注射。使用低分子肝素抗凝者，若使用预防剂量（40～60 IU/kg）需术前停药12 h，而使用治疗剂量（大于80 IU/kg）则需术前停24 h。

3. 新型口服抗凝药的调整

目前新型口服抗凝药物主要包括Xa因子抑制剂和凝血酶抑制剂，前者包括阿哌沙班、利伐沙班、依度沙班等，后者有达比加群。口服新型抗凝药物的患者，若接受低出血风险的手术，最后一次用药应在术前24 h，若接受高出血风险的手术，最后一次用药则应在术前48 h。

三、血小板异常的调整

（一）血小板疾病的调整

血小板疾病是一组因血小板数量或质量异常而引起的疾病，其中对围术期影响比较大的是血小板数量减少（如再生障碍性贫血、肿瘤放化疗诱发的骨髓抑制、药物诱发的骨髓抑制、特发性血小板减少性紫癜、血栓性血小板减少性紫癜、脾肿大伴功能亢进等）或功能障碍（如巨大血小板综合征、血小板无力症、血小板第三因子缺乏、药物诱发的血小板功能障碍等）导致的出血性疾病。血小板的数量和质量与围术期的出血密切相关，血小板低于$50 \times 10^9/L$，伤口有渗血可能，血小板低于$20 \times 10^9/L$，患者会发生自发性出血。对于这类血小板异常患者术前调整的主要措施之一就是输注血小板（包括新鲜全血、富含血小板的新鲜冰冻血浆、浓缩血小板、新鲜血小板），使术前血小板维持在$70 \times 10^9 \sim 80 \times 10^9/L$以上。拟手术患者血小板输注指征包括：① 术前血小板计数低于$50 \times 10^9/L$；② 血小板计数在$(50 \sim 100) \times 10^9/L$，但是患者术前合并有自发性出血，或其他相关因素如肝、肾功能衰竭，同时需考虑外科手术类型及预期出血量（如接受颅内和眼部手术患者的血小板应维持在$100 \times 10^9/L$以上）；③ 实验室检查证实血小板功能低下且有出血倾向。每输注1个单位血小板可使正常成人血小板增加$20 \times 10^9/L$。对于特发性血小板减少性紫癜和血栓性血小板减少性紫癜患者，除输注血小板外，还可考虑血浆置换治疗。

（二）抗血小板治疗的调整

抗血小板治疗主要用于房颤脑卒中低危患者的预防、非心源性脑卒中的预防和治疗、冠心病心肌梗死后或支架植入后的患者、周围动脉疾病患者、心脑血管疾病患者的一级预防。目前常用的抗血小板治疗药物主要包括血栓素A_2抑制剂、血小板二磷酸腺苷（ADP）受体拮抗剂和血小板糖蛋白Ⅱb/Ⅲa受体拮抗剂等。接受抗血小板治疗的患者围术期出血风险较大，术前需加以调整。

1. 血栓素A_2抑制剂的调整

目前常用的血栓素A_2抑制剂包括阿司匹林和双嘧达莫等，术前原则上不需停药，可持续服药至手术当日晨。对于拟接受颅内手术、眼科手术、前列腺手术、髓内脊柱手术、整形手术以及有大出血风险手术的患者，应在手术前7天停用阿司匹林。

2. 血小板ADP受体拮抗剂的调整

目前常用的血小板ADP受体拮抗剂包括氯吡格雷和噻氯匹定等，术前需停药5～7天。对于需长期接受抗血小板治疗的患者，停药期间可以低分子肝素抗凝治疗或血小板糖蛋白Ⅱb/Ⅲa受体拮抗剂替代治疗。

3. 血小板糖蛋白Ⅱb/Ⅲa受体拮抗剂

目前常用的血小板糖蛋白Ⅱb/Ⅲa受体拮抗剂主要有替罗非班，由于其快速起效，快速失活，停药24 h后，血小板活性恢复至50%水平，可用于围术期替代血小板ADP受体拮抗剂，术前仅需停药1天。

第五节 肝功能的调整

肝脏是人体内最大的实质性脏器,具有极其复杂的生理生化功能,如营养代谢功能、解毒功能、免疫功能、蛋白合成功能、水电解质调节功能等。正常肝脏有巨大的储备功能和再生能力,多数人可耐受70%的肝切除。但是,当我们面对肝癌合并肝硬化患者以及不同程度的肝损害患者,由于其肝功能不全导致的全身性病理、生理变化,术前需对患者肝功能做充分评估和必要调整。改良Child-Pugh评分分级标准(表36-4)是目前常用的肝功能评估手段,评分小于6分为A级(轻度肝功能不全),手术麻醉风险相对较小;7~9分为B级(中度肝功能不全),手术麻醉存在一定风险;大于10分为C级(重度肝功能不全),手术麻醉风险较大。对于Child-Pugh评分大于7分的患者,若非急症,需根据实际情况做充分准备,待肝功能恢复后再施行手术。

表36-4 改良Child-Pugh评分

分 值	1	2	3
人血白蛋白(g/L)	≥35	28~35	≤28
血清胆红素(μmol/L)	≤34.2	34.2~51.3	≥51.3
凝血酶原延长时间(s)	≤4	4~6	≥6
腹水	无	少量	大量
肝性脑病	无	轻度	严重

一、加强营养

对于营养不良的患者,可给予高蛋白质、高糖、低脂饮食,口服多种维生素。高蛋白质可提供肝脏合成蛋白质所需的必需氨基酸,促进肝细胞再生。高糖不仅提供热量,降低体内蛋白质的分解,还增加了糖原的储备,可减轻麻醉药对肝脏的损害。维生素B有触酶作用,对糖、脂肪和蛋白质在肝脏的代谢有重要影响,维生素C可增强肝细胞抵抗力,促进肝细胞再生,并有预防脂肪肝的作用。维生素E有抗氧化和抗毒素作用,并可防止肝细胞坏死。

二、改善凝血功能

维生素K是多种凝血因子的合成原料,补充维生素K_1可迅速改善因肝功能不全导致的凝血因子缺乏和凝血功能障碍。疑有肝功能不全导致的纤维蛋白原减少时,可静脉输注纤维蛋白制剂。对术前存在出血倾向的患者,可输注新鲜全血、新鲜冰冻血浆、浓缩血小板、低温冷沉淀物或凝血因子,以改善凝血功能。

三、纠正贫血和低蛋白血症

对于中、重度贫血患者可少量多次输血;对于总蛋白低于45 g/L,白蛋白低于35 g/L或血球蛋白比例倒置者,应积极纠正,必要时输注血浆或白蛋白。通过调整,争取使血红蛋白高于120 g/L,红细胞计数大于3×10^{12}/L,血清总蛋白大于60 g/L,人血白蛋白大于35 g/L。

四、减轻腹水

对于大量腹水的患者应给予对症处理,如限制水和钠的摄入,使用利尿剂等。对于低蛋白血症患者给予促进蛋白质合成的药物(如苯丙酸诺龙、丙酸睾酮),必要时输血和白蛋白。对于大量腹水影响呼吸功能和正常休息的患者,术前24 h可穿刺或留置腹腔导管放腹水,一般一次放腹水量不宜超过3 000 ml,同时严密监测水和电解质失衡。

五、纠正电解质紊乱

肝功能障碍患者常见的电解质紊乱包括低钾血症和低钠血症,前者主要是由于肝脏对醛固酮的灭活减弱、有效循环血量减少刺激醛固酮分泌增多以及排钾利尿剂的使用所导致的钾离子排出过多,后者主要是由于有效循环血量减少引起的抗利尿激素分泌过多和肝脏对抗利尿激素灭活减少导致的水潴留和稀释性低钠血症。对于严重电解质紊乱的患者需予以纠正,血钾低于3.0 mmol/L的患者应在连续心电图监护下静脉滴注补钾,速度不宜超过$10 \sim 20$ mmol/h,直至血钾达到3.5 mmol/L;血钠低于130 mmol/L的患者,在饮食调节的同时静脉补充高渗钠溶液(3%氯化钠),速度一般维持在10 ml/h,直至血钠达到140 mmol/L。

六、控制感染

术前$1 \sim 2$天给予广谱抗生素治疗,抑制肠道细菌,减少术后感染。尽量选用不经肝脏代谢的药物,避免加重肝脏负担和肝功能损害。

第六节　肾功能的调整

肾脏是人体不可缺少的重要器官之一,具有排泄体内代谢产物,维持机体钠、钾、钙等电解质的稳定及酸碱平衡,以及内分泌功能。肾功能障碍一般包括肾小球和肾小管功能异常两个方面,绝大多数肾功能障碍的患者同时有肾小球和肾小管功能异常,但程度不一。肾功能轻度或中度障碍的患者,平时可能没有明显的临床迹象,但麻醉和手术可使手术后发生急性肾功能障碍甚至肾功能衰竭的危险性明显增加。因此,术前应对肾功能损害的患者作详细的评估和调整。目前临床上常以24 h内生肌酐清除率和血尿素氮为指标,将肾功能损害分为轻度、中度、重度三级(表36-5)。对于肾功能中、重度障碍以及急、慢性肾功能衰竭的患者,若非急症,需作充分准备,保护和调节肾功能后再施行手术。保护肾功能基本原则是维持正常肾血流量和肾小球滤过率,具体措施包括:

表 36-5　肾功能损害程度分级

测 定 项 目	正 常	轻 度	中 度	重 度
24 h 内生肌酐清除率（ml/min）	80～100	51～80	21～50	≤20
血尿素氮（mmol/L）	1.79～7.14	7.5～14.28	14.65～25	≥25

（1）通过静脉补液纠正循环血容量不足，防止围术期因低血容量所致的低血压和肾脏灌注不足而加重肾功能损害。对高危患者需监测尿量和心率，保持尿量≥0.5～1.0 ml/（kg·h），心率正常范围内。避免使用合成胶体，因其可能对肾功能造成损害。

（2）对于合并高血压需服用降压药的患者，应了解药物的种类、性质和剂量，便于术前调整。

（3）严重肾功能障碍的患者对水、电解质和酸碱的调节功能减退甚至丧失，只能依靠摄入来调整。对于伴有水、电解质和酸碱平衡失调的患者，应尽最大可能予以纠正。输液必须是在明确过去24 h 液体出入量的基础上进行，不宜过多，以免引起水中毒。如伴有水肿和稀释性低钠血症时，则应限制补液量，如每日尿钠能大于60 mmol/L，并已控制水肿，补液时可酌量加含钠液体。对已有钠潴留的患者，须防止水和钠的摄入过量，可静脉使用呋塞米促其排水排钠。术前血钾如超过7 mmol/L，应尽力使之降至5 mmol/L 以下，可静脉注射高渗葡萄糖、胰岛素，或加用钙剂和碳酸氢钠，乃至采用血液净化。纠正酸中毒时忌碳酸氢钠逾量，以免液体过多和造成细胞内脱水。

（4）慢性肾衰患者容易出现感染，需注意无菌原则。此外，使用抗生素或其他药物时，要选择不通过肾脏代谢、肾毒性小或对肾功能影响小的药物。

（5）对重度肾功能不全以及终末期肾病合并肾功能衰竭的患者可在术前行血液净化治疗，如血液透析、血液滤过、腹膜透析和连续肾脏替代治疗等。血液净化可减轻循环容量负荷，纠正氮质血症、酸中毒和高血钾等，并可清除体内有毒有害物质。

（6）肾功能不全患者常有贫血和出血倾向，需予以纠正，及时补充凝血因子和血小板，输血时应首选新鲜血。

（陈家伟）

参 考 文 献

[1] 邓小明,姚尚龙,于布为,等.现代麻醉学:4版.北京:人民卫生出版社,2014.

[2] 盛卓人,王俊科.实用临床麻醉学:4版.北京:科学出版社,2009.

[3] 苏帆.麻醉手术前评估与决策.山东:山东科学技术出版社,2005.

[4] 田玉科.麻醉临床指南:3版.北京:科学出版社,2013.

[5] Cohn S L. Preoperative Evaluation for Noncardiac Surgery. Ann Intern Med, 2016, 165(11): ITC81-ITC96.

[6] Hedge J, Balajibabu P R, Sivaraman T. The patient with ischaemic heart disease undergoing non cardiac surgery. Indian J Anaesth, 2017, 61(9): 705-711.

[7] Konkle B A. Direct Oral Anticoagulants: Monitoring Anticoagulant Effect. Hematol Oncol Clin North Am, 2016, 30(5): 995-1006.

[8] Leung V, Ragbir-Toolsie K. Perioperative Management of Patients with Diabetes. Health Serv Insights, 2017, 10: 1178632917735075.

[9] Prabhakar A, Helander E, Chopra N, et al. Preoperative Assessment for Ambulatory Surgery. Curr Pain Headache Rep, 2017, 21(10): 43.

[10] Miller R D, Eriksson L I, Fleisher L, et al. Miller's Anesthesia. 7th ed. Churchill Livingstone, 2014.

第四篇

麻醉与围术期医学技术

第37章
吸入麻醉技术

吸入麻醉（inhalational anesthesia）是人类麻醉史上最早应用的全身麻醉方法，由于现代吸入麻醉药物具有较高的可控性和安全性，吸入麻醉也是当今临床麻醉的主要方法之一。本章讨论吸入麻醉临床应用相关的理论和技术方法，为合理、规范实施吸入麻醉提供建议。

第一节　吸入麻醉药临床基础

一、吸入麻醉药的MAC值和血/气分配系数

（一）MAC值

1. 最低肺泡有效浓度（minimum alveolar concentration, MAC）

指在一个大气压下，能使50%的患者或受试者对伤害性刺激（如切皮）不发生体动时的吸入麻醉药的肺泡气体浓度。MAC值可反映不同吸入麻醉药的效价，MAC值越大该吸入麻醉药的效价越低。临床麻醉过程中，常通过MAC及其扩展值表示吸入麻醉的不同深度。

2. 常用MAC扩展值及意义

（1）MAC_{awake}　半数苏醒期肺泡浓度，即50%的患者对简单指令能睁眼时的肺泡气吸入麻醉药物浓度，一般为该药的0.4 MAC。

$MAC_{awake95}$指95%的患者对简单指令能睁眼时的肺泡吸入麻醉药物浓度，约为该药的0.3 MAC，可视为患者苏醒时的脑内麻醉药分压。

（2）MAC_{95}　95%的患者对伤害性刺激（如切皮）不发生体动时的肺泡气吸入麻醉药物浓度，约1.3 MAC，手术即可开始，若手术刺激较大，可开至1.5～2 MAC。

（3）MAC EI　半数气管插管肺泡浓度，即50%的患者在使用吸入麻醉药后，用喉镜暴露声门时，声带不动，插管时和插管后不发生体动的肺泡气麻醉药物浓度，约1.5 MAC。

$MAC EI_{95}$即95%的患者进行上述操作时不发生体动的肺泡气麻醉药物浓度，约1.9 MAC。

（4）MAC BAR　50%的患者在切皮时不发生交感神经系统应激反应所需的肺泡气麻醉药物浓度，约1.6 MAC。

$MAC BAR_{95}$即95%的患者切皮时不发生肾上腺素能反应所需的肺泡气麻醉药物浓度。

3. 影响 MAC 值的因素

不同年龄阶段患者其 MAC 值不同；同一个患者，在不同的病理生理情况下，MAC 值也不尽相同。影响 MAC 值的因素如下。

（1）MAC 值增加的相关因素 年龄降低、体温升高、使用中枢儿茶酚胺增加的药物（如可卡因、右苯丙胺等）、脑脊液 Na^+ 浓度增加和长期饮酒等。

（2）MAC 值降低的相关因素 高龄、低体温、低血压、妊娠、合并使用静脉麻醉药、镇静药、阿片类药物、α_2 受体激动剂及降低中枢儿茶酚胺的药物（如利血平）等。

（二）血/气分配系数

血/气分配系数 血液和肺泡气体两相中麻醉药分压达平衡时血液中吸入麻醉药分压与气体中吸入麻醉药分压的比值。反映吸入麻醉药在血中的溶解度。常用吸入麻醉药物的血/气分配系数排序为：氟烷＞恩氟烷＞异氟烷＞七氟烷＞氧化亚氮＞地氟烷。溶解度越低，麻醉药在肺泡内浓度的上升或下降速度越快，意味着麻醉诱导和苏醒的时间越短。

二、常用吸入麻醉药

吸入麻醉药可分为两大类：一类是挥发性吸入麻醉药（包括强效卤代烷类，如异氟烷、七氟烷、地氟烷、恩氟烷和烷类如氟烷）；另一类是气体吸入麻醉药（氧化亚氮和氙气）。目前临床常用的吸入麻醉药各有优缺点，临床上应根据吸入麻醉药的特点、患者病理生理情况和手术需求进行选择。

（一）七氟烷（sevoflurane）

血/气分配系数 0.63，麻醉诱导和苏醒迅速，对呼吸道刺激小，尤其适用于小儿麻醉诱导。对心血管系统抑制较小，呈剂量依赖性；对肝肾功能影响小。与氧化亚氮合用，其 MAC 值显著降低。长时间使用高浓度的七氟烷，在干燥的钠石灰（CO_2 吸收剂）中可产生被动物实验证实具有肾毒性的复合物 A（compound A）。

（二）地氟烷（desflurane）

血/气分配系数为 0.42，目前吸入麻醉药中溶解度最低，其麻醉加深和苏醒极为迅速，特别适用于短小手术和日间手术。由于地氟烷在 1 个 MAC 值（约 6%）或更高浓度下会出现呼吸道刺激性反应，且能短暂的（4～6 min）兴奋循环，因此地氟烷不宜用于吸入麻醉诱导。它对心血管及心肌收缩的抑制作用呈剂量依赖性；对肝肾功能影响几乎为零。部分吸入麻醉药可被二氧化碳吸收剂降解为一氧化碳（CO）。

（三）异氟烷（isoflurane）

血/气分配系数为 1.4，由于血气分配系数相对较高及对气道刺激性强，不适合吸入麻醉诱导。患者在较长时间吸入异氟烷麻醉后，苏醒时间要比吸入地氟烷和七氟烷长。异氟烷对心血管的抑制作用呈剂量依赖性，对肝肾功能影响较小。异氟烷不易被二氧化碳吸收剂降解成一氧化碳。

（四）氧化亚氮（nitrous oxide）

血/气分配系数为0.47，其溶解度仅次于地氟烷，麻醉诱导和苏醒迅速。氧化亚氮有较好的镇痛作用，并且对呼吸道无刺激性，对心血管系统也无明显的影响。由于氧化亚氮的麻醉作用弱，常需联合其他麻醉药物才能满足外科手术要求。而氧化亚氮极易被吸收入血，临床可见浓度效应及第二气体效应。吸入高浓度氧化亚氮后立刻改为吸空气时容易发生弥散性缺氧。使用氧化亚氮麻醉时可使体内含气腔隙容积增大，以下情况不能应用氧化亚氮：气胸、空气栓塞，肠梗阻、颅腔积气患者，以及中耳、玻璃体或眼科手术；维生素B_{12}缺陷患儿和胎儿等；有发生术后恶心呕吐（PONV）高风险者。

第二节　吸入麻醉的实施

一、吸入麻醉前准备

（一）药物准备

1. 吸入麻醉药

有氧化亚氮和卤代类吸入麻醉药（七氟烷、地氟烷、异氟烷等）。

2. 抢救药品

包括肾上腺素、麻黄碱、间羟胺、阿托品和琥珀胆碱等。

3. 辅助麻醉诱导药品

除吸入麻醉药品外，根据需要准备适当的肌肉松弛剂、镇静药、镇痛药、抗胆碱药等。

（二）监护仪和麻醉机准备

除常规检查麻醉机和设定监护仪外，建议麻醉废气清除系统广泛应用于麻醉废气暴露场所，所有相关人员应采用有效措施来减少周围空气中麻醉废气的浓度水平。

1. 监护仪准备

连接患者与监护仪，设定心率、血压、血氧饱和度、呼气末二氧化碳等报警限。

2. 麻醉机检测和准备

（1）开启麻醉机前应检查氧气、空气和氧化亚氮的连接是否正确，同时检查氧气流量表（旋钮开最大时，氧气流量应＞10 L/min；旋钮最小时，氧气流量应＞150 ml/min），快充氧及氧气－氧化亚氮联动装置是否正常工作。

（2）检查是否需要更换二氧化碳吸收剂。二氧化碳吸收剂已完全变色或者是吸入气体中二氧化碳分压超过4～6 mmHg，必须予以更换。

（3）检查挥发罐内吸入麻醉药容量。建议吸入麻醉药容量不能过少（低于最大量的25%）。

（4）安装螺纹管、人工鼻和面罩。

（5）麻醉机检查，进行回路系统泄露试验。将APL阀和全部气流关闭，将氧气流量调至最小，手堵螺纹管出口，快速充氧至回路内压力达30 cmH$_2$O并维持至少10 s以上。若不能维持，表示麻醉机回路系统有泄露,应检查活瓣、挥发罐、回路及二氧化碳吸收罐等,查找泄露来源。

(6)检查机控通气是否有效。检查机控通气,将呼吸囊套到螺纹管出口,由手控通气改为机控通气,选定通气模式,设定潮气量、呼吸频率、吸呼比等,设定好气道压的报警上下限(一般为预设目标值±30%),检测机控通气下通气参数能否达到预设目标。

(7)手堵螺纹管,检查连续高压报警;放开螺纹管,机控通气状态下风箱上下空打,检查脱机报警。

(8)手术间必须建立麻醉机废气收集排放系统,术前应检查麻醉废气处理管道是否连接妥当,推荐手术室内的空气中吸入麻醉气体浓度不应超过以下标准:单独使用氧化亚氮<25 ppm(ppm表示百万分之一),氟类吸入麻醉药<2 ppm(当同氧化亚氮联合使用时,<0.5 ppm)。

(三)插管设备和物品准备

包括喉镜、面罩、气管导管,根据需要准备口/鼻咽通气导管、喉罩或其他控制气道的设备,同时必须准备好吸引设备。

(四)患者准备

通过术前访视进行有效术前评估,根据患者病情和手术方式进行术前准备。患者入室后,重点核对患者,并根据所选择吸入麻醉诱导的方式取得患者的理解和配合。

二、吸入麻醉诱导

单纯吸入麻醉诱导主要用以下两种情况:一是患者不能配合,需意识消失后才能静脉置管(如小儿);二是需保留自主呼吸的麻醉诱导。临床上常用的吸入麻醉诱导方法包括浓度递增法、潮气量法和肺活量法。目前,七氟烷能够提供平稳、快速的麻醉诱导,是吸入麻醉诱导首选药物。本章以七氟烷为例(或联合氧化亚氮),简述吸入麻醉的实施要点。

(一)浓度递增诱导法

1. 优点

适合效价高的吸入麻醉药,以及外周静脉开放困难,静脉麻醉诱导可能造成循环剧烈波动和需保留自主呼吸的成年患者。

2. 缺点

此法诱导时间长,在麻醉深度不足时患者容易发生呛咳、挣扎、喉痉挛和气道梗阻等不良反应,且易造成麻醉气体污染手术室空气。

3. 方法

首先,麻醉机手动通气模式,调节吸入氧浓度和新鲜气流量(6~8 L/min),选择合适的面罩给患者吸氧,防止面罩不匹配,影响通气及麻醉气体泄露。在患者意识消失之前,避免疼痛刺激,嘱其正常呼吸。打开挥发罐,七氟烷起始浓度设为0.5%,每3次呼吸增加吸入浓度0.5%,直至达到需要的麻醉深度。在吸入诱导开始至气管插管前,需严密观察患者呼吸情况,必要时给予辅助呼吸,保证患者氧合。

（二）潮气量法

1. 优点

诱导速度快,诱导过程平稳,较少发生呛咳、屏气和喉痉挛等不良反应,是七氟烷吸入诱导最常用的方法。

2. 缺点

该诱导方法是用较高的起始吸入浓度(七氟烷为8%)达到需要的镇静/麻醉深度后再下调吸入浓度,这对于严重血容量不足、体质差、高龄、休克、严重创伤及其他心肺功能较差的患者有可能发生短暂的循环抑制。因此,建议根据患者的具体情况,适当降低起始诱导浓度。

3. 方法

诱导方法基本与之前浓度递增法相同。不同之处在于七氟烷挥发罐起始吸入浓度直接开到8%,嘱患者正常呼吸或深呼吸均可,待达到需要的镇静/麻醉深度后,将吸入浓度调至3.5%～4.5%(也可调至合适的吸入浓度)。为加快吸入诱导速度,可在吸入诱导前做呼吸回路预充:将麻醉机调至手动通气模式,排空呼吸球囊,挥发罐开至最大浓度,新鲜气流量6～8 L/min,持续1 min。

（三）肺活量法（高浓度快速诱导法）

1. 优点

肺活量法诱导速度最快,比较平稳。

2. 缺点

需要患者的合作。

3. 方法

首先,预充呼吸回路,使回路内气体达到设定的吸入麻醉药物浓度。扣上面罩,吸入8%七氟烷,氧流量(6～8 L/min),嘱患者在呼出肺内残余气体后,做一次深呼吸,然后屏气,患者在20～40 s内意识消失。再调节七氟烷浓度至3.5%～4.5%。

（四）联合氧化亚氮诱导方法

氧化亚氮(N_2O),气味小,对呼吸道无刺激性,诱导迅速,可与七氟烷联合用于吸入麻醉诱导,可明显降低七氟烷MAC值。临床使用氧化亚氮浓度一般为50%～66%,联动氧气浓度最低不低于30%。

（五）吸入麻醉诱导期间注意事项

（1）地氟烷和异氟烷气道刺激性较高,不适用于小儿吸入诱导,并且气道高反应患者需慎用(如吸烟、哮喘患者)。

（2）预充呼吸回路和联合使用阿片类药物均可以加快吸入诱导,二者存在明显的协同作用,需警惕呼吸抑制和循环抑制。使用时要注意及时调整吸入浓度以保证循环稳定。

（3）心功能储备差、严重的低血容量、心肌抑制等患者,在吸入诱导期间更需要严密监测,避免诱导期间心肌抑制和血管扩张会使麻醉进一步加深,造成冠状动脉和组织低灌注,诱发循环虚脱甚至心搏骤停。

（4）颅内高压、“饱胃”患者,以及肌病、恶性高热及其高危患者原则上禁用吸入麻醉诱导。

（5）存在右向左分流的心脏疾病患者或肺动脉狭窄的患者，吸入诱导时间可能会相应延长。

三、吸入麻醉的维持

吸入麻醉维持的理想状态：适当的麻醉深度，意识消失，不发生术中知晓；肌松充分；镇痛完全；不良反射被抑制。根据患者实际情况和手术类型，选择合适的吸入麻醉药，并根据麻醉深度及时调整药物浓度。老年患者、肥胖患者和长时间的手术，建议使用地氟烷或七氟烷维持麻醉，术后苏醒较快。地氟烷麻醉期间，吸入浓度不宜快速增减，以避免交感兴奋。

（一）麻醉深度判断方法

1. 使用脑电监测

维持BIS在40～60，Narcotrend指数在D1～E2范围是合适的麻醉深度。

2. 呼气末吸入麻醉药浓度

若无脑电监测，单纯吸入麻醉应维持在1.3 MAC（相当于ED_{95}）以上。若同时使用静脉麻醉药物，需要降低相应吸入麻醉药浓度，避免麻醉过深，但呼气末吸入麻醉药浓度不能低于0.65 MAC。术中知晓高风险患者应≥0.7 MAC。

3. 根据患者的症状体征来判断麻醉深度

如参照血压、心率、汗腺、泪腺、肌松状态及呼吸参数变化来判断麻醉深度；吞咽反射与眼睑反射恢复提示麻醉减浅。

（二）吸入麻醉加深方法

对血容量和脏器灌注正常的患者，在中等以上的新鲜气流量的情况下，一般至少需要15 min才能使脑内麻醉药分压与肺泡麻醉药分压达平衡，达到手术应激的要求。若需要快速加深麻醉深度时，可以通过提高吸入麻醉药物浓度和（或）提高新鲜气流量。也可辅助使用静脉麻醉药。

1. 分步（stepwise）技术

以0.3 MAC为标准，逐步提高呼气末吸入麻醉药物浓度，该技术简单且安全。

2. 吸入麻醉药"团注"技术（bolus of inhaled agent）

增加吸入麻醉药物挥发罐刻度到3 MAC，同时提高新鲜气流量到4 L/min，维持30 s，随后将新鲜气流量恢复至最低流量或者是原先水平，同时挥发罐刻度调节到高于原先设置25%的水平。

3. 氧化亚氮联合挥发性吸入麻醉药

常用50%～70%氧化亚氮联合0.6～0.7 MAC的挥发性吸入麻醉药。

氧化亚氮不能用于以下情况：① 气胸、空气栓塞，肠梗阻、颅腔积气患者，以及中耳、玻璃体或眼科手术。② 维生素B_{12}缺陷患儿和胎儿等。③ 有发生术后恶心呕吐（PONV）高风险者。

（三）低流量吸入麻醉

将新鲜气体流量在1 L/min以下的吸入麻醉统称为低流量麻醉法（也可以是50%的氧气和50%氧化亚氮）。低流量（low flow）：新鲜气流量在500～1 000 ml/min；最低流量（minimal flow）：新鲜气流量在250～500 ml/min；代谢流量（metabolic flow）：新鲜气流量＜250 ml/min。

1. 优点

包括：①节约吸入麻醉药的用量，减少手术室和大气污染；②保持吸入气体的温度和湿度，起到保持体温、减少隐性失水及保护肺的作用；③紧闭麻醉时可以评估患者对吸入麻醉药的摄取量和氧耗量，增加对患者情况的了解；④减少气压伤的风险。

2. 缺点

包括：①低氧风险：使用氧化亚氮时必须监测氧浓度，保证 $FiO_2 > 0.4$，$SpO_2 > 94\%$，以防吸入低氧混合气体导致缺氧；②吸入麻醉药浓度不易控制：因低流量新鲜气体被重吸入的呼出气稀释，而且呼出气中含有吸入麻醉药，吸入浓度不易控制，所以建议在低流量吸入麻醉时常规检测呼气末吸入麻醉药浓度；③二氧化碳蓄积：二氧化碳吸收剂失效时，系统中的二氧化碳会迅速上升，因此在实施低流量麻醉时应连续监测呼气末二氧化碳浓度；④麻醉气体以外的气体蓄积：如氮气、二氧化碳、一氧化碳、复合物A等。

3. 方法

推荐术中监测吸入氧气浓度，呼气末二氧化碳浓度以及挥发性麻醉气体浓度。在低流量麻醉实施前，必须用高流量氧气去填充肺泡功能残气量和呼吸回路。麻醉诱导，可采用静脉快速诱导法。吸入麻醉开始时先予以较高流量的新鲜气体5 L/min，其中氧化亚氮：氧气为3:2（L/min）。10～15 min后将新鲜气流量降低至1 L/min（其中氧化亚氮：氧气为1:1）。在1～2 h后，将新鲜气流量成分改为0.4 L/min 氧化亚氮：0.6 L/min 氧气。术中可以根据肺泡气麻醉药浓度及手术需要调节挥发罐的刻度。

四、吸入麻醉的苏醒

吸入麻醉苏醒的速度取决于吸入麻醉药的组织/血分配系数、血/气分配系数、心排血量、脑血流量、新鲜气体流量、肺泡通气量及吸入麻醉维持时间。吸入麻醉的苏醒方式分为浓度递减和流量递减洗出两种方法。

（一）浓度递减洗出法

手术结束前30 min，降低吸入麻醉药浓度（约该吸入麻醉药的0.5 MAC），同时静脉给予芬太尼0.5～2 μg/kg（或者舒芬太尼0.05～0.2 μg/kg）。手术结束时，停止吸入麻醉药，同时增加新鲜气流量至5～10 L/min，能够促进吸入麻醉药的洗出。此方法适合各种挥发性麻醉药的恢复。

（二）流量递减洗出法

手术结束前30 min，静脉给予阿片类药物后关闭挥发罐，同时降低新鲜气体流量至300～500 ml/min，直至手术缝合皮肤时再增加新鲜气体流量至4 L/min（或是达到患者的每分通气量），加快挥发性麻醉药的洗出。此法特别适合高溶解度的药物。

对于使用氧化亚氮的患者，可在手术结束时停止吸入，在停止吸入的最初几分钟，为了预防大量氧化亚氮从血液中进入肺泡引起"弥散性缺氧"，应至少吸入纯氧5～10 min，并观察患者氧合情况。

五、吸入麻醉不良反应的预测与处理

（一）吸入麻醉相关的苏醒期躁动

苏醒期躁动（emergence agitation, EA）是指全麻手术后临床麻醉苏醒期常见的并发症，可出现挣扎、无意识动作、语无伦次、哭喊、呻吟或妄想等不恰当行为，不仅会增加意外伤害的机会，而且还会影响手术的成败。

1. EA 的危险因素

主要与年龄、手术类型、术后疼痛、术前焦虑状态、全身麻醉方式等相关，其中研究表明吸入麻醉药是 EA 的独立危险因素，其中儿童（尤其学龄前儿童）应用七氟烷麻醉后 EA 发生率接近 80%。一项关于小儿在七氟烷或地氟烷吸入麻醉后出现 EA 发生率和严重程度的荟萃分析表明，两种药物引起小儿 EA 的发生率和严重程度相似，只是地氟烷在麻醉复苏时间上（包括拔管和清醒时间）更短些。

2. 吸入麻醉药引起 EA 的可能机制

Voepel 等认为七氟烷麻醉对中枢神经系统各部位的抑制程度不一致，在苏醒期间，皮质下中枢虽然恢复正常，但是部分大脑皮质仍处于抑制状态而出现中枢局灶性敏感化，这种功能完整性的缺失可影响小儿对感觉的反应和处理能力，最终使中枢神经系统表现过度的兴奋状态而诱发躁动；Jacob 等认为七氟烷麻醉后，脑内葡萄糖和乳酸盐的浓度会上升，可能是引起术后躁动的机制之一；还有研究认为七氟烷或地氟烷溶解度低，苏醒快，围术期镇痛没有有效衔接，拔管时机掌握不当，这些都可引发躁动。

3. EA 的评估

目前关于小儿 EA 的评估主要采用 PAED（pediatric anesthesia emergence delirium scale）量表评估患儿的躁动程度，其严重程度与分数高低呈正相关。由于小儿麻醉后躁动与术后疼痛的症状难以区分，因此小儿 EA 评估常采取 PAED 和疼痛评分相结合，从而使结果判读更为可靠。小儿疼痛评估可采用东安大略儿童医院疼痛评分量表（CHEOPs），分数越高，疼痛程度越重。2017 年，Hino 等制订了小儿 EA 风险评估量表（EA risk scale），包括 4 个预测因子：年龄、小儿麻醉行为评分、麻醉时间和手术方式，经验证该量表对小儿 EA 具有很好的预测性，可对高风险患儿采取预防措施。成人躁动诊断多采用 Riker 镇静躁动评分（sedation-agitation scale, SAS），5 分以上（含 5 分）记为躁动。

4. EA 的处理和预防

2017 年一项关于小儿手术结束时静脉注射芬太尼对 EA 疗效的系统性回顾研究表明，0～14 岁的儿童在全身麻醉手术结束时静脉注射 1 μg/kg 芬太尼会明显降低 EA 发生率，但会延长 PACU 停留时间，且增加术后恶心呕吐（PONV）概率；若在手术结束前 10～20 min 给 1 μg/kg 芬太尼，便不会延长 PACU 停留时间和 PONV 的发生率。Van 等发现，小儿在七氟烷吸入麻醉结束后给予单剂量 1 mg/kg 的丙泊酚可减少 EA 的发生，这样虽会延迟小儿清醒时间（相差 5 min 左右），但不会影响恢复室总的停留时间。Kim 等研究发现，小儿术前给予氯胺酮（1 mg/kg），与给予咪达唑仑（0.1 mg/kg）相比，苏醒期 EA 的发生率明显降低。其他研究表明吸入麻醉期间给予右美托咪定（经鼻或静脉）、地佐辛（0.1 mg/kg）或曲马多（2 mg/kg）等药物均可以缓解 EA 的发生，但还需要大样本多中心进一步验证。

总之，对于 EA 高风险患者应引起足够的重视，做好术前缓解患者紧张、焦虑情绪，合理使用术前用药，维持围术期呼吸、循环、水电解质及各个系统的稳定及平衡，有效的镇痛衔接，使患者苏醒过程平稳安全等综合处理,从而减少术后躁动的发生。

(二)吸入麻醉相关性术后恶心呕吐

术后恶心呕吐(post-operative nausea and vomiting, PONV)是手术、麻醉后最常见的不良反应之一,在麻醉复苏后24 h内,非高风险患者约有30%发生PONV,而高风险患者可高达70%。频繁的PONV使患者痛苦不堪,甚至超过疼痛带来的不适,可导致脱水、电解质失衡、伤口裂开、肺部误吸和延迟出院等。

1. PONV高风险因素

患者的具体因素包括女性、年龄<50岁、不吸烟、既往有PONV或晕动病史。麻醉相关危险因素包括麻醉时间、使用阿片类药物、挥发性麻醉药、氧化亚氮(>50%)和神经肌肉阻滞剂拮抗药——高剂量新斯的明(>3 mg)等。需引起注意的是,围麻醉期脱水是引起术后PONV的独立危险因素,应积极预防机体容量不足。手术因素包括手术时间及手术类型(如腹部手术、神经外科手术、妇科手术和腹腔镜手术等)。

2. 吸入麻醉引起的PONV

Peyton等研究表明,患者PONV的发生与氧化亚氮吸入浓度和吸入时间相关,高浓度、长时间使用氧化亚氮会明显增加PONV风险,而小于1 h吸入氧化亚氮不会增加发生PONV的风险,其他吸入麻醉药如七氟烷或地氟烷均具有潜在的催吐风险,与吸入时间、吸入浓度密切相关。Leslile等发现在吸入麻醉期间应用BIS监测麻醉深度,可明显降低患者PONV的发生率,这可能与在BIS的指导下应用更少的吸入麻醉药/镇痛药、更少的循环波动有关。有研究发现,与吸入麻醉药相比,丙泊酚可减少PONV风险,但不能消除恶心呕吐。需引起注意的是,围术期脱水是引起术后PONV的独立危险因素,应积极防止机体容量不足。

3. PONV药物治疗

防治术后恶心呕吐的药物种类颇多(表37-1)。需注意的是,联合应用不同种类药物的效果优于单一用药,且可减少各自药物的用量及减轻药物本身带来的不良反应。目前,有明显临床效果的配对是地塞米松和5-HT$_3$拮抗剂、地塞米松和氟哌利多、地塞米松和阿瑞匹坦等。

表37-1 止吐药的预防性给药剂量及给药时机

药物类别	药物	剂 量	给药时机	不良反应
5-HT$_3$受体拮抗剂	昂丹司琼 格拉司琼 托烷司琼	4～8 mg 静脉注射 1 mg 静脉注射 2 mg 静脉注射	手术结束时	头痛、便秘、肝酶升高
皮质激素类	地塞米松	4～10 mg 静脉注射	麻醉诱导后	血糖↑ 低/高血压
丁酰苯类	氟哌利多	0.625～1.25 mg 静脉注射	麻醉诱导后	锥体外系反应,QT间期延长
抗胆碱药	东莨菪碱	透皮贴片	术前或手术前一天晚上	头晕、口感、视觉障碍
苯甲酰胺类	甲氧氯普胺(胃复安)	10～25 mg 静脉注射	手术结束前10～30 min	镇静,低血压(快速注射)
神经激肽(NK-1受体)拮抗剂	阿瑞匹坦	40 mg 口服	麻醉诱导前1～2 h	头痛、便秘、疲劳

关于PONV的预防和处理应贯穿整个围术期,需指出的是,麻醉医师不能为了防止PONV的发生常规给患者应用止吐药,这不仅会导致过度治疗、增加额外的成本,而且止吐药本身也有一定的不良反应。可根据Apfel Score或其他量表预先评估患者发生PONV的风险,对于中度、重度风险层患者采取两种或两种以上联合止吐方法。

(三)恶性高热

恶性高热(malignant hyperthermia, MH)是麻醉过程中吸入强挥发性麻醉药如氟烷或使用去极化肌松药如琥珀胆碱时,体温急骤升高和严重酸中毒的临床综合征。典型临床表现为"一紧二高",即肌肉紧张、体温迅速升高、呼气末二氧化碳升高。对于已知有恶性高热病史或家族史,或有易患倾向的患者应禁用吸入麻醉技术(详见第88章)。

第三节　吸入麻醉在特殊患者中的应用

一、吸入麻醉在小儿患者中的应用

吸入麻醉是小儿麻醉最常用的方法之一,可有效满足全身麻醉的基本需求。无论应用在小儿静脉开放前(尤其是静脉穿刺困难者),吸入麻醉诱导还是全身麻醉的维持,都有其特有的优势。本节主要根据2017年中华医学会麻醉学分会儿科麻醉学组专家提出的小儿吸入麻醉诱导指导意见进行阐述。

(一)小儿吸入麻醉药的摄取与分布及MAC值

1. 不同年龄小儿MAC值

年龄影响吸入麻醉药最低肺泡有效浓度,小儿与成人吸入麻醉药MAC值不同,6～12个月小儿MAC值最高,随着年龄的增长,MAC值逐渐减小。而不同年龄的小儿吸入麻醉药MAC值也不尽相同(表37-2)。

表37-2　不同年龄小儿的吸入麻醉药MAC(%)

年　　龄	氟　烷	七　氟　烷	异　氟　烷	地　氟　烷
新生儿(0～1个月)	0.9	3.2	1.6	8～9
婴儿(1～12个月)	1.1～1.2	3.2	1.8～1.9	9～10
年幼儿(1～12岁)	0.9	2.5	1.3～1.6	7～8

2. 小儿吸入麻醉药的摄取和分布

小儿吸入麻醉药的摄取和分布与成人相比更加迅速,这也是小儿吸入麻醉诱导优势之一。影响小儿吸入麻醉药快速摄取和分布的因素:血/气分配系数较低;肺泡通气量/功能性残气量比值增大；心排血量分布至血管丰富的器官的比例较大；组织/血流分配系数（组织溶解度）降低等。

其中最适于小儿吸入诱导的是七氟烷和氧化亚氮。地氟烷不推荐用于小儿吸入诱导，因为其对呼吸道的刺激而致屏气和喉痉挛发生率较高，短小手术可用于维持麻醉。

（二）小儿吸入麻醉前准备

1. 麻醉前病情评估

除了术前常规对患儿进行基本病情评估外，需注意以下几点。

（1）应关注患儿是否存在哮喘、肺炎、近期有无上呼吸道感染病史，常规行肺部听诊，判断有无干湿性啰音或哮鸣音。引起胸膜腔内压增高的疾病（如胸腔占位、膈疝等），在麻醉诱导期间可能发生正压通气困难，需考虑保留自主呼吸。

（2）应关注患儿有无先天性心脏病。在右向左分流病例，由于动脉血中吸入麻醉药分压的缓慢上升，药物吸收减慢，麻醉诱导时间明显延长；左向右分流病例，取决于分流量的大小以及是否同时存在右向左分流。较大（>80%）的左向右分流时，吸入麻醉药自功能残气量至动脉血中的摄取量增多，较小（<50%）的分流对摄取影响较小。双向分流时，诱导速度加快。

（3）注意患儿有无腹胀、胃排空障碍和胃食管反流等增加反流误吸的危险因素，选择更为安全的麻醉诱导方式。

（4）预估患儿大致手术排程时间，嘱咐患儿家属禁食禁饮时间。按照禁清流质 2 h、母乳 4 h、牛奶配方奶和淀粉类固体食物 6 h、油炸脂肪及肉类食物大于 8 h（即 2-4-6-8 法则）执行，但目前由于各种因素小儿术前禁食禁饮时间普遍过长，容易造成脱水、低血糖等，需要重视。在麻醉诱导前，需再次与患儿家属确定禁食禁饮时间，做好防止呕吐误吸准备。

2. 麻醉诱导前准备

（1）药物准备　包括抢救药物、吸入麻醉药及其他麻醉诱导药品等。建议常规准备肾上腺素、阿托品和琥珀酰胆碱并按常规浓度稀释。

（2）监护仪和麻醉机准备　① 监护仪：根据患儿年龄和体重，备好合适的无创血压袖带、脉搏血氧饱和度（SpO_2），除常规生命体征监测外，有条件可监测呼气末麻醉气体浓度，若手术时间长，备好体温探头。② 麻醉机检测和准备：见本章第二节。需额外注意的是：选择合适的小儿面罩和人工鼻，防止麻醉诱导期间通气不足或吸入麻醉气体外漏。

（3）通气模式的选择　容量控制通气模式，设定潮气量、呼吸频率和吸/呼比；压力控制通气模式，一般将压力先设定为 15 cmH_2O，呼吸频率 20 次/min，然后根据实际通气量和呼气末二氧化碳分压进行调整。并设定潮气量、通气量、气道压报警上下限（一般为预定目标值的 ±30%）。

（4）插管设备物品准备　小儿麻醉无论是否插管，都应按气管插管准备。包括喉镜、面罩、气管导管、口或鼻咽通气导管、喉罩或其他控制气道的设备，同时吸引设备处于工作状态。

（5）保暖设施的准备　根据小儿体温调节特点，在麻醉和手术中容易出现低体温，尤其是婴幼儿。对于复杂手术且手术时间长，可提前备好保温装置（如保温毯），提高手术室温度，大量输血、输液时用液体加温装置输注等。

（6）手术室环境的准备　在手术室或复苏室准备一些玩具或卡通图片，可以分散小儿注意力及缓解紧张情绪，尽量取得小儿的信任和配合。

（三）小儿吸入麻醉的实施

1. 小儿吸入麻醉诱导

根据小儿年龄和合作程度及麻醉医师擅长的小儿麻醉诱导技术，选择合适的吸入麻醉诱导方法。小儿吸入麻醉诱导方法主要有三种，即潮气量法、肺活量法和浓度递增诱导法。潮气量法是小儿吸入麻醉诱导最常用方法。潮气量法和肺活量法为了加快诱导速度，均需要提前预充呼吸回路。

预充呼吸回路方法：麻醉机手控通气模式，关闭新鲜气流，排空手控呼吸囊，关闭APL阀，封闭呼吸回路输出口，将七氟烷挥发罐调至6%～8%（建议新生儿用2%～3%），新鲜气流量3～6 L/min，待呼吸囊充盈时，暂时开放APL阀，排空呼吸囊。设置APL阀为20 cmH$_2$O，待呼吸囊再度充盈时，回路中七氟烷浓度将得到明显地提升，放开呼吸回路开口，轻轻挤压呼吸囊，让螺纹管吸入充满高浓度的七氟烷，然后立即接面罩开始诱导。

小儿不同吸入麻醉诱导方法比较见表37-3。

表37-3　小儿不同吸入麻醉诱导方法比较

吸入麻醉诱导方法	应　用	呼吸回路预充	诱　导　过　程
潮气量法	适合所有年龄的小儿（尤其适用婴幼儿及不合作的小儿）	需要	1. 预充呼吸回路，连接面罩，盖在小儿口鼻处 2. 意识消失后，七氟烷调至3%～4%（新生儿调至1%～2%），维持自主呼吸，必要时辅助呼吸。适当降低新鲜气流至1～2 L/min，避免麻醉过深和减少麻醉药浪费和污染
肺活量法	适合合作的小儿（一般大于6岁）	需要	1. 预充呼吸回路 2. 让小儿用力呼气，面罩密闭盖在口鼻处，嘱咐其用力吸气并屏气，当小儿最大程度屏气后再呼气，绝大多数小儿在2次呼吸循环后意识消失 3. 意识消失后，七氟烷调至3%～4%（新生儿调至2%），新鲜气流调整至1～2 L/min。维持自主呼吸，必要时辅助呼吸
浓度递增法	适合合作及危重小儿	不需要	1. 麻醉机为手动模式，APL阀开放位，新鲜气流3～6 L/min 2. 七氟烷起始刻度为0.5%，小儿每呼吸3次后增加吸入浓度0.5%（如果希望加快速度每次可增加1%～1.5%），直至达到6% 3. 如果在递增法诱导期间，小儿躁动明显，可立即将吸入浓度提高到6%～8%，新鲜气流量增至5～6 L/min（改为潮气量法） 4. 意识消失后，七氟烷调至3%～4%，新鲜气流调整至1～2 L/min。维持自主呼吸，必要时辅助呼吸

小儿吸入麻醉诱导注意事项：

（1）新生儿和婴儿的心肌发育不成熟对心肌抑制剂的敏感性高，同时其代偿机制（如代偿性的血管收缩和心率加快）发育不完善，使得患儿血压对挥发性麻醉药比成人更加敏感。因此，应避免麻醉药物过量。

（2）有些小儿吸入诱导可以不使用肌松药，8%七氟烷吸入4 min并建立好静脉通道后可行气管插管，但在静脉通道尚未成功建立前，不建议做任何刺激操作。建立静脉通路后，若插管过程中发生喉痉挛可立即给予琥珀胆碱缓解。

（3）小儿诱导期间较成人更容易缺氧，也常出现躁动、喉痉挛和喉水肿等并发症。诱导期要求平稳、快速、无疼痛等不良刺激。高浓度吸入诱导时，在小儿入睡后或者诱导过程中小儿出现呼吸暂停，应立即给予辅助呼吸并迅速降低七氟烷吸入浓度，否则可能导致严重循环抑制，甚至心搏骤停。心搏骤停往往发生于静脉通道建立之前。

（4）诱导期间如果呼吸囊不够充盈，可增加新鲜气流量或者调整APL阀开关，不要按快充氧开关。因为快充氧不经过挥发罐，会稀释回路中七氟烷的浓度。

（5）氧化亚氮麻醉效能低，可作为辅助麻醉诱导药物。诱导期间辅以50%～70%氧化亚氮，可加速麻醉诱导。在预充回路时就用氧化亚氮与氧气混合气预充。

（6）如诱导前小儿已经处于睡眠状态，可将面罩慢慢接近小儿口鼻处，吸入氧化亚氮＋氧气，再轻轻地扣上面罩。吸氧化亚氮1～2 min后开始复合吸入七氟烷渐升至合适浓度为止。一般不直接采用高浓度七氟烷吸入，以避免小儿因高浓度七氟烷刺激而醒过来。

（7）吸入麻醉诱导期间，如果小儿出现明显三凹征，多为上呼吸道梗阻，双手托下颌并使小儿张口，改善不明显时可置入口咽通气道；如果上呼吸道梗阻非常严重，应怀疑小儿有呼吸道问题如先天性喉喘鸣或称先天性喉发育不良或者先天性气管软化症及扁桃体肥大等，此种情况的处理方法是立即减浅麻醉（关闭挥发罐，排空呼吸囊，增加新鲜气流），待小儿苏醒安全后，仔细复习和仔细询问病史，再重新决定麻醉方案。吸入麻醉诱导也可能诱发喉痉挛，如果静脉通道已经建立可静脉推注丙泊酚1 mg/kg。如果静脉通道建立失败可增加七氟烷吸入浓度，必要时肌内注射琥珀胆碱2～4 mg/kg。

2. 小儿吸入麻醉维持及复苏

（1）麻醉维持基本原则同成人，根据患儿呼出麻醉药浓度及呼吸和心血管机制的反馈作用调节麻醉深度。新生儿与婴儿相对比儿童，需要更高浓度的吸入麻醉药，但早产儿需要的浓度较低。

（2）小儿吸入麻醉苏醒阶段，一般采用浓度递减洗出法和低流量洗出法（同成人，见本章第二节）。较长时间吸入高溶解度挥发性麻醉药（如异氟烷）时，应避免手术结束时突然停药，加大新鲜气体流量冲洗回路，容易发生苏醒延迟或苏醒期躁动。

（3）小儿吸入麻醉维持过程中，应注意吸入氧浓度的问题。新生儿（尤其是早产儿）肺不张、肺毒性和视网膜病变通常与使用高浓度氧有关。应注意：① 肺的氧毒性反应尽管发展缓慢，但在长时间手术时可以发生，此时应使用氧化亚氮和氧气的混合气体，如果没有氧化亚氮，可使用空气和氧气的混合气体。② 长时间的纯氧吸入可对早产儿视网膜产生影响，称为未成熟新生婴儿的视网膜病变（retinopathy of prematurity, ROP），但低氧同样可以引起ROP。因此，应该根据患儿情况精确调节吸入氧浓度，警惕ROP的发生。

（4）对于溶解度低的吸入麻醉药（如地氟烷），在停用后由于苏醒过快而引起手术患者突发剧烈性疼痛，也是引起复苏期躁动的原因之一，建议停止吸入麻醉药前给予适当镇痛药。不能因为患儿年龄小或担心苏醒时间延迟而忽略镇痛，以免引起患儿更强的应激反应。

二、吸入麻醉在困难气道中的应用

2013年，美国麻醉医师协会（American Society of Anesthesiologists, ASA）定义困难气道为具有临床麻醉经验的麻醉医师在面罩通气时或气管插管时遇到了困难，或两种兼有的一种临床情况。重点强调了保证患者通气和氧合的重要性，通俗来讲，即使气管插管失败，只要通气顺畅，至少短时间内不会危及患者生命。

ASA针对困难气道的处理有以下几点建议：对于明确的困难气道，需保持清醒镇静或表面麻醉（需要时间，但很关键），一定要让患者有意识地良好配合；对于可疑的困难气道，可进行浅全麻（使患者意识消失），但需维持自主呼吸，用喉镜先判断，若喉镜分级很差，可唤醒患者行表面麻醉；对于没有任何困难气道体征的患者，也就是大部分患者，可行全麻快速诱导。

目前，我国的困难气道管理指南指出，可疑的困难气道根据操作者的技术水平与条件，选择清醒镇静表面麻醉或保留自主呼吸浅全麻方式。

（一）吸入麻醉诱导用于困难气道的评估

在日常临床麻醉术前访视中，麻醉医师往往对困难气管插管的评估给予了高度的关注，但是关于面罩通气、声门上气道工具置入困难的评估容易被忽视，若没有提前制订相对安全的处理方案，则可能将非紧急气道演变成紧急气道，最终导致灾难性事件的发生。因此，思想上应予以高度重视。

目前，我国的困难气道管理指南指出，可疑的困难气道根据操作者的技术水平与条件，选择清醒镇静表面麻醉或保留自主呼吸浅全麻方式。

而理想的评估可疑困难气道的诱导方式包括以下几点：① 对患者呼吸抑制轻，可保留自主呼吸；② 麻醉药物可控性好，起效快、代谢快；③ 患者应激反应小，舒适度高；④ 血流动力学较稳定等。

1. 吸入麻醉用于困难气道评估的诱导方法

无论哪种吸入诱导方法，最重要的是保留患者的自主呼吸，一旦发生面罩通气困难或者插管困难，需迅速减浅麻醉，必要时唤醒患者，重新制订气道建立方案。吸入麻醉用于困难气道评估时宜使用浓度递增诱导法。

（1）浓度递增诱导法　即麻醉药的吸入浓度从0.5%开始，每3次呼吸增加0.5%，直至达到需要的镇静或麻醉深度。① 优点：呼吸暂停发生率较低，较好保留了自主呼吸。② 缺点：诱导时间较长，兴奋期延长，诱导过程中患者可能发生呛咳、屏气、喉痉挛等症状。建议患者在麻醉诱导兴奋期间，不做任何刺激气道的操作，待达到适当麻醉深度后，再行操作。

（2）潮气量法和肺活量法　这两种诱导方法实施具体虽有所区别，但诱导起始都是从高浓度（8%）开始，待患者意识丧失后，再降低吸入浓度，直至达到需要的镇静或麻醉深度。① 优点：诱导过程中患者发生呛咳、屏气、喉痉挛的概率较低。② 缺点：七氟烷诱导起始吸入浓度过高（8%），诱导过程中发生呼吸暂停的概率升高，且会刺激呼吸道引起患者咳嗽与不适。有研究表明，咽喉部的前后径与七氟烷浓度密切相关，吸入浓度越高，咽喉部前后径越小，高浓度的七氟烷发生气道梗阻的概率上升。建议选择这两种诱导方法时，起始吸入浓度可以适当降低或者取消麻醉诱导前的高浓度吸入麻醉药呼吸回路预充。对于疑似困难气道患者，诱导安全（保留自主呼吸）比诱导速度更加重要。

呼吸暂停发生的概率较浓度递增诱导法高。建议选择这两种诱导方法时，起始吸入浓度可以适当降低或者取消麻醉诱导前的呼吸回路预充。对于疑似困难气道患者，诱导安全（保留自主呼吸）比诱导速度更加重要。

总之，从安全角度来讲，浓度递增法评估可疑困难气道更有利于气道通畅和保留自主呼吸，但要规避高风险患者并且做好通气困难的补救措施。吸入麻醉评估可疑困难气道的流程不是一成不变的，随着知识的不断更新、吸入麻醉药物及困难气道辅助工具的不断发展，气道可控技术将会更加完善。

2. 注意事项

（1）并不是所有可疑困难气道的患者都适合用吸入诱导方式来评估，以下情况需慎用：① 明确的困难气道宜选择清醒镇静表面麻醉；② 因气管内肿瘤、新生物或者气管周围包块压迫，受累横截面积达2/3以上者；③ 正常情况下呼吸道梗阻导致呼吸困难已经不能平卧的患者。呼吸道梗阻的患者在吸入诱导后可能会引起气道梗阻加重，通气严重困难，最终气道失控。

（2）吸入诱导过程中，如果在诱导兴奋期（第二期）进行刺激气道操作（局麻药喷雾、口咽通气道置入或喉镜暴露分级等），可能导致呛咳或喉痉挛，甚至气道失控。

（3）吸入诱导过程中，如果气道通气越来越差，为稳妥起见，应及时减浅或停止吸入麻醉，尽快唤醒患者，重新制订气道建立方案。

（4）挥发罐设定的吸入浓度和实际的吸入浓度不同，应以呼气末监测的吸入浓度为准。

（二）吸入麻醉用于困难气道的维持与复苏

吸入麻醉维持具有扩张支气管、降低气道阻力及气道高反应性、不增加气道分泌物等优点，但具体每一种吸入麻醉剂又有各自的特点，适合不同的手术。短小手术可以七氟烷诱导，地氟烷维持；复杂手术或者时间长的手术可以七氟烷诱导和维持（也可以静吸复合麻醉维持），手术结束前30 min左右将七氟烷换成地氟烷。对于可疑困难气道且术后要求拔管的患者，苏醒期躁动可能会影响气道安全，在拔管前，深麻醉下行气管内吸痰，再由气管导管滴入2%利多卡因1～2 ml，调低地氟烷浓度（低于1 MAC），在保证镇痛充分的前提下，待呼吸平稳后（潮气量、呼吸频率及呼吸动度达标）拔出气管导管，同时关闭地氟烷挥发罐，开大新鲜气体流量，一般在静脉麻醉药停用时间得当的情况下，地氟烷停用5 min左右，患者意识将恢复，在没有气管导管刺激及镇痛到位的情况下，患者术后躁动发生率明显降低。若选择清醒拔管，患者从深麻醉状态到完全清醒这段时间是高风险时期，避免做不必要的刺激，避免意识先于呼吸恢复，减少患者术后躁动。无论选择哪种拔管方式，都要提前做好拔管后通气氧合不好再次建立气道的准备，防患于未然。

三、吸入麻醉在肝、肾功能不全患者中的应用

（一）吸入麻醉在肝功能不全患者中的应用

肝脏与药物代谢、解毒和内外源物质的清除、血浆蛋白和重要凝血因子合成等生理功能密切相关。对于肝功能损害的患者，麻醉医师如何在围术期减少对肝功能的影响及防止肝功能进一步损害显得尤为重要。其中麻醉药本身对肝功能及肝血流就有一定的影响，下面主要讨论不同吸入麻醉药对肝功能的影响。

1. 对肝血流的影响

关于常用吸入麻醉药对肝脏血流影响的研究，结果不一。肝脏循环血量大，占心排血量（CO）的20%，压力低（肝血窦平均压力1.5～3.0 mmHg），双重循环（肝动脉和门静脉），一旦肝血流减少会造成肝脏损害。一般认为，卤族类吸入麻醉药对心血管系统存在剂量相关性的抑制作用，即减慢心率，降低心排血量及平均动脉压，其下降程度与剂量呈正相关，这意味着各器官的血流均可能受到不同程度的影响。

研究发现,麻醉诱导后由于动脉血压下降导致肝血流显著下降,但在手术开始后随着血流动力学的恢复肝血流也迅速恢复至正常水平,提示心排血量和MAP对肝血流的影响比吸入麻醉药本身更大些。各吸入麻醉药对肝血流的影响不同。其中七氟烷的血流动力学效应类似异氟烷,用它们麻醉时肝总血流量相对稳定;地氟烷对肝脏微循环影响更小些。虽然卤族类吸入麻醉药在一定程度上可减少肝血流,但这并不与肝功能损害呈正相关,在健康志愿者研究中吸入不同浓度的七氟烷或地氟烷后,肝功能指标会发生短暂的升高,但不具有肝毒性,仅为一过性,但如果在术前患者本身就存在肝功能障碍,术后发生肝损害危险的概率则会大大增加。

相比于氟烷和恩氟烷,七氟烷、异氟烷和地氟烷对肝功能和肝血流的影响更小些。总之,围术期影响肝功能和肝血流的因素很多,除了与麻醉药本身特性有关外,如患者本身肝脏功能状态、手术应激及术中长时间低血压、低钾血症、败血症及输血等都可以引起术后肝功能不全。因此,对肝功能不全患者实施麻醉时,更应考虑到保护患者肝脏现有功能,减少围术期引起肝功能恶化的因素,多方面调控,从而改善患者预后。

2. 对肝功能的影响

吸入麻醉药药物代谢和静脉麻醉药相比有所不同,挥发性药物进入人体后大部分以原形经肺排出,小部分经肝脏代谢。不同的吸入麻醉药对肝功能的影响不一样,它们引起肝损害发生率由大到小分别是氟烷(20%)、恩氟烷(2.5%)、异氟烷(0.2%)、地氟烷(0.02%),研究表明以上吸入麻醉药可被代谢成三氟乙酰化奥古蛋白加合物,而这种物质可引起敏感者的肝脏损伤,其中氟烷引起肝损害发生率最高,现已基本不用,地氟烷相对安全些。其中常用吸入药物为七氟烷不会产生酰化奥古蛋白加合物。

有病案报道发现,患者既往有氟烷或异氟烷麻醉史、当再次使用异氟烷或恩氟烷时,会发生爆发性肝炎或其他肝损害,分析原因可能是以上吸入麻醉药或多或少都会代谢三氟乙酰化奥古蛋白加合物,或者是因为有些患者被氟烷致敏,当再次应用该类吸入药物时会发生交叉致敏作用,虽然此类报道较少,但也应引起注意。

目前在有很多新型吸入麻醉药可以选择(如地氟烷)的情况下,因为氟烷可引起肝损害,所以临床建议不用氟烷进行麻醉。如果患者既往应用卤族类吸入麻醉药后出现过肝脏损害,由于氟烷性肝炎可能存在高敏性,为防止应用该类吸入麻醉药物后出现交叉致敏,应避免再次使用该类吸入药物。可以选择全凭静脉全麻或其他满足手术的麻醉方式。

(二)吸入麻醉在肾功能不全患者中的应用

根据吸入麻醉药的代谢特点,吸入麻醉药对中枢神经系统作用的消退大部分有赖于其在肺部的排出。吸入麻醉药的用量远大于被代谢的量,生物转化对吸入麻醉药的药理作用几乎没有影响,但对药物的毒性却有很大的影响。也就是说虽然吸入麻醉药代谢的非挥发性产物几乎都是通过肾脏消除,但即使肾功能不全的患者,也不会改变吸入麻醉药的药理作用。

1. 对肾血流的影响

肾功能与肾血流的供应密切相关,肾血流的减少是导致肾小球滤过率和尿量减少的重要原因。影响肾血流的因素很多,主要与平均动脉压、心排血量、交感神经活动张力、内分泌和自动调节功能有关。研究表明,吸入麻醉药对肾脏的生理功能会产生一定的影响,某种程度上会减少肾血流、肾小球滤过率及尿量,但又有研究发现,不管吸入麻醉药是通过降低MAP、心排血量间接影响肾血流,还是直接增加肾血管阻力降低肾血流,这种影响都是一过性和可逆性的,只要处在肾脏自身调节范围内,肾脏可以维持恒定的肾血流和肾小球滤过率,并随着麻醉的恢复,这种影响就会消失。

吸入麻醉药本身对肾血流的影响有限,围术期更应该关注的是患者肾脏的灌注,尽量维持平均动脉压在肾脏自身调节范围内。因此,即使在感染性休克、急性肾功能衰竭时,只要给予积极扩容、纠酸及应用血管活性药物维持平均动脉压在肾脏自身调节范围内就可以保证肾脏的灌注压,从而改善肾血流。

2. 挥发性麻醉药的肾毒性

目前,关于吸入麻醉药潜在肾毒性的研究主要是其代谢产生的氟化物以及复合物A,现作详细介绍。

(1) 氟化物　卤族类吸入麻醉药代谢降解的游离氟离子与肾毒性有关,可以引起肾小管损伤,产生多尿性肾衰竭,其体征包括多尿、脱水、高钠血症、高渗透压及尿素氮和肌酐升高、机体对血管加压素无反应等。最早是甲氧氟烷肾毒性的研究揭示了吸入麻醉药代谢产物无机氟化物对肾脏的毒性作用,现临床早已不用。目前认为患者血清中的氟化物浓度低于50 μmol/L便很少引起肾损伤,50～80 μmol/L可导致肾功能中度损伤,80～120 μmol/L可导致肾功能重度损伤,超过120 μmol/L时,患者有可能死亡。

肾毒性除了与血浆氟化物峰浓度有关,还有一定的个体差异,包括与遗传多样性、药物相互作用、已存在的肾脏疾病等相关。酶诱导剂如苯巴比妥、苯妥英钠、乙醇及地西泮可增加甲氧氟烷脱氟化。而长期服用抗结核药异烟肼会增加恩氟烷脱氟化。

目前常用吸入麻醉药物中,异氟烷和地氟烷不容易产生脱氟反应,几乎没有肾毒性。而恩氟烷只有在高浓度、长时间应用时,才会发生短暂的肾浓缩功能低下,肥胖患者长时间应用恩氟烷可能增加肾毒性。七氟烷和恩氟烷的脱氟程度相似,使用七氟烷后,血清氟离子常常超过50 μmol/L,但目前临床上通过测血尿素氮、肌酐等指标,没有发现相关的肾损害;对于肾功能已损伤的患者应用七氟烷,术前、术后的肾功能也没有明显改变。对于七氟烷与甲氧氟烷对肾功能影响不同的解释是:① 血浆高浓度的氟化物持续时间即血浆氟化物曲线下的面积比氟化物的峰浓度能更好地预测氟化物对肾功能的损伤。七氟烷溶解度低,血清中氟离子升的高,下降的也快,并且参加代谢的麻醉药物较少。② 七氟烷主经肝脏代谢,甲氧氟烷经肝脏、肾脏共同代谢,所以甲氧氟烷脱氟化作用更强,容易影响肾功能。

(2) 复合物A　七氟烷与麻醉回路中的二氧化碳吸收剂相互作用产生复合物A(compound A),高浓度的复合物A可能会导致肾损伤。

目前,大多数关于复合物A引起肾损伤的研究主要集中在大鼠,但在人类,无论是健康受试者,还是患者(包括小儿)以及本身就存在肾功能不全者,即使复合物A暴露在呼吸回路中,其肾功能(血尿素氮、肌酐)指标也没有明显变化,当然也有可能目前检测肾功能的指标还不够敏感。复合物A本身没有毒性,或许是在其代谢过程中产生了有毒的物质引发了大鼠的肾损伤。尽管目前没有明确的研究指出七氟烷和二氧化碳吸收剂产生的复合物A对人体肾功能有损害作用,但七氟烷在不同的条件下产生复合物A的量不同,长时间使用紧闭循环低流量麻醉、高浓度七氟烷、干燥发热的二氧化碳吸收剂都会使回路中复合物A产生增多。

因此,为了谨慎起见,对于本身已有肾功能不全的患者,应该避免长时间、低流量、高浓度使用七氟烷,可以使用地氟烷或异氟烷来代替;或者手术时间长的患者可使用静吸复合麻醉,降低七氟烷吸入浓度且新鲜气体流量至少要达到 2 L/min,这样可降低复合物 A 的产生。

四、吸入麻醉在肥胖患者中的应用

随着社会经济的快速发展及生活习惯和饮食结构的改变,我国的肥胖人数日益增多。肥胖是指体内脂肪过度蓄积和(或)分布异常的状态。而肥胖常伴随重要脏器生理功能改变及增加相关疾病的发病率,给麻醉及手术带来更大的风险。因此,全面了解肥胖患者病理生理学改变、药代动力学变化及其与不同吸入麻醉药的相互影响,才能使麻醉医师更好、更安全地为肥胖患者实施吸入麻醉。

目前衡量肥胖的标准主要采用体重指数(body mass index, BMI)来表示。体重指数为体重(kg)除以身高(m)的平方,即 BMI(kg/m^2)=体重(kg)/身高(m)^2。正常范围为 18.5～24.9 kg/m^2,超重为 25～29.9 kg/m^2,≥30 kg/m^2 为肥胖。

(一)肥胖患者的病理生理改变

1. 呼吸系统

肥胖对呼吸功能的影响主要由于脂肪的过度沉积所致。肥胖患者口咽腔侧壁的脂肪沉积可造成口腔、咽腔狭窄,导致维持气道通畅的主要扩张肌功能减退,从而容易发生上呼吸道梗阻及睡眠呼吸暂停综合征。

肥胖患者呼吸系统整体顺应性明显下降。胸腹部表面及内脏沉积的大量脂肪,可增加腹腔压力,使膈肌升高,降低肺顺应性,进而导致功能残气量(FRC)、肺活量及肺总量减少。当远端肺泡无通气但仍有灌注时,便产生通气/灌注失调,静脉血掺杂增加,氧分压降低。大部分肥胖患者的动脉二氧化碳分压仍在正常范围,属单纯肥胖;但有 5%～10% 患者可出现严重的通气功能障碍,导致低通气量及高二氧化碳血症,即所谓肥胖低通气综合征(obesity-hypoventilation syndrome, OHS)。

除大量脂肪对肺容量产生影响外,体位的改变对肥胖患者肺容量的影响也非常明显。直立位时,补呼气量和功能余气量都减少,FRC 的降低,导致肺通气/灌注异常,或明显的右向左分流,甚至发生低氧血症。仰卧位时,功能残气量进一步减少,加重肺顺应性低下及通气/灌注比例失衡。肥胖患者在麻醉后功能残气量进一步减少,所以为预防该类患者在围术期低氧血症的发生,需加大通气量、控制呼吸。

2. 循环系统

肥胖所导致的心血管改变主要体现在:绝对血容量的增加、高血压、缺血性心脏病和心功能下降。肥胖人的循环血量、血浆容量和心排血量随着体重和氧耗量的增加而增加,增加的心排血量主要供应脂肪组织,因为与正常体重的人相比,其脑和肾的血流量相似,内脏的血流增加 20%。由于氧耗量和心排血量平行增加,血容量的增加会导致氧耗量的增加,氧耗量的增加便会显著降低心血管储备功能,增加围术期的风险。而肥胖患者患高血压的风险是正常体重人的 10 倍。据统计,严重高血压及中度以上高血压分别占肥胖人群的 5% 和 50%。肥胖对心功能的影响较为复杂。长期的前负荷增加,使左室心肌肥厚、扩大、心室壁顺应性降低,收缩功能减退,左室舒张末压和肺毛细血管楔压增高。加之长期的心排血量和血容量增加,体血管阻力增加,最终导致左室功能不全。肥胖同时也是缺血性心脏病的独立危险因素,而高血压、糖尿病以及高脂血症可使缺血性心脏病病情进一步加重。

3. 消化系统

在吸入麻醉过程中需要注意,肥胖对胃肠道的影响主要是因为肥胖患者胃泌素释放增多,壁细胞分泌大量的低pH胃液,并且腹内压大,在围术期容易发生反流、误吸。肥胖患者即使经过常规禁食后仍有高容量和高酸性的胃液,大部分肥胖患者在麻醉诱导期胃液容量＞25 ml,pH＜2.5,使吸入性肺炎的风险大大增加。

4. 肝肾功能

肥胖对肝肾功能的影响主要是考虑肥胖患者肝肾功能改变后对药物代谢的影响。多数单纯性肥胖患者的肝脏清除功能一般不会受太大影响,但过度肥胖患者约90%有肝内脂肪浸润,并且肝内脂肪浸润量与肥胖持续时间的关系要比肥胖的程度更为密切。肥胖患者中肝脏的病理组织学变化(如炎性改变、局灶性坏死、肝纤维化)和肝功能异常比较常见(如丙氨酸基转移酶升高)。肥胖与肾小球超滤及高肌酐清除率,急性肾损伤相关。肥胖患者往往合并有局限性肾小球硬化及(或)糖尿病性肾病,主要因为高血压、肾血流增多和糖耐量异常。多数患者没有明显的临床症状或仅表现蛋白尿。

(二)肥胖患者吸入麻醉药的药效及药代动力学

吸入麻醉药在肥胖患者中的药效及药代动力学除受药物本身的特性(如血/气分配系数和组织/气分配系数)外,还受肥胖患者自身情况的影响(如肺泡通气量、组织灌注和心排血量等)。吸入麻醉药代谢主要以原型经肺呼出,其体内代谢率仅为2%～5%,受患者肥胖程度及肝肾功能的影响要比静脉麻醉小,故相对较稳定,但由于肥胖患者脂肪组织较多,经组织间弥散到脂肪组织的吸入麻醉药增加,并且各组织在较长的维持期内会持续摄取和蓄积药物,从而导致身体内药物总量增加,在麻醉结束停药后各组织中仍会有麻醉药物不断地被释放,通过血液循环进入效应部位,产生麻醉作用,影响苏醒的相对质量和速度。

肥胖本身会增加吸入麻醉药的需要量,且不同药物的起效时间和维持时间是不同的,影响因素有:肥胖患者的心排血量及血容量是增大的,组织量增多(如高灌注器官周围组织、大网膜脂肪、皮下脂肪、组织间脂肪及一些无脂肪组织),在吸入麻醉期间吸入麻醉药的溶解量也会相应增大,使摄取分数及需要量增加,从而延长达到效应室浓度的理论时间。根据吸入麻醉药的清除公式:清除率＝通气量/(溶解度×容积+通气量),当长时间吸入麻醉药时,肥胖患者增多的组织量会导致更多的药物蓄积,虽然大部分以原型呼出,但也会有少量再分布到效应室或影响血液内浓度的降低,从而导致理论上的苏醒延迟。

其他影响肥胖患者苏醒延迟的因素还有:肥胖患者往往伴有高血压,如果以血压作为调控麻醉深度的主要指标,肥胖患者则需要更高的挥发罐浓度和吸入药的剂量;肥胖患者在麻醉苏醒时为了提高其苏醒质量,往往会增加通气量,导致低碳酸血症,这一方面会引起呼吸抑制和呼吸暂停;另一方面也会降低中枢神经系统的血流,影响效应室内的药物清除。

(三)常用吸入麻醉药在肥胖患者中的应用

目前,地氟烷被认为是最适用于肥胖患者的吸入麻醉药,因为它的亲脂性及脂溶性比其他吸入麻醉药低,极少蓄积在脂肪组织中。与异氟烷相比,无论患者BMI在正常范围内还是超重,诱导和苏醒都更加迅速,但与七氟烷比较时,结果尚无定论,有些研究提示地氟烷更快,有些研究发现它们并无差异。与静脉麻醉药丙泊酚相比较,肥胖患者应用地氟烷后无论是意识还是肌张力恢复都更快,呼吸氧合更稳定,很适合应用在肥胖患者短小手术的麻醉,但地氟烷对设备有特殊的要求,成本较高,有待进一步推广。

七氟烷是目前应用比较广泛的吸入麻醉药。相比于异氟烷,七氟烷的亲脂性和溶解性更小,更适于肥胖患者的吸入麻醉,其洗入、洗出、苏醒、转出均要快于异氟烷,但它与地氟烷比较的研究不多,仅有的研究也是结果各异,或比地氟烷更慢,或无差异。与正常体重患者比较,较长时间应用七氟烷会使肥胖患者苏醒和拔管时间延长。Zeidan等研究发现,对于病态肥胖患者要想术中维持BIS < 50,七氟烷最低肺泡有效浓度(MAC)至少 $1.6\% \pm 0.10\%$。关于七氟烷在肥胖患者的安全性主要与其和二氧化碳吸收剂产生具有被动物实验证实有肾毒性的复合物A及氟化物有关,并且肥胖患者本身容易合并有肾功能的损伤,所以七氟烷对肾功能的影响倍受关注,但也有研究发现,应用七氟烷后肥胖患者血清中氟化物浓度与非肥胖患者的差异没有统计学差异,肾功能(血尿素氮和肌酐指标)也并没有明显损害,所以该研究表明七氟烷可以用于肾功能正常的肥胖患者,但对于已有肾功能不全的肥胖患者,应用七氟烷仍需慎用,尤其对于手术时间长、病情复杂的患者,这种情况可用地氟烷替代。

与七氟烷和地氟烷相比,异氟烷的脂溶性更高,理论上肥胖患者会有更多的摄取量和蓄积量,从而影响苏醒,但研究表明,短时间应用异氟烷和七氟烷,不同肥胖程度患者的自主呼吸恢复时间和苏醒时间均无明显差异。国外研究也发现,短时间给予异氟烷对肥胖或非肥胖患者的苏醒时间并没有明显影响。所以,虽然异氟烷的脂溶性更高,但短时间低浓度的使用对肥胖患者的苏醒和恢复没有太大影响,是安全可靠的。而长时间大剂量时,异氟烷对肥胖患者的影响还需要进一步研究。

第四节　吸入麻醉废气排放管理

随着吸入麻醉在临床麻醉中应用愈加广泛,吸入麻醉的废气排放管理及其安全性问题日益引起手术室工作人员的关注。针对吸入麻醉废气排放管理,中华医学会麻醉学分会颁布的关于《吸入麻醉气体泄漏的危害及预防》给出了指导意见。因此,无论是麻醉医师、还是手术室或PACU工作人员,都应了解吸入麻醉药物废气的产生、对人体的影响及相关的防护措施,共同努力减少废气引起的工作环境污染及最大限度地保障患者和自身的健康安全。

一、吸入麻醉废气泄漏的路径

尽管吸入麻醉气体不可避免地会泄漏在工作环境的空气中,但我们有必要了解吸入麻醉废气泄漏的来源,并且尽可能减少废气不必要的泄漏。

(1)麻醉结束时,当患者断开麻醉回路时没有及时关闭所有流量控制阀,包括空气、氧气及氧化亚氮,甚至忘记关闭吸入麻醉药挥发罐,导致持续废气泄露。

(2)吸入麻醉诱导时,无论是小儿还是成人,面罩不匹配,包括面罩大小不合适、面罩内的气体不合适(太胀或太瘪)、患者鼻孔已插入胃肠减压管导致面罩闭合不佳、患者肥胖或困难气道(面罩通气不畅），这些会导致废气外漏。

（3）手术结束后，为了加快吸入气体的排出，麻醉医师往往会加大新鲜气体流量，调高患者潮气量或加快患者呼吸频率，如果被冲洗出的废气直接进入手术室，会导致手术室空气污染。

（4）根据吸入麻醉药的代谢特点，大部分通过呼吸以原形呼出，少部分经体内代谢。手术结束后，不管患者是全程经面罩（非插管）吸入麻醉，还是术后气管导管或喉罩拔出后，患者在脱开回路自主呼吸时，或多或少都会将体内残留的麻醉气体呼出到手术室空气中。

（5）吸入麻醉药挥发罐的填充技术，在挥发罐注药过程中，即使有1 ml液体的泄露，在室温下也将挥发成近200 ml的气体。尤其是在注药结束退出时，退的速度过慢，或者麻醉医师对挥发罐注药操作不熟悉（有些吸入药物挥发罐注药需要特定的连接口）而直接注药时，会导致数毫升的液体泄露。

（6）气管导管选择偏细或者不带套囊，喉罩型号偏小、位置不佳或者腹腔镜手术压力过高导致喉罩漏气等，都会使废气泄露。

（7）一些特殊手术或操作，需要保留自主呼吸且用吸入麻醉，如小儿气管异物取出术、吸入诱导评估困难气道等，吸入气体不可避免泄露在空气中。

（8）废气排放系统出现故障，废气排放口管道与麻醉机废气排放口未连接或连接不当，废气排放管道扭曲打折或脱落，排放管上的减流孔堵塞，主动排污装置负压时不在工作状态等。

（9）麻醉气体和二氧化碳旁路采样分析、二氧化碳吸收剂石灰罐安装不当致漏气等。

二、吸入麻醉废气对人体的影响

目前针对吸入麻醉药物毒性的研究主要涉及：致突变、致癌、致畸、器官毒性、生育能力等方面。这些研究实验对象主要为动物，实验条件主要是让动物长时间、高浓度的暴露在吸入麻醉气体中，结果表明，目前常用吸入麻醉药包括七氟烷、异氟烷、地氟烷及恩氟烷，在以上毒性研究方面均未出现阳性结果。即使研究表明氧化亚氮有直接致畸作用，但暴露条件是在器官形成期，24 h给予怀孕大鼠高浓度（50%～75%）氧化亚氮和在怀孕全程给予低浓度（0.1%）氧化亚氮都会使胎儿致畸率增高，但相同的暴露条件不太可能在人类中复制。

根据人类流行病学研究结果，并不能证明暴露于手术室内的微量麻醉气体会影响健康。即使风险存在，也不能肯定就是微量的麻醉废气而不是其他原因造成的（诸如放射、手术室环境中工作的应激压力等）。

但是目前也不能证实常用吸入麻醉药废气绝对安全，因此，我们仍不能忽视工作环境污染及自身防护，废气清除系统应该用于所有使用吸入麻醉药物的地方。也只有专门设计的用来确认暴露于微量麻醉废气对健康影响的前瞻性研究，才有可能给出确定的答案。无论怎样，我们都有责任保证手术室内环境气体中麻醉废气浓度不能高于危害医护及其他工作人员身体健康的水平。

1999年美国职业安全局（OSHA）提出了关于麻醉废气的推荐意见：任何工作人员暴露于卤化物麻醉药物的废气浓度不得超过2 ppm（ppm表示百万分之一），持续时间不超过1 h，当联合氧化亚氮使用时，不得超过0.5 ppm。当单独使用氧化亚氮时，工作人员在麻醉给药时暴露水平不得超过时间加权均值25 ppm。中华医学会麻醉学分会在2014年颁布的关于《吸入麻醉气体泄漏的危害及预防》中给出了麻醉废气的清除和防止泄漏的推荐做法，最大限度地保护暴露人群的健康和生活环境。

三、吸入麻醉废气的清除及防止泄漏的方法

（一）吸入麻醉废气的清除

废气处理系统处理的是从可调节限压阀（APL）和呼吸机溢气阀排出的气体，并将它们送到废气处理系统。废气处理装置的气体出口应该与外界直接相通，排污设备可分为两种：一个是可通过连接至负压排放系统排出即主动排污；另一个是可以通过较粗的管道直接排出即被动排污。

无论哪种排污设备，都应得到日常维护与管理，并应纳入麻醉工作站日常检查与维护的项目中，减少麻醉气体泄漏在工作环境的污染。

（二）防止吸入麻醉废气泄漏的方法

（1）麻醉结束时，当患者断开麻醉回路时要及时关闭所有流量控制阀，尤其关闭吸入麻醉药挥发罐，养成回头核查的好习惯。

（2）选择合适的面罩，可以在吸入诱导前先将面罩放在患者口鼻处，初步评估一下，并适当给面罩放气或补气。有胃肠管的患者，可以将胃肠管放在嘴角一侧或者鼻梁处，双手扣面罩，或者他人辅助压住面罩漏气处。对于肥胖患者，可放置口、鼻咽通气道，利于面罩通气。

（3）手术结束后，不能为了加快吸入气体的排出，将废气直接排到手术室。虽然吸入麻醉药大部分通过呼吸以原形呼出，少部分经体内代谢，但可根据不同挥发性吸入麻醉药和静脉麻醉药的代谢特点及临床实践经验，选择合适的停药顺序，留下更多的时间将患者呼出的废气经到废气处理系统处理，这也并不会明显延迟患者的苏醒时间。

（4）熟悉并掌握吸入麻醉药挥发罐的填充技术，在挥发罐注药过程中，尽量避免液体的泄露。并且注意有些吸入药物挥发罐注药时需要特定的连接口。

（5）选择型号合适的气管导管或喉罩，气管导管套囊的压力恰到好处，调整喉罩到最佳位置。

（6）使用麻醉机前必须检查废气清除系统功能是否正常，排除故障。常见的问题有废气排放口管道与麻醉机废气排放口未连接或连接不紧，废气排放管道扭曲打折或脱落，排放管上的减流孔堵塞，主动排污装置负压不在工作状态等。

总体来讲，遵守麻醉操作规范，养成好的工作习惯，熟悉废气清除系统的工作原理，及时给予维护。保护工作环境，你我有责。

（华玉思　刘　进）

参 考 文 献

［1］杭燕南,俞卫锋,于布为,等.当代麻醉手册:3版.上海:世界图书出版公司,2016.

［2］Kanaya A. Emergence agitation in children: risk factors, prevention, and treatment. J Anesth, 2016, 30(2): 261−267.

［3］Singh R, Kharbanda M, Sood N, et al. Comparative evaluation of incidence of emergence agitation and post-operative recovery profile in paediatric patients after isoflurane, sevoflurane and desflurane anaesthesia. Indian J Anaesth, 2012, 56(2): 156−161.

［ 4 ］ Voepel-Lewis T, Malviya S, Tait A R. A prospective cohort study of emergence agitation in the pediatric postanesthesia care unit. Anesth Analg, 2003, 96(6): 1625－1630.

［ 5 ］ Jacob Z, Li H, Makaryus R, et al. Metabolomic Profiling of Children's Brains Undergoing General Anesthesia with Sevoflurane and Propofol. Anesthesiology, 2012, 117(5): 1062－1071.

［ 6 ］ Hino M, Mihara T, Miyazaki S, et al. Development and Validation of a Risk Scale for Emergence Agitation After General Anesthesia in Children: A Prospective Observational Study. Anesth Analg, 2017, 125(2): 550－555.

［ 7 ］ Kim N, Park J H, Lee J S, et al. Effects of intravenous fentanyl around the end of surgery on emergence agitation in children: Systematic review and meta-analysis. Pediatric Anesthesia, 2017, 27(9): 885－892.

［ 8 ］ van Hoff S L, O Neill E S, Cohen L C, et al. Does a prophylactic dose of propofol reduce emergence agitation in children receiving anesthesia? A systematic review and meta-analysis. Pediatric Anesthesia, 2015, 25(7): 668－676.

［ 9 ］ Kim K M, Lee K H, Kim Y H, et al. Comparison of effects of intravenous midazolam and ketamine on emergence agitation in children: Randomized controlled trial. J Int Med Res, 2016, 44(2): 258－266.

［10］ Peyton P J, Wu C Y. Nitrous Oxide-related Postoperative Nausea and Vomiting Depends on Duration of Exposure. Anesthesiology, 2014, 120(5): 1137－1145.

［11］ Cao X Z, White P F, Ma H. An update on the management of postoperative nausea and vomiting. J Anesth, 2017, 31(4): 617－626.

［12］ Blackburn J, Spencer R. Postoperative nausea and vomiting. Anaesthesia And Intensive Care Medicine, 2015, 16(9): 452－456.

［13］ 左云霞,赵平,连庆泉.小儿吸入麻醉诱导专家指导意见.熊利泽,邓小明总负责.2017版中国麻醉学指南与专家共识.北京：人民卫生出版社,2017.

［14］ 陈果,文进,马兰.吸入低于4%七氟烷对快速评估潜在呼吸道塌陷所致通气困难患者镇静时气道通畅性的影响.四川大学学报（医学版）,2012,43（5）:792－795.

［15］ Crawford M W, Arrica M, Macgowan C K, et al. Extent and localization of changes in upper airway caliber with varying concentrations of sevoflurane in children. Anesthesiology, 2006, 105(6): 1147－1152.

［16］ 米勒.米勒麻醉学：8版.邓小明,曾因明,黄宇光,主译.北京：北京大学医学出版社,2016.

［17］ 刘进,邓小明.吸入麻醉临床实践.北京：人民卫生出版社,2015.

［18］ Singh, P M, Borle A, McGavin J, et al. Comparison of the Recovery Profile between Desflurane and Sevoflurane in Patients Undergoing Bariatric Surgery-a Meta-Analysis of Randomized Controlled Trials. Obes Surg, 2017, 27(11): 3031－3039.

［19］ Mikuni I, Harada S, Yakushiji R, et al. Effects of changing from sevoflurane to desflurane on the recovery profile after sevoflurane induction: a randomized controlled study. Can J Anaesth, 2016, 63(3): 290－297.

［20］ Zeidan A, Mazoit J X. Minimal alveolar concentration of sevoflurane for maintaining bispectral index below 50 in morbidly obese patients. Acta Anaesthesiologica Scandinavica, 2013, 57: 474－479.

［21］ Lemmens H J, Saidman L J, Eger E I 2nd, et al. Obesity Modestly Affects Inhaled Anesthetic Kinetics in Humans. Anesth Analg, 2008, 107(6): 1864－1870.

［22］ 王俊科,叶铁虎,徐建国.吸入麻醉气体泄漏的危害及预防.刘进,邓小明.2014版中国麻醉学指南与专家共识.北京：人民卫生出版社,2014.

第38章
静脉麻醉方法

静脉麻醉的历史最早可以追溯到1656年。首次用注射器进行静脉麻醉是在1853年。受到药理学知识、静脉麻醉药物以及麻醉技术的限制,在过去100多年中,静脉麻醉进展缓慢。自20世纪80年代中期,随着具有良好药效学和药代学特性的静脉麻醉药丙泊酚的出现、计算机的发展,以及人们对药代学模型认识的深入,静脉麻醉及其药物输注系统得到了极大的发展。静脉麻醉方法因其无污染、起效快、诱导迅速、恢复平稳、术后恶心呕吐发生率低、对肿瘤免疫影响小、所需麻醉设备简单易在边远地区实施等而显示出独到的优点,并且在一些特殊手术和检查的麻醉中发挥了不可替代的作用。静脉麻醉方法固有的局限性包括可控性不如吸入麻醉药强,药物代谢受肝肾功能影响,代谢物可能有药理活性等。

第一节 静脉麻醉药

一、概述

简单地说,经静脉注射后能产生麻醉作用的药物称为静脉麻醉药。广义上包括镇静、催眠、镇痛等药物。

现代麻醉是以1846年10月16日在美国麻省总医院实施乙醚麻醉开始;1932年Weese和Scharpff开始用环己巴比妥钠实施静脉麻醉,同年硫喷妥钠合成;1934年Lundy和Tovefi临床应用硫喷妥钠,并一直沿用至今;1956年丙泮尼地;1962年羟丁酸钠;1965年氯胺酮;1971年Althesin;1973年依托咪酯;1974年丙泊酚合成,1986年正式上市用于临床并迅速广泛应用;1966年合成安定;1978年合成咪达唑仑;1959年芬太尼应用;1979年舒芬太尼应用;1980年阿芬太尼应用;1996年雷米芬太尼合成并应用于临床。

理想静脉麻醉药的理化特性包括:① 易溶于水,溶液稳定,可长期保存;② 注射无痛,对静脉无刺激性,不产生血栓或血栓性静脉炎;③ 漏至皮下不疼痛,对组织无损伤;④ 误注入动脉不引起栓塞、坏死等严重并发症。药理特性包括:① 不引起组胺释放;② 体内无蓄积,可重复用药或静脉滴注;③ 代谢不依赖肝功能;④ 代谢物无药理活性;⑤ 一次臂脑循环即可产生药效。麻醉性能包括:① 起效快,诱导平稳,迅速,无兴奋现象,苏醒期短;② 易于维持和调控;③ 对呼吸和循环等脏器功能影响小,术后并发症少。

由于静脉麻醉多是多种药物的联合应用,因此广义上的静脉麻醉药也包括镇静药和镇痛药。全身麻醉药包括巴比妥类如硫喷妥钠和非巴比妥类如氯胺酮、羟丁酸钠、依托咪酯、丙泊酚等。镇静药包括苯二氮䓬类如地西泮、咪达唑仑等,吩噻嗪类如异丙嗪、氯丙嗪等,以及丁酰苯类如氟哌利多醇、氟哌利多等。镇痛药多为阿片类,包括芬太尼、舒芬太尼、阿芬太尼、雷米芬太尼等。

二、常用静脉麻醉药

(一)硫喷妥钠

硫喷妥钠为淡黄色、非结晶粉末,味苦,有硫臭气味。钠盐可溶于水,2.5%～5%水溶液的pH为10.6～10.8,呈强碱性,2.8%水溶液为等渗,安瓿内充以氮气,以避免吸收CO_2形成游离酸。水溶液不稳定,一般可保存24～48 h,在冰箱内能达1周。

1. 作用机制

通过作用于γ-氨基丁酸(GABA)受体而发挥作用,硫喷妥钠进入血液循环后,72%～86%与血浆蛋白(主要是白蛋白)疏松结合而暂时失去活性。硫喷妥钠与血浆蛋白的结合直接影响其在体内的分布。因此,某些能够与硫喷妥钠竞争蛋白结合的药物,某些疾病如贫血、营养不良和低蛋白血症的患者都会使游离部分增加,透过脑组织的药量增多,药物消除和排泄减慢。硫喷妥钠初次作用于脑组织后可产生快速耐受性,需给予较大剂量才能维持原麻醉深度。

2. 代谢与排泄

除微量(0.3%)通过肾脏排泄外,大部分在肝内被微粒体酶代谢,肌肉也参与部分代谢。

3. 药效学特性

(1)中枢神经系统　主要降低大脑皮质的兴奋性,抑制脑干网状结构上行激动系统,直接影响皮质的多突触传导;对小脑、前庭和脊髓的抑制作用较弱。静脉注射后15～30 s神志消失,约1 min可达最大效应,睡眠15～20 min。硫喷妥钠可提高大脑皮质神经元的兴奋阈,故有抗惊厥作用。

(2)呼吸系统　对呼吸中枢有明显的抑制作用,其程度和持续时间与剂量、注药速度、术前用药有密切关系。与等效剂量的丙泊酚相比,硫喷妥钠诱导后喉反射更为活跃。

(3)循环系统　对循环系统有明显的抑制作用,主要与静脉系统扩张和心脏收缩力抑制有关,但其程度较挥发性麻醉药轻。高血压的患者,不管是否经过治疗,此药的降血压作用都较正常血压的人明显,曾应用β受体阻滞剂者可加重低血压。对于缩窄性心包炎、严重瓣膜狭窄、冠状动脉狭窄等心功能不全,以及严重高血压和血容量不足的患者,应用需十分慎重。

(4)其他　临床剂量对肝、肾功能无明显影响。对妊娠子宫既不增强也不抑制其肌张力。静脉注射诱导量达8 mg/kg对胎儿有抑制。剖宫产在硫喷妥钠诱导后10 min内取出胎儿尚安全,但有报告指出硫喷妥钠易通过胎盘,且新生儿对此药敏感,出生后四肢无力、反应迟钝,甚至持续1周之久。

4. 异常反应

最严重的异常反应是对潜在性卟啉症患者诱发急性发作,后果严重,故可疑病例均应视为绝对禁忌。

5. 临床应用

(1)麻醉诱导　在一次臂-脑循环时间内快速起效,1 min内作用达高峰。健康成人的诱导量为

2.5～4.5 mg/kg，儿童 5～6 mg/kg，根据性别、年龄、全身情况、术前药种类、并存疾病等因素酌情增减。快速注射会造成明显的呼吸循环抑制。

（2）麻醉维持　作为平衡麻醉或全静脉麻醉的催眠成分用以维持神志消失。长时间的手术麻醉，采用分次注入与连续滴注法易致蓄积过量，现已很少应用。

（3）抗惊厥　以往用作痉挛或惊厥的对症治疗，能迅速控制癫痫、破伤风、高热或局麻药中毒引起的痉挛或惊厥，现在常用苯二氮䓬类药物处理癫痫发作。

（4）脑保护　降低脑代谢，提供脑保护作用。

（二）氯胺酮

1. 理化特性

白色结晶，易溶于水，为无色透明液体，制剂略呈酸性，水溶液 pH 为 3.5～5.5，pKa 7.5。内含 1:10 000 苄索氯铵作为防腐剂。10 mg/ml 的生理盐水溶液是等渗溶液。市售氯胺酮是其右旋与左旋异构体的消旋体。

2. 药代动力学特性

氯胺酮呈高度脂溶性，能迅速透过血脑屏障进入脑内。静脉注射后 1 min、肌内注射后 5 min 血浆药物浓度达峰值，在体内快速分布，清除较快，清除率为 12～17 ml/（kg·min）。主要在肝内代谢，通过肝脏药物代谢酶系统 P_{450} 的作用进行生物转化。此药可迅速透过胎盘，胎儿和母体内的血浆药物浓度很接近，分娩时用量超过 2 mg/kg，能引起胎儿抑制。重复用药可产生快速耐受性。

3. 药效学

（1）中枢神经系统　氯胺酮为中枢神经系统非特异性 N-甲基-D-天门冬氨酸（NMDA）受体阻滞剂，阻断兴奋性神经传导的 NMDA 受体是氯胺酮产生全身麻醉作用的主要机制。麻醉期间，患者可出现表情淡漠、意识消失、眼睛睁开、深度镇痛和肌张力增强的麻醉现象，一般称为类倔强状态或木僵状，系氯胺酮麻醉的特征。

此药选择性地作用于大脑联络系统，对脑干网状结构激动系统没有或很少影响。其镇痛作用是由于非特异性中脑和丘脑核的通路产生功能性障碍所造成。氯胺酮麻醉时延髓和边缘系统兴奋，丘脑抑制。因这种选择性的兴奋和抑制作用，以致出现感觉与环境分离、情绪活动与神志消失不符、外观似浅麻醉与深度镇痛作用不一致；感觉虽仍能传入中枢，但不能识别等矛盾现象，以前曾被称为"分离麻醉"现象，但由于兴奋和抑制只是程度上的差别，或谓边缘系统并非兴奋，仅趋迟钝，故分离麻醉的名称是否确切，有待商榷。

（2）心血管系统　氯胺酮对心血管的影响主要是直接兴奋中枢交感神经系统的缘故，在无自主神经控制时，对心肌有直接抑制作用。临床上，此药可升高动脉压，使脉搏加快，心脏指数、心肌耗氧量和肺动脉压也增加。伴有肺动脉高压的二尖瓣或先天性心脏病患者，其肺血管阻力的升高较全身血管阻力的升高更明显。

（3）呼吸系统　氯胺酮对呼吸的影响轻微，具有支气管平滑肌松弛作用，可能是其拟交感神经作用的结果。麻醉后唾液分泌增多，小儿尤为明显，不利于保持呼吸道通畅。喉头分泌物的刺激会导致喉痉挛，所以麻醉前给予抗胆碱药如东莨菪碱很必要。

（4）其他作用　麻醉时骨骼肌张力增加，有时肢体不自主运动或突然抽动。因肌肉紧张，眼外肌失去平衡,故产生眼球震颤现象,眼压升高可能与此有一定关系。一般认为氯胺酮对肝、肾功能没有明显影响,但静脉滴注氯胺酮后有转氨酶升高的报告。氯胺酮不影响免疫机制,无免疫抑制作用。麻醉中出汗增多。血糖有时轻度升高。氯胺酮可能延长琥珀胆碱的时效。对妊娠子宫能增强其张力,并增加其收缩频率。

4. 不良反应

苏醒期肌肉张力先恢复,部分患者(5%～45%)有精神激动和梦幻现象,如谵妄、狂躁、呻吟、精神错乱和肢体乱动,严重者抽搐或惊厥。主观有飘然感或肢体离断感。有时视觉异常,如视物变形、复视或暂时失明。偶有夜游现象。苏醒后精神症状常立即消失,但有的数日或数周后再发。

氯胺酮麻醉后的精神症状,成人多于儿童,女性多于男性,短时间手术多于长时间手术,单一氯胺酮麻醉多于氯胺酮复合麻醉。氟哌利多、苯二氮䓬类或吩噻嗪类药可使症状减轻。麻醉前给予一种或两种上述药物有一定预防作用。

其他不良反应:苏醒期有时四肢出现不自主活动,嘴与舌徐动。消化系统有时并发急性胃扩张,可发生在术中或术后,系因唾液、胃液分泌增多,咽喉反射不消失,吞进大量气体与液体而造成,应采取胃肠减压治疗。此外,偶有呃逆、恶心和呕吐。呼吸系统有时发生喉痉挛或支气管痉挛。曾有麻醉后皮疹的报道。

5. 临床应用

主要用于各种体表的短小手术、烧伤清创,以及麻醉诱导、静脉复合麻醉与小儿麻醉,亦可用于小儿镇静与疼痛治疗。

禁忌证:高血压、颅内压升高、心肌供血不足和癫痫患者不宜应用。休克患者应在充分纠正后麻醉。氯胺酮的防腐剂有的用三氯叔丁醇,此物具有神经毒性,故禁忌蛛网膜下隙注射。硬膜外腔注射也要慎重,因有可能误注入蛛网膜下隙。

（三）依托咪酯

依托咪酯为咪唑类衍生物,对呼吸循环影响轻微,诱导与苏醒均较快,相对安全,故临床应用较多。对肾上腺皮质功能的影响曾引起争论,所以不推荐长时间使用。

1. 理化性质

依托咪酯为咪唑的羟化盐,只有其左旋异构体才具有催眠效应。此药为白色结晶粉末,其盐易溶于水,但不稳定,仅在24 h内可安全使用。其商品制剂溶于35%丙二醇中(pH 6.9),除使药物稳定外,还可减少注射部位疼痛的发生率。

2. 药代动力学特性

（1）分布与清除　静脉注射后,很快进入脑和其他血流灌注丰富的器官,其次是肌肉内,脂肪摄取较慢。注药后1 min脑内浓度达峰值,患者进入睡眠状态,然后很快从脑向其他组织转移。催眠作用与脑内药物浓度呈线性相关。脑内药物浓度下降后,患者迅速苏醒。

单次静脉注射依托咪酯0.3 mg/kg,血浆药物浓度立即上升,然后快速下降,呈双相状态,其动力学变化符合开放三室模型。初期分布半衰期为2.7 min,再分布半衰期为29 min。消除半衰期为2.9～5.3 h。肝脏清除率高达18～25 ml/(kg·min),因此,影响肝血流的药物会改变依托咪酯的消除半衰期。消除半衰期相对短,而清除相对快,使此药既适合单次注射或重复给药,也适宜连续静脉输注。

依托咪酯进入血液循环后,76.5%与血浆蛋白结合(几乎全是白蛋白)。血浆白蛋白减少,游离部分增多,药效增强。低蛋白血症患者结合量减少,会出现麻醉作用加强的现象,剂量须酌减。

(2)代谢与排泄 此药借助于各种酯酶的作用,在肝脏和血浆内迅速水解而失去作用,其主要代谢产物为羧酸。除2%～3%以原型随尿排泄以外,85%的代谢产物随尿排出,仅13%的代谢产物经胆系排泄。此外,还有少量依托咪酯经氧化脱烃基作用,代谢为苯乙醇酸和苯甲酸由泌尿系排出。

3. 药效学

(1)中枢神经系统 依托咪酯起效甚快,患者可在一次臂－脑循环时间内迅速入睡。诱导期安静、舒适、平稳、无兴奋挣扎,且有遗忘现象。未用术前药的成年患者,临床推荐剂量为0.3 mg/kg。在临床剂量范围内(0.1～0.4 mg/kg),7～14 min自然苏醒。依托咪酯无镇痛作用。麻醉维持期间血浆药物浓度为300～500 ng/ml,镇静浓度为150～300 ng/ml,清醒时为150～250 ng/ml。此药的作用机制尚未完全阐明,由于GABA拮抗药可对抗依托咪酯的作用,故或许与对GABA－肾上腺素能系统的作用有关,在不影响平均动脉压的情况下,依托咪酯可使脑血流减少34%,脑氧代谢率降低45%,脑灌注压稳定或稍增加,有利于脑的氧供/需比值提高。颅内压升高的患者用此药麻醉至脑电波呈突发性抑制时,颅内压下降50%。麻醉时脑血管的反应性不消失,理论上过度通气能降低颅内压。

(2)心血管系统 此药对心血管功能的影响很小,静脉注射0.3 mg/kg,可使动脉压轻度下降,末梢阻力稍减小,心排血量和心脏指数稍增加,心率略减慢,其最大效应发生在注药3 min时。此药对心率无明显影响,对冠状血管有轻度扩张作用,使其阻力减小、血流增加、心肌耗氧量降低、心肌收缩力一般无明显改变,有利于心肌氧供或血供受损的患者,易保持心血管系统稳定是依托咪酯的突出优点之一,这与其对交感神经系统和对压力感受器的功能无影响有关。此药缺乏镇痛作用,不能消除放置喉镜与气管内插管的交感反应,故麻醉诱导与气管内插管时应复合阿片类药物。

(3)呼吸系统 一般认为此药对呼吸系统无明显抑制作用。用较大剂量或注速过快时偶有呼吸暂停,个别长达45 s。依托咪酯对延髓呼吸中枢有抑制,但程度显著轻于巴比妥类静脉麻醉药,不管在任何二氧化碳张力条件下,依托咪酯麻醉后的通气量均大于巴比妥,因此,欲保持自主呼吸时采用依托咪酯诱导有许多优点,值得选用。麻醉诱导后咳嗽与呃逆并不常见,且持续时间很短,一般不影响麻醉过程。麻醉前给予阿片类或苯二氮䓬类药物可减少并减轻这种并发症。

(4)肾上腺皮质功能 依托咪酯对肾上腺皮质功能有一定抑制作用,单次注射会出现肾上腺皮质功能轻微抑制,但多为暂时性,皮质醇水平虽较诱导前降低,但依然在正常范围内,且麻醉后数小时很快恢复。长时间给药如ICU患者镇静,脑外伤患者降低颅内压,或神经外科手术中及手术后应用,可能导致死亡率增加。麻醉手术中强烈的应激反应有助于抵消这种肾上腺皮质功能的暂时性抑制。

(5)其他 依托咪酯快速降低眼压,对内眼手术有利。依托咪酯麻醉后未发现肝功能试验有异常改变,麻醉时肾灌注量并不减少。依托咪酯不促进释放组胺,偶有麻醉后头、颈和躯干上部出现红疹,认为是类过敏反应。

4. 不良反应

麻醉诱导时,10%～65.5%的患者在上肢等部位出现肌阵挛,严重者类似抽搐,有时肌张力显著增强。这种现象与脑电图上癫痫样放电无关,主要是中枢性诱发的缘故。肌阵挛明显的患者血清钾略升高,其因果关系尚待进一步研究。麻醉后恶心呕吐时有发生,甚至高达30%～40%,加用芬太尼使其发生率增多,对于有恶心呕吐倾向的患者,最好避免使用依托咪酯。注射部位疼痛的发生率为

10%～50%，在手背部或腕部的小静脉穿刺，以及慢速注射时疼痛的发生率高。静脉注射麻醉后数日并发血栓性静脉炎者较多。有报道依托咪酯的溶媒丙二醇能导致轻度溶血。

5. 临床应用

依托咪酯属于快速作用的静脉麻醉药。因缺乏镇痛作用，主要用于麻醉诱导。此药麻醉时循环稳定、呼吸抑制轻微，安全界限较大，所以适合于心血管疾病、呼吸系统疾病、颅内高压以及不宜采用其他药物的患者施行麻醉诱导。依托咪酯用于镇静，剂量为 5～8 μg/(kg·min)，但仅限于短时间操作，例如心律转复术。长时间的用药，因其对肾上腺皮质功能的抑制，应视为禁忌。此药具有潜在性卟啉生成作用，故不适用于卟啉症患者。

（四）丙泊酚

1. 理化性质

丙泊酚为烷基酚的衍生物，具有高脂溶性，室温下为油状，不溶于水。

2. 药代动力学特性

（1）分布与清除　单次静脉注射丙泊酚后，由于在体内迅速再分布、代谢与排泄，全血丙泊酚药物浓度很快下降。静脉注射诱导剂量 2 mg/kg，达麻醉时的血药浓度为 2～5 μg/ml，血药浓度在 1.5 μg/ml 以下苏醒。

丙泊酚具有很强的亲脂性，故注入体内后能迅速而广泛地从血液分布到各器官和身体各部位的组织中。丙泊酚的药代动力学参数受性别、年龄、体重、伴发疾病与复合用药的影响。女性的分布容积与清除率高于男性，但消除半衰期相似。老年人清除率低，但中央室容积小。儿童的中央室容积大，且其清除率高。3 岁以上儿童，其分布容积与清除率需按体重调整，3 岁以下者药代学参数应与体重成正比，其中央室与全身清除率较成人与大龄儿童要高，因此儿童期剂量应增大。

（2）代谢与排泄　丙泊酚在肝内与葡糖苷酸和硫酸盐的共轭作用，很快代谢为水溶性的化合物而经肾脏排泄，其代谢产物无药理学活性，故适合于连续输注法静脉给药。丙泊酚的代谢与排泄很快，故苏醒期迅速而完全。

3. 药效学

（1）中枢神经系统　静脉注射丙泊酚诱导起效迅速、经过平稳，无肌肉不自主运动、咳嗽、呃逆等不良反应。静脉注射 2.5 mg/kg，约经 1 次臂-脑循环时间便可发挥作用，90～100 s 作用达峰值。半数有效量（ED_{50}）为 1～1.5 mg/kg。年龄对 95% 有效诱导量（ED_{95}）有明显影响，2 岁以下最高为 2.88 mg/kg，随年龄增长而降低，因此老年人应减量。

丙泊酚对中枢的作用主要是催眠、镇静与遗忘，但能达到短时间镇痛。短小外科手术，丙泊酚麻醉后患者的情绪可能有变化，但较硫喷妥钠轻微。丙泊酚苏醒后患者常有安宁感，也有报告麻醉后出现幻觉、性幻想与角弓反张等不良反应。肌阵挛现象较硫喷妥钠麻醉后多，但较依托咪酯或甲己炔巴比妥钠少。

麻醉后脑电图的变化与其他静脉麻醉药相似。脑电图功率分析显示诱导后振幅增加，此后在血药浓度 3～8 μg/ml 时无改变。血药浓度高于 8 μg/ml 时，振幅明显降低，并有突发性抑制。丙泊酚麻醉时脑电双频指数（BIS）降低，呈血药浓度依赖性抑制。

丙泊酚具有剂量依赖性的抗惊厥作用，对脑干听觉诱发电位无影响，但潜伏期延长，并可使皮质的中潜伏期听觉诱发电位振幅降低。

对颅内压正常与升高的患者,丙泊酚均可降低颅内压,对颅内手术有利。颅内压正常者,麻醉后颅内压的降低(30%)与脑灌注压稍下降有关;而颅内压高者,颅内压的降低(30%～50%)却伴随着脑灌注压的明显下降,颅内血流量减少,对患者不利。丙泊酚对于急性脑缺血具有脑保护作用,且可降低脑氧代谢率。由于丙泊酚对循环与呼吸系统的抑制,用于循环骤停后脑复苏的治疗存在顾虑。

与氯胺酮升高眼压相反,丙泊酚能快速使眼压降低30%～40%,可用于预防琥珀胆碱与气管内插管时眼压升高。

(2)呼吸系统　丙泊酚注药后先有瞬间的呼吸急促,多不为人所察觉,然后呈轻度抑制,呼吸减浅、变慢,潮气量、每分通气量和血氧饱和度(SpO_2)均稍下降,但持续时间很短即可恢复正常呼吸,一般无须处理。麻醉诱导后有25%～30%患者出现呼吸暂停,若与阿片类药并用,则发生机会增多,因此即使用于短小手术如人工流产或内窥镜检查时,亦应备有人工呼吸用具。

丙泊酚对喉反射有一定程度的抑制,由气管内插管引起的喉痉挛很少见,此点优于硫喷妥钠。在慢性阻塞性肺疾患的患者,丙泊酚有支气管扩张作用,但不同于氯胺酮能提供有效的支气管扩张。

(3)心血管系统　诱导剂量的丙泊酚对心血管系统有明显的抑制作用,可使动脉压显著下降,其原因在于外周血管扩张与直接心脏抑制的双重作用,且呈剂量与血药浓度依赖性,并且与患者年龄和注药速度有关。该药诱导剂量对心率影响不明显,并且可抑制压力感受器反射,从而减弱低血压的心动过速反应。对窦房结功能、房室和室内传导均无直接作用。

(4)其他　丙泊酚对肝肾功能无影响;重复应用对肾上腺皮质功能无影响;丙泊酚乳剂不影响血液与纤维蛋白溶解功能,对体内凝血机制也无影响;丙泊酚乳剂不刺激组胺释放,但有报告指出丙泊酚可引起类过敏样反应,与脂乳剂无关,这种患者多有过敏反应史,因此对药物有过敏反应的患者,宜慎用丙泊酚麻醉;亚催眠剂量的丙泊酚有明显的抗呕吐作用。此外,小剂量丙泊酚尚可治疗胆汁性瘙痒。

4. 不良反应

诱导时最明显的不良反应是呼吸与循环抑制,呼吸暂停现象较常见,并用阿片类药物时呼吸暂停时间延长,且可增强丙泊酚降低动脉压的作用。其他的不良反应还有注射点疼痛、肌阵挛与较少见的血栓性静脉炎。自同一静脉先注射利多卡因或与利多卡因20～40 mg混合后静脉注射能有效地预防注射点疼痛。误注入动脉内或血管外不会造成肢体坏死或组织损伤。

5. 临床应用

单次注射适合于麻醉诱导及短小手术操作的麻醉镇静。持续输注适合于麻醉维持,可采用人工设置或计算机设置给药速度,在诱导后以0.1～0.2 mg/(kg·min)的速度连续输注或滴注,然后根据患者对手术刺激的反应调整用药。由于丙泊酚缺乏镇痛作用,故常与氧化亚氮或阿片类药物复合应用。

丙泊酚持续输注常用于ICU内施行机械通气与术后镇静。一般输注达30 μg/(kg·min)以上便能使记忆消失,长时间的镇静也能迅速苏醒。镇静与苏醒时的血浆药物浓度,在24 h与96 h时相似。与咪达唑仑镇静相比,丙泊酚苏醒更快,可控性强,有利于早期拔管及恢复咳嗽反射。丙泊酚也可用于手术后患者自控镇静,但用于心脏或其他大手术后,以及老年人术后剂量应酌减。

几种常用静脉麻醉药的药理学特点比较见表38-1。

表38-1 常用静脉全身麻醉药的主要特点($\overline{X} \pm SD$)

		硫喷妥钠	丙泊酚	氯胺酮	依托咪酯
理化性质	水溶性	+	−	+	+
	溶液稳定	−	+	+	+
	保存期长	−	+	+	+
	注射痛	−	++	−	++
	静脉血栓少	+	−	+	−
药效学	快速起效	+	+	−	+
诱导期	兴奋	−	−	+	+++
	呼吸并发症	−	+	−	−
	呼吸抑制	++	++	+	−
	循环抑制	+	++	−	+
	镇痛	−	−	++	−
	抗镇痛	−	−	−	?
	与肌松药作用	−	−	++	+
	术后呕吐	−	−	++	+
	苏醒期谵妄	−	−	++	−
药代学	再分布	+	+	+	+
	代谢		+		+
	蓄积	++	−	−	−
	$t_{1/2}\beta$(h)	11.6 ± 6.0	4～7	2.5～2.8	2.9～5.3
	Cl[ml/(kg·min)]	3.4 ± 0.5 Cle	20～30	12～17	18～25
	V_{dss}(L/kg)	2.5 ± 1.0	2～10	3.1	2.5～4.5

注：V_{dss}稳态分布容积（volume of distribution at steady state）；$t_{1/2}\beta$消除半衰期（elimination half-life）；Cl清除率（clearance）；Cle消除清除率（elimination clearance）。

第二节 静脉麻醉技术

一、静脉麻醉药的输注技术

理想的静脉麻醉药物输注技术应该满足以下几个方面要求：能在一定时间内维持稳定的血药浓度；可以快速可靠地改变目标浓度；能够估计患者的苏醒时间。

静脉麻醉的给药方式包括单次给药、间断给药和连续给药。单次给药时，血药浓度变化大，血药浓度高峰时可能会对老年患者的呼吸循环系统产生不利影响，尤其见于麻醉诱导时。而在麻醉维持时麻醉医师难以准确地估计血药浓度，这种方法比较粗略而且可能会导致患者苏醒延迟或存有记忆，只能完成一些短小手术。间断给药是重复单次给药的方法，缺点是血药浓度会出现波峰和波谷,麻醉深度不易控制。持续给药又包括人工设置和计算机设置给药速度。恒定速率输注静脉麻醉药物能获得相对稳定的血药浓度,但是这种稳定的血药浓度只有在经过4～5个半衰期输注后才可能获得,显然难以满足临床麻醉需求。而借助群体药代动力学模型和理论,计算出达到满意和期望的血药浓度时间过程所需的给药剂量,就是靶浓度控制输注麻醉给药系统(target controlled infusion, TCI)。

1968年,Kruger-Theimer从理论上描述了药代动力学符合两室模型的静脉输注方法,可以迅速达到并维持稳定的血药浓度,该方法被称为BET方案(bolus-elimination-transfer)。BET方案包括以下几个方面:用以填充中央室的初始负荷剂量(bolus);持续输注从中央室消除的药物剂量(elimination);以及向外周室转运的药物剂量(transfer)。TCI技术是BET概念的延伸,是用来维持或增加靶浓度的连续BET输注与降低靶浓度的终止输注两种方法的结合。早期的实验是在20世纪80年代初用芬太尼、咪达唑仑以及依托咪酯等药物来进行的,随着PC机的发展、远距离控制输注泵以及短效静脉麻醉药的出现才使得TCI系统得以发展起来(表38-2)。

表38-2　计算机控制药物输注系统的命名

缩　写	全　　称	命 名 者
CATIA	computer assisted total intravenous anesthesia	Schuttler(1988)
CCIP	computer controlled infusion pump	Shafer(1990)
CACI	computer assisted continuous infusion	Jacobs(1990)
TIAC	titration of intravenous agents by computer	Tackley(1989)
TCI	target controlled infusion	Kenny(1990)

目前TCI已经作为一个专门术语来描述那些由计算机辅助的静脉麻醉药物输注系统。TCI是以药代动力学和药效学原理为基础,以血浆或效应室的药物浓度为指标,由计算机控制给药输注速度,以达到按临床需要调节麻醉、镇静和镇痛深度的目的,给药同时可以显示目标血浆药物浓度、效应室药物浓度、给药时间和累计剂量等,使静脉麻醉的控制变得简便易行。1996年,第一个商业的丙泊酚TCI系统"Diprifusor"问世,这是静脉麻醉发展的一个里程碑。

(一)TCI与手动输注的比较

1993年,Taylor等在英国和爱尔兰对第一个可移动丙泊酚TCI系统的临床应用进行研究。在12周的临床常规应用后,在30个接受调查的麻醉医师中,有27人认为TCI改变了他们用丙泊酚来进行麻醉维持的方法。27人当中,15个人曾经使用过丙泊酚,其中11人认为TCI易于操作,10人觉得在使用TCI时对麻醉效果的预测更有信心。在以后的临床工作中,有23名麻醉医师对保留自主呼吸的患者经常实施TCI技术,而其余7人只是偶尔应用。

后续的一项研究采用序贯交叉设计实验比较了TCI与手工输注在操作上的难易程度、药物的给予模式以及麻醉与恢复质量等方面的差别。结果表明,使用TCI时诱导和成功置入喉罩要快于手工输注,TCI麻醉维持时外科切皮所造成的患者体动反应减少。两组患者的血流动力学过程相似,但

TCI组丙泊酚的用量明显高于手工输注组,这也可能是该组患者麻醉后苏醒时间延长的原因。

来自荷兰的一项研究也报道了类似的结果。尽管早期的TCI系统与现在使用的商业TCI系统相比存在许多问题,但是TCI的优点仍然在对570例患者的麻醉中得到证实。在该项研究中,TCI组丙泊酚的用量及患者的苏醒时间都要大或长于手工输注组,但是绝大多数麻醉医师仍认为TCI系统更为可靠,主要表现为麻醉深度易于调节以及术中知晓发生率低。

(二) TCI与其他输注技术的比较

与多次静脉注入相比,使用TCI技术更容易保持稳定的麻醉深度且少有循环波动和意外清醒,自主呼吸容易维持。利用TCI技术给予阿片类药物,与人工输注比较不易导致肌肉强直、低血压和心动过缓,而且停药后患者自主呼吸能较快恢复。有研究表明,麻醉维持时,TCI组平均输注速率以及恢复时间要高于人工输注组,但是TCI组的非截瘫患者体动反应发生率要低于人工组,而麻醉质量的综合评分高于人工输注组。

临床研究也已证明,TCI输注与人工输注安全性和效能相近。与单次大剂量注入相比,TCI输注诱导时间延长,但用量降低。麻醉深度在TCI时更加稳定,这点尤其见于保持自主呼吸患者。两种技术的患者恢复时间相似,但由于TCI易于操作,麻醉医师更倾向于使用它来实施麻醉。

二、静脉靶控方法

(一) 药代学基本概念

1. 药代学模型

静脉药物经血液循环到达中枢效应部位发挥麻醉效能。药物在体内的分布代谢直接影响到药物的起效、维持和恢复。随着药物浓度测定技术的发展,使得人们对药物在体内处置的了解有了较大的发展,提出了许多模型假说。

(1) 房室模型　房室模型是将体内药物转运和分布特性相似的部分抽象看成一个房室。经过适当的数学处理,用药代学参数来反映药物代谢分布特性的方法。认为机体有一个处于中心的房室(中央室),药物首先进入中央室,由中央室与其他各室进行药物的分布转运。中央室代表血流丰富、药物能迅速混合的部分(如血浆或肺循环等),外周室代表内脏或肌肉及脂肪组织。K表示各室间药物转运的速率常数。运用指数处置函数可以对药代动力学模型进行表达。

理论上讲,房室增加越多,越符合生理特性,但是过多的房室会明显增加数学计算的复杂性。而采用二室或三室均可以对静脉麻醉药进行满意的描述。

(2) 生理学模型　生理学模型是将人体按生理解剖特点划分为几个主要的组织房室,如中枢神经、肌肉、皮肤等。药物在组织中的浓度由药物对组织的亲和力及血流灌注速度来决定,并根据质量平衡关系,建立相应的速度方程,由计算机解析方程,求出各器官的血药浓度与时间的关系。生理学模型更精细地表述了任何器官或组织中药物浓度的经时过程,能更清楚地看出药物在体内的分布,同时生理模型各参数均相当于各器官血流量及容积等生理解剖数值,故机体功能在生理或病理上的改变而引起药物处置动力学的变化,能够通过某些参数的改变来估计,但由于生理学模型分析运算复杂,需要相应的计算软件,在临床上应用不多。

（3）群体药代学模型　由于个体间的药代动力学参数存在明显差异，为使药代动力学参数更适合于每一个体，采取经典药代动力学与群体统计学模型相结合的方式推算群体药代动力学参数，再利用群体参数推断个体药代动力学参数，从而指导临床用药并实现给药个体化。尽管群体与个体之间的药代动力学参数存在一定差异，但以群体参数估计的预期血药浓度与个体实际值的差异相比于非群体参数的估计值差异要小。而且只要根据临床需要不断调整所需浓度值，即可达到临床合适的药效水平，为临床用药提供了重要依据。

（4）药代-药效结合模型　单纯的药代动力学只能片面反映药物的代谢转运，忽略药效的作用往往无法了解药物在效应室的动力学特征。麻醉药的效应部位并不在血液，血液循环仅仅是药物的运输途径。单次给药后全麻药的血浆浓度达到峰值时，药物效应并未达到最大。此种药物效应滞后于药物血浆浓度的现象称为药代-药效学分离。因此，临床麻醉中为了更合理用药，应当充分利用静脉全麻药的药动学与药效学特性指导麻醉给药过程。为此，提出了一些描述药效动力学的模型，即在传统的药代动力学模型中加入效应室的方法，以拟合的方式建立效应室的药代动力学。根据模型建立血药浓度-时间函数和效应室浓度-时间函数，再结合实验测取血药浓度和药物效应数据，拟合血药浓度-时间数据和药代动力学参数，然后代入效应室浓度-时间函数中，结合效应室浓度-效应函数对药物效应-时间数据进行拟合，便可得到效应室药效动力学参数，同时可根据产生相同效应的稳态血药浓度推断生物相药物浓度。药代-药效学模型现已广泛应用于静脉全身麻醉的研究。

2. 中央室（V_1）、稳态分布容积（V_{dss}）、峰效应时分布容积（$V_{d峰效应}$）

（1）$V_1 < V_{d峰效应} < V_{dss}$　如芬太尼的 V_1、$V_{d峰效应}$、V_{dss} 分别是 13 L、75 L、360 L。

（2）峰效应时分布容积的计算公式 $V_{d峰效应} = V_1 \dfrac{C_{血浆初始}}{C_{血浆峰效应}}$

3. 血浆清除率（CL）、消除/转运速率常数（k）与消除半衰期（$t_{1/2}$）

血浆清除率（CL）是指单位时间内血浆中的药物被完全清除的血容量。

血浆清除率＝药物的消除速率/血药浓度 $\left(CL = \dfrac{RE}{C}\right)$ 其单位是 ml/min。

消除或转运速率常数（k），是药物在单位时间内消除或转运的百分率 $\left(k = \dfrac{CL}{V_d}\right)$。

消除半衰期（$t_{1/2}$）为机体消除一半药物所需要的时间。$t_{1/2} = \dfrac{0.693}{k}$

4. k_{e0} 与 $t_{1/2}k_{e0}$

k_{e0} 本指药物从效应室转运至体外的一级速率常数，而目前通常用来反映药物从效应室转运至中央室（血浆）的速率常数。$t_{1/2}k_{e0}$ 是血浆及效应室之间平衡发生一半的时间。

5. 时量相关半衰期（context sensitive half time）

在临床中即使是短效药物如芬太尼，反复应用或剂量过大时同样存在药物蓄积和苏醒延迟问题。Shafer 通过计算机模拟研究发现，某些静脉麻醉药当持续输注一定时间后，中央室药物浓度下降的速度并非固定不变，而是随持续给药时间的延长而减缓，而且不同药物的减缓幅度不尽相同。因此，笼统以消除半衰期作为药物作用消退的指标并不恰当。针对上述现象，Hughes 等提出了"时量相关半衰期"的概念，意指一次输注给药后中央室药物浓度下降一半所需时间，此半衰期不是一个常数，而是随给药时间延长而延长。其意义在于反映了持续给药后药物的动态消除特征,对于静脉麻醉的药物选择及麻醉方案的制订具有指导作用,同时对于停止输注静脉麻醉药物后预测血浆浓度下降和麻醉作用消退的时间具有一定作用。

6. BET方案

根据药物的三室模型原理,为了迅速达到并准确维持于预期的血药浓度(C_T),就必须给予负荷剂量(Bolus)V_1C_T;同时持续输注从中央室消除的药物剂量(elimination)$V_1k_{10}C_T$;并且加上向外周室转运的药物剂量(transfer)$C_TV_1(k_{10}+k_{13}^{e-k31t}+k_{12}^{e-k21t})$。

显然上述负荷剂量的计算仅指在C_T下充盈中央室的药量,但是这样的负荷剂量后,按输注率公式持续输注时,由于药物从中央室分布与转移到比之更大的外周室,血药浓度会很快下降。这时我们可以利用前面提出的峰效应时分布容积概念($V_{d峰效应}$)。这个容积完全是理论上的,因为从起始浓度到达峰效应时,血浆浓度变化是重新分布和消除的联合作用,但是$V_{d峰效应}$这一概念可以满足计算负荷剂量的目的。所以合适的负荷剂量应该为:$C_TV_{d峰效应}$。例如:为了达到3.0 ng/ml的芬太尼靶浓度,所需的负荷剂量为225 μg。

按照上述BET给药模式及进行计算非常复杂,只能通过计算机模拟。计算机控制的药物输注能够成功地达到相对稳定的靶浓度,或者根据临床反应来增加或降低靶浓度。

7. 靶控输注 (target controlled infusion, TCI)

TCI是指在输注静脉麻醉药时,以药代动力学和药效动力学原理为基础,通过调节目标或靶位(血浆或效应室)的药物浓度来控制或维持适当的麻醉深度,以满足临床麻醉的一种静脉给药方法。

TCI系统的微处理器根据其特定药物的药代动力学模型,计算给药速率,以快速获得或改变并维持设定的血浆或效应室浓度(靶浓度),是建立在实时药代动力学模拟基础之上,用来给予静脉麻醉剂的一种新技术。TCI技术为麻醉医师应用静脉麻醉药提供了类似吸入麻醉药挥发罐的调控手段,使得静脉麻醉的可控性增强且操作简单。

(二) TCI的药代动力学模型

Tackley模型、Marsh模型及Dyck & Shafer模型先后接受了动物和临床实验评价,最终Marsh模型因其较为精确地反映了药物早期和清除药代动力学而得以应用于Diprifusor TCI输注系统。一些研究表明,以Marsh模型为基础的丙泊酚TCI系统的偏离性波动于$-7\%\sim21\%$。值得注意的是:如此大的波动,往往见于输注时;当停止输注后,系统偏离性从30%降低到11%。其可能原因为:正在进行的输注(特别是快速输注)会导致药物在中央室得不到理想的混合,因而可能会对实测结果造成影响。Schuttler利用总体药代动力学方法对此的研究显示:如果在Marsh模型中引入体重和年龄作为协同参数可以显著改善其精确性,调节药代模型使之适合患者的个体情况能进一步优化TCI的精确性。

(三) TCI系统的精确度评价

TCI系统的药代参数只是对群体的平均估计,与个体实际的药代参数之间具有一定差距,因此患者实际的血药浓度与系统计算(预期)的血药浓度存在偏差。在选择参数设定时的首要原则应该考虑到模型的统计学性能。偏离性和精确度是最为重要的参数指标。10%～20%的偏离性和20%～30%的精确度是临床可以接受的范围。Diprifusor所包括的设定参数是基于Marsh模型基础之上的，Marsh等人所提出的药代模型所显示的偏离性为-7.0%，精确度为18.2%。预期血药浓度随时间的稳定性可以由分散度（divergence）和摆动（wobble）来衡量。即使对于长时间手术（> 12 h）TCI性能仍能保持稳定，其分散度和摆动均< 10%，但是在高靶控浓度输注时，实测血药浓度要低于预期血药浓度。

1. 执行误差（PE）的百分数

$$PE\% = \frac{C_m - C_P}{C_P} \times 100$$

其中C_m为实测血药浓度，C_p为预期血药浓度。

2. 精确度（precision）

用执行误差绝对值的中位数（MDAPE）来衡量。是所有实测浓度与预期浓度的误差。对于第i个病例：MDAPEi=median{|PE|ij,j=1，……，Ni} Ni为第i个病例的血样标本总数。

3. 分散度（divergence）

用每小时的PE绝对值（APE）变化表示，是对一段时间内的APE作线性回归的斜率。代表一定时间内执行效果的稳定性。正值代表测量值与预期值的差距进行性增大，负值表示测量值趋近预期值。

4. 偏离性（bias）

用执行误差的中位数（MDPE）表示。对于第i个病例：MDPEi=median{PEij,j=1，……，Ni} Ni为第i个病历的血样标本总数。MDPE的计算中偏高与偏低的数值互相抵消，所以它代表系统偏离预期浓度的误差。

（四）Diprifusor TCI输注泵

第一种与Diprifusor TCI系统结合使用的输注泵是在1996年悉尼世界麻醉医师大会上推荐的。至今为止，共有四种输注泵可以在Diprifusor TCI系统使用（Graseby、Fresenius Vial、Alaris及Terumo）。由于输注泵受控于Diprifusor微机系统，因此输注泵的物理性能可能会因为其机械学原理不同而略有不同，但就临床相关的靶浓度和输注速率而言，这种不同输注泵在输注药物的实际体积和计算体积方面的差别是微乎其微的。

三、TCI麻醉的实施

（一）输注管道

TCI管道应直接与静脉套管针连接，以避免麻醉药的输注受液体输注速率的影响。对于强效药物如雷米芬太尼，应予以稀释，以减轻输液速度放开时的单次给药效应及输注停止所带来的空间效应影响。管道梗阻报警阈值应设定在500 mmHg左右，以快速发现输注过程中的类似问题。一些Diprifusor系统能够根据输注速率自动调节报警阈值以减少报警事件发生率。

（二）麻醉诱导

TCI 已经广泛应用于短小手术（如胃肠内窥镜检查）和长时间手术（如神经外科和心脏手术）。TCI 技术并不改变丙泊酚的适应证，但是由于要限制其过快的输注速率，因此不适合于饱胃急诊患者的麻醉诱导。

许多因素都可能影响诱导时所需要的靶浓度。输注丙泊酚前 5 min 给予咪达唑仑 0.03 mg/kg 能够使患者意识消失所需靶浓度降低 55%。对于未给予术前药的年轻患者，使 50% 和 95% 患者意识消失所需的丙泊酚靶浓度分别为 3.3 μg/ml 和 5.4 μg/ml。辅以阿片类药也可以降低诱导时所需丙泊酚靶浓度。丙泊酚输注前 5 min 给予芬太尼 2 μg/kg，能够降低患者意识消失所需效应室浓度的 19%。年龄是另一个重要影响因素。比较 50% 患者意识消失所需的丙泊酚靶浓度，40 岁较 20 岁患者降低约为 40%。从 20 岁以后，意识消失所需的效应室丙泊酚靶浓度每 10 岁下降约 0.24 μg/ml。此外阿片类药物和氧化亚氮也可以显著降低麻醉诱导时所需要的丙泊酚靶浓度。Davidson 报道，对于用过术前药的患者，诱导时吸入氧化亚氮可以降低 25% 的 50% 有效血药浓度（EC_{50}）。Stuart 在未用术前药的患者重复此项研究发现丙泊酚的 EC_{50} 降低 28%。而诱导时使用 70% 氙气能进一步降低丙泊酚的 EC_{50} 达 40%。

麻醉诱导时达到设定靶浓度所需时间也相当重要。早先报道的靶浓度是由 TCI 1 200 ml/h 的输注速率（Flash 模式）决定的。但是，来自手控操作方面的资料显示：丙泊酚用量以及呼吸和循环抑制发生率与输注速度成正比，这点尤其见于老年患者。一些 Diprifusor 系统允许调节诱导时间（Gradual 模式），这有利于老年或体弱患者。

（三）麻醉维持

诱导完成后至手术开始前，刺激强度会降低，此时在避免患者苏醒和知晓的同时应减浅麻醉以减轻循环抑制。切皮前，应增加靶浓度，麻醉医师应考虑到由当前靶浓度达到稳定的预期靶浓度所需要的时间。达到平衡所用时间有赖于药代学参数 k_{e0}，一般认为，大概需要 4～5 倍 $t_{1/2}k_{e0}$。就丙泊酚而言，其 $t_{1/2}k_{e0}$ 值为 2.67 min，这就意味着在 10～15 min，输注丙泊酚可以达到稳态的靶浓度。

在麻醉维持过程中，丙泊酚靶浓度是否能满足手术需要有赖于是否给予了阿片类药物。使用 TCI 技术时应该利用静脉全麻药和镇痛药之间的协同作用，如果不伍用阿片类药物，满足气管插管和外科切皮的丙泊酚 C_{p50} 值相当大（分别为 19.9 μg/ml 和 12.9～14.3 μg/ml）。如果临床上能接受因伤害刺激而引起的患者轻微的体动反应，则 C_{p50} 值可以降低至 6.8 μg/ml。氧化亚氮的使用可以降低所需丙泊酚靶浓度的 28%。

（四）苏醒

外科手术结束时，麻醉药最好处于患者能苏醒并恢复自主呼吸，同时又能提供良好镇痛的浓度水平。患者能够睁眼的丙泊酚浓度为 1～1.5 μg/ml。恢复时间取决于麻醉结束时的靶浓度水平以及药物的时量相关半衰期，但也与阿片类药物残余作用和是否给予术前药有关。患者苏醒取决于效应室药物浓度而非血浆浓度。麻醉结束时，效应室和血浆药物浓度变化不同。Kazama 等探讨了在丙泊酚长时间和短时间输注后患者的清醒浓度。短时间输注后，患者苏醒时血浆的 C_{p50} 值为 1 μg/ml，长时间输注为 1.6 μg/ml，但是两组患者苏醒时，其效应室的 C_{e50} 值均为 2.2 μg/ml。两组患者苏醒时血浆药物浓度的不同。

四、TCI 麻醉的局限性和展望

(一) TCI 系统的局限性

TCI 系统中的药代动力学模型不断地根据药物的分布和清除来计算其在机体各室之中的浓度。这些浓度值是所输注的药物至计算即刻的预计结果。TCI 系统能监测到注射器的变化,但是不能察觉其从一个患者到另一个患者的变化。这就要求对输注泵的用户界面进行管理,以确保药代模型在麻醉结束时停止计算,而在应用到下一个患者之前必须对药代学的一些相关参数进行重新设置,否则新患者实际的血药浓度将有可能低于 TCI 系统的预期值。

相反的情况是,如果在麻醉维持过程中,当输注泵出现故障(如断电),将丢失患者各室血药浓度的信息,在重新启动后,TCI 系统将把该患者视为新患者而重新开始药物输注,显然会导致药物过量。因此 TCI 系统在同一个患者身上不应该重新启动。

(二) 效应室 TCI

尽管麻醉医师在进行全凭静脉麻醉时倾向于使用血药浓度这个概念,但是决定麻醉药物药理效应的关键因素是其在作用部位(效应室或生物相)的浓度。效应室存在于脑内或脊髓,而目前的实验技术还不能来直接测量其药物浓度。血浆中药物浓度和效应室药物浓度会随着时间延长而趋于平衡,但我们还可以根据药物的效应来估计其在效应室的浓度。

同时慢速和快速静脉输注丙泊酚,血浆与效应室药物浓度之间的差别与输注速率以及药物在血浆和效应室之间的转运快慢有关。在慢速输注组,血浆与效应室药物浓度差别并不明显,二者的峰值几乎同时出现。

通过 BIS 或诱发电位建立的血药浓度和药物效应的趋势图明确显示了由于血药浓度和效应室浓度差别所引起的效应滞后现象。这种关系对于每一个药物都是存在的。我们可以用 k_{e0} 反映药物从效应室转运至中央室(血浆)的速率常数,而 $t_{1/2}k_{e0}$ 则是血浆及效应室之间平衡发生一半的时间。把 $t_{1/2}k_{e0}$ 应用到多室模型的药代动力学中,则可以据此估计输注过程中任何时间点的效应室药物浓度。

(三) 个体间变异

TCI 系统根据药代动力学原理自动完成预期的静脉给药以产生预计的麻醉或镇痛效应。然而它并不能满足个体间的药代动力学的差异。在不同的患者群体之间药代动力学参数也有较大差异,药效学上的差异可能比药代动力学更明显。事实上临床上并不要求绝对精确的靶浓度。系统误差在 ±10%,精确度在 ±30% 左右临床上就足够了。新近的研究热点在于找到其他影响药代动力学参数的因素,以减少变异性,提高 TCI 系统的准确性。这些因素包括年龄性别、失血性休克及同时注射其他药物等。许多研究报道了年龄对药代动力学参数的影响。

整合到 Diprifusor 中的参数主要是源于并适合年轻成年人。老年人的药代学随年龄增加出现以下变化:中央室容积、体重指数以及代谢清除率降低。输注速率应随着年龄而降低。年龄对 k_{e0} 值影响不大,但是有些文献对年龄在多大程度上影响效应浓度还存在争议。就阿片类药物而言,人体对阿片药物的敏感性随年龄增高而增强,但是这是源于药代学及药效学两方面的影响。

对于丙泊酚和芬太尼,成人的药代动力学参数不宜应用于儿童,而年龄特异性参数能提高准确性。整合了儿童药代动力学模型(例如Paedfusor和Kataria)的TCI技术已经在儿童得到广泛应用。儿童的丙泊酚药代学有一定变动,主要是增加了体重相关的分布容积和药物的清除率。药代参数的执行性能与成人类似,而所需的输注速率和靶浓度要高于成人。

临床上大多数静脉药物的输注方法都是受体重调节的。Diprifusor中所设定的用来计算中央室容积的药代学参数也是受体重调节的(V=0.228 L/kg)。此外,其他参数也与体重相关联,而药物分布代谢与体重的关系远比线性关系微妙。根据瘦体重来计算药物剂量的方法适用于丙泊酚、硫喷妥钠、美索比妥以及肌肉松弛剂。瘦体重的百分率与体重并非线性相关,它还受到身高和性别的影响。Schuttler和Ihmsen为丙泊酚提出了群体药代学参数值,该方面的资料是源于大样本的患者(n=272)以及大的体重范围(12～100 kg)。根据群体药代学,50 kg重的成年患者比110 kg需要更高的输注速率,而对于Diprifusor,其输注速率表示为μg/(kg·min),并不随体重变化而增减,因此对于肥胖和老年患者有可能导致药物过量。

贝叶斯预测法(Bayesian forecasting)是另一个可以降低变异性的方法。这种方法的目的是从血液测定来为特定患者再次计算“个体化”的参数值。研究表明,这能够增加阿芬太尼预期浓度的准确性,但是缺乏快速准确的即时药物测定限制了该方法的使用。由于ICU患者一般需要长期的静脉输注,而存在于患者之间甚至同一患者不同时间之间的变异性也非常大,因此这种精细的调整方法将有可能在ICU得以发展。

(四)其他麻醉药在TCI中的应用

镇痛是全凭静脉麻醉中的重要成分,目前已有TCI系统应用麻醉性镇痛药的方法。适用于TCI系统的理想镇痛药应该具有以下条件:在血与效应室之间的转运非常迅速;停药后药物浓度迅速下降;达到患者清醒和不抑制呼吸的水平。阿片类药持续输注较间断给药的益处在于:减少总用药量;血流动力学稳定;减少不良反应;减少追加;意识恢复迅速。

雷米芬太尼TCI已经广泛应用于全凭静脉麻醉。雷米芬太尼被非特异性的水解酶持续水解,这一独特的代谢机制使其恢复几乎不受持续输注时间的影响,持续输入长达10 h,其持续输注后半衰期始终不变,在长时间输注后恢复方面,较其他几种阿片类药有很大优势。雷米芬太尼镇痛效能不减,术后无呼吸抑制之虑。相反由于代谢过于迅速,停药后镇痛作用很快消失,必须预防性给予长效阿片类药物进行镇痛治疗。

已经有将TCI用于其他麻醉剂如咪达唑仑(用于短期的术后镇静)、氯胺酮以及依托咪酯的报道。与丙泊酚相比,这些药物用于TCI的临床经验还非常有限。由于管理的原因,能使用上述药物的TCI装置仅限于科研和医学训练,这可能是缺乏相应临床资料的原因。

如果TCI装置能同时给予几种不同作用的麻醉药,将是一个巨大的进步。利用TCI技术将静脉麻醉和镇痛药物联合使用已经带来了巨大的临床变化。TCI的整合系统也将能够更好地计算药效学之间的相互作用,以及预测患者的苏醒时间。这类系统还将包括监护和呼吸支持装置。

(五)TCI和镇痛

利用TCI技术给予阿片类药物进行术中镇痛已经在许多实验中得到研究。TCI用于镇痛的优势在于：可以快速地获得镇痛所需的血药浓度；使用$t_{1/2}k_{e0}$小的药物，可确保镇痛效应快速出现；使用短效药物以避免药物累积，同时通过维持靶浓度以确保长时间镇痛；能够快速改变镇痛所需的血药浓度。阿芬太尼和雷米芬太尼TCI用于重大腹部外科手术的良好临床效果已经得到证实，而舒芬太尼TCI却未能较手工输注显示更加明显的优势，这可能与其血浆和效应室药物平衡时间较长有关（$t_{1/2}k_{e0}$=5.7 min）。

术后利用TCI技术来输注镇痛药对患者提供了一个合理的方法来延续术中的镇痛效应。第一个将TCI技术用于术后镇痛的报道是对14个接受主动脉手术的患者输注阿芬太尼。阿芬太尼的浓度是以能提供满意的镇痛为标准，同时又不抑制呼吸。浓度调节由护士完成，每次根据患者需要及实际情况来增加或减低5 ng/ml。此后许多研究进一步证实了由患者自己输注阿芬太尼和雷米芬太尼的安全性和有效性，所有研究都报道了患者对镇痛的满意率很高。与传统的吗啡PCA相比，TCI镇痛最大的优势是使用短效阿片药来快速而精确地控制疼痛，但将TCI镇痛推广到临床日常工作还需要进行大量的相关研究。

（六）TCI和患者自控镇静

丙泊酚静脉麻醉被广泛用于为手术室外诊断或治疗操作提供合适且安全的镇静，给药方式既可以为医师控制也可以为患者自控镇静。患者对镇静的需求千差万别，在达到稳态的血药浓度以前，药物的镇静效果变异很大，而达到稳态浓度需要很长时间。Irwin等将TCI技术和患者自控镇静技术结合起来进行研究。在该项实验中丙泊酚TCI的靶浓度开始于1 μg/ml，患者通过一次按压可增加0.2 μg/ml，锁定时间为2 min，最大允许的靶浓度为3 μg/ml。如果患者在6 min内没有按压，系统将自动将靶浓度减小0.2 μg/ml。平均0.85 μg/ml的靶浓度就可以提供满意的镇静效果，但个体间差异很大。曾有研究者用类似上述的患者自控镇静系统，来评价门诊患者术前使用丙泊酚的镇静效能。其结果显示，使用上述技术，能够快速有效地降低患者的紧张程度。新近发表的系统性回顾和荟萃分析比较了迄今为止13项共纳入1 103例患者，采用医师控制或患者自控丙泊酚镇静接受诊断或治疗操作的研究，结果表明，患者自控丙泊酚镇静不仅不会增加术中缺氧的风险，而且还可以降低过度镇静的风险，对丙泊酚用量及术者和患者的满意度无影响。但是，这一方法的风险和收益仍有待于进一步更大样本高质量的研究。通过对初始血药浓度、单次增加血药浓度、锁定时间以及最大允许靶浓度的调整，在提供足够镇静同时，来完善系统的安全性和灵活性。此外，将TCI技术和患者自控镇静系统联合使用在ICU也将有用武之地。

（七）反馈控制系统

TCI系统可以维持一个稳定的预设靶浓度，但并不能自动适应外科手术刺激或其他因素引起的麻醉期间的生理波动。解决的方法是将TCI设计成一个闭环系统，闭环药物输注系统使用脑电图频率中位数、双频谱指数和听觉诱发电位来控制静脉麻醉药的输注，其目的就是根据药物剂量-效应关系的基本原理，根据临床效应的变化，调节药物输注速率来维持合适的麻醉深度。然而即使是设计成闭环系统的TCI，也有很多问题。首先感受到伤害性刺激以及对伤害性刺激做出反应，加深麻醉都需要一定时间；其次在伤害性刺激发生前用药与伤害性刺激引起机体反应后再用药，其效果、用量和反应差别很大，难以连续且可靠地测量药物的即时临床效应，此外闭合环路麻醉还要求几种麻醉药同时输注,且能够预计不同的外科时间(如切皮时间),因此目前这种系统虽已显示出临床应用优势,但还有待深入研究。闭合环路麻醉虽然在短期内难以成为常规选择,但它对了解麻醉辅助用药(诸如阿片类药物)的效果以及比较不同静脉麻醉药和挥发性麻醉药的等效剂量提供了一种有价值的评估方法。

五、静脉麻醉方法在特殊手术中的应用

脑外科手术的麻醉维持可以采用吸入麻醉药、阿片类镇痛药辅以表面麻醉的平衡麻醉方法,但由于吸入麻醉药会以剂量依赖方式降低脑血管的自主调节能力,引起脑血管扩张从而升高颅内压,并且可能干扰诱发电位的监测信号,所以通常建议使用0.5 MAC以下的较低浓度。因此,使用丙泊酚全凭静脉麻醉是较好的选择,同时输注短效阿片类药物如雷米芬太尼可以提供良好的术中镇痛、减少肌松药用量、术后苏醒迅速并且有利于早期术后神经功能的评估。颅内压升高的患者应禁用氯胺酮,因其可以增加脑血流和脑组织代谢率。

合并神经肌肉疾病的患者,例如运动神经元病、周围神经病变、神经肌肉接头疾病和肌病的患者,如果必须实施全麻,应警惕吸入麻醉药诱发恶性高热的可能。建议使用短效药物如丙泊酚、雷米芬太尼,而应避免使用琥珀胆碱。此类患者使用非去极化肌松剂时药物作用时间延长,因此大多建议尽可能不用或减少用量,或者在严密的肌松监测条件下根据临床需要滴定用量并且常规使用肌松拮抗。而抗胆碱酯酶药物可能引起高钾血症,因此,使用舒更葡糖拮抗罗库溴铵或维库溴铵的术后残余肌松作用可能对此类患者更为有利。

儿童门诊检查或治疗的麻醉需要密切团队合作,由于地处偏远,通常没有吸入麻醉药挥发装置,静脉麻醉成为患儿舒适化诊疗的不二之选。特别是儿科肿瘤接受放疗的患儿,由于肿瘤部位不同,放疗期间的呼吸和循环管理对麻醉医师是个重要挑战,尽管可供选择的药物很多,但大多数情况下都会用到丙泊酚(单独或复合其他药物)静脉麻醉,其余还包括氯胺酮、咪达唑仑、右美托咪定等。雷米芬太尼因为通过血浆非特异性酯酶水解,即使在早产儿也可以安全使用。应尽可能选择无创气道装置,保持呼吸道通畅,保留自主呼吸,采用鼻导管吸氧并进行呼气末CO_2监测。

日间手术麻醉管理的目标是加速患者康复,使患者尽早达到离院标准,并尽可能减少麻醉相关并发症。可能干扰患者出院时机的麻醉因素包括术后恶心呕吐、行为异常及呼吸循环系统并发症。尽管从术后恢复时间来看,静脉麻醉并未明显优于吸入麻醉,但静脉麻醉因其苏醒期平顺,术后恶心呕吐发生率低而存在一定优势。

脊柱手术患者,为便于早期发现脊髓损伤,术中可能需要实施脊髓监测,包括唤醒试验、运动诱发电位(MEP)和体感诱发电位(SSEP)监测等。吸入麻醉药和大多数静脉麻醉药均可抑制MEP和SSEP,但以吸入麻醉药更为明显,此时可采用丙泊酚静脉麻醉。监测MEP期间不能追加肌松剂,雷米芬太尼的使用便于控制性降压的实施和缩短术后苏醒时间,且不增加术后并发症的发生率。

六、总结

毫无疑问,TCI极大地改善了麻醉药静脉输注的给药方式。目前,尽管TCI的某些性能仍有待进一步发展,但许多生产厂家都能够提供高度精确可靠的TCI系统。从经济角度来看,尽管TCI增加了

用药量,但是改善了围术期患者的生理及精神状况,而且对如何提高医疗服务质量提供了一种新的可能。将TCI技术与短效镇痛药联合应用的可行性已经得到研究证实。经过多年临床经验的积累,目前,TCI可以被认为是"最佳"的能够获得稳定血药浓度的静脉麻醉药物输注技术。最终,麻醉医师将拥有一个类似吸入麻醉剂挥发罐的价格低廉的静脉麻醉药物输注装置。TCI系统将使方便地运用复杂的药代学及药效学概念成为可能,而这无疑会给患者带来巨大的临床利益。

总之,随着麻醉医师在围术期医学中地位重要性认识的提高、日间手术日益增多、患者对舒适化医疗需求的增加以及加速康复理念的普及,选择何种麻醉方法及药物需要着重关注患者手术和麻醉后的临床结局。静脉给药技术的提高、新的静脉麻醉药物问世以及静脉麻醉给药设备的不断改进极大促进了静脉麻醉在临床中的应用。尽管全凭静脉麻醉和吸入麻醉各有利弊,二者如何选择仍然存在较多争议,但静脉麻醉方法以其所需仪器设备简单、麻醉诱导平稳、苏醒期舒适、早期恢复满意度高、术后恶心呕吐发生率低以及在一些特殊手术中优于吸入麻醉的特点而具有广阔的应用前景。

(朱　波)

参 考 文 献

［1］ Miller R D. Miller's Anesthesia. 7th ed. Philadelphia: Churchill Livingstone, 2009.

［2］ Alex S E, Mervyn M. Anesthetic Pharmacology: Physiologic Principles and Clinical Practice. Philadelphia: Churchill Livingstone, 2004.

［3］ Marinella A, Pablo M I. Perioperative medicine in pediatric anesthesia. Switzerland: Springer, 2016.

［4］ Irwin M G, Thompson N, Kenny G N.Patient-maintained propofol sedation. Assessment of a target-controlled infusion system. Anaesthesia, 1997, 52(6): 525－530.

［5］ Kreienbühl L, Elia N, Pfeil-Beun E, et al. Patient-Controlled Versus Clinician-Controlled Sedation With Propofol: Systematic Review and Meta-analysis With Trial Sequential Analyses. Anesth Analg. 2018 May 9. doi: 10.1213/ANE.0000000000003361.

第39章
喉上气道装置

喉上气道装置（supraglottic airway device, SAD）是介于面罩与气管插管之间的气道管理工具，以1983年英国麻醉医师Archie Brain最早发明的喉罩通气道（laryngeal mask airway, LMA）为典型代表。在过去的近40年中，各种不同类型的SAD相继问世，并在临床实践中普遍应用，对患者的气道管理产生了重要的影响，尤其是舒适化医疗、院前急救、麻醉诱导和维持方式、气道和呼吸管理、术后早期康复和日间手术等方面。本章通过对最新文献的回顾以及与临床实践经验结合，介绍与SAD相关的上呼吸道解剖、SAD的结构和功能的演变、SAD在气道管理中的作用、SAD在各科手术操作中的应用以及SAD对围术期医学的影响。为麻醉医师深入了解此类气道管理工具的功能及其在围术期医学中发挥的作用提供参考。

第一节　与喉上气道装置相关的上呼吸道解剖

SAD与上呼吸道的解剖关系密切，二者相互影响。使用SAD进行气道管理就必须对气道解剖有清晰的了解。临床上将口、鼻、咽、喉部称为"上呼吸道"。最重要的解剖区域是口腔、咽部和喉部，因为SAD置入的时候必须经过它们并且放置其中。处于或围绕这些区域的解剖结构包括舌、扁桃体、会厌、食管括约肌、环状软骨和复杂的血管、神经及腺体导管等。这一章将阐述基本的解剖内容，并分析与实用解剖相关的知识。

一、口腔

（一）牙齿和义齿

成人上下共有16对牙齿而小孩有10对。观察牙齿排列结构，检查是否存在牙周炎、龋齿、松动齿、齿残缺零乱不全、门齿过长或前耙、全口无牙、全口义齿等。牙齿是SAD插入路径的开始。尖利的牙齿可损伤通气罩囊，牙关紧咬时会损伤通气导管或造成气道阻塞。使用SAD也会损伤牙齿，尤其是在拔出SAD时。SAD的插入和固定对于缺齿或无牙齿的患者可能会更加困难。

（二）下颌骨

下颌骨分为体部及升支部，下颌升支部上方有两个骨性突起，在后方者称为髁突，在前方者称为喙突。升支部内侧面有下颌孔,外侧面有颏孔,二者通过下颌管相通,内有下牙槽神经通过。SAD 的置入有可能会损伤下牙槽神经。下颌骨髁突和颞骨关节面构成颞下颌关节,颞下颌关节在很大程度上决定了置入 SAD 和口腔内操作时的张口度,提下颌可以使舌和会厌从后咽壁脱离,增加咽的前后径,这有利于 SAD 的置入并减轻气道阻塞;提下颌还有助于了解置入 SAD 前的麻醉深度是否合适。

(三)口腔上壁(腭)

口腔上壁由骨性硬腭和肌性软腭组成。硬腭将口腔和鼻腔分开。软腭分离口咽部和鼻咽部,可以防止吞咽的时候食物进入鼻腔。软腭的后缘为游离缘,在两侧延续为咽门的前后咽弓(咽腭弓和舌腭弓),在正中延续为悬雍垂。置入 SAD 时悬雍垂可能会受到损伤。口腔上壁形成了置入通路的第一部分,在 SAD 置入咽部前可以作为 SAD 暂时留滞的平台。口腔的形状影响通气罩囊进入口咽部的角度,如果腭和口咽部的夹角(口轴和咽轴形成的口咽角)小于 90°,置入时易在口腔的后部遇到阻碍,所以摆好头颈体位使得口咽角大于 90°。SAD 前端抵达咽部时采用旋转的手法有助于 SAD 的置入。置入完成后,硬腭可以作为 SAD 通气导管的留滞部位。

(四)口腔底部:舌和下颌舌骨肌群

口腔底部是由舌和下颌舌骨肌群组成。舌下最明显的结构是舌系带。舌的肌肉可划分为舌内肌和舌外肌。舌的血液供应来自颈外动脉的舌支。舌的感觉由三叉神经的舌支、面神经和舌咽神经支配。除腭舌肌外的所有舌内肌和舌外肌的运动都由舌下神经支配。腭舌肌是由迷走神经咽丛支配。舌体越大,SAD 插入和口腔内操作的空间越小。当舌体被推向后方,如舌体过于肥大,可能会造成口咽部入路的阻塞,这可能是直接阻塞作用或是舌体使会厌向后卷曲,紧贴后咽壁造成的。如果 SAD 位置不良,供应和支配舌体的神经血管组织可能会受压,导致舌缺血、舌系带损伤、舌神经损伤和舌下神经损伤等。

(五)唾液腺

唾液腺有三个:腮腺、下颌下腺和舌下腺。腮腺分泌浆液性分泌物,下颌下腺分泌浆液黏液性分泌物,舌下腺分泌黏液性分泌物。当 SAD 面向第二磨牙时,可能会压迫腮腺导管,引起腮腺的急性水肿。下颌下导管在舌旁走行于口腔底部的黏膜下,可能会受到 SAD 的压迫,造成下颌下腺急性水肿。

二、咽

咽是一条长约 14 cm 的肌筋膜性管道,上起颅底,下达第六颈椎平面,并在此处续接食管。它由咽上、咽中和咽下缩肌构成,三者向前分别开口于鼻腔,口腔和喉腔。咽可分为鼻咽部、口咽部、喉咽部和下咽部四部分,包括舌在咽的部分、扁桃体、会厌和喉四个重要的结构。咽的动脉供应来自甲状腺上动脉和颈外动脉的上行分支。舌咽和迷走神经借咽神经丛发出的咽部分支分别支配着咽部的感觉和运动。咽是 SAD 置入相关的主要解剖区域,咽内部空间的大小影响密封效果;也是术后出现气道问题的主要部位,容易受到损伤。

（一）鼻咽

鼻咽腔是鼻腔鼻后孔向后方的直接延续，上达颅底，下至软腭平面，长度约为 2.1 cm，左右径约为 1.5 cm。SAD 置入时可能受到软腭的阻碍和损伤相关部位。

（二）口咽

口咽部是口腔向后方的延续部，位于软腭与会厌上缘平面之间，经咽峡与口腔或鼻咽部相通。口咽部是 SAD 置入通路的中间部分，也是 SAD 置入后停留的部位，其黏膜所受压力最高。口咽部最重要的解剖结构是扁桃体，当扁桃体肥大或向舌生长时可能会阻挡 SAD 的置入，并可能会受到损伤。

（三）喉咽

喉咽上起于会厌上缘平面，下至 C_6 椎体下缘平面，与食管相延续。喉咽是置入通路的倒数第二段，SAD 的通气罩囊大部分是处于该部位。喉咽是通气罩囊封闭呼吸道的地方，它的空间大小和形状可以影响 SAD 的置入和封闭效果。喉咽部包括会厌和喉两个重要结构。会厌突出到 SAD 的置入通路中，可能会阻碍 SAD 的放置并受到损伤，特别是会厌比较大、下垂或者有病理改变的时候。会厌常会停留在 SAD 通气口的栅栏上，阻碍气流，或影响检查工具从通气口的进入。因会厌喉面黏膜的感觉受喉上神经内支支配，敏感度极强，临床上在用直喉镜片挑起会厌压迫其喉面时，易诱发喉痉挛及咳嗽，但会厌舌面黏膜由舌咽神经舌支支配，敏感度较弱，故使用弯喉镜片插入会厌谷刺激会厌舌面时，不易导致喉痉挛及咳嗽。而 SAD 置入时无须刺激会厌喉面和声门下气道，对患者刺激小，较浅的麻醉下患者也能够耐受，这是 SAD 的优势所在。

在喉咽的后下方与食管上括约肌之间形成了漏斗状的"下咽部"，一些解剖学者将下咽部和喉咽部合为一体称为喉咽部。下咽部位于杓状软骨和环状软骨的后方和下方。下咽部长约 3.5 cm，上界是杓状软骨的上缘平面，下界为食管上括约肌平面，前壁是覆盖有黏膜的杓状软骨（上 3/7），前下是覆盖着黏膜的环状软骨骨板（下 4/7），侧面是梨状隐窝的下部，后方是下括约肌的脊，它向下缩窄为食管上括约肌（图 39-1）。

SAD 就是根据喉咽部的形状设计的。SAD 前端就是置入下咽部，充起通气罩囊后可封闭食管上端，SAD 充填了整个喉咽部，此时 SAD 的中部前方对向喉口以便通气。

三、喉

喉位于颈前部、喉咽部的前方，上与喉咽部相通，下与气管相通。喉完全开放时，有利于气体的交换；部分开放并经调整后，可以发声；吞咽时关闭可以防止反流误吸。喉位于置

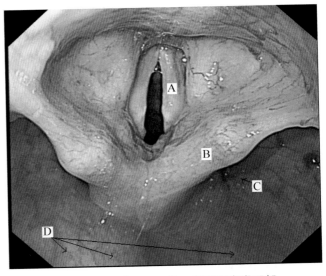

图 39-1 胃镜视野下从口咽部观察喉咽部

图片来源于首都医科大学附属北京友谊医院消化内镜中心。A=声带，B=杓状软骨，C=下咽部，D=后咽壁

入通路的倒数第二段,可能会影响SAD的插入。如果通气罩囊的位置不良,通气和经SAD插入辅助工具都会变得很困难。置入SAD的动作不当可能会严重损伤喉,引起喉痉挛、喉出血和喉破裂。

(一)喉软骨

喉以软骨为支架,包括关节和肌肉,内衬黏膜。软骨包括三块单个的软骨:甲状软骨、环状软骨和会厌软骨以及三块成对的软骨:杓状软骨、小角状软骨和楔状软骨。甲状软骨的异常会阻碍SAD的顺利置入,对甲状软骨轻微加压可以提高气道封闭的效果。对环状软骨加压会影响SAD的置入和经SAD气管插管。SAD的置入可能会损伤杓状软骨,引起环杓关节脱位,导致患者声音嘶哑。

(二)声门入口

声门入口由会厌、杓状会厌襞和杓状软骨构成。会厌形成上部曲线,而杓会厌襞和杓状软骨形成下曲线。杓状会厌襞包括两块软骨:小角软骨处于接近中央的位置,楔状软骨在襞的中间节段。这两块软骨加固了杓状会厌襞的外壁,防止吞咽时食物流经梨状隐窝。

(三)声带

喉侧壁有两对平行的黏膜襞:前庭襞和声襞,二者附着在杓状软骨的后下方和甲状软骨背面的前上方。前庭襞(假声带)由纤维组织组成,位于最外侧;声襞(真声带)由声韧带组成,位于最内侧。SAD的置入不当可能会损伤声带,导致患者声音嘶哑。

(四)韧带和肌肉

喉部的肌肉可分为控制喉部空间(喉内肌)和活动整个喉部(喉外肌)的两组,起到提高胸膜腔内压、提高腹内压、改善肺泡通气的有效性和反射性关闭气道的作用。

(五)神经和血管

喉由迷走神经的两个分支支配:喉上和喉返神经。喉上神经内支支配从喉到声带的黏膜,外支支配环甲韧带。喉返神经支配声带平面以下的黏膜和除环甲肌之外的所有喉内肌。血液供应来自从上、下甲状动脉发出的上、下喉动脉。当喉返神经进入喉部,向深处走行至咽下缩肌下缘的时候,可能会受到SAD通气罩囊压迫,引起患者声带麻痹。

第二节　喉上气道装置的结构与功能

一、喉上气道装置结构的演进

LMA是SAD中的典型代表,而且LMA是英国LMA公司的注册专利商品名,其他的类似装置不能称为LMA。SAD是以柔软和弹性的通气罩囊填充口咽腔以支撑声门上气道开放,并保证密闭性。与气管插管相比,此结构使各种SAD均具备损伤较小和放置简单的特点。

（一）第一代LMA

第一代LMA即Classic LMA（图39-2A），是由通气导管和可充气的通气罩囊组成，可代替气管插管进行短小手术的麻醉，因密封压低主要推荐自主呼吸下的气道管理。继而出现的可弯曲LMA（Flexible LMA）（图39-2B），通气导管比较柔软可向多个方向弯曲而固定，因接头不占面部空间，避免了Classic LMA的通气导管阻碍术野的缺点，更适合头面部手术的麻醉。双管LMA，如ProSeal LMA（图39-2C）和Supreme LMA（图39-2D），改进了通气罩囊，增加了食管引流通道，能够提供更好的密闭性，减少了误吸的发生率，能适应更多类型和更长时间的手术，包括腹腔镜手术、侧卧位甚至俯卧位的手术，并可推荐用于正压通气。因此，双管LMA亦被称作加强型LMA，被认为是第二代SAD。

（二）插管型SAD

一部分插管型SAD是在第一代LMA基础上发展而来，如Ambu® Aura-i™ LMA；另一部分是在第二代LMA基础上发展而来，如鸣人喉罩（BlockBuster®）（图39-2E），可经SAD的通气导管插入气管导管，也方便了SAD的可视对位，使麻醉医师更容易将SAD插到良好位置，并根据手术要求随时通过喉罩进行气管插管。鸣人喉罩及其配套的BlockBuster导管有其结构的特点，较好地实现了第二代SAD的功能并可方便地完成经SAD气管插管。鸣人喉罩的通气导管为椭圆形，明显减少了气管插管的阻力；通气导管的出口有30°～40°的斜坡，有利于气管导管抬起对准声门方向（图39-2F）；在通气导管出口侧方有通气侧孔起到会厌栅栏的作用。配套的BlockBuster气管导管设计尖端与导管中心线一致，类似半个子弹头形状（图39-2G），质地较软，有利于经中线插入声门，减少对声门周围组织和声带的损伤，经鸣人喉罩气管插管的成功率大于95%。有关鸣人喉罩的多中心研究提示，型号3.0适应中等身高的成年女性和较矮的成年男性，对正常体型者体重最佳适应范围是40～60 kg；型号4.0适应中等身高的成年男性和较高身材的成年女性，对正常体型者体重最佳适应范围是55～70 kg；型号5.0适应较高身材的成年男性，对正常体型者体重最佳适应范围是80～100 kg。对于病态肥胖患者SAD型号的选择不能简单按照体重，在BMI＞40的患者中，型号4.0的鸣人喉罩可适合大多数中等身高者，即使体重在120～150 kg，而5.0号更适合较高身材者。研究发现，各种型号SAD之间有重叠现象，应当准备两个以上型号的SAD备用，以适应每个患者。鸣人喉罩的型号和特征详见表39-1。BlockBuster气管导管的型号和特征详见表39-2。鸣人喉罩与之相配套的器械的型号和要求详见表39-3和图39-2H。

表39-1　鸣人喉罩的型号和特征

规格	主 体 管 道					通气罩囊使用充气量（ml）	通气罩囊最大承受容量（ml）
	通 气 导 管		食 管 引 流 腔				
	最小内径（±5 mm）	最小内腔容量（ml）	内径（±5 mm）	长度（±5 mm）	弧度		
1.0	8.8	4	3.2	106		4	6
1.5	9.8	5	3.9	127	90°～110°	7	10
2.0	10.5	7	4.6	144		10	15

（续表）

规格	主体管道					通气罩囊使用充气量（ml）	通气罩囊最大承受容量（ml）
	通气导管		食管引流腔				
	最小内径（±5 mm）	最小内腔容量（ml）	内径（±5 mm）	长度（±5 mm）	弧度		
2.5	11.1	9	5.1	184		14	21
3.0	12.5	12	6.0	200	90°～110°	20	30
4.0	12.5	12	6.0	210		30	45
5.0	14.5	14	6.0	225		40	60

表39-2 BlockBuster气管导管的型号和特征

规格	通气导管				通气罩囊	
	内径（mm）	外径（mm）	有效长度（±5 mm）	导引部长度（±2 mm）	充气长度（±3 mm）	充气直径（±15%）
3.0	3.0	5.0	207	7.0	16.0	10.5
3.5	3.5	5.7	218	8.0	17.5	11.5
4.0	4.0	6.1	230	9.0	18.0	12.5
4.5	4.5	6.7	242	10.5	22.0	18.5
5.0	5.0	7.4	253	12.0	22.0	18.5
5.5	5.5	7.9	265	13.0	24.5	22.2
6.0	6.0	8.5	287	15.0	24.5	22.2
6.5	6.5	9.1	293	16.0	28.0	22.5
7.0	7.0	9.5	306	18.0	32.5	23.5
7.5	7.5	10.2	308	20.0	33.0	24.5
8.0	8.0	11.0	310	22.0	34.5	25.5

表39-3 喉罩与之相配套的器械的特征和要求

喉罩规格 器械最大规格	1.0	1.5	2.0	2.5	3.0	4.0	5.0
纤维支气管镜外径（mm）	3.0	3.5	4.0	4.5	＞5.0	＞5.0	＞5.0
BlockBuster导管最大型号	3.5	4.0	5.0	5.5	7.0	7.5	8.0

（三）免充气SAD

SAD还有一种免充气类型，临床常用的有SLIPA和i-gel。SLIPA外形更贴合咽腔形状，有较大的分泌物储存腔，选择型号合适时固定较牢，方便吸引分泌物，在一定范围内减少了反流误吸的概率。i-gel质地软，插入简便易学，有可插管型号，更适合急诊及手术室内紧急气道的应用。免充

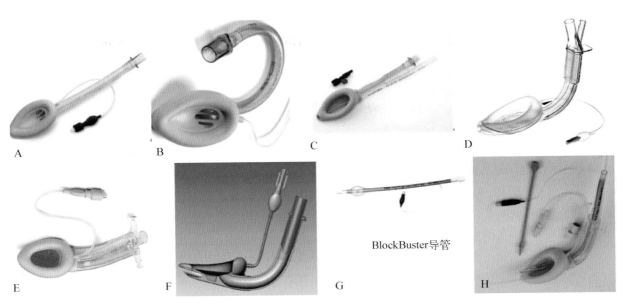

图39-2 各种常用喉罩及其相关器具

A：第一代经典LMA（图自《现代麻醉学》第4版）；B：第一代可弯曲LMA（图自《现代麻醉学》第4版）；C：第二代双管LMA（图自"泰利福TELEFLEX"网站）；D：第二代至尊LMA（图自"泰利福TELEFLEX"网站）；E：鸣人喉罩外观结构图；F：鸣人喉罩正中矢状面内部结构图；G：BlockBuster导管；H：鸣人喉罩及其配套工具

气SAD减少了充气放气的操作步骤，应用更加简便，但选择型号要合适，可以备好上下两个规格的喉罩。

二、SAD 的临床意义

围术期医学强调术后早期康复，SAD作为气管插管的替代，使患者不再经受喉镜对口腔的压迫和导管对声门气管的刺激，能够明显减轻建立气道过程中的组织损伤和有效降低术后气道相关并发症。比气管插管更简单快捷的放置方式使短小日间手术能更快地进行麻醉，加快了周转效率。同时，SAD整体为软质PVC或硅胶材质，对口咽腔刺激较轻，置入SAD所需的麻醉深度较气管插管更浅，因此对于某些手术刺激强度比气管插管刺激强度更小的手术类型，如泌尿科软镜手术、妇科宫腔镜手术、耳科外耳或鼓膜手术等使用SAD，麻醉诱导和维持可以使用更少的药物，也就意味着更快更完全的恢复。

插管型SAD出现以后，对于困难气道患者，它能有效支撑口咽腔组织，保持声门上气道通畅，也可根据病情和手术需求随时进行气管插管，为更安全更灵活的气道管理方案提供了保障，尤其对于肥胖所致气道狭窄型的困难气道，插管型SAD是诱导后建立气道的首选工具。同时，插管型SAD的通气导管具有足够宽大的口径。使用纤维支气管镜或电子软镜可以通过通气导管进入SAD而到达声门上，借此判断SAD位置是否良好。如果声门正对导气管出口，说明SAD位置良好，也说明经SAD气管插管的成功率会很高。另外，胸外科的快通道胸腔镜手术对术后早期康复提出了较高要求，而传统的双腔管刺激大，对位耗时耗力，不能满足需求。使用插管型SAD建立气道，术中小潮气量控制呼吸，复合椎旁阻滞，既能满足手术要求，又减少了麻醉用药，术后苏醒快，并发症少，有利于康复。如果术中术式发生变化，需单肺通气，也可经插管型SAD置入封堵管解决。

　　SAD的普及应用从院前急救到日间手术开展,从改变麻醉方式到改善术后康复,对改善围术期医学起到了积极的作用,为患者的舒适化医疗提供了必要的工具,将会在临床上越来越普及。

第三节　SAD在气道管理中的作用

一、SAD在困难气道管理中的作用

　　虽然1980年英国麻醉医师Archie Brain引入LMA是作为一个常规的气道管理装置,但是临床医师很快发现LMA在困难气道的管理中起作用。随后的一项前瞻性研究中发现,23名患者中有两名患者存在困难气管插管,但是二者均不存在LMA置入和通气困难,所以认为LMA可能在困难气道处理方面有特殊价值。

　　困难气道是指具有五年以上临床麻醉经验的麻醉医师在面罩通气时或气管插管时遇到困难的一种临床情况。困难面罩通气是指有经验的麻醉医师在无他人帮助的情况下,经过多次或超过1 min的努力,仍不能获得有效的面罩通气。困难气管插管则是指无论存在或不存在气管病理改变,气管插管需要三次以上努力。根据麻醉前的气道评估情况可将困难气道分为已预料的困难气道和未预料的困难气道。此外,根据是否存在困难面罩通气将困难气道分为非紧急气道和紧急气道。

　　SAD在成人和儿童困难气道的管理方面均能起到较大作用。一项观察性研究表明有94.1%无法面罩通气且无法气管插管病例可通过SAD置入而达到抢救通气。在一个独立儿童研究中心的77 272例全身麻醉病例中,有459例病例存在困难气道,其中109例将SAD作为首选,在这些病例中SAD的成功使用率为96%。

　　在可预料的困难气道中,通过充分表面麻醉或保留自主呼吸的浅全麻下首选自己最熟悉、最有把握的气道工具进行声门显露。置入SAD也是一种方法,但应注意对口咽腔组织的保护,切记暴力。在成功置入SAD后观察呼吸情况,随后可通过SAD的通气导管进行纤维支气管镜检查,确定SAD的声门对位,如有必要可对声门下气道镜检后,纤维支气管镜引导下经SAD插入气管导管。

　　在未预料的困难气道处理流程中,3+1次气管插管失败后应转入方案B,SAD成功置入后给了麻醉医师一个思考机会,可以停下来想一想下一步气道管理方案:将患者唤醒,经SAD气管插管,使用SAD完成手术或者气管切开或环甲膜切开。如果SAD尝试置入次数达到3次后仍不能通气,则应转入方案C。对于在气管拔管风险的病例实施气管拔管时除了采取清醒气管拔管、延迟气管拔管、气管切开外还可以采取更高级的技术,如使用SAD替换气管导管、瑞芬太尼技术及使用换管器。有研究表明SAD替换气管导管的方法要优于清醒气管拔管或深麻醉下气管拔管,且避免了气管导管刺激对心血管的影响。SAD替换气管导管有两种方法,一种是拔出气管导管后置入SAD;另一种是置入SAD后再拔出气管导管。如果患者张口度正常情况下,推荐第二种。原因是SAD体前端会从气管导管下方滑向食管开口,此时气管导管会有"夹板样"作用以防止会厌下折。在实施该操作时,应注意以下几点:① 100%氧气通气;② 加深麻醉或必要时追加肌松药;③ 喉镜声门显露后进行直视下对口咽腔分泌物吸引;④ 从气管导管下方置入抽了气的SAD;⑤ 确保SAD前端位置正确;⑥ 给SAD通气罩囊充气;⑦ 将气管导管套囊放气的同时保持气道正压;⑧ 通过SAD通气导管通气。

　　SAD的外形无论是在解剖结构还是在生理方面都比面罩或气管导管更加匹配气道。SAD的出现为面罩和气管导管之间建立了桥梁。虽然SAD可以帮助麻醉医师解决一部分困难气道的问题，但其仍旧具有局限性。在困难气道处理前，要做好充分的气道评估，具体问题具体分析，永远对困难气道心存敬畏之心。

二、SAD对气道的保护作用

　　气道管理不仅限于困难气道处理，更多的是预防正常气道的损伤。SAD的外形和功能介于气管插管和面罩之间，其置入对气道的损伤及对循环的刺激要明显小于气管导管，但是在SAD置入过程中及通气罩囊对口咽腔组织的持续压迫仍旧能够产生损伤。谈及SAD对气道的保护作用主要是相对于气管插管而言。

　　众所周知，气管插管能够导致急性的气道损伤，例如声门或声门上区血肿、声门黏膜的撕裂、声带肌肉的撕裂、杓状软骨半脱位、气管破裂、纵隔气肿等。有研究表明虽然常规气管插管后气管支气管撕裂伤的发生率为1/20 000，但是气管插管导致气道黏膜损伤的比例却比较高。在全身麻醉气管插管后仅有31%的患者没有喉部形态学改变或功能紊乱。在172例呼吸窘迫综合征新生儿气管插管后导致的急性气道损伤评估中显示黏膜或黏膜下坏死的发生率为63.3%，严重气道损伤的发生率为15.8%。Tu等发现当使用空气和混合气（氧化亚氮50%和氧气）分别将气管导管的套囊充气至$30 \sim 40\ cmH_2O$时，气管黏膜损伤的比例分别是79%和37%。目前认为气道损伤的主要原因是气管导管尖端对气管的机械摩擦以及通气导管和罩囊对黏膜的压迫。

　　Su等的研究中提出了声门下气道黏膜损伤的分级和评分系统：0级，黏膜正常，无损伤（0分）；1级，黏膜充血水肿和（或）轻度的黏膜下血肿（1分）；2级，中度的黏膜下血肿（2分）；3级，黏膜缺损和（或）黏膜出血（3分）（图39-3）。声门下气道损伤评分是指对声门到隆突的各软骨环范围内的最高损伤评分点的分值进行求和。该研究中对比了普通气管导管、加强型气管导管和BlockBuster气管导管经Glidescope视频喉镜气管插管阻力和声门下气道损伤，研究发现尖端经过改良且管体呈直型的BlockBuster气管导管的插入阻力明显降低和声门下气道损伤明显减轻。

　　SAD维持通气不仅避免了气管导管对声门下气道的直接损伤，而且避免了喉镜显露声门这一环节。虽然视频喉镜能够降低气管插管失败次数，改善声门视野及减少气道损伤等，但是视频喉镜仍有导致气道损伤的风险，如腭咽弓穿孔，腭舌弓穿孔及软腭穿孔等（图39-4）。使用视频喉镜气管插管导致声门上区域损伤的可能与视频喉镜的镜片角度过大有关，导管从进入口腔至尖端到达摄像头水平这段距离是一个盲区，此时操作者应该直视患者口腔，尽量减少盲区范围。此外气道损伤与使用硬质管芯或在插入气管导管时用力过大有关。

　　目前SAD常规用于临床是因为其相比气管导管有很多优势。一项荟萃分析表明SAD比气管导管引起患者恢复期咳嗽、喉痉挛、术后咽痛、声嘶及恶心呕吐的发生率低。此外SAD的使用能够改善呼吸和循环以维持稳定，减少对呼吸道假复层纤毛柱状上皮的影响，减少麻醉药物的使用等。虽然SAD有多方面的优势，但是在临床使用中仍有局限性，如手术体位影响、误吸、术中漏气等。SAD的发展是现代气道管理的一个里程碑，麻醉医师应根据病例特点综合考虑气道管理方案。

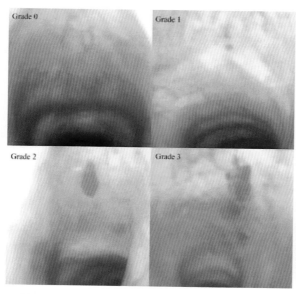

图39-3　声门下气道黏膜损伤的分级和评分系统

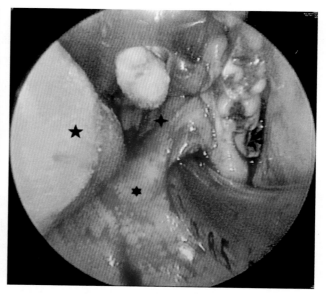

图39-4　视频喉镜所致的软腭穿孔

三、SAD对全麻患者安全诱导的影响

患者不会因气管插管失败死亡，只会因通气失败死亡，即使对麻醉前气道评估没有发现问题的患者，全身麻醉的快速顺序诱导也存在不能通气和不能气管插管的风险，如何降低快速诱导的风险是每个麻醉医师所关注的问题。声门上气道工具正是介于面罩和气管插管之间的新型的通气工具，提升了全麻诱导及气道管理的安全性和舒适性，有效降低了不良事件的发生率。2013年ASA困难气道管理指南指出SAD在困难面罩通气和困难气管插管方面的重要作用。在非紧急气道的处理中，既可直接采用SAD进行通气完成手术，亦可通过SAD进行气管插管；而在紧急气道处理流程中，SAD已成为一个紧急通气必要的气道备用装置。2015年DAS困难气道管理指南指出，对于未预料的困难气道首选置入SAD维持通气，保证患者的安全，为操作者提供足够的思考时间。

SAD作为一种新型的气道管理工具，因其具有操作简便、易于掌握、损伤小等特点，已被广泛用于全身麻醉的气道管理。喉镜检查和气管插管均可导致强烈的有害刺激，不利于呼吸、循环及神经系统，因此需要较外科手术切皮更深的麻醉来减弱喉镜检查和气管插管的刺激反应。与前者相比，SAD置入导致的有害刺激可明显降低，置入所需的麻醉深度较浅。对于存在潜在困难气道的患者可采用清醒镇静表面麻醉下置入SAD，也可采用不使用肌松药保留自主呼吸的诱导方式下置入SAD。研究显示，静脉给予咪达唑仑20～40 μg/kg和芬太尼1～2 μg/kg轻度镇静状态下置入插管型SAD或2%利多卡因咽喉部喷洒充分表面麻醉处理5 min后恒速静脉泵入丙泊酚2 mg/kg（1 min泵入），可达到满意的置入插管型SAD的条件，不易引起呼吸抑制。此外，可复合阿片类镇痛药物进行麻醉诱导，在喷洒2%利多卡因充分表面麻醉同时静脉滴注舒芬太尼5 μg，5 min后恒速泵入丙泊酚2 mg/kg，可成功置入SAD。复合舒芬太尼呼吸暂停超过2 min者达30%，呼吸频率小于8次/min者达50%。阿片类药物易引起呼吸抑制，因此，复合舒芬太尼应不超过0.1 μg/kg。可采用吸入诱导方式，自主呼吸吸入5%的七氟烷使呼气末浓度达到3.0%，维持5～10 min可达到SAD置入的条件。也可采用静吸复合麻醉诱导,静脉恒速泵注 1 mg/kg 丙泊酚之后吸入5%七氟烷使呼气末七氟烷浓度达2.7%～3.0%进行诱导,可在保留自主呼吸的情况下成功的置入SAD。

总之,SAD的通气效果已被证明与传统气管插管相同,同时可明显减少气管插管相关的心血管反应,尤其在小儿麻醉、老年麻醉、区域阻滞、急救复苏和困难气道方面的应用更具优势,可迅速开放气道,使用安全、有效、便捷。保留自主呼吸的情况下置入SAD不仅可维持通气,而且可经SAD完成气管插管。此外,采用不使用肌松药的吸入诱导方式,可在保留自主呼吸的条件下成功置入SAD维持患者的通气,不仅避免了患者的紧张焦虑,增加了舒适性,同时增加了气道管理的安全性,患者将不再面临"不能气管插管、插管不能通气"的窘境,也使麻醉医师更加从容。

四、SAD 对复合麻醉呼吸管理的影响

随着人口老化,区域阻滞复合镇静或浅全麻的应用越来越普及,全身麻醉维持阶段的呼吸管理是关键问题。机械通气的目的是为了维持或改善患者氧合、保证一定程度的肺泡复张以及防止肺损伤,在临床上主要应用于麻醉状态下的患者以及重症监护室的患者。然而,机械通气产生的问题包括失去自身对吸入气体的加湿加热、气压伤、通气血流灌注失调和需要较深的麻醉深度和肌松程度等。一直以来,麻醉科医师对机械通气相关问题的关注可能不是太充分,但是随着"从麻醉学到围术期医学"理念的提出,就要求麻醉科医师在手术中就采取合理的或保护性的通气模式来改善手术患者的预后。

不同的手术类型决定了对麻醉维持阶段气道设备的选择。影响气道设备选择的外科因素包括误吸的危险性、外科手术入路和手术持续时间、是否需要正压通气和肌肉松弛和术后是否需要呼吸支持治疗等。全身麻醉维持阶段使用SAD选择自主通气还是机械控制正压通气取决于外科手术的类型、患者体位和生理状况等。一个包括40 446个患者的研究表明:29%的患者采用了自主通气,71%的患者采用了机械通气。自主通气的优点有:不要求有高度有效的气道密封、应用吸入麻醉患者易于自我调节麻醉深度、胃胀气的风险减少。缺点是:有效气体交换效率低、不能使用肌松剂、阿片类药必须小剂量使用和手术时间长会出现呼吸疲劳。一项包括7个样本纳入17 808个患者的荟萃分析表明:使用SAD进行自主通气是安全有效的。

SAD置入时无须喉镜显露声门,对呼吸道刺激小、心血管反应轻,已被安全应用于各种手术麻醉。有文献报道在置入和拔除SAD时,患者血液中的去甲肾上腺素和肾上腺素水平均明显低于气管插管,而且术后较少发生咽喉部疼痛、声音嘶哑等。研究表明,成年患者手术中使用SAD自主通气和机械控制正压通气相比,严重气道并发症、反流误吸和心肺功能不良反应发生率相似,而一项包括1 400名儿童患者的研究发现使用SAD自主通气和机械控制通气术中出现问题的概率相似,分别为13%和11%。保留自主呼吸的SAD全麻组患者采取接近于自然状态下的呼吸模式,减少了气管插管及术中机械正压通气所导致的气管或肺部炎症反应。研究证实,与使用双腔气管插管正压通气的患者相比,使用SAD自主通气的胸科患者的术后进食时间、总引流量、住院时间、术后咽喉痛发生率、住院总费用均明显降低。

在麻醉维持阶段使用自主通气模式的患者,SAD比面罩能更好地提供氧合,比口咽通气道需要更少的气道管理,而且能够提供和气管导管相似的氧合。使用SAD维持阶段进行自主通气可能出现的

问题可以分为机械性和病理生理性的,机械性的问题包括位置改变、管道堵塞、密闭性下降或者是胃胀气,病理生理方面的问题是咳嗽/呕吐、喉痉挛、呃逆、咬管、支气管痉挛、反流/误吸和严重的血流动力学变化等。麻醉医师术中一定要仔细观察患者,并具备娴熟的SAD置入技术,熟知麻醉药、镇痛药等的最适用量,具备严密的通气功能和麻醉深度的监测和正确诊断与处理问题的能力,发挥SAD的积极作用,提高早期康复。

第四节 SAD在各科手术操作中的应用

一、SAD在肥胖患者麻醉中的应用

随着饮食结构的变化和社会经济的发展,肥胖已成为全球五大致死病因之一,严重威胁人类健康,成为公共卫生和临床医师面临的严重问题。肥胖的发生率逐年增加,在英国,2013年的数据显示成年中24%的男性和25%的女性为肥胖者;美国人口调查数据显示,2011—2014年36.5%的成人和17%的未成年人为肥胖者,2015—2016年39.8%的成人和18.5%的未成年人为肥胖者。肥胖患者进行择期手术或急诊手术的数量也日益增加。

(一)肥胖的分类

世界卫生组织(WHO)肥胖专家针对亚太地区人群的体质及其与肥胖有关疾病的特点提出了亚太地区成人肥胖的分类(表39-4)。基于种族的差异,中国肥胖问题工作组制订的超重和肥胖的判断标准为:① BMI在$24.0\sim28.0\ kg/m^2$为超重;② BMI $\geqslant 28.0\ kg/m^2$为肥胖。

表39-4 WHO及亚太地区肥胖的分类

	世界卫生组织	亚 太 地 区
过瘦	BMI < 18.5	BMI < 18.5
正常	18.5 ≤ BMI < 25	18.5 ≤ BMI < 23
过重	25 ≤ BMI < 30	23 ≤ BMI < 25
轻度肥胖	30 ≤ BMI < 35	25 ≤ BMI < 30
中度肥胖	35 ≤ BMI < 40	30 ≤ BMI < 35
重度肥胖	BMI ≥ 40	BMI ≥ 35

(二)肥胖患者呼吸系统的病理生理改变

肥胖患者面部、颈部、胸壁、腹部以及口腔、咽部、喉部有过多的脂肪组织沉积。咽壁沉积的脂肪突出至气道腔内,导致气道腔变窄,尤其是在吸气时更为明显。而且肥胖患者舌大,上呼吸道软组织过多,咽部开大肌功能减弱,容易并发睡眠呼吸暂停综合征(OSA)。肥胖导致患者的胸壁顺应性和肺顺应性均降低、肺容积减少、功能残气量下降和肺不张,但是气道阻力、静息代谢率、呼吸做功、肺泡动脉血氧分压差、分钟耗氧量等增加。

　　肥胖患者以上特殊的病理生理改变均可造成围术期困难气道的发生率增加,以及呼吸暂停期间耐受缺氧的能力下降,从而给临床麻醉医师在围术期的气道管理带来一定的困难和挑战。

(三)肥胖与气管插管

　　研究表明肥胖患者气管插管困难的发生率是正常体重患者的3倍,而且颈部短粗与困难气道密切相关,颈围>42 cm是气管插管困难的独立预测因子,肥胖与颈部短粗及OSA密切相关。肥胖伴有OSA患者通常比正常成人气管插管困难,所以对待肥胖患者均应做好困难气道的充分准备,包括纤维支气管镜、可视喉镜、SAD及备有紧急气道处理措施。

　　肥胖患者可能会出现快速的血氧饱和度下降和潜在的困难气道,围术期应优化气道管理策略。在麻醉诱导期间患者应位于“斜坡”体位,即外耳道与胸骨切迹在同一水平,上肢远离胸部(图39-5)。“斜坡式”体位可使膈肌下移,有助于氧合和通气,增加诱导期间呼吸暂停的安全时间,并且采用倾斜式体位有助于显露声门,提高气管插管的成功率。因此,“斜坡式”体位已经成为肥胖患者麻醉诱导时推荐的默认体位。

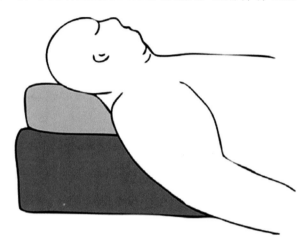

图39-5　肥胖患者“斜坡式”体位,耳郭与胸骨在同一水平

(四)SAD与肥胖患者气道管理

　　插管型SAD不仅能够安全用于肥胖患者气道管理,并且能够为气管插管提供通路。2015年末预料困难气道指南中指出,成功置入SAD不仅能够维持通气,而且为麻醉医师提供思考的时间。SAD可安全有效地用于肥胖患者的气道管理。首先,肥胖患者面罩手法通气时常感到较为困难,多需双人通气,甚至需第三人封闭面罩,置入SAD通气可替代面罩通气,通气更加确切有效。其次,研究显示肥胖患者全麻手术中使用SAD是安全有效的,SAD与气管插管通气效果相同,但插管期和拔管期应激反应更小,不良反应少,操作简便快捷。第三,对于困难气管插管的患者,SAD不仅能维持有效的通气,还可作为气管插管的通道。

　　研究表明,肥胖患者清醒置入插管型SAD、随后经SAD行气管插管,对病态肥胖患者是一种安全的气道管理方法。也可在麻醉诱导后保留自主呼吸的情况下置入SAD,然后经SAD完成气管插管。丙泊酚单独诱导成功置入SAD时呼吸暂停的发生率高,七氟烷作为最常用的吸入诱导药物,血气分配系数较低,无呼吸抑制,可较平稳地过渡到麻醉维持阶段。患者进行充分的预充氧之后,吸入5%的七氟烷,新鲜气体流量为6 L/min,每10 s呼叫患者睁眼,待患者意识消失(不能按指令睁眼且睫毛反射消失则认为患者意识消失)后调节七氟烷的吸入浓度,使呼气末七氟烷浓度达到3.0%。患者意识消失后置入口咽通气道并轻抬下颌以维持呼吸道通畅。呼气末七氟烷的实际浓度与预计浓度的比值至少达到0.9~1.0,维持至少5 min待下颌松弛后,尝试置入插管型SAD。下颌松弛度根据Muzi评分来评估,分为4级:1级:下颌完全松弛;2级:轻微抵抗;3级:抵抗但能打开;4级:下颌紧闭需追加

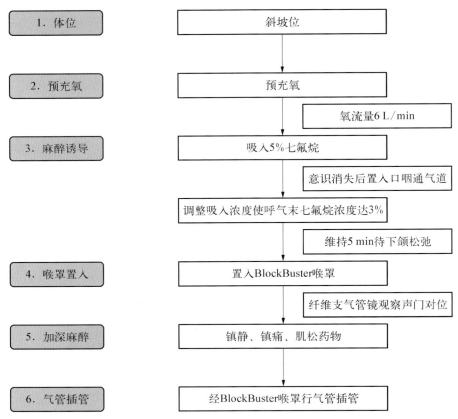

图39-6　肥胖患者七氟烷诱导置入BlockBuster喉罩和气管插管的流程图

来自首都医科大学附属北京友谊医院的研究和经验

丙泊酚才能打开。下颌松弛达到Muzi评分的1级或2级可置入SAD。插管型SAD成功置入后可采用纤维支气管镜观察声门对位，在声门对位良好的情况下给予镇静、镇痛和肌松药物，加深麻醉后完成经SAD气管插管。肥胖患者七氟烷诱导后置入SAD和经SAD气管插管的操作流程见图39-6。但是，此种麻醉诱导方式不推荐于以下情况：合并哮喘、急性呼吸道疾病（例如上呼吸道感染）、口咽部疾病者，有明确的困难气道的患者：张口度＜3 cm、颈椎不稳定、头颈部烧伤粘连、颈椎活动受限，以及头颈部有手术或放射治疗病史的患者。

　　肥胖患者特殊的生理和解剖特点导致患者在麻醉诱导期间可能会出现快速的血氧饱和度下降和存在潜在的困难气道，围术期应优化气道管理策略。表面麻醉下清醒气管插管是处理困难气道的金标准，它能够保证麻醉诱导期的安全性，却增加了患者的不舒适性。插管型SAD结合保留自主呼吸的慢诱导，不仅能够确保肥胖患者麻醉诱导期间的安全性，增加患者的舒适性，同时使麻醉医师更加从容。

二、SAD在儿科麻醉中的应用

　　SAD是小儿急救和全麻过程中建立气道的重要手段之一。与气管插管相比，SAD操作简单，对患儿刺激小，对循环影响轻，术后咽喉部疼痛水肿发生率较低，也可以在无肌松的情况下或急救过程中紧急建立气道。

(一) 小儿气道特点与SAD

小儿呼吸道组织黏膜娇嫩,易损伤,易水肿,易出血,易痉挛,受到损伤易肿胀而导致继发性气道梗阻;平卧位时小儿头颅直径通常大于胸腔和躯干的厚度,口轴、咽轴和喉轴夹角较大;口腔至声门这条呼吸气流和气管插管的必经之路曲度更大,开放气道和显露声门更加困难;与成年人相比,小儿舌体在口腔内所占空间比例相对较大,更容易阻塞气道;有合并腺样体和扁桃体肥大的可能性。这就意味着,小儿面罩通气和气管插管困难随时可能出现。小儿的解剖学特点,决定小儿更容易出现上呼吸道梗阻。因此,防止小儿上呼吸道梗阻,是临床麻醉医师、急救医师和围术期医护人员工作的重点。同时,小儿耐受缺氧时间短,快速有效地解除上呼吸道梗阻就是解决通气问题的关键。小儿的解剖和生理特点,要求小儿气道管理者"微创,快速,有效"地为患儿提供安全保障,这种临床需求使SAD在小儿围术期具有广泛的应用空间,成为小儿气道管理的必备工具之一。

目前大多数SAD均有小儿型号,其中第一代LMA在小儿围术期应用最为广泛,主要包括Classical LMA、Flexible LMA等。Classical LMA的通气导管直而粗,便于较粗的纤维支气管镜通过,适用于小儿支气管镜检查术、气管支气管激光和冷冻手术。Flexible LMA的通气导管软而细长,置入到位后不易移位,适合需遮盖头部的眼科、耳鼻喉科手术患儿。插管型SAD的通气导管短而粗,便于气管导管通过,临床上主要用于存在困难气道的患儿进行气管插管。食管引流型LMA,又称为双管LMA,主要包括LMA-Supreme、LMA-ProSeal,双管型LMA可通过引流管置入胃管吸引胃液,防止胃胀气的发生,并可引流胃内容物,防止患儿反流误吸。LMA-ProSeal由柔软硅胶材料制成,靠通气罩囊达到气道密封,可重复使用。LMA-Supreme为一次性SAD,硬度较ProSeal大,通气导管弯曲度符合患者口咽部的解剖,置入快速便捷;通气导管内置牙垫,可防止咬合造成呼吸道梗阻。以上SAD均靠主动充气通气罩囊与咽喉部组织相匹配达到密封,此外,还有i-gel,该SAD无充气罩囊,由弹性塑胶制成,前端柔软,置入后咽喉部组织被动包裹SAD前端,以达到密封效果。

(二) SAD在医院前急救转运中的应用

创伤、烧伤、气道异物、喉炎、会厌炎、会厌囊肿、口腔咽喉肿物、喉乳头状瘤等疾病患儿,在运送至医院治疗的途中随时可能发生呼吸道梗阻,甚至窒息死亡。而急救人员和转运人员的知识技能储备和移动急救设备工具通常是为应对大量的成人患者而准备。而且,在颠簸的急救车上对患儿实施气管插管和快速气管切开,对任何有经验的医师来说都是非常困难的考验。所以,患儿运送途中,出现急性上呼吸道梗阻时,快速置入SAD可以解除或部分缓解气道梗阻,达到救治和争取抢救时间的作用。此种情况下,建议使用带食管引流管的SAD,因为急症患儿很可能胃内容物较多,而且经SAD正压通气也会有部分气体进入胃肠道有导致反流误吸的潜在危险,始终威胁着患儿。SAD置入成功后,持续或间断胃肠负压吸引是十分必要的安全措施。

(三) SAD在患儿手术中的应用

1. SAD在小儿困难通气和困难气道时的应用

成人出现困难面罩通气时,通常会置入口咽通气道或鼻咽通气道,或二者合用,但小儿应用口咽

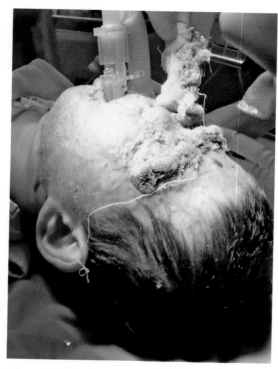

图39-7 严重面部烧伤患儿面罩通气和气管插管困难,采用SAD维持通气

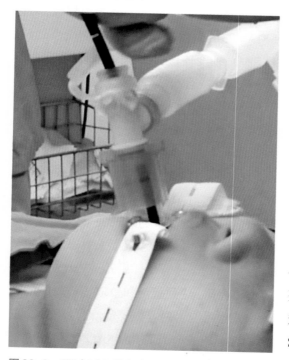

图39-8 通过SAD进行小儿纤维支气管镜检查和手术操作

通道和鼻咽通气道时更容易刺激咽喉部引起喉痉挛加重气道梗阻,刺激分泌物增加,损伤黏膜造成出血,使气管插管困难增加。小儿耐受缺氧时间短,困难气管插管时,中断通气时间过长,可导致血氧饱和度难以维持。此时,可置入插管型SAD,调整到通气最好的位置,然后在纤维支气管镜辅助引导下完成气管插管。图39-7为3岁面部烧伤患儿,需全麻下进行换药处理,存在气管插管困难,而面罩通气可能加重患儿面罩接触部分皮肤损伤,于是在镇静保持自主呼吸情况下置入SAD,维持患儿术中通气。图中采用的SAD是一种新型插管型SAD,在需要的情况下,也可经SAD对患儿实施气管插管。

2. SAD在小儿短小手术全麻中应用

有大量短小儿科手术可行SAD全麻,如疝气-疝囊高位结扎术,睾丸鞘膜积液-鞘状突高位结扎术,骨折术后取克氏针等手术。手术时间10~30 min,可在不给肌松药的情况下,静脉诱导或吸入麻醉诱导后,置入SAD维持术中通气,自主呼吸或机械通气均可,术后患儿清醒快,亲子分离时间短,可当日出院,充分体现小儿加速康复外科的理念。

3. SAD在小儿纤维支气管镜检查手术中的应用

小儿先天性或病理性的气管支气管狭窄,需要纤维支气管镜下行气管支气管扩张术或置入气管支气管支架。此手术需要选择通气导管短粗直的SAD(如Classical LMA,i-gel等),同时需要视情况选择大半号或一号的SAD,这样便于工作通道较大的纤维支气管镜通过,使扩张器和支架得以置入。图39-8为2岁声门下气管狭窄患儿,需在全麻下放入气管支架。外径4 mm以上纤维支气管镜的工作通道才能带入气管支架,所以SAD的通气导管要求"短粗"。图中患儿,常规麻醉诱导下放入SAD维持通气;纤维支气管镜通过SAD的通气导管,顺利实施气管支架置入术。

4. SAD在小儿眼科手术中的应用

小儿眼科手术,如常见的斜视矫正术、眼睑下垂额肌悬吊术、睑板腺囊肿切除术以及眼底检查激光治疗术等都需要在全麻下实施。Flexible LMA是很好的通气选择,其通气导管柔软细长。手术无菌单的压力和手术大夫的无意触碰,柔软的通气导管不容易将外力传导至SAD前部而引起移位。表39-5为小儿Flexible LMA型号的选择。

表39-5　小儿Flexible LMA型号的选择

型　号	适用体重范围（kg）	型　号	适用体重范围（kg）
1	<5	2.5	20～30
1.5	5～10	3	30～50
2	10～20		

5. SAD在儿科ICU中的应用

随着SAD在小儿气道管理中的广泛应用，ICU医师也越来越重视SAD在长期带管及呼吸机治疗患儿中的应用。目前研究认为，长期带气管导管可能是诱发患儿日后声门下狭窄的可能原因，因此定期以SAD代替气管导管进行通气，可能是一种值得推荐的改良通气方法。

以上只是简述了SAD在小儿围术期气道管理中的一部分应用，随着加速康复外科理念的普及，近乎无创的SAD不仅仅用于维持短小手术的术中通气，也可用于急救和抢救时快速建立气道和辅助完成困难气管插管等用途。相信在不久的将来，SAD在小儿患者中的临床适应证会越来越广泛，也希望越来越多专门用于小儿通气的SAD投入到临床应用。

三、SAD在无痛支气管镜检查中的应用

支气管镜检查作为胸科及呼吸科重要的常规诊断与治疗手段，由于具有"侵入性"的操作特点，实施过程中会对气道产生强烈的刺激。患者往往出现剧烈咳嗽，气道反射性收缩和痉挛，从而导致低氧血症及循环波动，对高危患者甚至可能诱发心律失常和心肌梗死。40%～60%的患者认为纤维支气管镜检查是不能接受的。患者会对纤维支气管镜检查感到明显不适及畏惧，一些敏感性高、耐受力差的患者甚至因不能配合而中断检查。因此，为消除患者的恐惧感及不适，在麻醉下行无痛纤维支气管镜检查已是常规选择。

从气道安全方面考虑，使用咪达唑仑及阿片药物组合的清醒镇静麻醉，剂量较小时无法满足麻醉深度的要求，剂量较大则可能诱发呛咳及气道痉挛。临床需要足够的麻醉深度来实现术中平稳的操作，又需要提高气道安全性，故而行机械通气的全身麻醉是纤维支气管镜检查的最佳麻醉方案。

在用药方面，由于无痛纤维支气管镜镜检查通常为短小手术，甚至在日间病房进行。为使患者在接受检查及麻醉后可以快速恢复，加快周转，安全出院，应尽量选择残留较小代谢较快的药物，如丙泊酚联合瑞芬太尼作为术中维持用药，同时辅以适当剂量的短效肌肉松弛剂以预防术中可能出现的气道痉挛反应。

气道管理方面，由于纤维支气管镜与机械通气共用呼吸道，选择合适的气道工具维持通气十分重要。SAD由于其简单易用的特性，提升了气道管理的安全性及舒适性，对患者刺激和损伤小，在短小手术和门诊手术领域已取得广泛应用。且SAD的应用使得麻醉阶段血流动力学更加平稳，并可降低术后清醒阶段呛咳的发生率，辅助患者加速恢复。

其中，插管型SAD由于具有管腔直径大、曲度设计合理、声门贴合角度适当等优点，经插管型

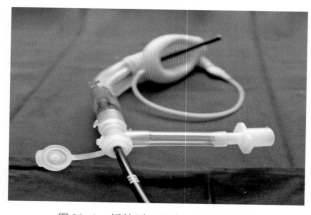

图39-9 插管型SAD与L型导管接头

SAD行纤维支气管镜检查能够获得更好的声门显露，使得纤维支气管镜更易于通过SAD，抵达声门，进入气道内进行操作。得益于L型导管接头的使用（图39-9），可以经SAD同时解决通气与纤维支气管镜检查的操作。

BlockBuster鸣人喉罩是2013年上市的一款多功能插管型SAD，兼具材质柔软、置入简洁、食管引流、密封性出色及引导气管插管成功率高等特点。4号BlockBuster鸣人喉罩的通气导管容许气管插管规格达7.5号，能允许3～5 mm的纤维支气管镜自由通过。同时此种SAD无会厌栅栏，且通气导管出口带有指向声门的斜坡设计，在连接L型导管接头后，不仅提供易于通气的通道，更有助于引导支气管镜进入气道。

合理的麻醉方案对患者及术者的检查满意度有重要影响，使用L型导管接头连接插管型SAD实施全身麻醉，已被证明是纤维支气管镜检查的有效通道和安全气道管理和通气的可靠途径。

第五节　SAD对围术期医学的影响

自1983年英国麻醉医师Archie Brain最早发明LMA以来，随着此类装置结构的不断改进和性能的改善，目前已经被广泛推荐用于各类手术患者的气道维持，不仅改变了传统气道管理的模式，而且改变了困难气道管理中从"无法气管插管无法通气"到"无法气管插管但能通气"的观念。经过三代的发展，SAD因操作简单、肌松要求低、对口腔黏膜损伤小、对循环呼吸干扰轻微等优点而被广泛应用于临床。

现有的证据表明，应用SAD能够保证呼吸道通畅，降低术中高碳酸血症的发生率，而且无论是侧卧位还是仰卧位均能很容易地置入SAD进行气道控制。与气管插管相比，SAD能适当减少麻醉药用量，即使在未应用肌松药的情况下亦能顺利置入，有利于加速术后的肌力恢复和患者苏醒，降低麻醉诱导和苏醒期血流动力学的剧烈波动以及降低苏醒期呛咳和咽喉肿痛的发生率，但需要注意，SAD是介于面罩通气和气管导管之间的通气工具，其主要缺陷是不能完全隔离消化道和气道，可导致误吸的发生，所以在术前饱胃、呕吐和上消化道出血患者不宜使用。

随着现代临床医学的发展，麻醉学已经逐渐向围术期医学转变，尤其是加速康复外科（enhanced recovery after surgery, ERAS）理念的倡导。ERAS是指运用各种有效手段对围术期患者进行处理，以最大限度地减少手术相关应激，预防器官功能障碍，并加快患者术后恢复，改善预后，从而提供更优质的医疗效果。麻醉管理作为ERAS的重要组成部分，无疑将在ERAS中扮演着重要且不可替代的角色。

随着ERAS管理理念的不断革新，麻醉管理不断优化，麻醉管理的目标已不再局限于提供良好的手术条件和保障术中安全，麻醉在ERAS的实施中具有举足轻重的作用。将ERAS提倡的理念和方法与SAD联合应用于围术期麻醉管理策略是以促进术后康复为目标导向的麻醉管理策略。SAD的应用在围术期管理、改善患者远期预后和减少围术期并发症方面均起到至关重要的作用。例如,在区域阻滞的基础上联合应用SAD维持自主呼吸、辅以镇静镇痛的状态下行胸腔镜手术,可使胸腔镜手术从切口微创发展到整体微创,进一步减少对患者的创伤,更有利于患者的术后快速康复,可以作为部分胸科患者新的麻醉选择。

围术期呼吸系统管理是ERAS的重要环节。现有的证据显示,37.8%的手术患者合并肺部并发症。与气管插管相比,保留自主呼吸置入SAD能减少气管或肺部炎症反应,明显降低术后肺部并发症的发生率。一项荟萃分析发现,在小儿麻醉中应用SAD可减少气道相关并发症。而且另一项荟萃分析显示,与气管插管相比,SAD引起声音嘶哑、咳嗽和血氧饱和度降低的发生率更低。另外,一项荟萃分析显示,在腹腔镜手术中,与气管插管相比,SAD导致的喉痉挛、拔管呛咳、拔管后吞咽困难或发音障碍、咽喉痛和声音嘶哑的发生率更低。

再者,减少围术期应激是ERAS理念的核心原则,现有的证据表明SAD能减轻气道刺激和心血管应激反应,降低术后炎性应激反应的程度,从而加速患者术后康复。疼痛治疗也是ERAS非常重要的环节,SAD使用减少患者术后咽喉痛,提高患者舒适度和满意度,符合ERAS提倡的理念和方法。因此笔者相信,随着SAD在围术期气道管理中的应用,将会有越来越多的证据显示其在改善气道管理安全和患者康复方面的重要作用。

(田 鸣 薛富善 李修良 魏 威 侯海军 邵刘佳子 杨文鹤 苏 凯 王海霞 赵 欣)

参 考 文 献

[1] Atalay Y O, Kaya C, Aktas S, et al. A complication of the laryngeal mask airway: Pharyngolaryngeal rupture and pneumomediastinum. Eur J Anaesthesiol, 2015, 32(6): 439-440.

[2] Apfelbaum J L, Hagberg C A, Caplan R A, et al. Practice guidelines for management of the difficult airway: an updated report by the American Society of Anesthesiologists Task Force on Management of the Difficult Airway. Anesthesiology, 2013, 118(2): 251-270.

[3] Alexiev V, Ochana A, Abdelrahman D, et al. Comparison of the Baska® mask with the single-use laryngeal mask airway in low-risk female patients undergoing ambulatory surgery. Anaesthesia, 2013, 68(10): 1026-1032.

[4] Arigliani M, Dolcemascolo V, Passone E, et al. Uvular Trauma after Laryngeal Mask Airway Use. J Pediatr, 2016, 176: 217.

[5] Brimacombe J, Keller C. Salivary gland swelling and lingual nerve injury with the ProSeal laryngeal mask airway. Eur J Anaesthesiol, 2005, 22(12): 954-955.

[6] Brimacombe J, Clarke G, Keller C. Lingual nerve injury associated with the ProSeal laryngeal mask airway: a case report and review of the literature. Br J Anaesth, 2005, 95(3): 420-423.

[7] Frerk C, Mitchell V S, McNarry A F, et al. Difficult Airway Society intubation guidelines working group. Difficult Airway Society 2015 guidelines for management of unanticipated difficult intubation in adults. Br J Anaesth, 2015, 115(6): 827-848.

[8] Verghese C, Brimacombe J R. Survey of laryngeal mask airway usage in 11, 910 patients: safety and efficacy for conventional and nonconventional usage. Anesth Analg, 1996, 82(1): 129-133.

[9] Chung E Y, Kim Y S, Yoo J H, et al. Endotracheal intubation using a fiberoptic bronchoscope and laryngeal mask airway in ICU. Korean J Anesthesiol, 2012, 62(2): 196-197.

[10] Chen K Z, Liu T J, Li W X, et al. Optimal flexible laryngeal mask airway size in children weighing 10 to 20 kg. Anaesth Intensive Care, 2016, 44(5): 593-598.

［11］ El Toukhy M, Tweedie O. Bilateral lingual nerve injury associated with classic laryngeal mask airway: a case report. Eur J Anaesthesiol, 2012, 29(8): 400－401.

［12］ Emmett S R, Lloyd S D, Johnston M N. Uvular trauma from a laryngeal mask. Br J Anaesth, 2012, 109(3): 468－469.

［13］ Frerk C, Mitchell V S, McNarry A F, et al. Difficult Airway Society 2015 guidelines for management of unanticipated difficult intubation in adults. Br J Anaesth, 2015, 115(6): 827－848.

［14］ Gaszynski T. Blind intubation through Air-Q SP laryngeal mask in morbidly obese patients. Eur J Anaesthesiol, 2016, 33(4): 301－302.

［15］ Holzki J, Brown K A, Carroll R G, et al. The anatomy of the pediatric airway: Has our knowledge changed in 120 years? A review of historic and recent investigations of the anatomy of the pediatric larynx. Paediatr Anaesth, 2018, 28(1): 13－22.

［16］ Jagannathan N, Sequera-Ramos L, Sohn L, et al. Elective use of supraglottic airway devices for primary airway management in children with difficult airways. Br J Anaesth, 2014, 112(4): 742－748.

［17］ Kruse K E, Purohit P J, Cadman C R, et al. Subglottic Stenosis Following Cardiac Surgery With Cardiopulmonary Bypass in Infants and Children. Pediatr Crit Care Med, 2017, 18(5): 429－433.

［18］ Lewis S R, Butler A R, Parker J, et al. Videolaryngoscopy versus direct laryngoscopy for adult patients requiring tracheal intubation. Cochrane Database Syst Rev, 2016, 15; 11: CD011136.

［19］ Liu J, Cui F, Pompeo E, et al. The impact of non-intubated versus intubated anaesthesia on early outcomes of video-assisted thoracoscopic anatomical resection in non-small-cell lung cancer: a propensity score matching analysis. Eur J Cardiothorac Surg, 2016, 50(5): 920－925.

［20］ Ma X X, Fang X M. Severe hoarseness associated with the streamlined liner of the pharyngeal airway (SLIPATM). Acta Anaesthesiol Scand, 2015, 59(4): 531－535.

［21］ Murphy C, Wong D T. Airway management and oxygenation in obese patients. Can J Anaesth, 2013, 60(9): 929－945.

［22］ Nightingale C E, Margarson M P, Shearer E, et al. Peri-operative management of the obese surgical patient 2015: Association of Anaesthetists of Great Britain and Ireland Society for Obesity and Bariatric Anaesthesia. Anaesthesia, 2015, 70(7): 859－876.

［23］ Morita K, Yokoi A, Bitoh Y, et al. Severe acquired subglottic stenosis in children: analysis of clinical features and surgical outcomes based on the range of stenosis. Pediatr Surg Int, 2015, 31(10): 943－947.

［24］ Popat M, Mitchell V, Dravid R, et al. Difficult Airway Society Guidelines for the management of tracheal extubation. Anaesthesia, 2012, 67(3): 318－340.

［25］ Michalek P, Donaldson W J, Hinds J D. Tongue trauma associated with the i-gel supraglottic airway. Anaesthesia, 2009, 64(6): 692.

［26］ Ozmete O, Sener M, Caliskan E, et al. The use of flexible laryngeal mask airway for Adenoidectomies: An experience of 814Paediatric patients. Pak J Med Sci, 2017, 33(4): 823－828.

［27］ American Society of Anesthesiologists Task Force on Management of the Difficult Airway. Practice guidelines for management of the difficult airway: an updated report by the American Society of Anesthesiologists task force on management of the difficult airway. Anesthesiology, 2003, 98(5): 1269－1277.

［28］ Park S K, Ko G, Choi G J, et al. Comparison between supraglottic airway devices and endotracheal tubes in patients undergoing laparoscopic surgery: A systematic review and meta-analysis. Medicine, 2016, 95(33): e4598.

［29］ Riad W, Vaez M N, Raveendran R, et al. Neck circumference as a predictor of difficult intubation and difficult mask ventilation in morbidly obese patients: A prospective observational study. Eur J Anaesthesiol, 2016, 33(4): 244－249.

［30］ Strametz R, Pachler C, Kramer J F, et al. Laryngeal mask airway versus endotracheal tube for percutaneous dilatational tracheostomy in critically ill adult patients. Cochrane Database Syst Rev, 2014, 30; (6): CD009901.

［31］ Shiraishi T. Awake insertion of the air-Q^{TM} intubating laryngeal airway device that facilitates safer tracheal intubation in morbidly obese patients. Br J Anaesth, 2013, 111(6): 1024－1025.

［32］ Su K, Gao X, Xue F S, et al. Difficult tracheal tube passage and subglottic airway injury during intubation with the GlideScope® videolaryngoscope: a randomised, controlled comparison of three tracheal tubes. Anaesthesia, 2017, 72(4): 504－511.

［33］ Saporito A, Sturini E, Borgeat A, et al. The effect of continuous popliteal sciatic nerve block on unplanned postoperative visits and readmissions after foot surgery—a randomised, controlled study comparing day-care and inpatient management. Anaesthesia, 2014, 69(11): 1197－1205.

［34］ Tulgar S, Boga I, Cakiroglu B, et al. Short-lasting pediatric laparoscopic surgery: Are muscle relaxants necessary? Endotracheal intubation vs. laryngeal mask airway. J Pediatr Surg, 2017, 52(11): 1705－1710.

［35］ Tobias J D. Pediatric airway anatomy may not be what we thought: implications for clinical practice and the use of cuffed endotracheal tubes. Paediatr Anaesth, 2015, 25(1): 9－19.

［36］ Templeton T W, Hoke L K, Templeton L B, et al. A comparison of 3 ventilation strategies in children younger than 1 year using a Proseal laryngeal mask airway: a randomized controlled trial. J Clin Anesth, 2016, 35: 502－508.

［37］ Thorley D S, Simons A R, Mirza O, et al. Palatal and retropharyngeal injury secondary to intubation using the GlideScope® video laryngoscope. Ann R Coll Surg Engl, 2015, 97: (4): e67－e69.

［38］ Thiruvenkatarajan V, Van Wijk R M, Elhalawani I, et al. Lingual nerve neuropraxia following use of the Laryngeal Mask Airway Supreme. J Clin Anesth, 2014, 26(1): 65－68.

［39］ van Esch B F, Stegeman I, Smit A L. Comparison of laryngeal mask airway vs tracheal intubation: a systematic review on airway complications. J Clin Anesth, 2017, 36: 142－150.

［40］ Wang H, Gao X, Wei W, et al. The optimum sevoflurane concentration for supraglottic airway device Blockbuster insertion with spontaneous breathing in obese patients: a prospective observational study. BMC Anesthesiol, 2017, 17(1): 156.

［41］ Wang H X, Miao H H, Gao X, et al. Optimum end-tidal concentration of sevoflurane to facilitate supraglottic airway device insertion with propofol at induction allowing spontaneous respiration in obese patients: A prospective observational study. Medicine (Baltimore), 2017, 96(47): e8902.

［42］ van der Woerd B, Robichaud J, Gupta M. Parapharyngeal abscess following use of a laryngeal mask airway during open revision septorhinoplasty. Int J Surg Case Rep, 2015, 16: 198－201.

［43］ Xu R, Lian Y, Li W X. Airway Complications during and after General Anesthesia: A Comparison, Systematic Review and Meta-Analysis of Using Flexible Laryngeal Mask Airways and Endotracheal Tubes. PloS one, 2016, 11(7): e0158137.

［44］ Yu S H, Beirne O R. Laryngeal mask airways have a lower risk of airway complications compared with endotracheal intubation: a systematic review. J Oral Maxillofac Surg, 2010, 68(10): 2359－2376.

［45］ Zaballos M, Bastida E, Jimenez C, et al. Predicted end-tidal sevoflurane concentration for insertion of a Laryngeal Mask Supreme: a prospective observational study. Eur J Anaesthesiol, 2013, 30(4): 170－174.

［46］ Ziahosseini K, Ali S, Simo R, et al. Uvulitis following general anaesthesia. BMJ Case Rep, 2014, 23; 2014.

［47］ 卢焱,徐铭军.宫腔镜手术喉罩全麻后声音嘶哑伴饮水呛咳一例.临床麻醉学杂志,2015,31（9）: 932.

［48］ 于布为,吴新民,左明章,等.困难气道管理指南.临床麻醉学杂志,2013,29（1）: 93－98.

［49］ 张洪江,潘维敏,张林,等.喉罩全麻和气管插管全麻在单孔胸腔镜肺叶切除术中的临床对照研究.实用医学杂志,2017,33（3）: 455－458.

第40章
气管内插管

在麻醉与围术期医学实践中,气管内插管(endotracheal intubation)对保证患者呼吸道通畅和有效通气至关重要,是麻醉医师在进行专业的气道管理时,必须掌握的临床急救技能。气管内插管常用于全身麻醉和复苏治疗。气管内插管的目的是:① 维持气道通畅;② 保障有效的气体交换;③ 减少呼吸做功;④ 防止误吸;⑤ 便于进行机械通气;⑥ 实施全身麻醉。气管内插管不仅为麻醉与围术期呼吸管理提供安全保障,而且可为危重患者的生命救治创造有利条件。

第一节 插管前准备

一、术前检查评估

术前评估气管插管的难易程度十分重要,对插管困难估计不足、麻醉不当不仅会因插管失败导致手术无法进行,甚至存在导致患者死亡的潜在危险。通过插管前检查,可初步决定插管途径、麻醉方法和困难插管解决方案。插管前常规检查项目包括以下几种。

(一)病史

了解既往有无插管困难病史,使用的插管方法和操作时间对本次气管插管有重要指导意义。应询问气道可能受累的特殊体征,如声音嘶哑、喉鸣、喘鸣、吞咽困难、呼吸困难和体位性气道梗阻。睡眠呼吸暂停综合征、肢端肥大症或病态肥胖者可能存在插管困难。有些先天性疾病也可能导致面罩通气或者气管内插管困难。

(二)一般检查

外貌体形异常,如大嘴、高大突起的鼻子、男性大胡子;下颌异常。如下颌退缩、下颌角圆钝、颞颌关节和寰枕关节活动不良;牙齿异常,如存在牙周炎、龋齿、松动齿、门齿过长或前耙、齿残缺零乱不全、全口义齿、全口无牙,均提示插管困难可能。

(三)头颈活动度

正常情况下,头颈正常前屈为165°,后仰大于90°,老年人活动范围降低20%。如头后仰不足80°,

可使插管困难,常见于颈部病变(类风湿关节炎、颈椎结核、颈椎骨折脱位、烧伤和放射治疗所致颈部瘢痕挛缩等)、过度肥胖(颈短粗或颈背脂肪肥厚)、先天性疾病(颈椎骨性融合、斜颈等)。也可检查甲颏距离、胸颏距离、下颌角水平长度帮助判断可能出现的困难气道。此类患者张口度可正常,但往往不能充分显露声门。

甲颏距离,即颈部最大伸展时,测量自甲状软骨切迹至下颚尖端的距离,正常值>6.5 cm(3横指)。若<6 cm,可能存在窥喉困难。胸颏间距,即胸骨上窝和颏突的距离,正常>12.5 cm,若小于此值,可能出现插管困难。下颌骨水平长度,即下颌角至颏的距离,表示下颌间隙的间距,<9 cm可能出现插管困难。

(四)口齿情况

正常成人最大张口时,最大门齿间距应为3.5～5.6 cm,平均4.5 cm(相当于3指宽)。若小于2.5 cm(2指宽),常可妨碍喉镜置入,常见于颞颌关节病变(炎症、强直)、颌面部瘢痕挛缩(外伤、炎症或烧伤后遗症)、颌面或口内肿瘤以及先天性巨舌症、小下颌等。

异常牙齿如上下齿列错位、上门齿外突或过长、缺牙、碎牙或断牙,在喉镜操作过程中易遭损伤(松动、折断或脱落),应注意避免。如有活动义齿,在麻醉前应全部取下。在术前必须对松动的牙齿予以保护或拔除。

张口后舌咽结构的可视程度也常用于临床评估气管插管的难易程度。Mallampati气道分级是最常用的判断舌相对于口腔大小的分级方法。其评定方法为:患者取端坐位,头居中,最大限度张口伸舌发"啊"音,同时观察口咽部。改良后分级标准根据观察到的结构分为四级:Ⅰ级:可见整个上腭,双侧咽峡弓,悬雍垂;Ⅱ级可见咽峡弓上部和大部分悬雍垂;Ⅲ级:只可见软腭和硬腭;Ⅳ级:仅可见硬腭(图40-1)。Ⅰ、Ⅱ级患者一般不存在插管困难;对Ⅲ、Ⅳ级患者需警惕发生插管困难。

喉镜暴露分级最常用的是:Cormach-Lehane分级,Ⅰ级能完全显露声门;Ⅱ级能看到杓状软骨(声门入口的后壁)和后半部分的声门;Ⅲ级仅能看到会厌;Ⅳ级看不到会厌。分级越高,提示插管越困难。

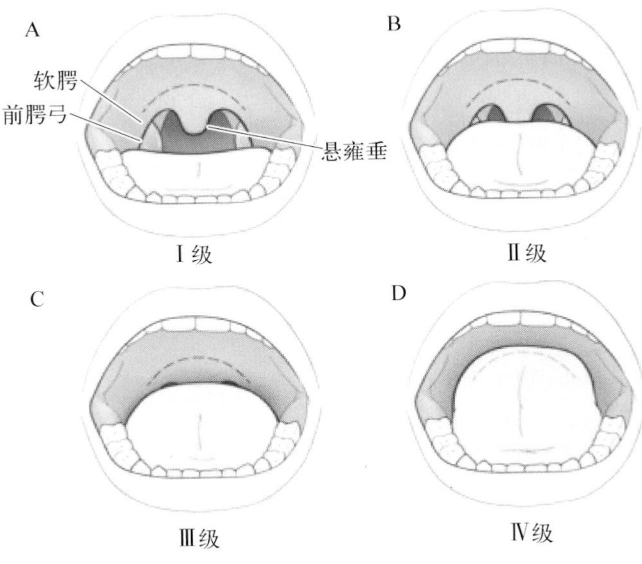

图40-1 Mallampati气道分级

(五)鼻腔、咽喉情况

拟行经鼻气管内插管的患者要了解鼻腔通畅情况,可通过阻塞单侧鼻孔试行呼吸的方法来评估鼻通畅程度以及鼻中隔偏曲程度。也应了解有无鼻部外伤史,鼻咽部手术史,鼻呼吸困难史,反复鼻出血史,鼻息肉或鼻甲肥大等病理改变。

咽腔炎性肿物(扁桃体周围脓肿、扁桃体肥大、咽后壁脓肿)、喉病变(喉癌、喉狭窄、喉结核、声带息肉、会厌囊肿、喉外伤、喉水肿)及先天性畸形(喉结过高、喉头狭窄、漏斗喉)等患者,插管径路困难,无法经声门作气管插管,应考虑先作气管造口后插管。

(六)辅助检查

1. 喉镜检查

患有上呼吸道严重感染如咽后脓肿或气道肿瘤的患者,进行间接喉镜或纤维喉镜检查可提供下咽部、喉入口及声带功能的信息。

2. 胸部或颈部X线检查

通过颈椎正位片可确定是否存在气管偏移、狭窄以及颈椎畸形。颈椎侧位片对于有症状的风湿性关节炎患者和唐氏综合征患者十分重要,可发现椎间盘病变、颈椎融合、颈椎退行性改变,也可用于寰枢椎不全脱位评估。

3. 气管X线断层摄影和CT扫描

可进一步明确气道阻塞狭窄情况,并可用于测量气管内径,指导气管导管的选择。

4. 肺功能检查

有助于判断气道阻塞程度。

5. 动脉血气

可提示气道功能异常,警惕低氧血症和高碳酸血症。

二、插管用具及准备

术前评估非困难气道的患者,麻醉诱导后也可能出现插管困难,因此必须准备好所有的气道管理方案。气道管理日常所需设备如下(图40-2)。

(1)呼气囊和面罩通气设备。

(2)各种型号的口(鼻)咽通气道、气管内导管和喉镜(普通喉镜、可视喉镜)。

(3)氧气源;吸引装置。

(4)脉搏血氧饱和度、血压、心电图监测和呼气末CO_2分压监测设备。

(5)静脉通路。

(6)其他,如胶带、听诊器、手套、10 ml注射器、管芯。

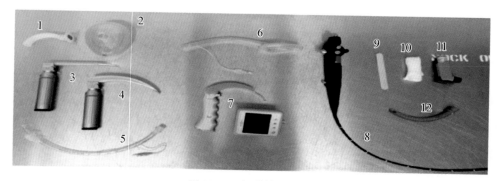

图40-2 气道管理设备

1. 口咽通气道;2. 面罩;3. Miller喉镜;4. Macintosh喉镜;5. 气管导管;6. 喉罩;7. 可视喉镜;8. 纤维支气管镜;9. 压舌板;10. 咬块;11. 支气管扩张剂;12. 鼻咽通气道

（一）口咽通气管与鼻咽通气管

急性呼吸道阻塞最常见的原因是患者麻醉诱导期或昏迷等紧急情况下出现舌根后坠而陷入咽腔。通气道可以使舌根与咽后壁分隔开，恢复气道通畅。

1. 通气道选择

麻醉诱导期间宜选用口咽通气管，放置容易，损伤和出血少，便于吸引咽喉腔分泌物，但不易被清醒或不合作的患者接受。紧急情况下选用鼻咽通气管较适宜，患者耐受较好，恶心、呕吐和喉痉挛反应较少，尤其适用于咬肌痉挛的患者。鼻咽通气管禁忌用于凝血机制异常、颅底骨折、鼻咽腔感染或鼻中隔偏移解剖畸形的患者。

2. 使用方法

（1）口咽通气管　外形呈S状（图40-3A）。成人用80～100 mm（3、4、5）管，小儿用50～70 mm（0、1、2）管，小型号管可用于早产儿和新生儿。插入方法：先将通气管外口指向头的方向（即弯面向上）插入口腔，然后一边旋转通气管180°，一边推进通气管直至咽腔。此时，舌背恰好躺卧于通气管的弯度之中。

（2）鼻咽通气管　外形如同气管导管（图40-3B），长约15 cm，质地较软。男性用F32～34，女性选用F28～30，小儿用更细的柔软导管。插入方法：将通气管与面部表面呈垂直的方向经一侧鼻孔置入咽腔，插入长度一般为鼻尖至外耳道的距离。

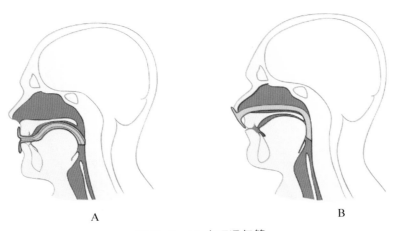

A　　　　　　　　　　　　　　　　　B

图40-3　口、鼻咽通气管
A. 口咽通气管；B. 鼻咽通气管

（二）气管内导管

气管内导管是临床麻醉中最常用的气道装置，有带套囊或无套囊导管之分。还有各种特殊类型的气管导管，用于特殊场合。标准的气管导管远端呈斜面开口，附有袖套状充气套囊，近端接头可与呼吸器连接。套囊由细导管与测试小气囊连接，套囊远方气管导管侧壁有Murphy侧孔。有的气管导管在距前端2 cm与3 cm处标有黑圈标记，意在指导导管插入气管的长度，防止插入过深。由于小儿气道狭窄部在环状软骨处，6岁以下的小儿宜使用无套囊气管导管，可增加使用安全性。

1. 导管的型号与选择

气管导管一般按导管的内径（ID）标号，各号之间相差0.5 mm；也可按导管的法制（F）标号：F=导管外径（mm）×3.14。F在导管外壁上均用双号数字10、12、14、16直至42编号标记。应根据插管途径、患者的性别、年龄和体型等因素来选择气管导管。一般经口腔气管插管，男性成人选用ID 7.5～8.5 mm的导管，插入长度为自牙槽嵴起22～24 cm，女性成人选用ID 7.0～8.0 mm的导管，插入长度为20～22 cm。经鼻腔气管导管的内径则需分别各减少1 mm，如经鼻腔插管，插管长度需分别增加2～3 cm。

儿童气管导管内径需根据年龄和发育大小来选择，应常规准备大一号和小一号的导管，在喉镜下直视声门大小，再最后选定最适合的导管用于插管。除参考表40-1外，也可利用公式做出初步估计：导管内径（mm）=4.0+（年龄÷4）。导管插入深度为从牙槽或鼻孔至导管尖端的插管长度，此时导管尖端的位置相当于气管的中段位，可通过以下公式计算：① 经口插管的深度（cm）=12+（年龄÷2）；② 经鼻插管的深度（cm）=15+（年龄÷2）。

表40-1　气管导管的型号及选择

年　龄	气管内导管			气管导管从中切牙至气管中段
	内径（mm）	外径（mm）	F（型号）	
早产儿	2～2.5	3.3～4	10～12	10
足月儿	2.5～3	4～4.7	12～14	11
1～6个月	3.5	5.3	16	11
6～12个月	4.0	6.0	18	12
2岁	4.5	6.7	20	13
4岁	5.0	7.3	22	14
6岁	5.5	8.0	24	15～16
8岁	6.0	8.7	26	16～17
10岁	6.5	9.3	28	17～18
12岁	7.0	10.0	30	18～19
14岁	7.5	10.7	32	19～20
16岁以上	8.0～9.0	11.3～12.7	34～38	20～21

2. 套囊

气管导管套囊可防止气管导管漏气。临床上气管导管有带套囊导管与不带套囊导管（简称"平管"）两类。充气套囊可以在控制呼吸或辅助呼吸时使气道不漏气，并可防止呕吐物误吸，防止吸入麻醉气体泄露。目前普遍通用高容低压套囊。套囊充气后囊内压不宜超过20 mmHg，否则易引起气管黏膜压迫性缺血。长时间插管，应每2～3 h放松套囊一次。

套囊可增加导管外径，不适用于声门、气管内径细小的新生儿、婴幼儿和6岁以内的小儿童。此类小儿使用平管完成气管插管后，可用石蜡纱布条，围绕气管导管的周围至梨状窝进行填塞以防漏气。

3. 特殊型气管导管

特殊型气管导管主要为手术操作方便,或为困难插管病例而设计,常用的有以下几种。

(1)预铸直角弯度型气管导管,应用于颌面外科手术,可将导管引离手术野,不被手术者或手术敷料折屈压扁。

(2)盔甲型或螺旋丝增强型气管导管,适用于头过屈位的坐位手术、俯卧体手术,气管造口插管患者。此类导管在插管前需先插入可塑性探条塑形。

(3)导引式气管导管适用于高突喉结或宽长肥厚会厌的困难插管病例,也可用于经口或经鼻盲探插管。

(4)抗激光导管用于激光手术中保护气管导管和患者。

(5)双腔气管内导管。

双腔气管内导管(简称"双腔管")由两根一左一右的导管并列构成,可对双侧肺分别通气。一侧管为短管,前端无弯曲,插于总气管。一侧为长管,前端弯向一侧(弯向左侧者称"左侧管",插入左主支气管;弯向右侧者称"右侧管",插入右主支气管);两种都设有两个套囊,一个在弯曲长管的上方,为总气管套囊;另一个套囊在弯曲管上,为主支气管套囊。因套囊充气后可能堵塞右肺上叶支气管开口,多主张选用左侧管。

(三)插管辅助器械用具

气管内插管的完成需要一定的辅助器械用具配合,包括:喉镜、纤维支气管镜、导管芯、牙垫、润滑剂、插管钳、咽喉气管内局麻药喷雾器等。

1. 喉镜

喉镜是气管内插管时显露声门的重要工具,由喉镜柄、喉镜片和光源三部分组成。使用喉镜可将舌体和口底软组织推开使视线无阻挡并挑起或翘起会厌。喉镜片根据外形可分为直型、弯型和直弯混合型三种(图40-4)。

2. 杠杆喉镜

杠杆喉镜(levering laryngoscope) 特别设计了一个装铰链的头端,可由镜柄末端的控制杆操作,头端可上翘70°,通过挑起会厌改善喉部视野,便于插管(图40-5)。如McCoy喉镜,属于Macintosh喉镜的改良型,能提供更好的适应性和可控性,尤其在喉部显露困难者(张口度减小、头颈

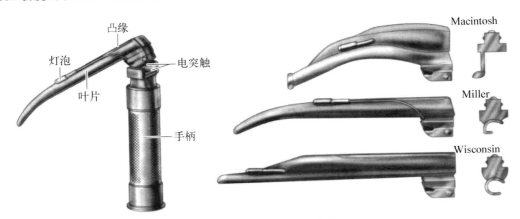

图40-4 喉镜和各种喉镜片

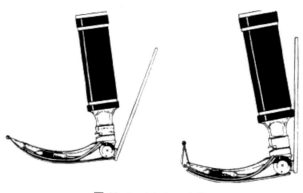

图40-5　McCoy喉镜

部活动受限)。具体应用时,通过操作者向后抬起喉镜以提升会厌,并可减少牙齿的损伤。插管期间如果必要可利用杠杆控制末端位置变化(70°范围),以抬起会厌、改善声门暴露效果。

3. 视频喉镜

视频喉镜(video laryngoscope)　对传统直接喉镜进行改良,并整合了视频系统。视频喉镜无须直视(non-line-of-sight)声门,能有效克服部分困难气道问题,如张口受限、颏胸粘连、小口、强直性颈椎疾患等,是过去几十年一项重大的发明。常用的视频喉镜根据有无气管导管引导通道可分为两类:① 无气管导管引导通道,如GlideScope®。它将传统的喉镜片整合入双色光源和摄像头,整个系统分为视频喉镜和监视器两部分(图40-6)。② 有气管导管引导通道,如Pantax Airway Scope® AWS-S100。其主要特点为弯曲镜片一侧具有气管导管引导通道(图40-7)。操作时,根据液晶屏显示的声门图像,将气管导管由通道内送入气管即可。由于具有气管导管引导通道,因而操作可单人完成。

视频喉镜已广泛用于常规气管内插管,具有以下许多优点:① 改善声门暴露。② 缩短插管时间。③ 降低气管插管引起的心血管不良反应。④ 减少咽喉部损伤。⑤ 减少并发症和提高安全性。

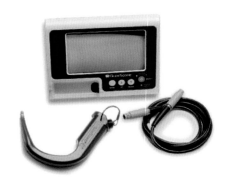

图40-6　GlideScope®

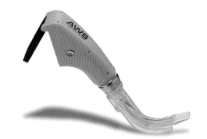

图40-7　Pantax Airway Scope® AWS-S100

4. 纤维支气管镜

纤维支气管镜柔韧可屈可延展,操作容易,并发症少,能清楚显露气管支气管,可对困难插管或清醒插管病例气管内引导插管,进行气管、支气管内吸引,也可用于核实气管导管在气道内的位置。标准的纤维支气管镜由光源、柔韧可屈性光镜管和控制手柄3个基本部分组成,手柄控制钮可使光镜管的远端向上或向下活动。

5. 其他特殊用具

(1)插管钳　可将气管导管送入声门。常用Magill插管钳和Rovenstein插管钳。

(2)导管芯　一种可屈性引导器,置于气管内导管内,前端距导管的前端至少应保持有2 cm的距离,以防滑出引起声门气管损伤。弯成"J"形,可便于声门过高的患者插管。

(3)牙垫　气管内插管后将牙垫置于磨牙间可防止患者咬瘪气管导管。

第二节 适应证和禁忌证

一、适应证

气管插管适用于任何确实需要气道管理的状况。气管内插管下进行全身麻醉,对麻醉者气道管理极为方便。气管插管也是危重患者监护的一部分。气管插管的紧急适应证包括心跳或呼吸骤停、缺氧或通气不足、气道阻塞。特殊适应证包括以下几方面:① 呼吸道难以保持通畅的患者:上呼吸道损伤、狭窄、阻塞、气道食管漏、下颌后缩、声门上或声门下肿瘤、肿块压迫气道、巨舌症等。② 预防误吸:饱胃或者急性肠梗阻患者进行全身麻醉,必须行气管内插管,可以防止液体或者固体物质进入气管。③ 特殊手术部位的手术:头、颈部和上呼吸道手术。④ 特殊手术体位的手术:俯卧位、侧卧位、过度头低截石位等体位不利于患者正常通气。⑤ 实施正压通气:自主呼吸功能受抑制如开胸或使用肌肉松弛药,不能维持正常通气者可通过气管导管进行正压通气。

二、禁忌证

无绝对禁忌证,尤其患者的生命安危取决于是否采用气管内插管时。相对禁忌证:患者有下列情况一般不宜进行气管内插管:① 喉头水肿。② 气道急性炎症。③ 喉头黏膜下血肿。④ 胸主动脉瘤压迫气管者,插管可能造成动脉瘤破裂出血,宜慎重。如需插管,则操作要轻柔、熟练,患者要安静,避免咳嗽和躁动。⑤ 直接喉镜下经口气管插管在气管部分切除的患者中有些禁忌,因为可能会导致气管完全横断和气道缺失。⑥ 颅底骨折、鼻道不通畅、鼻息肉、鼻咽部纤维血管瘤、反复鼻出血者,不宜行经鼻气管插管。

第三节 气管插管前麻醉

一、全麻诱导

在全麻达到一定深度后,进行插管操作。临床上应用最多,多选用静脉快速诱导插管。采用静脉快速诱导插管之前,应先用麻醉机面罩施行高流量纯氧"去氮"操作3 min,提高机体氧储备,并保持呼吸道绝对通畅。使用肌肉松弛药物后,易发生舌后坠,可利用头后仰姿势并托起下颌来克服。凡预计插管困难者,严禁采用快速诱导插管,因长时间无法显露声门,易导致严重缺氧、CO_2 蓄积和甚至继发心搏骤停事故。

二、局部麻醉

使用局麻药对咽喉、气管施行黏膜表面麻醉后,在患者神志清醒的状态下进行气管内插管,也称

"清醒气管内插管",简称"清醒插管",多用于困难插管、气道梗阻、有反流误吸倾向的患者。

(一)气道表面麻醉

清醒插管要求上呼吸道有完善的黏膜表面麻醉。喷雾表面麻醉的先后顺序是：口咽腔、舌根、会厌、梨状窝、声门、喉及气管内。如经鼻插管,则应对全鼻表面麻醉。首先麻醉咽喉黏膜:用1%丁卡因或4%利多卡因,先喷舌背后半部及软腭2～3次;再喷咽后壁及喉部;最后用喉镜片轻巧提起舌根,在患者深吸气时,麻醉喉头和声门。必要时还可进行喉上神经阻滞。

经环甲膜穿刺注药法麻醉气管黏膜:患者头后仰,于甲状软骨与环状软骨之间定位环甲膜,用7号针头连接盛有局麻药的5 ml注射器经环甲膜垂直穿刺,经抽吸有气证实针尖位置正确后,嘱患者屏气,迅速推入局麻药2～3 ml后拔除针头。此时患者往往呛咳,随患者咳嗽,局麻药物分布到气管、喉黏膜。为避免局麻药吸收过快造成中毒反应,4%利多卡因应用总量不应超过4 ml,1%丁卡因总量不超过6 ml。

(二)镇静

施行清醒插管,要求患者良好的配合,对患者说明清醒插管的意义,重点说明配合的事项,如安静放松,保持深慢呼吸,不屏气。使用适当的麻醉前用药,使患者镇静咽喉反射减弱和分泌物减少,便于清醒插管。

(三)气管插管

咽喉气管黏膜表面麻醉完成后1～2 min,即可按经口明视气管内插管方法施行清醒气管插管。

第四节　气管内插管方法

一、经口气管内插管法

经口气管内插管法为临床最常用的插管方法。

(一)插管前准备

适当的麻醉可消除患者痛苦,为插管创造有利条件,并减少心血管反应和气管损伤。显露声门要求全麻达到嚼肌完全松弛和咽喉反射消失。目前多采用浅全麻合用肌松药进行气管内插管,即快速诱导插管法。实施麻醉前应常规监测心电图、脉搏氧饱和度、无创血压和呼气末二氧化碳。脉搏氧饱和度监测可降低低氧血症发生率,呼气末二氧化碳监测可准确判断气管导管是否到位或者呼吸回路的完整性。

经口插管的头位:插管前将患者头部置于"以鼻嗅味"的位置,使上呼吸道口、咽、喉三轴线重叠成一条轴线,具体应将头垫高10 cm,肩部紧贴手术台面,再使寰枕关节部处于后伸位。应升高手术床,使患者的颜面与麻醉者的剑突平齐。

(二)插管操作方法

快速常规麻醉诱导的同时应用面罩纯氧通气"去氮"操作,提高体内氧储备量和肺内氧浓度,纠正潜在的低氧血症,延长插管期呼吸停止的时限,当使患者达到神志消失、呼吸停止、肌肉完全松弛、镇痛良好的状态,应用喉镜明视声门下施行气管内插管。

直型与弯型喉镜的操作方法有所不同。常用的弯型喉镜操作步骤如下。

1. 显露声门

左手握喉镜,右手拇指深入患者口腔内的下臼齿部位,握住下颌向前上提起下颌开放口腔并拨开下唇。喉镜沿口角右侧置入口腔,逐渐深入过程中将舌体推向左侧。将喉镜片移至正中位,逐步深入,可依次看清楚悬雍垂、会厌的游离边缘、双侧构状软骨突间隙。看到双侧构状软骨突的间隙后,上提喉镜,即可看到声门裂隙;若一时仍看不到双侧构状软骨突间隙或声门,助手在喉结部位向下作适当按压有利于咽部暴露。直型喉镜片其他操作方法与弯型喉镜片相同,只是喉镜片要放在会厌的下方(图40-8)。

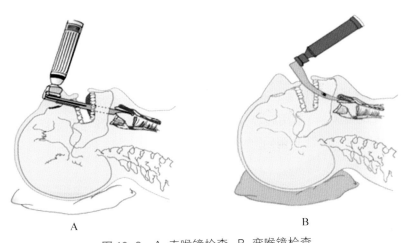

图40-8　A.直喉镜检查;B.弯喉镜检查

2. 置入导管

右手以握毛笔式持气管导管从口腔的右侧进入,斜口端对准声门裂,在直视下缓缓推入导管至套囊完全进入声门。成人在见不到套囊后再往前推进1～2 cm即可;小儿插入长度以2～3 cm为准。若使用管芯,导管斜口进入声门1 cm时,应及时抽出。导管插入气管后,退出喉镜,套囊充气,塞牙垫,确认导管插入气管后,将导管与牙垫一起固定,并立即加深麻醉。警惕导管误插入食管,或导管插入过深而误入一侧主支气管,并检查导管是否通畅,有无扭曲。随时吸出气管内分泌物,一次吸痰时间不应过长,吸痰应严格掌握无菌操作技术。

(三)确认导管在气管内方法

通过呼吸囊控制呼吸,同时观察:①听诊腋窝和剑突上的肺呼吸音,双侧对称一致;②观察胸廓起伏活动,双侧均匀一致;③呼气末二氧化碳参数阳性;④使用透明导管,则吸气时管壁清亮,呼气时可见明显白雾;⑤压胸部,导管口有气流。以上属正常时,即可确定气管导管位置正确,可排除导管误入食管或深入支气管。若只有一侧胸廓起伏和呼吸音,可能由于导管插入过深,进入支气管,应拔出导管少许调整,直至双侧呼吸音恢复和双侧胸廓同时起伏。

(四)注意事项

(1)显露声门必须根据解剖标志循序推进喉镜片,防止插入过深或太浅。

(2)喉镜的着力点在喉镜片的顶端,使用"上提"喉镜的力量来显露声门。切忌以上门齿作为着力点,易造成门齿脱落损伤。

(3)导管插入声门动作轻柔,旋转推进,避免使用暴力;如遇阻挡,可能为声门下狭窄(漏斗喉)或导管过粗,应更换小一号的导管,切忌暴力硬插管。

(4)体肥、颈短或喉结过高的患者,无法看清声门时,可请助手按压喉结部位,有助于看清声门,或利用导管芯将导管变成L形,用导管前端挑起会厌,施行盲探插管。

(5)插管完成后,必须仔细核对导管位置深度,避免过浅过深,同时排除误入食管的可能。

二、经鼻气管内插管法

(一)适应证和禁忌证

经鼻气管内插管法多适用于口内手术或上呼吸道疾病不能直接窥喉或有解剖畸形的患者,也适用于术后需较长时间机械通气的患者。颅底骨折、严重凝血功能紊乱、严重鼻腔病变、有脑脊液漏、菌血症倾向(如心脏置换或瓣膜病)禁用经鼻插管。经鼻气管插管可将气管导管送入鼻后孔之后,喉镜明视下插管,基本与经口明视插管法相同,也可盲探插管。

(二)经鼻盲探插管法

1. 插管前准备

选用坚韧而有弹性、不易折屈和压扁的导管,石蜡油润滑导管前端。清醒插管者对鼻腔表面麻醉。左手翻开鼻翼,右手持气管导管,将导管与面部垂直方向插入鼻孔,导管斜口正对鼻中隔,沿鼻底部出鼻后孔至咽腔,如导管向头顶方向推进极易引起严重出血。

2. 盲探插管

盲探插管必须保留自主呼吸,可在浅全麻下插管或清醒插管,依靠导管内的呼吸气流声强弱或有无,来判断导管斜口与声门的相对位置和距离;气管导管出后鼻孔后,导管衔接口可听到呼吸声,此时左手调整头位,触诊颈前区查探导管前端的位置。右手调整导管,当调整至呼吸音最大时,缓缓推进导管入声门。推进过程中如遇阻挡,同时呼吸音中断,可能导管前端触及梨状窝,或进入舌根会厌间隙,或误入食管,应稍退出导管并调整头位后再试插。

三、支气管内插管法

胸科手术要求术中将两肺隔离并能进行单肺通气。支气管内插管有两类:① 双腔气管内导管;② 单腔支气管导管。双腔气管内导管插管是目前最常用的支气管内插管法。自从双腔气管内导管得到普及应用以后,单腔插管已基本废用,不做详述。

通过双腔气管内导管可在单肺通气和双肺通气间转换,在双肺隔离的同时对两肺施行不同通气模式,并在双腔气管内导管的两个腔都能进行吸引。

(一)适应证和禁忌证

1. 适应证

包括:① 肺脏手术:大咯血、肺脓肿、肺大疱有明显液面等湿肺病例,可防止呼吸道阻塞、感染物质向健侧播散;② 支气管胸膜瘘,气道食管瘘手术;③ 拟全肺或肺叶切除术患者;④ 其他胸腔内手术:如食管癌根治手术。

2. 禁忌证

包括:① 双腔管行进所经气道通路病变,如狭窄、肿瘤、气管断裂等;② 气道外存在压迫(如纵隔肿瘤、主动脉弓动脉瘤)。相对禁忌证有:饱胃,误吸风险高的患者。

(二)双腔管插管术

1. 双腔支气管导管

双腔气管内插管准备和麻醉基本与气管内插管相同。目前临床常用Robertshaw双腔管,有41F、39F、37F、35F、28F、26F六种型号,管腔内径分别为6.5 mm、6.0 mm、5.5 mm、5.0 mm、4.5 mm和4.0 mm。

2. 插管方法

基本与气管内插管相同,一般在普通喉镜显露声门后在盲探下完成,多选用弯型喉镜片。放置Robertshaw双腔管时,远端弯曲凹面先向前,导管前端刚进入声门后,继续使用喉镜持续向前用力暴露下咽部,并将导管旋转90°,使双腔管远端凹面朝向拟要进入的支气管侧。旋转完成后,继续向前推进导管,直至支气管套囊的上方正好位于隆突分叉下方。此时,身高170 cm的患者的平均深度为29 cm,身高每增加或减少10 cm,导管深度也增加或减少1 cm。

3. 双腔管定位

初步确定导管位置正确后,给气管和支气管套囊充气,并进行正压通气。此时双侧肺底部,肺中部和肺尖部呼吸音应正常,尤其注意听诊右侧肺尖部,早期发现右肺上叶支气管口堵塞。临时夹闭一侧导管,同侧呼吸音消失,无胸廓抬起动作;而对侧呼吸音正常,且胸廓抬起十分明显。目前使用的双腔气管内导管左右开口端都有不透放射线的标志线,因而可通过胸部X线确定双腔管的位置。纤维光导支气管镜不仅可以对双腔管精准定位,还可以辅助双腔管插管。变动手术体位或头位后,必须重新鉴别、确定和调整导管的位置。

4. 术中支气管内吸引

吸痰管应先确定与导管同长的标记,表面润滑,避免插入过深损伤气管壁和肺组织。左右吸痰管应该分开,避免交叉感染。

(三)并发症

双腔气管内插管除单肺通气与灌注不匹配易引起低氧血症外,导管本身也可引起一些严重的并发症。导管位置不正确可引起气道阻塞,肺膨隆不能萎陷,肺不张。支气管套囊压力过高可引起气管支气管树破裂,临床表现为缓慢进行的出血、发绀、气胸或皮下气肿,较难诊断。为了减少气管支气管树破裂并发症的发生,应注意支气管导管套囊充气不超过2～3 ml;患者体位或头位改变时,先放出套囊气体;其他并发症:包括创伤性喉炎、肺动脉流出道阻塞所致的心搏骤停、肺血管与双腔管意外缝合等。

第五节 拔 管 术

手术后拔管术应十分慎重,拔管时机不恰当有可能发生拔管后窒息事故。

拔管可在深麻醉或患者几乎完全清醒时进行。通气量好、无呕吐风险的患者可在全麻三期拔管,可减少导管刺激引起的咳嗽、气管损伤和心血管反应。拔管后要严密观察患者生命体征,维持气道通畅,避免梗阻和误吸。即使通过气管内导管可以有效通气不等于肌肉本身的力量也能保持气道通畅。

清醒拔管指征:① 患者清醒,呼之能应;② 吞咽反射,咳嗽反射,咽喉反射活跃;③ 自主呼吸气体交换量恢复正常;④ 肌肉松弛药的残余作用已被满意逆转;⑤ 麻醉性镇痛药的呼吸抑制作用已消失;⑥ 预计拔管后无引起呼吸道梗阻因素存在。

拔除气管导管应注意气管内吸引与用氧并重:气管内吸引前后,常规吸氧,并监测脉搏氧饱和度;拔管前将套囊放气,并在导管内插入输氧管,拔出气管导管后应继续面罩吸氧,必要时再次吸引分泌物。拔管后即刻可能出现喉痉挛或误吸,应备有插管用具及药品,以防万一。对可能出现困难气道患者,拔管后有可能需要紧急重新插管者,应在拔管前先在气管导管内插入喷射通气导芯,拔管后一旦出现呼吸困难,可引导重新插管。

第六节 气管内插管并发症

气管插管可能引发多种并发症,可发生在插管期间、插管后、拔管期和拔管后的任何时候。

一、气管插管即时并发症

(一)牙齿及口腔软组织损伤

多由操作粗暴引起,喉镜片挤压口、舌、牙、咽喉壁可致血肿、出血、牙齿松动、碎裂或脱落、咽下组织裂伤等;若引起喉水肿及声带麻痹可危及生命。

(二)插管应激反应

表现为血压升高和心动过速,甚至诱发心律失常。对冠状动脉硬化、高血压和心动过速患者可能引起严重后果。较深的麻醉深度下插管、喉镜操作迅捷、气道表面麻醉完善,可显著减轻应激反应的强度与持续时间。

（三）气管导管误入食管

虽然气管导管误入食管不难发现，但临床上确有因警惕不够未能及时发现导致患者死亡的病例。正常插管前预充氧的患者，即使气管导管误入食管也不会很快出现脉搏氧饱和度下降和发绀，往往会使及时判断发生困难。气管插管后，应立刻确认气管导管的位置，临床上确定气管导管位置的可靠方法包括监测呼气末二氧化碳浓度，直接看到导管通过声门，纤维支气管镜定位，其他临床常用的定位方法均不可靠。一旦确定导管误入食管，应立即拔管，面罩控制呼吸，保证患者氧供后再行插管。插管成功后放胃管抽出胃内积气。

（四）误吸胃内容物

饱胃、消化道梗阻是诱发误吸的危险因素。面罩通气气体入胃、喉防御反射未完全恢复即拔管也有可能诱发反流误吸。防止误吸最有效的措施是清醒插管和快速序贯诱导插管。插管时压迫喉结，压扁食管上口可帮助减少误吸。

（五）喉痉挛

浅麻醉下或不用肌肉松弛药的情况下进行气管插管，麻醉疼痛刺激，气管拔管后气道内存留分泌物，均易诱发喉痉挛和支气管痉挛。

二、导管留存气管期间的并发症

成功气管插管后，常规使用胶带将导管和牙垫一并固定在面颊部皮肤，但颌面部手术消毒、术中口腔分泌物众多，患者体位或头位改变如头部过屈、深度头低脚高体位，都有可能使导管固定不牢而脱出气管引起窒息，或导管插入过深引起支气管内插管。因此，必须重视气管导管的固定措施，并在体位变动后定期检查气管导管的位置和深度。对颌面部手术可对气管导管进行缝线固定，先将导管用缝线扎紧，然后再将缝线固定于面部皮肤。

三、拔管和拔管后并发症

（一）喉水肿、声门下水肿

由于儿童气道细嫩，喉水肿和声门下水肿是儿童最常见的气管内插管并发症，一般在拔管后半小时内出现，主要表现为吸气性呼吸困难和喘鸣。喘鸣减弱则有气道完全梗阻可能。若不及时处理，可因严重缺氧而心搏骤停。一旦怀疑发生小儿拔管后声门下水肿，应严密观察，并积极处理，治疗包括吸入湿化氧，静脉注射地塞米松，适当镇静，如果梗阻严重并持续存在，应考虑再次插管或行气管切开术。

预防喉水肿和声门下水肿的主要措施包括恰当选择气管导管尺寸、避用套囊插管、插管动作轻柔无阻力，不硬插。

（二）声带麻痹

插管后并发声带麻痹的原因可能是手术损伤喉返神经或导管套囊压迫。单侧声带麻痹主要表现为声嘶或说话困难,如果合并声带水肿,可能引起呼吸道梗阻;双侧声带麻痹可引起呼吸道完全梗阻。一般7~8周声带功能可恢复或被对侧声带代偿。

(三)感染

鼻腔插管后可发生上颌窦炎和咽壁脓肿。鼻窦炎、中耳炎、鼻坏死更多见于长期鼻腔插管的患者。

(四)咽喉痛

最常见的气管插管后并发症。可能与套囊与气管接触面积大,套囊内压力过高,使用利多卡因药膏,气管导管型号不合适,或者使用琥珀胆碱有关。咽喉痛多能在3天内缓解,一般无须特殊处理。

(五)杓状软骨脱位

可由喉镜片置入过深至环状软骨后上提喉镜导致,主要表现为拔管后声嘶或无法发声,持久不愈。间接喉镜检查可确诊。治疗应早期行脱臼整复,或行环杓关节固定术。

第七节　创伤患者气管插管和气道处理

严重外伤或复合伤患者往往病情危急复杂,要求麻醉人员处理各种紧急情况,强调早期循环、呼吸复苏,否则往往会丧失挽救生命的机会。麻醉医师应早期充分了解创伤患者外伤情况,包括受伤程度和部位、出血量、早期复苏方法和效果以及气道情况,早期供氧,建立静脉通路,纠正低血容量。本节介绍创伤患者气道处理。

低氧血症直接威胁创伤患者的生命,气道梗阻可引起严重缺氧导致心搏骤停、脑水肿、颅内压增高,使患者在数分钟内死亡,创伤患者急救应首先考虑避免缺氧。气道梗阻的主要原因包括:① 意识丧失后舌后坠;② 误吸;③ 口腔外伤,如双侧下颌骨骨折所致的急性软组织水肿或出血引起的气道梗阻;④ 胸部创伤;⑤ 休克或烦躁。气道梗阻患者应尽快建立通畅的呼吸道,解除气道梗阻。对于能够自主呼吸的患者,应迅速清洁口腔内呕吐物和血块,使患者头部后仰,托下颌,放置口咽或鼻咽通气道。

对于声嘶、喘鸣、颈部外伤、颈椎不稳定、气管移位、颌面部骨折和气管异物的患者,气道处理必须小心。紧急情况下维持气道通畅的首选直接喉镜明视下经口腔气管内插管,操作时尽可能稳定好头颈位置(防颈椎损伤)。创伤患者都应被视为饱胃,误吸可能大,插管时应适当压迫环状软骨防止胃内容物反流。对预计插管有困难或难以耐受诱导插管的患者,可用面罩和皮囊做控制呼吸解除缺氧。对于情况不是很紧急,有自主呼吸的清醒、合作的患者,也可采用经鼻腔盲插管来保证气道通畅。对于休克或严重创伤患者,一般不需任何药物即可完成插管,也可谨慎使用少量芬太尼(1~3 μg/kg)与肌松药。生命体征较稳定的患者,可选择静脉使用小剂量硫喷妥钠(1~2 mg/kg)或咪达唑仑(0.05~0.1 mg/kg),可方便气管插管,降低颅内压。若无静脉通道又必须立即插管,可肌内注射氯胺酮和琥珀胆碱。

对于无法采用经口气管内插管又必须实施紧急气道处理的患者,则应立即行紧急环甲膜切开术并经环甲膜行气道喷射通气,可保证多数患者的氧合和通气功能,同时也为气管插管或气管切开赢得了时间。对存在严重缺氧和二氧化碳潴留患者,相对于气管切开,气管插管更安全。气道一旦建立,立即气管内吸引,清除气管内呕吐物、血液或其他异物,可保证气道充分供氧,防止反流和误吸。如果气道梗阻解除和充分供氧后,缺氧仍未见改善,应考虑缺氧由其他原因引起,如心脏直接损伤及严重脑外伤、血气胸、心包填塞、气管撕裂、食管破裂、肺撕裂伤、大血管损伤等,应立即进行检查评估处理,如有需要行急诊开胸手术。

第八节　危重症患者气管插管

机械通气治疗是抢救危重患者常用有效的方法。在危重病患者中,抢救生命的紧迫性和减少的生理储备极大地增加了气管插管时低氧血症、低血压、心律失常、心搏骤停和死亡的风险。在ICU首

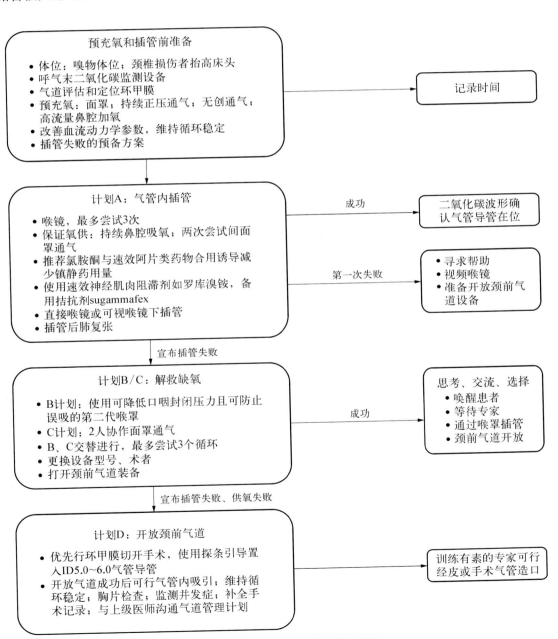

图40-9　危重症患者气管插管流程图

次插管失败率高达30%,而多次尝试喉镜检查和气管插管与并发症增加有关,包括心搏骤停和死亡。患者本身存在的严重疾病及其治疗可以使解剖学正常的气道出现"生理学困难":液体复苏、毛细血管渗漏综合征、俯卧位通气和长时间插管都会导致气道水肿变形。当ICU发生严重气道事件时,死亡和脑损伤的发生率比手术麻醉时高大约60倍。

推荐对危重患者进行预充氧,使用静脉诱导和快速起效神经肌肉阻滞剂(NMBA),持续正压面罩通气,旨在最大化首次插管成功率,通过二氧化碳波形图证实气管导管在位。危重患者气管插管流程见图40-9。

(孙 宇 姜 虹)

参 考 文 献

[1] Miller R D, Cohen N H. Miller's anesthesia. Churchill Livingstone Elsevier, 2010.

[2] Butterworth J F, Mackey D C, Wasnick J D. Morgan and Mikhail's clinical anesthesiology. 5th ed. McGraw-Hill Education, 2013.

[3] Gotta A W. Anesthesiologist's Manual of Surgical Procedures. Wolters Kluwer Health Lippincott Williams & Wilkins, 2009.

[4] Higgs A, McGrath B A, Goddard C, et al. Guidelines for the management of tracheal intubation in critically ill adults. Br J Anaesthesia, 2018, 120(2): 323-352.

[5] Kabrhel C, Thomsen T W, Setnik G S, et al. Videos in clinical medicine. Orotracheal intubation. N Eng J Medicine, 2007, 356(17): e15.

[6] 杭燕南,俞卫锋,于布为,等. 当代麻醉手册: 3版. 上海: 世界图书出版公司,2016.

第41章
困难气道管理

气道管理是麻醉医师永恒的主题。维持通畅的气道、有效的通气和充分的氧合是麻醉医师每日必须面对的任务和挑战,如果不能保证以上几点任何麻醉都是不安全的。困难气道是气道管理中的难题,尽管困难气道的发生率不高,但它却是气道管理中处理最复杂的,病情多变,并发症最容易出现,处理不当或不及时会给患者带来严重伤害甚至死亡的一类气道。只有做到良好的识别,充分的准备,正确的处理流程,默契的团队合作,才能够将各种已预料与非预料的困难气道化险为夷,否则就会使患者和麻醉医师陷入十分危险的处境,甚至出现极其严重的后果。做好气道管理特别是困难气道管理,是提高麻醉安全,改进麻醉质量的重要前提。

中华医学会麻醉学分会专家组于2009年起草和制订了《困难气道管理专家共识》,2013年制订了《困难气道管理指南》,2017年结合近年来的临床知识、技术以及实践更新,分析汇总了目前最新文献、专家意见、会议评论以及临床数据,修订并对指南进行了更新。临床情况是复杂多变的,任何指南均不能完全涵盖,也非绝对的标准,在临床应用中,应结合具体情况,酌情参考具体应用。

学习困难气道管理,其目的是指导气道管理者正确应对与管理临床中所遇到的困难气道,减少各种相关严重并发症的发生。本章节将从困难气道的定义与分类、建立气道的工具和方法、气道评估、困难气道处理流程、困难气道管理策略、困难气道管理培训六部分进行阐述。

第一节 困难气道的定义与分类

我国困难气道的定义为:经过专业训练的有五年以上临床麻醉经验的麻醉医师发生面罩通气困难或插管困难,或二者兼具的临床情况。定义表明困难气道包括困难面罩通气和插管困难两个方面:① 困难面罩通气(difficult mask ventilation, DMV)指有经验的麻醉医师在无他人帮助的情况下,经过多次或超过1 min的努力,仍不能获得有效的面罩通气。根据通气的难易程度将面罩通气分为四级,1～2级可获得良好通气,3～4级为困难面罩通气(表41-1)。② 困难气管插管(difficult intubation, DI)指无论存在或不存在气道病理改变,有经验的麻醉医师气管插管均需要三次以上努力。气管插管时首先需要充分的显露声门,所以困难气管插管时首先可能存在困难喉镜显露。困难喉镜显露指直接喉镜经过三次以上努力仍不能看到声带的任何部分。

表41-1　面罩通气分级

分级	定义	描述
1级	通气顺畅	仰卧嗅物位,单手扣面罩即可获得良好通气
2级	轻微受阻	置入口咽和(或)鼻咽通气道单手扣面罩;或单人双手托下颌扣紧面罩同时打开机械通气,即可获得良好通气
3级	显著受阻	以上方法无法获得良好通气,需要双人加压辅助通气,能够维持$SpO_2 \geqslant 90\%$
4级	通气失败	双人加压辅助通气下不能维持$SpO_2 \geqslant 90\%$

随着喉罩临床应用的逐渐普遍,声门上通气工具(supraglottic airway device, SAD)的理念越来越为广大麻醉医师所接受。气管插管困难时我们可以考虑SAD的替代使用,但SAD也同样存在置入和通气困难的情况。困难声门上通气工具置入和通气是指无论存在或不存在气道病理改变,有经验的麻醉医师SAD置入均需3次以上努力;或置入后,不能通气。

有创气道的建立并非气道管理的常规方法,是困难气道处理时的应急措施,但有些患者存在颈部过短,颈前肿物等情况而导致有创气道建立困难。困难有创气道建立是指定位困难或颈前有创气道建立困难,包括切开技术和穿刺技术。

根据患者有无困难面罩通气将困难气道又分为非紧急气道和紧急气道。非紧急气道:仅有困难气管插管而无困难面罩通气。患者能够维持满意的通气和氧合,能够允许有充分的时间考虑其他建立气道的方法。紧急气道:有困难气管插管同时合并困难面罩通气。患者极易陷入缺氧状态,必须紧急建立气道。其中少数患者"既不能插管也不能氧合(can't intubation, can't oxygenation, CICO)",可导致气管切开、脑损伤和死亡等严重后果。

第二节　建立气道的工具和方法

用于困难气道的工具和方法有百余种之多,这里介绍的为最常用和公认的几种。将这些工具和方法分为处理非紧急气道和紧急气道的工具和方法。处理非紧急气道的目标是无创,而处理紧急气道的目的是挽救生命。麻醉医师应遵循先无创后有创的原则建立气道。

一、非紧急无创工具与方法

主要分为喉镜、气管导管和声门上通气工具(SAD)3类。

(一)喉镜类

分为直接喉镜和可视喉镜。

1. 直接喉镜

包括弯型镜片(Macintosh)和直型镜片(Miller)。选择合适的尺寸类型非常重要,必要时需更换不同尺寸类型的镜片和不同型号的喉镜柄。

2. 可视喉镜

包括 Glidescope、McGrath、C-Mac、Tosight 和 UE 可视喉镜等,不需要口、咽、喉三轴重叠,可有效改善声门显露,但一般需借助管芯,以防显露良好却插管失败。

(二) 经气管导管类

包括管芯类、光棒、可视管芯、可视插管软镜四类。

1. 管芯类

包括硬质管芯、可弯曲管芯以及插管探条(gum elastic bougie, GEB)。需喉镜辅助,方法简便,可提高插管成功率。

2. 光棒

如 Lightwand 等,利用颈前软组织透光以及气管位置比食管更表浅的特性。优点是快速简便,可用于张口度小和头颈不能运动的患者。

3. 可视管芯

如视可尼(shikani)等,优点是结合了光棒和电子镜的优势,快捷可视。

4. 可视插管软镜

包括纤维支气管镜和电子软镜。此方法能适合多种困难气道的情况,尤其是清醒镇静表面麻醉下的经口或经鼻气管插管,但一般不适合紧急气道,操作需经一定的训练。

(三) 声门上通气工具

声门上通气工具(SAD)包括喉罩、插管型喉罩、喉管以及其他。

1. 喉罩

包括第一代喉罩和第二代喉罩,第一代喉罩(LMA-Classic)因其密封压为 20 cmH$_2$O,没有胃食管引流管,存在反流误吸的风险,在临床应用已越来越少,可用儿科的短小手术。第二代喉罩为胃食管引流管型喉罩(双管喉罩),ProSeal喉罩(图41-1)、Supreme喉罩(图41-2)和i-gel喉罩是应用最广泛的第二代喉罩。特点为密封压较高(25~30 cmH$_2$O),有胃食管引流管,可通过它插入胃管,减少反流误吸的发生,且置入成功率高。在有适应证的情况下,第二代喉罩可替代气管导管用于全麻术中的气道管理。

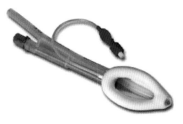

图41-1　ProSeal喉罩

2. 插管型喉罩

常用的有 Fastrach 喉罩、Cookgas 喉罩、Ambu 喉罩和鸣人插管型喉罩等。插管型喉罩的优点是可同时解决困难通气与困难气管插管,插管成功率高,但受患者张口度限制。

3. 喉管 (laryngeal tube, LT)

套囊封闭咽腔与食管开口从而进行通气,置入简便,损伤较轻。新型的喉管也有通向胃食管的引流管,可以通过它插入胃管。

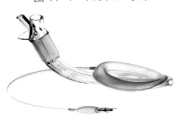

图41-2　Supreme喉罩

4. 其他

SLIPA 等声门上工具(图41-3),免充气型,置入成功率高。

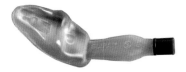

图41-3　SLIPA喉罩

（四）其他方法

经鼻盲探气管插管也是临床可行的气道处理方法，其优点是无须特殊设备，适用于张口困难或口咽腔手术需行经鼻气管插管者。

二、非紧急有创工具与方法

（一）逆行气管插管

逆行气管插管（图41-4）适用于普通和可视喉镜、喉罩、可视插管软镜等插管失败者，颈椎不稳、颌面外伤或解剖异常者可根据情况选择使用。

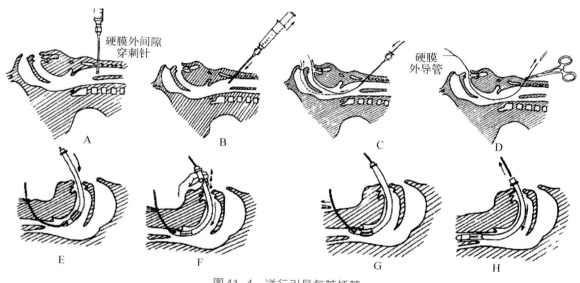

图41-4　逆行引导气管插管

（二）气管切开术

使用气管切开术专用工具套装，创伤虽比手术切开小，但仍大于其他建立气道的方法且并发症较多，用时较长，只用于必需的患者，如喉肿瘤、上呼吸道巨大脓肿、气管食管上段破裂或穿孔以及其他建立气道方法失败又必须手术的病例。

三、紧急无创工具与方法

发生紧急气道时要求迅速解决通气问题，保证患者的生命安全，为进一步建立气道和后续治疗创造条件。常用的紧急无创气道工具和方法包括以下几种。

（一）双人加压辅助通气

在嗅物位下置入口咽和（或）鼻咽通气道，由双人四手，用力托下颌扣面罩并加压通气。

（二）再试一次气管插管

有研究报道 77 例无法通气的患者，58 例喉镜显露分级 I～ II 级，采用直接喉镜 3 次以内完成气管插管，所以首次插管失败后再试一次气管插管仍然是可以考虑的方法，但应注意麻醉深度与肌松程度。

（三）喉罩

喉罩（laryngeal mask airway, LMA）既可以用于非紧急气道，也可以用于紧急气道。紧急情况下，应选择操作者最熟悉和最容易置入的喉罩，推荐使用第二代喉罩。

（四）喉管

喉管（laryngealtube, IT）同喉罩既可以用于非紧急气道，也可以用于紧急气道。

（五）食管–气管联合导管

食管–气管联合导管（esophageal-tracheal combitube）是一种双套囊和双管腔的导管，无论导管插入食管还是气管均可通气。

四、紧急有创工具与方法

（一）环甲膜穿刺置管

环甲膜穿刺置管和经气管喷射通气（transtracheal jet ventilation, TTJV）。

用于声门上途径无法建立气道的紧急情况，喷射通气时必须保证患者的上呼吸道开放以确保气体可以排出。

（二）经环甲膜穿刺通气

采用环甲膜穿刺套件，导管直径为 4 mm，经环甲膜穿刺，可直接进行机械或手控通气。

（三）经环甲膜切开通气（简称手术刀技术）

紧急气道处理流程中的最终解决方案。操作虽然简便，但必须事先在模型上接受过训练才能迅速完成。

第三节　气道评估

充分的术前气道评估是及时发现困难气道，降低未预料困难气道发生的重要手段，也是正确处理困难气道，做好充分准备的前提。

一、了解病史

术前访视患者，了解患者的一般情况、现病史及既往史，有助于困难气道的识别。询问患者既往手术史以及是否有困难气道的发生是一种简便有效的方法,如果可以获取既往手术麻醉记录单,应注意气道管理方法以及是否有困难气道等特殊情况发生的记录。研究发现年龄(＞55岁)、BMI＞26 kg/m²、打鼾病史、蓄络腮胡和无牙是面罩通气困难的独立危险因素。喉镜显露困难和插管困难与患者的下述特征有关:年龄(＞55岁)、BMI＞26 kg/m²、牙齿异常、睡眠呼吸暂停综合征和打鼾病史。某些先天或后天的疾病,例如强直性脊柱炎、类风湿关节炎、退化性骨关节炎、会厌炎、肢端肥大症、病态肥胖、声门下狭窄、甲状腺或扁桃体肿大、纵隔肿物、咽喉部肿瘤、咽部手术史、放疗史、烧伤、Klippel-Feil综合征、Goldenhar综合征、Turner综合征、Treacher-Collins综合征、PierreRobin综合征和唐氏综合征同样也会影响喉镜显露和气管插管。

二、体格检查

头颈部的解剖特点与困难气道发生密切相关,通过体格检查来发现气道病理或解剖异常。具体检查内容包括:上门齿的长度、自然状态下闭口时上下切牙的关系、下颌骨的发育和前伸能力、张口度、咽部结构分级(改良的Mallampati分级,表41-2)、上腭的形状、下颌空间顺应性、甲颏距离、颈长和颈围、头颈活动度、喉镜显露分级(表41-3)。其中Mallampati分级Ⅲ或Ⅳ级、下颌前伸能力受限、甲颏距离过短(＜6 cm)等是面罩通气困难的独立危险因素(表41-4)。

表41-2　改良的Mallampati分级

分　级	观察到的结构
Ⅰ级	可见软腭、咽腔、悬雍垂、咽腭弓
Ⅱ级	可见软腭、咽腔、悬雍垂
Ⅲ级	仅见软腭、悬雍垂基底部
Ⅳ级	看不见软腭

表41-3　术前气道评估体格检查内容

体格检查内容	提示困难气道表现
上门齿的长度	相对较长
自然状态下闭口时上下切牙的关系	上切牙在下切牙之前
张口度	＞2级
改良的Mallampati分级	双人加压辅助通气下不能维持$SpO_2 \geqslant 90\%$
上腭的形状	高拱形或非常窄
下颌空间顺应性	僵硬,弹性小或有肿物占位
甲颏距离	小于三横指
颈长	短
颈围	粗
头颈活动度	下颌不能接触胸壁,或不能颈伸

表41-4　喉镜显露分级

分　级	可见到的结构
Ⅰ级	可见大部分声门
Ⅱ级	可见声门的后缘
Ⅲ级	只见会厌
Ⅳ级	看不到会厌

三、辅助检查

了解病史并进行体格检查后,对怀疑有困难气道的患者,可以使用辅助检查帮助诊断。超声、X线、CT和MRI等有助于识别气管偏移、颈椎疾病等一部分先天或后天可以导致困难气道的疾病。对于具有高危因素的可疑困难气道患者,推荐在清醒镇静表面麻醉下行可视喉镜或可视插管软镜等工具的检查与评估,明确喉镜显露分级。辅助检查不常规应用于正常气道的评估,仅推荐用于怀疑或确定有困难气道的患者。

以上各种方法预测困难气道具有一定的特异性和敏感性,但单一方法还不能预测所有的困难气道,临床上应综合应用。正确地评估气道,可以帮助麻醉医师在麻醉和气道管理前更加明确地识别出更多的困难气道,以便做好充足的准备。

在评估患者气道的同时也必须要关注患者发生反流误吸的风险(包括饱胃状态、食管反流病史、胃排空延迟相关疾病等),以早期采取措施预防反流误吸的发生。

第四节　困难气道处理流程

一、明确气道分类与术前准备

明确气道分类,进行充分的术前准备,可疑困难气道患者进行可视喉镜或插管软镜检查评估。

(一) 气道的分类

通过麻醉前的气道评估情况将困难气道分为已预料的困难气道和未预料的困难气道。气道分类的意义在于理清气道处理思路,针对不同气道类型选择针对性的处理流程并做好相应的准备,以提高患者在气道处理过程中的安全性。

1. 已预料的困难气道

包括明确的困难气道和可疑的困难气道。

(1) 分类　前者包括明确困难气道史、严重烧伤瘢痕、重度阻塞性睡眠呼吸暂停综合征、严重先天发育不良等,后者为仅评估存在困难危险因素者。二者的判断根据患者实际情况及操作者自身的技术水平而定,具有一定的主观性。可疑困难气道可通过在手术室内麻醉诱导前行可视喉镜或可视插管软镜等工具检查,进一步明确是否为困难气道。对已预料的困难气道患者,最重要的是维持患者的自主呼吸/氧合,预防发生紧急气道。

（2）处理方法　①采用清醒镇静表面麻醉下实施气管插管,推荐使用可视插管软镜等（如纤维支气管镜和电子软镜）可视工具。②改变麻醉方式,可采取神经阻滞、椎管内麻醉等局部麻醉方法完成手术。③建立外科气道,可由外科行择期气管切开术。

2. 未预料的困难气道

评估未发现困难气道危险因素的患者,其中极少数于全麻诱导后有发生困难气道的可能,需常备应对措施。

（二）应对困难气道的准备

当怀疑或预测患者会出现困难气道后,应做好充足的准备,使困难气道能够得到规避和及时的处理。具体准备工作包括:

1. 困难气道管理用具和设备

每个麻醉科均应准备具有一系列的气道管理工具,尤其是困难气道管理用具和设备。

（1）无创工具　直接喉镜（含不同尺寸和形状的喉镜片）、可视喉镜;经气管导管包括管芯类、光棒、可视管芯、纤维支气管镜或电子软镜;SAD（二代喉罩、插管喉罩、喉管等）。

（2）有创工具　非紧急处理工具（逆行气管插管）和紧急气道处理工具（如环甲膜穿刺置管和经气管喷射通气 TTJV、经环甲膜穿刺通气 Quicktrach、颈前外科气道建立装置等）。具体应用可结合科室情况与操作者的技术和偏好等具体情况选择工具。

2. 患者及家属知情同意

告知患者及家属麻醉过程中困难气道发生的可能,并解释遇到困难气道后的具体处理方案,让患者及家属有良好的心理准备并能积极配合,保证其知情权。

3. 人员准备

对于已预料的困难气道应进行术前讨论,在有经验医师或助手在场的情况下进行插管操作;出现非预料的困难气道时,应立刻寻求帮助,专业人员能够迅速赶到现场给予帮助。

4. 反流误吸高风险患者的准备

应在手术前常规禁食、禁饮,使用药物降低胃内 pH。对于严重的胃排空延迟或肠梗阻的患者,应放置胃管,麻醉处理同饱胃患者。

二、做好充分准备的气管插管

优化体位下的充分预充氧合,使用常规诱导或快速序贯诱导达到完善的肌松与适宜的麻醉深度,首选可视喉镜或最熟悉的工具使首次插管成功率最大化,在喉外按压手法与探条、光棒等辅助下均不能插管成功时,应限定插管次数,及时呼救,进行面罩通气。

（一）优化头颈部体位的预充氧合

患者适当的体位能够增加直接喉镜置入和气管插管的成功率。大多数患者采用直接喉镜

（Macintosh喉镜）时最好体位是颈部仰伸，头以寰枕关节为轴后仰，即鼻嗅物位。体位对于肥胖患者更为重要，应常规使用轻度头高脚低斜坡位，以保证外耳道水平齐平胸骨上切迹，这样能够在直接喉镜中提供更好的视野，改善气道开放和呼吸动力，促进呼吸暂停时的被动氧合。20°～25°头部抬高体位和持续正压通气能够延缓肥胖患者出现缺氧的时间。

所有患者全麻诱导前均需预充氧合，通过吸入适当流量的纯氧来增加患者体内的氧储备。健康成人仅呼吸空气的情况下，$SpO_2 \geqslant 90\%$的呼吸暂停时间（安全无呼吸时间）仅为1～2 min，而经过预充氧合安全无呼吸时间可以延长至8 min。安全无呼吸时间对于保证麻醉诱导后无呼吸患者的插管安全尤为重要。对于大部分患者，新鲜气体流量（氧气）应超过静息每分通气量（大约5 L/min），吸入纯氧正常潮气量呼吸3 min或8次/min的深呼吸即可达到预充氧合的效果。理论上，最佳预充氧合是指呼气末氧浓度达到0.87～0.9。20°～25°头高位和正压通气有助于提高预充氧合的效果。对于危重和困难气道患者，推荐持续使用高流量温湿化鼻导管给氧（15～70 L/min）来改善预充氧合的效果。

（二）麻醉与诱导

主要包括清醒镇静表面麻醉气管插管、全麻常规诱导、快速序贯诱导等。依据气道类型而定，已预料的困难气道选择清醒镇静表面麻醉气管插管，未预料的困难气道的患者选择快速序贯诱导或全麻常规诱导。

1.清醒镇静表面麻醉气管插管

清醒状态下纤维支气管镜辅助插管在困难气道的患者中成功率高达88%～100%。清醒镇静表面麻醉包括患者准备、镇静镇痛和表面麻醉等几个环节。镇静镇痛的理想目标是使患者处于闭目安静、不痛、降低恶心呕吐敏感性和遗忘，同时保留自主呼吸、能被随时唤醒又高度合作的状态。咪达唑仑、芬太尼、舒芬太尼和右美托咪定是常用的药物。

2.全麻常规诱导

常用的诱导药物丙泊酚能够抑制喉反射，相较于其他药物能够提供更好的气道插管条件。肌松药有助于改善面罩通气，对于气道评估"正常"的患者和不能合作的患者，可以不常规测试面罩通气而直接全麻常规诱导。在尝试重复插管时确保患者已充分麻醉是非常重要的。如果出现插管困难，在没有充分的肌松的情况下不应进行下一步的插管尝试。

3.快速序贯诱导

尽可能缩短从意识消失到气管插管的时间间隔。适用于：非困难气道的饱胃和急诊患者，也适用于面罩通气困难但插管不困难的患者。推荐使用芬太尼、丙泊酚和琥珀胆碱（1 mg/kg）或罗库溴铵（0.9 mg/kg）；在患者入睡前，给予环状软骨向上向后方向的加压（10 N），入睡后为30 N，如面罩通气困难或置入SAD困难时，可以松开环状软骨加压；快速序贯诱导期间，通常不需要面罩通气，对于老年危重患者和儿童，可以采用面罩通气；对于困难插管患者，可首选可视喉镜。

（三）气管插管

1.插管工具和方法

插管工具和方法的选择依赖于外科手术、患者情况、麻醉医师技能和偏好以及科室设备供应。合适的体位能够增加插管成功率，大多数患者采用插管最好的体位是嗅物位，肥胖患者则适宜斜坡位。

插管过程中采用喉外按压手法能够改善喉镜的显露,该手法被称为BURP手法(麻醉医师的右手可在颈部进行喉部按压的操作,向患者背侧、向上、向喉镜检查者的右侧按压,以增加喉镜下声门的显露)。在充分的麻醉深度和肌松条件下进行初次插管,推荐初次插管直接使用可视喉镜或操作者最熟悉的工具,以达到首次插管成功率的最大化。插管过程中可同时辅助喉外按压手法、探条、光棒、可视管芯等工具以提高插管成功率。喉镜置入口腔即为一次喉镜尝试。每次尝试都应该在麻醉深度与肌松状态最优的情况下进行,因为反复尝试喉镜置入和气管插管与不良结局和发展为既不能插管也不能氧合情况的风险相关。不论麻醉医师的经验水平如何,如遇困难,均应立即尽快寻求帮助。插管过程中应注意操作动作轻柔,尽可能第一次插管尝试即成功。如果遇到插管困难,应改善一些利于成功的因素(包括患者的体位、插管工具、插管方法、肌松的程度、人员等)。喉镜插管尝试的次数应限定在3次以内,第4次尝试(即3+1次)只能在更换为另一位经验丰富的高年资麻醉医师的情况下才可进行。应尽早使用可视喉镜。

2. 插管成功判断方法

目前认为呼气末二氧化碳浓度监测是判断气管插管成功最可靠的方法。直视下气管导管进入声门,双肺听诊,可视插管软镜检查等也都是临床常用的判断方法。尽管有学者质疑双肺听诊的准确性,但此方法依然是我国目前最为普遍使用的判断方法,且可以通过此方法判断导管是否置入过深。

3. 推荐行3+1次气管插管

期间需要根据患者的情况行面罩通气,保证氧合;如3+1次气管插管失败,则宣布插管失败,暂停插管,立即面罩通气,保证患者的氧合。

三、插管失败后的面罩通气

口咽/鼻咽通气道或双人加压辅助面罩通气,维持氧合,在充分肌松下进行面罩通气。当气管插管3+1次不成功时,应宣布插管失败,立即行面罩通气维持氧合。大部分的患者经单手扣面罩即可获得良好通气。CE手法是临床上最常用的一种单手扣面罩的方法。对于单手扣面罩不能获得良好通气的患者,可采用口咽和(或)鼻咽通气道配合单手扣面罩的方法,或采用双手托下颌扣面罩同时机械通气的方法。有研究证实双手托下颌较单手托下颌更为有效。如果以上方法仍不能维持良好通气,需要立即请求帮助,在嗅物位下置入口咽和(或)鼻咽通气道,由双人四手,用力托下颌扣面罩行双人加压辅助通气,嗅物位能够增加喉部空间,更易面罩通气。当麻醉不充分或者肌松不足时会增加面罩通气的难度,所以,即使是面罩通气时也应特别注意麻醉深度与肌松状态。如果面罩通气可以维持患者氧合,则此时为非紧急气道,操作者应停下来认真思考:是否可以采用其他无创插管技术再次尝试(包括可视喉镜、可视插管软镜辅助下气管插管、经SAD通气或引导气管插管、使用管芯或换管器等);是否需要唤醒患者;或恢复患者自主呼吸,建立外科有创气道。如果双人加压辅助通气仍不能维持氧合,则继续寻求帮助,并立即宣布面罩通气失败,使用SAD通气,维持患者氧合。

四、声门上通气工具(SAD)的置入和通气

以维持氧合为目标的使用,推荐使用第二代SAD,限定置入次数不超过3次。

（一）声门上通气工具（SAD）的置入

当双人加压辅助面罩通气仍不能维持氧合，则立即宣布面罩通气失败，置入 SAD 进行通气，维持患者氧合。一项观察性研究显示喉罩可以在 94.1% 既不能插管也不能面罩通气的患者中恢复通气。研究已证实第二代 SAD 在困难气道管理中的重要性，其不仅可以改善大多数患者的通气情况，而且可以胃内减压，减少反流误吸的风险，推荐所有麻醉科均应常规配备此类工具，且所有麻醉医师都应该接受第二代 SAD 的使用培训。理想的 SAD 应该容易置入、密封性好、有通向食管和胃的引流管、可经 SAD 引导气管插管。目前应用和研究较多的有 ProSeal LMA、LMA Supreme、i-gel 等。快速序贯诱导时可解除压迫环状软骨以保证 SAD 的顺利置入。SAD 置入困难时可更换型号或产品种类，但置入次数建议不超过 3 次。

（二）声门上通气工具（SAD）置入后的处理

成功置入 SAD（方法包括双侧胸廓起伏，双肺听诊，呼气末二氧化碳监测等），患者氧合得到保障时，应该停下来思考：① 是否可以使用 SAD 通气，保障患者整个手术过程中的氧合并完成手术？② 是否可通过 SAD 完成气管插管？③ 是否需要唤醒患者？④ 是否需要患者恢复自主呼吸后建立外科气道？患者因素、急诊手术、操作者的技巧都会影响最终的选择，但基本原则是保证通气，维持患者氧合，减少误吸风险。如果为非紧急手术，唤醒患者是第一选择。通过 SAD 插管仅适用于临床情况稳定、可通过 SAD 给氧、麻醉医师熟练该项操作的情况，且气管置入的次数也需限制。研究表明，在困难气道的患者中，通过插管型喉罩进行插管的成功率达 74.1% ～ 100%。随着第二代喉罩等 SAD 的不断普及，越来越多的手术可直接在喉罩全麻下完成而无须气管插管；但在特殊或紧急危及生命的情况下，用 SAD 维持麻醉被认为是一个高风险的选择。此时，气道已经被多次不成功的插管损伤，且在手术的过程中可能因为气道工具的移位进一步恶化，胃反流、气道肿胀或手术因素也造成危险。在很少的情况下，即使 SAD 可以维持患者通气，但也可能需要建立外科气道。如果置入 SAD 已 3 次仍不能进行通气和维持患者氧合，则立即宣布 SAD 通气失败，患者处于既不能插管也不能氧合（CICO）状态，应迅速建立紧急有创气道，进行通气，确保患者氧合。

五、紧急有创气道的建立

（一）建立紧急有创气道的前提

当宣布 CICO 时，如果不立即处理将会出现缺氧性脑损伤甚至死亡，应立刻建立紧急有创气道。这项技术的成功运用取决于决定的时间、计划、准备及技术的掌握。麻醉医师必须定期反复培训紧急有创气道建立的技术。充足的肌松有助于该技术的顺利完成。

（二）建立紧急有创气道

包括环甲膜穿刺置管和经气管喷射通气（TTJV）、经环甲膜穿刺通气、经环甲膜切开通气。

（1）环甲膜穿刺置管和经气管喷射通气（TTJV）采用套管针（13 G 或 15 G，长度 5 cm 或 7.5 cm）行环甲膜穿刺置管，将 TTJV 装置连接套管针，通过套管针行喷射通气；在使用过程中，要确保上呼吸道开放，可置入口咽通气道或鼻咽通气道，同时托起下颌骨。该技术在 2004 年的 ASA 困难气道指南中就被推荐,因为麻醉医师更熟悉套管针技术,但它存在一些局限,例如需要高压气源,可能造成气道创伤;因为犹豫、位置不当或者套管针移位均会造成穿刺失败;另外高压气源并非在任何情况下都可以获得,且大部分麻醉医师也不常规进行此操作。

（2）经环甲膜穿刺通气导管直径为4 mm（如Quicktrach套装），经环甲膜穿刺,可直接进行机械或手控通气。使用时首先确定环甲膜位置,右手持穿刺套件由环甲膜处斜向后下方穿刺入气管。固定穿刺针芯,将外套管向前推入,拔出针芯,套囊充气后接麻醉机手控或机械通气。

（3）经环甲膜切开通气（简称手术刀技术）指刀片+探条+气管导管法环甲膜切开通气技术。2015年欧洲困难气道学会（DAS）推荐使用手术刀环甲膜切开技术。首先喉外手法确认环甲膜位置,刀刃朝向操作者,在环甲膜做横切口,切开环甲膜,顺时针旋转刀片使刀刃朝向尾侧,探条贴刀片下缘潜入气管,气管导管（ID 5.0 mm）顺探条导入气管,通气、打套囊、通过呼气末二氧化碳波形确认导管位置,固定导管。在肥胖或者解剖变异的患者中推荐采用纵切口。

第五节　困难气道管理策略

根据中华医学会麻醉学分会于2017年发布的困难气道管理流程图（图41-5）,气道管理共分为六个步骤。第一步,根据病史、体格检查和辅助检查进行气道评估,其中特别加入了对于可疑困难气道使用可视喉镜或可视插管软镜进行检查和评估的内容;第二步,将气道分类为未预料的困难气道和已预料的困难气道,并对后者采用多种气道管理方法;第三步,气管插管通气,此时需要优化患者头颈部体位、完善预充氧合、常规麻醉诱导或快速序贯诱导后进行插管,同时强调了如果可以,尽量首次或尽早使用可视喉镜进行插管,插管次数不得超过3+1次。若未能插入,则宣布插管失败,进入第四步,即面罩通气;第四步,利用口咽/鼻咽通气道、双人面罩辅助通气,维持氧合,若不能维持氧合,则宣布面罩通气失败,进入第五步,即声门上通气装置（SAD）通气;第五步,置入SAD,并且推荐使用第二代SAD,最多尝试3次,若不能维持氧合,则宣布SAD通气失败,宣布CICO,进入第六步,即紧急有创气道通气;第六步,推荐了三种方法:经环甲膜穿刺喷射通气、经环甲膜穿刺通气和经环甲膜切开通气。

统观困难气道管理六步法,后四步均在强调通气,这是在提醒麻醉科医师面对困难气道时,不要为了建立气道而建立气道,重要的是保证患者的通气和氧合。另外,麻醉医师需要掌握建立紧急有创气道而非建立外科气道的技术,即通过环甲膜穿刺实现通气。

一、气道评估

困难气道的决定因素包括患者自身因素、气道管理工具和麻醉医师技巧,后二者不在这里赘述。患者自身因素需要借助气道评估方法来判断。常用的评估方法包括张口度、改良的Mallampati分级、甲颏距离、头颈活动度等。这些评估方法虽然快捷、简单、易行,但是评估结果不够可靠。近年来涌现了一些新的评估方法,如术前使用纤维支气管镜和电子软镜行气道检查,即表面麻醉后,使用纤维支气管镜通过鼻腔检查气道,发现气道病变并制订气道管理策略;术前使用可视喉镜试着显露声门,即在表面麻醉、镇静、镇痛后,用可视喉镜试着显露声门,如能看见声门则采用麻醉诱导插管,否则采用清醒插管;

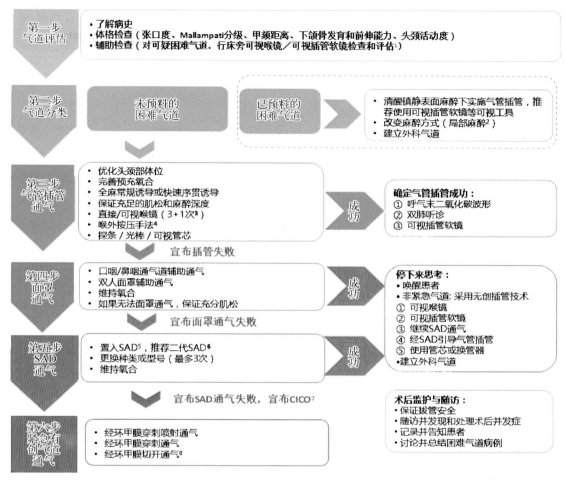

备注

1. 有条件时，可行头颈部 X 线 /CT/MRI/ 超声检查。
2. 局部麻醉包括：椎管内麻醉、神经阻滞麻醉、局部浸润麻醉。
3. 喉镜插管尝试的次数应限定在 3 次以内，建议尽早使用可视喉镜，第 4 次尝试只在更换另一位经验丰富的高年资麻醉医师的情况下可进行。
4. 喉外按压手法：向头部方向按压甲状软骨有助于暴露声门，该手法被称为 BURP（向背、向上、向喉镜检查者的右侧按压）。
5. SAD：声门上通气工具，包括喉罩/插管喉罩/喉管等。
6. 第二代 SAD：胃食管引流型喉罩。
7. CICO：既不能通气又不能氧合。
8. 经环甲膜切开通气：指刀片+探条+气管导管法环甲膜切开通气。

图 41-5 困难气道管理流程图

将超声技术用于气道评估，因为超声不仅具有无创、安全、便携和重复性强等优点，同时在确定气管导管位置、寻找和定位环甲膜、辅助经皮气管造口术、评估餐后状况、确认胃管位置、气胸诊断及超声引导下喉上神经阻滞等方面有其独特的优势。这些先进的术前气道评估方法值得麻醉科医师学习，从而最大限度地减少不必要的清醒插管和紧急气道的发生。最后，一些困难气道相关的先天性和获得性疾病病史，如软骨发育不全、小颌畸形、肢端肥大症、强直性脊柱炎等，在困难气道预测方面也非常重要。

二、气道管理流程

（一）已预料的困难气道的处理

对已预料的困难气道时，可在清醒、镇静镇痛、表面麻醉下行气管插管，尤其推荐使用可视插管软镜等可视工具；或者改变麻醉方式，如改为局部麻醉；或建立外科气道来处理。对此类困难气道，术前应准备好困难气道管理工具，告知患者情况，寻求其他医师的帮助，在麻醉前经面罩预充氧，在处理过程中尝试各种方法给患者持续供氧和维持氧合。

（二）未预料的困难气道的处理

如何评估困难气道，前面已进行叙述。在此需要提出的是，气管插管成功的判断标准不仅仅依靠于呼气末二氧化碳波形，由于部分医院可能没有呼气末二氧化碳监测装置，麻醉科医师也可通过双肺听诊或可视软镜来判断是否气管插管成功。

总之，对于气道管理流程强调了以下内容：① 强调气道评估，可以使用可视喉镜、可视软镜等辅助判断，减少既不能插管又不能氧合（CICO）状态的发生；② 强调在整个气道处理过程中保证患者的通气和氧合；③ 强调首次或者尽早使用可视喉镜，增加第一次插管的成功率；④ 插管次数不要超过3+1次，SAD置入不超过3次；⑤ 推荐三种建立紧急有创气道的方法，经环甲膜穿刺喷射通气、经环甲膜穿刺通气和经环甲膜切开通气。

三、SAD 和可视喉镜

困难气道处理流程的更新离不开气道管理工具的发展。SAD包括喉罩、插管型喉罩以及喉管。第二代SAD优势体现在其有效性（密封压高达$25 \sim 30$ mmH$_2$O）、安全性（有胃食管引流通道，可插入胃管）以及可通过SAD进行插管等方面。

（一）SAD在气道管理中发挥着两大作用

第一，作为气道管理工具，用于正压通气或者保留自主呼吸时使用，更加有效、安全、微创、舒适；第二，在既不能插管又不能面罩通气时，可使用SAD通气，进而可通过其进行插管。一项关于喉罩的调查结果显示，在英国国民医疗系统中，每年约有200万患者接受不同类型气道管理的麻醉，其中喉罩使用率高于气管插管；在麻醉过程中发生死亡/脑损伤的首要原因是误吸，其致死率为50%，喉罩最大的问题也是反流误吸；调查数据表明，双管喉罩相关的气道并发症发生率低于单管喉罩和气管插管，这也是双管喉罩得以更多应用和推荐的原因。

（二）可视喉镜

喉镜从1940—2010年的发展历程也产生了很大的变革。麻醉科医师操作技术的提高很大程度上取决于可视化程度的提高，尤为突出的两大进步便是超声和可视喉镜。可视喉镜能够改善声门的显露，麻醉科医师的助手也能够看到喉部按压操作（BURP）的效果。那么可视喉镜的未来是什么？毫无疑问，可视喉镜是困难插管的首选工具，未来其也可作为常规插管的工具。

四、CICO 的处理

如前所述，CICO指既不能经气管插管，又不能面罩通气，也无法置入SAD的情况。与气管切开相比,环甲膜切开耗时少、易实施、可靠性高、并发症少,是麻醉科医师面对CICO必须掌握的方法。ASA和CSA颁布的困难气道管理指南中推荐了三种方法来处理CICO,包括经环甲膜穿刺喷射通气(TTJV)、经环甲膜穿刺通气和经环甲膜切开通气(指刀片+探条+气管导管法环甲膜切开通气)。经环甲膜切开通气操作较为简单易行,且安全可靠,应该是麻醉医师面对CICO时必须掌握的方法。

五、无呼吸氧合技术

对于任何患者,在开放气道的全过程中,麻醉科医师的首要任务是保证氧合。

(一)体位摆放

体位摆放对于开放气道以及肥胖等高危患者非常重要。直接喉镜的最好体位是"嗅物位",即颈部仰伸,头以寰枕关节为轴后仰。肥胖患者应常规使用Ramped position,即垫高上半身,外耳道与胸骨切迹在一条水平线上,这种体位可以改善直接喉镜显露声门,改善气道开放和呼吸动力,改善呼吸暂停时的无呼吸氧合。

(二)术前常规预充氧

1. 对于所有患者,建议术前常规预充氧

健康成人吸空气时呼吸暂停时间(停止呼吸到$SpO_2 < 90\%$)为$1 \sim 2$ min,而采用预充氧呼吸暂停时间可以延长至8 min。无呼吸氧合是一种生理现象,无呼吸时,肺内氧气吸收快,二氧化碳排出慢,这样肺内可产生高达$20\ cmH_2O$的负压,负压能够驱使声门上的气体通过气管进入肺内。如在患者无呼吸时,通过鼻孔吸入高流量的氧气,该生理机制可延长呼吸暂停时间。

2. 肥胖或患鼾症的患者

除了预充氧和面罩通气外,在进行插管过程中,使用鼻导管吸入高流量氧气,可延长其呼吸暂停时间。已有研究表明,采用特殊制作的鼻导管洗入高流量氧气(70 L/min)已被证实能够延长肥胖患者和困难气道患者的平均呼吸暂停时间至14 min。对于存在睡眠呼吸暂停综合征的患者,也可在其呼吸暂停时通过鼻导管吸入15 L/min的氧气,延长呼吸暂停时间,但对于清醒患者可能会有不适感。

总之,无呼吸氧合技术对于肥胖、鼾症等高危患者,可以提供延长呼吸暂停时间的方法,对气道管理带来帮助。

第六节　拔管的策略与流程

气管拔管是全麻苏醒过程中一个非常关键的步骤,但长期以来气管拔管并没有像插管那样受到广大麻醉医师的关注,在这里我们将探讨成人围术期气管拔管安全管理问题,提出拔管的策略和方法。

一、气管拔管风险因素的评估

包括气道风险因素、一般危险因素和人为及其他因素。

（一）气道风险因素

1. 困难气道患者

这类患者为已预料的和未预料的插管困难患者，他们在手术过程中气道条件有可能进一步恶化。

2. 围术期气道恶化

插管时气道属于正常情况，手术操作过程可能将其转变为困难气道。

3. 气道操作受限制

在插管时气道不受影响，随后因为各种固定装置导致气道操作无法进行。

（二）一般危险因素

这些因素可以使拔管复杂化甚至妨碍气管拔管。如心血管系统疾病、呼吸系统疾病、神经肌肉接头疾病、代谢系统疾病、凝血系统异常、酸碱失衡、电解质紊乱。

（三）人为因素及其他因素

工具准备不充分、缺乏经验或助手、患者的体位、存在阻塞气道的物品（如敷料、胃管、固定器等）、和患者交流障碍、手术的特殊要求（如手术要求患者平稳苏醒）等。

二、气管拔管的分类

包括低风险拔管和高风险拔管两类。低风险拔管：是指一般的常规拔管，这种气道在诱导时期表现正常，一直到手术结束也保持正常，如拔管后患者需要再插管其操作简单易行，此类患者常规禁食并且不存在一般危险因素。高风险拔管：是指患者麻醉诱导时插管困难，和（或）手术过程中出现气道恶化的情况；患者拔管后无法维持气道通畅，如需再插管时为困难插管操作。

三、拔管前准备

（一）拔管前准备

拔管前准备的最终目标是优化患者的拔管风险因素和保证拔管用具的准备，最终可以使患者安全拔管。拔管用具的准备与插管要求一样；拔管前需对气道风险因素进行再评估，上呼吸道评估：首先要考虑是否可以进行面罩加压通气；其次用直接或间接喉镜评估患者口咽部是否存在水肿、出血、血凝块、创伤、异物和气道变形等情况，在气管插管存在时使用直接喉镜进行评估往往得到乐观结果，此时应高度注意水肿经常迅速发生在气管拔管后。喉部评估：使用套囊漏气实验可以帮助评估声门下气道内径的大小。如果给套囊放气后听不到漏气音则可以排除安全拔管的可能性。当临床情况预示气道水肿可能性时,即使可以听到漏气音也要警惕拔管失败。下呼吸道评估:考虑下呼吸道的因素十分重要,因为这些因素会限制气管拔管。例如下呼吸道的创伤、水肿、感染和大量分泌物。如果术中插管困难或者氧合不佳时,可以使用胸部X线检查,它有助于帮助排查支气管插管、气胸或其他的一些肺部病理情况。

(二)优化拔管风险因素

优化拔管风险因素对于提高拔管安全性具有很重要的作用,这些因素包括:最大程度拮抗神经肌肉阻滞,等待患者气道保护性反射完全恢复,充分的镇痛,防止气道不良反射的发生,平衡患者出入量,维持患者血流动力学稳定,纠正酸碱平衡、电解质紊乱,调整体温在正常范围之内,当高风险拔管时可以要求额外资源,麻醉医师、外科医师和手术室团队需要加强交流。

四、执行拔管

拔管是一个选择性过程,拔管前的准备和评估是非常重要的。拔管后的目标是保证患者有效的通气,避免气道刺激。拔管前要有一个备选方案来应对拔管失败的突发情况,以确保在最短的时间内对患者进行有效通气或完成再插管操作。目前没有一个标准化的拔管策略可应对所有的情况,拔管人需要根据具体的情况做出具体分析。

(一)低风险气道

1. 低风险气道清醒拔管

吸纯氧,使用吸引器清除口腔分泌物,放入牙垫防止咬闭导管,调整患者体位,头高位或半坐卧位,拮抗残余肌松,自主呼吸恢复,足够通气量,可以完成指令动作,膨肺下放气囊拔除导管,面罩给氧,观察呼吸状况,持续供氧直至完全清醒。

2. 低风险气道深麻醉下拔管

适用于恢复自主呼吸的低风险气道的患者,由于临床需要需避免气道刺激产生的不良反应。拔管步骤为:确保充分的镇痛且无呼吸抑制,纯氧吸入,保留适当的麻醉深度下,清除口咽分泌物(最好在喉镜直视下清除口咽分泌物),如放套囊有咳嗽等反射时需加深麻醉,膨肺下松套囊拔除气管导管,确认呼吸恢复良好,手法或口/鼻咽通气道保持气道通畅直至患者完全苏醒。

(二)高风险气道

高风险气道清醒拔管方法同低风险气道清醒拔管。高风险气道深麻醉下拔管应尽量避免,最好待患者完全清醒后拔出导管,以减少再次插管的概率,但有些特殊情况需在适当的麻醉深度下拔除导管,则更需进行充分的气道再评估,如情况许可时,可采用以下几种方法进行气道的过渡。

1. 喉罩置换技术

给予纯氧吸入,为避免气道刺激可适当加深麻醉或肌松状态下,使用喉镜,直视下吸痰,同时判断口腔情况;在气管导管后方置入喉罩,确认喉罩对位正确,喉罩充气,松气管导管套囊,拔除气管导管;继续通过喉罩通气、观察,直至患者完全苏醒。

2. 瑞芬太尼持续输注技术

保证有效的术后镇痛,如舒芬太尼、吗啡等,按预计速度继续进行瑞芬太尼输注,停止给予其他麻醉药物,拮抗残余肌松,持续通气,直视下清除口腔内容物,头高位或半坐卧位,不要刺激患者,等待患者完全恢复自主呼吸后拔管,停止瑞芬太尼的输注,呼唤患者,警惕呼吸遗忘(必要时使用纳洛酮),预防瑞芬太尼的痛觉过敏作用。

3. 气道交换导管(airway exchange catheter, AEC)辅助拔管

使用纤维支气管镜确定口/鼻到隆突的距离,插入AEC避免过深超过隆突,实际使用中甚至可以使用吸痰管、鼻胃管、bougies或aintree等插管探条;清除口腔分泌物,拔除气管导管,预防AEC深度变化,固定并记录AEC的置入长度,确定经口鼻呼吸无障碍,标明AEC而非胃管,患者必须在恢复室或ICU中监护,面罩吸氧或连续气道正压通气(continuous positive airway pressure, CPAP),拔除AEC前禁食,呛咳时避免AEC过深,可经AEC行气管内表麻,患者大多能保持发音和咳嗽能力,危险期过后拔除AEC。

(三)延迟拔管

拔管是一个选择性操作,有时严重气道损害时往往需要推迟气管拔管。推迟拔管可以几个小时甚至几天,拔管的延迟可以使气道水肿消退,增加拔管的成功率。如果患者在24 h后有再回到手术室的可能,保留气管导管将是很明智的做法。如果经过综合考虑自身技术和周围条件不好时,也可以推迟拔管。

(四)气管造瘘术

气道造瘘需要麻醉医师与外科医师共同商讨决定。是否决定气管造瘘取决于在最终手术结束时对气道损伤的程度,要参考以下几点:术后气道恶化的可能性(往往是由于水肿造成的);解除气道并发症的能力;严重气道损伤短期不能愈合。气管造瘘术与长时间带管相比对声门的损害较小。

五、拔管后处理

拔管后危及生命的并发症并不局限于术后早期,因此麻醉医师应有持续维护患者气道的职责。

(一)拔管后监测

拔管后需要常规监测呼吸频率、心率、血压、脉搏血氧饱和度。注意预警信号:紧密观察患者有无喘鸣、呼吸困难模式和躁动。预防恶心呕吐,加强术后镇痛,主动或被动清除呼吸道分泌物,适时使用激素减轻气道水肿。

(二)拔管后随访

麻醉医师应评估、随访并处理经过困难气道处理后可能发生并发症的患者,应该在麻醉记录单中记录患者出现困难气道,并对其特征进行描述;同时有必要将以上信息告知患者或家属,为今后气道处理提供指导。任何一次困难插管、困难面罩通气、紧急有创气道、未预料的困难气道处理都应该认真复习、讨论和总结。

第七节　困难气道管理的培训

困难气道的决定因素包括患者自身因素、气道管理工具和麻醉医师技巧。气道管理不仅要求熟练掌握各种困难气道工具的使用，更重要的是要有冷静处理困难气道的正确思路。气道工具的使用与练习，临床处理思路的培养都可以通过困难气道模拟培训完成。2011年 *British Journal of Anesthesia* 发表了两篇困难气道管理领域颇具影响力的文章，详细论述了由英国皇家麻醉医师协会和英国困难气道协会组织开展的第4次全国调查报告（the fourth national audit project, NAP4），NAP4总结归纳了发生气道管理严重并发症的相关人员存在的问题：① 缺乏气道管理应该具备的基本技能，包括理论知识和操作技能；② 缺少实践，缺乏经验，自信心不足；③ 判断能力差，缺乏危机管理能力；④ 气道管理工具不理想。归因分析显示，49%严重并发症的发生是与"教学/培训"直接或间接相关。积极开展困难气道管理教学培训可以有效保障患者围术期的气道安全，是提高麻醉质量的重要抓手之一。

麻醉医师通过定期参加困难气道管理相关的理论学习和技能培训，可以提高困难气道管理的操作技能、危机管理技能以及综合分析的能力，从而达到了气道管理方面的知识更新。笔者单位自2002年便开始进行气道管理的培训工作，从最初的声门上通气工具的推广，纤维支气管镜的基本使用到如今的以病例为核心的气道处理思路培养和紧急气道有创工具的使用，积累了丰富的培训经验。现将一些培训经验进行分享。

一、多中心联合举办

整合资源，优势互补。充分利用不同医疗中心困难气道特色病例资源、专家资源和培训设备资源，整合区域范围内可利用的气道管理培训资源，优势互补，同心协力做好困难气道管理培训。

二、组建专业的培训教师团队

专业的培训教师团队是保证困难气道管理培训质量的前提和基础。在组建培训教师团队时，需要关注：培训教师需对气道管理培训工作感兴趣、有热情、有责任心、有团队合作意识，最好在困难气道管理和教学培训方面富有经验；与时俱进、知识更新，跟踪困难气道管理领域的最新研究动态和研究成果；分工合作，依据培训教师自身特长及其所在医院困难气道特色病例资源，进行合理分工，包括授课内容和技能培训分工等；逐步建立并完善教师培养与考核机制，不断提高培训教师队伍的理论、技能和教学水平。

三、气道管理工具选择的合理化建议

应以现有证据为依据，提出合理化建议，并在困难气道管理培训中针对同类气道管理工具中具有代表性、实用性强、临床应用效果可靠的工具进行使用技术讲解及操作技能培训。

四、重视并加强危机管理技能培训

危机管理技能，即非技术性技能，包括决策和领导能力、团队协作能力、事态感知能力、任务分配能力、资源利用能力、重新评估能力、沟通交流能力以及个人局限性感知能力（如压力、疲劳）等。尽管这些危机管理技能是建立在个体行为基础之上，但并不是人与生俱有的技能，必须通过正式培训才能获得。通过精心设计的模拟病例让学员亲身"经历"多种气道管理紧急状况，并通过学员之间的角色互换和录像资料的系统回顾，全面总结"成功"经验和"失败"教训，从而最终达到提升学员危机管理非技术性技能的目的。然而，危机管理技能培训的课程设计和教学难度远远高于技术性技能培训，并且需要高仿真的模拟设备和模拟环境，无论在人力、物力和财力方面都是一笔较大的投入和付出。困难气道管理培训教师团队，尤其是决策者必须要用长远发展的战略眼光来看待模拟教学在困难气道管理培训中的重要价值，大力扶持并整合区域范围内可利用的模拟教学培训资源，在探索中着力开展困难气道危机管理技能培训。

五、建立培训考核和学员反馈机制

发挥便捷的问卷制作平台的优势，和学员互动，了解学员的需求、学习效果检验、学习中的不足与改进方向。

总之，困难气道管理培训是临床麻醉医师进行气道管理知识更新、不同气道工具使用练习，气道危机处理的最佳方式，无论从教师水平、授课内容与形式以及培训工具的选择都还需要不断地改进与完善。

最后需要说明的是不同专科患者的病理生理改变具有不同的特殊性，如产科、儿科、创伤、胸科等，这类患者困难气道的具体操作细节还需根据患者的特点及手术需求进一步完善，但总的处理原则是相同的。总之，只有对困难气道有计划、有准备、有步骤地预防、判断和处理，方可在处理气道时更加得心应手，使患者更加安全舒适。

（左明章　华　震）

参 考 文 献

［1］ 于布为，吴新民，左明章.困难气道管理指南.临床麻醉学杂志.2013,29（1）：93－98.

［2］ Enterlein G, Byhahn C, American Society of Anesthesiologists Task Force. Practice guidelines for management of the difficult airway: update by the American Society of Anesthesiologists task force. Anaesthesist, 2013, 62(10): 832－835.

［3］ Gautam P, Gaul T K, Luthra N. Prediction of difficult mask ventilation. Eur J Anaesthesiol, 2005, 22(8): 638－640.

［4］ American Society of Anesthesiologists Task Force on Management of the Difficult Airway. Practice guidelines for management of the difficult airway: an updated report by the American Society of Anesthesiologists Task Force on Management of the Difficult Airway. Anesthesiology, 2003, 98(5): 1269－1277.

［5］ 高学，丁志刚，洪方晓，等.不同管芯位置下Glidescope可视喉镜气管插管的对比研究.临床和实验医学杂志，2016,13（13）：1333－1335.

［6］万磊,洪方晓,丁冠男,等.视可尼视频喉镜与Macintosh喉镜用于模拟颈椎损伤患者气管插管的对比观察.临床和实验医学杂志,2015,(11):949-951.

［7］万磊,洪方晓,丁冠男,等.Glidescope视频喉镜在模拟颈椎活动受限患者气管插管中的应用.临床和实验医学杂志,2015,(10):868-871.

［8］易杰,黄宇光,罗爱伦.GlideScope喉镜与Macintosh喉镜辅助双腔气管导管插管术效果的比较.中华麻醉学杂志,2013,33(2):201-204.

［9］王烨,温超,邓晓明,等.不同弯曲度导管芯用于Tosight视频喉镜气管插管的比较.临床麻醉学杂志,2014,(7):659-662.

［10］高学,毛文虹,赵欣,等.光棒辅助Cookgasair-Q喉罩引导气管插管的效果:与纤维支气管镜比较.中华麻醉学杂志,2013,33(11):1405-1407.

［11］隋静湖,邓晓明,魏灵欣,等.颈前透光法用于Bonfils纤维光导硬镜引导全麻患者气管插管的可行性.中华麻醉学杂志,2007,27(9):860-861.

［12］郅娟,杨冬,邓晓明,等.Air-Q插管型喉罩联合纤维支气管镜用于患儿气管插管的临床观察.临床麻醉学杂志,2015,31(4):398-400.

［13］申乐,虞雪融,何凯,等.ProSeal、Supreme与i-gel等3种双管喉罩的临床应用比较.基础医学与临床,2013,33(5):605-608.

［14］华震,左明章,张宏业,等.妇科手术患者Guardian喉罩与Supreme喉罩气道管理效果的比较.中华麻醉学杂志,2010,30(11):1340-1343.

［15］华震,周淑珍,王杨,等.ProSeal喉罩在腹腔镜胆囊切除手术中的应用.中国临床医师杂志,2007,35(1):43-44.

［16］华震,左明章,王杨,等.妇科腹腔镜手术患者双管喉管和双管喉罩通气效果的比较.中华麻醉学杂志,2008,28(11):1020-1022.

［17］权翔,易杰,龚亚红.插管型喉罩air-Q与i-gel引导气管插管临床效果的比较.基础医学与临床,2015,35(5):665-667.

［18］Kheterpal S, Martin L, Shanks A M, et al. Prediction and outcomes of impossible mask ventilation: a review of 50 000 anesthetics. Anesthesiology, 2009, 110(4): 891-897.

［19］Kheterpal S, Han R, Tremper K K, et al. Incidence and predictors of difficult and impossible mask ventilation. Anesthesiology, 2006, 105(5): 885-891.

［20］El-Orbany M, Woehlck H J. Difficult mask ventilation. Anesth Analg, 2009, 109(6): 1870-1880.

［21］张汉湘,徐际盛.食管-气管联合导管临床应用的体会.临床麻醉学杂志,2002,18(1):44.

［22］Yildiz T S, Solak M, Toker K. The incidence and risk factors of difficult mask ventilation. J Anesth, 2005, 19(1): 7-11.

［23］Heinrich S, Birkholz T, Ihmsen H, et al. Incidence and predictors of difficult laryngoscopy in 11 219 pediatric anesthesia procedures. Paediatr Anaesth, 2012, 22(8): 729-736.

［24］Ezri T, Medalion B, Weisenberg M, et al. Increased body mass index per se is not a predictor of difficult laryngoscopy. Can J Anaesth, 2003, 50(2): 179-183.

［25］Juvin P, Lavaut E, Dupont H, et al. Difficult tracheal intubation is more common in obese than in lean patients. Anesth Analg, 2003, 97(2): 595-600.

［26］Nakazawa K, Ikeda D, Ishikawa S, et al. A case of difficult airway due to lingual tonsillar hypertrophy in a patient with Down's syndrome. Anesth Analg, 2003, 97(3): 704-705.

［27］Ramamani M, Ponnaiah M, Bhaskar S, et al. An uncommon cause of unanticipated difficult airway. Paediatr Anaesth, 2009, 19(6): 643-645.

［28］Rose D K, Cohen M M. The airway: problems and predictions in 18 500 patients. Can J Anaesth, 1994, 41(5): 372-383.

［29］Tremblay M H, Williams S, Robitaille A, et al. Poor visualization during direct laryngoscopy and high upper lip bite test score are predictors of difficult intubation with the GlideScope videolaryngoscope. Anesth Analg, 2008, 106(5): 1495-1500.

［30］Bellhouse P. Predicting difficult intubation. Br J Anaesth, 1991, 67(4): 505.

［31］Aoi Y, Kamiya Y, Shioda M, et al. Pre-anesthetic evaluation can play a crucial role in the determination of airway management in a child with oropharyngeal tumor. J Anesth, 2006, 20(3): 215-219.

［32］Murashima K, Fukutome T. Jaw thrust manoeuvre for repositioning the epiglottis down folded by the ILM.

Anaesthesia, 2000, 55(9): 921－922.

［33］ Murphy C, Wong D T. Airway management and oxygenation in obese patients. Can J Anaesth, 2013, 60(9): 929－945.

［34］ Nimmagadda U, Salem M R, Crystal G J. Preoxygenation: Physiologic Basis, Benefits, and Potential Risks. Anesth Analg, 2017, 124(2): 507－517.

［35］ Frerk C, Mitchell V S, McNarry A F, et al. Difficult Airway Society 2015 guidelines for management of unanticipated difficult intubation in adults. Br J Anaesth, 2015, 115(6): 827－848.

［36］ Tanoubi I, Drolet P, Donati F. Optimizing preoxygenation in adults. Can J Anaesth, 2009, 56(6): 449－466.

［37］ Cohn A I, Zornow M H. Awake endotracheal intubation in patients with cervical spine disease: a comparison of the Bullard laryngoscope and the fiberoptic bronchoscope. Anesth Analg, 1995, 81(6): 1283－1286.

［38］ Ovassapian A, Krejcie T C, Yelich S J, et al. Awake fibreoptic intubation in the patient at high risk of aspiration. Br J Anaesth, 1989, 62(1): 13－16.

［39］ Priebe H J. Could "safe practice" be compromising safe practice? Should anaesthetists have to demonstrate that face mask ventilation is possible before giving a neuromuscular blocker? Anaesthesia, 2008, 63(6): 671－672.

［40］ Warters R D, Szabo T A, Spinale F G, et al. The effect of neuromuscular blockade on mask ventilation. Anaesthesia, 2011, 66(3): 163－167.

［41］ Ramachandran S K, Kheterpal S. Difficult mask ventilation: does it matter? Anaesthesia, 2011, 66(2): 40－44.

［42］ 马晓阳, 曾玲双. 改良喉外压迫技术在气管插管中的效果评价. 右江民族医学院学报, 2011, 33(6): 776－778.

［43］ Joffe A M, Hetzel S, Liew E C. A two-handed jaw-thrust technique is superior to the one-handed "EC-clamp" technique for mask ventilation in the apneic unconscious person. Anesthesiology, 2010, 113(4): 873－879.

［44］ Parmet J L, Colonna-Romano P, Horrow JC, et al. The laryngeal mask airway reliably provides rescue ventilation in cases of unanticipated difficult tracheal intubation along with difficult mask ventilation. Anesth Analg, 1998, 87(3): 661－665.

［45］ Cook T M, Woodall N, Harper J, et al. Major complications of airway management in the UK: results of the Fourth National Audit Project of the Royal College of Anaesthetists and the Difficult Airway Society. Part 2: intensive care and emergency departments. Br J Anaesth, 2011, 106(5): 632－642.

［46］ Cook T M, Woodall N, Frerk C. Major complications of airway management in the UK: results of the Fourth National Audit Project of the Royal College of Anaesthetists and the Difficult Airway Society. Part 1: anaesthesia. Br J Anaesth, 2011, 106(5): 617－631.

［47］ Cook T M, Kelly F E. Time to abandon the "vintage" laryngeal mask airway and adopt second-generation supraglottic airway devices as first choice. Br J Anaesth, 2015, 115(4): 497－499.

［48］ Frappier J, Guenoun T, Journois D, et al. Airway management using the intubating laryngeal mask airway for the morbidly obese patient. Anesth Analg, 2003, 96(5): 1510－1515.

［49］ Bonnin M, Therre P, Albuisson, et al. Comparison of a propofol target-controlled infusion and inhalational sevoflurane for fibreoptic intubation under spontaneous ventilation. Acta Anaesthesiol Scand, 2007, 51(1): 54－59.

［50］ Ross-Anderson D J, Ferguson C, Patel A. Transtracheal jet ventilation in 50 patients with severe airway compromise and stridor. Br J Anaesth, 2011, 106(1): 140－144.

［51］ Ogilvie L. Difficult Airway Society guidelines for the management of tracheal extubation. Anaesthesia, 2012, 67(11): 1277－1278.

第42章
麻醉与围术期监测技术

随着对患者术后恢复及远期生存质量关注度的增加,围术期机体器官功能的监测和维护显得更加重要。通过相关设备对患者生命体征及生理参数进行实时和连续的物理或化学监测,并对数据或图像进行分析。由麻醉医师做出正确判断和及时处理,以维持患者生命体征稳定,保证患者的围术期生命安全。

值得注意的是,任何监测设备都不能取代麻醉医师实时的临床观察和判断,不能低估视、触、听等临床技能的重要性。实践证明,监测技术结合严密观察患者全身情况、包括呼吸频率和幅度、触摸脉搏、测量血压、观察皮肤黏膜和创面颜色以及非全麻患者随时注意其意识状态等,可以对病情做出更为精准的判断。近年围术期监测技术是医学界关注的重点,出现了许多新仪器和新方法,并向实时化、精准化、无创化发展。

第一节 基 本 监 测

基本监测或常规监测是指无论何种麻醉、不管手术时间长短、手术部位、手术大小和手术体位,只要做麻醉就必须进行的监测。美国麻醉医师协会(ASA)提出基本麻醉监测项目包括血压、脉率、心电图、脉搏血氧饱和度(SpO_2)、呼气末CO_2分压($P_{ET}CO_2$)和呼吸。在麻醉期间,所有患者的通气、氧合、循环状态等均应得到实时和连续的监测,以便采取相应措施维持患者呼吸和循环功能正常。

一、心电图

常规心电图监测可发现心律失常、心肌缺血、传导异常、起搏器故障以及电解质紊乱等异常情况。

(一) 心电图导联及其选择

常用的ECG导联有3只电极、4只电极、5只电极三种。3只电极分别放在左、右上肢和左下肢;第4只电极放在右下肢,作为接地用;第5只电极放在胸前用于诊断心肌缺血。此外,还有特殊的食管和心内ECG探头等,ECG监测的导联有以下几种。

1. 标准肢体导联

Ⅰ导联:左上肢(+)—右上肢(−);Ⅱ导联:左下肢(+)—右上肢(−);Ⅲ导联:左下肢(+)—左

上肢（－）。Ⅱ导联的轴线与P波向量平行，极易辨认P波，虽然QRS综合波不一定显示很好，但仍然是围术期ECG监测常用的导联之一，不仅可以监测心律失常而且能发现左心室下壁的心肌缺血。

2. 加压单极肢体导联

aVL、aVR、aVF分别代表左上肢、右上肢和左下肢的加压单极肢体导联。aVF最易检测左心室下壁的心肌缺血。

3. 胸前导联

有V1、V2、V3、V4、V5、V6等6个胸前导联，V1、V2、V3代表右心室壁的电压，V4、V5、V6代表左心室壁的电压。V1能较好显示P波和QRS综合波，是监测和诊断心律失常的导联。V4、V5、V6能监测左前降支及回旋支冠状动脉的血流，提示心肌有否缺血。五导联系统用于监测术中发生心肌缺血风险较大的患者，同时监测Ⅱ导联和V5导联，这种组合发现术中心肌缺血的敏感度可达80%～96%，而单独进行V5导联监测只有75%～80%，单独进行Ⅱ导联监测只有18%～33%。

（二）造成ECG伪差的原因

1. 肌肉震颤

精神紧张、局麻药毒性或输液反应可引起细小而不规则的波动，掺杂在ECG波形内，可被误认为心房颤动，致使观察和记录困难，但较好的ECG监测仪均有防止肌肉震颤产生杂波的功能，而能获得清晰图像。

2. 呃逆或呼吸

横膈运动增加，可造成基线不稳，同时影响QRS综合波的高度，尤其是Ⅲ和aVF导联较明显。呼吸还可使纵隔移位、静脉回流减少、心室末容量增多、QRS综合波振幅高。失血可导致QRS综合波振幅减低。

3. 电极与皮肤接触不好及导线连接松动或断裂

可使基线不稳，大幅度漂移或产生杂波。因此，为了避免产生伪差，电极应涂上电极膏，与皮肤必须紧密接触，接牢导线的接头，尽可能避免大幅度呼吸运动。

4. 交流电电灼器干扰

为手术室中ECG监测中最麻烦的问题，此种干扰是射频800～2 000 Hz、交流电频率60 Hz及低频电流0.1～10 Hz的综合影响，使ECG波形紊乱，无法辨认，心率也不能计数。其他电器设备如电风扇、照明灯、X光线机及电动手术床等，也可能干扰ECG监测。

（三）临床意义

1. 心率和脉率

心率是极其重要的生命体征，能反映麻醉深度和外科手术刺激强度。心率来自ECG，脉率来自SpO_2或动脉压力监测。心率和脉率的区别在于引起心脏收缩的电去极化（心率）和能触摸到的外周动脉搏动（脉率）。短绌脉反映的是脉率少于心率的程度，见于某些情况如房颤，在这种情况下断断续续出现的短R-R间期降低心脏搏出量，从而使得该收缩期无法探测到相应的动脉搏动。短绌脉最极端的例子是电机械分离或无脉性电活动，见于心包填塞、极度低血容量和其他心脏收缩不能产生可以触摸的外周动脉搏动的情况。

2. 术前ECG检查意义

（1）诊断心律失常　如心动过速或心动过缓、室性和室上性心律等。

（2）对缺血性心脏病如心肌缺血或心肌梗死有重要价值。

（3）判断心脏扩大　如与高血压有关左心室肥大,左心室扩大提示二尖瓣狭窄。

（4）诊断心脏传导阻滞　窦房或房室传导阻滞,决定是否要安置起搏器。

（5）电解质紊乱和某些药物影响　如低血钾和洋地黄影响。

（6）心包疾病的诊断　如心包炎和心包积液等。

3. 围术期心电图监测意义

（1）持续显示心电活动,及时发现心率变化。

（2）持续追踪心律,及时诊断心律失常。

（3）持续观察ST段、u波等变化,及时发现心肌损害与缺血以及电解质紊乱等变化。

（4）监测药物对心脏的影响,作为决定用药剂量的参考和依据。

（5）判断心脏起搏器的功能,评估心脏起搏器的功能和药物治疗的效果等。

二、无创血压

血压是常规监测项目,反映器官血流灌注压,提示器官血流灌注情况。测量方法和时间间隔取决于患者情况和手术类型。

（一）临床意义

血压与心排血量（CO）和总外周血管阻力有直接关系,反映心脏后负荷、心肌耗氧和做功及周围组织和器官血流灌注,是判断循环功能的有用指标,但不是唯一指标。因组织器官灌注除取决于血压外,还决定于周围血管阻力。若周围血管收缩,阻力增高,虽血压不低,但组织血流仍不足。因此,不宜单纯追求较高血压。

1. 收缩压（SAP）

由左心室收缩所产生,其峰值高低取决于左室每搏量、射血最高速率以及主动脉壁的扩张性能。从收缩压可以了解左室泵血的力度。泵血力度不足,血液灌注将不能满足代谢需要；泵血力度过高,会使心肌和血管受损,也给脑、肾等内脏造成损害。正常成人收缩压≤140 mmHg；<90 mmHg为低血压；<70 mmHg脏器血流减少；<50 mmHg心肌缺血后易发生心搏骤停。

2. 舒张压（DBP）

舒张压取决于收缩压、动脉的弹性回缩力、外周动脉的阻力以及舒张期的长短。因此如果出现舒张压的变动,应考虑外周阻力的变动和冠状动脉的灌注压是否足够,正常成人的舒张压≤90 mmHg。

3. 脉压

脉压是收缩压减去舒张压的差值,是心脏每搏量与动脉血管容量的比值。其正常范围为20～60 mmHg（一般为30～40 mmHg）。①脉压值过低：意即其值小于20 mmHg,常见于心排血量不足,如休克、血容量不足、心动过速、严重心功能损害（如心肌炎、心力衰竭）以及瓣膜狭窄,左室或主动脉流出道梗阻,使用血管收缩药后及心包积液和缩窄性心包炎；②脉压值过高：是指脉压值大于 60 mmHg。其原因多由于：窦性心动过速、完全性房室传导阻滞、剧烈的体力活动、强烈的情绪波动主动脉瓣反流、动静脉瘘及高热、贫血、甲亢等。

4. 平均动脉压（MAP）

平均动脉压简单的计算有两种。舒张压+（脉压/3）；收缩压/3+2×舒张压/3。可考虑作为重要脏器的灌注压。有时收缩压、舒张压可以较低，只要平均动脉压保持原水平。若收缩压的降低在允许范围内而平均动脉压偏低，则需结合其脏器功能情况决定是否需要处理。临床上应用控制性降压时，常以平均动脉压为标准。

5. 外周动脉-主动脉压力阶差

根据泊肃叶定律，闭合管腔中的血流量（Q）与管腔两端的压力差（Δp）、血液黏滞度（η）、管道长度（L）和管道内径（r）的关系可参见以下公式，$Q=\pi \times r^4 \times \Delta p（8 \eta l）$。外周动脉的内径较细，因此，SBP 和 MAP 明显较主动脉低，正常生理情况下桡动脉的 MAP 低于主动脉根部的 MAP，而外周动脉的 SBP 和 DBP 因为压力波的折返而表现为 SBP 较高，而 DBP 较低。下肢动脉压较上肢动脉压高，足背动脉较桡动脉压高，压差可达 10～20 mmHg。病理情况下，变化更大，如心脏手术和体外循环后，外周血管收缩，但血压较低，SVR 升高，心排血量降低。外周动脉-主动脉压力阶差增加。主动脉狭窄或栓塞，上肢血管搏动增强，下肢血管搏动减弱，血压降低。

（二）注意事项

（1）袖套宽度要恰当，一般应为上臂周径的1/2，小儿需覆盖上臂长度的2/3。袖套过大，血压偏低；袖套偏小，血压偏高。肥胖患者即使用标准宽度的袖套，血压读数仍偏高，与部分压力作用于脂肪组织有关。

（2）收缩压<60 mmHg时，振荡测压仪将失灵，即不适用于严重低血压患者。

（3）自动测压需时 2 min，无法连续显示瞬间的血压变化。因此，用于血压不稳定的重危患者，显然不够理想，特别是不能及时发现血压骤降的病情突变。

（4）如术中仅进行无创血压监测，间隔时间不应超过 5 min。有血管异常（如透析动静脉瘘）或静脉输液的肢体尽量避免袖带测压。

三、脉搏血氧饱和度

所有麻醉患者均应监测脉搏血氧饱和度（pulse oxygen saturation, SpO_2）。血氧含量是血液中氧与血红蛋白结合为氧合血红蛋白结合的氧量和溶解于血浆中氧量之和，其中结合氧量占绝大部分。因此 SpO_2 通常能及时、可靠地反映机体的氧合状态。

（一）临床意义

氧离曲线为 S 形，在 SpO_2 处于高水平时（即相当氧离曲线的平坦段），SpO_2 不能反映 PaO_2 的同等变化。即当 PaO_2 已从 60 mmHg 上升至 100 mmHg 时，SpO_2 从 90% 升至 100%。成人 SpO_2 正常值为 ≥ 95%，SpO_2 90%～94% 为失饱和状态，< 90% 为低氧血症。监测脉搏血氧饱和度能帮助快速诊断低氧血症。使用 SpO_2 监测仪时，应开启脉搏音和低限报警功能。在麻醉恢复室，监测脉搏血氧饱和度有助于鉴别术后肺部并发症，如严重的通气不足、支气管痉挛及肺不张。

（二）注意事项

多数临床情况下，SpO_2 读数是正确的，但在有些情况下会出现误差，如严重低氧，当血氧饱和度低于70%时，其测定数据可能不准；因肢体活动发生接触不良时亦可有误读；出现异常血红蛋白时如碳氧血红蛋白或正铁血红蛋白均可影响测定效果；某些色素如藏青、蓝色、洋红等可影响测定，皮肤颜色太黑或黄疸，以及涂有黑、绿、蓝的指甲油也会影响 SpO_2 的读数；贫血（血红蛋白 < 50 g/L）和末梢灌注差如低血压、体温降低时，由于信号较弱，仪器亦可表现出误读。这些应在临床使用中仔细加以鉴别。

四、呼气末二氧化碳

呼气末二氧化碳监测是指测定呼气终末期呼出的混合肺泡气含有的二氧化碳分压（$P_{ET}CO_2$）或浓度（$C_{ET}CO_2$）值，是反映通气功能的重要指标。全身麻醉患者必须连续监测 $P_{ET}CO_2$，有条件的科室对于镇静下非插管的患者可行经鼻咽 $P_{ET}CO_2$ 监测。

（一）测量方法

最常用的方法是红外线吸收光谱技术，是基于红外光通过检测气样时，其吸收率与二氧化碳浓度相关的原理（CO_2 主要吸收波长为 4 260 nm 的红外光），反应迅速，测定方便。同时，还有其他方法如质谱分析法、罗曼光谱法、光声光谱法、二氧化碳化学电极法等。

依据传感器在气流中的位置不同，气体采样的方法有两种：主流型（main stream）和旁流型（side stream）。

1. 主流型

是将传感器连接在患者的气道内，优点是直接与气流接触，识别反应快；气道内分泌物或水蒸气对监测效果影响小；不丢失气体。缺点为传感器重量较大；增加额外无效腔量（大约20 ml）；不适用于未插气管导管的患者。

2. 旁流型

是经取样管从气道内持续吸出部分气体作测定，传感器并不直接连接在通气回路中，且不增加回路的无效腔量；不增加部件的重量；对未插气管导管的患者，改装后的取样管经鼻腔仍可做出精确的测定。不足之处是识别反应稍慢；因水蒸气或气道内分泌物而影响取样；在行低流量麻醉或小儿麻醉中应注意补充因取样而丢失的气体量。

（二）二氧化碳曲线

1. 正常呼气末二氧化碳波形图（图42-1）

显示一个呼吸周期中呼出气内二氧化碳浓度或压力波形的正常变化。开始呼气时，为气道内无效腔气（Ⅰ段），$PaCO_2 = 0$。随即肺泡气排出和无效腔气混合，$PaCO_2$ 迅速上升（Ⅱ段），此后，呼出气全部为肺泡气，其 $PaCO_2$ 变化很小，形成肺泡平台（Ⅲ段），其最高点代表 P_ACO_2。吸气时，没含有二氧化碳的气体进入气道，故 PCO_2 迅速下降至基线（0段）。

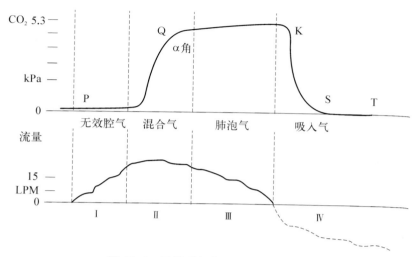

图42-1　正常呼气末二氧化碳波形图

监测 $P_{ET}CO_2$ 波形时应注意观察：① 波形高度：代表肺泡二氧化碳浓度，即 $P_{ET}CO_2$；② 基线代表吸入气中二氧化碳浓度，应等于0。否则说明吸入气中含有二氧化碳；③ 形态为矩形。只有当出现肺泡平台时，$P_{ET}CO_2$ 才能代表 $PACO_2$。波形异常有特殊意义；④ 频率：为呼吸频率；⑤ 节律：反映患者呼吸中枢或呼吸机的功能。

只有在呼吸和循环功能均维持正常时，才会出现正常的二氧化碳波形。若肺内各部分的V/Q和时间常数差异不大，其肺泡内的二氧化碳浓度也相近，则肺泡平台就趋于平坦，否则就逐渐上升，其斜度增加，α角度增大。所以α角度的大小可以反映V/Q的变化。

2. 异常呼气末二氧化碳波形图（图42-2）

（三）临床意义

二氧化碳的产量、肺泡通气量和肺血流灌注量三者共同影响肺泡二氧化碳浓度或分压，二氧化碳的弥散能力很强，极易从肺毛细血管进入肺泡内，肺泡和动脉血二氧化碳很快完全平衡，最后呼出的气体应为肺泡气。正常人 $P_{ET}CO_2 \approx PACO_2 \approx PaCO_2$，但在病理状态下，肺泡通气与肺血流（V/Q）及分流（Qs/QT）发生变化，$P_{ET}CO_2$ 就不能代表 $PaCO_2$。$P_{ET}CO_2$ 监测可用来评价肺泡通气、整个气道及呼吸回路的通畅情况，能反映通气功能、循环功能、肺血流及细微的重复吸入情况。

$P_{ET}CO_2$ 的正常值是 $35 \sim 45$ mmHg，全身麻醉时可根据 $P_{ET}CO_2$ 数值调整呼吸参数，维持其正常。呼出气二氧化碳波形图可以快速可靠地显示气管插管是否误入食管，其波形突然中断可能提示呼吸回路某处脱落。

此外，心排血量、肺血流量和机体代谢活动的变化都会影响 $P_{ET}CO_2$ 数值大小。任何引起器官灌注显著下降的因素（如气体栓塞、严重心排血量减少或血压下降）都会使 $P_{ET}CO_2$ 明显降低。心肺复苏时，$P_{ET}CO_2$ 可作为有足够器官灌注的指标。恶性高热和甲亢等高代谢状态会引起 $P_{ET}CO_2$ 增加。

（四）注意事项

呼气末二氧化碳监测时应注意事先调节零点，有些仪器能自动调零，有些仪器需要定期用标准浓度的二氧化碳进行定标，确保监测结果的准确性。

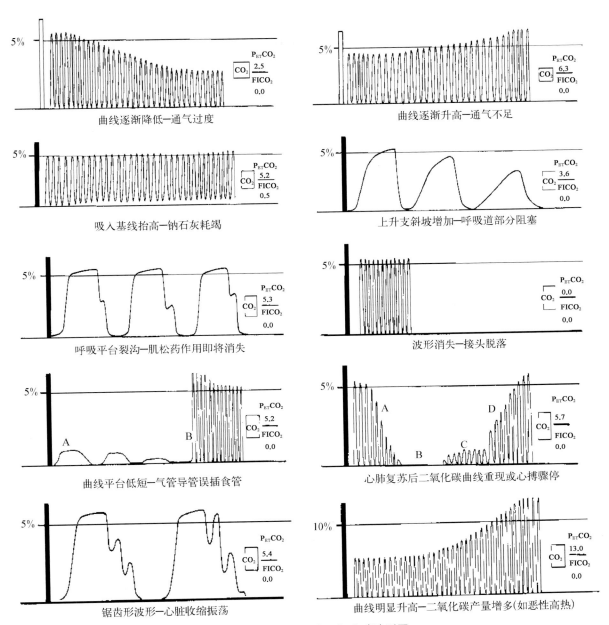

图42-2 异常呼气末二氧化碳波形图

第二节 扩 展 监 测

长时间、复杂大手术以及高龄和危重患者手术时,除了基本监测项目外,还应加强监测,以保证手术患者围术期的各器官功能正常和内环境稳定。

一、有创血压

动脉内置管可以实现连续动脉内血压测量,能够及时、准确地反映血压的变化。直接动脉测定的压力大小和波形可反映心排血量、外周血管阻力和血管内容量等状态,因而对于下列患者需要进行血管内压力的连续监测:术前合并心脏疾病血流动力学不稳定;进行长时间、复杂、预计术中失血量较多手术;术中需进行血液稀释或控制性降压;无法测量无创血压;须反复监测血气分析。

(一)动脉穿刺置管途径

动脉穿刺置管的位置常选择桡动脉,也可选用肱动脉、足背动脉、股动脉及腋动脉。

(1)桡动脉为首选途径,因桡动脉位置表浅并相对固定,穿刺易于成功且便于管理。

(2)肱动脉位于肘窝肱二头肌肌腱内侧,紧邻正中神经。肱动脉与远端的尺、桡动脉之间有侧支循环,如果侧支循环不全,肱动脉阻塞会影响前臂和手部的血供。

(3)股动脉位于腹股沟韧带中点的下方,外侧是股神经,内侧是股静脉。血管搏动清楚,穿刺成功率高,但管理不方便,潜在的感染机会较大,不适用于需要较长时间留置导管的情况。经常用于血压监测的动脉中股动脉最粗,其压力波形更接近于主动脉压力波形。

(4)足背动脉是下肢胫前动脉的延伸,并发症少,但该动脉较细,有时难以触及。当其他动脉不适合穿刺时可以选择足背动脉。

(5)尺动脉,证实手部供血以桡动脉为主者,选用尺动脉穿刺可提高安全性,但由于位置较深,穿刺成功率低。

(二)动脉穿刺技术

临床上常用的动脉穿刺方法为直接置管法,有时也可以采用贯穿法,动脉微弱或穿刺失败的情况下也可使用超声成像技术进行动脉穿刺置管。现临床很少用Allen's试验,临床如疑手部血流较差可用超声多普勒测定尺动脉血流速度。

1. 直接置管法

手腕固定在软垫上轻度背屈,避免因牵拉或外部受压而减弱脉搏。轻柔触诊确定腕部近端的桡动脉走行,用消毒剂处理皮肤,将局麻药注射到动脉旁的皮内和皮下组织。当导管完全推进到血管腔内后,在穿刺点的近心端压迫桡动脉后拔出针芯,将测压管道与动脉导管紧密连接,用合适的无菌敷料保护穿刺部位,将测压装置捆绑并固定于手腕上。① 直接穿刺法:摸准动脉的搏动部位和走向,选好进针点,在局麻下或全麻诱导后用20 G留置针进行桡动脉穿刺。针尖指向与血流方向相反,针体与皮肤夹角根据患者胖瘦程度而异,一般为30°~45°,缓慢进针,当发现针芯有回血时,再向前推进2~3 mm,固定针芯,向前推送外套管,后撤出针芯,这时套管尾部应向外搏动性流出血液,说明穿刺成功(图42-3);② 穿透法:进针点、进针方向和角度同上。当见有回血时再向前推进0.5 mm左右,然后撤出针芯,将套管缓慢后退,当出现血液搏动性流出时停止退针,并立即将套管向前推进,送入时无阻力感且血液搏动性流出,说明穿刺成功。

2. 超声引导穿刺法

穿刺难度大的情况包括:老年、女性、肥胖、低血压及血管迂曲、脉搏细速、触摸不清楚等情况。动脉搏动微弱难以触及或者直接动脉穿刺置管失败,可应用超声引导技术进行动脉穿刺置管(图42-4)。超声引导技术能提高首次穿刺的成功率,患者更为舒适而且并发症少,但是需要注意的是,严格无菌操作避免相关感染的发生。

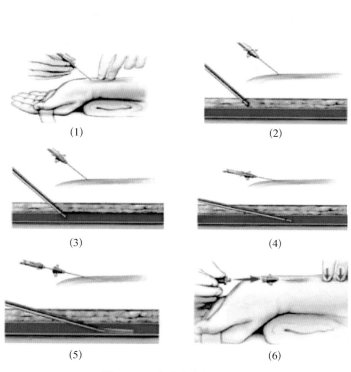

图42-3　桡动脉穿刺置管法

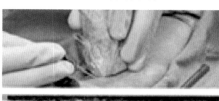

超声探头横断面定位

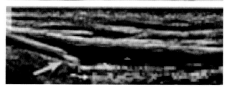

超声探头纵断面定位

图42-4　超声引导下桡动脉穿刺置管

（三）并发症

动脉穿刺和留置导管的并发症包括血栓形成、动脉栓塞、渗血、出血、血肿、局部或全身感染等。

1. 动脉栓塞防治方法

（1）并存动脉病变者，可用超声检查如桡动脉血流不通畅，避免穿刺插管。

（2）严格无菌操作。

（3）减少动脉损伤。

（4）排尽空气。

（5）发现血块应及时抽出，严禁注入。

（6）测压肢体末梢循环不良时，应及时更换测压部位。

（7）导管妥加固定，避免移动。

（8）定时用肝素盐水冲洗。

（9）发现血栓形成和远端肢体缺血，应立即拔除测压导管，必要时可手术取血栓，以挽救肢体。

2. 动脉置管期间严格无菌和局部消毒

置管时间最长1周，如需继续应更换测压部位。

3. 严防动脉空气栓塞

换能器圆盖和管道必须充满肝素盐水，排尽空气。应选用袋装盐水，外围用气袋加压冲洗装置。

（四）临床意义

除了与无创血压有同样的临床意义外，还有以下临床实用价值：

1. 动脉波形分析及意义

（1）正常动脉压波形　动脉压波形可分为收缩相和舒张相（图42-5）。主动脉瓣开放和快速射血入主动脉时为收缩相，压力波迅速上升至顶峰，即为收缩压。血流从主动脉到周围动脉，压力波下降，主动脉瓣关闭，直至下一次收缩开始，波形下降至基线为舒张相，最低点即为舒张压。压力波下降支出现的切迹称为重搏切迹（dicrotic notch）。身体各部位的动脉压波形有所不同，脉冲传向外周时发生明显变化。越是远端的动脉，压力脉冲到达越迟，上升支越陡，收缩压越高，舒张压越低，但重搏切迹不明显。这是动脉压力波形的一个最重要特征，即远端脉搏的放大现象。

（2）异常动脉压波形（图42-6）　① 圆钝波：波幅中等度降低，上升和下降支缓慢，顶峰圆钝，重搏切迹不明显，见于心肌收缩功能低落或血容量不足；② 不规则波：波幅大小不等，期前收缩波的压力低平，见于心律失常；③ 高尖波：波幅高耸、上升支陡，重搏切迹不明显，舒张压低，脉压宽，见于高血压及主动脉瓣关闭不全。主动脉瓣狭窄者，下降支缓慢及坡度较大，舒张压偏高；④ 低平波：上升和下降支缓慢、波幅低平，见于低血压休克和低心排血量综合征。

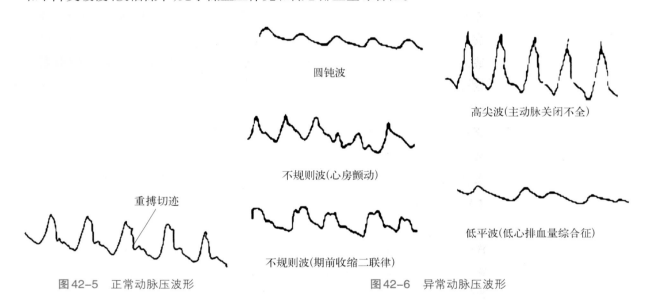

图42-5　正常动脉压波形　　　　图42-6　异常动脉压波形

2. 动脉压的变异性

在动态反映容量反应性方面的意义逐渐得到越来越多的认识。收缩压变异性（systolic pressure variation, SPV）和脉压变异性（pulse pressure variation, PPV）以及其他相关测定可预测机械通气患者的心脏前负荷及患者对容量治疗的反应性。SPV及PPV作为动态反映指标更有临床参考价值。目前此类方法仅在机械通气患者中得到证实，在临床的应用还缺少确切的阈值和统一的技术标准。

（五）注意事项

（1）直接测压较无创测压高5～20 mmHg，股动脉压较桡动脉压高10～20 mmHg，而舒张压低15～20 mmHg。

（2）必须预先定标零点。自动定标的监测仪，将换能器接通大气，使压力基线定位于零点即可。

（3）压力换能器应平齐于第4肋间腋中线水平，即相当心脏水平，低或高均可造成压力误差。

（4）压力换能器和放大器的频率响应为0～100 Hz，监测系统的自然频率越低，能保证获得可信动脉压波形或合适动态响应的阻尼系数范围越狭窄。监测系统的自然频率为10 Hz，为了准确显示动脉压波形，阻尼系数0.4～0.6为佳。0.6～0.8为阻尼过高，过度阻尼的动脉压波形表现为收缩上升支变钝，没有重搏切迹以及细节的信息。0.2～0.4表示阻尼系数较低，阻尼不全的压力波形显示为收缩压过高，其中包含由测定系统产生的外来干扰，这部分波形并不是血管内真实压力波形。用快速冲洗方法可了解测压系统频率和阻尼系数，方法是用标准图纸（每格1 mm，走纸速度25 mm/s）记录压力波形，其中有两个快速冲洗造成的方波（图42-7）。通过测定相邻峰值（相距1.7 mm）的时间差来计算自然频率，图中相邻峰值的高度（17 mm和24 mm），振幅比值为0.7，对照振幅比值和阻尼系数的关系可得到对应的阻尼系数为0.1。仪器需定时检修和校对，确保测压准确性和可靠性。

（5）测压径路需保持通畅，不能有任何气泡或凝血块。经常用肝素盐水冲洗，冲洗时压力曲线应为垂直上下，提示径路畅通无阻。

（6）测压装置的延长管不宜长于100 cm，直径应大于0.3 cm，质地需较硬，以防压力衰减，同时应固定好换能器和管道。

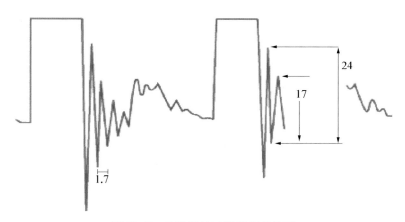

图42-7　动脉快速冲洗并记录波形

二、中心静脉压

中心静脉压（central venous pressure, CVP）是指上腔静脉或下腔静脉近右心房入口处的压力，正常值为5～12 cmH_2O。中心静脉压监测在临床上广泛应用，CVP值可与血压、心率、尿量等指标相结合，用于评估循环血容量和右心功能。行复杂、长时间大手术、预计术中有大量失血、体液量及血流动力学显著变化者均需监测CVP；建立外周静脉通路困难或患者需要迅速补充血容量而外周不能满足补液、术后需胃肠外营养治疗、长期输注药物治疗等情况需置入中心静脉导管。

（一）中心静脉穿刺置管径路

经皮穿刺中心静脉，主要经颈内静脉和锁骨下静脉，将导管插入到上腔静脉，也可经股静脉或肘静脉，用较长导管插入到上或下腔静脉。目前在心脏和危重患者中应用较多，一般较为安全，但如果操作者技术不熟练,也可能发生气胸和出血等并发症。

(二)中心静脉穿刺插管术

1. 应熟悉静脉穿刺部位的解剖

以常用的右颈内静脉途径为例,颈内静脉从颅底颈静脉孔内穿出,颈内静脉、颈动脉与迷走神经包裹在颈动脉鞘内,静脉位于颈内动脉后侧,然后在颈内与颈总动脉的后外侧下行。当进入颈动脉三角时,颈内静脉位于颈总动脉的外侧稍偏前方,胸锁乳头肌锁骨头下方稍内侧。右颈内静脉穿刺径路分前侧、中间和后侧,而以中间径路为首选。即在颈动脉三角顶点穿刺进针(图42-8),必要时让患者抬头,使三角显露清楚,于胸锁乳突肌锁骨头内侧缘,对向同侧乳头方向穿刺。通常先用细针试探颈内静脉,待定位无误,可改用14～18 G针,当回抽血确诊后,置入导引钢丝,再将专用静脉导管沿钢丝插入颈内静脉,并将静脉内导管与测压装置连接进行CVP监测。

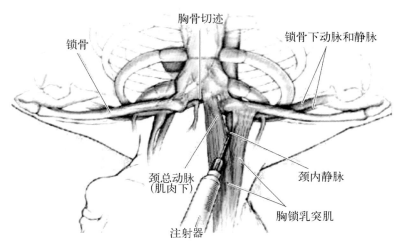

图42-8　中心静脉解剖和进针部位

2. 超声引导颈内静脉穿刺置管

穿刺困难时,可能有解剖变异(图42-9),应用超声引导(图42-10),提高成功率和减少并发症。

目前几乎所有的研究赞成在置管期间运用超声识别静脉和引导穿刺针可极大方便实际置管过程,一项2015年的Cochrane评价强调超声增加了第一次穿刺成功率,减少动脉穿刺、血肿形成的风险,并缩短成功置管的时间。

(三)临床意义

1. 正常值

CVP的正常值为5～12 cmH$_2$O,< 2.5 cmH$_2$O表示心腔充盈欠佳或血容量不足,> 15 cmH$_2$O提示右心功能不全,但CVP不能反映左心功能,LAP和CVP的相关性较差。

2. 影响CVP的因素

包括:① 病理因素:CVP升高见于右心衰竭、心房颤动、肺梗死、支气管痉挛、输血补液过量、纵隔压迫、张力性气胸及血胸、慢性肺部疾患、心包压塞、缩窄性心包炎、腹内压增高等。CVP降低的原

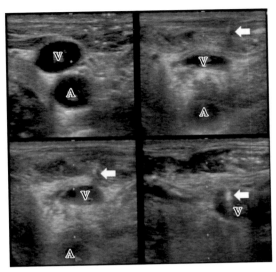

图42-9　颈内静脉解剖变异

动脉前外侧占92%,颈动脉外侧＞1 cm占1%,颈动脉内侧占2%

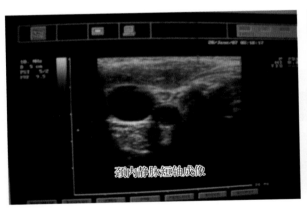 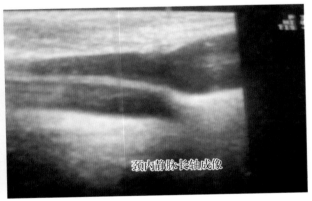

颈内静脉短轴成像　　　　　颈内静脉长轴成像

图42-10　超声引导颈内静脉穿刺

因有低血容量及周围血管扩张,如神经性和过敏性休克等;② 神经体液因素:交感神经兴奋,儿茶酚胺、抗利尿激素、肾素和醛固酮等分泌增加,血管张力增加,使CVP升高。相反,扩血管活性物质,使血管张力减小,血容量相对不足,CVP降低;③ 药物因素:快速输液,应用去甲肾上腺素等血管收缩药,CVP明显升高;用扩血管药或心功能不全患者用强心药后,CVP下降;④ 其他因素:缺氧和肺血管收缩、患者挣扎和躁动、气管插管和切开、正压通气时胸膜腔内压增加、腹腔手术和压迫等均使CVP升高;麻醉过深或椎管内麻醉时血管扩张,CVP降低。

3. CVP波形分析

包括:① 正常波形:有3个正向波a、v、c和两个负向波x、y。a波由心房收缩产生;x波反映右心房舒张时容量减少;c波是三尖瓣关闭产生的轻度压力升高;v波是右心充盈同时伴随右心室收缩,三尖瓣关闭时心房膨胀的回力引起;y波表示三尖瓣开放,右心房排空。右心房收缩压(a波)与舒张压(v波)几乎相同(图42-11),常在3～4 mmHg,正常右心房平均压为2～6 mmHg;② 异常波形:压力升高和a波抬高和扩大:见于右心室衰竭、三尖瓣狭窄和反流,心包压塞、缩窄性心包炎、肺动脉高压及慢性左心衰竭,容量负荷过多。v波抬高和扩大:见于三尖瓣反流,心包压塞时舒张期充盈压升高,a波与v波均抬高,右房压力波形明显,x波突出,而y波缩短或消失。但缩窄性心包炎的x波均明显。

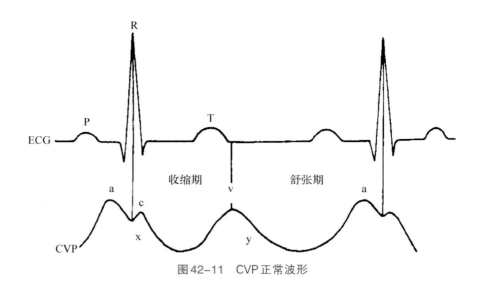

图42-11　CVP正常波形

呼吸时CVP波形：自发呼吸在吸气时，压力波幅降低，呼气时增高，机械通气时随呼吸变化更显著。

4. CVP与动脉血压相关变化的意义

表42-1表示动脉血压与CVP变化的意义。通过其相关变化能反映循环改变，有助于指导临床治疗。

表42-1　中心静脉压与动脉血压变化的意义

中心静脉压	动脉压	原　因	处　理
低	低	血容量不足	补充血容量
低	正常	心功能良好，血容量轻度不足	适当补充血容量
高	低	心功能差，心排血量减少	强心、供氧、利尿、纠正酸中毒、适当控制补液或谨慎选用血管扩张药
高	正常	容量血管过度收缩，肺循环阻力增高	控制补液，用血管扩张药扩张容量血管及肺血管
正常	低	心脏排血功能减低，容量血管过度收缩，血容量不足或已足	强心、补液试验、血容量不足时适当补液

（四）并发症防治

根据近年文献报道，中心静脉置管的并发症率为2%，多数是由于操作失误引起，其中半数是可以预防的。正规训练和正确定位以及对穿刺困难的患者常规使用超声引导是预防并发症的有效措施。

1. 感染

发生率为2%～10%。革兰阴性杆菌占75%，阳性球菌占25%。在操作过程中应严格遵守无菌操作，加强护理，每日要换敷料和输液器料，并用肝素冲洗导管1次。

2. 出血和血肿

颈内静脉穿刺时，穿刺点或进针方向偏内侧时易穿破颈动脉，进针太深可能穿破颈横动脉、椎动脉和锁骨下动脉，在颈部可形成血肿，或凝血机能不好的患者更易发生。因此，穿刺前应熟悉局部解剖学，掌握穿刺要领，一旦误入动脉，应作局部压迫，对肝素化患者，更应延长局部压迫时间。2003

年发表于《新英格兰医学杂志》的综述估计颈内静脉和锁骨下静脉位置动脉穿刺的发生率分别是6%～9%和3%～5%，颈内静脉和锁骨下静脉位置气胸的发生率分别是0.1%～0.2%和6%～11%。随着超声应用，目前颈内静脉途径动脉穿刺的发生率小于1%。

3. 其他

包括气胸和血胸、气栓、血栓形成、栓塞、神经和淋巴管损伤等。发病率并不高，但后果严重，因此，必须加强预防措施，初学者应在指导下认真操作，上级医师需加强指导，一旦出现并发症，立即采取积极治疗措施。

（五）注意事项

（1）判断导管插入上、下腔静脉或右房，不能误入动脉或软组织内。

（2）CVP的数值与波形受到三尖瓣功能、胸膜腔内压、右心室顺应性等因素的影响。测定CVP时先要将换能器固定在心房水平（仰卧位时在腋中线）并将换能器调零，CVP的连续变化比单一数值重要，判断困难时应观察对液体负荷的反应。

（3）确保静脉内导管和测压管道系统内畅通，无凝血、空气，管道无扭曲等。

（4）严格遵守无菌操作。

（5）穿刺困难时，应用超声引导，提高成功率和减少并发症。

三、血气分析

血气分析能全面精确地判断患者的呼吸功能包括通气、氧合、组织供氧和酸碱平衡状态，帮助评估患者通气、携氧状态和肺内分流情况，评估感染性休克对治疗的反应和目标导向液体治疗的效果，因此是麻醉和重症患者诊治中的一项重要监测项目。

（一）监测方法

微量动脉血或混合静脉血注入血气分析仪，由pH、二氧化碳和氧气三个电极系统测定出pH、PCO_2和PO_2，再通过电子计算机显示其他血气和酸碱平衡参数。

不同的血气分析仪，不仅型号不同，生产厂家不同，而且性能、特点和使用方法也不尽相同。为使测量结果准确可靠，应注意对电极的保养。对于免保养电极，应注意适时的更换。测量时首先预热仪器，校正温度，将患者体温输入仪器，注入血样后，按规程操作，仪器会自动输出温度校正后的pH、PCO_2和PO_2值，并计算与输出其他多项参数。

（二）血样采集

常用样本为动脉血和混合静脉血（肺动脉中的混合静脉血来自上腔静脉、下腔静脉和冠状窦，混合静脉血氧饱和度能反映氧耗、心排血量和组织灌注等重要指标，完全混合静脉血采自右心室或肺动脉）。检测指标包括氧分压（PaO_2）、二氧化碳分压（$PaCO_2$）、pH、碱剩余（BE）及离子和乳酸水平等。

采集时大多选择体表较易扪及或较易暴露部位动脉进行穿刺或从动脉留置套管采动脉血或经肺动脉导管采取混合静脉血。采血所用的注射器必须用肝素液进行抗凝处理，其目的是：① 防止在分析和传递过程中的血液凝结；② 在注射管壁形成液体膜，以防止大气和血样的气体交换；③ 填充无效腔，通常0.05～0.1 mg/ml是必需的，多余的肝素应排出，否则会影响PCO_2和PO_2的测量。气泡会导致PO_2的升高和PCO_2的下降，所以采得血样后应及时排出气泡，并加塞封闭，以避免空气进入而影响测定的结果。如暂不送检，应置于4℃以下冰箱保存，以减少因血细胞代谢而造成的影响。

（三）注意事项

（1）为使仪器的工作状态稳定，仪器最好是24 h的持续通电运转，随时备用。若不能24 h运转，使用前应预热1 h以上，否则可能出现明显的漂移现象。

（2）三个基本参数的定标液或气体，必须符合标准，否则将严重影响结果的准确性。

（3）测定前需充分混匀血样，特别是在那些能测定血红蛋白的全自动血气分析仪，否则血红蛋白浓度测不准，还会影响到剩余碱、血氧饱和度、氧含量等结果的可靠性。

（4）为判断所用仪器的质量时，除可将结果与往日数据进行比较外，还可用质量控制物来进行质量控制检验，以衡量血气分析仪的准确与精确与否。

四、呼吸波形监测

（一）压力-容量环

压力-容量环（pressure-volume loop）反映压力和容量之间的动态关系。各种通气方式其压力-容量环的形态也不相同（图42-12）。其临床意义如下。

1. 估计胸肺顺应性

压力-容量环的移动代表顺应性的变化，如向左上方移动，说明顺应性增加，向右下移动则为顺应性减少。如果吸气段曲线趋于平坦，虽然吸气压力继续上升，但潮气量并不再增加，就说明肺已过度膨胀。如呼气段曲线呈球形，并且压力-容量环向右下移动，则说明呼吸道阻力增加。

2. 计算吸气面积和估计患者触发呼吸机送气所做的功

位于纵轴左侧的压力-容量环内的面积为吸气面积（图42-12C），反映患者触发机械通气所需做的功。在流量触发控制呼吸时的压力-容量环中，吸气面积明显减少，说明用流量触发可以明显减少患者的呼吸做功。

3. 指导调节PSV时的压力水平

压力-容量环中纵轴左侧的吸气面积代表患者触发吸气所做的功。纵轴右侧的面积代表呼吸机

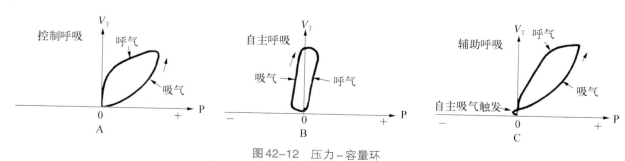

图42-12 压力-容量环
A. 控制呼吸；B. 自主呼吸；C. 辅助呼吸

所做的功(图42-12C)。可根据患者呼吸功能恢复的情况调节PSV的压力值,使患者的呼吸做功处于最佳状态。

4. 发现呼吸异常情况

如气道压力显著高于正常,而潮气量并未增加,则提示气管导管已进入一侧支气管内(图42-13)。纠正后,气道压力即恢复正常。如果气管导管扭曲,气流受阻时,于压力-容量环上可见压力急剧上升,而潮气量减少。

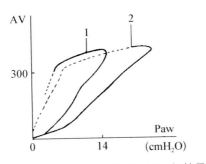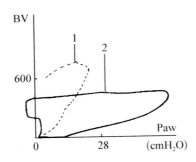

图42-13 气管导管位置及通畅情况

1. 正常压力容量环; 2. 异常压力容量环

5. 监测双腔导管在气管内的位置

双腔管移位时,其压力-容量环也立即发生变化。气道压力显著升高,而潮气量无变化(图42-14)。

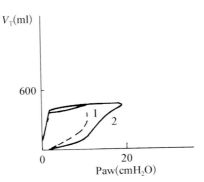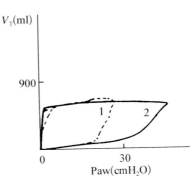

图42-14 双腔导管的压力-容量环

1. 双肺通气; 2. 单肺通气

(二)流量-容量环(阻力环)

图42-15为典型的流量-容量环,其临床意义如下。

1. 判断支气管扩张药的治疗效果

呼气流量波形变化可反映气道阻力变化,如果用药后,呼气流量明显增加,并且波形下降,曲线较平坦,说明疗效好。

2. 监测呼吸道回路有否漏气

若呼吸道回路有漏气,则流量-容量环不能闭合,呈开放状,或面积缩小(图42-16)。

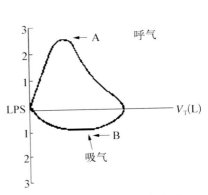

图42-15 正常流量-容量环

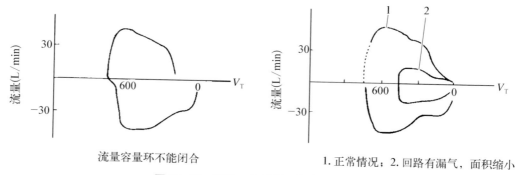

流量容量环不能闭合 1. 正常情况；2. 回路有漏气，面积缩小

图 42-16　流量-容量环示气道回路漏气

3. 监测双腔导管在气管内的位置和内源性 PEEP

双腔导管在气管内的位置移位，阻力环立即发生变化，呼气时流速减慢和阻力增加。如单肺通气时，气流阻力过大，流速过慢，致使呼气不充分，可发生内源性 PEEP，阻力环上表现为持续的呼气气流。

4. 用于鉴别诊断

① 非固定性胸腔内呼吸道梗阻：阻力环的吸气流速波形无变化。当呼气时，由于胸腔正压压迫气道，使呼气流速被截断，其呼气高峰流速、中期流速以及用力肺活量均明显下降，呈现独特的平坦的呼气流速波形；② 非固定性胸腔外上呼吸道梗阻：在吸气时，由于在梗阻部位以下的气管腔内的明显负压，影响了阻力环的吸气流速，表现为缓慢而稳定波形，其吸气流速，高峰流速，第 1 秒的用力吸气量均明显下降，或被截断，而其呼气流速波形可以正常；③ 固定性上呼吸道梗阻：不论其梗阻部位是在胸腔内或外，其阻力环的波形变化均相似。呼气高峰流速中度下降，呼气和吸气的流速波形均呈平坦。

五、麻醉深度

全麻期间镇静深度监测的目的是指导全麻诱导和维持时麻醉深度的调节，预防麻醉过深和术中知晓，从而达到理想的麻醉状态。麻醉深度监测有助于实现精确化麻醉和改善转归。麻醉过程中可以根据呼吸、循环等临床体征来判断麻醉深度，但是监测麻醉深度的客观指标是神经电生理指标如脑电双频指数（bispectral index, BIS）、Narcotrend 指数、听觉诱发电位（auditory evoked potential, AEP）、熵（Entropy）、脑功能状态指数（cerebral state index, CSI）等，这些指标能够反映全麻意识状态或大脑功能状态。

（一）判断麻醉深度的临床体征

在全身麻醉的过程中，观察患者的呼吸、循环、眼、皮肤、消化道、骨骼肌张力变化等，是监测麻醉深度的基本方法。判断麻醉深度的临床体征见表 42-2。

表 42-2　判断麻醉深度的临床体征

		浅 麻 醉	深 麻 醉
呼吸系统	每分通气量	增加	减少
	呼吸频率和节律	快而不规则	慢而规则→抑制

（续表）

		浅　麻　醉	深　麻　醉
心血管系统	血压	升高	下降
	心率	增快	减慢
眼　征	瞳孔	扩大	复合麻醉时变化不明显
	眼球运动	运动增多	运动减少直至固定
	流泪	泪珠增多,溢出眼眶	减少
皮肤体征		出汗,以颜面和手掌多见	
消化道体征	吞咽和呕吐	常发生	受抑制
	肠鸣音	减弱	进行性抑制
	唾液及其他分泌物	减少	进行性抑制
骨骼肌反应		体动	无体动

以上所列各种变化并非绝对,亦受肌松药、系统疾病、失血量、升压药和抗胆碱能药等影响,麻醉中应综合分析各种因素,才能正确判断麻醉深浅。

（二）麻醉深度监测的方法

1. 脑电双频指数（bispectral index, BIS）

BIS是通过定量分析脑电图各成分之间相位偶联关系而确定信号的二次非线性特性和偏离正态分布的程度,主要反映大脑皮质的兴奋或抑制状态。并衍化出多个数量化参数,如双频指数（bispectral index, BIS）、边缘频率（spectral edge frequency, SEF）、中间频率（median power frequency, MF）等。用0～100分表示,85～100分代表正常状态,67～85分代表镇静状态,40～67分代表麻醉状态,低于40分可能出现爆发性抑制。BIS与麻醉剂和镇静剂产生的催眠和麻醉程度的变化密切相关。

2. 听觉诱发电位（auditory evoked potentials, AEP）

AEP是指听觉系统在接受声音刺激后,从耳蜗至各级听觉中枢,产生的相应电活动。包括三个部分：脑干听觉诱发电位（BAEP）、中潜伏期听觉诱发电位（MLAEP）、长潜伏期听觉诱发电位（LLAEP）。MLAEP与大多数麻醉药成剂量依赖性变化,监测麻醉镇静深度更为敏感。临床上根据MLAEPs得出的ARX index称为AAI,AAI值60～100分代表清醒状态,40～60分代表嗜睡状态,30～40分代表浅麻醉状态,小于30分代表临床麻醉状态,小于10分是深麻醉状态。

3. 熵指数监测（Entropy）

熵指数是采集原始脑电图和肌电图的信号,通过熵运算公式和频谱熵运算程序计算得出。临床采用的S/5TMM-Entropy模块,分为反应熵（Response Entropy）和状态熵（State Entropy）。RE、SE值85～100分代表正常清醒状态,40～60分代表麻醉状态。在全麻期间,如果麻醉深度适当,RE与SE相等;如果疼痛刺激使面部肌肉出现高频活动,反应熵则迅速发生变化。

4. Nacrotrend 指数

Nacrotrend 指数是一个基于定量脑电图模式识别的新指数,将原始的脑电图时间点分为从 A(清醒)到 F(渐增的对等电位的爆发抑制)六个阶段(ABCDEF),重新形成从 0(清醒)到 100(等电位)的指数。在屏幕显示波形、ABCDEF 和 0～100,形象化指示麻醉深度,如显示 D 为麻醉深度适当。Narcotrend 指数和预测的丙泊酚效应室浓度之间密切相关。

Narcotrend 分级和指数能更好地反映药物浓度变化。采用预测概率(PK 值)衡量,Narcotrend 和 BIS 在预测麻醉诱导时从有意识到无意识或者麻醉恢复时从无意识到有意识的效能是相似的。Narcotrend 和熵指数呈直线相关。

(三)临床意义

1. 镇静程度的评估

对意识水平和脑电镇静深度监测的有一定价值。可用来测定药物的镇静和催眠作用,BIS 值越小,镇静程度越大,二者的相关性良好。① 局麻患者用咪达唑仑镇静,根据清醒/镇静(OAA/S)评分标准定时对患者镇静水平进行评定,随镇静程度的加深,BIS 呈进行性下降,二者相关性良好;② 丙泊酚麻醉时 BIS 值较血浆丙泊酚浓度能更准确地预测患者对切皮刺激的体动反应。BIS 与 OAA/S 镇静水平相关程度较丙泊酚血药浓度好;③ BIS 不能反映氯胺酮的麻醉深度。上海交通大学医学院附属仁济医院麻醉科在用咪达唑仑或丙泊酚复合氯胺酮麻醉时也出现类似现象。当用咪达唑仑或丙泊酚麻醉,患者 BIS 值下降到 70 分以下时,再用氯胺酮麻醉,患者 BIS 值会上升到 80 分甚至 90 分以上,但患者仍呈睡眠状态;④ BIS 与吸入麻醉药之间存在线性相关,BIS 对吸入麻醉深度的判断及避免麻醉过浅产生术中知晓较 MAP 和 HR 更有意义、更科学。异氟烷镇静的患者,应用 BIS 判断镇静深度同样有效。地氟烷和七氟烷在镇静剂量下随着浓度增加,BIS 明显下降,几乎呈线性相关,但 BIS 不能用于评价氧化亚氮的镇静效果,有报道丙泊酚麻醉加用氧化亚氮后,BIS 值上升而患者镇静仍良好;⑤ BIS 与芬太尼、阿芬太尼等麻醉性镇痛药的相关性较差。BIS 不能预测芬太尼的镇静和麻醉深度,但在丙泊酚麻醉后用芬太尼或瑞芬太尼可使 BIS 下降。

2. 提高临床麻醉管理质量

估计麻醉药量 BIS 能很好地预计患者对切皮的体动反应。异氟烷麻醉患者对切皮刺激无体动反应时的 BIS 值为 55.3 ± 6.3,产生体动反应的 BIS 值为 77.4 ± 3.2。丙泊酚和阿芬太尼或异氟烷和阿芬太尼麻醉时切皮无体动反应的 BIS 值为 55.0 ± 8 和 63 ± 10,有体动反应的 BIS 值分别为 69 ± 9 和 78 ± 8。这说明用肌松药后应用 BIS 来预计麻醉深度仍有一定意义。300 例因不同种类手术而接受全身麻醉的大型随机研究结果显示:BIS 监测组,术中滴注丙泊酚使 BIS 值介于 45～60 分,手术结束前 15 min 使 BIS 回升至 60～70 分。对照组,通过观察临床体征控制滴注丙泊酚,不监测 BIS。结果使用 BIS 监测的丙泊酚用量明显较少,清醒和撤离 PACU 较早,总体恢复评分也较好,术中没有低血压、高血压或体动反应等发生。BIS 监测提高了麻醉的质量。

3. 判断意识恢复

BIS 用于全麻意识恢复的判断,具有一定的实用意义。BIS 值< 71 时在 50 s 内意识恢复的可能性不到 5%,没有一个对指令有反应的患者能回忆起这段情节。当 BIS 上升> 60 时,意识恢复是同步的,

BIS在70左右拔除气管导管，血流动力学变化较小。BIS＞80时，50%以上的患者能唤醒。BIS大于90时，几乎所有患者都可唤醒。但有学者发现应用丙泊酚后恢复期的BIS值会突然恢复至基础水平，预计性较差。这可能与丙泊酚的药理作用有关。

4. 促进新型手术的开展

提高心肺脑复苏患者的救治成功率。皮质脑电图是脑细胞基础生理功能和代谢活动的综合反映，其脑电信号的强弱与脑组织的氧供水平密切相关，因此脑电镇静深度监测系统能够用于一些特殊手术的安全开展，如颈动脉内膜剥离术、心脏和大血管手术、特殊体位手术等存在脑缺氧损伤的手术操作。临床急救和心肺脑复苏过程中，床旁持续的脑电图监测能够实时客观评价患者的脑功能恢复程度和治疗效果，指导调整治疗方案，提高早期救治的成功率。2012年发表的最新研究也证实持续脑电图监测可以早期预测心脏停搏复苏后患者的转归，因此有学者主张在ICU开展床旁的连续EEG监测。

5. 预防术中知晓

术中知晓的发生率为0.1%～0.2%，心脏手术患者术中知晓的发生率为0.4%～1%，儿童术中知晓的研究显示其发生率为0.8%～1.1%。创伤休克患者手术、全麻剖宫产、支气管镜手术患者及心脏手术患者易发生术中知晓，气管插管及肌松药过量时术中知晓比较常见。世界性多中心研究，2 503名术中清醒高危人群患者随机进行普通麻醉或BIS指导下的麻醉，研究显示BIS减少术中知晓发生率82%。上述情况推荐使用BIS监测，但必须注意监测仪总是滞后于麻醉实时状态15～30 s。因此在诱导前开始使用，一般BIS维持在60以下。

6. ICU镇静

有报道在ICU中，BIS监护不能很好反映有脑病或神经系统损伤患者真实的神志清醒程度。由于自主神经运动对EEG的干扰，许多患者测得的BIS值高于经临床评估所预测的程度。BIS在ICU患者镇静中应用有待进一步研究。

7. 影响患者的术后转归

意识水平的脑电麻醉镇静深度监测对于患者术后转归的影响主要体现在长期和短期转归，前者关系到患者的术后死亡率和严重并发症发生率，后者主要有术后的恶心呕吐、术后谵妄等，而术后认知功能障碍是贯穿短期和长期转归的一种重要的术后神经系统并发症。美国克利夫兰医学中心于2012年发表在 *Anesthesiology* 杂志上的论著为这方面的争论给出了很好的解释，就麻醉手术期间的"三低"（低血压、低BIS、低MAC）患者术后30天内的死亡率是非"三低"患者的4倍。这些研究结果提示过低的脑电镇静深度监测数值与患者体质和脏器灌注功能低下互为因果关系。麻醉深度监测在这方面能够发挥一定的作用。研究显示，术中维持相对较深的麻醉镇静深度（BIS维持在30～40）和术中维持相对较浅的麻醉深度（BIS维持在55～65）相互比较，对于神经外科手术患者术后1周POCD的影响，较深麻醉镇静深度水平的患者POCD发生率更低。虽然这类的临床研究结果也存在较多的争议，但是从控制中枢神经炎症反应的程度来看，麻醉镇静深度对于POCD的预防效果值得期待。

脑电镇静深度监测指导麻醉手术期间合理使用全身麻醉药，术后睁眼时间和气管导管拔除时间，以及出麻醉后苏醒室的时间都缩短。术后恶心呕吐的发生率降低。这些对于患者术后短期转归均具有积极的作用。

六、尿量

监测尿量可一定程度上反映肾脏灌注(与有效循环血容量和微循环有关)状态。导尿管置入膀胱是监测尿量可靠的方法。心脏手术、主动脉或肾血管手术、开颅手术或预计有大量液体转移的手术要求置入尿管,其他适应证还包括长时间手术、术中应用利尿剂,充血性心力衰竭、肾功能障碍或休克患者等。术中尿量应维持在 $1.0\ ml/(kg \cdot h)$ 以上,但有时很难做到,最近文献报道腹部大手术术中尿量至少应维持在 $0.5\ ml/(kg \cdot h)$ 左右。ERAS(加速外科术后康复)提出为了手术患者尽早下床活动,器官功能早日恢复,没有必要常规置入尿管,病情稳定应尽早拔出尿管。

七、体温

体温(body temperature, BT)是指机体温度,它是重要的生命体征之一。一般来说身体的产热和散热是动态平衡的,当这一平衡紊乱时,就出现体温上升或下降,这种体温的剧烈变化,将对机体产生不良的生理影响。体温监测是通过不同方式测定人体不同时刻、不同部位的实际温度,观察机体温度变化的趋势,以此来评价机体生命体征是否稳定的方法之一。

(一)监测方法

玻璃内汞温度计(水银温度计)是临床上最常用的一种体温表,利用受热膨胀原理得出温度变化,但是由于管理不便在麻醉中不宜应用。因此,在围术期监测中最常用的温度监测方法是使用电子温度计和红外传感器。

1. 电子温度计

电子温度计在目前体温监测中较为常见,其中两种最常用的类型是热敏电阻和热敏电偶。前者利用的是电阻随温度改变而改变的原理,后者利用的是两种金属回路电流与其温差成正比的原理。电子温度计越来越普遍,其监测部位有多种选择如鼻咽、食管、膀胱、直肠等处,还能连续监测体温。

2. 红外线温度计

红外线温度探测器主要用于鼓膜温度的测定,鼓膜温度与中心温度有较好的相关性,在临床上逐渐普遍使用。其优点是反应快,测量时间短;表面有一层经过处理的塑料膜,能减少患者之间交叉感染的机会。不足之处是只能间断测定不能连续观察,位置安放不当将影响测定结果。

3. 液晶温度计

形状似胶带贴于患者额部,体温的改变可在胶带上显示。由于测定的是皮肤温度,与中心温度有一定误差,故其临床意义有限。

(二)临床意义

人体需要体温恒定,通过体温调节系统使产热及散热保持动态平衡,从而维持中心体温在正常范围:37℃±0.4℃。麻醉状态下体温可随环境温度而改变,使体温升高或降低,某些特殊手术会明显改变体温。因此应监测麻醉患者体温,尤其以下情况必须监测体温:预期体温可能出现明显改变或怀疑体温已经发生明显改变的长时间体腔暴露手术、失血量较大需大量快速输血输液手术、体外循环心内直视手术、低温麻醉、热灌注治疗、长时间小儿手术、高龄患者手术、有恶性高热病史或家族史患者。围术期体温监测有助于发现低体温和恶性高热；准确的体温测量有助于评价低体温后不同保暖技术或恶性高热时治疗措施的效果，并观察不同麻醉用药后体温调节反应的变化。

（三）测温部位

核心温度的监测可通过放置在食管（反映心脏和血温）、鼻咽和耳蜗（反映脑温）、膀胱和直肠（反映内脏温度）的温度探头而实现，而外周温度的最常用监测部位是皮肤。休克患者核心体温与外周肢端皮肤温度差值对判断休克严重程度有帮助。

（四）注意事项

体外循环期间血流降温与复温期间食管温度变化快，与其他部位温差大，应与其他部位（鼻咽、鼓膜、直肠）温度作比较，需多处连续监测体温的变化。

各种温度探头所测定的体温，其准确度和精确度是最为重要的。准确度指的是测量值与真实值之间的差距，而精确度则是测量值与其他有效的测量值相比的变化性。作为持续中心体温的监测，鼻咽、食管或膀胱体温监测均显示出良好的准确度和精确度。为了避免可能损伤患者的鼓膜，一般不推荐测定鼓膜温度。舌下或腋窝置水银柱体温计测量体温有缺点或不足，但仍不失为术前或术中间断作为测试神志清醒患者体温的方法。

八、经食管超声心动图

经食管超声心动图（transesophageal echocardiography, TEE）可从形态和功能两个方面评估循环系统，具有定位、定性、定时、定量的基本功能，常用于监测血容量状态、心室（EF值）及局部心肌的收缩（节段运动）和舒张状态，评价左心功能与右心功能、评估瓣膜形态及功能变化，为围术期心脏功能和循环容量诊疗提供可靠依据。TEE既是心脏手术麻醉管理中的标准化监测手段，也是非心脏手术中评估术中急性、危及生命的血流动力学紊乱的重要监测方法。

（一）适应证

由于术中TEE为心血管病外科术中提供重要临床价值，从广义上讲，它对任何心血管病手术都有价值。它可能在转机前修正术前诊断，从而改变术式，甚至取消不必要的手术。在术中它可用于监测心脏整体功能和节段性室壁运动，术后即刻可评价手术效果。因此，只要没有食管插管禁忌证的患者，术中TEE都有价值。

（二）禁忌证

主要是与食管插管有关的禁忌证，又分绝对禁忌证和相对禁忌证。前者包括吞咽困难、食管肿瘤、撕裂和穿孔、食管憩室、活动性上消化道出血、食管手术后早期等。相对禁忌证包括食管静脉曲张、严重的颈椎病变等。后者在考虑术中TEE监测时一定要权衡利弊，慎重为好。对拟行术中TEE监测的患者,术前探视时一定要仔细询问上消化道病史。

（三）并发症

虽然TEE属于侵入性检查,但大量的临床应用证实是相当安全的。并发症主要包括一过性的高血压或低血压、一过性的心律失常如室性期前收缩、短阵室上性心动过速等,但也有食管穿孔甚至死亡的报道。故操作者一定要随时牢记可能发生的并发症,并且准备必要的抢救措施。一定要注意尽可能减少不必要的并发症发生,尤其是与探头插管有关的并发症。

九、神经肌肉传导功能

肌松药作用于神经肌肉接头,阻滞神经肌肉兴奋的传递。围术期进行神经肌肉传导功能监测能指导我们科学合理地使用肌松药,减少肌松药的不良反应和术后及时正确地使用肌松药的拮抗药,逆转残余肌松作用等。

（一）监测目的

术中多次给予大剂量非去极化肌松药患者,合并肝、肾严重疾病、电解质失衡及重症肌无力患者,神经外科、显微外科等要求绝对无体动的精细手术因而需要精确调控肌松药使用的患者,需要深肌松的腹腔镜手术患者,手术结束需要拔出气管内导管但不宜用拮抗药以及无法确定肌松作用已完全消退患者,应进行神经肌肉传导功能监测。其目的是:① 肌松药用量个体化;② 根据手术需要调节肌松程度;③ 选择最佳气管插管和应用拮抗药时间;④ 评定术后肌张力恢复,区别术后呼吸抑制原因是中枢性抑制还是肌松药作用;⑤ 监测静脉滴注或反复静脉注射琥珀胆碱时的神经肌肉阻滞性质演变;⑥ 研究比较不同肌松药的临床药效。

（二）监测方法

1. 神经刺激器

监测神经肌肉兴奋传递功能,目前最好的方法是使用神经刺激器,就是用超强的电刺激刺激外周运动神经,诱发该神经支配肌群的肌收缩。根据肌收缩效应评定肌松药作用的强度、时效及阻滞性质。

临床常用神经肌肉传导功能监测仪有简便的神经刺激器和加速度肌松监测仪（如TOF－Watch SX）。神经刺激器的使用应根据围术期不同阶段和不同监测目的而选用不同的刺激种类和方式。

2. 测定肌力和间接评定

监测肌松药作用除用神经刺激器外,还可通过直接测定随意肌的肌力,如抬头、握力、睁眼、伸舌,以及通过间接测定呼吸运动如潮气量、肺活量、每分通气量和吸气产生最大负压,甚至在X线下观察横膈活动等来间接评定神经肌肉兴奋传递功能。

这些方法有以下一些共有的缺点:① 这些临床表现除反应肌松药的作用外,还受其他多种因素影响,如全麻深浅以及中枢神经抑制药的作用等;② 这些测试多数要求患者在清醒合作时进行,因此在全麻期间,其使用受限制,而多用于术后评定肌力恢复。用神经刺激器监测并不需要患者清醒合作,可根据肌收缩效应来完成;③ 用这些方法的测定结果不像用神经刺激器所测得的结果那样可精

稀释导管（置于股动脉）可得热稀释的波形，此步骤重复三次，PiCCO仪器将自行记录这几次的结果并算出一个标准值，PiCCO以此标准值，再根据患者的脉搏、心率通过上述公式而持续算出心搏出量。

（2）CCO-PACs导管　置于肺动脉内，在心房及心室这一段（10 cm）有一加温系统，可使周围血温度升高，然后由热敏电阻测定血液温度变化，加热是间断进行的，每30 s一次，故可获得温度-时间曲线来测定心排血量。开机后3～5 min即可报出心排血量，以后每30 s报出以前所采集的3～6 min的平均数据，成为连续监测。

该仪器不需定标，加温系统是反馈自控的，温度恒定，导管加温部位表面温度为44℃，功率7.5 W，仅有一薄层血液与之接触，至热敏电阻处血液温度仅高于体温0.05℃，当然这微小的温差在常规的热敏电阻是无法测出的。血液加温后对血细胞等有无影响是值得注意的问题，已有多个实验报道，血液和心内膜长时间暴露在44℃未发现有何问题。有实验报告即使血液加温至48℃ 30 min内也无任何影响。

（3）动脉脉搏波形法　动脉血压波形分析监测心排血量（arterial pressure waveform analysis CO，APCO）即Flotrac™系统，是在动脉导管连线上连接Flotrac监测仪后，Flotrac™系统通过对动脉压力波形进行分析，对单位时间内的血压数据和波形分析来测得心排血量，从而得到心脏指数、每搏量、外周血管阻力、每搏量变异度等血流动力学指标。其中每搏量变异度是一项重要指标，反映患者前负荷状态的同时，还可反映液体治疗反应，是功能性血流动力学监测的重要指标之一。该系统仅通过桡动脉穿刺置管即可进行连续的心排血量监测，对机体创伤小且无须多次进行人工校正，使用方便。

APCO被证实了在正常或低动力性循环状态而且血管弹性变化不剧烈的情况下，可作为临床监测CO的理想工具。Button等分别用APCO、CCO和ICO三种方法监测31例择期行冠状动脉旁路移植术患者，研究表明三者均值偏差和可信性具可比性，APCO能够满足临床监测要求。

相关研究报道了Vigileo系统监测CO准确性的影响因素，主要包括低外周阻力、血管活性药物使用或不稳定的血流动力学、肝移植手术、儿童患者、监测点等因素。其次，Vigileo系统在监测患者右心功能上有限制性。再次，每搏量变异度监测只能应用于机械通气且潮气量大于8 ml/kg的患者。同时对于严重心律失常及使用主动脉球囊反搏的患者，其数据不具可信度。最重要的是，所有研究均未发现应用其指导容量治疗可以减少患者总住院日、病死率。

（二）无创伤性心排血量测定法

1. 心阻抗血流图 (impedance cardiogram, ICG)

心阻抗血流图是利用心动周期于胸部电阻抗的变化来测定左心室收缩时间（systolic time interval, STI）和计算出每搏量，然后再演算出一系列心功能参数。1986年Sramek提出胸腔是锥台型，因此改良了Kubicek公式，应用8只电极分别安置在颈根部和剑突水平，测量胸部电阻抗变化，通过微处理机，自动计算CO，连续显示或打印CO。ICG是一项无创伤性的方法，操作简单、安全。可动态连续监测CO及与其有关的血流动力学参数，最新研制的阻抗血流图仪能显示和打印16个测定和计算参数及心功能诊断和治疗图。

2. 超声心动图 (ultrasonic cardiogram, echocardiogram, UCG)

超声心动图是指利用超声波回声反射的形式记录心脏信息的检查方法，通过观察心脏和大血管的结构和动态，了解心房、心室收缩及舒张情况与瓣膜关闭、开放的规律为临床诊断提供信息和有关资料,对某些心脏疾病诊断的准确性较高,还能测量主动脉及各瓣膜口的直径,而且对患者无痛苦,因此是当前心血管重要的诊断方法之一。临床上有M型超声心动图、二维超声心动图及多普勒超声心动图及经食管超声心动图。通过经食管超声心动图可监测每搏量,左室射血分数(EF)、左室周径向心缩短速率(VCF)、舒张末期面积(EDA)、心室壁运动异常(RWMA)、室壁瘤以及评定外科手术修复的效果。此外,近年研究表明TEE监测术中心肌缺血不仅比心电图更为敏感和准确,而且发现变化早。

3. 多普勒心排血量监测

所谓多普勒原理是指光源与接收器之间的相对运动而引起接收频率与发射频率之间的差别。多普勒原理心排血量监测正是利用这一原理,通过测定主动脉血流而测定CO。根据测定血流部位不同,目前临床应用的有经肺动脉导管、胸骨上、经食管及气道多普勒监测,除肺动脉导管多普勒测CO技术属有创技术外,其他均为无创伤性监测技术。

十二、其他监测方法

(一)SVV、PPV和PVI指导容量治疗

机械通气患者的心肺关系可预测其容量状态,动态参数如每搏量变异度(stroke volume variability, SVV)、脉压变异度(pulse pressure variability, PPV)和脉搏变异指数(pleth variability index, PVI)可指导围术期容量治疗。以上指标的理论基础为机械通气时胸腔内压力变化引起前负荷和心脏每搏量的相应变化,血容量不足时其变化显著。这些参数的获得需要一定条件:潮气量>8 mg/kg、正常窦性节律、右心与肺部关系正常等。SVV和PPV需要借助特殊设备(如Flotrac)进行有创压力监测,PVI则可通过无创监测脉搏血氧饱和度曲线来获得。SVV超过13%、PPV和PVI超过15%,提示患者有效循环血容量不足。围术期在SVV、PPV或PVI监测下,进行目标导向液体治疗可以改善围术期患者转归,避免液体输注过量或输注不足导致的术后严重并发症。

(二)脑灌注

目前常用的脑灌注监测包括颈静脉球血氧饱和度(jugular bulb saturation, SjvO$_2$)、经颅多普勒监测(transcranial Doppler, TCD)和局域脑氧饱和度(regional cerebral oxygen saturation, rScO$_2$)监测等。

1. SjvO$_2$

是通过颈内静脉将导管向头方向置入至C$_1$~C$_2$之间的颈静脉球部,连续或间断测定颈静脉血氧饱和度。它反映了大脑半球氧供与氧耗之间的平衡状态,正常值为50%~75%。

2. TCD

利用低频超声信号,通过视窗测定脑血管内移动的红细胞引起的多普勒偏移,计算脑血流速度,以降低围术期脑缺血的危险。其主要监测部位有颞窗(测量大脑前中后动脉内血流速度)、眼窗(测量眼动脉和颈内动脉内血流速度)和枕骨大孔窗(测量颅内椎动脉和基底动脉内血流速度)。

3. rScO$_2$监测

是采用近红外光谱技术(near-infrared spectroscopy, NIRS)测得局部脑组织的氧合血红蛋白浓度,反映局部脑组织氧供氧耗平衡的新型方法。研究表明在心脏手术、大血管手术、神经外科等手术中采

用rScO$_2$监测,并在rScO$_2$绝对值或相对值降低时采取改善脑氧含量的措施,能够减少术后神经系统并发症。

（三）神经电生理

术中可能出现神经损伤的手术需要进行神经电生理监测,常用的监测为诱发电位,即通过刺激感觉或运动神经传导通路,测量相应的电位变化,从而实现无创评估相关神经的功能。主要包括脑干听觉诱发电位（brainstem auditory evoked responses, BAER）、体感诱发电位（somatosensory evoked potentials, SSEP）和运动诱发电位（motor evoked potentials, MEP）等。BAER多用于与第8脑神经相关的手术,特别是听神经瘤切除术或脑干相关的手术以及后颅窝手术。SSEP一般用于术中评估脊髓、脑干以及局部皮质功能。MEP一般用于脊髓或脊柱手术中保护脊髓运动传导通路的完整性。

（赵延华　周仁龙　杭燕南）

参 考 文 献

[1] 杭燕南,俞卫锋,于布为,等.当代麻醉手册:3版.上海:世界图书出版公司,2016.

[2] 孙大金,杭燕南,王祥瑞,等.心血管麻醉和术后处理:2版.上海:上海科学技术文献出版社,2011.

[3] 邓小明,姚尚龙,于布为.现代麻醉学:4版.北京:人民卫生出版社,2016.

[4] 杭燕南,邓小明,王祥瑞.围术期心血管治疗药.上海:上海世界图书出版公司,2008.

[5] 米勒.米勒麻醉学:8版.邓小明,曾因明,黄宇光,主译.北京:北京大学医学出版社,2016.

[6] 叶泽君,左云霞,陈果.围术期血流动力学监测进展.国际麻醉学与复苏杂志,2017,38（12）:1133-1137.

[7] Shetty R M, Bellini A, Wijayatilake D S, et al. BIS monitoring versus clinical assessment for sedation in mechanically ventilated adults in the intensive care unit and its impact on clinical outcomes and resource utilization. Cochrane Database Syst Rev, 2018, 2: CD011240.

[8] Odor P M, Bampoe S, Cecconi M. Cardiac Output Monitoring: Validation Studies-how Results Should be Presented. Curr Anesthesiol Rep, 2017, 7(4): 410-415.

[9] Fahy B G, Chau D F. The Technology of Processed Electroencephalogram Monitoring Devices for Assessment of Depth of Anesthesia. Anesth Analg, 2018, 126(1): 111-117.

[10] Lee M, Curley G F, Mustard M, et al. The Swan-Ganz Catheter Remains a Critically Important Component of Monitoring in Cardiovascular Critical Care. Can J Cardiol, 2017, 33(1): 142-147.

[11] Strøm C, Rasmussen L S, Steinmetz J. Practical Management of Anaesthesia in the Elderly. Drugs Aging. 2016, 33(11): 765-777.

[12] Renner J, Grünewald M, Bein B. Monitoring high-risk patients: minimally invasive and non-invasive possibilities. Best Pract Res Clin Anaesthesiol, 2016, 30(2): 201-216.

[13] Whitaker D K, Benson J P. Capnography standards for outside the operating room. Curr Opin Anaesthesiol, 2016, 29(4): 485-492.

第43章
麻醉机的安全使用

　　麻醉机是麻醉医师实施麻醉的基本设备,具有三大功能:① 供氧,保证机体氧合;② 排出二氧化碳,维持正常通气;③ 输送气体和挥发性麻醉剂——实施适当深度的麻醉。近百年来,麻醉机为确保手术患者安全发挥重要作用。专业工程师和麻醉医师相结合为提高麻醉机的质量进行不懈努力和刻苦研究,当代麻醉机已发展成为集成化、智能化和自动化的麻醉工作站。

第一节　麻醉机的发展史

一、世界麻醉机的发展

　　麻醉机问世于20世纪初,Boothby首先设计出有活瓣的麻醉装置,以间断控制氧和氧化亚氮的流量。1910年McKesson当时还是一名实习医师,设计一台间断输出氧和氧化亚氮,能控制流量,准确又实用的麻醉机。1911年他又提出重复呼吸的原理,经过不断改型,于1930年发展成现在的麻醉机主机式样。至1940年,麻醉机和呼吸机结合,Spiropulsator是第一台装有呼吸机的麻醉机。20世纪60年代起由于电子工业发展及以后的电脑的启用,麻醉机向现代化进军,麻醉期间的监测仪器亦成为现代麻醉机不可缺少的部分。其监测内容包括呼吸功能(气道压力、潮气量、通气量和频率等)、吸入氧浓度、呼出二氧化碳浓度,以及吸入麻醉药浓度等。此外,还有循环功能监测,包括心电图、动脉压、温度等。

　　美国从Ohio发展到Omeda和Datex-Omeda麻醉机,主要分两大系列:Aespire系列和Aestiva/5系列。2003年通用电气公司(GE)宣布完成了对总部设在芬兰的Instrumentarium公司(Datex-Omeda公司的母公司)的并购。

　　早在1887年,由Heinrich Dräger和他的儿子Bernhard Dräger共同创立Drägerwork AG医疗器械公司。1899年,研发成功氧气减压调节阀和新的气瓶阀,成为第一台麻醉设备Dräger-Roth麻醉机诞生的基础。1972年发布第一台北美Dräger Narkomed麻醉机。1988年,华盛顿世界麻醉大会,Dräger发布全球第一台麻醉工作站Cicero,1996年以后,Julian,Fabus GS,Primus,Zeus和Perseus A500等分别进入中国市场。

二、我国麻醉机的发展

我国麻醉机的起步较晚,但发展速度极快。1951年5月,陶根记医疗器械工场从美军剩余物资中找到麻醉机样品和资料,并仿制由上海交通大学医学院附属仁济医院李杏芳教授从美国带来Ohio小型麻醉机,制成我国首台麻醉机,并与复旦大学附属中山医院吴珏教授共同研制和临床试用(图43-1)。

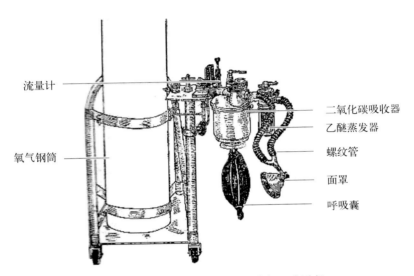

流量计

氧气钢筒

二氧化碳吸收器
乙醚蒸发器
螺纹管
面罩
呼吸囊

图43-1　我国首台麻醉机——陶根记麻醉机

20世纪60至70年代由上海医疗设备厂生产的、全国广泛使用的麻醉机是103型麻醉机(图43-2)。20世纪90年代初成立的德国Dräger与上海医药集团公司合资的工厂生产各种麻醉机,Fabius麻醉机由上海交通大学医学院附属仁济医院和复旦大学附属中山医院临床试用并通过产品鉴定。

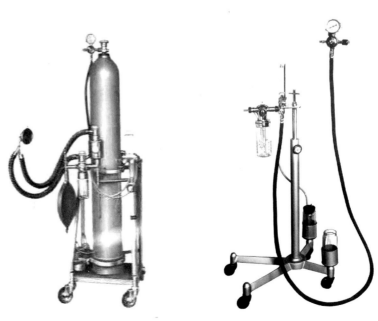

图43-2　103型麻醉机和小儿麻醉机

　　进入21世纪我国自主研发的麻醉机有长足进步,2001年,北京谊安世纪医疗器械有限公司成立,致力于麻醉机和呼吸机等医疗仪器的研发,推出谊安Aeon系列麻醉机。2006年,深圳迈瑞生物医疗公司涉足国际先进的麻醉机、监护仪设计与制造,推出国内首款电子化、插件式WATO系列麻醉机。定位于中高端的WATO系列麻醉机,现有高档的功能齐全和性能稳定的麻醉工作站,并在美国占领一定市场。国产麻醉机正在急起直追,努力赶上世界先进水平。

第二节　麻醉机的基本组件

一、麻醉机分类和总体结构

　　无论麻醉机外观如何改变,其核心结构,根据麻醉呼吸机的驱动方式,可分为电动电控和气动电控麻醉机(图43-3,图43-4)。

二、当代麻醉机的基本组成部件

　　表43-1显示了当代麻醉机的基本组成部件,但并不是每一台麻醉机都具备了表中列出的每

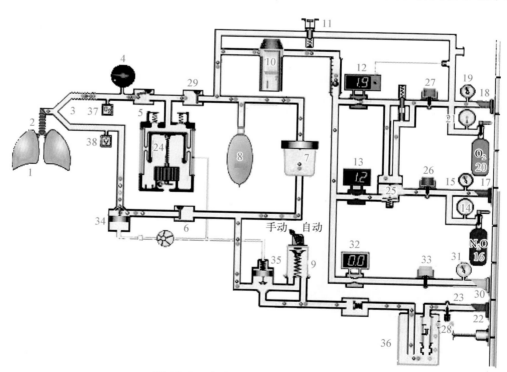

图43-3　电动电控麻醉机结构和流程

1. 肺;2. 气管支气管;3. 螺纹管;4. 吸入气压力表;5. 吸气阀;6. 呼气阀;7. 二氧化碳吸收器;8. 人工通气皮囊;9. 气道压力限制阀;10. 蒸发器;11. 快速充氧阀;12. 氧气流量计;13. 氧化亚氮流量计;14. 氧化亚氮压缩气筒气体压力表;15. 中心供氧化亚氮压力表;16. 氧化亚氮压缩气筒;17. 中心供氧化亚氮供气接口;18. 中心供氧供气接口;19. 中心供氧压力表;20. 氧气压缩气筒;21. 氧气压缩气筒气体压力表;22. 残气排出口;23. 残气排出阀;24. 麻醉呼吸机;25. 氧化亚氮-氧气驱动装置;26. 氧化亚氮旋钮;27. 氧气旋钮;28. 空气入口;29. 新鲜气体隔离阀;30. 中心供空气供气接口;31. 中心供空气压力表;32. 空气流量计;33. 空气旋钮;34. PEEP/Pmax阀;35. 气道压力限制阀旁路阀;36. 废气排放系统;37. 氧浓度监测装置;38. 容量监测装置

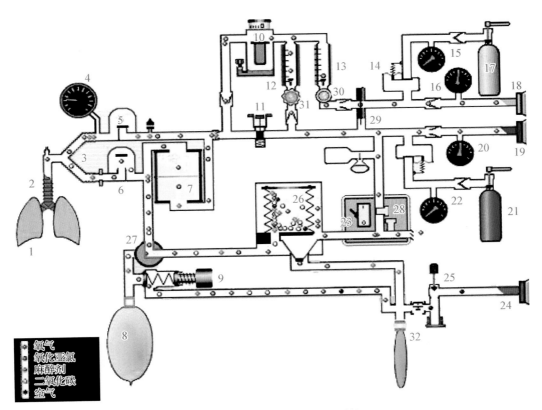

图 43-4　气动电控麻醉机的结构

1. 肺；2. 气管支气管；3. 螺纹管；4. 吸入气压力表；5. 吸气活瓣；6. 呼气活瓣；7. 二氧化碳吸收器；8. 人工通气皮囊；9. 气道压力限制阀；10. 蒸发器；11. 快速充氧阀；12. 氧气流量计；13. 氧化亚氮流量计；14. 氧化亚氮减压阀；15. 氧化亚氮压缩气筒气体压力表；16. 中心供氧化亚氮压力表；17. 氧化亚氮压缩气筒；18. 中心供氧化亚氮供气接口；19. 中心供氧供气接口；20. 中心供氧压力表；21. 氧气压缩气筒；22. 氧气压缩气筒气体压力表；23. 氧气减压阀；24. 残气排出口；25. 残气排出阀；26. 麻醉呼吸机；27. 机械通气转换开关；28. 麻醉呼吸机气体隔离阀；29. 氧化亚氮-氧气联动装置；30. 氧化亚氮旋钮；31. 氧气旋钮；32. 空气入口

一项部件。如便携式麻醉机或某些特定条件使用麻醉机可能由于空间限制，只具备了最基础的部件。某些半开放回路设计的麻醉机可能没有二氧化碳吸收罐。所以熟悉所使用的麻醉机至关重要。

表 43-1　当代麻醉机的基本组件

气　　路	呼　吸　回　路
气源和减压装置	二氧化碳吸收系统
流量计	麻醉残气清除系统
空气泵和空氧混合器	快速充氧开关
低氧保护装置	辅助供氧
蒸发器	后备电源
贮气囊	电子设备
麻醉呼吸机	安全报警装置

三、当代麻醉机的要求

具体要求包括:① 麻醉呼吸回路的气密性好,不漏气。② 麻醉呼吸机性能稳定可靠,具有各种可造成的通气方式。③ 要求提供的氧及吸入麻醉药浓度精确、稳定和容易控制。④ 监测和报警功能良好,能正确显示机械运转情况和患者瞬时信息。

四、低流量循环紧闭麻醉对麻醉机的要求

低流量循环紧闭麻醉(LFCCA)具有麻醉平衡、用药量少,不污染环境,有利于维持气道湿度等显著优点。为了施行LFCCA,对麻醉机有如下要求:① 麻醉机低压系统和呼吸回路的状态良好,可按安全操作检查进行泄漏试验。泄漏不得大于200 ml/min。② 精确的低流量的氧气和氧化亚氮流量计,必要时可用皂沫流量计等测定其准确程度。③ 蒸发器在流量很低时(200 ml/min)应能输出准确麻醉药浓度,可通过监测蒸发器的流量-浓度曲线进行判断。④ 麻醉呼吸机以呼气上升型风箱(立式)为好。呼气下降型风箱(挂式)因风箱本身的重量,使呼吸回路内产生一定的负压,因而有时可能从孔隙吸入空气,很容易冲淡麻醉药和氧浓度,而产生麻醉过浅或缺氧。⑤ 二氧化碳吸收罐应有足够容积,至少容纳500 g以上的钠石灰。⑥ 呼吸回路以聚乙烯管为好。因橡胶管可吸收大量的麻醉药,而聚乙烯管的吸收量仅为橡胶管的1/5。

五、麻醉机的屏幕显示

通常分为三部分:控制部分、麻醉机工作状态和患者信息。

(一)控制部分

设定给氧流速、浓度、呼吸模式、呼吸参数、麻醉剂浓度和报警范围。

设置麻醉机前,首先要了解手术类型、方式、体位是否会影响到心肺功能;其次要全面了解患者的状态,心肺功能有无受损,体重、体型等情况,全面考察后制订合理的麻醉方案。设定参数后勿忘按压确认键,最好能再核实相关参数。在手术过程,根据手术需要(如单肺通气),患者心肺功能(如发生气道痉挛、急性心力衰竭、通气过度等)的改变,及时调整最初的设置。除了麻醉机上的患者信息外,监护仪上的信息,动脉血气监测的数据,都可以指导进行参数的修改。

(二)麻醉机工作状态

显示目前麻醉通气模式、给氧流速和浓度、气流波形。当麻醉机发生故障或患者病情变化,可立即发出声光报警,提醒麻醉医师及时处理。麻醉机工作数据的准确性,有赖于定期的维护,校准。对于使用年限较长的麻醉机,更要注意判别设定值和实际值可能的差异。

(三)患者信息

患者呼吸力学指标如潮气量、每分通气量、呼吸频率、气道压力、呼气末正压、吸气流速、呼气末

CO_2浓度、吸入氧气浓度等。

第三节　重要部件的性能

一、气源供应

临床麻醉医师对每日使用的氧气及其他麻醉和手术室使用的医用气体应有深入了解，更应熟悉供气过程以及发生故障时的应对措施。

（一）医用气体

1. 氧气（oxygen, O_2）

在通常状况下，氧气是一种无色、无味的气体。在标准状况下，氧气的密度是1.429 g/L，比空气略大（空气的密度是1.293 g/L）。氧不易溶于水，是一种化学性质比较活泼的气体，可以与金属、非金属、化合物等多种物质发生氧化反应，反应剧烈程度因条件不同而异，表现为缓慢氧化、燃烧、爆炸等，反应中放出大量的热，助燃。医用氧气供患者呼吸使用，主要供应各病房、各种重症监护室、抢救室、手术室、门诊检查、血液透析、高压氧舱等处。

（1）液氧供氧　大型医院采用液氧储存氧气，在医院的室外都有大型的白色液贮槽，外壳用绝缘的内衬。液氧的温度非常低，约为-297T。为防止贮槽中的压力过高，当压力达到一定值时，减压阀会释放出气态氧。压力表和液位计确保整个系统的正常工作并提示贮槽的剩余刻度，当主贮槽进行维修或出现故障时，备用贮槽发挥作用。氧从贮槽中输出后利用热水或者其他电力设备加热，经过蒸发液氧转化为气体，然后进入医院的管道供应系统。中心供氧系统应有专人严格管理，以避免液氧贮槽发生压力过大波动和氧气泄漏事故。

（2）氧气钢瓶串联供氧　一组H型氧气钢瓶通过管道连接，氧气钢瓶的数量取决于设备的耗氧量，可以是两个或者更多，在每个钢瓶和管道之间设有单向阀，如果钢瓶出现泄漏或者气体用完，就不会有逆向气流。氧气通过管道进入压力调节器以使压力降到墙上管道输出的压力（5 kg/cm²）。

钢瓶可以容纳6 900 L氧气，满瓶时的压力为150 kg/cm²，在小型的医院，5～10个钢瓶的氧气就能满足几天的需求量。

2. 二氧化碳（carbon dioxide, CO_2）

是空气中常见的化合物，一个二氧化碳分子由两个氧原子与一个碳原子通过共价键构成，分子量44.009 5，能溶于水，密度气态1.977 g/L，液态1.816 kg/L，熔点194.7 K，沸点-78.46℃（194.7 K）。常温下是一种无色无味气体，密度比空气大，能溶于水，与水反应生成碳酸，不助燃烧。固态二氧化碳压缩后俗称为干冰。二氧化碳被认为是加剧温室效应的主要来源。工业上可由碳酸钙强热下分解制取。医用二氧化碳用于腹腔镜检查或手术时腹腔气腹充气。

3. 空气（air）

空气是人类每日都呼吸着的"生命气体"，分层覆盖在地球表面，透明且无色无味。在0℃及一个标准大气压下（1.013 × 10⁵ Pa）空气密度为1.293 g/L，相对分子质量是29。空气在标准状态下可视为理想气体，主要是由78%的氮气，21%的氧气，0.93%的稀有气体（氦气He，氖气Ne，氙气Xe，氪气Kr），0.04%的二氧化碳和0.03%的其他物质（如水蒸气、杂质等）组成的混合物。对人类的生存和生产有重要影响。医用压缩空气由空压站提供，站内的空压机出口的压缩空气经干燥、过滤、除味等过程，达到医用空气标准，经贮气罐缓冲后供应。压缩空气主要用于驱动呼吸机，也可驱动气动锯、钻、各种洁净密封门。医院中有中心供应压缩空气，麻醉机或呼吸机也可单独配备空气压缩机。医用空气压缩机，较大的医院超过2台，压缩空气时产热，空气离开压缩机后需要经过冷凝系统，空气中产生的水汽进入脱水器以保证医用空气干燥。另有大的贮存槽用于储存医用气体，当贮存槽过满时，通过减压阀释放部分气体，并有控制系统关闭压缩机以便贮存槽中气体体积保持在合适的水平。通过贮存槽后，气体由过滤器去除微粒物。应有安装在通风口和压缩机之间的过滤器，同时应防止空气污染，空气通过压缩机和滤过系统后，压力比预计值（$4 \sim 5 \ kg/cm^2$）要高，在其进入医院主体供气系统之前减低压力。

4. 氮气（nitrogen, N_2）

通常状况下是一种无色无味无毒的气体。氮气占大气总量的78.12%（体积分数），是空气的主要成分。在标准情况下的气体密度是1.25 g/L，氮气难溶于水，在标准大气压下，冷却至$-195.8 \ ℃$时，变成没有颜色的液体，冷却至$-209.8 \ ℃$时，液态氮变成雪花状的固体。氮气的化学性质不活泼，常温下很难跟其他物质发生反应，在极低温下会液化成无色液体，液氮在外科手术中可以用迅速冷冻的方法帮助止血和去除皮肤表面的浅层需要割除的部位以及保存活体组织、生物样品，也用于冷冻手术。在高温、高能量条件下可与某些物质发生化学变化，用来制取对人类有用的新物质。医用氮气用于驱动手术气动锯、钻，以及与氧气配比形成人工空气等。

5. 氧化亚氮（nitrous oxide, N_2O）

是气体麻醉药，俗称笑气。1972年由Priestley制成。分子式：N_2O；分子量：44；沸点：$-89 \ ℃$。为无色、带有甜味、无刺激性的气体，在常温压下为气态，无燃烧性，但与可燃性麻醉药混合有助燃性，化学性质稳定。通常在高压下使氧化亚氮变为液态贮于钢筒中以便运输。氧化亚氮无燃烧性，但与可燃性全麻药混合时有助燃性。氧化亚氮的化学性质稳定，与碱石灰、金属、橡胶等均不起反应。氧化亚氮在血液中不与血红蛋白结合，仅以物理溶解状态存在于血液中。氧化亚氮的血/气分配系数仅为0.47，在常用吸入全麻药中最小，供麻醉以及镇痛使用。

6. 氙气（xenon, Xe）

是和氦、氖、氩、氪、氡等元素一样的惰性气体，近年来发现氙气具备理想吸入麻醉药的许多特性。氙在元素周期表中为零族第54号元素，最外层电子轨道处于饱和状态，呈电中性，分子量为131.2，比重为5.887 g/L，约为空气的4倍，大气中含量为0.086 ppm，熔点$-111.9 \ ℃$，沸点$-107.1 \ ℃$，无色无味，化学性质稳定，不与其他物质发生反应，不燃不爆，几乎不在体内生物转化。其血气分配系数为0.115。氙气在水中的溶解度为$0.085 \sim 0.096$ /L。氙气具有以下化学和药理特点：① 高度的化学稳定性；② 不会与手术材料发生反应；③ 不燃不爆；④ 在血液和组织中的溶解度小；⑤ 无代谢产物；⑥ 组织器官毒性小；⑦ 氙在空腔器官聚集小于氧化亚氮。氙气作为麻醉剂具有以下特点：① 麻醉效能高；② 诱导和苏醒迅速；③ 具有镇痛效应；④ 对心功能无明显影响，血流动力学稳定；⑤ 不影响肺胸顺应性，对呼吸道无刺激性。

氙气麻醉对机体的影响：① 中枢神经系统：氙气的MAC为0.71，麻醉作用较氧化亚氮强，可提高患者的痛阈、延长对听觉刺激的反应时间,对中枢神经系统的作用为兴奋和抑制双重作用。当氙气吸入浓度＞60%时,可使脑血流增加,禁用于有颅内高压症状的患者。② 循环系统:氙气吸入麻醉对心肌收缩性无影响,其镇痛作用使应急反应降低,有利于心血管稳定,可减少术中镇痛药用量。③ 呼吸系统:对呼吸道无刺激性。气管插管后可用70%氙气+30%氧气维持麻醉,由于氙气血气分配系数低,排出迅速,自主呼吸恢复较快。吸入氙气对胸肺的顺应性影响小,用于老年人以及慢性肺疾病的患者具有一定的优越性。④ 氙气能潴留在内脏中空器官、肠腔以及脂肪组织中,因而肠梗阻患者应禁止使用。采用循环紧闭式环路低流量麻醉持续监测氙气浓度可减少氙气的消耗。由于空气中氙的含量低且不能人工合成,世界氙气的年产量约600万升,其中可供临床麻醉使用的仅40万升,因而氙气麻醉不可能获得广泛的应用。

(二)气源供应

医用气体的气源供应主要通过两种途径,中心供气和压缩气筒供气。以下重点介绍氧气、氧化亚氮和医用空气的气源。

1. 中心供气装置

中心供气系统由气源、贮气装置、压力调节器、输送管道、墙式压力表和流量计组成,一般可提供氧气、空气和氧化亚氮三种气体。气源设置有氧气压缩气筒串联供气与液化气体供气两种方式。通过专用的升压、降压及传输管道,医院的管道一般由金属诸如铜或黄铜制成,而不是铁或钢,因此就算用得久也不会生锈。使到达手术室的气体具备以下要求:① 输出后压力应为$0.4\sim0.5$ Mpa($4\sim5$ kg/cm^2)左右,低于0.3 Mpa(3 kg/cm^2),气动麻醉呼吸机停止工作或不能启动,电动麻醉呼吸机不受影响,但有气源失供报警;大于0.5 MPa(5 kg/cm^2)可能发生气压伤。② 墙式设备带的插座与插头全院应统一规格,上述三种气体接插口的形状和尺寸必须有差异,不能互换接用。③ 接到麻醉机上的中心供气接头应有口径安全系统,确保氧气与氧化亚氮不会接错。更换气源时,应仔细核对,不得任意修改接口的安全装置,明显漏气时亦不得使用一个以上的垫圈,以防误用。

为防止麻醉机的管道气源接口接错气源,目前主要采用不同的接口口径安全系统(DISS)。不同气筒除了接口口径明显不同外,接头的内芯长度也应不同(图43-5)。目前国内外临床使用的气源,无论来自压缩气筒或中心供气系统均采用口径安全系统。

2. 压缩气筒

没有中心供气时需用压缩气筒,或者用小的压缩钢瓶直接与麻醉机相连,作为备用气源。该容器是由能抗物理因素和化学因素影响、耐高温的全钢制成。压缩气筒由瓶体、阀门和保护帽组成,容积有$1\sim9$ m^{3}数种,筒壁至少厚0.93 cm,包括筒体、阀门和保护帽。贮气钢筒装有氧气、二氧化碳、空气和氧化亚氮。氧气压缩气筒能承受的最大压力为300 kg/cm^2,一般不超过150 kg/cm^2。压缩氧化亚氮为液体,以重量计算,接到氧化亚氮压缩气筒上的接头,与氧气压缩气筒上接头形状和口径相近,应警惕不可接错。医院内使用的各种气体应保持其压缩气筒外漆成特定颜色,标示明显。国内多数地区:氧气压缩气筒为蓝色,氧化亚氮压缩气筒为灰色,空气压缩气筒为黑色,二氧化碳压缩气筒为银灰色,每个瓶颈还挂有标示牌,写明气体名称、化学符号、估计剩余气量、管理机构代号、压缩气筒自重、耐受压力、出厂日期、复检日期及制造工厂等。O$_2$压缩气筒放置温度不超过52℃,阀门、接头及压力表禁用油类或油布擦洗,避免引起爆炸。有无漏气可用肥皂水试验。压缩气筒使用时应注意:

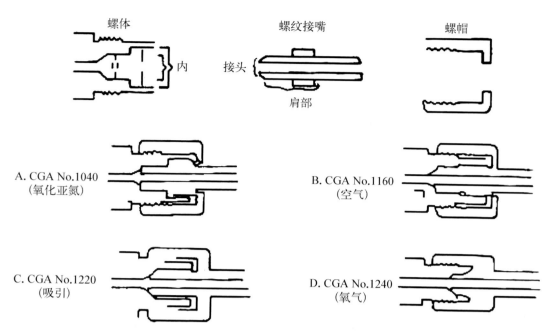

螺体　　　　　　　　螺纹接嘴　　　　　　螺帽

内　　　　接头　　　　　　　　　　　肩部

A. CGA No.1040
（氧化亚氮）

B. CGA No.1160
（空气）

C. CGA No.1220
（吸引）

D. CGA No.1240
（氧气）

图43-5　口径安全系统

① 应有完整的标签（气体种类、级别和日期）。② 阀门、接头、压力表等高压部分严禁接触油脂类物质。③ 高压气筒必须连接压力调节器后才能使用；④ 应用压缩气筒前应先缓慢开启阀门，让少量气体冲出以去除接口处的灰尘，避免漏气发生，随后关闭阀门进行连接。⑤ 压缩气筒气体不宜耗尽，至少应保留 1 MPa（10 kg/cm²）以上压力，以免空气或微尘进入，一般当压力为 3 MPa（30 kg/cm²）时应更换。⑥ 气源开启前应先关闭流量计，以防气体突然冲出损坏流量计。⑦ 运输、贮存和使用应防震、防高温、禁忌接近火源或有导电可能的场所。

二、减压系统

（一）压力表

压力表连接在中心供气接或压缩气筒阀和减压阀之间，用以指示中心供气或压缩气筒内气体的压力，压力表常与压力调节器制成一体出厂的，有些压力调节器上装有两个压力表，一个是高压表，用于指示压缩气口筒内气体的压力；另一个是低压表，用于测量减压后气体的输出压力，一般为 0.4～0.5 MPa（4～5 kg/cm²），并与麻醉机或呼吸机连接。

（二）减压装置

利用气体从细管腔进入粗管腔时，容积增大而压力下降的方法将进入麻醉机的高压气体通过 1 次或 2 次减压后达到 0.4～0.5 MPa（4～5 kg/cm²）。进入麻醉机后，压力调节器，包括挂轭（hanger yoke）、单向阀、压力表和减压阀（图43-6），把高压气源（中心供气或压缩气筒）内高而变化的压力降为低而稳定的压力，0.25～0.3 MPa（2.5 kg/cm²），位于流量控制阀的下游，进入流量计，以达到患者可以使用的气体压力。

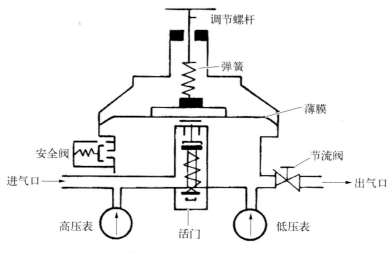

图43-6　减压阀结构原理

三、低压系统和流量计

（一）低压系统

从麻醉机的高压系统过渡到低压系统，是由减压装置实现的，利用气体从细管腔进入粗管腔时，容积增大而压力下降的方法将进入麻醉机的高压气体通过1次或2次减压后达到0.25～0.5 MPa（2.5～5 kg/cm^2）（图43-7）。低压系统是指流量控制阀下游的所有部分，包括流量计、蒸发器、单向阀

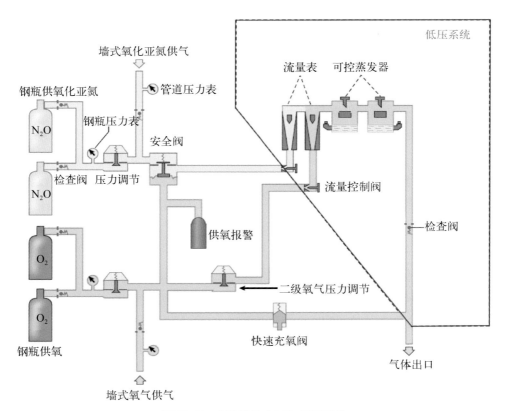

图43-7　麻醉机的高压和低压系统

以及气体出口末端(麻醉机气压系统的末端和通气设备的起始部分)。

(二)流量计

1. 流量控制阀

通过流量计调节流量,大多数麻醉机采用与三个操纵流量计的接头相连的机械阀。电子流量计可以通过压力传感器精确调节氧气的浓度(FiO_2)以及氧化亚氮或空气的浓度。

三种气体的控制阀通过不同颜色标记,氧气阀(绿色)按钮一般在右边,大而突出,便于识别和操作。空气阀(黄色)和氧化亚氮阀(蓝色)。三种气体控制阀都有保护装置,以防无意中碰到。标准的流量计都是以逆时针转动增加气体流量,顺时针则减小流量。电子流量计的界面则完全不同,它是通过触摸屏显示需要改变的气体,按下按钮即可改变气体流量。

2. 流量计

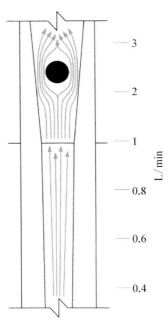

图43-8 流量计中转子周围气体示意图

除了控制阀和玻璃管,流量计实由阀门控制转子的上下浮动,又称转子流量计。流量计的管子又称为索普管,由玻璃制成,可以防止静电对转子的影响及转子黏附在流量计的管壁上,有助于对气流的准确判断。可变节流孔意味着管子的内里是锥形的,底部较窄而越往顶端直径越大。环孔是位于转子和流量计内壁之间的小的环形区域,也是气流在管内通过的地方。气体流经管壁,当气体向上的气压与转子重力达到平衡时,转子悬浮在玻璃管中(图43-8)。

在低流量时,气流与气体的黏度相关,环绕转子的气流较平缓且呈片状,在高流量时,气流与气体的密度相关并形成湍流。流量计一般在标准大气压(760 mmHg)和室温(20℃)条件下进行校准,高原或高压室内(大气压低于标准水平)可能不准确,流量计的读数低于实际流量。在每个玻璃管的顶端都有一个塞子以防转子升得过高而超出操作者被机器的仪表盘挡住的视线。

氧气或氧化亚氮目前常用进气口可变的悬浮转子式流量计,指示器一般呈锥形或球形。流量计使用中转子的旋转和颜色的醒目都能便于操作者清楚地观察它的转动。观察者通过转子的上端或者球形浮子的中段准确读数。一般麻醉机至少具备氧气与氧化亚氮两种流量计。一个用于1 L/min以内的精细测量,另一个则是用于超过1 L/min的流量测量(图43-9)。

为了测定出更精确的流量值,近年来设计出各种"宽范围的流量计",常用的有三种:① 串联型流量计:由两个浮标重量不同的流量计串联,轻浮标测低气流量,重浮标测高气流量;② 单管双刻度流量计,刻度玻璃管下段直径细,圆锥度小,供测低流量用;玻璃管上段的直径粗、圆锥大,供测高流量用;③ 并立型流量计,同时设置高低两个流量计和针型阀,一个为10~100 ml/min,另一个为1~15 L/min,根据需要时选择。当代麻醉机还设计了电子显示的流量计,使气体流量的设定和数据更准确,更先进的麻醉机还采用了电子气体混合器,使新鲜气体的氧浓度不仅能维持在安全范围之内还能够进行氧浓度设定,这样不仅使操作更简单而且大大提高了新鲜气体的输送精度。

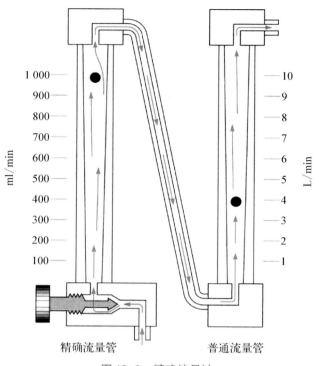

图43-9　精确流量计

3. 辅助气流流量计

有些麻醉机装有内置的辅助氧气流量计。一种与墙式流量计类似,最大流量为10 L/min,便于为局麻或脊髓麻醉的患者供氧,也可以用于清醒插管时通过纤维支气管镜给氧,不仅保证了氧的供给,也避免了呼吸道分泌物和血液流入纤维支气管镜。

4. 流量计可能发生的问题和注意事项

包括:① 使用进气口可变型流量计时须注意防止灰尘、油脂或水分进入流量计或堵塞进气口,否则可妨碍浮标活动而影响读数的正确性;微调部件旋转时不能用力过猛,如针形阀旋拧过紧会使阀针变形,以致关闭不全而漏气,读数将不准确。② 流量计处于开放状态,浮旋转子处于玻璃管的顶端,很难被麻醉医师察觉。因此,接下来使用这台麻醉机的时候会出现原因不明的异常增高的新鲜气流(fresh gas flow, FGF)或者氧浓度,高流量率会导致难以解释的潮气量和气道峰压的异常升高。③ 气体泄漏以及低氧风险:氧流量计的最佳位置是气体流动的最下游,也就是说你正对着麻醉机时,流量计内气体是从左往右流动的。氧流量计位于最右边以防玻璃管的破裂或气体泄漏。如果麻醉机中除氧气以外的一种或两种气体发生泄漏,仅使用氧气流量计,氧气的上游发生气体泄漏,部分氧气从上游的破口逸出,部分氧气则直接流往下游。总的FGF会下降,但输送给患者的氧浓度FiO_2不变。如果正在使用的空气或者氧化亚氮流量计发生泄漏,部分气体从泄漏口逸出而部分流往下游。因为氧气流量计处于下游位置,损坏的流量计的上游气体促使氧气继续向下游流动,所以FiO_2不会有很明显的下降。如果氧流量计处于左边或者中间的位置,氧气可以沿着阻力较小的方向从损坏的地方逸出,从而导致氧浓度的下降。

5. 麻醉机防止低氧的装置

麻醉机通过设置一些"故障保护"避免低氧的混合气体输送给患者。部分装置是通过流量计来实现的。麻醉机均应有氧气和氧化亚氮联动或氧比例安全装置,当单独旋开氧气流量计针形阀时,氧化亚氮流量计关闭;当旋开氧化亚氮流量计针形阀时,氧气流量计开放,以确保所需氧浓度;当氧气和氧化亚氮流量计均已开放,逐渐关小氧气流量计时,氧化亚氮也联动关小,保证足够吸入氧浓度,防止缺氧。使用麻醉机前应检查玻璃外壳是否有破损,如使用时,必须验证氧气和氧化亚氮联动或比例安全装置的功能。麻醉结束后关闭流量计时,旋钮不能关闭太紧。

（1）氧比例安全装置　在Dräger的麻醉机中,装有一种氧比例安全装置,该装置由氧气室、氧化亚氮室和氧化亚氮从动控制阀及可活动横杆组成（图43-10）。其作用原理是利用流体力学、机械及电学联合组成。当氧化亚氮流量过高时,横杆右移,限制氧化亚氮流量,而氧气仍然可以进入氧气室。如果氧气压力不足时,横杆完全右移,氧化亚氮从动控制阀则完全关闭,从而防止缺氧发生。

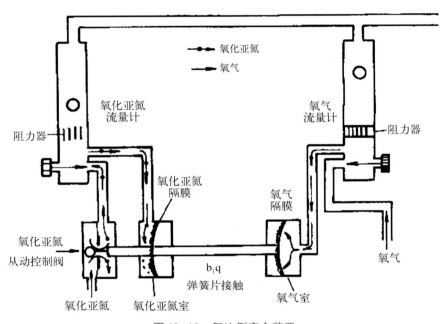

图43-10　氧比例安全装置

（2）齿轮联动装置　GE的Datex-Ohmeda麻醉机在流量计内附有氧化亚氮-氧气联动安全装置,该装置通过齿轮联动的力学原理起作用（图43-11）。当单独旋开氧气流量计针形阀时,氧化亚氮流量计关闭;当旋开氧化亚氮流量计针形阀时,氧气流量计开放,以确保所需氧浓度;当氧气和氧化亚氮流量计均已开放,逐渐关小氧气流量计时,氧化亚氮也联动关小,保证吸入氧浓度,防止缺氧。

（三）防止低氧装置的局限性

即使配备了气体比例装置,若发生下列情况,麻醉机仍将输出低氧性气体,应引起注意。① 气源错误:流量计联动装置和氧比例监控装置只能感受和调节其内的气体压力和流量,不能识别氧源的真伪。氧浓度监测是防止这种错误的最好方法。② 气体比例装置故障:联动装置和比例监控装置的各部件可能损坏,出现故障,从而输出低氧气体。③ 其他气体的加入:目前麻醉机的气体比例装置只限于控制氧化亚氮和氧的比例,并未考虑其他气体的加入。因此,若加入氦、氮或二氧化碳等气体于麻醉气体中,则有可能产生低氧性的气体输出。此时,强调进行氧浓度监测。④ 流量计泄漏:流

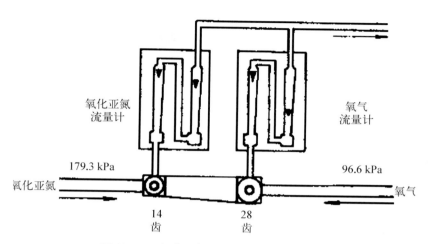

图43-11　氧化亚氮–氧气齿轮联动式装置

量计的相对位置的安排对于可能发生的漏气所致的缺氧有重要意义。玻璃流量管出口处常因垫圈问题发生漏气。此外,玻璃流量管是麻醉机气路部件中最易破损的部件。若存在轻微裂痕不易被察觉,使输出气流量发生错误。如图43-12A、B所示,若空气流量管泄漏,则部分氧气将从空气管中漏出,而氧化亚氮流量管因处于下游位置泄漏较少,从而将导致共同输出口的氧化亚氮浓度过高,使患者缺氧。为此,流量管的相对位置应按图43-12C、D所示进行安排,即使氧流量计设为最下游,以保证安全,但是,若是氧流量计本身泄漏,缺氧的危险仍无法克服,见图43-12E、F。氧浓度监测是防止这种错误的最好方法。

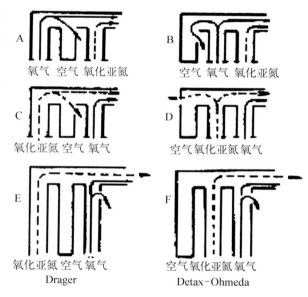

图43-12　流量计的位置安排

（四）空氧混合器

高压空气接头或配备空气压缩泵,通过空氧混合器(blender)可以将进入的氧气混合为需要比例的气体给予患者。目前认为对于小儿,特别是新生儿,以及长时间麻醉患者,纯氧有一定的危害性,需要通过空氧混合器调节吸入氧浓度,避免吸入100%氧。对于气道手术、开放的头面部手术,纯氧可能有引起烧伤或起火的危险。使用空气氧气混合气体时,应有氧浓度监测,不同空氧混合时的输出氧浓度(表43-2)。

表43-2　空氧混合气体输出氧浓度

空 气 流 量	氧 气 流 量	输出气氧体积分数（％）
1	0.5	47
1	1	60.5
2	0.5	37

（续表）

空气流量	氧气流量	输出气氧体积分数（%）
2	1	67.6
5	0.5	28

注：氧浓度（%）=100×（1.0×氧流量 L/min）+（0.21×空气流量 L/min）/（氧流量 L/min+空气流量 L/min）。

四、蒸发器的功能

蒸发器（又称挥发罐）。使用吸入麻醉药时，麻醉医师不断地调整蒸发器刻度以此控制麻醉深度。因此，必须对其工作原理有详细的了解。同时应掌握有关吸入麻醉药的药代学和药效学知识。

（一）蒸发器的结构和原理

麻醉蒸发器的发展已有近50年的历史，早期的乙醚蒸发器是安置在回路内的，现代麻醉机的蒸发器安置在麻醉呼吸回路系统外。经流量计后的新鲜气流（氧气和氧化亚氮）先通入蒸发器，麻醉蒸汽与主气流混合后经共同输出口送入麻醉呼吸回路。该位置所输出的麻醉蒸汽浓度较为恒定，不受通气量的影响，能够正确调节浓度。

气流（氧气和氧化亚氮）到达蒸发器时分成两部分，小于20%的气流经过蒸发器带出饱和麻醉气体；大于80%的气流从旁路直接通过蒸发器，二者在出口处汇合，其比例根据二者的不同阻力而定。转动浓度转盘后可改变阻力比例，输出不同浓度。为了保持比较恒定的麻醉药浓度，麻醉蒸发器都应具有完善的温度补偿、压力补偿和流量控制等功能，这类蒸发器都是为特定的吸入麻醉药而设计的，不能混用，称为可变旁路蒸发器（图43-13）。目前，临床常用的有德国Dräger公司的Vapor系列，Detax-Ohmeda公司的Tec系列以及国产的蒸发器等。

通常快速充氧开关产生的高速氧流（大约60 L/min），不流过蒸发器，其中挥发性麻醉气体的浓度为零，因此快速充入的氧气会稀释呼吸回路中的麻醉气体浓度。

蒸发器都应有以下几个要素：① 分流控制：旋转蒸发器刻度盘可以控制多少新鲜气流进入蒸发器，多少气流从旁路流出，从而能决定有多少新鲜气流与吸入麻醉药混合（带走吸入麻醉药），有多少新鲜气流不经过蒸发器直接进入呼吸回路。② 吸入麻醉药的特异性：一种特定的蒸发器只能用于特定的吸入麻醉药，这与特定的吸入麻醉药特性有关，调控其在新鲜气流中的浓度。20世纪90年代早期，蒸发器内没有确保其与特定的吸入麻醉药安全匹配的装置。如果不注意或者手术室内光线不好，有可能会将

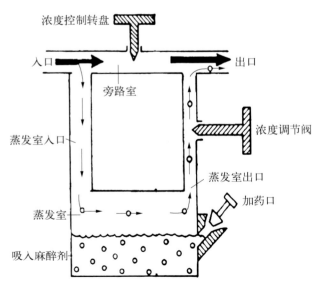

图43-13 可变旁路蒸发器原理示意图

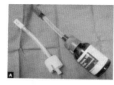
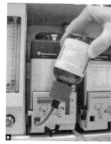
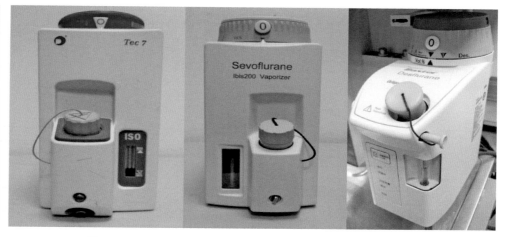

图43-14 吸入药蒸发器特定接口和颜色

错误的吸入麻醉药倒进蒸发器。现在已有很多安全装置防止用错吸入麻醉药。蒸发器有特定的接口只能与相应的吸入麻醉药加药器相接,不同吸入麻醉药蒸发器和加药器的颜色是不一样的,氟烷是红色,恩氟烷是橘红色,异氟烷是紫色,七氟烷是黄色,地氟烷是蓝色(图43-14)。③流量控制:当旋转蒸发器刻度转盘时,能控制进入蒸发器的新鲜气流,新鲜气流进入到蒸发器经过吸入麻醉药上方时会带走麻醉气体。④温度补偿:不同温度下气体的交换平衡有很大区别。温度越高,气相分子越多,反之亦然。那么在不同温度的手术室蒸发器内麻醉气体浓度有很大变化,例如在温度较高的儿科手术室内和温度较低的心胸外科手术室内,蒸发器对麻醉气体浓度的调控是不一致的。这时需要温度补偿装置发挥作用。除室温外,麻醉药在挥发过程中消耗热能使液温下降也影响蒸发器输出浓度。现代蒸发器除了采用大块青铜作为热源外,一般采取自动调节载气与稀释气流的配比关系的温度补偿方式,应用双金属片或膨胀性材料,当蒸发室温度下降时,旁路的阻力增加,而蒸发室的阻力减少,使流经蒸发室的气流增加,从而保持输出浓度的恒定。一般温度在20~35℃,可保持输出浓度恒定。⑤蒸发器的联锁装置:当代麻醉机多装置2~3种不同药物的专用蒸发器,一般以串联形式相连。为防止同时开启两种蒸发器多装有联锁装置。

(二)影响蒸发器输出浓度的因素

1. 大气压

大气压高则蒸发器输出浓度降低,反之,大气压低输出浓度升高。如在1个大气压下时输出3%蒸汽,而在3个大气压的高压舱内只输出1%蒸汽。

2. 流量

在流经蒸发器的流量极低或极高时,蒸发器的输出浓度可能会发生一定程度地降低。可变旁路型蒸发器在流量低于250 ml/min时,因挥发性麻醉药蒸汽的比重较大,进入蒸发室的气流压力较低,不足以向上推动麻醉药蒸汽,使输出浓度低于调节盘的刻度值。相反,当流量高于15 L/min时,蒸发室内麻醉药的饱和及混合不能完全,而使输出浓度低于调节盘的刻度值。此外,在较高流量时,旁路室与蒸发室的阻力特性可能发生改变,导致输出浓度下降。如果增加了纱芯和挡板系统,可扩大挥发的有效面积,在临床使用的流量范围内,能保持恒定的阻力特性(图43-15)。

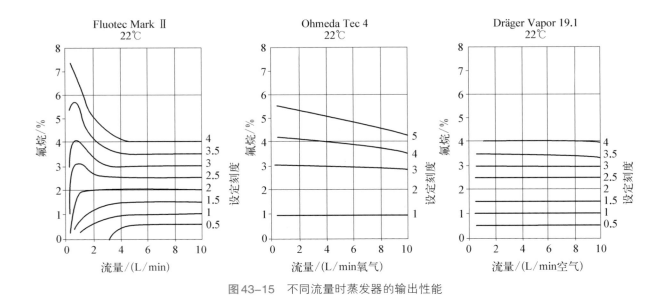

图43-15 不同流量时蒸发器的输出性能

3. 温度

温度的变化可直接影响挥发作用。除室温外,麻醉药在挥发过程中消耗热能使液温下降是影响蒸发器输出浓度的主要原因。现代蒸发器除了采用大块青铜作为热源外,一般采取自动调节载气与稀释气流的配比关系的温度补偿方式,可采用双金属片或膨胀性材料,当蒸发室温度下降时,旁路的阻力增加,而蒸发室的阻力减少,使流经蒸发室的气流增加,从而保持输出浓度的恒定。一般温度在20～35℃可保持输出浓度恒定。

4. 间隙逆压和泵吸作用

间歇正压通气和快速充氧可使蒸发室受到间歇逆压,表现为蒸发器的输出浓度高于刻度数值,称为"泵吸作用"。泵吸作用在低流量、低浓度设定及蒸发室内液体麻醉药较少时更加明显。此外,呼吸机频率越快、吸气流速越高或呼气期压力下降越快时,泵吸作用越明显。

5. 载气成分

流经蒸发器的载气成分可影响蒸发器的输出浓度,氧化亚氮的液态挥发性麻醉药的溶解度大于氧气,因此使离开蒸发室的气体量有所减少,输出浓度下降。以后氧化亚氮的溶解趋于饱和,输出浓度得以回升。反之,停用氧化亚氮改为纯氧气时,蒸发器输出浓度会一过性升高。

(三)特殊蒸发器介绍

1. 地氟烷蒸发器

地氟烷及其蒸发器比较特殊,与之前的恩氟烷、异氟烷、七氟烷甚至于氟烷都有所不同。地氟烷的挥发性很强,沸点很低(23.5℃或者74.3 T),如果将一点点的地氟烷泼到麻醉机的金属架上,液体将很快消失。很小的温度改变就会引起蒸汽浓度较大的变化。74.3 ℉对于手术室温度略微高了一点,但与大多数手术室的外界温度依然比较接近。用电加热并保持39℃恒温,为什么蒸发器里加热到39℃的地氟烷不会全部转化为气态? 因为在加热地氟烷的同时,蒸发器也在对其加压。压力增加时,液体的沸点升高,如果保持蒸发器内地氟烷温度恒定,升高容器内压力,地氟烷不易汽化。使蒸发室内的地氟烷蒸汽压保持200 kPa(2个大气压)。对温度和压力的要求决定了地氟烷蒸发器必须是电子

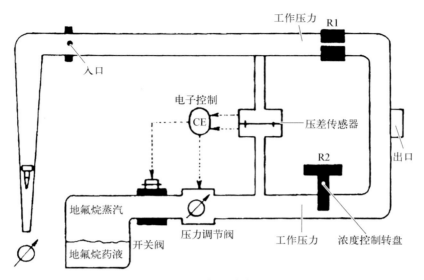

图43-16　地氟烷蒸发器原理

蒸发器。新鲜气体(氧气和氧化亚氮)并不进入蒸发室,通过电路将地氟烷气流调节至与新鲜气流相同的压力,再经刻度转盘调节浓度后输出。新鲜气体增加,工作压力相应增加。在特定转盘刻度下,在不同新鲜气流时流入气流的比例不变,从而保证蒸发器输出的恒定(图43-16)。

　　而且地氟烷蒸发器不同于普通的溢出式蒸发器,是属于注入式蒸发器。如果将地氟烷的瓶子倒过来,并不会有液体流出,因为必须先将瓶子上的弹簧阀推进去才能打开瓶子。这就保证了旋开盖子给蒸发器加药时地氟烷不会蒸发。只有当瓶子对准蒸发器加药口时,弹簧阀会打开,地氟烷才可以顺利流出。

　　2. 数字显示浓度蒸发器

　　Detax-Ohmeda ADU麻醉机还有另外一种特殊的蒸发器,是由固定安装在ADU机器内部的控制部分和手提式蒸发室组成,蒸发室由不同颜色标记,背面带有电磁条以便中央处理器(CPU)自动识别麻醉气体种类,并分析新鲜气体流量,蒸发室的入口有止回阀防止蒸发室内麻醉气体的回流。麻醉气体浓度的改变由ADU前面的浓度控制转盘监控,通过ADU机器的显示屏读数。Aladin蒸发器(图43-17)和普通蒸发器同样精确,蒸发器内的流量传感器、压力传感器和一个温度传感器监测到的信息均汇总到中央处理器(CPU),并通过调节蒸发室气体输出的流量,达到浓度控制转盘设定的浓度。

(四)蒸发器潜在的危害和使用注意事项

　　1. 蒸发器潜在的危险性

　　包括:① 翻倒或倾斜:蒸发器倾斜大于45℃或翻倒时药液易进入旁路,通过旁路的新鲜气流进入患者体内,造成吸入浓度过高,甚至达到致死剂量。如果怀疑麻醉药进入旁路,应将蒸发器内的液态麻醉药倒出并打开旋到小刻度,用新鲜气流冲洗蒸发器,直至测不到吸入麻醉药。上述情况多发生在更换蒸发器时,有些蒸发器带有"T"模式,能有效阻止液态麻醉药进入旁路。② 加药过多:蒸发器里面药物过多类似于倾斜或倒翻,液态麻醉药易进入旁路,造成患者吸入浓度过高。③ 加错药:如果将低效能的药加到匹配高效能药的蒸发器中(将七氟烷加到异氟烷蒸发器中)会导致患者的麻醉气体浓度不足。相反如果将高效能药物加到匹配低效能药物的蒸发器中(将异氟烷加到七氟烷的蒸发器)导致患者实际麻醉气体浓度增加。吸入麻醉过程中发现异常反应,如生命体征和BIS等显示麻

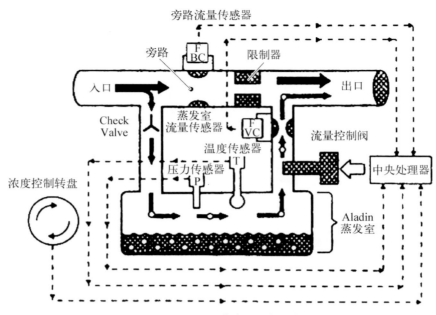

图43-17　Aladin蒸发器工作示意图

醉过深,应高度警惕,以免引起严重后果。④ 气体泄漏:当给蒸发器加药时,必须事先将蒸发器关闭。否则加药时蒸发器处于开放状态易造成气体泄漏。⑤ 药量不足:一般的蒸发器不同于地氟烷蒸发器,当药液快用完时不会发出警报,因此,在麻醉之前都应检查蒸发器的剩余药量。⑥ 蒸发器处于开放状态:在有些麻醉过程中,医师正要给患者预充氧的时候发现蒸发器是打开的状态,这是因为前面一台麻醉结束以后没有及时关闭蒸发器造成的。因此,使用蒸发器后检查是否关闭与使用之前的检查同样重要,蒸发器的检查是规范的麻醉机检测的一部分。⑦ 泵吸作用:泵吸作用可以显著增加麻醉机输出的药物浓度,临床医师如果不用药物浓度监测很容易导致用药过量。逆向压力会造成来自均热板气流的短暂的停止,当压力释放后,均热板上的气体会通过常规途径,同时也通过旁通管室流出。氧气开放时逆行压力导致了泵吸作用。可以观察到流量计转子的快速变化。现代麻醉机在通气设备和蒸发器之间有一个单向阀来降低引起泵吸作用的反向压力改变。

2. 使用蒸发器的注意事项

包括:① 不可加错药液,因为每种吸入麻醉药均有各自的饱和浓度与蒸汽压,不然其浓度不准确,且有危险;② 不可倾斜, >45°时药液易进入旁路,使输出浓度升高;③ 药液不能加入过多,超过玻璃管刻度指示;④ 气流太大或突然开启,可产生湍流,药液易进入呼吸环路;⑤ 倒流,多由于气流方向接错所引起,蒸发器入口和出口有标记,不应接错;⑥ 没有温度补偿的蒸发器,输出浓度会逐步降低,亦无法预知与控制。Vapor 2000系列补偿范围10～40℃,Tec系列为18～35℃;⑦ 浓度转盘错位,导致浓度不准确;⑧ 漏气,应事先加强检查;⑨ 要深刻理解吸入浓度和最小肺泡浓度(MAC)等,以便掌握麻醉深度;⑩ 使用五年以上的蒸发器,应进行漏气测试与浓度校正。

五、麻醉通气系统

麻醉通气系统使麻醉机与患者连接,主要接受和储存来自麻醉机的新鲜气流,实施手控通气或机械通气,并实现气体及其流量、容积、压力、浓度等各种监测功能。

(一)麻醉通气系统的分类

主要根据呼吸气体与大气相通程度、呼气重复吸入量、有无贮气囊、二氧化碳吸收罐、导向活瓣及新鲜气流/每分通气量情况进行分类(表43-3)。

表43-3 吸入麻醉方式的分类

吸入方式	大气吸入	呼气通向大气	呼气再吸入	贮气囊	二氧化碳吸收罐	导管活瓣
开放式	+	+	−,+	−	−	−
无再吸入式	−	+	−,+	+	−	2个
半开放式	−	+	±	+	−	2个
半密闭式	−	+	±	+	+	2个
密闭式	−	−	+	+	+	2个

呼出气体完全不被重复吸入为开放式或无再吸入式;无二氧化碳吸收装置,麻醉诱导时使用高流量FGF,此时循环回路为半开放型;若FGF超过MV,则无气流被重复利用。麻醉维持时,一般会降低FGF,若FGF低于MV,则部分气流重复吸入,此时称为"半紧闭麻醉"。重复利用的气流量与FGF量有关,仍有部分气流进入废气回吸收系统。

继续降低FGF,直至FGF提供的氧等于代谢需氧量水平(即患者摄氧量水平),此时的循环麻醉回路系统称为"循环紧闭麻醉"。这种情况下,回路内气流重复呼吸,无或几无多余气流进入废气回收系统。

半开放、半紧闭和紧闭回路(表43-4)在实际应用中并非单指一种麻醉回路系统。循环回路中的气流经过CO_2吸收装置,可防止CO_2重复吸入,但其他气体可被部分或全部重复吸入,重复吸入的程度取决于回路的布局和新鲜气流。循环回路系统根据FGF/每分通气量(minute ventilation, MV)的不同,可分半开放型、半紧闭型和紧闭型。

表43-4 半开放、半紧闭和紧闭的比较

类 型	特 点
半开放	无重复呼吸,FGF＞MV
半紧闭	部分重复呼吸,MV＞FGF＞代谢需氧量
紧 闭	FGF=代谢需氧量

注:FGF:新鲜气流 MV:每分通气量。

(二)循环回路系统

循环回路必须具备两个要素:一是气体单向通过;二是呼出气中二氧化碳的有效去除。循环回路由

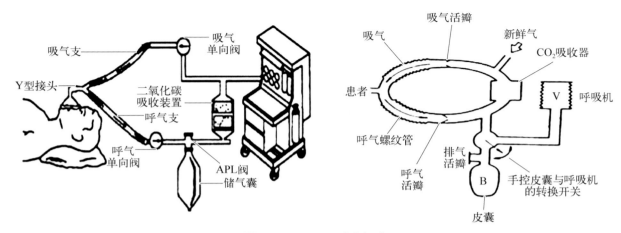

图43-18　循环回路的组成

十多个组件构成(图43-18)。循环回路可重复利用吸入麻醉药,降低手术室环境污染和减少热量丢失。

1. 新鲜气体入口

新鲜气体入口是麻醉机气源的延伸并将气体送入回路的部位,通常位于吸气单向阀的上游和二氧化碳吸收装置的下游。

2. 单向阀循环回路

仅允许气流单向通过,这是单向阀的作用。单向阀是麻醉机的重要构件,工作时利用机械原理。单向阀位于环路吸气管道的起始端及呼气管道的末端。吸气单向阀使气流只能流向患者而不会反流入麻醉机。同理,呼气单向阀使气流回到麻醉机而不致反流到患者端。

吸气单向阀的阀瓣为一塑料平片,直径30.61 mm,厚度2.15 mm。绝大多数麻醉机上的单向阀,阀瓣水平置于薄壁圆形活瓣座之上,形似蜘蛛脚的笼形结构将圆片固定于基座,保证其不会左右、前后偏移。整个装置有一透明塑料圆罩遮盖,操作者可借以观察活瓣启闭情况。吸气相,气流通过单向瓣阀时,圆片抬离底座,气流单向流动;当呼气相时,气流逆向流动,圆片回落底座,阻断逆向气流(图43-19)。呼气阀在呼出气流将圆片抬离底座;吸气相逆向气流将圆片推回底座,阻断逆向气流。两组单向阀的功能呈镜像,麻醉机上的位置便于操作者观察,故阀瓣的故障易于发现。

3. 吸入和呼出接头

即环路呼吸管道与麻醉机的连接点。位于单向呼吸阀的下游,直径为22 mm,长度约3.9 cm,从机器垂直伸出与回路相连。接头通常由金属制成,但有时也可由塑料制成,如Dräger Apollo麻醉机。Dräger麻醉机的接头处有套圈,旋松套圈,接头可转动,即可改变接头的方向,接头的套圈松开后若未旋紧则可发生气体泄露。

4. 回路管道

回路管道是由塑料制成的螺纹管。螺纹管设计要求不易折叠、扭曲并使管道易于弯曲、延伸。循环回路管道型号分为成人型和儿童型。麻醉机所用回路管道设计为白色,以区别于重症监护呼吸机所用的较为僵硬的蓝色管道。由于麻醉回路管道较重症监护呼吸机管道更为柔韧易弯曲,因此麻醉机设定的潮气量(V_T)初设值与实际测量值并不相同。这主要是由于气体具有可压缩性,而管道具有可舒缩性,由于气体压力的变化可出现管道"摆动"。患者气道峰压越高,此现象更明显。现代麻醉呼吸机可通过精密的流量传感器反馈调节、补偿,使V_T输出更为精准。

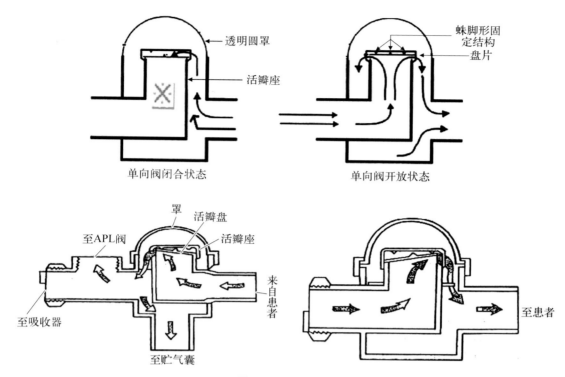

单向阀闭合状态　　　　　　　　单向阀开放状态

图43-19　单向阀

5. Y型接头与无效腔

Y型接头是呼吸回路中吸气支和呼气支的汇合处,在呼吸回路和患者接触处,如面罩、气管导管或声门上装置(如喉罩),形成共同通路。这是循环回路中唯一形成无效腔的部分,意味着部分气流中的二氧化碳将被重复吸入。无论控制呼吸和自主呼吸这种情况都存在。Y型接头容量相对成人 V_T 几可忽略,但新生儿麻醉时接头内的无效腔量会有明显影响,可能导致高碳酸血症。值得注意的是,成人型和儿童型回路之间Y型接头容量差别显著,因此小儿麻醉时应更换儿童型回路系统。Y型接头处可以安装其他设备或接口,如气体采样管线接口、人工鼻(heat moisture exchange, HME)以及温度传感器等。Y型接头下部是一个带角度的弯头,便于面罩、气管导管和声门上装置与呼吸管道连接更为顺畅。Y型接头连接尺寸统一,适于直径22 mm的雌性连接口(面罩)或直径15 mm的雄性连接口(气管内导管、声门上装置)。Y型接头及弯头处是回路容易发生脱开的部位。

6. APL阀

APL阀(adjustable pressure-limiting valve, APL)为可调式压力限制阀,也称溢出阀、减压阀。APL阀位于呼气单向阀下游,用于调节回路内压力。

APL阀连接回路与废气回收系统。使用呼吸回路进行手控通气或自主呼吸时,APL阀控制呼吸回路的压力。APL阀完全开放时,多余气体排放至废气回收系统。多余的气流量取决于新鲜气流量,所有进入麻醉机的气体均以不同形式排出,包括通过废气回收系统或回路内泄漏(诸如面罩漏气等)。顺时针方向旋转APL阀,阀门开放逐渐变小,进入废气回收系统的气流减少。临床出现面罩通气困难时,麻醉医师往往维持APL阀紧闭,以促进更多气体进入患者肺内。逆时针方向旋转APL阀则阀门开放。调节APL阀时有相应的压力显示,一些APL阀压力调至30 cmH₂O会发出"咔嗒"声。APL阀也有类似单向阀门的设计,以防止反向压力,比如废气回收系统的负压过大而造成气压伤。手控通气压力过高时,可打开APL阀释放气体。使用呼吸机时APL阀完全处于旁道位置,多余气流通过呼吸机系统排入废气回收系统。APL阀位于呼气单向阀下游、接近储气囊时,多余气流经过二氧化碳吸收装置前直接排入废气回收系统,避免了不必要的浪费。

7. 储气囊

储气囊用于手控通气,自主呼吸时观察储气囊运动可借以评估患者呼吸情况。一般为乳胶材质,分为成人型(3 L)、儿童型(1 L)和中间型(2 L)。储气囊通过旋转臂连接于麻醉机,接口为直径22 mm雌性接口。取下储气囊并连接在麻醉机回路患者端,可用作模拟肺来检查呼吸机功能。储气囊在回路中位于呼气单向阀与二氧化碳吸收装置之间。

8. 转换开关

转换开关即手控/机控呼吸选择开关,有机械型也有电子型,用于在储气囊、APL阀和呼吸机之间切换气流。当从储气囊切换至呼吸机时,APL阀与回路隔断,呼吸机自动打开,反之亦然。

9. 流量传感器

测量每次呼吸中气体的容量,同时也用于呼吸气体的监测。现代麻醉机回路的吸气端和呼气站各有一套呼吸流量传感器,可反馈性地纠正新鲜气流(FGF)供气变化导致的V_T变化。

10. 气道压力传感器

用于监测气道压力。现代麻醉机压力监测系统可测定气道正压和负压。监测和报警气道压力低、持续气道压力变化及气道压力高。如气道压过低,可能提示回路接口脱开、FGF极低或其他异常。参数正常值可由操作者设置或由机器提供默认值。正确设置报警值范围非常重要,及时发现和处理回路泄漏和回路压力过高等异常情况,避免发生低氧血症和气压伤。

11. 过滤器

过滤器不仅保护患者免受机器污染,也保护机器免受患者污染。过滤器可独立包装,也可直接安装于一次性麻醉回路。考虑到麻醉机管路氧浓度高,且机器内部相对比较干燥,二氧化碳吸收装置又为高碱环境,因此,人们过去一直认为麻醉机污染患者的可能性不大。然而许多病例报道和研究发现麻醉机管路内存在致病性细菌和病毒。有资料显示,结核杆菌可存活于二氧化碳吸收装置的高碱环境。

目前关于是否应强制使用过滤器仍有争论,除价格因素外,过滤器可增加气道阻力,儿童患者更为明显。若过滤器堵塞会影响通气。ASA建议,活动性肺结核患者必须使用过滤器。

机械型(而非静电型)过滤器对于麻醉机而言最有效。机械型过滤器由疏水性材料折叠而成,在潮湿环境中,抓捕微小粒子比电子型过滤器更强。

有人为了重复使用一次性回路系统而使用过滤器,在两个患者之间更换Y型接头处的过滤器。这个处于Y型接头处的过滤器一定程度上可同时保护患者和机器;但是过滤器并不能保护重复使用的诸如气体采样管、储气囊等回路组件。

(三)二氧化碳吸收装置

二氧化碳吸收器或二氧化碳吸收罐是循环紧闭麻醉机回路中的重要部件,确保患者呼吸时,吸收排出的二氧化碳,避免重复呼吸。

1. 设计原理

循环吸收式二氧化碳吸收器容积大小相当于成人潮气量或约2 L大容积吸收器,采用无色透明材

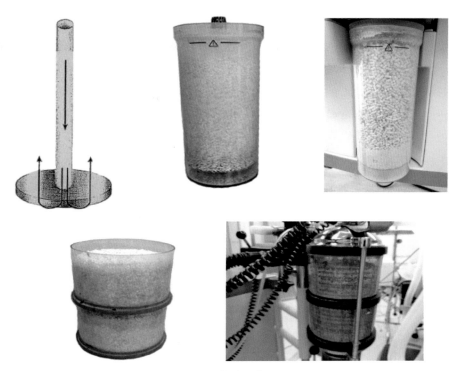

图43-20　二氧化碳吸收器

料制成。一种为上下两罐串联使用（图43-20，左下），气体从下向上通过，当下罐碱石灰指示剂变色后，可上下罐交替后使用，以提高碱石灰的利用率。另一种为一个大罐分为上下两层（图43-20，上中），气体从上向下通过，作用从顶端至两侧面，并逐渐向下而中央是一空白区，后者是目前常用的二氧化碳吸收罐。二氧化碳吸收罐里填满一些碱性吸水颗粒。当气体通过吸收罐并与吸收性颗粒接触而发生化学反应，二氧化碳被转换成碳酸接着变成碳酸盐、水和热量。所以，实际上这是一个简单的碱到酸的转换。

　　如上述结构中提到，呼出的气体在传输到其他通气部分之前从顶部进入吸收罐并到达底部。而另一些设计中，呼出的气体通过中心的管道传输到罐的中间部分然后通过颗粒向上流。这意味着在一些设计中紫色的用尽的颗粒将留在罐子的顶部或者底部。呼出的气体沿中心管到罐的底部，然后向上，底部的空白空间有挡板，过滤粉尘水分，已用尽的吸收剂在罐底呈紫色或白色。堆叠罐上下可交替，从上往下，用尽的吸收剂（紫色或白色）留在顶端。罐内有挡板分散气体的流动通过吸收颗粒以减少波道效应。罐内经常会有空间使得颗粒灰尘和多余的水分可以累积，之后会排空。

　　2. 二氧化碳吸收剂

　　目前应用的二氧化碳吸收剂是钠石灰，因为钡石灰与七氟烷相互作用可产热，温度高达400℃以上，会燃烧爆炸，2004年钡石灰已停止临床使用。钠石灰规格是由钠石灰由80%Ca(OH)$_2$和5%NaOH以及硅酸盐等加适量水分（15%）所组成，临床应用较多。钠石灰与二氧化碳反应后由碱性变为中性，加用适当指示剂，观察颜色的变化可了解钠石灰的消耗程度，但钠石灰颜色的变化并非判断钠石灰消耗程度的可靠指标，最可靠的依据是临床观察有无二氧化碳蓄积征象出现，一般在钠石灰3/4变色时即作更换。新鲜钠石灰消耗量为100 g/h，大容量钠石灰罐利用率高，故可将两吸收罐串联使用，利用率可增加20%左右。

　　传统的二氧化碳吸收剂主要是碱石灰，一种强碱的混合物，例如氢氧化钠，氢氧化钾和弱碱氢氧化钙。事实证明，这些强碱性吸收材料在用尽时比弱碱的材料更容易产生一氧化碳和复合物 A。现在大多数类型的吸收剂使用包含多数的氢氧化钙和少数强碱的混合物。也有一些麻醉机厂家生产的吸收剂是专用的混合物（如德尔格麻醉机上用的 Draeger sorb），临床不会产生大量的一氧化碳和复合物 A。

吸收剂的形状和大小是重要的。应该是小球形或者是碎石状，大小是表面积和坚硬之间的折中。较小的颗粒在处理过程中容易被粉碎成粉末，增加呼吸阻力，影响通气。较大颗粒的表面积较小从而影响吸收效果。

加入二氧化硅可以保持颗粒不散，能保持正确的颗粒大小，减少吸收性的粉尘。颗粒大小的计量单位称为目（mesh），它反映了每平方英寸洞孔的数量；钠石灰颗粒大小以每立方厘米 4～8 粒为宜。目数越大，孔径越小，也即表示颗粒越细（表 43-5）。

表 43-5　我国常用筛网目数与粒径（μm）对照表

目　数	微　米	目　数	微　米	目　数	微　米	目　数	微　米
2.5	7 925	12	1 397	60	245	325	47
3	5 880	14	1 165	65	220	425	33
4	4 599	16	991	80	198	500	25
5	3 962	20	833	100	165	625	20
6	3 327	24	701	110	150	800	15
7	2 794	27	589	180	83	1 250	10
8	2 362	32	495	200	74	2 500	5
9	1 981	35	417	250	61	3 250	2
10	1 651	40	350	270	53	12 500	1

吸收剂颗粒有一个特性，即与 CO_2 反应后由碱性变为中性，加用适当指示剂（表 43-6）后可根据 pH 不同变换颜色。如由于乙基紫（一种指示剂）的存在，具有吸收 CO_2 能力的米色或者灰白色颗粒耗尽后，它们变成了轻微的紫色。这是吸收剂用透明塑料制成的原因。

表 43-6　钠石灰常用指示剂

指　示　剂	钠石灰颜色	
	新　鲜　时	耗　竭　时
甲基橙（methyl orange）	橘红	黄
酚酞（phenolphthalein）	无色	粉红
乙基紫（ethyl violet）	无色	紫
陶土黄（clayton yellow）	粉红	黄

对于每 100 g 的吸收剂，可以中和 14～23 L 的二氧化碳。化学反应需要水才能发生（把 CO_2 变成碳酸），所以吸收剂通常需要 15%～20% 的含水量。通用吸收剂的反应包含氢氧化钠和氢氧化钙，化

学反应如下：

$$CO_2+H_2O \rightarrow H_2CO_3+H_2O+Heat（产热）$$
$$H_2CO_3+2NaOH \rightarrow Na_2CO_3+2H_2O+Heat（产热）$$
$$Na_2CO_3+Ca（OH）_2 \rightarrow CaCO_3+2NaOH$$

注意最终的产物是氢氧化钠（碱液）。吸收罐中形成的液体在麻醉结束时应清除。

3. 二氧化碳吸收剂的危险性及注意事项

（1）二氧化碳吸收剂的危险性　① 泄漏：二氧化碳吸收罐本身可能会泄漏。通常较大的泄漏，是由于吸收罐没有安装到位，罐内有内置的垫圈必须正确的放置以达到密封，不仅是吸收罐和设备之间的连接，还有吸收罐堆叠的时候，钠石灰颗粒等嵌在二者之间，也可能在密封口间造成泄漏。缺乏经验的新麻醉技术人员在更换钠石灰时，可能引起上述情况而导致严重的泄漏，应提高警惕，加强培训和检查。② 复合物A：七氟烷与呼吸回路中吸收CO_2的钠石灰（主要成分为氢氧化钙、氢氧化钠、氢氧化钾）接触，可产生复合物A[Compound A, fluoromethyl-2,2-difluoro-1-(trifluoromethyl) vinyl ether]。复合物A不是七氟烷的代谢副产品。许多研究证实复合物A有潜在的肾毒性。复合物A的形成涉及很多变数。低的新鲜气流量与复合物A的形成有关，当吸收剂包含氢氧化钠和氢氧化钾时，复合物A产出较多。吸收剂颗粒干燥及二氧化碳吸收罐的温度高于常温时也有更高浓度的产出。长时间的麻醉或者使用高浓度的七氟烷易生成复合物A。复合物A对肾脏有毒性作用，临床情况（32 ppm，0.003 2%）其浓度与新鲜气流速呈反比。下列情况化合物A浓度升高：新鲜气流量低（<1 L/min），碱石灰过于干燥或碱石灰温度升高（>45℃），吸入七氟烷浓度过高（>2 MAC·h）、麻醉时间长及体温升高，干燥、高温（>45℃）。③ 一氧化碳：地氟烷、恩氟烷和异氟烷含二氟甲基醚基团，在二氧化碳吸收剂催化下产生一氧化碳。同等MAC时，一氧化碳产生：地氟烷＞恩氟烷＞异氟烷。地氟烷一氧化碳中毒发生率1/200～1/2 000。干燥的吸收剂与地氟烷及异氟烷相互作用，可产生一氧化碳。只有在二氧化碳吸收罐的温度非常高（例如80℃时）的时候与七氟烷作用才会产生一氧化碳。研究表明七氟烷和二氧化碳吸收器中干燥的吸收剂在常温下也能形成一氧化碳。如果周六最后1例患者用完麻醉机后，没有关闭流量计，氧气吹了2天，整个周末都在吸收剂中流动，把吸收剂颗粒吹干，干燥的颗粒致使一氧化碳的形成。周一早上第一次麻醉可能发生一氧化碳中毒的事故。④ 火灾：当麻醉机中的七氟烷与二氧化碳吸收剂作用时，塑料部件的融化甚至起火也曾有报道。比较常见的吸收剂是当氢氧化钡（baralyme）作为吸收成分，但是其他吸收性颗粒的吸收剂未见发生。⑤ 灰尘和湿气：由于二氧化碳吸收剂是由碱性物质制成，应小心处理。灰尘会刺激眼睛和皮肤，而且由于其强碱属性，收集在二氧化碳吸收罐内的水应该非常小心的处理。

（2）应用二氧化碳吸收剂的注意事项　① 钠石灰与常用麻醉药接触并不产生毒性物质，但与三氯乙烯接触会产生很强的二氯乙烯和光气。此外，钠石灰能一定程度地分解七氟烷，可产生有毒的复合物A（三氟甲基乙烯醚，Trifluoromethyl trifluorovinyl ether），有肾毒作用；干燥，高温（>45℃），高浓度和长时间麻醉可使复合物A产生增多，仍应引起注意。② 钠石灰在装罐前必须认真检查是否有粉末，因粉末吸入肺内可诱发肺水肿或支气管痉挛。③ 二氧化碳吸收罐必须装满碱石灰，以减小器械无效腔量。④ 二氧化碳吸收罐过热时，应及时更换并行降温处理。⑤ 钠石灰失效时应及时更换，需有切实可行的常规制度，以免造成二氧化碳蓄积。⑥ 钠石灰罐底部常会积水，应及时清除。⑦ 地氟烷、恩氟烷和异氟烷均含二氟甲基醚基团，在二氧化碳吸收剂催化下可产生一氧化碳；同等MAC时，一氧化碳产生：地氟烷＞恩氟烷＞异氟烷，地氟烷一氧化碳中毒发生率为1/200～1/2 000。

（3）预防毒性物质产生　① 应用新鲜钠石灰，含水量13%时不会产生CO；② 防止钠石灰脱水，如用10 L/min供气，48 h后钠石灰含水量下降4%；③ 防止二氧化碳吸收罐温度升高；④ 避免长时间吸入高浓度的吸入全麻药。

（四）麻醉呼吸机

1. 麻醉呼吸机的分类

麻醉呼吸机可按驱动源、驱动机制、转换机制和风箱类型等进行分类。

（1）驱动源　按驱动的动力麻醉呼吸机可分为气动或电动两类，或者兼而用之。当代的电动呼吸机，则需要电源和压缩气源。

（2）驱动机制　多数麻醉呼吸机可归类为双回路气动呼吸机。在双回路系统中，驱动力挤压呼吸皮囊或风箱，后者将气体送入患者肺内。驱动力由压缩气体提供，称为气动呼吸机。

（3）转换机制　多数麻醉呼吸机属于时间转换的控制模式定时装置触发吸气。电动呼吸机多采用固态电子定时装置，属于定时、电控模式。诸如SIMV、PCV和PSV式等更多的高级呼吸模式，具有一个可调节压力的阈值，以提供同步呼吸等功能。在上述模式中，压力传感器为呼吸机控制系统提供反馈数据，便于其判断何时开始或终止一次呼吸周期。

（4）风箱位置与形状　麻醉呼吸机可分为风箱型和活塞型二类，风箱型麻醉呼吸机属于双回路气动呼吸机。在双回路系统中，驱动气体挤压风箱，风箱再将新鲜气体送入患者肺内。按呼气期风箱的移动方向，又可分为上升型（立式）风箱和下降型（挂式）风箱。当呼吸回路管道发生脱开时，上升型风箱将不再被完全充盈，容易被麻醉医师发现，为多数麻醉呼吸机所采用。与此相反，老式的下降型风箱在呼吸回路管道脱开时，风箱的上下活动无异常表现，故应引起警惕。近年部分麻醉工作站采用下降型风箱，以便与新鲜气体隔离系统整合。在管道发生脱开时，下降型风箱停止活动，风箱不充盈下降，以便及时发现。

2. 呼吸机工作原理

（1）风箱型呼吸机　上升型风箱呼吸机的工作原理是呼吸皮囊（风箱）位于透明塑料风箱盒内。驱动气与患者回路的气体相互隔离，驱动气回路位于风箱外，而患者的呼吸回路位于风箱内。在吸气期，驱动气进入风箱盒内，盒内压力随之升高，呼吸机的排气阀首先关闭，以防止麻醉气体泄入废气清除系统内，风箱随之受驱动气的挤压，风箱内的气体进入患者肺内。呼气期，驱动气泄出风箱盒，风箱盒内压力下降，呼吸机排气阀部位压力下降至大气压，排气阀开放，患者呼出的气体首先充盈风箱，然后多余部分泄入废气处理系统。呼吸机排气阀内有一个重量球，能产生大约2～3 cmH$_2$O的回压，保证气体优先充盈风箱。因此，上升型风箱呼吸机将在呼吸回路产生有2～3 cmH$_2$O的PEEP压力。Datex-Ohmeda 7000、7800和7900等系列的麻醉呼吸机均属于上升型风箱、双回路、电控呼吸机。

（2）活塞型呼吸机　活塞式呼吸机采用计算机控制的步进电机取代压缩驱动气，驱使气体在回路系统内流动。系统内只有一路为患者供气的回路，又称为活塞驱动、单回路呼吸机。活塞型呼吸机的结构相对简单,多数位于麻醉机身内部,不易观察到活动状态。活塞型呼吸机由汽缸、活塞和电机组成。呼吸机内活塞工作原理类似于注射器活塞,电机推动活塞前后运动,为患者输送预先设定潮气量的气体。由于机械通气无须压缩气体来驱动风箱,通气期间,因不需要驱动气体,只需电力驱动就能工作,呼吸机消耗的压缩气体较传统气动呼吸机明显减少,更适合于氧气供应短缺的地方。汽缸经适当的加温,以防止潮湿的呼吸气体在呼吸机凝聚积水,影响电器元件的性能稳定。

活塞型呼吸机的优点:高峰值流速,高品质的通气性能;低压缩容量,仅用来满足潮气量的需求;无内源性的PEEP存在;可用于多种通气模式;具有泄漏补偿;无须医用压缩空气和氧气驱动,节约成本;能快速控制流速的变化;在呼气期,活塞运动能与患者的呼气期配合,最大限度地重复利用呼吸回路中的气体,减少新鲜气体的消耗和呼气的阻力;活塞型呼吸机较少受到患者顺应性的影响。精密的计算机控制系统能提供多种高级呼吸支持模式,如同步间歇指令通气(SIMV)、压力控制通气(PCV)、压力支持通气(PSV)以及传统的机械控制通气(CMV)等。风箱型呼吸机和活塞型呼吸机的比较见表43-7。

表43-7 风箱型呼吸机和活塞型呼吸机的比较

	风箱型	活塞型
动力	电源	电源
驱动	气动	机械活塞
驱动气体	需要	不需要
新鲜气代偿机制	新鲜气代偿	新鲜气脱偶联
婴幼儿时更换配件	是(老旧机) 否(现代机)	否
容量控制模式	是	是
压力控制模式	是	是
容易观察回路脱开	是	否
压力支持模式	是(现代机)	是
手动呼吸囊是呼吸回路的组成部分	否	是

自主呼吸期间,活塞没有明显可视的活动表现。手动呼吸囊是活塞型呼吸机回路系统的组成部分。因此,当呼吸回路脱开时,手动呼吸囊出现萎瘪。机械通气时活塞的活动不如风箱明显,被认为是活塞型呼吸机的缺点之一。此时,手动呼吸囊出现萎瘪是重要的观察指标之一。此外,当呼吸回路漏气或脱开时,呼气期活塞气缸仍能被充盈。呼吸回路漏气时,活塞型呼吸机会从漏气处吸入室内空气,从而稀释麻醉气体,并使氧浓度下降,可能导致低氧血症和术中知晓。新鲜气流脱偶联阀在呼吸机吸气时关闭,新鲜气流不能进入呼吸机皮囊,因此能保证吸气潮气量不变(等于设定的潮气量)。呼气时,新鲜气流脱偶联阀打开,新鲜气流进入到呼吸机皮囊内(图43-21)。Datex-Ohmeda 7900等系列的麻醉呼吸机依靠吸气流量传感器和呼气流量传感器调整潮气量的变化,以此来保证潮气量的精确性。

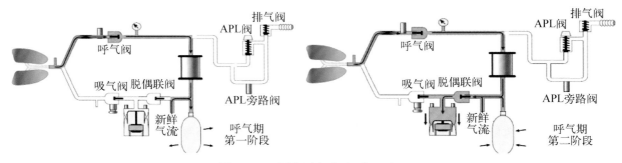

图43-21　活塞型麻醉呼吸机示意图

3. 使用麻醉呼吸机的注意事项

包括：① 使用者应熟悉所用麻醉呼吸机的结构原理，特别是手动与机械通气的转换机制。② 根据个体情况，设置合理的机械通气参数，应加强并呼吸监测，特别是监测 SpO_2、$P_{ET}CO_2$ 和 Paw。并根据血气分析结果指导通气参数的精确调整。③ 麻醉前应先开机自检，观察呼吸机的活动情况，并进行报警上下限的设置。④ 及时处理报警信息，找出原因，合理解决。⑤ 麻醉机从手动通气转为机控通气时，如果对呼吸机结构及操作不熟练，错误的按压按钮等会造成人为操作错误；例如，部分的麻醉机在面板上按压机控按钮后，还需将 APL 阀转向机控方向，并应观察呼吸机工作情况，不然呼吸机不能正常工作。⑥ 使用麻醉呼吸机，同时应在手边备好简易呼吸回路，以防万一断电、断气时可进行人工通气。⑦ 有关气道压力，传统麻醉机在机器呼吸环路中安装有压力限制器，但有时也需要事先手动设置以维持压力低于临床极限，但有些麻醉机在气道压超出事先设定值时仅有报警而无限压装置，患者可由于吸气期使用快速充氧装置而发生危险。各种麻醉机气道压力监测仪器的位置各不相同。压力监测设备多位于设备端与吸气阀处，也可位于 Y 型接头处。现在大多数 APL 阀都具有调节器，可提供 CPAP 通气，麻醉机应能迅速地完全打开 APL 阀，及时释放气道压力，以免造成气压伤。⑧ 小儿或肺顺应性差的 COPD 患者常气通压力通气（PCV）时，通过给予减速吸气流速可以很快达到预期的气道压力。麻醉机最初应自动提供高流速气体，这样能快速达到预期压力设置；若预设的流速太低，可能达不到预期的压力水平。

（五）废气排放系统

麻醉医师应了解麻醉药废气的产生过程和对人体的危害，同时积极采取正确的防护措施，尽最大努力减轻手术室环境污染和保障患者与手术室内工作人员的健康。麻醉呼吸机内必须有废气排出的装置称废气排放系统（scavenger system）。全身麻醉期间，患者所消耗的新鲜氧气为250～300 ml/min，而麻醉呼吸机所需要的最小气体流量通常大于500 ml/min，麻醉期间机械通气时一般用中等流量（1 000～2 000 ml/min），也可用低流量麻醉（500～1 000 ml/min）。因此，必然有多余的麻醉气体逸出麻醉机而泄漏于手术室内。

1. 废气排放系统的分类和结构

分为主动型废气排放系统和被动型废气排放系统（图43-22）。主动型废气排放系统主要依靠墙壁或者管道的吸力排出废气，而被动型废气排放系统依靠呼吸机内外的压差排出废气。呼吸机废气排放系统会配有负压安全阀用以调节墙壁吸力的大小，以免吸力过大或过小而影响废气排放系统的功能。主动型废气排放系统既需要配备负压安全阀以确保吸力不会过大，避免使呼机内产生真空，又

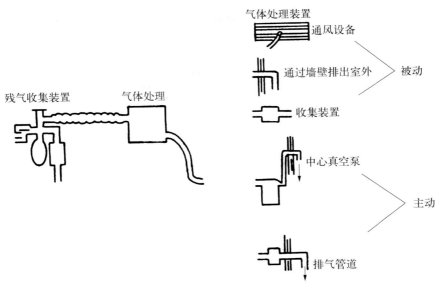

图43-22　麻醉残气清除系统的类型

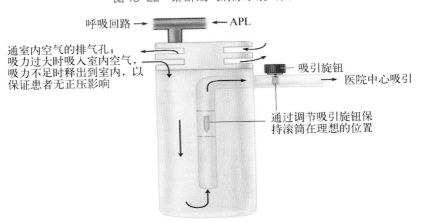

图43-23　开放接口

要配备正压安全阀以防墙壁内的吸力不够或中断,使呼吸机内回路内产生正压过高,传到患者呼吸回路从而产生气压伤。

　　废气排放系统有两种不同的接口。接口是废气排放系统与外部环境的连接方式,主动型废气排放系统可以是闭合接口也可以是开放接口(图43-23),开放接口需要墙壁负压才能发挥功能,但被动型废气排放系统只能是闭合接口。主动型废气排放系统的闭合接口要复杂得多,主要有麻醉机和墙壁负压的连接装置、控制吸力大小的旋钮、负压安全阀和正压安全阀和一个储气袋(图43-24)。闭合接口有两个装有弹簧的负压安全阀。负压安全阀

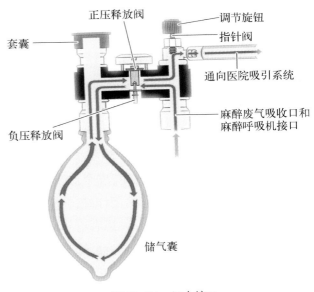

图43-24　闭合接口

设置在$-0.5\ cmH_2O$到$-2\ cmH_2O$，正压安全阀设置在$5\ cmH_2O$。两个阀门均位于显眼的位置，以便随时检查。

2. 废气排放系统的危险和处理

（1）正压过高　在废气排放系统不能正常工作会形成正压过高，常见有：① 麻醉机轮子压住了排气管；② 管道扭曲打折；③ 异物堵塞；④ 管道接错等麻醉废气进入患者的呼吸循环，可能会造成患者的气压伤。在闭合接口中，配备的正压安全阀（一般为$5\ cmH_2O$），压力过高时会打开，但减压阀因灰尘堆积、维护不到位等原因可能会失常。

（2）负压过大　连接废气排放系统的负压过大，患者呼吸循环和储气袋中的气体会被吸出。如果患者有自主呼吸，其气道内会产生负压，可能造成患者负压性肺水肿。即便负压没有将患者呼吸循环中的气体全部吸出，也可导致新鲜气流太小，造成回路内气体不足（尤其是氧气不足），进而引起患者缺氧和肺水肿。一般闭合接口均配有两个减压阀，一个设置在$0.5\ cmH_2O$，另一个设置在$1.8\ cmH_2O$。

（3）组装错误　废气排放系统的个别组件与麻醉机呼吸循环管道的部件有点类似，但尺寸不同，应及时识别，不要发生这种错误。

总之，对麻醉机废气排放系统的目的和功能应充分了解。应熟悉麻醉机废气排放系统的各个部件和组装方法，需要每日常规检查，麻醉机使用时也要经常检查，确保其正常运行。

第四节　麻醉工作站

当代麻醉机除了具有气路部分的基础构件外，还配备了电子、电脑控制和监测仪器，已发展成为高度集成化和高度智能型的麻醉装置——麻醉工作站。

麻醉工作站为麻醉医师提供了更好的工作环境以及先进的操作界面，同时进一步提高了麻醉的安全性。

一、麻醉工作站的主要组成部分及特点

包括：① 一体化的麻醉机和操作界面。整个麻醉机具有一体化的气体、电源和通讯供应，无拖曳的管线及电缆。具有电子控制的完善、精确的气体输送系统，并带有所有的安全装置。所有的操作功能和参数通过一个用户界面可以直观地进行观察、选择、调整和确认。单个主机开关能迅速启动并进行全自动的整机自检和泄漏测试，所有传感器自动定标。② 高质量的蒸发器。具有良好的温度、流量、压力自动补偿功能，保证了蒸发器输出浓度的精准和恒定。具有吸入麻醉药自动识别系统，使吸入麻醉药的选择和调换更方便、安全。③ 集成化的呼吸回路。集压力、流量传感器、活瓣于一体，拆装方便，易于清洗和消毒。密闭性好，顺应性低，适合于低流量、微流量及小儿麻醉。具有一体化的加热装置，能优化加温湿化，使患者更舒适。呼吸回路中有新鲜气流隔离阀，保证潮气量不受新鲜气体流量的影响。④ 功能齐全的麻醉呼吸机。大多采用电动电控或气动电控型呼吸机，潮气量更精准，最小潮气量可达$10\sim20\ ml$，适用于成人、小儿及新生儿等各种患者。具有IPPV，PCV，SIMV和手动/自主等多种呼吸模式，适合不同患者需求。具有自动的泄漏和顺应性补偿功能。压力限制通气可

限制过高气道压力,防止压力伤。⑤ 完善的监测、报警及信息管理系统。一体化的监测系统能监测所有与麻醉有关的参数及指标,并配有各种波形。具有智慧性的分级报警系统,警报菜单自动显示。所有监测的数据和趋势均自动记录,并可储存或通过网络进行联网或传送。

二、麻醉工作站基本要求

(一) 整合性

随着临床麻醉对于安全性和舒适性要求的不断提高,越来越多的麻醉监测(肌松药作用监测、体温检测、镇静深度监测、麻醉气体浓度等)和麻醉"附属用品"(输液加温设备、患者加温设备、智能泵注设备、图形化可视设备、智能药品管理设备等)进入了麻醉医师的日常麻醉工作中。

作为麻醉医师助手的麻醉工作站,就需要将麻醉实施(吸入麻醉和静脉麻醉)、麻醉中呼吸支持、麻醉监护和管理各个方面更好地整合在一起。让麻醉医师能一目了然地知道所有仪器是否正常工作,患者目前状态是否正常。当患者情况发生异常时,第一时间通知到麻醉医师,并能准确提示需要进行的干预和调整措施。

(二) 智能化

工作站的设计则需要将人为可能发生的错误尽可能降到最低。当监护仪发出报警指令时,相应提醒麻醉医师需要注意和调整地方,或有些方面进入自动保护的模式,等待医师进一步确认。也就是说,麻醉工作站应该是全面的麻醉管家,在麻醉医师可能有疏漏的时候给出提醒和建议。

长时间、高强度的麻醉操作往往令麻醉医师处于时刻紧张的状态,而是人就会犯错,那么,智能化的设备可以减少麻醉医师的工作强度,对于人为的出错提供一个后备的保障,无疑将使麻醉安全得到极大的改善。

(三) 操作简便性

好的设计可以让复杂问题简单化,同样,好的麻醉工作站可以让麻醉医师的手和眼都能最直接、最方便、最全面地掌控。

选项式菜单、友好的人机界面、全面的信息反馈、这些都将使麻醉医师的操作更为简便,而越简单的操作往往可以越减少出错的可能。以计算机为基础的智能模块将大大减少麻醉医师操作和错误操作的发生概率。

我国目前使用较多的麻醉工作站有Drager的Zeus,GE的Avance CS2和迈瑞的WATO EX-65。各个公司之后也有新的工作站问世,功能更加全面,如Perseus A500,A7等。

三、小儿麻醉机

(一) 小儿麻醉的通气装置

1. 开放系统

开放系统无贮气囊和呼出气重复吸入,是结构最简单、低廉的装置,药弥散在手术室内,不能控制

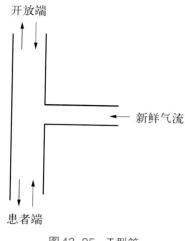

图 43-25　T型管

通气,麻醉深度不易稳定,现已淘汰不用。1937年,Philip Ayre 发明了开放的 T型管,用于小儿术中通气(图43-25)。这个极其简单的装置包括横管和竖管,横管一端连接患者的气管内导管,另一端为呼气端,开放于大气;竖管接气源。只要间歇性封堵呼气端就可提供正压通气。T型管没有单向或者溢气活瓣,也没有呼吸囊,气道阻力低,无效腔小。尽管 T型管优点明显,但与理想的呼吸回路相距甚远。主要的缺陷是将麻醉气体直接排入手术室,且无法提供辅助或控制通气。T型管装置没有储气囊,原则上不能用于正压通气。但在紧急状态下可用手封堵 T管末端,实施正压通气,但 V_T 和气道压力不可控,可能造成气压伤。

2. 无重复吸入系统

由无重复吸入活瓣及贮气囊组装起来的吸收回路,有些教科书将其归入开放式通气系统。无重复吸入活瓣由吸入和呼出两个活瓣构成,常用的是 Ruben 活瓣。由贮气囊提供的新鲜气流。人工通气时使新鲜气流量等于患者每分通气量即可。自主呼吸时保持贮气囊3/4充盈即可。

3. 麦氏 (Mapleson) 通气系统

在 T型管的基础上又进行了一系列改良:1950年 Rees 首次提出在呼气端增加呼吸囊。Magill 提出在新鲜气流远端连接贮气囊,患儿端安装溢气阀。1954年 Mapleson 归纳整理各种改良,纳入 Mapleson 系统,分为 A-F型 Mapleson 系统的分型是基于新鲜气流的流入口位置,溢气活瓣与患者的相对位置。

该系统均无二氧化碳吸收装置,二氧化碳的重吸入程度决定于新鲜气流量、自主呼吸还是控制吸收、环路结构及患者通气量。按照新鲜气流、管道、面罩、贮气囊及排气阀的安装位置不同,可分为 A～F 6型(图43-26)。麦氏系统在实际使用中属于半开放抑或半紧闭式仍有不同的异议。各型在

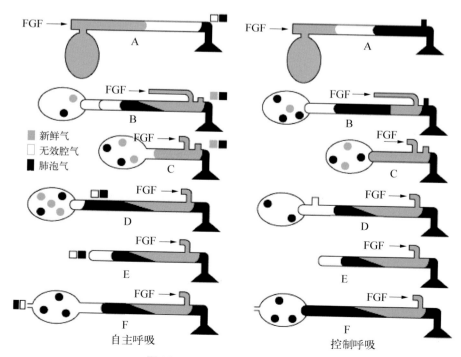

新鲜气
无效腔气
肺泡气

自主呼吸　　　　　　　　　　控制呼吸

图43-26　Mapleson A～F系统

自主呼吸和控制呼吸时的气体分布各不相同。

Mapleson E又称Ayre T型管装置，不仅形似T型管，且其功能相似，Jackson Rees对Mapleson F回路进行了改良，故又称Jackson Rees回路，气管连接的呼吸囊末端开口，无活瓣，因此通气阻力低。为防止重复吸入，自主呼吸时新鲜气流量应2.5～3倍于每分通气量；控制通气时，新鲜气流量应为每分通气量的1.5～2倍。自主呼吸时，呼吸囊完全放松，有助于评估通气情况。在吸气相捏闭呼吸囊末端开口并挤压呼吸囊可实现控制通气。新鲜气流入口位于螺纹管患者端，螺纹管远端储气囊尾部有排气阀取代呼气单向阀；在高精密度麻醉机出现前常用于小儿麻醉，也用于气管插管患者转运途中的控制通气。可用于自主呼吸，也可用于控制通气，一般需至少2倍于MV的FGF才可防止重复吸入。

4. 贝因（Bain）系统

Bain系统为麦氏D系统的改良型。它有一根长1.8 m直径22 mm的透明呼气波纹管，其中有一根内径约7 mm的内管用于输送新鲜气体和挥发性麻醉药，两管形成一个同轴系统，分别运行吸气和呼气（图43-27）。自主呼吸时，只要新鲜气流量大于1.5～2倍每分通气量，即可避免CO_2重复吸入。控制呼吸时，成人只要CO_2生成量正常，用70 ml(kg·min)的新鲜气流量可维持二氧化碳分压在正常范围。小儿新鲜气流量要比成人相对增大。体重小于10 kg，气流量2 L/min，10～35 kg者，3.5 L/min；40 kg以上者按100 ml计算。

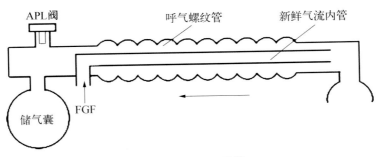

APL阀   呼气螺纹管   新鲜气流内管

FGF

储气囊

图43-27 Bain回路

（二）小儿麻醉机的要求

儿科患者年龄跨度很大，体重只有几百克的早产儿，或是体重接近成人的患者，在手术中使用的是同一台麻醉机。可用于小儿的麻醉机有以下具体要求：① 无效腔小，流量传感器灵敏，吸入气体加温加湿。② 呼吸机的最小潮气量20 kg以上儿童为20 ml，满足新生儿使用的最小潮气量为5 ml，并且有可供选择的多种通气模式，以保障术中通气的安全性。③ 各种配件包括面罩、各种接头、螺纹管、呼吸喉罩和气管导管等，备好全套大小尺寸，以便按小儿的年龄和体重选用。

（三）小儿麻醉期间通气

小儿麻醉最常用麻醉呼吸回路系统如上所连是Mapleson D装置以及其改良同轴装置——Bain回路、Jackson-Rees装置，这类装置需特别注意新鲜气流量（FGF），Jackson-Rees装置的FGF要达到患儿每分通气量的3倍，Mapleson D装置的FGF在自主和控制呼吸时分别应达到150～200 ml/(kg·min)和70 ml/(kg·min)。近年来低流量和循环紧闭麻醉在小儿麻醉中的应用越来越普遍，低流量麻醉所要求的FGF应低于患儿的肺泡通气量，循环紧闭麻醉是要求没有明显漏气的呼吸回路，

FGF仅补充被患儿摄取的气体和蒸汽的容量。具有降低呼吸道热量和水分的损失、减少麻醉药用量和污染等优点。

1. 呼吸阻力

呼吸环路与气管导管可产生呼吸阻力,典型的环路中管道产生的阻力约为1/3,活瓣占2/3,而气管导管所产生阻力在婴幼儿至少是环路的10倍,所以气管导管应选择尽量粗内径的。

2. 无效腔量

麻醉状态下小儿对无效腔量的增加表现为呼气末二氧化碳增高,但通过增加40%～50%V_T和MV,约10 min CO_2分压会降至基础值,在婴幼儿应使用控制呼吸。

3. 回路漏气

儿科麻醉中选择有气囊气管导管,带气囊气管导管能明显减少再次喉镜检查和手术室的污染,使低流量技术得以实施,一般认为如在20～25 cmH_2O以内没有漏气的气管导管则不必行气囊充气,否则应加以充气。

4. 精确控制吸入浓度

新鲜气流中麻醉药的吸入与呼出浓度与该麻醉药的血溶解度成反比,低流量麻醉中空使用低溶解度的七氟烷或地氟烷,较容易预测麻醉深度,如使用气体监测仪则能精确控制吸入浓度。需注意吸入初期的F_E/F_I增高仅反映了FRC的洗出,机体在完成了FRC洗出之后才大量摄取麻醉药,据此,在实施低流量之前,需有一段长时间的高流量阶段(大约10～20 min),然后转为低流量时增加蒸汽罐的刻度(60%～130%)。

5. 低流量麻醉期间的氧浓度

低流量麻醉期间,由于使用混合气体,为了预防吸入氧浓度过低,在设定新鲜气流量时必须计算出患者的耗氧量,为了安全当流量< 1 L/min时,低流量麻醉中要求持续和有效地监测呼吸气体麻醉浓度、吸入氧浓度、血氧饱和度、呼气末二氧化碳。

(四)小儿麻醉的通气模式

婴幼儿新陈代谢增加如反映在通气上,表现为呼吸频率增加,但潮气量相对恒定,通气的无效腔量明显增加,故是一种低效能的通气方式。在使用呼吸回路时,新生儿一定要行控制呼吸,婴幼儿行控制或扶助呼吸,在1岁以上小儿才允许保持自主呼吸使用。另外,应选择无效腔量较小的接头和15 mm的螺纹管,储气囊(500～1 000 ml)或更小,以便较好地观察1岁以上小儿的自主呼吸。术中使用肌松药、外科操作复杂、时间长(> 30 min)、对呼吸循环等内环境产生明显影响等情况均应采取控制呼吸,通气方式可根据具体情况采用IPPV、PEEP、SIMV、PCV等。

小儿麻醉常使用压力通气模式,因为克服呼吸回路的呼吸做功和细小的气管内导管使患儿难以自主通气。PCV模式已经成为许多医疗中心小儿机械通气常规标准。PCV模式通气,吸气压力,吸气时间和呼吸率(RR)设定后,具有以下优点:①整个吸气相产生的方波压力波形提供的最大吸气压力有利于肺复张。②呼吸机最大通气容积(通常1.5 L)可用来预设压力,即使出现少许气体泄漏(无囊气管内插管或支气管瘘),也能提供预期的潮气量。③由于限定了最大吸气压力,从而防止气压伤的发生。缺乏容量保证是PCV模式的主要缺点。肺-胸廓顺应性的任何变化将改变潮气量。使用循环回路系统难以提供稳定的小潮气量若要保持一定的潮气量,就需要调整吸气压力,使PCV必须加强吸气压力和呼气潮气量监测。

四、核磁共振室专用麻醉机

在核磁共振室麻醉医师必须理所当然地熟悉了解许多个人携带物品,如笔记板、钢笔、手表、剪刀、夹钳、信用卡、眼镜、手机和回形针之类不能带入MRI区域。常规的ECG监护不可用,因为其导线穿过磁场,图像会发生退化,最重要的是,心电图导线会发热并导致患者烧伤。必须使用光纤的ECG监护仪,使得患者被烧伤的风险最小化。即使使用光纤电缆,ECG电极板和遥感盒之间的连接仍然是硬电线,认识到这一点很重要,特别要注意防止磨损、重叠、电线裸露以及在电缆处打结。为了预防患儿损伤,患儿与导体之间不能出现闭环回路(例如,ECG监护仪和导联电路、体积描计线和手指尖附件)。在扫描时,暴露金属线或导体不能接触患儿皮肤,不允许任何没有连接在磁体上的成像线圈出现在磁体周围。即使是MRI所需电缆,也要注意把电线和电缆与皮肤上的汗液隔离开来。如果皮肤与电缆之间存在闭合回路,汗液可以作为一个导体,导致烧伤。MRI环境下的脉搏血氧饱和度仪与在手术室内使用的不同,因为它们是光纤电缆。已有相关报道,忘记去除传统的脉搏血氧饱和度探头和附属物,导致患者发生二度至三度的烧伤。目前用于MRI环境下的生理监护仪和麻醉机器所取得的进步,使得麻醉实施者在MRI区域提供安全的医疗服务能力得到优化。Dräger Fabius MRI麻醉机是为核磁共振成像而设计的,并在2008年获得美国FDA批准,用于MRI1.5特斯拉(T)和3T两种磁场。Dräger Fabius MRI麻醉机配备两个蒸发器,一个电控呼吸机——是第一台能够在MRI区域提供多模式通气的呼吸机。由于生理监测仪器的进步,现在可以在1.5T和3T的MRI扫描区域通过无线和光纤连接提供ECG监测和脉搏血氧饱和度监测。

第五节　麻醉机的维护和消毒

一、麻醉机的维护

麻醉机和麻醉呼吸机不少部件的材料为铜,由于铜遇水氧化产生氧化铜(铜绿),使部件逐渐腐蚀,发生漏气。为延长麻醉机和呼吸机使用寿命,每次使用后应使机器保持干燥。具体应注意:麻醉后把机内积水倒掉;用空气或氧持续吹5 min左右。

(一)橡胶贮气囊

为防止黏结,应每3～6个月在其表面涂以硅油,每周应清除囊内水滴,以保证其随呼吸顺利张缩并延长寿命。

(二)麻醉蒸发器

目前较常用的专用蒸发器有地氟烷、异氟烷和七氟烷,为保证浓度的准确性,使用原则为:① 不同吸入全麻药使用相应的专用蒸发器,一般情况下不互用;如需互用,氟烷蒸发器可使用乙醚、恩氟烷、异氟烷和七氟烷,但后四者的专用蒸发器不可使用氟烷,因为氟烷有腐蚀性,使用后可致漏气和挥发浓度不准确。② 每次使用蒸发器后,应将剩余药液倒出,并开大气流量数分钟,使挥发室干燥。蒸发器应每年校验一次,以保证挥发浓度的准确性。最新的 Dräger 3000 和 Datex-Omeda 蒸发器可以不校验。

二、麻醉机的清洗与消毒

(一)清洗

麻醉机的结构部件有金属类、橡胶类和塑料类三种。一般塑料类都是一次性使用,用后废弃无须清洗。重复使用的有:① 金属类:先用肥皂水擦洗,后用乙醚去油脂,再用水冲净,待干燥后消毒。② 橡胶类:先用肥皂水清洗,随后用水冲净晾干。③ 塑料类:用水冲洗干净晾干。

(二)消毒

长期以来,对麻醉和呼吸器械的严格消毒曾有争议。近年来由于:① 麻醉和呼吸器械引起交叉感染的病例屡有报道;② 经受麻醉、手术或呼吸治疗的患者,其纤毛活动减少,黏液变稠、机体抵抗力减弱或咳嗽能力减弱,即使非致病菌也可致病,因此对消毒的重要性备受关注。

1. 灭菌法

(1)高压蒸汽灭菌法 应用最普遍。效果最可靠。用于能耐高温的物品,如金属类,玻璃类,橡胶类,搪瓷类。注意事项:① 消毒包裹不应过大过紧,一般应小于 55 cm × 33 cm × 22 cm。② 消毒包裹之间不宜排的太密,以免妨碍蒸汽透入。③ 易燃易爆物品禁用高压蒸汽灭菌法。④ 已灭菌的物品应做好标记,以便识别,避免与未灭菌的物品弄错。

(2)煮沸灭菌法 适用于金属类,玻璃类,橡胶类。一般水煮沸(100℃)后持续 15～20 min;如用压力锅煮沸后仅需 10 min。注意事项:① 物品必须完全浸没于水中。② 橡胶应在水煮沸后放入持续 15 min,不宜过久,以免影响牢度,玻璃类应放在冷水中煮沸,用纱布包裹。③ 煮沸后中途不得加入其他物品,否则煮沸时间应重新算起。

2. 消毒法

(1)药物浸泡消毒法 适用于塑料类、有机玻璃类、金属类。各种配方均每周更换一次。常用配方:① 1:1 000 苯扎溴铵溶液,浸泡时间为 30 min。如在 1 000 ml 中加入医用亚硝酸钠 5 g,配成"防锈苯扎溴铵溶液",适用于金属类消毒;② 70% 酒精,浸泡 30 min。应每周过滤,并核对浓度。③ 10% 甲醛溶液,浸泡 30 min。④ 戊二醛(glutaraldehyde)或戊二醛(pentanedial):为当今消毒麻醉机和呼吸器械最常用的化学液体消毒剂。目前有戊二醛碱、戊二醛酸和中性戊二醛可供使用。2% 戊二醛碱溶液的 pH 为 7.5～8.5,室温下浸泡 3～10 h 杀死孢子,10 min 杀灭病毒,除结核菌外其他细菌几乎立即有效。适用于金属类、橡胶类和塑料类消毒。其缺点是有刺激性气味、反复接触对皮肤有刺激,应戴橡皮手套,对浸泡器械进行彻底的冲洗以免对组织有刺激。曾报道假膜性咽喉炎与用戊二醛碱消毒的气管导管有关、过敏性接触性皮炎和减压阀黏牢有关,消毒液可用 14 天。2% 戊二醛酸溶液的 pH 为 2.7～3.7,具有柠檬油香味。室温下浸泡 10 min 杀灭病毒。60℃时杀死细菌、病毒和真菌需 5 min。

结核菌需20 min，孢子则需60 min。戊二醛酸具有湿度和渗透特性，不使血液凝固，适用于橡胶类、塑料类和不锈钢消毒。不污染和刺激手，不必戴手套冲洗消毒器械，对眼和鼻无刺激。戊二醛酸可用于开放容器如自动冲洗和消毒机或超声清洁器内。如消毒过程中需增加温度，应采用密闭容器以减少蒸发，可反复使用达30天。2%中性戊二醛溶液的pH为7.0～7.5，浓度下降至0.2%仍有消毒效能。配制后的溶液可用28天。杀死细菌、真菌、结核菌和病毒需消毒10 min，孢子需10 h。中性戊二醛溶液为表面活化剂，可减低表面张力和稍有去垢作用，从而增加表面湿度，可用作钢和镀金属器械表面特殊的防腐蚀剂，使用时应戴手套。

注意事项：① 去净被消毒物品的油脂。② 消毒物品必须全部浸入溶液内，中空物品内必须注满消毒液，且不能有气泡。③ 有套管和轴节的物品，需要脱开消毒。④ 使用前，必须用灭菌盐水将消毒溶液冲洗干净，以免不良反应。

（2）甲醛蒸汽熏蒸法　用铝蒸锅、蒸格下放一杯40%甲醛5 ml和高锰酸钾2.5 g，蒸格上放消毒物品如各种塑料导管等熏蒸1 h，导管不会变质。

（3）环氧乙烷（ethyleneoxide）气体消毒法　环氧乙烷能杀死各种病原菌包括结核杆菌、霉菌和孢子，可杀死较大的病毒，但对肝炎病毒的作用尚不清楚。环氧乙烷易穿透橡胶、塑料。玻璃纸和纸板，无腐蚀性和破坏性，消毒可靠，便于保存。注意事项：① 环氧乙烷沸点低，为无色气体，并压缩成液体贮存于容器里，如容器中3%～80%挥发成气体，遇火易燃易爆。② 液化环氧乙烷接触皮肤可发生水泡。气体环氧乙烷被吸入，可刺激支气管，引起头痛和呕吐等症状。为此，消毒时必须有特殊准备，且消毒较慢，价格昂贵。③ 经环氧乙烷消毒后有效期为1年，但消毒后不能立即使用，需经1周贮存，才能使用。

（4）γ-射线照射消毒法　γ-射线是某些放射元素裂解期间产生的一种电磁波。在照射前被消毒的物质可预先包装或存放在密闭容器内，而不影响其消毒效果。可用于不耐热材料和物质的消毒。消毒后立即可用，不滞留放射活性，但γ-射线消毒因需特殊设备和价格昂贵，适用于一次大量设备的消毒。另外γ-射线照射可引起一些塑料制品发生变化，尤其是聚氯乙烯，氯离子被释放出来，消毒后聚氯乙烯接触组织无任何反应。值得注意的是：如再次消毒时采用环氧乙烷可产生氯醇乙烯气体，对组织有极大的毒性，因此，经γ-射线照射消毒后的聚氯乙烯制品不应再用环氧乙烷消毒。

三、麻醉机部件的常用消毒灭菌方法

消毒灭菌方法包括：① 麻醉机、蒸发器的外表面：每日用高效含氯消毒剂（消毒灵）擦拭1次。② 重复使用的麻醉机配件，包括呼吸管路，面罩，接头，贮气囊和阀门碟片等，每次用后需进行消毒，用高效含氯的消毒剂浸泡2 h，再用蒸馏水（或冷却后的沸水）冲洗干净。有条件可进行环氧乙烷气体消毒。③ 重复使用的麻醉机配件，能耐热和高压的，可进行高温高压消毒。不能耐热和高压的，有可进行环氧乙烷气体消毒。④ 有呼吸道感染的患者应使用过滤器，最好使用一次性配件。⑤ 所有一次性使用的配件均需销毁后丢弃处理。未被血液污染的配件应用1%的消毒灵浸泡；被血液污染的配件应用2%的消毒灵浸泡。结核、肝炎、艾滋病、气性坏疽和金黄色葡萄球菌感染的患者应尽量使用一次性配件。压差式流量传感器可用浸泡或高温高压的方式进行消毒灭菌。热丝式流量传感器的消毒方法：75% 酒精浸泡 1 h，晾干 30 min（不冲洗）。

四、特殊感染的处理

特殊感染的处理：① 塑料类物品，可使用一次即丢弃，既经济方便，又可避免交叉感染。② 化脓性感染的患者使用的器械，可用 1∶1 000 苯扎溴铵溶液清洗后，煮沸 10 min，再浸泡 1～2 h。③ 绿脓杆菌感染患者使用的器械，可用 1∶1 000 苯扎溴铵溶液浸泡 1～2 h，再煮沸 10 min。④ 破伤风或气性坏疽感染患者使用的器械，可用 1∶1 000 新洁尔灭溶液浸泡 2～4 h，再煮沸 10 min。⑤ 乙肝抗原阳性（HBsAg）患者使用的器械，可用 2% 戊二醛酸或 0.2% 过氧乙酸溶液浸泡 1 h。

第六节　麻醉机的安全操作检查

一、氧浓度监测仪的校准

氧浓度监测仪是评估麻醉机低压系统功能是否完好的最佳装置，用于监测流量阀以后的气体浓度的变化。将氧传感器置于空气中，进行 21% 氧校正尤为重要。

二、低压系统的泄漏试验

低压系统的泄漏可以引起患者缺氧或麻醉中知晓。低压系统的泄漏试验主要检查流量控制阀至共同输出口之间的完整性。流量表的玻璃管和蒸发器及其衔接处是泄漏的常见部位。低压系统中有无止回阀，泄漏试验的方法有所不同。

（一）无止回阀的麻醉机

包括北美 Drager 2A、2B、3 和 4 型及多数国产麻醉机。正压试验只能用于无止回阀的麻醉机，而负压试验既可用于带止回阀的麻醉机，也可用于无止回阀的麻醉机。传统的用于回路系统的正压试验可用于试验该类麻醉机的低压系统是否存在泄漏。首先关闭排气阀，充氧，使回路内压力达 30 cmH$_2$O 或 50 cmH$_2$O，在 30 s 内或更长时间，观察压力表的压力能否维持。这种试验不需特别的装置，操作简单，但试验的灵敏度稍差，常不能检出 < 250 ml/min 的泄漏。

（二）带有止回阀的麻醉机

为减小泵压对蒸发器的影响，许多麻醉机低压系统内多装备了止回阀。止回阀位于蒸发器与快速充氧阀之间。当回路压力增高时（正压通气快速充氧），止回阀关闭，一般推荐使用负压试验小球进行泄漏试验。试验时关闭所有流量控制阀（或关闭麻醉机主开关，捏扁小球后接至共同输出口）。小球在低压系统内形成负压，并使止回阀开放，小球维持萎缩状态 30 s 以上，说明无泄漏存在。如小球在 30 s 内膨起，说明有泄漏存在。随后，逐个打开蒸发器浓度调节钮，检查蒸发器的泄漏。负压试验十分敏感,能检出30 ml/min的泄漏存在。传统的正压试验因使止回阀的关闭,故不能用于检测泄漏试验。

三、回路系统试验

回路系统试验用于患者呼吸回路系统的完整性的测试,包括共同输出口至Y接口之间的所有部件。试验分为泄漏试验和活瓣功能试验两部分,均需在麻醉前完成。泄漏试验时,关闭放气阀,堵住Y接头,快速充氧使回路内压力达30 cmH$_2$O左右,如有泄漏,压力将不能保持。进行活瓣功能试验时,取下Y接头,试验者分别通过吸气和呼气螺纹管进行呼吸。若活瓣功能正常,吸气螺纹管只能吸气不能呼出,而呼气管只能呼出不能吸入。

四、麻醉机的检查常规

在使用麻醉机之前,对所将使用的麻醉机进行全面的检查显得越来越重要,通过检查,确定麻醉机各组成部分性能及状态良好,可以减少由于麻醉器械而引起的麻醉意外的发生,从而提高麻醉安全性。为此,1993年ASA和FDA共同制订了麻醉机的检查常规程序(表43-8),即使到现在,所列内容对于麻醉医师仍有一定指导意义,可帮助减少遗漏。

五、麻醉机的自检功能

很多先进的麻醉机开机时均有自检的功能,虽然能跳过自检,但建议除紧急情况外均应进行开机自检。根据研究,最好的麻醉住院医师也最多只能完成81%的校验项目。同时,不论有无自检功能,麻醉机使用前应再次检查相关报警设置,根据不同个体进行调节,有波形显示的麻醉机则不应只关注各参数的值,还应注意压力和流量波形及其变化趋势。

熟悉各种麻醉机的不同性能也是减少差错的关键,如Fabius GS能发现并显示不合格的呼气阀,因为呼气端的流量传感器能检测出在吸气相不应有的气流,但Julian和ADU则不能够发现不合格的呼气阀。有些麻醉机在自检中,要求挥发器是开放的,而另一些则要求是关闭的。ADU系统会给Aladin挥发器加压,因此需检测其是否漏气;Vapor 2000蒸发器处于"0"位可锁住阀门,故不需检测蒸发器是否有漏气。

表43-8　麻醉机的检查常规(1993年FDA推荐)

紧急通气装置
*1. 确定备有功能完好的备用简易通气装置

高压系统
*2. 检查钢瓶氧气源
　　(1) 开启钢瓶阀门,证实钢瓶内至少有半筒的氧气容量
　　(2) 关闭阀门
*3. 检查中央管道供气系统正确连接,压力在4 kg/cm^{2}左右

低压系统

*4. 检查低压系统的初始状态

（1）关闭流量控制阀,关闭蒸发器

（2）蒸发器内药液在最高与最低水平线之间,旋紧加液帽

*5. 进行低压系统的漏气试验

（1）麻醉机电源主开关和流量控制阀均关闭状态

（2）将专用的负压测试与共同（新鲜）气出口处相连

（3）挤压测试球,使之完全萎瘪

（4）观察测试球维持萎瘪状态至少10 s以上

（5）打开蒸器浓度纽,重复（3）（4）步骤

*6. 打开麻醉机的主电源开关和其他电子仪器的开关

*7. 流量表测试

（1）将所有气体流量表开至满量程,观察标子移动是否平稳,有无损坏

（2）有意调节输出缺氧性的O_2/N_2混合气,观察流量和报警系统工作是否正常

残气清除系统

*8. 检查残气清除系统

（1）确保残气清除系统与可调压力限制阀（APL）和呼吸机的释放阀准确连接无误

（2）调整真空系统的负压（必要时）

（3）完全开大APL阀,堵住Y接头

（4）减少每分钟氧流量,残气清除系统的储气囊能完全萎缩

（5）按快速充氧钮,残气清除系统的储气囊能充分膨胀,而回路内压力$< 10\ cmH_2O$

（6）检查残气清除的排气管通畅,无扭曲堵塞现象

回路系统

*9. 氧浓度校正

（1）进行21%氧的空气校正

（2）试验低氧报警功能

（3）氧传感器插入呼吸环路,进行快速充氧充盈呼吸回路,氧浓度监测仪显示$> 90\%$

*10. 检查呼吸回路的初始状态

（1）设定手动呼吸模式

（2）呼吸回路完整无损、无梗阻现象

（3）确认二氧化碳吸收罐无误

（4）必要时安装其他部件,如湿化器、PEEP阀等

*11. 进行回路系统泄漏试验

（1）关闭全部气流

（2）关闭APL阀,堵住Y接头

（3）快速充氧,回路内压力至$30\ cmH_2O$左右

（4）压力维持至少10 s

（5）打开APL阀,压力随之下降

*12. 检查呼吸机和单向阀

（1）Y接头接上另一贮气囊（模拟肺）

（2）设定相应的呼吸机参数

（3）设定为呼吸机模式

（4）开启呼吸机,快速充氧,使风箱充盈

（5）降低氧流量达最小,关闭其他气流达零

（6）证实风箱在吸气期能输出相应潮气量,而呼气期能自动充满

（7）将新鲜气流设定为5 L/min

（8）证实呼吸机能使模拟肺充盈和相应放空,呼气末无过高的压力

（9）检查单向活瓣的活动正常

（10）呼吸回路的其他装置功能正常

（11）关闭呼吸机开关,转换为手控呼吸模型（Bag/APL）

（12）手控皮囊,模拟肺张缩正常,阻力和顺应性无异常

（13）移去Y接头上的皮囊

（续表）

监测

*13. 检查、标定各种监测仪，设定报警的上下限，包括呼出气二氧化碳、脉搏血氧饱和度、氧浓度分析、呼吸机容量监测（潮气量表）、气道压力监测

最后位置

14. 检查后麻醉机的状态
 （1）蒸发器置于关
 （2）APL活瓣开放
 （3）呼吸模式置于手控模式
 （4）所有流量表为零（或达最小）
 （5）患者负压系统水平合适
 （6）患者回路系统准备妥当，待用

*在相同麻醉机使用后的第二例接台手术，这些检查步骤可以不必重复。

（周仁龙　杨立群　闻大翔）

参 考 文 献

［1］ Shober P, Loer S A. Closed system anaesthesia-historical aspects and recent developments. Eur J Anaesthesiol, 2006, 23(11): 914-920.

［2］ 上海市《实用麻醉学》编写组.实用麻醉学.上海：上海科学技术出版社.1978,375-382.

［3］ 杭燕南,孙大金,张小先.国产 MHJ—1综合麻醉机的性能和临床应用.临床麻醉学杂志,1985,1（2）: 44-46.

［4］ 王猛,杨宇光.迈瑞WATOEX65麻醉机用于临床的精确性研究.医疗卫生装备,2014,35（3）: 69-84.

［5］ 孙大金,廖美琳.呼吸器与麻醉机.中华医学会上海分会,1987.

［6］ 杨主群,周仁龙,闻大翔.当代麻醉机.上海：世界图书出版公司,2015.

［7］ Parthasarathy S. The closed circuit and the low flow systems. Indian J Anaesth, 2013, 57(5): 516-524.

［8］ Monte A D, Vecil M, Stefano C D, et al. Low flow, minimal flow and closed circuit system inhalational anesthesia in modern clinical practice. Signa Vitae, 2008, 3(suppl 1): S33-S36.

［9］ Shandro J. A coaxial circle circuit: comparison with conventional circle and Bain circuit. Can Anaesth Soc J, 1982, 29(2): 121-125.

［10］ Rose G, Mclarney J T. Anesthesia equipment simplified. 1st ed. New York. Mc Graw Hill Medical.2014, 45-60.

［11］ 刘进,邓小明.吸入麻醉的临床实践.北京：人民卫生出版社,2014,33-47.

［12］ 钱菊娣,李红.手术室医用气体的管理.中国实用护理杂志,2008,65-66.

［13］ Miller R D. Miller's Anesthesia. 7th ed. Churchill Livingstone, 2010, 667-718.

［14］ Blakeman T C, Branson R D. Oxygen supplies in disaster management. Respir Care, 2013, 58(1): 173-183.

［15］ Das S, Chattopadhyay S, Bose P. The anaesthesia gas supply system. Indian J Anaesth, 2013, 57(5): 489-499.

［16］ Lyznicki J M, Williams M A, Deitchman S D, et al. Medical oxygen and air travel. Aviat Space Environ Med, 2000, 71(8): 827-831.

［17］ Kaul T K, Mittal G. Mapleson's Breathing Systems. Indian J Anaesth, 2013, 57(5): 507-515.

［18］ Franz-Montan M D. Baroni D, Brunetto G, et al. Liposomal lidocaine gel for topical use at the oral mucosa: characterization, in vitro assays and in vivo anesthetic efficacy in humans. J Liposome Res, 2015, 25(1): 11-19.

［19］ Freiermuth D K. Skarvan K. Volatile anaesthetics and positive pressure ventilation reduce left atrial performance: a transthoracic echocardiographic study in young healthy adults. Br J Anaesth, 2014, 112(6): 1032-1041.

［20］ Odin I, Nathan N. What are the changes in paediatric anaesthesia practice afforded by new anaesthetic ventilators? Ann Fr Anesth Reanim, 2006, 25(4): 417-423.

［21］ Nair B G, Horibe M, Newman S F, et al. Anesthesia information management system-based near real-time decision support to manage intraoperative hypotension and hypertension. Anesth Analg, 2014, 118(1): 206-214.

［22］ Casarotti P, Mendola C, Cammarota G, et al. High-dose rocuronium for rapid-sequence induction and reversal with sugammadex in two myasthenic patients. Acta Anaesthesiol Scand, 2014, 58(9): 1154－1158.

［23］ Singh P M, Trikha A, Sinha R, et al. Measurement of consumption of sevoflurane for short pediatric anesthetic procedures: Comparison between Dion's method and Dragger algorithm. J Anaesthesiol Clin Pharmacol, 2013, 29(4): 516－520.

［24］ Kim T W, Wingate J R, Femandez A M, et al. Washout times of desflurane, sevoflurane and isoflurane from the GE Healthcare Aisys(R) and Avance(R), Carestation(R), and Aestiva(R) anesthesia system. Paediatr Anaesth, 2013, 23(12): 1124－1130.

［25］ Phan D T, Maeder M, Burns R C, et al. Catalysis of CO_2 absorption in aqueous solution by inorganic oxoanions and their application to post combustion capture. Environ Sci Technol, 2014, 48(8): 4623－4629.

［26］ Dai N, Mitch W A. Effects of flue gas compositions on nitrosamine and nitramine formation in postcombustion CO_2 capture systems. Environ Sci Technol, 2014, 48(13): 7519－7526.

［27］ Tagliabue G. Rapid-response low infrared emission broadband ultrathin plasmonic light absorber. Sci Rep, 2014, 4: 7181.

［28］ Zhao Y, Nardes A M, Zhu K. Mesoporous perovskite solar cells: material composition, charge-carrier dynamics, and device characteristics. Faraday Discuss, 2014, 176: 301－312.

［29］ Scussel VM, Giordano B N. Effect of Oxygen-Reducing Atmospheres on the Safety of Packaged Shelled Brazil Nuts during Storage. Int J Anal Chem, 2011, 2011: 813591.

［30］ Isbary G, Shimizu T, Li Y F, et al. Cold atmospheric plasma devices for medical issues. Expert Rev Med Devices, 2013, 10(3): 367－377.

［31］ Das S. Chattopadhyay S. Bose P. The anaesthesia gas supply system. Indian J Anaesth, 2013, 57(5): 489－499.

［32］ Li Z, Wang Z L. Air/Liquid-pressure and heartbeat-driven flexible fiber nanogenerators as a micro/nano-power source or diagnostic sensor. Adv Mater, 2011, 23(1): 84－89.

［33］ Davis, Peter J. Smith's anesthesia for infants and children, 9th ed. Elsevier Inc. Philadelphia, 2017.

第44章
椎管内阻滞

椎管内阻滞始于19世纪90年代,经过不断地改进完善,已成为现代麻醉的重要组成部分,是临床常用的麻醉方法之一。20世纪60至70年代,椎管内阻滞是我国主要的麻醉方法,并积累了丰富的临床经验。

椎管内阻滞是将局麻药注入椎管内的不同腔隙,使脊神经所支配的相应区域产生麻醉作用,临床常见的麻醉方法有蛛网膜下隙阻滞、脊麻复合硬膜外阻滞和硬膜外阻滞,后者还包括骶管阻滞。局麻药注入蛛网膜下隙,主要作用于脊神经根所引起的阻滞称为蛛网膜下隙阻滞,通称为脊麻;局麻药在硬膜外间隙作用于脊神经,使相应节段的感觉和交感神经完全被阻滞,运动神经纤维部分丧失功能,这种麻醉方法称为硬膜外阻滞;而脊麻复合硬膜外即俗称的腰硬联合麻醉复合了上述两种麻醉方法的优点,目前临床应用较广。

第一节 椎管内阻滞的解剖和生理

一、椎管内阻滞的解剖基础

(一)椎管的骨结构

脊椎由7节颈椎、12节胸椎、5节腰椎、融合成一块的5节骶椎以及4节尾椎组成。成人脊椎呈现4个弯曲,颈曲和腰曲向前,胸曲和骶曲向后。典型椎骨包括椎体及椎弓两个主要部分,椎体的功能是承重,两侧椎弓(椎弓根及椎板)从外侧向后围成椎孔,起保护脊髓的作用。每一椎板有7个突起,即3个肌突(2个横突及1个棘突),系肌肉及韧带附着处;4个关节突,上下各2个,各有其关节面。椎弓根上下有切迹,相邻的切迹围成椎间孔,供脊神经通过。位于上、下两棘突之间的间隙是椎管内阻滞的必经之路。从颈椎到T_4棘突与椎体的横截面呈水平方向,穿刺时可垂直进针;从$T_{4\sim12}$,棘突呈叠瓦状排列,穿刺方向要向头侧斜45°~60°,方能进入;而腰椎的棘突又与椎体平行,垂直进针较易刺入椎管(图44-1);骶管裂孔是骶管下后面的斜形三角形裂隙,是硬膜外间隙的终点,用腰部硬膜外相似的穿刺方法,经骶裂隙垂直进针,可进行骶管阻滞。

(二)椎管外软组织

相邻两节椎骨的椎弓由三条韧带相互连接,从内向外的顺序是:黄韧带、棘间韧带及棘上韧带

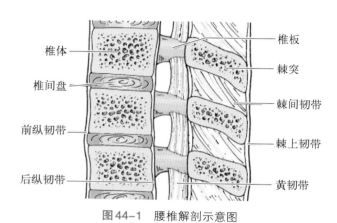

图44-1 腰椎解剖示意图

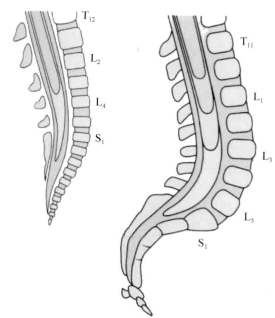

图44-2 婴儿至成人的脊髓解剖图

婴儿脊髓终止于L₃椎体,随着年龄增长脊髓终止逐渐上移

（图44-1）。黄韧带几乎全由弹力纤维构成,上面附着于椎板的前下缘,下起下一椎板的后上部,外侧连接于关节突的关节囊。腰部黄韧带最坚韧厚实,穿刺时借助于穿刺针,可触知此韧带的坚实感,针再前进,一旦失去阻力,便知进入硬膜外间隙。棘间韧带是比较薄弱的韧带,连接上下两棘突,前面接黄韧带,后方移行于棘上韧带。棘上韧带是连接自C_7到骶骨棘突的圆柱形而质地坚实的纤维束,老年性钙化使它坚硬如骨质,甚至无法经正中进路穿刺,须避开棘上韧带,行旁正中进路以减少穿刺困难。

（三）脊髓及脊神经

1. 脊髓及脊神经

脊髓上端从枕骨大孔开始,在胚胎期充满整个椎管腔,至新生儿和婴幼儿终止于L_3或L_4,平均长度为42～45 cm。93%成人其末端终止于L_2,终止于L_1及L_3各占3%。新生儿脊髓末端在L_3,2岁时脊髓末端达L_2,接近成人。一般颈部下段脊髓与脊椎相差一个节段,上胸段差2个节段,下胸段差3个节段,腰椎则差4～5个节段。因此,成人在第2腰椎以下的蛛网膜下隙只有脊神经根,即马尾神经,为避免损伤脊髓,蛛网膜下隙穿刺间隙成人低于$L_{2～3}$,小儿应在$L_{4～5}$（图44-2）。脊神经有31对,包括8对颈神经、12对胸神经、5对腰神经、5对骶神经和1对尾神经。每条脊神经由前、后根合并而成。后根司感觉,前根司运动。

2. 脊髓血供

供应脊髓的动脉包括脊髓前动脉、脊髓后动脉（均为椎动脉的分支）及根动脉。脊髓前动脉供应脊灰质前部的脊髓,而且脊髓前动脉吻合支少而供应脊髓面积相对较大,故脊髓血流障碍最易影响脊髓前动脉供应的区域,临床表现为运动功能损害。脊髓后动脉供应脊髓的后1/3,而且不易发生缺血损害,一旦发生损害,在被损害的白质柱以下深部感觉丧失,在被损害的后灰柱以下皮肤感觉丧失,腱反射消失。根动脉供应1/4的脊髓,颈根动脉降支与胸根动脉升支在T_4脊髓节相交接,而胸根动脉降支与腰升根动脉的升支在L_1脊髓节相交接。交接处的脊髓节段,血流供应最差,根动脉血流障碍,可导致T_4或L_1脊髓节段的缺血坏死而发生截瘫。

3. 神经纤维种类

脊髓神经纤维分为无髓鞘和有髓鞘两种,前者包括自主神经纤维和多数感觉神经纤维,后者包括运动神经纤维。无髓鞘纤维接触较低浓度的局麻药即可被阻滞,而有髓鞘纤维往往需较高浓度的局麻药才能被阻滞。

4. 神经节段

按神经根从脊髓的不同节段发出,而称为神经节段。躯干部皮肤的脊神经支配区:甲状软骨部皮肤是C_2神经支配;胸骨柄上缘是T_2神经支配;两侧乳头连线是T_4神经支配;剑突下是T_6神经支配;季肋部肋缘是T_8神经支配;平脐是T_{10}神经支配;耻骨联合部是T_{12}神经支配;大腿前面是$L_{1\sim3}$神经支配;小腿前面和足背是$L_{4\sim5}$神经支配;足、小腿及大腿后面、骶部和会阴部是骶神经支配;上肢是$C_3\sim T_1$神经支配(图44-3)。

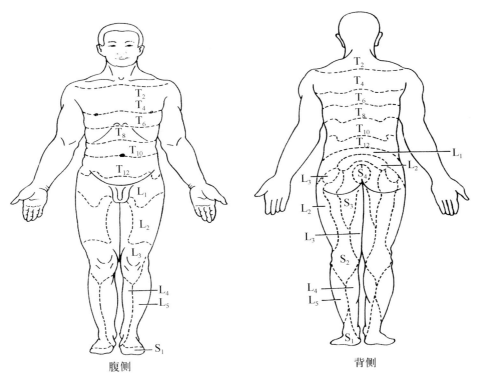

腹侧　　　　　　　背侧

图44-3　脊神经支配

(四)椎管内腔和间隙

脊髓容纳在椎管内,为脊膜所包裹。脊膜从内向外分三层,即软膜、蛛网膜和硬脊膜。硬脊膜从枕大孔以下开始分为内、外两层。外层与椎管内壁的骨膜和黄韧带融合在一起,内层形成包裹脊髓的硬脊膜囊,抵止于S_2。因此通常所说的硬脊膜实际是硬脊膜的内层。软膜覆盖脊髓表面与蛛网膜之间形成蛛网膜下隙。硬脊膜与蛛网膜几乎贴在一起,两层之间的潜在腔隙即硬膜下间隙,而硬脊膜内、外两层之间的间隙为硬膜外间隙。蛛网膜下隙位于软膜和蛛网膜之间,上至脑室,下至S_2。腔内含有脊髓、神经、脑脊液和血管。脑脊液为无色透明的液体,其比重为 1.003～1.009。

二、椎管内阻滞的生理学基础

(一)蛛网膜下隙阻滞的生理

蛛网膜下隙阻滞是把局麻药注入蛛网膜下隙的脑脊液中,从而产生的阻滞。蛛网膜下隙阻滞是通过脊神经根阻滞,离开椎管的脊神经根未被神经外膜覆盖,暴露在含局麻药的脑脊液中,通过背根进入中枢神经系统的传入冲动及通过前根离开中枢神经系统的传出冲动均被阻滞。局麻药的作用途径主要有:① 脑脊液-软膜-脊髓浓度梯度,透过软膜直达脊髓;② 沿 Virchow-Robin 间隙穿过软膜达脊髓深部。因此,脊麻并不是局麻药作用于脊髓的化学横断面,而是通过脑脊液阻滞脊髓的前根神经和后根神经,导致感觉、交感神经及运动神经被阻滞。将 ^{14}C 标记的普鲁卡因或利多卡因注入蛛网膜下隙,可发现局麻药分布于脊神经根和脊髓,证实了局麻药的作用部位为脊神经根和脊髓,而且脊神经根的局麻药浓度后根高于前根,因后根多为无髓鞘的感觉神经纤维及交感神经纤维,对局麻药比较敏感,前根多为有髓鞘的运动神经纤维,对局麻药敏感性较差,所以局麻药阻滞顺序先从自主神经开始,具体顺序为:血管舒缩神经纤维→寒冷刺激→温感消失→对不同温度的辨别→慢痛→快痛→触觉消失→运动麻痹→压力感觉消失→本体感觉消失。消退顺序与阻滞顺序相反。交感神经阻滞总是最先起效而最后消失,因而给药后即刻和术后都需注意防治低血压,尤其是术后体位性低血压。交感神经、感觉神经、运动神经阻滞的平面并不一致,通常交感神经阻滞的平面比感觉消失的平面高 2～4 神经节段,感觉消失的平面比运动神经阻滞平面高 1～4 节段。

(二)硬膜外阻滞的作用机制

1. 局麻药在硬膜外扩散

局麻药注入硬膜外间隙后,在局部沿硬膜外间隙进行上下扩散。

(1)部分经过毛细血管进入静脉。

(2)一些药物渗出椎间孔,产生椎旁神经阻滞,并沿神经束膜及软膜下分布,阻滞脊神经根及周围神经。

(3)有些药物也可经蛛网膜下隙,从而阻滞脊神经根。

(4)尚有一些药物直接透过硬膜及蛛网膜,进入脑脊液中。

目前多数意见认为,硬膜外阻滞时,局麻药经多种途径发生作用,其中以椎旁阻滞、经根蛛网膜绒毛阻滞脊神经根以及局麻药通过硬膜进入蛛网膜下隙产生"延迟"的脊麻为主要作用方式。

2. 局麻药在硬膜外作用的质与量

局麻药浓度是决定硬膜外阻滞"质"的重要因素,高浓度局麻药使神经阻滞更完全,包括运动、感觉及自主神经均被阻滞。相反低局麻药浓度的阻滞仅阻滞感觉神经而保留运动神经功能,尤其适用于分娩镇痛、术后镇痛等。

局麻药在硬膜外腔中要进行扩散分布,需要比蛛网膜下隙阻滞更大的容量才能导致理想的硬膜外阻滞,所以容量是决定硬膜外阻滞"量"的重要因素,大容量局麻药使阻滞范围广。硬膜外阻滞可在任何脊神经节段处穿刺,目前国内临床多用的是中、低位胸段和腰段硬膜外阻滞,通过调节局麻药的量和浓度来达到所需的阻滞平面和阻滞程度。

(三) 椎管内阻滞对机体的影响

1. 对循环系统的影响

局麻药阻滞胸腰段($T_1 \sim L_2$)交感神经缩血管纤维,导致血管扩张,有效血容量相对不足,继而发生一系列循环动力学改变,其程度与交感神经节前纤维被阻滞的平面高低相一致。表现为外周血管张力、心排血量及血压均有一定程度的下降,心率相应增加或降低。大量的容量血管扩张导致外周血管阻力下降,体循环阻力降低及血压下降会导致心率代偿性增加,而随着阻滞平面的增高,则主要表现为心率减慢,由迷走神经兴奋性相对增强及静脉血回流减少,右房压下降,导致静脉心脏反射所致;当高平面阻滞时,更由于心脏加速神经纤维被抑制而使心动过缓加重。心排血量的减少与以下机制有关:① $T_{1 \sim 5}$脊神经被阻滞,心脏的交感张力减小,使心率减慢,心肌收缩性降低;② 静脉回心血量减少。低平面阻滞时,心排血量可下降44%,而高平面阻滞时可下降大于基础值的31%。心排血量下降,使血压降低,产生低血压。如果阻滞平面在T_5以下,循环功能可借上半身未阻滞区血管收缩来代偿,使血压降低幅度维持在20%以下。血压下降的程度与年龄及阻滞前血管张力状况有关,对于老年人或未经治疗的高血压的患者,血压降低的幅度更大。

硬膜外阻滞与蛛网膜下隙阻滞对血压的影响与给药剂量、浓度及麻醉平面有关,一般说来连续硬膜外阻滞对血压的影响是逐渐的、温和的,但短时间内大剂量注入局麻药对血压的影响较大。椎管内阻滞时由于单纯交感神经阻滞而引起的血压下降幅度有限,通过调整患者体位如适当头低位即可缓解,妊娠后期的患者把子宫推向左侧以减少对主动脉及腔静脉的压迫,增加回心血量。但下腔静脉阻塞或术前合并有低血容量的患者,椎管内阻滞易致严重的低血压,椎管内给药时应当考虑手术需要并适当减少局麻药剂量及浓度,一旦发生严重的低血压,可使用补液扩容、调整体位及静脉使用拟交感药物来处理。

2. 对呼吸系统的影响

椎管内阻滞对呼吸功能的影响,取决于阻滞平面的高度,尤以运动神经阻滞平面更为重要。阻滞平面超过$T_{7 \sim 8}$使潮气量减少,高平面蛛网膜下隙阻滞或上胸段硬膜外阻滞时,运动神经阻滞导致肋间肌麻痹,可导致呼吸不同程度抑制,表现为胸式呼吸减弱甚至消失;如腹肌也被麻痹,则深呼吸受到影响,呼吸储备能力明显减弱,临床表现为说话费力,甚至出现鼻翼翕动及发绀;但只要膈神经未被麻痹,仍能保持基本的肺通气量。对于部分阻滞平面不高的患者,如术前用药或麻醉辅助药物剂量偏大,也易于发生呼吸抑制。此外,尚需注意因肋间肌麻痹减弱咳嗽能力,使痰不易咳出,在老年患者或者小儿存在阻塞呼吸道的风险。支配支气管的交感神经纤维来自$T_{1 \sim 6}$,高位硬膜外阻滞引起交感神经麻痹,迷走神经兴奋性增强,可出现支气管痉挛,但也有文献报道用硬膜外阻滞治疗顽固性哮喘,取得缓解的效果。一般麻醉平面低于T_8不影响呼吸功能,若平面高达C_3阻滞膈神经时,可导致自主呼吸停止。

3. 对胃肠道的影响

椎管内阻滞时由于交感神经被阻滞,迷走神经兴奋性增强,胃肠蠕动亢进,容易产生恶心呕吐。由于血压降低,肝脏血流也减少,肝血流减少的程度同血压降低的幅度成正比。

4. 对肾脏的影响

肾脏有较好的生理储备,椎管内阻滞虽然引起肾血流减少,但并不影响肾脏生理功能,无临床意义。椎管内阻滞使膀胱内括约肌收缩及膀胱逼尿肌松弛,使膀胱排尿功能受抑制导致尿潴留,患者常常需要留置导尿。

第二节 蛛网膜下隙阻滞

蛛网膜下隙阻滞即将局麻药注入蛛网膜下隙,使脊神经根、背根神经节及脊髓表面部分产生不同程度的阻滞,常简称为脊麻。由于脊麻简单易行、确切有效,对于下肢及下腹部手术尤为可取。

一、适应证和禁忌证

在选用蛛网膜下隙阻滞时,需参考其固有的适应证与禁忌证,同时还应根据麻醉医师自己的技术水平、患者的全身情况及手术要求等条件来决定。

(一)适应证

(1)下腹部手术如:阑尾切除术、疝修补术。

(2)肛门及会阴部手术如:痔切除术、肛瘘切除术、直肠息肉摘除术、前庭大腺囊肿摘除术、阴茎及睾丸手术等。

(3)盆腔手术包括一些妇产科及泌尿外科手术如:子宫及附件切除术、膀胱手术、下尿道手术及开放性前列腺切除术等。

(4)下肢手术包括下肢骨、血管、截肢及皮肤移植手术,止痛效果比硬膜外阻滞更完全,且可避免止血带不适。

(二)禁忌证

(1)精神病、严重神经官能症以及小儿等不能合作的患者。

(2)严重低血容量的患者在脊麻发生作用后,可能发生血压骤降甚至心搏骤停,故术前访视患者时,应切实重视失血、脱水及营养不良等有关情况,特别应衡量血容量状态,并仔细检查,以防意外。

(3)凝血功能异常的患者穿刺部位易出血,导致血肿形成及蛛网膜下隙出血,重者可致截瘫。

(4)穿刺部位有感染的患者,脊麻有可能将致病菌带入蛛网膜下隙引起中枢神经系统感染甚至危及生命。

(5)中枢神经系统疾病特别是脊髓或脊神经根病变者,麻醉后有可能后遗长期麻痹;以及颅内压改变可能导致疾病发作或者恶化的患者;疑有颅内高压患者也应列为禁忌。

(6)脊椎外伤、椎管内手术史或有严重腰背痛病史者,禁用脊麻。有下肢麻木、脊椎畸形患者,解剖结构异常,也应慎用脊麻。

(7)败血症患者,尤其是伴有糖尿病、结核和艾滋病等。

二、蛛网膜下隙穿刺技术

（一）穿刺前准备

1. 麻醉前用药

应让患者保持清醒状态，以利于进行阻滞平面的测定与调节。麻醉前用药可选苯巴比妥钠或咪达唑仑。

2. 麻醉用具

蛛网膜下隙阻滞应当选用一次性脊麻穿刺包，常用的蛛网膜下隙穿刺针为22 G或25 G（图44-4），也有文献报道使用27 G（0.4 mm）穿刺针进行蛛网膜下隙穿刺，但常需预先破皮。上海交

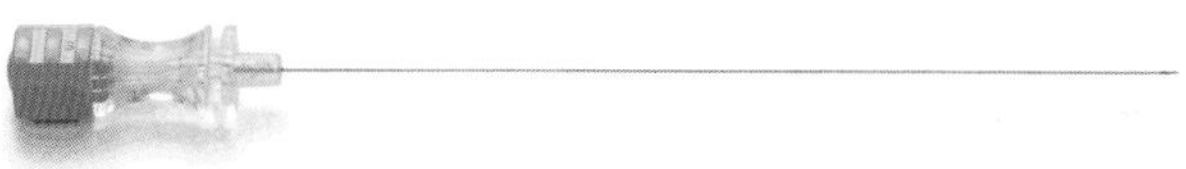

图44-4　25 G蛛网膜下隙穿刺用针（0.5 mm）

通大学医学院附属仁济医院对于孕期服用阿司匹林及皮下注射低分子肝素的孕妇在复查凝血功能后使用25 G穿刺针进行蛛网膜下隙穿刺阻滞，均获得满意的阻滞平面，无一例发生椎管内血肿和（或）穿刺后头痛。

（二）穿刺体位

1. 侧卧位

蛛网膜下隙穿刺体位，一般可取侧卧位或坐位，以侧卧者最常用。侧卧位时，双膝屈曲紧贴胸部，下颌往胸部靠近，使脊椎最大限度拉开以便穿刺。女性通常髋部比双肩宽，侧卧时，脊椎的水平倾向于头低位；反之男性的双肩宽于髋部，脊椎的水平倾向于头高位。穿刺时可通过调节手术床来纠正脊椎的水平位。采用重比重液时，手术侧置于下方，采用轻比重液时，手术侧置于上方。

2. 坐位

臀部与手术台边沿齐，两足踏于凳上，两手置膝，头下垂，使腰背部向后弓出。这种体位需有助手协助，以保持患者体位不变。如果患者于坐位下出现头晕或血压变化等症状，应立即平卧，经处理后改用侧卧位穿刺或其他麻醉方式。鞍区麻醉一般需要取坐位。

（三）穿刺部位和消毒范围

蛛网膜下隙常选用L$_{3\sim4}$棘突间隙，此处的蛛网膜下隙最宽，脊髓于此也已形成终丝，故无伤及脊髓之虞。确定穿刺点的方法是：取两侧髂嵴的最高点作连线，与脊柱相交处，即为L$_4$或L$_{3\sim4}$棘突间隙。如果该间隙不清晰，可使用超声协助选取穿刺点。穿刺前须严格消毒皮肤，消毒范围应上至肩胛下角，下至尾椎，两侧至腋后线。消毒后穿刺点处需铺孔巾或无菌单。

（四）穿刺方法

常用的蛛网膜下隙穿刺术有以下两种（图44-5）。

1. 直入法

用左手拇、示两指固定穿刺点皮肤。将穿刺针在棘突间隙中点，与患者背部垂直，针尖稍向头侧

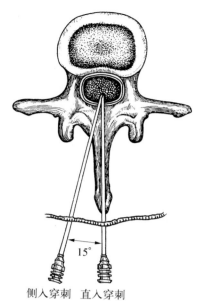

15°

侧入穿刺   直入穿刺

图44-5 蛛网膜下隙穿刺术

作缓慢刺入,并仔细体会针尖处的阻力变化。当针穿过黄韧带时,有阻力突然消失"落空"感觉,继续推进常有第二个"落空"感觉,提示已穿破硬膜与蛛网膜而进入蛛网膜下隙。如果进针较快,常将黄韧带和硬膜一并刺穿,则往往只有一次"落空"感觉。此时拔出针芯,有脑脊液慢慢流出。穿刺针越细,黄韧带的突破感和硬膜的阻力感消失越不明显,脑脊液流出也就越慢。连接装有局麻药的注射器,回抽脑脊液通畅,注入局麻药。穿刺过程中如果患者主诉有特殊疼痛或下肢触电样感觉应立即停止进针,缓慢退针,直至无异感,改变穿刺方向再行穿刺,如同一部位反复出现异感,可考虑改变穿刺间隙或改变麻醉方式。

2. 侧入法

于棘突间隙中点旁开0.5～1.0 cm处作局部浸润。穿刺针与皮肤成75°对准棘突间孔刺入,经黄韧带及硬脊膜而达蛛网膜下隙。本法可避开棘上及棘间韧带,特别适用于韧带钙化的老年患者或脊椎畸形或棘突间隙不清楚的肥胖患者。针尖进入蛛网膜下隙后,拔出针芯即有脑脊液流出,如未见流出可旋转针干90°～180°或用注射器缓慢抽吸。经上述处理仍无脑脊液流出者,应重新穿刺。穿刺时如遇骨质,应改变进针方向,避免损伤骨质。经3次穿刺而仍未能成功者,应改换穿刺点或间隙另行穿刺。

三、蛛网膜下隙阻滞常用药物

(一)局麻药

蛛网膜下隙阻滞较常用的局麻药有普鲁卡因、丁卡因、布比卡因、罗哌卡因和利多卡因(表44-1)。其作用时间取决于脂溶性及蛋白结合力。目前临床多用的是布比卡因及罗哌卡因。与脑脊液的比重相比,可将局麻药分为低比重、等比重和重比重三类。低比重局麻药由于比较难控制阻滞平面,目前较少使用。常用0.5%布比卡因10～15 mg,或0.5%～0.75%罗哌卡因15 mg,也可用0.5%丁卡因10～15 mg,局麻药可以用5%～10%葡萄糖液稀释为重比重溶液,但需注意葡萄糖的终浓度不能超过8%。

表44-1 脊麻常用局麻药物

分 类	酯 类			酰 胺 类		
药 物	氯普鲁卡因	普鲁卡因	丁卡因	利多卡因	布比卡因	罗哌卡因
pKa	8.7	8.9	8.4	7.8	8.1	8.1
浓度(%)	2～3	3～5	0.33	2～3	0.5～0.75	0.5～0.75
脊麻剂量(mg)	100～150	50～200	5～20	25～100	5～12	10～15
起效时间(min)	1～5	5～10	5～10	1～3	5～10	3～5
维持时间(不加肾上腺素,min)	45～90	45～90	90～120	60～75	90～120	90～120

（二）血管收缩药

血管收缩药可减少局麻药血管吸收，使更多的局麻药物浸润至神经中，从而使麻醉时间延长。常用的血管收缩药有麻黄碱、肾上腺素及去氧肾上腺素。常用麻黄碱（1∶1 000）200～500 μg（0.2～0.5 ml）或去氧肾上腺素（1∶100）2～5 mg（0.2～0.5 ml）加入局麻药中，但目前认为，血管收缩药能否延长局麻药的作用时间，与局麻药的种类有关。利多卡因、丁卡因可使脊髓及硬膜外血管扩张、血流增加，把血管收缩药加入利多卡因或丁卡因中，可使已经扩张的血管收缩，因而能延长作用时间，而罗哌卡因使局部血管收缩，药液中加入血管收缩药并不能延长其作用时间。麻黄碱、去氧肾上腺素作用于脊髓背根神经元α受体，也有一定的镇痛作用，由于给药剂量小，一般不会引起脊髓缺血。

四、影响阻滞平面的因素

阻滞平面是指皮肤感觉消失的界限，麻醉药注入蛛网膜下隙后，须在短时间内主动调节和控制麻醉平面以达到手术需要，同时避免平面过高，影响患者安危。

许多因素影响蛛网膜下隙阻滞平面（表44-2），其中最重要的因素是局麻药的剂量及比重，穿刺间隙以及注药时患者的体位。患者体位和局麻药的比重是调节麻醉平面的两大主要因素。

（一）局麻药容量

局麻药的容量越大，在脑脊液中扩散范围越大，阻滞平面则越广。重比重药物尤为明显。

表44-2　蛛网膜下隙阻滞平面影响因素

类　　别	相　关　因　素
患者情况	年龄、身高、体重、性别、腹内压 脊柱的解剖结构、体位
穿刺操作	穿刺点、注药方向、注射速度
脑脊液因素	脑脊液压力、pH、容量、密度
局麻药因素	局麻药种类、局麻药比重、局麻药体积、局麻药浓度、局麻药总量、辅助用的血管收缩药

（二）局麻药剂量

局麻药剂量越大，阻滞平面越广，反之阻滞平面越窄。

（三）注药速度及方向

注药的速度愈快，麻醉范围愈广；相反，注药速度愈慢，药物愈集中，麻醉范围愈小，当注药速度过快时或采用脑脊液稀释局麻药时，容易产生脑脊液湍流，加速药液的扩散，阻滞平面增宽。一般以每5 s注入1 ml药物为适宜，鞍区麻醉时，注射速度可减至每30 s注入1 ml，以使药物集中于骶部。穿刺针斜口方向对麻醉药的扩散和平面的调节有一定影响，斜口方向向头侧，麻醉平面易升高；反之，麻醉平面不易上升。

（四）局麻药的特性

不同局麻药，其扩散性能不同，阻滞平面固定时间不同。如利多卡因扩散性能强，平面易扩散，布比卡因及罗哌卡因甚至长达15～20 min平面才固定。

（五）局麻药比重

脑脊液比重为1.003～1.009，重比重液一般配成含5%葡萄糖的局麻药，使其相对密度达到1.024～1.026，注药后向低的方向扩散。等比重液易停留在注药点附近，在脑脊液中扩散受体位影响较小，如加大剂量，对延长阻滞时间的作用大于对阻滞平面的扩散作用。轻比重液用注射用水配制，但由于难以控制平面，目前较少应用。

（六）体位及穿刺部位

体位的影响主要在5～10 min内起作用，超过此时限，药物已与脊神经充分结合，体位调节的作用就会无效。脊椎的四个生理弯曲在仰卧位时，L_3最高，T_6最低（图44-6），如果经$L_{2～3}$间隙穿刺注药，患者转为仰卧后，药物将沿着脊柱的曲度向胸段移动，使麻醉平面偏高；如果在$L_{3～4}$或$L_{4～5}$间隙穿刺，患者仰卧后，大部药液向骶段方向移动，骶部及下肢麻醉较好，麻醉平面偏低，因此在腹部手术时，穿刺点宜选用$L_{2～3}$间隙；而下肢或会阴肛门手术时，穿刺点不宜超过$L_{3～4}$间隙。

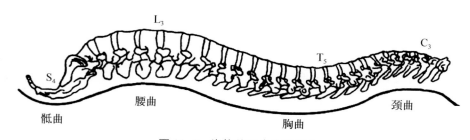

图44-6　脊柱的四个生理弯曲

（七）疾病

腹腔内压增高如孕妇、腹水患者，下腔静脉受压使硬膜外静脉血流量增加，脑脊液的容量减少，药液在蛛网膜下隙容易扩散。

五、操作注意事项

（一）穿刺针进入蛛网膜下隙而无脑脊液流出

应等待30 s然后轻轻旋转穿刺针，如仍无脑脊液流出，可置入针芯或用注射器注入0.5 ml生理盐水以确保穿刺针无堵塞。缓慢稍退针或进针，并同时回抽脑脊液，一旦有脑脊液抽出即刻停止退或进针，否则需重新穿刺。

（二）穿刺针有血液流出

穿刺针有血液流出,如血呈粉红色并能自行停止,可继续给药。如果持续出血,表明穿刺针尖位于硬膜外腔静脉内,可考虑退针放弃此次穿刺或稍稍推进穿刺针进入蛛网膜下隙。

（三）穿刺针进入蛛网膜下隙出现异感

患者述说尖锐的针刺或异感,表明穿刺针偏离中线,刺激脊神经根,需退针,重新定位穿刺。

（四）穿刺部位疼痛

表明穿刺针进入韧带旁的肌肉组织。退针后,往中线再穿刺或再行局部麻醉。

（五）穿刺困难

穿刺中无论如何改变穿刺针的方向,始终遇到骨骼,应重新正确定位或使用超声确定穿刺点,也可改为旁正中或更换间隙穿刺。

六、麻醉中及麻醉后发症处理

蛛网膜下隙阻滞后,可能引起一系列生理变化,其程度与阻滞平面有密切关系。须注意在调节麻醉平面的同时,密切观察病情变化并及时处理。

（一）血压下降和心率缓慢

蛛网膜下隙阻滞平面超过T_4后,常出现血压下降,多数于注药后10～30 min发生,同时伴心率缓慢,严重者可因脑供血不足而出现恶心呕吐、面色苍白、躁动不安等症状。血压下降是由于交感神经节前纤维被阻滞,小动脉扩张,体循环阻力降低,血液淤积在外周血管,静脉回心血量减少,心排血量下降而造成。心率缓慢是由于交感神经部分被阻滞,迷走神经呈相对亢进所致。处理:① 补充血容量,输注500～1 000 ml晶体或胶体液;② 给予血管活性药物(麻黄碱、去氧肾上腺素等),直到血压回升为止;③ 心动过缓者可静脉注射阿托品0.3～0.5 mg;④ 适当调整体位,轻度头低位有助于增加回心血量,孕妇可调至子宫左倾位。

（二）呼吸抑制

因胸段脊神经阻滞引起肋间肌麻痹,引起胸式呼吸微弱,腹式呼吸增强,严重时患者潮气量减少,咳嗽无力,不能发声,甚至发绀,应迅速有效吸氧,必要时面罩加压给氧。如发生全脊麻而引起呼吸停止,血压骤降或心搏骤停,应立即进行抢救,维持循环及呼吸功能。

（三）恶心呕吐

脊麻中恶心呕吐发生率高达13%～42%。诱因:① 血压降低,脑供血减少,导致脑缺氧,兴奋呕吐中枢;② 迷走神经功能亢进,胃肠蠕动增加;③ 手术牵引内脏。一旦出现恶心呕吐,应检查是否有麻醉平面过高及血压下降，并采取相应措施；或暂停手术以减少迷走刺激；或施行内脏神经阻滞，一般多能收到良好效果。若仍不能制止呕吐，可考虑使用甲氧氯普胺、氟哌利多及抗5-羟色胺止吐剂。

（四）脊麻后头痛

脊麻后头痛为最常见的脊麻并发症，大部分为低压性头痛，多由于硬膜血管少，血供差，针孔不易愈合，脑脊液通过硬膜穿刺孔不断丢失，使脑脊液压力降低所致，发生率在3%～30%。典型的症状为直立位头痛，而平卧后则好转。疼痛多为搏动性疼痛，见多于枕部、顶部或额部，颅内血管扩张在小脑幕以上者通过第5对脑神经传递主要表现为头前部痛；血管扩张在小脑幕以下者累及第9、10对脑神经，表现为头后部痛；而累及 $C_{1\sim3}$ 脊神经者表现为颈部痛。常于第一次抬头、直立、离床活动时突然出现，偶尔也伴有耳鸣、畏光。女性的发生率高于男性，多见于青壮年，大于50岁发生率明显降低，与穿刺针的直径成正比，25 G及以上穿刺针几乎没有头痛相关报道。直入法引起的脑脊液漏出多于旁入法，头痛发生率也高于旁入法。

极少数患者会出现高压性头痛，可能是由于穿刺时致热源、消毒液、滑石粉、穿刺出血等因素，在蛛网膜下隙引起化学刺激，进而产生假性脑脊膜炎，使脑脊液生成增快，引起颅内压增高性的头痛，并伴喷射状呕吐、颈项强直。在治疗低压性脊麻后头痛时需预先进行鉴别诊断，排除高压性头痛。

治疗脊麻后头痛的措施如下。

1. 镇静、卧床休息及补液

80%～85%脊麻后头痛患者，穿刺后2～3天头痛最剧烈，5天内可自愈。补液的目的是增加脑脊液的量，使其生成量等于或多于漏出量，脑脊液的压力可逐渐恢复正常。脊麻后头痛的患者，50%的人症状轻微，不影响日常生活，35%的人有不适，需卧床休息，15%的人症状严重，只能耐受绝对平卧。

2. 一般治疗

包括：① 饮用大量含咖啡因的饮料，如茶、咖啡、可口可乐等；② 维生素C 500 mg和氢化可的松50 mg加入5%葡萄液500 ml静脉滴注，连续2～3天；③ 必要时静脉输注低渗盐水；④ 口服解热镇痛药、咖啡因口服300 mg或静脉滴注500 mg。

3. 硬膜外生理盐水输注

硬膜外输注生理盐水也可用于治疗脊麻后头痛，单次注射生理盐水并不能维持较高的硬膜外压力，但可防止持续脑脊液外漏。

4. 硬膜外血补丁（blood patch）

经上述保守治疗24 h后仍无效，可使用硬膜外充填血疗法。通过硬膜外充填血以封住脊膜的穿刺孔，防止脑脊液外漏。置针于原穿刺点附近的硬膜外间隙，无菌注入10～20 ml自体血，这种方法有效率达95%。硬膜外充填血可能会引起背痛等不适，但与其有关的严重并发症尚未见报道。

（五）脊麻后背痛

穿刺时骨膜损伤、肌肉血肿、韧带损伤及反射性肌肉痉挛均可导致背痛。手术时间长和截石位手术因肌肉松弛可能导致腰部韧带劳损。门诊年轻患者脊麻后背痛发生率较高，达32%～55%，其中约有3%患者诉背痛剧烈。处理办法包括休息、局部理疗及口服止痛药，如背痛由肌肉痉挛所致，可在痛点行局麻药注射封闭治疗。通常脊麻后背痛较短暂，经保守治疗后48 h可缓解。

（六）神经损伤

比较少见。

1. 常见损伤原因

（1）穿刺损伤 在同一部位多次腰穿容易损伤神经，尤其当进针方向偏外侧时，可刺伤脊神经根。脊神经被刺伤后表现为1根或2根脊神经根累及的症状，除非有蛛网膜下隙出血，一般不会出现广泛性脊神经受累。

（2）化学或细菌性污染 局麻药被细菌、清洁剂或其他化学物质污染可引起神经损伤。用清洁剂或消毒液清洗脊麻针头，可导致无菌性脑膜炎。严格无菌技术和使用一次性脊麻用具可避免无菌性脑膜炎和细菌性脑膜炎。

2. 常见神经损伤

（1）短暂性神经综合征（transient neurologic syndrome, TNS） 发病率4%～33%，可能与下列因素有关：① 局麻药的脊神经毒性，如利多卡因刺激神经根引起的神经根炎，随着浓度增高和剂量加大则危险相应增加；② 穿刺损伤；③ 神经缺血；④ 手术体位使坐骨神经过度牵拉；⑤ 穿刺针尖位置过偏或添加葡萄糖使局麻药分布局限。

临床表现常为亚临床神经毒性的表现，在脊麻后4～5 h出现腰背痛并向臀部、小腿放射和（或）感觉异常，通常为中等度疼痛，少量患者有剧烈疼痛，查体无明显运动和反射异常，持续3～5天，1周之内可自行恢复。无后遗运动感觉损害，脊髓影像学检查及电生理无阳性结果。应用激素、营养神经药、氨丁三醇或非甾体抗炎药（NSAIDs）治疗有效。

（2）马尾综合征（cauda equina syndrome） 相关危险因素包括：① 患者原有疾病，脊髓炎症、肿瘤等；② 穿刺或导管损伤；③ 局麻药的浓度过高或局麻药的神经毒性；④ 局麻药防腐剂二硫化钠造成神经损伤；⑤ 脊髓动脉缺血；⑥ 椎管狭窄、椎间盘突出。临床表现：以$S_{2～4}$损伤引起的症状为主，如膀胱、直肠功能受损和会阴部知觉障碍，严重者大小便失禁；当$L_5～S_1$受累时可表现为鞍形感觉障碍；进一步发展可能导致下肢特别是膝以下部位的运动障碍，膝反射、跟腱反射等也可减弱或消失，恢复异常缓慢。

（3）粘连性蛛网膜炎 比较罕见，于脊麻后数周或数月出现症状，首发症状可以是下肢局部疼痛渐渐发展为感觉异常，最终受累部位出现感觉丧失，肌力进行性下降直至最后呈现下肢完全性松弛性瘫痪。尸检可见脑脊膜慢性增生性反应，脊髓纤维束、脊神经前根退化性改变、硬膜外间隙及蛛网膜下隙粘连闭锁，尚无证据显示系由麻醉药物引起，可能与穿刺带入的具有刺激性异物及化学品、高渗葡萄糖、蛛网膜下隙出血等有关。

3. 神经损伤的防治

（1）预防 ① 按指南正规操作，减少穿刺针与操作不当引起的损伤；② 预防感染，严格无菌技术；③ 控制适当的局麻药浓度和剂量，如脊麻时利多卡因浓度不应超过2%，总量不应超过100 mg；④ 严格掌握适应证和禁忌证，如老年病患者伴发高血压、动脉硬化、糖尿病和椎管狭窄及椎间盘突出，有明显下肢疼痛与麻木，或肌力减弱，均应慎用或不用椎管内阻滞；⑤ 脊麻时禁用含有防腐剂二硫化钠的局麻药。

（2）治疗 ① 激素治疗可减少神经水肿，缓解局部症状，一般建议采用大剂量泼尼松短期冲击疗法；② 补充维生素，促进神经营养，如维生素C、维生素B_1和甲钴胺（弥可保）等；③ 对症止痛治疗：消炎镇痛药、三环类抗抑郁药及神经阻滞；④ 高压氧治疗及康复治疗：包括电刺激、穴位电刺激、激光、自动运动和被动运动疗法等。

第三节　硬膜外间隙阻滞

将局麻药注入硬脊膜外间隙，阻滞脊神经根，使其支配的区域产生暂时性麻痹，称为硬膜外间隙阻滞。

一、适应证和禁忌证

（一）适应证

1. 外科手术

因硬膜外穿刺上至颈段、下至腰段，通过给药可阻滞这些脊神经所支配的相应区域，理论上讲，硬膜外阻滞可用于除头部以外的任何手术，但从安全角度考虑，硬膜外阻滞主要用于腹部及以下的手术，包括泌尿、妇产及盆腔和下肢手术。颈部、上肢及胸部虽可应用，但风险较大和管理复杂。胸部、上腹部手术，目前已不主张单独应用硬膜外阻滞，可用硬膜外阻滞复合全麻（表44-3）。

表44-3　硬膜外阻滞分类

分　类	阻　滞　间　隙	手　术　举　例
高位硬膜外阻滞	$C_5 \sim T_6$	甲状腺、上肢或胸壁手术
中位硬膜外阻滞	$T_6 \sim T_{12}$	腹部手术
低位硬膜外阻滞	$L_1 \sim L_5$	下肢及盆腔手术
骶管阻滞	骶裂孔穿刺，阻滞骶神经	肛门、会阴部手术

2. 镇痛

包括产科镇痛、术后镇痛及一些慢性疼痛和癌痛的镇痛可用硬膜外阻滞。

（二）禁忌证

（1）低血容量失血或体液丢失导致低血容量时，机体常常通过全身血管收缩来维持正常的血压，一旦给予硬膜外阻滞，其交感阻滞作用使血管扩张，可迅速导致严重的低血压，应当不用或慎用硬膜外阻滞。

（2）穿刺部位感染，可能使感染播散，甚至造成中枢神经系统感染。

（3）全身感染或菌血症，可能导致硬膜外脓肿。

（4）凝血障碍和抗凝治疗，血小板低于75×10^9/L，容易引起硬膜外腔出血、硬膜外腔血肿。

（5）颅高压及中枢神经系统疾病。

（6）脊椎解剖异常和椎管内疾病或脊柱手术史。

二、硬膜外间隙阻滞穿刺技术

（一）穿刺前准备

麻醉前可给予巴比妥类或苯二氮䓬类药物；也可用阿托品，以防心率减慢，术前有剧烈疼痛者适量使用镇痛药。准备好常规硬膜外穿刺用具（图44-7）。

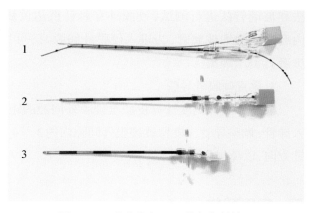

图44-7 硬膜外和腰硬联合穿刺针具

1：腰硬联合穿刺针外针套件（14 G，25 G）；2：腰硬联合穿刺针内针套件（14 G，25 G）；3：14 G硬膜外穿刺针

（二）穿刺体位及穿刺部位

穿刺体位有侧卧位及坐位两种，临床上主要采用侧卧位，具体要求与蛛网膜阻滞法相同。穿刺点应根据手术部位选定，一般取支配手术范围中央的相应棘突间隙（表44-4）。

表44-4 手术部位与穿刺间隙

手 术 部 位	穿 刺 间 隙	导 管 方 向
胸部手术	$T_2 \sim T_6$	向头
上腹部手术	$T_8 \sim T_{10}$	向头
中、下腹部手术	$T_{10} \sim L_1$	向头
盆间隙手术	$T_{12} \sim L_4$	向头或向尾
会阴	$L_3 \sim L_4$	向尾
下肢手术	$L_2 \sim L_4$	向尾

（三）操作方法

1. 穿刺方法

硬膜外间隙穿刺术有直入法和旁正中法两种。颈椎、胸椎上段及腰椎的棘突相互平行，多主张用直入法，穿刺困难时可用旁正中法。胸椎的中下段棘突呈叠瓦状，间隙狭窄，老年人棘上韧带钙化、脊柱弯曲受限制者，宜用旁正中法。穿透黄韧带有阻力骤失感，即提示已进入硬膜外间隙。由于硬膜外静脉、脊髓动脉、脊神经根均位于硬膜外间隙的外侧，而且硬膜外的外侧间隙较狭窄，此法容易损伤这些组织，因此，穿刺针必须尽可能正确对准硬膜外间隙后正中部位。

2. 确定穿刺针进入硬膜外间隙的方法

包括：① 黄韧带突破感：由于黄韧带比较坚韧，硬膜外穿刺针进入黄韧带的一瞬间会有一种突破感；② 黄韧带阻力消失：穿刺针抵达黄韧带后，用玻璃注射器抽取1～2 ml生理盐水与穿刺针连接，缓慢进针并轻推注射器，可感觉阻力，不能推入液体，继续进针直到阻力消失，针筒内的液体可无阻力地推入，表明已进入硬膜外间隙。注意禁止注入空气；③ 硬膜外间隙负压：可用悬滴法和玻璃管法进行测试,硬膜外穿刺针抵达黄韧带时,在穿刺针的尾端悬垂一滴生理盐水或连接内有液体的细玻璃管,当进入硬膜外间隙时,可见尾端的盐水被吸入或玻管内液柱内移,约80%的患者有负压现象。

3. 放置硬膜外导管

根据穿刺针刻度计算皮肤至硬膜外间隙的距离,置入导管约15 cm;然后左手退针,右手继续送入导管,调整导管深度留置硬膜外间隙内约3～4 cm并固定导管,注意退针过程不可旋转硬膜外穿刺针方向,以免损伤切割导管。

三、常用药物

用于硬膜外阻滞的理想的局麻药应该具备弥散性强、穿透性强、毒性小,且起效时间短,维持时间长等优点。目前常用的局麻药有利多卡因、丁卡因、罗哌卡因及布比卡因。利多卡因作用快,5～12 min即可发挥作用,在组织内浸透扩散能力强,所以阻滞完善,效果好,常用1%～2%浓度,作用持续时间为1～1.5 h,成年人一次最大用量为400 mg。丁卡因常用浓度为0.25%～0.33%,10～15 min起效,维持时间达3～4 h,一次最大用量为60 mg。罗哌卡因常用浓度为0.5%～1%,5～15 min起效,维持时间达2～4 h。布比卡因常用浓度为0.5%～0.75%,4～10 min起效,可维持4～6 h。

决定硬膜外阻滞范围的最主要因素是药物的容量,而决定阻滞深度及作用持续时间的主要因素则是药物的浓度。根据穿刺部位和手术要求的不同,应对局麻药的浓度作不同的选择。常用的局麻药及特性见表44-5。可用一种局麻药,也可用两种局麻药混合,最常用的混合液是利多卡因(1%～1.6%)与布比卡因(0.375%～0.5%)、罗哌卡因(0.375%～0.5%)或丁卡因(0.15%～0.3%),以达到阻滞作用起效快、持续时间长和降低局麻药毒性的目的。

表44-5　硬膜外麻醉常用的药物

药　名	浓度(%)	剂量(mg)	起效时间(min)	持续时间(h)
利多卡因	1～2	150～400	3～5	0.5～1.5
罗哌卡因	0.5～1	30～300	5～15	2.0～4.0
布比卡因	0.25～0.75	37.5～225	5～15	2.0～4.0
丁卡因	0.15～0.33	150～300	5～10	2.0～4.0
氯普鲁卡因	2～3	200～900	3～5	0.5～1.5

四、硬膜外阻滞的管理

(一)影响阻滞平面的因素

1. 穿刺部位

胸部硬膜外间隙比腰部的硬膜外间隙小,因此胸部硬膜外间隙药物剂量比较小,其阻滞范围与穿刺间隙密切相关。腰部硬膜外间隙间隙较大，注药后易往头尾两端扩散，尤其 L_5 和 S_1 间隙，由于神经较粗，阻滞作用出现的时间延长或不完全。

2. 局麻药剂量

通常需要 $1\sim2$ ml 容量的局麻药阻断一个椎间隙。一般较大剂量的低浓度局麻药能产生较广平面的浅部感觉阻滞，但运动和深部感觉阻滞作用较弱，而高浓度局麻药则肌松较好。持续硬膜外阻滞法，追加剂量通常为初始剂量的一半，追加时间为阻滞平面减退两个节段时，注药量愈大则其沿纵轴扩散范围愈广，但快速注药对扩大阻滞范围的作用有限。

3. 导管的位置和方向

导管向头侧时，药物易向头侧扩散；向尾侧时，则可多向尾侧扩散 $1\sim2$ 个节段，但仍以向头侧扩散为主。如果导管偏于一侧，可出现单侧麻醉，偶尔导管置入一侧椎间孔，则只能阻滞几个脊神经根。

4. 患者的情况

（1）年龄、身高和体重　随着年龄的增长，硬膜外间隙变窄，婴幼儿、老年人硬膜外间隙小，用药量须减少；身高也会影响硬膜外局麻药的扩散，身材较矮的患者约需 1 ml 容量的局麻药可阻滞一个节段，身材较高的患者需 $1.5\sim2$ ml 阻滞一个节段；体重与局麻药的剂量关系并不密切。

（2）孕妇　由于腹间隙内压升高，妊娠后期下腔静脉受压，增加了硬膜外静脉丛的血流量，硬膜外血管扩张，硬膜外导管极易置入血管内，如果导管回抽见血不可注入局麻药物，也有部分情况下置入血管内但回抽无血，一旦注入局麻药物后立即出现局麻药毒性反应，需谨慎应对；孕后期硬膜外间隙变窄，药物易扩散，但用药量不需减少。

（3）腹腔内肿瘤、腹水患者也需减少用药量。

（4）某些病理因素，如脱水、血容量不足等，可加速药物扩散，并更易发生硬膜外给药后低血压，用药应格外慎重。

5. 体位

体位与硬膜外局麻药物的关系，目前尚未找到科学依据，但临床实践发现，随着药物比重及流动，坐位时腰骶部与尾部的神经更易阻滞；侧卧位时，下半侧的神经容易阻滞。

6. 血管收缩药

局麻药中加入血管收缩药减少局麻药的吸收，降低局麻药的毒性反应，并能延长阻滞时间，但需注意控制肾上腺素浓度小于 1 : 200 000 $\sim$ 1 : 500 000（$2.0\sim5.0$ μg/ml），但布比卡因及罗哌卡因不需加入肾上腺素。

下列情况不宜加入血管收缩药物：① 糖尿病，动脉粥样硬化，肿瘤化疗患者；② 神经损伤，感染或其他病理性改变；③ 术中体位，器械牵拉挤压神经者；④ 严重内环境紊乱，如酸碱平衡失衡等。

7. 局麻药 pH

局麻药大多偏酸性，pH 为 $3.5\sim5.5$。由于局麻药的作用原理是以非离子形式进入神经细胞膜，在酸性环境中，局麻药大多以离子形式存在，药理作用较弱。

8. 阿片类药物

局麻药中加入芬太尼、舒芬太尼、吗啡（不含防腐剂），通过对脊髓背角阿片类受体的作用，加快局麻药的起效时间，增强局麻药的阻滞作用，延长局麻药的作用。

（二）术中管理

硬膜外间隙注入局麻药5～10 min内，在穿刺部位的上下各2～3节段的皮肤支配区可出现感觉迟钝；20 min内阻滞范围可扩大到所预期的范围，麻醉也趋完全，针刺皮肤测痛可得知阻滞的范围和效果。此时如果麻醉平面不能满足手术需要，可以考虑追加硬膜外局麻药。除感觉神经被阻滞外，交感神经、运动神经也遭阻滞，由此可引起一系列生理变化。同脊麻一样，最常见的是血压下降、呼吸抑制和恶心呕吐。因此，术中应注意麻醉平面，密切观察病情变化，及时进行处理。

五、硬膜外麻醉并发症

（一）局麻药全身中毒反应

由于硬膜外阻滞通常需大剂量的局麻药（5～8倍的脊麻剂量），容易导致全身中毒反应，尤其是局麻药误入血管内更甚。局麻药通过稳定注药部位附近的神经纤维的兴奋性膜电位，从而影响神经传导，产生麻醉作用。如果给予大剂量的局麻药，尤其是注药过快或误入血管内时，其血浆浓度达到毒性水平，其他部位（如大脑、心肌）的兴奋性膜电位也受影响，即会引发局麻药的毒性反应。

大脑比心脏对局麻药更敏感，所以局麻药早期中毒症状与中枢神经系统有关。患者可能首先感觉舌头麻木、头晕、耳鸣，有些患者表现为精神错乱，往往被误认为癔症发作。随着毒性的增加，患者可以有肌颤，肌颤往往是抽搐的前兆，病情进一步发展，患者可出现典型的癫痫样抽搐。如果血药浓度继续升高，患者迅速出现缺氧、发绀和酸中毒，紧随其后发生深昏迷和呼吸停止。

如果血药浓度非常高，可出现心血管局麻药毒性反应：局麻药直接抑制心肌的传导和收缩，导致严重的血管扩张，表现为低血压，对血管运动中枢的作用导致心率减慢，最后可能导致心脏停搏。相当多的证据表明，脂溶性、蛋白结合率高的局麻药，如布比卡因可能引起严重的心律失常，甚至是心室颤动，这可能与其影响心肌细胞离子通道的特征有关。由布比卡因毒性反应导致的心律失常常常难以用药物逆转。

（二）误入蛛网膜下隙

硬膜外阻滞的局麻药用量远高于脊麻的用药量，如果局麻药误入蛛网膜下隙，可能导致阻滞平面异常升高或全脊麻。

1. 症状和体征

全脊麻的主要特征是注药后迅速发展的广泛的感觉和运动神经阻滞。由于交感神经被阻滞，低血压是最常见的表现。如果C_3～C_5受累，可能出现膈肌麻痹，加上肋间肌也麻痹，导致呼吸衰竭甚至呼吸停止。随着低血压及缺氧，患者很快意识不清、昏迷。根据症状典型不难诊断，但须与引起低血压和昏迷的其他原因进行鉴别，如迷走-迷走昏厥或局麻药毒性反应等。当用药量较少且浓度较低时（如术后镇痛、分娩镇痛等），可能仅出现异常高平面的麻醉及难以解释的运动阻滞，需及时确定导管是否误入蛛网膜下隙。

2. 处理

全脊麻的处理原则是维持患者循环及呼吸功能。患者神志消失，应行气管插管人工通气，加速输液以及使用血管活性药以改善血压。若能维持循环功能稳定,30 min 后患者有望清醒。全脊麻持续时间与使用的局麻药有关,利多卡因可持续1～1.5 h,而布比卡因、罗哌卡因可持续1.5～3.0 h,甚至更久。尽管全脊麻来势凶猛,影响患者的生命安全,但只要诊断和处理及时,大多数患者均能顺利恢复。

3. 预防措施

(1)预防穿破　硬膜外阻滞是一种盲探性穿刺,操作者必须熟悉椎管解剖,操作应仔细轻柔,选用合格的穿刺针及导管。对于那些多次接受硬膜外阻滞、硬膜外间隙有粘连者或脊柱畸形穿刺困难者,不宜反复穿刺以免穿破硬膜。老年人、小儿的硬膜穿破率比青壮年高,穿刺时尤其要小心。一旦穿破硬膜,可改另一间隙穿刺,也可改换麻醉方法,如全麻或神经阻滞。

(2)应用试验剂量　强调注入全量局麻药前先注入试验剂量,观察5～10 min 有无脊麻表现,改变体位后若须再次注药也应再次注入试验剂量。首次试验剂量不应大于3～5 ml。麻醉中若患者发生躁动可能使导管移位而刺入蛛网膜下隙。每次给药前都需先回抽,给药后5～10 min 观察麻醉平面及生命体征,排除全脊麻表现。

(三)误入硬膜下间隙

硬膜和蛛网膜之间的间隙为硬膜下间隙,后者为一潜在间隙,少量的局麻药进入即可广泛弥散,出现异常的高平面阻滞,但起效时间比脊麻慢,因硬膜下间隙与颅内蛛网膜下隙不通,除非出现严重的缺氧,一般不至于引起意识消失。一旦发现给药后出现异常的高平面阻滞,需注意排除全脊麻,关注麻醉平面变化,如需再次追加局麻药宜减小剂量谨慎给药。

(四)导管折断

导管折断是连续硬膜外阻滞的并发症之一,发生率为0.057%～0.2%。原因可能如下。

1. 穿刺针割断导管

尖端越过穿刺针斜面后不能继续进入时,正确的处理方法是将穿刺针连同导管一并拔出,然后再穿刺,若错误地将导管拔出,已进入硬膜外间隙的部分可被锐利的穿刺针斜面切断。

2. 导管质地较差或多次使用易变硬变脆

导致穿刺置管或留置过程中折断,使用一次性导管可防止导管折断,留置导管不宜超过72 h。

处理:传统的原则是体内存留异物应尽可能取出,但遗留的导管残端不易定位,即使采用不透 X 线的材料制管,在 X 线平片上也很难与骨质分辨,手术常遭失败。而残留导管一般不会引起并发症,无活性的聚四乙烯导管取出时,会造成较大创伤,所以实无必要进行椎板切除手术以寻找导管。最好的办法是向患者家属说明,同时继续观察。如果术毕即发生断管,且导管断端在皮下,可在局麻下作小切口取出。

(五)拔管困难

不可用力硬拔,以免导管折断。可采用以下方法试行拔管。

(1)告知患者放松,取侧卧位,头颈部和双下肢尽量向前屈曲如穿刺体位,试行拔管,用力适可而止。

（2）导管周围肌内注入1%利多卡因后试行拔管。

（3）也可从导管内插入钢丝（钢丝尖端不可进入硬膜外间隙）试行拔管。

（4）必要时使用镇静药或全麻肌松（喉罩通气）状态下拔管。

（5）也可留置导管2～3天，待皮下窦道形成再试行拔管。

（六）异常广泛阻滞

注入常规剂量局麻药后，出现异常广泛的脊神经阻滞现象，但不是全脊麻。阻滞范围广，脊神经阻滞可多达12～15节段，但仍为节段性，骶神经支配区域甚至低腰部仍保持正常。这类异常广泛阻滞多出现在注完首量局麻药后20～30 min，常有前驱症状如胸闷、呼吸困难、说话无声及烦躁不安，继而发展至通气严重不足，甚至呼吸停止，血压可能大幅度下降。

异常广泛的脊神经阻滞有两种常见的原因，包括前述的硬膜下间隙阻滞以及异常的硬膜外间隙广泛阻滞。硬膜外间隙异常广泛阻滞与某些病理生理因素有关，下腔静脉回流不畅（足月妊娠及腹部巨大肿块等），硬膜外间隙静脉丛怒张，老年动脉硬化患者由于退行性病变及椎间孔闭锁，均使硬膜外有效容积减少，常用量局麻药阻滞平面扩大。若未充分认识此类患者的特点，按正常人使用药量，会造成相对逾量而出现广泛的阻滞，预防的要点是对这类患者要相应减少局麻药用量。

（七）硬膜穿刺后头痛（post dural puncture headache, PDPH）

硬膜穿破是硬膜外阻滞最常见的意外和并发症，发生率高达1%。硬膜穿破除了会引起阻滞平面过高及全脊麻外，最常见的还是头痛。由于一般硬膜外穿刺针孔较大，穿刺后头痛的发生率较高。头痛与患者体位有关，即直立位头痛加剧而平卧后好转，所以容易诊断。头痛常出现于穿刺后6～72 h，PDPH最常见的原因是脑脊液从刺破的硬脊膜不断流出，由脑脊液的压力降低导致。正常人体水平位时脑脊液的压力为5～15 mmHg，直立位时压力升至40 mmHg以上，而硬膜外隙又是闭合的，所以在直立位时蛛网膜下隙内的脑脊液压力为40～50 mmHg，就很容易使脑脊液随着压力梯度漏入到硬膜外隙。脑脊液的丢失使脑血管扩张以增加脑血容量，血管扩张刺激了血管周围的张力感受器导致头痛的发生。一旦出现头痛，应认真对待，因这种头痛可使日常生活受累，甚至可能导致颅内硬膜下血肿。

穿刺后头痛的处理：详见前文脊麻后头痛的处理。

（八）神经损伤

硬膜外阻滞后出现持久的神经损伤比较罕见。引起神经损伤的四个主要原因为：操作损伤、脊髓前动脉栓塞、粘连性蛛网膜炎及椎管内占位性病变引起的脊髓压迫。

1. 操作损伤

通常由穿刺针及硬膜外导管所致，患者往往在穿刺时就主诉疼痛，神经纤维的损伤可能导致持久的神经病变，但大多数患者的症状，如疼痛、麻木等均可在数周内缓解。损伤的严重程度与损伤部位有关，胸段及颈段的脊髓损伤程度最严重。

（1）穿刺损伤　包括神经根损伤和脊髓损伤：脊髓损伤早期与神经根损伤的鉴别在于：① 神经

根损伤当时有"触电"或痛感,而脊髓损伤时为剧痛,偶伴一过性意识障碍;② 神经根损伤以感觉障碍为主,有典型"根痛",很少有运动障碍;③ 神经根损伤后感觉缺失仅限于1～2根脊神经支配的皮区,与穿刺点棘突的平面一致,而脊髓损伤的感觉障碍与穿刺点不在同一平面,颈部低一节段,上胸部低二节段,下胸部低三节段。

(2)预后 ① 神经根损伤根痛以伤后3天内最剧,然后逐渐减轻,2周内多数患者症状缓解或消失,遗留片状麻木区数月以上,采用对症治疗,预后较好。② 脊髓损伤后果严重,若早期采取积极治疗,可能不出现截瘫,或即使有截瘫,恰当治疗也可以使大部分功能恢复。③ 治疗措施包括脱水治疗,以减轻水肿对脊髓内血管的压迫及减少神经元的损害,皮质类固醇能防止溶酶体破坏,减轻脊髓损伤后的自体溶解,应尽早应用。

2. 脊髓前动脉栓塞

(1)脊髓前动脉实际上是一根终末动脉,易遭缺血性损害。脊髓前动脉栓塞可迅速引起永久性的无痛性截瘫,因脊髓前侧角受累(缺血性坏死),故表现以运动功能障碍为主的神经症状:① 迅速出现的截瘫或四肢瘫;② 障碍部位以下分离性感觉障碍,即传导束型痛觉及温度觉丧失,而深感觉存在;③ 早期开始即出现的膀胱直肠功能障碍,早期为尿潴留,后期为尿失禁;④ 初发症状可表现为与病灶部一致的剧烈疼痛,束带感;⑤ 可有出汗异常和冷热感等自主神经症状。

(2)诱发脊髓前动脉栓塞的因素:严重的低血压、钳夹主动脉、局麻药中肾上腺素浓度过高,引起血管持久痉挛及原有血管病变者(如糖尿病)。

(3)目前临床治疗原则同脑梗死,综合治疗为主。可用改善血液循环药物增加缺血灶的血液供应,用脱水剂可消除脊髓水肿以及其他的神经保护治疗,同时辅以针灸、康复训练。注意护理,避免发生压疮和尿路感染等并发症。

(4)预后与起病时神经功能缺损的严重程度密切相关。如果患者出现本体感觉障碍,则提示病灶较大,预后较差。肌力评分高的患者预后相对较好,运动功能恢复好。相比运动障碍的恢复,膀胱直肠功能恢复明显较差。多数患者数月后还可能在感觉过敏区遗留神经根痛。

3. 粘连性蛛网膜炎

粘连性蛛网膜炎是严重的并发症,患者不仅有截瘫,同时有慢性疼痛。通常由误注药物入硬膜外间隙所致,如氯化钙、氯化钾、硫喷妥钠及各种消毒剂、药物防腐剂误注入硬膜外间隙会并发粘连性蛛网膜炎。

部分药物的神经毒性:① 晚期癌性疼痛患者椎管内长期、大剂量应用吗啡,其防腐剂可致神经毒性损害;② 瑞芬太尼因含甘氨酸对神经有毒性,不可用于硬膜外或鞘内给药;③ 文献报道右美托咪定注入硬膜外间隙对局部神经髓鞘有损害;④ 氯胺酮含氯化苄甲乙氧胺,可引起神经损伤。

粘连性蛛网膜炎的症状是逐渐出现的,先有疼痛及感觉异常,以后逐渐加重,进而感觉丧失。运动功能改变从无力开始,最后发展到完全性弛缓性瘫痪。尸检可以见到脑脊膜上慢性增生性反应,脊髓纤维束及脊神经腹根退化性改变,硬膜外间隙及蛛网膜下隙粘连闭锁。

4. 脊髓压迫

引起脊髓压迫的原因为硬膜外血肿及硬膜外脓肿,硬膜外血肿的起病快于硬膜外脓肿,二者均需尽早确诊治疗,必要时手术减压。

(1)硬膜外血肿 硬膜外间隙有丰富的静脉丛,穿刺出血率为2%～6%,但形成血肿出现并发症者,其发生率仅0.001 3%～0.006%。形成血肿的直接原因是穿刺针尤其是置入导管的损伤,促使出血的因素有患者凝血机制障碍及抗凝治疗。硬膜外血肿在硬膜外阻滞并发截瘫的原因中占首位。

临床表现:开始时背痛,短时间后出现肌无力及括约肌功能障碍,最后发展到完全性截瘫。诊断主要依靠脊髓受压迫所表现的临床症状及体征,椎管造影、CT或磁共振成像对于明确诊断很有帮助。

预后取决于早期诊断和及时手术,手术延迟者常致永久残废,故争取时机尽快手术减压为治疗的关键(8 h时内术后效果较好)。

预防硬膜外血肿的措施有:① 有凝血障碍及正在使用抗凝治疗的患者应避免椎管内阻滞;② 穿刺及置管时仔细轻柔,切忌反复穿刺;③ 万一发生硬膜外腔出血,可用生理盐水冲洗,并考虑改用其他麻醉方式。

(2)硬膜外脓肿 为硬膜外间隙感染所致。其临床表现为:经过1～3天或更长的潜伏期后出现头痛、畏寒及白细胞增多等全身征象。局部重要症状是背痛,其部位常与脓肿发生的部位一致,疼痛很剧烈,咳嗽、弯颈及屈腿时加剧,并有叩击痛。在4～7天出现神经症状,开始为神经根受刺激出现的放射状疼痛,继而肌无力,最终截瘫。

硬膜外脓肿预后同样取决于手术的早晚,凡手术延迟者可致终身瘫痪。硬膜外脓肿的治疗效果较差,应强调预防为主,麻醉用具及药品应严格无菌,严格无菌操作规程。凡局部有感染或有全身性感染疾病者(败血症),应禁行硬膜外阻滞。

六、骶管阻滞

硬膜外间隙在骶管的延续部分是骶管间隙,该间隙末端终止于骶裂孔。骶管阻滞是经骶裂孔穿刺进入骶管后将局麻药注入该间隙产生神经阻滞。

(一)适应证

包括:① 肛门会阴部手术;② 小儿下腹部及腹股沟手术;③ 连续骶管阻滞可用于术后镇痛;④ 疼痛治疗,如椎间盘突出压迫神经引起下肢急慢性疼痛者可从骶管注入局麻药和激素。

(二)禁忌证

包括:① 中枢神经系统疾病;② 骶管畸形;③ 穿刺部位感染;④ 局麻药高敏病史;⑤ 凝血功能障碍;⑥ 严重低血容量。

(三)解剖和穿刺方法

1. 确定骶裂孔的定位方法

包括:① 骶裂孔是第五骶椎尚未愈合所形成裂孔,距尾骨尖4～5 cm;② 骶裂孔顶端是第四脊椎脊突,左右有两个骶骨角,三者呈等边三角形;③ 骶管的容积25～30 ml;④ 骶裂孔与两个髂后上嵴呈等边三角形(图44-8)。

2. 穿刺方法

骶裂孔为骶尾韧带覆盖,骶管间隙内有脂肪、骶神经、静脉丛及硬膜囊。硬膜囊的终止平面相当

［13］邓小明，姚尚龙，于布为，等.现代麻醉学：4版.北京：人民卫生出版社，2014.

［14］Vallejo M C, Phelps A L, Singh S, et al. Ultrasound decreases the failed labor epidural rate in resident trainees. Int J Obstet Anesth, 2010, 19: 373－378.

［15］Chin K J, Perlas A, Chan V, et al. Ultrasound imaging facilitates spinal anesthesia in adults with difficult surface anatomic landmarks. Anesthesiology, 2011, 115: 94－101.

［16］吴新民.麻醉学高级教程.北京：中华医学电子音像出版社，2014.

［17］杭燕南，俞卫锋，于布为，等.当代麻醉手册：3版.上海：世界图书出版公司，2014.

［18］TarıkçıKılıç E, Aydın G. Effects of dexmedetomidine infusion during spinal anesthesia on hemodynamics and sedation. Libyan J Med, 2018, 13(1): 1436845.

［19］Leffert L, Butwick A, Carvalho B, et al. The Society for Obstetric Anesthesia and Perinatology Consensus Statement on the Anesthetic Management of Pregnant and Postpartum Women Receiving Thromboprophylaxis or Higher Dose Anticoagulants. Anesth Analg, 2018, 126 (3): 928－944.

［20］Fun-Sun F. Yao. YAO & ARTUSIO麻醉学：6版.王天龙，张丽萍，Chris CL，等，主译.北京：北京大学医学出版社，2009.

［21］George R B, McKeen D M, Dominguez J E, et al. A randomized trial of phenylephrine infusion versus bolus dosing for nausea and vomiting during Cesarean delivery in obese women. Can J Anaesth, 2018, 65 (3): 254－262.

［22］Chestnut D H, Wong C A, Tsen L C, et al. Chestnut产科麻醉学理论与实践：5版.连庆泉，姚尚龙，主译.北京：人民卫生出版社，2014.

第45章
超声引导下的神经阻滞

随着超声影像学的不断改进，能清晰地显示很多浅部和深部神经结构。超声引导下的神经阻滞，进针过程中可提供穿刺针行进的实时影像，注药时可以看到药液扩散；提高神经阻滞的效果，减少穿刺次数，避免不必要的神经损伤和神经刺激仪器所带来的不适感。

第一节　超声基础

一、医学超声成像的基础和原理

（一）超声波的定义和物理参数

超声波是声源振动大于20 000 Hz的机械波。超声诊断所用的声源振动频率一般是1～10 Hz。

超声波的主要物理参数有波长（λ）、频率（f）和声速（c），波长、频率和声速有明确的关系，即$c_{(mm/s)}=f_{(Hz)} \times \lambda_{(mm)}$。

（二）人体组织对超声波的影响

1. 反射

反射是指超声波扩散到比波长大的大界面时，入射声波的大部分能量被界面阻挡而返回，这种现象称为反射（图45-1）。

2. 折射

折射是指超声波入射到人体各种组织器官间的大界面时，产生声束扩散方向的角度改变，称为折射（图45-1）。

3. 透射

透射是指超声入射到两种介质的界面时，部分的超声能量可穿过界面，沿着原扩散方向传播，称为透射（图45-1）。一般情况，反射、折射和透射往往并存，三者能量的大小取决于介质的种类、入射角等。

4. 散射

散射是指超声波入射到小界面时，超声波的部分能量向各方向分散辐射（图45-1）。散射时返回至声源的能量较低。

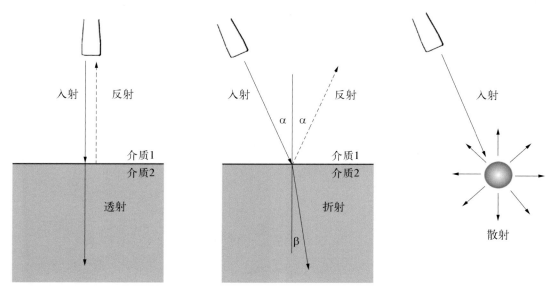

图45-1　超声波的反射、折射、透射、散射

α. 入射角；β. 折射角

5. 衰减

衰减是指超声波在介质传播过程中，因大界面反射、小界面散射、声束扩散以及组织对超声能量的吸收，导致声波能量随传播距离的增加而降低的现象，称为衰减。

（三）人体组织超声影像分型

1. 无反射型

含液型组织器官，包括血液、尿液、积液、胆汁、羊水等。

2. 少反射型

均质的实质性器官或组织，包括肝脏、肾脏、脾脏、心肌、瓣膜等。

3. 多反射型

结构复杂、排列无规律的实质性器官或组织，包括乳腺、肾包膜、骨骼等。

4. 全反射型

含气的组织器官，如肺脏、胃、肠管等。

（四）超声成像的原理

超声探头内的高频脉冲发生器发出的电能由换能器转化为超声波，声波沿声轴入射到组织或器官的界面时，发生反射的声波由换能器接收，并转换为电能，再经由放大器将信号放大，最后由显示系统显示成像。

二、医学超声仪器组成

医学超声仪器按不同方式可分为不同类型，最常见的有A型、M型和B型超声。临床行超声引导神经阻滞或血管等穿刺时多采用B型超声。

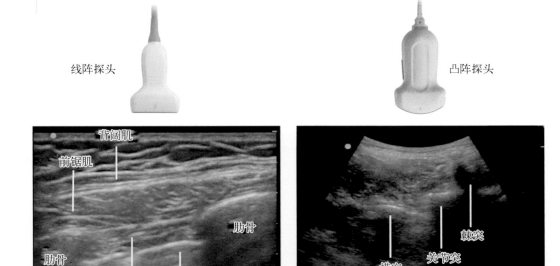

线阵探头　　　　　　　　　　　　　　　凸阵探头

图 45-2　超声探头常用类型及超声成像特点

医学超声仪的基本原理结构是由探头、发射电路、接收电路和显示系统四部分组成。其中超声探头又称为超声换能器，是超声波的发射和接收装置，可以把机械能转化为电能，也可以把电能转化为机械能。

超声引导神经阻滞最常用的探头类型是线阵探头和凸阵探头，线阵探头为矩形成像，凸阵探头以扇形成像（图 45-2）。常常根据目标神经的深度来选择不同频率的探头，对于浅表的神经（＜4 cm），常常选用 7～14 Hz 的探头；深部神经（＞6 cm）的扫描常选用 3～5 Hz 的探头；4～6 cm 深度的神经，应选用 5～6 Hz 的探头。

三、超声引导神经阻滞的操作流程

（一）超声引导神经阻滞时探头的四个操作手法（PART 手法）

1. P（pressure，加压）

向探头施加适当的压力使目标神经显示更清楚。

2. A（alignment，追踪）

依照神经走行滑动探头，显示和确定神经的行走路线。

3. R（rotation，旋转）

在目标神经上旋转探头，显示神经的纵截面和横截面。

4. T（tilting，倾斜）

两侧倾斜探头，使声束和目标神经垂直，成像更清楚。

（二）超声引导神经阻滞基本步骤

1. 辨方向

移动或翘起探头一侧，辨别超声图像的方向。

2. 辨标志

辨别图像中的标志性结构,如血管、肌肉、骨骼。

3. 辨目标

根据标志性结构和目标神经的局部解剖关系、神经纵截面和横截面的不同超声特征,确定目标神经。

四、外周神经的超声影像学表现

外周神经横截面(短轴)在二维超声影像上呈圆形、卵圆形或三角形的低回声区,以及包绕其周围的小强回声带,常呈蜂窝状;长轴下呈平行排列但不完全连续的条索状的低回声区,以及分隔其间的强回声带(图45-3)。外周神经常与血管、韧带和肌腱等难以鉴别。通过彩超或者加压等方法可以与血管鉴别。肌腱和韧带与神经鉴别时可让患者做伸屈动作,肌腱或韧带的位置与形态多会发生变化,而神经的大小和位置相对固定,或者通过滑动技术,追踪神经的走行加以鉴别,也可通过周围组织和器官的形态以及与神经的毗邻关系辅助鉴别外周神经。

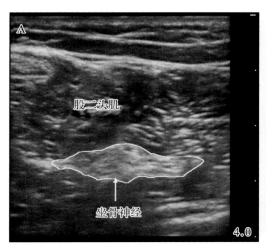 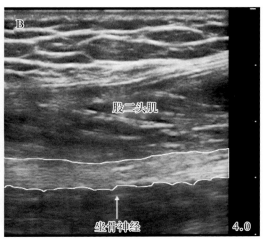

图45-3　外周神经的超声影像表现

A. 臀下坐骨神经横轴声像图;B. 臀下坐骨神经长轴声像图

五、穿刺针的超声影像特征

神经阻滞针多为金属材料,当穿刺针进针路径与探头平面平行时,显影最佳,随着穿刺角度的增加,超声波入射到穿刺针的角度也相应增加,反射的能量也会降低,显影效果就会越差。一般穿刺在10°～70°变化。粗针比细针更易显影。有些厂家还推出穿刺针增强显影技术。

第二节　超声引导上肢神经阻滞技术

一、臂丛阻滞应用解剖

臂丛(brachial plexus)主要由C_5至T_1脊神经前支组成,部分T_2和C_4脊神经也参与臂丛的构成,C_4

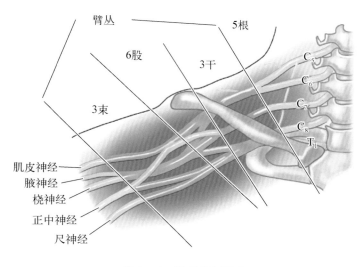

臂丛　5根　6股　3干　3束

C₅ C₆ C₇ C₈ T₁

肌皮神经　腋神经　桡神经　正中神经　尺神经

图45-4　臂丛解剖特点

经常发出分支加入C_5，T_2发出的分支常加入T_1。C_5、C_6在中斜角肌外侧合并为上干；C_7移行为中干，C_8和T_1在前斜角肌后合并为下干。肌间沟阻滞即作用于这个水平。三干向外侧移行，在锁骨上、后附近每个干分成前、后两股。锁骨上阻滞即作用于这个水平。6股沿着腋动脉向腋窝移行，其中上、中干的前股在腋动脉的外侧汇合成外侧束，下干的前股在腋动脉的内侧移行为内侧束，三干的后股在腋动脉的上部汇合成后束（图45-4）。锁骨下阻滞位于此水平。在腋区臂丛的分支桡神经、尺神经和正中神经与腋动脉紧密相随，标准解剖体位的横截面（从对侧看），正中神经位于腋动脉1～2点的位置，桡神经位于腋动脉的6点的位置，尺神经位于腋动脉的10～11点的位置。

肌皮神经在腋窝处走行于腋动脉的外侧，后穿过喙肱肌并于肱二头肌与肱肌之间下行至肘关节上方，在肱骨外上髁水平桡神经的外侧穿出移行为前臂外侧神经。尺神经在上臂内侧走行于肱二头肌与肱三头肌之间，在肱骨中段穿出，于肘上部向内向后入肱骨内上髁与尺骨鹰嘴间的尺神经沟内，继续走行于尺侧腕屈肌二头之间进入前臂。正中神经从穿出腋窝后与肱动脉伴行走行于上臂内侧，先在肱动脉内外侧走行，后转向内侧，于肘内侧从肱骨内上髁与肱二头肌肌腱之间，穿过肱前圆肌进入前臂。桡神经在腋窝部走行于腋动脉的深部，向下向外延伸，走行于肱骨桡神经沟内，于肱骨外上髁上方穿过外侧肌间隔至肱骨前方，在肘关节前方分为深、浅两支（图45-5）。肘部阻滞主要作用于此处走行的神经。

尺神经在腕部尺侧腕屈肌与指深屈肌之间走行，经尺骨茎突穿过腕关节，与尺动脉伴行。正中神经走行于指浅屈肌与指深屈肌之间，位于腕部正中，在掌横韧带处位置最表浅，在桡侧腕屈肌与掌长肌之间穿过腕管，在掌筋膜深面到达手掌。桡神经深支从桡骨外侧穿旋后肌至前臂背侧，在深浅伸肌

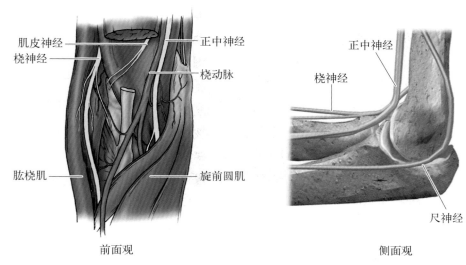

肌皮神经　正中神经
桡神经　桡动脉
肱桡肌　旋前圆肌
前面观

正中神经
桡神经
尺神经
侧面观

图45-5　肘部神经解剖特点

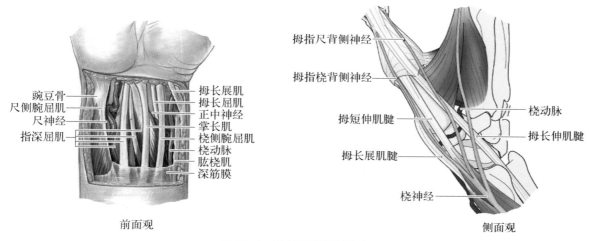

图 45-6　腕部阻滞解剖特点

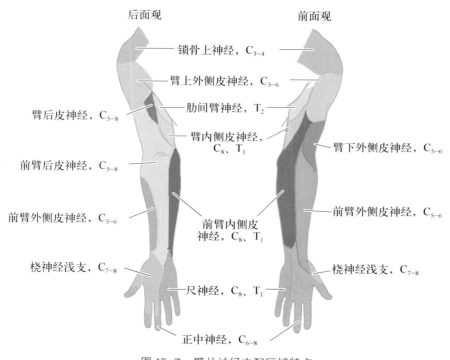

图 45-7　臂丛神经支配区域特点

之间移行至腕部,属于运动神经,浅支伴随桡动脉外侧下行,转向背侧并降至手臂(图45-6)。腕部阻滞作用于此水平。

　　臂丛在锁骨上部发出胸长神经、肩胛背神经和肩胛上神经三个分支,在锁骨下部主要发出胸内、外侧神经、肩胛下神经、胸背神经、肌皮神经、正中神经、尺神经和桡神经等分支。臂丛及其分支主要分布于上肢肌、部分胸背部肌和上臂、前臂、手部的关节和皮肤(图45-7)。

二、超声引导肌间沟臂丛阻滞技术

　　患者多采用侧卧位,患侧肢位于上部,自然伸展。多采用短轴平面内技术。选用线阵探头。导电

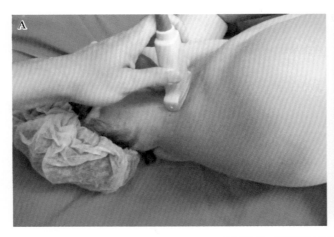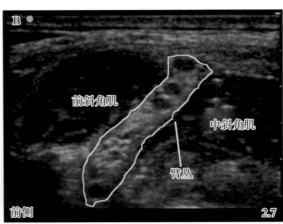

图 45-8　超声引导肌间沟臂丛阻滞

A. 肌间沟臂丛阻滞超声探头放置位置示意图；B. 肌间沟臂丛声像图

胶均匀涂抹于探头上，无菌塑料套包紧探头备用。常规消毒后，把探头置于颈部中央环状软骨水平，由内向外水平移动探头，依次可见气管、甲状腺、颈总动脉、颈内静脉、前斜角肌、臂丛和中斜角肌（图 45-8）。确定臂丛神经后固定探头，多采用后侧入路进针，以免损伤膈神经。22 G 穿刺针于探头外侧刺入皮肤，经中斜角肌推进，针尖靠近神经后回抽无血即可注射 0.2%～0.5% 罗哌卡因 15～20 ml，超声下可见局麻药呈"马蹄形"包绕臂丛神经，若局麻药包裹不理想或者仅在一侧扩散，可退针至皮下，调整进针方向，于神经丛上方进针至对侧，回抽无血后注药，但避免在臂丛上方注药，以免阻滞膈神经。

三、超声引导锁骨上臂丛阻滞

　　患者取仰卧位，患侧肢贴体自然伸展。多采用短轴平面内技术。选用线阵探头。常规消毒后把探头平行锁骨置于锁骨中点上部，调整探头角度清晰显示臂丛神经、锁骨下动静脉、胸膜、第一肋骨等影像（图 45-9）。22 G 穿刺针从探头外侧刺入，向内侧推进，针尖接近臂丛神经回抽无血无气即注射

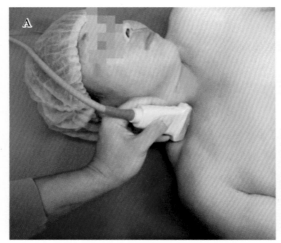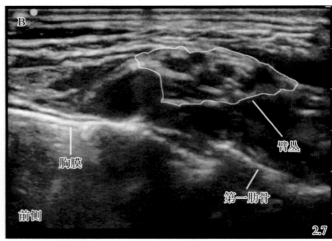

图 45-9　超声引导锁骨上臂丛阻滞

A. 锁骨上臂丛阻滞超声探头放置位置示意图；B. 锁骨上臂丛声像图

0.2%～0.5%罗哌卡因15～20 ml。超声下可见药物呈团状包裹神经。若包裹不完善，可调整针尖位置重新进针，直至所有神经均被药物良好包绕。

四、超声引导锁骨下臂丛阻滞

患者仰卧头偏向对侧，患侧肢自然伸展。多采用短轴平面内技术。把线阵探头一端置于锁骨中点下、外侧1～2 cm处，另一端对向足部。调整探头以获得腋动脉短轴图像。超声下可清晰显示腋动脉、腋静脉、胸膜等组织结构，在动静脉之间、动脉外上方和后方分别是臂丛的内侧束、外侧束和后束（图45-10）。探头压闭腋静脉，22 G穿刺针从探头足侧端刺入皮肤，向后向上推进，针尖至神经附近回抽无血无气注射0.2%～0.5%罗哌卡因20 ml，超声下可见药物团状包绕神经束。若药物扩散不佳，可调整进针方向，针尖分别至三束神经周围注射，使药物充分包绕神经。当超声下臂丛神经束无法显示或部分显示时，可通过调整针尖方向和深度，把药物注射到腋动脉的下侧，外侧和上侧，尽可能使药物包绕腋动脉3～12点钟位置，确保腋动脉周围270°被局麻药包绕。

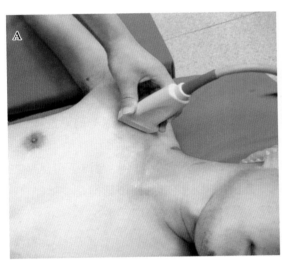
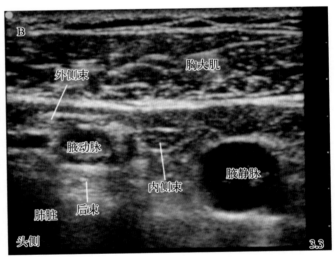

图45-10　超声引导锁骨下臂丛阻滞

A.锁骨下臂丛阻滞超声探头放置位置示意图；B.锁骨下臂丛声像图

五、超声引导腋路臂丛神经阻滞技术

患者体位同上。多采用短轴平面内技术。把线阵探头放置于胸大肌与肱二头肌交点即腋窝顶部横跨腋动脉。调整探头以获得最佳图像。超声下可清晰显示腋动静脉，探头压闭腋静脉。正中神经位于腋动脉1～2点的位置，桡神经位于腋动脉的6点的位置，尺神经位于腋动脉的10～11点的位置（图45-11）。22 G穿刺针由探头前侧刺入皮肤，缓慢推进注射针直至靠近神经。进针时确保针尖处于超声平面内。单点注射药物扩散常不佳，可采用三点法阻滞，通过调整穿刺方向分别在三条神经周围注射直至药物完整包裹神经。回抽无血方可注药，三处共注射0.2%～0.5%罗哌卡因15～20 ml。

也可运用平面外穿刺技术。在探头旁1 cm垂直皮肤进针，以约45°角度向探头下进针，左右调整探头尽可能使针尖处于超声平面内。针尖接近神经即可注射局麻药。

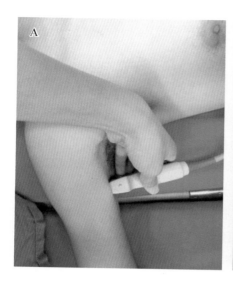
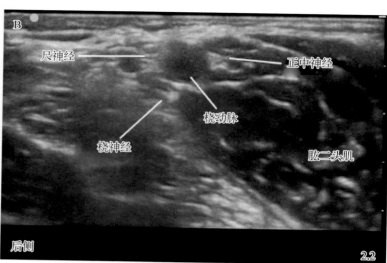

图45-11　超声引导腋路臂丛阻滞

A.腋路臂丛阻滞超声探头放置位置示意图；B.腋路臂丛声像图

六、超声引导肘部神经阻滞技术

肘部各神经位置较分散，需在不同区域放置探头。患者平卧，多采用短轴平面内技术。

超声引导尺神经阻滞：患者阻滞侧上肢外展外旋，把探头置于尺神经沟水平，与肱骨垂直。调整探头角度，在鹰嘴与肱骨内上髁之间，可见尺神经影像（图45-12）。22 G穿刺针由探头前侧进针，接近尺神经后注射局麻药3～4 ml。尽可能使局麻药完整包绕神经。

超声引导桡神经阻滞：患者上肢外展固定于托手架。把探头横置于肘部外侧，超声下可见肱二头肌和肱骨外上髁，在肱二头肌肌腱的外侧和肱骨外上髁的浅层可见一梭形高回声影即是桡神经（图45-13）。22 G穿刺针可从探头任意侧进针，向神经的位置缓缓推进，接近神经即注射0.2%～0.5%罗哌卡因3～4 ml。

超声引导正中神经阻滞：患者上肢外展。把探头横置于肘部正中，影像下可清晰显示肱动脉和肱二头肌，在肱动脉的尺侧可见梭形或椭圆性的正中神经（图45-14）。22 G穿刺针沿探头轴向缓缓接近正中神经，回抽无血，注射0.2%～0.5%罗哌卡因3～4 ml。

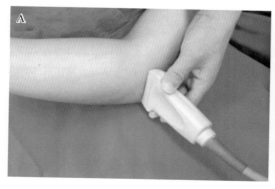
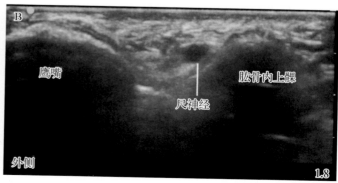

图45-12　超声引导肘部尺神经阻滞

A.肘部尺神经阻滞超声探头放置位置示意图；B.肘部尺神经声像图

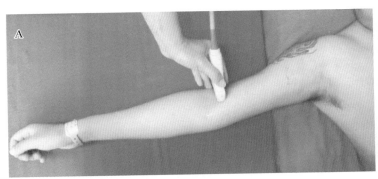
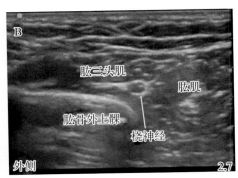

图45-13 超声引导肘部桡神经阻滞

A.肘部桡神经阻滞超声探头放置位置示意图；B.肘部桡神经声像图

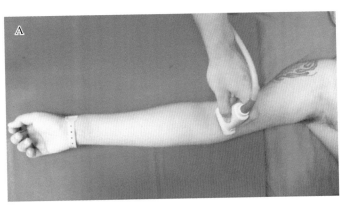
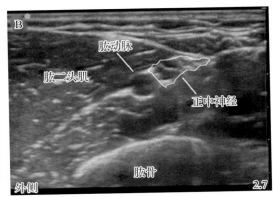

图45-14 超声引导肘部桡神经阻滞

A.肘部桡神经阻滞超声探头放置位置示意图；B.肘部桡神经声像图

七、超声引导腕部神经阻滞技术

在腕部，尺神经和正中神经超声下可清晰显示，但是桡神经已经分成数个细小分支，超声下不易探查，仍采用传统皮下浸入的方式阻滞。

患者上肢外展，前臂外旋掌心向上，常规消毒。超声引导正中神经阻滞：把探头横置于腕部正中，可清晰显示桡骨，桡侧腕屈肌和掌长肌，二者之间的梭形或椭圆形高回声影即是正中神经（图45-15）。

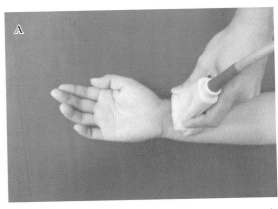
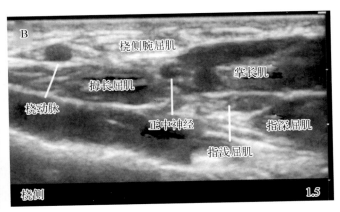

图45-15 超声引导腕部正中神经阻滞

A.腕部正中神经阻滞超声探头放置位置示意图；B.腕部正中神经声像图

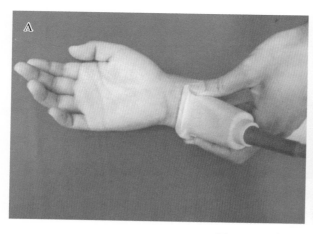
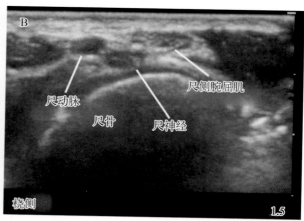

图45-16 超声引导腕部尺神经阻滞

A.腕部尺神经阻滞超声探头放置位置示意图；B.腕部尺神经声像图

可采用短轴平面内或平面外技术,24 G 穿刺针缓缓刺向正中神经,靠近神经即注射0.2%～0.5%罗哌卡因2～3 ml,直至局麻药完整包绕正中神经。

超声引导尺神经阻滞:把探头放置于腕部尺侧,并与尺骨垂直。超声下可显示尺骨、尺动脉、尺侧腕屈肌。在尺动脉与尺侧腕屈肌之间的圆形或椭圆形的组织即是尺神经(图45-16)。可采用短轴平面内或平面外技术,24 G 穿刺针缓缓刺向正中神经,靠近神经回抽无血,即可注射0.2%～0.5%罗哌卡因2～3 ml。尽可能使局麻药包绕尺神经周围。

第三节　超声引导下肢神经阻滞技术

一、股神经阻滞技术

(一)股神经阻滞应用解剖

股神经(femoral nerve)起源于$L_{2～4}$脊神经腹侧支的后股,是腰丛最大的分支。股神经在腰大肌汇聚并于其外缘穿出。在腰大肌和髂肌之间下行,并发出分支支配该肌。股神经在腹股沟中点稍外侧,于腹股沟韧带深部和股动脉外侧进入股部。在腹股沟韧带下方约2 cm股三角处分为出若干分支,其中肌支支配缝匠肌、股四头肌和耻骨肌,皮支分布于大腿和膝关节前面皮肤,并移行为隐神经,支配髌骨下方、小腿内侧和足内侧皮肤。股神经还发出分支支配髋关节、膝关节以及踝关节的运动和感觉(图45-17)。

(二)超声引导股神经阻滞技术

患者平卧位,双腿稍分开,患侧肢稍外旋。常规消毒后把探头平行放置于腹股沟韧带上。超声下浅层的高回声影为阔筋膜和髂筋膜,腹股沟韧带下方可确认股静脉和动脉,在股动脉的外侧可显示高回声的梭形或蜂窝状的股神经(图45-18)。多采用短轴平面内技术,22 G 穿刺针从探头外侧刺入皮肤,由外向内缓慢推进穿刺针,直至针尖接近股神经处,回抽无血即可注射

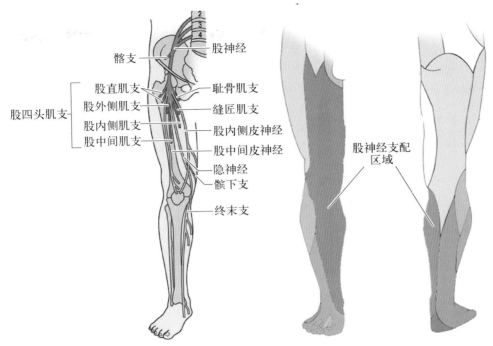

图45-17　股神经解剖及支配区域

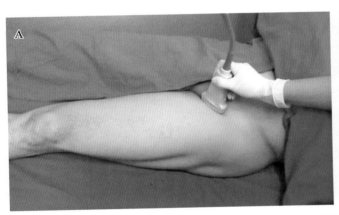
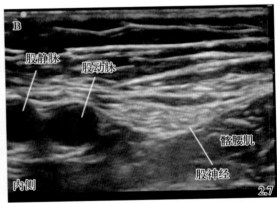

图45-18　超声引导股神经阻滞

A.股神经阻滞超声探头放置位置示意图；B.股神经声像图

0.2%～0.5%罗哌卡因10～20 ml。超声图像可显示局麻药团状包绕股神经。有时可见局麻药把股神经冲散呈数股包绕。若包绕效果差，可退针后调整针尖位置，围绕股神经周围分别注射直至包绕良好。

二、隐神经阻滞技术

（一）隐神经阻滞应用解剖

隐神经（saphenous nerve）是股神经的分支，在股三角伴股动脉外侧下行，进入收肌管。在收肌管部，隐神经从外向内跨过股动脉至其内侧下行。在收肌管远端穿过大收肌肌腱，隐神经在穿出收肌管前，分出髌下支参与髌骨内侧神经丛。隐神经主支行走于缝匠肌和股薄肌之间，在膝关节内

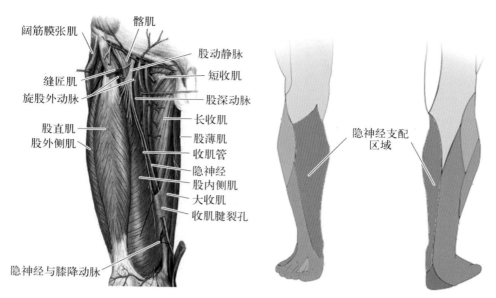

图45-19 隐神经阻滞解剖特点及支配区域

侧穿出深筋膜,分布于髌骨前皮肤。隐神经与大隐静脉伴行。在小腿远端分为两支,一支伴随胫骨分布于内侧踝部,另一支绕过踝部分布于足内侧。隐神经主要支配髌骨内侧、小腿内侧和足内侧的皮肤感觉。隐神经末梢有20%可能会达到大踇趾。隐神经可能还参与膝关节内侧的感觉支配(图45-17,图45-19)。

收肌管位于股骨内侧中下1/3,缝匠肌深面,股内侧肌和大收肌之间。收肌管是由股内侧肌、缝匠肌、长收肌和大收肌围成的三角形管型间隙(图45-19)。收肌管内有股动脉、股静脉和隐神经伴行,是隐神经阻滞的重要解剖标记。

(二)超声引导收肌管部隐神经阻滞技术

收肌管位于大腿中下1/3处。内有股动脉、股静脉和隐神经走行。在收肌管从上至下,隐神经由股动脉的外侧向上跨入至内侧,并发出髌下支。

患者取平卧,双下肢分开,患侧肢伸展、外旋,多选用高频线阵探头。常规消毒,探头置于大腿中下1/3段内侧,与股骨垂直。调整探头位置和角度,使图像内清晰显示缝匠肌、股内侧肌和长收肌,在3条肌肉之间就是收肌管。在股动脉的内侧或内上方可见梭形或椭圆形的高回声影即是隐神经(图45-20)。多采用短轴平面内技术,22 G穿刺针由探头的外侧端刺入皮肤。向隐神经的方向缓缓进针,靠近神经时注射0.2%～0.5%罗哌卡因5 ml。超声下可见药物在收肌管内扩散。

三、坐骨神经阻滞技术

(一)坐骨神经阻滞应用解剖

坐骨神经(sciatic nerve)起自L_4～S_3脊神经,是全身最粗的神经,起始部宽达2 cm。坐骨神经在梨状肌的下方经坐骨大孔进入下肢后部,在股骨大转子和坐骨结节之间下行,在股二头肌深面进入股后区,于腘窝上部分为胫神经和腓总神经。坐骨神经走行中发出很多分支,关节支主要分布于髋关节

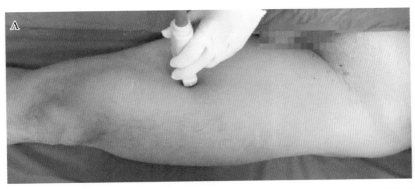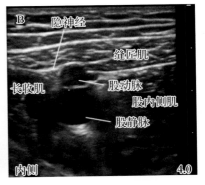

图45-20 超声引导收肌管部隐神经阻滞

A. 收肌管部隐神经阻滞超声探头放置位置示意图;B. 收肌管部隐神经声像图

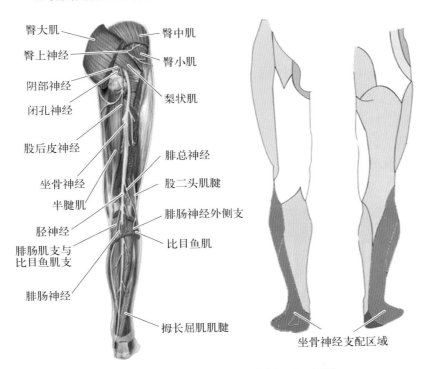

图45-21 坐骨神经阻滞应用解剖及支配区域

和膝关节,肌支主要支配股二头肌,半腱肌等股后肌群运动(图45-21)。

(二)超声引导坐骨神经阻滞技术

1. 超声引导坐骨结节和股骨大转子水平坐骨神经阻滞

患者多采取侧卧位,身体略前倾,髋关节和膝关节略屈曲。在坐骨结节和股骨大转子之间作一连线。可选用线阵探头或凸阵探头。多采用短轴平面内技术。常规消毒。把探头放置于连线的中点,与坐骨神经走行垂直。在股骨大转子和坐骨结节之间、臀大肌的深部可见搏动的臀下动脉和梭形、椭圆形或三角形的坐骨神经(图45-22)。22 G穿刺针可从探头任意端进针。缓慢推进直至接近神经,回抽无血,注射0.2%～0.5%罗哌卡因10～15 ml。尽可能使药物包绕神经,若药物扩散不佳,可调整针尖的位置,围绕神经多点注射。

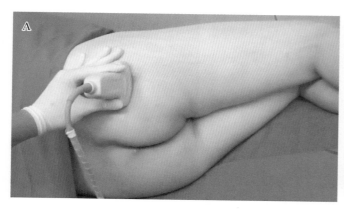
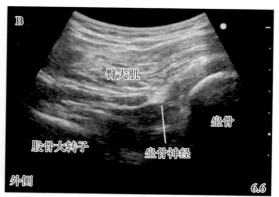

图 45-22　超声引导坐骨结节和股骨大转子间坐骨神经阻滞

A. 坐骨结节和股骨大转子间坐骨神经阻滞超声探头放置位置示意图；B. 坐骨结节和股骨大转子间坐骨神经声像图

2. 超声引导臀下坐骨神经阻滞技术

患者侧卧，双下肢伸展放松。多采用线阵探头。短轴平面内技术最常见。把探头置于臀大肌和腘窝之间任意位置，与坐骨神经走行垂直。超声下可见浅层的股二头肌影像，在股二头肌下方可探寻到梭状或蜂窝状的坐骨神经（图 45-23）。22 G 穿刺针可在探头的任意端进针，向目标神经缓缓推进。针尖接近神经，回抽无血即可注射 0.2% ～ 0.5% 罗哌卡因 10 ml，如果药物扩散不佳，可调整针尖位置，多点注射，尽可能使局麻药充分包绕坐骨神经。

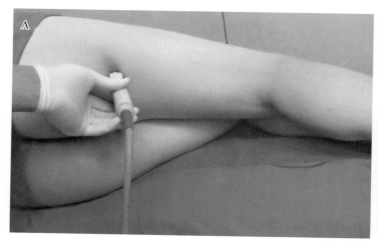
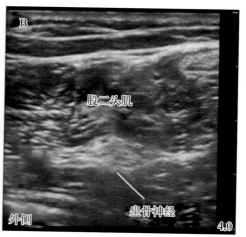

图 45-23　超声引导臀下坐骨神经阻滞

A. 臀下坐骨神经阻滞超声探头放置位置示意图；B. 臀下坐骨神经声像图

3. 超声引导腘窝部坐骨神经阻滞技术

患者侧卧，双下肢伸展。也可采用平卧位，膝关节屈曲 90°，健侧下肢伸展。采用线阵探头、短轴平面内技术。把探头放置于腘窝上部，超声下可见股二头肌和腘动脉、腘静脉。在腘动静脉的上方可见圆形的坐骨神经（图 45-24）。22 G 穿刺针可从探头的任意端进针，接近神经回抽无血即可注射 0.2% ～ 0.5% 罗哌卡因 10 ml，调整针尖位置和角度，尽可能使药物充分包绕神经。也可以向腘窝平移探头，可见坐骨神经分为腓总神经和胫神经，在其分叉处阻滞。

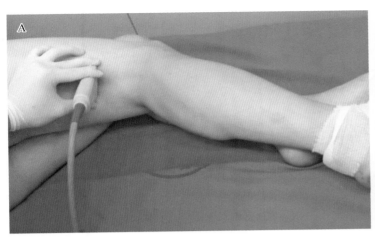
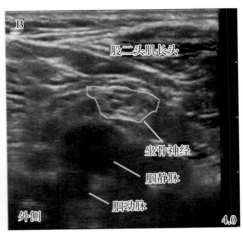

图45-24　超声引导臀下坐骨神经阻滞

A.臀下坐骨神经阻滞超声探头放置位置示意图；B.臀下坐骨神经声像图

4.超声引导前路坐骨神经阻滞技术

患者平卧，双下肢伸展略分开。此平面坐骨神经位置较深，因此多选用凸阵探头。把探头放置于股骨小转子水平，与股骨垂直。超声下清晰显示长收肌、短收肌、大收肌、股动脉和股骨小转子等结构。股骨小转子的内后方可见蜂窝状的坐骨神经（图45-25）。22 G穿刺针从探头外侧端刺入皮肤，缓慢推进，避免股动脉受伤。接近坐骨神经位置即可注射0.2%～0.5%罗哌卡因10 ml。该技术适用于无法侧卧的患者。

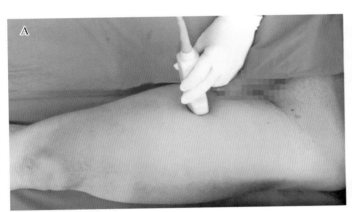
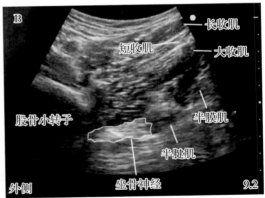

图45-25　超声引导腘窝部坐骨神经阻滞

A.腘窝部坐骨神经阻滞超声探头放置位置示意图；B.腘窝部坐骨神经声像图

四、超声引导股外侧皮神经阻滞技术

（一）股外侧皮神经阻滞应用解剖

股外侧皮神经（lateral femoral cutaneous nerve）起源于$L_{2\sim3}$腰神经的背支，向下向外穿过腰大肌的外侧缘。向前向下走行于髂肌的表面至髂前上棘内侧。于腹股沟韧带的深面，向下跨过缝匠肌肌头，分成前后两支，前支在髂前上棘远端约10 cm浅出，支配股外侧皮肤的感觉，有时甚至达到膝关节

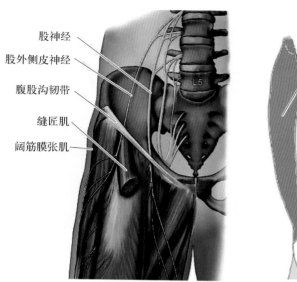
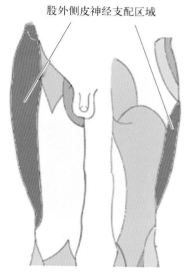

图45-26　股外侧皮神经阻滞应用解剖及支配区域

的外侧,参与髌骨外侧丛的组成。后支在更高的位置穿出阔筋膜,支配大转子至股骨中部表面的皮肤(图45-26)。股外侧皮神经有时还发出分支支配臀部皮肤。在跨越缝匠肌时,不是所有的股外侧皮神经都走行于缝匠肌的表面,由3%～22%的股外侧皮神经从缝匠肌内穿过。另外大约有7%的人股外侧皮神经缺如,由股神经代替。

(二)超声引导股外侧皮神经阻滞技术

患者取平卧位,双下肢自然伸直。多选用线阵探头。常规消毒后把探头横放于髂前上棘的下缘。上下移动探头找寻到髂前上棘、髂肌和缝匠肌的起始部。在髂肌上缘,缝匠肌的内侧可显示蜂窝状或梭形的高回声影像,即是股外侧皮神经(图45-27)。采用短轴平面内进针技术。局部麻醉后,22 G穿刺针由探头外侧端进针,针尖接近神经位置时,注射0.2%～0.5%罗哌卡因3～5 ml,超声下可见股外侧皮神经浮于局麻药中。由于股外侧皮神经比较细,且位置表浅,与浅筋膜有时不易鉴别,把同量的局麻药注射到缝匠肌的表面,可以产生同样的麻醉和镇痛效果。

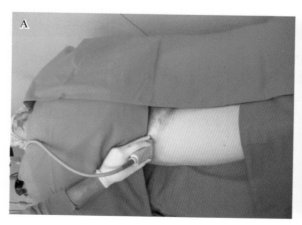
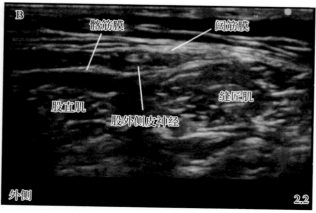

图45-27　超声引导股外侧皮神经阻滞

A.股外侧皮神经阻滞超声探头放置位置示意图;B.股外侧皮神经超声声像图

五、超声引导闭孔神经阻滞技术

（一）闭孔神经阻滞应用解剖

闭孔神经（obturator nerve）起自L_2～L_4腰神经的前支，其中来源于L_3神经的分支最大。闭孔神经从腰丛分出后，穿过腰大肌，向前下走行。在耻骨结节外侧2 cm、下方2 cm从骨盆穿出至股部。在闭孔部，闭孔神经分为前后两支，前支走行于长收肌和短收肌之间，与股神经的皮内支和隐神经构成缝匠肌下丛。参与支配股内侧的皮肤感觉。前支还发出分支支配髋关节。闭孔神经前支还支配长收肌、短收肌、耻骨肌和孖肌的运动。后支走行于短收肌和大收肌之间。发出分支支配长收肌和大收肌的运动，并参与支配膝关节（图45-28）。

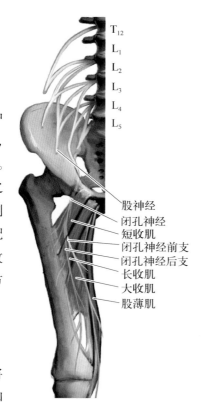

图45-28 闭孔神经阻滞应用解剖

（二）超声引导闭孔神经阻滞技术

患者取平卧位，阻滞侧下肢外展外旋。常选用高频线性探头。将探头置于腹股沟褶皱处，与腹股沟韧带平行。超声下确认股动脉和股静脉，向内平行滑行探头。调整探头角度，以清晰显示耻骨肌、长收肌、短收肌和大收肌。闭孔神经位于耻骨肌外下方，四条肌肉交界的部位，同时可以观察到闭孔动静脉（图45-29）。局部麻醉后，22 G穿刺针从探头外侧端刺入皮肤，缓慢推进，接近神经时，注射0.2%～0.5%罗哌卡因5 ml。此处闭孔神经尚未分支，仅需一点注射即可。

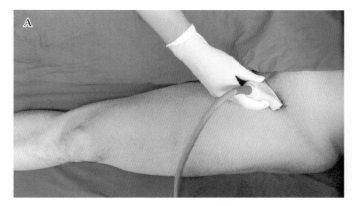

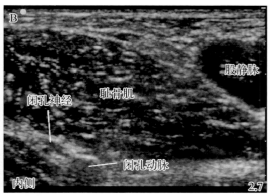

图45-29 超声引导一点法闭孔神经阻滞

A.一点法闭孔神经阻滞超声探头放置位置示意图；B.一点法闭孔神经超声声像图

也可采用两点阻滞法，对闭孔神经的两条分支分别阻滞（图45-30）。上述位置定位闭孔神经后，将探头向同侧足部倾斜，追踪闭孔神经走行。可观察到闭孔神经分为两支分别走行于长收肌和短收肌、短收肌和大收肌之间，呈梭状高回声影。可将0.2%～0.5%罗哌卡因5 ml分别注射到两条神经周围。

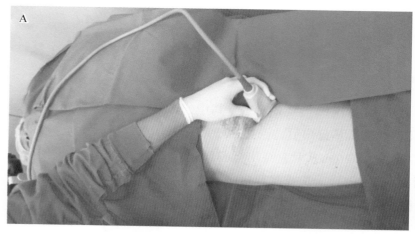
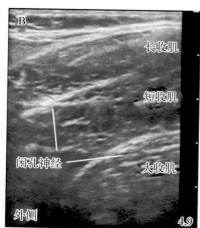

图45-30　超声引导两点法闭孔神经阻滞

A.两点法闭孔神经阻滞超声探头放置位置示意图；B.两点法闭孔神经超声声像图

第四节　超声引导躯干神经阻滞技术

一、超声引导胸椎旁阻滞技术

（一）胸椎旁阻滞的应用解剖

共有12对胸部脊神经。脊神经出椎间孔后走行于椎旁间隙内，分为前后两支、脊膜返支以及交感神经（图45-31）。胸部脊神经的分支呈阶段性，主要支配胸部、腹部和背部的感觉以及相应肌肉的运动。

胸椎旁间隙（thoracic paravertebral）是邻近椎体的三角形解剖结构，该间隙的前壁是壁层胸膜，后壁是肋横突上位韧带，内侧壁椎骨、椎间盘和椎间孔，上下壁是肋骨头（图45-31）。脊神经穿出椎间

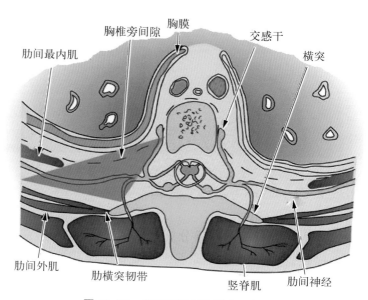

图45-31　胸椎旁神经阻滞应用解剖

孔后即进入椎旁间隙,并分成前后两支和交感神经。此处神经没有筋膜包被,所以只需少量的局麻药即可产生良好的麻醉和镇痛效果。

(二)超声引导胸椎旁神经阻滞技术

患者多选用侧卧位,也可选用坐位或俯卧位,患侧躯体向上。根据患者手术和疼痛部位确定需要阻滞的脊神经节段以及相应棘突的位置。可选用低频凸阵探头或高频线性探头,探头涂抹导电胶后用无菌手套或塑料套包紧备用。

把探头放置于标记的棘突位置,与脊柱垂直。超声下可见矛状的棘突。把探头向患侧平移,至横突位置,超声下由内至外依次可显示棘突、关节突、横突和胸膜(或肋骨),并标记横突的位置和深度。把探头向尾侧平移至横突间隙,超声图像可清晰显示随呼吸而滑动的胸膜,内侧为关节突。在原横突位置可见近似三角形的低回声区域,即为胸椎旁间隙,其浅层有时可见到略高回声的肋横突上位韧带(图45-32)。固定探头,穿刺点局部浸润麻醉后,22 G穿刺针由探头外侧端刺入皮肤,向目标位置缓慢推进,确保针头走行于图像内。当针尖穿透肋横突上位韧带时可有落空感。针尖到达椎旁间隙后回抽无血无气无脑脊液即可注射0.2%~0.5%罗哌卡因3~5 ml。超声下可见局麻药在胸膜上方扩散,胸膜受压下陷。

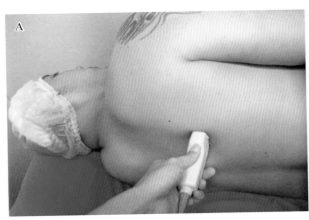
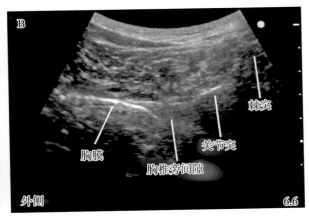

图45-32　超声引导胸椎旁神经阻滞
A.胸椎旁神经阻滞超声探头放置位置示意图;B.胸椎旁神经超声声像图

二、超声引导腰丛阻滞技术

(一)腰丛阻滞的应用解剖

双侧腰脊神经共有5对。脊神经出椎间孔后发出前支和后支,其中$L_{1~3}$还发出交感神经。$L_{1~4}$脊神经在椎旁腰大肌间隙内汇聚成腰丛(lumbar plexus),部分T_{12}和L_5脊神经也参与腰丛的组成。在腰大肌水平分为髂腹下神经($T_{12}~L_1$)、髂腹股沟神经($T_{12}~L_1$)、股外侧皮神经($L_{1~3}$)、股神经($L_{1~4}$)、生殖股神经($L_{1~2}$)和闭孔神经($L_{2~4}$)等神经。其中,髂腹下神经和髂腹股沟神经走行于腰大肌与腰方肌之间的间隙内,闭孔神经和生殖股神经从腰大肌内穿过,股神经和股外侧皮神经在腰大肌外侧穿出。腰丛支配下肢、臀部、腹股沟和会阴部等区域(图45-33)。

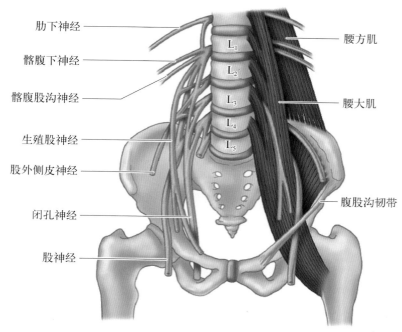

图45-33　腰丛神经阻滞的应用解剖

（二）超声引导腰丛神经阻滞技术

超声引导腰丛神经阻滞技术主要有椎旁水平面入路、椎旁矢状面入路和腋后线水平面入路等，其中前二者最常见。多选用侧卧位，患侧躯体向上，也可选用俯卧位。确定并标记手术或疼痛部位神经支配以及相应脊神经和棘突的位置。由于腰丛位置较深，选用低频凸形探头。

椎旁横截面技术：把探头放置于标记的棘突上，与脊柱垂直。超声下可见矛状的棘突影像和两侧的竖脊肌影像。向患侧平行移动探头，可见由内到外依次为棘突、关节突和横突呈三阶梯状的声像。棘突的旁侧，椎板的浅层覆盖有竖脊肌，竖脊肌的外下方是腰方肌，横突的深部是腰大肌，腰大肌的外侧和腰方肌的深层可见到随呼吸浮动的肾脏。标记横突的位置和深度。根据阻滞平面需要，探头向足侧或头侧平移至横突间隙水平。在横突深度下方1～2 cm处可显示中高回声的腰丛神经（图45-34）。

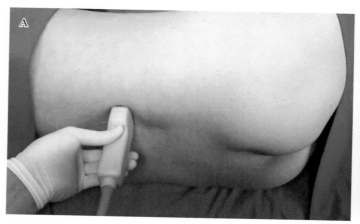
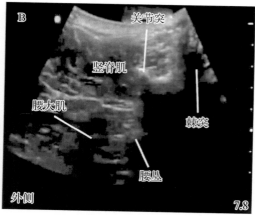

图45-34　超声引导腰丛神经阻滞

A. 腰丛神经阻滞超声探头放置位置示意图；B. 腰丛神经超声声像图

皮肤局部麻醉后，22 G穿刺针从探头外侧端进针，缓慢向腰丛的方向进针，针尖接近腰丛位置，回抽无血即可注射0.2%～0.5%罗哌卡因15～20 ml。由于腰丛神经与腰大肌回声相似，有时超声下不易辨别，可将局麻药注射到横突下1～2 cm处的腰大肌间隙内。超声下可见局麻药物良好包绕腰丛神经或者在腰大肌内团状扩散。

椎旁矢状面技术：把探头放置于标记的棘突上方，与脊柱平行，可见节状的棘突影像。那探头水平向患侧平移，直到显示"城垛样"的横突影像，浅层是竖脊肌声像，竖脊肌的下方、上下位横突之间是腰大肌声像（图45-35）。多采用平面外进针技术。穿刺点局麻后，22 G穿刺针可从探头的任意侧方刺入皮肤。将0.2%～0.5%罗哌卡因20 ml注射到横突下1～2 cm的腰大肌内即可。值得注意的是从探头外侧进针时，注射针与探头的角度不应大于15°，否则针尖易进入椎间孔，从探头内侧进针相对安全。

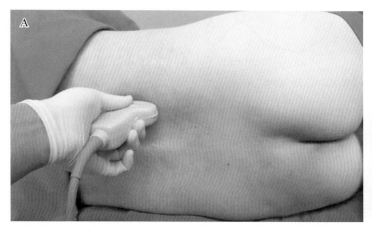
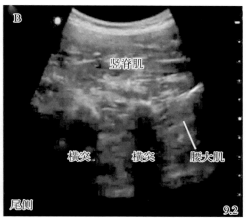

图45-35　超声引导腰丛神经阻滞

A.腰丛神经阻滞超声探头放置位置示意图；B.腰丛神经超声声像图

三、超声引导骶丛神经阻滞技术

（一）骶丛神经阻滞的应用解剖

骶丛（sciatic plexus）主要由$S_{1\sim3}$脊神经和$L_{4\sim5}$脊神经的前支组成，位于骨盆后壁。骶丛在骨盆内，神经根汇合于坐骨大孔部。从梨状肌下孔穿出的神经有坐骨神经、股后皮神经、臀下神经、阴部神经，从梨状肌下孔穿出的神经有臀上神经。骶丛主要支配背下部、部分骨盆、会阴部、股后部以及小腿大部和足部的感觉和运动（图45-36）。

（二）超声引导骶丛神经阻滞技术

患侧取侧卧位，患侧肢向上，髋膝关节略屈曲。由于腰丛位置较深多选用低频凸形探头。常规消毒后放置于髂后上棘位置，与脊柱垂直。超声下显示斜坡状的骶髂关节声像。在连线上向尾侧移动探头，直至骶髂关节消失，超声下可显示外侧的坐骨和内侧的骶骨声像，坐骨和骶骨之间的空隙即是坐骨大孔，浅层是臀大肌和三角形的梨状肌，梨状肌的下方坐骨大孔处可显示骶丛神经声像（图45-37）。局部麻醉后，22 G穿刺针可在探头的任意端进针，穿过梨状肌，回抽无血即可注射0.5%罗哌

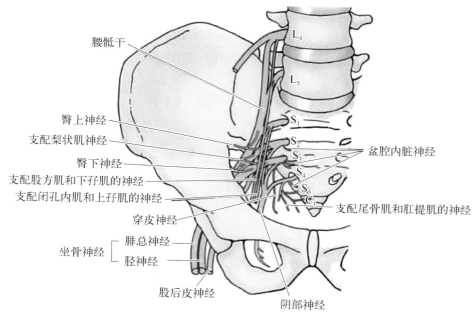

图 45-36 骶丛神经阻滞的应用解剖

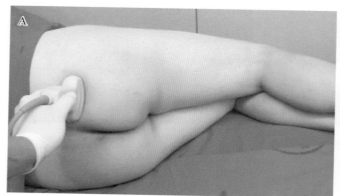
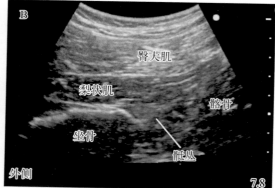

图 45-37 超声引导骶丛神经阻滞

A. 骶丛神经阻滞超声探头放置位置示意图；B. 骶丛神经超声声像图

卡因 10 ~ 15 ml。如果骶丛神经无法显影，可把等量的局麻药注射到梨状肌下方。超声下可见局麻药包绕神经或在梨状肌下团状扩散。

第五节　超声引导胸腹壁神经阻滞技术

一、超声引导腹横肌平面阻滞技术

（一）腹横肌平面阻滞的应用解剖

腹部外侧壁的肌肉由浅到深依次是腹外斜肌、腹内斜肌和腹横肌，腹横肌与腹内斜肌之间的平面称为腹横肌平面（transversus abdominis plane）。腹横肌平面内主要有 $T_{6～12}$ 以及 L_1 脊神经的前支穿过。

T6脊神经主要支配剑突区皮肤感觉。在肋弓处，T7、T8肋间神经向内上方弯曲，在腹横肌的锯齿间穿过肋软骨的深面，走行于腹横肌和腹直肌鞘之间，分布于上腹部的皮肤。T9~11肋间神经走在膈肌和腹横肌锯齿间，继而走行于腹横肌平面内，支配脐平面和脐周以及脐下平面皮肤的感觉。T12（肋下神经）和L1神经腹侧支合称为腰背神经，已进入腹壁走行于腹横肌平面内，支配臀前部的皮肤，有时甚至达到股骨大转子附近。T6~11下位肋间神经在肋角处分为外侧皮支和前支，外侧皮支在腋中线处穿出至皮下，前支继续行至腹直肌下穿出皮下。髂腹下神经主要由T12和L1脊神经前支组成，从椎间孔传出后进入腰大肌间隙，在腰大肌上部从其外侧缘穿出，在肾脏的后方腰方肌的表面向下向外走行。至髂嵴上方进入腹横肌平面，并分为外侧皮支和前皮支。外侧皮支在髂嵴上方穿过腹内斜肌和腹外斜肌，前皮支从髂前上棘内侧约2 cm穿过腹内斜肌，走行于腹内斜肌和腹外斜肌之间，从腹股沟浅环上方3 cm处穿出腹外斜肌。髂腹下神经支配臀部后外侧区和耻骨上部皮肤的感觉。髂腹股沟神经比较细小，起源于L1神经腹侧支，从腰大肌外缘穿出斜向前下，在髂嵴前端进入腹横肌平面。大部分神经与髂腹下神经并行向内下行于腹横肌平面内，与精索一起穿过腹股沟管浅环，支配大腿内侧近端、阴茎根部，阴囊上部分或阴阜的皮肤。髂腹股沟神经在腹横肌平面内常与旋髂深动脉伴行（图45-38）。

（二）超声引导腹横肌平面阻滞技术

根据腹壁神经的走行和分布区域，超声引导腹横肌平面阻滞可分为5种途径。上肋缘腹横肌平面阻滞（主要阻滞T7~8神经）；下肋缘腹横肌平面阻滞（主要阻滞T9~11神经）；侧边腹横肌平面阻滞（主要阻滞T11~12神经）；髂腹下神经和髂腹股沟神经阻滞（主要阻滞T12~L1神经）；臀后部

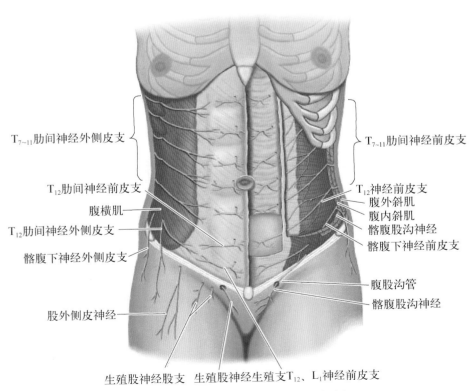

T7~11肋间神经外侧皮支

T12肋间神经前皮支
腹横肌
T12肋间神经外侧皮支
髂腹下神经外侧皮支

股外侧皮神经

T7~11肋间神经前支

T12神经前皮支
腹外斜肌
腹内斜肌
髂腹股沟神经
髂腹下神经前皮支

腹股沟管
髂腹股沟神经

生殖股神经股支　生殖股神经生殖支　T12、L1神经前皮支

图45-38　腹横肌平面阻滞的应用解剖

腹横肌平面阻滞（主要阻滞臀上皮神经）。可根据腹部手术的切口部位和类型，选择合适的阻滞途径。5种腹横肌平面的超声声像和进针方法各不相同，在此，我们主要介绍超声引导侧边腹横肌平面阻滞技术。

患者多取平卧位或侧卧位。确定手术或疼痛部位神经支配。标记出髂嵴上缘、肋弓下缘、腋中线，髂前上棘。多选用高频线阵探头。把探头放置于髂嵴上缘与肋弓下缘之间腋中线处，探头与腋中线垂直。超声下由浅至深依次可清晰显示腹外斜肌、腹内斜肌和腹横肌（图45-39）。多选用平面内阻滞技术。固定探头，穿刺点局部浸润麻醉后，22 G穿刺针由探头任意端刺入皮肤，缓慢推进，引导针尖至腋中线位置，针尖突破腹内斜肌和腹横肌之间的筋膜间隙，即腹横肌平面，回抽无血后即可注射0.2%～0.5%罗哌卡因20 ml。超声下可见局麻药腹横肌平面内成梭形扩散，腹横肌和腹膜被推向腹腔。也可把探头放置于髂嵴上缘与肋弓下缘之间腋中线处，探头与腋中线平行（图45-40），穿刺针可由探头上端或下端进针，针尖到达腹横肌平面即可注药。超声下可见局麻药在腹横肌平面内

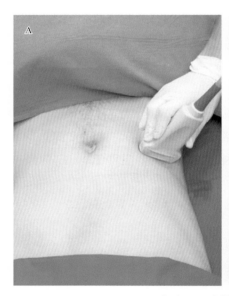
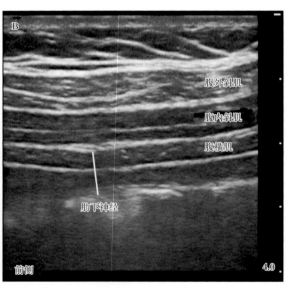

图45-39　超声引导腹横肌平面神经阻滞（探头与腋中线垂直）
A. 腹横肌平面神经阻滞超声探头放置位置示意图；B. 腹横肌平面神经超声声像图

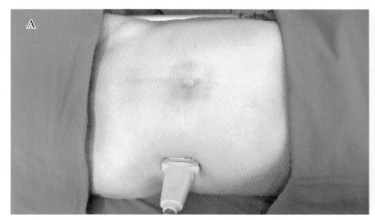
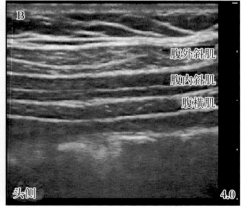

图45-40　超声引导腹横肌平面神经阻滞（探头与腋中线平行）
A. 腹横肌平面神经阻滞超声探头放置位置示意图；B. 腹横肌平面神经超声声像图

扩散,根据药物扩散的情况,可向头侧或尾侧调整针尖的位置和进针方向,直至药物在腹横肌平面内充分扩散。

二、超声引导腰方肌平面阻滞技术

(一) 腰方肌平面阻滞的应用解剖

腰方肌(quadratus lumborum muscle)呈四方形,上缘附着于第12肋下缘的内侧半,并通过4个小肌腱附着于4位腰椎的横突,下缘以腱性纤维的形式连于髂嵴。腰方肌与周围组织器官的毗邻关系:前面是结肠、肾脏、腰大肌、腰小肌、膈角和胸腰筋膜前层。腰方肌前面的筋膜上有肋下神经、髂腹下神经和髂腹股沟神经走行,神经呈束状向下延伸,进入腹横筋膜。腰方肌的后面是竖脊肌、背阔肌和胸腰筋膜的后层。腰方肌的外侧是腹外斜肌、腹内斜肌和腹横肌。腰方肌的内侧是腰大肌和腰椎横突(图45-41)。

(二) 超声引导腰方肌平面阻滞技术

根据局麻药注射部位,目前超声引导腰方肌阻滞主要有四种入路,分别是腰方肌前侧阻滞、腰方肌外侧阻滞、腰方肌后侧阻滞以及腰方肌内阻滞。不同的方法阻滞的神经不同,相应的镇痛或麻醉平面也不同。在此我们主要介绍超声引导腰方肌前侧阻滞技术。

腰方肌前侧阻滞是把局麻药物注射到腰大肌和腰方肌之间。由于该部位距离腰丛和椎旁间隙较近,阻滞范围较广,$T_{10} \sim L_4$水平,甚至有报道称在肋下行腰方肌前侧阻滞,阻滞平面可达$T_6 \sim L_2$水平。

将探头置于腋前线髂嵴水平,超声下可见腹壁三层肌肉:腹外斜肌、腹内斜肌和腹横肌。把探头水平向后平移至腋后线处,可见腹外斜肌、腹内斜肌和腹横肌的边缘,在腹横筋膜的下方可见前部的

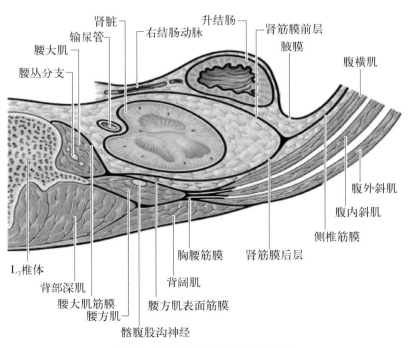

图45-41　腰方肌阻滞的应用解剖

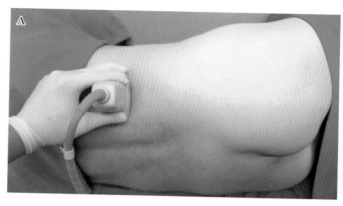
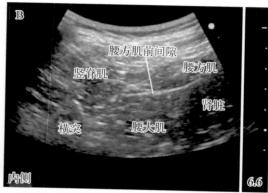

图 45-42 超声引导腰方肌前侧平面阻滞（探头与腋中线平行）

A. 腰方肌前侧平面阻滞超声探头放置位置示意图；B. 腰方肌前侧平面超声声像图

腹膜后脂肪和后部的腰方肌。腰方肌内侧深部为腰大肌和椎体横突，如果阻滞位置在 L_2 以上，腰方肌的外侧深部还可见肾脏声像（图 45-42）。根据疼痛或手术部位的神经支配，可向头侧或尾侧平移至所需阻滞部位。多选用平面内阻滞技术。固定探头，穿刺点局部浸润麻醉后，22 G 穿刺针可由探头任意端刺入皮肤，缓慢推进，针尖至腰大肌和腰方肌之间，回抽无血后即可注射 0.2%～0.5% 罗哌卡因 20 ml。超声下可见局麻药物在两肌肉间隙内扩散，腰大肌被压向深部。

三、超声引导前锯肌平面阻滞技术

（一）前锯肌平面阻滞的应用解剖

前锯肌（serratus anterior muscle）位于胸廓侧面浅层。起自上 8 个或 9 个肋骨的外侧面，经肩胛骨腹侧至肩胛骨的内侧缘。$T_{2\sim6}$ 肋间神经的外侧皮支在肋角处由肋间神经分出，但仍走行于肋间内肌和肋间最内肌之间，至腋中线附近时向前向浅层依次穿过肋间肌和前锯肌，至腋前线穿出至前锯肌的表面，每条又分出前后两条分支，分别支配胸前壁和背部皮肤的感觉，并与肋间神经前皮支和胸段脊神经后支交叉吻合（图 45-43）。

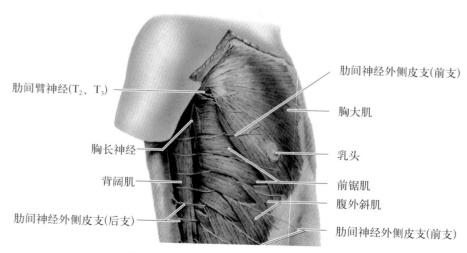

图 45-43 前锯肌平面阻滞的应用解剖

(二) 超声引导前锯肌平面阻滞技术

超声引导前锯肌阻滞分为前锯肌浅层阻滞和深层阻滞,文献报道显示两种阻滞方法均可产生类似的镇痛效果,但是阻滞平面略有差异。这里主要介绍前锯肌深层阻滞技术。

患者多选用平卧位或侧卧位。确定手术或疼痛部位神经支配。选用高频线阵探头,把探头与胸骨平行置于胸骨角外侧,定位出第二肋骨,将沿第二肋向外平移至腋前线。沿腋前线向下平移探头至所需阻滞的肋间神经外侧皮支节段,向外侧移至腋中线,并作标记。探头涂抹导电胶,无菌塑料套包紧备用。

把探头放置于腋中线标记点,探头与肋骨垂直,第四至第六肋间超声下可见背阔肌、前锯肌、肋间肌和肋骨等结构(图45-44)。局部浸润麻醉,22 G穿刺针由探头下侧端刺入皮肤,缓慢进针至前锯肌的浅层或前锯肌与肋间肌之间,回抽无血、无气后即可注射0.5%罗哌卡因,每肋间隙3～5 ml。

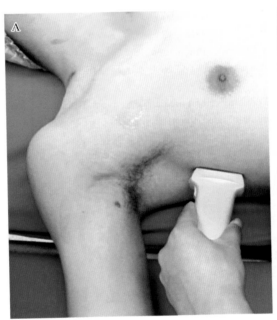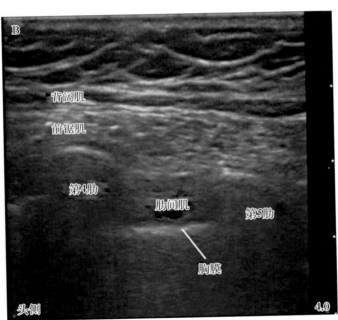

图45-44　超声引导前锯肌侧平面阻滞

A. 前锯肌平面阻滞超声探头放置位置示意图;B. 前锯肌平面超声声像图

(王爱忠)

参 考 文 献

[1] Abdallah F W, Brull R. Sciatic nerve block for analgesia after total knee arthroplasty: the jury is still out. Reg Anesth Pain Med, 2012, 37(1): 122-123.

[2] Agrawal Y, Russon K, Chakrabarti I, et al. Intra-articular and portal infiltration versus wrist block for analgesia after arthroscopy of the wrist: a prospective RCT. Bone Joint J, 2015, 97-B(9): 1250-1256.

[3] Angerame M R, Ruder J A, Odum S M, et al. Pain and Opioid Use After Total Shoulder Arthroplasty With Injectable Liposomal Bupivacaine Versus Interscalene Block. Orthopedics, 2017, 40(5): e806-e811.

［ 4 ］ Arora S, Chhabra A, Subramaniam R, et al. Transversus abdominis plane block for laparoscopic inguinal hernia repair: a randomized trial. J Clin Anesth, 2016, 33: 357－364.

［ 5 ］ Beigmohammadi M T, Tavakoli F, Safari S, et al. Sciatic Nerve Block in Tetanus: A Case Report. Anesth Pain Med, 2015, 5(6): e29698.

［ 6 ］ Blanco R, Parras T, McDonnell J G, et al. Serratus plane block: a novel ultrasound-guided thoracic wall nerve block. Anaesthesia, 2013, 68(11): 1107－1113.

［ 7 ］ Busardo F P, Tritapepe L, Montana A, et al. A fatal accidental subarachnoid injection of lidocaine and levobupivacaine during a lumbar paravertebral block. Forensic Sci Int, 2015, 256: 17－20.

［ 8 ］ Chakraborty A, Goswami J, Patro V. Ultrasound-guided continuous quadratus lumborum block for postoperative analgesia in a pediatric patient. A A Case Rep, 2015, 4(3): 34－36.

［ 9 ］ Chin K J, Alakkad H, Adhikary S D, et al. Infraclavicular brachial plexus block for regional anaesthesia of the lower arm. Cochrane Database Syst Rev, 2013, 28(8): CD005487.

［ 10 ］ Chin K J, Singh M, Velayutham V, et al. Infraclavicular brachial plexus block for regional anaesthesia of the lower arm. Anesth Analg, 2010, 111(4): 1072.

［ 11 ］ Copik M, Bialka S, Daszkiewicz A, et al. Thoracic paravertebral block for postoperative pain management after renal surgery: A randomised controlled trial. Eur J Anaesthesiol, 2017, 34(9): 596－601.

［ 12 ］ Corso R M, Piraccini E, Sorbello M, et al. The ultrasound-guided transmuscular quadratus lumborum block for perioperative analgesia in open nephrectomy: a case report. Minerva Anestesiol, 2017.

［ 13 ］ Cox F, Cousins A. Thoracic paravertebral block (PVB) analgesia. J Perioper Pract, 2008, 18(11): 491－496.

［ 14 ］ Dillow J M, Rosett R L, Petersen T R, et al. Ultrasound-guided parasacral approach to the sciatic nerve block in children. Paediatr Anaesth, 2013, 23(11): 1042－1047.

［ 15 ］ Dufour E, Donat N, Jaziri S, et al. Ultrasound-guided perineural circumferential median nerve block with and without prior dextrose 5% hydrodissection: a prospective randomized double-blinded noninferiority trial. Anesth Analg, 2012, 115(3): 728－733.

［ 16 ］ Durant E, Dixon B, Luftig J. Ultrasound-guided serratus plane block for ED rib fracture pain control. Am J Emerg Med, 2017, 35(1): 193－197.

［ 17 ］ Franco C D, Williams J M. Ultrasound-Guided Interscalene Block: Reevaluation of the "Stoplight" Sign and Clinical Implications. Reg Anesth Pain Med, 2016, 41(4): 452－459.

［ 18 ］ Fusco P, Scimia P, Petrucci E, et al. Transversus Abdominis Plane Block as Analgesic Technique for Postoperative Pain Management After Cesarean Section: No More? Reg Anesth Pain Med, 2017, 42(4): 541.

［ 19 ］ Gamo K, Kuriyama K, Higuchi H, et al. Ultrasound-guided supraclavicular brachial plexus block in upper limb surgery: outcomes and patient satisfaction. Bone Joint J, 2014, 96－B(6): 795－799.

［ 20 ］ Gilbert J, Hultman J. Thoracic paravertebral block: a method of pain control. Acta Anaesthesiol Scand, 1989, 33(2): 142－145.

［ 21 ］ Gorkem U, Kocyigit K, Togrul C, et al. Comparison of bilateral transversus abdominis plane block and wound infiltration with bupivacaine for postoperative analgesia after cesarean delivery. J Turk Ger Gynecol Assoc, 2017, 18(1): 26－32.

［ 22 ］ Gray A T, Collins A B. Ultrasound-guided saphenous nerve block. Reg Anesth Pain Med, 2003, 28(2): 148, 148.

［ 23 ］ Heflin T, Ahern T, Herring A. Ultrasound-guided infraclavicular brachial plexus block for emergency management of a posterior elbow dislocation. Am J Emerg Med, 2015, 33(9): 1321－1324.

［ 24 ］ Kadam V R. Ultrasound-guided quadratus lumborum block as a postoperative analgesic technique for laparotomy. J Anaesthesiol Clin Pharmacol, 2013, 29(4): 550－552.

［ 25 ］ Ke X, Li J, Liu Y, et al. Surgical anesthesia with a combination of T12 paravertebral block and lumbar plexus, sacral plexus block for hip replacement in ankylosing spondylitis: CARE-compliant 4 case reports. BMC Anesthesiol, 2017, 17(1): 86.

［ 26 ］ Kim J E, Lee S G, Kim E J, et al. Ultrasound-guided Lateral Femoral Cutaneous Nerve Block in Meralgia Paresthetica. Korean J Pain, 2011, 24(2): 115－118.

［ 27 ］ Koh I J, Choi Y J, Kim M S, et al. Femoral Nerve Block versus Adductor Canal Block for Analgesia after Total Knee Arthroplasty. Knee Surg Relat Res, 2017, 29(2): 87－95.

［ 28 ］ Kumar A, Sinha C, Kumar A, et al. Ultrasound-guided adductor and sciatic nerve block: Two in one approach at mid-thigh level. Saudi J Anaesth, 2017, 11(3): 368－370.

[29] Lee R M, Lim T J, Chua N H. Postoperative pain control for total knee arthroplasty: continuous femoral nerve block versus intravenous patient controlled analgesia. Anesth Pain Med, 2012, 1(4): 239－242.

[30] Lin J A, Lu H T, Chen T L. Ultrasound standard for lumbar plexus block. Br J Anaesth, 2014, 113(1): 188－189.

[31] Nofal W H, El F S, Shoukry A A, et al. Ultrasound-guided axillary brachial plexus block versus local infiltration anesthesia for arteriovenous fistula creation at the forearm for hemodialysis in patients with chronic renal failure. Saudi J Anaesth, 2017, 11(1): 77－82.

[32] Oksar M, Koyuncu O, Turhanoglu S, et al. Transversus abdominis plane block as a component of multimodal analgesia for laparoscopic cholecystectomy. J Clin Anesth, 2016, 34: 72－78.

[33] Park S K, Lee S Y, Kim W H, et al. Comparison of Supraclavicular and Infraclavicular Brachial Plexus Block: A Systemic Review of Randomized Controlled Trials. Anesth Analg, 2017, 124(2): 636－644.

[34] Petchara S, Paphon S, Vanlapa A, et al. Combined Lumbar-Sacral Plexus Block in High Surgical Risk Geriatric Patients undergoing Early Hip Fracture Surgery. Malays Orthop J, 2015, 9(3): 28－34.

[35] Rukewe A, Afuwape O O, Ugheoke A, et al. Single-shot lamina thoracic paravertebral block with ketofol for modified radical mastectomy. Local Reg Anesth, 2016, 9: 83－86.

[36] Strid J, Sauter A R, Ullensvang K, et al. Ultrasound-guided lumbar plexus block in volunteers; a randomized controlled trial. Br J Anaesth, 2017, 118(3): 430－438.

[37] Sun N, Wang S, Ma P, et al. Postoperative Analgesia via a Transversus Abdominis Plane Block Using Different Concentrations of Ropivacaine for Abdominal Surgery: A Meta-analysis. Clin J Pain, 2016, 33(9): 853－863.

[38] Ueshima H, Otake H, Lin J A. Ultrasound-Guided Quadratus Lumborum Block: An Updated Review of Anatomy and Technique. Biomed Res Int, 2017, 2017: 2752876.

[39] Unluer E E, Karagoz A, Unluer S, et al. Ultrasound-guided supracondylar radial nerve block for Colles Fractures in the ED. Am J Emerg Med, 2016, 34(8): 1718－1720.

[40] Unluer E E, Karagoz A, Unluer S, et al. Ultrasound-guided ulnar nerve block for boxer fractures. Am J Emerg Med, 2016, 34(8): 1726－1727.

[41] Yeying G, Liyong Y, Yuebo C, et al. Thoracic paravertebral block versus intravenous patient-controlled analgesia for pain treatment in patients with multiple rib fractures. J Int Med Res, 2017: 1217509620.

[42] Zocca J A, Chen G H, Puttanniah V G, et al. Ultrasound-Guided Serratus Plane Block for Treatment of Postmastectomy Pain Syndromes in Breast Cancer Patients: A Case Series. Pain Pract, 2017, 17(1): 141－146.

第46章
心脏起搏、复律和除颤

心脏泵功能有赖于心房和心室节律地收缩和舒张,从而保证正常的心排血量,严重的心律失常将导致显著的血流动力学改变,影响重要脏器的供血,甚至危及生命。在药物治疗无效的情况下,紧急应用电疗法是抢救危重病患者的有效措施,也是心肺复苏的急救手段。电疗法包括直流电心脏复律和除颤。其优点为:① 随意调节和起效迅速;② 精确控制心率;③ 无药物不良反应和避免药物相互作用;④ 无心肌抑制和扩血管作用;⑤ 新的严重心律失常发生率少。本章重点讨论心脏起搏、复律与除颤在围术期、ICU 和急救中的应用及装起搏器患者围术期的处理。

第一节　心　脏　起　搏

晶体管发明数年后,1958年以电池为电源的起搏器(PM)创新了致命性电传导异常的治疗。随着技术的成熟,PM用于房室同步起搏并改善心搏功能障碍患者的生活质量,减少了心肌病患者心室收缩非对称现象。1980年植入性心电复律-除颤器(ICD)首次用于抗快速性心律失常或休克,并于1985年得到美国FDA认可,使这项技术进一步扩展到治疗房性和室性快速性心律失常(除了原来的缓慢型心律失常外)。目前的ICD是PM技术的延伸和发展,每个植入性ICD除了有抗快速性心律治疗功能外,都兼有全面的PM功能。

随着人口老龄化的进程,安装起搏器或者心脏电复律/除颤器实施手术的患者也不断增多,因此,对该类患者安全有效的围术期管理十分重要,麻醉和ICU医师应熟悉起搏器原理,掌握适应证及使用方法和相应的围术期处理。

心脏起搏器是产生人工电脉冲的装置,由起搏脉冲发生器、电极导线和电极组成。起搏电极分心外膜电极、心肌电极、胸壁电极和心内膜电极(导管电极)。发生器发放起搏脉冲,经导线电极传到心肌,引起心肌兴奋和收缩(图46-1)。心肌对各种形式的微电流刺激可产生收缩反应是人工心脏起搏的生理基础。人工心脏起搏主要用于治疗缓慢型心律失常,也可用于治疗快速型心律失常。起搏器的基本功能包括:① 起搏功能:一般设定60～70次/min;② 感知功能:感知一次心电活动(P波和QRS波),起搏器停止发放一次起搏脉冲,是按需起搏器的必备功能;③ 传导功能:无论自主或起搏后出现的心电活动,均可传到右心室引发电活动,是DDD起搏器的重要功能;④ 变时性功能:起搏器的频率可随机体代谢需求而变化,为频率应答功能的起搏器;⑤ 自动调节功能:起搏器记录患者心

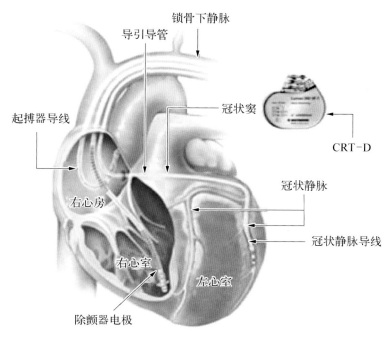

图46-1　起搏器体内示意图

率和心律失常资料,经归纳、分析和计算得到起搏器最佳工作参数运转;⑥ 诊断功能:通过诊断程序储存记录,供医师分析参考。

一、起搏器分类

（一）体外起搏器（临时起搏器）

1. 单腔起搏器（心室或心房起搏）

通过感知灵敏度旋钮的选择可在体外调节按需频率起搏及固定频率起搏。起搏频率范围30～180次/min,也可通过超速抑制而终止快速心律失常。

2. 双腔起搏器（房室顺序起搏）

主要用于心脏手术引起的暂时性房室传导阻滞,能使心房和心室顺序收缩以维持心功能正常。

（二）埋藏式起搏器（永久起搏器）

国际统一用五位字母代码命名法（表46-1）。第一位字母描述起搏器腔室,第二位字母描述感知腔室,第三位字母描述起搏器在感知到心内活动后的工作方式,第四、五位字母描述起搏器的其他特性,如频率反应,不需要时可删除。

表46-1　起搏器五位字母代码命名法

位置	第Ⅰ位	第Ⅱ位	第Ⅲ位	第Ⅳ位	第Ⅴ位
功能	起搏心腔	感知心腔	应答方式	程序控制	抗心动过速
代码	V（心室）	V（心室）	T（触发）	P（简单程控）	B（触发成串脉冲刺激）

（续表）

位置	第Ⅰ位	第Ⅱ位	第Ⅲ位	第Ⅳ位	第Ⅴ位
代码	A（心房）	A（心房）	I（抑制）	M（多功能程控）	N（正常频率竞争抑制）
	D（双腔）	D（双腔）	D（T和I）	O（无程控功能）	S（频率扫描刺激转复）
		O（无感知）	O（无反应）	R（频率调整）	D（超速抑制）
			R（频率反应）		E（体外控制脉冲发放）
					O（无抗快速心律失常功能）

1. 单腔起搏器

包括：① 非同步型起搏器（VOO，AOO）：频率固定无感知功能，现已少用。② 同步型起搏器：分为心室同步型起搏器（VVT，VVI）和心房同步型起搏器（AAT，AAI）。有感知功能，可避免竞争心律发生。感知自身搏动后的反应方式有两种：触发型同步起搏器（VVT，AAT），现已少用；抑制型同步起搏器（VVI，AAI），又称按需型起搏器，是目前应用最多的一种起搏器。心搏频率低于起搏器预设的起搏频率，起搏器将按预定的起搏频率起搏心脏，并可避免竞争心律。当存在外界持续强电磁干扰时，起搏器将转为固定频率起搏以避免窦房结长时间抑制而导致的心动过缓和心搏暂停。

VVI单纯起搏心室，失去正常房室顺序收缩，使心排血量降低。另外，对于房室传导正常的患者，可发生房室逆传，引起心房逆行充盈和排空，并消除或减弱压力感受器的反射，使外周血管阻力下降和大脑灌注不足。二者相加就可能引发"起搏器综合征"，表现为头晕、气急、心悸、低血压，甚至心力衰竭、休克、晕厥等，适用于房室传导阻滞患者；AAI由于通过自然房室传导途径激动心室，不存在发生"起搏器综合征"的可能，适用于病窦综合征而房室传导正常的患者。

2. 双腔起搏器

包括：① 心房同步心室起搏器（VAT）：心房感知心室起搏，形成人工PR间期，符合生理起搏，但缺乏心室感知功能，可引起心室竞争心律，已少用。② 心房同步心室按需型起搏器（VDD）：和VAT相比，VDD对心房和心室均有感知功能，可避免心室竞争心律，但可引起由起搏器诱发的环路性心动过速。③ 心室按需型房室顺序起搏器（DVI）：心房电极只有起搏功能，心室电极则兼有起搏和感知功能，心房和心室脉冲发放统一由心室电极感知R波来控制，因而保证了房室顺序收缩，避免了房室逆传诱发的环路性心动过速；但可诱发室上性心动过速或偶可诱发房颤。④ 房室全能型起搏器（DDD）：具有房室双腔顺序起搏、房室双重感知及触发与抑制双重反应（即同时感知和起搏心房无室的功能），并取DVI、AAI和VDD等各种起搏器优点。DDD起搏的主要形式见图46-2，现已广泛应用于临床。适用于病窦综合征伴或不伴房室传导阻滞、永久性或间歇性房室传导阻滞、双束支传导阻滞等，但DDD也会引起起搏介导性心动过速或串活抑制现象。

3. 频率自适应起搏器

应用不同的生理生化指标，如体动、呼吸频率、心内温度和pH、心内血氧饱和度、右心室收缩力以及起搏引发的QT间期等作为感知参数，自动调节起搏频率，如SSIR，DDDR。适用于心脏变时能力不良且需要从事中至重度体力活动者，对于心率加快会诱发心绞痛，加重心力衰竭的患者不适用。

4. 抗快速心律失常起搏器

具有感知和及时终止心动过速，以及在心动过速终止或超速抑制时，可按需起搏。目前多限于治

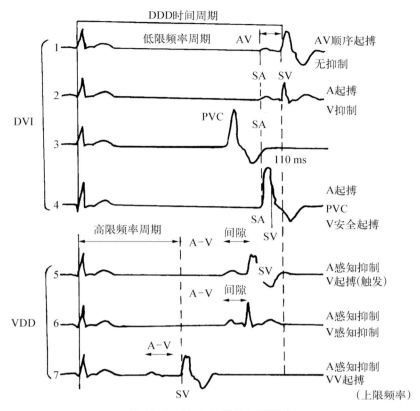

图46-2　DDD起搏的主要形式

疗药物引起的室上性心动过速,而治疗室性心动过速时可诱发室颤。

5. 植入式自动心律转复除颤器(AICD)

能够自动检测室颤和室性心动过速,并行心脏起搏、转复和心内电击。具有程控功能,既可起搏缓慢心律,也能抑制快速心律失常,同时能复律和除颤,适用于各种心律失常的治疗。

二、适应证

(一)临时性起搏器

(1)急性心肌梗死　起搏指征:① 心率<50次/min、阿托品治疗无效的心动过缓;② 完全性房室传导阻滞;③ 不完全房室传导阻滞,莫氏 Ⅰ 型心率<50次/min及莫氏 Ⅱ 型;④ 急性双束支传导阻滞及三束支传导阻滞。

(2)严重电解质紊乱,如高血钾等引起的高度心肌传导阻滞或窦性心动过缓。

(3)冠心病发生完全性房室传导阻滞、心动过缓宽QRS波逸搏心律。

(4)超速起搏抑制经电复律药物治疗无效的顽固性心动过速。

(5)心脏术后心动过缓或房室传导阻滞。

(6)中毒、触电、溺水所致的严重心动过缓或心跳停止。

(二)永久性起搏器

(1)病窦综合征。

（2）完全性房室传导阻滞，阿斯综合征，心率＜45次/min。

（3）双束支和三束支传导阻滞，症状明显者。

（4）手术损伤传导系统引起房室传导阻滞。

（5）异位快速心律失常，药物治疗无效，可应用抗心动过速起搏器或自动复律除颤器（ICD）。

（6）长QT综合征。

（7）肥厚型梗阻性心肌病。

（三）植入式心脏复律/除颤器（AICD）

（1）室性心动过速和心室颤动。

（2）心肌梗死后EF≤30%（MADIT Ⅱ）。

（3）任何病因心肌病EF≤35%（SCD-HeFT）及肥厚型心肌病。

（4）等待心脏移植。

（5）长QT综合征。

（6）心律失常性右心室发育不良。

（7）Brugada综合征（右束支传导阻滞，$V_1 \sim V_3$导联S-T段抬高）。

（8）原因不明晕厥，电生理检查能诱发出血流动力学严重障碍的持续性室性心动过速或心室颤动，药物治疗无效，不能耐受者。

三、起搏方式（表46-2）

表46-2　临时起搏技术的比较

起搏方式	启动时间	起搏腔室	优　点	缺　点	用　途
经皮	$1 \sim 2$ min	右心室	简单，迅速，安全	夺获多变，胸壁活动，患者不适	心搏停止和术中预防性维持
经食管	数分钟	左心房	心房夺获可靠，安全，简单	起搏器特殊	预防性心房起搏，SVT超速起搏，监测心房电活动
经静脉半刚性	$3 \sim 20$ min	心房和（或）心室	最安全，耐受良好	有创，需时较多，潜在并发症	心搏停止，预防性维持
经静脉血流导向	$3 \sim 20$ min	右心室	简单，无须透视	有创，稳定性问题，不易使用	心搏停止，术中预防性维持
肺动脉导管（PAC）	数　分　钟（PAC已置）	心房和（或）心室	心室夺获可靠，耐受良好	需特殊PAC，且需提前放置	心搏停止，术中预防性维持
心外膜起搏导线	＜1 min	心房和（或）心室	可靠，条件简单	仅在术后可用，导联易故障	心搏停止，预防性维持
经胸廓	$10 \sim 60$ s	心室	迅速，简单	较多潜在并发症	仅用于心搏停止

（一）静脉内起搏法（图46-3）

1.临时性经静脉心内膜起搏

用双电极导管经周围静脉送至右心室，电极接触心内膜，起搏器置于体外而起搏。

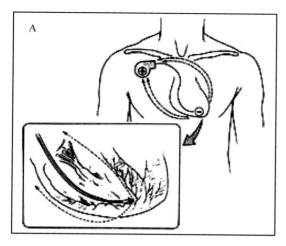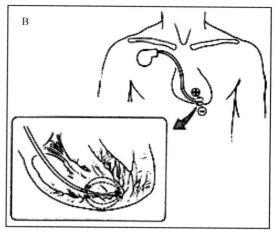

图46-3　单极和双极起搏

A. 单电极导管从头静脉、锁骨下静脉、颈外静脉送至右心室,接触心内膜,带有无关电极的起搏器埋藏在胸壁胸大肌前皮下组织中而起搏;B. 双电极导管经周围静脉送至右心室,电极接触心内膜,起搏器置于体外而起搏

2. 永久性经静脉心内膜起搏

用单电极导管从头静脉、锁骨下静脉、颈外静脉送至右心室,接触心内膜,带有无关电极的起搏器埋藏在胸壁胸大肌前皮下组织中而起搏。锂电池供电,一般可用6～8年。

(二)静脉外起搏法

1. 胸壁外起搏

在ICU的备用的除颤仪上有起搏功能,需要特殊起搏电极。将后面电极置于患者背部肩胛骨和脊柱的心脏水平位置,前面电极置于心前区位置(女性在左乳房下缘),导线连接好电极后接上起搏器,起搏器按需输出起搏脉冲。设置心率较患者自身心率快10次/min,电流20～80 mA,逐渐增加。用于永久起搏器失效或心脏手术后心表面起搏导线脱落以及阿斯综合征急救时使用,一般使用24～48 h。

2. 食管电极起搏

食管电极经口或鼻至食管心脏水平,连接起搏器,起搏器发出脉冲起搏心肌。根据电极的深度,分为经食管心房起搏和经食管心室起搏。适用于心搏骤停的紧急起搏或超速抑制终止快速性心律失常。

3. 心外膜起搏

将作用电极固定于右心室心外膜上,无关电极置于皮肤,导线连接好电极后接上起搏器,起搏器可按需同步输出起搏脉冲。适用于心脏手术患者预防和治疗心脏复跳后心律失常,如心动过缓及房室传导阻滞等。

四、注意事项

(一)掌握性能和操作方法

使用或安装前,对起搏器进行安全检查。永久性起搏器应注意电池能源的检测和更换。

(二)加强监测

使用过程中密切注意血压和ECG变化,注意起搏器诱发的新的心律失常。常用起搏器的心电图

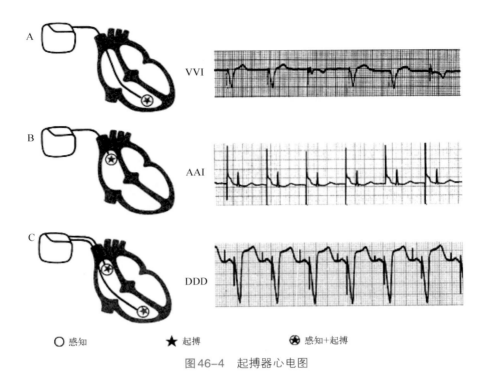

○ 感知　　　　★ 起搏　　　　✱ 感知+起搏

图46-4　起搏器心电图

见图46-4。术中用电灼时,应将起搏器调到非同步。

（三）调节起搏频率、电流和电压

体外临时起搏频率成人80～100次/min,小儿100～120次/min,起搏阈值电流3～5 mA,电压3～6 V,按需调节。永久性体内起搏阈值电流0.5～1.0 mA,电压0.5～1.0 mV。如安置时电流或电压过高,可致起搏器失灵。表46-3示各参数的调节意义。

表46-3　起搏器参数调节的意义

起搏器	调节	意义
频率	增加	心排血量增加
	减少	心肌氧耗减少
		判断心脏的自身频率
起搏阈值	增加	提高起搏成功率
	减少	延长电池寿命
敏感度	增加	减小敏感度的值常会引起过度敏感
	减小	增加敏感度的值
		常用于T波感知的过度敏感

（四）探测电流

有呼吸频率监测的ECG监护仪通过胸廓电阻抗的变化判断呼吸动作,监护仪心电监护电极上会释放出一个探测电流,该电流可能干扰起搏器功能,连接后可能会导致心动过速。甚至可能导致危及生命的结果。

（五）起搏功能障碍

原因：① 电极位置不当或导线接触不良；② 血钾浓度影响；③ 心肌梗死及心肌电位抑制；④ 强电磁场或电刀干扰。

五、起搏并发症

（1）经静脉心内膜起搏法可引起心脏穿孔，电极脱位、膈肌、胸壁或腹肌抽动，血栓栓塞，心律失常，局部感染等。

（2）起搏器介导心动过速为DDD起搏器常见并发症，是心房电极感知了心室逆向传播而引起的心房除极波，心动过速频率与起搏器限频一致，通过程控延长不应期可以消除。

（3）起搏器综合征包括心悸、头晕、疲劳等不适症状。

六、安装起搏器患者的围术期处理

（一）术前

（1）了解患者起搏器的使用病因，确认起搏器的生产厂商和类型。请相关科室或起搏器的专家会诊测试起搏器工作是否正常、起搏器电源是否充足、患者在短时间脱离起搏器条件下是否可以维持循环稳定，围术期程序重设。

（2）安装常规起搏器的患者并不需要特殊的检查。胸部X线片很少显示导线的问题，不是所有的起搏器在胸片上具有特征性地表现。但对于安装双心室起搏器的患者，特别是准备放置中心静脉导管时，需要拍胸部X线片以确认冠状窦电极导线位置，因为患者冠状窦电极导线可能出现自发性移位。

（3）与手术医师讨论手术类型和手术范围，有条件时应使起搏发生器距离手术野25 cm以上。将一些功能（如抗心律失常等）置于关闭状态。对具每分通气量（生物阻抗）感应器的任何装置应给予特殊关注，应该关闭心率增强或心率感知装置。

（4）确定有起搏系统依赖的患者可能需要将程序重设为非同步起搏模式，且起搏频率大于患者的基础心率（表46-4）。脐以上手术需用单极电刀时植入临时起搏装置（经过测试，可能需要程序重设）。

（5）重大手术为保证充分氧供，可考虑提高起搏心率下限。

表46-4 需要重新设置起搏器程控的情况

任何具有心率反应性的装置
特殊的起搏指征（如肥厚型梗阻性心脏病、扩张性心肌病、小儿患者）
起搏器依赖患者
胸部或腹部大手术
应该关闭的频率增强功能
特殊操作或检查
碎石术（可能的话，不要使用心房起搏模式）
经尿道切除手术或检查
宫腔镜
电惊厥疗法
应用琥珀胆碱
MRI（某些品牌禁忌使用）*

* MRI会导致快速起搏、抑制和重设DDD起搏器而一过性转为非同步起搏，甚至无输出。必须行MRI检查时，应会同心内科、放射科医师和仪器厂家商讨，将起搏器电压无脉宽调至最小模式。准备体外起搏装置。检查过程严密监测，完毕后重新设置起搏功能。

（二）术中

强离子束辐射（strong ionizing beams of radiation）、核磁共振和外科使用电凝器是术中常见的电磁干扰，尤其是后者可使安放永久性起搏器的患者面临巨大危险，因电凝器可多方面干扰起搏器的正常工作：① 如电凝的部位接近起搏器，后者的内部线路可能被破坏；② 当电凝电流沿室腔起搏电极传入时可诱发心室颤动；③ 接触起搏电极前端的心肌可被灼伤，继而可致起搏无效；④ 电凝引起骨骼肌收缩所产生的肌电活动，可抑制起搏器起搏，出现心脏停搏；⑤ 电凝的脉冲辐射频率可改变起搏器的功能。

请相关专家会诊，根据患者情况开启相关术中关闭的功能。通常，大多数ICD在外科手术尤其是计划使用单极电刀时应关闭抗快速心律治疗功能。用程序关闭比磁体放置更可靠，磁体只能在咨询ICD专家后使用。

虽然大多数起搏器在持续电磁干扰时能自动转换成固定频率起搏，但间断或变化的电磁干扰仍可暂时抑制起搏器功能，导致心动过缓或心搏停止。心脏和胸腔手术使用电刀危险较大，而远离心脏部位使用电刀危险相对较小，以下措施有助于减少电磁干扰对起搏器的影响：① 双极电凝的电流位于双极之间，应尽量选用，但功率较低，仅适用于小出血点电凝；若单极电凝必须使用，接地线应远离起搏器（超过15 cm），使电流影响减至最小；② 起搏器不能位于电凝顶端与接地线之间。③ 心脏复律除颤时电极板放置部位见图46-5，并尽量使用最低输出功率。④ 术中机械通气、体外冲击波碎石和整个身体的移动等机械因素可抑制或改变起搏器的功能；各种原因诱发的肌颤、药物引起的肌抽搐运动（如氯胺酮、琥珀胆碱、依托咪酯和丙泊酚）或经皮神经刺激等，亦可抑制或不慎触发起搏器发放脉冲，故应加强监测，及时发现和纠正心肌电位抑制。全身麻醉过度通气时，可能增加起搏器心率，可关闭起搏器的频率-应答功能。长QT综合征患者避免使用氟哌利多及七氟烷、异氟烷、地氟烷等吸入麻醉药。⑤ 最好使用双极电刀和电凝，如果只能使用单极设备，电凝比电刀对起搏器影响较小，同时注意电刀回路远离心脏。⑥ 头颈部手术，电极片应放置在起搏器或除颤器对侧的肩部后上方。起搏器或除颤器对侧的胸壁外科手术（例如乳房切除术）也采用同样的肩部位点放置电极片。⑦ 对于起搏器或除颤器同侧的胸壁外科手术，电极片应放置在同侧臂部。如有必要，回路导线应在相应区域，并进行消毒或者铺巾。这样消毒导线可以很好地顺着手臂至肩部，然后固定，连接到起搏器或除颤器。⑧ 不管手术部位，常规都把电极片放在患者大腿。当单极电刀在脐以上使用时，这种位置产生的电刀电流回路可能将起搏器或除颤器、电极或二者都包括在内而引发干扰，电流回路电极片应放置在防止诱发电极电流发生的位置。⑨ 在搬动患者或摆体位时应注意防止临时经静脉起搏器的电极发生移位甚或房、室穿孔，这在过度屈曲、伸展肢体或头颈时偶可发生（锁骨下径路不易发生）。运送患者时应严密监测ECG或脉搏波形，并准备好阿托品、异丙肾上腺素或肾上腺素以便在起搏器失功情况下使用，增加逸搏心律的频率。另外最好备有经皮起搏装置以便急用。

严密监测心率和心律，将心电图监护仪的滤波功能关闭，同时心电监护必须能够识别起搏信号。患者监测必须保证起搏电活动转变为心肌机械收缩能力，具体方法可采用脉搏血氧饱和度或有创动脉波形监测心率。双心室起搏患者往往依赖双室起搏改善心排血量，所以双室起搏的患者需要监护每搏量。应及时发现起搏器功能异常，尽量缩短电凝时间，如不能做到（如经尿道前列腺电切术）则可考虑改用非同步起搏模式（如VOO，或VVI），按固定频率起搏。必要时屏蔽起搏发生器，避免直接离子束辐射；如有ECG明显变化，应立即停用电刀。

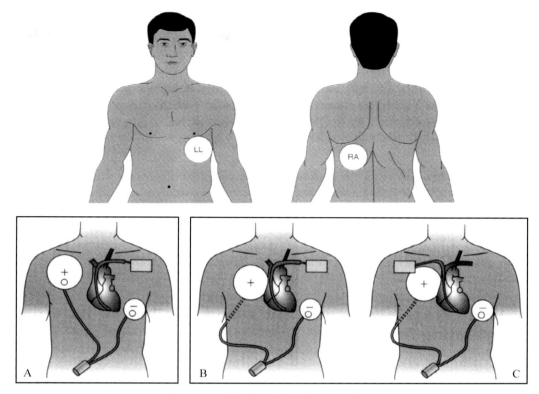

图46-5　装起搏器患者除颤电极板位置

上图，一般患者除颤电极板放置位置。LL电极在心尖部，RA电极于左肩胛骨下；下图，为放置起搏器患者除颤电极板位置。A. 起搏器在左侧，电极板放置于右锁骨下和心尖区。B. 起搏器在左侧，电极板放置于心尖区和右肩胛骨下。C. 起搏器在右侧，电极板放置于心尖区和右肩胛骨下

（三）术后

术后应检测装置，可以清除发生器记忆中的任何数据（例如误认为心律失常或电极问题的干扰信号）。任何通过程序关闭快速型心律失常治疗功能的带ICD病例术后必须监测装置，应该成为对受到过电磁干扰患者的处理标准。对于不使用单极电刀、无输血、少量输液治疗、无重大问题发生的病例，作者在实际工作中也不要求术后对发生器进行检测。

带心脏发生器（起搏器和除颤器）患者围术期指南见表46-5。

（四）起搏器失灵

起搏器失灵一般的原因是：发生器故障，电极导线传导故障，夺获失败。

发生起搏器失灵应及时做出相应的处理。若患者心率可满足灌注，生命征平稳，可先观察，找出原因予以处理。若灌注不足，应按以下步骤处理，并随时准备心肺复苏。

（1）放置磁铁，观察起搏器是否转为非同步模式，磁铁将消除这些装置的感知功能。许多磁铁模式激活的自动捕获装置在放置磁铁后可使起搏波幅增加，重新夺获。

（2）经胸、经静脉或经食管开始临时起搏。体外起搏时，心电图信号可能被误读。任何体外起搏都将抑制体内起搏器的功率输出，使后者不产生心肌夺获。

（3）给予拟交感活性药物，降低心肌去极化阈值，增加心肌变时性。可用肾上腺素 $0.5 \sim 1~\mu g/min$

或多巴胺5～20 μg/(kg·min)，使用异丙肾上腺素时要注意低血压，抗毒蕈碱样药物(阿托品，格隆溴铵)可能有一定作用。

（4）找出并纠正心肌缺血原因。

（5）纠正电解质酸碱紊乱。

（6）上述方法无效时，应考虑手术放置心脏表面起搏导线。

表46-5　安装心脏发生器(起搏器和除颤器)患者围术期指南

时间点	指 南 要 点
术前	• 麻醉前让有资格的权威机构对起搏器或除颤器进行检测 • 获得检测报告的复印件，确保装置在适当的安全范围 • 当患者计划行大手术或在发生器25 cm范围内手术时，接近择期更换期限时，考虑更换装置 • 判断患者的自主心律/心率，决定是否需要起搏支持 • 如果有磁体模式存在，计划使用磁体时，确认磁体存在时的心率和心律 • 如果有每分通气量感知，应通过程序关闭 • 通过程序关闭所有心率增强功能 • 考虑增加起搏心率以优化大手术时的组织氧供 • 如果是除颤器应关闭抗快速心律治疗功能
术中	• 利用指脉搏血氧饱和度仪或动脉波形监测心脏节律和外周脉搏 • 关闭ECG监测仪的"干扰过滤"作用 • 避免单极电刀的使用 • 如有可能，使用双极电刀；如不可能，"单纯切割"(单极电刀)比"混合"或者"电凝"好 • 电刀的电流回路应防止电流跨越发生器-心脏回路。如果电极片必须放置在前臂远端，导线用消毒铺巾覆盖 • 如果电刀导致室性过感知，起搏静止或快速心律，应限制无节律期或对心脏发生器进行程序重设
术后	• 术后由权威机构进行装置检测，某些心律增强可以重新启动，确定最佳心率和起搏参数。ICD患者应监护至抗快速心律治疗恢复为止

第二节　复律和除颤

心脏电复律(cardioversion)与除颤(defibrillation)是利用高能电脉冲直接或经胸壁作用于心脏来治疗异位性心律失常，使之转复为窦性心律的方法。

1944年，Beek等人首先报道开胸除颤成功的病例，以后交流电除颤器问世，并在一段时间内起重要作用。1960年体外心脏按压术成功后，交流电除颤器被直流电除颤器代替。直流电除颤器由一个可调的高压直流电系统组成，可使储存能量的电容器充电，电容器通过一个限流电感与电极板相连，输送到患者身上的电荷可以是单向的，近年开始使用双向波，可以分档或连续调节至几千伏特，持续3～4 s。除颤仪的基本波形有两种：① 衰减的半正弦波；② 近似方形的菱形波，波宽4～12 ms。

一、除颤仪的结构和原理

（一）结构和原理

应用物理学强电流抑制原理，以短暂高能量的脉冲电流通过心肌，使所有心肌在瞬间同时除极，抑制心肌中各种异位兴奋灶和折返途径,从而使窦房结的正常冲动得以再次控制整个心脏的活动,恢复窦性心律。心脏复律和除颤必备条件:① 窦房结功能正常;② 心肌纤维一次全部除极。

除颤仪的电路结构包括电源、充电电路与放电电路,以及相应的控制电路。在电除颤时,除颤仪按选定的能量水平首先向电容器充电,形成数千伏的高电压,然后仪器再向人体心脏释放强大的瞬时电脉冲。相关公式为:能量=电流 × 电压 × 时间;电流=电压/阻抗。

根据电流脉冲通过心脏的方向,除颤仪分为单相波除颤仪和双相波除颤仪。单相波除颤仪释放单向电流脉冲,双相波除颤仪先后释放两个方向相反的电流脉冲。

(二)除颤仪分类

1. 普通除颤仪

(1)单相波除颤仪　又分为单相衰减正弦波形(monophasic damped sine waveform, MDS)除颤仪(图46-6)和单相切角指数波型(monophasic truncated exponential waveform, MTE)除颤仪。MDS除颤仪所释放的电流脉冲强度是逐渐衰减至基线水平的,波型宛如半个正弦曲线;而MTE则是急速下降的。目前仍在临床使用的单相波除颤仪,绝大多数属于MDS除颤仪。单相波除颤仪主要有两个缺点:① 除颤需要的能量水平比较高,电流峰值比较大,对心肌功能可能造成一定程度的损伤;② 对人体经胸阻抗的变化没有自动调节功能,特别是对高经胸阻抗者除颤效果不佳。使用MDS除颤仪对成人实施电除颤时,以往采用的是能量递增方案,但是近年文献推荐无论是首次还是后续电击一律采用360 J。

(2)双相波除颤仪　又分为双相切角指数波形(biphasic truncated exponential waveform, BTE)除颤仪和双相方波型(rectilinear biphasic waveform, RBW)除颤仪(图46-7)。BTE除颤仪和RBW除颤仪在除颤电流波型或工作原理上有所不同。双相波除颤技术的基本机制:"正相电流将心肌细胞的钠离子通道充分打开,较小的负相电流即可使心肌细胞除极。"

平均电流是除颤的有效成分,平均电流越高,除颤有效率越高。能量和电流峰值是除颤所导致心肌功能损伤的主要因素。与MDS相比,BTE可以维持一定的有效电流,提高了首次除颤的成功率;由于电流峰值较低,因此它对心肌功能的损害程度也是较轻的;另外,针对人体经胸阻抗的变化,它可以通过一定方式给予补偿,使高经胸阻抗者的除颤成功率得到提高。RBW则通过所谓"数

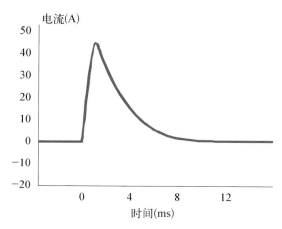

图46-6　单相波除颤波形(单相衰减正弦波)

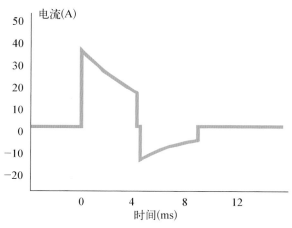

图46-7　双相波除颤波形(双相锯齿波)

码电阻桥"技术,自动测量人体经胸阻抗,快速调节除颤仪内部的数控阻抗,以使总阻抗(机内阻抗+经胸阻抗)保持不变,进而维持除颤电流的"恒定"。总的来说,双相波除颤仪具有以下优势:① 随经胸阻抗而变化,首次电击成功率较高;② 选择的能量较小,电流峰值较低或相对恒定,对心肌功能的损伤轻微。由于具有上述优势,双相波取代单相波是除颤仪与电除颤技术的发展趋势。与单相波除颤仪相比,一般来说双相波除颤仪通常选择较低的能量水平(具有首次除颤低能量150 J)。BTE除颤仪首次电击能量成人为150～200 J,RBW为120 J;后续电击选择相同或递增的能量水平。

目前常用的心脏除颤器为直流除颤器,由心电图示波仪、记录仪、胸内外除颤器以及同步触发、电极和电源等部件组成。必须具备:① 能将数十千伏的高压直流电并贮存在大电容中,在2～4 ms内向心脏放电,电功率可达360～400 J;② 同步除颤脉冲应落在R波的下降支上(绝对不应期),避开T波顶峰附近的易损期;③ 非同步除颤可在任何时间放电。除颤器的基本波形有3种:① 衰减的半正弦波;② 近似方形的菱形波,波宽4～12 ms;③ 具有双向波形。

2. 自动体外除颤仪

20世纪90年代中后期以来,一种携带方便、操作简单、智能化的自动体外除颤仪(AED)开始在北美与欧洲国家推广普及。凭借微型计算机技术,AED可以自动分析与判断可除颤性心律(室颤或无脉性室性心动过速),并且通过语音提示和(或)屏幕显示的方式,建议操作者实施电击。鉴于双相波的优越性,现代的AED一般采用的是双相波除颤技术。AED的小型化和智能化,不仅使其非常便于在院内特别是院前急救中使用,而且也使除颤仪的使用者,由专业人员延伸至非专业人员。AED安装在机场、码头、剧院和商场等公共场所,推广普及AED由非专业人员在现场使用,对室颤(或无脉性室性心动过速)性心搏骤停实施电除颤。电除颤在经历了几十年的发展之后,由单相波除颤发展至单相波与双相波并存,直至以BTE和RBW为代表的双相波除颤成为技术的主流,但是,安全、迅速、准确、高效,则始终是电除颤技术追求的基本目标。

二、适应证和禁忌证

(一)电复律适应证

包括:① 房颤:包括心室率快、药物治疗无效,病程在一年以内,预激综合征合并快速房颤;② 房扑:慢性心房扑动、药物治疗效果较差,可首选。尤其是伴有心室率快、血流动力学恶化的患者,如心房扑动1:1传导;③ 室上性心动过速:当刺激迷走神经、维拉帕米、升压药或洋地黄治疗无效时选用电复律治疗;④ 室性心动过速:心室率>150次/min,药物治疗不佳;⑤ 预激综合征伴心动过速;⑥ 病情危急,而心电图无法立即识别的快速心律失常。

(二)除颤适应证

心室颤动和心室扑动。

(三)电复律禁忌证

包括:① 房颤未用洋地黄治疗,室率<60次/min,或洋地黄中毒引起的房颤;② 室上性心律失常伴完全性房室传导阻滞;③ 伴有病窦综合征的异位快速心律失常;④ 复律后在胺碘酮的维持下又

复发房颤或不能耐受药物维持治疗；⑤ 阵发性心动过速频繁发作者；⑥ 严重水电解质紊乱,尤其是低血钾未纠正者；⑦ 心脏明显增大者,或心力衰竭未纠正,或有风湿活动,或有急性心肌炎者；⑧ 拟进行心脏瓣膜置换手术者。

三、使用方法

（一）复律

复律前先用洋地黄控制心率,改善心功能,复律前1~2天停用。房颤患者复律前行食管超声心动图检查,排除心房血栓,以免复律后引起栓塞并发症。应用抗心律失常药,目前充分肯定胺碘酮的作用,可提高复律成功率,同时防止转复后心律失常复发。

复律当天早晨禁食,术前肌内注射咪达唑仑3~5 mg。复律过程中应有ECG和血压监测。麻醉药首选依托咪酯0.3 mg/kg,也可小剂量丙泊酚。

房颤、室上性或室性心动过速采用同步复律。体外复律先用100~150 J(心房扑动25~50 J),以后可每次增加50~100 J,最多不超过300~400 J。负极放在左肩后,正极置于胸骨中段,或负极放在心尖区,正极置于胸骨后缘第2肋间。安放好电极板后同步放电,重复进行时,每次间隔3 min以上,最多3~4次。

（二）除颤

除颤器均在紧急情况下使用,故常规应保持电量充足,消毒电极板。使用前测试除颤器,充电50 ms,机内放电后指针回到零点则说明除颤器正常。胸外除颤时电极放在心前区,另一电极放在心脏背后。胸内除颤电极板紧压在心脏左右两侧。能量从小剂量开始,胸外：成人360 J,不超过400 J,小儿2 J/kg,双向波除颤200 J。胸内：成人15~30 J或20~40 J,小儿5~20 J。

四、注意事项

（1）复律和除颤时要加强呼吸和循环监测,密切观察ECG变化。

（2）电能应从小剂量开始,避免造成心律失常及心肌损害。

（3）复律后发生心律失常应用药物治疗。

（4）洋地黄中毒原则上禁用电复律,若病情紧迫急需复律治疗亦宜选择低电能。

（5）电击对于孕妇和胎儿的影响存在一定争议,需要根据病情权衡利弊。

（6）永久起搏器患者复律应尽可能使用最低有效电能,最大电击能量≤300 W；电极板距起搏器达10 cm以上；必要时可在胸前与背后位放置电极板除颤；电击后尽快测试和调整起搏器各项功能。

五、并发症

并发症一般不多,也不严重。主要有皮肤灼伤、心律失常、心肌损害、栓塞、急性肺水肿和呼吸抑制等。一旦发生,需要积极对症处理。

（周仁龙　杭燕南）

参 考 文 献

［ 1 ］ American Society of Anesthesiologists Task Force on Perioperative Management of Patients with Cardiac Rhythm Management Devices. Practice advisory for the perioperative management of patients with cardiac rhythm management devices: Pacemakers and implantable cardioverter-defibrillators: a report by the American Society of Anesthesiologists Task Force on Perioperative Management of Patients with Cardiac Rhythm Management Devices. Anesthesiology, 2005, 103(1): 186－198.

［ 2 ］ Pili-Floury S, Farah E, Samain E, et al. Perioperative outcome of pacemaker patients undergoing noncardiac surgery. Eur J Anaesthesiol, 2008, 25(6): 514－516.

［ 3 ］ Donovan K D. Cardiac pacing. Intensive Care Manual. 4th ed.1997.10: 105－117.

［ 4 ］ International Liaison Committee on Resuscitation. 2005 International Consensus on Cardiopulmonary Resuscitation and Emergency Cardiovascular Care Science with Treatment Recommendations J. Resuscitation, 2005, 67(2－3): 175－314.

［ 5 ］ Wallden J, Gupta A, Carlsen H O. Supraventricular tachycardia induced by Datex patient monitoring system. Anesth Analg, 1998, 86(6): 1339.

［ 6 ］ Southorn P A, Kamath G S, Vasdev G M, et al. Monitoring equipment induced tachycardia in patients with minute ventilation rate-responsive pacemakers. Br J Anaesth, 2000; 84(4): 508－509.

［ 7 ］ Rozner M A, Nishman R J. Electrocautery-induced pacemaker tachycardia: Why does this error continue? Anesthesiology, 2002, 96(3): 773－774.

［ 8 ］ Lau W, Corcoran S J, Mond H G. Pacemaker tachycardia in a minute ventilation rate-adaptive pacemaker induced by electrocardiographic monitoring. Pacing Clin Electrophysiol, 2006, 29(4): 438－440.

［ 9 ］ Bayes J. Management of implanted cardiac defibrillators during eye surgery. Anesth Analg, 2008, 106(2): 671－672.

［10］ 黄定九.内科理论与实践.上海：科学技术出版社,2009,764－767,791－798.

［11］ Miller R D, Eriksson L I, Fleisher L A. Miller's Anesthesia. 7th ed. Philadephia, Churchill Livingstone Inc. 2009, 1387－1409.

［12］ Epstein A E, DiMarco J P, Ellenbogen K A, et al. ACC/AHA/HRS 2008 Guidelines for Device-Based Therapy of Cardiac Rhythm Abnormalities: a report of the American College of Cardiology/American Heart Association Task Force on Practice Guidelines (Writing Committee to Revise the ACC/AHA/NASPE 2002 Guideline Update for Implantation of Cardiac Pacemakers and Antiarrhythmia Devices): developed in collaboration with the American Association for Thoracic Surgery and Society of Thoracic Surgeons. Circulation, 2008, 117(21): e530－408.

［13］ Kaplan J A, Reich D L, Lake C L, et al.卡普兰心脏麻醉：5版.岳云,于布为,姚尚龙,主译.人民卫生出版社, 2008,686－700.

第47章
呼吸机的结构与机械通气

机械通气（mechanical ventilation）是应用呼吸机进行人工通气治疗呼吸功能不全的一种重要方法，其主要作用包括增加肺泡通气、减少患者呼吸做功和改善氧合。20世纪60至70年代以来，由于呼吸机在麻醉与围术期的临床应用，尤其是心胸及腹部大手术后呼吸功能不全的患者得到了呼吸支持，同时也改善了循环功能，大大提高了危重患者手术后的成活率。机械通气在麻醉与围术期发挥至关重要的作用。

第一节　呼吸机的结构和原理

呼吸机的结构基本相似，包括：① 气源；② 供气和驱动装置；③ 空氧混合器；④ 控制部分；⑤ 呼气部分；⑥ 监测报警系统；⑦ 呼吸回路；⑧ 湿化和雾化装置。

一、气源

绝大多数呼吸机需高压氧和高压空气。氧气源可来自中心供氧系统，也可用氧气钢筒。高压空气可来自中心供气系统，或使用医用空气压缩机。氧气和压缩空气的输出压力不应大于 5 kg/cm²，因此，使用中心供氧、中心供气，或高压氧气钢筒，均应装配减压和调压装置。

医用空气压缩机可提供干燥和清洁的冷空气，供气量为 55 ～ 64 L/min 的连续气流，最大输出连续气流 120 L/1.5 s，工作压力 50 PSI（3.4 kg/cm²），露点下降 5 ～ 10 F（−2.8 ～ −5.6℃），噪声小于 60 dB（1 m 之内），并有低压报警（30 PSI 或 2.04 kg/cm²）、高温报警（150 F 或 70℃）及断电报警。滤过器可消除 90% 以上的污染。使用时应注意每日清洗进气口的海绵及贮水器的积水。并观察计时器工作，一般满 2 000 ～ 3 000 h 应检修 1 次。电动型呼吸机不需高压空气，其中部分需高压氧，部分不需高压氧，经氧流量计供氧。

二、供气和驱动装置

呼吸机供气部分的主要作用是提供吸气压力，让患者吸入一定量的吸气潮气量，并提供不同吸入氧浓度的新鲜气体。

（一）供气装置

多数呼吸机供气装置采用橡胶折叠气囊或气缸，在其外部有驱动装置。当采用橡胶折叠气囊时，呼吸机的自身顺应性较大，除本身的弹性原因外，还不能完全使折叠囊中的气体压出。但折叠囊更换容易，作为麻醉呼吸机时有独特的优越性。采用气缸作为供气装置时，呼吸机自身顺应性小，可使气缸内的气体绝大部分被压出，但密封环处可能有少量泄漏。近来有采用滚膜式气缸作为供气装置，兼有上述两种优点，且无泄漏，顺应性小。

（二）驱动装置

驱动装置提供通气驱动力，使呼吸机产生吸气压力。可调式减压阀为目前应用较多的一种驱动方式。它是指通过减压通气阀装置将来源于贮气钢筒、中心气站或压缩泵中的高压气体转化成供呼吸机通气用的压力较低的驱动气。使用该驱动装置的呼吸机常称为气动呼吸机。吹风机、线性驱动装置、非线性驱动活塞均需使用电动机作为动力。如吹风机是通过电动马达快速恒定旋转，带动横杆向前运动，推动活塞腔中的气体排出，产生一个恒定恒速驱动气流；非线性驱动活塞是电动马达使轮盘旋转，带动连杆运动而推动活塞。采用这些驱动装置的呼吸机常称为电动呼吸机，不需要压缩气源作为动力。

（三）直接驱动和间接驱动

驱动气流进入患者肺内的方式不同，可分为间接驱动和直接驱动。从驱动装置产生的驱动气流不直接进入患者肺内，而是作用于另一个风箱、皮囊或气缸，使风箱、皮囊或气缸中的气体进入患者肺内，称为间接驱动。间接驱动类呼吸机称为双回路呼吸机。间接驱动型耗气大，一般耗气量大于每分通气量，最大可达2倍的每分通气量。如果从驱动装置产生的驱动气流直接进入患者肺内，称为直接驱动。直接驱动类呼吸机称为单回路呼吸机。直接驱动主要适用于可调式减压阀和喷射器这两种驱动装置。就喷射器而言，其采用Venturi原理，高压氧气通过一个细的喷射头射出，有一部分空气被吸入。FiO_2随吸气压力、氧气压力变化而变化，且变化幅度较大。FiO_2不小于37%常为急救型呼吸机采用。可调式减压阀驱动装置直接驱动时，常有性能良好的空氧混合器，有伺服性能良好的吸气伺服阀，甚至可直接用两个吸气伺服阀，一个伺服压缩空气，另一个伺服氧气，这种类型的装置可以使患者得到各种不同的吸入氧浓度。伺服阀既可伺服流量，也可伺服压力，阀门小，反应时间快。

三、空氧混合器

空氧混合器是呼吸机的一个重要部件，其输出气体的氧浓度可调范围应在21%～100%。空氧混合器分简单和复杂两种。

（一）空氧混合装置

以贮气囊作供气装置的呼吸机，需要配置空氧混合装置，其结构比较简单，混合度不可能很精确，氧浓度是可调的，由单向阀和贮气囊组成。工作原理是：一定流量的氧气经入口先进贮气囊内，当贮气囊被定向抽气时，空气也从入口经管道抽入贮气囊内，从而实现空氧的混合。要达到预定的氧浓度，则通过调节氧输入量来取得。气流量＝每分通气量×（混合气氧浓度−20%）/80%。例如要求混合气氧浓度达到40%体积分数，当每分通气量为10 L时，其输入氧浓度的计算方式，即为：氧流量＝10 L（40%～20%）/80%＝2.5 L/min。上述计算表明，当每分通气量为10 L时以2.5 L/min的纯氧流量，即可获得含40%氧混合气（FiO_2=0.4）。

（二）空氧混合器

结构精密、复杂，必须耐受输入压力的波动和输出气流量的大范围变化，以保证原定氧浓度不变。通常由一级或二级压力平衡阀、配比阀及完全装置组成。当压缩空气和氧气输入第一级平衡阀时，输入气体的压力不可能相等，所以同轴阀芯将向压力低的一方偏移，造成压力低的一端气阻小，降压也小。而压力高的一端气阻大，降压也大。因而在第一级平衡阀的两端阀，作进一步压力平衡。使输出压力均等。配比阀实际上是同一轴上的两只可变气阻，当一只气阻减小时，另一只气阻增大。来自前级的等压力进入配比阀后，由于受到的气阻不同，所以流入贮气罐的流量也不同（流量＝压力/气阻）。如果流入贮气罐的空气流量为7.5 L/min，流入的氧流量是2.5 L/min，则混合后的氧浓度＝（2.5+7.5×20%）/（7.5+2.5）＝40%。如果调节配比阀在中间位置，则配比阀两边气阻相同，流入贮气囊的两股气流量也相同。若氧和空气的流入量都是5 L/min，则混合后得到氧浓度＝（5+5合后得到）/（5+5）＝60%。

四、控制部分

（一）控制原理

1. 气控

无须电源，在某种特定的环境中，如急救呼吸机在担架上、矿井内、转运过程使用，但精度不够高，一般可作一些简单控制。随着器件的低功耗化，以及高性能蓄电池的出现，气控方式有被逐渐淘汰的可能。

2. 电控

是用模拟电路和逻辑电路构成的控制电路来驱动和控制电动机、电磁阀等电子装置的呼吸机，称为电控型呼吸机。电控型呼吸机控制的参数精度高，可实现各种通气方式。电控型呼吸频率误差一般为5%～10%，气控型为15%～20%，吸呼比由气控呼吸机较难实现，而电控型十分容易，还有同步、压力报警功能等均如此，故电控型呼吸机有很多优点。

3. 微处理机控制

仍属电控型，也日趋成熟。呼吸机控制精度高、功能多，目前，呼吸机已可以不改变硬件和呼吸机的结构件，而只需改变控制系统的软件部分，即可改变呼吸机的性能、发展呼吸机的功能。

（二）控制方式

1. 起动（initiating）

是指使呼吸机开始送气的驱动方式。起动有3种方式：时间起动、压力起动和流量起动。① 时间起动：用于控制通气，是指呼吸机按固定频率进行通气。当呼气期达到预定的时间后，呼吸机开始送气，即进入吸气期，不受患者吸气的影响；② 压力起动：用于辅助呼吸，是指当患者存在微弱的自主呼吸时,吸气时气道内压降低为负压,触发(trigger)呼吸机送气,而完成同步吸气。呼吸机的负压触发范围(灵敏度,sensitivity)为$-1 \sim -5$ cmH$_2$O,一般成人设置在-1 cmH$_2$O以上,小儿在-0.5 cmH$_2$O以上。辅助呼吸使用压力触发时,能保持呼吸机工作与患者吸气同步,以利撤离呼吸机,但当患者吸气用力强弱不等时,传感器装置的灵敏度调节困难,易发生过度通气或通气不足。此外,由于同步装置的限制,患者开始吸气时,呼吸机要迟20 ms左右才能同步,这称为呼吸滞后(lag time)。患者呼吸频率越快,呼吸机滞后时间越长,患者呼吸做功越多。③ 流量起动:用于辅助呼吸,是指在患者吸气开始前,呼吸机输送慢而恒定的持续气流,并在呼吸回路入口和出口装有流速传感器,由微机测量两端的流速差值。若差值达到预定水平,即触发呼吸机送气。持续气流流速一般设定为10 L/min,预定触发流速为3 L/min。流量触发较压力触发灵敏度高,患者呼吸做功较小。

理想的呼吸机触发机制应十分灵敏,可通过两个参数来评价,即灵敏度和反应时间(response time)。灵敏度反映了患者自主吸气触发呼吸机的做功大小。衡量灵敏度的一个指标为敏感百分比,敏感百分比 = 触发吸气量/自主潮气量 × 100%。理想的敏感百分比应小于1%,一般成人呼吸机的触发吸气量为0.5 ml。小儿呼吸机则更低。

2. 限定 (limited)

正压通气时,为避免对患者和机器回路产生损害作用,应限定呼吸机输送气体的量。有3种方式:① 容量限定:预设潮气量,通过改变流量、压力和时间三个变量来输送潮气量;② 压力限定:预设气道压力,通过改变流量、容量和时间三个变量来维持回路内压力;③ 流速限定:预设流速。通过改变压力、容量和时间三个变量来达到预设的流速。

3. 切换 (cycling)

指呼吸机由吸气期转换成呼气期的方式,有4种切换方式:① 时间切换:达到预设的吸气时间,即停止送气,转回呼气;② 容量切换:当预设的潮气量送入肺后,即转向呼气;③ 流速切换:当吸气流速降低到一定程度后,即转向呼气;④ 压力切换:当吸气压力达到预定值后,即转向呼气。

(三)流速形态

有方波、递减波、递增波、正弦波等(图47-1),常用的为前两者。吸气时方波维持恒定高流量,故吸气时间短,峰压高,平均气道压低,更适合用于循环功能障碍或低血压的患者。递减波时,吸气时间延长,平均气道压增高,吸气峰压降低,更适合于有气压伤的患者。在呼吸较强、初始吸气流速较大的患者,与方波相比,递减波不仅容易满足患者吸气初期的高流量需求,也适合患者呼气的转换,配合呼吸形式的变化,故应用增多。

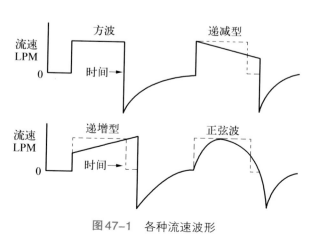

图47-1 各种流速波形

五、呼气部分

呼气部分主要作用是配合呼吸机作呼吸动作。它在吸气时关闭,使呼吸机提供的气体能全部供给患者;在吸气末,呼气阀可以继续关闭,使之屏气;它只在呼气时才打开,使之呼气。当气道压力低于

PEEP 时，呼气部分必须关闭，维持 PEEP。呼气只能经此呼出，而不能经此吸入。呼气部分主要有三种功能的阀组成，如呼气阀、PEEP 阀、呼气单向阀，也可由一个或两个阀来完成上述三种功能。

（一）呼气阀

常见呼气阀有电磁阀、气鼓阀、鱼嘴活瓣（兼有吸气单向阀功能）、电磁比例阀、剪刀阀。电磁阀有两种形式，常见的是动铁型电磁前期，口径一般小于 8 mm，通常指的电磁阀就是动铁型阀；另一种是动圈型电磁阀，常称电磁比例阀，电磁部分输出的力与电流有关，与输出部分的位移无关；由于电磁比例阀动作部分重量比较轻，反应速度比较快，通径可设计得比较大。电磁阀多用于婴儿呼吸机中，因为电磁阀结构小、通径小、气阻较大，通过流量不可能很大。气鼓阀的形式很多，它可以由电磁阀控制，将电磁阀作为先导阀，此时控制气鼓阀的流量可很小；也可兼有 PEEP 阀功能。如呼气时使气鼓内压力不是功能，可使气道内维持 PEEP。更为方便的是可将吸气压力作为控制气鼓阀的气源，结构变得非常简单，但此时不能兼有 PEEP 阀功能。

鱼嘴活瓣常在简易型呼吸器中采用，因为它兼有吸气单向阀的功能。电磁比例阀是通过控制线圈中的电流来控制呼气阀的开与关，可作为压力限制阀和 PEEP 阀，其反应时间快，性能良好，可开环控制，故十分方便。剪刀阀的结构如剪刀，除了作开启或关闭的呼气阀以外，亦可控制其呼出流量，且比其他阀方便。

（二）PEEP 阀

PEEP 阀除了上述可由呼气阀兼有外，还有几种阀可以实施 PEEP 功能。如水封 PEEP 阀，把插入水中的深度作为 PEEP 值，早期的呼吸机是采用此法实施 PEEP 功能的。较多见的利用弹簧 PEEP 阀，作为单独的 PEEP 阀。磁钢式 PEEP 是用磁钢吸引力代替弹簧，重锤 PEEP 阀是利用重锤来限制呼出气的，但改变数值时较麻烦，需要垂直于地面。

（三）呼气单向阀

为了防止重复吸入呼出气或自主吸气时产生同步压力触发，呼吸机都需要呼气单向阀，呼气单向阀大多数由 PEEP 阀和呼气阀兼任，但有时还必须要装一单向阀，以确保实现上述功能。

六、监测和报警系统

呼吸机监测系统的作用有两个方面，一是监测患者的呼吸状况，二是监测呼吸机的功能状况，二者对增加呼吸机应用的安全性，均具有相当重要的作用。呼吸机的监测系统包括：压力、流量、吸入氧浓度、呼出气 CO_2 浓度、CO_2 分压、血氧饱和度等。大部分呼吸机不直接带有呼气 CO_2、血氧饱和度监测装置，而只作为配件装置附带。呼吸机常配的监测装置有如下三个方面。

（一）压力监测

主要有平均气道压（P_{aw}）、吸气峰压（P_{max}）、吸气平台压（$P_{plateau}$）和 PEEP 上下限压力报警等，还有低压报警。压力监测的方式是通过压力传感器实施的，传感器一般连接在患者 Y 型接口处，称为近端压力监测,也有接在呼吸机的吸气端或呼气端。

1. 低压报警

主要作为通气量不足、管道脱落时压力下降时的报警,有些呼吸机设有低每分通气量报警,呼吸机一般均设置这两种功能。

2. 高压报警

是防止气道压力过高引起呼吸道和肺的气压伤。高压报警有超过压力后报警,兼切换吸气至呼气功能,也有只报警而不切换呼、吸气状态的,使用时应注意。

3. 监测 PEEP

是将呼气末的压力显示出来,以监测呼吸机的性能。监测 P_{max} 是显示吸气的最高压力,监测 $P_{plateau}$ 是显示屏气压力。上述三个压力数据与流量数据结合,可得到吸气阻力、呼气阻力及患者的肺、胸的顺应性数据。

(二)流量监测

多功能呼吸机一般在呼气端装有流量传感器,以监测呼出气的潮气量,并比较吸入气的潮气量,以判断机器的使用状态、机械的连接情况和患者的情况。也有的呼吸机应用呼气流量的监测数据来反馈控制呼吸机。

1. 呼出气潮气量

可监测患者实际得到的潮气量。在环路泄漏的定容量通气,特别是定压通气中,有一定的价值。有的呼吸机甚至用此数据馈控吸气压力,还可提供给微电脑计算其顺应性。

2. 呼出气每分通气量

可通过流量的滤波(即把呼气流量平均,可得到呼出气的每分通气量)或由潮气量、呼吸时间来计算。前者反应慢,后者反应快;前者可有分立元件实现,后者必须采用微电脑计算。由于每次呼出气的潮气量与呼吸时间均可能有变化,每次计算出的数据变化较大,一般是将 3～6 次呼吸平均后作为呼出气的每分通气量。该数据可作为控制分钟的指令通气的关键数据,也可作过度通气与通气不足报警,还可报警监测管道导管接头脱落或窒息等。流量传感器可以安装在患者的 Y 型接管处,缺点是增加了一定量的无效腔量,优点是可用一个传感器同时监测吸入与呼出气的流量。

(三)FiO₂ 监测

一般安装在供气部分,监测呼吸机输出的氧浓度,以保证吸入所需浓度的空-氧混合气体。监测氧浓度的传感器有两种,一是氧电极,二为氧电池。氧电极需要一年一次的更换或加液,氧电池为随弃型。它们的共同缺点是,都只能用一年左右,一旦呼吸机的氧电池失效,呼吸机将持续报警,以致呼吸机不能正常使用。

七、呼吸回路

多数呼吸机应用管道呼吸回路,吸气管一端接呼吸机气体输出管,另一端与湿化器相连,有时可接雾化器和温度探头。呼气管一端有气动呼气活瓣,中段有贮水器。呼气管与吸气管由 Y 型管连接,只有 Y 形管与患者气管导管或气管切开导管相连处是机械无效腔。

八、湿化器与雾化器

（一）湿化器

湿化器是对吸入气体的加温和湿化，使气道内不易产生痰栓和痰痂，并可降低分泌物的黏稠度，促进排痰。较长时间使用呼吸机时，良好的湿化可预防和减少呼吸道的继发感染，同时还能减少热量和呼吸道水分的消耗。湿化器大多数是通过湿化罐中的水，使其加温后蒸发，并进入吸入气中，最终达到使吸入气加温和湿化的作用。为达到较好的加温和湿化的效果，一般使吸入气体通过加温罐中的水面；或增加其湿化面积（如用吸水纸）；有些湿化器为减少气体输送过程中的温度损失和减少积水，在吸入气的管道口中还安装了加热线。

（二）雾化器

雾化器是利用压缩气源作动力进行喷雾，雾化的生理盐水可增加湿化的效果，也可用作某些药物的雾化吸入。雾化器产生的雾滴一般小于5 μm，水分子以分子团结构运动，容易沉淀到呼吸道壁，不易进入下肺单位；而湿化器产生的水蒸气以分子结构存在于气体中，不易携带药物。雾化器容易让患者吸入过量的水分，湿化器不会让患者吸入过量水分，通常还需在呼吸道内滴入适宜的生理盐水以补充其不足。

在使用过程中，特别要注意雾化是否增加潮气量。有些呼吸机的雾化器能使潮气量增加，还要注意有些呼吸机的雾化器是连续喷雾，有些是随患者的吸气而喷雾，使用时宜采用降低通气频率、放慢呼吸节奏的方法，使雾化效果更加完善。

第二节 常用通气方式

应用呼吸机时应根据患者的呼吸情况及肺部病理生理改变，选择合适的通气方式（mode of ventilation）。只有选择合理的通气方式才能既达到治疗目的，又减少机械通气对患者的生理干扰和肺部损伤。常用正压通气方式的压力曲线见图47-2。

一、机械控制通气和辅助通气

机械控制通气（controlled mechanical ventilation, CMV）是一种时间启动、容量限定、容量切换的通气方式，与自主呼吸完全相反，CMV的潮气量和频率完全由呼吸机产生（图47-2A）。CMV的适应证包括呼吸停止、神经肌肉疾病引起的通气不足、麻醉和手术过程中应用肌肉松弛药后做控制呼吸及大手术后呼吸支持治疗。在术后呼吸支持中CMV已逐渐较少使用。

机械辅助通气（assisted mechanical ventilation, AMV）是一种压力或流量启动、容量限定、容量切换的通气方式。AMV可保持呼吸机工作与患者吸气同步，以利于患者呼吸恢复，并减少患者做功。辅助/控制呼吸（assist/control ventilation, A/C ventilation）可自动转换，当患者自主呼吸触发呼吸机时，进行辅助呼吸；当患者无自主呼吸或自主呼吸负压较小，不能触发呼吸机时，呼吸机自动转换到控制

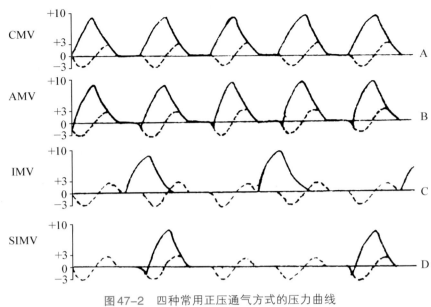

图47-2　四种常用正压通气方式的压力曲线

虚线：自发呼吸的压力曲线；实线：机械通气时压力曲线

呼吸（图47-2B）。辅助/控制呼吸通气方式适用于需完全呼吸支持的患者。

　　CMV和AMV通气时，可应用吸气平台方式。此时，CMV、AMV即转变为时间切换方式。吸气平台又称吸气末停顿（end-inspiratory pause, EIP），其含义为：CMV时，于吸气末呼气前，呼气活瓣通过呼吸机的控制装置再继续停留一定时间（0.3～3 s），一般不超过吸气时间的15%，在此期间不再供给气流，但肺内的气体可发生再分布，使不易扩张的肺泡充气，气道压下降，形成一个平台压。吸气平台的时间为吸气时间的一部分，主要用于肺顺应性较差的患者。

二、间歇指令性通气和同步间歇指令性通气

　　间歇指令性通气（intermittent mandatory ventilation, IMV）指在患者自主呼吸的同时，间断给予CMV。自主呼吸的气流由呼吸机持续恒流输送（70～90 L/min），CMV由呼吸机按预调的频率和潮气量供给，与患者的自主呼吸无关（图47-2C）。由于CMV与自主呼吸不同步可能出现人机对抗，故IMV不常应用。

　　同步间歇指令性通气（synchronized IMV, SIMV）为IMV的改良方式。在患者自主呼吸的同时，间隔一定时间行辅助/控制通气（A/C）。正压通气与患者自主呼吸同步；在同步触发窗内，若患者自主呼吸触发呼吸机，则行AMV；若无自主呼吸或自主呼吸较弱不能触发时，在触发窗结束时呼吸机自动给予CMV，这样可避免人机对抗。触发窗一般为CMV呼吸周期的25%，位于CMV前。若预调CMV为10次/min，其呼吸周期为6 s，触发窗为1.5 s。若在6 s后1.5 s内有自主呼吸触发呼吸机，即给予一次AMV通气。若在此期间内无自主呼吸或自主呼吸弱而不能触发，在6 s结束时即给予一次CMV通气（图47-2D）。SIMV的优点是保证了机械通气与患者自主呼吸同步，又不干扰患者的自主呼吸。临床上根据患者自主呼吸潮气量（V_T）、每分通气量（MV）和呼吸频率（RR）的变化，适当调节SIMV、RR和V_T等相关参数，从而有利于呼吸肌的锻炼。SIMV已成为常用的通气模式和呼吸机撤离的重要方式之一。

三、压力支持通气

压力支持通气（pressure support ventilation, PSV）是一种压力启动、压力限定、流速切换的通气方式。自主呼吸期间，患者吸气相一开始，呼吸机即开始送气，使气道压力迅速上升到预置的压力值，并维持气道压在这一水平；当自主吸气流速降低到最高吸气流速的25%时，送气停止，患者开始呼气（图47-3）。PSV开始送气和停止送气都是以自主触发气流敏感度来启动的。PSV时，自主呼吸的周期、流速及幅度不变，V_T由患者的吸气用力、预置PSV水平和呼吸回路的阻力以及肺和胸廓的顺应性来决定。PSV的主要优点是减少膈肌的疲劳和呼吸做功。PSV开始可设置5～7 cmH$_2$O，逐渐升高至15～20 cmH$_2$O。当降低到3～5 cmH$_2$O时，与IMV/SIMV或CPAP联合应用，患者的肺活量可逐渐增加，并有利于撤离呼吸机。PSV的不足之处在于：因为是压力辅助通气方式，潮气量变化较大，可能发生通气不足或通气过度。呼吸运动或肺功能不稳定者不宜单独使用，可改用其他通气方式。

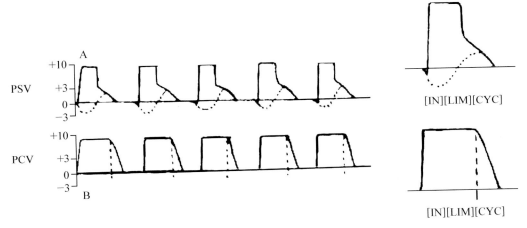

图47-3　PSV和PCV的压力曲线

PSV：压力启动、压力限定、流速切换方式；PCV：时间启动、压力限定、时间切换方式

四、压力控制通气

压力控制通气（pressure control ventilation, PCV）是一种时间启动、压力限定、时间切换的通气方式。该模式需预先设置吸气压力水平和吸气时间，在吸气启动后流速迅速增加，使压力很快达到预置水平，随后流速下降，并在整个吸气相保持恒定的预设压力水平，随后切换进入呼气相（图47-3）。PCV的流速为减速波，有利于肺泡在吸气早期充盈，同时吸气压力维持恒定，有利于气体分布并改善通气血流比值，改善氧合，同时易于保留患者的自主呼吸，减少呼吸做功。

五、呼气末正压和连续气道正压

呼气末正压（positive end-expiratory pressure, PEEP）是指呼吸机在吸气相产生正压，将气体压入肺内，但在呼气末，由于呼出阀的提前关闭，气道压力并不降为零，而仍保持一定正压水平的一种通气方式,常与其他通气方式联合使用。PEEP可使萎陷的肺泡重新扩张,增加功能残气量(FRC)和肺顺应性,改善通气和氧合,减少肺内分流,是治疗低氧血症的重要手段之一,但PEEP增加胸膜腔内压(ITP),影响心血管功能,临床应用时需选择最佳PEEP,以减轻对循环功能的影响。最佳PEEP是指治疗作用最好而不良反应最小的PEEP水平,也就是指能达到最佳氧合状态,同时对心排血量影响最小的PEEP水平。PEEP的设置范围一般在5～15 cmH$_2$O。

连续气道正压(continuous positive airway pressure, CPAP)是在患者自主呼吸的吸气期和呼气期由呼吸机向气道内输送的大于吸气气流的正压气流,使气道内保持持续正压。CPAP的压力大小可根据患者的具体情况进行调节。CPAP时,吸气期由于恒定正压气流大于吸气气流,使潮气量增加,可减少呼吸做功,提高患者舒适度;而呼气期气道内正压可起到PEEP的作用防止肺泡萎陷,改善氧合。

应用PEEP/CPAP可增加肺容量和防止反常呼吸,减少呼吸做功,改善呼吸功能。对于有自主呼吸而没有气管插管的患者,使用鼻罩或面罩进行无创通气,可预防性应用CPAP 2～10 cmH$_2$O,以防止气道完全关闭,提高氧合效果。气管插管患者可预防性应用低水平PEEP。若患者已恢复自主呼吸,在撤离呼吸机前使用2～5 cmH$_2$O的CPAP,有助于降低FiO$_2$,提高PaO$_2$。

六、双水平气道正压通气

双水平气道正压通气(bi-level positive airway pressure, Bi-PAP)是一种时间启动、压力限定、时间切换的通气方式,适合于所有类型患者的机械通气需求。患者在通气周期的任何时间点均可进行不受限制的自主呼吸(图47-4)。Bi-PAP也可视为一种对所用CPAP压力值采用时间切换的连续气道正压通气。高压(P$_{high}$)及低压(P$_{low}$)水平的持续时间(T$_1$、T$_2$)及相应的压力值(P$_{high}$、P$_{low}$)均可分别进行设置。其特点为:① P$_{high}$相当于吸气压力,可在0～90 cmH$_2$O范围内调节;T$_1$相当于吸气时间;② P$_{low}$相当于于呼气压力,也可在0～90 cmH$_2$O范围内调节;T$_2$相当于呼气时间。Bi-PAP在自主呼吸和控制呼吸时均可应用,患者可分别在两个压力水平上进行自主呼吸。

Bi-PAP的优点包括:① 该通气方式是一种真正的压力调节型通气方式,较其他通气方式更为安

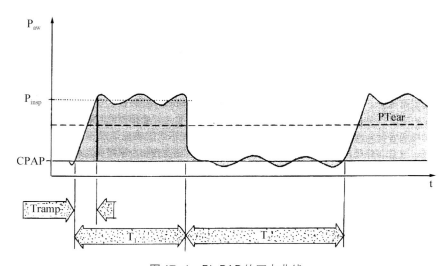

图47-4　Bi-PAP的压力曲线

Bi-PAP:为时间启动、压力限定、时间切换方式

全,呼吸机相关性肺损伤发生率低;② 在整个通气周期的任何时间点均可进行不受限制的自主呼吸,无须使用大剂量的镇静和肌松药抑制自主呼吸;③ 具有灵敏的吸气和呼气触发敏感度,可灵活调节压力和流速水平,能对不同患者的呼吸运动提供适宜的呼吸支持;④ 临床用途较广,可根据不同患者的需求灵活调节,形成多种通气方式。

第三节　特殊通气方式

随着计算机自动化处理技术在呼吸机中的广泛应用,呼吸机的工作能力明显提高,能根据患者呼吸运动及呼吸力学参数的改变而迅速触发产生气流,同时能够精确控制气道压力,并有精密的监测系统及完善的报警系统。由于传统的定压或定容型通气模式应用于严重 ARDS 或低氧血症患者可能引起机械通气相关性肺损伤,目前产生了一系列特殊通气方式用于严重低氧血症或具有特殊病理生理情况的患者,旨在改善氧合,减少呼吸做功,控制和降低气道压力,避免机械通气相关性肺损伤的发生。

一、反比通气

反比通气(inverse ratio ventilation, IRV)是延长吸气时间的一种通气方式。常规机械通气的 I/E 为 1:2 或 1:3,而反比通气通过延长吸气时间使 I/E 比通气通,最高可达 4:1。反比通气可通过延长吸气时间而降低气道峰压值,增加气道平均压值,有利于萎陷的肺泡复张,改善气体分布以及通气血流比值,从而改善氧合,可用于 ARDS 等严重低氧血症患者的机械通气治疗,但由于气道平均压升高,可能对血流动力学带来不利影响。

二、气道压力释放通气

气道压力释放通气(airway pressure release ventilation, APRV)是一种时间或患者触发、压力限制、时间切换型的通气模式。它采用将气道压力从预置的(高)CPAP 压力水平瞬间切换到较低的 CPAP 压力水平,从而有助于患者在整个呼吸周期进行自主呼吸。APRV 的气道峰压和 PEEP 较低,对胸腔内压和血流动力学影响较小,主要用于换气功能障碍的患者,可改善 ARDS 患者的氧合障碍。

三、高频通气

高频通气(high frequency ventilation, HFV)是指呼吸频率高于正常 4 倍以上,潮气量接近或少于解剖无效腔气量的一种通气方式。分为高频正压通气(high frequency positive pressure ventilation, HFPPV),高频喷射通气(high frequency jet ventilation, HFJV),以及高频振荡通气(high frequency oscillatory ventilation, HFOV)三类。目前临床应用较多的是 HFOV,该方法利用活塞泵或者隔膜往返活动以推动气体振荡,使气体进出气道。呼吸频率一般为 180~900 次/min(3~15 Hz),潮气量为 1~3 ml/kg。HFOV 是一种理想的肺保护性通气模式,其通过输送小潮气量以限制肺泡的过度扩张,使用更高的气道平均压以利于肺泡的复张,并避免肺泡萎陷,能改善氧合,减少呼吸机相关性肺损伤,可用于严重ARDS患者的机械通气治疗,也可用于既需要机械通气,又要求避免胸腔压力过高的患者(如气胸、支气管胸膜瘘或者严重休克的患者)。

四、高流量氧疗和无创通气

低氧血症和呼吸功能不全时,可先用高流量氧疗,氧流量为2~60 L/min,一般设置从10 L/min开始,可达20~40 L/min,吸入氧浓度可达60%以上。如果高流量氧治疗时,低氧血症没有改善可用无创通气。

无创通气(noninvasive ventilation, NIV)是指无须建立人工气道而进行机械通气的呼吸支持模式。该方法通过鼻罩或面罩将患者与呼吸机连接而实施正压通气。用于有创通气的多种呼吸模式均可应用于无创通气。无创通气可避免气管插管和气管切开引起的并发症(如呼吸机相关性肺炎、插管损伤、脱机困难、住院时间延长等),近年来得到了广泛的推广和应用。NIV目前主要运用于COPD急性加重期(acute exacerbation of chronic obstructive pulmonary disease, AE-COPD)、急性心源性肺水肿、免疫抑制患者的呼吸支持,并可以作为有创-无创机械通气序贯治疗的重要组成部分,用于有创机械通气撤除后的患者的呼吸支持治疗。在部分急性呼吸衰竭早期(如轻度ARDS)的患者,也可以短时间试用NIV。

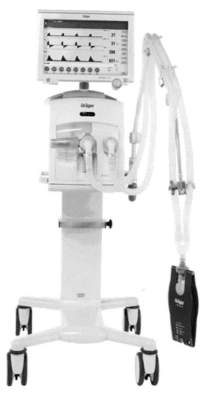

图47-5 Ifinity C300多功能呼吸机

一般认为,患者在以下情况时不适宜应用NIV:① 意识不清;② 血流动力学不稳定;③ 气道分泌物明显增加,而且气道自洁能力不足;④ 因脸部畸形、创伤或手术等不能佩戴鼻面罩;⑤ 上消化道出血、剧烈呕吐、肠梗阻和近期食管及上腹部手术;⑥ 危及生命的低氧血症。

应用NIV时应严密监测患者的生命体征及治疗反应。如NIV治疗1~2 h后低氧血症不能改善或全身情况恶化,应及时改为有创机械通气。现有Dräger Infinity C300,在治疗低氧血症和呼吸功能不全时,在同一呼吸机上从高流量转换为无创通气,最后可用有创通气(图47-5)。

第四节　正压通气时的呼吸参数设置和调节

一、呼吸参数设置

(一)通气量

正确估计和调节通气量是保证有效机械通气的根本条件。每分通气量(minute volume, MV)=潮气量（tidal volume, V_T）× 呼吸频率（RR），MV可按每千克体重计算，常规通气时一般成人为90～100 ml/kg，儿童为100～120 ml/kg，婴儿为120～150 ml/kg。小儿个体差异较大，可通过预设V_T和RR计算MV，MV=V_T（5～7 ml/kg）× ml（30～40次/min）。V_T和RR需根据患者的具体情况进行选择，成人一般需采用较小的潮气量（6～8 ml/kg）和较慢的呼吸频率（10～12次/min）。增加潮气量、降低呼吸频率、延长呼气时间有利于二氧化碳排出并降低胸腔内压力，促进静脉回流，对慢性阻塞性肺病（chronic obstructive pulmonary disease, COPD）的患者，可防止内源性PEEP（intrinsic PEEP, PEEPi）的形成。该方法也可使吸气流速减慢，气体分布均匀，有助于肺泡膨胀，气道阻力降低，减少肺不张及气压伤的发生率。对于ARDS等肺顺应性差的患者，需避免通气压力过高以免发生呼吸机相关性肺损伤。

通气量设定后实施机械通气期间，需通过监测呼出气或动脉血中二氧化碳分压值以评价呼吸机的通气效果。常规机械通气需维持呼气末二氧化碳分压（$P_{ET}CO_2$）或动脉血二氧化碳分压值（$PaCO_2$）于35～45 mmHg，但是对于ARDS等需要实施肺保护性通气策略的患者，进行小潮气量通气时允许$PaCO_2$高于正常值，即所谓的允许性高碳酸血症。允许性高碳酸血症是肺保护性通气策略的结果，并非ARDS等的治疗目标。其主要目的是运用较小的潮气量避免吸气平台压力达到或超过30 cmH$_2$O以防止呼吸机相关性肺损伤的产生，并达到肺保护的目的。急性二氧化碳升高导致酸血症可产生一系列病理生理学改变，但研究证实，实施肺保护性通气策略时一定程度的高碳酸血症是安全的，但颅内压增高是应用允许性高碳酸血症的禁忌证。目前尚无明确的二氧化碳分压上限值标准，一般认为$PaCO_2$允许达到80 mmHg左右，国内外指南主张保持pH在7.20以上可不处理，如果pH低于7.20，可考虑静脉输注碳酸氢钠。

（二）吸呼比和吸气末停顿

常规机械通气的吸呼比（I∶E）为1∶1.5～2.0。正常吸气时间为0.8～1.2 s。延长吸气时间有利于气体分布，改善氧合，但可能引起人机不同步，或导致内源性PEEP形成，严重时引起血流动力学不稳定。延长呼气时间有利于肺泡气体充分排出并增加回心血量，但由于吸气时间相对缩短而不利于氧合过程。阻塞性通气功能障碍（如COPD或支气管哮喘）的患者I∶E值的设定一般在1∶2.5或更长以利于二氧化碳排出。而限制性通气功能障碍或者严重低氧血症（如ARDS）的患者I∶E值的设定一般在1∶1.5或更短（部分患者可＜1∶1，即反比通气），以利于气体分布，改善氧合。

吸气末停顿（end-inspiratory pause, EIP）是指在吸气末呼吸机吸入阀关闭停止送气，但呼出阀尚未开放，使吸气末压力保持在一定水平，也称为吸气平台（inspiratory plateau）。设置EIP的主要目的在于改善气体在肺泡内的分布，减少无效腔通气，优化通气/血流比值，一般用于定容型通气方式的使用。EIP一般占呼吸周期的5%～10%，一般不超过15%。EIP可增加气道平均压，减少回心血量，不适用于血流动力学不稳定患者。同时，EIP因缩短呼气时间而不适用于COPD或哮喘患者。

（三）通气压力

通气压力的高低由胸肺顺应性、气道通畅程度（气道阻力）、潮气量以及吸气流速等因素决定。在定压型机械通气时，力求通过设置最低的气道压力水平扩张肺泡，获得理想的潮气量，同时避免对血流动力学产生不利影响。成人气道压力（P_{aw}）一般维持在15～20 cmH$_2$O，儿童为12～15 cmH$_2$O。ARDS患者的肺保护性通气策略要求避免吸气平台压力达到或超过30 cmH$_2$O以防止呼吸机相关性肺损伤的产生。

（四）吸入氧浓度（FiO₂）

由于长期吸入高浓度（FiO₂＞60%）的氧易导致氧中毒，故机械通气过程中，应该在确保维持组织和脏器良好氧合状态的前提下尽可能降低吸入氧浓度。机械通气初始阶段可给予高浓度氧吸入以迅速纠正低氧血症，随后应根据患者氧饱和度以及动脉血气分析结果逐渐下调FiO₂到50%以下，并设法维持血氧饱和度＞90%，动脉血氧分压（PaO₂）维持于60～100 mmHg。

由于持续吸入纯氧（FiO₂=100%）容易导致吸收性肺不张以及氧中毒，故纯氧吸入时间一般不超过24 h。长期机械通气的患者如果FiO₂持续＞60%，低氧血症仍不改善，不能盲目提高吸入氧浓度，可通过：① 加用PEEP或CPAP；② 延长吸气时间；③ 加用吸气末停顿（EIP）等方法改善氧合状况。

（五）吸气流速

吸气流速是气道压力水平的重要影响因素。增加吸气流速，可提高气道峰压，有利于气体在肺内的交换，降低吸气流速能降低气道峰压，减少气压伤风险。吸气流速的设置需考虑患者吸气用力的水平、流速波形和患者的病理生理状态。吸气流速应能满足患者吸气用力的需要。如果患者自主呼吸力度较大，应提高吸气流速；反之如果使用镇静、肌松等药物抑制患者自主呼吸，吸气流速则可相应下调。

根据机械通气时吸气流速的变化规律，临床上将呼吸机送气方式分为恒流（方波）送气和减速波送气两种方式。恒流（方波）送气时峰值流速和平均流速相同，一般设置为40～60 L/min。而减速波吸气初始峰流速最高，一般设置为60～90 L/min，符合吸气初始流速需求最大的呼吸生理特点，可改善人机协调性，减少气道峰压，增加气道平均压，有助于气体在肺泡内的均匀分布并改善通气/血流比例失调，是临床较常采用的送气方式。

二、呼吸参数调节

合理调节机械通气各类参数是机械通气治疗的必备条件。不合理的参数设置会引起各类并发症，严重时危及患者生命。应依据动脉血气分析指标、心脏功能和血流动力学状况，对常用呼吸机参数进行调节。

（一）动脉血气分析指标

动脉血氧分压（PaO₂）是低氧血症是否被纠正的标准。当PaO₂≥60 mmHg，说明所设置的参数基本合理，如果FiO₂水平已经降至40%～50%水平，可以暂不做调整，待PaO₂稳定一段时间后再做调整，直至降低至准备脱机前的水平；如果所设置的FiO₂水平较高，应逐渐降低FiO₂，直至降低至相对安全的水平（FiO₂ 40%～50%）。PaO₂＜60 mmHg时，应采用各种纠正低氧血症的方法，如增加Vₜ、延长吸气时间、增加吸气平台压或吸气末停顿时间、应用PEEP、提高FiO₂等。

动脉血二氧化碳分压（PaCO₂）是判断呼吸性酸碱平衡失调的主要指标。呼吸性酸中毒预示通气不足，呼吸性碱中毒预示通气过度。机械通气治疗时，PaCO₂＜35 mmHg，提示过度通气，应降低Vₜ、缩短呼气时间；PaCO₂＞50 mmHg，提示通气不足，应保持呼吸道通畅，增加Vₜ、MV、呼吸频率和延长呼气时间（表47-1）。

表47-1 血气分析结果和各项参数调节

血 气 变 化	呼吸参数调节
$PaCO_2$过高,PaO_2变化不大	$V_T \uparrow$,RR,P_{aw}
$PaCO_2$过低	$V_T \downarrow$,RR,P_{aw}
$PaCO_2$过高	$V_T \uparrow$,RR,PEEPV
PaO_2过低	$F_iO_2 \uparrow$,PEEPF,吸气时间$\uparrow$,加用EIP
$PaCO_2$过高+PaO_2过低	$V_T \uparrow$,RR,PEEPV,吸气时间$\uparrow$,$F_iO_2 \uparrow$
$PaCO_2$过高+PaO_2正常	$V_T \uparrow$,RR,P_{aw},PEEPV

(二) 心功能和血流动力学状况

对于已经存在心功能障碍或血流动力学不稳定的患者,应该慎用PEEP、吸气时间延长、吸气末停顿和反比通气等通气方式。

三、监测报警参数设置和调节

呼吸机监测报警系统的作用有两个方面,一是监测患者的呼吸状况,二是监测呼吸机的功能状况,对提高患者和呼吸机应用的安全性,均具有相当重要的作用。呼吸机监测报警系统的主要指标是容量(流量)、压力、吸入氧浓度。

(一) 容量(流量)报警

在呼吸机的呼出端一般均装有流量传感器,可监测呼出气的潮气量,并比较吸入气的潮气量,以判断呼吸机管路的密闭性并计算患者潮气量、每分通气量等呼吸参数。定压型通气方式(如PSV,PCV,CPAP,Bi-PAP等)在预设压力的作用下,产生的潮气量受多种因素影响,需加强潮气量和每分通气量的监测。容量(流量)过低报警提示管路漏气或脱落,或患者通气不足。容量(流量)过高报警提示患者通气过度。容量(流量)的异常报警也有可能系报警范围设置不当引起,需加以细致分析。

(二) 压力报警

呼吸机通过安装在呼吸回路不同部位的压力传感器监测呼吸周期中平均气道压(P_{mean})、吸气峰压(P_{peak})、吸气平台压(P_{plat})、PEEP等压力变化情况。定容型通气方式(如AMV,CMV,SIMV等)的预设容量在不同条件下能产生不同水平的气道压力,需加强气道压力的监测。

气道低压报警一般提示呼吸管路漏气或脱落,需仔细检查核实气管导管是否移位或滑出,导管气囊是否漏气以及呼吸管路各接口连接是否松动以明确气道压下降的原因。气道高压报警一般提示导管分泌物阻塞或者导管扭曲等因素引起的导管阻力增高,或者由于患者呛咳/人机对抗引起的吸气峰压增高,同时需明确患者是否存在能够增加气道阻力或者降低胸肺顺应性的各类疾病(如气道异物、支气管哮喘或者张力性气胸等)。

（三）吸入氧浓度（FiO₂）报警

呼吸机可通过氧电极或氧电池监测输出的氧浓度，以保证患者吸入预设浓度的新鲜空－氧混合气体。FiO_2报警一般提示氧气供应故障，需检查供氧管道连接是否通畅，供氧压力是否正常。氧电极故障或氧电池耗竭也可能触发误报警，需加以分析和识别。

第五节　机械通气的临床应用

一、机械通气的目的、适应证和禁忌证

（一）机械通气的目的

1. 纠正急性呼吸性酸中毒

通过改善肺泡通气使$PaCO_2$和pH得以改善。

2. 纠正低氧血症

通过改善肺泡通气、提高吸入氧浓度、增加肺容积和减少呼吸功耗等手段以纠正低氧血症。

3. 降低呼吸功耗、缓解呼吸肌疲劳

由于气道阻力增加、呼吸系统顺应性降低和内源性呼气末正压（PEEPi）的出现，呼吸功耗显著增加，严重者出现呼吸肌疲劳。对这类患者适时地使用机械通气可以减少呼吸肌做功，达到缓解呼吸肌疲劳的目的。

4. 防止肺不张

对于可能出现肺膨胀不全的患者（如术后胸腹活动受限、神经肌肉疾病等），机械通气可通过增加肺容积而预防和治疗肺不张。

5. 为安全使用镇静和肌松剂提供通气保障

对于需要抑制或完全消除自主呼吸的患者，如接受手术或某些特殊操作者，呼吸机可为使用镇静和肌松剂提供通气保障。

6. 稳定胸壁

在某些情况下（如肺叶切除、连枷胸等），由于胸壁完整性受到破坏，通气功能严重受损，此时机械通气可通过机械性的扩张使胸壁稳定，以保证充分的通气。

（二）机械通气的适应证

各类呼吸衰竭经积极治疗后患者病情仍继续恶化，出现意识障碍、呼吸形式严重异常（如呼吸频率 $> 35 \sim 40$ 次/min 或 < 6 次/min，呼吸节律异常，自主呼吸微弱或消失）、血气分析提示严重通气和（或）氧合障碍（$PaO_2 < 50$ mmHg，尤其是充分氧疗后仍 < 50 mmHg；$PaCO_2$ 进行性升高，pH 动态下降）可考虑进行机械通气。

（三）机械通气的禁忌证

机械通气无绝对禁忌证，下述情况机械通气时可能使病情加重：如气胸及纵隔气肿未行引流，肺大

疱和肺囊肿,低血容量性休克未补充血容量,严重肺出血,气管-食管瘘等。在出现致命性通气和氧合障碍时,应积极处理原发病(如尽快行胸腔闭式引流,积极补充血容量等),同时不失时机地应用机械通气。

二、常规呼吸管理

(一)呼吸管理目标

(1)SaO_2 和 $PaCO_2$ 正常。

(2)患者安静,没有出汗和烦躁不安。

(3)由完全机械通气和部分机械通气,转变为自主呼吸。

(4)血流动力学稳定。

(二)呼吸机应用过程中应注意的问题

1. 人工气道的选择和管理

经口气管插管因操作相对迅速简便,目前成为最常用的人工气道建立途径。经鼻腔气管插管具有患者易耐受、有利于导管固定和口腔护理等优点。以往认为保留经口腔气管插管 48～72 h 后,可改用经鼻腔气管插管,但近期研究证实经鼻腔气管插管能增加鼻窦炎的发病率,后者是呼吸机相关性肺炎发生的高危因素。同时,经鼻插管的气管导管管径较小,可增加呼吸做功,不利于气道及鼻窦分泌物的引流,故目前不推荐长期机械通气患者常规进行经鼻腔气管插管更换气管导管。建议对于短期内不能撤除人工气道的患者应尽早(一般为2周内)考虑行气管切开置入气管切开套管,以提高患者舒适度,方便口腔和气道护理。

2. 气道湿化

人工气道建立后,加温和湿化功能丧失;而由于机械通气量增加时,呼出气量增加,水分丢失增多,导致呼吸道分泌物干结,纤毛活动减弱或消失,易于引起气道阻塞、肺不张和肺部感染。因此,所有机械通气的患者均需实施气道湿化。对于长期机械通气的患者,可通过冷凝湿化器等湿化装置实施气道湿化。对于短期机械通气患者,可以使用一次性热湿交换器(heat and moisture exchanger,HME;俗称人工鼻)实施气道湿化和保温,HME 应每 5～7 天更换一次,如果出现污染、气道阻力增加等情况应该及时更换。不论何种湿化,都要求近端气道内的气体温度达到37℃,相对湿度达到100%。

近期研究表明,定期更换呼吸机管路并不能降低呼吸机相关性肺炎等并发症的发生率,故目前不主张常规定期更换呼吸机管路,但是应避免管路中聚积过多的冷凝水,更要避免过多的冷凝水流向患者气道或流入湿化罐而导致管路内被污染,一旦发现应及时清除。同样,只要密闭式吸痰装置不出现破损或污染,也无须每日定期更换。

3. 机械通气患者的管理

为避免呼吸机相关性肺炎等并发症的发生,所有机械通气的患者均推荐床头抬高30°～45°的半卧位体位,通过鼻肠管实施肠内营养,使用氯己定(洗必泰)进行口腔护理,使用硫糖铝或者 H_2 受体阻滞剂预防应激性溃疡的发生,必要时使用低分子肝素或华法林预防深静脉血栓(deep venous thrombosis, DVT)的形成。

对于出现人机不协调或人机对抗的患者,需合理调节呼吸机通气模式或参数,改善呼吸机同步性。必要时可考虑谨慎应用短效镇静药物(如咪哒唑仑、丙泊酚)和(或)镇痛药物(如芬太尼、瑞芬太尼等)。新型的镇静药物右美托咪定能在保持患者自主呼吸的情况下维持患者良好的镇静状态并可被随时唤醒，临床上已经广泛用于机械通气患者的镇静。部分患者经以上处理仍存在严重人机对抗并出现低氧血症，可考虑使用阿曲库铵等肌松药抑制患者自主呼吸，但镇静、镇痛及肌松药物不可长期使用，必须实施每日唤醒计划和每日导管评估，以尽早拔除气管导管，撤离呼吸机，减少镇静、镇痛及肌松药物使用，降低药物不良反应。

三、呼吸机撤离

当引起呼吸衰竭的病因消除或改善后，应考虑尽快撤除呼吸机。延迟撤机将增加机械通气的并发症，延长住院时间和费用，但过早撤除呼吸机又可导致撤机失败，增加再插管率和病死率。因此在撤机前需要严格遵循规范的撤机方案。

近年来，ARDS协作组提出通过规范的机械通气撤离方案指导撤机，并制订了相关的撤机流程。该方案用客观的标准衡量并指导撤机过程中的每一个步骤，避免了单纯根据临床医师的经验和判断指导撤机的武断性。该方案的要点：在导致机械通气的病因好转或去除后应开始进行呼吸机撤离的筛查试验，符合筛查标准的患者需通过自主呼吸试验进一步判断患者的自主呼吸能力，最后进行拔管可行性的评估，符合以上所有标准后可以拔除气管导管，撤离呼吸机，继续吸氧并密切观察呼吸、循环及患者的病情变化情况。

（一）撤离呼吸机的筛选试验

考虑撤离呼吸机前首先需进行筛选试验，明确患者是否具有撤离呼吸机的前提条件，包括如下几方面。

（1）导致呼吸衰竭和机械通气的病因好转或去除。

（2）患者氧合状态良好（$PaO_2/FiO_2 > 150 \sim 200$，PEEP 8 cmH_2O，$FiO_2 \leq 0.4 \sim 0.5$，$pH \geq 7.25$；COPD患者：$pH \geq 7.30$，$PaO_2 > 50$ mmHg，$FiO_2 < 0.35$）。

（3）血流动力学稳定（无心肌缺血动态变化，无显著低血压，不需要血管活性药物治疗或只需要少量血管活性药物如多巴胺或多巴酚丁胺维持）。

（4）具有自主呼吸能力。

（5）监测指标 包括：$V_T > 5$ ml/kg，最大吸气负压 ≥ 25 cmH_2O；呼吸浅快指数（f/V_T）< 105 次/（min·L）；$V_D/V_T < 0.6$ 等，有利于预测成功撤机。

（二）自主呼吸试验

自主呼吸试验（spontaneous breathing trial, SBT）是指接受有创机械通气的患者，通过连接T型管或实施低水平压力支持通气（如5 cmH_2O的CPAP或PSV）等手段使患者进行自主呼吸，通过短时间（0.5～2 h）的动态观察，评价患者是否具备独立自主呼吸的能力并观察心肺功能的耐受情况，由此预测撤机成功的可能性。试验时，需动态记录患者的氧合、血流动力学、呼吸形式、精神状态和主观感受等指标，以判断患者能否达到试验成功的标准。自主呼吸试验需经历2个阶段：前3 min（第一阶段）重点观察患者氧合情况、呼吸频率、潮气量等指标。随后30～120 min（第二阶段）重点观察患者心肺功能的代偿和耐受能力。

SBT过程中如果有一项或多项观察指标异常，即认为患者撤机失败，应停止自主呼吸试验，恢复机械通气，同时寻找呼吸试验失败的原因并给予相应的处理，待条件成熟后再行SBT，两次SBT的间隔至少应大于24 h。

SBT可以通过以下形式实施。

1. T形管撤机法

以T形管连接人工气道,使患者完全处于自主呼吸状态,利用加温湿化装置吸入气体,并维持恒定的吸入氧浓度。该方法仅适用于接受短期机械通气患者的撤机。

2. SIMV撤离法

在SIMV通气模式的基础上,通过逐渐下调呼吸频率而减少呼吸机支持力度,呼吸频率从12次/min逐渐减少至4次/min可停用机械通气。

3. PSV撤离法

在PSV通气模式的基础上,逐渐下调压力支持水平,当压力支持小于5 cmH$_2$O时可停用机械通气。

(三) 拔管可行性的评估

通过SBT的患者在撤机前进行拔管可行性的评估,包括以下两方面。

1. 气道通畅程度的评价

机械通气时,通过气囊漏气试验把气管插管的气囊放气以检查有无气体泄漏,可以用来评估上气道的开放程度。

2. 气道保护能力的评价

通过吸痰时的咳嗽力度、气道分泌物的量及吸痰频率等评估患者是否具有气道的保护能力。

撤离呼吸机时应注意:① 撤机过程应在上午医护人员较多时进行,安排充分时间和人员严密观察患者的呼吸、循环及生命体征变化情况;② 撤机前应停用所有镇静、镇痛药和肌松药,避免药物的残留作用影响患者呼吸;③ 撤离呼吸机后应继续吸氧并持续监测。

(四) 撤机困难

临床上约有20%机械通气的患者存在撤机困难,其原因如下。

1. 呼吸系统因素

包括呼吸负荷增加(如气道痉挛或炎症使气道阻力增加;肺水肿、炎症或纤维化是肺顺应性下降);通气无效腔增加;呼吸肌(如膈肌或肋间内外肌等)疲劳致呼吸肌肌力下降。

2. 心血管因素

对于心功能不全的患者,撤除机械通气后胸腔内压力由正压转为负压,回心血量增多,增加心脏前后负荷,可诱发心力衰竭而致呼吸困难。神经因素:包括呼吸中枢功能异常、膈神经功能障碍、神经肌肉疾病以及药物因素(如肌松药)等。

3. 代谢因素

包括营养不良、电解质紊乱(如低钾血症)微量元素缺乏等。

4. 心理因素

包括恐惧和焦虑等。

应根据引起撤机困难不同原因进行针对性的处理,包括控制感染,维持气道通畅,改善心功能,加强营养,维持内环境稳定,进行心理调节,进行呼吸肌(尤其是膈肌)功能锻炼等,同时可以考虑通过有创-无创机械通气序贯治疗进行脱机。

第六节　机械通气并发症及防治

按照机械通气常见并发症发生的原因,可分为以下三类。

一、机械通气对肺外器官功能的不良影响

（一）低血压与休克

机械通气使胸腔内压升高,静脉回流减少,心脏前负荷降低,心排血量降低,导致低血压甚至休克,在血管容量相对不足的患者尤为明显,可通过快速输液或通过调整通气模式,降低胸腔内压加以改善。

（二）心律失常

机械通气期间,低血压休克、缺氧、酸碱平衡失调、电解质紊乱及患者烦躁等因素可引起多种类型心律失常,其中以室性和房性期前收缩多见。

（三）肾功能不全

机械通气引起患者胸腔内压力升高,静脉回流减少,抗利尿激素释放增加,机体水钠潴留;同时心脏前负荷降低,导致心排血量降低,致肾脏灌注减少和肾功能不全。

（四）消化系统功能不全

机械通气患者常出现腹胀,卧床、应用镇静或肌松药等原因可引起肠道蠕动降低和便秘,咽喉部刺激和腹胀可引起呕吐,肠道缺血和应激等因素可导致消化道溃疡和出血。另外,PEEP的应用可导致肝脏血液回流障碍和胆汁排泄障碍,可出现高胆红素血症和转氨酶轻度升高。

（五）精神障碍

表现为紧张、焦虑、恐惧等。必要时,可应用镇静剂和抗焦虑药物。

二、气管插管相关的并发症

（一）导管移位

插管过深或固定不佳,均可使导管进入支气管。因右主支气管与气管所成角度较小,插管易进入右主支气管,可造成左侧肺不张及同侧气胸,表现为左侧肺呼吸减弱或叩诊呈鼓音,应摄床旁胸部X线片予以明确。

（二）气道损伤

困难插管和急诊插管容易损伤声门和声带,长期气管插管可以导致声带功能异常,气道松弛。气囊充气过多、压力过高,可引起气管黏膜缺血坏死,引起气道出血、溃疡甚至气道-食管瘘。应使用低压高容量气囊,并常规监测气囊压力,维持气囊压力于 $25 \sim 30\ cmH_2O$。

（三）人工气道梗阻

人工气道梗阻是最为严重的并发症，可直接威胁患者生命。常见原因包括：导管扭曲、气囊疝出并嵌顿导管远端开口、痰栓或异物阻塞导管、导管塌陷等。机械通气期间应注意密切观察气道通畅情况，定时冲洗吸痰并清除气道内分泌物及血痂，必要时及时更换导管。一旦发生气道梗阻，应立即调整人工气道位置、抽出气囊气体后重新充气、试验性插入吸痰管以明确梗阻位置。如人工气道梗阻持续存在，则应立即拔除并重新建立人工气道。

（四）气道出血

常见原因包括：经气道吸痰负压过大、气道黏膜受压缺血坏死等。大量气道出血可直接威胁患者生命，应紧急处理。

三、正压通气相关的并发症

（一）呼吸机相关性肺损伤

机械通气对正常或病变的肺组织造成损伤，称为呼吸机相关性肺损伤（ventilator associated lung injury, VALI）或呼吸机诱导的肺损伤（ventilator-induced lung injury, VILI）。

呼吸机相关性肺损伤的发病机制包括气压伤、容积伤、萎陷伤和生物伤。气压伤和容积伤是指机械通气参数（如气道压力或潮气量）设置不当或者肺顺应性明显下降（如ARDS）时，肺泡跨壁压过高，或吸气末容积过大引起肺泡过度膨胀而导致的肺泡上皮细胞或血管内皮细胞的损伤。临床上表现为肺间质气肿、纵隔气肿、皮下气肿或气胸。潮气量过大比气道峰压过高更容易引起肺损伤，可通过平台压监测减少容积伤的发生。萎陷伤是指肺泡周期性开放和塌陷产生的剪切力引起的肺损伤。而生物伤是指各种因素使肺泡上皮和毛细血管内皮损伤而激活炎症反应导致的继发性肺损伤。高浓度氧吸入导致氧自由基上次增多也会引起生物伤。

呼吸机相关性肺损伤的预防方法包括降低潮气量和平台压、实施肺复张并设定合适的PEEP以扩张萎陷的肺泡并维持肺泡处于开放状态。

（二）呼吸机相关性肺炎

呼吸机相关性肺炎（ventilator associated pneumonia, VAP）是指机械通气48 h后出现的肺炎，是医院获得性肺炎（hospital acquired pneumonia, HAP）中最常见的类型。

VAP的发生与患者防御功能障碍、足够数量致病菌到达下呼吸道并破坏自身防御屏障（如胃肠道细菌通过口咽部易位或误吸进入肺部，机体其他部位细菌通过菌血症途径进入肺部或者医源性感染等）或者强致病力细菌繁殖相关。而高龄、基础疾病（如糖尿病等）、免疫功能抑制、药物使用（包括抗生素、镇静肌松药物和抑酸剂等）、治疗操作因素（如胃管留置、气管插管、仰卧位体位等）以及医源性交叉感染均是VAP发生的危险因素。

根据肺部感染的发生时间，VAP可分为早发型和晚发型两大类。早发型VAP是指机械通气后2～5天发生的VAP，多由敏感菌感染引起，如肺炎链球菌、流感嗜血杆菌、甲氧西林敏感的金黄色葡萄球菌等。晚发型VAP是指机械通气5天以后出现的VAP，多数由多重耐药菌（multiple drug resistance, MDR）感染引起，包括耐甲氧西林金黄色葡萄球菌（methicillin-resistant staphylococcus aureus, MRSA）、产超广谱β-内酰胺酶（extended-spectrum beta-lactamase, ESBL）或产碳青霉烯酶的肺炎克雷伯菌、鲍曼不动杆菌或铜绿假单胞菌等。晚发型VAP是VAP预后不良的判断指标之一。

VAP的诊断标准包括胸部X线片出现新的肺部浸润影，同时具有以下3项中的2项：① 体温＞38℃；② 白细胞计数升高或降低；③ 脓性痰出现。

VAP的治疗应该遵循降阶梯治疗原则，即先根据VAP的类型及可能致病菌选择广谱抗生素治疗，随后根据细菌培养结果及药敏试验结果更改为敏感抗生素的靶向治疗，治疗时间一般为7～10天。

VAP的预防重于治疗，预防措施包括实施半卧位体位、使用具有持续声门吸引装置的气管导管以吸引气囊上方的分泌物、防止误吸、尽量通过经口途径进行气管插管、避免经鼻气管插管、每日进行导管评估、尽早拔除气管导管和胃管、避免抗生素滥用、减少镇静肌松剂和抑酸剂使用、规范无菌操作、加强手部卫生等。

（三）呼吸机相关的膈肌功能不全

呼吸机相关的膈肌功能不全指在长时间机械通气过程中膈肌收缩能力下降，与肌松剂和大剂量糖皮质激素的使用相关。因此，机械通气患者应尽量避免长期使用肌松剂和糖皮质激素。呼吸机相关的膈肌功能不全可导致撤机困难，因此机械通气患者应尽可能保留自主呼吸，加强呼吸肌功能锻炼，加强营养支持以增强或改善呼吸肌功能。

（四）氧中毒

长期机械通气的患者，吸入氧浓度过高，可发生氧中毒。氧中毒引起的肺损伤可表现为气管支气管炎、ARDS等。吸入氧浓度高于50%可引起去氮性肺不张。因此，应控制呼吸机吸入氧浓度在60%以下，100%的纯氧吸入不可超过24 h。

（邢顺鹏　皋　源）

参 考 文 献

[1]　中华医学会重症医学分会.急性肺损伤/急性呼吸窘迫综合征诊断和治疗指南（2006）.中华急诊医学杂志，2007.

[2]　中华医学会重症医学分会.机械通气临床应用指南（2006）.中国危重病急救医学，2007，19（2）：65-72.

[3]　Wrigge H, Golisch W, Zinserling J. Proportional assist versus pressure support ventilation: effects on breathing pattern and respiratory work of patients with chronic obstructive pulmonary disease. Intensive Care Med, 1999, 25(8): 790-798.

[4]　The Acute Respiratory Distress Syndrome Network. Ventilation with lower tidal volumes as compared with traditional tidal volumes for acute lung injury and the acute respiratory distress syndrome. N Engl J Med, 2000, 342(18): 1301-1308.

[5]　Westhoff M, Schönhofer B, Neumann P. Noninvasive Mechanical Ventilation in Acute Respiratory Failure. Pneumologie, 2015, 69(12): 719-756.

[6]　Slutsky A S. History of Mechanical Ventilation. From Vesalius to Ventilator-induced Lung Injury. Am J Respir Crit Care Med, 2015, 191(10): 1106-1115.

[7]　Klompas M. What is new in the prevention of nosocomial pneumonia in the ICU? Curr Opin Crit Care, 2017, 23(5): 378-384.

[8]　中华医学会重症医学分会.呼吸性相关性肺炎诊断、预防和治疗指南（2013）.中华内科杂志，2013，52（6）：524-543.

[9]　邱海波，管向东.重症医学高级教程.北京：人民军医出版社，2013.

[10]　于凯江，管向东，严静.中国重症医学专科资质培训教材：2版.北京：人民卫生出版社，2016.

第48章
体外膜肺氧合技术

随着体外循环机(血泵)和氧合器(人工肺)的不断发展和肝素(抗凝)发现,20世纪50年代初,体外循环技术得以成功应用于心脏外科手术中,从此开创了心血管外科新纪元,也开拓了人们抢救严重心肺功能衰竭患者时的思路并提供了方法。在心血管外科手术中所用体外循环技术称为心肺转流术(cardiopulmonary bypass, CPB),短时间内完全替代心肺功能以完成复杂的外科手术。标准CPB技术为开放系统,空气与血液接触及较大材料异物表面可激活破坏血液成分,产生的广泛炎症反应对人体组织脏器功能造成损害,其安全时限一般不超过6 h。为救治那些心脏外科术后因心功能衰竭不能脱离CPB及严重呼吸功能衰竭患者的生命,人们尝试以体外循环方法支持此类患者的心肺功能。随着20世纪中叶后膜式氧合器(膜肺)问世,及CPB材料和技术的发展和改进,这一技术才得以逐步实现。这种以血泵和膜肺来支持心脏功能和(或)呼吸功能的技术称为体外膜肺氧合(extracorporeal membrane oxygenation, ECMO)。1965年,Spencer最早报道应用该技术成功抢救一例心脏术后严重心功能衰竭患者;1972年,Hill成功应用于成人呼吸窘迫综合征(adult respiratory distress syndrome, ARDS)的救治。如今,ECMO已成为抢救严重心肺功能衰竭而临床常规治疗效果不佳危重患者的重要手段。

第一节 原 理

ECMO将患者静脉血引出体外,经膜肺气体交换后转变成动脉血,再输回患者动脉或静脉,血泵为此过程提供动力。ECMO对呼吸循环衰竭患者的作用:① 有效地改善低氧血症,在维持血流动力学的相对稳定下保证全身氧供,从而维持其他脏器的正常功能;② 避免长时间高浓度氧吸入所致的氧中毒及机械通气对肺的损伤,使肺脏得以休息,为其功能恢复赢得时间;③ 减少心脏负荷(主要是前负荷)和做功,减少强心缩血管药物用量,使心肌充分休息而得以恢复;④ 在ECMO系统中可加用人工肾对机体内环境进行调节。可见,ECMO可补偿心、肺功能不足,维持机体生命活动所必需的血液循环和氧供,等待遭受损伤的心肌与肺组织功能的恢复,但只有可逆性损伤才能经充分休息后获得恢复,因此,ECMO治疗必须及早且可能需要较长时间。与CPB相比,虽然ECMO主要也以心肺功能支持为目的,但二者存在一定区别,见表48-1。

表48-1　CPB与ECMO的区别

	CPB	ECMO
地点	手术室	ICU
管理人员	1~2名灌注师	多学科人员组成的团队
目的	临时替代心肺功能以完成手术	支持心和（或）肺功能
血流方向模式	右心房或上、下腔静脉→大动脉动脉（V-A）	多用外周大血管，常用V-A和（或）V-V模式
氧合器	微聚孔中空纤维膜肺为主，无肝素涂层	肝素涂层膜肺
血泵	人工心肺机，包括多个血泵	单个离心泵或转子泵
管路系统	开放	密闭
储血罐	用	不用
微栓过滤器	用	不用
低温	用	极少用
血液稀释	用	不用
抗凝（ACT）	≥480 s	140~220 s
安全时限	<6 h	数天至数周
并发症	少	多
费用	低	贵

第二节　适应证、具体指征和禁忌证

一、适应证、具体指征

（一）呼吸支持适应证

（1）呼吸窘迫综合征。

（2）各种原发性或继发性引起缺氧性呼吸衰竭。

（3）机械通气导致的二氧化碳潴留。

（4）气道及肺气压伤、高浓度氧吸入所致肺损伤，无法进行或继续机械通气治疗。

（5）肺移植术中及术后支持。

（二）呼吸支持具体指征

（1）$AaDO_2 > 610$ mmHg连续8 h。

（2）氧指数（oxygen index, OI, OI=平均气道压力 × FiO_2/PaO_2）> 0.4超过4 h。

（3）急性肺损伤后$PaO_2 < 40$ mmHg、pH < 7.3达2 h。

（4）机械通气、应用NO及肺泡表面活性剂仍无法改善血液氧合及二氧化碳排除。

（三）循环支持适应证

（1）急诊心肺复苏，短时间内恢复患者循环及氧供，为成功复苏赢得时间。

（2）心脏术后不能脱离CPB，或应用大剂量血管活性药物及主动脉内球囊反搏（intra-aortic balloon pump, IABP）无效。

（3）重症心肌炎。

（4）重症冠心病患者，可在ECMO支持下进行冠状动脉造影检查、成形或外科手术。

（5）心脏移植及左心辅助装置植入术前后支持。

（6）急性肺栓塞。

（四）循环支持具体指征

（1）心搏骤停传统方法难以复苏者。

（2）难以纠正的恶性心律失常严重影响血流动力学者。

（3）心功能严重衰竭。在补足血容量、使用最大剂量心血管活性药物，包括多巴胺 >20 μg/（kg·min）、肾上腺素 >2 μg/（kg·min）、磷酸二酯酶抑制剂及IABP情况下，心脏指数（CI）仍 <2.0 l/（m² · min），并伴有下列表现者：① 成人动脉收缩压 <90 mmHg，或平均动脉压 <60 mmHg，小儿平均动脉压 <40 mmHg；② 左心房压或肺毛细血管楔压 >20 mmHg；③ 中心静脉压 >15 mmHg；④ 尿量 $<0.5\sim1$ ml/（kg·min）；⑤ 持续代谢性酸中毒；⑥ 外周血管阻力 $>2\,100$ dynes/（s · cm⁵）。

二、禁忌证

ECMO无绝对禁忌证，需个体化考虑每个患者的风险和益处，但是存在与ECMO相关的并发症，被认为是相对禁忌证：① 高设置机械通气（$F_iO_2 > 90\%$，$P_{plat} > 30$ cmH₂O）7天及以上；② 免疫抑制；③ 严重神经系统损伤，近期或扩大的中枢神经系统出血；④ 终末期恶性肿瘤；⑤ 可逆的多器官功能衰竭。

第三节 ECMO系统主要装备

一、血泵

有离心泵和滚压泵两种，目前大多使用离心泵。离心泵原理是通过离心力驱动血流自中央向外周流动。流量受泵前负荷、转速与泵后压力影响，转速快、泵后压力（阻力）小、泵前负荷增加，则流量增加。该泵具有开放限压的特点，即停泵时血流可倒流，阻断泵后血流，泵压上升有限。具有监测流量、转速、压力等功能，自身带有蓄电池，方便工作状态下转运。滚压泵通过其横轴末端转子滚压泵管驱动血液流动，具密闭限量特点，夹闭泵前和泵后管路会产生极大的负压与正压，负压产生气穴而破坏血细胞，过高正压可导致泵后管路崩脱。由泵管直径及转速决定的流量数值直接显示于控制面板上，可根据需要调节流量，操作简便，低流量下，其对血液的机械挤压破坏较小，但在ECMO中使用时，必须在泵前引流管上连接一血囊感应控电装置,当引流不足血囊内产生一定负压时,通过传感器切断滚压泵电源而停泵,避免气穴现象的发生。

二、膜肺

膜肺内进行气体交换,使血液氧合,同时排除二氧化碳。ECMO所用膜肺主要有硅胶膜膜肺和中空纤维膜肺。硅胶膜膜肺由硅胶薄膜卷成筒状,血液与气体分别走行于膜的两侧,以弥散方式进行气体交换,不会发生气栓和血浆渗漏现象,适合长时间使用,但其氧合能力明显逊于CO_2交换能力,故必须增加膜的面积来提高氧合能力,并需注意调控CO_2水平。此膜肺制作工艺复杂、成本较高、价格较贵、体积大、预充排气较烦琐。中空纤维膜肺多由聚丙烯制成,主要用于CPB,纤维管内走气、管周走血,也是以弥散方式进行气体交换,但在管壁上制成大量微聚孔,当血液经过时会在管壁形成血浆薄膜覆盖,这一设计显著提升了气体交换能力,有效缩小了膜肺体积,气体交换比例也较易控制,具有预充量少、操作方便、价格相对低廉等优点。ECMO中所用中空纤维膜肺表面肝素涂层,可提高其生物相容性,减少肝素用量,降低并发症发生率,但也正因为微聚孔的存在,当气相压力大于血相压力时容易产生气栓,且长时间使用容易发生血浆渗漏现象,这种膜肺美国官方认可的安全使用时间一般不超过8 h。近年来,随着在材料和制作工艺方面的改进,融合了实质膜完全隔绝气血和中空纤维优良的气体交换及流体力学优点,已诞生了无微聚孔中空纤维膜肺,安全时限可达14天,更适合长时间ECMO,如Jostra QARDRAX_D、Medos HiLite等。微聚孔膜与无微聚孔膜在电镜下的区别见图48-1、图48-2。此外,现在所用膜肺中都有变温装置,无须另加变温器。

三、管道与插管

ECMO所用管道由聚氯乙烯(PVC)制成,主要有1/4、3/8、1/2英寸内径三种管道规格,分别应用于小儿和成人。管道内面均经肝素涂层以减轻血液与异物接触后产生的炎症反应。管道不宜过长,过长会增加血流阻力、血液与异物接触面积、预充量及热量丢失,但也不能过短,影响患者搬运。管路中应尽量减少接头,以减少血栓形成及血液破坏。

插管分为引流管(静脉插管)和供血管(动脉插管),内表面亦以肝素涂层。在容量充足时,静脉引流管的大小是影响ECMO流量的最主要因素。管道越长、内径越细,则对血流阻力就越大,过快转

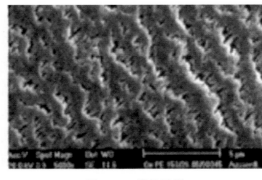

图48-1　微聚孔膜

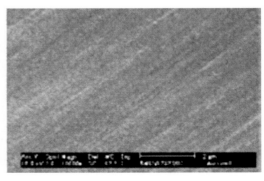

图48-2　无孔膜

速可产生过高负压,加重对血细胞的破坏,故应尽量选用较粗之静脉引流插管。动脉插管最好根据插管部位动脉粗细来选择,过细会增加血流阻力,过粗又会阻碍插管远端血供。距插管头端约2～4 cm处有不透X线标记,用于插管后通过透视或摄片判断插管位置。双腔管用于体重较小婴幼儿的呼吸支持,目前可得最大型号为18Fr。各模式下动、静脉插管选择参考见表48-2、表48-3。

表48-2　V-A模式ECMO膜肺、管道及插管选择

体重(kg)	<2	2～5	5～10	10～20	20～35	35～70	>70
管道(英寸)	1/4	1/4	1/4	3/8	3/8	1/2	1/2
膜肺面积(m^2)	0.4	0.8	1.5	2.5	3.5	4.5	4.5×2
动脉插管(Fr)	8～10	8～14	16～20	17～21	17～21	19～21	21
静脉插管(Fr)	8～10	10～16	12～17	17～19	21～23	23	23

表48-3　V-V模式ECMO膜肺、管道及插管选择

体重(kg)	<2～5	10～20	20～30	30～50	>50
管道(英寸)	1/4	3/8	3/8	1/2	1/2
膜肺面积(m^2)	0.5～1.5	2.5～3.5	3.5～4.5	4.5	4.5
供血管(Fr)	12～15	16～19	17～21	21	21
静脉插管(Fr)	双腔管	14～19	17～21	19～23	21～23

四、变温水箱

与膜肺变温器连接控制ECMO患者的体温。

五、血氧饱和度监测仪

通过连接于管路中的专用接头监测患者的血氧饱和度和血球压积。尤其是混合静脉血氧饱和度(SvO_2)的监测,对判断患者机体氧供与氧耗平衡、ECMO辅助效果有重要意义。

六、压力监测装置

需另接压力监测装置,常需监测压力有泵前压力、膜肺前压力、膜后压力及患者血压、中心静脉压等。

七、活化全血凝血时间监测仪

活化全血凝血时间(activated coagulation time 或 activated clotting time, ACT)监测仪监测肝素抗凝状况。

第四节　ECMO模式选择

一、静脉—动脉（V-A）ECMO

主要用于心脏和（或）肺功能支持，经股静脉或颈内静脉插入静脉插管至右心房，引流静脉血，经大动脉（股动脉、升主动脉、右颈总动脉、右腋动脉）插入动脉插管供应氧合血（图48-3）。

二、静脉—静脉（V-V）ECMO

仅用于心功能良好患者的呼吸支持，经一侧股静脉插管引流，自对侧股静脉插管供血（图48-4）；也可经股静脉引流，颈内静脉供血；婴幼儿可经一侧颈内静脉使用双腔管建立V-V ECMO。

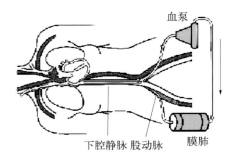

图48-3　V-A模式ECMO视图

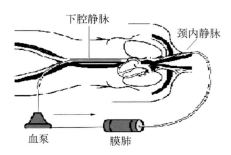

图48-4　V-V模式ECMO视图

V-A与V-V两种模式ECMO的特点比较见表48-4。为了增加静脉血引流、提高支持效果，常需于他处增加静脉插管建立V-V-A模式，或V-A模式与V-V模式同时支持。除V-A模式与V-V模式外，还有动脉-静脉模式ECMO（A-V），这种模式用于呼吸功能支持，不用血泵，以患者自身动脉与静脉血压差作为血流动力，故心功能良好、血流动力学稳定为其使用前提，选用对血流阻力较低的膜肺。

表48-4　V-A ECMO与V-V ECMO的比较

	V-A ECMO	V-V ECMO
支持目的	循环、呼吸支持	呼吸支持
建立方式	静脉系统→动脉系统。动脉血管受侵，增加血栓栓塞风险；颈动脉插管需结扎远端，有影响大脑发育潜在风险	静脉系统→静脉系统。无动脉插管，减少血栓栓塞风险
氧供能力	高，受ECMO流量影响，PaO_2可达60～150 mmHg，SaO_2可达100%，可迅速减少机械呼吸支持强度	中等，提高ECMO流量可增加氧供，PaO_2可达45～80 mmHg，SaO_2可达80%～95%，需逐步减少机械呼吸支持强度
氧供监测指标	SvO_2，PaO_2，计算氧耗量	PaO_2，脑静脉血氧饱和度，膜肺前血氧饱和度变化，跨膜氧分压差

（续表）

	V-A ECMO	V-V ECMO
对机体循环的影响	机体灌注量=ECMO流量+自身心排血量,直接提供循环支持,迅速稳定循环,但搏动血流成分可因ECMO减弱或消失,动脉血压波形受ECMO流量影响	机体灌注量=自身心排血量,可通过改善肺和冠状动脉的氧供间接支持循环,机体灌注为搏动血流,动脉血压波形不受影响
对心脏的影响	① 降低心脏前负荷,CVP受ECMO流量影响;② 增加左心后负荷,可能需要左心引流减压;③ 冠状动脉血氧由左心室排血提供,心肌氧供减少;④ 心功能顿抑发生率高	① CVP不受影响;② 改善冠状动脉供氧;③ 可因左心室功能的改善而降低右心室后负荷
对肺循环的影响	明显减少肺循环血量	肺循环血量正常,但其氧含量增加
系统内血液再循环	无	有,15%~50%,影响氧供的主要因素

第五节　ECMO建立

一、预充与排气

具体步骤：① 以生理盐水或电解质平衡液预充；每1 000 ml预充液中加入肝素20 mg抗凝；② 检测并校正预充液酸碱度、电解质。以5%碳酸氢钠调整pH于7.35～7.45；加入$CaCl_2$致其浓度达1 mmol/L,以免发生稀释性低钙血症；生理盐水预充者,需补充KCl至4 mmol/L；③ 加入白蛋白,以提高预充液胶体渗透压,并可涂抹于材料表面,减少血中纤维蛋白原的黏附；④ 婴幼儿血容量相对ECMO系统预充量少,应加入红细胞悬液,以免ECMO后血液过度稀释；成人一般不用血制品预充；⑤ 利用重力排净系统内空气；⑥ 加热预充液至37℃。

二、插管方法

多经股部和颈部浅表大血管插管建立转流,术中亦可经右心房和升主动脉插管,但后者需延迟关胸,或再次开胸拔管或处理插管并发症,只适合预计短时间支持者。体重<10 kg小儿,选用颈部动、静脉；体重>20 kg患者通常选用股动、静脉；其间者,根据血管条件而定。插管方法有切开直视下插管和经皮穿刺插管两种方法。经皮穿刺法快速、创伤小、出血少,便于辅助过程中局部管理,但适合血管仍有较强搏动者,需要操作人员的经验和技术,盲目、反复穿刺会损伤血管,甚至造成隐匿性出血,且拔除时仍多需切开皮肤进行血管修补术。通常采用切开直视下进行插管的方法,根据患者血管实际粗细选择更合适的插管,所用插管的外径以不超过血管内径的75%为宜。插管前须以肝素100 IU/kg全身抗凝,CPB术后渗血明显者可不用抗凝。选择V-A模式时,成人最常选用股动静脉插管。直视下,血管插管处预置荷包缝线,自荷包中央穿刺置入导引钢丝,再以扩张器扩大入口,有时需要以尖刀切开少许,沿导引钢丝缓慢送入插管。插管前,可先用盐水浸湿插管外表面以利

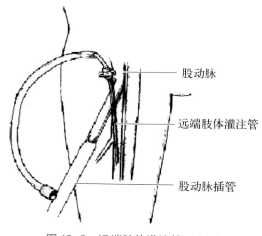

图48-5 远端肢体灌注管置入图

股动脉

远端肢体灌注管

股动脉插管

送入。插管时应避免使用暴力,遇明显阻力时可旋转插管尝试缓进,或少许拉出钢丝,排除钢丝折曲,再缓慢插入,如仍无法置入,可换其他部位插管。股静脉插管头端需插至右心房,右侧股静脉置管时进管约40 cm,左侧约45 cm,置管后需及时透视或摄片确认插管位置,不透光标记平右侧横膈即可,也可经超声定位。如果单根股静脉引流不足,可经右颈内静脉添加插管增加引流。股动脉插管插至髂外动脉内,即在插管末端侧孔进入皮肤后再推进5 cm即可。插管后可测远端肢体动脉压力,>50 mmHg者远端供血无虞,<50 mmHg者需行远端动脉插管,一般置入8~10 Fr深静脉留置管,连接于股动脉插管尾端侧孔(图48-5)。由于股动脉插管一般只能增加左锁骨下动脉以远下半身血流,上半身氧合血液供应仍依赖于自身心肺功能,故心肺功能严重衰竭者,可经右腋动脉插管,插管头端位于无名动脉近升主动脉处。婴幼儿V-A插管一般经右颈总动脉和颈内静脉插管,颈总动脉远端需结扎,以免左侧颈动脉血流反流。静脉插管插入约6 cm至右心房,X线检查见插管末端位于右第二肋间。在V-V模式时,成人多经一侧股静脉插管至右心房引流,对侧股静脉插管至下腔静脉供血,即房→股转流,但Rich等研究认为如果反向转流,即自下腔静脉引流经右心房注入,能提高流量及肺动脉混合静脉血氧饱和度,达到满意动脉血氧饱和度所需的ECMO流量更低。此外,自股静脉插管引流经颈内静脉插管回流方式也被常用。婴幼儿行V-V ECMO时,经右颈内静脉放置双腔插管至右心房,需注意插管的供血侧(红点)须朝前方,保证出血口直接对向三尖瓣,以减少ECMO系统内氧合血液的再循环。确认插管体内位置后,自切口或皮下隧道引出体外,尽量减小插管与血管成角,以减少出血,收紧荷包缝线,妥善固定,彻底止血后关闭切口。

三、ECMO系统监测

(一)流量与转速

显示于血泵控制屏上,转子泵通过按键切换分别显示,流量与转速呈固定比例关系;离心泵同时显示,流量受引流及供血方向阻力影响,与泵速比例关系不固定,应于泵后管路上连接流量感应探头并校零,为安全计,还应设定异常流量报警的上、下限。

(二)压力

包括静脉引流负压、膜肺前后压力及压力差,校零备用。运行中,静脉引流负压应不超过-30 mmHg为宜,过高负压会破坏血细胞,应积极寻找排除原因。膜肺前压力不应超过300 mmHg,在排除患者或管路原因后,压力增高表示膜肺内血栓形成。

(三)血氧饱和度及血球压积监测

于静脉引流管上和膜肺后分别串接监测接管,注意化验室检验校正。

第六节　ECMO过程中的管理

一、麻醉

大多患者ECMO期间始终保持麻醉、气管插管状态,应用镇静、镇痛及肌松药,以避免发生躁动将管道意外拔出,减少对患者的精神刺激。少数耐受者也可行清醒下ECMO。禁用丙泊酚类脂溶性药物,此类药物易致中空纤维膜肺破坏渗漏。

二、抗凝

肝素抗凝,使ACT达160 s以上可插管建立ECMO转流。CPB术后24～48 h内凝血功能紊乱,可不用肝素抗凝,渗血严重者甚至需部分鱼精蛋白中和。没有严重出血或渗血停止后,可以100 IU/ml肝素溶液,从小剂量开始持续微泵给予。由于各个体对肝素的效应存在差异,可根据连续测得的ACT值进行调整,维持ACT 160～220 s。使用硅胶膜的膜肺及转子泵时需要较高ACT,而使用肝素涂层之中空纤维膜肺及离心泵时则要求稍低。减低流量或暂时停止转流时需加强抗凝,防止血栓形成。血浆中肝素主要通过网状内皮细胞里的肝素酶代谢灭活,代谢产物通过肾脏排泄;部分肝素以原型经肾脏排出;部分可与血小板结合;还可经血滤器滤过,因此,在利尿、血液滤过、输注血小板时应注意根据ACT值补充肝素,而在肝肾功能不良时及凝血机制障碍者,减少肝素使用。转流中维持凝血酶原激酶时间50～60 s。

三、温度

ECMO开始前,应已通过变温水箱将预充液加温至37℃左右,运行后,继续维持此温度,以防患者体温下降。如为保护重要器官功能目的(如大脑损伤),有时可将患者体温控制于32～34℃。

四、ECMO系统运行

V-A模式ECMO中,患者机体的循环流量为ECMO流量与自身心脏输出量之和,其氧供亦为二者携氧量之和;V-V模式ECMO中,氧供取决于进入肺动脉前血液氧含量及自身肺的氧合功能。ECMO过程中,正是通过调节ECMO系统与自身心肺功能,保证总体氧供能满足机体氧需,且尽可能使心肺得到充分休息。初期,由于机体氧供/氧耗严重失衡,氧债累积,内环境紊乱,脏器功能趋向衰竭,故应尽快通过ECMO辅助增加氧供、改善灌注、偿还氧债,并使受损器官(心和/或肺)得以最大程度休息。一般将空氧混合器氧浓度(FiO_2)设定在60%～80%,也可暂时设定在100%(纯氧);通气量设定随ECMO模式而异,V-A模式时,随ECMO流量按1:1比例设定,而在V-V模式时,应予较大通气量,可根据$PaCO_2$来调整,有医院全程维持10 L/min不变。在泵前负压不超过-30 mmHg下,尽可能维持较高流量,以尽快改善机体灌注。一般新生儿流量可达100～150 ml/(kg·min)、儿童80～120 ml/(kg·min)、成人2.2～2.6 L/(m²·min)。流量不满意的原因有:① 容量不足。ECMO中需监测CVP,一般维持在

CVP 10 mmHg左右,如果CVP较低,可快速补足容量,且以胶体为主;② 静脉插管位置不当或引流管路扭曲。CVP高,X线检查可发现插管位置过深或过浅或折曲,或检查发现体外静脉引流管路被压瘪或折曲,可调整插管位置或重新插管,理顺并妥善固定体外连接管路;③ 泵速突然过快。插管头端引流孔处因突然产生的过大负压吸附其周组织(右心房或下腔静脉壁)而影响引流,此时,可减慢转速后再缓慢加大;④ 心包填塞。插管头端管周组织堵塞引流孔,CVP升高,心脏超声可明确诊断。此情况需手术解除;⑤ 静脉插管相对过细。通常根据体重所选插管能满足流量需要,但如果误用较细插管,或在某些高氧耗情况下(如高热)需要更大流量时,单根插管可能不能满足引流需要,这时可于他处(另一侧股静脉或颈内静脉)另加静脉插管增加引流;⑥ 躁动。患者烦躁时,可致插管位置改变或引流管路扭曲,此时需予以镇静;⑦ 供血管路扭曲。此时,增加流量,膜前、后压力均异常升高,调整后妥善固定。

经过早期高流量辅助,机体氧供/氧耗趋于平衡,严重心功能衰竭患者血流动力学等灌注指标趋向稳定,主要表现在患者的血压升高、CVP下降、末梢灌注改善、末梢脉搏血氧饱和度升高(SpO_2)、肾功能未衰竭者有尿排出、代谢性酸中毒不再加重且易于纠正、乳酸下降、动脉血氧分压(PaO_2)满意、$SaO_2 > 90\%$、SvO_2升高并稳定在70%以上。在平均动脉压能稳定维持在60 mmHg以上时(成人),逐渐减少甚至停用肾上腺素,减少多巴胺剂量至10 μg/(kg·min)以下维持。儿茶酚胺类药物的减少或停用,可降低心肌氧耗以利心脏休息、降低血管阻力改善组织灌注。如仍能稳定,可逐步降低流量,至血流动力学和内环境稳定、$SvO_2 > 70\%$时所需的最低流量,成人一般需维持在2～3 L/min。根据动脉血气分析,逐步减小空氧混合器FiO_2至40%左右并维持,维持气流量与血流量比0.5～0.8。在长时间ECMO过程中,需经常短暂予以高通气,以吹除膜肺纤维管中积聚的水分。V－V模式时,由于部分氧合血在系统内再循环,尚有部分静脉血未经充分氧合便进入动脉系统,故动脉血气不如V－A模式时满意,只有增加流量才能提高入肺前氧合血的比例,一般要4 L/min以上的流量方能使患者SaO_2达90%左右,此时流量较V－A模式高出20%～50%。在偿还机体氧债、调低呼吸机参数后氧合仍能稳定者,可逐步减低ECMO流量,维持$SvO_2 > 70\%$、$SaO_2 > 80\%$时所需的最低流量。

如果经充分有效辅助后心肺功能能满意恢复,可逐步减低流量,当流量减至全流量的25%(约1 L/min)时仍能稳定,则可考虑停止ECMO辅助。在尝试减低流量或停机前,必须恢复正常机械通气参数设置,同时要加强抗凝。

五、呼吸机参数的设定与调整

机械通气提供呼吸支持,同时减少或停止呼吸做功而减少机体氧耗,用于严重呼吸、循环衰竭患者的支持,但由于肺部病变不均匀、机械通气中使用较高压力和高浓度氧等因素,较长时间机械通气容易造成肺损伤,使得受损肺更不易恢复。在ECMO辅助中,如果ECMO辅助加自身呼吸能满足机体气体交换需求且患者能良好耐受,可不予机械呼吸支持;如果需要机械呼吸支持,则原则上应予低频、低压(低通气)、低氧通气,使肺获得充分休息,同时又保持适当肺泡张力以免肺泡不张。ECMO开始后,随着高流量辅助,血液气体交换迅速改善,可逐步降低呼吸机参数,稳定情况下,维持呼吸频率(5～10)次/min、潮气量4～10 ml/kg、气道峰压 < 30 cmH$_2$O、PEEP 8～15 cmH$_2$O、氧浓度 < 50%,如果氧合不佳,可反比设置吸呼比,延长吸气时间,改善氧合。在长时间低频低压通气中,应经常膨肺,以防止发生肺不张或肺炎。在流量降低或停机时,应注意增加或恢复机械呼吸支持。

六、血流动力学维持

血流动力学不稳定者应用 V-A 模式 ECMO。早期由于酸中毒、血管麻痹、血液稀释等原因，血压可能偏低，故在给予高流量支持同时，仍应继续使用血管活性药物，维持新生儿患者平均动脉压大于40 mmHg、儿童及成人大于50～60 mmHg。严重循环衰竭患者，单一 ECMO 系统可能不能满意维持血流动力学或机体氧供，需另加右腋下动脉或颈总动脉插管，或另加 ECMO 系统予以上、下半身同时支持。满意的组织脏器灌注需要足够的灌注压，但过高的血压对受损的心脏而言又增加了其后负荷，不利于心脏本身休息，故在 ECMO 稳定支持期间，一般维持平均动脉血压60～80 mmHg。需要强调的是，在严重低血压时，不应通过大剂量血管活性药物收缩血管牺牲外周灌注来维持血压，而应纠正内环境紊乱、主要通过 ECMO 流量来维持。

转流开始后，CVP 下降，但仍需维持在 10 cmH$_2$O 左右以保证充足的血容量。在 V-A 模式下，无论股动脉还是颈总动脉插管，ECMO 氧合血很难到达升主动脉根部，冠状动脉的氧供仍来自左心室射血，这就需要自身心、肺尚存一定功能，这也是心脏功能衰竭患者成功接受 ECMO 辅助的前提之一。可据上肢血压波形上的搏动波形（非 IABP 反搏波形）来判断左心射血的存在。通常右侧桡动脉的血气可代表上半身血液的氧合情况，在股动脉插管时，ECMO 血流主要供应左锁骨下动脉以下机体的灌注，上半身的血供仍来自自身心脏射血，此时，桡动脉的血气近似于左心室的血液，可据此了解冠状动脉血流的氧合情况，呼吸机参数亦应据此调节。如果左心功能严重衰竭，不足以将回心血液射出，心脏膨胀使心肌氧耗增加，同时血液淤滞容易形成血栓，此时需经介入法或手术经房间隔开窗引流减压，但仍应维持 LAP 5～12 mmHg。

七、内环境调整

包括以下几项措施：① ECMO 早期由于血液稀释、内环境紊乱及炎症介质的作用，机体内水分较多，血管通透性增加，大量血管内水分渗漏到组织间隙，导致水肿，两肺摄片发白，但这种通透性的增加一般会在满意辅助3天以后逐步恢复。故早期既需补充液体，以血浆、白蛋白等胶体为主，维持血容量，提高胶体渗透压，维持胶体渗透压大于 18 mmHg；又要加强利尿或血液滤过脱水；② 补充红细胞，提高血细胞比容，维持在 35% 以上，以提高血液携氧能力和组织氧供；③ 补充血小板，至少维持在 5×10^9/L 以上，以减少创面渗血；④ 纠正电解质紊乱，尤其是在输入大量血制品后，应注意补充钙剂。此外长时间 ECMO 中还应注意镁、磷等元素的监测及补充；⑤ 注意监测血糖，控制高血糖，更要防止低血糖的发生；⑥ 纠正酸碱平衡失调。通过改善组织灌注来逐步纠正代谢性酸中毒，不宜通过大剂量碳酸氢钠来快速纠正，过多补充碳酸氢钠可加重微循环中二氧化碳的积聚，还易导致高钠血症；⑦ 通过调节机械通气和 ECMO 参数维持理想血气水平，尤其注意右上肢动脉血气参数，可据此判断大脑和心脏的氧供情况。

八、预防感染

使用广谱抗生素。注意所有插管处伤口清洁护理。如有感染，根据细菌培养及药敏试验结果调整抗生素。定时翻身，预防压疮发生。

九、营养

由于患者处于高分解状态,故宜尽早给予营养支持。包括蛋白、碳水化合物、维生素和微量元素,不宜给予脂肪饮食或乳剂,以免损坏中空纤维膜肺,硅胶膜膜肺可不受此影响。尽量通过鼻饲行肠内营养,不足或无法行肠内营养时,可经静脉肠外营养。

十、监测

除心电、抗凝、血流动力学、血气酸碱平衡、电解质及血糖等监测外,还须进行下列监测:

(一)肝、肾功能

肝肾功能衰竭预示预后不良。行ECMO前,患者肝肾都已遭受不同程度损伤,加强监测可动态了解其演化趋势。肝功能异常者,应注意维持满意灌注、避免肝脏淤血、减少或避免使用肝脏毒性药物、加强肝细胞营养。无其他原因下,渗血加剧、低血糖、血浆白蛋白持续下降、胆酶分离提示肝功能趋向衰竭。肾功能异常者,同样需保证充分血容量、提高灌注压加强灌注,避免使用肾毒性药物,转流中维持尿量 > 2 ml/(kg·h)。如肾功能衰竭,可以持续肾脏替代治疗(continuous renal replacement therapy, CRRT)。

(二)血浆游离血红蛋白

血浆游离血红蛋白明显升高说明系统对血细胞破坏加重,如果肉眼血尿明显加深或其浓度 > 300 mg/L,则应更换系统,同时加强利尿、碱化尿液。

(三)插管侧下肢血运

插管可阻碍远端血供和回流,注意监测其皮温、肤色、足背动脉搏动及周径变化,轻度肿胀者可抬高下肢并被动运动,足背动脉搏动消失者应及时更换部位插管,并继续监测,如仍未恢复搏动,可能血栓栓塞,需进一步外科处理。

(四)胸部摄片

可了解肺部变化,还可比较心影大小变化。

(五)超声心动图

可检查心包有无填塞、静脉插管位置、心脏充盈程度及收缩变化,有利于评估辅助效果。

第七节　并发症及防治

ECMO运行过程中并发症较多见,而且多为严重,常导致ECMO失败,包括患者机体并发症和系统机械并发症。

一、出血

（一）原因

全身肝素化、凝血因子缺乏、血小板减少及肝素诱导的血小板减少症、插管及手术部位止血不彻底、插管活脱等。

（二）临床表现

手术创面及插管处渗血、引流量多色红、血红蛋白浓度持续下降、容量难以补足、血流动力学不稳，颅内及胃肠道等处出血伴相应表现。

（三）防治

手术创面确切止血；仔细固定插管，避免插管与血管成角过大；选用肝素涂层系统；CPB后凝血机制紊乱，如出血明显，24～48 h内可不予抗凝，严重者可予鱼精蛋白部分中和；输注血小板、新鲜血浆或凝血因子浓缩物；适当给予止血药物及抗纤溶药物；始终注意补充容量，防止或纠正失血性休克；必要时外科止血；出血不能控制者，则应终止辅助。

二、溶血

（一）原因

长时间较大流量、静脉引流负压过大、系统内血栓形成、使用转子泵调节过紧等。

（二）临床表现

血红蛋白尿、血红蛋白浓度进行性下降、血中游离血红蛋白浓度异常升高。

（三）防治

在早期较大流量偿还氧债后，逐步减低流量，维持机体氧耗所需的最低流量；解除造成静脉引流负压过高原因；注意抗凝，密切观察系统内血栓形成表现，必要时更换相应部件，乃至整个系统；碱化尿液和利尿，保护肾功能；严重溶血可行血浆置换。

三、血栓形成及栓塞

（一）原因

抗凝不足、血小板激活黏附于材料异物表面、血流缓慢、应用止血药物。

（二）表现

引流管内血栓形成造成引流困难；泵头内有血栓造成震动异响；膜肺内血栓影响气体交换效率；泵

后管路及膜肺内血栓增加血流阻力；系统内血栓可加重溶血；血栓脱落栓塞造成相应脏器功能异常表现。

（三）防治

密切监测ACT，充分抗凝；选用肝素涂层系统；在低流量或暂停辅助时，应加大肝素剂量抗凝；血小板及止血类药物禁止从氧合器前输入；发现明显血栓时，应及时更换系统。

四、肾功能损害

（一）原因

灌注不足、药物损害、溶血等。

（二）临床表现

少尿或无尿、水潴留、氮质血症、电解质及酸碱平衡异常。

（三）防治

补足容量、提高灌注流量和血压；避免使用肾毒性药物；减轻溶血，碱化尿液，加强利尿；必要时血液滤过或透析；纠正酸碱平衡及电解质紊乱。

五、感染

（一）原因

免疫力下降、体表伤口及多处插管处易为病原体侵袭、缺血缺氧导致胃肠道黏膜屏障功能减弱等。

（二）临床表现

感染是影响平稳辅助的常见原因，主要表现为病情不见好转甚至恶化，血液白细胞异常升高或降低，伤口或插管处有异常分泌物，胸部X线片、B超可发现肺部感染灶或体腔积液，分泌物、积液细菌培养可呈阳性发现。

（三）防治

严格无菌操作、每日伤口及插管处消毒护理、预防应用抗生素；积极处理感染病灶，根据培养及药敏结果选用合适抗生素，加强营养提高免疫力，糖尿病患者注意控制血糖。

六、膜肺故障

（一）原因

材料及结构限制，微聚孔纤维膜肺安全使用时限较无孔纤维膜肺或硅胶膜膜肺短；辅助中使用脂溶性药物；血栓形成。

（二）表现

膜肺血浆渗漏，气体交换效率下降，膜前后压力差加大，溶血。

（三）防治

宜选用无孔纤维膜肺或硅胶膜的膜肺，避免使用脂溶性物质，注意抗凝，尤其是低流量或暂停辅助期间应加强抗凝。一旦发生故障，应及时更换。

七、血泵故障

（一）原因

断电，机器故障，离心泵头内血栓形成。

（二）防治

使用专用插座；备有手摇柄及另一台离心泵或转子泵，使用手摇柄时注意转动方向；发现泵头内血栓形成应及时更换泵头。

第八节 ECMO撤机流程

一、静脉—动脉（V-A）ECMO（图48-6）

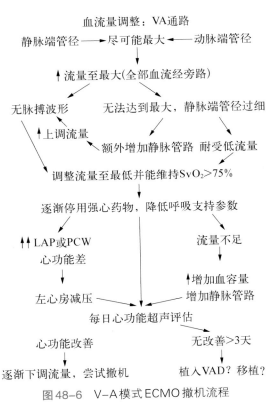

图48-6 V-A模式ECMO撤机流程

二、静脉—静脉(V-V)ECMO(图48-7)

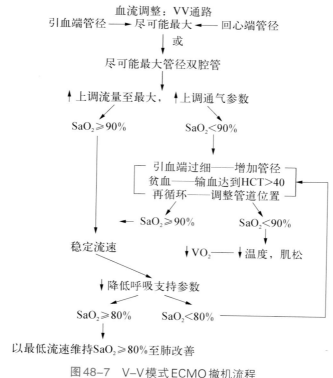

图48-7　V-V模式ECMO撤机流程

（王洁敏　王维俊　皋　源）

参 考 文 献

[1] 肖学钧,罗征祥,张镜方.心脏辅助循环.北京：人民卫生出版社,2006.

[2] 龙村.ECMO手册.北京：人民卫生出版社,2007.

[3] 柯文哲,蔡壁如.ECMO手册.台湾：金名图书有限公司,2006.

[4] Gravlee G P, Davis R F, Utley J R. Cardiopulmonary bypass. Baltimore, Maryland: Williams & Wilkins, 1993.

[5] Curtis J J, Walls J T, Schmaltz R, et al. Experience with the Sarns centrifugal pump in postcardiotomy ventricular failure. J Thorac Cardiovasc Surg, 1992, 104(3): 554-560.

[6] Palatinus J A, Lieber S B, Joyce K E, et al. Extracorporeal membrane oxygenation support for hypokalemia-induced cardiac arrest: a case report and review of the literature. J Emerg Med, 2015, 49(2): 159-164.

[7] Yusuff H O, Zochios V, Vuylsteke A. Extracorporeal membrane oxygenation in acute massive pulmonary embolism: a systematic review. Perfusion, 2015, 30(8): 611-616.

[8] Ko M, dos Santos P R, Machuca T N, et al. Use of single-cannula venous-venous extracorporeal life support in the management of life-threatening airway obstruction. Ann Thorac Surg, 2015, 99(3): e63-e65.

[9] Chou T H, Fang C C, Yen Z S, et al. An observational study of extracorporeal CPR for in-hospital cardiac arrest secondary to myocardial infarction. Emerg Med J, 2014, 31(6): 441-447.

第49章
超声基础及在麻醉与围术期中的应用

　　超声影像技术在麻醉与围术期应用越来越广泛,可以及时诊断疾病,评估患者病情风险,监测麻醉手术过程,引导各种有创操作,其重要意义在于降低相关医疗并发症,麻醉医师和ICU医师必须与时俱进,熟悉超声基础知识,充分利用这种先进的工具,提高麻醉的有效性和危重患者的安全性。

第一节　超声基础

一、超声波及其产生

　　声波是弹性介质中传播的机械振动波。根据其频率,将声波分为次声波、可听声波及超声波三类,其中高于人类可听到频率的声波称为超声波,通常其频率在20 000 Hz以上。

　　人工产生超声波的方法主要是利用某些非对称性晶体所具有的压电效应,即它们受到外界压力或拉力作用时,晶体的两个表面将分别出现正负电荷,从而使机械能转变为电能(正压电效应),反之在受到交变电场作用时,晶体将出现机械性压缩和膨胀,电能转化为机械能(逆压电效应)。上述具有压电效应的晶体称为压电晶体,是超声探头的主要部件,利用机械能与电能的相互转变,探头既可作为超声波的发生器,也可作为超声波的接收器。

二、超声波物理特性

　　目前应用于围术期超声检查的超声频率一般在2～30 MHz,具有频率极高、波长极短、方向性极好的特点,可以形成超声波束,具有在不同介质界面反射、透射、散射和在介质传播中衰减等物理特性。

(一)超声波传播速度

　　超声波传播速度主要取决于介质的密度和弹性。在人体大多数组织内,超声波的传播速度相对一致,大约为1 560 m/s,而骨组织为2 800 m/s,肺组织为1 200 m/s。人体不同组织结构的声速有所差异,有可能造成超声的测量误差。同时,超声波传播速度(c,单位m/s)与其频率(f,单位Hz)及波长(λ,单位m)有关,通常以下述公式表示它们的关系:$c=f\times\lambda$。声音的速度在某一特定的介质中是恒定的,与频率无关。

(二)声阻抗

声阻抗决定超声波在介质内的传播特性,而后者主要取决于介质的密度和弹性。介质的声阻抗等于介质密度与其内传播声速的乘积,因此声阻抗以固体最小,气体最大,人体软组织及实质性脏器的声阻抗大致与液体接近。

超声波在相同介质内传播时,部分能量被吸收,其余继续传播,被吸收声波的多少取决于声阻抗及波长。吸收随频率增加,高频超声波束穿透深部组织的能力不如低频者,因此要探测某个特定深度的组织,必须限制探头的超声波频率。当然还有其他许多因素也会影响探头的选择。

(三)反射、透射和折射

超声波束遇到两种声学密度不同介质之间的界面,当界面的线径大于波长时,一部分超声能量被反射(reflection),而其余部分超声能量穿过界面进入第二种介质,称为透射(transmission)。两种介质声阻抗差的大小,决定反射与透射超声能量的相对比例。例如在空气与人体组织界面,超声波几乎全部被反射。同时,根据两种介质中声速的差别,透射入第二种介质的超声波束传播方向将会有所改变,称为折射(refraction),但通常将人体大多数组织内传播的声速视为常数,因此认为超声波束在人体组织内几乎呈直线传播。折射是超声聚焦的理论基础,同时比较明显的折射也是产生伪差的原因之一。

(四)衰减

超声波束在组织中传播的过程中,随着传播深度的增加,由于上述各种情况使超声能量被吸收,其能量将进行性衰减。除了超声本身的条件外,组织结构内含水量越少、蛋白质和钙质含量越多,衰减越高,如瘢痕组织、骨组织和钙化组织均可以引起明显的超声衰减,产生声影。因此,上述许多因素均可影响返回到入射方向超声波的强度,从而影响超声的探测状况和图像质量。

三、多普勒超声的物理原理

多普勒效应:指物理波源与物理波接收器之间出现相对运动时,物理波的发射频率与接收频率之间出现差别的物理学效应,二者频率之间的差别称为多普勒频移(doppler frequency shift)。声学的多普勒效应则指声源与声接收器相对运动时,当二者相互接近时声音的频率增加,而二者相互背离时声音的频率减小,声波发射频率与接收频率之间出现差别。利用以上原理,超声从静止的探头发射,由流动血流中的血细胞接收和反射,再返回静止的探头,在探头发射和接收的超声之间出现频移频移大小与血细胞运动速度等多种因素有关。将多普勒的著名数学公式应用于超声探测血流速度超声多普勒频移($\triangle f$)与超声波的发射频率(f_0)、接收频率(f_1)、在机体的传播速度(C)、声束与血流方向之间的夹角(θ)及血细胞流动速度(v)等有关频移大小与发射频率、血流速度、声束血流夹角的余弦函数成正比,与声速成反比,以下述多普勒频移公式表示:

$$\Delta f = f_1 - f_0 = 2f_0 \times v \times \cos\theta/C$$
$$v = C \times \Delta f/2f_0 \times \cos\theta$$

当声速、发射频率、声束血流夹角等条件不变或相同时，则超声频移大小直接与血细胞的流动速度成正比，从而可通过测定超声频移来测算血流速度。而且，在超声检查的实际工作中，相同探头的发射频率一般固定不变，声速通常也属于常数，二者关系的探头定标系数(k)即成为常数，可代入以上公式得

$$k = C/2f_0$$
$$v = k \times \Delta f / \cos \theta$$

如果声束与血流方向平行，$\cos \theta = 1$，则进一步可将以上公式简化，显示血流速度与频移大小直接相关：

$$v = k \times \Delta f$$

多普勒超声心动图（Doppler echocardiography）是目前最主要的超声检查技术之一，利用多普勒效应原理，通过多普勒超声仪器主要探测心血管系统内血流的方向、速度、性质、途径和时间等，为临床诊断和血流动力学研究提供极有价值的资料。常规多普勒检查主要分为彩色多普勒血流成像和频谱多普勒技术两大类，频谱多普勒又包括脉冲和连续多普勒两种。各种常规多普勒技术各有优缺点，通过取长补短，在临床心血管病诊断等方面发挥着重要的作用。频谱多普勒（spectral doppler）技术可显示一维血流信息，提供血流动力学定量分析的重要资料，包括以下几种。

（一）脉冲频谱多普勒

脉冲频谱多普勒（pulsed-wave doppler）检查：采用间断发射和接收超声脉冲，以中空频带型频谱图像显示血流信息，适合于对血流进行定位诊断，显示方式简单，图像质量好，操作容易，已得到广泛应用，但难以应用于高速血流的定量分析，所测流速大小还受到脉冲取样频率等限制，其脉冲取样频率与取样深度成反比，探测深度与流速测定值之间构成反比关系，形成本技术主要的局限性。

（二）连续频谱多普勒

连续多普勒（continuous-wave doppler）检查：是最早应用的多普勒技术，通过连续发射和接收超声脉冲，以充填型频谱图像显示血流信息能测量高速血流，进行血流动力学的定量分析，包括测算各心腔压力、心排血量、狭窄口面积等，显示方式简单，图像质量好，也在临床得到应用。

（三）彩色多普勒血流成像

彩色多普勒（colour doppler flow imaging）检查采用自相关技术，对比来自心血管系统中相同取样部位两个连续的多普勒频移信号，提取并分析相位差，自动计算出每个取样点的平均流速，再通过彩色编码技术以色彩显示血流方向、速度、性质、时相和途径等二维血流信息，显示方式直观简单，操作方便，图像质量好，对血流的空间定位能力强，尤其在诊断和鉴别诊断各种分流、反流性心血管病变中具有独特的作用，已得到广泛应用。其主要缺点是探测高速血流时可出现频率失真，难以进行血流动力学指标的定量测定并可使二维图像质量降低。

（四）多普勒组织成像

多普勒组织成像（Doppler tissue imaging）采用彩色编码或频谱多普勒技术，实时显示心肌等组织运动所产生的低频多普勒频移，提供心肌等组织结构及其运动方向、速度等方面的信息，是研究心肌组织的又一种新技术。

四、M型超声

M型（光点扫描型）是以垂直方向代表从浅至深的空间位置，水平方向代表时间，显示为光点在不同时间的运动曲线图。此超声模式常应用于心脏及肺部检查。M型超声心动图是采用单声束扫描心脏。将心脏及大血管的运动以光点群随时间改变所形成曲线的形式显现的超声图像。M型超声心动图为探头相对固定于胸壁，心脏或大血管在扫描线所经部位下作来回或上下运动而形成；由于它显示心脏血管的运动，故根据英文运动的第一个字母"M"而命名为M型超声心动图。当M型取样线同时依次穿过心房、心室的时候，可以了解心肌运动能力，并可判断心律失常的类型。

1954年Edler等利用A型超声诊断仪将其图像成像于匀速移动的显示器材上，显示出超声波束投照部位心脏结构的曲线型动态变化图像即M型超声心动图（以下简称M型）。M型检查在超声心动图学的发展过程中有着极为重要的作用，在发展初期的将近20年里，M型一直是临床上最主要的心脏超声检查方法，其他心脏超声检查技术都是在M型基础上逐渐发展形成的。近20年来，超声心动图技术得到迅速发展，新方法不断开发应用，新技术日新月异。尽管与二维超声心动图相比较，M型不能直观显示心血管结构及其空间位置关系，但M型能清晰显示局部组织结构细微快速的活动变化、准确分析测定局部活动幅度速率等重要资料，仍然在超声心动图学中占有重要的地位，在许多方面仍不可能完全被二维及其他超声技术所替代，有需要深入研究发掘的潜在功能，不应当认为M型已经过时，重要的是需将M型与二维等其他超声检查技术有机结合，取长补短，为临床诊断治疗提供更确切、可靠、完整的资料（图49-1）。

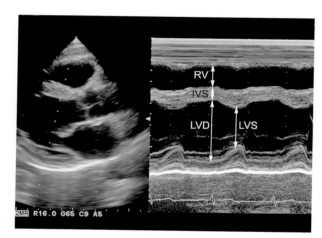

图49-1　胸骨旁M型超声心动图

五、二维超声

即B型超声，是应用最广、影响最大的超声检查。这种方法是在声束穿经人体时，把各层组织所构成的界面和组织内结构的反射回声，以光点的明暗反映其强弱，由众多的光点排列有序的组成相应切面的图像。尤其是灰阶及实时成像技术的采用。灰阶成像使图像非常清晰，层次丰富。实时成像功能可供动态观察，随时了解器官与组织的运动状态，犹如一幅连续的电影画面。B超声像图检查应用广泛，围术期检查涉及心脏、血管、胃、胸腔、肾、膀胱、肢体、关节、神经等器官。B型二维超声图像是以被检查部位的人体解剖结构的回声反射组成，属于形态学诊断及定位。

六、三维超声

三维超声，医学影像学的一门新兴学科，研究始于20世纪70年代，目前随着计算机技术的飞速发展，已经进入临床应用阶段。三维超声工作站软件使用高清晰专用视频图像采集卡采集连续动态图像。有些三维软件为了加快运算速度，对原始数据进行隔行或隔双行抽样运算，在显示时采用模糊插值算法，使显示的三维图像看起来更加平滑，而实际诊断要求生成的三维影像100%尊重原始数据，为医师提供最真实的图像。

Deke 等首先报道经胸三维心脏图像的研究。随后虽有大量研究，但受到仪器设备的限制，进展一直比较缓慢。到20世纪90年代末期，随着多平面经食管超声心动图（TEE）的开发应用，心脏动态三维重建的研究得到发展，但由于图像的采集和处理耗时费力，受心率和呼吸等因素的影响明显，早期的动态三维超声图像分辨率较低，图像质量较差。近年来，采用动态高分辨率系统，开发了实时三维超声心动图（real time 3-dimensional echocardiography，以下简称实时三维超声），从经胸和经食管途径，实时显示心脏的三维结构及其在相应轴向的任一断面图像，并含有窄角（live3D）和全容量（full-volume）等两种实时三维超声成像显示技术。在二维超声和多普勒检查技术的基础上，将所获取的心脏大血管形态结构及心动周期的全部信息，包括心脏及血管腔内的血流变化，经计算机处理后，呈现为心脏大血管的立体图像，同时实时显示心血管内血流的动态变化，形成静态或动态四维超声心动图。三维、四维超声心动图建立在二维超声的基础上，有赖于依靠检查者的空间思维能力，获得准确清晰的多个二维断面，构成心脏的立体解剖结构图像，因此检查者要有良好的思维方式和能力，具有娴熟的检查技巧，获得满意的二维图像，才能重建出与实体解剖结构相类似的实时动态立体图像。

七、超声机及探头

医用超声机通常由探头（相控阵、线阵、凸阵、机械扇扫、三维探头等）、超声波发射/接收电路、信号处理和图像显示等部分组成。利用超声多普勒技术和超声回波原理，同时进行采集血流运动、组织运动信息和人体器官组织成像的设备。医用超声用于超声成像、测量与血流运动信息采集供临床超声诊断检查、辅助穿刺等使用。其中探头可经体表、食管等人体组织进行成像（图49-2）。

超声波探头是在超声波检查过程中发射和接收超声波的装置。探头的性能直接影响超声波的特性，影响超声波的检测性能。探头的分类可按照实施部位、探头几何形状及波速控制方式来进行分类。麻醉科常用超声检查部位为心脏、四肢、胸腹部；探头形状多为矩形、凸形；波速控制方式多为线扫、扇扫和相控阵式（图49-3）。

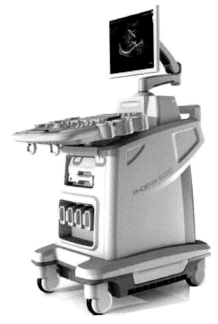

图49-2　医用超声机

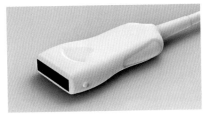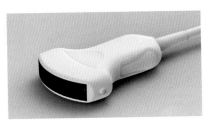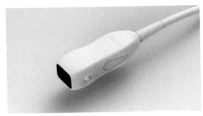

图49-3　从左至右为高频线阵探头、低频凸阵探头、相控阵探头

第二节 超声在麻醉与围术期应用

一、超声引导血管穿刺

（一）超声引导依据

解剖学教科书中描述的动静脉与周围组织的解剖关系，在成年人或小儿患者常有变异，可造成动静脉穿刺置管困难。如颈内静脉在颈动脉前外侧占92%，颈动脉外侧＞1 cm占1%，颈动脉内侧占2%。

与常规方法比较，超声引导下动静脉穿刺置管可以明显降低并发症的发生率。在机械性并发症方面，穿刺前使用超声检查血管，可以发现血管变异、血管狭窄、血管中的血栓等，有助于选择合适的穿刺部位。

有明确的临床研究表明，超声引导下颈内静脉穿刺方法在降低感染风险中具有明显优势。在预防导管相关性感染的指南中已经推荐使用超声辅助中心静脉置管。超声引导的穿刺能够减少穿刺次数，缩短操作时间，因此降低了中心静脉穿刺时细菌污染的机会。

（二）超声引导穿刺技术

1. 超声探头的选择

超声探头分为高频和低频探头，适用于不同血管。高频探头适用于表浅血管，因其具有更高的图像分辨率，可分辨清楚相邻的神经和小动脉分支。高频探头也是新生儿和幼儿中心静脉置管的理想选择。低频探头主要用于肥胖患者在内的较深目标血管的成像。通常使用的探头是5～15 MHz的线性探头。在影像学上，骨骼、肌腱为高回声结构，脂肪、血管为低回声结构，彩色多普勒成像可以显示血管的血流频谱，有助于判断血管的位置以及区别动脉与静脉。

2. 超声引导中心静脉穿刺方法

与传统动静脉置管依赖体表标志定位不同，超声引导的穿刺点可以选择并设定个体化的部位。超声实时引导是在穿刺过程中使用超声引导进针以及置入钢丝，针迹在超声图像上显示出来直至刺入目标血管。使用超声动态引导需要探头套、无菌塑料套以及无菌耦合剂。可以单人操作，也可以由助手帮助操控探头或者置入导丝。有研究证明，使用超声动态引导穿刺比单纯体表定位穿刺可以减少穿刺次数以及并发症，穿刺成功所需要的时间更短。

超声探头和血管之间的空间位置关系，可以定义短轴成像、长轴成像或斜轴成像（图49-4）。短轴切面又称为横切面，超声短轴成像时，探头长轴方向与血管长轴方向垂直相交。长轴切面又称纵切面，超声长轴成像时，探头与血管长轴一致。而斜轴切面是指探头长轴与血管长轴相交，呈一定角度，血管呈现非横断面非纵切面结构。

根据穿刺针平面与超声束平面的关系可分为平面内穿刺及平面外穿刺技术（图49-5）。平面内技术是指在超声引导下，穿刺针整体在超声发出的声束内进行的穿刺的过程。具体方法为超声探头扫查时，将穿刺针沿着探头两端的中心线，以一定角度破皮进入皮下组织，观察穿刺针进入血管或到

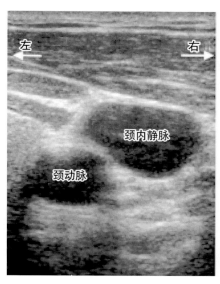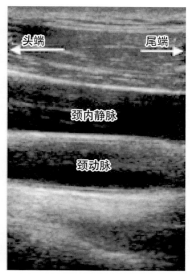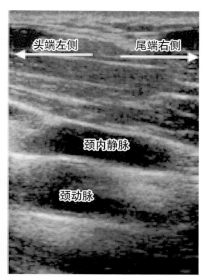

图49-4 超声探头与血管的空间位置成像图
从左至右为短轴成像、长轴成像、斜轴成像

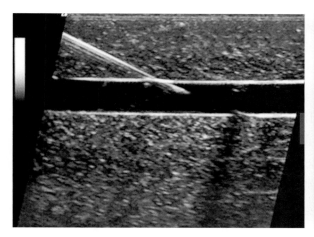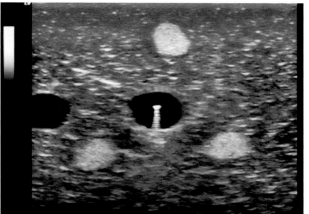

图49-5 从左至右为平面内穿刺、平面外穿刺超声图像

达目标区域附近。优点为其进针的整个过程均在超声监视下进行。缺点为穿刺路径较长且解剖毗邻不能清晰显示。

平面外穿刺技术是指在超声引导下，穿刺针整体或局部在超声发出的声束以外进行的穿刺过程。超声探头扫查时，固定探头位置，穿刺针沿探头侧方中心线破皮进针，边进针边晃动穿刺针或注射少许药液，以便实时了解穿刺针进针的深度及距目标区域的距离。当到达目标区域时停止进针。优点为穿刺路径与传统方法更接近，路径较短；缺点是穿刺针不能完全显示，针尖难以辨认。

二、超声引导神经阻滞

（一）超声引导依据

传统神经阻滞技术包括寻找异感、借助神经刺激仪定位等存在神经损伤、周围血肿、患者不适等诸多问题。超声技术的应用引起了神经阻滞方式的巨大变革。麻醉医师已经能够通过超声成像技术直接观察神经及周围结构,在实时的超声引导下直接穿刺到目标神经周围,通过超声观察局部麻醉药物均匀地扩散至神经周围,实施精准麻醉。超声引导下神经阻滞技术公认优势如下:① 能够直接观察到神经、周围组织以及药液;② 发现局部解剖变异,有效避免阻滞失败;③ 减少局麻药用量,降低药物不良反应发生率;④ 改善阻滞效果,加快局麻药起效,持续时间更长;⑤ 减少操作时患者的痛苦,提高患者满意度。

(二)组织结构的回声表现

人体组织在超声传播中,会产生三类回声。其中,在实质性的人体组织中表现出均匀性回声的超声图像特征。在液体性的组织器官中,表现出低回声或者静脉组织的超声回声特点为:压缩性无回声,黑色。再如,肌腱组织的超声回声特点为:高回声,白色。神经本身为低回声,黑色;而神经的内、外膜为白色的高回声。

(三)超声引导神经阻滞适应证与禁忌证

理论上,只要外周神经的直径超过 2 m,就能在超声引导下阻滞,并在超声仪上成像。然而超声显像不清、安装心脏起搏器、患者不配合或严重凝血功能异常的患者并不适合采用超声引导神经阻滞。所以穿刺部位出现水肿、出血、感染、对麻醉药过敏,或者拒绝采用神经阻滞治疗的患者存在禁忌证。

(四)超声引导上肢神经阻滞

目前常用超声引导下臂丛神经阻滞入路有肌间沟、锁骨上、锁骨下和腋路。

在肌间沟区,参与形成臂丛的颈神经根是位于前、中斜角肌之间,当在颈外侧进行斜向轴平面扫描时,这些神经显像最佳。采用这种方法,可确认浅表部位的胸锁乳突肌,在胸锁乳突肌的深面为前、中斜角肌,在斜角肌之间的沟内可看到一个或多个神经根。这些神经根大多数表现为低回声,其内部几乎没有明显的回声。在该切面的深部,在颈椎横突附近可以观察到椎动脉和椎静脉,在内侧可观察到颈动脉和颈内静脉。

锁骨上路阻滞在锁骨上区,最好是采用线阵探头对臂丛神经实施斜向冠状平面扫描。紧靠第一肋上方的锁骨下动脉是最明显的标志。在锁骨上区,臂丛的干或股是被紧密包裹在一个鞘内,紧靠锁骨下动脉的外上方,在图上可观察到附着于第一肋的前、中斜角肌,紧靠第一肋的深面可观察到胸膜。

锁骨下路阻滞在邻近喙突的锁骨下区,臂丛束是位于胸大肌和胸小肌的深面,紧靠喙突内侧,采用 4～7 MHz 的线阵探头实施旁矢状面扫描可最清楚地显示臂丛。采用这种扫描方法,能显示与腋部血管相比邻的臂丛束的横断面的图像。臂丛束表现为强回声外侧束大多是位于腋动脉的上方,后束是位于腋动脉后面。在该区域,虽然内侧束常见是位于腋动、静静脉之间,但并非总能被观察到。喙突处锁骨下臂丛神经分为 3 束,臂丛神经在横断面上清晰表现为椭圆形的低回声结构,内部由点状回声组成。锁骨上、下入路的臂丛由于解剖位置接近锁骨下动静脉和胸膜等结构,故传统方法损伤血管及造成气胸的可能性较大,故超声引导是必需的。

腋路阻滞在腋部和臂部,神经血管束是位于臂屈肌的筋膜鞘(肱二头肌和喙肱肌)和伸肌膜鞘(肱三头肌)的肱二头肌内侧沟内。在此水平臂丛的终末分支(例如肌皮神经、正中神经、尺神经和桡神经)位置浅表,通常位于皮下 1～2 cm 内。因此,对这些神经进行超声扫描检查应采用 10～

15 MHz探头。腋部的神经为圆形或椭圆形低回声结构,内部可能含有由神经外膜形成的强回声区。在腋区,正中神经和尺神经通常是分别位于腋动脉的外侧和内侧。虽然桡神经常是位于腋动脉的后侧或后内侧,但是其位置具有高度变异性。肌皮神经常是从更近端的位置从臂丛分出,显示为强回声结构。由于臂丛终末支在腋动脉周围解剖位置存在变异,常规盲目穿刺存在神经阻滞不全的现象。

(五)超声引导下肢神经阻滞

下肢解剖结构较为简单,但受腰丛及骶丛分支支配,且包绕神经干肌脂肪组织较为丰富,部分区域神经位置较深。使得超声技术在下肢神经阻滞的应用中面临诸多挑战。

股神经阻滞技术包括单次股神经阻滞、髂筋膜阻滞及持续股神经阻滞等。传统股神经阻滞成功率仅80%左右,易损伤神经血管,引起严重的并发症。超声直视下股神经及其周围肌肉、血管、筋膜结构清晰,实施阻滞时能观察药液在神经周围的扩散情况。在行股神经阻滞时要充分考虑到患者的耐受性、疾病特点、麻醉药物的选择和剂量的计算及控制。髂筋膜阻滞在股神经显像不清,或同时需要行股外侧皮神经阻滞时具有优势,但需要更多的局麻药容量。

近年来,针对闭孔神经阻滞的研究成为一个热点,该方法可以应用于泌尿外科内镜手术或者膝关节手术中。研究证实,闭孔神经对大腿中部、膝关节以及髋关节均有神经支配。超声显像下闭孔神经前支是一个扁平的高回声结构,位于耻骨肌、长收肌和短收肌之间,但是闭孔神经在该水平的解剖结构较为复杂和多变,仍需进行更多的研究加以证实。

坐骨神经阻滞联合腰丛阻滞可以用于髋关节手术的镇痛,这对于有严重并发症的老年患者尤其重要。坐骨神经阻滞的进针点理论上可以是神经走行的任何部位,但是由于肌肉和脂肪组织的影响,在多数部位使用超声定位并不容易。一般认为臀下入路、臀横纹下入路和腘窝入路超声显像较为清晰,可用于膝关节、血管和或者截肢手术。进针点继续下移则可以用于踝关节和足部的手术。

(六)超声引导躯干神经阻滞

局麻药物直接注射于特定的肌间平面,在此平面内药物扩散并浸润目标神经,而非寻找特定神经或神经丛。超声引导躯干阻滞分胸壁和腹壁。

胸椎旁阻滞(thoracic paravertebral block, TPVB)最早由 Sellheim 在1905年提出,胸椎的椎旁间隙位于胸椎两侧,在横截面上是一个三角形的间隙,底边是椎体的后外侧缘、椎间盘、椎间孔及关节突,前外界为壁层胸膜,后界为肋横突上韧带。椎旁间隙头尾侧与肋间隙相通,并由肋骨及横突相分隔,向下延伸至 L_1 水平腰大肌的起源处,向内其通过椎间孔与硬膜外间隙相通。椎旁间隙内有脂肪组织、胸段脊神经、肋间血管和交感链。因此TPB可以提供单侧连续胸段皮节的感觉和交感阻滞。TPVB主要应用于乳腺、心脏和胸科手术的围术期镇痛。超声引导可直视穿刺间隙、进针路径及药液扩散情况。可大幅减少传统方法引起的气胸并发症等问题。

前锯肌平面(serratus anterior plane, SAP)阻滞是由 Blanco 等提出的一种阻滞技术,由 Pecs Ⅱ 发展而来,Pecs Ⅱ 阻滞时超声探头位置位于锁骨外侧三分之一第3肋水平,而 SAP 阻滞时超声探头由 Pecs Ⅱ 的位置向尾侧及外侧移动至第5肋腋中线水平,然后将局麻药物注射在前锯肌的浅面或深面,从而阻滞肋间神经、胸长神经和胸背神经,为胸壁的前外侧和部分后侧提供镇痛,感觉阻滞的皮节为 $T_{2\sim9}$。前锯肌浅面阻滞的持续时间比深面阻滞更长,但深面阻滞对于前侧胸壁的覆盖更佳。目前

SAP阻滞在临床实践中的应用包括胸腔镜手术和乳腺癌手术等。

腹横肌平面（transversus abdominis plane, TAP）阻滞是躯干阻滞技术中最易掌握，也是应用最广泛的阻滞技术。支配前腹壁的$T_{6\sim12}$肋间神经的前支及L_1脊神经前支走行于腹内斜肌和腹横肌之间，TAP阻滞就是将局麻药物注射到这两层肌肉之间的平面内。目前超声引导下TAP阻滞的常用方法包括侧路法和肋缘下法，其中侧路法是将超声探头横向置于腋前线髂嵴上方定位，可在超声图像上看到腹外斜肌、腹内斜肌和腹横肌这3层肌肉，将局麻药物注射于腹内斜肌和腹横肌之间的平面。TAP阻滞适用于腹腔镜手术、剖宫产术、疝修补术等的围术期镇痛。

腰方肌阻滞（quadratus lumborum block, QLB）。腰方肌位于腹后壁，在脊柱两侧，起自12肋下缘及$L_{1\sim4}$横突和髂嵴的后部，在骶棘肌和腰方肌之间，走行着胸腰筋膜的中层——这对QLB尤为重要——药液的扩散及效果的达成一定程度上依靠这层筋膜。腰方肌阻滞最早由Blanco于2007年提出，最初的方法是经前路入针，将局麻药物注射至腰方肌的前外侧，即QL1阻滞。之后又提出了QL2阻滞，即经后路进针，将局麻药物注射至腰方肌后侧提示QL2的局麻药物在椎旁间隙扩散程度更好，而且由于QL2深度浅，因此超声成像更清晰、操作更安全。超声图像中腰方肌位于L_4横突顶部，腰大肌和竖脊肌分别位于横突前方和后方，并且提出所三者构成的"三叶草征"。QL3为阻滞针由后向前穿过背阔肌，局麻药物注射至腰方肌和腰大肌之间的平面下。超声引导下腰方肌阻滞可用于包括剖宫产、腹腔镜手术、胃切除术、髋关节手术等。

三、围术期超声心动图监测

（一）应用依据

经食管超声心动图（transesophageal echocardiography, TEE）是一种非常重要的心血管成像工具。由于食管与心脏和大血管中大部分结构位置邻近，使它成为很好的声窗。对于某些如心房病变的心脏病患者，以及经导管的心脏介入手术，TEE较经胸超声心动图（TTE）能提供更全面、更准确的信息。在20世纪80年代早期，TEE被引入心脏手术室。1996年美国超声心动图学会（ASE）和心血管麻醉医师协会（SCA）联合发表了行全面术中多平面经食管超声心动图检查的指南，定义并命名了20个经食管超声心动图切面。对于所有的心脏或胸主动脉手术都建议常规使用TEE，包括大部分接受CABG和OPCAB的患者。因此临床心血管麻醉医师越来越意识到TEE能够提供重要的信息，这些信息影响围术期的麻醉与手术管理，甚至影响患者的预后。心血管专业麻醉医师应掌握TEE检查技术。

经食管超声心动图与传统的心血管监测技术如肺动脉导管检查相比较，具有许多优点：① 无创伤性。② 双重评价心脏的解剖和功能。③ 瞬时和动态观察各种生理病理参数。④ 对瓣膜功能、容量和心肌收缩力的评价更加直观和敏感。⑤ 几乎无耗材。与经胸壁超声心动图（TTE）相比具有以下优点：① 离胸壁较深远的结构如心房大血管可得到更清晰的图。② 可连续实施监测，不会影响心血管手术的进行。③ 因为角度不同能更看到一些重要结构，如心耳、肺静脉、房间隔和左冠状动脉等。④ 超声探头与心脏之间无肺组织，可用更高频率的超声探头。

行TEE检查时不同心脏切面是按照特定图像采集时所需旋转角度来描述的。每个位置探头都从0开始旋转，角度增加幅度为5°～15°直至180°。标准水平面定义为0，心脏短轴平面在45°，纵切面定义为90°，长轴图像定义为135°。由于存在着解剖差异，为得到标准平面探头角度可因人而异。1999

年美国超声心动图协会（ASE）及心血管麻醉医师协会（SCA）联合发布的20个术中经食管超声心动图监测的标准切面，是需要麻醉医师掌握的基本监测技术。

（二）TEE在心脏手术中的应用

1. 监测先天性心脏病手术

术前TEE检查有助于发现经胸超声心动图和其他检查漏诊的病变。体外循环后检测有无残余异常，能使手术者对残余异常在术中立即做出决定，可增加手术的准确性和完整性，并可避免不必要的再次手术，降低手术后死亡率。在复杂性先天性心脏病中多平面TEE可更迅速、可靠地确定心脏、大血管的方位。如TEE检测在复杂性先天性心脏病Fontan术中具有重要临床意义。

2. 监测冠脉搭桥术

TEE对心肌局部缺血具有很高的敏感性，但缺乏特异性。能鉴别发生在急性冠脉堵塞后的几秒钟内的早期心肌缺血迹象，包括收缩性局部室壁运动异常（RWMAs）后的舒张功能不全。然而在手术期间会经常出现新的RWMAs，这主要是因为非缺血性原因引起的，如心脏负荷的改变、心脏电传导的改变、体外循环后起搏、停止体外循环前后期间的心肌顿抑或心肌保护不佳。冠状动脉旁路移植术（coronary artery bypass grafting, CABG）后局部室壁运动异常的加重会增加长期的心脏并发症的发生率，而且成为判断心血管不良预后的指标。TEE经胃短轴中乳头肌图像最常使用，它可显示心肌供血的三条主冠状动脉。美国麻醉医师协会和心血管麻醉医师协会推荐在CPB前后或OPCAB术的血管重建完成后广泛应用TEE。

3. 监测大血管手术

TEE观察主动脉夹层动脉瘤（aortic aneurysm）及破口的部位、大小、形态、破口数量与血流动力学的关系，观察主动脉瓣的结构功能、有无右室流出道梗阻以及有无合并其他心内畸形，其结果影响手术方式、切口入路的选择。

4. 评价瓣膜置换与修复手术

包括主动脉瓣、二尖瓣、三尖瓣置换等，特别是二尖瓣脱垂与人工腱索植入。观察二尖瓣厚度、活动度，有无脱垂、钙化及赘生物，腱索有无断裂等。在二尖瓣装置中，乳头肌-二尖瓣环的连续性对维持左心室功能起着重要作用，人工腱索植入二尖瓣成形术为近期开展的一种新手术，TEE在0～180°不同切面二维和彩色血流显像等，可靠评价人工腱索植入、二尖瓣成形术。

5. 在心脏移植和心脏辅助装置中的应用

心脏移植是终末期心脏病唯一的治疗手段，而心脏移植前植入心脏辅助装置可在获得供源前让患者安全度过，TEE监测血流动力学的波动以及辅助装置的功能状态，并早期发现可能出现的并发症。而心脏移植后供体心脏功能的监测同样有临床价值。TEE监测有助于调整前后负荷，指导血管活性药物的使用，调节辅助泵参数，使辅助装置达到最佳心室辅助功能。

6. 在微创心脏外科手术中的应用

早期微创心脏外科手术操作是在X线透视荧光成像指引下进行的，这使患者和手术者都暴露在X线下，现在TEE逐步取代X线透视，成为术中首选的监测手段。经典的心血管微创手术包括两方面：①外科医师经股动脉放入主动脉灌注管，需在TEE引导下将其套囊放至升主动脉处，保证在体外循环时充盈套囊可阻断主动脉，向主动脉根部灌注停跳液，同时不影响脑血供；②在TEE引导下，经颈内静脉插管,将逆灌注管尖端放入冠状窦,建立逆行灌注心肌停跳液的通道。

TEE监测微创外科经胸先天性心脏病封堵术主要包括室间隔缺损(VSD)和房间隔缺损(ASD)。封堵手术开始前,采用多个切面充分显示VSD或ASD的位置、大小及其与邻近组织的关系。如确定缺口距主动脉及三尖瓣的距离,测量VSD的最大直径,根据缺损最大直径选择合适的VSD封堵器。在手术开始后,监测整个封堵过程,跟踪导丝与鞘管的位置,引导封堵伞的放置。

血管腔内支架植入术是治疗主动脉夹层、动脉瘤等疾病的一种新方法。TEE是检出主动脉夹层最简单、安全且有效的手段,TEE对主动脉夹层动脉瘤的诊断特异性和敏感性不亚于血管造影和MRI。TEE可清晰显示大多数主动脉夹层撕裂内膜的起始部位、累及范围、交通口的大小、数目、真假腔大小、血流情况、附壁血栓及并发症,敏感性达98%~100%,特异性达77%~97%。

TAVI手术,即经导管主动脉瓣植入术(transcatheter aortic valve implantation),其正式的定义是将组装好的主动脉瓣经导管置入到主动脉根部,替代原有主动脉瓣,在功能上完成主动脉瓣的置换。创伤较小,适用于高危人群。TEE尤其是3D-TEE在精确测量主动脉瓣瓣环直径、评估主动脉根部情况,选择人工瓣膜尺寸及入路有重要作用。TEE能在手术过程中实时监测导丝、鞘管、球囊及人工瓣膜放置到位情况,并能在术后即刻评估有无瓣周漏、人工瓣脱落、冠脉开口堵塞、主动脉撕裂等并发症。还能综合评估患者手术前后心功能改善情况。

经导管二尖瓣夹合术(MitraClip)源于外科二尖瓣缘对缘缝合技术,无须开胸、创伤小、手术时间短、无须体外循环支持,手术安全性高,在全球范围内广泛开展。TEE能监测一系列手术过程,包括指导房间隔穿刺、导丝置入、MitraClip输送系统置入,调整MitraClip位置及两臂钳夹部位。3D-TEE能确保输送系统与二尖瓣对合缘相互垂直的关系并保证其在瓣口中央。MitraClip释放后可以观察反流的改善效果。

7. 在机器人辅助心脏手术中的应用

"杂交"手术室的"硬件"方面体现在造影系统、机器人、TEE及体外循环机等。TEE是机器人辅助心脏手术重要组成部分之一,可及时显示血流情况,评价手术成功,如发现由于机器人系统存在的缺陷和术者技术因素而造成吻合口狭窄或瘘、残余分流和瓣周漏。TEE是机器人辅助房间隔缺损(ASD)封堵术中目前能显示和确认导管鞘位置的最佳方法。

8. 主动脉瓣下狭窄和肥厚型梗阻性心肌病

术中TEE在左心室流出道疏通术中对麻醉和外科有特殊意义。术前TEE通过二维图像确定狭窄的位置及程度;多普勒测量流出道血液流速,计算压差,二维图像显示SAM征评价手术效果。术中TEE可评价手术并发症;判断合并二尖瓣、主动脉瓣反流的严重程度和手术治疗效果有重要意义。

9. 监测体外循环期间重要脏器血供

体外循环中的脏器保护一直受临床医师关注。TEE监测CPB过程中许多脏器的血流灌注:测量CPB时腹主动脉、肾动脉、肝静脉等血管的内径和血流量,获得体外循环中内脏血流变化参数,为体外循环过程中的脏器保护提供依据。TEE测量肝脏总供血还处于实验阶段,而肾动脉血流测量已经取得成功。

(三)TEE在非心脏手术中的应用

围术期食管超声的操作指南中明确指出,患者已知或可疑存在心血管疾病,并可能导致循环呼吸神经的并发症,或者术中出现了不能解释的持续性低血压、低血氧时,可以通过食管超声进行间接地诊断。预计可能发生危及生命的低血压，肺移植或腹部大手术或胸部创伤手术都可以应用TEE进行监测诊断。

1. 监测左、右心室的收缩功能

在食管中段四腔心、胃底左室短轴各切面，可以通过定性地观察或定量地测量相关数值来评估左右室的舒张、收缩功能及通过室间隔活动模式来评估二者的相互影响。

2. 监测心脏瓣膜功能异常

心脏瓣膜病是我国一种常见的心脏病，其中以风湿热导致的瓣膜损害最为常见。随着人口老龄化加重，老年性瓣膜病以及冠心病、心肌梗死后引起的瓣膜病变也越来越常见。一些病史提供不清或心脏疾病有所进展的患者接受非心脏手术时存在较大隐患。二维超声心动图结合彩色和频谱多普勒技术在观察瓣膜功能和判断瓣膜病变方面有独特优势。

3. 检测心肌缺血/梗死

心肌缺血和梗死的时候TEE的表现是新发的节段性室壁运动异常（RWMAs）。正常地室壁运动的时候心肌增厚能够大于30%，如果存在冠脉狭窄心肌缺血，室壁运动减弱的时候，心肌增厚小于30%。如果缺血进一步严重达到梗死的情况下，室壁没有运动，心肌也没有增厚。如果长期的心肌梗死变成了瘢痕，室壁会变薄，在收缩期向外膨出，我们就称为反向运动。

4. 监测血容量

对低血容量有诊断意义的TEE表现，包括左室的容积下降和在一定潮气量的机械通气条件下腔静脉（IVC）直径的绝对值和塌陷指数的变化。

5. 监测心包积液、心包填塞

观察心外膜与心包之间是否有液性暗区，是否影响了心脏的舒张，存在心腔受压。

6. 监测大面积肺栓塞

传统的肺栓塞的诊断方法，包括肺通气/灌注扫描，胸部CT和肺血管的造影在术中出现肺栓塞的情况时效果是非常不理想的，而经食管超声是非常方便的一种检查方法。可见患者右心室重度扩张，压力超负荷。提示右心超负荷出现肺栓塞的可能性很大。进一步观察食管上段升主动脉短轴切面，肺动脉内是否存在血栓声影，是否存在血流加速现象，提示肺栓塞。

四、围术期肺部超声

（一）肺部超声诊断依据

肺部超声成像（lung ultra sonographic, LUS）技术与常规胸部X线检查和床旁CT相比，具有操作方便、快速准确、无辐射性、成本较低、实时动态检查、可重复性好等优点。因此LUS检查正逐渐成为围术期诊断肺部病变的首选方式。目前，LUS主要用于肺实变、肺水肿、肺通气功能监测及评估、肺通气相关肺炎、急性呼吸窘迫综合征（acute respiratory distress syndrome, ARDS）、气胸、胸腔积液、肺栓塞、肺间质综合征等病变的检查。

（二）LUS检查与正常肺部超声表现

LUS检查时，患者通常取仰卧位，操作者应当首先确定膈肌与肺的位置，这将有利于区分肺的背侧、肝脏及脾脏。通过利用腋前线和腋后线作为体表标志，每一侧的胸部可以被分为三个区域（前、中和后区），然后再将每一区域等分为上部及下部，从而每一侧的胸部将被分为六个区域。当选择任一感兴趣的区域后，操作者需要逐步移动探头来检查浅层及深层组织。

在正常肺组织，行纵向检查的时候可见上下肋骨声影和胸膜线组成的蝙蝠征，是正常肺部标志性征象；行肋间斜切扫查时，可避免肋骨声影而观察到胸膜线。在LUS检查时通常可将这两种方法结合使用。正常肺部超声影像包括胸膜线、A线和少量B线。其中胸膜线为一光滑高回声线条，可以随着胸腔脏器相对于胸腔壁运动的时候也产生移动，这一现象又被称为肺滑动征。A线源于胸膜线，超声表现为自胸膜线下方重复的数条高回声线，并随深度的增加而衰减。胸膜线与A线被定义为正常肺组织的标志性超声表现。B线为从胸膜线发出并垂直于胸膜线的条状激光束样高回声线，直达屏幕底部而无声衰减，可随胸膜线移动而移动。B线通常见于有肺间质病变患者，但在少数正常人下侧胸壁靠近膈肌处也可见少量B线。

（三）异常肺部超声表现

1. 肺实变

肺实变源自肺组织气体大量丢失，例如大叶性肺炎、肺挫伤、肺不张、肺癌及转移性肿瘤、肺栓塞等。肺实变的超声表现类似于实性组织，呈现出点状强回声图像伴支气管充气征。气体在呼吸时穿过实变组织内支气管，会使原先的点状强回声图像产生一过性加强，这一现象被称作动态支气管充气征，常见于肺组织实变范围较大的患者。当肺实变范围较小，LUS表现为碎片征，界限不规则；当实变范围达到整个肺叶时，LUS表现为肺组织肝样变，边界规整。在肺组织肝样变结构中，可以观察到动态及静态支气管充气征，也可以观察到支气管充液征，说明支气管内有液体充盈。在肺不张导致的肺实变患者中，LUS表现为肺组织肝样变、肺滑动征缺失和静态支气管充气征，并且多伴有胸水。在炎症渗出性肺实变中，LUS多表现为低回声或等回声，伴较明显的支气管充气征。

2. 气胸

气胸常常发生于胸科手术术后患者和患有ARDS的危重患者，此外术前长期使用机械通气患者也容易诱发气胸。气胸的发生会进一步加剧患者的缺氧，并导致患者呼吸困难，延长机械通气时间。LUS能够快速简便地诊断出气胸，并显著优于胸部X线检查。对于一位仰卧位患者而言，气体主要集中在腹侧，当使用超声进行检查时，气体将影响下方组织结构的显示。因此，如果通过超声能够观察到深层的实变或积液图像，则可以排除气胸。临床上我们可以通过肺滑动征消失、胸膜线消失、B线消失、肺脉征消失等特征表现来诊断气胸。此外，在气胸患者中脏壁层胸膜相对滑动消失，M型超声下显示为"平流征"。不过通过观察肺点可以进一步帮助气胸的诊断。肺点是指在探头扫查胸腔时，胸腔局部区域会随着吸气出现一过性肺滑动征或彗尾征，这部分区域便是肺点。肺点是诊断气胸的特异性征象，特异度高达100%，尤其适用于隐匿性气胸。

3. 肺水肿及肺间质综合征

当发生肺间质病变时，正常肺组织气水比例发生改变，肺间质水分增多，声阻抗增加，声波在肺泡气与肺水之间发生强烈混响。此时利用LUS可探及弥漫增多的B线或彗尾征、火箭征，提示有肺间质综合征的发生。常见的肺间质综合征主要有心源性肺水肿、肺间质纤维化、急性呼吸窘迫综合征以及创伤性肺水肿等。

急性肺水肿(包括心源性肺水肿和单纯容量负荷过大引起的肺水肿)的超声表现主要有：① 弥散均匀的B线；② 固定增宽的下腔静脉；③ 伴或不伴左心室射血分数显著降低；④ 左心舒张末面积增加。心源性肺水肿超声表现类似于ARDS,但是前者左心室存在明显功能障碍,故结合超声心动图检查可以快速区分二者。此外研究发现可以通过超声检测B线数量来作为一种新的、简便的非侵入性检查血管外肺水的方法。

4. 胸腔积液

胸腔积液发生于壁层胸膜和脏层胸膜之间的重力依赖区,LUS表现为无回声结构,M型超声可表现为特征性"正弦征",B型超声可表现为特征性"四边征",为两侧肋骨声影和上下胸膜线形成的大致四边形结构。LUS可以对积液量进行评估。此外,LUS还可以帮助鉴别胸腔积液的性质,例如：漏出液无回声,渗出液可以弱回声或无回声内含漂浮物,血胸呈低回声伴点状漂浮物。LUS还可以确定穿刺位点,帮助胸腔积液的治疗。与X线和CT相比,超声对于胸腔积液的诊断与治疗具有显著优越性,是胸腔积液检查的常规方法。

5. 肺栓塞

当发生肺栓塞时,会引起出血性肺梗死,这是超声诊断的基础。虽然肺栓塞诊断的金标准是CT肺血管造影,但LUS检查结合血浆D-二聚体检查、下肢深静脉血栓检查、Wells评分等也可对肺栓塞进行全面诊断。肺栓塞的超声表现主要有肺外围组织实变、局部肺不张、肺水肿等。采用超声诊断肺栓塞的敏感性和特异性分别可以达到87%与82%。LUS诊断肺栓塞的一大优势在于它可以通过对下肢深静脉和心脏的检查来初步判定栓子的来源,有利于早期治疗决策和处理。

随着医学水平的不断发展,床旁超声在医学领域中的应用越来越广泛。随着急诊患者数量的不断增长,患者的病情也越来越复杂化与多样化,如何能在短时间内对患者的病情进行快速、准确的评估,是每位麻醉医师均必须具备的能力。床旁实时超声能帮助麻醉医师在短时间内,快速地了解患者病情。众所周知,超声检查为无创操作技术其功能包含：引导有创穿刺、指导循环容量管理、麻醉前胃内容积及内容物的评估、超声引导下气道管理、超声引导下神经阻滞、急诊创伤危重患者术前重要器官的评估,还有在肺部的诸多应用等。因此床旁实时超声是一项麻醉医师必须掌握的技能。超声使医师能够更准确地判断和处理临床问题,避免盲目进行诊断和治疗。可帮助麻醉医师提高临床工作质量,做到精准麻醉,更好地保障患者安全。

(於章杰)

参 考 文 献

[1] Nilam J Soni, Robert Arntfield, Pierre Kory. Point of Care Ultrasound. Philadelphia: Elsevier Saunders, 2015.

[2] 田玉科,梅伟.超声定位神经阻滞图谱.北京：人民卫生出版社,2011.

[3] Maehofer P, Chan V W. Ultrasound-guided regional anesthesia: current concepts and future trends. Anesth Analg, 2007, 104(5): 1265-1269.

[4] Carli F, Clemente A. Regional anesthesia and enhanced recovery after surgery. Minerva Anestesiol, 2014, 80(11): 1228-1233.

［5］ 史宏伟,陈鑫.经食管超声心动图在心肺复苏中应用.临床麻醉学杂志,2012,28: 91－93.

［6］ Hahn R T, Abraham T, Adams M S, et al. Guidelines for performing a comprehensive transesophageal echocardiographic examination: recommendations from the American Society of Echocardiography and the Society of Cardiovascular Anesthesiologists. Anesth Analg, 2014, 118(1): 21－68.

［7］ Reeves S T, Finley A C, Skubas N J, et al. Basic perioperative transesophageal echocardiography examination: a consensus statement of the American Society of Echocardiography and the Society of Cardiovascular Anesthesiologists. J Am Soc Echocardiogr, 2013, 26(5): 443－456.

［8］ Perrino A C, Reeves S T. A Practical Approach To Transesophageal Echocardiography. 2nd ed. Philadelphia: Lippincott Williams & Wilkins, 2008.

［9］ Lichtenstein D. Lung ultrasound in the critically ill. Curr Opin Crit Care. 2014, 20(3): 315－322.

［10］ Volpicelli G, Elbarbary M, Blaivas M, et al. International evidence-based recommendations for point-of-care lung ultrasound. Intensive Care Med, 2012, 38(4): 577－591.

第50章
影像学基本知识

现代医学影像学是医学诊断和治疗的重要工具,也可用于医学科学研究。对于麻醉医师来说,熟悉并掌握影像学的基本知识,有助于提高麻醉与围术期医学的诊疗水平。

第一节　影　像　学　技　术

一、X线成像

当X线穿透人体组织时,由于人体各部分组织结构间固有的厚度和密度差异,会发生不同程度的吸收,使剩余的到达荧屏或胶片的X线量出现差异,这些差异在荧屏或胶片上就会形成不同黑白灰度的对比影像。其中,高密度组织如骨、钙化对X线吸收多,成像后呈白影;低密度组织如含气的肺,对X线吸收少,成像后呈黑影;中等密度的肌肉、神经、实质器官、体液等成像后呈明暗不等的灰影。此外,组织的厚度越大,吸收的X线越多,因此,X线片影像的灰度除与组织密度有关外,也与其厚度有关。

由于人体很多不同组织之间密度差很小,依靠自然对比无法在影像上区分,于是人为引入密度高于或低于该组织的物质,使之产生灰度对比,这种引入的物质就称为对比剂,这种影像检查方法被称为造影检查。如将医用硫酸钡混悬液+空气口服入上消化道的上消化道气钡双重造影;将水溶性含碘对比剂注射入血管的血管造影;直接将水溶性含碘对比剂注射入腔道的胆道造影、逆行尿路造影等;血管造影的影像通过数字化处理,把不需要的组织影像删除掉,只保留血管影像,这种技术称为数字减影血管造影(digital subtraction angiography, DSA),其特点是图像清晰,分辨率高,对观察血管病变,血管狭窄的定位测量,诊断及介入治疗提供了真实的立体图像,为各种介入治疗提供了必备条件,由于需经动脉有创插管,目前很少单纯用于诊断目的。

X线片影像是多个组织器官的叠加影像,这种叠加可使某些病变影像较难显示,即使显示,有时也较难显示前后相对位置关系,因此,经常需要变换不同体位拍摄同一部位的X线片。

二、CT成像

CT是计算机X线体层成像(x-ray computed tomography)的缩写,是用高度准直的X线束,环绕人体一定厚度的横断层面扫描。扫描层面被假想为由若干体积相同的立方体（又称为体素）所组成。探测器将接收到的透过该层面各扫描方向上的X线强度转换为数字信息，经计算机处理，运用数学算法，即可获得该层面内各体素的X线吸收系数。X线吸收系数被量化为精确的数字形式，称为CT值，单位为亨氏单位（Hounsfield unit，HU），并规定水的CT值为0 HU。依CT值的大小赋予不同的黑白灰度，按照各体素对应位置排列并显示出来，即可获得一幅CT图像。CT值与组织密度线性相关，因此，广义上，CT成像也属于X线成像，传统X线影像上黑白灰度即密度的观念，同样适用于CT。

CT成像相较于传统X线成像，空间分辨力高，结构影像无重叠，密度分辨力高出10～20倍，可行密度量化分析，原始图像还可运用计算机软件进行多种后处理分析，明显提高了病变的检出率和诊断的准确率。

CT检查有多种方法，常规先行平扫，即不使用对比剂的扫描；当平扫显示病变而未能明确诊断，或可疑病变，或临床及其他辅助检查提示有病变而平扫未能显示时，应经静脉团注水溶性有机碘对比剂后再行扫描，此称为增强扫描；其中，以较低的注射速率团注后单次扫描，称为普通增强扫描；以较高速率注射后连续多次扫描，称为多期动态增强扫描；连续监测靶血管（如胸主动脉）内对比剂含量以触发特定时相的多期动态增强扫描，所获原始图像经专门软件后处理，可用于显示动、静脉血管，被称为CT血管成像（CT angiography，CTA）；CT灌注成像（CT perfusion，CTP）是快速静脉团注对比剂后，连续扫描靶器官，根据对比剂首过靶器官所引起的密度变化与时间的关系，分别获得达峰时间（TTP）、平均通过时间（MTT）、相对血流量（rCBF）、相对血容量（rCBV）等参数的伪彩色图，反映靶器官内毛细血管水平的血流灌注状况；常规CT获得的是采用平均辐射能的方法计算出来的CT图像，而利用单个X线球管在瞬间高低能量切换，可以得到不同能量水平的CT图像，即能谱成像，可以实现物质分离和物质组成分析，有利于小病灶的检出和鉴别诊断。

三、磁共振成像

身处于强外磁场的人体内的氢原子核（即质子，^1H），在外加特定频率射频脉冲的作用下发生核磁共振，当外加射频脉冲停止后，发生共振的 ^1H 也发射出能被外界采集到的射频脉冲，即磁共振信号。该磁共振信号消失很快，原因是 ^1H 发生了弛豫。弛豫分为两种，分别为 T_1 和 T_2 弛豫。处于不同类型组织内的 ^1H 的 T_1 或 T_2 弛豫时间快慢各不相同，因此，同一时间采集到的不同类型组织的磁共振信号强度也是不同的。磁共振成像（MRI）就是通过各种扫描序列，采集带有定位信息的不同强度的磁共振信号，再以灰度不同的黑白影方式表现出来，达到反映人体内细微的组织类型差异之目的的一种医学成像技术。如果灰度对比主要受 T_1 弛豫时间不同的影响，称为 T_1 加权像（T_1 weighted imaging，T_1WI）；主要受 T_2 弛豫时间不同的影响，称为 T_2 加权像（T_2 weighted imaging，T_2WI）。如果排除 T_1 和 T_2 弛豫时间的影响，灰度对比反映的则是 ^1H 含量的不同，称为质子加权像（proton density weighted image，PDWI）。

由于肌肉组织在人体内分布广泛且在 T_1WI 和 T_2WI 均呈中等强度信号，因此本文对其他组织信号强度的描述均以相对肌肉组织为标准。如含脂肪成分在 T_1WI 和 T_2WI 均为高信号，含水成分在 T_1WI 为低信号而在 T_2WI 为高信号。

通过不同的磁共振成像序列,可以获得特殊参数的T_1WI或T_2WI。常见的有:① T_1WI、T_2WI均可以脂肪抑制技术将高信号的脂肪成分与其他高信号成分区别出来。梯度回波序列的四相位T_1WI通过一次扫描即可获得水、脂、反、正四个相位的T_1WI图像,对鉴别病灶内是否存在脂质成分及是否存在成熟脂肪组织具有较高价值;② 利用重T_2WI序列显示含有液体的胰胆管系统、尿路系统或脊膜囊,称为MR水成像。厚层MR水成像用于显示系统的全貌而薄层MR水成像有利于显示局部细节;③ 采用液体衰减反转恢复(fluid attenuated inversion recovery, FLAIR)技术的T_2WI,可抑制脑脊液的高信号,使邻近脑脊液、具有高信号的病变得以显示清楚;④ 施加弥散敏感梯度场的T_2WI,称为弥散加权成像(diffusion weighted imaging, DWI)和弥散张量成像(diffusion tensor imaging, DTI)。通过测量施加弥散敏感梯度场前后信号强度变化,来检测组织中水分子弥散状态(自由度及方向),可间接反映组织微观结构特点及其变化,据此还可以显示脑白质纤维束的走向;⑤ 对大脑血管周围磁场不均匀性敏感的MR成像序列,称作血氧水平依赖磁共振成像(blood oxygenation level dependent, BOLD),可通过脑皮质MR信号的变化,进行脑功能活动区的定位和定量;⑥ 磁敏感加权成像(susceptibility weighted imaging, SWI),是一种反映组织间磁敏感性差异的特殊成像技术,能够清晰显示小静脉、微出血和铁质沉积;⑦ 利用特定方向和流速的液体在某些序列中信号显著增高的效应显示血管,可达到类似X线血管造影的效果,称为MR血管成像(MR angiography, MRA)。

与CT类似,必要时MRI也需要进行对比剂增强检查,使用对比剂也可以进行血管成像(增强MRA、CE-MRA)和灌注成像,但MRI对比剂本身不产生信号,而是有效地改变局部组织中^1H所处的磁场进而引起^1H弛豫时间的改变,造成局部组织T_1WI信号强度明显增加。常规MR对比剂为钆喷酸葡胺(Gd-DTPA),静脉团注后行脂肪抑制T_1WI成像,其作用与意义同CT增强检查,但用量显著少于CT对比剂(Gd-DTPA用量一般为每公斤体重0.2~0.4 ml)。此外还有肝脏特异性对比剂,主要有两类:一类为肝细胞特异性对比剂,如钆塞酸二钠(Gd-EOB-DTPA)和钆贝葡胺(Gd-BOPTA),这两种对比剂能被肝细胞摄取并经胆汁排泄,既可如常规对比剂一样进行多期动态增强检查,在注射后40~120 min检查又可获得肝细胞与不具有正常肝细胞的病灶间的信号对比,还可进行排泌法MR胆管成像;另一类为超顺磁性氧化铁(SPIO),静脉滴注后被肝内网状内皮系统的肝巨噬细胞吞噬,使组织的T_2弛豫时间显著缩短,通过对比增强前后的T_2WI图像,推断病灶内是否有此种细胞。

与CT依靠检查床沿人体长轴移位来进行定位不同,MRI的空间定位完全依靠射频脉冲编码,因此具有任意方向断层的能力。对于不同的器官,选用合适的断层方向可大大方便诊断。如:观察中脑导水管、脊柱、子宫等首选矢状位,观察垂体、颈动脉、胆管等首选冠状位。

MRI多参数成像的特点,使其组织分辨力大大优于灰度对比仅与密度有关的普通X线和CT检查。同时MRI没有电离辐射的危害,但安装心脏起搏器、胰岛素泵、神经刺激器的患者,颅脑手术后有动脉夹存留、心脏手术后有人工金属瓣膜患者绝对禁忌MRI检查。体内有金属骨关节内固定、血管支架、引流管、节育环或金属异物者,根据顺磁性金属含量、位置,为MRI检查相对禁忌。此外,MRI检查时间较长、躁动、幽闭恐惧、不能耐受长时间静卧的患者需在充分知情同意的情况下接受MRI检查。尽管含Gd对比剂不良反应远少于CT使用的含碘对比剂,但最近有报道指出肾功能不全患者使用后可能出现肾源性系统纤维化而导致死亡,故肾功能受损者禁用此类对比剂。对于钙化组织,由于^1H

含量极低，在MRI上无信号，故显示效果远不及CT。

第二节 中枢神经系统病变与神经功能的影像学评估

一、颅脑外伤

由于受力部位、外力类型、大小、方向的不同，可造成颅骨骨折、脑挫裂伤、脑内出血、脑外出血等，其中脑外出血又包括硬膜外、硬膜下和蛛网膜下隙出血。各种损伤类型可单独，也可同时存在。

（一）颅骨骨折

在伤情允许的情况下，X线颅骨平片仍有重要价值。可见一条或多条锐利而清晰的透亮线，切线位摄X线平片可显示凹陷骨折的深度。CT图像上显示颅骨内锐利的低密度影，有时伴有颅板凹陷。外伤后发现人字缝宽度超过2 mm或两侧颅缝宽度相差1 mm以上，可诊断为颅缝分离，其意义与颅骨骨折相同。如果CT显示颅内积气或窦腔积液，往往提示开放性骨折。

（二）硬膜外血肿

急性硬膜外血肿一般首选CT检查，典型的表现为颅骨内板与脑组织间梭形或双凸形的高密度区，不跨越颅缝，内缘清楚，高密度区CT值在60 HU左右。MRI上，硬膜外血肿形态与CT相似，信号特征随出血时间和磁场强度而变化，由于检查时间较长，一般不用于急性期的诊断。亚急性期和慢性期，血肿内凝血块液化并溶血，CT值逐渐下降，在T_1WI和T_2WI均呈高信号。

（三）硬膜下血肿

典型硬膜下血肿表现为颅骨内板与脑组织间弧形或新月形的高密度区，可跨越颅缝，沿脑表面广泛分布，但一般不跨越天幕或大脑镰，也不会进入脑沟。

（四）蛛网膜下隙出血

分为外伤性和自发性。急性期CT表现为脑沟、脑池内密度增高影，形成铸型，或中线区纵行窄带形高密度影。出血一周左右逐渐吸收，此时CT发现率下降。MRI与此相反，急性期发现率极低，亚急性期和慢性期在T_1WI可见脑沟、脑池等处的高信号铸型。

（五）脑挫裂伤

CT平扫显示低密度的脑水肿区，脑回扩大，脑沟变平，其内常混有点状高密度出血灶。MRI平扫，脑水肿在T_1WI呈等或稍低信号，T_2WI呈高信号，出血灶的信号特征与出血时间长短有关。SWI能更清晰显示出常规MRI不能发现的微出血灶。

二、脑血管疾病

（一）脑出血

脑出血分为自发性和外伤性两类，前者好发于脑深部如基底节、丘脑、脑桥和小脑，后者好发于受力点或对冲部位如额、颞叶。脑出血的演化过程分为急性期、吸收期和囊变期。

急性期，CT平扫显示边界清楚的均匀高密度影，周围可见宽窄不一的低密度水肿带，局部脑室受压变形，有时血肿破入脑室可见脑室内高密度铸型。MRI显示急性期脑出血不如CT清楚，在T_1WI为等信号，在T_2WI为稍低信号。

吸收期，CT可见血肿缩小，密度减低，边缘变模糊，水肿带增宽，MRI显示血肿在T_1WI和T_2WI均呈高信号。

囊变期，CT显示血肿吸收后遗留大小不等的裂隙状囊腔，密度接近0，伴有不同程度脑体积缩小，局部脑沟增宽，脑回变窄，脑室扩大。MRI上病灶呈现T_1WI低信号、T_2WI高信号，周边可见含铁血黄素沉积所致的低信号环。

（二）脑梗死

颈内动脉及其分支发生快速或急性脑血流量减少到一定阈值以下时，将引起脑梗死。根据发病后时间，对脑梗死分期：超急性期为发病6 h以内，急性期为发病6～72 h；亚急性期为发病3～10天，早期慢性期为发病11大至1个月，晚期慢性期为发病1个月以上。

超急性期：CT平扫通常难以显示病灶；CTP可发现脑血流灌注参数异常，梗死较轻的区域仅TTP及MTT有所延长，rCBV及rCBF可能代偿性增高，而梗死较重的区域TTP及MTT延长并且rCBV及rCBF减低；梗死区水分子弥散受限，在MRI的DWI上显示为高信号，敏感度远高于T_1WI和T_2WI；对比脑血流灌注异常区域和弥散受限区域，二者不匹配的区域即所谓"半影区"，目前认为是及时治疗后可恢复的梗死区，对于"半影区"面积较大的患者，有必要在DSA引导下采取介入治疗措施；CTA或MRA可以明确显示Willis环及其邻近颈动脉和各分支主干的狭窄及阻塞，但对小分支血管的阻塞则可能漏诊，因此不认为是介入治疗前必做的检查；小视野平扫和增强MRI可显示动脉狭窄阻塞段的管壁结构，称为管壁成像，用于了解硬化斑块的结构、评估稳定性，但检查时间较长，可能耽误患者治疗。

急性期：CT显示梗死区局部脑回增宽，脑沟变浅，脑实质密度减低；CTP显示梗死区仍然灌注减低，如果血管再通，则可显示过度灌注；MRI上，梗死区在T_1WI为等或稍低信号，在T_2WI、FLAIR为高信号，在DWI仍为高信号。随着时间推移，梗死区可能继发出血，一般为脑实质出血，此时CT显示低密度区中不规则斑点状高密度灶。对于继发于静脉窦血栓的脑梗死，CTA或CE-MRA静脉期图像可显示静脉窦内的充盈缺损。

亚急性期：CT和MRI平扫与急性期相似，值得注意的是继发出血的发生率较急性期明显增加。CT或MRI增强检查，可出现脑实质强化，特征性表现为脑回样强化。

慢性期：可见梗死区坏死液化，边界清晰，体积缩小，邻近脑室、脑沟扩大，在DWI显示为低信号，CTP显示低血流灌注。

（三）颅内动脉瘤

较大的动脉瘤在CT平扫呈类圆形等或高密度影；MRI因为流空效应在T_1WI、T_2WI均为低信号。CTA或CE-MRA可以三维立体显示动脉瘤与载瘤动脉的关系，并可以在动脉瘤栓塞治疗后评估残腔大小和载瘤动脉通畅程度。上述方法未能明确而高度怀疑颅内动脉瘤时，DSA仍是诊断颅内动脉瘤的"金标准"，并可在DSA引导下行栓塞治疗。

（四）颅内血管畸形

CT平扫偶见高密度的血栓和钙化；MRI平扫可显示扩张的畸形血管团，血流较快的部分由于流空效应而T_1WI、T_2WI均呈低信号，血流缓慢的部分T_1WI为等或低信号、T_2WI为稍高信号，附壁血栓T_1WI、T_2WI均呈较高信号。CT或MRI增强检查可直观显示畸形血管团。

三、颅内肿瘤

（一）星形细胞肿瘤

病灶位于白质，按照肿瘤细胞分化程度由高到低分为Ⅰ～Ⅳ级。CT平扫，Ⅰ级肿瘤通常呈低密度灶，边界清楚，占位效应轻；Ⅱ～Ⅳ级肿瘤，多呈高、低或混杂密度的肿块，可有斑点状钙化和瘤内出血，肿块形态不规则，边界不清，占位效应和瘤周水肿明显。CT增强检查，Ⅰ级肿瘤无或轻度强化，Ⅱ～Ⅳ级肿瘤多呈花环样强化或附壁结节强化。MRI平扫，肿瘤呈T_1WI稍低或混杂信号，T_2WI均匀或不均匀高信号；MRI增强检查表现与CT增强检查类似；DWI检查，肿瘤实质部分弥散受限呈高信号，肿瘤内部坏死组织弥散不受限；DTI显示白质纤维束在肿瘤处破坏、中断。

（二）脑膜肿瘤

脑膜瘤位于颅内、脑外，与硬脑膜粘连。CT平扫，肿瘤呈等或略高密度，边界清楚，多以宽基底与硬脑膜相连，颅板受累可引起局部骨质增生或破坏；CT增强检查，肿瘤大多呈均匀性显著强化，与邻近脑膜强化相连续称为"脑膜尾征"；MRI平扫，肿瘤呈T_1WI等或稍高信号，T_2WI等或高信号；MRI增强检查表现与CT增强检查类似。

（三）垂体瘤

需行冠状面薄层检查。垂体瘤分为垂体微腺瘤和垂体巨腺瘤。垂体微腺瘤在CT平扫不易显示，MRI一般为T_1WI等、低信号，有时可发现垂体高度＞9 mm、上缘隆突、垂体柄偏移和一侧鞍底下限等间接征象，增强后微腺瘤强化常弱于正常腺体；垂体巨腺瘤在CT平扫可见位于鞍内向鞍上生长的肿块，穿过鞍膈时可形成"束腰征"。MRI显示肿瘤呈T_1WI稍低信号，T_2WI等或高信号。瘤内有囊变、坏死或出血时，密度/信号高低不均。增强检查，肿瘤实质部分较明显均匀强化，囊变、坏死区无强化。

（四）脑转移性肿瘤

脑转移瘤常呈多发性生长，大小不一，单个病灶的影像表现与Ⅱ～Ⅳ级星形细胞肿瘤相似。诊断需要结合患者年龄多为中老年人,有其他部位原发恶性肿瘤病史,病灶多位于脑皮质或灰、白质交界处的特点。微小的脑转移性肿瘤平扫难以发现,目前最敏感的检查方法是增强MRI,尤其是在高磁场强度条件下。

四、颅内感染

(一)脑脓肿

CT平扫可以显示病灶中央是由坏死组织和脓液构成的略低密度,病灶周边为完整或不完整的等密度或稍高密度纤维环,周围可见低密度脑水肿区,邻近脑沟、脑池或脑室受压变形。CT增强扫描显示脓肿壁轻度环状强化,环壁厚薄不均;T_1WI上脓肿由内向外分别为低信号的脓液、等或稍高信号的脓肿壁、低信号的水肿带;T_2WI信号特点与T_1WI相反;最有特征性的是,在DWI上,病灶中央的脓液内大量蛋白成分导致局部十分黏稠,水分子弥散受限而呈高信号,与脑肿瘤区别明显。MRI增强检查表现与CT增强类似。

(二)病毒性脑炎

CT平扫可见脑内片状低密度影,常发生在颞叶、岛叶,继而扩展到额叶级枕叶深部,常呈双侧对称分布;MRI上,病变区为T_1WI稍低信号、T_2WI稍高信号;增强检查,可见点状、斑片状或弥漫脑回状强化,也可无强化。

(三)脑膜炎

不论是CT平扫还是MRI平扫都可能无异常发现,显示病灶主要依靠增强检查,其中MRI增强检查较CT增强更加敏感。注射对比剂后,可见脑膜广泛强化,表现为软脑膜和脑表面曲线样或脑回样强化,脑室内壁可见线状强化。

五、脊髓损伤

X线平片可发现椎骨骨折、椎体滑脱和椎管连续性中断,但X线平片常低估骨折损伤的程度。

CT检查能清晰显示低密度骨折线,准确判断椎管完整性,椎管内有碎骨片可表现为不规则高密度影。三维重建能更加直观显示关节脱位和骨折的情况。硬膜外血肿表现为弧形、半圆形或椭圆形稍高密度,矢状位重建图像,可见脊髓外梭形或长条状稍高密度影,两端逐渐变细,脊髓受压变细。脊髓挫裂伤表现为脊髓内部密度高低不均,有时可见点状高密度出血灶。

MRI对细小骨折线、骨碎片的显示不如CT,但对椎体骨折急性期出现的骨髓水肿十分敏感,T_1WI呈稍低信号,脂肪抑制T_2WI呈高信号,有助于判断骨折的新鲜程度。脊髓硬膜外血肿一般出现在脊髓腹侧外或背侧外,T_1WI呈等或高信号,T_2WI呈低信号至稍高信号,增强检查,病灶无强化或仅外周环状强化。脊髓急性挫伤,可见脊髓水肿呈T_1WI低信号,T_2WI不均匀高信号,中心可能有出血点呈T_1WI高信号。脊髓挫伤慢性期,血肿可能软化、囊变呈现脑脊液样的信号,若有含铁血黄素沉积则呈T_2WI低信号。

六、椎管内肿瘤与脊髓空洞

MRI,尤其是矢状位MRI,能直观显示椎管内肿瘤、脊髓及脑脊液之间的相互关系,方便做出肿瘤定位、定量以至于定性诊断,是诊断椎管内肿瘤和脊髓空洞的最佳方法。

（一）髓内肿瘤

以室管膜瘤和星形细胞瘤常见,常显示脊髓增粗,周围蛛网膜下隙对称性狭窄。病灶呈T_1WI稍低信号,T_2WI稍高信号,增强后有不均匀强化。脊髓空洞除先天畸形外,也可继发于外伤或肿瘤,在T_1WI上表现为脊髓中央低信号的管状扩张,在T_2WI上空洞内呈高信号,与脑脊液信号相同。

（二）髓外硬膜下肿瘤

多为神经源性肿瘤和脊膜瘤,常显示脊髓受压向对侧移位,患侧蛛网膜下隙增宽而对侧变窄。脊膜瘤多边缘光整,内部信号均匀,呈T_1WI等或低信号,T_2WI等或高信号,增强后明显均匀强化,邻近脊膜亦强化称为"脊膜尾征"。神经源性肿瘤主要为神经鞘瘤和神经纤维瘤,常沿椎间孔生长而呈长条状或哑铃状,呈T_1WI低信号、T_2WI高信号,增强后强化明显,其中神经鞘瘤内部可出现坏死和囊变而无强化。

（三）硬膜外肿瘤

多为转移瘤或淋巴瘤,常显示蛛网膜下隙变窄和脊髓受压移位。T_1WI显示硬膜外高信号的脂肪组织被肿瘤组织替代,以低信号的硬脊膜为界,与脊髓分界清晰,并可见邻近脊椎骨质破坏,增强后病灶强化明显。

第三节　心血管系统影像学

一、先天性心脏病

（一）室间隔缺损

影像学表现包括:① X线平片表现与室间隔缺损大小有关。小型缺损常无明显异常表现。缺损较大引起肺充血,X线平片可见肺动脉段影突出,外周肺血管影增粗。X线平片显示心影增大,以左心室增大为主。大的缺损伴有严重肺动脉高压时,肺动脉段影明显突出但外周肺血管影变细,心影以右心室增大为主。② 超声心动图是先天性心脏病患者必做的检查。在二维超声切面中见到室间隔各部连续性中断为诊断室间隔缺损的依据,如同时应用彩色多普勒血流显像有助于发现小型缺损。③ 心电门控下CT动态增强结合三维重建技术,可以清楚显示室间隔缺损的部位与大小,并可显示心房、心室增大,肺动脉扩张等继发改变。④ 心电门控下MRI自旋回波序列T_1WI可清楚显示室间隔缺损,在此基础上选择合适的一个层面和方向连续行梯度回波序列扫描,连续播放所获图像,即产生电影效果,可观察血流分流方向和其他异常血流。

(二)房间隔缺损

较小的房间隔缺损在X线平片可无异常表现,较大缺损引起肺充血影像表现,心影增大以右心房、右心室增大为主。超声心动图可见房间隔连续性中断,继发右心房、右心室扩大和右心室流出道增宽,彩色多普勒血流显像可见血流分流方向。CT和MRI显示房间隔缺损的技术与室间隔缺损相同,可直接显示缺损的部位与大小,并可显示其他继发改变。

(三)动脉导管未闭

影像学表现包括:① 较小的动脉导管在X线平片可无异常表现。导管较大时,可见肺充血影像表现,心影增大以左心室增大为主,左心房增大时可见主动脉结增宽。当肺血管阻力明显增大时,可见肺动脉段影突出更加明显,右心室影也可扩大。② 超声心动图可直接显示未闭的动脉导管,彩色多普勒血流显像可显示导管内的血流方向。③ 动态增强CT或MRI,从矢状位、左前斜位等合适角度行最大密度投影法重建,对判断动脉导管未闭的类型和大小很有帮助。

(四)肺动脉狭窄

影像学表现包括:① 肺动脉主干狭窄后扩张,在X线平片可见肺动脉段影明显突出,与正常的外周肺血管不成比例。严重肺动脉狭窄右心室肥厚,可见相应的心影表现。② 超声心动图和彩色多普勒血流显像能有效评价肺动脉狭窄的解剖和功能改变。③ 单纯肺动脉狭窄一般不需CT检查。梯度回波电影MRI序列可显示异常血流向肺动脉主干喷射,还可以测量右心室舒张末容量,计算右心室射血分数。自旋回波T_1WI序列可显示肺动脉狭窄、扩张及右心室肥厚程度。

(五)法洛四联症

影像学表现包括:① X线平片上典型的法洛四联症表现为右心室肥大、心尖圆钝上翘,心腰凹陷,呈靴型心;肺血流减少,外周肺血管影纤细、稀疏;主动脉结不同程度增宽。② 超声心动图和彩色多普勒血流显像可见主动脉增宽骑跨于室间隔之上,室间隔连续性中断,肺动脉狭窄,右心室壁肥厚。③ 动态增强CT或MRI结合三维重建技术,对法洛四联症诊断有一定帮助,可直接显示肺动脉狭窄、室间隔缺损、主动脉骑跨、右心室肥厚及其他并存的畸形,还可确定主动脉和肺动脉的管径、位置关系,各个房室的大小和厚度改变等征象。

二、心脏瓣膜病变及心功能不全

(一)风湿性心脏病

影像学表现包括:① 超声是观察心脏瓣膜病变的首选检查方法:二尖瓣狭窄表现为二尖瓣开放明显受限,二尖瓣开放面积缩小,彩色多普勒显示二尖瓣口舒张期血流速度增快、舒张期经狭窄二尖瓣口进入左室的血流呈五彩镶嵌状;二尖瓣关闭不全表现为瓣叶增厚,收缩期瓣口对合欠佳,彩色多普勒显示左房内收缩期血液反流引起的湍流信号;主动脉瓣狭窄表现为瓣叶增厚,开放幅度变小,重者瓣叶几乎无运动,左室壁增厚、流出道增宽,彩色多普勒显示瓣口血流频谱明显增宽、血流速度加快;主动脉瓣关闭不全表现为主动脉瓣叶闭合线呈双线征,彩色多普勒显示主动脉瓣口舒张期反流信号、左室腔内舒张期发自主动脉瓣的五彩镶嵌反流束。② X线平片上心影的改变与先天性心脏病有时难以区分:二尖瓣狭窄可见肺动脉段突出,左房及右室增大;二尖瓣关闭不全可见左室增大;主动脉瓣狭窄,左室增大,升主动脉局限扩张,左房轻度增大;主动脉瓣关闭不全,可见左室增大,升主动脉、主动脉弓扩张。

(二)心功能不全

X线平片、CT和超声可显示导致心功能不全不同原发疾病各自的心影表现,少量心包积液时,CT可清楚显示围绕心影的带状水样密度影。心功能不全引起肺静脉压力增高和肺淤血,毛细血管内液体渗入肺间质并进入肺泡,引起一系列肺部影像学改变:X线平片可见肺上叶静脉扩张 > 3 mm,下叶静脉较细。肺间质水肿期,可见肺门血管影增粗模糊,水平叶间裂增宽 > 0.7 mm,X线平片在双肋膈处出现多条相互平行、长约 2 cm 宽约 0.5 cm 的水平横线,称为Kerley B线,CT显示小叶间隔增厚、胸腔少量积液。肺泡水肿期,两肺可见密度增高的粟粒状阴影,继而发展为云雾状阴影,自肺门呈扇形伸向肺野中部。

三、冠状动脉疾病

(一)DSA下冠状动脉导管造影

是传统的"金标准",能清楚显示冠状动脉狭窄、闭塞、痉挛、溃疡、扩张、夹层等,同时选择性左心室造影,可以评价心功能,还可以即时进行介入治疗。缺点是有创检查,不能提供斑块组成信息,当血管正性重构斑块向腔外伸展,即使管壁病变严重但管腔仍显像通畅,造成假阴性。

(二)冠状动脉CTA

安全无创,操作简便,具有较高的密度分辨率。采用合适的三维重建方法和心电门控技术,不仅能显示冠状动脉管腔情况,还能同时显示管壁情况。以脂质为主的硬化斑块表现为沿管壁呈弧形不规则均匀性低密度充盈缺损,两端与血管壁呈坡形延续,血管腔狭窄;纤维斑块与钙化斑块常并存,密度较高,血管外径常增粗;心肌桥存在时,可见冠状动脉节段僵直,与心肌组织间脂肪间隙消失。

MRI可对冠心病心肌改变进行评价。心肌缺血而未梗死,电影MRI表现为节段性运动减弱,灌注成像显示缺血心肌首过期信号低于正常、延迟期正常;急性心肌梗死,梗死心肌水肿呈 T_2WI 高信号,节段性运动减弱,灌注成像显示梗死心肌首过期信号低于正常、延迟期强化;陈旧心肌梗死,梗死心肌纤维化,变薄,T_1WI、T_2WI 均呈低信号,室壁运动、灌注成像与急性梗死相似;MRI还可以显示并发于心肌梗死的室壁瘤和室间隔穿孔。

四、心肌及心包疾病

(一)扩张型心肌病

超声心动图显示心脏各腔室扩大,室间隔、左心室后壁运动减弱,射血分数降低,左右心室流出道扩大。X线平片显示心影呈"普大"型,肺淤血表现类似心功能不全,心导管造影显示心脏收缩功能减弱甚至消失。MRI上心肌信号无特征性改变,电影MRI显示心室壁厚度多正常,心肌收缩功能普遍减弱,射血分数降低,舒张末期左右心室心房均扩大,以左室扩大为著。

(二)肥厚型心肌病

超声心动图诊断价值很大,可发现不对称性室间隔肥厚,二尖瓣前叶在收缩期前移,左心室腔缩小,流出道狭窄,左心室舒张功能障碍。X线平片见左心室影增大。CT、MRI可直观显示增厚的心肌和缩小的心腔。

(三)限制型心肌病

超声心动图显示心内膜增厚,心腔狭小,心室舒张功能严重受损。X线平片和CT可能见到心内膜心肌钙化影。

(四)心包炎

超声心动图是最简便、灵敏、可靠的诊断方法,可见一个无回声区将心肌回声与心包回声隔开。心包炎渗出积液超过300 ml,X线平片可见心影向两侧扩大,超过1 000 ml,心影呈烧瓶状。CT和MRI可清晰显示心包内的液体,若积液T_1WI信号较高,提示含细胞和蛋白较多。

五、大血管病变

(一)主动脉瘤

胸主动脉瘤在X线平片可见纵隔增宽,但有时难以与纵隔肿瘤鉴别。主动脉导管造影可直接显示主动脉瘤的部位、范围,并可用于介入治疗。CT平扫图像显示动脉瘤壁钙化的效果较好。CTA与MRA显示真性动脉瘤为主动脉局限性扩张呈梭形或囊状,假性动脉瘤为偏心厚壁囊状扩张且瘤腔较小。

(二)主动脉夹层

主动脉导管造影可显示主动脉夹层的内膜片、破口、再入口、真假双腔及主动脉主要分支受累情况,并可用于介入治疗,但导管有引起血栓脱落的危险。CT平扫见主动脉内膜钙化向腔内移位,是诊断主动脉夹层的重要征象。CTA和CE-MRA也可显示主动脉夹层的内膜片、破口、再入口、真假双腔及主动脉主要分支受累情况。

(三)肺动脉栓塞

肺动脉导管造影可显示肺动脉分支的腔内充盈缺损、闭塞或缺失。CTA和CE-MRA是常用的可靠的诊断方法,可见肺动脉分支腔内充盈缺损或闭塞,也可表现为环形充盈缺损。

(四)动脉粥样硬化与血栓闭塞性脉管炎

二者临床症状相似,前者主要累及下肢大动脉且范围较长,后者主要累及中小血管,远侧病变更重且呈节段性。动脉导管造影为有创检查,可显示动脉狭窄、闭塞的部位,狭窄程度和侧支循环建立情况等,并可用于介入治疗。CTA和CE-MRA可清楚显示管腔内充盈缺损、管壁斑块和管腔狭窄,还可判断动脉受累的部位、范围、程度和侧支循环情况。

第四节　呼吸系统影像学

一、胸外伤

(一)气胸和液-气胸

X线平片可诊断大部分气胸和液-气胸。单纯气胸表现为胸廓边缘带状的无肺纹理区,可见肺压缩的边缘。胸腔积血(积液)时,立位片见患侧膈面显示不清,肋膈角消失。液-气胸时,立位片可见气-液平面。严重时,还可见到纵隔影向健侧移位。X线平片可能漏诊少量的气胸或胸腔积液,而CT图像由于无器官重叠影响,诊断容易,血胸并可见凝血块沉积于积液的背侧,形成模糊的液-液平面。

(二)膈疝

以左侧多见。X线平片可见患侧膈肌升高,膈上见胃泡、肠管等空腔脏器,胃肠造影或结肠造影见到胃、肠道经膈裂孔疝入胸腔内。胸部CT冠状位重建或MRI可清晰显示较小的膈裂口及疝入胸腔的腹腔脏器。

(三)纵隔及皮下气肿

X线平片可见纵隔两旁、颈胸部皮下组织内以条索状阴影为界的透亮带。CT由于不受器官重叠影响,对纵隔气肿显示清楚,特别是积气较少时明显优于X线平片。

(四)肺挫裂伤

X线平片在外伤6h后方出现异常表现,表现为受伤部位局限性或广泛性的斑片状高密度影。CT检查可早期发现肺挫裂伤,常在肋骨下椎体旁等骨性结构周围的肺组织区域出现片状或带状的磨玻璃密度影,随着时间推移,磨玻璃密度影逐渐演变为肺实变影,实变影中可见充气的支气管。若外伤后2周还未见实变影消退,则提示合并有吸入性肺炎等其他病变。

二、肺水肿

(一)间质性肺水肿

X线平片显示肺纹理增多、模糊,肺透亮度减低,肋膈角区与胸膜垂直横向走行的Kerley B线。CT表现为肺血管增多、模糊,小叶间隔增厚,支气管袖套样改变。

(二)肺泡性肺水肿

X线平片表现为不规则相互融合的模糊阴影,弥漫分布,局限于一侧或一叶,或从肺门两侧向外扩展逐渐变淡呈蝴蝶状阴影。CT表现为弥漫分布腺泡状高密度,有时可伴胸腔积液。

三、急性呼吸窘迫综合征

早期可无异常发现或仅有肺纹理增多模糊。随病情发展,显示两肺弥漫分布的网状、斑点状或斑片状实变阴影,边缘模糊。病情恶化,见两肺磨玻璃状改变,并迅速增多,大片融合。后期阴影逐渐减退,其间出现透光区域,遗留双肺网格状或线状影等类似肺间质纤维化表现。

四、肺不张

一侧性肺不张,X线平片表现为患侧肺野均匀致密影,肋间隙变窄,纵隔向患侧移位,横膈升高。CT表现为患侧肺缩小呈均匀软组织密度,增强检查明显强化。

肺叶或肺段不张,X线平片见不张肺叶肺段缩小,基底在外,尖端指向肺门,密度均匀增高,相邻叶间裂向病灶移位,纵隔及肺门可向患部移位。CT表现为三角形软组织密度影,尖端指向肺门,边缘内凹。

小叶不张,X线平片和CT表现为小斑片致密影,与炎症不易区分。

五、呼吸系统感染

（一）大叶性肺炎

① 充血期,X线平片可无阳性发现,CT可见病变区呈磨玻璃样密度影,边缘模糊,血管影仍隐约可见。② 红色和灰色肝样变期,X线平片表现为密度均匀的大片致密影,以叶间裂为界,实变影中可见透亮的支气管影。CT表现类似,可更清楚显示累及的肺段或肺叶。③ 消散期,X线平片见实变区密度逐渐减低,CT见实变影消散呈大小不等斑片,最后可完全吸收。

（二）小叶性肺炎

X线平片可见沿支气管分布的不规则斑片状影,以下肺野内、中带较多,可部分融合。CT在病变初期见小叶中心结节和分支样阴影,直径不大于1 cm,病变广泛时可见沿肺纹理分布斑点状模糊阴影,可融合呈大片状,密度不均匀且无透亮支气管显影。

（三）肺脓肿

X线平片可见病变早期呈致密团块影,外缘呈模糊的渗出影,其后形成厚壁空洞,内缘较光整,底部可有气-液平面。慢性脓肿洞壁变薄,外缘见条索状纤维灶,内部空腔缩小。CT能更早显示实性病灶中有无坏死液化,还可判断脓肿是否破入胸腔。增强CT,可见脓肿壁明显强化。

（四）肺结核

分为原发型肺结核(包括原发综合征和胸内淋巴结核),血行播散型肺结核(包括急性血行播散型肺结核和亚急性、慢性血行播散型肺结核），继发型肺结核（包括浸润性肺结核和纤维空洞性肺结核），结核性胸膜炎，其他肺外结核。

典型的原发综合征在X线平片呈"哑铃"状表现，为肺内原发浸润灶、自原发灶向肺门引流的淋巴管炎及增大的肺门纵隔淋巴结所形成。当原发灶与引流淋巴管炎被吸收，则仅显示肺门、纵隔淋巴结肿大，即为胸内淋巴结结核，表现为肺门影增大突向肺野。CT较X线平片更易发现肺门与纵隔淋巴结增大，增强CT可显示增大淋巴结环形强化，中心干酪坏死物质不强化。

急性血行播散型肺结核又称急性粟粒型肺结核，在X线平片表现为两肺均匀分布大小、密度均匀的1～3 mm大小的粟粒状影，边缘较清晰。CT可更早期并清晰显示粟粒状病灶。

浸润性肺结核在X线和CT表现多种多样：局限性渗出灶，表现为两肺上叶尖段、后段和下叶背段的局限性斑片影。干酪性肺炎，表现为一个肺段或肺叶大片致密实变，其内有多发不规则空洞。增殖性病变，见"梅花瓣"或"树芽"状斑点影，边缘清晰。结核球为类圆形0.5～4 cm大小边缘清晰光整的结节，密度较高，内部可有钙化，周围散在纤维增殖性"卫星灶"，增强CT见边缘轻度环形强化。结核性空洞，壁较薄，壁内、外缘较光滑，周围可见"卫星灶"。结核沿支气管播散，表现为沿支气管分布的斑片状影或"树芽"状影。少数患者仅累及肺间质，薄层CT可见小叶内细网格状影、微结节和磨玻璃密度影。病灶愈合，可见硬结钙化和索条影。

肺内结核迁延不愈形成纤维空洞性肺结核，X线和CT显示中上肺野厚壁空洞，周围有大量渗出、纤维化或钙化灶，患侧肺叶体积缩小，肺门上提，膈面上提，肋膈角变钝，纵隔向患侧移位，健侧肺透亮度增高。

结核性胸膜炎X线和CT表现为不同程度胸腔积液，慢性者可见胸膜不同程度增厚钙化，CT更有利于叶间、肺底或包裹积液的显示。

（五）支气管扩张

X线平片可表现正常，继发感染时可见肺实质炎症征象。确诊依赖CT。在CT上，支气管内径大于相邻肺动脉分支的直径时即认为有支气管扩张。在正常人中，肺周围2 cm内，因为气道壁太薄常见不到气道影，若在此范围内仍能见到小气道，非常有助于支气管扩张的诊断。另外，正常支气管由中心向外周逐渐变细，若支气管至少2 cm长一段内径保持不变，也提示支气管扩张。

（六）慢性阻塞性肺疾病（COPD）

X线平片可见以双下野明显的肺纹理增多、紊乱而呈网状或条索状，肺容积扩大并透亮度增高，膈肌低平，胸腔前后径增大，肋骨走向平直。CT可见支气管壁增厚、管腔扩张，肺野内多发斑点状不可辨认囊壁的小透亮区，或弥漫分布的透亮度增高，或边缘清楚、壁厚＜1 cm、直径＞1 cm的肺大疱。当继发肺动脉高压和肺源性心脏病时，可见肺门血管影增宽，肺野外周血管纹理稀少，肺动脉影膨隆，右心影增大。

六、呼吸系统肿瘤与肿瘤样病变

（一）中央型肺癌

X线平片可见支气管影中断、肺门影增大，并可见阻塞性肺炎和肺不张。CT表现为支气管壁局部不规则增厚、支气管内软组织团块、管腔不同程度和形态的偏心性狭窄或突然截断。晚期肿瘤侵入周围肺实质,可见肺门肿块,增强检查见肿块有强化,可见肺动脉受侵而突然变细。

（二）周围型肺癌

　　X线平片见肺孤立结节,中等密度,边缘可有脐样切迹或深分叶,周围可有短毛刺。CT对病灶内坏死和空洞的显示较X线平片敏感,可见空洞内壁凹凸不平,洞壁厚薄不均。CT并能显示肿瘤逐渐填塞支气管,及侵犯邻近骨骼和软组织。

（三）肺转移瘤

　　X线平片和CT均可见两肺弥漫随机分布大小不等结节,通常圆形、光滑。增强后,肿瘤通常均匀强化。

（四）结节病

　　肺结节病表现为肺内直径5～10 mm结节影,分布在支气管束周围,支气管血管束呈串珠状。肺门及纵隔淋巴结增大,增大的淋巴结不融合,可有蛋壳样的钙化。有时可见胸膜小结节伴少量胸腔积液。

第五节　腹部影像学

一、消化道慢性良性疾病与急性穿孔

（一）食管静脉曲张

　　X线钡餐造影显示早期食管静脉曲张表现为食管下段黏膜皱襞稍增宽并略扭曲,中晚期黏膜皱襞明显增宽迂曲,甚至呈串珠状,并显示食管张力降低,管腔扩张。增强CT、MRI均可显示下段食管周围血管增粗、增多。

（二）胃十二指肠溃疡

　　胃十二指肠溃疡多发生于胃小弯及十二指肠球部。X线气-钡双重造影发现类圆形龛影为直接征象。龛影正面观呈圆形或椭圆形,边缘光滑,加压时周围有整齐的透光带,向外围逐渐模糊。龛影切线观为突出腔外的小锥形、乳头状或半圆形。黏膜皱襞向龛影聚拢,并进入龛影内。CT能很好显示溃疡引起的管壁增厚、管腔狭窄。

（三）克罗恩病

　　病变多位于末段回肠及右半结肠,受累肠管呈跳跃式出现。X线气-钡双重造影,见小肠黏膜皱襞增粗,肠系膜附着侧出现与肠管方向一致的纵行溃疡,溃疡周围黏膜皱襞向中心集中,呈"卵石"样充盈缺损,结肠可见小溃疡周围有透亮环,亦可见"卵石"样充盈缺损。晚期可见肠腔变细,肠管运动减弱。CT见肠壁均匀增厚,可达1 cm以上,病变活动期增强检查见黏膜明显强化而黏膜下肠壁呈低密度。病变肠袢之间肠系膜血管增多扩张,沿肠壁呈"梳齿"样排列,肠系膜淋巴结多发肿大。可继发瘘管和腹腔内脓肿。

(四)溃疡性结肠炎

病变首发于直肠,连续逆行发展。X线钡剂灌肠造影见结肠袋变浅、消失,管腔痉挛性狭窄缩短,黏膜呈颗粒状改变,尖刺状或线样龛影。CT见结肠壁轻度增厚,肠腔狭窄,肠管僵直,浆膜面无明显改变,肠系膜淋巴结肿大,病变活动期黏膜层强化。本病易发生肠穿孔。

(五)胃肠道急性穿孔与腹膜炎

胃肠道穿孔至腹腔,重要表现是气腹,立位腹部X线平片见膈与肝或胃之间透明的新月形气体,改变体位则气体浮游到远地侧腹壁与腹内脏器之间。若腹腔内气体局限于某处而不随体位移动,常为穿孔进入小网膜囊。CT检查能敏感发现少量气腹和腹膜后积气,并能确认胃肠内容物进入腹腔引起的腹膜炎,表现为腹腔最低处积聚水样密度影,肠系膜密度增高、均匀增厚并有散在条片状致密影。当腹腔脓肿形成,CT平扫见中心低密度周边高密度的软组织影,有时内部可见气体密度,增强检查见脓肿壁不同形态环形强化,病灶周围脂肪组织密度增高。MRI上脓肿信号特点与脓液成分有关,DWI显示黏稠的脓液弥散受限呈高信号。

二、急性肠梗阻

肠梗阻影像学检查的意义在于明确有无梗阻,若有梗阻则进一步明确梗阻的类型、位置及病因。

(一)对有无肠梗阻的判定

在发生肠梗阻数小时之后,梗阻近端的肠管即发生积气积液和扩张,立位腹部X线平片肠管充气扩大,可见肠内高低不等的阶梯状气-液平面,CT平扫对肠管积气积液和扩张的显示更加敏感。若为完全性梗阻,梗阻远端肠管内的气体在24～48 h内即完全吸收,而梗阻不完全或梗阻早期,X线平片和CT可见结肠内气体存在。

(二)对肠梗阻部位的判定

小肠黏膜皱襞呈弹簧状,贯穿肠管横径,结肠的半月瓣仅能达到肠管横径的一部分。小肠近段梗阻,扩张的肠曲少、液平面少并多位于上腹部。小肠远段梗阻,见扩张的肠曲多、液平面多,可遍及全腹。结肠梗阻早期,积气积液主要发生在结肠,随着病程进展,小肠也可有较多积气积液。麻痹性肠梗阻,小肠和结肠同时明显扩张。CT检查可发现扩张肠管与正常肠管之间的移行带,为判定梗阻部位提供依据。

(三)对肠梗阻有无绞窄的判定

肠壁循环障碍引起肠黏膜皱襞和肠壁增厚,肠内积液量多,腹部X线平片见肠腔充满液体形似软组织密度的肿块。CT平扫,绞窄早期见肠壁增厚并分层、肠系膜血管集中,而肠壁密度增高、壁内积气则提示缺血严重,甚至坏死。通过增强CT,可以显示缺血的程度和是否有血栓形成。

（四）对肠梗阻原因的判定

肠扭转引起的梗阻在X线平片可见闭袢肠管呈"U"形，钡剂灌肠或空气灌肠时受阻于梗阻处，呈鸟嘴状，CT可见肠系膜血管呈螺旋状排列。急性肠套叠时，钡剂灌肠或空气灌肠见套头梗阻端形成杯口状或半圆形充盈缺损。肠癌所致的梗阻，钡剂灌肠可见不规则狭窄或环形狭窄。其他如肠道内结石、蛔虫或异物等引起的梗阻，CT检查可发现肠管内相应的影像。

三、消化道与腹膜肿瘤

（一）食管癌

X线钡餐造影见黏膜皱襞连续性中断，管壁僵硬，管腔局限狭窄，可见不规则的充盈缺损或龛影，钡剂通过受阻。CT检查的目的在于显示有无纵隔淋巴结转移和肺内转移。

（二）胃癌

典型的胃癌，在X线气-钡双重造影显示为胃壁局部蠕动消失，胃腔狭窄，腔内见不规则的充盈缺损，充盈缺损内又可见溃疡形成的龛影，黏膜皱襞连续性中断，与龛影间有粗细不均的透明带阻隔。CT、MRI检查的目的在于观察周围脏器浸润和淋巴结转移、肝转移情况。

（三）肠癌

X线气-钡双重造影显示肠管局限向心性或偏心性狭窄、黏膜纹破坏、不规则充盈缺损，狭窄段肠管蠕动消失，钡剂通过受阻。CT和MRI若发现病变肠管浆膜面模糊不清或伴有浆膜外条索影，则判断肿瘤已突破浆膜面。

（四）腹膜转移瘤

CT和MRI平扫常见腹腔积液，在积液衬托下，见腹膜结节状不规则增厚，肠系膜和网膜可见多发软组织密度/信号结节，肠系膜内和腹膜后可见增大的淋巴结。增强CT和MRI上，这些结节、淋巴结常中、轻度强化而显示更加清楚。

四、肝脏良性占位性病变与弥漫性病变

（一）肝脓肿

CT平扫可见肝实质内低密度区，脓肿壁环绕脓腔周围，密度低于肝而高于脓腔，增强后脓肿壁环形明显强化而脓腔无强化。部分病例在动脉期可见所属肝段出现一过性强化，可能是炎性刺激导致肝动脉扩张所致。急性期脓肿壁外周出现低密度环状水肿带，与强化的脓肿壁和无强化的脓腔共同构成"环征"。部分病例脓腔内可有分隔或小气泡，分隔常明显强化。MRI上脓腔在T_1WI呈均匀或不均匀低信号，T_2WI明显高信号，最有特征性的是DWI明显高信号，原因是黏稠的脓液内水分子弥散显著受限，而脓肿壁相对不明显。MRI增强表现与CT相同。

（二）肝包虫病

CT平扫显示肝内单发或多发、大小不等的囊性占位，典型表现为母囊内有大小不一、数目不等的子囊；囊壁常有环状钙化；内、外囊分离出现"双边征"或"水蛇征"。MRI上表现与CT相似，囊内T_1WI为低信号，T_2WI因囊内富含蛋白质和细胞碎屑而表现为不均匀高信号。增强CT和MRI，囊内无强化而囊壁强化。

（三）肝海绵状血管瘤

CT平扫表现为肝内境界清楚的低密度影，无特征性。海绵状血管瘤的血窦内充满缓慢流动的血液，故在MRI上T_1WI呈均匀低信号，T_2WI呈特征性的高信号，尤以重T_2WI明显。诊断关键是多期动态增强，典型表现为动脉期病灶周边结节样强化，强化程度类似同层主动脉；门脉期和平衡期强化逐渐向病灶中心扩展，最终达到均一强化且强化始终高于肝实质；少数较大病灶中心有纤维组织或血栓形成，表现为不规则无强化区。

（四）肝囊肿

CT平扫显示为肝实质内单发或多发类圆形、境界清晰锐利、密度均匀的水样低密度影，CT值0～20 HU。MRI形态与CT类似，T_1WI呈低信号，T_2WI明显高信号，DWI随扩散系数增加，信号显著减低。增强扫描无强化。囊壁一般不显示，亦无强化。

（五）脂肪肝

弥漫性脂肪肝主要表现为肝密度普遍降低，甚至低于脾及肝内血管密度，重度脂肪肝时，肝脏CT值可降至10 HU左右。局灶性脂肪肝表现为一个或数个肝叶或肝段密度降低，但增强检查显示血管无推移、包绕现象。有时肝内未被脂肪浸润的肝实质称为"肝岛"，表现为片状相对高密度。一般认为MRI价值较CT为小。轻、中度脂肪肝在T_1WI和T_2WI常无异常表现。梯度回波序列的同、反相位T_1WI对脂肪肝有特异性表现，表现为脂肪浸润区域反相位信号较同相位明显减低。

（六）肝硬化

早期可无特异表现。CT可见中、晚期肝硬化显示为肝萎缩、变形或部分肝叶代偿增大，导致各肝叶大小比例失常；肝轮廓凹凸不平；肝门、肝裂增宽；肝密度不均；增强检查，动脉期肝硬化结节可轻度强化，门脉期与其余肝实质强化一致。此外，脾大、腹水和门脉高压是肝硬化的间接征象，增强检查及CTA可以显示增粗、扭曲的侧支循环静脉。肝实质MRI信号不均，再生结节可表现为T_1WI略高、等或低信号，T_2WI多为等或低信号。增强后各期再生结节强化与肝实质基本一致，CE-MRA可更好显示扩张迂曲的侧支循环血管。

五、胆系结石与炎症

X线平片可显示胆囊内含钙较高的结石而不能显示含钙低的结石，表现为右上腹大小不等、边缘高密度而中央低密度的环形、菱形、多角形致密影,聚集成堆时呈石榴籽状,侧位片位于脊柱影前方。瓷化胆囊患者X线平片右上腹可见大块斑片状致密影,或薄片状弧形、密度不均匀影,或呈椭圆状或球形高密度影。胆管内结石平片不易显示,胆管造影可显示胆管内结石所致的充盈缺损。

胆系结石在CT平扫显示为肝内、外胆管或胆囊内单发或多发、圆形、多边形或泥沙状高密度影。急性胆囊炎时,胆囊增大,胆囊壁弥漫增厚超过3 mm,周围脂肪间隙密度增高,代表胆囊壁水肿及渗出性改变,增强后胆囊壁呈分层状强化,周围可见浆膜下渗出带无强化呈环形低密度。慢性胆囊炎胆囊缩小,胆囊壁增厚,可见钙化,增强扫描呈均匀强化。

MR水成像可整体直观显示胆道系统内低信号结石的部位、大小、形态、数目,表现为高信号胆汁衬托下的单发或多发,圆形、多边形或泥沙状的低信号充盈缺损,周围有时可见高信号胆汁环绕。肝内、外胆管结石引起的上游胆管扩张也可以通过水成像直观显示。胆囊炎的MRI表现与CT类似,增厚的胆囊壁水肿层呈T_1WI低信号、T_2WI高信号。

CT诊断胆管结石简单可靠,部分含钙低的结石CT诊断困难,MR水成像有助于鉴别。

六、肝、胆恶性肿瘤

(一)肝细胞癌

CT平扫病灶一般低于周围肝实质密度,部分病灶周围有一层更低密度的环影(晕圈征)。结节型边缘较清楚,巨块型和混合型边缘多模糊和部分清楚。多期动态增强,动脉期病灶呈高密度增强,高于周围正常肝组织,门脉期病灶密度迅速下降,接近正常肝组织为等密度,平衡期密度继续下降,低于肝组织呈低密度灶,即所谓"快进快出"。对于较大病灶,由于中央变性、坏死区的存在而使强化表现不典型。肿瘤周围可见在平衡期出现强化的假包膜。门静脉系统癌栓形成率高,增强检查显示条状充盈缺损致门脉主干或分支血管不规则或不显影像。少数患者有下腔静脉癌栓形成。肝门侵犯可造成肝内胆管扩张,偶见腹膜后淋巴结肿大,腹水等。MRI平扫T_1WI通常为低信号,T_2WI为稍高信号,随着病灶体积增大,由于变性或缺血坏死而导致信号不均。DWI显示病灶实质部分水分子弥散明显受限,较大的肝细胞癌内部可有液化坏死,但弥散受限最明显的是周围的实质部分,与肝脓肿明显不同。常规对比剂增强表现与CT相同。肝细胞特异性对比剂增强,除动脉期、门脉期强化表现与CT相同,在延迟的肝特异期,由于肿瘤细胞不具备正常肝细胞的转运功能而表现为T_1WI低信号。

(二)胆囊癌

CT影像改变可分三种类型:① 厚壁型:胆囊壁局限或弥漫不规则增厚;② 结节型:乳头状结节从胆囊壁突入腔内;③ 实变型:因胆囊壁被肿瘤广泛浸润增厚,加之腔内癌块充填形成实质性肿块。MRI表现与CT所见相似,T_1WI和T_2WI上均显示胆囊壁增厚和(或)胆囊内实性肿块,DWI显示肿块内水分子扩散受限呈高信号。若T_2WI上胆囊周围的肝实质有不规则高信号带,提示肿瘤已侵犯肝脏。在增强检查时一般均可见到病变组织有丰富的血供。如果肿瘤侵犯肝脏或有相关的淋巴结转移,也可同时显示。

(三)胆管癌

肝内外胆管显著扩张要考虑到胆管癌的可能性。CT可见胆管明显扩张,胆囊增大,扩张的胆管突然中断,断端形态不规则,有时可见胆管壁不规则环形增厚,管腔向心性狭窄,若发生在肝门区,可仅见扩张的左右肝管未联合。少数胆管癌可向肝门或肝实质侵犯,形成结节或肿块。增强检查,仔细观察可发现梗阻点胆管于动脉期即可发生较显著的环状或结节状强化。薄层扫描和冠状面重建图像有利于显示局部胆管壁增厚和腔内外软组织肿块。MR 水成像在显示胆管扩张的范围、程度及确认梗阻点方面具有极高价值,可见到胆管明显扩张,尤以末梢胆管为著,呈所谓"软藤征"。冠状位辅以横断位平扫,可见梗阻点胆管突然向心性或偏心性狭窄,有时可见胆管内或胆管外不规则软组织肿块,呈 T_1WI 低信号、T_2WI 稍高信号。

(四)肝转移瘤

CT 平扫典型表现为肝内多发大小不等的低密度病灶,多在低密度病变内存在更低密度区域,从而显示为同心圆状或等高线状双重轮廓为其特征。边界多为模糊不清。少数如宫颈癌、食管癌等肝转移性肿瘤内部几乎全部坏死、液化,表现为囊性密度,壁较厚或有不规则强化。大肠癌、卵巢癌等的肝转移性肿瘤也可合并有钙化,表现为点状、斑块状、羽毛状之高密度灶。增强检查,肿瘤强化,境界清楚,中央密度多低于周围部,肿瘤边缘可显示环形不规则强化,部分可见"牛眼征",即病灶中心为低密度,边缘为高密度强化,最外层密度又低于肝实质。MRI 平扫与增强表现与 CT 相似,多数转移瘤呈 T_1WI 低信号、T_2WI 稍高信号。黑色素瘤转移可呈 T_1WI 高信号。

七、胰腺炎

(一)急性水肿型胰腺炎

轻型急性水肿型胰腺炎,影像学检查可无明确异常所见,此时诊断需依据临床资料而非影像学结果。CT 平扫可有胰腺局限或弥漫性肿大,胰腺与胰周脂肪的界线因胰周渗出而模糊,肾前筋膜增厚。增强扫描可见胰周渗出更加明显。MRI 很少用于检查急性水肿型胰腺炎。平扫可见胰腺肿胀,脂肪抑制 T_1WI 信号减低,由正常的高于肝脏变为等于肝脏。

(二)急性出血坏死性胰腺炎

CT 平扫显示胰周渗出更加明显,常见胰腺实质密度不均,坏死灶呈略低密度而出血呈高密度。增强检查,显示胰腺强化不均,坏死灶无强化。胰周炎性渗出可扩展至小网膜、脾周、胃周、升、降结肠周围间隙、肠系膜以及盆腔,CT 检查均可显示相应部位的脂肪组织密度增高或呈水样密度。胰腺假性囊肿表现为边界清楚的囊状低密度区。MRI 平扫见胰腺信号不均匀,出血灶在 T_1WI 和 T_2WI 均为高信号,假性囊肿为边界清楚、壁厚的不规则 T_1WI 低信号、T_2WI 高信号灶。

(三)慢性胰腺炎

CT 平扫见胰腺可弥漫或局限增大或萎缩,胰管内径粗细不均,呈串珠状或管状扩张,常有钙化和结石,呈不规则和斑点状致密影,沿胰管分布或位于胰腺实质内,合并假性囊肿的表现与急性出血坏死性胰腺炎相似。MRI 上由于胰腺纤维化,脂肪抑制 T_1WI 和 T_2WI 信号均减低,可为弥漫或局限性。MR 水成像可清楚显示扩张的胰管和假性囊肿。钙化和胰管结石在 MRI 无信号,需结合 CT 才能明确。

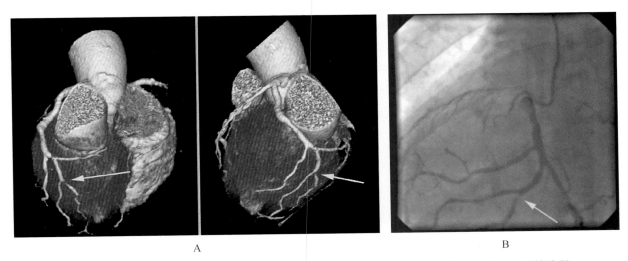

图50-9 男性,65岁,右冠状动脉分支重度狭窄(长箭头)。A: CTA,VR重建; B: DSA,心导管造影

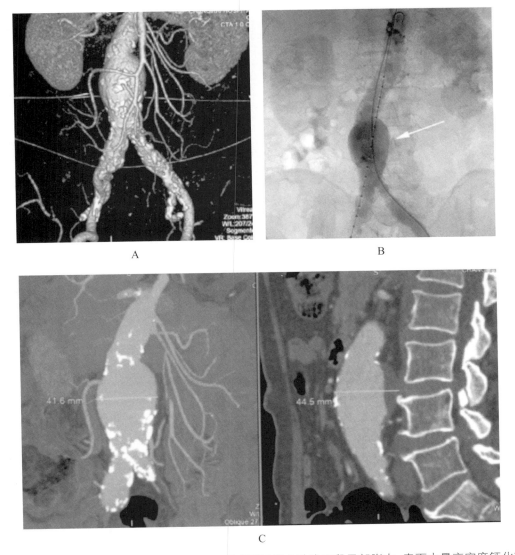

图50-10 男性,74岁,腹主动脉瘤。A: CTA,VR重建可见腹主动脉下段局部膨大,表面大量高密度钙化斑块; B: DSA显示动脉瘤腔但不能显示管壁情况; C: CTA,MPR重建可显示动脉瘤高密度钙化斑和低密度附壁血栓

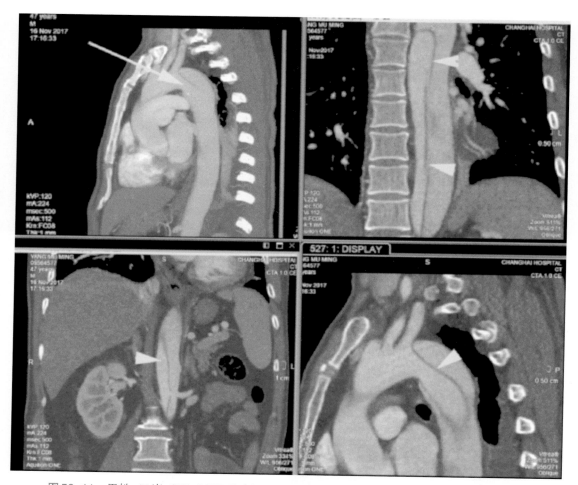

图50-11　男性,47岁,CTA,MPR重建显示胸主动脉夹层破裂口(长箭头)和内膜片(箭头)

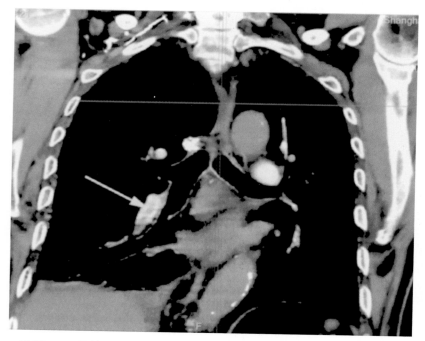

图50-12　男性,86岁,CTA,MPR重建显示肺动脉内低密度血栓(长箭头)

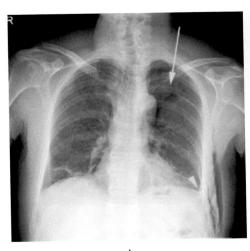
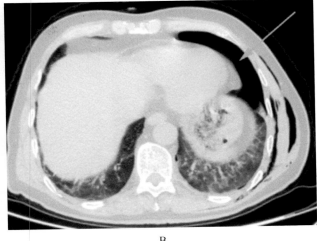

A　　　　　　　　　　　　　　　　　　　　B

图 50-13　男性，60岁，胸外伤，气胸，左下肺挫伤，左侧胸壁气肿。A：正位X线胸部平片，见左上胸廓无肺纹理透亮区（长箭头），左下肺密度较对侧稍增高（箭头）；B：CT平扫，可见气胸（长箭头），左肺挫伤呈磨玻璃密度改变

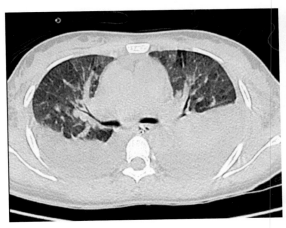
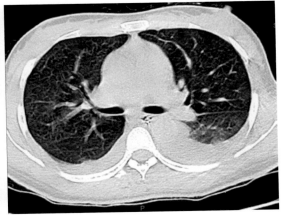

图 50-14　女性，21岁，急性肺水肿，CT示两肺磨玻璃密度改变，两侧胸腔积液，右图为2天后复查，肺水肿及胸腔积液明显吸收

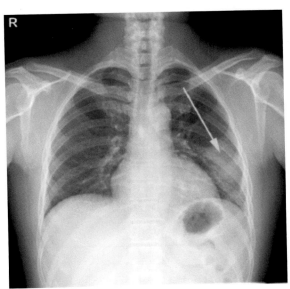

图 50-15　男性，42岁，肺炎，正位X线胸部平片见左下肺野密度均匀的大片高密度影

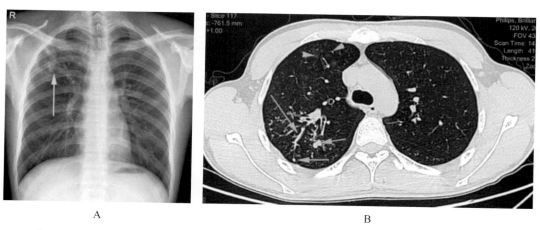

图50-16　男性,23岁,右上肺浸润性肺结核。A:正位X线胸部平片见右上肺野斑片状及条索状不均匀高密度影;B:CT平扫见右上肺局限性渗出灶(箭头)、树芽状增殖灶(短箭头)和沿支气管分布的索条影(长箭头)

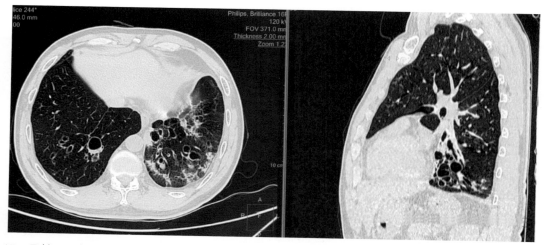

图50-17　男性,55岁,囊状支气管扩张,CT平扫及矢状位MPR重建,显示两肺下叶多发大小不一囊状密度减低区,壁薄,背侧可见少量液性沉积,周围肺野斑片状密度增高为继发感染

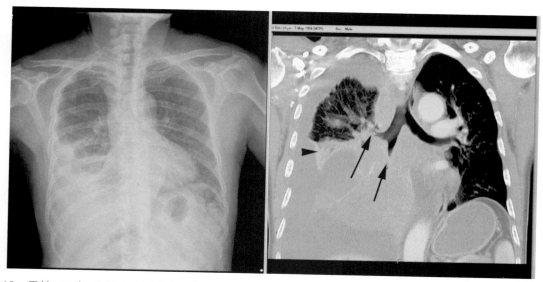

图50-18　男性,63岁,右侧中央型肺癌。左图为X线胸部平片。显示右侧肺门增大,右膈面抬高;右图为CT增强扫描冠状位MPR重建,显示支气管截断(长箭头)和肺段不张(箭头)

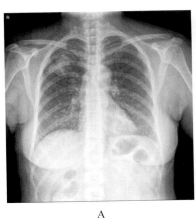

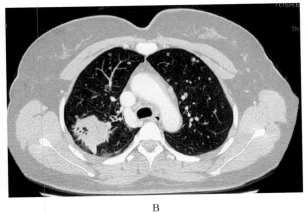

A　　　　　　　　　　　　　　　　　　　　　　B

图50-19　女性,41岁,右上肺周围型肺癌,两肺广泛转移。A:正位X线胸部平片,显示右上肺野团块状高密度影,有浅分叶,两肺广泛分布粟粒状小结节;B:CT增强检查,见病灶内偏心小空洞

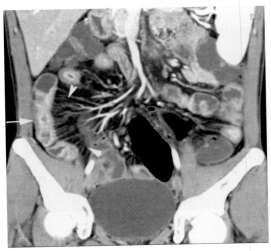

图50-20　男性,25岁,克罗恩病,CT增强扫描冠状位MPR重建,显示回肠肠壁均匀增厚并强化(箭头),肠系膜血管"梳齿样"扩张(长箭头)

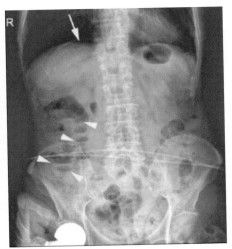

图50-21　男性,87岁,肠梗阻,胃肠穿孔,立位X线腹部平片可见膈下气体(箭头)和多处肠管内气-液平面(长箭头)

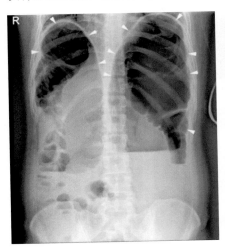

A

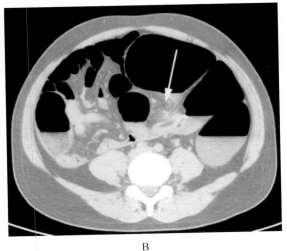

B

图50-22　男性,34岁,结肠扭转肠梗阻。A:立位X线腹部平片见结肠显著扩张(箭头)及肠管内气-液平面;B:CT增强检查见肠系膜血管扭曲呈螺旋状(长箭头)

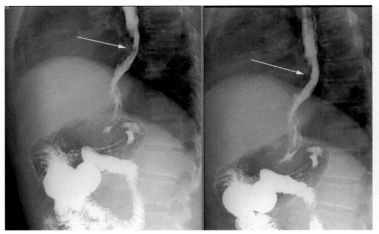

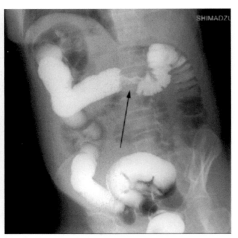

图50-23　男性，54岁，食管癌，上消化道气钡双重造影显示食管偏心性充盈缺损

图50-24　女性，63岁，横结肠癌，结肠气钡灌肠造影显示横结肠向心性充盈缺损，肠腔狭窄

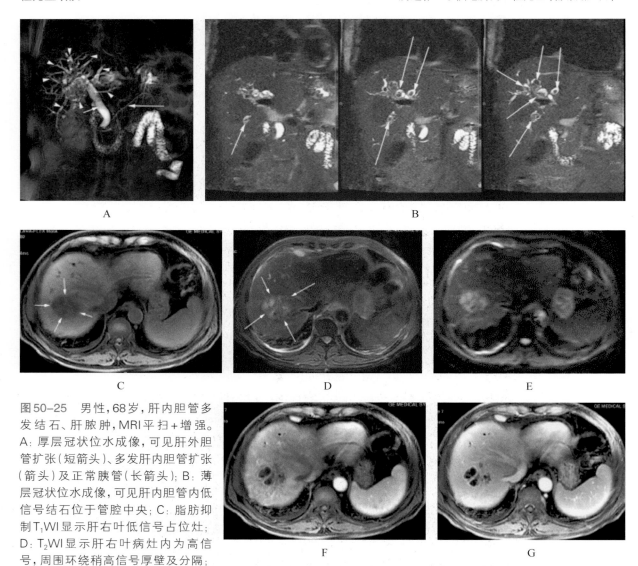

图50-25　男性，68岁，肝内胆管多发结石、肝脓肿，MRI平扫+增强。A：厚层冠状位水成像，可见肝外胆管扩张（短箭头）、多发肝内胆管扩张（箭头）及正常胰管（长箭头）；B：薄层冠状位水成像，可见肝内胆管内低信号结石位于管腔中央；C：脂肪抑制T_1WI显示肝右叶低信号占位灶；D：T_2WI显示肝右叶病灶内为高信号，周围环绕稍高信号厚壁及分隔；E：DWI显示弥散受限以病灶内部明显，囊壁及分隔不明显；F～G：增强扫描动脉期和延迟期均显示病灶囊壁及分隔强化，囊腔不强化

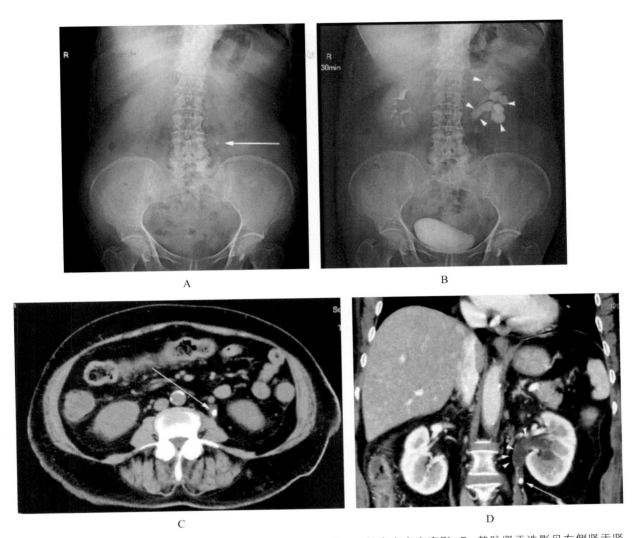

图 50-31　女性，76 岁，左输尿管上段结石。A：X 线腹部平片见腰椎左旁高密度影；B：静脉肾盂造影见左侧肾盂肾盏明显扩张；C：CT 平扫见左输尿管内高密度结石；D：增强 CT 冠状位 MPR 重建，可见左肾盂－输尿管交界处高密度结石（长箭头）及扩张的肾盂肾盏（箭头）

（汪　剑）

参 考 文 献

［1］　Sanghvi D, Harisinghani M G. Modalities in modern radiology: a synopsis. J Postgrad Med, 2010, 56(2): 85－87.
［2］　冯晓源.现代医学影像学.上海：复旦大学出版社,2016.
［3］　郭启勇.实用放射学：3 版.北京：人民卫生出版社,2007.
［4］　陈星荣,陈九如.消化系统影像学.上海：上海科学技术出版社,2010.

第五篇

临床麻醉与术中处理

第51章
日间手术与麻醉

日间手术（day surgery），定义为患者在一个工作日内完成入院、出院的择期手术，不包括在诊所或门诊进行的手术或操作。如果患者拟行日间手术入院，因为意外情况需在医院过夜留观，那么也不属于日间手术的范畴。最早在1909年，James Nichol报道了他在英国格拉斯哥皇家儿童医院为近9 000名患唇裂、疝、畸形足、乳突疾病的儿童开展日间手术，开创了日间手术的先河。近年来，日间手术在很多国家都得到了扩展和发展。2003年，美国日间手术在择期手术中所占比例为83.5%，英国为62.5%。我国日间手术以港澳台地区开展较为成熟，2003年香港日间手术的比例达到42.5%。内地起步较晚，2001年武汉儿童医院开始针对儿童的4个病种实施日间手术，2005年以后一些医院也陆续开始修建独立的日间手术中心。2015年，原国家卫计委、国家中医药管理局《关于印发进一步改善医疗服务行动计划的通知》中，提出要"推行日间手术"。同时，国务院办公厅《关于城市公立医院综合改革试点的指导意见》提出，在规范日间手术和中医非药物诊疗技术的基础上，逐步扩大纳入医保支付的日间手术。2016年，日间手术被列入医改重点工作内容之一，将在全国大力推行。

第一节　日间手术的麻醉方法和优点

日间手术有其显而易见的优越性。对患者而言，尤其是老年患者及小儿患者，日间手术对日常生活干扰小，缩短了等待时间和住院时间，提高了患者的舒适度；对医院而言，有利于病房床位周转，降低了医疗成本。有研究显示接受日间手术的老年患者相比住院，术后呼吸系统并发症发病率下降，术后认知功能障碍发病率也更低（表51-1）。日间手术的发展对麻醉医师提出了更高的要求，麻醉医师应充分做好麻醉前评估和准备。开展日间手术的医院应开设麻醉门诊。日间手术室应配备诊治和观察室，确保患者安全。

日间手术的优点：① 满足患者的需求，尤其是小儿、老龄患者；② 缩短住院和手术等候时间，使更多患者得到治疗；③ 术后医疗更少，整体花费更低；④ 手术安排机动性大、数量多；⑤ 医院获得性感染的发生率低；⑥ 呼吸系统并发症减少；⑦ 病死病残率降低；⑧ 老年患者日间手术改善运动功能，降低残疾发生率及减少费用，具有社会价值。

表51-1 常见老年患者日间手术麻醉

手 术 名 称	麻 醉 方 法
白内障取出和晶体植入术	局麻和(或)镇静
腹股沟疝和股疝修补手术	局麻或全麻
乳房手术	局麻或全麻
膀胱镜活检,TURBT,TURP	局麻、全麻或脊麻
妇科手术、宫颈活检	局麻、全麻或椎管内麻醉
胃肠内镜检查	局麻和(或)镇静
电休克治疗	全麻
膝关节镜	全麻或神经阻滞
足、趾手术	局麻、全麻和椎管内麻醉
普外科和妇科腔镜手术	全麻
整形手术	局麻或全麻
肛门直肠手术	局麻、全麻和椎管内麻醉
静脉曲张手术	全麻或神经阻滞
牙科(口腔)手术	局麻
耳鼻咽喉科手术(如耳硬化症和声带病损)	局麻或全麻
诊断性和治疗性放射手术	局麻和全麻

第二节　日间医疗模式、人员配备和相关设施

一、日间医疗模式

　　国外医疗机构多数以日间手术中心模式组建日间手术医疗团队,开展日间手术。其日间中心一般包括等待室、麻醉前准备室、手术室及麻醉后恢复室以及第二恢复区,各工作部门位置紧邻能方便患者转送和麻醉手术人员的访视,以及离院时家属的联系。

　　我国由于医疗环境体制不同,公立医院被要求严格控制单体床位规模,从而无法复制或照搬欧美等发达国家单独建设日间手术中心大楼,配置相应的软硬件资源。目前,国内以综合性医疗机构内设置日间手术中心为主,并以集中、分散、集中与分散并行三类方式开展。集中收治是指以建立日间手术医疗单元作为集中管理平台,多科患者汇集到日间手术单元,以集中收入院、集中安排手术、集中随访的一体化管理模式运行。分散收治是指由医院能够开展日间手术的科室自行管理的模式,其管理流程倾向于择期手术流程,但会设立单独的科室日间手术预约点和随访点进行流程整合。集中与分

NRS）：采用0～10数字的刻度标示出不同程度的疼痛强度等级，0分为无痛，10分为最剧烈疼痛，4分及以下为轻度疼痛（疼痛不影响睡眠），5～6分为中度疼痛（疼痛影响睡眠，但仍可入睡），7分及以上为重度疼痛（疼痛导致不能睡眠或从睡眠中痛醒），见表51-8。③ 语言等级评定量表（verble rating scale, VRS）：将描绘疼痛强度的词汇通过口述表达为无痛、轻度疼痛、中度疼痛、重度疼痛。

表51-8　数字等级评定量表

项　　目	指　　标	评分（分）
面部表情	放松	1
	稍紧张、皱眉	2
	非常紧张、眼睑紧闭	3
	面部抽搐、表情痛苦	4
上肢运动	无运动	1
	稍弯曲	2
	手指屈曲、上肢完全弯曲	3
	持续弯曲状态	4
机械通气时的顺应性	耐受良好	1
	咳嗽但大多数时间能耐受	2
	人机对抗	3
	无法控制呼吸	4
合计		

对于日间手术患者，术前详细告知术后疼痛治疗方案非常重要。术前通过沟通使患者对于术后疼痛特点和疼痛治疗方案有所认识对其全程满意度影响很大。日间手术术后疼痛治疗的基本方案是：原则上以口服、局部镇痛为主，包括切口局部浸润和区域阻滞，联合使用NSAIDs药物，必要时辅助小剂量的阿片类药物。患者在出院前开始口服非甾体抗炎药（如对乙酰氨基酚、布洛芬等），见表51-9，也可以辅以弱阿片类镇痛药（如曲马多、双氢可待因等），必要时应用强效阿片类镇痛药（如吗啡、地佐辛），但强效阿片类镇痛药可能增加术后恶心呕吐，导致留院时间延长。也可以通过神经周围或伤口置入导管使用镇痛泵持续注入局麻药进行术后疼痛治疗。

表51-9　常用镇痛药物

药　　物	剂　　量	给药途径
对乙酰氨基酚	40～50 mg/（kg·d）	口服、静脉
氟比洛芬酯	50 mg/次，4次/d	静脉
帕瑞昔布	40 mg，2次/d	静脉
双氯芬酸	50 mg/次，3次/d	口服

（续表）

药　物	剂　量	给药途径
酮洛酸	30 mg/次,2～3次/d	静脉
布洛芬	0.4～0.6 mg/次,3～4次/d	口服、静脉
氯诺昔康	8 mg,2次/d	口服,静脉
塞来昔布	100～200 mg,2次/d	口服

二、术后恶心呕吐

术后恶心呕吐（PONV）是延长日间手术患者住院时间的第二大因素,仅次于疼痛。严重的术后恶心呕吐将影响患者进食、伤口愈合、延迟术后出院。影响术后恶心呕吐的因素很多,目前认为与患者自身相关的因素中,女性、术后使用阿片类镇痛药者、非吸烟者、有PONV史或晕动病、年龄（成人≤50岁）是主要的危险因素。为减少PONV的发生,术前需重视发生风险的评估:对于有发生PONV中度风险的患者,应采用1～2种干预措施进行预防;对于高风险患者,建议采用联合治疗（≥2种干预措施）和（或）多形式治疗预防。预计PONV发生率高的患者,术中尽可能采用区域麻醉,减少全身麻醉的影响;优先应用丙泊酚诱导及维持麻醉,尽量减少挥发性麻醉药的使用;避免应用氧化亚氮;术中和术后阿片类药物剂量最小化;给予患者足够液体。对于未接受预防性药物治疗或者预防性治疗失败的PONV患者,应给予止吐药治疗（表51-10）。

表51-10　常用止吐药物

药　物	剂　量	时　间
地塞米松	4～5 mg静脉注射	诱导时
多拉司琼	12.5 mg静脉注射	手术结束时,时机可能不影响效果
氟哌利多	0.625～1.25 mg静脉注射	手术结束时
麻黄碱	0.5 mg/kg肌内注射	
格拉司琼	0.35～3 mg静脉注射	
氟哌啶醇	0.5～2 mg肌内注射/静脉注射	
甲强龙	40 mg静脉注射	
昂丹司琼	4 mg静脉注射,8 mg ODT	手术结束时
帕洛诺司琼	0.075 mg静脉注射	
雷莫司琼	0.3 mg静脉注射	手术结束时
托烷司琼	2 mg静脉注射	手术结束时

三、术后恢复

日间手术患者麻醉后恢复可分三个阶段：① 恢复早期，即麻醉后恢复室（post-anesthesia care unit, PACU）期：麻醉结束至患者从麻醉中苏醒的阶段，多在 PACU 完成，应对患者进行严密监测，及时处理各种麻醉后并发症。对患者进行修正 Aldrete 评分（表51-11），当评分达到10分时即可由 PACU 转入日间手术病房。② 恢复中期，即日间病房（acute surgical unit, ASU）期：患者在日间病房休息，逐渐开始能下床活动和排便，并准备出院，如果患者在手术结束及停止麻醉用药后，迅速达到改良 Aldrete 评分离开 PACU 的标准（表51-11），即为快通道恢复。③ 恢复晚期，即家庭恢复期：出院后至所有功能完全恢复，患者能够进行日常活动。

表51-11　手术麻醉后转入病房修正 Aldrete 评分表

	修正 Aldrete 评分	分数
活动	自主或遵嘱活动四肢和抬头	2
	自主或遵嘱活动二肢和有限制的抬头	1
	不能活动肢体或抬头	0
呼吸	能深呼吸和有效咳嗽，呼吸频率和幅度正常	2
	呼吸困难或受限，但有浅而慢的自主呼吸，可能用口咽通气道	1
	呼吸暂停或微弱呼吸，需呼吸器治疗或辅助呼吸	0
血压	麻醉前 ±20% 以内	2
	麻醉前 ±20%～49%	1
	麻醉前 ±50% 以上	0
意识	完全清醒（准确回答）	2
	可唤醒	1
	嗜睡无反应	0
SpO_2	呼吸空气 $SpO_2 \geqslant 92\%$	2
	呼吸氧气 $SpO_2 \geqslant 92\%$	1
	呼吸氧气 $SpO_2 < 92\%$	0

说明：全麻后总分等于10分可以转入病房。

离院标准可参考 PADS 评分（表51-12）。基于减少术后并发症，还可以依据以下标准：① 生命体征稳定在 1 h 以上，$SpO_2 > 95\%$（FiO_2 为 0.21）。② 定向力恢复，经口进水无恶心呕吐，自己穿衣服，自己能或搀扶下能行走。③ 手术情况可以离院（无进行性出血）。④ 有负责任的成年人陪伴照顾。⑤ 应同时考虑离院交通条件和手术当晚电话联系。

表51-12 麻醉后出院评分系统（PADS）

	PADS评分	评分
生命体征	波动在术前水平20%以内	2
	术前水平20%～40%以内	1
	术前值40%	0
步行	步态平稳不感头晕或达到术前水平	2
	需要搀扶才可行走	1
	完全不能行走	0
恶心呕吐	极少：不需治疗	2
	中度：药物治疗有效	1
	严重：药物治疗无效	0
疼痛	极少：VAS 0～3分	2
	中度：VAS 4～6分	1
	严重：VAS 7～10分	0
手术出血	极少：不需换药	2
	中度：最多2次换药，不再继续出血	1
	严重：需3次以上换药，持续出血	0

说明：评分≥9分，有家属陪伴即可离院。

四、出院后随访

日间手术患者出院时一般没有达到完全康复的标准，有必要对离院的患者进行随访，了解患者的恢复情况，及时发现并发症并进行干预和治疗，以利于患者的完全康复。

（殷文渊）

参 考 文 献

［1］ 米勒.米勒麻醉学：7版.邓小明,曾因明,译.北京：北京大学医学出版社,2011.
［2］ 杭燕南,俞卫锋,于布为,等.当代麻醉手册：3版.上海：世界图书出版公司,2016.
［3］ Joshi G P, Ankichetty S P, Gan T J, et al. Society for Ambulatory Anesthesia consensus statement on preoperative selection of adult patients with obstructive sleep apnea scheduled for ambulatory surgery. Anesth Analg, 2012, 115(5): 1060-1068.
［4］ Moore J G, Ross S M, Williams B A. Regional anesthesia and ambulatory surgery. Curr Opin Anesthesiol, 2013, 26(6): 652-660.

［5］ Salinas F V, Joseph R S. Peripheral nerve blocks for ambulatory surgery. Anesthesiol Clin, 2014, 32(2): 341－355.

［6］ Teunkens A, Vermeulen K, Van Gerven E, et al. Comparison of 2－chloroprocaine, bupivacaine, and lidocaine for spinal anesthesia in patients undergoing knee arthroscopy in an outpatient setting: a double-blind randomized controlled trial. Reg Anesth Pain Med, 2016, 41(5): 576－583.

［7］ Breebaart M B, Teune A, Sermeus L A, et al. Intrathecal chloroprocaine vs. lidocaine in day-case surgery: recovery, discharge and effect of pre-hydration on micturition. Acta Anaesthesiol Scand, 2014, 58(2): 206－213.

［8］ Doksrod S, Lofgren B, Nordhammer A, et al. Reinforced laryngeal mask airway compared with endotracheal tube for adenotonsillectomies. Eur J Anaesthesiol, 2010, 27(11): 941－946.

［9］ Kumar G, Stendall C, Mistry R, et al. A comparison of total intravenous anaesthesia using propofol with sevoflurane or desflurane in ambulatory surgery: systematic review and meta-analysis. Anaesthesia, 2014, 69(10): 1138－1150.

［10］ Alper I, Erhan E, Ugur G, et al. Remifentanil versus alfentanil in total intravenous anaesthesia for day case surgery. Eur J Anaesthesiol, 2003, 20(1): 61－64.

［11］ Loser S, Herminghaus A, Huppe T, et al. General anesthesia for ambulatory surgery: clinical pharmacological considerations on the practical approach. Anaesthesist, 2014, 63(11): 865－870, 872－874.

［12］ Michel F, Constantin J M. Sevoflurane inside and outside the operating room. Expert Opin Pharmacother, 2009, 10(5): 861－873.

第52章
手术室外诊治与麻醉

手术室外诊治麻醉是指在手术室外所有检查、诊断和治疗操作中所需要的麻醉、镇静与镇痛技术。随着诊疗技术的不断提高和发展，在手术室外的麻醉、镇静与镇痛患者越来越多。手术室外诊治包括CT、MRI、导管、超声等检查，以及消化内镜、支气管镜、泌尿外科腔镜、妇产科腔镜、无痛人流、无痛取卵、心血管和神经外科的诊疗性操作和介入治疗等。

第一节　专科诊疗区域麻醉基本设施和人员配备

手术室的空间设计主要针对手术、麻醉、复苏，而手术室以外的空间设计可能更偏向于专科诊疗。专科诊疗空间设计的局限性，会对麻醉、抢救等实施带来一些不便。所以决策层在决定需要某个区域具备麻醉条件时，有必要派专业人员对此区域的格局、设备布置进行考察和评估，并提出改造建议，以保证诊治对象的安全，此为基本条件。

由于各专科诊疗目的不同，区域格局布置各不相同，但是麻醉的基本配套设施都必须具备，包括以下方面。

一、麻醉设施和药物配备

（一）麻醉设施

（1）氧气源、吸引装置。

（2）麻醉机、除颤仪、生命监护设备、抢救车。

（3）必要的麻醉工具　包括困难气道处理设备（如喉罩、视频喉镜等），咽喉/气管导管，简易呼吸气囊，吸氧管，吸痰管，鼻咽通气道等。

（二）麻醉和急救用药

常用麻醉药及治疗用药如阿托品、麻黄碱、去氧肾上腺素、肾上腺素、去甲肾上腺素、异丙肾上腺素、利多卡因等。应配备麻醉和急救用药的药车，定期经常检查，尤其是急救用药，急用时可立即取药。

二、麻醉医师人员配备

手术室外存在麻醉空间限制、救助困难、麻醉设备不足和监护困难等，必须引起充分重视，因此，手术室外麻醉必须由2名以上医师参与，谨慎工作。同时，应有良好的通信设备，抢救患者时可紧急呼叫求助。

三、质量控制

手术室外麻醉的主要风险不是患者的危重程度，而在于管理层的软硬件条件配备状况。有必要建立书面的工作制度，从场所、设备、人员配备各方面做出规定，明确各人员的资质、职责，以保证工作实施的安全性。

第二节　镇 静 与 麻 醉

手术室外诊疗大多数属于无伤害性或者轻度的伤害性干预。对患者实施镇静或麻醉的目的，一方面是为了减轻患者的紧张、焦虑情绪，防止诱发高血压、心绞痛等可能会造成患者不良后果的并发症；另一方面也是为了提高患者的诊疗质量，减少干扰因素，提高阳性检出率或者提高治疗安全性。

手术室外诊疗包括非侵入性检查和创伤性诊疗等。非侵入性检查包括ECG、CT、MRI、超声等。这些检查手段不会造成患者的难受或痛苦，常规无须麻醉。此类患者的麻醉主要是针对没有自控能力的小儿、神志不清的患者或精神病患者等。麻醉方式的选择，非侵入性检查的麻醉以镇静、制动为主，以配合检查的顺利完成。另外，诸多有伤害性的诊疗，可能会给患者带来难受、疼痛甚至危及生命，可能需要中等程度以上的镇静或者实施全身麻醉。考虑到门诊患者可能诊疗当天就离开医院，麻醉后并发症的控制等因素，手术室外麻醉不建议实施椎管内麻醉、神经阻滞等其他麻醉方式。

一、镇静

（一）镇静的概念

镇静（sedation）是指通过药物或非药物对患者意识产生不同水平的抑制，从患者对物理刺激和语言指令产生应答反应，且保留其独立维持呼吸道通畅的能力，对物理刺激和语言指令产生相应反应，到患者意识消失不能接受指令，保护性反射迟钝或完全消失的深度抑制，但生命体征稳定，产生遗忘和不同程度的中枢性镇静与镇痛。

（二）镇静的程度

1.轻度镇静

对语言刺激反应正常。

2. 中度镇静

对语言或触觉刺激存在有目的的反应。

3. 重度镇静

对非伤害性刺激无反应,对伤害性刺激有反应。

4. 麻醉

对伤害性刺激无反应。

临床上常用Ramsy镇静评分标准来分级评估(表52-1)。

表52-1　Ramsy镇静评分标准

分　级	评　估　依　据
Ⅰ级	患者焦虑、躁动不安
Ⅱ级	患者安静合作
Ⅲ级	患者仅对指令有反应
Ⅳ级	患者入睡,轻扣眉间或对声光刺激反应灵敏
Ⅴ级	患者入睡,轻扣眉间或对声光刺激反应迟钝
Ⅵ级	患者深睡或麻醉状态

(三)镇静的分类

1. 清醒镇静

局部麻醉虽可完成手术,但不能消除恐惧和焦虑。清醒镇静(conscious sedation)是一种可以让患者易于接受的,既减轻恐惧和焦虑的程度,又减少疼痛的方法。1978年Bennett首先提出清醒镇静的概念。随后美国口腔科学会将"清醒镇静"定义为"通过药物或非药物对患者意识产生最低水平的抑制,保留其独立维持呼吸道通畅的能力,并对物理刺激和语言指令产生相应反应"的技术。也有学者将其称为镇静镇痛术(sedation analgesia)。Scamman将清醒镇静的特点概括为三个方面:① 与患者保持语言交流;② 遗忘,消除焦虑;③ 镇痛。

2. 非清醒镇静或深度镇静

与清醒镇静相对应,美国儿科学会于1992年针对儿童和精神障碍患者缺乏合作的特点,提出非清醒镇静或深度镇静(unconscious/deep sedation)的概念。即患者意识消失,不能接受指令,物理刺激不易唤醒;保护性反射迟钝或大部分消失,气道通畅需要辅助,但生命体征稳定;中枢性镇痛、遗忘;有出现高危并发症的可能,常用于治疗困难或有精神障碍的患者。

(四)麻醉监控镇静

麻醉监控镇静(MAC)是针对临床医师特别是非麻醉专业的临床医师施行的"清醒镇静术",由于对"清醒"一词理解得不全面,忽略对患者安全的监测而发生严重并发症,提出强调安全性和专业性更强的镇静术新概念麻醉监控镇静(MAC)。该定义由美国麻醉医师协会(ASA)提出,要求必须为麻醉专业技术人员负责的执行麻醉监护标准的镇静术。按ASA对MAC含义的解释,应有三个条件:① 麻醉专业技术人员负责实施并一直在场;② 执行临床麻醉的监护标准;③ 给患者实施非临床麻醉的镇静术或局麻下安全管理。

二、麻醉前评估

和其他所有麻醉一样,镇静麻醉前的评估和其他麻醉一样重要。作为一名麻醉医师不应该忽视镇静麻醉前的患者访视。麻醉前必须仔细评估患者全身情况,并签署麻醉知情同意书。

(一)适应证和禁忌证

1. 适应证

全身情况控制良好,操作对机体生理功能干扰较小,估计出血量少的ASA I ～ Ⅲ级患者。

2. 禁忌证

包括:① ASA Ⅳ ～ Ⅴ级的患者;② 有误吸风险的患者;③ 可能存在气道困难者;④ 哮喘反复发作者及慢阻肺(chronic obstructive pulmonary disease, COPD)患者;⑤ 药物代谢异常和有镇静/麻醉药物过敏;⑥ 未按要求行禁食与禁饮者;⑦ 急性呼吸道感染者;⑧ 严重高血压、不稳定的高血糖、不稳定心绞痛、心功能Ⅲ级以上、严重的心律失常的患者;⑨ 严重的神经系统疾病者(如脑卒中、偏瘫、惊厥、癫痫和ICP增高等);⑩ 肝功能障碍(Child-Pugh C级以上);⑪ 急性上消化道出血伴休克、严重贫血、胃肠道梗阻伴有胃内容物潴留者。

(二)麻醉前气道评估

镇静麻醉前的气道评估和全身麻醉气管插管前的评估一样重要。麻醉医师必须十分重视镇静麻醉患者的气道状况。常规的评估方法如下。

1. 头颈活动度

正常头颈伸屈范围在90°～165°,如头后伸不足80°,即可使插管操作困难。甲颏距离,即头在伸展位时,测量自甲状软骨切迹至下颌尖端的距离。正常值在6.5 cm以上。如果此距离小于6 cm,可能窥喉困难。

2. 口齿情况

正常人张口度为3横指,舌-颌间距在正常人不少于3横指,而甲状软骨在舌骨下2横指,此即所谓3-3-2法则。正常成人最大张口时,上下门齿间距应为3.5～5.5 cm,如果小于2.5 cm(2横指),常妨碍喉镜置入。上切牙前突、牙齿排列不齐、面部瘢痕挛缩及巨舌症均妨碍窥喉。

3. Mallampati试验

患者端坐,头位于正中,口尽量张大,舌尽量外伸,不要求发音,重复两次观察以免假阳性或假阴性。观察咽部结构,即悬雍垂、咽腭弓、软腭。根据观察的情况分为四级:Ⅰ级可见软腭、悬雍垂、咽腭弓;Ⅱ级悬雍垂被舌面遮盖,仅见软腭、咽腭弓;Ⅲ级只能看到软腭;Ⅳ级只能看见硬腭。Ⅲ、Ⅳ级提示插管困难。

4. 喉镜暴露分级

将喉镜暴露下所能见到的喉部结构情况分为四级:Ⅰ级完全暴露声门;Ⅱ级能看到杓状软骨(声门入口后壁)和后半部分声门;Ⅲ级仅能看到会厌;Ⅳ级看不到会厌。Ⅰ级、Ⅱ级插管容易,Ⅲ级插管难度明显增加，Ⅳ级插管困难。

对于预计气道管理有困难的患者，慎重选择镇静麻醉或者改用其他方法完成诊疗目的。

三、麻醉前空腹问题

镇静麻醉也要求患者空腹，以免术中胃内容物反流、误吸，造成严重后果。食物由胃排入十二指肠的过程称为胃的排空。一般食物入胃后5 min即开始有部分排入十二指肠。普通饮食胃的排空时间4～6 h，但创伤、妊娠、疼痛、恐惧等因素可使胃排空的时间延长。胃排空时间的估算还要根据年龄和进食的种类考虑。儿童胃的排空时间较快，体内代谢较快，且代偿能力稍差。不同的食物胃的排空速度也不同，流质食物比固体食物排空快，细小的食物比大块食物排空快；糖类排空最快，蛋白质次之，脂肪最慢。一般手术患者均应在手术前8～12 h开始禁食，术前4～6 h禁饮水，婴儿应在麻醉前4 h停止哺乳（乳汁对于婴儿相当于成人的普食，而且要用适量的果汁或糖水代替最后一次哺乳）。一般情况下禁食时间以表52-2为参考。

表52-2　各类食物胃内排空时间

内　容　物	排空时间（h）	内　容　物	排空时间（h）
清水	2	牛奶，易消化流质	6
轻饮料，母乳	4	难消化固体食物	8

四、镇静麻醉的实施

（一）实施麻醉监控镇静（MAC）

主要方法包括：① 单次静脉注射：丙泊酚0.5～1.5 mg/kg，以减轻局部注射痛，术中可以根据情况追加丙泊酚和小量阿片类药物以增强镇痛效果。② 连续用药：静脉注射丙泊酚0.5 mg/kg，继以持续泵注丙泊酚1～2 mg/（kg·h），酌情加用阿片类药物。③ 靶控输注：舒芬太尼单次注射（bolus）剂量0.1 μg/kg+丙泊酚Ce或Cp为1.0 μg/ml。双通道靶控：舒芬太尼0.06～0.08 ng/ml+丙泊酚Ce或Cp为1.0 μg/ml。丙泊酚靶浓度为1.0 μg/ml时，患者可维持镇静OAA/S评分3～4分，对于50岁以上患者，该浓度基本可达到OAA/S评分3分，丙泊酚靶浓度1.5 μg/ml，大多数患者可达到OAA/S评分3分，部分可到2分，有镇静过深危险。清醒镇静，建议丙泊酚浓度是0.4～0.8 μg/ml。常用的麻醉监控镇静术吸入用药如氧化亚氮30%～50%，七氟烷0.5%～1%。

（二）麻醉监控

镇静术给药必须是渐进性的，获得一个满意的平衡点，防止镇静过深，同时对呼吸、循环系统的变化持续监护，保证患者安全。如需逆转过深镇静，可用相应拮抗药。

（三）监测

包括血压、心电图、脉搏血氧饱和度，必要时用$P_{ET}CO_2$以及镇静指标的监测。

（四）MAC参考剂量（表52-3）

表52-3　常用麻醉监控镇静术的静脉麻醉用药及剂量

用　药	负荷剂量（µg/kg）	维持剂量［µg/(kg·min)］
咪达唑仑	50～100	1.0～3.0
氟哌利多	5～17	
丙泊酚	250～1 000	10～50
氯胺酮	300～500	15～30
依托咪酯	100～200	7～14
芬太尼	1～2	0.01～0.03
瑞芬太尼	1～2	0.1～0.2
舒芬太尼	0.1～0.5	0.005～0.015
曲马多	500～1 000	4～5
右美托咪定	0.5～1	0.2～0.7 µg/(kg·h)

（五）镇静深度/麻醉及其评估要点（表52-4）

一般情况下用轻度镇静到中度镇静。

表52-4　镇静深度/麻醉及其评估要点

	轻度镇静	中度镇静	深度镇静*	全身麻醉*
Ramsay镇静评分	2～3分	4分	5～6分	
反应	对语言刺激反应正常	对语言或触觉刺激存在有目的的反应	对非伤害性刺激无反应，对伤害性刺激有反应	对伤害性刺激无反应
通气功能	无影响	足够，无须干预	可能不足，可能需要干预	常不足，常需干预
心血管功能	无影响	通常能保持	通常能保持	可能受损

*深度镇静、全身麻醉必须由麻醉医师实施。

（六）镇痛

诊疗时间长、内镜操作或体位不影响呼吸循环的患者，建议静脉泵注右美托咪定0.2～1 µg/kg（10～15 min）后，以0.2～0.8 µg/(kg·h)维持；可复合瑞芬太尼0.1～0.2 µg/(kg·min)，以加强镇痛作用。

（七）体位

明显影响呼吸或消化内镜诊疗过程，可能明显影响呼吸时宜选用常规气管内插管全身麻醉。

（八）预防并发症

70岁以上老年和情况较差的患者应加强监控，预防并发症，尤其是出现呼吸抑制，立刻面罩吸氧、人工呼吸。

五、苏醒标准和离室标准

（一）Steward苏醒评分

包括：① 清醒程度：完全苏醒 2；对刺激有反应 1；对刺激无反应 0。② 呼吸道通畅程度：可按医师吩咐咳嗽 2；不用支持可以维持呼吸道通畅 1；呼吸道需要予以支持 0。③ 肢体能作有意识的活动 2；肢体无意识活动 1；肢体无活动 0。

（二）清醒程度分级

0级：患者入睡，呼唤无任何反应；1级：患者入睡，呼唤时有肢体运动或睁眼、头颈部移动；2级：患者清醒，有1级的表现同时能张口伸舌；3级：患者清醒，有2级的表现并能说出自己的年龄或姓名；4级：患者清醒，有3级的表现并能认识环境中的人或自己所处的位置。Steward评分在4分以上及清醒程度4级方能离开手术室或恢复室。

（三）离室标准

门诊接受一般消化内镜诊疗镇静/麻醉患者可以用评分量表来评价患者是否可以离院（表52-5）。一般情况下，如果评分超过9分，患者可由亲友陪同离院。如为住院患者，则按麻醉恢复常规管理。

表52-5　镇静/麻醉后离院评分量表

生命体征（血压和心率） 2=术前数值变化20%范围内 1=术前数值变化21%～40% 0=变化超出术前值的41%以上	疼痛 2=轻微 1=中等 0=严重	手术出血 2=轻微 1=中等 0=严重
运动功能 2=步态稳定/没有头晕 1=需要帮助 0=不能行走/头晕	恶心呕吐 2=轻微 1=中等 0=严重	

最后告知患者饮食、活动、用药和随访时间等注意事项，嘱咐患者当日不可从事驾驶、高空作业等，并给予文字指导，提供紧急情况联系电话。

第三节　全身麻醉

镇静麻醉能满足大部分手术室外诊疗的需要。然而根据患者的需要、诊疗要求的不同以及患者病情的不同，需要气管插管的全身麻醉有时是必需的。例如某些神经外科、心内科的介入治疗、比较复杂的消化内科治疗等。有时全身麻醉的实施是为了诊疗的特殊需要而并不是为了深度的镇痛或者镇静，例如为了某一段时间使患者保持某种特殊的体位、控制性降压或者肺的扩张等。

一、术前访视

麻醉前的访视工作,一方面是为了了解患者的病史、身体一般情况,以决定麻醉方式,另一方面也是为了了解麻醉条件,尽可能减少麻醉并发症的发生;同时也是为了与患者及其家属进行沟通,争取他们的配合,以期得到最佳的诊疗效果。

与其他所有麻醉一样,镇静麻醉前的评估和其他麻醉一样重要。作为一个麻醉医师不应该忽视镇静麻醉前的患者访视。麻醉前必须仔细评估患者全身情况,并签署麻醉知情同意书。

(一)严格掌握适应证和禁忌证

手术室外全身麻醉同样要求患者全身情况控制良好,一般为ASA Ⅰ～Ⅲ级。ASA Ⅳ～Ⅴ级、有误吸的风险、可能存在气道困难、哮喘反复发作及COPD、药物代谢异常和有镇静/麻醉药物过敏、未按要求行禁食与禁饮、急性呼吸道感染、严重高血压、不稳定的高血糖、不稳定心绞痛、心功能Ⅲ级以上、严重的心律失常、严重的神经系统疾病(如脑卒中、偏瘫、惊厥、癫痫和ICP增高等)、肝功能障碍(Child-Pugh C级以上)、急性上消化道出血伴休克、严重贫血、胃肠道梗阻伴有胃内容物潴留等患者不宜施行手术室外全身麻醉。

(二)气道管理

做好气道评估的同时,还有必要准备好困难气道的处理用品。有条件的医院可以配备困难气道专用车。对于预计气道管理有困难的患者,慎重选择镇静麻醉或者改用其他方法完成诊疗目的。

二、麻醉前准备

(1)按本章第一节要求准备好全身麻醉需用的设备、器械和药品。每次麻醉前必须对所有准备物品进行核查。尤其是氧气源、吸引装置、除颤仪、麻醉机等设备。

(2)麻醉前完成患者的核对。

(3)麻醉前患者知情同意书的签署。

(4)至少有两名麻醉科工作人员,其中至少有一名有经验的住院医师职称以上的麻醉科医师;按照麻醉质量控制要求,同时有主治医师以上的麻醉责任医师。

三、全身麻醉的实施

(1)患者入室完成麻醉前检查、核对工作后,连接监护仪,监护生命体征。并根据手术需要检测有创动脉压和中心静脉压(CVP)。

(2)开放外周静脉,必要时开放中心静脉、桡动脉等。

(3)麻醉诱导宜选用起效快、作用时间短、代谢快的药物。比如咪达唑仑、丙泊酚、瑞芬太尼、罗库溴铵等。

（4）气管插管后调节好各麻醉机参数。

（5）麻醉维持建议以静脉、吸入复合麻醉为宜。常用维持方式可以瑞芬太尼、顺阿曲库铵、丙泊酚附加七氟烷吸入。右美托咪定可以加强患者的镇静作用，减少术中知晓的发生。

四、全麻后复苏

手术结束后根据不同情况，有的患者送监护室进行复苏，有的送复苏室复苏，也有可能在手术室复苏。复苏期间要求患者循环稳定、尽量减少患者的躁动并且避免低氧的发生。

气管导管拔除的指征如下：① PaO_2 或 SpO_2 正常。② 呼吸方式正常。患者能自主呼吸，呼吸频率 $< 30/min$，潮气量 $> 300\ ml$。③ 意识恢复，可以合作和保护气道。④ 肌力完全恢复。

拔管前 PACU 的麻醉医师应警惕原已存在的气道情况，并可能需要再次气管内插管。常规给予吸氧，吸引气管导管内、口腔内和咽部异物；拔管前正压通气、面罩给氧，监测 SpO_2，估计是否有气道梗阻或通气不足的征象。

五、控制性降压

在某些 DSA 手术患者有控制性降压的要求。所谓控制性降压就是利用药物和（或）麻醉技术使动脉血压下降并控制在一定水平，以利于手术操作，减少手术失血或改善血流动力学的方法。

（一）对生理的影响

1. 脑部

控制性降压容易导致脑供血不足和脑缺氧。由于神经细胞对缺氧的耐受性很低，一旦发生则可引起脑细胞功能的损害。当 MAP 低于 60 mmHg 时，脑血管的自动调节机能则丧失。但麻醉期间因脑代谢率降低，吸入氧浓度增加，而增加了脑对低血压的耐受能力。脑血流量主要取决于脑灌注压和脑血管阻力。

脑血流量（BF）=［平均动脉压（MAP）-颅内压（ICP）］/血管阻力（R）。

虽然 MAP 降低，如能降低 R 和 ICP，仍可维持较好的 BF。

$PaCO_2$ 是脑血流自动调节的重要因素。当 $PaCO_2$ 降低 1 mmHg 时，脑血流量降低 1 ml/100（g·min）。因此，降压期间应维持 $PaCO_2$ 在正常范围。

2. 心脏

降压药和麻醉药对心肌的抑制和降低外周血管阻力，可引起心排血量和主动脉压的降低。CO 和主动脉压降低可引起冠脉血流量减少，导致心肌缺血性损害。心脏前、后负荷降低使心室充盈压和左室舒张末压降低，有利于心肌供血和降低心肌氧耗量。

3. 肺

肺动脉压降低和肺血管扩张，引起肺内血流重新分布，可导致通气、灌流失调。通气、灌流失调可引起肺内分流或无效腔通气增加。有的药物可抑制缺氧性肺血管收缩，加重通气、灌流失调，使分流增加。

4. 肝、肾

当收缩压低于 80 mmHg 时，肝动脉血流减少，有引起肝缺血、缺氧和肝细胞损害的危险。当收缩压低于80 mmHg时,肾小球滤过率下降,泌尿功能暂停。若血压控制不适当,有发生术后少尿、无尿及肾衰的危险。

(二)施行控制性降压的基本原则

保证组织器官的血液灌注量以满足机体基本代谢功能的需要。根据公式：$MAP = CO \times SVR$,因此降压时主要降低SVR,避免或减轻对CO的影响。组织血液灌注量主要取决于血压和血管内径：组织灌注量 = $[\pi \times$ 血压 $\times$ (血管半径)4$]/(8 \times$ 血黏稠度 $\times$ 血管长度)。若血管半径增加1倍,组织灌注量可增加16倍。因此,血压适当降低,组织灌流量可由血管扩张来代偿。应维持正常的血管内容量。

(三)血压控制水平

一般认为,术前血压正常者,控制收缩血压不低于80 mmHg,或MAP在50~65 mmHg。以降低基础血压的30%为标准,并根据手术野渗血情况进行适当调节。控制性降压的时间：MAP降至50 mmHg时,每次降压时间不宜越过30 min。手术时间长者,若以降低基础收缩压的30%为标准,每次降压时间不宜超过1.5 h。

(四)降压药使用

1. 硝普钠

药理作用：① 其分子中的亚硝基团主要与血管平滑肌的受体结合,使平滑肌松弛,产生血管扩张作用。对小静脉、小动脉都有扩张作用,故可降低心脏的前、后负荷。② 对心肌无直接抑制作用,对CO的影响取决于心脏前、后负荷状态。由于后负荷降低,可降低心肌耗氧量,改善心肌氧供-氧耗的平衡。③ 在全麻时,硝普钠对脑血流和颅内压的影响不明显。临床应用：① 硝普钠持续静脉输注起始剂量通常为0.3~0.5 μg/(kg·min),然后逐渐加大剂量将血压调节至所需水平,输注速度不应超过2 μg/(kg·min)。或单次静脉注射10~20 μg/kg。② 起效时间为1~2 min,4~6 min可将血压降低到预定值,停药2~5 min后血压可恢复正常值。③ 如果发生明显的心动过速,可应用短效β阻滞剂,如艾斯莫洛。注意事项：① 硝普钠水溶液极不稳定,应用时应避光。② 肝肾功能明显障碍者不宜采用,以免氰化物蓄积中毒。③ 用量大于5.0 μg/(kg·min)者,应监测动脉血气,避免代谢型酸中毒。

2. 硝酸甘油

药理作用：① 对所有平滑肌都有松弛作用,但以松弛血管,尤以容量血管平滑肌的作用最强。② 降低血压作用主要是由于心脏前负荷降低。③ 前负荷降低使室壁张力下降,加上其对小动脉的舒张作用,使心肌氧耗量减少。而CO无明显改变。临床应用：① 硝酸甘油起始降压或需要紧急降压时可以静脉注射1~2 μg/kg,持续输注剂量为3~6 μg/(kg·min),根据血流动力学反应适当调整,多可将血压降至所需的水平。② 起效时间为2~5 min,停药5~10 min后血压可恢复正常。③ 如发生反射性心动过速,可给予短效β阻滞剂加以改善。注意事项：① 长时间及大剂量应用时,有发生正铁血红蛋白症的可能。② 有脑血管扩张增加颅内压的作用,对颅内压高者宜慎用。③ 有升高眼压作用,不宜用于青光眼患者。

3. 三磷酸腺苷

药理作用：① 三磷酸腺苷降解为腺苷和磷酸,腺苷具有扩张外周血管作用。② 以扩张小动脉为主,心脏后负荷降低明显,不影响前负荷及心室充盈,CO可增加。③ 增加冠脉和脑血流量,但对颅内压的影响较轻。临床应用：① 降压效果与剂量和注射速度有关，适用于短时间降压。② 单次静脉注射 0.4～3 mg/kg 可使收缩压及舒张压降低 25% 左右，持续滴注量为 1～1.5 mg/（kg·min）。③ 起效时间约 5 min，单次静脉注射维持约 2～5 min。持续滴注时，停药后数分钟血压即可恢复正常。注意事项：① 用量过大或注药速度过快，可引起心动过缓，严重者发生房室传导阻滞。因此，并存心脏传导阻滞者慎用。② 一般不用于长时间的控制性降压。

4. 钙通道阻滞剂

药理作用：① 主要改变钙离子的跨细胞膜运动，引起不同程度的动脉扩张，而对静脉的影响较小。外周血管阻力降低，冠脉扩张，有利于心肌的氧供需平衡。② 对心肌力和房室传导的抑制作用较强，一般不单独应用，可作为控制性降压的辅助用药。③ 主要药物为尼卡地平，单次静脉注射尼卡地平 15～30 μg/kg，静脉持续输注开始 2～6 μg/（kg·min），以后根据血压变化调节，可增加 6～10 μg/（kg·min），5～10 min 将血压稳定控制于较低水平（收缩压 80 mmHg）。

5. 吸入麻醉药降压异氟烷

药理作用：① 对血管平滑肌有明显舒张作用，可明显降低外周血管阻力而降低动脉血压。② 对心肌力的抑制作用较轻，对 CO 的影响较小，有利于保证组织灌注。③ 降压起效快，停药后血压恢复迅速，无反跳作用。④ 适用于短时间的降压。如需长时间降压，多与其他降压药复合应用。

（五）适应证、禁忌证和并发症

1. 适应证

包括：① 降低血管张力，便于施行手术，提高手术安全性。主要指血管外科手术，如主动脉瘤、动脉导管未闭、颅内动脉瘤、脑膜瘤及其他颅内血管瘤的手术。② 减少手术野的渗血，使手术野清晰，方便手术操作。如血运非常丰富的组织和器官的手术，包括髋关节和脊柱的手术；部位较深且精细的手术，包括后颅窝、垂体、内耳及显微外科手术等。③ 手术创面较大，可减少失血量。④ 麻醉期间控制血压过度升高，防止发生心血管并发下述情况，如心肌缺血、急性肺水肿、高血压危象、心力衰竭等。

2. 禁忌证

包括：① 有严重器官疾病者，如心脏病、高血压、脑供血不足、肺及肝、肾功能障碍等。② 酸碱平衡失调，低血容量，休克，严重贫血者。

3. 控制性降压的并发症

包括：① 苏醒延迟，反应性出血和术后视觉模糊。② 急性肾功能不全，表现为少尿或无尿。③ 血栓形成，包括脑血管、冠脉及其他血管。④ 循环虚脱，甚至心搏停止。应严格掌握适应证和禁忌证，精准调控血压，防治并发症，确保患者安全。

第四节　神经外科的手术室外麻醉

一、脑的生理、病理特征

脑血流（cerebral blood flow, CBF）占心排血量的 12%～15%，正常脑血流量为 50 ml/100（g·min）。

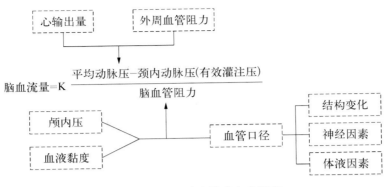

图52-1 脑血流的自身调节

脑灌注压=平均动脉压-颅内压(中心静脉压);脑血流=脑灌注压/脑血管阻力;脑血流量的自动调节范围为50~150 mmHg。缺氧和二氧化碳增高时脑血流量增加,调节时间为30~120 s。脑血流的自身调节受颅内压、平均动脉压、氧分压、二氧化碳分压等因素影响(图52-1)。

脑部是机体代谢率最高的器官,相当于全身氧耗量的20%、平均3 ml/100(g·min)。脑代谢率增加则脑血流量相应增加。脑部依靠有氧代谢,能量储备有限,缺氧耐受差。影响因素有麻醉药、体温、抽搐等。机械通气对脑脊液、颅内压产生一定的影响(图52-2)。

颅内压正常值:平卧位5~15 mmHg。影响颅内压的因素有很多,如动脉压、血容量、颅内容量等(图52-3)。

颅内压超过15 mmHg称为颅内高压。头痛、喷射性呕吐、视神经盘水肿称为颅高压三联症。颅高压分级:轻度为15~20 mmHg,中度为20~40 mmHg,重度为40 mmHg以上。

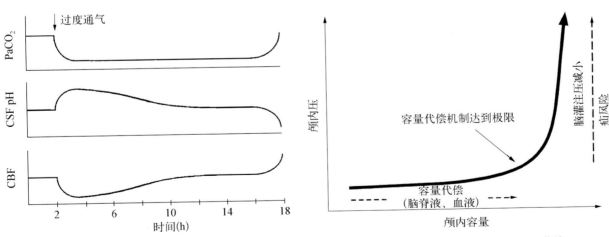

图52-2 长时间过度通气对脑血流和脑脊液pH的影响　　图52-3 颅内压与颅内容量的关系曲线

二、静脉麻醉药对脑的影响

大部分静脉麻醉药以剂量依赖方式引起脑代谢率和脑血流共同降低,并能够保留自动调节功能和CO_2反应性。GABA随着剂量的增加可出现酸血症致脑血管收缩,脑血流和颅内压下降,适合于颅内压升高或顺应性降低的患者。丙泊酚靶控输注是神经外科较理想的维持用药;氯胺酮是唯一增加脑血流和颅内压的静脉麻醉药,能增加60%的脑血流、增加脑代谢和脑血管对二氧化碳的反应性。

三、吸入麻醉药浓度大小对脑血流的影响(图52-4)

在DSA下行脑动脉瘤栓塞手术多以局部麻醉为主,辅以神经安定药物,但有的患者不能充分配合。另外,有时病变血管的寻觅和栓塞治疗耗时较长,如患者不能耐受长时间的固定体位,难与医师合作时选用全身麻醉。采用全麻时应注意以下几点:① 术中麻醉者一般远离手术台,增加了麻醉管理的风险,为确保呼吸道通畅,需行气管内插管,并加强麻醉管理。② 控制血压。颅内动脉瘤是脑内局部动脉壁的病变,存在术中破裂出血的可能性。为避免病变的脑血管在麻醉和DSA栓塞过程中破裂出血,除选择适当的麻醉药物,维持适宜的麻醉深度外,有效控制血压与降低血管张力也是非常重要的;尤其在诱导插管和苏醒拔管期。控

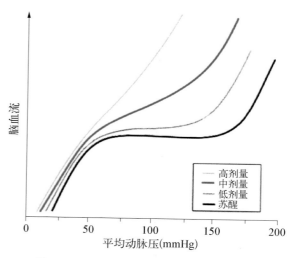

图52-4 吸入麻醉药浓度对脑血流的影响

制性降压可以选用硝酸甘油、柳氨苄心定、尼卡地平等降压药。控制性降压药严格遵循降压原则,保证重要脏器的血流灌注。一般保持平均动脉压在60～80 mmHg。同时低压时间不宜过久,并缓慢恢复血压,直至患者苏醒拔管。③ 防止脑血管痉挛。术中导管、导丝机械刺激以及反复造影等可引起血管痉挛,特别是在自发性蛛网膜下隙出血后血管痉挛期手术时。④ 脑保护:采用丙泊酚微泵输注静吸复合麻醉,异氟烷、丙泊酚等均会降低颅内压,减少脑需氧量,有脑保护作用。该方法术毕苏醒迅速,有利于术后恢复。⑤ 保护肾功能。由于造影剂、放射等均对肾脏有损伤,术中应维持良好的循环功能,并适当增加补液量。

第五节 消化内镜诊疗的麻醉

消化内镜诊疗包括胃肠镜、胆道逆行造影(ERCP)诊疗等。很多患者对消化内镜操作怀有紧张、焦虑和恐惧的心理,检查过程中易发生咳嗽、恶心呕吐、心率增快、血压升高、心律失常等,甚至诱发心绞痛、心肌梗死、脑卒中或心搏骤停等严重并发症。少部分患者不能耐受和配合完成消化内镜操作,从而使内镜医师无法明确地诊治相关疾病。消化内镜下诊疗的镇静/麻醉的目的是消除或减轻患者的焦虑和不适,从而增强患者对于内镜操作的耐受性和满意度,最大限度地降低其在消化内镜操作过程中发生损伤和意外的风险,为消化内镜医师创造最佳的诊疗条件。

一、消化内镜诊疗麻醉的基本条件

(一)人员配备

消化内镜诊疗的轻度、中度镇静可由经过专门培训的医师负责。深度镇静应由具有主治医师

（含）以上资质的麻醉医师负责实施。深度镇静/麻醉的每个诊疗单元配备至少1名麻醉科高年资住院医师，建议配备1名专职护士，由其负责麻醉前准备和镇静麻醉记录、协助镇静/麻醉管理；每2～3个诊疗单元配备1名具有主治医师（含）以上资质的麻醉医师指导并负责所属单元患者的镇静/麻醉。恢复室的专职护士数量与床位比宜为1∶(2～4)，负责监测并记录患者开展消化内镜诊疗镇静/麻醉的麻醉医师与专职护士宜相对固定。

（二）场地设备要求

（1）每个诊疗单元面积不宜小于15 m²。

（2）每个诊疗单元除应配置消化内镜基本诊疗设备外，还应符合手术麻醉的基本配置要求，即应配备常规监护仪（包括心电图、脉搏氧饱和度和无创血压）、供氧与吸氧装置、单独的负压吸引或简易呼吸囊、麻醉咽喉镜与气管内插管用具等；抢救设备如心脏除颤仪、抢救车等，以及各种抢救药品。消化内镜如操作时间较长或高危患者还应配有麻醉机，并考虑监测呼气末二氧化碳分压和（或）有创血压监测，如逆行胰胆管造影术（endoscopic retrograde cholangiography, ERCP）、超声内镜（endoscopic ultrasound, EUS）、内镜下黏膜切除术（endoscopic mucosal resection, EMR）、内镜黏膜下层剥离术（endoscopic submucosal dissection, ESD）、经口内镜下肌离断术（peroral endoscopic myotomy, POEM）、小肠镜等。

（3）具有独立的麻醉恢复室或麻醉恢复区域，建议麻醉恢复室与内镜操作室床位比例不低于1∶1，并根据受检患者数量与镇静/麻醉性质设置面积。其设备应符合麻醉恢复室的基本要求，配置常规监护仪、麻醉机和（或）呼吸机、输液装置、吸氧装置、负压吸引装置以及急救设备与药品等。

二、适应证和禁忌证

（一）适应证

（1）所有因诊疗需要并愿意接受消化内镜诊疗镇静/麻醉的患者。

（2）对消化内镜诊疗心存顾虑或恐惧感、高度敏感而不能自控的患者。

（3）操作时间较长、操作复杂的内镜诊疗技术。

（4）一般情况良好，ASA Ⅰ级或Ⅱ级患者。处于稳定状态的ASA Ⅲ级或Ⅳ级患者，可酌情在密切监测下实施。

（二）禁忌证

（1）有常规内镜操作禁忌证或拒绝镇静/麻醉的患者。

（2）ASA Ⅴ级的患者（ASA Ⅳ患者应在有经验医师指导和严密监测下实施）。

（3）未得到适当控制的可能威胁生命的循环与呼吸系统疾病，如未控制的严重高血压、严重心律失常、不稳定心绞痛以及急性呼吸道感染、哮喘发作期等。

（4）肝功能障碍（Child-Pugh C级以上）、急性上消化道出血伴休克、严重贫血、胃肠道梗阻伴有胃内容物潴留。

（5）发热患者。

（6）有镇静/麻醉药物过敏及其他严重麻醉风险者。

（7）患者或者家属不愿意接受麻醉者。

（8）无陪同或监护人者。

三、镇静麻醉的实施

（一）消化内镜麻醉的特点

胃镜较肠镜呼吸道管理困难，ERCP、EUS、EMR、ESD、POEM或取石手术时间较长，增加麻醉管理难度。肠镜疼痛刺激相对较重。

（二）麻醉要点

（1）术前禁食至少6 h，术前禁水至少2 h。患者存在胃排空功能障碍或胃潴留，应适当延长禁食和禁水时间，必要时行气管内插管以保护气道。

（2）口咽部表面麻醉　轻度与中度镇静下，口咽部表面麻醉可以增强患者耐受性，抑制吞咽反射，利于内镜操作；深度镇静及全麻状态下，可不使用口咽部表面麻醉。

（3）监测　ECG、SpO$_2$、NIBP，同时密切观察口唇颜色及呼吸运动。

（4）胃镜检查时应注意恶心呕吐的发生，必须加强呼吸道管理。

（5）胃镜和肠镜检查的患者，年龄和病情差异较大，对年老体衰患者需严密监测，格外小心。较危重患者应增加麻醉技术力量。

（三）镇静镇痛

具有舒适医疗、无痛苦及记忆，有助于精细操作的诊断和治疗，同时可减少因操作及疼痛引起的心、脑血管等并发症等优点。具体操作如下。

（1）开放静脉通路，适量补液。

（2）连接监护仪，检测血压、心电图、氧饱和度等生命体征。

（3）静脉注射咪达唑仑1 mg和（或）芬太尼30～50 μg或舒芬太尼3～5 μg，然后根据患者情况缓慢静脉注射初始负荷剂量的丙泊酚1～2 mg/kg或依托咪酯0.2～0.3 mg/kg。胃镜检查通常一次负荷剂量即可完成，如进食管开口及幽门时刺激特别大，必要时可给予少量芬太尼。

（4）肠镜在经肝部时刺激较重，抵达回盲部后即可停止给药。维持剂量：丙泊酚2～6 mg/（kg·h），静脉注射或每2～4 min推注10～30 mg。

（5）丙泊酚镇静术中可辅助咪达唑仑0.02～0.04 mg/kg静脉注射或少量阿片类药物。单独应用咪达唑仑镇静用量大，应辅助少量阿片类药物，术毕如苏醒较慢可用氟马西尼拮抗。

（6）1～5岁的小儿消化内镜诊疗可选用氯胺酮，肌内注射3～4 mg/kg后开放静脉，待患儿入睡后进行检查；必要时可持续泵入2～3 mg/（kg·h）维持。如果患儿配合且有条件情况下，可以七氟烷吸入诱导后开放静脉，再以丙泊酚维持。

（7）终止给药后5～10 min左右患者即可苏醒，经麻醉后恢复室观察生命体征稳定后可转回病房，或观察半小时后即可在家属陪同下离院。

（四）主要并发症及防治

1. 呼吸抑制

丙泊酚多为一过性呼吸停止，2～3 min后恢复。咪达唑仑则时间较长，注意药物间的协同作用，辅助应用阿片类药也容易引起呼吸抑制。发生呼吸抑制后应暂停操作，给予面罩给氧、人工呼吸。咪达唑仑镇静如呼吸抑制，必要时可静脉注射氟马西尼0.2～0.3 mg拮抗。气道梗阻时应立即处理，氧饱和度下降至95%时，应首先改变患者头部位置，抬起下颌，尽量保持气道通畅。如果不能有效改善，可置入鼻咽通气道，同时将氧气导管通入鼻咽通气道供氧。临床上90%以上的缺氧患者能得到有效改善。少数患者需要内镜医师暂停操作，进行面罩加压通气甚至气管插管。

2. 反流误吸

迅速诊断，及时处理。

3. 心动过缓

阿托品0.5 mg静脉注射，无效时可追加，必要时给予异丙肾上腺素。

4. 低血压

快速输液扩容，可给予麻黄碱10～15 mg静脉注射，可重复使用，必要时应用多巴胺或去氧肾上腺素。

（五）特殊人群的消化内镜镇静

1. 老年患者

全身生理代偿功能降低，并可能伴有多种疾病，对镇静/麻醉的耐受能力降低，临床医师对此应有较深入的了解。由于老年人药代与药效动力学的改变以及对药物的反应性增高，镇静/麻醉药物的种类及剂量均应认真斟酌。老年患者，尤其是高龄患者选择依托咪酯替代丙泊酚可有利于血流动力学稳定，但应预先静脉注射适量麻醉性镇痛药，以防止肌震颤。

2. 儿童

生理机能有别于成年人，加上由于检查时离开父母，对医院存在恐惧心理，可产生严重的抑郁焦虑、夜梦及其他心理创伤和行为改变。应注意患儿牙齿有无松动、扁桃体有无肿大以及心肺功能情况等。氯胺酮是儿童消化内镜常用的麻醉药物，但可引起口咽部分泌物增加、喉痉挛，甚至呼吸暂停，应加强监测。研究表明，丙泊酚或丙泊酚复合芬太尼也可安全有效地用于儿童消化内镜诊疗。

3. 妊娠及哺乳期妇女

对于妊娠妇女安全性消化内镜操作的研究较少，药物安全性数据多根据动物实验得出。胎儿对于母体缺氧及低血压尤其敏感，母体过度镇静导致的低血压、低通气可造成胎儿缺氧，甚至胎儿死亡。苯二氮䓬类药物为FDA分级D级药物。孕早期（最初3个月）持续应用地西泮可导致胎儿腭裂，而孕早期后应用则可能导致神经行为学障碍。因此，地西泮不应用于妊娠妇女的镇静。咪达唑仑也为D类药物但无导致先天性异常的报道。当哌替啶镇静不能达到良好效果时，咪达唑仑是首选的苯二氮䓬类药物，但在孕早期应尽量避免使用苯二氮䓬类药物。

4. 肝功能异常患者

静脉麻醉和肝功能密切相关，很多麻醉药物都要经过肝脏转化和降解。严重肝病时，在肝内生物转化的药物作用时间可延长,药物用量应酌减。肝功能严重受损的患者,常因严重低蛋白血症产生腹水和水肿;大量腹水可影响患者呼吸,应注意密切监护。

5. 高血压病患者

内镜诊疗除了急诊外,一般应在高血压得到控制后进行,尽可能使血压控制在≤180/110 mmHg。研究表明,患者应持续服用降压药至内镜诊疗当日,服用降压药与术中低血压风险无关。检查前一天要尽量消除顾虑,保证良好的睡眠。镇静/麻醉期间血压波动幅度一般以不超过基础水平的20%为宜。如血压较原来水平降低25%,即应视为低血压;如降低30%则认为是显著的低血压。镇静/麻醉期间应当密切监测,及时防治低血压。

6. 心脏病患者

麻醉前要详细询问病史,了解患者心脏病病史,包括患者心脏结构、心脏起搏与传导、心脏收缩与舒张功能以及冠状血管有无异常。应尽可能改善心脏功能和全身情况,提高心血管系统的代偿能力。镇静/麻醉下消化内镜诊疗有再次诱发或加重原有心脏疾病的风险。3个月内曾发生心肌梗死的患者应尽量避免行镇静/麻醉下消化内镜操作。对心脏病患者镇静麻醉的基本要求是保障心肌的氧供与氧耗平衡,包括保证充分的镇静镇痛、维护循环状态稳定、维持接近正常的血容量和适度的通气。

第六节　其他手术室外诊疗的麻醉

一、纤维支气管镜

(1)大部分患者可在黏膜表面麻醉或镇静镇痛下进行支气管镜检查,但对于小儿或不能忍受的成人需在深度镇静或全身麻醉下进行。纤维支气管镜对气道黏膜的刺激强度一般要大于胃肠镜检查胃肠道的刺激。

(2)术前给予抗胆碱药如阿托品、东莨菪碱等抑制呼吸道腺体分泌。镇静镇痛药可选择丙泊酚或咪达唑仑,也可辅用阿片类药(如芬太尼、舒芬太尼、瑞芬太尼等)。丙泊酚用量为负荷量1～1.5 mg/kg静脉注射,维持剂量为丙泊酚2～5 mg/(kg·h)静脉注射或每2～3 min推注10～30 mg,术中可辅助应用阿片类药如芬太尼1～2 µg/kg或瑞芬太尼1～1.5 µg/kg缓慢静脉滴注。

(3)术中注意观察呼吸,可有一过性呼吸暂停,检查期间采用常频或高频喷射通气供氧辅助呼吸,频率40～120次/min,I:E为1:1.5,或使用检查的同时采用可通气的改良面罩辅助呼吸。

(4)并发症　①心律失常:心动过缓或心动过速均可出现,应及时处理。缺氧和高碳酸血症可引起心律失常,应加强通气予以纠正。②喉、支气管痉挛:多发生于支气管镜插入声门时,应立即停止检查,拔出支气管镜,可使用氨茶碱、激素等,必要时行气管内插管及人工辅助通气。③气道梗阻:支气管镜检查其特殊性在于发生气道梗阻的危险性明显增加,气道内黏膜出血、分泌物增多、气道黏膜损伤水肿均可导致梗阻。应注意加强监护和吸氧,及时清除血液和气道分泌物。

(5)终止给药后5～10 min左右患者即可苏醒,经麻醉后恢复室观察生命体征稳定后可转回病房。

二、CT检查

（1）为获取清晰扫描图像，CT检查时要求患者保持静止不动。但部分成人与小儿由于紧张、恐惧或精神障碍不能保持静止不动而无法完成CT扫描，需要在药物镇静下才能完成检查，尤其婴幼儿不能合作必须在深度镇静下进行检查。此时需要保持患者呼吸道通畅，防止呼吸抑制，行腹部CT检查时常在消化道特异部位注射造影剂以提高图像质量以区别周围组织，胃肠道压力增高或积液的患者在较深的镇静状态下，食管反流有发生误吸的可能，因此做好气道管理准备，备好负压吸引装置以便随时可用。检查中常规吸氧，并进行血氧监测。

（2）由于CT设备的不断改进，检查扫描速度已达每幅影像仅需2～10 s，CT检查除增强造影剂时需静脉穿刺外均属无创检查，检查过程中仅需保持不动数分钟。CT扫描操作期间由于对位和扫描仪机架移动可引起麻醉呼吸环路的扭曲或脱开，需随时通过透视窗密切观察患者及监测仪器运转情况，发现异常必要时需穿防护服入室处理。

（3）镇静镇痛用药选择　儿童水合氯醛口服或灌肠可有满意的镇静及制动效果，常用剂量为50～100 mg/kg，对于大龄儿童可静脉注射丙泊酚1～2 mg/kg，或小剂量氯胺酮0.5～1 mg/kg完成CT检查。依托咪酯注药后的不自主运动可能会影响CT扫描效果，所以一般不单独用于CT检查的镇静。氯胺酮可能会引起唾液分泌增加，需注意呼吸道通畅。有颅内高压的患者慎用深度镇静或阿片类药物，$PaCO_2$增高可加重颅内高压引起意外。

三、MRI检查

（一）MRI对环境和机体的影响

包括：① 强静磁场的作用：正常人体内含微量铁，仅有微量的顺磁性。在没有铁磁性外源物质情况下，MRI的静磁场对人体没有明显的损害。在有铁磁性物质存在时，无论其埋植在体内或在磁场范围内，都可能是危险因素。② 随时间变化的梯度场可诱导机体内产生电场而兴奋神经和肌肉组织，在足够强度下甚至罕见地引起心脏意外收缩。③ 射频的致热效应使组织温度升高。④ 噪声可能损伤人的听力。⑤ 当使用造影剂时，个别患者出现过敏反应。

（二）MRI检查时需要注意的问题

包括：① MRI检查室内最大危险来自MRI检查仪器产生的强大磁场，铁器件或其他磁性物品容易被MRI机器强力吸附，易引起患者和医务人员受伤。禁忌铁器件及其他磁性物品包括带有铁磁性物质的麻醉机和监护仪以及静脉输注系统进入MRI检查室。非磁兼容的抢救车应该放在安全区内。不要使用加强气管导管。② 置入体内的含有铁磁性的生物装置或其他物品有可能发生移位和功能异常，包括弹片、植入式自动心脏除颤仪以及植入式生物泵，体内安装起搏器、动脉瘤夹闭金属夹，血管内有金属丝和宫内金属节育环的患者也是MRI的禁忌证。③ 磁兼容麻醉机，磁兼容监护仪与配备相应的无线ECG模块、换能器、脉搏氧饱和度仪、呼气末CO_2监护仪及血压计，磁兼容静脉输注系统可放置于MRI检查室。需注意监测ECG采用专用电极片，连接导线以直线放置，避免呈环形且不与皮肤直接接触。

（三）MRI检查镇静患者生命监测注意事项

包括：① 在磁场附近大多监测仪受到干扰，信号、图像及读数可能失真，应仔细观察患者实际情况与监测是否符合。② 由于血液是电导体，在静态磁场的作用下产生一定的电势（Hall效应），添加到心电信号上使波形失真，应仔细甄别。可用自动血压计定时测量血压，注意管道延长可使读数低于测得值。与MRI兼容的SpO_2监护仪可用于大多数扫描仪，由氧监测仪探头和导线散射出的射频波也可影响图像的质量。$P_{ET}CO_2$监测时注意取样管过长使信号有明显的时间延迟。由于呼吸回路管道加长，必须严密观察通气过程胸腹壁活动以防通气不足。MRI室温度较低，婴幼儿在该环境中体温容易下降，另一方面，扫描过程中产生的热量也可增加患者的体温，因此行MRI的患者均应监测体温。温度探头使用射频滤波器，注意其产生的热量有可能造成患者局部烧伤。噪声可使镇静状态的患者BIS值随噪声分贝呈正比升高。

（四）镇静或麻醉注意事项

磁共振检查根据诊断一般需时10～30 min。① 不合作的成人及儿童做MRI检查时应在深度镇静或全麻下进行，并进行适当约束，防止其从检查台上坠落。② 患者进行MRI扫描时，医护人员无法靠近。头颅扫描时被置于空间较小的线圈筒体内，使麻醉人员观察患者和控制气道受到很大限制。对镇静患者由于舌后坠打鼾引起的呼吸道不通畅，检查前可放置非磁性口咽通气道并清理口腔分泌物。③ 镇静或全麻诱导都应在MRI室外进行，远离磁场的影响，因大多数麻醉设备带有铁磁性物质，可受磁性的影响。在室内进行喉镜检查时必须使用锂电池和磁兼容喉镜。④ 妥善安全移动患者，保持呼吸通畅，防止呕吐误吸。

（五）小儿MRI镇静的管理

多数小儿进行MRI扫描时需要深度镇静。镇静诱导在MRI室外进行。① 用丙泊酚1～2 mg/kg静脉注射，或首先给予0.5～1 mg/kg预注量后再予负荷量1 mg/kg，小儿很快达到睡眠状态。给予鼻导管吸氧，丙泊酚维持量为6 mg/(kg·h)。有条件最好用MRI兼容输液泵持续输注给药，或用一次性输液器调整滴速达到深度镇静后迅速转入MRI室。术中行SpO_2、$P_{ET}CO_2$和BIS镇静深度监测。MRI检查完成后停止静脉滴注，小儿可迅速苏醒。② 也可使用MRI兼容麻醉机吸入8%七氟烷进行麻醉诱导，插入喉罩，然后予1.5%七氟烷维持，保留自主呼吸。该方法清醒期躁动及呕吐发生率较丙泊酚高。③ 右美托咪定静脉缓慢注射1 μg/kg（10 min）后，给予0.5 μg/(kg·h)静脉维持至扫描结束。该药复苏时间较丙泊酚长。

四、介入治疗和血管造影检查

为保证神经血管介入检查治疗的顺利进行和患者的安全，麻醉医师经常参与检查和治疗，并为患者实施镇静镇痛或麻醉。需镇静镇痛（麻醉）的患者包括：小儿以及不能配合检查和治疗的成人患者（如意识障碍者）；检查和治疗时需绝对制动的患者；需要特殊处理的患者（如检查和治疗中需要控制血压）；需要舒适化医疗服务的患者；其他高风险手术患者等。

（一）介入神经放射组织和血管造影检查

1. 脑血管造影

经颈内动脉注射造影剂以观察脑部解剖异常情况，如脑血管病、脑部肿瘤、动-静脉畸形等。镇静镇痛时应注意：① 患者术前禁食水和造影剂的渗透性利尿作用可能会导致血容量不足，麻醉中应注意液体出入量，必要时留置导尿管。② 术中常规鼻导管或面罩吸氧，行 ECG、BP、SpO_2、$P_{ET}CO_2$监测，部分患者需要连续有创动脉压监测。③ 选择镇静镇痛方案应当考虑患者的病理生理情况，病态肥胖、鼾症、饱胃及昏迷等患者在未建立人工气道前禁忌药物深度镇静，可选择口（鼻）咽通气道、喉罩（饱胃禁忌）及气管插管等保持患者气道通畅。④ 颅内压升高、蛛网膜下隙出血、脑动脉瘤、动-静脉畸形或术中需过度通气（降低脑血流和颅内压）者一般宜采用气管插管机械通气。⑤ 为利于观察脑血管造影后的神经功能体征，特别是对于老年患者和有卒中、脑缺血病史、高血压、糖尿病和肾功能不全的患者，应注意选用短效镇静镇痛药，掌握镇静深度，以利于术后患者较快苏醒及神经学检查。⑥ 造影剂不良反应：高张性造影剂可引起渗透性利尿，引起血流动力学变化；术前患有糖尿病、黄疸、伴有肾脏血流减少的心血管疾病和多发性骨髓瘤的患者，应避免使用造影剂；服用二甲双胍降糖药的患者宜停药48 h后再行造影检查；有造影剂过敏病史的患者再次发生严重反应的可能性更高。过敏性休克和呼吸道水肿，应配备良好的急救和复苏设备；在检查前夜和术日晨分别应用泼尼松龙40 mg预防过敏反应。

2. 脑血管支架植入手术

需要控制性降压等技术，以全身麻醉为宜。

（二）心导管检查与介入治疗

心导管检查经常同时行冠状动脉造影，通常在局麻下即可进行，但适当镇静和镇痛可明显缓解患者紧张情绪，降低心肌耗氧量，对患者有益。常用镇静药物如咪达唑仑、阿片类药如芬太尼或静脉麻醉药丙泊酚单独或复合应用都可以达到良好镇静镇痛效果。由于在检查中要进行多种测量和反复抽取血样，为了保证对血流动力学和分流计算的准确性，注意镇静镇痛药物的相互协同作用，保持呼吸和心血管状态的相对稳定。

麻醉前处理：非急诊术前有并发其他内外科疾病者，入院后请有关科室医师进行会诊，进行正规的专科治疗；急诊手术在尽可能短时间内进行专科会诊和治疗，争取在有限的时间内纠正内外科疾病带来的器官功能障碍，改善患者的症状、内环境及器官功能。

麻醉方法及麻醉管理：入室后常规鼻导管吸氧，检查麻醉机监护仪，开放一条外周静脉通路（18 G套管针），并常规行中心静脉、桡动脉穿刺，监测中心静脉压（CVP）、有创动脉压（IBP）的收缩压（ABP）、舒张压（DBP）和平均压（MBP）。连接监护仪监测 ECG、心率（HR）、IBP、CVP、脉搏氧饱和度（SpO_2）和尿量。检查麻醉药品和各种抢救药品。

腔内支架隔绝术虽然创口小，但由于腔内支架路径长，病变部位涉及心脏大血管，稍有不慎可能会出现心功能不全、心律失常甚至瘤体破裂等严重并发症而危及患者生命，故对麻醉的要求较高，麻醉医师应对此有充分的认识和准备，术中应严密监测生命体征，充分供氧，避免缺氧、二氧化碳潴留及水电解质酸碱平衡失调。诱导时，由于麻醉药的作用，可能出现心率减慢、血压下降，可根据情况加快输液,必要时应用血管活性药,使心率、血压维持在可接受范围。血管支架释放时,为了腔内血管支架的准确定位,应采用控制性降压术,以减少血流对血管的冲击,此时可加快全麻药的输注速度,必要时应用硝酸甘油、硝普钠、艾司洛尔等药物控制血压和心率。而在手术结束时,患者由于清醒、躁动、交感神经张力恢复等原因,可出现血压升高、心率加快,如不注意,可能导致心肌氧供需失衡而出现心肌缺血、心律失常,甚至出现心肌梗死、心力衰竭等严重并发症,此时应注意控制患者的心率、血压,适当镇静镇痛,维持呼吸循环稳定,使患者平稳地度过术后恢复期。

成人心导管检查镇静镇痛时应注意:① 术中常规进行ECG、SpO_2、BP监测及鼻导管吸氧。② 保持呼吸道通畅。③ 注意应用造影剂后可能继发室性心律失常甚至室颤,须及时处理心肌缺血和心律失常。术前需准备除颤器、急救复苏药物及麻醉气管插管抢救设备等。④ 心律失常是最常见的并发症,常与导管尖端与心肌接触有关,移动导管尖端心律失常即可消失。有时需要药物抗心律失常治疗或电复律终止心律失常。也可见到Ⅱ度到Ⅲ度房室传导阻滞,窦性心动过缓需用阿托品,无效者可用异丙肾上腺素。术前怀疑窦房结功能不良,严重的心动过缓影响血流动力学者需安装临时起搏器。

小儿心导管检查注意:① 大多数儿童不能够耐受心导管检查创伤性操作,必须进行深度镇静镇痛或麻醉。② 需避免镇静过深呼吸受抑制,必要时开放人工气道。③ 术中镇静镇痛保持深浅适度及平稳,既要预防心率、血压和心功能剧烈改变,又要避免分流增大、高碳酸血症和低碳酸血症。④ 氯胺酮常应用于小儿心导管检查,该药可增加氧耗,但不会影响诊断的准确性。⑤ 应进行血气分析,监测代谢性酸中毒情况。⑥ 注意小儿术中保暖及监测体温。⑦ 注意术中失血量,小儿对失血的耐受性低于成人。严重发绀的患者红细胞增多,应充分补充液体,以减少造影剂引起血液高渗和微栓塞发生。

五、口腔科门诊治疗的镇静镇痛

(一)口腔科门诊镇静镇痛术范围

1. 相关手术

拔牙术、龋齿充填术、种植外科手术、口腔软组织肿物切除术、间接盖髓术、活髓切断术、根管治疗术、预成冠修复、窝沟封闭、洁治术、氟化物涂膜等。所需镇静程度多为清醒镇静和中度镇静。

2. 目标

降低应激反应,减少疼痛及不适感以及对于不合作的患儿要予以镇静镇痛制动,以方便检查和治疗。而全身麻醉的儿童口腔较复杂手术,不适宜安排在门诊条件下开展。

(二)镇静镇痛药物的选择

1. 咪达唑仑

4～14岁儿童(ASA Ⅰ～Ⅱ级)口服咪达唑仑0.2～0.6 mg/kg,可以提供安全的儿童牙科镇静,患儿术中心率、动脉血氧饱和度、呼吸频率保持平稳,家长接受率高。烦躁不安是其最主要的不良反应。

2. 丙泊酚

对重度牙科焦虑成年患者行局麻神经阻滞前,静脉注射丙泊酚0.5～1.0 mg/kg可产生明显的抗焦虑和一定的顺行性遗忘作用。拔牙治疗依从性差的儿童丙泊酚深度镇静的首剂量为1～2.5 mg/

kg，可分次给药；维持剂量为50～100 μg/（kg·min）。注意不使呼吸受到严重抑制，但缺点是其存在注射痛、易镇静过深和作用不稳定。

3. 吸入麻醉药

30%～50%氧化亚氮与氧气混合经面罩、鼻导管或鼻罩吸入，其作用强度可以通过氧气流量进行调节。需要由患儿主动吸入，因此适用于配合较好的患儿。具有镇静起效迅速、易掌握的优点，但在单独使用的情况下，其镇痛效果不够强，且抗焦虑作用弱。七氟烷吸入深度镇静给药方法为首先吸入7%～8%七氟烷进行麻醉诱导，插入可弯曲喉罩，然后予1.5%～2.0%七氟烷维持，保留自主呼吸。该方法清醒期躁动及呕吐发生率较丙泊酚高。

（三）术中需要注意的问题

（1）共用气道问题　麻醉医师需要解决气道入路对口腔治疗的影响以及在整个治疗中保持气道通畅，同时需要与口腔医师共同选择最佳的手术入路。

（2）手术治疗可能位于不同的区域，需要移动患者口内的人工气道、开口器等固定器械，由此可能产生的意外应当引起足够的重视。

（3）口腔治疗中会产生大量降温用水、唾液及血液或脓液滞留于口腔及咽腔，应及时清除。另外，预防治疗产生的碎屑及异物掉入口腔、咽腔甚至气管内，也需要治疗团队密切配合，严加防范。

（4）准备好急救设备，包括呼吸面罩、气管插管设备及简易呼吸器、心肺复苏设备及急救药品等，检查氧源及供氧管路情况。术中密切监测患者的生命体征，包括血压、心率及氧饱和度等。如在治疗过程中，患者出现病情变化，要提醒医师终止操作，共同检查并及时处理。对于老年患者，应注意其原有各系统疾病，疼痛等不良刺激可诱发心脑血管意外。

第七节　手术室外镇静镇痛常见并发症及防治

一、呼吸抑制和低氧血症

常用镇静催眠药、麻醉性镇痛药和短效麻醉药静脉注射后可有潮气量减少，呼吸频率减慢以及呼吸抑制，对于年老体弱者更易发生。如果对接受一般镇静术的患者可能发生呼吸抑制和低氧血症的危险认识不足，缺少必要的监测以至于延误处理，将导致严重并发症危及患者生命，需要予以特别关注。

丙泊酚静脉注射后多为一过性呼吸停止，2～3 min后恢复，咪达唑仑则时间较长。镇静催眠药与麻醉性镇痛药物之间有协同作用，辅助应用阿片类药物也容易引起呼吸抑制。

深度镇静后患者可出现下颌松弛、舌后坠，或术前未用抗胆碱药物而致口腔、呼吸道分泌物增加，均可造成上呼吸道梗阻，患者可出现不同程度的三凹征和阻塞性腹式呼吸体征，SpO_2监测数值下降并报警，低氧血症致口唇甲床发绀等。

气道梗阻应针对原因及时处理（托下颌，清除口咽分泌物等），可置入鼻咽通气道，同时将氧气导管通入鼻咽通气道供氧，必要时加压氧吸入治疗等。发生呼吸抑制后应暂停操作，予面罩给氧、人工辅助呼吸。咪达唑仑镇静的呼吸抑制必要时可静脉注射氟马西尼0.2～0.3 mg拮抗。小儿术前哭闹流涕，深度镇静或麻醉后可出现屏气,呼吸抑制造成低氧血症,因此对于小儿深度镇静或麻醉应特别注意对呼吸的监测,及时发现并处理呼吸抑制和低氧血症,面罩加压氧吸入,必要时插入喉罩或气管导管控制呼吸。应用心导管介入性治疗时,导管进入肺动脉可引起低氧血症,应及时告知操作医师并给予处理。

二、低血压

失血、有效循环量不足、严重心律失常、手术体位改变及缺氧等是引起低血压的常见原因。在心导管检查时失血以及抽血做血氧测定,造影剂引起渗透性利尿等对于婴幼儿有时难以耐受,可能会导致低血容量及低血压。心导管检查期间应常规开放静脉,以便及时输液输血及应用药物。应根据不同原因,对低血压及时治疗。术前低血容量者应补足血容量加以纠正,调整镇静深度或麻醉深度。血压低伴有心率减慢者可应用麻黄碱5~10 mg或阿托品0.2~0.5 mg静脉注射,疗效不理想可改用多巴胺1.0~1.5 mg静脉注射。心导管检查术中常规进行心电图、脉搏血氧饱和度、血压监测。

三、反流误吸

由于贲门松弛或胃排空迟缓(如糖尿病性胃轻瘫)至胃内压力过高,手术刺激如眼科手术的眼胃反射等原因,胃内容物逆流到咽喉腔,当容量 > 25 ml就有发生误吸的危险。对于呕吐误吸要迅速诊断,果断处理。应彻底吸除口腔及气管内反流误吸物,静脉注射地塞米松10~20 mg或甲泼尼龙40~80 mg,同时尽快注射肌肉松弛药,在全身麻醉状态下经双腔气管插管行大容量肺灌洗术。减轻支气管阻塞,改善肺功能,缓解缺氧症状。必要时行支气管镜下吸引,有呼吸窘迫症状应行人工呼吸支持。

四、心律失常

手术之前有心律失常者,镇静和手术期间易再发。在手术当中,疼痛刺激,不良反射(迷走神经兴奋)如眼心反射,低氧血症,酸中毒或心排血量降低时等均可导致心律失常。心导管检查术中常见心律失常,多因导管或造影剂直接刺激心内膜所致,将导管前端退离室壁,暂停或轻柔操作,常可恢复。对于窦性心动过速,应首先治疗病因如低血容量、体温增高、紧张焦虑、低氧血症、疼痛刺激等,药物治疗可在心电图和血压监测下缓慢静脉注射艾司洛尔0.25~0.5 mg/kg,必要时连续输注。窦性心动过缓,首先排除原因,循环良好时可不必处理,心率在50次/min以下伴血压下降者,可用阿托品0.3~0.5 mg静脉注射,并加用麻黄碱5~10 mg静脉注射。窦房结功能低下伴有症状,术前应考虑安装临时起搏器。

室上性心动过速可使用各种方法刺激迷走神经,常可终止发作;合并低血压者用去氧肾上腺素0.1~0.2 mg静脉注射,亦可用洋地黄类药物。联合应用地高辛和β受体阻滞剂可显著降低术中和术后室上性心律失常。心导管操作中心律失常以室性期前收缩、室性或室上性心动过速及传导阻滞为多见,室性期前收缩占60%,最为常见,偶发通常不需要药物治疗。但每分钟期前收缩超过5次,或多源性、连续3次以上者,或期前收缩发生在前一个QRS波接近T波峰值时则应处理。通常室性期前收缩首选利多卡因1~2 mg/kg静脉注射,间隔20 min可重复一次,维持用1~4 mg/min。其他严重心律失常和高度房室传导阻滞,必须立即停止操作,并针对病因进行紧急处理。

五、体温过低

小婴儿体温调节功能不全,易随环境温度而改变体温,常有体温下降。扫描室温度一般低于25℃,应注意监测患儿体温和保暖。由于放射科检查台上无法使用电热毯保温,有时可用加热小床垫。应注意维持室温,并监测小儿体温,一旦体温下降,要及时采取复温措施。

六、造影剂反应

部分患者对造影剂可发生严重过敏反应,可发生肺动脉高压、急性肺水肿、中枢神经系统紊乱。术前应仔细询问病史并做好积极预防及急救措施。

七、术后疼痛

是手术室外镇静镇痛常见的并发症,由于担心局麻药毒性及静脉镇痛药的不良反应,术中镇静镇痛策略较少考虑到术后的镇痛作用,术后创口的疼痛刺激极大降低患者的舒适度和满意度,甚至影响手术的效果,因此有创操作术后应积极进行疼痛治疗。在手术前即应制订术后镇痛方案,局部麻醉药切口浸润或相应神经支配区的区域阻滞或神经干阻滞,与全身性镇痛药(NSAIDs或曲马多或阿片类)的联合应用,使患者全身性镇痛药的需求量明显降低,相应的药物不良反应发生率随之降低,镇痛效果满意,可达到患者清醒状态下的良好镇痛。

八、术后恶心呕吐(PONV)

由于手术刺激及术中镇静镇痛药物的应用,患者术后可发生恶心呕吐。患者对PONV比对疼痛还要恐惧。目前对PONV治疗方法主要是利用$5-HT_3$受体的特异性拮抗剂进行防治,效果良好。但此类药物最好在手术结束前给药,才能最大限度地预防术后PONV。此外,预防性使用地塞米松(8 mg以上)可增强$5-HT_3$受体拮抗剂镇吐效果。为防止术中恶心呕吐引起误吸,术前应常规禁食水。术中严密观察患者,发现恶心呕吐及时清除,保持呼吸道通畅,防止误吸。

九、组织气肿

组织气肿好发于需要持续充气的诊疗过程。例如消化内镜的诊疗。尤其是食管ESD、POEM术、较困难的需要较长时间的内镜检查。一方面胃肠道组织疏松,长时间充气时气体容易侵入;另一方面,治疗过程组织的破损和穿孔更易引起气肿的发生。其中有单纯的皮下气肿、气胸、纵隔气肿、气腹或者复合型的组织气肿。皮下气肿以预防为主,诊疗医师操作手法至关重要。有时皮下气肿很难避免,麻醉医师在术中要有意识地仔细观察。如果发现气肿要及时与手术医师沟通,甚至暂停手术。皮下气肿的处理以日后组织自行吸收;气胸和纵隔气肿会直接影响患者通气功能,甚至造成严重后果,必须及时处理,及时排气。纵隔由于具有疏松的软组织,排气比较困难。如果严重影响心脏的泵血功能时,有必要行纵隔切开术。如果用针孔进行腹腔气体排除时,要注意腹腔脏器的损伤或肠穿孔。

（陈湧鸣　杭燕南）

参 考 文 献

[1] 艾伦·里德.临床麻醉病例:4版.李文志,主译.北京:北京大学医学出版社,2018.
[2] 王天龙,刘进,熊利泽,主译.摩根临床麻醉学:5版.北京:北京大学医学出版社,2015.
[3] 邓小明,姚尚龙,于布为,等.现代麻醉学:4版.北京:人民卫生出版社,2014.
[4] 杭燕南,俞卫锋,于布为,等.当代麻醉手册:3版.上海:世界图书出版公司,2016.
[5] 米勒.米勒麻醉学:8版.邓小明,曾因明,黄宇光,主译.北京:北京大学医学出版社,2016.
[6] 盛卓人,王俊科.实用临床麻醉学:4版.北京:科学出版社,2017.
[7] 王建,曹桂茂,徐鲁峰,等.经DSA行颅内动脉瘤栓塞术的麻醉管理.中国微侵袭外科杂志,2015,10(3):124.
[8] 俞卫锋.肝胆手术与围术期麻醉.上海:世界图书出版公司,2016.
[9] 中华医学会麻醉学分会.中国麻醉学指南与专家共识.北京:人民卫生出版社,2017.
[10] 陈杰,缪长虹.老年麻醉与围术期处理.北京:人民卫生出版社,2016.
[11] Fun-Sun F Y.麻醉学:6版.王天龙,等主译.北京:北京大学医学出版社,2009.
[12] Michel Foehn E R. Adult and pediatric anesthesia/sedation for gastrointestinal procedures outside of the operating room. Curr Opin Anaesthesiol, 2015, 28(4): 469−477.
[13] Ahmad R, Hu H H, Krishnamurthy R, et al. Reducing sedation for pediatric body MRI using accelerated and abbreviated imaging protocols. Pediatr Radiol, 2018, 48(1): 37−49.
[14] Aswanetmanee P, Limsuwat C, Kabach M, et al. The role of sedation in endobronchial ultrasound-guided transbronchial needle aspiration: Systematic review. Endosc Ultrasound, 2016, 5(5): 300−306.

第53章
功能神经外科与麻醉

神经外科学从治疗的疾病谱上主要划分为脑肿瘤、脑血管病和功能脑病。采用手术的方法修正神经系统功能异常的医学分支是为功能神经外科学（functional neurosurgery），早期亦称生理神经外科学（physiologic neurosurgery），或应用神经生理学（applied neurophysiology）。手术针对特定的神经根、神经通路或神经元群，旨在有意识地改变其病理过程，重建神经组织的正常功能，包括帕金森病、特发性震颤、肌张力障碍、癫痫、慢性疼痛、阿尔茨海默病、多发性硬化症和某些精神疾病如强迫症、抑郁症等疾病的手术治疗。

第一节　功能性神经疾病和神经调控技术

一、功能性神经疾病和神经调控技术概述

功能性神经疾病是指包括帕金森病、肌张力障碍等运动障碍性疾病、癫痫、慢性疼痛、药物成瘾症、精神障碍等在内的一大类与神经系统功能紊乱相关的疾病。该类疾病患病人数巨大，我国帕金森病患病率为2.1%，癫痫发病率为8.8‰。患者常表现为神经功能异常，但无法明确其致病灶。在神经调控技术出现之前，功能性神经疾病主要依赖药物治疗；手术也以毁损神经或神经核团为主，在缓解患者症状的同时给患者带来巨大的身体损害。

近年来，神经调控技术因其创伤小、效果可调且可逆等优点，被越来越多的用于功能性神经疾病的治疗，极大地推动了功能神经外科的发展和壮大。神经调控技术是指"在科技、医疗及生物工程技术相结合的领域内，利用植入性和非植入性技术，通过电或化学的作用方式，对中枢、周围和自主神经系统的邻近或远隔部位的神经元或神经网络的信号传递起到或兴奋，或抑制，或调节的作用，从而达到改善患者生活质量或提高机体功能的目的"。广义的神经调控技术包括神经电刺激技术、药物微量泵植入等。目前用于功能神经外科的主要是"植入性神经调控技术"，即通过外科手术将刺激器或微量泵植入神经系统以达到治疗的目的。目前临床上常用的神经调控技术包括脑深部电极刺激术（deep brain stimulation，DBS）、迷走神经刺激术（vagus nerve stimulation，VNS）、脊髓电刺激技术（spinal cord stimulation，SCS）、脑皮质电刺激术（cerebral cortex stimulation，CCS）、周围神经电刺激术（peripheral nerve stimulation，PNS）及微量泵植入技术（drug delivery systems，DDS）。

二、常见功能性神经疾病的相关基础知识

（一）癫痫

1. 概述

癫痫是神经元同步化放电或过度放电引起的以反复痫性发作为特征的慢性脑部疾病。其病因很多，根据有无大脑结构或代谢异常，一般可分为原发性癫痫（primary epilepsy）和继发性癫痫（secondary epilepsy）。无足以引起癫痫发作的大脑结构或代谢异常，但有遗传因素的癫痫为原发性癫痫或特发性癫痫；继发于创伤、肿瘤、脑炎、脑血管病等脑疾病或缺血缺氧等脑损伤或皮质发育障碍的癫痫为继发性癫痫或症状性癫痫。

2. 临床表现

癫痫的分类复杂，目前常用的是癫痫发作类型的分类和癫痫综合征分类。前者根据发作时的临床表现和脑电图特征将癫痫分为部分性发作和全面性发作。发作时症状起于单侧，无意识消失者称为部分性发作，临床表现包括单纯部分性、复杂部分性和部分性发作继发全面性发作三类；症状起于双侧，伴意识消失者为全面性发作，临床表现包括全面性强直-阵挛性发作、强直性发作、阵挛性发作、失神发作、不典型失神发作、肌阵挛发作和失张力发作。上述临床表现描述的是一次发作的过程，而癫痫综合征分类则是除临床表现和脑电图特征外，还涵盖病因、可能的发病机制、病变部分、好发年龄、治疗、预后等内容的分类。常见的癫痫综合征见表53-1。

表53-1 常见的癫痫综合征

与部位有关的癫痫和癫痫综合征	与年龄相关的特发性部分性癫痫		
	伴有中央-颞部棘波的儿童良性癫痫		2～13岁好发
	有枕区放电的儿童良性癫痫		1～14岁好发
	症状性部分性癫痫		
	颞叶癫痫		
	额叶癫痫		
	枕叶癫痫		
	顶叶癫痫		
全面性癫痫和癫痫综合征	与年龄有关的特发性癫痫		
	儿童期失神癫痫		6～7岁发病
	青少年期失神癫痫		青春早期发病
	青少年肌阵挛性癫痫		8～18岁好发
	觉醒时全身强直-阵挛癫痫		11～20岁好发
	隐源性或症状性癫痫	West综合征（婴儿痉挛症）	1岁内发病
		Lennox-Gastaut综合征	1～8岁好发
不能分类的癫痫	Dravet综合征（婴儿重症肌阵挛性癫痫）		1岁内发病
	Landau-Kleffner综合征（获得性癫痫性失语）		3～8岁发病

3. 癫痫诊断

依赖于患者的病史、脑电图和临床表现,确诊癫痫及其类型后,还应通过头颅CT、MRI或脑血管造影等检查积极查找病因。

4. 癫痫治疗

包括病因治疗、药物治疗、外科手术治疗等方法。

(1)药物治疗 抗癫痫药物治疗是目前癫痫的主要治疗手段,但应在癫痫确诊之后再使用。如果癫痫发作存在明确的促发因素,如戒酒、撤药、代谢紊乱等,应积极纠正或去除诱因,并不立即开始抗癫痫药物治疗。常用的抗癫痫药物及其作用机制见表53-2。临床上根据患者的发作类型和综合征选择药物。具体药物选择见表53-3。

表53-2 抗癫痫药物及其作用机制

作 用 机 制		抗癫痫药物
增强GABA抑制作用	增加Cl^-通道开放频率	苯二氮䓬类,噻加宾
	增加Cl^-通道平均开放时间	巴比妥类
	抑制GABA氨基转移酶,阻断GABA在神经元细胞内的分解代谢	氨己烯酸
谷氨酸拮抗剂		托吡酯
抑制电压门控阳离子通道内流		苯妥英(Na^+通道)
		卡马西平(Na^+通道)
		乙琥胺(Ca^{2+}通道)
增加电压门控阳离子通道外流		丙戊酸钠(K^+通道)

表53-3 癫痫药物的选择

癫痫类型	药 物 选 择
部分性发作	丙戊酸钠、奥卡西平、卡马西平、拉莫三嗪、苯妥英钠、托吡酯
全面性发作	丙戊酸钠、拉莫三嗪、托吡酯
全身强直阵挛发作	奥卡西平、卡马西平、苯妥英钠

在抗癫痫药物中,卡马西平、苯妥英钠、苯巴比妥、丙戊酸钠以及托吡酯等均有酶诱导作用,能降低胺碘酮、钙离子通道阻滞剂和β受体阻滞剂等心血管药物以及抗生素、免疫抑制剂等的血药浓度;服用华法林的患者同时服用以上药物时应密切监测其国际标准化比值。丙戊酸钠是一线抗癫痫药物,是肝酶抑制剂,与其他药物合用时可减少并存药的清除。该药的不良反应包括肝损害、纤维蛋白原降低、血小板降低、镇静和认识能力损害、甲状腺功能减退等。卡马西平主要通过抑制钠通道、降低谷氨酸释放等发挥抗癫痫作用,不良反应包括恶心、呕吐、头晕、视物模糊等,奥卡西平与其作用相同,但不良反应更少。拉莫三嗪主要不良反应包括恶心、嗜睡、眩晕、步态不稳、无菌性脑膜、皮肤损害和白细胞减少、血小板减少等血液系统损害。加巴喷丁目前主要用于难治性癫痫的辅助治疗,常见的不

良反应有嗜睡、疲劳、恶心、眩晕、言语不清及步态不稳。

（2）手术治疗　研究表明，经过规范合理的抗癫痫药物治疗，仍有高达36%的患者效果不满意。国际抗癫痫联盟（The International League Against Epilepsy, ILAE）建议将经过两种选择正确且能耐受的抗癫痫药物（单药或联合用药）治疗，仍未能达到持续无发作者定为药物难治性癫痫。目前虽然国内外对于难治性癫痫仍有争议，但将用传统治疗方法不能控制其发作的癫痫定义为难治性癫痫已成共识。对于难治性癫痫患者，可通过手术减少癫痫发作的频率、减轻症状甚至完全治愈，改善其生活质量，帮助其缓解社会心理和其他方面的功能缺陷，恢复正常的社会生活。癫痫手术根据手术目的可分为根治性手术和姑息性手术。有明确致痫灶的患者可通过根治性手术切除或毁损致痫灶，达到治愈的目的；多个致痫灶、致痫灶与重要功能区重叠或致痫灶难以准确定位者，应考虑姑息性手术，通过降低神经元的兴奋性或阻断癫痫放电的传导，降低癫痫发作频率，减轻其发作程度，从而改善患者生活质量。① 根治性手术：包括切除性手术和毁损手术。切除性手术最常见的是前颞叶切除术，主要治疗颞叶癫痫。此外，能准确定位且致痫灶局限者，可采用致痫灶切除术。若致痫灶较大，累及单个、多个脑叶甚至整个大脑半球，则可分别采用脑叶切除术、多脑叶切除术或大脑半球切除术。毁损手术主要包括伽马刀和X-刀，其疗效和安全性尚存争议。激光毁损因其毁损温度、毁损范围可控性较好，用于癫痫治疗具有更好的前景。② 姑息性手术：主要包括胼胝体切开术、软膜下横切术和神经调控手术。胼胝体切开术和软膜下横切术是通过切断大脑皮质的联络纤维或联合纤维或大脑皮质内横向走行的树突纤维，阻断癫痫的放电传导；神经调控技术是通过调节神经系统的功能或状态而起到治疗目的。目前治疗癫痫常用的神经调控技术包括迷走神经电刺激（vagus nerve stimulation, VNS）术、脑深部电刺激（deep brain stimulation, DBS）术和反应性闭环电刺激（responsive nerve stimulation, RNS）。VNS通过刺激左侧迷走神经，DBS通过刺激丘脑前核、丘脑底核、海马等核团发挥作用；而RNS是在脑表面或深部植入电极记录癫痫发作前的异常电活动后通过发送电刺激进行调控，在患者出现发作之前使大脑活动正常化。

近年来，随着神经影像学、电生理学、计算机、生物工程等技术的进步，致痫灶定位准确性不断提高，癫痫外科不断发展，手术疗效不断提高，手术种类不断丰富，手术适应证不断拓宽。尤其是神经调控技术的出现和发展，大大缓解了无法进行切除手术的难治性癫痫患者的临床症状，改善了其生活质量。临床上癫痫患者采用何种手术方式应根据患者的具体情况制订个性化的治疗方案，但无论采用何种手术治疗，均应遵循以下原则——在解决现有功能障碍的同时避免引发新的功能障碍。

（二）运动障碍性疾病

运动障碍是指运动过多或随意运动和自主运动减少。运动过多是指运动增多、运动障碍和异常不自主运动，常见疾病包括震颤、肌张力障碍、舞蹈症、抽动秽语综合征等；运动减少的疾病常见的是帕金森病。研究表明，许多运动障碍性疾病与基底核或其纤维联系的病理改变有关。基底核内部的不同部位可引起不同的运动障碍，如黑质病变可引起静止性震颤和运动迟缓；尾状核与舞蹈症有关；壳核与肌张力障碍有关。

1. 帕金森病

帕金森病（Parkinson's disease, PD）最早于1817年由英国医师James Parkinson描述，其发病率仅次于阿尔茨海默病（Alzheimer's disease, AD），是第二位常见的神经变性疾病。帕金森病常见于中老年人，国内调查显示，在北京、上海、西安65岁以上人群中PD发病率为1.7%，85岁以上发病率大于4%。

目前普遍认为PD是由于基底神经节和黑质-纹状体系统多巴胺能神经元变性引起的一种运动障碍性疾病，涉及多系统的神经退化过程。其发病与多种因素有关，杀虫剂、铅、锰、铁、B-咔啉等环境因素与遗传易感性等相互作用可导致PD的发生。

PD的临床表现主要是静止性震颤、肌强直和运动迟缓，还可出现面具脸（masked facies）、语音单调、齿轮样强直（cogwheel rigidity）、随意运动缺乏、屈曲体姿、步态不稳和运动障碍。除此之外，还可表现为全身各系统的神经退行性改变及感觉异常（疼痛、嗅觉减退、视觉异常等）、精神症状（嗜睡、抑郁、焦虑、幻觉和精神障碍）、认知损害（轻度认知功能障碍甚至痴呆）和自主神经功能紊乱（体位性低血压）。在疾病晚期，非运动症状导致的残疾对PD患者影响更大。PD的诊断主要依赖临床表现，目前国际通用的诊断标准是英国PD脑库诊断标准。

PD的治疗是针对患者的运动症状和非运动症状进行的包括药物治疗、手术治疗、心理疏导、运动治疗及护理在内的综合治疗。其中药物治疗是首选，而且贯穿整个治疗过程。因为帕金森病的主要病因是基底神经节和黑质-纹状体系统多巴胺能神经元变性引起多巴胺和乙酰胆碱递质失衡，所以药物治疗的目的是提高多巴胺活性和抑制胆碱能通路。目前临床上常用的药物包括多巴胺受体激动剂（如左旋多巴、吡贝地尔、普拉克索、罗匹尼罗、溴隐亭）、抗胆碱能药物（如苯海索）、抗病毒药物（如金刚烷胺）及单胺氧化酶B型抑制剂（如司来吉兰）等。多巴胺受体激动剂是PD治疗的一线药物，但也引起幻觉、嗜睡、下肢水肿、暴饮暴食等强迫性冲动行为和强迫性赌博等不良反应。左旋多巴是目前抗帕金森药物中最有效且耐受性较好的药物，甚至可减缓病情发展。它是一种多巴胺合成的前体，在中枢及外周神经系统经脱羧酶作用转变成多巴胺。外周神经系统中的多巴胺使患者出现恶心、呕吐、循环系统紊乱等不良反应，因此临床上常将左旋多巴与卡比多巴（一种不透过血脑屏障的脱羧酶抑制剂）合用——即复方左旋多巴，以减少其不良反应。在疾病中晚期，除努力改善患者运动症状外，还应处理运动并发症和情绪障碍、认知障碍、精神症状、自主神经功能障碍和睡眠障碍等非运动症状。原发性PD、优化药物治疗后仍然存在开关现象及肌张力障碍等状况者、严重药物不良反应而无法继续服用者等，可选择手术治疗，如苍白球切开术和脑深部电刺激术。后者又称"脑起搏器"手术，是近20年来逐步发展起来的一项神经调控治疗技术，因其创伤小、可逆、可调、不良反应小和并发症少等优点，成为目前PD外科治疗的首选方法。

2. 肌张力障碍

肌张力障碍是常见的一类运动障碍性疾病，表现为四肢、颈部或躯干的主动肌和拮抗肌间歇性或持续性同时收缩引起的异常运动和（或）异常姿势。其特征是异常姿势和（或）异常运动常重复出现；有其固定模式，常因随意动作而启动或加重。随着病情进展，累及肌肉可能增多。

肌张力障碍的病因复杂，包括遗传性（染色体或线粒体遗传）和获得性（脑损伤、脑肿瘤、脑血管性疾病、感染、药物、中毒、精神因素等）。临床特点可因年龄（婴儿、儿童、青少年、成年早期或成年晚期发病）、症状分布分型（局灶型、节段型、多灶型、偏身型或全身型）、发作时间模式（静止型、进展型、持续性、阵发性等）及是否合并其他疾病而不同。除标志性的运动症状外，肌张力障碍还表现出以下非运动症状：感觉异常（畏光、疼痛、时间和空间辨别障碍、运动觉障碍等）、认知障碍（注意认知缺陷等）。

因肌张力障碍的病因复杂、肌肉收缩强度及累计肌肉范围差异很大,所以目前尚无笼统的诊断标准。临床上主要根据其异常姿势和(或)异常运动的特点,综合评价其发病年龄、病因、受累肌肉范围等因素得出诊断。

肌张力障碍的治疗是包括一般支持治疗、精神心理治疗、病因治疗、药物治疗、肉毒毒素注射治疗和手术治疗在内的一系列治疗。其中口服药物治疗、肉毒毒素注射和手术治疗是主要的治疗手段。一般来说,局灶型首选局部注射肉毒毒素,肉毒毒素抵抗或难以治疗者可以口服药物治疗;节段型和全身型首选口服药物;药物难治性肌张力障碍和明显影响生活者考虑手术治疗。目前肌张力障碍常用的治疗药物包括多巴胺能药物(美多芭、溴隐亭等)、抗胆碱能药物(苯海索等)、GABA能药物(巴氯芬、唑吡坦、氯硝西泮)和抗多巴胺能药物(氯氮平、丁苯那嗪)。不同特点的肌张力障碍,首选药物不同,但所有药物应从低剂量开始,逐渐加量至可耐受剂量。保守治疗无效或效果不理想者可考虑手术治疗,主要包括脑深部电极刺激术(DBS)、射频损毁术和外周神经肌肉切除术。DBS因其安全性高、并发症少等优点,目前在肌张力障碍手术治疗中使用率越来越高,未来可能完全替代其他两种手术方式。

3. 特发性震颤

又称家族性或良性特发性震颤,是常见的运动障碍性疾病之一,最常见的锥体外系疾病及震颤病症。临床表现为四肢、颈部、下颌、舌或声带一个或多个部位的节律性运动,包括静止性震颤、姿势性震颤和运动性震颤。其中最主要的特征是上肢远端(多数发生于手和前臂)的姿势性震颤和运动性震颤。日常活动如进食、书写等可加重震颤。随病情进展,震颤累及部位可逐步增多,震颤频率下降,但幅度增加,可引起严重的功能障碍。

特发性震颤是一种常染色体的显性遗传病,其进展缓慢,病情复杂,可能与家族遗传有关。特发性震颤的诊断依赖于其特征性的临床表现,同时不伴有其他神经系统体征。震颤可仅表现为头部震颤,但不伴有肌张力障碍。病程大于3年、阳性家族史和饮酒后震颤减轻是支持诊断的标准。

特发性震颤的治疗包括口服药物治疗、A型肉毒毒素注射和手术治疗。一般来说,轻度震颤不需治疗;轻、中度患者若工作或社交需要,可于事前30 min口服药物;中、重度震颤影响工作及生活者口服药物治疗;头部或声音震颤者可注射A型肉毒毒素;药物难治性患者可考虑手术治疗。治疗用药可分为一、二、三线。一线药物包括普萘洛尔、阿罗洛尔、扑米酮;二线药物包括加巴喷丁、托吡酯、阿普唑仑、阿替洛尔、索他洛尔、氯硝西泮;三线药物包括氯氮平、尼莫地平、纳多洛尔和A型肉毒毒素。手术治疗包括立体定向丘脑毁损术和深部丘脑刺激术,其中后者是首选。

4. 抽动秽语综合征

又称Tourette综合征、多发性抽动秽语综合征等。是一种儿童期发生的神经精神疾病,临床上除反复发作的不自主抽动及声音抽动外,常伴有强迫症和注意力缺乏等行为障碍。其病情进展缓慢,可持续至成年。

抽动秽语综合征的发病机制目前尚不明确。危险因素包括男性、年轻人、家族史。多数研究者认为抽动秽语综合征可能是一种影响突触神经递质的代谢障碍性疾病,且多数呈常染色体显性遗传。也有研究认为该病可能为链球菌感染后产生的抗体与中枢神经元的交叉免疫反应有关。

抽动秽语综合征患者发病前常有前驱症状,表现为难以形容的不适感或某种感觉异常,如眨眼前的眼部烧灼感、肢体紧缩感等。其临床表现主要分为多发性抽动和行为障碍两方面。前者主要分为四类：单纯运动性抽动（累及一条或一组肌群）、复杂运动性抽动（累及多组肌群）、单纯声音抽动及复杂声音抽动伴语言表达障碍；后者主要表现为强迫症和注意力缺陷/多动障碍。

抽动秽语综合征的诊断要点包括发病年龄、特征性的临床表现、一般无神经系统阳性体征和电生理及神经影像学检查排除其他疾病。

抽动秽语综合征目前尚无特效的治疗方法而只能对症治疗，针对患者不同的目标症状选择不同的治疗方法。常用的治疗方法包括健康教育、心理行为治疗、药物治疗和手术治疗等。一般认为轻症患者具有较好的社会适应能力，只需进行健康教育和心理行为治疗；而只有症状明显影响患者的社会适应能力，且前述治疗方法无法控制时才考虑药物治疗。根据不同的目标症状选用不同的药物，常用药物见表53-4。

表53-4　抽动秽语综合征常用药物

症状及药物作用机制		药　物
抽动的治疗药物	抗精神病药	
	多巴胺受体阻滞剂	氟哌啶醇、匹莫齐特、氟奋乃静、硫必利等
	选择性多巴胺D_2和5-羟色胺α受体双重抑制剂	奥氮平、利培酮、齐拉西酮、氯氮平、喹硫平
	中枢性α_2肾上腺素能受体激动剂	可乐定、胍法辛
	耗竭突触前多巴胺的储存	丁苯那嗪
	GABA系统药物	氯硝西泮、巴氯芬、托吡酯、左乙拉西坦
	抑制乙酰胆碱的释放	肉毒毒素
强迫症状的药物	三环类抗抑郁药	氯丙咪嗪
	5-羟色胺再摄取抑制剂	艾司西酞普兰、氟西汀、西酞普兰等
注意力缺陷/多动障碍的药物	中枢兴奋剂	哌甲酯、苯丙胺
	α_2肾上腺素能受体激动剂	可乐定、胍法辛
	选择性去甲肾上腺再摄取抑制剂	托莫西汀
攻击和冲动行为的药物		抗癫痫药、锂剂、普萘洛尔、可乐定等

多种药物治疗无效的难治性病例，可进行手术治疗。然而，针对额叶、边缘系统、小脑及丘脑等的手术效果并不满意，脑深部电刺激术目前在临床上正逐步受到重视，但例数较少，且最佳靶点尚未确定。

三、功能神经外科常用的神经调控技术

（一）脑深部电极刺激术

脑深部电极刺激器（deep brain stimulator, DBS）又称为脑起搏器。DBS植入系统包括三部分：颅内的植入电极，连接延长线和植入的脉冲发生器（电刺激器）。将电极植入颅内目标神经组织（靶点核团），通过延长线与脉冲发生器相连。后者是电池供电的神经刺激器，一般埋置在锁骨下或腹部的

皮下,调节至最佳频率改善患者症状,并控制相关不良反应。

1. 适应证

DBS主要用于治疗运动障碍性疾病,如震颤和强直症状的疾病(帕金森病、肌张力障碍等)、精神障碍疾病(强迫症、抑郁症、抽动秽语综合征)、癫痫、顽固性疼痛、成瘾症等。

不同疾病特定核团(靶点)不同,大致如下:① 帕金森病常用靶点为丘脑底核(subthalamic nuclei, STN),苍白球内侧核(globuspallidus pars internal, GPi),下丘脑腹侧中间核(ventralisintermedius nucleus of the thalamus, Vim)和脑桥核(pedunculopontine-nucleus, PPN)等,其中STN为首选靶点。② 肌张力障碍、痉挛性斜颈等其他运动障碍性疾病和抽动秽语综合征的靶点为苍白球内侧核(GPi)和丘脑底核(STN),其中GPi-DBS治疗原发性肌张力障碍且疗效确切,STN-DBS治疗继发性肌张力障碍但疗效有争议。③ 癫痫的靶点为癫痫触发点或痫性放电传导中的重要结构如丘脑前核(ANT)、STN、丘脑正中核、黑质、海马等,其中ANT和海马较多选择。④ 强迫症的常用靶点为伏隔核(nucleus accumbens, NAcc)和内囊前肢。⑤ 抑郁症的常用靶点为NAcc和扣带回。

2. 手术步骤

DBS植入术主要包括以下两个步骤:第一步,安装调试头架,进行头部MRI扫描,并调试埋置植入电极;第二步,埋置脉冲发生器。第一步中安装调试头架可在病房和磁共振室完成,而调试埋置植入电极和第二步需在手术室进行。两个步骤可同一天完成,也可在完成第一步后间隔3～14天再进行。Nada等回顾了埋置电极当天或7～10天后埋置脉冲发生器的患者术中的循环管理情况,发现虽然两组患者术中因低血压使用血管活性药(麻黄碱或去氧肾上腺素)的用量及用药次数没有明显差异,但同一天完成两个步骤的患者术中平均动脉压(MAP)的最低值更低。目前尚无充足证据显示何时进行第二步手术更好,首都医科大学附属北京天坛医院目前多选择在同一天完成。

(二)迷走神经刺激术

迷走神经刺激器(vagus nerve stimulation, VNS)植入术是一种治疗病灶定位不明确的难治性癫痫患者的手术方案,是一种辅助性治疗方法,可作为药物治疗和传统手术的补充。

1. 适应证

VNS的适应证主要包括:部分性发作和部分性发作继发全身性发作的难治性癫痫。应用1～3种抗癫痫药物正规治疗,但未能有效控制病情,无心、肺慢性疾病和胃、十二指肠溃疡史,无胰岛素依赖性糖尿病史。多发病灶或病灶定位不明确或外科手术治疗失败者。患者年龄通常在12～60岁。

2. 手术步骤

在患者颈部和胸前左锁骨下各做一切口。暴露左颈部的迷走神经主干并将螺旋刺激电极缠绕其上;将刺激器(脉冲发生器)埋置于左锁骨皮下;在两个切口之间打通皮下隧道,通过连接导线将电极与刺激器相连。后期通过在体外设置并调整刺激器的刺激模式及参数,使其间断、长期刺激迷走神经,调节皮质兴奋性而达到治疗的目的。

(三)脊髓电刺激技术

脊髓皮质电刺激术(spinal cord stimulation, SCS)是一种治疗慢性顽固性疼痛的手术方法,目前主要用于保守治疗无效的慢性难治性疼痛和缺血性疼痛。临床研究表明,SCS的疼痛缓解率大约为

50%,尤其对于神经病理性疼痛效果更好,可明显提高患者生活质量。

1.适应证

SCS的适应证主要包括:腰背手术后失败综合征;硬膜外纤维化;神经根病;蛛网膜炎;周围神经病变;肋间神经痛;带状疱疹后遗神经痛;患肢痛;复杂性局部痛综合征;雷诺病、外周动脉疾病等缺血性疼痛以及脊髓损伤、臂丛神经损伤等伤害性疼痛。

2.手术步骤

SCS主要包括以下两个步骤:第一步,C形臂下定位椎间隙,穿刺植入测试电极并进行术中测试;第二步,在体外测试完成后,如患者疼痛明显缓解,则埋置永久电极,并在胸腹部埋置脉冲发生器,通过皮下隧道将电极和脉冲发生器连接。一般来说,体外测试的时间为4~7天,最长不超过14天。

(四)脑皮质电刺激术

脑皮质电刺激术(cerebral cortex stimulation, CCS)目前主要开展运动皮质电刺激,用于患肢痛、三叉神经痛等顽固性疼痛、抑郁症及脑卒中后神经功能的康复治疗等方面。CCS是通过在大脑皮质的硬膜外放置条片状电极,并在左锁骨皮下埋置脉冲发生器,将二者相连,对运动皮质实施连续的微电流刺激。该方法操作简单、对脑组织损伤小、并发症少,是目前研究的热点。

(五)周围神经电刺激术(peripheral nerve stimulation, PNS)

目前常用的有:枕神经电刺激术(治疗慢性头痛和顽固性颈源性头痛)、正中神经电刺激术(用于昏迷的催醒)、髂神经电刺激术(治疗骨盆疼痛、性功能障碍等)和骶神经电刺激术(治疗脊髓损伤后的大、小便失禁)。

(六)微量泵植入术(drug delivery system, DDS)

DDS通过在椎管内或颅内植入药物缓释系统来治疗顽固性痉挛症、癌痛、帕金森病及阿尔茨海默病等疾病。

第二节 癫痫患者手术的麻醉

1886年,Victor Horsley首次在癫痫患者的局部皮质病灶切除术中实施氯仿麻醉。其后,虽然癫痫外科不断发展,手术疗效不断提高,手术种类不断丰富,手术适应证不断拓宽,但麻醉药物、监测手段和生物医学工程技术的进展使癫痫手术的麻醉管理日趋完善,目前可满足不同癫痫外科的手术要求。

癫痫患者术前常使用抗癫痫药物治疗,可能造成患者出现肝脏损害、骨髓抑制(粒细胞减少或再生障碍性贫血)、纤维蛋白原降低及皮疹、嗜睡等不良反应;同时可能通过诱导或抑制肝脏细胞色素P450同工酶而影响患者伴随用药和麻醉药物的代谢;另一方面,癫痫术中常行脑电图(electroencephalogram, EEG)监测和/或电刺激,甚至在术前1~2天进行皮质电极植入术,行24 h皮质视频脑电生理监测,以增加致痫灶定位的准确性,而不同麻醉药物可能对EEG的影响不同。因此,麻醉医师在行癫痫外科的麻醉时,除了解手术本身特点外,还应充分掌握抗癫痫药物对患者生理的影响、抗癫痫药物对包括麻醉用药在内的其他药物代谢的影响（见本章第一节）以及麻醉药物对EEG的影响。

一、麻醉药物对脑电图的影响

几乎所有的全身麻醉药和部分局部麻醉药均可影响脑电活动,但不同麻醉药物所引起EEG改变的特征不尽相同。同时,因为癫痫患者的发病机制是基于神经结构的异常脑电信号,所以探讨麻醉药物与癫痫患者的EEG变化极其复杂。

（一）全身麻醉药对脑电图的影响

不同全身麻醉药物对EEG的影响不同,但存在共性——随麻醉加深,脑电活动呈慢波化,波幅加大。多数麻醉药物可抑制或兴奋皮质脑电活动,且随麻醉深度变化,不仅可产生癫痫样电活动掩盖癫痫放电,还可产生爆发抑制以抑制癫痫发作间期放电,因此,癫痫术中需行皮质脑电图（electrocoticography, ECoG）,监测致痫灶时,应维持稳定的浅麻醉深度。

1. 吸入麻醉药

剂量依赖性抑制脑电活动,但临床少见低剂量兴奋期。

（1）异氟烷 因其不诱发惊厥样棘波活动,可用于癫痫患者行致痫灶切除术的麻醉维持,临床常用1.0～1.3 MAC。

（2）七氟烷 可引起剂量依赖性的非特异性的尖波样电活动,但明显弱于恩氟烷。

（3）地氟烷 无致痫作用,可治疗癫痫持续状态,但浓度超过1.25 MAC时可明显抑制EEG。

（4）氧化亚氮 随吸入浓度增高,导致不同的EEG改变。目前不推荐用于ECoG监测。

2. 静脉麻醉药

（1）丙泊酚 丙泊酚可引起剂量相关性的EEG改变。虽然有导致强直阵挛发作的个案,但多项研究证实镇静剂量丙泊酚对发作间期癫痫样放电作用轻微,因此可用于清醒开颅皮质脑电监测的术中镇静。

（2）依托咪酯 依托咪酯可诱发癫痫样EEG改变和肌阵挛,所以癫痫患者应慎用。

（3）苯二氮䓬类药物 咪达唑仑具有抗癫痫作用,地西泮可抑制癫痫灶电位向皮质广泛扩散,二者均可用于癫痫持续状态的治疗。在需要皮质脑电图定位癫痫灶的手术中应避免使用该类药物。

（4）氯胺酮 氯胺酮虽然具有一定的脑保护作用,但具有中枢神经兴奋作用,可激发癫痫波,甚至发生阵发性强直性痉挛或全身惊厥,所以在癫痫患者麻醉诱导时应伍用咪达唑仑,以免出现癫痫大发作。

（5）右美托咪定 右美托咪定不影响发作间期癫痫样放电,对背景ECoG无抑制作用,故可安全用于术中行脑电生理监测的癫痫手术的麻醉。

（二）阿片类药物对脑电图的影响

阿片类药物可引起剂量依赖性的EEG改变。麻醉诱导使用阿片类药物时,60%患者可出现癫痫样EEG,故癫痫患者应慎用。芬太尼10 μg/kg、阿芬太尼50 μg/kg、瑞芬太尼2.5 μg/kg均能诱发明显的癫痫样脑电活动,有助于术中癫痫灶的定位。

（三）肌肉松弛药对脑电图的影响

肌松药对癫痫活动无明显影响。术中不应用电刺激者可保持肌肉松弛，但应用电刺激者在切除癫痫灶或切断神经通路前应使用中、短效肌松药，以保证患者手拇内收肌肌力在刺激时可迅速恢复到正常的90%。多数抗癫痫药物是肝药酶诱导剂，可加速非去极化肌松药的代谢，所以长期服用抗癫痫药物者，非去极化肌松药的时效可能减半。

（四）局部麻醉药对脑电图的影响

局部麻醉药对EEG具有双向作用。低浓度利多卡因具有抗癫痫作用，但浓度过高可导致抽搐等中枢神经兴奋症状，甚至诱发癫痫，因此，术中行皮质脑电生理监测者应尽可能避免使用大剂量局部麻醉药。

二、围术期管理

如前所述，无论采用何种手术方式，癫痫患者的手术治疗均应在解决现有功能障碍的同时尽可能避免引发新的功能障碍。与之相应，麻醉管理应遵循以下原则：考虑长期使用抗癫痫药物对麻醉用药代谢的增强；考虑各种麻醉用药对脑电图的影响；围术期尽可能控制癫痫发作；避免使用降低癫痫发作阈值的药物；尽可能避免降低癫痫阈值的各种因素。

（一）术前评估及准备

1. 基础疾病的治疗情况

了解基础疾病的病情程度、治疗用药及其与麻醉药物间的相互作用、治疗药物引起的不良反应，必要时与神经内科会诊，确定治疗用药的剂量及是否停药。癫痫患者往往服用多种抗癫痫药物治疗，且药物作用欠佳，常伴有癫痫的反复发作。一般来说，长效抗癫痫药物应在术前1周开始逐渐减量或停药，期间可选用短效药物替代直至手术当日，术后应尽早恢复抗癫痫药物的治疗，并应监测血浆中抗癫痫药物的水平以确定其疗效。但术中需行脑电生理监测者，除个别癫痫发作十分频繁者外，均应在术前1日停用任何具有抗癫痫作用的长效镇静药物，术前48 h停用抗癫痫药物。

应重点了解癫痫发作的症状、频率、诱因和先兆症状。手术当日麻醉前癫痫发作的患者，除急诊手术外，均应延期手术。长期服用抗癫痫药物，尤其是丙戊酸钠的患者可能存在纤维蛋白原降低等凝血功能异常，术前访视时应关注。

2. 并发症及其治疗情况

围术期高血压可增加术中风险，应详细了解合并高血压患者的血压控制情况及治疗用药，手术当日可使用β受体阻滞剂等药物以避免术中血压过高。但应注意术前长期服用抗癫痫药物可能影响某些心血管药物的血药浓度。

3. 呼吸功能的评估

研究表明，约1/3的癫痫患者术前常伴有呼吸睡眠暂停综合征。所以该类手术患者术中全麻时应采用气管插管。术前应重点评估患者的颈部活动度、张口度、Mallampati分级等插管条件，必要时应做好困难插管的人员和工具的准备。明确患者术中脑电图监测采用何种方式。如果是采用立体定向引导的脑深部电极植入,患者在术前需要安装头部固定框架以免妨碍面罩通气,并制订相应的气道管理方案。

4. 精神状态的评估

评估患者是否存在焦虑等情况。如需行术中唤醒,术前应向患者详细解释术中可能发生的情况、医务人员的相关操作及其需要进行的配合,与患者进行良好的沟通。

(二)术中麻醉管理

1. 麻醉方法的选择

根据癫痫外科不同手术的要求可选择全身麻醉、术中唤醒麻醉、清醒镇静和神经安定镇痛麻醉。全身麻醉在保证患者舒适、制动及完善监测的同时,有利于控制颅内压(intracranial pressure, ICP)及便于使用诱发电位监测或术中唤醒麻醉来观察和保护患者的感觉、运动功能,适用于所有的癫痫外科手术,尤其是小儿患者。功能区(尤其是语言功能区)占位引发的癫痫病灶切除术,可选择术中唤醒麻醉(麻醉-清醒-麻醉技术)。颅内电极植入术、立体定向手术、小脑刺激术等创伤小、时间短的手术可采用局部麻醉技术,亦称清醒镇静/神经安定镇痛麻醉。

2. 麻醉药物的选择

麻醉医师应充分了解长期使用抗癫痫药物对麻醉药物代谢的影响以及各种麻醉用药对癫痫阈值的影响,以便术中合理使用麻醉药物及其剂量。

(1)长期服用抗癫痫药物对麻醉的影响　长期服用某些抗癫痫药物如苯妥英钠、卡马西平可能诱导肝脏细胞色素P450同工酶,增强经肝脏代谢的肌松药如维库溴铵、罗库溴铵、镇痛药和苯二氮䓬类药物的代谢,缩短它们的临床作用时间。顺阿曲库铵主要依赖于Holfmann消除和血浆酯酶代谢,因而作用时间不受影响。此外,长期使用抗癫痫药物可引起神经肌肉接头处胆碱能受体的上调,因而可引起神经肌肉阻滞剂的需求量增加。加巴喷丁是目前难治性癫痫的一种辅助用药,研究显示术前应用加巴喷丁可减缓术中使用大剂量雷米芬太尼后的急性疼痛或痛觉过敏。

(2)麻醉药对癫痫发作阈值的影响　麻醉药物对癫痫发作阈值的影响各有不同(表53-5),应避免使用降低癫痫阈值的药物。

表53-5　麻醉药物促惊厥和抗惊厥特点

麻醉药物	促惊厥作用	抗惊厥作用
氧化亚氮	+	−
恩氟烷	+++	+
异氟烷	++	+++
七氟烷	++	
地氟烷	−	
硫喷妥钠	++	+++
美索比妥	+++	+++
苯二氮䓬类		+++
氯胺酮	++	+

（续表）

麻 醉 药 物	促惊厥作用	抗惊厥作用
丙泊酚	++	++
阿片类	+++	

空格处表示该药效应未知，数据来源 Gratrix A P, Enright S M. Epilepsy in anaesthesia and intensive care. Contin Educ Anaesth Crit Care Pain. 2005; 5(4): 118-121.

3. 具体实施

（1）全身麻醉　虽然在需要术中唤醒的癫痫患者手术中已经成功使用喉罩，但考虑患者术中可能癫痫发作，所以应首选气管插管。

麻醉药物的选择同其他普通的神经外科手术相同，但应尽可能避免使用降低癫痫发作阈值的药物及考虑药物对脑电图的影响，降低影响脑电生理监测药物的用量。目前首都医科大学附属北京天坛医院行癫痫外科全麻时，多采用咪达唑仑（适当减量）、丙泊酚、舒芬太尼和肌松药诱导，术中采用吸入0.7～1.3 MAC七氟烷/异氟烷或持续泵注丙泊酚、瑞芬太尼，间断给予肌松药和舒芬太尼的麻醉方案。诱导期力争平稳，减轻血流动力学波动和插管反应。麻醉维持应充分考虑抗癫痫药物对麻醉的影响，适当调整药物，尤其是非去极化肌松药的用量及其给药时间；可使用BIS监测来维持适当的麻醉深度，尤其术中进行硬脑膜外或皮质脑电（ECoG）监测时应适当降低麻醉药物浓度；术中行诱发电位监测者，应适当降低麻醉药物浓度，并适时停用肌肉松弛药；行MRI检查者，应注意患者及医务人员的防护；行术中唤醒者，应在术前进行完善的耳颞神经、枕大神经、枕小神经、颞浅神经、眶上神经和滑车神经阻滞及切口部分的局部浸润，并在剪开硬脑膜前对硬脑膜区进行局部麻醉。麻醉苏醒应迅速、平稳，以便评估术后神经功能，但应避免过度呛咳和诱发癫痫发作。手术结束可给予昂丹司琼、托烷司琼等药物预防呕吐，给予少量镇痛药避免躁动。应充分掌握拔管指征，避免二氧化碳蓄积。

（2）术中唤醒麻醉　又称麻醉-清醒-麻醉技术，常用于功能区占位导致的癫痫病灶切除术的麻醉。该方法需要在术中唤醒患者，使其配合完成神经功能的测试。所以术前访视时应向患者详细解释术中可能发生的情况并评估其精神心理状态，使其做好充分的心理准备；术前进行完善的耳颞神经、枕大神经、枕小神经、颞浅神经、眶上神经和滑车神经阻滞及切口部分的局部浸润，并在剪开硬脑膜前对硬脑膜区进行局部麻醉；全麻期间应使用喉罩或气管插管控制气道，可行BIS监测维持适当的麻醉深度；唤醒期间可静脉给予丙泊酚25～50 μg/(kg·min)和瑞芬太尼0.01～0.02 μg/(kg·min)或右美托咪定0.1～0.4 μg/(kg·h)维持麻醉，使患者清醒、安静地配合完成神经功能测试，语言功能区病灶需拔出气道管理工具；病灶切除后加深麻醉，并置入气道辅助设备，可使用喉罩，必要时应用纤维支气管镜引导气管插管。

（三）术中液体管理

癫痫手术患者一般无明显的血流动力学改变，可根据手术需要和患者病情选择进行中心静脉置管或动脉置管监测。术中应维持血细胞比容大于30%～35%。预计出血较多者应备血和采用术中自体血液回收装置，根据血红蛋白浓度和血细胞比容进行手术野血液回收、异体输血或其他血液保护措施，以维持有效循环血量和内环境稳态。长期服用丙戊酸钠等抗癫痫药物可能引起纤维蛋白原降低等凝血功能障碍,术中根据出血情况和纤维蛋白原含量给予补充新鲜冰冻血浆,并给予氨甲环酸1g抗纤溶。

(四)围术期癫痫的处理

1. 围术期抗癫痫药物的使用

癫痫患者在任何时候均可出现癫痫发作,尤其是在突然停药后,因此在围术期应继续抗癫痫药物的治疗,详见本节术前访视。

2. 癫痫发作的控制

(1)术中癫痫发作的处理 癫痫手术中常通过皮质电极或脑深部电极脑电图来确定癫痫灶的位置,当以上方法不能记录到自发的癫痫放电时,可通过药物诱发(常用药物为美索比妥)来增加癫痫灶的异常放电。此过程可能引起癫痫发作。此外,癫痫手术中皮质电刺激也可能引起癫痫发作。因此,在进行以上操作时,应准备好冰盐水和咪达唑仑或丙泊酚等药物。

(2)术后癫痫发作的处理 术后癫痫发作常与抗癫痫药血药浓度降低有关,所以术后应立即给予抗癫痫药物治疗并及时监测血药浓度。

无论何时出现癫痫发作,在积极应用药物控制的同时,应关注患者呼吸功能,给予面罩吸氧,必要时气管插管行辅助通气。

第三节 迷走神经刺激器植入术的麻醉

迷走神经刺激器(vagus nerve stimulation, VNS)植入术是一种治疗病灶定位不明确的难治性癫痫患者的手术方案。随着迷走神经刺激器国产化和国内功能神经外科及神经内科医师对该项手术接受程度的增加,迷走神经刺激器植入术将逐渐在癫痫、抑郁、肥胖、阿尔茨海默病等治疗中发挥更大的作用。麻醉医师应当掌握该类手术的手术步骤、作用机制、患者基础疾病与麻醉的相互影响、术前访视要点以及围术期可能发生的相关并发症的诊断和处理,确保手术顺利进行和患者安全。此外,随着迷走神经刺激器植入术在临床应用范围的增大,接受该手术的患者行其他手术和操作的概率增大,麻醉医师应了解长期接受迷走神经刺激的患者的生理改变及其对麻醉管理的影响以及除颤、电复律、电凝等操作对VNS的影响。

一、迷走神经刺激器植入术的围术期管理

VNS植入术的麻醉管理应遵循癫痫手术的管理原则。

(一)术前评估及准备

VNS植入术患者术前访视时除癫痫外科术前评估内容外,还应重点关注以下与手术相关的评估。

1. 呼吸功能的评估

术中迷走神经刺激后可能引起咽喉部肌肉及颜面下部肌肉痉挛,引起呼吸系统异常。所以该类手术患者术中全麻时应采用气管插管。术前应重点评估患者的颈部活动度、张口度、Mallampati分级等插管条件,必要时应做好困难插管的人员和工具的准备。

2. 心血管系统的评估

虽然术中手术操作或迷走神经刺激引起心动过缓甚至心脏停搏的概率很低,但仍有报道。故该类手术术前评估时应常规进行EEG检查;存在心脏传导功能异常的患者应请心内科会诊,必要时可行holter检查。此外,因迷走神经位于颈动脉鞘内,术中手术操作可能损伤颈动脉或颈内静脉引起大出血,所以术前应向血库申请备血。

3. 既往史

既往有起搏器、植入性心脏除颤器应关注其与植入电极和脉冲发生器的相互影响。

(二)术中麻醉管理

1. 麻醉方法的选择

目前VNS植入术通常选用全身麻醉。为避免术中刺激迷走神经引起的咽喉部及颜面下部肌肉麻痹以及降低术中癫痫发作时患者的气道风险,应选择气管内插管。

2. 麻醉药物的选择

遵循癫痫外科麻醉药物选择的原则。

3. 术中监测

应根据患者具体情况选择术中进行何种监测。除美国麻醉医师协会(ASA)规定的常规监测外,可根据患者的心血管或呼吸系统等的具体情况选择更多的有创检测。为避免手术操作压迫颈动脉,影响同侧上肢血压数值的准确性,建议使用对侧上肢测压。基于ASA推荐,术中推荐使用BIS等镇静水平的监测。EEG监测不作为必需。

4. 术中管理

(1)呼吸管理 因为过度通气可能会诱发癫痫发作,所以VNS植入术中应维持正常的二氧化碳分压,避免发生低氧血症和低碳酸血症。

(2)循环管理 应了解患者的基础血压和心率。因手术操作暴露迷走神经紧邻颈动脉和颈内静脉,血压过高容易出血,故术中应避免血压过高,并预先开放粗的静脉通路。因低血压可能诱发癫痫发作,故术中应维持循环平稳。手术暴露迷走神经可能引起心动过缓、完全性房室传导阻滞甚至心室停搏,所以应密切监测心电图(EEG),并做好心脏复苏的准备。

(3)电解质平衡 低钠血症可能降低癫痫发作的阈值,所以应维持电解质平衡,避免血钠过低。

5. 围术期并发症的处理

尽管VNS植入术中发生并发症的概率很低,但仍有可能发生危及生命的情况。

(1)心动过缓、完全性房室传导阻滞和心室停搏 研究显示迷走神经刺激过强可能对心率产生影响。曾有报道,在VNS植入术中开始刺激左侧迷走神经时,患者出现心动过缓、完全性房室传导阻滞和心室停搏,心室停搏的时间为10~45 s。处理措施包括暂停手术、静脉给予肾上腺素、阿托品和进行短暂心脏按压。多数情况下患者复苏成功后需取消手术。

(2)癫痫发作 术后出现苏醒延迟或神志精神状态改变时应考虑痫样发作。处理:使用苯二氮草类等抗癫痫药物治疗并同时给予气管插管等措施保护气道。

(3)气管周围血肿(颈动脉或颈内静脉损伤) 术后出现呼吸窘迫或颈部肿胀时应考虑气管周围血肿的可能。治疗包括紧急气管插管、伤口切开、血肿清除以解除对气管的压迫。

（4）声带麻痹和声音嘶哑（损伤迷走神经及其分支、喉返神经和喉上神经左侧迷走神经损伤）可能引起单侧声音嘶哑和窒息。直接喉镜暴露或纤维支气管镜能帮助诊断。

（5）颜面下部肌肉麻痹和喉部功能障碍　大约1%的患者术后出现颜面下部肌肉麻痹，但全部自然恢复。大约1%（3名）的患者出现术后左侧声带麻痹，其中2名患者自然恢复。0.5%的患者因刺激电极压迫迷走神经出现声音嘶哑，自然恢复。声带和喉部肌肉功能障碍可能增加误吸的风险，术后患者应加强监测。

二、VNS植入患者行其他手术的麻醉管理

（一）VNS植入术患者的病理生理改变

VNS植入术后，长期刺激迷走神经使患者机体可能出现下列病理生理变化，进而影响该类患者行其他外科手术时的麻醉选择和管理。

1. 呼吸功能

研究证实，虽然刺激迷走神经不影响患者清醒状态下的潮气量或呼吸频率，但可能造成睡眠状态下通气量和呼吸做功的持续减少。接近1/3的难治性癫痫患者存在阻塞性呼吸睡眠暂停（obstructive sleep apea, OSA），而长期刺激迷走神经者在刺激间期可能加重OSA。尽管同时合并OSA和VNS植入的患者很少，但在各种麻醉药的影响下，患者极易发生气道梗阻，导致严重的术后并发症。尽管目前对于已经植入VNS的患者围术期能否使用镇痛药物尚无定论，但研究显示OSA的患者围术期发生呼吸暂停或呼吸功能不全的风险大大增加。

2. 咽喉部功能障碍

长期刺激迷走神经可能引起不同类型的咽喉部功能障碍，包括声音改变、咳嗽、咽炎、咽喉不适和呼吸困难。纤维喉镜检查发现VNS植入的患者在刺激迷走神经的间期可出现持续声带外展或者声带的不全麻痹，并伴有不同程度的声门梗阻和误吸。此外，目前也有研究发现VNS植入的患者在全麻喉罩通气时可出现周期性气道梗阻。其原因可能与刺激迷走神经有关。刺激迷走神经时，随着左侧杓状肌和杓状会厌皱襞被推过中线，可能出现完全的声门梗阻。在刺激间隔期，虽然梗阻能够减轻，但不能完全缓解。

3. 其他

植入VNS的患者可发生头痛、恶心、呕吐、消化不良和慢性腹泻，甚至出现明显的电解质紊乱，进而影响麻醉诱导及术中的电解质平衡。

4. 对其他电磁操作的影响

体外除颤、电转复、电凝、射频消融、体外超声碎石以及磁共振成像（MRI）等操作可能损害VNS脉冲发生器和导线。脉冲发生器的参数设置容易受到磁场的影响。

（二）麻醉选择和管理

1. 麻醉选择

根据拟行手术操作选择合适的麻醉方法。无论患者采用何种麻醉方式，均应关注以下的麻醉管理要点。

2. 麻醉管理

总的原则是维持围术期呼吸、循环等功能的平稳；确保VNS系统的功能正常；避免使用降低癫

痫发作阈值的药物；避免出现降低癫痫发作阈值的各种因素。

（1）确认VNS系统功能正常 术前应确认VNS系统功能正常、癫痫的控制情况以及用药情况。术后应确认VNS系统功能正常及参数设置正常。必要时请神经内科医师会诊。

（2）呼吸管理 VNS植入的患者行其他外科手术期间需加强呼吸功能的监测，病情允许的情况下可在围术期将VNS调整到较低的刺激频率、减少刺激强度、延长刺激间隔或完全关闭刺激器，并在术前给予抗酸药物、实施快速序贯诱导和气管插管（不使用喉罩），以减少误吸和声门梗阻。术中可采用连续气道正压通气减少呼吸不良事件的发生。在术后恢复室应密切监测并给予吸氧，使用非甾体类镇痛药术后镇痛，以最大限度减少术后呼吸系统并发症的风险。一旦出现呼吸功能异常，应即刻给予连续气道正压或无创正压通气。VNS植入的患者行其他外科手术围术期应维持正常的二氧化碳分压，避免发生低氧血症、低碳酸血症或呼吸性酸中毒，以减少癫痫发作。

（3）水电酸碱平衡 VNS植入术患者行上腔静脉穿刺置管时，应尽量避免在VNS系统植入侧进行穿刺；术中应密切监测，避免低钠血症、酸中毒等降低癫痫发作阈值的因素。

（4）行其他电磁操作 VNS植入术患者需要使用电复律、体外除颤时应使用最低能量，并使得除颤电极板尽可能远离脉冲发生器和导线，并电流方向垂直于VNS系统。术中必须使用电凝时，应尽量选用双极，负极板的位置要尽可能远离VNS系统脉冲发生器。在磁共振操作期间，产生的热可能造成迷走神经及其邻近组织的热损伤；产生的磁场可能引起VNS功能或设置参数的改变。如果必须进行MRI检查，应该查阅并咨询VNS的操作手册以便正确使用。体外超声碎石术中的超声波可能会损害脉冲发生器。如果必须进行超声碎石，应避免把埋置脉冲发生器的部位浸在水中，并尽可能减少超声治疗的时间。VNS的脉冲发生器可能会损害其他植入性装置的手术，包括心脏起搏器和植入性心脏除颤器。VNS可能会干扰ECG，从而影响以上装置的正常工作。虽然目前尚无相关报道，但患者接受上述治疗后，均应检查并确认VNS的功能是否正常。

第四节 脑深部电极植入术的麻醉

近30年来，功能性立体定向神经外科迅速发展，脑深部刺激器植入术因其微创、可逆和可调节性在临床上的应用日益广泛，目前已经替代毁损术，成为治疗功能性神经疾病的一种治疗手段，大大改善了该类患者的生活质量。1998年至今，首都医科大学附属北京天坛医院共完成DBS植入术2 000余例，且呈逐年增加的趋势（2015年完成该类手术300余例）。未来随着DBSI数量的增加、手术水平的提高和影像学的发展，这一微创手术将会得到更为广泛的应用。麻醉医师应当掌握DBS植入术麻醉管理的特殊需求、麻醉药和麻醉方法对手术的影响以及围术期可能发生的相关并发症的诊断和处理，确保手术顺利进行和患者安全。

如前述章节所述，DBS系统包括三部分：颅内的植入电极，连接延长线和植入的脉冲发生器（电刺激器）。将电极植入颅内目标神经组织（靶点核团），通过延长线与脉冲发生器相连。后者是电池供电的神经刺激器，一般埋置在锁骨下或腹部的皮下，调节至最佳频率改善患者症状，并控制相关不良反应。DBS植入术主要包括以下两个步骤：第一步，安装调试头架，进行头部MRI扫描，并调试埋置植入电极；第二步，埋置脉冲发生器。第一步中安装调试头架可在病房和磁共振室完成，而调试埋置植入电极和第二步需在手术室进行。两个步骤可同一天完成,也可在完成第一步后间隔3～14天再进行。Nada等回顾了埋置电极当天或7～10天后埋置脉冲发生器的患者术中的循环管理情况,发现虽然两组患者术中因低血压使用血管活性药(麻黄碱或去氧肾上腺素)的用量及用药次数没有明显差异,但同一天完成两个步骤的患者术中平均动脉压(MAP)的最低值更低。目前尚无充足证据显示何时进行第二步手术更好,首都医科大学附属北京天坛医院目前多选择在同一天完成。

一、麻醉药对DBS植入术中微电极记录和试验性刺激测试的影响

精确的颅内靶点核团定位是DBS植入术成功的关键。因为颅内靶点核团一般深在且较小,所以在电极植入过程中常采取一些措施来提高定位的准确性,例如术前使用头架固定患者头部进行立体成像显示大脑结构;术中用微电极记录(microelectrode recordings, MERs)进行电生理引导,定位刺激目标区域;对清醒患者做试验性刺激测试,验证此处电极刺激可以改善症状且不引起不良反应,进一步确认靶点位置。麻醉医师应关注麻醉药物对以上措施的影响,以免影响定位的准确性。

(一)麻醉药对微电极记录的影响

因为在DBS植入术中使用测试电极通过MERs进行靶点核团定位后,需要更改为刺激电极进行试验性刺激测试,来进一步验证靶点核团的位置,所以目前关于麻醉药对MERs影响的研究多局限于回顾性的研究或小样本的前瞻性观察性研究,尚无前瞻性随机双盲试验比较不同麻醉药对MERs的影响。

1. 苯二氮䓬类药物

咪达唑仑等苯二氮䓬类药物,可激动GABA受体,明显抑制MERs。

2. 阿片类药物

目前研究显示阿片类药物对MERs影响较小。清醒镇静或全身麻醉下行DBS植入术时,可复合使用芬太尼、舒芬太尼和瑞芬太尼等阿片类药物。

3. 静脉麻醉药

丙泊酚因其起效快、麻醉平稳、持续输注半衰期短等优势成为DBS植入术常用的镇静药物,可用于清醒镇静或全身麻醉。目前关于该药物对MERs的影响尚存争议。有研究显示丙泊酚麻醉下可描记出丘脑底核(STN),苍白球内侧核(globuspallidus pars internal, GPi)和下丘脑腹侧中间核(ventralisintermedius nucleus of the thalamus, Vim)的微电极记录,因而认为该药物对MERs的影响较小,且神经元自发放电的差异更大程度上取决于疾病的严重程度而非全麻。但也有研究持不同观点。首先不同核团神经元的组成不同,自发放电和诱发放电的特点不同,丙泊酚对不同核团的微电极记录影响不同。丙泊酚通过延长抑制性突触后电位,选择性增强GABA抑制性神经元的活动,而GPi的神经元主要接受苍白球外侧核及其外部GABA能神经通路的传入,因此该核团的微电位记录比STN(GABA能神经通路传入较少)更易受到丙泊酚的影响。此外,研究发现丙泊酚对不同疾病患者同一核团的微电极记录影响不同,如帕金森病患者的GPi微电极记录比肌张力障碍患者更易受到麻醉药的影响。最后,苍白球内侧核神经元的放电被丙泊酚抑制,且抑制程度与使用的丙泊酚有关。高浓度的丙泊酚[>6 mg/(kg·h)]引起神经元的自发或诱发电位消失或明显减少,而小剂量丙泊酚[<4.5 mg/(kg·h)]复合0.2～0.4 MAC吸入药对神经元放电的影响很小。

4.吸入麻醉药

研究显示0.2～0.4 MAC七氟烷、地氟烷对MERs的影响较小。

5.右美托咪定

右美托咪定是一种高选择性的α_2肾上腺素受体激动剂,能产生剂量依赖性的镇痛、镇静、抗焦虑及类似自然睡眠的作用,不良反应较少且较轻,目前可用于DBS植入术的清醒镇静和全身麻醉。研究发现,在DBS植入术中给予负荷剂量0.5～1 μg/kg右美托咪定10 min,随后持续泵入0.1～0.5 μg/(kg·h)复合小剂量瑞芬太尼,维持脑电双频指数(BIS < 80),在颅骨钻孔完成置入测试电极前停止给药,虽然可引起GPi和STN的自发放电和神经元峰电位的降低及神经元放电模式的改变,但并不影响靶点核团定位的准确率和临床疗效。

(二)麻醉药对试验性刺激测试的影响

DBS植入术中通过试验性刺激测试来进一步确认靶点核团位置。此测试过程要求患者清醒、合作。如患者过度紧张不能配合,则可使用镇静药物,但应尽可能选用短效、可逆的药物,并避免在测试时用药。全身麻醉可以缓解患者的震颤、强直等临床症状而影响试验性刺激测试时临床症状的评估,同时患者不能主诉靶点核团周围组织刺激产生的感觉、运动异常等不良反应而影响测试,所以在电极植入期间应尽量避免使用。

二、围术期管理

(一)术前评估和准备

1.DBS植入术的特殊性

(1)患者术前有神经功能障碍,且多合并心血管及呼吸系统疾病,需常规使用药物控制症状或治疗。

(2)部分手术操作时患者需使用头架固定头部且清醒合作以观察临床症状的改善及不良反应的发生。

(3)术中需通过MRI成像、微电极记录和试验性刺激测试等手段来提高靶点核团定位的准确性。如患者清醒不能合作需镇静或麻醉时,麻醉药物可能影响气道、MERs和刺激测试。

因此,麻醉医师应对患者进行术前访视,必要时请神经内科、神经电生理、药剂科及精神心理科医师会诊,评估患者的身体、认知和精神心理状态,以制订最佳麻醉方案。

2.DBS术前访视要点

DBS植入术术前访视和准备除常规项目外,应重点关注以下方面。

(1)基础疾病治疗情况　基础疾病(帕金森病、肌张力障碍、癫痫、慢性疼痛等)的病情程度、治疗用药及其与麻醉药物间的相互作用、停药后可能发生的情况,必要时与神经内科会诊,确定治疗用药的剂量及是否停药。例如,有研究表明,术前当晚停用抗帕金森病药有利于术中准确神经测试,但中断药物治疗可能导致患者症状恶化或出现抗精神病药物恶性症候群,临床表现为高热、运动不能、意识障碍、肌肉强直及自主神经功能紊乱。此时即可请神经内科医师会诊,使用低于常规剂量的治疗用药。

(2)合并症及其治疗情况　围术期高血压增加术中颅内出血的风险,所以应详细了解合并高血压患者的血压控制情况及治疗用药,手术当日可使用β受体阻滞剂等药物避免术中血压过高。术前和术后应尽可能停止抗血小板治疗。慢性抗凝治疗不应作为手术禁忌,但须在围术期关注凝血状态。

严重的帕金森病患者可能出现严重但无症状的吞咽困难,容易发生误吸,围术期可使用抗酸药和促进胃动力药,但此类患者避免使用甲氧氯普胺等多巴胺受体拮抗剂,应尽量选用西沙比利、多潘立酮等对中枢多巴胺能系统无影响的促胃动力药。

（3）呼吸道评估　因为部分手术操作时,患者需使用头架固定头部,麻醉医师难以进行气道操作,所以即使在清醒状态下也应仔细全面的评估气道,制订气道管理的方案和计划。对术前合并阻塞性睡眠呼吸暂停的患者更应重视。

（4）精神心理状态的评估及准备　术前应评估患者的精神心理状态,幽闭恐惧症患者难以进行MRI定位及清醒状态下完成MERs和刺激试验。此外应与患者及其家属充分沟通,使其了解手术步骤、可能发生的情况及需要合作的方面,尽可能缓解患者的紧张焦虑情绪。

（5）认知功能的评估　术前确认患者的认知状态,不影响其术中合作及不良反应的主诉。

（6）既往史　既往有起搏器、植入性心脏除颤器、动脉瘤夹闭术等磁性装置植入手术史者,不能进行MRI立体成像;有起搏器、植入性心脏除颤器者应关注其与植入电极和脉冲发生器的相互影响。

3. 不同基础疾病的术前访视要点

不同基础疾病,术前访视的关注点不同,见表53-6。

表53-6　不同疾病的术前访视要点

帕金森病	血流动力学不稳定(低血容量、体位性低血压、自主调节功能失常)
	咽喉肌肉障碍(误吸性肺炎和喉痉挛)
	呼吸肌障碍(限制性通气功能障碍、咳嗽无力)
	吞咽困难(营养不良、贫血、白蛋白低)
	抑郁、痴呆(不合作,术后加重)
	治疗用药和麻醉药的相互作用
	术中或术后出现停药后的症状加重
肌张力障碍	血流动力学不稳定(低血容量)
	喉痉挛
	痉挛性发音障碍(不能交流)
	营养不良
特发性震颤	心动过速和心律失常(β受体阻滞剂)
癫痫	发育延迟
	癫痫发作
	治疗用药对药代动力学的影响,与麻醉用药的相互作用

（二）长期使用抗帕金森药物对麻醉管理的影响

帕金森病是以黑质纹状体通路为主的神经变性疾病。正常情况下,抑制性神经递质——多巴胺和兴奋性神经递质——乙酰胆碱在纹状体中起主导作用并处于动态平衡。帕金森病患者由于多巴胺递质的丧失,导致乙酰胆碱兴奋性相对增强。目前帕金森病的药物治疗原则是补偿脑内减少的多巴胺或给予抗乙酰胆碱药物,恢复二者平衡。由于多巴胺不能通过血脑屏障,故临床上选用可通过血脑屏障的多巴胺前体——左旋多巴。后者在脑内经多巴脱羧酶的作用转换为多巴胺而发挥作用。有研究认为左旋多巴只有1%进入中枢发挥治疗作用,其余在外周变成多巴胺,引起心脏应激性增高、周围血管阻力改变、血容量减少、排钠增多,故患者术前容易发生体位性低血压和心律失常;术中对麻醉药物的敏感性增加,更易发生低血压和心律失常。同时由于长期多巴胺作用于外周多巴胺能受体,抑制去甲肾上腺素的释放,导致后者在囊泡中大量蓄积。当麻醉手术中发生低血压时,如果使用麻黄碱提升血压,会导致囊泡中蓄积的去甲肾上腺素大量释放,诱发严重的高血压。故该类患者术中发生低血压时,应避免使用麻黄碱,而应选用纯α肾上腺素能受体激动剂,如去氧肾上腺素提升血压。

此外,由于该类患者容易出现体位性低血压,所以围术期改变体位时要缓慢,避免长时间站立。症状严重者,术前应减少可能导致直立性低血压的药物,如利尿药、扩血管药、抗高血压药、三环类抗抑郁药和多巴胺受体激动剂等。

(三)麻醉方法的选择

DBS植入术分步进行。不同手术步骤对麻醉的要求不同。一般说来,第一步均可在局麻监测、神经阻滞或清醒镇静下完成,第二步常需全身麻醉。不论选用何种麻醉方法,DBS植入术的麻醉管理应达到以下目的:① 提供良好手术条件,充分镇痛,维持体温,使患者舒适;② 协助术中的神经监测,如微电极记录或试验性刺激测试来确认靶点位置;③ 能及时发现并快速诊治相关并发症。

1. 局部麻醉和镇静处理

DBS植入术的第一步即安装调试头架,并进行头部MRI扫描和调试埋置植入电极,通常可在局部麻醉监测和/或神经阻滞(眶上神经和枕大神经阻滞)下完成。局麻药物可使用1%或2%的利多卡因,也可使用0.67%~1%利多卡因+0.33%~0.5%罗哌卡因混合液,以发挥利多卡因起效迅速、罗哌卡因作用时间长的特点。此过程中应密切观察患者生命体征,在保证患者舒适的基础上使之配合完成各种测试,并及时发现和治疗局麻药中毒反应等各种并发症。术中患者应采取合适的体位,寰枕关节伸展以利于气道通畅;下肢弯曲,在头颈抬起至坐位的时候仍保持稳定性。密切监测血压,避免低血容量和血压过高,必要时可使用血管活性药维持血压稳定。可以通过鼻导管或面罩吸氧(面罩需要在安装头架前放置),有阻塞性睡眠呼吸暂停的患者可采用术中持续正压通气。

如患者过度紧张,可给予适当镇静,但应选择短效、停药后作用迅速消失、对MERs影响小的药物,并避免在MERs和刺激测试时停止使用。目前常用药物有丙泊酚[50 μg/(kg·min)]、阿片类药物[芬太尼50~80 μg、舒芬太尼2.5~5 μg、瑞芬太尼0.03~0.05 μg/(kg·min)]和右美托咪定[0.3~0.6 μg/(kg·h)]。由于大剂量镇静用药和镇痛药可能造成呼吸和循环抑制,而术中头架限制了麻醉医师对患者气道的管理;同时电极刺激效果的判断要求患者处于清醒、依从和配合状态;加之有研究发现患者术中谵妄的发生率与镇静药物和镇痛药的用量有关,所以应避免中、重度镇静。

2. 全身麻醉

如患者恐惧清醒手术,有慢性疼痛综合征、癫痫、严重的停药后震颤、严重肌张力障碍或颈部肌肉如膈肌、声带的严重肌张力障碍,或为儿童,则需要全身麻醉。应选择对MERs和刺激测试影响小的药物。此外,手术第二步即植入脉冲发生器,更换起搏器电池以及将DBS与植入起搏器连接的过程,需要在头皮下以及颈部打通皮下隧道,手术刺激较大,通常需要在全麻下完成。麻醉诱导:丙泊酚1~2 mg/kg,或依托咪酯0.3~0.4 mg/kg+芬太尼2~5 μg/kg,或舒芬太尼0.3~0.5 μg/kg+维库溴铵0.08~0.1 mg/kg,或罗库溴铵0.6~0.9 mg/kg均可满足喉罩置入或气管插管。麻醉维持:丙泊酚复合瑞芬太尼全凭静脉麻醉（TIVA）或靶控输注（TCI）或复合使用0.2～0.4 MAC的七氟烷或地氟烷。需要注意的是，DBS植入术患者的基础疾病及治疗用药可能影响患者的血流动力学状态和麻醉药物的药代动力学，所以在全麻时应加强监测及用药个体化。

（四）并发症的预防和处理

DBS植入术术中并发症的发生率为12%～16%。麻醉医师应加强生命体征的监测，及时发现并发症并迅速治疗。

1. 心血管系统并发症

（1）高血压　术前高血压控制不良、术中焦虑等均可引起围术期血压增高。因高血压可引起颅内出血的风险增加，所以在电极植入前必须控制。可继续术前降压药治疗、适当镇静，必要时使用血管活性药，控制收缩压＜140 mmHg，或不高于平时血压的20%。

（2）静脉气体栓塞（venous air embolism, VAE）和低血容量　VAE与手术部位高于右心房、术野静脉开放、低血容量、空气被负压吸进血管内有关，临床指征包括突发剧烈咳嗽、呼气末二氧化碳（ETCO$_2$）迅速降低以及无法解释的低氧血症和低血压。咳嗽和深呼吸会加重VAE，造成ICP升高。预防措施包括降低头部升高幅度，适当补液。若发生VAE，应迅速将患者置于头低脚高体位、止血、盐水冲洗术野、在暴露颅骨边缘应用骨蜡阻止气体进一步进入以及采用中心静脉导管抽出气体，同时应快速静脉补液并使用血管活性药维持组织灌注。

（3）体位性低血压　多由抗帕金森药物引起，也可因麻醉药的扩血管作用、围术期低血容量以及自主神经功能紊乱而加重。处理措施：维持适当的麻醉深度，避免麻醉过深；补充容量，维持有效循环血量；使用血管活性药等。

（4）心动过缓和心脏停搏　虽然发生率极少，但有病例报道。被认为与Bezold-Jarish反射（BJR）有关。BJR是容量减少引起的血管-迷走反射。在左心室壁存在压力感受器，当左心室内容量降低时兴奋，通过BJF，使心率减慢，以增加左室充盈时间，增加心搏量。DBS植入术患者常因为高消耗体质较为瘦弱，对血容量减少较为敏感；DBS植入术中常使用沙滩椅样体位，容易造成回心血量减少；术中局麻药中常加入肾上腺素，引起心率加快、心肌收缩力增加及外周血管强烈收缩，兴奋心室壁的压力感受器等因素均增加了术中引起BJR的可能。临床表现包括血压下降、心动过缓甚至心脏停搏，常伴有迷走神经兴奋的表现，如恶心等。高危患者可通过术前给予抗迷走药物，如阿托品、格隆溴铵和预防性补充容量等加以预防。若发生BJR，应在补充容量的同时给予血管活性药，必要时可行胸外心脏按压等复苏治疗。DBS植入术中发生低血压及心动过缓的原因见表53-7。

表53-7　DBS植入术中发生低血压及心动过缓原因的比较

	静脉气体栓塞（VAE）	容量-心脏反射（BJR）
发生率	≤4.5%	仅有1例报道
原因	颅骨钻孔	低血容量
发生机制	气体进入静脉	传入通路：通过无髓鞘C类迷走神经纤维刺激心脏感受器； 传出通路：心肌内的神经纤维可增加迷走神经张力

（续表）

	静脉气体栓塞（VAE）	容量-心脏反射（BJR）
临床表现	ST-T改变、右心衰竭、低氧血症、$ETCO_2$降低、咳嗽、呼吸困难、胸痛、意识消失等	心动过缓、低血压
诱发因素	坐位或半坐位	神经血管性晕厥史；低血容量；用药（局麻药中加肾上腺素）；坐位；前负荷降低；静脉血淤滞
治疗措施	快速静脉补液；血管活性药维持组织灌注；头低脚高体位；中心静脉导管抽出气体	即刻容量复苏，抗迷走功能（阿托品、格隆溴铵）；昂丹司琼；肾上腺素

2. 呼吸系统并发症

过度镇静、体位不当、颅内出血导致的意识障碍均可引起上呼吸道梗阻。此外，患者基础疾病尤其是帕金森病，可引起呼吸肌功能不良造成限制性通气功能障碍、上呼吸道梗阻、构音障碍，以及阻塞性睡眠呼吸暂停。术中应密切观察患者的血氧饱和度，必要时调整体位或置入喉罩进行气道管理。全麻患者术前可使用抗胆碱药物减少呼吸道分泌物，诱导期应严密监测、插管动作轻柔，避免发生喉痉挛。术后应彻底吸除口腔分泌物，并且在自主呼吸恢复较好的情况下深麻醉拔管以避免喉痉挛。

3. 神经系统并发症

表现为意识或言语障碍，包括疲劳、药物戒断、震颤、颅内出血或气颅。局灶性抽搐可以初始使用小剂量咪达唑仑和/或丙泊酚，等症状控制后再行手术。颅内出血是严重的并发症，会导致永久性神经功能损伤，需迅速处理和进一步治疗。

4. 术中不适、应激和震颤

清醒患者由于在陌生环境里长时间保持不动，并且要配合手术，会有身体不适和心理压力。术中理疗、局部按摩和呼吸练习可减轻疼痛和紧张。鞘内注射吗啡可以减轻术中腰痛。

5. 长期并发症

包括感染、电极移位、电极断裂、皮肤糜烂。认知方面的不良反应包括情绪改变、抑郁、记忆力下降、冲动、幻觉，尤其是术前即有长期抑郁症状的患者，应术前评估和术后密切随访，及时治疗。

（岳红丽　韩如泉）

参 考 文 献

［ 1 ］ 张建国,孟凡刚.神经调控技术与应用.北京：人民卫生出版社,2016.

［ 2 ］ Perks A, Cheema S, Mohanraj R. Anaesthesia and epilepsy. Br J Anaesth, 2012, 108(4): 562-571.

［ 3 ］ Chui J, Manninen P, Valiante T, et al. The anesthetic considerations of intraoperative electrocorticography during epilepsy surgery. Anesth Analg, 2013, 117(2): 479-486.

［ 4 ］ Bindra A, Chouhan R S, Prabhakar H, et al. Perioperative anesthetic implications of epilepsy surgery: a retrospective analysis. Journal of anesthesia, 2015, 29(2): 229-234.

［ 5 ］ Costello T G. Awake craniotomy and multilingualism: language testing during anaesthesia for awake craniotomy in a bilingual patient. J Clin Neurosci, 2014, 21(8): 1469-1470.

［ 6 ］ Dettoraki M, Dimitropoulou C, Nomikarios N, et al. Generalized seizures and transient contralateral hemiparesis following retrobulbar anesthesia: a case report. BMC anesthesiology, 2015, 15: 108.

［ 7 ］ Erickson K M, Cole D J. Anesthetic considerations for awake craniotomy for epilepsy and functional neurosurgery. Anesthesiology clinics, 2012, 30(2): 241−268.

［ 8 ］ Koh J L, Egan B, McGraw T. Pediatric epilepsy surgery: anesthetic considerations. Anesthesiology clinics, 2012, 30(2): 191−206.

［ 9 ］ Smith D A, Bath J. Epileptiform activity during induction of anesthesia with sevoflurane prior to elective carotid endarterectomy. Vascular, 2016, 24(1): 96−99.

［ 10 ］ Tasker R C, Vitali S H. Continuous infusion, general anesthesia and other intensive care treatment for uncontrolled status epilepticus. Current opinion in pediatrics, 2014, 26(6): 682−689.

［ 11 ］ Uysal U, Quigg M, Bittel B, et al. Intravenous anesthesia in treatment of nonconvulsive status epilepticus: characteristics and outcomes. Epilepsy research, 2015, 116: 86−92.

［ 12 ］ Yazici E, Bosgelmez S, Tas H I, et al. Comparing ECT data of two different inpatient clinics: propofol or thiopental. Int J Psychiatry Clin Pract, 2013, 17(4): 307−312.

［ 13 ］ Yuan H, Silberstein S D. Vagus nerve and vagus nerve stimulation, a comprehensive review. part Ⅱ. Headache, 2016, 56(2): 259−266.

［ 14 ］ Hatton K W, McLarney J T, Pittman T, et al. Vagal nerve stimulation: overview and implications for anesthesiologists. Anesth Analg, 2006, 103: 1241−1249.

［ 15 ］ American Society of Anesthesiologists Task Force on Intraoperative Awareness. Practice advisory for intraoperative awareness and brain function monitoring: a report by the American Society of Anesthesiologists task force on intraoperative awareness. Anesthesiology, 2006, 104: 847−864.

［ 16 ］ Malow B A, Levy K, Maturen K, et al. Obstructive sleep apnea is common in medically refractory epilepsy patients. Neurology, 2000, 55: 1002−1007.

［ 17 ］ Marzec M, Edwards J, Sagher O, et al. Effects of vagus nerve stimulation on sleep-related breathing in epilepsy patients. Epilepsia, 2003, 44: 930−935.

［ 18 ］ American Society of Anesthesiologists Task Force on Perioperative Management of Patients with Obstructive Sleep Apnea. Practice guidelines for the perioperative management of patients with obstructive sleep apnea: a report by the American Society of Anesthesiologists task force on perioperative management of patients with obstructive sleep apnea. Anesthesiology, 2006, 104: 1081−1093.

［ 19 ］ Sobocki J, Krolczyk G, Herman R M, et al. Influence of vagal nerve stimulation on food intake and body weight—results of experimental studies. J Physiol Pharmacol, 2005, 56: S27−33.

［ 20 ］ Ramani R. Vagus nerve stimulation therapy for seizures. J Neurosurg Anesthesiol, 2008, 20: 29−35.

［ 21 ］ Housmans P R, Christensen J M, Sprung J. Should we deactivate vagus nerve stimulator in patients undergoing general anesthesia? J Clin Anesth, 2016, 32: 70−71.

［ 22 ］ Grant R, Gruenbaum S E, Gerrard J. Anaesthesia for deep brain stimulation: a review. Curr Opin Anaesthesiol. 2015, 28(5): 505−510.

［ 23 ］ Lee W W, Ehm G, Yang H L, et al. Bilateral deep brain stimulation of the subthalamic nucleus under sedation with propofol and fentanyl. PLoS One, 2016, 11(3): e0152619.

［ 24 ］ Venkatraghavan L, Rakhman E, Krishna V, et al. The effect of general anesthesia on the micro-electrode recordings from pallidal neurons in patients with dystonia. Neurosurg Anesthesio, 2016, 28(3): 256−261.

［ 25 ］ Kwon W K, Kim J H, Lee J H, et al. Microelectrode recording (MER) findings during sleep-awake anesthesia using dexmedetomidine in deep brain stimulation surgery for Parkinson's disease. Clin Neurol Neurosurg, 2016, 143: 27−33.

［ 26 ］ Nada E M, Rajan S, Grandhe R, et al. Intraoperative hypotension during second stage of deep brain stimulator placement: same day versus different day procedures. World Neurosurg, 2016, 95: 40−45.

［ 27 ］ Posarelli C, Del Prete E, Ceravolo R, et al. Cataract surgery under topical anesthesia in a patient with Parkinson disease and deep brain stimulation: a report of feasibility. Eur J Ophthalmol, 2015, 25(3): 258−259.

［ 28 ］ Hippard H K, Watcha M, Stocco A J, et al. Preservation of microelectrode recordings with non-GABAergic drugs during deep brain stimulator placement in children. J Neurosurg Pediatr, 2014, 14(3): 279−286.

［ 29 ］ Lange M, Zech N, Seemannn M, et al. Anesthesiologic regimen and intraoperative delirium in deep brain stimulation surgery for Parkison's disease. J Neurol Sci, 2015, 355(1−2): 168−173.

［ 30 ］ Yeoh T Y, Manninen P, Kalia S K, et al. Anesthesia considerations for patients with an implanted deep stimulator undergoing surgery: a review and update. J Can Anesth, 2017, 64(3): 308−319.